U0334631

# 中西医结合临床风湿病学

主编 范永升

全国百佳图书出版单位
中国中医药出版社
·北京·

**图书在版编目（CIP）数据**

中西医结合临床风湿病学/范永升主编．—北京：
中国中医药出版社，2021.8
ISBN 978-7-5132-7088-5

Ⅰ.①中… Ⅱ.①范… Ⅲ.①风湿性疾病–中西医结
合—诊疗 Ⅳ.①R593.21

中国版本图书馆 CIP 数据核字（2021）第 143316 号

**中国中医药出版社出版**

北京经济技术开发区科创十三街 31 号院二区 8 号楼
邮政编码 100176
传真 010-64405721
三河市同力彩印有限公司印刷
各地新华书店经销

开本 880×1230 1/16 印张 57.5 彩插 0.5 字数 1696 千字
2021 年 8 月第 1 版 2021 年 8 月第 1 次印刷
书号 ISBN 978-7-5132-7088-5

定价 268.00 元
网址 www.cptcm.com

**服务热线** 010-64405720
**购书热线** 010-89535836
**维权打假** 010-64405753

**微信服务号** zgzyycbs
**微商城网址** https：//kdt.im/LIdUGr
**官方微博** http：//e.weibo.com/cptcm
**天猫旗舰店网址** https：//zgzyycbs.tmall.com

# 内 容 提 要

　　风湿病临床诊治中的中西医有机结合是实现疗效更好、毒副作用更小目标的关键问题。《中西医结合临床风湿病学》是中国中西医结合学会风湿病专业委员会主任委员范永升教授组织全国知名中西医风湿病的专家编写的一本中西医结合诊治风湿病的工具书。该书分为 35 章。第一章导论除论述了风湿病中西医病名的演变、中西医发病机制，中西医结合治疗风湿病的目标、方式与成效、临床研究，风湿病中药新药研究以及中西医结合发展历程外，专门提出了中西医结合的五种方式，分别是治疗策略上的结合、病证结合、中西药结合、多手段结合、医养护结合等。第二章至第三十五章共收录了类风湿关节炎、系统性红斑狼疮等 34 种风湿免疫性疾病。每种疾病除分述中西医的病因病理、临床表现、诊断与鉴别诊断、中西医治疗外，还专门设立"中西医结合诊治策略与措施""名医经验""中西医调护""诊治指南（方案或共识）""中西医临床研究进展"以及"展望"等栏目。其中，"中西医结合诊治策略与措施"是其重点，也是特色，旨在为临床中西医如何有效结合提供指导与参考。

　　本书可供中医、西医、中西医结合风湿病临床、科研、教学的人员使用。

# 《中西医结合临床风湿病学》编委会

何东仪（上海市光华中西医结合医院）

何兆春（浙江中医药大学附属第二医院）

张华东（中国中医科学院广安门医院）

张俊莉（西安市第五医院）

陈　凯（浙江中医药大学附属第二医院）

范永升（浙江中医药大学）

林昌松（广州中医药大学附属第一医院）

庞学丰（广西中医药大学附属瑞康医院）

赵　婷（浙江中医药大学）

荣晓凤（重庆医科大学附属第一医院）

娄玉铃（河南风湿病医院）

高明利（辽宁中医药大学附属医院）

涂胜豪（华中科技大学同济医学院附属同济医院）

陶庆文（中日友好医院）

黄　烽（中国人民解放军总医院）

黄继勇（浙江中医药大学附属第二医院）

曹　炜（中国中医科学院）

彭江云（云南省中医医院）

谢志军（浙江中医药大学）

谢志敏（浙江中医药大学附属第二医院）

谢冠群（浙江中医药大学）

照日格图（新疆医科大学附属中医医院）

薛　静（浙江大学医学院附属第二医院）

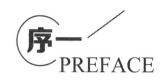

序一
PREFACE

    风湿病是一组病因复杂，多有自身免疫功能失调，以关节肌肉疼痛、发热等临床表现为特征的全身性难治性疾病。风湿病包括类风湿关节炎、系统性红斑狼疮、干燥综合征、皮肌炎、白塞病等多种疾病。西医学多用糖皮质激素、免疫抑制剂等药物治疗，虽有疗效，但长期使用，容易引起骨质疏松、感染、肥胖等副作用。一般认为结合中医辨证施治，不仅能够提高疗效，而且还能减轻激素和免疫抑制剂的毒副作用。但是中西医两套方法如何在风湿病治疗中取长补短，合理使用，实现疗效最好、副作用最小的目标，这是风湿病专业临床医生值得研究的重要课题。

    中国中西医结合学会风湿病专业委员会主任委员范永升教授从事风湿病的临床、教学与科研30余年，一直专注于中西医两套方法在风湿病中的使用，并且积累了不少经验。尤其对中西医结合诊疗系统性红斑狼疮有深入的研究，2011年他作为第一完成人获得国家科学技术进步奖二等奖。近年来，他组织全国中西医风湿病的专家，根据最新科研成果，结合临床经验，编写了《中西医结合临床风湿病学》一书。该书分为35章。第一章导论除论述中西医结合风湿病的病名、发病机制、目标、临床研究、新药研究、发展历程外，专门提出了中西医结合的五种方式，分别是治疗策略上的结合、病证结合、中西药结合、多手段结合、医养护结合，颇有新意。全书共收录了类风湿关节炎等34种风湿病。每种疾病下除分述中医、西医的病因病理、临床表现、诊断与辨证、治疗方法外，还专门设立"中西医结合诊治策略与措施""名医经验""中西医调护""中西医临床研究进展"等栏目。其中，"中西医结合诊治策略与措施"是其重点，旨在为临床上中西医何时结合、如何结合等问题提供参考答案。同时，书中还具体阐述了中西医结合在风湿病的预防、治疗、康复全过程中的作用。可见该书作者的务实与用心。所以这是一本真正意义上的临床风湿病中西医结合诊治的专著。相信该书的出版一定会对临床风湿病的诊断与治疗、预防与康复发挥积极的指导作用，并推动中西医结合风湿病学科不断发展。

    我从1956年以来一直从事中西医结合工作，1995年至2008年先后担任中国中西医结合学会第四、五届理事会会长，对中西医结合事业，对中国中西医结合学会充满感情。我与范永升教授也认识多年，从20世纪90年代初开始，他先后担任浙江中医药大学副校长、校长，为学校的学科建设等工作多次到北京听取我的意见和建议。2015年以来，他担任中国中西医结合学会风湿病专业委员会主任委员后，我们在学术上也多有交流。这次他主编了《中西医结合临床风湿病学》，邀我作序，我既为中国中西医结合学会风湿病专业委员会所做的出色工作感到欣慰，同时也要表达对范永升教授所取得成绩的祝贺，爰记数笔，是为序。

陈可冀

2021 年 7 月 20 日于北京

    作者为：中国科学院院士
            国医大师
            中国中西医结合学会第四、五届理事会会长
            中国中西医结合学会名誉会长
            中国中医科学院首席研究员

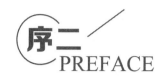

风湿病是一组以关节、骨骼、肌肉受到侵害为主要症状，并可累及内脏器官的难治性疾病。该病包括类风湿关节炎、系统性红斑狼疮、硬皮病、强直性脊柱炎等病种，多与自身免疫功能失调有关。随着社会的发展以及检测水平的提升，风湿病发病率有不断升高的趋势。该病西医多用糖皮质激素、免疫抑制剂、生物制剂等药物治疗，虽有疗效，但长期使用，易引起股骨头坏死、感染等副作用，故西方医学将风湿病称为5D疾病，即痛苦（discomfort）、残废（disability）、死亡（death）、药物中毒（drug toxity）、经济损失（dollar lost）。如何在临床上发挥中西医互补优势，实现疗效更好、副作用更小的目标，这是风湿病领域中西医结合的重要课题。

提升风湿病防治水平是临床的重要需求，事关人民群众健康福祉。千百年来，中医药在防治风湿病的过程中，建立了比较系统的理论论述，积累了丰富的临床经验。中医、中西医结合的理论和实践在风湿病防治中的优势和特色日益彰显。近日，中国中西医结合学会风湿病专业委员会主任委员范永升教授组织全国中西医风湿病专家编写了《中西医结合临床风湿病学》一书。该书内容系统深入，在简要介绍中西医结合防治风湿病的基本情况和发展历程的基础上，以疾病为专章，详细论述了类风湿关节炎、系统性红斑狼疮等34种风湿病的诊治。每一种疾病下除分述中医、西医的病因病理、临床表现、诊断与辨证、治疗方法外，还专门设立"中西医诊治策略与措施""名医经验""中西医调护""中西医临床研究进展"等栏目。其中，"中西医结合诊治策略与措施"是其重点，也是特色，旨在为临床上如何更好地采取中西医优势互补的方法，提供参考。该书还具体阐述了中西医结合在风湿病的预防、治疗、康复全过程中的作用。我认为这是风湿病中西结合领域内容系统、中西医结合特色鲜明、实用性强的一部很有分量的专著。

我在担任上海中医药大学校长期间与浙江中医药大学范永升教授相识相知，工作上多有交流，知道他一直专注于中西医结合风湿病的临床与理论研究。2015年中国中西医结合学会风湿病专业委员会换届时，我还专门向学会推荐范永升教授担任风湿病专委会的主任委员。在他的带领下，风湿病专业委员会的工作在主办学术年会，完成学会布置的科普、科技扶贫任务等方面，都跃上了一个新台阶。《中西医结合临床风湿病学》的出版是其中一个很好的体现。我相信该书的出版一定会对风湿病的临床治疗和研究发挥指导作用，让风湿病患者得到更好的康复，同时推动中西医结合事业的发展，故乐为之序。

陈凯光

2021 年 7 月 23 日于上海

作者为：中国科学院院士
中国中西医结合学会第六届理事会会长
中国中西医结合学会名誉会长
上海中医药大学原校长
上海市科协原主席

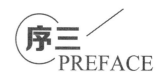

　　风湿病是一类以关节、骨、肌肉为主要症状，可累及内脏器官的异质性疾病。按照 1983 年美国风湿病协会的分类方法可分为十大类，包括 100 多个病种，如类风湿关节炎、系统性红斑狼疮、干燥综合征、皮肌炎、白塞病、系统性硬皮病、强直性脊柱炎等等。西医学多用糖皮质激素、免疫抑制剂等药物治疗，虽有疗效，但长期使用，容易引起骨质疏松、感染、肥胖等副作用。一般认为其是最适合应用中西医结合方法治疗的一类疾病。但是中西医两套方法如何在风湿病治疗中取长补短，合理使用，实现疗效最好、副作用最小的目标，这是临床值得研究的重要课题。

　　中西医结合是我国最具特色的医学。加强中西医结合的标准化和规范化建设，规范中西医结合的临床诊疗行为，是临床中西医结合的重要工作。自 2015 年我担任中国中西医结合学会第七、八届理事会会长以来，努力推动中西医结合临床共识或指南的建设，先后成立了中西医结合学会标准化技术委员会，制定了《中国中西医结合学会团体标准管理办法》，开展了重大疑难疾病中西医结合临床共识或指南的立项申报、遴选、评审等工作。范永升教授担任主任委员的风湿病专业委员会先后有系统性红斑狼疮、类风湿关节炎、强直性脊柱炎等项目入选。这次范永升教授牵头编写的《中西医结合临床风湿病学》也充分反映了中西医结合临床共识或指南的内容。

　　该书分为 35 章。第一章导论分别论述中西医结合风湿病的病名、发病机制、目标、方式、临床研究、新药研究、发展历程、展望。第二章至第三十五章共收录了类风湿关节炎等 34 种风湿病。每种疾病下除分述中医、西医的病因病理、临床表现、诊断与辨证、治疗方法外，还专门设立"中西医结合诊治策略与措施""名医经验""中西医调护""中西医临床研究进展"等栏目。其中，"中西医结合诊治策略与措施"是其重点，旨在为临床上中西医何时结合、如何结合等问题提供参考答案。同时，书中还具体阐述了中西医结合在风湿病的预防、治疗、康复全过程中的作用。因此，该书具有两个特点，一是紧密围绕解决临床难题深入阐述，二是中西医结合特色鲜明，是一本实用性很强的临床风湿病中西医结合专著。相信该书的出版会对风湿病的临床实践发挥积极的指导作用，并推动中西医结合风湿病学科不断发展。

　　我认识范永升教授已有 10 多年了。2015 年他担任中国中西医结合学会风湿病专委会主任委员后，重视规范办会，在参与承办国际性学术会议以及医疗扶贫等方面做了许多工作，多次被中国中西医结合学会评为优秀专业委员会。这次他组织全国中西医结合风湿病专家编写《中西医结合临床风湿病学》一书，也是风湿病专业委员会在临床中西医结合学术研究方面所作的努力。这为学会的其他专业委员会提供了示范与借鉴。

　　该书付梓之时，范永升教授邀我为序。我为中西医结合学会风湿病专业委员会的同道取得的成绩感到高兴，并祝愿风湿病专业委员会能在健康中国的进程中发挥更大的贡献，是为序。

2021 年 7 月 23 日于北京

作者为：中国工程院院士
　　　　中国中西医结合学会第七、八届理事会会长
　　　　肾脏病国家重点实验室主任
　　　　国家慢性肾病临床医学研究中心主任
　　　　全军肾脏病研究所所长

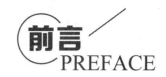

前言 PREFACE

1988年10月，我作为浙江中医药大学的青年教师，通过教育部公派出国留学的日语选拔考试和在大连外国语大学日语集训后，登上了赴日本国立佐贺医科大学的飞机，开启了从事风湿病临床、科研与教学的人生历程。当初之所以选择风湿病作为研究方向，主要也是基于风湿病更适合中西医结合治疗的考虑。

时光荏苒，岁月如梭，从留学到如今，一晃在风湿病领域奋战了33年。30多年来，既感受到了中西医学的神奇与魅力，也碰到过无奈与沮丧。有的反复多年顽固性口腔溃疡，服一周中药后，溃疡会荡然无存；有些高热昏迷的患者用了大剂量激素冲击后病情很快转危为安。但也碰到有的间质性肺炎、肺纤维化找不到行之有效的办法，有的长期使用糖皮质激素或免疫抑制剂的患者因为感染而早早凋零。当然，让我感到欣慰的是，相当多的患者因使用了中西医两套治法，能够几十年保持病情稳定、正常生活与工作。有时，你会看到一些中小学时代患系统性红斑狼疮的患者长大、结婚、生子、孩子再长大的欣喜过程，其中，离不开中西医结合治疗所起到的疗效更好、毒副作用更小的作用。所以，还是1965年时任国家科委副主任于光远先生说得好"中医好，西医好，中西医更好"！

2015年10月，我从中国中西医结合学会第五届风湿病专业委员会主任委员、南方医科大学吴启富教授手中接过接力棒时，深感责任重大，对风湿病的中西医结合方式、成效、机制等思考更多。中国中西医结合学会风湿病专业委员会（以下简称专委会）的首任主任委员、风湿病中西医结合的开拓者、天津市津华风湿病医院院长王兆铭教授于1989年组织全国专家编写了《中西医结合治疗风湿类疾病》专著，后做了补充与完善，更名为《中国中西医结合实用风湿病学》，由中医古籍出版社出版。该书在阐述西医风湿病病因病理、诊断与治疗基础上，又分别论述了中医基本理论、名中医经验及雷公藤等药物的应用。这在当时让从事风湿病的临床医生了解了中西医两套方法，推动中西医的合理使用，促进疗效的提高，发挥了积极作用。然而，时代在发展，今天的西医学对风湿病的认识与20年前已大不相同，再加上《中国中西医结合实用风湿病学》一书编入相当篇幅的风湿科普问答等内容，已不符合现代学术专著的体例。为此，我决定组织全国中西医结合风湿病同道重新编写一本《中西医结合临床风湿病学》。

我对编写该书的基本立足点有二：一是面向临床，即围绕风湿病的临床问题提出解决问题的方法；二是中西医结合，即本书的中西医结合不是简单罗列中西医两套知识与方法，让读者自己思考综合，而是根据临床实际，针对每一病种提出中医、西医结合在一起的诊治意见或方案，为此，书中专门设立了"中西医结合诊治策略与措施""中西医调护""中西医临床研究进展"等栏目，目的就是为临床提供具体而实用的中西医结合指导意见。该书的编写得到全国风湿病领域中医、西医、中西医结合专家的热烈响应，专委会的大部分常委都参与了编写。大家怀着强烈的事业心、责任心，克服工作忙、任务多、时间紧等困难，坚守科学精神，贯穿精品意识，做到内容准确、表达流畅、图文并茂。通过努力，我们终于在今年5月完成书稿。全书计160余万字，共35章。第一章为导论，从整体上论述了风湿病中西医结合的发展历程，包括病名、病因病机、诊断与治疗等方面的演变，提出了中西医结合的五种方式以及今后发展的七大方向。从第二章开始，以病为章，分述了类风湿关节炎等34种风湿病的中西医结合的预防、诊断、治疗及康复等。其中，治疗中的"中西医诊治策略及措施"为其重点，也是本书的特色所在，相信能对临床起到具体的指导作用。

本书的出版，我首先要感谢专委会候任主委刘维教授等朋友在撰写、审稿等方面的大力支持，依靠大家的齐心协力，我们才能编成这本《中西医结合临床风湿病学》专著。我还要感谢中国中医药出版社的领导以及本书的编辑王秋华老师，在任务繁重的情况下，支持该书的出版并为之付出大量的心血。另外，我还要感谢浙江大学医学院附属第二医院风湿科薛静教授团队参与审稿以及浙江中医药大学附属第二医院风湿科以李正富医生为代表的朋友们，在书稿联系、统一体例、文献校对等方面所做的大量工作。最后，我还要特别感谢陈可冀院士、陈凯先院士、陈香美院士，他们三任中国中西医结合学会的会长在百忙中一起为本书作序，极其不易，珍贵无比，体现了对风湿病专委会的关心与厚爱。本书虽经几易其稿，但限于水平与时间，一定会有不妥之处，希望得到读者的批评指正，以便今后修订、提高。

中西医结合是我国最具特色的医学，中西医结合医学的不断发展，一定会推动整个医学的进步与变革，并为人类提供更好的服务。尽管我们在临床风湿病中西医结合方面做了一些工作，然而值得探索、提高、完善的问题依然很多，我们还应该继续不懈努力，"路漫漫其修远兮，吾将上下而求索"。

范永升　辛丑大暑
于浙江中医药大学

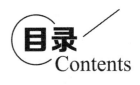

# 第一章

# 导 论

## 第一节　风湿病的中西医病名演变

### 一、风湿病西医病名的演变

在现代医学中，风湿病是指一类以侵犯关节、骨骼、肌肉、血管等结缔组织为主的疾病，其分类复杂，病种繁多，与免疫、代谢、感染、遗传、退行性变相关，多数为自身免疫性疾病。风湿病包含 100 多种疾病。1983 年，美国风湿病学会将这些疾病共分为十大类，这一分类后被世界卫生组织采纳。十大分类如下：弥漫性结缔组织病，如类风湿关节炎、系统性红斑狼疮、干燥综合征；脊柱关节病，如强直性脊柱炎、银屑病关节炎；退行性关节病，如骨关节炎；晶体性和代谢性关节病，如痛风和假性痛风；感染性关节病，如直接感染引起的莱姆病和间接感染引起的反应性关节炎；神经相关疾病，如腕管综合征；肿瘤相关疾病，如肺部原发肿瘤引起的骨、关节症状；有关节和骨表现的疾病，如弥漫性特发性骨肥厚、变形性骨炎、致密性髂骨炎；无关节和骨表现的疾病，如腱鞘炎、筋膜炎、血管舒缩障碍；其他，如纤维肌痛综合征、结节红斑、结节性脂膜炎等。

"风湿"一词来自古希腊语"Rhuma"，是流动的意思[1]。公元前 4 世纪《希波克拉底全集》中提出了著名的"体液论"，认为人体生命取决于产生于脑的 4 种基本体液，即血液、黏液、黄液和黑液；若四种体液异常，则会导致疾病发生；而"风湿"一词描述了因体液异常导致关节等部位疼痛不适这一情况，但其具体定义和临床范围并不明确。此外，该书还描述了涉及关节病变的 18 种典型表现。1547 年，Audrew Boord 设想黏液与关节炎形成相关，提出产生于脑的风湿体液是一种黏液，因从脑流至身体下部而导致病变，若关节受累则会出现肿胀、发红、充血。法国人 Cuillaume Baillou（1558—1616 年）首次使用"rheumatism"命名风湿病，认为其是一组独立的系统性肌肉骨骼疾病。1940 年，Bernard Comroe 确定了风湿病学家（Rheumatist）的命名。1949 年，Joseph L. Hollander 编辑的教材中介绍了风湿病学（Rheumatology）。1858 年，英国伦敦会传教士 Benjamin Hobson 编纂并在上海出版的《医学英华字释》（A Medical Vocabulary in English and Chinese）可能是现存最早的英汉医学字典，该字典中收录了"rheumatism""gout"等风湿病相关词汇，分别被翻译为"风湿"和"酒脚风"。1942 年，Klemperer 把胶原组织存在类纤维化改变的疾病，包括风湿热、类风湿关节炎、皮肌炎、多动脉炎、系统性硬皮病、系统性红斑狼疮，统称为"胶原病"。1952 年，William E. Ehrich 建议将"胶原病"改名为"结缔组织病"。可见，风湿病概念的提出要远早于胶原病和结缔组织病，胶原病和结缔组织病是根据受累部位命名的。时至今日，风湿病的范围已相当广泛，远远超出了胶原病/结缔组织病的范畴。自身免疫病是指免疫系统对机体自身抗原发生免疫反应而导致自身组织损伤引起的疾病。自身免疫病是根据发病机制命名的，其范畴与胶原病/结缔组织病存在交叉，但大多可纳入风湿病范畴。

### （一）类风湿关节炎

1880 年，法国医生 Augustin-Jacob Landré-Beauvais 对类风湿关节炎进行了首次临床描述，他报告了 9 例女性患者，这些患者以手指和腕关节肿胀疼痛和活动受限为主要临床表现，并逐渐出现肘、膝、足等部位的关节症状。Landré-Beauvais 认为这些患者患有一种与痛风不同的疾病，并称之为"原发性衰弱型痛风（primary asthenic gout）"。他认为，真正的痛风通常发生于强壮和富裕的人群，而"原发性虚弱"导致该病的发生，且该病发生与贫穷有关。1819 年，Benjamin C. Brodie 对类风湿关节炎的病变特点进行了较为详尽的描述，他强调了其典型的慢性进程，指出病变不限于关节，滑囊和腱鞘也可能受侵犯，并首次认识到滑膜炎是其主要病理改变。第一个真正将类风湿关节炎从痛风中区分出来的是英国医生 Alfred Baring Garrod。1847 年，Alfred 证实了痛风患者血液中含有高水平尿酸，而有些被诊断为"痛风"的患者体内则不存在这种情况。因此，他把这部分患者所患的疾病重新命名为"风湿性痛风（rheumatic gout）"。直到 1890 年，Alfred 的第四个儿子 Archibald Garrod 才确立了"类风湿关节炎（rheumatoid arthritis）"这一疾病名称[2]。他后来解释道："……大多数所谓的'风湿性痛风'与真正的痛风和真正的风湿病均不相关，它们有各自独立的病理基础……；假如情况果真如此，那么'风湿性痛风'这个名词则是双重错误……我提出'类风湿关节炎'这一名称，它不会引起任何误会，而且提示该病是具有风湿性疾病的一些外在特征的关节炎或关节病。"1922 年，英国卫生部批准类风湿关节炎作为正式命名，而美国风湿病学会则在 1941 年才采用了这一命名。

### （二）系统性红斑狼疮

西方医学之父 Hippocrates 描述了一种他称为"herpes esthiomenos"的皮肤溃疡，这被认为是对红斑狼疮皮肤病变的最早描述。"lupus"一词源自拉丁文，是狼的意思，最早出现于 10 世纪的英国文学中。直到 19 世纪，lupus 才被 Herbernus 用来描述一种严重的貌似被狼咬过的皮肤病。Robert William（1757—1812 年）将面部皮肤的破坏性、溃疡性疾病定义为 lupus。1846 年，Ferdinand von Hebra 描述了一种"主要发生在面部、脸颊和鼻部，呈蝴蝶状分布"的皮疹，并分别用"Seborrhea Congestiva"和"butterfly simile"来描述圆盘状皮疹和颊部皮疹。1851 年，Pierre A. Cazenave 将一种可能是盘状红斑狼疮的皮肤病命名为红斑狼疮。1872 年，Moritz Kaposi 提出狼疮不仅仅有皮肤表现，还会出现发热、淋巴结肿大、关节炎等全身症状。1895 年至 1904 年，William Osler 诊断了 29 例红斑性疾病，并指出，该病不仅表现为皮肤红斑、关节炎、淋巴结肿大，还可以导致肺脏、肾脏和心脏受损，并将其命名为"系统性红斑狼疮"[3]。

### （三）干燥综合征

1888 年，波兰外科医生 Hadden 首次描述了 1 例同时有口腔干燥和泪液缺乏的患者。1892 年，Mikulicz 报告了 1 例泪腺、下颌腺和腮腺肿大患者，该患者的腮腺活检组织中显示有大量淋巴细胞的浸润，此后泪腺和唾液腺的肿大被称为"Mikulicz 病"。1927 年，Houwer 首次强调了丝状角膜炎与关节炎之间的联系。1933 年，瑞典眼科医师 Sjögren 描写了 19 例干燥性角结膜炎患者，其中 13 例合并关节炎。尽管当时他未对这类疾病进行命名，但他不仅认识到本病是一种系统性全身性的疾病，而且首先系统而详细地描述了该病的眼部病变并提议将丝状角膜炎这一术语改为干燥性角膜结膜炎，故此后该病被命名为 Sjögren 综合征。1953 年，Morgan 和 Castleman 指出，Mikulicz 病和 Sjögren 综合征属同一种疾病。1965 年，Bloch 等人基于大样本病例分析，首先提出"原发性干燥综合征"这一概念，并较为全面地阐述了本病的临床、病理等，且发现该病与淋巴瘤有一定的联系。

### （四）硬皮病

Hippocrates 首次描述了硬皮病相关的皮肤病变，指出在一些皮肤紧张、干燥、变硬的人中，这种疾病最终导致无汗。18 世纪初期，意大利医生 Carlo Curzio 最早详细描述了这种疾病。他将患者的症状描述为坚硬的木头样皮肤。1836 年，Giovambattista Fantonetti 首次以"硬皮病

（Scleroderma）"命名此种疾病，指出该病由于皮肤绷紧造成关节活动范围减少，并伴有皮肤颜色深暗且呈皮革样的表现[4]。1945 年，Robert H. Goetz 首次将硬皮病这一概念作为一种全身性疾病进行描述，并提出用进行性系统性硬化命名该病，以强调这种疾病全身性、进行性发展的特点。后来鉴于本病可以平稳控制，修饰词"进行性"被删除。

### （五）强直性脊柱炎

1559 年，帕多瓦大学的助理研究员 Realdo Colombo 描述了脊柱疾病的骨骼病变，这是强直性脊柱炎相关病变首次出现于公开医学文献中。1693 年，爱尔兰医生 Bernard Connor 通过研究法国墓地出土的骨骼，首次描述了强直性脊柱炎的病理学改变，并提出男性患者可能因肋骨关节融合而呼吸困难，同时脊柱融合导致脊柱难以转动和弯曲。俄国神经病学家 Vladimir von Bechterev（1857—1927 年）基于 3 位患者的一系列病史，提出椎骨的慢性炎症过程导致僵硬、骨融合和脊髓病，并推测该病的主要致病因素是遗传素质和创伤后脑病。同时期的 Adof Strümpell 和 Pierre Marie 不同意他的看法，他们认为脊柱炎是有别于类风湿关节炎的一种风湿性疾病，致病的重要因素既非创伤、也非遗传。强直性脊柱炎曾被称为"Von Bechterew 病""Marie-strümpell 病""类风湿性脊柱炎"[5]。1904 年德国病理学家 Eugen Frankel 首次将该病称为"强直性脊柱炎"。直到 1963 年，美国风湿病学会决定采用"强直性脊柱炎"的命名取代"类风湿性脊柱炎"。

### （六）银屑病

在古代西方，银屑病与麻风病和其他炎症性皮肤病经常被混为一谈，并且这种混乱持续了几个世纪。1 世纪的罗马帝国期间，Cornelius Celsus 首次描述了银屑病，但当时他认为，这是由葡萄球菌感染引起的脓疱疮。Galen（131—201 年）首次使用术语"psoriasis"描述了眼睑和阴囊部位的瘙痒性鳞屑状病变。英国医生 Robert Willan（1757—1812 年）成为第一位明确定义与银屑病有关病变的医生。他注意到这种疾病从膝盖和肘部开始，逐渐累及头皮、手指和脚趾；还描述了不同形式的银屑病：Guttata, Diffusa, Gyrata, Palmaria, Unguium, Inveterata。1841 年，Ferdinand von Hebra 在改进 Robert Willan 关于皮肤病的术语和分类的过程中，明确将银屑病从麻风病中分离出来。1818 年，Jean-Louis Alibert 提出银屑病与关节疾病之间的关联性。1860 年，Pierre Bazin 首创"银屑病关节炎（arthritic psoriasis）"这一病名[6]。

### （七）白塞病

关于白塞病最早的描述可追溯至公元前 5 世纪，Hippocrates 在他的《流行病》一书中描述了一种流行于小亚细亚的疾病，特点为"口腔溃疡""生殖器炎性渗出""眼部持续炎症"，以及"皮肤大疱疹性病变"，但他仅仅提到这些症状之间的相互关系，并未进行定名。直到 1936 年，土耳其皮肤科医生 Hulûsi Behçet 首次系统描述了这一类疾病，提出了口腔溃疡、生殖器溃疡和眼炎三联征。为纪念这位医生，此后该病被称为"Behçet 综合征"。此外，因白塞病过去盛行于丝绸之路沿路一带，尤其是土耳其，而在北美和北欧国家其发病率要低得多，故也曾被称为"丝绸之路病"[7]。

### （八）痛风

痛风（gout）源于拉丁文"gutta"，意指痛风性体液的异常流动，在中世纪和希腊语"podagra"为同义词，"podagra"指足痛风，"gonagra"指膝痛风，"chiagra"指腕痛风。Hippocrates 在《希波克拉底全集》中描述了 5 个与痛风有关的关节病变，认为该病主要发生于性成熟的男性，podagra 最常见，疼痛固定在足趾而不致命，暴饮暴食与纵欲过度易引起痛风急性发作。但是，在此后相当长的一段时期，痛风与其他关节炎混杂在一起。英国的 Thomas Sydenham（1624—1689 年）首次开始区分风湿病中不同疾病的尝试，他从"痛风"中区分出一种主要发生于青壮年人的急性热性多关节炎。1768 年,英国著名内科医生 William Heberden 在《医学汇编》中首次明确区分痛风和关节炎。1776 年瑞典化学家 Carl W. Scheele 从痛风患者的肾结石中分离出一种当时未知的有机酸,并将其称为结石酸(lithic acid)。后来,该有机酸被法国化学家重新命名为尿酸(acide ourique)。1847年,Alfred Baring Garrod 证实了痛风患者血液中含有高水平尿酸,并在痛风患者的皮下组织和关节软骨中发现尿酸盐。他推测痛风可能是肾脏排泄能力下降或尿酸生成增加的结果,而急性痛风是尿酸钠盐在关节或周围组织中沉淀所致。1962 年,Joseph Hollander、Dannel Mccarty、J. Seegmiller 等人在关节腔内注射尿酸钠,从而证实了这一伟大假设。

## 二、风湿病中医病名的演变

中医学认为,风湿病是人体营卫失调,感受风寒湿热之邪引起;或日久体虚,内生痰浊、瘀血、热毒等,导致正邪相搏,从而使气血、经络、筋骨,甚至脏腑痹阻,失于濡养而出现肢体关节疼痛、麻木、肿胀、活动受限、僵硬变形等症状为特征,甚则累及脏腑的一类疾病。对风湿病中医理论的系统继承和研究始于 20 世纪 80 年代。1981 年,在路志正、赵金铎、谢海洲等老专家倡导下,中国中医科学院广安门医院成立了最早以研究中医风湿病(痹证、痹病)为主要方向的科室即内科研究室。1983 年 9 月在大同成立中华全国中医内科学会痹症学组。1989 年在江西庐山成立全国痹病委员会,该会在 20 世纪 90 年代通过几次学术会议讨论后确定将"痹病"更改为"中医风湿病",认为"风湿"病名自古有之,既有较为严谨的内涵和外延,也符合中医的命名原则,同时也避免了"痹"为病名所引起的与其他病种交叉错杂的弊端。风湿病病名的提出有利于中医学术的发展,有利于中、西医学术的交流,有利于临床的研究,也有利于中医学知识的普及和推广。1986 年3 月卫生部在北京召开的中医证候规范学术会议上,在老中医专家和中西医结合专家提出的《疾病定义草案》中确定了中医风湿病学的概念。可见中医风湿病包括的疾病范围很广,更加符合实际。

### (一)痹证/痹病/痹候

中医对风湿病的认识自古有之。《黄帝内经》中提出的痹是中医对风湿性疾病的最早归类。据考证,"痹"字原作"畀"。"痹"作为病名,首见于 1973 年长沙马王堆三号汉墓出土的《足臂十一脉灸经》,内有"疾畀(痹)"的记载。《黄帝内经》中分设《痹论》《周痹》专篇。《素问·痹论》曰:"风寒湿三气杂至,合而为痹也。其风气胜者为行痹,寒气胜者为痛痹,湿气胜者为著痹。"此为最早对痹的发病病因以及根据病因进行分类的记载,也是"痹证""痹病""痹候"的病名渊源。《素问·痹论》进一步提出了"五体痹""五脏痹"。人有五体(皮、肉、筋、脉、骨),五体感受风寒湿邪可成五体痹,"以冬遇此者为骨痹;以春遇此者为筋痹;以夏遇此者为脉痹;以至阴遇此者为肌痹;以秋遇此者为皮痹"。倘若五体痹进一步发展,可内舍五脏,影响其功能而成五脏痹,"五脏皆有合,病久而不去者,内舍于其合也。故骨痹不已,复感于邪,内舍于肾;筋痹不已,复感于邪,内舍于肝;脉痹不已,复感于邪,内舍于心;肌痹不已,复感于邪,内舍于脾;皮痹不已,复感于邪,内舍于肺"。五体痹与五脏痹有着密切的关联,为后世医家的病证结合研究奠定了基础。

隋代巢元方在《诸病源候论》一书中提出了"风湿痹候""风痹候""血痹候"等。巢氏总结前人经验,对痹证发病提出自己的见解,如《诸病源候论·卷之一风病诸候》记载:"痹者,风寒湿三气杂至,合而成痹。其状肌肉顽厚,或疼痛。由人体虚,腠理开,故受风邪也。病在阳曰风,在阴曰痹;阴阳俱病,曰风痹。"书中强调人体虚弱、正气不足为痹证发病之本,感受风寒湿邪为痹证发病之标。而且,巢氏基于《素问·痹论》中对行痹、痛痹、著痹的描述,进一步提出了"风湿痹"的概念,认为"其风湿气多,而寒气少者为风湿痹也"。

唐代孙思邈继承《黄帝内经》《金匮要略》及《诸病源候论》对痹证的认识,认为"诸痹由风寒湿三气并客于分肉之间，迫切而为沫，得寒则聚，则排分肉；肉裂则痛，痛则神归之；神归之则热，热则痛解；痛解则厥；厥则他痹发，发则如是。此内不在脏而外未发于皮肤，居分肉之间，真气不能周，故为痹也"。孙氏把五体痹、五脏痹同归于"六极"门下，强调了痹证由"痹"到"极"、由实到虚的演变发展过程，并把痹证的发生看作虚损病过程的一个阶段，把痹证的治疗看作虚损的治疗来论述。《千金要方》提出了风痹、湿痹、寒痹、热痹、周痹、筋痹、脉痹、皮痹、骨痹、胞痹等10余种痹，并指出"各有证候，形如风状，得脉别也"，强调了诸痹在症状上虽有些相似，但诊脉时需注意鉴别。此外，孙氏创立了治痹名方——独活寄生汤。《千金要方》中记载："夫腰背痛者，皆由肾气虚弱，卧冷湿地当风得之。不时速治，喜流入脚膝为偏枯、冷痹、缓弱疼重，或腰痛、挛脚重痹，宜急服此方。"此外，孙氏创立了犀角丸治疗"热毒流入四肢，历节肿痛"之热痹。

### （二）风湿

在中医文献中，凡提到"风湿"的，其含义一般有二：一是指病因；二是作为疾病的名称。长沙马王堆汉墓出土的《五十二病方》中就有关于"风湿"的记载。《神农本草经》中记载"风湿"有26处之多，《黄帝内经》中除痹论篇外，以"风湿"单独出现者有17处。汉代张仲景《金匮要略》中首次明确提出以"风湿"作为病名，并提出了风湿在表、风湿兼气虚、风湿兼阳虚以及风湿兼表里阳虚的证治。"病者一身尽疼，发热，日晡所剧者，名风湿。此病伤于汗出当风，或久伤取冷所致也。可与麻黄杏仁薏苡甘草汤。""风湿，脉浮，身重，汗出，恶风者，防己黄芪汤主之。""伤寒八九日，风湿相搏，身体疼烦，不能自转侧，不呕不渴，脉浮虚而涩者，桂枝附子汤主之。若其人大便坚，小便自利者，去桂加白术汤主之。""风湿相搏，骨节疼烦掣痛，不得屈伸，近之则痛剧，汗出短气，小便不利，恶风不欲去衣，或身微肿者，甘草附子汤主之。"清代喻嘉言《医门法律》以"风湿"作为专论，详尽论述风湿为患引起肌肉、关节病证的机制及处方。由此可见，中医"风湿病"的名称，自古有之，并非受近代西医学的影响而命名。

### （三）历节

"历节""历节痛"的记载最早见于《神农本草经》。《金匮要略·中风历节病脉证治》中设有"历节病"专论，"寸口脉沉而弱，沉即主骨，弱即主筋，沉即为肾，弱即为肝"，"少阴脉浮而弱，弱则血不足，浮则为风，风血相搏，即疼痛如掣"，"盛人脉涩小，短气，自汗出，历节疼，不可屈伸，此皆饮酒汗出当风所致"。说明肝肾不足、气血亏虚为历节病之根本，若兼感外邪，即发为历节病。桂枝芍药知母汤治疗以"诸肢节疼痛，身体魁羸，脚肿如脱，头眩短气，温温欲吐"为主症的风湿历节，乌头汤治疗以"病历节不可屈伸，疼痛"为主症的寒湿历节。基于仲景"历节病"，后世又相继提出了"历节风""白虎病""白虎历节""白虎历节风"这些相关病名。《诸病源候论·卷之二风病诸候下》提出"历节风"病名，"历节风之状，短气，白汗出，历节疼痛不可忍，屈伸不得是也"。唐代王焘《外台秘要》将关节剧痛，如虎咬之状，昼轻夜重者，称为"白虎病"，"白虎病者……受此风邪，经脉结滞，血气不行，蓄于骨节之间，或在四肢，肉色不变，其疾昼静夜发，发即彻髓酸痛，乍歇，其病如虎之啮，故名曰白虎之病也。"宋代许叔微《普济本事方·风寒湿痹白虎历节走注诸病》提出"白虎历节"病名，"白虎历节诸风疼痛，游走无定，状如虫啮，昼静夜剧。"宋代窦材《扁鹊心书》中将"走注疼痛，或腰背足膝拘挛，两肘牵急"者称为白虎历节风，此后明清时期的许多医书上也有类似的记载。

有学者认为[8]，"痹"与"历节"虽症状相似，但两者发病特点及传变特点不同，痹的发病重视湿邪，可兼夹风寒等邪气，侵袭肢体，临床以肢体重着、活动受限为主症，常伴有疼痛、不仁、麻木等症状，传变日久则损其相合之脏腑；历节发病强调肝肾不足、筋骨失养，致使外邪易犯筋骨关节，久则瘀血、痰湿、风寒湿等胶结，关节变形，临床以手足关节疼痛为主症。

## (四) 痛风

约公元前 8 世纪，在我国藏医《四部医典》中已有"痛风"一词的记载。此后，南梁陶弘景所整理的《名医别录》中亦有"痛风"一词的记载，其言"独活，微温，无毒。主治诸贼风，百节痛风无久新者"。朱丹溪中首次提出"痛风"病名，在《格致余论》中专列"痛风论"，提出"痛风者，四肢百节走痛，方书谓之白虎历节风证是也"，直接将痛风称为白虎历节风证，将它从其他以关节、身体疼痛为主症的痹证中区分出来。朱丹溪所创痛风之名，对后世影响极大。但后世医家对痛风的病名归属多有分歧，认识不一[9]。明代戴思恭、清代董西园、清代唐宗海等人认为痛风即痹病，如戴思恭在《推求师意》中曰："痛风，即《内经》风寒湿三气杂至，合而为痹也。"明代虞抟首次将痛风称为痛痹，在《医学正传》中曰："痛风（古名痛痹）……夫古之所谓痛痹者，即今之痛风也。"明代张介宾、清代吴谦、清代顾世澄等人认为痛风即风痹、行痹，如《景岳全书》中载："风痹一证，即今人所谓痛风也。"此外，痛风还有其他别名，如明代沈之问在《解围元薮》中提出："痛风……又名旋风。"清代陈念祖《时方妙用》曰："风者，肢节走痛也。《内经》谓之贼风，后人谓之痛风，又谓之白虎历节风。"林珮琴《类证治裁》曰："痛风……《灵枢》谓之贼风，《素问》谓之痛痹，《金匮》谓之历节，后世更名为白虎历节风，近世俗名箭风。"

值得注意的是，中西医虽然均有痛风病名，但在中西医发展史上，两者内涵并不完全相同，中医痛风病证可包括西医痛风、风湿热、类风湿关节炎等疾病[10]。

## (五) 狐惑

"狐惑"作为病名，首见于仲景《金匮要略·百合狐惑阴阳毒病脉证治》，"狐惑之为病，状如伤寒，默默欲眠，目不得闭，卧起不安。蚀于喉为惑，蚀于阴为狐。不欲饮食，恶闻食臭，其面目乍赤、乍黑、乍白。蚀于上部则声喝，甘草泻心汤主之""蚀于下部则咽干，苦参汤洗之""脉数，无热，微烦，默默但欲卧，汗出，初得之三四日，目赤如鸠眼；七八日，目四眦黑"。可见，狐惑病有咽喉、阴部、眼部溃蚀的症状，与白塞病基本相似。

## (六) 阴阳毒

张仲景在《金匮要略·百合狐惑阴阳毒病脉证治》中提出了"阴阳毒"的证治，"阳毒之为病，面赤斑斑如锦文，咽喉痛，唾脓血。五日可治，七日不可治，升麻鳖甲汤主之。阴毒之为病，面目青，身痛如被杖，咽喉痛。五日可治，七日不可治，升麻鳖甲汤去雄黄、蜀椒主之"。《诸病源候论·卷之八伤寒病诸候下》对阴阳毒进行了更详细的描述，提出阴阳毒可见发热、手足指冷的症状。"夫欲辨阴阳毒病者，始得病时，可看手足指，冷者是阴，不冷者是阳。""阳毒者，面目赤，或便脓血；阴毒者，面目青而体冷。若发赤斑，十生一死；若发黑斑，十死一生。"基于中医古籍中对阴阳毒的描述，一般认为阴阳毒与红斑狼疮相对应。此外，《诸病源候论·卷之三十一丹毒病诸候》记载："赤丹者，初发疹起，大者如连钱，小者如麻豆，肉上粟如鸡冠肌理。由风毒之重，故使赤也，亦名茱萸丹。"有学者认为以上赤丹的描述与红斑狼疮的皮肤病变很相似[11]。

## (七) 尪痹

尪痹是指具有关节变形、肿大、僵硬、筋缩肉卷、难以屈伸、骨质受损症状的痹病。"尪痹"病名是焦树德教授根据《金匮要略》历节病"诸肢节疼痛，身体魁羸，脚肿如脱"的记载，于1981 年在武汉召开的"中华全国中医药学会内科学会成立暨首届学术交流会"上提出的。此后，"尪痹"作为独立的病名，逐渐被中医药学术界所认可。1994 年国家中医药管理局发布的《中华人民共和国中医药行业标准·中医病证诊断疗效标准》中，将"尪痹"列为正式病名。鉴于尪痹以关节肿痛变形、缠绵难愈为特点，通常认为此病与西医类风湿关节炎相对应。

### （八）燥痹

历代古籍中并无"燥痹"病名，但燥邪致病相关的论述，可散见于中医古籍之中。《素问·阴阳应象大论》有"燥胜则干"的记载。《素问·五常政大论》云："阳明司天，燥气下临，肝气上从，苍起木用而立，土乃皆眚。凄沧数至，木伐草萎，胁痛目赤，掉振鼓栗，筋痿不能久立"；且该篇首先提出"燥毒"之论，指出燥盛不已，蕴酿成毒，煎灼津液，阴损益燥。金代刘完素在《素问玄机原病式》中有"诸涩枯涸，干劲皲揭，皆属于燥"的论述。

"燥痹"作为病名，首见于《路志正医林集腋》一书，后被《中国痹病大全》收入。路志正教授认为，"风寒伤人化热，风热伤人化燥。热则耗液，燥则伤津。病初起在经络、在体表。络脉痹阻而关节、肌肉酸痛，体表燥热则少泪、少涕、少唾、少汗而肤痒"。《黄帝内经》与历代著作中，有风痹、寒痹、暑痹、湿痹、热痹等五种痹，却无燥痹一名，故路老提出燥痹，其临床表现类似于西医干燥综合征。

## 三、风湿病中西医病名之间的关系

从上述可见，中西医对风湿病的认识都有着十分悠久的历史。西医对风湿病的认识始于公元前4世纪的《希波克拉底全集》。在近代科学如物理、化学、生物等学科的推动下，欧洲传统医学与实验生物学的结合诞生了现代西医学，此后西医脱离传统医学视角开始对风湿病有了全新的认识。在我国，古籍中关于"痹"的记载最早见于长沙马王堆三号汉墓出土的《足臂十一脉灸经》。《黄帝内经》对"痹"进行了较为系统的论述，此后历代医家在《内经》的基础上不断补充与扩展，深化了对风湿病的认识。

近代以来，随着西医学的传入，两种医学体系不可避免地互相碰撞又相互联系。其中，风湿病的命名首当其冲，如19世纪中期英国伦敦会传教士 Benjamin Hobson 编纂的《医学英华字释》中将收录的"rheumatism""gout"等风湿病相关词汇分别翻译为"风湿"和"酒脚风"。此后，现代医家试图在中西医风湿病病名之间建立更加具体的联系。类风湿关节炎在中医古籍中可归为"痹病""历节""风湿""鹤膝风"等范畴，焦树德教授首创"尪痹"后，现代中医多将其归为"尪痹"范畴[12]。系统性红斑狼疮病情复杂，除关节炎、皮损等外在表现外，还有全身性系统性损害。中医古籍中有类似的记载，但并无红斑狼疮这一病名，基于古籍中的描述，一般将红斑狼疮归于"阴阳毒""红蝴蝶疮"等病范畴。根据干燥综合征眼干口干的临床表现，以及中医学中燥邪致病的特点，路志正教授首创"燥痹"病名，并将干燥综合征归为"燥痹"范畴[13]。硬皮病属于中医"痹病"范畴。局限性硬皮病仅有皮肤表现，属于"皮痹"范畴；系统性硬皮病除皮肤表现外，尚有全身性系统性病变，又可归类至"脉痹""五脏痹"范畴。强直性脊柱炎属于中医"痹病"范畴，古人亦称之为"龟背风""竹节风""骨痹""肾痹""大偻""背偻"等。焦树德教授提出用"大偻"来代表强直性脊柱炎，已得到中医界的普遍认可[14]。银屑病的皮肤损害与中医"白疕""蛇虱""疕风"等类似，而其关节病变可归为中医"痹病"范畴。白塞病的临床表现与中医"狐蜮病"相似，故一般将其归为"狐蜮病"范畴。西医痛风属中医"痹病"范畴，尤其与中医"痛风""痛痹""白虎历节"症状相似。

值得注意的是，中医风湿病学和西医风湿病学并不可完全等同，两者密切联系又相互区别。虽然中医风湿病学和西医风湿病学的研究对象基本一致，即两者所涵盖疾病的损伤范围和临床症状是一致的，但由于两者分属不同的理论体系，因而对风湿病的病因、病理、分类、诊断、治疗、预后和转归等方面的认识又是大不相同。同样，中西医风湿病病名的相互对应关系并不代表两者概念的完全等同。类风湿关节炎是一种以慢性、侵袭性关节炎为主要表现的自身免疫病，早期以关节肿胀、疼痛为主症，若病情持续进展，晚期可出现关节畸形、功能丧失，同时可伴有脏器损害。中医把类风湿关节炎归属于痹病范畴。中医痹病范畴十分宽泛。广义的痹病泛指机体正气不足，卫外不固，邪气趁虚而入，脏腑经络气血为之痹阻而引起的疾病；狭义的痹病特指肢体经络痹阻，以肌肉、筋骨、关节发生疼痛、肿胀、麻木、重着、屈伸不利，甚则畸形为主要临床表现。临床上，痹病通常指的是其狭义范畴。可见，痹病涵盖的范围除了类风湿关节炎，也包括涉及肌肉、筋骨、关节病变的红斑狼疮、干燥综合征、强直性脊柱炎、银屑病、痛风等疾病。因此，鉴于类风湿关节炎关节肿痛变形、缠绵难愈的特点，焦树德教授提出用尪痹代表类风湿关节炎。红斑狼疮是一种以自身抗体产生、免疫复合物形成，进而导致靶器官损伤为特征的典型的自身免疫性结缔组织病，因病情轻重及损伤脏器的个体差异，导致本病临床表现异质性较大。皮肤型红斑狼疮的病变通常局限于皮肤，在鼻梁和双颧颊部出现呈蝶形分布的红斑为其特征性皮肤病变，现代医家通常将这类红斑狼疮归属于"红蝴蝶疮"范畴。系统性红斑狼疮的病变往往累及多系统多脏器：除了皮肤损害，若患者以肌肉关节疼痛为主要表现，此类红斑狼疮可纳入"阴阳毒"范畴辨证论治；系统性红斑狼疮后期可进展为狼疮性肾炎，出现头面、眼睑、四肢、腹背，乃至全身浮肿，此时则应将其纳入"水肿病"范畴辨证论治；若累及血液系统，患者以慢性贫血为主要表现，则应纳入"虚劳病"范畴辨证论治。可见，红斑狼疮应根据其病变轻重及受累脏器的差异归属于不同的中医病证范畴，以更精确地指导临床诊治。中西医皆有"痛风"病名，但两者内涵相近却不完全等同。西医痛风是指因嘌呤代谢紊乱导致尿酸产生过多或肾脏排泄尿酸减少，血尿酸升高，进而尿酸盐结晶沉积于关节、肾脏等部位导致关节炎发作及肾损伤的一种疾病。中医认为，痛风是由于人体阴阳气血失调，外邪乘虚而入，引起肢体游走性剧痛为主要特点的一种病证[15]。可见，中西医痛风关节炎发作特点相同，故西医痛风性关节炎与中医痛风基本相似。但也有学者基于研究历代古籍对痛风的阐述，提出中医痛风的概念包含了西医痛风、风湿热、类风湿关节炎等疾病[10]。此外，西医痛风若主要累及肾脏或皮下等部位，导致痛风肾或痛风石形成，此时则不适宜简单照搬中医痛风方案，而应灵活辨证施治。

总之，中西医虽然对风湿病的认识视角不同，但研究对象是一致的。同时，需要注意的是，中西医风湿病病名之间具有相近、相似的关系，但两者并不完全等同。在临床诊疗的过程中，中医病名诊断不能一概而论，需根据风湿病病情轻重、病变部位、疾病阶段等实际情况，在明确西医病名诊断的同时，给予最贴合的中医病名诊断，有助于更好地指导后续的辨证论治。

# 第二节　风湿病的中西医发病病机

## 一、西医对风湿病发病的认识

### （一）遗传学说

遗传学说在风湿病的病因认识中占据着重要的地位。现代医学普遍认为，患有风湿性疾病的家族史会增加后代罹患风湿病的可能性，如类风湿关节炎的遗传率约为60%。在芬兰，曾有研究者对类风湿关节炎进行大规模的流行病学调查，发现同卵双生儿RA的患病率为12.3%，异卵双生儿为3.5%。Silman的一项调查也有类似的结果，发现同卵双生儿RA的患病率为15.4%，异卵双生儿为3.6%。HLA-DRB1等位基因与类风湿关节炎的发生关系密切，至少占该病总遗传成分的30%，除此之外，PTPN22、CTLA4、TRAF1-C5、IRF4等其他基因也与RA的发生有关[16]。在强直性脊柱炎的发生过程中，遗传因素体现得尤为明显。在AS患者中，HLA-B27阳性率高达90%~96%，除此之外，还有13个基因也与该病有很强的相关性，且这些基因显示了IL-23途径与疾病发生之间的关系[17]。

## （二）感染学说

目前认为，大部分风湿病的发生与细菌、病毒感染有着密切的关系。如反应性关节炎通常由胃肠道或泌尿生殖系统感染所触发。另外，泌尿生殖道感染还会引起强直性脊柱炎的发生。约6%的银屑病性关节炎患者发病前有咽部感染史和上呼吸道感染史。结节性动脉炎的发生与病毒感染有关，如乙型肝炎病毒、人类免疫缺陷病毒、微小病毒B19等。EBV、牙龈卟啉单胞菌与类风湿关节炎存在相关性，其中牙龈卟啉单胞菌不仅通过诱导瓜氨酸化而表现出其有害作用，而且还通过诱导NETosis、破骨细胞生成，导致骨骼损伤和全身性炎症的Th17促炎反应等，促进RA的发生与发展[18]。

## （三）自身免疫学说

部分风湿病属于自身免疫性疾病的范畴，如系统性红斑狼疮、类风湿关节炎、强直性脊柱炎等。而自身免疫性疾病的发生是由于在某些因素的诱发下，自身免疫耐受状态被打破，自身反应性T细胞和自身抗体对自身抗原产生了异常的免疫应答，造成自身细胞破坏、组织损伤及功能异常。因此，由于自身免疫反应的存在，在许多风湿性疾病的患者中，可检测出诸多的自身抗体，如SLE患者可检测出抗核抗体、抗双链DNA抗体、抗组蛋白抗体等，其中抗双链DNA抗体是SLE的诊断标准之一，其诊断特异性为90%，敏感性为70%；干燥综合征患者可检测出抗SSA/Ro抗体、抗SSB/La抗体等；系统性血管炎患者可检测出抗中性粒细胞胞浆抗体、抗内皮细胞抗体等；类风湿关节炎患者可检测出类风湿因子、抗环瓜氨酸肽抗体等，其中类风湿因子是B细胞分泌出的IgM抗体，具有识别免疫球蛋白Fc段、形成免疫复合物等作用，并释放趋化因子以及激活补体，使炎性细胞聚集于患者关节中。

## （四）内分泌学说

除了上述因素外，有学者认为某些风湿病的发生、加重，与内分泌存在一定关系。有调查发现，类风湿关节炎男女比例为1∶2~1∶3，系统性红斑狼疮为1∶9，系统性硬化为1∶3。众所周知，系统性红斑狼疮好发于育龄期女性，且妊娠容易诱发起病或加重病情。有一项以护士为主的健康人群调查发现，口服避孕药和激素替代治疗者发生SLE的危险性增加，并且在接受激素替代治疗期间最高[19]。绝经后SLE的活动性明显降低，50岁以后首次出现SLE发作的患者，预后通常良好，很少累及重要脏器，主要由于这类患者在首次发作时体内雌激素水平低，其危险性明显低于其他年龄段患者[20]。在类风湿关节炎中，雌激素的作用存在一定争议。虽然有研究发现，女性RA的发病率和疾病活动度均高于男性[21]，且膝关节滑液中雌激素的浓度是同性别其他骨关节炎患者的2~2.5倍[22]，但在绝经后的RA患者中，补充雌激素可改善关节疼痛，抑制红细胞沉降速率，降低疾病活动评分，阻止骨破坏的进展[23]。

## （五）其他因素

部分风湿病的发生与环境因素存在一定关系，如寒冷潮湿环境、三氯乙烯、二氧化硅、汞、农药、吸烟、紫外线等。如自身免疫性甲状腺疾病与季节变化、甲状腺辐射损伤有关。紫外线照射、吸烟和药物是与SLE发病相关的公认的环境因素，另外，吸烟还影响RA的发生。在系统性红斑狼疮中，暴露于吸烟环境中的有毒成分（如焦油、尼古丁、一氧化碳、多环芳烃和自由基）可诱导氧化应激，直接损害内源性蛋白质和DNA，导致基因突变和基因激活，同时刺激B和$CD4^+T$细胞表面CD95的表达，潜在诱导自身免疫，并增加促炎因子的产生[24]。日本曾有一项病例对照研究显示[25]，吸烟与细胞色素P450 1A1 rs4646903基因型单独或与谷胱甘肽转移酶M1缺失基因型相结合，可显著增加系统性红斑狼疮的风险。

## 二、中医对风湿病发病的认识

### （一）外感六淫之邪

六淫之邪是风湿病的主要外因。《素问·风论》曰："风者，百病之长也，至其变化，乃生他病也，无常方，然致有风气也。"风为百病之长，六淫之首，易夹杂寒、湿等邪，侵犯机体，痹阻关节，从而导致风湿病的发生，正如《素问·痹论》记载"风寒湿三气杂至，合而为痹也"。风、寒、湿三邪致病，其症状各有异，风邪胜者为行痹，寒邪胜者为痛痹，湿邪胜者为着痹。风性清扬开泄，善行而数变，故行痹常表现为四肢关节游走性疼痛。寒为阴邪，其性凝滞收引，脉道涩滞，气血不畅，不通而痛，故痛痹往往表现为关节局部冷痛，正如《素问·痹论》记载："痛者，寒气多也，有寒故痛也。"湿性重浊黏滞，流注关节，阻碍气血运行，故着痹表现为关节疼痛重着，痛处不移。然而，风、寒、湿邪往往兼夹着侵袭人体。如风邪与寒邪合至，痹阻关节经络，多表现为肢体关节冷痛，其疼痛或游走或停滞，且遇寒疼痛更甚，得热则痛减。再如寒湿之邪侵袭人体，阻滞关节经络，使阳气失布，气血阻滞，出现四肢关节疼痛重着，且疼痛固定不移。

关于热邪致病，古代医家亦有论述。虽然，"热痹"一词最早可见于《黄帝内经》，但《华氏中藏经》则明确在痹病分类中提出"热痹"。《素问·四时刺逆从论》曰："厥阴有余病阴痹，不足病生热痹。"《华氏中藏经·痹论》记载："痹者……而有风痹，有寒痹，有湿痹，有热痹，有气痹。"热邪一般不单独导致风湿病，往往依附于湿浊、瘀血等因素。关于湿热之邪导致风湿病，《金匮要略》《温病条辨》中有相应论述。如《金匮要略·痉湿暍病脉证治》指出"病者一身尽疼，发热，日晡所剧者，名风湿"。《温病条辨·湿温》曰："湿聚热蒸，蕴于经络，寒战热炽，骨骱烦疼，舌色灰滞，面目萎黄，病名湿痹，宣痹汤主之。"湿热之邪痹阻关节，可见四肢关节红肿热痛，且病程缠绵难愈。在类风湿关节炎患者中，湿热痹阻证较为常见。巩勋等[26]采用横断面调查研究方法，对全国18个中心的1388例RA患者进行统计分析，发现湿热痹阻证占44.16%。

除了风寒湿热之邪外，燥邪亦可导致风湿病的发生。关于燥邪致病，古代医籍及医家论述颇多，如《素问·阴阳应象大论》记载"燥盛则干"，《医方集解·润燥之剂》记载"燥在外则皮肤皱揭，在内则津少烦渴……"。国医大师路志正教授提出"燥痹"病名，与干燥综合征的病机、病症颇为一致。燥邪之生，或外感，或内生。如燥邪从外侵袭机体，亦或风热之邪侵犯，伤津耗液，津液干涸而经脉痹阻，而见关节疼痛、口唇干燥、目干泪少等症状；或素体肝肾阴虚，气血生化乏源，津液枯燥，经脉气血痹阻，而见上述诸症。

### （二）营卫气血失调

营行脉中，卫行脉外，阴阳相贯，营卫气血调和，则邪气不入；若营卫不和，则邪气易乘虚而入，侵犯机体。因此，营卫失调是风湿病发生的重要病机之一，如《金匮要略·中风历节病脉证并治》所载："营卫不通，卫不独行，营卫俱微，三焦无所御，四属断绝，身体羸瘦，独足肿大，黄汗出，胫冷，假令发热，便为历节也。"若先天禀赋异常或素体亏虚，营阴不足，卫气虚弱，或起居不慎，寒温不适，或劳倦内伤，则外邪乘虚而入，气血阻滞，不通则痛，故项背不舒、骨节疼痛。现代医学的硬皮病，中医亦称为皮痹，是由于营卫失和，风寒湿邪乘虚侵袭肌表，则见皮肤冷痛、发硬、麻木。正如《诸病源候论·风病诸候》所云"风不仁者，由荣气虚，卫气实，风寒入于肌肉，使血气行不宣流，其状搔之皮肤，如隔衣是也"。

营卫与气血在生理功能上相互依赖，气血调和，营卫之气才能发挥濡养、调节、卫外的功能。因此，气血失调也是风湿病发病的病机之一，正如《金匮要略·中风历节病脉证并治》记载"少阴脉浮而弱，弱则血不足，浮则为风，风血相搏，则疼痛如掣"。气血失调，一者是气血不足，二者是气滞血瘀。《灵枢·百病始生》云："风雨寒热不得虚，邪不能独伤人。"气血不足，卫外不固，风雨寒热之邪乘虚而入，流注筋骨血脉，而见关节疼痛、皮肤麻木不仁。《金匮要略·血痹虚劳病脉证并治》亦指出"夫尊荣人，骨弱肌肤盛，重因疲劳汗出，卧不时动，加被微风，遂得之"。《类证治裁·痹证》记载："诸痹，良由营卫先虚，腠理不密，风寒湿乘虚内袭，正气为邪气所阻，不能宣行，因而留滞，气血凝涩，久而成痹。"因此，气滞血瘀，关节筋脉阻滞不通，可致关节疼痛不适。

### （三）脏腑阴阳失调

脏腑功能失调，是风湿病发生、发展的另一个重要因素，也是疾病内传脏腑、经久不愈的原因之一。

《素问·痹论》指出，五体痹久延不愈，导致正气亏虚，复感于邪，而成五脏痹。然而，除了五体痹外，饮食不节、情志失调、房事不节等因素亦可导致脏腑内伤。若肺卫不固，复因形寒饮冷等病邪，导致肺气郁闭，肺失宣降，而见胸闷气促、咳嗽等症，乃生肺痹，可见于类风湿关节炎、系统性红斑狼疮、皮肌炎、硬皮病等累及肺脏者。若素体心阳不振，复感寒邪，进一步损伤心阳，可见胸闷、心慌心悸等症状，而生心痹，可见于系统性红斑狼疮、类风湿关节炎累及心脏。脾痹者，主要表现为脾胃运化功能障碍，一者气血生化乏源，气血不足；二者水液运化失常，酿生痰浊，均可影响风湿病的发生与发展。肝主筋，肾主骨，且风湿病最常见的症状为关节疼痛，故肝肾两脏在风湿病中发挥重要作用。若肝肾不足，痰饮、瘀血等病邪更容易侵犯关节筋脉与骨质，部分风湿病后期可见骨质破坏、关节畸形。

### （四）痰浊瘀血内生

清代董西园在《医级·杂病》中记载"痹非三气，患在痰瘀"。痰瘀之邪不仅仅是机体在病邪作用下的病理产物，同时还可以作为病因进一步作用于人体，导致风湿病病程缠绵，病情加重。《医宗必读·水肿胀满论》记载"脾土主运行，肺金主气化，肾水主五液。凡五气所化之液，悉属于肾；五液所化之气，悉属于肺；转输之脏，以制水生金者，悉属于脾"，指出津液的运行输布与肺、脾、肾三脏密切相关。肺主行水，为水之上源，若风寒袭肺，肺失宣降，肺气郁闭，聚津成痰；脾主运化水湿，若诸邪侵犯脾胃，脾失健运，水液运化失常，聚成痰湿；肾者主水，调节水液，若患者病程日久损伤肾阳，肾阳失于蒸化水液，则为水肿。瘀血内生，一者，痰浊既生，影响气的运行，气行不畅，则血行不畅，而生瘀血；二者，风湿病病程日久，内及五脏，五脏气机失调，升降无序，而生瘀血。痰浊与瘀血交阻，痰瘀乃成。

在风湿病中，痰瘀之邪侵犯机体，造成多种病变。若痰浊流注关节，则主要表现为关节胀滞麻木、活动不利；若以瘀血为主，脉道阻塞，血行不畅，不通而痛，主要表现为关节疼痛，且疼痛以刺痛为主，病程往往较长。痰瘀之邪共同作用，侵犯肌肤，则见痰核硬结、皮下结节；若流注关节，则关节肿胀疼痛；若病程日久，痰瘀深著筋骨，则关节畸形、屈伸不利，正如类风湿关节炎患者，若病情控制不佳，后期可见关节梭形肿胀、尺侧偏斜、天鹅颈样畸形、纽扣花样畸形等；痛风患者会出现各种痛风结石。

## 三、风湿病主要病种中西医病因病机的相互关系

### （一）系统性红斑狼疮

系统性红斑狼疮的发生存在一定的遗传因素。家族聚集研究表明，SLE 患者的兄弟姐妹患该病

的相对风险更高，与双卵双胎相比，单卵双胎更易同时患 SLE。最近的遗传研究已鉴定出多种 SLE 常见的遗传危险因素，其中最强的是在 6 号染色体的 MHC 区域，但也包括 TNIP1、PRDM1、JAZF1 等其他基因[27]。遗传因素相当于中医学的先天禀赋。范永升教授[28]认为，本病的病因病机为禀赋不足、肾精亏损为本，外界热毒之邪、瘀血阻滞为标。因此，先天禀赋不足，素体肝肾阴虚，更易感受热毒等邪气，而致 SLE 的发生。

紫外线照射是皮肤性红斑狼疮的常见诱因，其光敏率为 81%，其内在的机制可能是紫外线诱导角质形成细胞凋亡，产生炎性因子和暴露自身抗原[29]，从而导致疾病的发生和病情的进展。明代《外科启玄》记载："日晒疮，三伏炎天，勤苦之人，劳于任务，不惜身命，受酷日晒曝，先疼后破，而成疮者，非血气所生也。"其描述颇似皮肤性红斑狼疮的表现，盛夏酷暑之季，紫外线盛烈，肌表感受光热毒邪，则出现皮肤红斑、皮疹。

系统性红斑狼疮患者体内存在多种针对自身 DNA 和组蛋白的抗体，形成抗原-抗体免疫复合物，沉积于皮肤、肾脏、关节等部位的血管，激活补体，造成组织损伤，其过程中产生的免疫复合物、攻膜复合物（MAC）和过敏毒素（C3a、IL-1、C5a）所造成的血管炎，TNF 等引起的发热，中医认为，其表现由热毒之邪所致[30]。热毒之邪，或从外感，或从内生，侵犯皮肤血脉，而见斑疹鲜红、发热、面赤、口渴、烦躁等症状。

## （二）类风湿关节炎

调查研究发现，环境因素对 RA 患病有重要的影响。《素问·痹论》曰"所谓痹者，各以其时重感于风寒湿之气也"，指出不同类型痹证的发生发展与所处的环境因素有关。若久居潮湿、寒冷、冷热交错的环境，机体更易感受风、寒、湿等邪，邪气痹阻经络，导致类风湿关节炎的发生；且相较于寒湿阴冷的环境，阳光充足、温度较高、湿度较低的环境，RA 患者的疾病活动度相对较低。另外，不同的季节与时令也会影响本病的发生与发展。如秋、冬季节更容易发生本病。不同时令所患 RA 的临床症状亦各有不同，如春季多风，冷热交替，风气盛，主要表现为四肢关节游走性疼痛；夏季暑热，其气候多为湿热，故以关节红肿热痛为主；冬季多寒，往往表现为关节局部冷痛。气候环境因素不仅影响 RA 的发生，同时还影响中医证型的分布。李延婷等[31]选取类风湿关节炎中医数据中心 1411 例，探讨气象要素（海拔、温度、湿度）对中医证候分布的影响，以湿度为例，相较于干旱区和湿润区，半湿润区 RA 患者占 57.62%，且证型以湿热痹阻证最为多见。

路志正、焦树德等名医认为，内生的痰瘀之邪是类风湿关节的重要病机，痰浊与瘀血相互胶结，凝聚筋骨肌肉关节不散，导致关节疼痛畸形，甚至痿废不用。现代研究发现，在 RA 中，痰瘀之邪与增生的滑膜和血管翳密切相关。有研究者通过观察 RA 患者血液流变学指标，发现 RA 患者的瘀血指标与血液流变学指标密切相关[32]。另外，处于活动期的 RA 患者痰瘀证积分与腕关节滑膜的厚度、血流信号评分、关节积液量呈正相关[33]。

## （三）干燥综合征

干燥综合征的其中诱因之一为丙型肝炎病毒、爱泼斯坦-巴尔病毒等病毒感染，其与遗传、免疫等因素共同作用，导致泪腺、唾液腺等外分泌腺体存在淋巴细胞和浆细胞的局灶性浸润，出现腺泡萎缩、消失。中医认为，该病由先天禀赋异常，素体阴虚，加之外感温热燥邪，或外感风寒化热，损伤津液，口目失于濡养，而见口干、眼干诸症。

## （四）痛风

西医学认为，痛风是由高尿酸血症引起的关节炎症，尿酸盐结晶沉积于关节及其周围的软组织等部位，导致部分血管扩张及内皮通透性增高，血浆渗出、炎性介质聚集等炎症反应，引起受损部位出现红肿热痛等表现。有研究表明，痛风也存在一定的家族遗传性。在一项 GWAS 研究中，鉴定出 28 个基因位点与尿酸有关,其中部分与痛风相关,如 COMT、LRP2 变体等[34]。多元回归分析显示[35],痰湿体质对血尿酸水平的影响最大,且呈正相关。中医学认为,体质存在一定的遗传性,痰湿体质亦不例外。痰湿体质可因先天禀赋异常而致,或人们喜肥甘厚腻,损伤脾胃,运化失常,痰湿内生,郁久化热,而生湿热之邪,可见尿酸盐结晶、渗出炎症,痹阻关节经络,则见关节红肿热痛。

### (五) 系统性硬化

在系统性硬化中,雷诺现象、甲床襞微循环中毛细血管密度减少及结构变异较为常见,表明血管调控失衡、微血管循环异常可能是本病形成的最早表现,而血管病变、血液流变学改变可进一步加剧皮肤及内脏器官受损。现代血液流变学相关指标也表明[36],SSc 患者红细胞聚集性增强,血液流速减慢,循环瘀滞,引起皮肤缺血、缺氧,导致组织间血液灌注不足。上述一系列改变颇似中医学的"瘀血"这一病理因素。诸多医家[37,38]亦认为,瘀血是 SSc 疾病发生和进展的重要因素。皮肤的荣润依赖于气血的濡养,若瘀血凝滞,脉络不通,气血运行受阻,不能畅达于肌表而致皮肤失养,出现雷诺氏现象、皮肤萎缩;瘀血停滞于皮肤,则见皮肤肿胀、硬化。

# 第三节　风湿病临床中西医结合的目标、方式与成效

## 一、中西医结合的目标

风湿性疾病是影响骨、关节及其周围软组织,如肌肉、滑囊、肌腱、筋膜、神经等的一组疾病,共达百余种之多。其临床表现具有复杂性、多样性特点,常可累及多个脏器和系统,如肾脏、血液系统、呼吸系统、消化系统、心血管系统、神经系统以及皮肤、口腔、眼等。在面对如此复杂难治性疾病,西医在临床诊治上已经取得了长足进展和丰硕成果,从非甾体抗炎药到糖皮质激素、慢作用抗风湿药,再到近年来报道较多的生物制剂靶向治疗和基因治疗等手段,对改善患者病情、提高生存率起到了重要作用。但我们也清晰地看到,在这些成绩取得的背景下,西医治疗也面临着诸多困境和挑战。

首先,糖皮质激素是临床上治疗风湿免疫病的基础和关键药物,因其具有强大的抗炎和免疫抑制作用,几乎每一位风湿免疫病患者都会接受剂量不等的糖皮质激素治疗,对于严重、爆发性风湿免疫病,如 SLE,大剂量糖皮质激素或冲击剂量使用可以挽救患者的生命,逆转病情。但长期或大量使用糖皮质激素会对患者的代谢、免疫、心血管、骨髓、肌肉等造成诸多严重副作用,如骨质疏松、股骨头缺血性坏死、类固醇性糖尿病、高血压、高血脂、胃溃疡、肌萎缩等,且糖皮质激素的免疫抑制作用会引起继发感染,从而掩盖疾病本身的症状,影响临床治疗,严重的不良反应和并发症甚至可导致患者死亡。因此,如何减少糖皮质激素的用量和毒副作用、改善风湿免疫病患者的预后,是目前临床西医治疗亟需解决的重点问题[39]。

其次,在临床上常常会有一部分"关节炎"或"结缔组织病"患者早期甚至相当一段时期满足不了某种风湿病的分类标准,"关节炎"或"结缔组织病"一直处于"未分化"状态,这一部分患者怀揣对"风湿病"恐惧的心理,临床医师在诊治时,亦处于进退两难境地,有时便将其纳入"类风湿关节炎、强直性脊柱炎、SLE"等之列进行治疗,早期、联合应用糖皮质激素或慢作用抗风湿药。这种治疗也多存在"治疗过度""得不偿失"的情况,有时副作用大于疗效,是临床上非常值得关注和研究的问题[40]。

再次,部分诊断明确的风湿免疫病,如 SLE、干燥综合征、肌炎等,处于低疾病活动或稳定状

态，但又有轻度的系统损害。此时，西医在治疗上会出现无药可用的境地，如SLE病情稳定，但血液系统中血小板轻中度减少，西医在选择用药上往往无所适从。因此，在临床上如何解决这一部分患者的治疗和用药的困境，也是摆在西医面前的一个实际问题。

西医目前所处的困境，正是中医药治疗的切入点，即中西医取长补短，科学有机地结合在一起。中西医结合在治疗过程中应避免药物毫无目的和原则的简单叠加。归纳起来，运用中西医结合治疗风湿免疫病过程中有两个大的方向和目的：第一，在疾病早期阶段，病情较轻尚未累及到内脏，则运用中医药治疗为主以缓解病情，阻滞疾病发展，减少或避免西药所带来的不良反应；第二，在疾病中晚期阶段，病情较重且已累及内脏，则在应用糖皮质激素和免疫抑制剂等西药治疗的基础上联合中药的治疗，以期减少西药用量，增强疗效，减轻西药不良反应，提高患者生活质量，解决一些单用西药不能解决的问题，使两种治疗方法相得益彰。

## 二、中西医结合的方式与成效

### （一）治疗策略上的结合

风湿病因其临床特点复杂多变，中西医在对其认识、诊断和治疗上都有各自的优点和不足，中医的优势在于宏观、辨证和扶正，而西医的优势在于微观、辨病和祛邪，二者可以优势互补，取长补短，有机结合。临床上中西医结合治疗风湿病目标就是提高疗效，减少毒副作用，改善患者生活质量。中西医结合不是单纯的中药加西药，而应该是在治疗策略上的科学结合[41]。

第一，根据疾病不同时期，选择不同的中西医治疗方案。在疾病早期，疾病较轻，无系统损害，则依据疾病特点，以中医辨证治疗为主，适当加用西药治疗。如类风湿关节炎初发阶段，以中医药内服与外治为主要治疗方法，并在此基础上加用中小剂量的羟氯喹或甲氨蝶呤进行治疗；在疾病中后期，病情较重，有系统或脏器损害，则以西药抗炎免疫抑制为主，中医辨证施治为辅。如重度活动的SLE患者，治疗上需大剂量或冲击量的糖皮质激素进行治疗，以控制病情，甚至挽救生命；在疾病稳定期，前期通过大剂量的西药治疗后，病情趋于稳定，西药的用量也逐步减少，机体免疫力依然处于抑制状态，此时需要中西医并重治疗。西药继续抗炎免疫抑制，防止病情反复，中医则扶正祛邪为主，一方面扶助正气，防止继发感染，减少西药的副作用，另一方面辅助西药抗炎，即祛邪，防止病情复发，以帮助西药的减量。第二，根据西药使用的不同剂量阶段，制定相应的中西医治疗方案。分别在西药使用大剂量阶段、减量阶段及小剂量维持阶段，探索和总结这三个阶段西药对病情改善和中医证候变化，在中医辨证思想的指导下，制定中西医结合治疗策略。第三，根据西药的不同副作用表现，制定相应的中西医结治疗方案。包括糖皮质激素在内诸多西药，治疗作用强大，但毒副作用也不小，其中继发感染、胃溃疡、骨质疏松、股骨头坏死等是常见的副作用表现。因此，需根据西药所造成的副作用的不同表现作为切入点，制定中医的治疗方案，优化中西医结合治疗策略。

20世纪80年代起，范永升教授一直致力于中西医结合防治风湿免疫病的临床、教学、科研工作，并取得了丰硕成果。其中SLE是他的主攻病种。针对临床上糖皮质激素治疗SLE的难点和问题，他几十年如一日，坚持从临床中来，到临床中去，经过长期探索与实践，在遵循辨证施治的核心原则下，发现和总结了SLE在糖皮质激素使用不同阶段证候演变规律，并根据糖皮质激素治疗过程中副作用的不同临床表现，制定了行之有效的中医治疗策略。因此，以辨证施治为主，结合GC不同剂量阶段、不同副作用表现，提出了"三维一体"激素减副法[39]。在这一理论的指导下制定的中西医结合治疗SLE策略，能起到良好的增效减毒（副）作用，有利于提高疗效与撤减激素，有助于减少病情的反复。该项目通过深入研究及临床推广应用，获2015年浙江省科技进步一等奖。

## （二）病证结合

所谓"证"，是中医所特有的概念，指疾病发展过程中某一阶段的病理概括，它包括疾病的原因（如风寒、风热、瘀血、痰饮等）、病的部位（如表、里、某脏、某腑）、病的性质（如寒、热、虚、实等）和正邪关系（如虚、实等），反映了疾病发展过程中某一阶段病理变化的情况。所谓病，是指西医的病名，是具有稳定的内在规定性的特异的诊断概念，是对疾病全过程的总体属性、特征和疾病病理规律的概括。辨病就是确立病名的诊断过程，论治是根据"病"的诊断结果直接施以特异性的治疗方法。其优势在于能全程把握疾病发生发展的客观规律，对其发生、发展及转归预后都有前瞻性的认识。

证只是对当时病理变化的概括和判断，而产生当时症状的原因只是某种疾病发生发展的某一阶段，如果我们只认识到这一阶段的疾病情况，而不能掌握疾病全程的发生发展，就无法掌握疾病全过程的发展规律。例如类风湿关节炎，在疾病初期只表现为关节及其周围组织的疼痛和肿胀，如果不能及时控制，最短两年之内便会造成骨质破坏，关节畸形。因此，临床上不仅需要对证的运用，也需要结合对病的把握，即病证结合。目前临床上多采用西医的病名，然后运用中医的"证"进行辨证治疗，这样既能全程把握疾病发生、发展及预后的客观规律，又能掌握疾病在发生、发展过程中某一阶段的病理变化。

例如范永升教授带领团队通过前期临床实践和大量文献研究，在掌握 SLE 疾病发生发展和预后转归的前提下，并参考西医 SLE 的分类标准，提出先分轻重缓急、后分证候类型的二型九证法，即将该病分为轻重两型：轻型 SLE 主要指诊断明确或高度怀疑者，但临床症状稳定且无明显内脏损害；重型 SLE 则主要指重要器官或系统，包括循环、呼吸、消化、血液、神经、泌尿等系统受累，病情急性活动，或狼疮危象而危及生命。在轻重型的基础上，进一步"辨九证论治"[39]。在辨证方面，轻型中以关节疼痛为主要症状的可归为风湿痹证；以白细胞、血小板减少伴体倦为主，可辨为气血亏虚证；以低热、脱发等为主，可辨为阴虚内热证。重型中临床表现为以红斑皮疹、高热为主的，为热毒炽盛证；以心悸为主，检查可见心包积液等，为饮邪凌心证；以胸闷、气喘为主，检查可见间质性肺炎或肺部感染等，为痰瘀阻肺证；以胁部胀滞不舒为主，伴肝功能受损等，为肝郁血瘀证；以四肢浮肿为主，伴大量尿蛋白者，为脾肾阳虚证；以眩晕头痛、抽搐为主，合并神经系统损害者，为风痰内动证。"二型九证"辨治法是在辨病与辨证的基础上提出的，切合临床实际，受到中医风湿病同行的认可和好评，已经成为国家中医药管理局《阴阳毒（系统性红斑狼疮）中医临床路径》。此外，姜泉[42]等人在循证医学和专家共识基础上，制定适用于我国类风湿关节炎患者的诊断、治疗、预防和调摄的《类风湿关节炎病证结合诊疗指南》（以下简称《指南》），《指南》参照国际最新的临床实践指南制订方法，基于循证医学证据，在符合中医药理论、辨证论治原则基础上，通过对近 30 年中医治疗类风湿关节炎文献的检索、梳理，结合现代研究成果，并经过中华中医药学会风湿病分会专家的广泛论证而形成。本《指南》采纳了辨病与辨证相结合的方式，为临床医师提供中医规范化治疗策略与方法。

## （三）中西药结合

中西药结合的形式其实就是中西药并用。中西药并用一般有两种方式，一是辨病用药，即在临床上针对某一种风湿病，为提高疗效，在使用西药基础上，不考虑证候，加用中成药治疗[43]。例如 SLE 在使用糖皮质激素基础上加用雷公藤多苷，类风湿关节炎在应用甲氨蝶呤、叶酸的同时，加用昆仙胶囊等。澳门科技大学刘良院士[44]将现代多学科高新技术融入中医药的开发与研究，通过研究类风湿关节炎的病理特性后，发现类风湿关节炎患者滑膜细胞具有极高的活性氧（ROS）和线粒体超氧化物特征，进一步研究发现中药提取物小檗碱能显著升高该类细胞的活性氧浓度而诱导细胞死亡。根据这一特性，开发了活性氧响应的纳米小檗碱药物，以提高治疗类风湿关节炎的疗效，开拓了中西药联用的思路和方法。西药多为化学单体，组成成分明确，作用靶点具有专一性和针对性，其作用机理相对中药比较清楚，疗效评价体系比较容易明确。而中药的优势在于其多种活性成分发挥药效作用，调动机体自身的抗病能力，达到多效性和整体的调节作用。二是病证结合用药。如前所述，病证结合，中西药联合应用，可有效利用两者优势，互补互用，相得益彰。但要明确对于中西药联用，单纯运用西药药理学理论，把"中药西药化"是不妥的。

西医治疗风湿病多运用抗炎免疫抑制剂，有的甚至是化疗药物，比如甲氨蝶呤、环磷酰胺等，这些药物最大的特点就是抑制机体免疫力，从而使患者免疫力下降，容易继发感染。此时，中医扶正方药与这些疗药物联合应用，可有效提高患者机体免疫力，增强耐受力，又可扶助抗炎。那么在临床上应如何科学合理的运用好中西药并用，使两者发挥各自优势，增强疗效？一般可考虑下列两种做法。第一，如果是风湿病科专业的中医师，在病证结合思想指导下，根据辨证施治的原则，使中西药科学联用，以发挥增效减毒的作用；第二，如果是风湿免疫科的非中医专业的医生，因不具备中医专业知识，可以运用中成药进治疗，使中西药产生协同作用，比如类风湿关节炎可以在《类风湿关节炎病证结合诊疗指南》指导下合理运用中成药等。

### （四）多手段结合

不同治疗手段有其不同的作用，在中西医结合治疗中如能把中西医不同手段的优势整合起来，就能取得更好的疗效。中西医结合治疗风湿病，除常用的内服药物治疗外，还有丰富的外治法和其他疗法。高压电位治疗、频谱、激光、超短波、中药离子导入、矿泉浴、热敷、石蜡疗法等理疗方法适用于一些以关节病变为主的风湿病，对改善关节疼痛具有一定的疗效。针灸（包括单纯针灸、针刺加温灸、针刺加刺络拔罐、艾灸、电针、耳针、火针、小针刀等）、火罐、推拿、穴位注射、中药敷贴、中药熏蒸、熏洗、热熨等传统中医方法对改善类风湿关节炎、强直性脊柱炎的关节症状具有较好疗效。对一些关节疼痛明显的风湿病患者，如急性期痛风、活动期的类风湿关节炎等，为迅速控制炎症，可以用正清风痛宁或蛇毒注射液局部或关节腔注射，隔日 1 次，必要时用得宝松注射液或康宁克通 A、糖皮质激素局部关节腔注射治疗，每年不超过 3~4 次；此外，对于一些骨关节炎等退行性关节病，可于关节腔注射软骨保护剂，如透明质酸、硫酸葡糖胺等，每周 1 次，3~5 次为 1 疗程。各种外用药膏、中药贴剂、NSAIDs 乳剂等对缓解关节肌肉疼痛也有一定效果。经上述治疗无效或关节已出现畸形符合手术指征的患者可考虑手术，如关节镜下清理术、截骨术、关节置换术、关节成形术等[45]。

### （五）医养护结合

在中西药治疗的基础上，应当根据风湿病患者体质、营养状况等因素，当然也需要遵循辨证论治的基本原则，"虚则补之、实则泄之、寒者热之、热者寒之、温者清之、凉者温之"等原则进行医养护结合的综合调摄。饮食时要根据"证"的阴阳、虚实、寒热，分别给予不同的饮食配方[46]。一般而言，风痹者宜用葱、姜等辛温发散之品；寒者宜用胡椒、干姜等温热之品，而禁忌生冷；湿痹者宜用茯苓、薏苡仁等健脾利湿之品；热痹者一般是湿热之邪交织，药膳宜用绿豆芽、丝瓜、冬瓜等食物，而不宜吃羊肉及辛辣刺激性食物。同时也应了解食物中的营养成分，并把中西医辨证与现代营养成分结合起来。譬如一位缺乏维生素 C 的风湿病患者，属阴虚体质的，建议服西红柿；凡属阳虚体质的，建议适当吃点辣椒。凡饮食之品，一般不采取炸、烤、煎等烹调方法，以免其有效成分被破坏，或使其性质发生改变而失去治疗作用。应采取蒸、炖、煮、煲汤等方法，烹饪的目的在于既使其美味可口，又使其保持药性。此外，风湿病患者病程长，常终年服药，往往脾胃受到一定影响，故应根据患者的具体情况，制定相应饮食治疗方案，食物应清淡易消化，避免过于辛辣、刺激及油腻的食物，要因人、因时、因地选择食物，以调整脏腑功能，恢复阴阳平衡为目的。通过食物来扶正祛邪，以帮助患者恢复健康。

风湿病多是慢性反复发作性疾病，会对患者的生活、工作造成严重影响，使患者产生悲观心理，还有一些患者由于缺乏对风湿病的了解，对治疗效果期望值过高，心理易产生焦虑、急躁、灰心，这些都会影响治疗效果。因此，除药物等治疗外，还需关注患者的心理变化，注重情志的调节。调节情志除心理开导外，还可以运用一些运动疗法，如太极拳、五禽戏等，尤其适用于疾病稳定期的患者。此外，也鼓励风湿患者进行一些力所能及的体力劳动，这不仅能够移情易性，调节情志，促进免疫功能的协调与稳定；也有利于肌肉、关节功能的恢复。健身活动要循序渐进、不要勉强，不能急于求成，但需持之以恒，方能受益。

# 第四节 风湿病的临床中西医结合研究

临床上对风湿病开展中西医结合的研究由来已久。从二十世纪初开始，医学界对风湿病中西病名之间的相互关系，以及对西医风湿病的中医辨证、治法、用药等方面，不断探索。新中国成立以来，政府主管部门、医疗机构、医药科技人员组织开展了中西医结合的研究工作。进入21世纪，科技部在"十一五"国家科技支撑计划中专门将用现代科学方法研究风湿病列入项目范围。这一节就以科技部项目为例，介绍如下。

## 一、类风湿关节炎

### （一）基于二次临床研究的中医药治疗类风湿性关节炎的临床评价

类风湿关节炎（rheumatoid arthritis，RA）是病因不明的慢性全身性自身免疫性炎症性疾病，在成年人中发病率约1%，存在残疾等风险[47]。目前治疗仍以改善病情风湿药物、生物制剂为主[48,49]，但存在不良反应、费用高等缺点。雷公藤多苷片是治疗RA新药的潜在来源，但多项系统评价提示其治疗RA的疗效不一致[50,51]，主要原因可能是上述研究均采用临床随机对照方法评价进行研究。中医依靠辨证施治，具有中医的治病模式。因此，若将雷公藤多苷片用于治疗具有特定证候的RA患者，或许可提高临床疗效。为此，中国中医科学院吕爱平研究员牵头承担了"十一五"国家科技支撑计划重大项目——《基于二次临床研究的中医药治疗类风湿性关节炎的临床评价》（2006BAI04A10）。

该项研究的第一阶段试验是为期24周的开放标签、多中心试验，共招募167名RA患者，均予雷公藤多苷片和益肾蠲痹丸治疗。主要疗效指标为第24周的ACR20反应率；次要疗效指标包括ACR50和ACR70反应及ACR的各个组成部分，并记录症状、关节功能、实验室检查等；安全终点包括不良事件（AE）、严重AE和实验室异常。通过单变量分析第24周的ACR20反应与基线症状之间的相关性，确定症状预测因子。第二阶段试验是为期24周的随机、双盲、分层、双模拟、阳性对照、多中心研究，共招募218名RA患者。根据确定的预测因子，分为预测因子阳性组（P+）和预测因子阴性组（P-），再将两组患者分别按1：1随机分配到TwHF和M&S两个亚组，TwHF亚组接受以雷公藤为基础的疗法（雷公藤多苷片+益肾蠲痹丸）及安慰剂（甲氨蝶呤+柳氮磺砒啶）治疗；M&S亚组接受甲氨蝶呤+柳氮磺砒啶及安慰剂（雷公藤多苷片+益肾蠲痹丸）治疗。主要、次要疗效指标及安全终点与第一阶段一致。

该项研究发现，第一阶段有148名患者完成24周治疗，其中60.8%的患者达到ACR20反应，通过单变量卡方分析和多变量分析方法，发现尿清、自汗和盗汗是与反应呈正相关的预测因子，而舌苔黄、关节热痛是与反应呈负相关的预测因子。第二阶段有192名参与者完成研究。治疗24周后，TwHF/P+组、M&S/P+组、TwHF/P-组、M&S/P-组的ACR20反应率为82.6%、64.6%、

52.9、85.1%。在 P+组患者中，基于 TwHF 疗法显著优于 M&S 治疗（$P<0.05$）；P-组中，M&S 比基于 TwHF 疗法有效（$P<0.05$）。P+组中，基于 TwHF 疗法的 ACR20 反应的 RR 值为 1.2791，说明在 P+组患者中，基于 TwHF 疗法治疗的 ACR20 反应率大于 M&S 疗法；其 RRR 值（P+组的 RR/P-组的 RR）为 2.0563，表明 P+组基于 TwHF 治疗的 ACR20 反应率优于 P-组。根据中医临床实践，RA 患者可分为寒证和热证，而尿清、自汗等多属寒虚证，舌苔黄、关节热痛多属热证。因此，基于 TwHF 疗法对寒虚型 RA 患者具有更好疗效。

上述研究明确了以雷公藤多苷片为主、联合益肾蠲痹丸的治疗方案的适应症，提高了中医药治疗 RA 的临床疗效，减轻了患者的痛苦。

另外，吕爱平教授团队还进行了类风湿关节炎中医证候分类的系统生物学研究。在基因组学方面，利用基因芯片检测和分析技术，对 RA 寒热证患者及正常人 CD4+T 淋巴细胞的基因表达进行分析，发现寒热证候 RA 患者的基因表达谱存在差异，这种差异与 RA 患者和正常人之间的差异有所不同[52,53]。另外，对活动期和稳定期之间、类风湿因子阴性与阳性之间与寒热证候之间的基因表达差异亦有所不同[54,55]。上述研究均提示，RA 中医证候分类具有基因表达谱依据。

在 RA 疗效与中医症状组合关联研究方面，团队招募 413 例活动期 RA 患者，并收集治疗前后患者的 18 项主观症状，对症状变量进行因子分析，得到 4 个互相独立的公因子，分别代表 RA 患者病情程度、中医虚、寒、热的特性，发现中药治疗对虚证症状公因子的改善优于西药组。与传统证候分型对比发现，反映寒证的公因子得分在寒湿阻络证最高；反映虚证的公因子得分在肝肾亏损证中较高；反映热证的公因子得分在湿热阻络证和寒热错杂证较高。经过相应中药治疗后，各公因子得分均较治疗前下降，症状也得到改善。此外，研究发现，主观症状因子与免疫学指标之间存在关联：热性公因子与血清 IgG、ESR 相关[56]；寒证 CRP 低于热证[57]。

在 RA 疗效与症状的关联研究方面，吕爱平研究员团队对上述 RA 病例采用决策树进行挖掘分析，发现中药组的晨僵、关节肿胀数、IgM、关节压痛数等 9 个指标与疗效正相关，病程、夜尿多与疗效呈负相关。西药组的血沉、腰膝酸软、苔白等 8 个指标与疗效呈正相关，苔黄、舌红、白细胞检测与疗效呈负相关。决策树分析结果显示，中药组中同时具备晨僵、舌淡红、关节压痛程度、夜尿多 4 项指标者，中药疗效最好。因此，利用决策树分析法得到的证候疾病信息与中西医疗法疗效的关系，符合中医辨证论治个体化诊疗思想，有利于提高治疗方案使用的针对性[58]。

## （二）类风湿关节炎的中医病证规律及综合治疗方案研究

"十二五"期间，中国中医科学院广安门医院风湿科姜泉主任牵头，承担了科技部项目"类风湿关节炎的中医病证规律及综合治疗方案研究"（2013BAI02B06）。

该项研究按照中医证候规范化研究方法，探讨了类风湿关节炎（RA）中医证候分布及病证规律；从临床治疗的难点和影响临床疗效的结点入手，采用清热活血中医综合治疗方案，改变具有疗效优势的有毒中药给药途径，评价了清热活血中医综合治疗方案降低疾病活动度，改善病情及对 RA 重要疗效指标（骨破坏）的影响。

RA 证候研究调查了华北、东北、华东、西南、西北、中南全国六大区域的 18 个研究中心 RA 患者证候分布规律及疾病特征，共纳入 3000 余例 RA 患者的临床资料信息，建立了 RA 病证"临床资料+血清样本"的生物标本库。结果显示[59]，RA 证候分布从多到少依次为湿热痹阻证、寒湿痹阻证、肝肾不足证、痰瘀痹阻证、风湿痹阻证和气血不足证，其中湿热痹阻证最多（44%），是我国大部分地区 RA 患者的主要证候类型，且其疾病活动度和炎症指标更高、患者躯体功能更差，较其他证候更易出现系统性损害。这一研究结果突破了从风寒湿以及温肾散寒论治 RA 的中医传统治疗理念，揭示了湿热瘀是活动性 RA 的病机关键，创新提出清热活血法治疗 RA 的学术思想。

清热活血中医综合治疗方案的临床疗效评价研究[60]，采用中央随机、多中心、双盲、阳性药对照的研究设计，在中国中医科学院广安门医院、广东省中医院、北京协和医院、北京大学人民医院等全国 16 家中、西医院开展。研究共分为 3 组：中医综合治疗组、西药组（甲氨蝶呤+硫酸羟氯喹片）、中西医结合组，纳入研究病例 468 例，观察周期为 24 周。研究结果表明，采用清热活血中医综合疗法治疗 24 周后，患者 28 个关节疾病活动度 DAS28-ESR（欧洲抗风湿联盟推荐通用标准，反映压痛、肿胀关节个数等）评分均值下降了 1.61 分（由 5.82 分下降到 4.21 分），ACR20、ACR50、ACR70 分别为 73.45%、40.71%、20.35%。与西药组、中西医结合组相比，中医综合治疗组的疗效虽无显著差异，但不良反应更少。清热活血方联合清热化瘀凝胶剂的中医综合治疗方案治疗 RA 疗效确切，起效迅速，能有效降低 RA 疾病活动度，提高 RA 疾病缓解的达标率，安全性好，为国内外 RA 诊疗方案的形成提供了高级别的证据。此外，本研究首次将中医药治疗 RA 对骨髓水肿和骨侵蚀的影响作为研究指标，证实中医药在控制 RA 骨髓水肿、延缓骨破坏方面具有一定优势。

研究成果获中国精品科技期刊顶尖学术论文（领跑者 5000）奖，中国中医科学院近 10 年最具影响力优秀论文奖，研究项目"病证结合治疗活动性类风湿关节炎的临床与基础研究"获得 2019 年中华中医药学会科技进步一等奖。

十三五期间，中国中医科学院广安门医院姜泉主任、浙江中医药大学温成平副校长分别承担了国家重点研发计划项目"类风湿关节炎中医药治疗方案优化及循证评价研究""类风湿关节炎中医分期防治方案的优化及循证评价研究"。目前，上述项目正按计划深入推进研究。

## 二、系统性红斑狼疮

系统性红斑狼疮（systemic lupus erythematosus，SLE）是目前重大疑难疾病之一，是一种系统性自身免疫病，以全身多系统多脏器受累、反复的复发与缓解、体内存在大量自身抗体为主要临床特点。在我国，本病的发病率为 74.5/10 万，高于西方国家[61,62]。治疗上，仍以糖皮质激素、免疫抑制剂、生物制剂等治疗药物为主，缺乏根本的去病因疗法。且上述药物的使用存在骨质疏松、类固醇性糖尿病、诱发/加重感染、骨髓抑制、肝毒性等不良反应[63,64]。结合古籍及临床，浙江中医药大学范永升教授提出，SLE 的发生以阴虚为本，热毒、瘀血为标，解毒祛瘀滋肾法是治疗 SLE 的基本法则，并根据升麻鳖甲加汤化裁，创制解毒祛瘀滋肾方。前期研究发现[28]，解毒祛瘀滋肾方联合糖皮质激素可减轻 SLE 患者的临床症状和实验室指标、有助于激素的减量等。因此，范永升教授牵头承担了"十一五"国家科技支撑计划重大项目——"解毒祛瘀滋肾法治疗系统性红斑狼疮疗效评价研究"（2006BAI04A10-2），开展了多中心、大样本、前瞻性、随机、双盲、平行对照试验，以评价解毒祛瘀滋肾法对阴虚热毒血瘀证的活动性 SLE 患者糖皮质激素用量和狼疮疾病活动性指数（SLE-DAI）的影响。

该项目将阴虚热毒血瘀证和病情轻中度活动（5≤SLE-DAI≤14 分）的 SLE 患者作为研究对象。采用分层区组随机双盲的方法，按 1∶1 比例随机分为试验组和对照组。共纳入病例 289 例，其中试验组 145 例、对照组 144 例。在西药基础治疗的基础上，试验组加解毒祛瘀滋肾方加减治疗，一天两次，对照组加中药安慰剂治疗，一天两次。基础治疗：根据患者入组时的病情评估，合理使用糖皮质激素、羟氯喹、环磷酰胺，并根据病情适当调整药物剂量。其中，解毒祛瘀滋肾方由生地黄、制首乌等 10 味药物组成，同时根据患者症状随症加减，如热毒甚者加水牛角、大青叶等。中药安慰剂由食用苦味素及焦谷芽制成汤剂。24 周为一疗程。主要疗效指标为糖皮质激素用量及SLE-DAI 等。

该研究发现，经过 24 周治疗，两组的 SLE-DAI 评分都显著下降（$P<0.05$），且试验组比对照组评分显著降低（$P<0.05$）。在第 1 至 3 次访视时，对照组激素使用平均减量时间分别是 85、55、50 天，试验组分别是 36、30、30 天，试验组激素使用平均减量时间均比对照组短（$P<0.05$）。治疗 24 周后，两组的中医证候评分值均明显下降（$P<0.01$），且试验组的中医症候评分减少值大于对照组（$P<0.01$）。两组患者治疗期间的不良反应发生率及其严重程度均无明显差异（$P>0.05$）。

通过上述研究，范永升教授团队制定了 SLE 阴虚热毒血瘀证的中西医结合治疗方案（包括中医基本方、随证加减方案、激素用法等），且主要内容已纳入国家中医药管理局的《系统性红斑狼疮中医临床路径》。该方案已在全国多省市（广州、重庆、沈阳、上海、北京、天津等）推广应用，疗效确切，不良反应低，有助于扩大中医药的应用领域，有助于减轻 SLE 患者的痛苦与负担。

同时，范永升教授团队还进行解毒祛瘀滋肾方在改善 SLE 患者临床症状、缓解副作用及作用机制方面的研究。在改善临床症状方面，解毒祛瘀滋肾方可改善发热、红斑、脱发、关节痛、月经失调等症状[65]，提高患者的生存质量[66]。在缓解副作用方面，该方可降低高血压、高血糖、高血脂、骨质疏松、继发感染等副反应的发生率[65,67]。在作用机制方面，该方能通过干预 Fas 和 Bc1-2 基因表达、调节 Bcl-2/Bax mRNA 表达的比率、线粒体跨膜电位和［$Ca^{2+}$］i 水平等一系列信号转导途径，有效促进 PBLC 凋亡水平恢复正常[68-73]；保护下丘脑-垂体-肾上腺（HPA）轴功能，激发和提高 GCR 表达水平，增强 GC-GCR 的结合活性[74,75]。

该项目 2007 年获得浙江省科学技术进步奖一等奖、2011 年获得国家科学技术进步奖二等奖。

目前，范永升教授团队正深入开展中西医结合治疗系统性红斑狼疮临床方案优化研究以及中西医结合诊治系统性红斑狼疮合并妊娠的临床共识研究。

## 三、强直性脊柱炎

强直性脊柱炎（ankylosing spondylitis，AS）是一种主要侵犯中轴关节，以骶髂关节炎和脊柱强直为特点的风湿性疾病，起病隐匿，病程长，缠绵难愈，致残率高，属重大疑难疾病之一。中医辨证论治可有效缓解 AS 病情，改善 AS 患者临床症状，提高生存质量。但是，对于本病的临床研究，多局限于各家医院的病例观察或各医家的个人经验，缺少运用循证医学方法进行多中心、随机、对照、前瞻性研究。因此，中国中医科学院风湿科冯兴华教授牵头，承担了"十一五"国家科技支撑计划重大项目——中医药治疗强直性脊柱炎规范化及疗效评价研究（2006BAI04A10-3）。本项目在以往临床研究、国内专家共识的基础上，对临床研究方案不断优化，设计了前瞻性、随机、阳性药、平行对照、多中心研究进行验证，力求形成一套疗效确切、简便规范的 AS 中医辨证治疗方案。

该项目自 2007 年 4 月开始，历经近 1 年，通过文献研究、回顾前期证候和临床研究的成果，系统总结、归纳了国内专家治疗 AS 经验及中医治疗进展[76,77]，在此基础上对中医辨证治疗 AS 的方案进行了 8 次优化，明确提出了肾虚瘀阻证和湿热瘀阻证是 AS 的 2 个基本证型，补肾活血法和清热利湿活血法为本病的重要基本治法，最终形成了强直性脊柱炎中医辨证论治方案。2008 年 3 月，该项目正式启动临床研究，采用分层区组随机、阳性药、平行对照、优效性检验、多中心临床试验，以活动期肾虚瘀阻证和湿热瘀阻证 AS 患者为研究对象，中药组采用补肾活血法或清热活血法治疗，分别给予补肾强脊汤或清热强脊汤，西药组给予柳氮磺吡啶（SASP）作为对照。在 2 年时间内，课题组顺利地完成了对全部 354 例（含失访）临床病例的入组、观察，建立数据库，并对结果进行统计分析。

该项目临床研究结果显示[78]：①中药治疗强直性脊柱炎的疗效确切，且起效迅速，疗效持久稳定。治疗 6 个月后，ASAS20 的达标率为 86.75%，BASDAI50 达标率为 71.37%，中医证候疗效总有效率为 85.47%。②中药对 AS 患者的 BASDAI 评分、BASFI 评分、BASMI 评分有明显的改善作用，能降低患者的疾病活动度，并明显改善患者的功能状况及体征指标。③中药在改善患者脊柱疼痛、脊柱炎症评分，以及颈椎旋转、腰椎侧弯、腰椎前屈等体征方面均明显优于柳氮磺吡啶。④中药补肾强脊汤和清热强脊汤治疗 AS 临床疗效满意，且安全性好，具有广阔的应用前景和开发价值。

临床研究的结果客观评价了补肾强脊汤和清热强脊汤的疗效和安全性，显示了中药治疗 AS 的优势，验证了中医辨证治疗强直性脊柱炎方案的科学性和临床实用性，进一步确立了中医辨证在 AS 治疗中的优势地位，并以本次研究所形成的 AS 中医辨证治疗方案为核心内容，初步形成了强直性脊柱炎中医诊疗规范。其核心内容已被中华中医药学会 AS 中西医结合诊疗指南、国家中医药管理局所颁布的临床路径等采纳。

该项目获 2010 年中国中医科学院科技进步二等奖、2011 年中华中医药学会科技进步三等奖。

# 第五节  风湿病的临床中药新药研究

风湿病的临床中药新药研究，牵涉到药材成分分析、剂型选择、标准制定等现代药学的技术与方法，也属于中西医结合研究范围。在中药新药的领域，风湿病的中药新药研究，特别引人注目。近半个世纪以来，涌现出雷公藤多苷等一批疗效好的药物。这里仅选择雷公藤制剂、正清风痛宁、白芍总苷胶囊、昆仙胶囊为例，介绍如下。

## 一、雷公藤制剂

雷公藤为卫矛科雷公藤属植物，常用的药物部位是根或为去皮根。雷公藤味苦，性辛寒，具有祛风湿、活血通络、消肿止痛、杀虫解毒的功效。早在 1962 年，福建古田县麻风防治院徐致銮老中医，根据民间应用雷公藤治疗风湿病有效的经验，并认为麻风与"风湿"存在相似的病机，遂尝试用去皮雷公藤根煎剂治疗麻风反应，并取得了显著疗效。这是雷公藤应用于临床最早的病种，由此揭开了我国雷公藤临床应用研究的序幕，以后逐渐推广运用于类风湿关节炎、肾小球肾炎、系统性红斑狼疮等多个学科几十种疾病的治疗。

### （一）有效成分

早在 1936 年，我国学者赵承嘏、梅斌夫首先报道从雷公藤中提取到雷公藤红素，又称南蛇藤素，系雷公藤三萜类化合物的一种重要单体。20 世纪 80 年代开始，上海医科大学张修罗教授和张登海教授等进行雷公藤红素对免疫系统影响的研究，开创了雷公藤药理研究先河。

雷公藤内酯醇，即雷公藤甲素，是雷公藤二萜类化合物的一种重要单体，1972 年，美国学者 Kupcan SM 等首先从我国台湾地区所产的雷公藤根中提取发现了雷公藤内酯醇。其后我国学者吴大刚、邓福孝等从雷公藤中分离提取得到雷公藤内酯醇，并应用于临床，目前关于雷公藤内酯醇的临床和基础研究已经取得了显著的成果。

20 世纪 80 年代末 90 年代初，复旦大学附属中山医院和日本津村株式会社进行雷公藤研究的全面协作，日本学者诸田隆和中国学者杨春欣等于 1991 年从雷公藤提取得到的单一化合物去甲泽拉木醛是一种三萜类化合物，它具有较强的免疫抑制和抗排斥作用，且它的免疫抑制作用与雷公藤内酯醇的细胞毒作用机制所致的免疫抑制效应有着不同之处，是值得进一步研究开发的重要单体。

雷公藤含有多种复合成分，其含量也常因产地、季节以及药用部位的不同而存在很大差异。研究表明，目前已从雷公藤属植物中分离并鉴定出 380 多个雷公藤化学单体及其衍生物，其中 130 多个活性单体。雷公藤内酯醇及其衍生物、雷公藤红素及其衍生物，以及去甲泽拉木醛等是研究最多的单体，目前这些单体化合物仍有许多疗效机制尚需进一步研究。

### （二）制剂剂型

随着 20 世纪 70 年代，雷公藤用于麻风治疗取得成功后，我国成立了全国雷公藤研究协作组，掀起了各地研究机构对于雷公藤的开发研究热潮。

1980 年由湖北省中西结合研究所研制，并由湖北黄石制药厂生产的雷公藤片通过省级鉴定，1985 年湖北省卫生厅批注其生产，由此拉开了雷公藤制剂研发的序幕。

1981 年福建省医学科学院研究院邓福孝研究员研制了雷公藤甲素软膏，即雷公藤内酯醇软膏，邀请上海银屑病研究协作组，组织 8 家综合型医院进行多中心临床观察，结果显示其在银屑病的治疗上取得了较好的疗效，该药由福建太平洋制药厂生产，首次将雷公藤化学单体外用治疗银屑病。

1982 年由中国医学科学院皮肤病研究所研制，于江苏泰州美通药业生产的雷公藤多苷片通过省级鉴定，并于 1984 年由江苏省卫生厅批准生产，成为国内第一个上市销售的雷公藤制剂。

20 世纪 90 年代以后，雷公藤制剂研究发展迅猛，特别在缓释、控释及复方等方面的研究。这对提高疗效、降低毒副作用发挥了重要作用。目前临床上使用的雷公藤相关制剂有雷公藤内酯醇软膏、雷公藤片、雷公藤多苷片、雷公藤总萜和雷公藤双层片等，大大拓宽了雷公藤的临床应用范围。

### （三）药理作用

雷公藤有多种药理作用，其在风湿病中的主要作用是抗炎与免疫抑制。

1. 抗炎作用　雷公藤内酯可降低 TNF-$\alpha$ 诱导的磷酸化 JNK 的表达，减少类风湿关节炎成纤维样滑膜细胞（RA-FLS）的迁移，还可能参与抑制 TLR4 诱导的 NF-$\kappa$B/IL-1$\beta$ 免疫通路，抑制 NF-$\kappa$B/TNF-$\alpha$/VCAM-1 炎症通路，调节 TGF-$\beta$1/$\alpha$-SMA/波形纤维化通路，从而对类风湿关节炎起到治疗作用。

2. 免疫抑制　雷公藤对免疫的作用主要体现在对细胞免疫、体液免疫的抑制上。现已明确，雷公藤可抑制 T 细胞增殖反应，明显降低小鼠脾细胞产生 IL-2 的水平，抑制脾细胞活化；对体液免疫，它能明显抑制胸腺依赖性抗原诱发的抗体反应，抑制胸腺和网状内皮系统吞噬功能。

### （四）临床应用

1. 类风湿关节炎　雷公藤多苷片或者雷公藤片单独用药或者联合西药（甲氨蝶呤或来氟米特或白芍总苷胶囊）可以用于治疗活动期类风湿关节炎，从而达到改善炎症指标，缓解症状/体征，延缓类风湿关节炎骨破坏的治疗效果。

2. 强直性脊柱炎　研究发现，口服雷公藤多苷片可以明显改善强直性脊柱炎患者的疾病活动指数，降低炎性指标，且优于单纯服用柳氮磺吡啶的患者。此外，也有研究发现雷公藤多苷片可以对抗强直性脊柱炎的骨重建，从而延缓病情的进展。

3. 系统性红斑狼疮　雷公藤对系统性红斑狼疮、盘状红斑狼疮以及亚急性皮肤型红斑狼疮都有一定的作用。临床往往与糖皮质激素合用，这不但可提高治疗效果，而且还能减少糖皮质激素用量，改善预后，防止并发症的发生。

4. 银屑病　单用雷公藤多苷片能够有效治疗银屑病，可以明显改善银屑病皮损面积及严重指数（psoriasis area andseverity index，PASI）评分。

### （五）毒副反应

雷公藤制剂常见的毒副反应有累及消化系统出现上腹部不适、恶心、呕吐、腹痛、腹泻、食欲不振、转氨酶升高等，严重者可出现急性中毒性肝损伤、上消化道出血；累及血液系统出现白细胞、血小板下降等骨髓抑制表现；累及生殖、内分泌系统女子出现月经紊乱、月经量少或闭经，男子出现精子数量减少、活力下降等。

## 二、正清风痛宁

### （一）来源与功效

正清风痛宁是以传统中药材青风藤中提取的有效成分盐酸青藤碱为原料制成的现代制剂，目前主要有肠溶片、缓释片、注射液等剂型应用于临床。明·李时珍在《本草纲目》中称青风藤"治风湿流注，历节鹤膝，麻痹瘙痒，损伤疮肿，入药酒中用"。从 20 世纪 20 年代开始，国内外医药研究者开始对盐酸青藤碱及其制剂进行了广泛而深入的研究。20 世纪 90 年代澳门科技大学刘良院士团队开始与湖南正清制药集团股份有限公司合作，进行青藤碱（正清风痛宁）制剂的研发及临床应用研究，发现了该药物抑制炎症和治疗关节炎的作用靶点为前列腺素 $E_2$ 终极合成酶-1（mPGES-1），为中药治疗关节炎的开发研制提供了新的研究思路，其研究成果"抗关节炎中药制剂质量控制与药效评价方法的创新及产品研发"被评为 2012 年"国家科技进步奖二等奖"。正清风痛宁缓释片是迄今唯一被纳入国家医保和基本药物双目录的抗风湿病中药单体化合物药物，具有抗炎、免疫抑制、镇痛等药理作用，目前主要运用于风湿性疾病的关节疼痛、关节肿大、肢体酸痛、麻木等症状。

### （二）药理作用

1. **抗炎镇痛作用**　一是抑制关节滑膜炎症及增生。实验研究证实，盐酸青藤碱对 II 型胶原纤维蛋白诱导的胶原诱导型关节炎大鼠的滑膜 A 型巨噬细胞增殖和纤维组织增生均有明显抑制作用，并可减少滑膜的炎性细胞浸润。二是抑制炎性介质释放。从青藤碱对基因表达影响的研究中发现，青藤碱对 IL-1β 基因表达的抑制作用较强，是抗炎作用的基础之一。研究表明，一定浓度的青藤碱对 COX-2 诱导 $PGE_2$ 合成表现出较强的抑制作用，这说明青藤碱具有一定的 COX-2 选择性抑制。

2. **免疫抑制**　青藤碱可明显抑制树突状细胞的 CD80 和 CD86 的 mRNA 表达，提示青藤碱可减少树突状细胞表面协同共刺激分子的表达，使抗原提呈过程中 T 细胞的协同刺激作用受到限制，最终导致 T 细胞异常活化被抑制。

### （三）临床应用

1. **类风湿关节炎**　通过甲氨蝶呤联用青藤碱与甲氨蝶呤联用来氟米特治疗类风湿关节炎的随机对照研究[79]，结果显示两组在改善疾病活动度方面具有相似的疗效，但前者安全性更高。临床观察研究[80]表明，甲氨蝶呤联合青藤碱治疗类风湿关节炎的疗效要优于甲氨蝶呤单药治疗。

2. **骨关节炎**　通过穴位离子法导入治疗膝骨关节炎，发现盐酸青藤碱可以显著改善症状及局部炎症，其疗效与美洛昔康相当[81]。通过对比青藤碱联合盐酸氨基葡萄糖与单用盐酸氨基葡萄糖治疗膝骨关节炎的临床观察性研究发现，前者可以明显改善骨关节炎的临床症状，控制炎症反应，且具有良好的安全性[82]。

3. **强直性脊柱炎**　青藤碱联用柳氮磺吡啶片可以有效地缓解患者的临床症状，在随访一年过程中患者的 BathAS 活动指数（BASDAI）、BathAS 功能指数（BASFI）、腰背晨僵时间、C 反应蛋白等指标改善方面均优于单用柳氮磺吡啶的患者，且不良反应少[83]。

4. **急性痛风性关节炎**　临床研究证实，通过关节腔内注射青藤碱可以有效改善急性痛风性关节炎患者的肿痛症状[84]。

### （四）不良反应

皮肤潮红、灼热瘙痒、皮疹；偶见胃肠不适、恶心、食欲减退、头晕、头痛、多汗；少数患者发生白细胞减少和血小板减少；罕见嗜睡。

## 三、白芍总苷胶囊

### （一）来源与功效

白芍为毛茛科植物芍药的干燥根，具有养血调经、敛阴止汗、柔肝止痛、平抑肝阳作用。白芍的药效成分单体主要为一组糖苷类物质，包括芍药苷、芍药内酯苷、羟基芍药苷、苯甲酰芍药苷，统称为白芍总苷。其中芍药苷占总苷量的 90% 以上，是白芍的主要有效成分。由安徽医科大学临床药理研究所研制的白芍总苷胶囊，经研究发现具有多途径抑制自身免疫反应，以及止痛、抗炎、保肝的作用。对类风湿关节炎、系统性红斑狼疮、干燥综合征等自身免疫病有一定的疗效。

### （二）药理作用

1. 调节免疫　促进抑制性 Th2 细胞增生，从而调节辅助性 T 细胞亚群 Th1/Th2 平衡，抑制自身免疫；下调促炎细胞因子的水平，如 TNF-α、IL-1、IL-2 等。

2. 抗炎作用　研究显示白芍总苷能够抑制局部促炎因子的合成，如 PGE2、白三烯（LTB）。

3. 镇痛作用　通过实验研究发现，白芍总苷可以提高实验动物痛阈，且该镇痛作用不能被纳洛酮阻断，提示其镇痛作用可能与吗啡受体无关。

### （三）临床应用

1. 类风湿关节炎　1993 年由上海仁济医院等 5 家综合型医院对白芍总苷唯一的制剂白芍总苷胶囊（三九药业公司生产）治疗类风湿关节炎进行了双盲、多中心平行的 II 期临床研究，总共纳入450 例患者，对照组为甲氨蝶呤。通过对患者的症状、体征及实验室指标进行观察，发现两组疗效上无显著差异，而白芍总苷不良反应发生率显著低于甲氨蝶呤组。这表明白芍总苷对类风湿关节炎的确切疗效和良好的耐受性。

2. 系统性红斑狼疮　SLE 目前临床治疗仍以糖皮质激素与免疫抑制剂为主。研究显示，配合白芍总苷治疗不仅可以提高疗效，且可以减少 SLE 患者治疗过程中激素与免疫抑制剂的使用剂量，降低不良反应发生率、感染发生率及疾病复发率，具有一定的临床运用价值。

3. 银屑病　一项白芍总苷治疗银屑病的临床研究显示，相比于对照组阿维 A 联合复方氟米松方案，通过比较两组 PASI 评分及皮损总面积发现，前者治疗有效率显著优于后者，同时两组不良反应发生率无显著差异，说明白芍总苷胶囊在银屑病患者的治疗中具有一定的临床应用前景。

4. 干燥综合征　干燥综合征患者临床上主要通过羟氯喹进行干预治疗，通过运用白芍总苷联合羟氯喹临床研究发现，二者联用可以显著提高有效率，不仅在改善口干、疲乏、肢体疼痛等临床症状方面显著优于羟氯喹单药组，而且在血沉、IgG 等实验室指标改善上也显著优于单药组。

### （四）不良反应

白芍总苷胶囊的不良反应主要为消化道症状，如大便性状改变、腹痛等，一般程度较轻，停药后可恢复。

## 四、昆仙胶囊

### （一）来源与功效

由广州白云山陈李济药厂有限公司与四川省中药研究所共同研制而成的一种中药复方新药。复方由昆明山海棠、淫羊藿、枸杞子、菟丝子组成，具补肾通络、祛风除湿的作用。昆仙胶囊是国家中药"九五"科技攻关项目的唯一保留的成果，并于 2006 年上市，列入 2013 年 RA 中西医结合诊疗指南、2013 年骨关节炎中西医结合诊疗指南、风湿免疫疾病（系统性红斑狼疮）超药品说明书用药专家共识、2016 年中华中医药学会类风湿关节炎病证结合诊疗指南。研究发现，昆仙胶囊对机体免疫功能具有双向调节作用，同时发挥多靶点抗炎、保护骨髓系统和生殖系统的作用，对类风湿关节炎、强直性脊柱炎、系统性红斑狼疮等自身免疫病有确切疗效[85]。

## （二）药理作用

1. **抑制免疫**　全程干预免疫抑制。抑制成熟的树突状细胞功能，降低抗原提呈；抑制淋巴细胞增殖、诱导细胞凋亡；抑制 NK-κB 活力从而降低多种炎症因子的合成。

2. **调节免疫**　对机体免疫功能的双向调节作用。一方面，可以增强机体正常细胞免疫及体液免疫，如淫羊藿在体内具有免疫刺激活性，但对体内已处于活化状态的 T 细胞具有免疫抑制作用。另一方面，可调节 IL-1、IL-2、IL-6、TNF-α、NF-κB 等细胞因子的水平，重塑 T 淋巴细胞凋亡平衡免疫稳态，抑制 IL-1β 刺激 RA 滑膜成纤维细胞的增殖及 RANKL 的分泌。

3. **抗炎作用**　体外研究显示，昆仙胶囊可以抑制滑膜细胞的增生，诱导细胞凋亡。抑制环氧化酶和诱导型一氧化氮合酶的表达及其诱导的产物前列腺素 E2 等炎性物质的生成，从而发挥直接的抗炎作用。

4. **骨保护作用**　对糖皮质激素继发的骨质疏松具有预防作用。可以抑制破骨细胞的活性，促进成骨细胞的功能，改变 OPG/RANKL 基因及蛋白表达量从而抑制骨溶解。

## （三）临床应用

1. **类风湿关节炎**　昆仙胶囊治疗类风湿关节炎的随机、阳性平行对照、多中心开放试验研究结论表明[86,87]，昆仙胶囊、MTX 以及两者联合用药均能显著改善 RA 患者症状、体征和实验室指标，缓解疾病活动性，而昆仙胶囊具有起效时间较快、不良反应较少的优势。

2. **狼疮性肾炎**　昆仙胶囊降低狼疮性肾炎尿蛋白的临床试验结果显示[88]，昆仙胶囊能显著减低尿蛋白、提高临床疗效。一项回顾性分析发现[89]，在糖皮质激素联合环磷酰胺治疗狼疮性肾炎肾病综合征患者中，加用昆仙胶囊的患者 24 小时尿蛋白定量、血肌酐（Scr）、尿素氮（BUN）水平改善更显著，且治疗后肾功能具有明显改善。

3. **强直性脊柱炎**　一项随机、平行对照临床研究结果显示[90]，相比于单用柳氮磺吡啶的患者，使用昆仙胶囊治疗者 4 周末达到 ASAA20 反应的比例显著升高，治疗过程中症状改善及炎性指标下降也明显优于柳氮磺吡啶组。

## （四）不良反应

长期应用本品会出现性腺抑制，少数患者会出现胃肠道反应，如服药后出现恶心、胃脘不适、纳差、胀痛、胃痛、便秘等。

# 第六节　风湿病的中西医结合发展历程

中医学与西医学构建于不同的理论体系之上，且中西方不同的文化背景也影响各自医学的发展，故各有特点。但两者都属于生命科学，用于防病治病。风湿病种类繁多，病因复杂，不少的风湿病与自身免疫功能失调有关，因此，西医学与中医学对不少风湿病都缺乏有效的根治方法。但中西医相互协同，取长补短，则能促进疗效的提高。中西医结合临床风湿病学是随着社会的发展与进步、中西医结合事业的整体推进以及学术组织的建立而逐渐发展的。

## 一、中西医汇通探索期

1840 年至 1900 年，西方医学的输入对中医学产生了巨大的冲击。西医因诊疗技术特别是外科手术治疗所表现出的显著疗效有别于传统医学的经验，被称为"科学医学"，中医药学遭到怀疑和否定。在医学界，否定中医、主张全盘西化的民族虚无主义者，与主张中医疗效显著的古籍整理学家、临床学家之间，展开了激烈的论争。在这种情况下，受当时"洋务派"和"改良主义"思想的影响，产生了"中西汇通派"。中西汇通派的工作在于力图用西说印证中医，证明中西原理相通，都是科学。同时还深入研究比较中西医学的理论形态、诊治方式、研究方法上的异同，"通其可通，存其互异"。在临床治疗上还采用中药为主加少量西药的方式，代表人物有唐宗海、曹颖甫、朱沛文、恽铁樵、张锡纯等。

唐宗海（1846—1897年），字容川，四川彭县人。他提倡"好古而不迷信古人，博学而能取长舍短"，为早期汇通中西医学的代表人物之一。著述有《中西汇通医经精义》两卷，认为西医与中医互有优劣，西医长于"形迹"，中医长于"气化"，中西医各有短长，主张"损益乎古今""参酌乎中外"，并试图用西医解剖、生理等知识来印证中医理论，对中西医汇通派影响较大。另有《本草问答》《金匮要略浅注补正》《伤寒论浅注补正》《金匮要略浅注》《血证论》，以上五书合称《中西医汇通医书五种》。

曹颖甫（1866—1938年），名家达，字颖甫，一字尹孚，号鹏南，晚署拙巢老人，江苏省江阴人。曹氏师承于伤寒学派黄氏，对《伤寒论》研究造诣颇深，主张以经方作为学习中医的基础，被誉为近代的经方大家。曹氏所著医书有《经方实验录》《曹颖甫医案》《伤寒发微》《金匮发微》等。在论述白虎加桂枝汤的作用时说"白虎汤以治其本（胃肠之热），同时加桂枝以治其标（表证之寒）"，进而针对石膏、桂枝又进一步阐释，"则胃取石膏之凉而消热，动脉取桂枝之散而致汗"，中西汇通思想尽显。

张锡纯（1860—1933年），字寿甫，河北省盐山县人。幼习举子业，打下坚实之文史基础，后秉承其父之遗志，改攻医学，精研《内经》《难经》《本草经》《伤寒论》《金匮要略》及历代著名医家学说，悬壶济世。30岁后又研习西医，既善于化裁古方，又能撷取中西医之精萃，互相沟通。每多化裁古方、糅合中西治法，广泛传播中医，宣扬中西汇通，尤其是中西医生理解剖学、中西药结合之原理。张锡纯接受西医学说，以"衷中参西"为旨，主张"师古而不泥古，参西而不背中"，认为中医之理多包括西医之理，沟通中西医原非难事，临证善于中西药物并用以取长补短，疗效显著，屡起沉疴危症。其平生之学术见解，医疗心得，汇集为《医学衷中参西录》30卷，颇有影响。张锡纯采用西方术语命名中医病症，将"胸痹"归属于"心病"，将"肢痹"归属于"气血郁滞肢体疼痛"。对于痹病诊治，首重正气，以正气虚为本，邪气实为标，治疗强调扶正祛邪，加用活血通络之品以解除气血瘀滞，从而达到标本兼顾的效果。其中最突出的是用阿司匹林治疗热性关节肿痛，取阿司匹林"味酸辛凉，最善达表，使内郁之热由表解散"，可谓心裁别出。这种中西医汇通的诊疗思路对后世治疗风湿病具有启迪作用。

中西医汇通派在中西医学术的交流方面作出了有益的探讨，在提高疾病临床疗效方面发挥了一些作用。但是由于得不到政府的关心与重视，中西医汇通派的工作一直举步维艰。1929年国民政府中央卫生委员会会议通过了"废止旧医以扫除医事卫生之障碍案"。该案虽然在全国中医界的强烈反对下未能实施，但对中医事业以及中西医汇通工作都带来了消极作用。

## 二、中西医结合蓬勃发展期

中华人民共和国成立后，中国共产党把保护、传承和发展传统中医药作为社会主义事业的重要组成部分，坚持不懈推动中医药事业发展，鼓励中西医之间相互学习，提出创造我国统一的新医药学。1950年8月，第一届全国卫生会议在北京召开，会议确立了"团结中西医"，并将其与"面向工农兵""预防为主"并列，共同作为新中国的卫生工作方针。

20世纪50年代中期，在毛泽东等党和国家领导人的推动之下，我国掀起了西医学习中医的热潮。一大批优秀的西医学人才进入中医高校脱产学习。据统计，从1955年到1966年，全国共培养了 4700 多名"西学中"人员，成为全国中西医结合领域的开拓者。吴咸中院士用通里攻下法治疗急腹症，陈可冀院士用活血祛瘀法治疗冠心病，沈自尹院士用现代医学方法研究了中医肾本质等，都取得了辉煌成就。屠呦呦更是其中的典型代表，她于 1959 年到 1962 年在卫生部举办的全国第三期西学中班学习。1967 年 5 月 23 日，中国启动对抗疟疾的中药研制。39 岁的她临危受命，成为课题攻关的组长。她从《肘后备急方》中发掘出青蒿素，经过反复试验，于 1971 年提炼出的青蒿素对疟疾抑制率达到 100%。2015 年 10 月荣获诺贝尔生理医学奖。

20 世纪 60 年代中期至 70 年代，我国农村的赤脚医生应用中西医两套方法治疗常见病，为基层农村的健康卫生事业发挥了关键作用，获得了世界卫生组织所赞誉的"以最少的投入获得了最大的健康收益"。

1980 年 3 月，卫生部召开全国中医和中西医结合工作会议。会议全面总结新中国成立 30 年以来的经验教训，明确提出了中医、西医、中西医结合三支力量都要大力发展、长期并存的方针。1991 年，《中华人民共和国国民经济和社会发展十年规划和第八个五年计划纲要》将"中西医并重"列为卫生工作的基本方针之一。

这一阶段，中西医结合风湿病学科也得到了蓬勃发展。首先是老一辈的中医人在中西医病名相互联系方面做了有益的探讨，如中日友好医院焦树德教授将类风湿关节炎、强直性脊柱炎与尪痹、大偻相联系，广安门医院国医大师路志正教授深入比较了中西医痛风的表现，并将干燥综合征归为燥痹等。其次是在病证结合基础上，研究中医治法，促进疗效的提高。如焦树德教授将类风湿关节炎的尪痹分为三型，国医大师路志正教授从脾论治，江苏南通国医大师朱良春教授运用益肾蠲痹法诊治痹病，安徽皖南医学院国医大师李济仁擅长顽痹诊治，北京中医医院赵炳南教授运用解毒凉血法治疗系统性红斑狼疮，上海龙华医院吴圣农教授采用滋阴泻火法治疗系统性红斑狼疮，河南风湿病医院娄多峰教授从虚、邪、瘀论治风湿等，各具特色。

20 世纪 60 年代以来，在风湿病领域，一批西医学习中医人员、中医院校毕业生等，应用中西医两套知识，在病证结合辨证分型治疗、中西医结合临床疗效、中药新药开发以及中医药疗效的现代科学机理方面开展了广泛研究。被誉为"中国风湿病学之父"的北京协和医院张乃峥教授于 1984 年就积极推广雷公藤制剂治疗类风湿关节炎。北京中医医院张志礼教授对系统性红斑狼疮开展了中医证型研究。首都国医名师张炳厚教授善治风湿痛证。上海市中医医院沈丕安教授、上海中医药大学附属龙华医院陈湘君教授对系统性红斑狼疮等风湿病病机及治法都有独到见解。陈湘君教授在中西医结合的疗效评价及其机制研究方面做了大量工作。中国中医科学院望京医院胡荫奇教授对强直性脊柱炎的分期分型以及类风湿关节炎治疗方案的优化多有研究。中日友好医院阎小萍教授在继承焦树德教授经验基础上多有创新。北京顺天德中医医院王承德教授对毒性药物治疗风湿病尤有心得，等等。

在中西医结合风湿病领域，学术论点鲜明、成效显著的，秦万章、张鸣鹤、房定亚是其代表。

秦万章，1931 年出生于江苏高邮，1953~1957 年就读于上海第一医学院（现复旦大学上海医学院）医疗系，1960~1964 年参加卫生部西学中研究班。他将中西医结合的学术思想贯穿于单味药物的研究，开创了单味中药材现代研究的先河，尤其是雷公藤的研究，被誉为"雷公藤之父"。20 世纪 70 年代开始，秦万章教授率先运用雷公藤治疗系统性红斑狼疮，发现总有效率为 88.3%，服药 2 周~2 个月后主观症状及客观体征改善明显[91]。秦万章教授还开展了多项雷公藤生药制剂的研究，如采用雷公藤糖浆治疗 190 例银屑病，结果总有效率为 90.6%[92]。同时，雷公藤用于治疗皮肌炎，可逐步减少和替代激素用量，改善肌力，降低肌酸激酶。另外，秦万章教授主持研制了数种以雷公藤为主的复方，如三藤糖浆、三色片等制剂，广泛应用于临床。

张鸣鹤，1928 年出生于浙江嘉善，1955 年毕业于山东医学院医疗系，1961 年毕业于山东中医学院"西医学习中医班"。他认为[93]，自身免疫引起的炎症属于中医的热毒，"因炎致痛""炎生热毒"。在大多数自身免疫性疾病的发病过程中，外来抗原可视为外感六淫之邪；外来抗原侵袭机体后，机体自我修复和排毒功能失于代偿可看作脏腑功能失调，正气不足；之后形成的循环免疫复合物等病理产物相当于内生邪（热）毒等[94]。因此，张鸣鹤教授认为，热毒是一切风湿免疫性疾病炎症病理损害的共同病机，清热解毒是基本治法，并系统提出了清热祛风解毒等 18 种治法。

房定亚，1937 年出生于河南邓州，1958 年考入北京中医学院（现北京中医药大学）。他认为，血管反应是炎症过程的中心环节，且炎症反应均涉及血管壁的损伤。"免疫异常性血管炎"是风湿病的常见共同病理特点。病变早期，受累器官出现各种炎性细胞浸润，释放炎症介质、细胞因子（如 TNF-α、IL-1β、IL-1α 等），导致血管壁通透性增加，出现水肿、渗出、血流瘀滞，最终导致纤维化和肉芽肿形成等。此外，患者血液中各种炎症介质、自身抗体、免疫复合物、免疫球蛋白等病理产物水平升高，也会影响血液循环，导致血流瘀滞。上述病理变化与中医学中"毒、瘀、络脉受损"的特点相似。因此，房定亚教授认为，风湿病的基本病理特征——免疫异常性血管炎，即毒邪伤络，"解毒通络护脉"是风湿病血管炎的基本治则，临证善用四妙勇安汤治疗风湿病血管炎等[95]。

学术组织的建立对中西医结合风湿病学科的发展起到了有效推动作用。1985 年 10 月由天津中西医结合津华风湿病类疾病医院院长王兆铭教授发起并经中国中西医结合学会批准，成立了风湿类疾病专业委员会，由王兆铭教授担任第一、二届（1985 年 10 月~2000 年 9 月）风湿类疾病专委会主任委员。在他带领下，先后举办了风湿病诊疗培训班、召开了雷公藤专题学术研讨会、主编出版了《中西医结合治疗风湿类疾病》专著、创办了《中国中西医结合风湿病杂志》，并开展了"风湿四病"的社会调查工作。2000 年 9 月至 2006 年 10 月的第三届风湿类疾病专委会由哈尔滨医科大学张凤山教授担任主任委员。在此期间，召开了医院风湿学科建设研讨会和首届国际中西医结合风湿病学术会议，促进了中西医风湿学科的发展。

## 三、中西医结合深入推进期

进入 21 世纪后，党中央、国务院更加重视中医药，深入推进了中西医结合的事业发展。2003 年，面对"非典"疫情，科技部发布了中药防治非典研究取得的阶段性成果，初步筛选出可在"非典"治疗中发挥一定作用的中成药，引起国际社会关注。2007 年党的十七大召开，坚持"中西医并重""扶持中医药和民族医药事业发展"等方针政策，首次写入党的全国代表大会报告。2016 年 8 月，在全国卫生与健康大会上，习近平总书记指出"坚持中西医并重，推动中医药和西医药相互补充、协调发展，是我国卫生与健康事业的显著优势"。

2020 年初，新型冠状病毒肺炎（简称新冠肺炎）集中爆发，张伯礼、黄璐琦、仝小林院士等奔赴武汉，分析新冠肺炎的中医病机、证候及发展规律，开展新冠肺炎的救治工作。全国中医药医疗机构派出多支医疗队，共 4900 余名中医药医护人员驰援武汉，并承担了江夏方舱医院新冠肺炎的救治任务。北京中医医院刘清泉院长作为国家卫生健康委医疗救治组专家，在一线参与危重症救治。他运用通下攻里等法发挥了中西医协同治疗优势。临床实践证明，中西医结合治疗新冠肺炎起到积极作用，可减少发病率和危重症的发生，降低病死率，提高治愈率。习近平总书记在 2020 年 6 月 2 日专家学者座谈会上提出"中西医结合、中西药并用，是这次疫情防控的一大特点，也是中西医传承精华、守正创新的生动实践"。2021 年 5 月 12 日，在河南南阳考察时，习近平总书记又讲到"特别是经过抗击新冠肺炎疫情、非典等重大传染病之后，我们对中医药的作用有了更深的认识。我们要发展中医药，注重用现代科学解读中医药学原理，走中西医结合的道路。"

为了贯彻落实党中央、国务院"中西医并重""中西医结合"的方针政策，国家有关部门有计划地安排项目、资金，深入推进临床中西医结合工作。从 2005 年开始，国家科技部在"十一五""十二五"国家科技支撑计划中专门安排"重大疑难疾病中医防治研究"项目，吕爱平研究员、范永升教授、冯兴华教授、姜泉教授分别承担并完成了"基于二次临床研究的中医药治疗类风湿性关节炎的临床评价""解毒祛瘀滋肾法治疗系统性红斑狼疮疗效评价研究""中医药治疗强直性脊柱炎规范化及疗效评价研究"及"类风湿关节炎的中医病证规律及综合治疗方案研究"等项目。上述项目均采用现代科学（包括现代医学）方法，深入开展研究，在类风湿关节炎、系统性红斑狼疮、强直性脊柱炎等方面，取得了一批科研成果，推动了临床风湿病中西医结合领域的深入研究。

2018 年初，国家中医药管理局联合国家卫生健康委员会、中央军委后勤保障部卫生局启动了 58 个重大疑难疾病中西医临床协作试点项目，表明国家在临床上深入推进中西医结合工作。其中，与风湿病相关的有 2 项，分别是由浙江中医药大学附属第二医院牵头、北京协和医院协同承担的系统性红斑狼疮中西医协作项目和由云南省中医医院牵头、北京协和医院协同承担的类风湿关节炎中西医协作项目。这两个项目分别通过中医、西医医院协同，运用循证医学等方法，开展了对系统性红斑狼疮、类风湿关节炎的中西医结合临床方案疗效评价研究。这些工作的完成对于取中西医之长，制定有中国特色的中西医结合诊治风湿病的临床方案具有重要作用。

在国家中医药管理局的领导下，中国中西医结合学会也开展了难治性疾病中西医结合诊疗共识（指南）的制定工作，浙江中医药大学范永升教授、天津中医药大学刘维教授、上海市光华中西医结合医院何东仪教授、云南省中医医院彭江云教授，分别承担并完成了系统性红斑狼疮、痛风、强直性脊柱炎、类风湿关节炎的中西医结合诊疗指南的制定。这些指南的制定对于规范使用中西医结合治法，提高疗效，深入推进中西医结合，有着重要的临床价值。

在这期间，中国中西医结合学会风湿病专委会进行了数次换届。2006 年 10 月至 2015 年 10 月，第四、五届风湿病专委会主任委员由南方医科大学吴启富教授担任。在他领导下，先后举办了中西医结合强直性脊柱炎等专题研讨会，成立了青年委员会，出版了《名医与专科》《风湿病中西医结合诊疗指南》等专著，建立了中西医结合风湿病网（http://zxyfsb.com）。2015 年 10 月至今，第六、七届风湿病专委会主任委员由浙江中医药大学范永升教授担任。在他带领下，规范了专委会工作程序，充分发挥集体作用，推动各省建立相应学术组织，定期举办了上规模、高质量的学术年会，组织开展了系统性红斑狼疮等 4 种风湿病中西医结合临床诊治指南制定以及健康扶贫与"一带一路"创新驱动工作，编写了《中西医结合临床风湿病学》，先后两次被中国中西医结合学会评为优秀专委会。

# 第七节　展　望

从中西医汇通到中西医结合，已经过去了 100 多年，我国的中西医结合事业在探索中得到了不断发展与进步。但中西医结合由于生命科学的复杂性，今后的发展依然任重而道远。回顾走过的历程，结合未来医学的发展，风湿病的中西医结合工作应从下列几方面继续努力。

1. 深入研究疾病演变规律，比较中西医之间长处与不足，实现更高水平、更深层次的有机结合　风湿病临床的中西医结合工作最重要的是围绕疾病的发展过程，搞清楚中西医的长处与不足，找准结合点，只有这样中西医在风湿病诊治过程中，才能实现更高水平、更深层次、更有效果的有机结合。目前的类风湿关节炎、系统性红斑狼疮等中西医结合诊治共识或指南都有必要按照这些要求不断完善。

2. 针对疾病的重点环节展开中西医结合协同攻关，以取得突破性进展　重点环节的突破可大幅度提升临床疗效。譬如，系统性红斑狼疮患者伴有妊娠、结缔组织病合并间质性肺炎或血小板减少等等，都是疾病诊治过程中的重点环节或难题。因此，围绕这些重点环节，采取多学科协作方法，持续开展中西医结合研究，发挥中西医结合的优势，以求取得更多的突破。

3. 增效减毒依然是主要的任务　风湿病中西医结合的增效减毒已经取得了很大的成绩，但是糖皮质激素造成的股骨头缺血性坏死、向心性肥胖、月经不调，免疫抑制剂造成的感染，非甾体消炎药引起的胃溃疡、肝损等，依然是临床常见的难题。因此，增效减毒依然是中西医结合研究主要且迫切的任务。

4. 深入开展传统方药的挖掘创新研究仍然是重要方向　风湿病临床上仍然存在许多难题。《灵枢·九针十二原》说："言不可治者，未得其术也。"我们应该继续从中医古籍、名老中医经验、民间疗法等传统宝库中寻找有效的治法，并应用现代科学方法开展创新性研究，尤其要重视有毒中药的研究。在这方面，雷公藤制剂是最好的例子，屠呦呦研究员是我们的榜样，陈竺院士也给我们做出了很好的示范。

5. 关注生物制剂的不良反应，探索中医药改善的方法　1992 年，英国的 Feldmann 和 Maini 教授证实了 TNF-α 拮抗剂——英夫利昔单抗是治疗 RA 的有效药物，这为风湿病的治疗带来了革命性的突破。近年来，生物制剂广泛应用于临床，如依那西普、英夫利昔单抗等肿瘤坏死因子拮抗剂，利妥昔单抗等抗 CD20 单克隆抗体等。这些生物制剂在改善风湿病患者疾病进展及预后的同时，也带来了许多不良反应，如局部给药部位的超敏反应，呼吸道感染、尿路感染和其他真菌感染以及头痛等，甚至出现恶性肿瘤及结核感染[96,97]。因此，我们在发挥生物制剂治疗作用的同时，还应关注其带来的不良反应，并采用辨证施治等方法，减轻生物制剂给患者带来的不利影响。

6. 用循证医学等方法评价疗效，促进推广应用　系统评价、随机对照试验是目前强度最高的循证医学证据。从 20 世纪 80 年代以来，中西医结合的同道已经针对风湿病开展了一些临床随机对照的研究工作，但数量不多，有的研究不够规范，循证医学等级较低，这样不利于中医药的推广与应用。因此，采用目前认可的随机对照试验等高级别临床证据的研究方法来评价中医药疗法或中西医结合疗法治疗风湿病的临床疗效，这样才能更好地推广中西医结合疗法的临床应用，从而得到国内外医学界的认可。

7. 采用系统生物学方法探讨疗效机理，促进中西医结合的深入发展　随着科学技术的进步，各种实验技术手段亦得到快速的发展。基因组学、转录组学、蛋白组学等分子生物学及肠道菌群、代谢组学、脂质组学等学科技术亦日趋成熟和完善。比如，有研究发现[98,99]，四妙散可以下调 IL-1β 等促炎细胞因子的释放，调节肠道菌群结构，促进巨噬细胞 M2 极化来降低血尿酸水平。这样就充分阐明了四妙散治疗痛风的疗效机制。因此，我们医务工作者和科研人员要积极利用上述各种组学的技术方法，阐明单味中药、中药复方以及中西医结合临床方案治疗风湿病的作用机制，推动中西医结合学科的学术发展与进步。

2021 年 2 月 9 日，国务院办公厅印发的《关于加快中医药特色发展的若干政策措施》中提出，要在综合医院、传染病医院、专科医院等逐步推广"有机制、有团队、有措施、有成效"的中西医结合医疗模式。将中西医结合工作成效纳入医院等级评审的绩效考核等。相信随着这些政策措施的落实，通过中西医结合人的不懈努力，中西医结合事业一定会取得不断进步与发展，而临床风湿病的中西医结合也一定会迎来更加辉煌的明天。

（范永升，包洁，吴德鸿，吴山，方思佳，黄硕，田丰源）

## 参 考 文 献

[1] G. Squillace. Rheumatic diseases in the Corpus Hippocraticum [J]. Reumatismo, 2007, 59 (1)：1-5.

[2] I. J. Hyndman. Rheumatoid arthritis：past, present and future approaches to treating the disease [J]. Int J Rheum Dis, 2017, 20 (4)：417-419.

[3] D. Bosni ć. The history of systemic lupus erythematosus [J]. Reumatizam, 2009, 56 (2)：9-15.

[4] H. Armando Laborde, P. Young. History of systemic sclerosis [J]. Gaceta medica de Mexico, 2012, 148 (2)：201-208.

［5］J. Fellmann. Correct and incorrect paths in the history of ankylosing spondylitis ［J］. Schweizerische Rundschau fur Medizin Praxis＝Revue suisse de medecine Praxis，1991，80（21）：576-579.

［6］B. Halioua. A history of psoriasis ［J］. Annales de dermatologie et de venereologie，2019，146（2）：160-165.

［7］H. Keino，A. A. Okada. Behçet's disease：global epidemiology of an Old Silk Road disease ［J］. The British journal of ophthalmology，2007，91（12）：1573-1574.

［8］唐瑛，赵庆，闫颖，等. 痹与历节病名考辨 ［J］. 中国中医基础医学杂志，2016，22（1）：10-11，14.

［9］李满意，娄玉钤. 痛风的源流及历史文献复习 ［J］. 风湿病与关节炎，2018，7（6）：57-62.

［10］陈建春，张世俊，付强，等. 历代痛风病名研究 ［J］. 亚太传统医药，2021，17（4）：171-174.

［11］洪强. 红斑狼疮古今中医病名探源 ［J］. 中医文献杂志，2008，26（2）：13-15.

［12］焦树德. 类风湿关节炎从尪痹论治 ［J］. 江苏中医药，2008，40（1）：5-6.

［13］姜泉，张华东，陈祎，等. 路志正治疗干燥综合征经验 ［J］. 中医杂志，2016，57（6）：463-465.

［14］焦树德从大偻论治强直性脊柱炎三方 ［J］. 山东中医杂志，2003，22（4）：235.

［15］王承德，沈丕安，胡荫奇. 实用中医风湿病学（第2版）［M］. 北京：人民卫生出版社，2012：434.

［16］OKADA Y，WU D，TRYNKA G，et al. Genetics of rheumatoid arthritis contributes to biology and drug discovery ［J］. Nature，2014，506（7488）：376-381.

［17］BROWN M A. Progress in the genetics of ankylosing spondylitis ［J］. Briefings in functional genomics，2011，10（5）：249-257.

［18］PERRICONE C，CECCARELLI F，SACCUCCI M，et al. Porphyromonas gingivalis and rheumatoid arthritis ［J］. Current opinion in rheumatology，2019，31（5）：517-524.

［19］SANCHEZ-GUERRERO J，KARLSON E W，LIANG M H，et al. Past use of oral contraceptives and the risk of developing systemic lupus erythematosus ［J］. Arthritis and rheumatism，1997，40（5）：804-808.

［20］ROOD M J，VAN DER VELDE E A，TEN CATE R，et al. Female sex hormones at the onset of systemic lupus erythematosus affect survival ［J］. British journal of rheumatology，1998，37（9）：1008-1010.

［21］SOKKA T，TOLOZA S，CUTOLO M，et al. Women，men，and rheumatoid arthritis：analyses of disease activity，disease characteristics，and treatments in the QUEST-RA study ［J］. Arthritis research & therapy，2009，11（1）：R7.

［22］CAPELLINO S，MONTAGNA P，VILLAGGIO B，et al. Hydroxylated estrogen metabolites influence the proliferation of cultured human monocytes：possible role in synovial tissue hyperplasia ［J］. Clinical and experimental rheumatology，2008，26（5）：903-909.

［23］D'ELIA H F，LARSEN A，MATTSSON L A，et al. Influence of hormone replacement therapy on disease progression and bone mineral density in rheumatoid arthritis ［J］. The Journal of rheumatology，2003，30（7）：1456-1463.

［24］ARNSON Y，SHOENFELD Y，AMITAL H. Effects of tobacco smoke on immunity，inflammation and autoimmunity ［J］. Journal of autoimmunity，2010，34（3）：J258-265.

［25］KIYOHARA C，WASHIO M，HORIUCHI T，et al. Risk modification by CYP1A1 and GSTM1 polymorphisms in the association of cigarette smoking and systemic lupus erythematosus in a Japanese population ［J］. Scandinavian journal of rheumatology，2012，41（2）：103-109.

［26］巩勋，崔家康，姜泉，等. 1388例类风湿关节炎患者中医证型与疾病活动度特征横断面调查 ［J］. 中医杂志，2021，62（4）：312-317.

［27］GATEVA V，SANDLING J K，HOM G，et al. A large-scale replication study identifies TNIP1，PRDM1，JAZF1，UHRF1BP1 and IL10 as risk loci for systemic lupus erythematosus ［J］. Nature genetics，2009，41（11）：1228-1233.

［28］范永升. 中医药治疗系统性红斑狼疮的探讨 ［J］. 浙江中医杂志，2002，37（5）：18-19.

［29］FURUKAWA F，ITOH T，WAKITA H，et al. Keratinocytes from patients with lupus erythematosus show enhanced cytotoxicity to ultraviolet radiation and to antibody-mediated cytotoxicity ［J］. Clinical and experimental immunology，1999，118（1）：164-170.

［30］卞华，温成平，范永升. 解毒祛瘀滋阴法治疗系统性红斑狼疮的机理浅探 ［J］. 中医药学刊，2004，22（9）：1715-1716.

[31] 李延婷, 巩勋, 姜泉, 等. 气象要素对类风湿关节炎中医证候分布的影响 [J]. 中华中医药杂志, 2021, 36 (1): 386-389.

[32] 胡艳, 吴丽红. 类风湿性患者的血液流变学指标分析 [J]. 中国热带医学, 2007, 7 (3): 359.

[33] 张少红. 活动期类风湿关节炎痰瘀积分与腕关节积液、滑膜、血流彩超指数的相关性研究 [D]. 福建: 福建中医药大学, 2017: 13-14.

[34] DONG Z, ZHAO D, YANG C, et al. Common Variants in LRP2 and COMT Genes Affect the Susceptibility of Gout in a Chinese Population [J]. PloS one, 2015, 10 (7): e0131302.

[35] 师晓毅. 高尿酸血症与中医体质的相关性及复方土茯苓颗粒干预作用的研究 [D]. 广州: 广州中医药大学, 2015: 19.

[36] 徐丽萍, 李雪梅, 魏茂元. 系统性硬化症与血液流变学关系的探讨 [J]. 中国血液流变学杂志, 2004, 14 (1): 91-92.

[37] 吴德鸿, 李正富, 范永升. 范永升教授治疗硬皮病经验 [J]. 中华中医药杂志, 2015, 30 (6): 1990-1992.

[38] 党晨. 调气通痹汤治疗局限性硬皮病的临床观察 [D]. 哈尔滨: 黑龙江中医药大学, 2017: 8.

[39] 范永升. 系统性红斑狼疮的中医临床探索与实践 [J]. 浙江中医药大学学报, 2019, 43 (10): 1030-1035.

[40] 吴启富. 风湿病中西医结合治疗的必要性探讨 [C]. //全国第十二届中西医结合风湿病学术会议论文汇编. 天津: 中国中西医结合学会风湿病专业委员会, 2014: 3.

[41] 范永升. 关于争论与中医多元发展 [J]. 中华中医药杂志, 2016, 31 (7): 2455-2458.

[42] 姜泉, 王海隆, 巩勋, 等. 类风湿关节炎病证结合诊疗指南 [J]. 中医杂志, 2018, 59 (20): 1794-1800.

[43] 孙小燕. 浅谈中西药联合应用的利与弊 [J]. 中国中医药现代远程教育, 2010, 8 (2): 45

[44]. Fan X X, Xu M Z, Leung L H, et al. ROS-Responsive Berberine Polymeric Micelles Effectively Suppressed the Inflammation of Rheumatoid Arthritis by Targeting Mitochondria [J]. Nano-Micro Letters, 2020, 12 (1): 1-14.

[45] 沈鹰. 风湿病中西医诊疗方案探讨 [C]. //全国第七届中西医结合风湿病学术会议论文汇编. 北京: 中国中西医结合学会风湿病专业委员会, 2008: 85-89.

[46] 史金花, 赵钢. 浅谈风湿病饮食疗法 [C]. //中国首届"十一五"医药发展高峰论坛. 拉萨: 中国医药导报杂志社, 2007: 99-100.

[47] FANET-GOGUET M, MARTIN S, FERNANDEZ C, et al. Focus on biological agents in rheumatoid arthritis: newer treatments and therapeutic strategies [J]. Therapie, 2004, 59 (4): 451-461.

[48] O'DELL J R. Therapeutic strategies for rheumatoid arthritis [J]. N Engl J Med, 2004, 350 (25): 2591-2602.

[49] GRAVALLESE E M, WALSH N C. Rheumatoid arthritis: Repair of erosion in RA——shifting the balance to formation [J]. Nat Rev Rheumatol, 2011, 7 (11): 626-628.

[50] CAMERON M, GAGNIER J J, LITTLE C V, et al. Evidence of effectiveness of herbal medicinal products in the treatment of arthritis. Part 2: Rheumatoid arthritis [J]. Phytother Res, 2009, 23 (12): 1647-1662.

[51] ERNST E, POSADZKI P. Complementary and alternative medicine for rheumatoid arthritis and osteoarthritis: an overview of systematic reviews [J]. Curr Pain Headache Rep, 2011, 15 (6): 431-437.

[52] 吕诚, 赵林华, 肖诚, 等. 类风湿关节炎患者外周血 CD4[+]T 淋巴细胞基因表达谱研究探讨 [J]. 中华风湿病学杂志, 2006, 10 (7): 438-439.

[53] 吕诚, 肖诚, 赵林华, 等. 寒热证候类风湿性关节炎患者外周血 CD4[+]T 淋巴细胞基因表达谱初步探索 [J]. 中国中医基础医学杂志, 2006, 12 (2): 130-133.

[54] 肖诚, 吕诚, 赵林华, 等. 活动期和稳定期类风湿性关节炎寒热证候患者外周血 CD4[+]T 淋巴细胞基因表达谱探索 [J]. 中国中医药信息杂志, 2006, 13 (3): 14-16.

[55] 肖诚, 赵林华, 吕诚, 等. 类风湿关节炎类风湿因子阴性和阳性寒热证候患者外周血 CD4[+]T 细胞基因差异表达研究 [J]. 中国中西医结合杂志, 2006, 26 (8): 689-693.

[56] 查青林, 何羿婷, 闫小萍, 等. 类风湿性关节炎主观症状因子分析及其与免疫指标的关系 [J]. 中国中医基础医学杂志, 2005, 11 (11): 839-841.

[57] 赵林华, 肖诚, 闫小萍, 等. 早期类风湿关节炎寒热证候分类与细胞因子及有关临床指标的相关性研究 [J]. 上海中医药大学学报, 2006, 20 (1): 21-24.

[58] 查青林, 何羿婷, 喻建平, 等. 基于决策树分析方法探索类风湿性关节炎证病信息与疗效的相关关系

[J]. 中国中西医结合杂志，2006，26（10）：871-876.

[59] 王建，巩勋，唐晓颇，等. 1602例类风湿关节炎患者中医证候分布特点的多中心横断面调查 [J]. 中医杂志，2018，59（11）：963-967.

[60] GONG X, LIU W X, TANG X P, et al. Traditional Chinese Medicine Qingre Huoxue Treatment vs. the Combination of Methotrexate and Hydroxychloroquine for Active Rheumatoid Arthritis: A Multicenter, Double-Blind, Randomized Controlled Trial [J]. Front Pharmacol, 2021, 12: 679588.

[61] 蒋明. 风湿病学 [M]. 北京：科学出版社，1995：1042-1044.

[62] JACOBSON D L, GANGE S J, ROSE N R, et al. Epidemiology and estimated population burden of selected autoimmune diseases in the United States [J]. Clin Immunol Immunopathol, 1997, 84 (3): 223-243.

[63] 乌·乌日娜，苏日古嘎，孙志强. 糖皮质激素药物系统应用的副作用及规避对策 [J]. 中国医学文摘（皮肤科学），2015，32（3）：248-252.

[64] 黄文彦. 免疫抑制剂毒副作用及临床使用的相关问题 [J]. 中国当代儿科杂志，2007，9（2）：107-112.

[65] 温成平，范永升，李永伟，等. 中西医结合治疗系统性红斑狼疮的增效减毒作用研究 [J]. 浙江中医药大学学报，2007，31（3）：305-309.

[66] 温成平，范永升，李夏玉，等. 中医解毒祛瘀滋阴法对SLE患者生存质量的影响研究 [J]. 中华中医药学刊，2007，25（8）：1599-1602.

[67] 范永升，温成平，吴国琳，等. 解毒祛瘀滋阴法对系统性红斑狼疮类固醇性骨质疏松症的防治作用研究 [J]. 中华中医药杂志，2005，20（11）：667-669.

[68] 温成平，范永升，陈学奇，等. 解毒祛瘀滋阴药并用激素对系统性红斑狼疮T细胞亚群Fas基因表达的干预作用研究 [J]. 中国中西医结合肾病杂志，2003，4（12）：703-705.

[69] 温成平，范永升，许志良，等. 解毒祛瘀滋阴药与激素对系统性红斑狼疮T细胞亚群Bcl-2基因表达的干预作用研究 [J]. 中国中西医结合肾病杂志，2006，7（5）：272-274.

[70] 温成平，曹灵勇，王新昌，等. 解毒祛瘀滋阴药对SLE患者Bax/Bcl-2基因mRNA表达的影响 [J]. 浙江中西医结合杂志，2007，17（6）：333-335.

[71] 王新昌，谢志军，孙静，等. 中药狼疮定方对MRL/lpr小鼠外周血淋巴细胞凋亡和Bcl-2/Bax基因表达的影响 [J]. 浙江医学，2008，30（11）：1187-1190.

[72] 曹灵勇，谢志军，王新昌，等. 解毒祛瘀滋阴药对MRL/lpr小鼠外周血淋巴细胞凋亡及线粒体跨膜电位的影响 [J]. 中国基层医药，2010，17（6）：733-735.

[73] 王新昌，曹灵勇，温成平，等. 狼疮定颗粒对系统性红斑狼疮患者外周血淋巴细胞凋亡及其 [Ca$^{2+}$] i 的影响 [J]. 中医杂志，2007，48（10）：898-900.

[74] 范永升，温成平，李永伟，等. 解毒祛瘀滋阴法治疗SLE对撤减激素和保护下丘脑-垂体-肾上腺轴的作用研究 [J]. 浙江中医药大学学报，2006，30（2）：199-202.

[75] 温成平，唐晓颇，范永升，等. 解毒祛瘀滋阴法配合激素治疗系统性红斑狼疮及其对下丘脑-垂体-肾上腺轴的作用研究 [J]. 北京中医药大学学报，2007，30（7）：494-497.

[76] 许凤全，冯兴华. 强直性脊柱炎中医证候分型研究进展 [J]. 中国中医药信息杂志，2008，15（8）：104-5.

[77] 许凤全，冯兴华，刘汉卿. 治疗强直性脊柱炎常用中药分析 [J]. 中国中医骨伤科杂志，2008，16（11）：61-4.

[78] 冯兴华，姜泉，刘宏潇，等. 中医辨证治疗强直性脊柱炎的临床疗效评价 [J]. 中国中西医结合杂志，2013，33（10）：1309-1314.

[79] Huang Run-Yue, Pan Hu-Dan, Wu Jia-Qi, et al. Comparison of combination therapy with methotrexate and sinomenine or leflunomide for active rheumatoid arthritis: A randomized controlled clinical trial. [J]. Phytomedicine, 2019, 57: 403-410.

[80] 顾菲，孙玥，陈思文，等. 青藤碱联合甲氨蝶呤治疗活动性类风湿关节炎临床研究 [J]. 上海中医药杂志，2014，48（6）：58-60.

[81] 陈小波，周小斌，李祖建. 盐酸青藤碱穴位离子导入治疗膝骨关节炎的临床研究 [J]. 上海针灸杂志，2018，37（1）：82-85.

［82］罗慧臣，胡丹慧．盐酸氨基葡萄糖联合青藤碱治疗膝骨关节炎的有效性与安全性［J］.中成药，2019，41（3）：708-710.

［83］尹耕，谢其冰．盐酸青藤碱缓释片治疗强直性脊柱炎68例临床分析［J］.现代预防医学，2009，36（1）：184-185，188.

［84］侯新聚，马红梅，朱满华．运用红外热像评价青藤碱定点介入治疗痛风性关节炎的临床疗效观察［J］.临床医药实践，2020，29（8）：563-566.

［85］张宁，易无庸．昆仙胶囊临床应用进展［J］.中医临床研究，2014，6（7）：147-148.

［86］刘艳梅，雷易萌，张贝，等．昆仙胶囊治疗类风湿关节炎的临床研究［J］.解剖科学进展，2019，25（1）：17-20.

［87］林昌松，杨岫岩，戴冽，等．昆仙胶囊治疗类风湿关节炎多中心临床研究［J］.中国中西医结合杂志，2011，31（6）：769-774.

［88］高明利，李晓晨，齐庆．昆仙胶囊降低狼疮性肾炎尿蛋白的临床观察［J］.中药材，2010，33（4）：651-652.

［89］项协隆，邵思思，黄蔚霞．昆仙胶囊治疗狼疮肾炎伴肾病综合征表现患者的肾功能及血清IgE IgG水平改善研究［J］.中国药物与临床，2019，19（5）：710-713.

［90］林昌松，刘明岭，徐强，等．昆仙胶囊治疗强直性脊柱炎疗效观察［J］.新医学，2011，42（3）：175-178.

［91］秦万章．雷公藤制剂治疗60例系统性红斑狼疮总结［J］.中成药研究，1982，4（9）：25-27.

［92］吴文媛，金岚，秦万章．雷公藤糖浆治疗190例银屑病的临床观察及其机理探讨［J］.中国皮肤性病学杂志，1991，4（1）：27-28.

［93］张鸣鹤．清热解毒法治疗自身免疫性疾病的新思路［C］.//第六届中国中西医结合风湿病学术会议论文汇编.浙江：中国中西医结合学会风湿类疾病专业委员会，2006：56-58.

［94］付新利，张立亭，吴霞．张鸣鹤诊治风湿性疾病经验［J］.山东中医杂志，2008，27（10）：709-711.

［95］房定亚，张颖，杨怡坤，等．房定亚风湿病专方专药要略［M］.北京：北京科学技术出版社，2016：22-45.

［96］De Camargo M C, Barros B C A, Fulone I, et al. Adverse Events in Patients With Rheumatoid Arthritis and Psoriatic Arthritis Receiving Long-Term Biological Agents in a Real-Life Setting［J］. Front Pharmacol, 2019（10）: 965.

［97］菅向东，宁琼．关注风湿性疾病治疗中生物制剂的不良反应［J］.新医学，2009，40（5）：281-284.

［98］Lin X, Shao T, Huang L, et al. Simiao Decoction Alleviates Gouty Arthritis by Modulating Proinflammatory Cytokines and the Gut Ecosystem［J］. Front Pharmacol, 2020, 11: 955.

［99］Yang J, Chen G, Guo TW, et al. Simiao Wan attenuates monosodium urate crystal-induced arthritis in rats through contributing to macrophage M2 polarization［J］. J Ethnopharmacol, 2021, 15（275）: 114-123.

# 第二章

## 类风湿关节炎

## 第一节　概　说

类风湿关节炎（rheumatoid arthritis，RA）是一种病因不明，以慢性、对称性、周围性多关节炎为主要临床表现的全身性自身免疫性疾病。RA 病理特点主要包括滑膜炎、滑膜增生、血管炎、血管翳形成，严重侵蚀和破坏关节的软骨面、软骨下骨质、关节囊、韧带和关节附近的肌腱组织，造成关节脱位、畸形或强直，最终导致受累关节完全丧失功能。随着病程进展，RA 可累及心、肺、肾、眼等多个器官，引起皮下结节、心包炎、心肌炎、胸膜炎、间质性肺炎、眼损害、淀粉样变、血管炎以及神经损害等。如不经正规治疗，约 75% 的患者会在 3 年内出现残疾[1]。

流行病学调查显示，RA 分布于所有种族和民族，现有患病人数约占世界总人口数的 1.0%。不同国家和地区的患病率存在差异，其中，温带、亚热带和寒带地区患病率较热带地区高[2]。2013年，中华医学会风湿病学分会调查显示我国 RA 患病率为 0.28%~0.4%，其中北方地区患病率约为0.34%，南方地区约为 0.32%，全国患病总人数逾 500 万，并呈不断上升的趋势[3]。RA 多见于女性，男女发病比例约为 1∶3。各年龄段人群皆可发病，发病率随年龄增长而升高，以 30~50 岁为发病高峰[4]。

中医学将 RA 归属于"痹证""历节""顽痹""尪痹"等[5]。《素问·痹论》曰："风寒湿三气杂至，合而为痹。"《灵枢·百病始生》云："风雨寒热不得虚，邪不能独伤人。"《类证治裁·痹证》载："诸痹……良由营卫先虚，腠理不密，风寒湿乘虚内袭。正气为邪气所阻，不能宣行，因而留滞，气血凝涩，久而成痹。"以上论述主张痹证病因病机为正虚邪侵。"历节"首见于《金匮要略》，其"诸肢节疼痛……脚肿如脱"与 RA 多关节受累症状十分相似，故沈丕安教授提出以"历节"作为 RA 的病名。"顽痹"一名，出自《诸病源候论·风病诸候》，因其病邪多深入骨骱，顽固难治，久久不愈，而称"顽痹"。清代叶天士《增补临证指南医案·卷五·诸痛》首论久痹："虚人久痹宜养肝肾气血。"此久痹即"顽痹"也。"尪痹"由焦树德教授在 1981 年中华全国中医学会内科学会成立暨首届学术交流会上提出[6]。"尪"指足跛不能行，胫屈不能伸，身体羸弱，还含有张仲景所曰"诸肢节疼痛，其人尪羸"之意，可见本病病情深重，可使人劳动力丧失，生活不能自理。因此，"尪痹"与 RA 的临床特点基本一致，该中医病名得到业界学者的肯定，列入 1994年发布的《中华人民共和国中医药行业标准》，并沿用至今。

## 第二节　病因病理

### 一、病因与发病机制

#### （一）病因

现有研究证明，RA 与遗传、免疫、感染、激素、药物、吸烟、创伤、环境等因素有关[7]，但其根本病因至今尚未明确。其发病可能由单一因素引发，也可能是多因素相互作用的结果。

**1. 遗传因素** RA 是一种遗传相关性疾病，研究发现，主要组织相容性复合体（MHC）及非MHC 区域基因与本病的发生可能有一定关系。MHC 编码分子的主要功能是将多肽递呈给 T 淋巴细胞，研究认为内生或环境抗原启动了由 T 淋巴细胞介导的 MHC 限制性免疫反应。RA 有明显的家族聚集倾向，同卵双生子同时患病的概率为 21%～32%，而异卵双生子为 9%。人类白细胞相关抗原HLA-DR4/DR1 与 RA 的发病亦相关。因此，遗传因素在 RA 发病中具有重要作用。

**2. 感染因素** 感染与 RA 之间的关系是近年来风湿免疫病因学研究的热点问题，甚至有人提出RA 可能是遗传易感宿主对感染原反应的一种表现。许多研究发现，RA 患者血清中某些病原体特异性抗体增多，并且在关节滑膜或软骨中分离到病原体基因，这也表明感染因素可能参与了 RA 的发病过程。多种微生物参与了 RA 的发病，包括细菌、病毒、分枝杆菌、肠道菌群等。EB 病毒在人群中的感染是普遍存在的，感染后可终身潜伏在淋巴细胞内，诱导并长期维持 IgG/VCA 生成。当机体受到某种特定刺激后，抗原与抗体结合形成免疫复合物，诱导 IgG 变性，变性的 IgG 成为新抗原刺激机体产生 IgM 抗体等一系列 RA 抗体谱。肠道菌群感染已被证实参与了关节炎症的发生，Goto等研究发现肠道共生菌——分节状丝菌能够诱导小鼠固有层中 Th17 细胞的产生和活化，并且分泌IL-17 触发炎症性关节炎和自身免疫反应。牙周病原菌感染也与 RA 发病有关。

**3. 激素水平** RA 的发病具有明显的性别失衡特点。育龄期妇女及男性性腺功能低下者的发病率高于其他人群。除此之外，疾病严重程度受妊娠及月经周期影响，75% 的女性 RA 患者在妊娠期间病情明显缓解，但在分娩 1～3 个月后症状加重，甚至有一部分患者是在分娩后发生 RA，表明性激素在 RA 发病中起到一定作用。另有研究证明，雌激素可能通过调控 CD16 表达介导促炎因子释放，并通过降低淋巴细胞计数、增加成熟辅助性 T 细胞及细胞毒 T 细胞等起到免疫调节和诱导炎症反应的作用。Yamaguchi 等的研究发现，雌激素可激活 ERK-1/2 信号通路，抑制滑膜成纤维细胞凋亡，促进 TNF-α 介导的 MMP-3 的产生，同时上调 CCL13 的表达，促进疾病进展。

**4. 其他因素** RA 发病率在不同地区、种族之间呈现出差异，主要原因可能与环境因素有关。另外，创伤、吸烟、情绪刺激、疲劳、寒冷等多种因素均参与了 RA 发病。

## （二）发病机制

RA 的发病机制十分复杂，迄今没有明确结论。一般认为，RA 的发生是由遗传、环境因素以及微生物等多方面协同触发的疾病，某种环境因素（如吸烟、微生物感染、创伤、寒冷刺激等）作用于有一定遗传背景的人，引起免疫损伤和修复的病理反应是 RA 发病及病情演变基础。

**1. 遗传易感基因** 人类白细胞抗原（HLA）DR 抗原 β 链第 70～74 位氨基酸残基的多态性与RA 易感性有密切关系。在该段位置上的氨基酸序列存在 QKRRA、QRRAA 或 RRRAA 个体，形成了HLA Ⅱ类分子带正电荷的 P4 结合槽，该结合槽对于含精氨酸的肽是不利结合位点，而更容易结合瓜氨酸化修饰后的同一种肽，表现出对 RA 易感性增高。Ohmura 等提出了一种新的自身抗体产生机制：错误折叠的蛋白质与内质网中 HLA Ⅱ类分子结合，被处理后呈现在细胞表面，这种错误折叠的蛋白质/HLA Ⅱ类分子复合物可以刺激 B 细胞，诱导自身抗体产生。

**2. 免疫细胞** 多种免疫细胞均参与 RA 的发病过程。T 细胞是滑膜中最重要的炎症细胞，其中大多数为 CD4+T 细胞。RA 患者的瓜氨酸特异性 CD4+T 细胞具有较高的检出频率，且大多数显示为Th1 记忆表型。NK 细胞在 RA 的发病中也起着重要的作用。近来研究发现，该类细胞具有强大的细胞因子分泌功能，可引起自身及 T 细胞、B 细胞增殖活化，激发更加强烈的适应性免疫应答。类风湿因子是由 B 细胞分泌的一种能识别免疫球蛋白 Fc 片段的 IgM 抗体，可与 B 细胞和滤泡树突细胞的 Fc 受体结合，形成免疫复合物，从而激活自身免疫。此外，粒细胞、巨噬细胞、树突细胞等均参与了 RA 的发生演变过程。

3. 细胞因子　当前研究表明，细胞因子参与 RA 的发病过程[8]。TNF-α、IL-1、IL-6 等是 RA 发病重要的促炎因子，主要来源于 RA 关节滑膜中的单核-巨噬细胞、成纤维细胞，可介导 RA 全身炎症反应。IL-1 通过激活单核-巨噬细胞、B 细胞和 T 细胞释放细胞因子和抗体，在促进破骨细胞分化方面起重要作用。TNF-α 表达于破骨细胞前体细胞表面，可刺激滑膜细胞、软骨细胞合成前列腺素 $E_2$（$PGE_2$）与胶原酶。高水平的 IL-1 和 TNF-α 刺激软骨细胞和滑膜细胞产生胶原酶和基质量金属酶（MMPs）等，激活破骨细胞，导致滑膜炎症、骨溶解和软骨的吸收破坏。另外，IL-17、IL-6、IL-8、IL-18 等细胞因子也参与了 RA 的发病，这些细胞因子同时也是 RA 生物制剂治疗的靶点。

## 二、病理

RA 的靶器官为滑膜，其基本病理改变为累及周身关节的增生性和侵蚀性滑膜炎，呈进行性病变，终生反复，最终导致关节侵蚀畸形、功能丧失。RA 滑膜中以巨噬样细胞增生为主，增生的巨噬样细胞来自骨髓单核-巨噬细胞，而非局部细胞增生的结果，其分泌大量细胞因子，如 IL-1、IL-8、TNF-α、TGF-β 等，对加重关节的炎症起着重要作用。成纤维样滑膜细胞（FLS）过度增生是造成滑膜增厚的主要原因，FLS 也可以产生细胞因子、多种蛋白酶，它们可以通过释放趋化因子招募白细胞进入关节，刺激血管生成，在滑膜炎的初始阶段起着重要作用。滑膜内聚集的细胞大多数为 T 淋巴细胞，$CD4^+T$ 细胞占绝大多数而 $CD8^+T$ 细胞较少，这种辅助性 T 细胞的增多及 T 抑制细胞的降低可能与局部 B 细胞和浆细胞活性增强及自身抗体合成增多有关。

RA 软骨破坏是该病的一大特征，发病后关节滑膜组织及其周围开始发生自身免疫性炎症，产生炎性渗出，多种促血管生成因子被大量释放，导致富有血管的肉芽组织从关节软骨边缘的滑膜向软骨面生长。这些增生的血管和被炎症细胞浸润的肉芽组织称为血管翳，主要组成包括新生微血管、增生肥大的滑膜细胞、多种炎症细胞、机化的纤维组织。肉芽组织得到充足的血液供应，生长迅速，逐渐对关节软骨形成包裹，使其变性和降解，形成"血管翳-软骨交界区"，从而引起骨侵蚀与破坏。

类风湿结节是 RA 特征性改变。类风湿结节中央是一团由坏死组织、纤维素和含有 IgG 的免疫复合物沉积形成的无结构物质，边缘为栅状排列的成纤维细胞，再外则为浸润着单核细胞的纤维肉芽组织。类风湿结节主要由三部分构成：第一部分是无定型和嗜酸性的中心坏死区，包括胶原纤维、纤维蛋白、蛋白质及细胞碎片等；第二部分由表达人白细胞抗原（HLA-DR）的巨噬细胞组成，呈栅栏状围绕第一部分；第三部分由包含浸润的慢性炎症细胞的血管周围团块样组织组成。

## 三、中医病因病机

RA 属于中医学"痹证"范畴。《素问·痹论》说："所谓痹者，各以其时重感于风寒湿之气也。"又说："风寒湿三气杂至，合而为痹也，其风气胜者为行痹，寒气胜者为痛痹，湿气胜者为着痹。"此外，本病的发生还与人体正气亏虚、痰浊瘀血阻滞有关。

### （一）正气虚损

先天禀赋不足，劳逸失调，饮食调摄失宜、脾胃受损，情志过极，房事不节或肝肾素虚，产后气血亏虚，久病失于调养，年迈体衰，皆可致正气亏虚，化源不足，气血不能畅行，筋骨关节失于气血之温煦、濡养，寒湿之邪乘虚而入，由肌表经过肌腠深入筋骨，导致不荣而痛。肝肾同源，肾精不足，则无以化生肝血，肝虚则血不养筋，筋不能维持骨节之张弛，关节失于滑利，致使筋骨均失所养。以上均强调正气亏虚，气血不足，肌肤失养，腠理空虚，外邪更易乘虚侵袭，筋脉痹阻，痰瘀内生，侵袭关节而成痹证。因此，营卫不和、气血亏虚、阴阳失调、脏腑虚弱是痹证发生的内在基础。

### （二）外邪侵袭

《素问·痹论》指出："所谓痹者，各以其时重感于风寒湿之气也。"又说："不与风寒湿气合，故不为痹。"《杂病源流犀烛·诸痹源流》曰："诸痹，风寒湿三气，犯其经络之阴而成痹也。"气候变化，乍寒乍暖，居住环境寒冷潮湿，单衣外露，畏热贪凉，冒雨涉水，汗出当风，易遭风、寒、湿等外邪的侵袭，经脉气血为邪气闭阻，运行不利，不通则痛，发为此病。在病变过程中，病邪可因体质、环境等变化而相互转化，如风寒湿郁久可化生湿热，湿热胶着又可伤阴，形成寒热并见、虚实夹杂的证候。风、寒、湿、热等邪气侵袭是痹证发生的重要外在条件。

### （三）痰瘀阻滞

《医级·杂病》指出："痹非三气，患在痰瘀。"风、寒、湿、热等邪气侵袭人体，致使气血筋脉痹阻不通，迁延日久，五脏气机紊乱，升降失宜，气血凝滞而成瘀；亦可因痹证日久，肝肾亏虚，精血化生乏源，血为气母，最终导致气血两亏，经脉空虚，由虚致瘀。《类证治裁·痹证》说："痹久必有瘀血。"清代王清任《医林改错》中也有"瘀血致痹"说。瘀阻津停，气津不布，聚而成痰，或因思虑劳倦过度，伤及脾胃，脾主运化，脾气虚弱，健运失职，输精、散精无力，水湿不运，聚而成痰。凡有所瘀，莫不壅塞气道，阻滞气机，从而使三焦不通，津液不行，输布受阻，聚而成痰。痰瘀互结，形成顽痰恶血，流注关节，侵蚀筋骨，导致关节肿胀变形，顽固难愈。痰浊瘀血既是痹证发生的病因，又是痹证的关键病理产物，决定了本病的病理机转，还是导致痹证反复发作、缠绵不愈的根本原因。

### （四）七情过极，气血失调

情志失调，肝气郁结，疏泄失常是常见的导致痹病的病因。清代医家罗美在《内经博义》中指出："凡七情过用，则亦能伤脏器而为痹，不必三气入舍于其合也。"七情过极，气机失和，气血郁滞不通，脉络痹阻，终成痹证。具体言之，气滞可致血瘀，痹阻经络气血而成痹；气郁可化火伤精，精亏邪凑而为痹；气聚可停痰生湿，流注肌腠关节而发病。气机失常，郁而不行是痹证发生的重要基础。

## 第三节　临床表现

### 一、症状

本病临床主要表现为对称性、持续性关节肿胀和疼痛，常伴有晨僵。受累关节以近端指间关节、掌指关节、腕关节、膝关节和足趾关节最为多见，同时肘关节、颞颌关节、胸椎和肩锁关节也可受累。中晚期患者可出现手指"天鹅颈"及"纽扣花"样畸形，腕关节、肘关节强直和掌指关节半脱位等。除关节症状外，患者还可出现皮下结节，心、肺和神经系统等受累。

### （一）起病与病程进展

RA的起病、病程、结局不一。按起病的急缓分为隐匿型（约占50%）、亚急型（占35%~

40%）、突发型（占 10%~25%）三类[10]。其按发病部位可分为多关节型、少关节型、单关节型及关节外型。关节外型可以腱鞘炎、滑膜炎、多发性肌痛起病，亦可表现为系统性血管炎、肺纤维化，或乏力、消瘦等周身症状。

## （二）关节表现

关节病变早期为持续性肿痛和活动受限，伴有晨僵，晚期表现为关节畸形和功能丧失。具体而言，关节病变通常有以下几种表现形式：

1. 晨僵　关节较长时间不活动后出现活动障碍、僵硬等，持续时间超过 1 小时。

2. 关节肿胀　关节肿胀常为对称性，以手指近端指间关节、掌指关节、腕关节多见。

3. 关节疼痛及压痛　关节疼痛及压痛常为对称性，并且持续不缓解。

4. 关节畸形　关节畸形常出现于病程的中晚期，由于炎症侵蚀关节，同时影响肌肉和肌腱，局部的肌力平衡破坏所致。近端指间关节的梭形肿大为早期表现，腕背部肿胀是 RA 最早体征之一。由于尺侧腕伸肌萎缩，致使腕骨向桡侧旋转、手腕向桡侧偏斜，为了保持肌腱与桡骨平行，手指向尺侧代偿性移位，而形成"尺侧偏移"。约 20% 的患者发生"天鹅颈"畸形，与骨间肌及其肌腱的挛缩、张力增高有关。"纽扣花"畸形则是由于伸肌腱的中央部分撕裂和外侧骨间带移位所致。

5. 关节功能障碍　关节障碍按轻重程度可分为以下 4 级。

Ⅰ级：能正常进行各种日常工作和日常生活活动。

Ⅱ级：能正常进行各种日常生活活动和某些特定工作，其他工作受限。

Ⅲ级：能正常进行各种日常生活活动，不能胜任工作。

Ⅳ级：各种日常生活和工作活动均受限。

## （三）关节外表现

1. 类风湿结节　类风湿结节是 RA 的特异性表现，好发于血清学阳性的活动期 RA 患者，吸烟史亦是 RA 皮下结节发生的高危因素。根据结节位置深浅，临床可将其分为深部结节和浅表结节两种类型。既往研究发现有 15%~25% 的 RA 患者发生类风湿结节。近年来，随着 RA 诊治观念及水平的进步，类风湿结节发生率已经明显降低。

2. 类风湿血管炎　类风湿血管炎多见于病程长、血清 RF 阳性且伴有低补体血症的患者，发病率较低。皮肤表现突出，可伴有出血点、紫癜、网状青斑及肢体坏疽等。常见类型有[11]白细胞破碎性血管炎、小动脉性血管炎、中型血管炎。

3. 心脏病变　RA 心脏受累表现主要有心包炎、心内膜炎及心肌炎。类风湿心包炎是最常见的心脏表现。心包炎可发生于 RA 的任何阶段，但一般于早期或病情活动期较为多见。大多数急性类风湿心包炎以糖皮质激素治疗效果明显，患者预后良好，但不能防止复发或发展为缩窄性心包炎。

4. 肺部病变　RA 患者肺纤维化的发病率约为 11%[12]，胸腔积液多见于 RF 阳性、类风湿结节及男性患者，早期常无典型的临床表现，须借助影像学检查诊断。

5. 血液系统疾病　RA 伴发贫血较为常见，其原因是多方面的。如血清铁及转铁蛋白水平下降，反映铁利用障碍。另外，患者红细胞生长素水平低，骨髓对之反应下降，也可能为贫血原因之一。费尔蒂综合征（Felty's syndrome）是指 RA 患者伴有脾大、中性粒细胞减少，有的甚至有贫血和血小板减少。此表现多见于病情活动、严重、疾病晚期的患者。

6. 肾脏表现　RA 较少影响肾，肾功能受损的程度与疾病的病程、活动性、类风湿结节、类风湿因子阳性有关，说明肾脏受累是 RA 整体病程表现的一部分。有许多因素可以使患者肾脏受损，其中以淀粉样变、血管炎和药物最为常见。

7. 神经系统表现　RA 神经系统受累分为中枢性和外周性两大类，其中中枢神经系统病变绝大多数继发于颈椎破坏后的脊髓或脑干损伤。类风湿结节直接累及硬脑膜或脊髓硬膜造成神经压迫。血管炎累及中枢神经系统的情况非常少见。外周神经病变多因免疫复合物和补体等致炎因子引起的血管炎或神经末梢变性及脱髓鞘所致。

8. 眼部病变　RA 可累及结膜、角膜、巩膜和前葡萄膜，最多见的为继发性干燥综合征，占 10%~35%[13]。干燥综合征的严重程度与病情并不一致。巩膜表层炎与 RA 病情活动相关，起病急，病变可以局限为结节，也可弥漫累及整个巩膜。

## 二、体征

RA 主要体征为四肢多关节对称性肿胀、压痛，关节活动受限，后期严重者可见关节畸形，累及手指时可见梭形肿胀，"扳机手""纽扣花""天鹅颈"样畸形（彩图 1~彩图 3），累及膝关节者浮髌试验阳性，累及髋关节者"4"字试验阳性等。

## 三、实验室和辅助检查

### （一）实验室检查

1. 血常规　早期患者多数正常，病情较重或病程较长者红细胞和血红蛋白有轻度或中度降低，大多属于正细胞、正色素性贫血。费尔蒂综合征的患者可见全血细胞减少。

2. 血沉（ESR）和 C 反应蛋白（CRP）　ESR 和 CRP 不是 RA 的特异性指标，但可作为 RA 疾病活动程度和病情缓解的参考指标。

3. 类风湿因子（RF）　患者血清中可检测到 IgM、IgG 和 IgA 型。有 70%~80% 的 RA 患者 RF 呈阳性，主要是 IgM 型[14]。但 RF 阳性不仅可见于 RA，还可见于系统性红斑狼疮、皮肌炎、结节性多动脉炎、干燥综合征、银屑病等疾病。此外，约 5% 的健康老年人 RF 滴度轻度升高。即便是 RF 滴度正常也不能排除 RA。

4. 抗环瓜氨酸多肽（CCP）抗体　各项 RA 早期诊断指标中，抗 CCP 特异性最高[15]。另有研究表明，抗 CCP 阳性的 RA 患者关节破坏程度较阴性者严重，提示抗 CCP 检测对预测 RA 患者疾病的严重性及预后具有应用价值。

5. 抗角蛋白抗体（AKA）　AKA 对于 RA 诊断的特异性在 90% 左右，并与 RA 关节压痛数、晨僵时间和 CRP 有关。研究表明，AKA 与 RF 无交叉反应及相关性，因此，该抗体可以作为 RF 阴性患者的另一诊断指标[16]。AKA 与疾病严重程度和活动性相关，在 RA 早期甚至临床症状出现之前即可出现，因此，AKA 可作为 RA 早期诊断和预后评价指标。

6. 抗核周因子抗体（APF）　此抗体主要出现于 RA 患者的血清中，而少见于 RA 以外的风湿性疾病患者及正常人。APF 是一种 RA 特异性的免疫球蛋白，且以 IgG 型为主。APF 对 RA 诊断的特异性高达 90% 以上，是早期诊断 RA 的有效指标之一。

### （二）影像学检查

1. X 线检查　双手腕关节及其他受累关节的 X 线片对本病的诊断有重要意义。早期 X 线表现为关节周围软组织肿胀及关节附近骨质疏松，随病情发展可出现关节面破坏、关节间隙狭窄、关节融合或脱位。根据关节破坏程度可将 X 线改变分为 4 期，见表 2-1。

表 2-1　RA X 线分期

| |
|---|
| Ⅰ期（早期）<br>　*1. X 线检查无骨质破坏性改变<br>　　2. 可见骨质疏松<br>Ⅱ期（中期）<br>　*1. X 线显示骨质疏松，可有轻度的软骨破坏，伴或不伴有轻度的软骨下骨质破坏<br>　*2. 可有关节活动受限，但无关节畸形<br>　　3. 关节邻近肌肉萎缩<br>　　4. 有关节外软组织病变，如结节或腱鞘炎<br>Ⅲ期（严重期）<br>　*1. X 线显示有骨质疏松伴软骨或骨质破坏<br>　*2. 关节畸形，如半脱位，尺侧偏斜或过伸，无纤维性或骨性强直<br>　　3. 广泛的肌肉萎缩<br>　　4. 有关节外软组织病变，如结节或腱鞘炎<br>Ⅳ期（终末期）<br>　*1. 纤维性或骨性强直<br>　　2. Ⅲ期标准的各项条目 |

注：标准前冠有 * 号者为各期标准的必备条件。

2. MRI 检查　MRI 检查可以显示关节炎性反应早期出现的滑膜增厚、骨髓水肿和轻度关节面侵蚀，在 RA 关节软组织早期病变诊断方面优于 X 线检查。

3. 超声检查　超声检查具有方便、无辐射和敏感等优势，可发现关节面侵蚀、滑膜炎、关节积液等病变，特别是对较为表浅的关节更为有效。

# 第四节　诊断与鉴别诊断

## 一、诊断要点

RA 好发于育龄期女性，多数为缓慢起病，以四肢多关节对称性肿痛为发病特点，双手小关节受累多见，伴晨僵。实验室检查可见炎症指标升高，RF、抗 CCP、AKA 等特异性抗体阳性，需进一步详细检查以确定本病是否继发于其他系统性疾病。

## 二、诊断标准

1. 1987 年美国风湿病学会（ACR）RA 分类标准　详见表 2-2[17]。

表 2-2　1987 年美国风湿病学会（ACR）RA 分类标准

| 序号 | 条件 | 定义 |
|---|---|---|
| 1 | 晨僵 | 关节及其周围僵硬感至少持续 1 小时 |
| 2 | ≥3 个以上关节区的关节炎 | 医生观察到下列 14 个关节区（两侧的近端指间关节、掌指关节、腕、肘、膝、踝及跖趾关节）中至少 3 个有软组织肿胀或积液（不是单纯骨隆起） |
| 3 | 手关节炎 | 腕、掌指或近端指间关节区中，至少有一个关节区肿胀 |

续表

| 序号 | 条件 | 定义 |
|---|---|---|
| 4 | 对称性关节炎 | 左右两侧关节同时受累（两侧近端指间关节、掌指关节及跖趾关节受累时，不一定绝对对称） |
| 5 | 类风湿结节 | 医生观察到骨突部位、伸肌表面或关节周围有皮下结节 |
| 6 | 类风湿因子阳性 | 任何检测方法证明血清中类风湿因子含量升高（该方法在健康人群中的阳性率<5%） |
| 7 | 影像学改变 | 在手和腕后前位相上有典型的 RA 影像学改变：必须包括骨质侵蚀或受累关节及其邻近部位明确的骨质脱钙 |

注：以上 7 条满足 4 条或 4 条以上并排除其他关节炎可诊断 RA，条件 1~4 必须持续至少 6 周。

2.2010 年美国风湿病学会（ACR）/欧洲抗风湿病联盟（EULAR）RA 分类标准[18]　目标人群：

（1）至少一个关节肿痛，并有滑膜炎的证据（临床或超声或 MRI）；

（2）同时排除了其他疾病引起的关节炎，并有典型的常规放射学 RA 骨破坏的改变，可诊断为 RA。

（3）根据关节受累情况、血清学指标、滑膜炎持续时间和急性时相反应物 4 个部分进行评分，总分 6 分及以上也可诊断 RA，详见表 2-3。

表 2-3　2010 年 ACR/EULAR RA 分类标准和评分系统

| a. 受累关节情况 | 受累关节数 | 得分（0~5 分） |
|---|---|---|
| 中大关节 | 1 | 0 |
| 中大关节 | 2~10 | 1 |
| 小关节 | 1~3 | 2 |
| 小关节 | 4~10 | 3 |
| 至少一个为小关节 | >10 | 5 |
| b. 血清学 | | 得分（0~3 分） |
| RF 或抗 CCP 抗体均阴性 | | 0 |
| RF 或抗 CCP 抗体至少一项低滴度阳性 | | 2 |
| RF 或抗 CCP 抗体至少一项高滴度阳性 | | 3 |
| c. 滑膜炎持续时间 | | 得分（0~1 分） |
| <6 周 | | 0 |
| ≥6 周 | | 1 |
| d. 急性时相反应物 | | 得分（0~1 分） |
| CRP 或 ESR 均正常 | | 0 |
| CRP 或 ESR 增高 | | 1 |

注：

大关节：肩关节、肘关节、髋关节、膝关节、踝关节；小关节：掌指关节，近端指间关节，第 2~5 跖趾关节，拇指间关节，腕关节。

a~d 项取符合条件的最高分（如患者有 5 个小关节和 4 个大关节受累，评分为 3 分）；

阴性：低于或等于当地实验室正常值上限。

## 三、鉴别诊断

本病临床应与骨关节炎、痛风性关节炎、银屑病关节炎、强直性脊柱炎及其他疾病所致的关节炎相鉴别[1,19,20]。

## （一）骨关节炎

该病中老年人多发，主要累及膝、髋等负重关节。活动时关节疼痛加重，可有关节肿胀和积液。部分患者的远端指间关节出现特征性赫伯登（Heberden）结节，而在近端指间关节可出现布夏尔（Bouchard）结节。骨关节炎患者很少出现对称性近端指间关节、腕关节受累，无类风湿结节，晨僵时间短或无晨僵。此外，骨关节炎患者的 ESR 多为轻度增快，而 RF 阴性。X 线显示关节边缘增生或骨赘形成，晚期可由于软骨破坏出现关节间隙狭窄。

## （二）痛风性关节炎

该病多见于青中年男性，常表现为关节炎反复急性发作。其好发部位为第 1 跖趾关节或跗关节，也可侵犯膝、踝、腕及手关节。本病患者血清自身抗体阴性，而血尿酸水平大多增高。慢性重症者可在关节周围和耳郭等部位出现痛风石。

## （三）银屑病关节炎

该病以手指或足趾远端关节受累为主，发病前或病程中出现银屑病的皮肤或指甲病变，也可有关节畸形，但对称性指间关节炎少见，类风湿因子阴性。

## （四）强直性脊柱炎

本病以青年或少年男性多发，主要侵犯骶髂关节及脊柱，部分患者可出现以膝、踝、髋关节为主的非对称性下肢大关节肿痛，活动不利。该病常伴有肌腱端炎，HLA-B27 阳性而 RF 阴性。骶髂关节炎及脊柱的 X 线改变对诊断有重要意义。

## （五）其他疾病所致的关节炎

干燥综合征及系统性红斑狼疮等其他免疫性风湿病均可有关节受累，但是这些疾病多有相应的临床表现和自身抗体，一般无骨侵蚀。对不典型的 RA 还需与感染性关节炎、反应性关节炎和风湿热等相鉴别。

# 第五节 治 疗

## 一、西医治疗

### （一）治疗原则

RA 早期诊治对预后影响重大，临床一经确诊，应按照"早期、规范治疗，定期监测与随访"的原则尽快启动治疗，以实现疾病缓解或降低疾病活动度、控制病情、降低致残率、改善患者生活质量为目标。

### （二）治疗方案

RA 治疗方案选择应结合关节肿痛数量、血沉、C 反应蛋白、抗 CCP 抗体等实验室指标及关节外系统受累情况综合制定，建议遵循 ACR/EULAR 及诊疗指南及 2018 中国类风湿关节炎诊疗指南[17,18,20]，治疗方法包括药物治疗与非药物治疗。

1. 药物治疗　药物治疗的总体治疗思路包括以下几方面：①RA确诊后可首先使用非甾体抗炎药（NSAIDs）改善关节炎症；②应尽早使用改善病情的抗风湿药（DMARDs）治疗，应用csDMARDs治疗3~6个月未达到治疗目标，考虑改用其他同类药物。存在预后不良因素时，应考虑csDMARDs联合一种bDMARDs或一种tsDMARDs治疗。③若一种bDMARDs或tsDMARDs治疗失败，应考虑更换另一种bDMARDs或tsDMARDs。④存在应用NSAIDs存在禁忌时可考虑短期应用糖皮质激素作为"桥梁"，但应在临床可行的情况下尽快减量。⑤活动性疾病应定期监测（1~3个月），治疗后3个月仍无改善，或6个月仍未实现达标，则应及时调整治疗策略。

2. 非药物治疗

（1）一般治疗：包括患者教育、休息、戒烟限酒、关节锻炼（疾病非活动期）、物理疗法等。

（2）特殊治疗：少数经规范治疗无效的患者可选择外科治疗（关节滑膜切除、人工关节置换术、关节融合术等）、血浆置换、免疫吸附、自体干细胞移植、T细胞移植、间充质干细胞治疗等。

### （三）药物种类

1. 非甾体抗炎药（non-steroidal anti-inflammatory drugs，NSAIDs）　非甾体抗炎药具有抗炎、镇痛、消肿、退热的作用，常用于缓解炎症急性期关节肿痛症状，但此类药物无法控制病情进展。常用药物包括：①双氯芬酸：50mg，口服，1~2次/日，轻度疼痛或需长期治疗者，每日剂量为25~50mg；②塞来昔布：50~100mg，口服，2次/日；③醋氯芬酸：100mg，口服，2次/日，每日最大剂量不超过400mg；④洛索洛芬：60mg，口服，3次/日；⑤美昔洛康：7.5mg，口服，2次/日，该药物选择性抑制COX-2，对COX-1抑制作用较弱，消化系统不良反应发生少。

NSAIDs最常见的不良反应为胃肠反应，主要表现为胃不适、烧灼感、反酸、纳差、恶心等，停药或对症处理即可消失，少数可出现溃疡、出血、穿孔。其他不良反应包括心血管不良事件风险、肝毒性（血清转氨酶一过性升高，极个别出现黄疸）、皮疹、心律失常、血液学毒性（粒细胞减少、血小板减少）、神经系统毒性（头痛、眩晕、嗜睡、兴奋）等。使用时需注意：①重视药物种类、剂量、剂型的个体化；②避免同时使用两种及以上的NSAIDs；③控制症状前提下，在最短治疗时间内使用最低有效剂量；④使用选择性COX-2抑制剂或配合质子泵抑制剂可减少胃肠道不良反应发生的概率；⑤心血管事件高危人群慎用，如需使用，建议选用对乙酰氨基酚；⑥若有不良反应发生，应立即停用并予对症处理。

2. 糖皮质激素（glucocorticoid，GC）　糖皮质激素有抗炎和免疫抑制双重作用，小剂量口服或局部注射对于缓解RA急性炎症十分有效。中高疾病活动度建议使用DMARDs短期联合小剂量GC（如醋酸泼尼松5~10mg，口服，1次/日），不推荐单用或长期使用大剂量GC。若为RA重症或合并血管炎、心、肺等重要脏器受损需迅速控制病情时，可考虑甲强龙静脉冲击治疗（1g/d，静脉注射，持续3日）。

激素副作用产生的原因在于长期大剂量使用或不适当停用导致肾上腺皮质功能损害，诱发激素性骨质疏松、股骨头无菌性坏死、感染、消化性溃疡、高血压、高血糖、肥胖、精神兴奋等。为尽量避免副作用，口服给药者，宜在每日清晨8点前服药，同时补充足够的维生素D、钙剂或双膦酸盐。在病情控制平稳前提下，尽早减量至最低维持剂量。

3. 改善病情抗风湿药（disease-modifying anti-rheumatic drugs，DMARDs）　DMARDs是RA治疗的核心药物，不仅能够持续控制RA病情，还可从根本上延缓组织损伤及放射学进展。2016年欧洲抗风湿病联盟（EULAR）指南将DMARDs分为三类：csDMARDs、bDMARDs及tsDMARDs。所有RA患者确诊后应在3个月之内考虑接受DMARDs治疗，病情缓解后长期维持治疗。根据病情轻重，治疗可采取单药或2种、3种、4种药物联合的方式，每种方案治疗3~6个月后病情评估未达标，则需考虑更换方案。

（1）传统合成DMARDs（csDMARDs）：csDMARDs为慢作用药，使用数周甚至数月后才显效。

临床常用药包括甲氨蝶呤（MTX）、来氟米特（LEF）、柳氮磺吡啶（SSZ）、硫酸羟氯喹（HCQ）、艾拉莫德（IGU）。

①甲氨蝶呤：属二氢叶酸还原酶抑制剂，可阻断叶酸转变为四氢叶酸，使嘌呤和嘌呤核苷酸的合成代谢途径受阻，选择性作用于 DNA 合成期，发挥抗炎和免疫抑作用。MTX 为 RA 治疗一线首选 DMARDs，无禁忌证者均应使用，起始剂量为 7.5~15mg，口服，1 次/周，或肌内注射。若病情持续活动，每个月或每 2 个月增加 5mg 剂量，直至 20mg，疗程至少半年。常见不良反应包括胃肠道不适、口腔炎、食欲减退，以及肝损伤、骨髓抑制、肺纤维化等。虽然 MTX 不影响生育能力，但孕妇使用 MTX 会增加新生儿神经系统、骨骼、心脏缺陷的风险，故需在妊娠前 3 个月停药，妊娠及哺乳期禁用[16]；MTX 可拮抗叶酸，使用过程中需补充叶酸。

②来氟米特：为二氢乳清酸脱氢酶抑制剂，可抑制 T 细胞增殖，减少自身抗体的产生，并且抑制酪氨酸激酶活性，中断细胞炎性信号的传导途径。该药适用于 MTX 禁忌（或早期不耐受）者。其使用方法为 10~20mg，口服，1~2 次/日。该药具有胚胎毒性，需在妊娠前 2 年停药，或以消胆胺 8g，口服，3 次/日，持续洗脱 11 日，洗脱后两次测试（间隔时间至少 7 日）血药浓度低于 0.02mg/L 方可备孕，妊娠及哺乳期禁用。不良反应包括胃肠道不适、皮疹、脱发、一过性转氨酶升高、白细胞计数下降等。

③柳氮磺吡啶：具有抗炎、抑制免疫、抗菌的作用，适用于 MTX 禁忌（或早期不耐受）者。使用方法为 1g，口服，2 次/日。本品属于磺胺类抗菌药，磺胺过敏者禁用。临床常见不良反应包括消化道不适、皮疹、头痛、腹痛、肝肾毒性/血小板减少等。从小剂量开始服用可减少不良反应。

④硫酸羟氯喹：适用于病情轻、病程较短的患者，对于重症或有预后不良因素者应该与其他 DMARDs 合用。用量为 100~200mg，口服，2 次/日。不良反应主要表现为视网膜病变与心脏传导阻滞，用药期间应定期检查眼底及心电图。

⑤艾拉莫德：抑制 B 细胞成熟发挥抑制免疫、抗炎作用，同时还可抑制 RANKL、MMP，上调 Osterix 表达，促进成骨分化，从而有效阻止骨破坏，降低致残率和致畸率[21]。本品耐受较好、安全性更高，副作用小，适用于其他 csDMARDs 治疗应答不佳者。用法用量为 25mg，口服，2 次/日。不良反应包括胃肠道反应、转氨酶升高、白细胞减少、皮肤瘙痒，多数不良反应轻微且短暂，停药一段时间后可缓解或消失。

（2）生物制剂 DMARDs（bDMARDs）[22]：适用于对 MTX 及其他 csDMARDs 反应不佳或无法耐受的中、重度 RA 患者。相较于 csDNMRDs 具有迅速强效的抗炎效果，并可阻止骨破坏。

①肿瘤坏死因子-α（TNF-α）拮抗剂：与 TNF-α 特异性结合而阻断其生物活性发挥，起到持续缓解 RA 病情的作用。常用药物包括以下几种。依那西普（益赛普）：每次 25mg，皮下注射，2 次/周，或 50mg，皮下注射，1 次/周。英夫利昔单抗：3mg/kg，皮下注射，第 0、2、6 周各给药 1 次，之后每 8 周给药 1 次；或 10mg/kg，皮下注射，每 4 周给药 1 次。阿达木单抗：40mg，皮下注射，每 2 周给药 1 次；聚乙二醇赛妥珠单抗：400mg，分 2 次皮下注射，第 0、2、4 周各给药 1 次，起效后，每 2 周注射 200mg 或每 4 周注射 400mg 维持。戈利木单抗：50mg，皮下注射，每 4 周 1 次。

②IL-6 拮抗剂：与可溶性和膜结合 IL-6 受体特异性结合后抑制 IL-6 介导的信号转导发挥其药理作用[23]，对 TNF-α 拮抗剂反应欠佳的患者可能有效。托珠单抗：8mg/kg，静脉滴注，每 4 周 1 次。出现肝酶异常、中性粒细胞计数降低、血小板计数降低时，可将剂量减至 4mg/kg。

③IL-1 拮抗剂：与细胞表面 IL-1 受体阻止其与内源性 IL-1 结合，抑制 IL-1 转导途径[24]。如阿那白滞素：100mg，皮下注射，每日 1 次。

④共刺激信号调节剂：阻断共刺激分子 CD28 和 CD80/CD86 活化 T 细胞的第二刺激信号，从而抑制 T 细胞活化。阿巴西普，根据体重确定给药剂量：体重≤60kg 者，500mg，30 分钟之内静脉滴

注完毕；体重在 60~100kg，750mg，30 分钟之内静脉滴注完毕；体重≥100kg，1000mg，30 分钟之内静脉滴注完毕。第 0、2、4 周各给药 1 次，此后每 4 周给药 1 次。

（3）靶向合成 DMARDs（tsDMARDs）[25,26]：tsDMARDs 以 JAK 抑制剂为代表，该药物可选择性地抑制 JAK 激酶，阻断 JAK/STAT 信号通路，降低 TNF-α、IL-6、IL-1β 等炎症细胞因子水平，显著减少炎症细胞浸润和骨吸收，同时也可抑制多种细胞与细胞因子的活化，缓解炎症，减少关节损伤。目前临床获批使用的 JAK 抑制剂为"枸橼酸托法替布"，使用方法为 5mg，口服，2 次/日。

尽管生物制剂的应用给 RA 治疗带来革命性的变化，然而，生物制剂作用靶点是 RA 发病中的关键促炎因子和免疫细胞，治疗过程伴随免疫耐受的抑制。除输液反应外，还有诱发感染、结核、肿瘤（淋巴瘤等）的潜在风险。因此，使用生物制剂前必须除外活动性感染、结核、肿瘤。总体来说，严重不良事件相当罕见，生物制剂是较为安全和有效的。

## 二、中医治疗

正虚邪实为 RA 的基本病机，治疗以"扶正祛邪"为基本原则。临床辨治当首抓主症，辨清风、寒、湿、热、痰、瘀、虚之盛衰，治疗或攻或补或攻补兼施，或清或温或寒温并用，内治与外治相结合，综合治疗。尤其需要强调的是，本病迁延难愈，久病之人多虚多瘀，故需将"扶正"思想贯穿治疗全程，选方用药时需注意祛邪不宜峻伐，以免加重正气损耗，扶正不宜峻补，以免邪气壅塞。

### （一）中医辨证论治

本病参照 2017 年中华中医药学会团体标准——《类风湿关节炎病证结合诊疗指南》[27]、《中医风湿病学临床研究》[28]分为 8 种证型论治。

1. 风寒湿痹证

主症：①关节疼痛、肿胀；②关节疼痛，遇寒加重。次症：①恶风，或汗出；②关节拘挛，屈伸不利；③肢体沉重。舌脉：舌质淡，苔薄白或白腻，脉浮紧或浮滑。

具备主症 2 条；或主症 1 条，次症 2 条；或具备次症 3 条。结合舌脉可诊断。

治法：温经散寒，除湿通络。

方药：蠲痹汤（《医学心悟》）合乌头汤（《金匮要略》）。川乌、麻黄、芍药、黄芪、秦艽、羌活、独活、桂心、桑枝、海风藤、乳香、木香、川芎、当归、苍术、甘草。

加减：上肢疼痛为主者，加威灵仙、葛根；痛在下肢者，加怀牛膝、透骨草；疼痛夜甚，屈伸不利者，加姜黄、苏木、丝瓜络；表虚风甚者，合玉屏风散；脾虚者，加白术、茯苓、白豆蔻。

2. 湿热痹阻证

主症：①关节疼痛、肿胀，触之灼热；②关节疼痛、肿胀，自觉灼热。次症：①发热、心烦；②关节局部肤色发红；③口渴或渴不喜饮；④小便色黄。舌脉：舌质红，苔黄腻，脉弦滑或滑数。

具备主症 2 条；或主症 1 条，次症 2 条；或具备次症 3 条。结合舌脉可诊断。

治法：清热除湿，通络止痛。

方药：当归拈痛汤（《兰室秘藏》）合宣痹汤（《温病条辨》）。防己、滑石、蚕沙、山栀子、赤小豆、薏苡仁、杏仁、法半夏、黄芩、黄柏、知母、苍术、葛根、茯苓、泽泻、当归身、忍冬藤、青风藤等。

加减：关节肿热甚者，加水牛角、青蒿、鳖甲；口渴者，加麦冬、石斛、生地黄；大便干结者，加生大黄、虎杖。

3. 寒热错杂证

主症：①关节肿痛，发热恶寒；②关节热痛，畏寒身冷。次症：①烦躁不安；②头晕欲吐；③肢寒畏冷。舌脉：舌质淡或偏红，舌苔或黄或白或黄白相兼，脉弦数。

具备主症 2 条；或主症 1 条，次症 2 条；或具备次症 3 条。结合舌脉可诊断。

治法：寒热并调，通络止痛。

方药：桂枝芍药知母汤（《金匮要略》）。桂枝、芍药、麻黄、附子、白术、知母、防风、生姜、甘草。

加减：表寒郁闭严重者，加桂枝、细辛、羌活、独活；里热甚者，加黄柏、忍冬藤、石膏、赤芍；上热下寒者，以潜阳丹合封髓丹化裁。

4. 痰瘀痹阻证

主症：①关节肿痛刺痛、肿大，日久不消；②关节局部肤色晦暗，或皮下结节。次症：①关节僵硬畸形；②关节刺痛，痛处固定；③唇面部肤色黧黑；④关节肿大。舌脉：舌质紫暗或伴瘀点瘀斑，苔白腻或黄腻，脉细涩或沉滑。

具备主症 2 条；或主症 1 条，次症 2 条；或具备次症 3 条。结合舌脉可诊断。

治法：化痰祛瘀，通络止痛。

方药：双合汤（《万病回春》）。桃仁、红花、当归、川芎、赤芍、生地黄、鸡血藤、川牛膝、陈皮、法半夏、白芥子、茯苓、石菖蒲、生姜等。

加减：关节剧痛者，加全蝎、蜈蚣、土鳖虫；皮下结节者，加白附子、夏枯草、山慈菇、王不留行。

5. 气血两虚证

主症：①关节隐痛，伴神疲乏力；②关节酸痛，伴面色㿠白。次症：①心悸气短，或头晕目眩；②少气懒言；③唇甲色淡；④食少便溏。舌脉：舌质淡，苔薄白，脉细弱。

具备主症 2 条；或主症 1 条，次症 2 条；或具备次症 3 条。结合舌脉可诊断。

治法：益气养血，通络止痛。

方药：黄芪桂枝五物汤（《金匮要略》）合归脾汤（《正体类要》）。炙黄芪、桂枝、白芍、白术、人参、当归、茯苓、远志、酸枣仁、木香、龙眼肉、生姜、大枣、甘草等。

加减：血虚明显者，加阿胶、熟地黄；脾虚便溏者，加石菖蒲、白豆蔻；兼血瘀者，加川芎、鸡血藤。

6. 肝肾亏虚证

主症：①关节酸痛，肿大或僵硬畸形；②腰膝酸软或腰膝酸痛。次症：①足跟痛；②眩晕耳鸣；③关节屈伸不利；④尿频、夜尿多。舌脉：舌质淡红，苔薄白或少津，脉沉细弱或细数。

具备主症 2 条；或主症 1 条，次症 2 条；或具备次症 3 条。结合舌脉可诊断。

治法：补益肝肾，祛风除湿。

方药：独活寄生汤（《备急千金要方》）。独活、桑寄生、秦艽、防风、杜仲、怀牛膝、肉桂、党参、当归、生地、白芍、细辛、川芎、茯苓、甘草等。

加减：五心烦热、口燥咽干者，加黄柏、知母、女贞子、旱莲草；腰膝怕冷、夜尿清长、大便溏泄者，加淫羊藿、补骨脂、鹿衔草；关节畸形挛缩者，加熟地黄、肉苁蓉、黄精。

7. 气阴两虚证

主症：①关节肿胀、灼痛，气短乏力；②关节肿胀、疼痛，渴喜冷饮。次症：①五心烦热；②自汗盗汗；③形瘦肤糙。舌脉：舌质红或有裂纹，苔少，脉细数无力。

具备主症 2 条；或主症 1 条，次症 2 条；或具备次症 3 条。结合舌脉可诊断。

治法：养阴清热，益气通络。

方药：四神煎（《验方新编》）。黄芪、北沙参、制远志、金银花、石斛、生地黄、山茱萸、山药、薏苡仁、老鹳草、首乌藤等。

加减：汗多者，加浮小麦、糯稻根、麻黄根；口眼干燥明显者，加麦冬、枸杞子；虚烦多梦者，加酸枣仁、黄连、鸡子黄。

### 8. 脾肾阳虚证

主症：①关节冷痛，畏寒肢冷；②关节疼痛，屈伸不利。次症：①遇寒痛增，得热稍减；②尿频、夜尿多；③大便稀溏；④渴喜热饮。舌脉：舌质淡胖，苔白滑，脉沉迟。

具备主症2条；或主症1条，次症2条；或具备次症3条。结合舌脉可诊断。

治法：温补脾肾，通络止痛。

方药：桂枝附子汤（《金匮要略》）。附子、桂枝、生姜、大枣、甘草。

加减：冷痛甚者，加鹿角胶、杜仲、狗脊、补骨脂；便溏者，加淫羊藿、薏苡仁、石菖蒲、白豆蔻。

## （二）中成药

1. 雷公藤多苷片 每次10~20mg，每日3次，口服。该药具有清热解毒、祛风除湿、消肿止痛之功效。雷公藤多苷为中药卫矛科植物雷公藤的提取物，药理研究表明，雷公藤多苷具有显著抗炎镇痛、免疫抑制和骨保护作用，用于RA辨病治疗。临床用药需要注意其生殖毒性、骨髓抑制、肝损伤、消化道反应等。动物实验证明，雷公藤甲素可诱导精原干细胞凋亡，这种损害在精子形成早期阶段就已经发生，而且与剂量呈正相关，故具有生育需求的患者应慎用[29]。

2. 白芍总苷胶囊 每次0.6g，每日3次，口服。该药具有养血、柔肝、敛阴、缓急止痛之功效。白芍总苷为中药白芍的提取物，药理研究表明[30]，白芍总苷对多种大鼠佐剂性关节炎、角叉菜胶诱导的大鼠足爪肿胀、环磷酰胺诱导的细胞和体液免疫增高或降低模型等具有明显的抗炎和免疫调节作用，同时还具有一定的镇痛、抗氧化、神经保护作用。其主要不良反应为腹泻，停药或减少药量可缓解。

3. 正清风痛宁 每次20~80mg，每日3次，口服。该药具有祛风除湿、活血通络、消肿止痛之功效。研究表明[31]，正清风痛宁可抗急慢性炎症、镇痛、免疫抑制、改善微循环等。其不良反应主要有药物过敏（表现为皮肤潮红、灼热、瘙痒、皮疹）、白细胞减少、血小板减少、胃肠道不适等。本品孕妇或哺乳期妇女忌用，有哮喘病史及对本品过敏者禁用，再生障碍性贫血、糖尿病、高脂血症者使用时应该注意监测血常规（每月1次）、血糖和血脂。

4. 昆仙胶囊 每次0.6g，每日3次，饭后服用。该药具有补肾通络、祛风除湿的功效。现代药理研究表明[32]，昆仙胶囊通过抑制白介素、TNF-α等表达，抑制原发或继发关节炎，抑制滑膜细胞增生，减轻骨破坏。少数患者服药后出现消化道不适、便秘、皮疹、色素沉着、口干，个别出现肝功能轻度异常、白细胞减少。本品含有雷公藤，处于生长发育期的婴幼儿、青少年及有生育要求者禁用或全面权衡利弊后遵医嘱使用。

5. 尪痹片 每次2g，每日3次，口服。该药具有补肝肾、强筋骨、祛风湿、通经络的功效。研究表明[33]，尪痹片能够减轻关节滑膜增生及炎症细胞浸润，抑制滑膜、软骨损伤。其作用机制与调节T细胞亚群CD4+/CD8+比值，下调细胞因子TNF-α、IL-1β、IL-6及VEGF表达，上调IL-10水平有关。

6. 瘀血痹片 每次2.5g，每日3次，口服。该药具有活血化瘀，通络定痛之功效。药理研究表明[34]，瘀血痹片通过抑制外周TNF-α、IL-17A和CCL2等炎症因子的表达，降低毛细血管通透性，进而缓解慢性炎性痛小鼠痛觉过敏和足肿胀。其不良反应主要表现为腹痛、腹胀、食欲下降等胃肠道刺激症状，饭后服用或配合胃黏膜保护剂可减少不良反应发生的概率。本品主要由活血化瘀药物组成，故有出血倾向者慎用，孕妇禁用。

7. 新癀片　每次 0.64~1.28g，每日 3 次，饭后口服或用冷开水调化外敷患处。该药具有清热解毒、活血化瘀、消肿止痛之功效。药理研究表明，新癀片具有抗炎、镇静、镇痛、利胆、抗菌、抗肿瘤等作用。空腹服药可能出现眩晕、咽干、倦怠、胃部嘈杂不适、轻度腹泻，停药后自行消失。有消化道出血史者忌用，胃及十二指肠溃疡者、肾功能不全者及孕妇慎用。

8. 夏天无片　每次 0.64mg，每日 3 次，口服。该药具有祛风除湿、舒筋活络、行血止痛之功效。研究发现[35]，夏天无具有抗炎、镇痛、抑制血小板聚集等作用。本品含有乌头碱、马钱子碱，孕妇禁用，运动员慎用。

9. 独活寄生合剂　每次 15~20mL，每日 3 次，口服。该药具有养血舒筋、祛风除湿、补益肝肾之功效。药理研究表明[36]，独活寄生合剂主要有抗炎、镇痛、扩张血管、改善循环等作用。

10. 蠲痹颗粒　每次 15g，每日 3 次，冲服。该药有温经散寒、通络止痛、祛风除湿的功效，是治疗寒湿痹阻型 RA 的有效成药。蠲痹颗粒药理作用主要包括免疫抑制、抗炎、镇痛等，尤其对风寒湿痹型急性非特异性的炎症和慢性炎症具有较好的抑制作用[37]。

11. 痹克颗粒　每次 10g，每日 3 次，冲服。该药具有活血止痛、祛风除湿、续筋接骨的功效。现代药理学研究证实[38]，痹克颗粒具有显著镇痛、抗炎作用，可改善微循环功能。

12. 湿热痹颗粒　每次 5g，每日 3 次，开水冲服。该药具有祛风除湿、清热消肿、通络定痛的功效。研究表明[39]，湿热痹颗粒具有较强的镇痛作用，能够显著对抗以毛细血管扩张、通透性增加、渗出性水肿为主的急性炎症反应。

13. 痛舒胶囊　每次 0.9~1.2g，每日 3 次，口服。该药具有活血化瘀、舒筋活络、化痞散结、消肿止痛的功效。现代药理学研究表明[40]，痛舒胶囊通过调节组胺等炎性介质对局部毛细血管通透性的影响，从而减轻和缓解炎性渗出物对局部组织和末梢神经的刺激，达到"消肿止痛"的目的。

14. 新风胶囊　每次 3 粒，每日 3 次，口服。研究表明[41]，本品用于有较好的免疫抑制、抗炎、抑制血小板活化、改善 RA 患者肺功能等作用。

15. 痹祺胶囊　每次 0.12g，每日 2~3 次，口服。该药具有益气养血、祛风养血、活血止痛的功效。相关研究表明[42]，痹祺胶囊具有抑制炎症细胞浸润、抑制滑膜增生及关节骨破坏等作用。高血压病患者、孕妇忌服，运动员慎用。

16. 仙灵骨葆胶囊　每次 1.5g，每日 2 次，口服。该药具有滋补肝肾、活血通络、强筋壮骨的功效。大量研究表明[43]，仙灵骨葆胶囊具有调节机体代谢、刺激骨形成、促进软骨细胞成熟、促进骨小梁成熟、促进纤维组织形成、提高性激素水平、炎症抑制、镇痛等作用。

17. 益肾蠲痹丸　每次 8g，每日 3 次，口服。该药具有温补肾阳、益肾壮督、搜风剔邪、蠲痹通络之功效。药理研究表明[44]，益肾蠲痹丸能够作用于辅助性 T 细胞，调节促炎/抗炎细胞因子的平衡，同时抑制破骨细胞增殖活化，发挥抗炎、骨保护作用。本品使用后偶有皮肤瘙痒、丘疹和口干、便秘、胃脘不适等。如见皮肤瘙痒、丘疹，表明与虫类药异体蛋白质过敏有关。本品含活血化瘀药及马兜铃酸，孕妇、肾功能不全者禁服，其他人群服用期间需定期监测肾功能。

18. 小活络丸　每次 3g，每日 2 次，黄酒或温开水送服。该药具有祛风散寒、化痰除湿、活血止痛之功效。研究表明[45]，小活络丸具有抗炎、镇痛及活血化瘀等作用。

19. 壮腰健肾丸　浓缩水蜜丸，每次 3.5g，大蜜丸每次 1 丸，每日 2~3 次，口服。该药具有壮腰健肾、养血、祛风湿之功效。研究发现[46]，壮腰健肾丸能改善血液流变学状态，降低毛细血管通透性，减少炎性渗出，通过增加局部组织供血供氧而起到镇痛作用。

20. 风湿骨痛丸　每次 10~15 粒，每日 2 次，口服。该药具有祛风湿、通活络之功效。研究表明[47]，风湿骨痛丸具有抗炎、止痛等作用。

21. 天麻丸　水蜜丸每次 6g，小蜜丸每次 9g，大蜜丸每次 1 丸，每日 2~3 次，口服。该药具有祛风除湿、通络止痛、补益肝肾之功效。研究表明，天麻丸具有解痉镇静、解肌止痛、活血化瘀等作用。

22. 四妙丸　每次 6g，每日 2 次，口服。该药具有清热利湿的功效。大量基础及临床研究表明[48]，四妙丸具有抑菌、解热、抗炎、抗变态反应、镇痛、镇静等作用。

23. 当归拈痛丸　每次 9g，每日 2 次，口服。本品用于湿热闭阻所致的痹病。研究表明[49]，当归拈痛丸具有抗炎、镇痛、解热等作用。

### （三）外治法

1. 外治中成药

（1）罗浮山风湿膏药：外用，贴敷患处，具有祛风除湿、消肿止痛之功效。

（2）祖师麻膏药：外用，贴敷患处，具有祛风除湿、活血止痛之功效。

（3）云南白药膏：外用，贴敷患处，适量，具有活血化瘀、解毒消肿的作用。

（4）肿痛气雾剂：外用，摇匀后喷涂患处，具有消肿镇痛、活血化瘀、舒筋活络、化瘀散结的作用。

（5）阳和解凝膏：外用，涂擦患处，适量，具有温阳化湿、解凝散结的功效。

（6）如意金黄散：外用，涂搽患处，适量，具有清热解毒、消肿止痛的作用。

（7）青鹏软膏：外用，涂搽患处，适量，具有清热消肿、行气活血的功效。

2. 外治方药

（1）川乌 15g，草乌 15g，细辛 15g，川芎 15g，桂枝 15g，伸筋草 15g，桑枝 15g，透骨草 15g，羌活 15g，独活 15g，丹参 15g，桃仁 15g，红花 15g。煎取药汁热敷或外洗，每日 1~2 次。本方具有温经散寒、除湿通络止痛功效。

（2）雷公藤 20g，制附片 10g，羌活 20g，独活 20g，威灵仙 20g，透骨草 20g，鸡血藤 30g，路路通 30g。煎取药汁湿敷或外洗，每日 1~2 次。本方具有温经散寒、除湿通络止痛功效。

（3）羌活 20g，独活 20g，川芎 20g，姜黄 20g，苏木 20g，防风 15g，桂枝 15g，细辛 10g，海风藤 30g，徐长卿 30g，冰片 1g。煎取药汁，待温度降至 58℃ 左右熏蒸、湿敷或外洗，每日 1~2 次。本方具有祛风除湿、通经止痛、活血除瘀之功效。

（4）苏木 30g，红花 30g，艾叶 30g，芒硝 30g，威灵仙 30g，透骨草 30g，伸筋草 30g。煎取药汁，待水温凉至 40℃ 左右湿敷或外洗，每日 1~2 次。本方具有清热消肿、化瘀通络、散结止痛之功效。

（5）苦参 30g，虎杖 20g，薏苡仁 30g，炒知母 20g，黄柏 20g，土茯苓 30g，刺蒺藜 20g，皂角刺 20g，鸡血藤 50g，透骨草 20g，五加皮 20g，川芎 20g，枯矾 20g。煎取药汁，温浴或外洗，每日 1~2 次。本方具有疏风清热、除湿通络之功效。

（6）大黄 30g，黄连 30g，黄柏 30g，栀子 30g，研粉，加冰片 5~10g。取适量用凉醋调糊状冷敷患处，每日 3~4 次。本方具有清热利湿、凉血解毒、消肿止痛的功效。

3. 外治方法

（1）中药外洗/熏蒸：利用药液煎煮产生的药汁或蒸汽泡（熏）洗关节局部，适用于 RA 四肢关节肿胀、疼痛、功能障碍等，可根据证候类型选择方药。需要注意的是：若用于治疗寒证，则泡洗或熏蒸的药汁温度宜高，以借助药力热气蒸腾，鼓舞阳气，促使气血运行而通利关节，又借其微汗而达祛风散寒除湿之功。热证药汁温度避免过高或过低，以不觉冰冷感为适宜，避免因血管急剧扩张或收缩加重疼痛。

（2）中药外敷：根据证型选择方药做成药粉、药糊、药饼或熬膏等敷贴于患处、穴位等处，药物可以透过皮肤直达病所，缩短起效时间，又能由皮腠深入经络循行，调理气血阴阳[50]。中药外敷适用于活动性 RA 的治疗，在疾病缓解期根据节气进行穴位贴敷可以起到防止疾病复发的作用。常用药物包括复方雷公藤外敷剂、金黄膏、青鹏膏、三黄散等。

（3）中药热罨包：将加热好的药包置患处，通过热罨包的热力及蒸汽使血液循环加速，促进局部炎症因子吸收，缓解肌肉痉挛。根据制备方法不同，可分为干热罨包法、湿热奄包法两种类型。①干热罨包法：将药物放入盆内用介质搅拌均匀，湿度适宜，药包放入布袋内蒸煮。蒸好后，药袋直接敷于患处，用中单包裹。②湿热罨包法：将药物用布袋包好后放入锅蒸煮 30 分钟左右，捞出，挤出多余药液，将清洁毛巾铺于患处，取热罨包置于毛巾上，中单包裹。或直接将毛巾与药袋一起蒸煮，待药汁渗入毛巾后，直接将毛巾铺于患处，中单包裹。热罨包操作时需注意温度以患者能忍受，不烫伤皮肤为度，每次 30 分钟，每日 1~2 次。该法可缓解肌肉痉挛，加速局部血液循环，促进炎性渗出物吸收，达到抗炎消肿止痛的目的。

（4）中药离子导入：通过直流电作用将药物中的阴阳离子从电极导入人体病变部位，具有增强局部血液循环、消炎、消肿、镇痛、疏通经络、松解粘连的作用。该法适用于缓解 RA 导致的急慢性关节疼痛。对直流电过敏，肢体感觉障碍者忌用。

（5）蜡疗：将医用石蜡加热熔解作为传导介质，患处涂擦中药液后及时浸入蜡液中；或将药汁倒入加热软化的医用石蜡中搅匀，将患处浸于蜡液中，利用蜡液的温度及密封性帮助中药局部渗透。研究表明，蜡疗能维持人体组织较高而持久的热刺激，使局部皮肤毛细血管扩张，促进局部甚至全身汗腺分泌，加快新陈代谢及炎性产物分解排泄，减轻关节局部炎性反应[51]。该法适用于缓解 RA 炎性肿痛，功能障碍。皮肤破溃、湿疹患者不宜使用。

（6）针灸疗法：针灸疗法具调节免疫、抗炎、镇痛、促进关节功能恢复等作用，针灸方式、穴位选择、操作手法需要结合患者证型综合评判。取穴方式有整体取穴、局部取穴之分，常用穴位包括风池、风府、风市、风门、肾俞、足三里、三阴交、内关、公孙。局部取穴：肩关节取天宗穴、肩髎、肩贞、阿是穴；肘关节取曲池、尺泽；腕关节取阳池、外关、阳溪、腕骨穴；指关节取八邪穴；膝关节取阳陵泉、犊鼻、膝阳关、梁丘穴等。常用针灸方式包括温针灸、火针、电针、蜂针、激光针刺、艾灸、督灸等。

（7）针刀/针刀镜疗法：针刀疗法是中医九针吸取西医学外科手术刀的长处，并结合软组织松解手术而成，能够祛除致病积聚、减张减压、松解软组织粘连、松解筋结等，适用于迅速减轻关节肿痛、改善关节功能障碍。针刀镜疗法是针刀微创疗法与西医学内窥镜技术的有机结合，利用影像设备使整体操作由原先的盲视变为可视，并能同时进行检查、灌洗、注射、置入、消融、剥离等多项操作。

（8）穴位注射疗法：根据患者临床症状及经络辨证，在经络、腧穴或压痛点、皮下阳性反应点上适量注射中药/西药注射液。此法操作简单，可将针刺刺激、药物效能以及对穴位的渗透作用相结合，对穴位刺激较稳定而长久。研究表明，类风湿关节活动期穴位注射能明显减少关节肿胀疼痛数目，减少晨僵时间及 VAS 评分，改善关节功能。

（9）穴位贴敷疗法：将药物贴敷在腧穴上，提高穴位局部药物浓度，使药效由皮肤渗入穴位，由穴入里，由经络直达内脏，达到活血化瘀、消肿止痛、疏通经络、祛风散寒的功效。根据时令进行三伏贴、三九贴治疗是中医冬病夏治、夏病冬治的重要手段。

（10）穴位埋线疗法：辨证选择相应穴位，将不同型号的羊肠线或可吸收性外科缝线埋入穴位，起到对穴位持久稳定的生理物理和生物化学刺激效果。此方法对缓解活动期炎症效果显著。

（11）拔罐疗法：利用抽气或者燃烧加热排出罐内空气使罐内形成负压，将罐吸附于体表穴位或者特定部位，使该部位皮肤充血、瘀血。该法具有温经通络、活血镇痛的作用。

（12）推拿按摩疗法：采用不同的按摩手法，在人体的适当部位进行操作，以疏通经络、调理气机循环。研究表明，推拿按摩疗法能够降低 ESR、改善微循环、降低血液黏滞度、降低红细胞比容，适用于缓解 RA 疼痛及晨僵症状。

（13）刮痧疗法：用专门的器具和手法在体表经络循行路线或疼痛部位进行反复刮擦，使皮下"出痧"。研究表明，刮痧疗法能够促进皮肤内 P 物质、糖皮质激素的分泌，调控机体免疫反应。

# 第六节　中西医结合诊治策略与措施

中西医结合治疗对于 RA 疾病的改善优于单纯中医或西医治疗，并可减少不良事件的发生[52]。中西医协同是未来治疗的趋势，具有广阔发展前景。

## 一、结合实验室检查辅助中医辨证

辨证是中医临床诊疗的关键环节。证候辨识决定立法遣方用药方向及临床诊疗结局，临床辨证准确性因人而异。近年研究表明，某些实验室指标、影像学指标具有 RA 证候指向意义，在临床诊疗过程中，参考客观辅助检查结果进行中医辨证，有助于提高遣方用药精准性，获取更好的临床疗效。

高 DAS28 评分、ESR、CRP 滴度作为 RA 病情活动指征，在热证诊断中价值为众多研究所公认，可作为 RA 中医证型风湿热痹型临床辨证的客观化参考[53]。免疫学指标方面，高抗 CCP 抗体预示发生血瘀证及热证骨侵蚀的风险[54]。凝血指标方面，热证外周血 D-二聚体、纤维蛋白原、血小板、凝血/纤溶指标显著高于寒证，且与 DAS28 评分、CPR、ESR 呈正相关[55]。彩色多普勒血流信号分级对热证高度特异，多普勒超声下血流高信号是热证的直观表现[56]。关节积液和 PD 积分>1.5 可作为 RA 的热证的量化指标，尤其是 PD 积分>1.5 对热证诊断特异性和敏感性分别达80.8%、93.3%[57]。X 线下，关节间隙增宽、软组织肿胀为寒证和热证的共性表现，寒证以梭形肿胀为特点，热证多见关节间隙增宽。关节间隙狭窄、关节融合畸形多预示痰瘀互结及虚证[58,59]。

## 二、辨病使用中药制剂

目前已有几种研究相对成熟，具有显著抗炎和免疫调节作用的单味中药提取物制剂及其复方制剂应用于临床，如青风藤的主要成分青藤碱，能够抑制滑膜细胞 TNF-$\alpha$、IL-1$\beta$ 和 IL-6 等炎症因子表达和释放，阻断单核-巨噬细胞亚群对正常组织的损伤与破坏，控制 RA 进展[60]，代表性药物为"正清风痛宁"。白芍的主要成分白芍总苷能够抑制 IL-1、TNF-$\alpha$ 活性，减少 PGE$_2$ 分泌，稳定炎症微环境，进而减轻软骨与软骨下骨破坏[61]，代表性药物为白芍总苷胶囊。雷公藤提取物雷公藤多苷通过抑制趋化因子、黏附因子、炎症介质、血管内皮生长因子等直接对抗过度激活的炎症反应，调节 T/B 淋巴细胞亚群病理性失衡，抑制 NK 细胞、树突状细胞、巨噬细胞增殖活化，纠正免疫紊乱，且还能影响下丘脑-垂体-肾上腺轴，被誉为中草药激素，代表性药物为雷公藤多苷片。乌头属植物龙头乌头提取生物碱草乌甲素通过抑制巨噬细胞趋化、吞噬、分泌 NO 能力，降低血清TNF-$\alpha$、PGE$_2$ 含量等起到抗炎镇痛、调节免疫的作用[62]，相应中药制剂为草乌甲素片。以上单味中药提取物抗炎、免疫抑制药理作用明确，临床研究已经证明其疗效及安全性，获国家药监局批准上市，RA 确诊者可辨病使用。

## 三、辨病辨证结合，中药西药协同

多项系统评价表明[63,64]，中西医协同治疗能够延长 RA 达标治疗维持时限。常规治疗中，依据辨病、辨证双重诊断，对病、对证双重治疗的原则，为患者制定理想的个体化治疗策略。如早期病情轻者，先以 1 种 csDMARDs+中药专方+NSAIDs，病情平稳后逐渐撤减 NSAIDs；经评估疾病未得到控制者，改为 2 种 csDMARDs+中药专方+NSAIDs，或 1 种 csDMARDs+bDMARDs/tsDMARDs+中药专方，病情重、兼症明显时可配合中医外治法以内外兼治。关节炎处于未分化阶段，用 1 种 NSAIDs+1 种中药提取制剂（如雷公藤多苷、青风藤碱、白芍总苷、草乌甲素）治疗，暂不适宜使用 DMARDs。

## 四、分期选择中西医治疗方案

《素问·痹论》言："风寒湿三气杂至，合而为痹也。"《灵枢·百病始生》曰："风雨寒热不得虚，邪不能独伤人。"RA 病机不外乎正虚、邪实两端。疾病活动期，患者以多关节疼痛急性起病、肿胀、灼热或发冷为主诉，实验室检查可见 ESR、CRP 升高。中医学认为，邪气盛则实，此期肿、热、冷、实验室指标升高属于邪实的表现，故中医治疗以攻邪为主、扶正为辅，视风、寒、湿、热、痰、瘀邪气偏盛，分别予祛风、散寒、清热、除湿、化痰、行瘀之法，配合西医积极抗炎治疗。疾病进入缓解期，邪气渐消，关节症状不显著，ESR、CRP 正常，此时中医治疗当以扶正为主、祛邪为辅，或温阳益气，或滋养阴血，或健脾和胃，或补益肝肾；西医则维持 DMARDs 和（或）生物制剂方案，并根据定期监测随访结果适时调整方案。

## 五、中医辨证论治，辅助激素撤减

中医辨证论治在辅助激素撤减、减轻激素副作用方面有积极作用。中医理论认为，激素具有"阳热性质"，长期使用轻则伤津耗气，重则灼阴炼液、阴阳两伤。激素使用过程中除阴虚火旺证之外，还可出现寒热错杂、气阴两虚、肝肾亏虚、脾胃虚弱、脾肾阳虚等诸多证型，需根据证型配合对证中药辅助治疗[65]。

炎症急性活动期激素用量相对较大，宜配合滋阴清热或和胃降逆的中药。激素撤减期：阴虚火旺者，予知柏地黄丸、虎潜丸；气阴两虚者，予生脉散合六味地黄汤化裁；寒热错杂证者，予桂枝芍药知母汤或黄连阿胶汤加减；肝肾亏虚者，予左归丸、右归丸加减；脾胃虚弱者，予四君子汤、补中气汤；脾肾阳虚者，予真武汤。若撤减过程反复发生上呼吸道感染，予玉屏风散益气固表。激素维持剂量或停用后 1~2 个月，予活血通络、温补肾阳药，如丹参、鸡血藤、莪术、淫羊藿、菟丝子、肉苁蓉、补骨脂等可促进下丘脑-垂体-肾上腺轴功能恢复和内源性糖皮质激素的分泌。

## 六、重视中医药增效减毒作用

RA 治疗用药复杂，往往需要同时联用多种西药。非甾体类抗炎药、抗风湿药、糖皮质激素均有明确的副作用，长时间用药易造成消化道反应、血液系统受累、过敏、肝肾毒性等药源性损害，使治疗难以为继。中西医协同，发挥中医药增效减毒作用，在减少西药使用量、减少副作用发生方面具有优势。

中药治疗需注意全程配伍顾护脾胃药物，如香砂平胃散、参苓白术散、补中益气丸等中成药可减轻非甾体类抗炎药对胃肠道的刺激；若血液三系降低，可配伍黄芪、人参、阿胶等益气生血之品；皮肤瘙痒、皮疹，可配伍刺蒺藜、地肤子、蛇床子、白鲜皮等疏风止痒；皮肤红斑，配伍紫草、凌霄花凉血消斑；肝功能受损，加用保肝胶囊、百解胶囊；血尿，加用小蓟、仙鹤草清热凉血；小便多、蛋白尿，加用黄芪、金樱子益气固精缩尿。药物继发性高血压，可加用天麻、钩藤、川牛膝、桑寄生平肝潜阳；兴奋失眠，配伍煅龙骨、煅牡蛎、酸枣仁、柏子仁、夜交藤重镇养心安神；水钠潴留，配伍猪苓、茯苓、泽泻利尿消肿。

## 七、结合实验室检查及现代中药药理优化处方

RA 湿热痹阻证 D-二聚体、纤维蛋白原、血小板、凝血/纤溶指标显著高于寒证，表明凝血/纤

溶系统异常、微循环障碍与 RA 热证发生发展有着密切联系。赤芍、大血藤、当归、三七等活血药物可抑制血小板聚集，促进微动脉循环，凝血指标高的热证患者宜酌情选用[66]。具有相同功效的中药对不同炎症细胞因子调节作用亦各有所偏重，如：南蛇藤、雷公藤、三七、姜黄、附子、川芎、青蒿能够降低 TNF-α 水平；伸筋草、丹参、栀子下调 TNF-α、IL-6；虎杖、栀子下调 TNF-α、IL-1β；木瓜下调 IL-1、TNF-α、PGE$_2$；秦艽配伍威灵仙对于风湿热痹证镇痛效果优于秦艽、防风配伍，与降低 TNF-α、IL-1β、PGE2 有关[67]；附子与白芍配伍，能显著降低风寒湿痹证 IL-1β、IL-6、IFN-γ 水平。随着炎症细胞因子检测在临床开展愈发广泛，根据检测指标差异选择具有针对性的药物将有助于快速控制炎症。川芎、阿魏、白花蛇舌草的共有成分阿魏酸钠可下调 RAFLS 中 VEGF 的表达以及软骨细胞中 MMP-3 的表达，抑制血管翳形成，从而改善软骨基质破坏，超声下滑膜血管翳增生严重者可配伍使用[68]。RA 中晚期，皮下组织和（或）真皮内纤维蛋白样物质聚积导致皮下结节，白芥子、半夏、天南星、夏枯草、猫爪草、全蝎、僵蚕等化痰散结中药具有抗血管增殖、增强纤维蛋白溶解作用，适用于皮下结节的治疗。

# 第七节　名医经验

## 一、路志正经验

路志正[69]强调 RA 外因重在湿邪为患，在内则多责之脾虚，尤其脾虚湿盛是主要原因。辨证立足正气强弱和邪气盛衰决定治以攻、补。祛邪外出的同时，兼以调和脾胃，使气血生化有源，正气得生以治本。久病不已，痰瘀痹阻经络关节，由经入络、由筋入骨导致关节畸形破坏者，多从补气血、滋肝肾、健脾胃、利关节入手，方用补血汤、独活寄生汤、黄芪桂枝五物汤、桂枝芍药知母汤等化裁。产后之风湿更宜大补气血，峻补真阴，濡润筋脉，通利关节，不宜过用刚药。脾胃虚弱者，用虫类药须慎重，或佐入健脾和胃之品。

**医案举例**：洪某，女，56岁。2001年9月来诊。

患者诉1年前无诱因出现四肢多关节疼痛、活动受限，晨僵。曾2次到某医院查 ESR67mm/h、RF（+）。诊断为 RA，予双氯芬酸、雷公藤多苷片治疗后症状缓解。2001年7月症状复发，加用泼尼松15mg，但诱发急性出血性胃炎而停用药。刻诊：四肢多关节肿胀疼痛，周身肌肉酸痛，晨僵1小时以上，神疲纳呆，形体消瘦，腰膝酸软，自汗盗汗，畏寒喜暖，天气变化或过劳症状加重。舌质淡黯、有瘀斑，苔薄白，脉沉而弱。辅助检查：ESR96mm/h，Hb104g/L，WBC11×10⁹/L，RF（+），CRP（+），ANA（+）。

西医诊断：类风湿关节炎。

中医诊断：痹证；辨证为肝脾肾不足、痰瘀阻滞。

治法：补益肝肾，祛瘀化痰，活血通络。

处方：太子参12g，黄精12g，威灵仙12g，地龙12g，茯苓12g，熟地黄15g，桑寄生15g，赤芍10g，白芍10g，红花10g，当归10g，秦艽10g，白术10g，焦三仙10g，制附子6g（先煎30分钟），川芎6g，水煎服，再以全蝎2g装胶囊吞服，日1剂。

2001年9月18日二诊：腰膝酸软、自汗、盗汗、畏寒症状减轻，双手掌指、食指、中指关节肿胀压痛不明显，能握拳，但握力仍差，饮食增加，体力好转。舌质淡红，苔薄白，脉沉细。药已见效，继用原方减赤芍、白芍，加杜仲12g，骨碎补12g，山茱萸12g。

2001年10月9日三诊：患者可自行来诊，面色红润，精神佳，关节肿胀明显减轻，晨僵30分钟以内，劳累后膝、踝、腕关节轻微疼痛，腰膝酸软、畏寒，夜尿每晚3~4次。舌质淡红，苔薄白，脉沉细。守 2001 年 9 月 18 日方，减地龙、川芎、全蝎，加姜黄 10g，独活 10g，防风 6g，肉桂 6g，桑螵蛸 10g。续服 15 剂后，改予独活寄生丸善后。

2002 年 3 月复查，患者基本无所苦，能够做一般的家务。实验室检查：Hb127g/L、WBC7.7×10⁹/L、ESR18mm/h、RF（−）、ANA（−）、APF（−）、CRP（−）。随访 6 个月未复发。

## 二、焦树德经验

焦树德[70]认为，寒湿邪侵袭，痰瘀致痹。肾虚寒盛表现在三个方面：①素体肾虚，寒湿深入肾脏；②冬季寒盛，感受三邪，肾气相应，寒邪入肾；③久痹不已，复感三邪，内舍肝肾。治疗强调以肾气为本，以"补肾祛寒"为大法，以"化湿散风、养肝荣筋"为辅，以"壮骨利节、活血通络"为佐，从肾虚寒盛证、肾虚标热轻证、肾虚标热重证、湿热伤肾证论治，创立补肾祛寒治尪汤、加减补肾治尪汤、补肾清热治尪汤、补肾清化治尪汤。

**医案举例：**患者，男，48 岁，挖地道工人。1971 年 10 月 28 日初诊。

主诉：关节疼痛、肿大变形、僵硬，不能自主活动 1 年余。1970 年 9 月，工作休息后，突发高热 40℃后出现左膝、左踝关节红肿疼痛，行走受限，治疗半年后病情逐渐加重，出现双手腕、双食指关节红肿疼痛、变形、僵硬，活动严重受限，双膝关节肿大、变形，不能自由屈伸，左膝明显，双踝关节肿大如脱。外院诊断为"类风湿关节炎"，当时检查 ESR118mm/h，遂至焦老处就诊。症见：双膝关节、双踝关节、双食指关节、双腕关节肿痛、变形，不能自主活动，双侧髋关节、双肘关节、双肩关节僵硬，不能活动，就诊时需人背抬。怕冷，间断有发热，心中烦热，纳差，偶有恶心，小便黄赤，大便 1~2 次/日。舌苔白腻，脉弦数。

西医诊断：类风湿关节炎。

中医诊断：尪痹；辨证为肾虚寒盛、兼有标热。

治法：补肾祛寒，散风活络。

处方：补肾祛寒治尪汤加减。骨碎补 12g，防风 12g，威灵仙 12g，制附片 10g（另包，先煎 30 分钟），桂枝 10g，赤芍 10g，白芍 10g，知母 10g，白术 10g，生姜 10g，麻黄 6g，甘草 6g。水煎服，1 剂/日，共 6 剂。

二诊：诸症皆减轻，上方加伸筋草 30g。

1972 年 5 月 3 日复诊：双腕关节、双踝关节、背部偶有发胀、疼痛，腕关节、食指关节、膝关节、踝关节变形，不影响日常活动，食欲明显改善，考虑病情稳定，改用散剂常服。

处方：骨碎补 54g，制附片 45g（另包，先煎 3 小时），防风 45g，松节 45g，地龙 45g，桂枝 36g，麻黄 36g，知母 36g，川续断 60g，赤芍 60g，白芍 60g，威灵仙 120g，伸筋草 120g，白术 30g，苍术 30g，泽泻 30g，细辛 12g，皂角刺 12g，共磨成粉末，温黄酒冲服，每次服用 3g，每日 2 次。

1973 年 1 月 27 日复诊：膝关节肿胀消退，余肿胀关节明显变小，继续守上方，川续断改为 90g，加焦神曲、片姜黄各 30g，当归尾、红花各 36g，共磨成粉末，温黄酒冲服，每次服用 3g，每日 2 次。

1979 年随访，血沉 13mm/h，RF（+），已可以正常上班。

## 三、朱良春经验

朱良春[71]提出围绕痹证三大主症（疼痛、肿胀、僵直拘挛）集中针对三个关键问题（治证与治病、扶正与逐邪、通闭与散结）进行诊疗的学术观点。他认为尪痹具有久痛多瘀、久痛入络、久病多虚及久病及肾的特点，肾督亏虚为其正虚的主要原因，寒、热、痰、湿、瘀邪痹阻经隧骨骱为邪实的一面。治疗以益肾壮督治其本、蠲痹通络治其标。"益肾壮督"有三层含义：一是补益肝肾精；二是温壮肾督阳气，阴充阳旺，祛邪外出；三是"奇经八脉隶属于肝肾"，督脉通则筋强骨健，必然关节滑利，客邪难以留注，痰瘀无由生成，顽疾亦不会缠绵难愈。同时。朱老强调，尪痹绝非一般祛风、除湿、散寒、通络等法及草木之品所能奏效，必须借用血肉有情善于搜剔之虫类药，如露蜂房、乌梢蛇、全蝎、蜈蚣、土鳖虫、僵蚕等，虫草结合以增其效。

**医案举例：** 邱某，女，1978 年 7 月出生。2015 年 5 月 3 日初诊。

患者半年前始有双侧指、腕关节疼痛，曾于外院就诊，查 RF（+），拟诊为"类风湿关节炎"予双氯芬酸钠、来氟米特等治疗乏效，继起双肩、肘、膝、踝关节游走性疼痛，时有肿胀，逢气交之变尤甚。刻下症见：双腕、踝关节肿痛，局部发热，得凉稍舒，晨僵 30 分钟左右，平素稍有畏寒，纳眠可，二便调，苔薄白，脉弦细。查 ESR49mm/h。

西医诊断：类风湿关节炎。

中医诊断：尪痹；辨证为寒湿入络，郁久化热。

治法：清化郁热，温经通络，益肾蠲痹。

处方：蠲痹汤。金刚骨 50g，青风藤 30g，骨碎补 30g，补骨脂 30g，延胡索 30g，生地黄、熟地黄各 20g，淫羊藿 15g，桂枝 12g，炒知母 10g，凤凰衣 8g，莪术 8g，水煎服，1 剂/日。浓缩益肾蠲痹丸，每次 4g，每日 3 次。蝎蚣胶囊，每次 1.5g，每日 3 次。新癀片（备用，疼痛剧烈时加用）每次 0.96g，每日 3 次。

2010 年 7 月 13 日二诊：诉药后症情减轻 50%以上，能正常行走，双下肢亦无明显肿胀，唯右肘关节屈伸不利，双腕关节时有疼痛，纳可，便调，寐安。ESR43mm/h，苔薄白，脉弦细。诊断辨证同前，上方加生白芍 20g，60 剂继进，同时内服浓缩益肾蠲痹丸、蝎蚣胶囊。宗法治疗 1 年余，病情平稳。

## 四、娄多峰经验

娄多峰[72]指出"虚""邪""瘀"是类风湿关节炎发病的独立三大致病因素，也是类风湿关节炎的病理结果。根据"虚""邪""瘀"的权重偏倚，分为"正虚候""邪实候""瘀血候"三候。"正虚候"常见证型为气血亏虚证、肝肾亏虚证，"邪实候"常见寒湿证、湿热证，"瘀血候"常见瘀血证。对应的治疗则以"扶正""祛邪""化瘀"为主，辨证施治。

**医案举例：** 某患者，男，34 岁。2015 年 9 月 20 日初诊。

患者因四肢多关节对称性肿痛伴双手晨僵 2 年余，在外院诊断为类风湿关节炎，曾间断服用止痛药治疗，2 周前感冒后病情复发。刻下症见：四肢多关节肿胀疼痛，局部热感，阴雨天加重，双手晨僵约 1 小时，伴体倦乏力，自汗、畏寒肢冷，纳呆食少，面色苍白，消瘦，夜寐易醒。舌质淡胖，有齿痕，苔薄黄，脉细数。

西医诊断：类风湿关节炎。

中医诊断：痹证；辨证为正虚候（气血亏虚证）。

治法：通阳蠲痹，益气养血，活血通络。

处方：黄芪桂枝青藤汤加减。黄芪 90g，白芍 30g，青风藤 30g，鸡血藤 30g，薏苡仁 30g，当归 20g，白术 20g，焦三仙 15g，防风 15g，炙甘草 9g，生姜 5 片，大枣 5 枚，5 剂，水煎服，日 1 剂。

二诊（2015 年 9 月 26 日）：服药 5 剂，痛稍减，纳食增，夜间易醒症状减轻，余症状如前。黄芪加至 120g，白术加至 45g，加香附 15g，20 剂，水煎服，日 1 剂。

三诊（2015 年 10 月 17 日）：服药 20 剂，四肢关节疼痛明显减轻，面色较前红润，夜寐安，无自汗，仍有体倦乏力，舌质淡红，苔薄黄，脉细稍数。9 月 26 日方去防风、薏苡仁，黄芪减至 60g，加桑寄生 20g，木瓜 15g。30 剂，水煎服，日 1 剂。

四诊（2015 年 11 月 20 日）：诉劳累后四肢关节疼痛，休息后可缓解，阴雨天仍有四肢关节疼痛不适，体重增加，自觉不容易感冒。给予院内制剂口服，治疗半年后随访，病情稳定。

### 五、吴生元经验

吴生元[73]提出"阳虚邪凑"为尪痹主要病因病机，治以"温阳通络"为法，使阳气宣通、气血流畅、营卫调和，痹痛自可向愈。在发作期以祛邪为主，分施以祛风、散寒、除湿、清热。风寒湿痹则发散风寒，温阳通络；湿热痹阻则清热解毒，除湿通络。虚人久痹，以扶正祛邪为主，健脾、益气、补肾是常用扶正之法。稳定期重在护卫阳、调营卫、养气血、补肝肾。此外，吴老强调辨证准确亦需守法守方，坚持治疗，但是守方决不能死守不变，证变药应随更，切忌"刻舟求剑"。

**医案举例：**金某，女，2007年1月18日初诊。

患者诉手指关节、肘关节、肩关节、双膝关节对称性肿胀疼痛2年余，近1周加重，伴有颞颌关节张口疼痛、关节屈伸不利、晨僵，天阴下雨疼痛加重，纳食少，大便稀溏，1日1次。舌质淡苔薄白，脉沉细。查：RF（+），血沉40mm/h，抗"O"250IU/mL。

西医诊断：类风湿关节炎。

中医诊断：痹证；辨证为风寒湿痹。

治法：温经散寒，祛风除湿。

处方：黄芪防己汤加味。生黄芪30g，防己10g，桂枝20g，白术15g，茯苓15g，川芎10g，细辛8g，独活15g，羌活10g，秦艽10g，海桐皮10g，海风藤10g，淫羊藿15g，薏苡仁15g，生姜15g，大枣5枚，甘草10g，水煎内服，日1剂。

上方服用3剂后，患者诉关节疼痛有所加重，吴老鼓励患者坚持服用，再服5剂后，关节疼痛逐渐减轻，晨僵，天阴则疼痛加重。效不更方，坚持服上方2月余，肿胀疼痛明显减轻，晨僵不明显，仅在气候变化时感觉轻微疼痛，后改用桂枝附子汤以加强温阳散寒之功，巩固治疗。

处方：附片60g（开水先煎3小时），桂枝20g，杭芍15g，细辛8g，川芎15g，知母15g，羌活10g，独活10g，秦艽10g，淫羊藿15g，薏苡仁30g，石菖蒲10g，白术15g，大枣10g，甘草10g，生姜15g。继服10剂，诸症消失，血沉15mm/h。坚持服用附子桂枝汤巩固治疗3个月，病情稳定，复查RF（-）。

## 第八节　中西医调护

### 一、预防

《黄帝内经》"治未病"思想包括未病先防和已病防变，强调不但要治疗疾病，更要预防疾病。治病要注意阻止病变扩散，防止疾病加重及恶化。《灵枢·本神》说："故智者之养生也，必顺四时而适寒暑，和喜怒而安居处，节阴阳而调刚柔，如是，则辟邪不至，长生久视。"文中说明要预防疾病，就须顺应四时气候变化，调畅情志，饮食起居有常等[87]，因此RA患者应注意以下几点。

### （一）增强体质

影响体质形成的因素分为主要因素和次要因素。主要因素包括先天因素、年龄因素、性别差异。次要因素包括地理气候、饮食、疾病、摄养。其主旨为先天是决定体质的主要因素，但不是全部因素。个体体质一旦形成则相对稳定，但并非一成不变。如平素肝肾不足的人群，更应该注意避免汗出当风，汗出入水中；身体肥胖之人，多为气虚体质，往往有余于外，不足于内，平素易短气自汗出，导致腠理更虚而易开泄，此时外风侵袭，风与湿合，形成关节疼痛、不可屈伸。针对该体质的人群，平素当健脾益气祛湿改善体质，适避风寒，以预防RA的发生；胃肠素有湿热积蕴者，内热盛而腠理开泄，汗出当风，感受风湿之邪，故日常生活中要注意清热利湿改善体质。RA 主要病变部位为骨筋关节，为肝肾所主，那么该病最本质的体质在于肝肾不足。另外，气虚及内热重容易导致腠理开泄，风寒湿邪侵入而发病。因此，判断自身体质，改善生活习惯，有助于预防 RA 的发生。

### （二）改善居住环境

早在《黄帝内经》中就提出地理环境对人群的体质有重要影响。环境中湿气对于关节病变具有较显著的影响，居住在南方潮湿地区、海河附近等的居民，应当加强自我防潮。当剧烈运动汗出后，腠理开泄，极易感受邪气，故个人应更当注意防护。如经常在潮湿环境中工作以及与水打交道的工作者，工作后应马上用干毛巾擦干身体，换上干净衣服；外出突遭雨淋，衣服尽湿者，须立即用干毛巾擦干身体，以免寒湿入侵体内；反之，在夏季劳作后汗出较多时切勿当风吹，内衣汗湿之后应及时换洗，劳动或运动后不可在身热汗出时就入水洗浴，保证热水洗浴，身热汗出时不要进食生冷以防寒湿内侵，垫褥被盖应勤洗勤晒保持干燥等；冬季外出双足受冻后，切勿立即用热水洗脚或用火烤，应将水擦干后再行相关保暖措施。因此，我们在日常生活中应注意细节，预防风、寒、湿等邪气侵入人体，从而防止疾病的发生。

### （三）适当运动

运动锻炼使气血流畅，调解体内的阴阳平衡，增强体质，减少疾病的发生。运动锻炼方式很多，如跳舞、散步、慢跑、打太极拳、做健身操、游泳等。无论选择何种运动方式，都要遵循一个原则，即微汗法。此法用于治疗风湿病，也取得了良好的效果。仲景提示我们大汗淋漓易伤阳气，微汗才能使阳气存内而不耗散。RA 发病关键为正气亏虚，运动到微汗的程度，正好能增强体质，而不耗散正气。对 RA 患者来说，在寒冷季节锻炼时不可过早，免得再受风寒邪气，对疾病的治疗与恢复不利。锻炼时必须要根据自己的身体情况选择相应的活动方式，循序渐进，切勿一开始就过度运动。

### （四）饮食调护

食物中的营养必须依赖健全的脾胃功能才能吸收。若脾胃功能失调，食而不化，或因某种疾病而对某种富有营养的食物并不相宜，食之反而腹满腹胀。因此，一定要根据病情及个体情况予以合理调配，以食后胃中舒适、食而能化以及对疾病恢复有利为原则。中医学理论早将食物及药物通过阴阳五行理论高度抽象概括，从而适应临床与养生。五味理论则成为指导食疗的重要原则。饮食五味太过或者不及，都会影响人体而导致疾病的发生，关键在于度的把握。中医五味理论非常丰富，可以进一步研究和推广，以指导人们膳食结构。如饮食不足，影响精气血津液化生，可致体质虚弱；如过食生冷寒凉会损伤脾胃，导致脾气虚弱；饮食无度，久则损伤脾胃。以上原因也都可引起 RA 的发生。所以应该通过合理的膳食结构、科学的饮食习惯、适当的营养水平，保持和促进身体的正常发育，使人体气血旺盛，脏腑功能协调，可起到预防 RA 的作用。

### （五）情志调养

RA 的发生发展与人的精神情志有着极为密切的关联，七情内伤可直接致病，是引起人体阴阳失调、气血亏虚及抵抗力下降的重要因素。此时，外邪最易入侵，损伤体内正气。因此，保持精神情志愉快也是预防 RA 的一个重要方面。

## 二、调护

### （一）体位护理

及时纠正患者的不良姿势、体位，对保障患者日常生活、工作至关重要。如肘关节疼痛屈曲挛缩、屈伸不利，日久则该关节僵硬固定，刷牙、洗脸均会受限；膝关节疼痛，伸直加重时，患者为避免疼痛，久而久之，关节便固定于半屈曲位，不能伸直。

### （二）精神及生活护理

精神护理方面应减轻患者精神负担，令其正确对待疾病，使病情控制稳定。生活护理方面，对严重关节功能障碍者，需防止跌仆、骨折等以外发生。饮食要有节制，并在医生指导下选择应用。

### （三）功能锻炼护理

病情活动期应注意休息，减少活动量。待病情好转应及时注意关节功能锻炼，避免关节僵硬，防止肌肉萎缩，恢复关节功能。如手捏核桃或握力器，锻炼手指关节功能；双手握转环旋转，锻炼腕关节功能等。锻炼过程中，注意适可而止，切勿用力过度，而且应该坚持长期锻炼。

# 第九节　预后转归

本病初期，正气尚未大虚，病邪在表，及时治疗，预后尚可。若失治、误治，或病后调护失宜，而致病邪入里，化痰生瘀，痰瘀互结，气血失调，经脉痹阻，局部关节肿大、畸形，内舍脏腑，脏腑功能失调，引起种种病变。RA 发病后的第一年是整个病程中最重要的阶段。这个阶段通常反映出将来 RA 的严重性及进展趋势，同时，这一阶段也是积极治疗、阻止关节破坏及避免关节畸形的关键时期。在 RA 发病的两年内，80%的患者出现关节软骨的侵蚀破坏，掌指关节及腕关节尤为明显[74]。从 RA 发病到骨质破坏是一个连续的进行性过程，很可能在发病之初，滑膜及软骨的破坏就已经开始。10%~20%的 RA 患者疾病快速进展，在 1~2 年内即可致残[75]。另有 10%的患者病情较轻，能自行缓解。一般来说，RF 检查阴性、起病时症状较轻、HLA-DR4 阴性的患者预后较好。RA 的主要结局是残疾，它严重影响患者生活质量，给家庭和社会造成严重的经济负担。RA 强调早期诊断，往往需要长期治疗。

积极、正确的综合治疗可使 80%以上的 RA 患者病情缓解，只有少数发展至残疾[75]。过度的关节运动、长期关节废用及不良刺激，均可加重病情。RA 的一些临床特点及实验室检查指标对其预后的估计有一定意义，提示 RA 的严重程度及预后较差的因素包括以下几方面：小关节的持续性肿胀；RF、抗 CCP 抗体、ESR、CRP 的显著增高；伴发贫血、类风湿结节、血管炎、神经病变或其他关节外表现。一般来说，RA 本身并不致死亡，但是，晚期、重症或长期卧床患者，可因合并感染、消化道出血、心肺疾患或肾淀粉样变等引起死亡。

# 第十节　诊治指南（方案或共识）

## 一、中华医学会风湿病学分会"2018 中国类风湿关节炎诊疗指南"（节选）

近 30 年来，美国风湿病学会（ACR）、欧洲抗风湿病联盟（EULAR）及亚太风湿病学学会联盟（APLAR）等多个国际风湿病领域的学术组织分别制订或修订了各自的 RA 诊疗指南。国际 RA 指南的质量良莠不齐，推荐意见间常存在不一致性，并且极少纳入有关中国人群的流行病学与临床研究证据。鉴于此，中华医学会风湿病学分会按照循证临床实践指南制订的方法和步骤，基于当前的最佳证据，结合临床医师的经验，考虑我国患者的偏好与价值观，平衡干预措施的利与弊，制订了《2018 中国类风湿关节炎诊疗指南》。该指南提出 10 条 RA 诊治推荐意见，更适合中国医师参考[20]。

**推荐意见 1**：RA 的早期诊断对治疗和预后影响重大，临床医师需结合患者的临床表现、实验室和影像学检查做出诊断（1A）。建议临床医师使用 1987 年 ACR 发布的 RA 分类标准与 2010 年 ACR/EULAR 发布的 RA 分类标准做出诊断（2B）。

调查显示，我国 RA 患者从出现典型的多关节肿痛及晨僵等症状至确诊为 RA 的中位时间长达 6 个月，25% 的 RA 患者经 1 年以上才能确诊。诊断时机将直接影响患者的治疗效果与预后。早期诊断需根据患者的临床表现，结合实验室和影像学检查结果。目前国际上有两种分类标准来帮助诊断 RA，1987 年 ACR 的分类标准（详见第四节表 2-2），其敏感度为 39.1%，特异度为 92.4%；2010 年 ACR/EULAR 发布的分类标准（详见第四节表 2-3），其敏感度为 72.3%，特异度为 83.2%。1987 年和 2010 年的分类标准在敏感度和特异度方面各有优势，临床医师可同时参考，结合我国患者的具体情况，对 RA 做出准确诊断。

**推荐意见 2**：建议临床医师根据 RA 患者的症状和体征，在条件允许的情况下，恰当选用 X 线、超声、CT 和磁共振成像（MRI）等影像技术（2B）

影像学检查是协助临床医师诊断 RA 的有效手段。各种影像技术对 RA 的诊断和疾病监测价值及优劣见表 2-4。EULAR 于 2013 年发布了针对 RA 选择影像学检查的循证推荐意见，对临床医师正确做出恰当选择有重要的指导作用。应注意，我国 RA 患者的就医环境与国外差别较大，不同地区影像设备和技术存在差异，临床医师应根据实际情况，恰当选用影像诊断技术以协助确诊。

表 2-4　影像学技术在 RA 诊断及确诊中的价值

| 技术 | 适用情况 | 优势 | 劣势 |
|---|---|---|---|
| 常规放射学检查 | 常规放射学检查是评估 RA 关节损害最常用的影像学检测工具，双手、腕关节及其他受累关节 X 线片对 RA 诊断具有重要意义。早期 X 线表现为关节周围软组织肿胀及关节附近骨质疏松，随着疾病进展可出现关节面破坏、关节间隙狭窄、关节融合脱位等。通常使用手、足 X 线片对关节损伤进行定期评估 | （1）成本低<br>（2）易获取 | （1）三维病变的二维表现<br>（2）暴露于电离辐射<br>（3）对检测早期骨损害敏感度低 |
| 超声 | 超声检测关节结构性损害的敏感度高于常规放射学检查。多普勒超声可用于确认关节滑膜炎的存在，检测疾病活动和进展，评估炎症情况。超声能清晰显示关节滑膜、滑囊、关节腔积液，关节软骨厚度及形态等。彩色多普勒血流显像和彩色多普勒能量能直接检测关节组织内血流分布，反映滑膜炎症情况，且具有较高敏感度。临床缓解后超声显现的亚临床滑膜炎，是 RA 复发和后续影像学进展的独立预测因素之一。超声检测还可以动态判断关节积液量与体表的距离，用以指导关节穿刺及治疗 | （1）成本居中<br>（2）无电离辐射<br>（3）允许对多关节进行评估<br>（4）为诊断和治疗提供指导<br>（5）检测早期骨与软骨结构损伤<br>（6）应用能量多普勒可检测炎症活动 | （1）依赖操作者技能<br>（2）对深部关节变化检测敏感度低（臀部、肩关节、髋关节） |

续表

| 技术 | 适用情况 | 优势 | 劣势 |
|---|---|---|---|
| CT | CT 检测骨侵蚀能力较其他技术准确，对大关节病变及肺部疾病具有一定检测价值，但 CT 无法检测活动性炎症及滑膜炎、腱鞘炎等，故 RA 累及大关节及肺部病变时可用 CT 检测疾病情况，检测 RA 骨侵蚀也可以用 CT | （1）骨侵蚀病变检测<br>（2）合并肺部病变检测<br>（3）大关节病变检测 | （1）电离辐射量大<br>（2）无法检测炎症活动<br>（3）成本较高 |
| MRI | MRI 是早期检测 RA 病变最敏感的工具，在显示关节病变方面优于 X 线检查，可早期发现滑膜增厚、骨髓水肿、轻微关节面侵蚀，对 RA 早期诊断具有意义。MRI 比常规放射学检查能更早检测到滑膜炎、关节间隙狭窄、骨侵蚀等变化。MRI 和超声可以检测出炎症，且对早期炎症检测优于临床体检，是鉴别亚临床炎症的依据，可用来预测未分化关节炎是否会进展为 RA，还可以在临床缓解时预测未来关节损害，评估持续性炎症。MRI 骨髓水肿是 RA 早期影像学进展很有力的独立预测因素之一，可作为预后判断的指标之一 | （1）敏感度高<br>（2）无电离辐射<br>（3）可用于骨髓水肿、早期骨及软骨结构性损害的检测 | （1）成本高<br>（2）设备的可及性有限<br>（3）检查持续时间长<br>（4）每次检测仅限于 1 个部位（膝、手） |

**推荐意见 3**：RA 的治疗原则为早期、规范治疗，定期监测与随访（1A）。RA 的治疗目标是疾病缓解或低疾病活动度，即达标治疗，最终目的为控制病情、减少致残率，改善患者的生活质量（1B）。

RA 关节病变是由炎症细胞浸润及其释放的炎性介质所致。尽早抑制细胞因子的产生及其作用，能有效阻止或减缓关节滑膜及软骨的病变。故 RA 一经确诊，应及时给予规范治疗。研究显示，不规律使用改善病情抗风湿药（DMARDs）是 RA 患者关节功能受限的独立危险因素之一。

**推荐意见 4**：对 RA 治疗未达标者，建议每 1~3 个月对其疾病活动度监测 1 次（2B）；对初始治疗和中/高疾病活动者，监测频率为每月 1 次（2B）；对治疗已达标者，建议其监测频率为每 3~6 个月 1 次（2B）。

对初始治疗的 RA 患者，考虑到 DMARDs 起效时间长及不良反应的发生情况，建议每月监测 1 次；对确有困难的患者，每 3 个月监测 1 次。随机对照试验显示，每月监测 1 次并调整用药，相对于每 3 个月进行 1 次监测，可进一步降低疾病活动度，延缓放射学进展，提高机体功能和生活质量。随机对照试验显示，中/高疾病活动度患者 3 个月内即可出现明显的关节损害进展，建议监测频率为每月 1 次。对治疗已达标者，其监测频率可调整为每 3~6 个月 1 次。

**推荐意见 5**：RA 治疗方案的选择应综合考虑关节疼痛、肿胀数量，ESR、CRP、RF 及抗环瓜氨酸蛋白抗体（ACPA）的数值等实验室指标（1B），同时要考虑关节外受累情况。此外，还应注意监测 RA 的常见合并症，如心血管疾病、骨质疏松、恶性肿瘤等（1B）。

预后不良因素的评估在 RA 治疗中具有重要意义，能为临床医师调整治疗方案和选择相应药物提供参考。多项预测模型显示，关节疼痛、肿胀数量，以及升高的 ESR、CRP、RF 和 ACPA 等实验室指标均为关节损害进展的预测因素。我国一项风湿病注册登记研究显示，RA 患者的常见合并症及患病风险依次为心血管疾病（2.2%）、脆性骨折（1.7%）及恶性肿瘤（0.6%），高龄和长病程与其呈正相关。合并此类疾病会影响 RA 患者的预后，升高病死率。此外，RA 也会出现关节外的其他组织和器官受累，发生率为 17.8%~47.5%，受累组织和器官包括皮肤、肺、心脏、神经系统、眼、血液和肾脏等，这类 RA 患者并发症更多，病死率会更高。

**推荐意见 6**：RA 患者一经确诊，应尽早开始传统合成 DMARDs 治疗。推荐首选甲氨蝶呤单用（1A）。存在甲氨蝶呤禁忌时，考虑单用来氟米特或柳氮磺吡啶（1B）。

传统合成 DMARDs 是 RA 治疗的基石，亦是国内外指南共同认可的一线药物。队列研究显示，RA 患者诊断第 1 年内传统合成 DMARDs 药物的累积使用量越大，关节置换时间越迟；早使用 1 个月，外科手术的风险相应降低 2%~3%。甲氨蝶呤是 RA 治疗的锚定药。一般情况下，2/3 的 RA 患者单用甲氨蝶呤，或与其他传统合成 DMARDs 联用，即可达到治疗目标。安全性方面，基于我国人群的研究显示，小剂量甲氨蝶呤（≤10mg/w）的不良反应轻、长期耐受性较好。此外，系统评价显示，甲氨蝶呤治疗期间补充叶酸（剂量可考虑 5mg/w）可减少胃肠道副作用、肝功能损害等不良反应。

**推荐意见 7：** 单一传统合成 DMARDs 治疗未达标时，建议联合另一种或两种传统合成 DMARDs 进行治疗（2B），或一种传统合成 DMARDs 联合一种生物制剂 DMARDs 进行治疗（2B），或一种传统合成 DMARDs 联合一种靶向合成 DMARDs 进行治疗（2B）。

经甲氨蝶呤、来氟米特或柳氮磺吡啶等单药规范治疗仍未达标者，建议联合用药。有研究报道，对早期疾病活动度高的 RA 患者，传统合成 DMARDs 联合治疗可改善临床症状和关节损害。对甲氨蝶呤反应不足的 RA 患者，Meta 分析显示，联合 3 种传统合成 DMARDs（甲氨蝶呤+柳氮磺吡啶+羟氯喹）能较好地控制疾病活动度，其效果不低于甲氨蝶呤联合一种生物制剂 DMARDs 或联合靶向合成 DMARDs。

经传统合成 DMARDs 联合治疗仍不能达标时，可考虑延长治疗时间，观察疗效。多中心随机对照试验显示，对于经传统合成 DMARDs 积极治疗 3~6 个月仍不达标的 RA 患者，延长治疗时间，可进一步提高临床缓解率，且患者用药安全性良好。

**推荐意见 8：** 中/高疾病活动度的 RA 患者建议传统合成 DMARDs 联合糖皮质激素治疗以快速控制症状（2B）。治疗过程中应密切监测不良反应。不推荐单用或长期大剂量使用糖皮质激素（1A）。

糖皮质激素具有抗炎和免疫抑制作用，1948 年首次用于治疗 RA。由于其副作用较大，因此在较长时间内临床医师很少将糖皮质激素用于治疗 RA。对中/高疾病活动度的 RA 患者，在使用传统合成 DMARDs 的基础上联合小剂量糖皮质激素（泼尼松≤10mg/d 或等效的其他药物）可快速控制症状，协助传统合成 DMARDs 发挥作用。

我国的风湿疾病研究显示，40.6% 的 RA 患者不同程度地接受过糖皮质激素的治疗。横断面研究显示，糖皮质激素用药不规范问题在我国仍然很突出，如用药疗程过长（如大于 6 个月）的 RA 患者占 70%、仅接受糖皮质激素单药治疗的患者占 11.3%。

**推荐意见 9：** RA 患者在使用生物制剂 DMARDs 或靶向合成 DMARDs 治疗达标后，可考虑对其逐渐减量，减量过程中需严密监测，谨防复发（2C）。在减量过程中，如 RA 患者处于持续临床缓解状态 1 年以上，临床医师和患者可根据实际情况讨论是否停用（2C）。

基于长期使用生物制剂 DMARDs 或靶向合成 DMARDs 的安全性，以及我国 RA 患者使用上述两类药物的经济承受力，在治疗达标后开始对其进行逐渐减量，这在我国 RA 治疗策略中具有重要意义。一般经生物制剂 DMARDs 或靶向合成 DMARDs 治疗 6 个月左右可达标；达标后生物制剂 DMARDs 减量的复发率低于直接停药者，与不减量者的复发率相当；有 1/3~1/2 的 RA 患者在停药后 1 年内仍处于临床缓解或低疾病活动度；停用靶向合成 DMARDs 者的疾病活动度总体高于非停药者，但同时有 37% 的患者停药后 1 年内未复发。如果 RA 患者处于持续临床缓解状态 1 年以上，临床医师可根据患者病情、用药情况，以及患者的经济状况等，与患者讨论是否停用生物制剂 DMARDs 或靶向合成 DMARDs。

**推荐意见 10：** 建议 RA 患者注意生活方式的调整，包括禁烟、控制体重、合理饮食和适当运动（2C）。

患者教育对疾病的管理至关重要，有助于提高 RA 的治疗效果。一方面，临床医师应帮助患者充分了解和认识 RA 的疾病特点与转归，增强其接受规范诊疗的信心，并提醒患者定期监测与随访；另一方面，建议 RA 患者注意生活方式的调整。肥胖和吸烟不仅增加 RA 的发病率，也会加重 RA 的病情。研究显示，合理饮食有助于 RA 患者的病情控制。每周坚持 1~2 次的有氧运动（而非高强度的体育运动），不仅有助于改善患者的关节功能和提高生活质量，还有助于缓解疲劳感。

RA 诊疗流程见图 2-1。

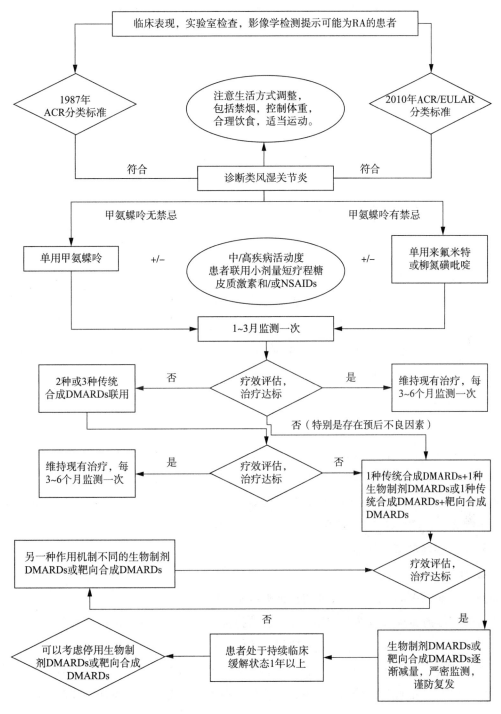

**图 2-1 RA 诊疗流程**

## 二、中华中医药学会团体标准——类风湿关节炎病证结合诊疗指南（节选）

2017 年 7 月，中华中医药学会发布《中华中医药学会团体标准——类风湿关节炎病证结合诊疗指南》（T/CACM013—2017）[28]。该指南是参照国际最新临床实践指南制定办法，由中国中医科学院广安门医院牵头，联合国内 25 家单位共同起草，并经过中华中医药学会风湿病分会专家广泛论证而制定。指南规定了 RA 的诊断要点、辨证论治、现代方剂推荐、中成药选择、外治疗法、预防调摄、治疗推荐等，适用于 RA 病证结合诊断和治疗。

## （一）诊断标准

参照 1987 年美国风湿病学会（ACR）分类标准或 2010 年 ACR/EULAR 的 RA 分类标准。

## （二）辨证论治

1. 风湿痹阻证

（1）诊断

主症：①关节肿胀、疼痛，游走不定；②关节疼痛、肿胀，时发时止。

次症：①恶风，或汗出；②头痛；③肢体沉重。

舌脉：舌淡红，苔薄白，脉浮或滑。

具备主症 2 条；或主症 1 条，次症 2 条。结合舌脉可诊断。

（2）治法：祛风除湿，通络止痛。

（3）方剂

羌活渗湿汤（《内外伤辨惑论》）（推荐使用；证据级别：专家共识）。

蠲痹汤（《医学心悟》）（有选择推荐使用；证据级别：C）。

大秦艽汤（《素问病机气宜保命集》）（有选择推荐使用；专家共识）。

（4）中药推荐：羌活、独活、防风、蔓荆子、川芎、细辛、秦艽、桂枝、青风藤、穿山龙、黄芪、海风藤、桑枝、白芍、荆芥、白芷、葛根、乌梢蛇、威灵仙、薏苡仁、茯苓、陈皮。

2. 寒湿痹阻证

（1）诊断

主症：①关节冷痛，触之不温，皮色不红；②疼痛遇寒加重，得热痛减。

次症：①关节拘急，屈伸不利；②肢冷，或畏喜暖；③口淡不渴。

舌脉：舌体胖大，舌质淡，苔白或腻，脉弦或紧。

具备主症 2 条；或主症 1 条，次症 2 条。结合舌脉可诊断。

（2）治法：温经散寒，祛湿通络。

（3）方剂

乌头汤（《金匮要略》）（推荐使用；证据级别：C）。

桂枝芍药知母汤加减（《金匮要略》）（有选择推荐使用；证据级别：专家共识）。

麻黄附子细辛汤（《伤寒论》）（有选择推荐使用；证据级别：专家共识）。

（4）中药推荐：制附子、制川乌、桂枝、肉桂、麻黄、细辛、独活、黄芪、淫羊藿、姜黄、防风、鹿角胶、炮姜、五加皮、秦艽、茯苓、薏苡仁、白术、豨莶草、威灵仙、泽泻。

3. 湿热痹阻证

（1）诊断

主症：①关节肿热疼痛；②关节触之热感或自觉热感。

次症：①关节局部皮色发红；②发热；③心烦；④口渴或渴不欲饮；⑤小便黄。

舌脉：舌质红，苔黄腻或黄厚，脉弦滑或滑数。

具备主症 2 条；或主症 1 条，次症 2 条。结合舌脉可诊断。

（2）治法：清热除湿，活血通络。

（3）方剂

宣痹汤（《温病条辨》）（推荐使用；证据级别：C）。

当归拈痛汤（《兰室秘藏》）（推荐使用；证据级别：C）。

四妙散（《丹溪心法》）（推荐使用；证据级别：专家共识）。

（4）中药推荐：金银花、生地黄、牡丹皮、黄柏、生石膏、知母、玄参、青蒿、赤芍、白花蛇舌草、土茯苓、苍术、茯苓、猪苓、薏苡仁、绵萆薢、防己、滑石、车前草、桑枝、伸筋草、忍冬藤、青风藤、络石藤、黄芩、黄连、秦艽。

**4. 痰瘀痹阻证**

（1）诊断

主症：①关节肿痛日久不消；②关节局部肤色暗，或有皮下结节。

次症：①关节肌肉刺痛；②关节僵硬变形；③面色黧黑；④唇暗。

舌脉：舌质紫暗或有瘀斑，苔腻，脉沉细涩或沉滑。

具备主症2条；或主症1条，次症2条。结合舌脉可诊断。

（2）治法：化痰通络，活血行瘀。

（3）方剂：双合汤（《万病回春》）（推荐使用；证据级别：专家共识）。

（4）中药推荐：薏苡仁、当归、丹参、鸡血藤、陈皮、骨碎补、川牛膝、皂角刺、半夏、独活、胆南星、僵蚕、地龙、白芥子、桃仁、红花、莪术、全蝎、土鳖虫、络石藤、土贝母、苍术、徐长卿、川芎。

**5. 瘀血阻络证**

（1）诊断

主症：①关节刺痛，疼痛部位固定不移；②疼痛夜甚。

次症：①肢体麻木；②关节局部色暗；③肌肤甲错或干燥无泽。

舌脉：舌质紫暗，有瘀斑或瘀点，苔薄白，脉沉细涩。

具备主症2条；或主症1条，次症2条。结合舌脉可诊断。

（2）治法：活血化瘀，通络止痛。

（3）方剂

身痛逐瘀汤（《医林改错》）（推荐使用；证据级别：C）。

桃红饮（《类证治裁》）（有选择推荐使用；证据级别：专家共识）。

（4）中药推荐：川芎、乌梢蛇、蜈蚣、鸡血藤、桃仁、没药、红花、丹参、当归、地龙、水蛭、姜黄、全蝎、土鳖虫、穿山龙、伸筋草、蜂房、莪术、僵蚕、赤芍、三七、血竭。

**6. 气血两虚证**

（1）诊断

主症：①关节痛或隐痛，伴倦怠乏力；②面色不华。

次症：①心悸气短；②头晕；③爪甲色淡；④食少纳差。

舌脉：舌质淡，苔薄，脉细弱或沉细无力。

（2）治法：益气养血，通经活络。

（3）方剂

黄芪桂枝五物汤（《金匮要略》）（推荐使用；证据级别：C）。

十全大补汤（《太平惠民和剂局方》）（推荐使用；证据级别：专家共识）。

归脾汤（《妇人良方》）（有选择推荐使用；证据级别：C）。

（4）中药推荐：生地黄、熟地黄、鸡血藤、当归、白芍、黄芪、党参、白术、茯苓、黄精、穿山龙、阿胶。

7. 肝肾不足证

（1）诊断

主症：①关节疼痛，肿大或僵硬变形；②腰膝酸软或腰背酸痛。

次症：①足跟痛；②眩晕耳鸣；③潮热盗汗；④尿频，夜尿多。

舌脉：舌质红，苔白或少苔，脉细数。

具备主症2条；或主症1条，次症2条。结合舌脉可诊断。

（2）治法：补益肝肾，蠲痹通络。

（3）方剂

独活寄生汤（《备急千金要方》）（推荐使用；证据级别：B）。

三痹汤（《校注妇人良方》）（推荐使用；证据级别：C）。

虎潜丸（《丹溪心法》）（有选择推荐使用；证据级别：D）。

（4）中药推荐：熟地黄、仙茅、淫羊藿、肉苁蓉、补骨脂、牛膝、桑寄生、杜仲、续断、骨碎补、龟甲胶、鹿衔草、巴戟天、狗脊、千年健、枸杞子、制首乌、女贞子、旱莲草、山茱萸。

8. 气阴两虚证

（1）诊断

主症：①关节肿大伴气短乏力；②肌肉酸痛，口干眼涩。

次症：①自汗或盗汗；②手足心热；③形体瘦弱，肌肤无泽；④虚烦多梦。

舌脉：舌质红或有裂纹，若少或无苔，脉沉细无力或细数无力。

具备主症2条；或主症1条，次症2条。结合舌脉可诊断。

（2）治法：养阴益气，通络止痛。

（3）方剂：四神煎（《验方新编》）（推荐使用；证据级别：B）。

（4）中药推荐：黄芪、党参、白术、生地黄、山茱萸、太子参、白芍、山药、薏苡仁、石斛、麦冬、北沙参。

## （三）现代方剂推荐

1. 清热活血方　主要由金银花、土茯苓、丹参、莪术、生黄芪、萆薢、青风藤等组成，主要用于RA湿热瘀阻证。临床研究证实该方药能降低RA疾病活动度，降低ESR、CRP等指标。（推荐使用；证据级别：B）。

2. 健脾化湿通络方（新风胶囊）　主要由生黄芪、薏苡仁、雷公藤、蜈蚣组成，在减轻RA患者关节疼痛、缓解晨僵等方面具有一定疗效。（推荐使用；证据级别：B）。

3. 羌活地黄汤　主要由羌活、生地黄、黄芩、制川乌、制附子、金雀根、羊蹄根等药组成，用于RA的辨病治疗。（有选择推荐使用；证据级别：B）。

4. 四妙消痹汤　主要由金银花、当归、玄参、甘草、白花蛇舌草、山慈菇、豨莶草、虎杖、土茯苓、白芍、威灵仙、萆薢等组成，能改善患者症状、体征，降低中医证候积分、DAS28评分，用于RA湿热痹阻证。（有选择推荐使用；证据级别：B）。

5. 痹速清合剂　主要由金银花、土茯苓、黄柏、北豆根、土贝母、红藤、蜂房、牡丹皮、赤芍、白芍、薏苡仁等药物组成，能缓解关节症状、改善中医证候及部分实验室指标，用于RA湿热痹阻证。（有选择推荐使用；证据级别：B）。

6. 清络饮　主要由苦参、青风藤、萆薢、黄柏等药物组成，能降低RA患者晨僵时间、关节压痛指数、关节肿胀指数及疼痛 VAS 评分，用于 RA 湿热痹阻证。（有选择推荐使用；证据级别：C）。

7. 益气养血通络方　主要由黄芪、白术、茯苓、当归、白芍、川芎、熟地黄、鸡血藤、续断、牛膝、桑寄生、秦艽等药组成，用于 RA 伴有贫血的患者。（有选择推荐使用；证据级别：C）。

8. 补肾祛寒治尪汤　主要由熟地黄、川续断、淫羊藿、骨碎补、补骨脂、桂枝、白芍、知母、苍术、麻黄、防风、威灵仙、伸筋草、牛膝等药物组成，主要用于 RA 肾虚寒盛证的治疗，有缓解症状、改善关节活动功能，降低 ESR、CRP 的效果，与 MTX 配伍具有协同作用。（推荐使用；证据级别：B）。

### （四）中成药

1. 雷公藤制剂

（1）雷公藤多苷片：雷公藤多苷（TWHF）为中药卫矛科植物雷公藤的提取物，具有抗炎止痛、免疫抑制作用，可用于 RA 的辨病治疗。临床不良反应主要表现为消化道反应、血液系统及生殖系统损害三方面，对于有生育需求的 RA 患者应慎用。用药方法：口服，1~2 片/次，3 次/日。（推荐使用；证据级别：A）

（2）昆仙胶囊：昆仙胶囊是由昆明山海棠、淫羊藿、枸杞子和菟丝子提取物组成的复方制剂，具有抗炎止痛、免疫抑制作用，临床起效较快。由于该药物含有雷公藤，对于有生育需求的 RA 患者应慎用。用药方法：口服，2 粒/次，3 次/日。建议饭中服，以减轻胃肠道不良反应；胃肠道不耐受者，可减量服用。（推荐使用；证据级别：A）

2. 白芍总苷胶囊　白芍总苷（TGP）为中药白芍的提取物，具有抗炎镇痛、免疫调节及对肝细胞的保护作用，常与其他药物联合使用治疗 RA，其主要不良反应为腹泻。用药方法：口服，2 粒/次，3 次/日。（推荐使用；证据级别：A）

3. 正清风痛宁　正清风痛宁由青风藤提取的青风藤总碱组成，其有效成分青风藤碱具有镇痛、抗炎，抑制肉芽组织增生作用，不良反应为偶见皮肤过敏反应。用药方法：口服，1~4 片/次，3 次/日。（推荐使用；证据级别：B）

4. 痹病系列药

（1）湿热痹颗粒：由苍术、忍冬藤、地龙、连翘、黄柏、薏苡仁、防风、川牛膝、萆薢、桑枝、防己、威灵仙组成，具有清热利湿的功效，用于 RA 湿热痹阻证的治疗。用药方法：开水冲服，1 袋/次，3 次/日。（推荐使用；证据级别：C）

（2）寒湿痹片：由制附子、制川乌、黄芪、桂枝、麻黄、炒白术、当归、白芍、威灵仙、木瓜、细辛、炙甘草组成，具有温阳散寒、祛湿活血的功效，主要用于 RA 寒湿痹阻证的治疗。用药方法：口服，4 片/次，3 次/日。因该药含有附子、乌头，均含有乌头碱，心血管疾病患者需慎用，不宜超量服用。（推荐使用；证据级别：C）

（3）尪痹片：由生地黄、熟地黄、续断、制附子、独活、骨碎补、桂枝、淫羊藿、防风、威灵仙、皂角刺、羊骨、白芍、狗脊（制）、知母、伸筋草、红花组成，具有滋补肝肾、散寒祛湿的功效，用于 RA 肝肾亏虚、寒湿痹阻证。用药方法：口服，4 片/次，3 次/日。因该药中有附子，含有乌头碱，心血管疾病患者需慎用，不宜超量服用。（推荐使用；证据级别：C）。

（4）瘀血痹胶囊（片）：由制乳香、威灵仙、红花、丹参、制没药、川牛膝、川芎、当归、姜黄、香附、炙黄芪组成，具有活血化瘀、通络止痛的功效，用于 RA 瘀血痹阻证。用药方法：口服，6 粒/次，3 次/日。（推荐使用；证据级别：C）

（5）益肾蠲痹丸：由骨碎补、熟地黄、当归、徐长卿、土鳖虫、僵蚕、蜈蚣、全蝎、蜂房、地龙、炙乌梢蛇、延胡索、鹿衔草、淫羊藿、寻骨风、老鹳草、鸡血藤、生地黄、虎杖、葎草组成，具有温补肾阳、补肾壮督、搜风剔邪、蠲痹通络的功效，用于 RA 肾阳不足证或痰瘀痹阻证，临床不良反应主要表现为胃肠道反应及皮肤瘙痒。用药方法：口服，8~12 克/次，3 次/日。妇女月经期行经量多时停服；孕妇禁服；过敏体质和湿热偏盛者慎服。（推荐使用；证据级别：B）

（6）痹祺胶囊：由制马钱子、地龙、党参、茯苓、白术、甘草、川芎、丹参、三七、牛膝组成，具有益气养血、祛风除湿、活血止痛的功效，用于 RA 气血不足证。本药含有马钱子，若出现恶心、头晕、口干症状应停止用药。此外，服用该药有血压升高的报道，还可出现胃肠道反应和眩晕。用药方法：口服，1.2 克/次，2~3 次/日。（有选择推荐使用；证据级别：B）

（7）四妙丸：由苍术、牛膝、生薏苡仁、黄柏组成，具有清热利湿、活血化瘀的功效，用于 RA 湿热痹阻证。用药方法：口服，6 克/次，2~3 次/日。（推荐使用；证据级别：专家共识）

（8）新癀片（含西药成分的中成药）：由肿节风、三七、人工牛黄、肖梵天花、珍珠层粉、吲哚美辛等组成的中西结合复方制剂，新癀片每片含吲哚美辛 5.76~8.0mg，具有清热解毒、活血化瘀的功效，主要用于 RA 湿热痹阻证。用药方法：口服，2~4 片/次，3 次/日；或外用，用冷开水调化，敷患处。因该药含西药吲哚美辛，口服时建议避免与其他非甾体抗炎药联合使用。（有选择推荐使用；证据级别：D）

（9）通痹胶囊：由制马钱子、金钱白花蛇、蜈蚣、全蝎、地龙、僵蚕、乌梢蛇、天麻、人参、黄芪、当归、羌活、独活、防风、麻黄、桂枝、制附子、制川乌、薏苡仁、苍术、炒白术、桃仁、红花等药物组成，具有滋补肝肾、祛寒除湿的功效，用于 RA 肝肾亏虚证、寒湿痹阻证。用药方法：饭后服，1 粒/次，2~3 次/日。因通痹胶囊含马钱子、朱砂、乌头等成分，故肝肾功能不全者慎用，不宜长期或超量服用。（有选择推荐使用；证据级别：C）

（10）盘龙七片：由盘龙七、制川乌、制草乌、当归、杜仲、秦艽、铁棒锤、红花、五加皮、牛膝、过山龙、丹参等 29 味药组成，具有活血化瘀、祛风祛湿、消肿止痛的功效，用于 RA 风湿痹阻证、瘀血阻络证。用药方法：3~4 片/次，3 次/日。因盘龙七片含有乌头，不宜长期及超量服用，孕妇禁用，心血管病患者需慎用。（有选择推荐使用；证据级别：C）

（11）祖师麻膏药：一种传统黑膏药，主要成分为祖师麻，具有祛风除湿、活血止痛的功效，用于 RA 风湿痹阻证、寒湿痹阻证。用药方法：外用，温热软化后贴敷于患处。（有选择推荐使用；证据级别：C）

## （五）外治疗法

1. 中药外敷法　适用于活动性 RA，症见关节肿胀、疼痛，或痛有定处，关节屈伸不利，局部发热或皮色发红或暗红。常用药物：复方雷公藤外敷剂（由雷公藤、乳香、没药等组成）（推荐使用；证据级别：B）；金黄膏（由大黄、苍术、黄柏等组成）（有选择推荐使用；证据级别：C）

2. 中药泡洗或熏蒸法　利用药物煎煮后所产生的蒸气熏蒸或药液泡洗关节局部，通过熏蒸或泡洗机体达到治疗目的，适用于 RA 所致的四肢肿胀、疼痛、功能障碍等，可根据证候类型择方用药。（推荐使用；证据级别：专家共识）

3. 中药离子导入　适用于 RA 所致的四肢肿胀、疼痛等，能扩张小动脉和毛细血管，改善局部血液循环，可根据 RA 患者证候类型选方用药，具有改善关节疼痛的效果（推荐使用；证据级别：专家共识）

4. 针灸疗法　常用穴位：风池、风府、风门、风市、肾俞、足三里、三阴交、内关、公孙。配穴：肩关节取天宗、肩髎、肩贞、肩内阿是穴，肘关节取曲池、尺泽穴，腕关节取阳池、外关、阳溪、腕骨穴，指关节取八邪穴，膝关节取阳陵泉、犊鼻、膝阳关、梁丘穴等（推荐使用；证据级别：专家共识）

5. 针刀疗法　针刀微创治疗能改善 RA 临床症状，急性期以减张减压、缓解疼痛为主，功能障碍期以松解粘连、解筋结、改善功能为主，针刀能较好地改善 RA 膝关节疼痛及功能评分；其次，对于

RA腕关节病变亦能较好地改善关节疼痛、晨僵及功能障碍。（有选择推荐使用；证据级别：C）

6. **中药蜡疗** 本法能促进局部血液循环，具有一定镇痛作用，可改善关节肿痛、晨僵等症状，具有降低炎性反应指标的作用。（有选择推荐使用；证据级别：C）

7. **推拿按摩疗法** 可根据各部组织生理病理特点采用相宜的多种推拿按摩手法，配合中药可改善患者疼痛及晨僵症状。（有选择推荐使用；证据级别：C）

8. **穴位贴敷疗法** 按照中医经络学说将药物直接贴敷穴位或阿是穴，亦可按风、寒、湿气的偏重以及病变部位进行配穴。可采用冬病夏治穴位贴敷（推荐使用；证据级别：B）、三九贴敷（推荐使用；证据级别：B）、春秋分穴位贴敷（有选择推荐使用；证据级别：C）等，作为RA的辅助治疗。

9. **穴位注射疗法** 根据中医辨证和经络理论，选用中西药物注入有关穴位，能起到减轻疼痛等作用。（有选择推荐使用；证据级别：C）

### （六）预防调摄

1. **功能锻炼** 进行适当的功能锻炼，能够维持和恢复关节的功能，加强肌肉力量，防止关节变形，以及促进机体血液循环，改善局部营养状态，有助于病情的缓解。急性期以休息为主，可做一些床上功能锻炼，如关节的屈伸；稳定期逐渐加强肢体功能锻炼，以恢复关节功能。（推荐使用；证据级别：专家共识）

2. **心理指导** 病情缠绵，关节功能障碍，生命质量降低，导致患者有不同程度的心理障碍。指导和帮助患者正确对待疾病，减轻患者心理上的压力，同时争取患者家属的配合与协助，营造和谐的治疗环境，恢复患者失调的心理，可促进病情好转。（推荐使用；证据级别：专家共识）

3. **饮食指导** 无严格饮食禁忌，可多食清淡、易消化食物；加强营养，多食富含维生素食物；同时可适当限制糖、盐的摄入。具体根据患者的证型进行个体化饮食指导。（推荐使用；证据级别：专家共识）

4. **生活起居** 在日常生活中，应注意避风寒湿，居住地应干燥、温暖、向阳，同时注意保暖，多晒太阳，预防感冒。（推荐使用；证据级别：专家共识）

### （七）治疗推荐

1. **推荐一** RA（尪痹）是一种慢性疾病，致残率高，目前尚无根治方法，早期诊断、早期规范治疗是病情控制的关键。

2. **推荐二** 良好的医患沟通是延缓疾病进展的前提和条件，应提高患者对疾病的认识，了解治疗方案，解除患者因精神与经济压力而产生的心理负担，树立战胜疾病的信心。

3. **推荐三** 治疗应以改善症状和体征，达到临床缓解或低疾病活动，延缓关节破坏，减少并发症，提高生命质量为目标。

4. **推荐四** 中医治疗以扶正祛邪，因人、因时、因地三因制宜为基本原则。病证结合是临床治疗的核心。

5. **推荐五** 辨证准确是临床疗效的关键，诊断要点应抓住主症。在疾病的发生、发展过程中，同一患者在不同阶段可呈现不同证候，具有证候个体化、动态演变的特点，临床除出现单一证候，也可出现两证或三证夹杂等复合证候。

6. **推荐六** 治疗方案选择应充分考虑患者年龄、体质及生活环境，结合疾病分期、疾病活动度、疾病预后不良因素等进行中医综合治疗方案或中西医联合方案选择。

7. **推荐七** 治疗全程应对患者进行病情评估，包括四诊信息、疾病活动度、基于患者的报告结局（PRO）、系统性损害等；根据病情活动轻重及对治疗方案的反应每1~3个月评估1次，根据评估结果进行治疗方案的调整。

8. 推荐八　中医治法应根据症状体征，或攻或补、或清或温、或攻补兼施、或寒温并用等，内外兼治结合的综合疗法为最佳治疗方案。

9. 推荐九　治疗方案中推荐的方药是依据有效古方及具有循证研究证据的方药，在此基础上可根据症状体征进行加减。中医用药具有地域特点，在药物剂量上没有特别界定，可参考中国药典。

10. 推荐十　治疗应以辨证用药为主导，若能结合现代药理学研究成果，配伍针对性较强的专用药物，则可明显增强疗效，减轻不良反应，进一步发挥中医药的优势。

11. 推荐十一　正虚邪实是本病的基本病机，临床治疗在祛邪的同时应注意扶正，即祛邪不宜攻伐过猛，以免损伤正气；且扶正不宜峻补，以防邪气壅滞。

12. 推荐十二　瘀血既是病理产物又是致病因素，贯穿于本病的始终，可采用活血化瘀、通络止痛治疗，活血药复方、单味药及注射剂对改善本病瘀血证候具有起效快、疗效好的优势，但临床要根据活血药的不同药性进行选用。

13. 推荐十三　久病入络，病情顽固者可配伍藤类、虫类药物搜风通络。脾胃失调、湿邪为患是本病病情迁延难愈的重要病因，加之长期药物治疗更易伤及脾胃，因此治疗全程应注重健脾祛湿、顾护脾胃。

14. 推荐十四　临床应用药性峻猛、不良反应较强的中药时，应注意合理使用，密切观察，降低药物不良反应。

15. 推荐十五　达到临床缓解或低疾病活动时，减停药物应在医生指导下进行，中药适合长期维持治疗，可以调和脏腑气血阴阳，减少疾病复发。

16. 推荐十六　治疗全程应重视用药安全性监测，建议每1~3个月检查血尿常规、肝肾功能，关注心肺变化。在疾病全过程中应在医生指导下开展关节康复训练，保持关节功能。

17. 推荐十七　基于治未病理念的三伏贴、三九贴、春秋分穴位贴敷、膏方等治疗可改善症状，减少疾病复发。

18. 推荐十八　预防应遵循未病先防、既病防变、瘥后防复的原则，顺应四时节气正确指导患者生活起居、饮食宜忌和情志调摄等，提高机体的抗病能力，延缓疾病的进展。

# 第十一节　中西医临床研究进展

## 一、中医临床辨治

### （一）中医辨证分型

RA的中医病机，如朱良春所述：以其人阳气先虚，病邪遂乘虚袭踞经隧，壅滞经脉，深入骨骱，胶着不去而发为本病[76]。路志正则认为：其人肝肾不足、营卫俱虚，复因感受风寒湿热之邪，导致气血凝滞不通，痹阻经络而发为本病。总之，各医家对RA的病机认识有所差异，治法也各有不同。冯兴华认为，"邪气"痹阻关节是引起本病关节肿胀的基本病因病机，外感风、寒、湿、热等六淫之气，"痰""瘀"等病理产物，外邪入里"内生五邪"皆为"邪气"，因此在本病活动期，应以"祛邪"为基本治疗原则，根据邪气的不同来辨证选方，在祛邪的同时又强调扶正。刘健认为，本病的根本内因为脾虚湿盛，高度概括本病的基本病机为"脾虚湿盛，气血不足，痰瘀互结"，三者互为因果，导致病情缠绵不愈，且脾气充足，人体禀赋才健全，此为抵抗外邪的关键因素；本病的重要外因为寒、湿、痰、瘀等邪实互结，正虚则外邪易侵犯机体且相兼致病。金实认为湿邪在本病发病过程中起重要作用，湿邪贯穿于RA病程始终。周乃玉认为，肝脏疏泄失常，升降失司，在 RA 的发病中起着重要的作用，因此特别重视气机，强调从肝论治，调气和血。张相宏认为，营卫系统类似于免疫系统，营卫逆乱是 RA 的核心病机，轻者营卫不和，成为 RA 发生的浅层病机，重者营卫分离、邪化、流注，成为 RA 发生的深层次、本质的病机。营卫的邪化、流注还并发正气内伤及痰瘀蓄积，它们反过来加重了 RA 病情。王振亮认为，肝血不足为 RA 主要内因，而肝失疏泄也参与了 RA 的发病过程。

### （二）经典方剂联合辨治

关于本病的具体分型尚未完全统一，多在传统中医理论基础上结合自身临床经验进行辨证分型治疗。娄玉钤将风湿病分为"正虚、邪实、痰瘀"三大证候，用药强调"扶正不碍祛邪，祛邪勿伤正气"。如益气药多选用黄芪，既益气又通络；活血药多选用丹参，既活血又养血；清热药多选用忍冬藤，既清热又通络。选方用药不离虚、邪、瘀。彭江云主张分为风寒湿痹、风湿热痹、寒热错杂、肝肾亏虚、气血亏虚，分别选用黄芪防己汤、竹叶石膏汤、桂芍知母汤、独活寄生汤、补中桂枝汤之类加减。田维君认为，体虚感邪是 RA 发病的内因，风寒湿邪是发病的外因，经络痹阻是发病的主要病机，由此将本病分为风湿阻络、寒湿阻络、湿热阻络、气血虚弱、肝肾阴虚、阳气不足 6 型，治疗时分别用防风汤加减、乌头汤加减、白虎加桂枝汤和三妙散、黄芪桂枝五物汤加减、六味地黄汤加减、真武汤加味。刘维[77]主张将本病分为风湿痹阻、寒湿阻络、湿热瘀阻、痰瘀痹阻、气虚血瘀、肝肾亏虚 6 个证型，分别选用羌活胜湿汤、乌头汤、宣痹汤合玉女煎、涤痰蠲痹汤、圣愈汤、独活寄生汤等方剂加减化裁治疗。沈晓燕根据关节的局部表现分四型论治[78]，其中风湿证用麻杏苡甘汤、寒湿证用麻黄加术汤、湿热证用越婢加术汤、湿瘀证用桂枝茯苓丸；又根据其全身表现分为五型论治，其中湿热蕴结证首选茵陈五苓散、寒湿困阻证首选甘姜苓术汤、气血不足证首选黄芪桂枝五物汤、肝肾亏虚证首选金匮肾气丸加减化裁、寒热错杂证首选桂枝芍药知母汤。

### （三）外治法联合辨治

钟丽等[79]选用肿胀、疼痛关节局部阿是穴离子导入正清风痛宁注射液，能显著减轻患者四肢关节肿胀、疼痛程度。江武等[80]采用针灸治疗 RA，选穴以膀胱经、督脉和局部穴为主。钟祖健等[81]采用针灸治疗 RA，以局部取穴为主，早期可配脾俞、胃俞、膀胱俞，中晚期可配肝俞、肾俞、大杼、膏肓俞、关元等穴，缓解期可配气海、关元、足三里、神阙等穴。任永霞[82]应用针刺结合梅花针治疗 RA，治疗原则以疏通经络为主，佐以祛风除湿活血逐瘀、强筋骨通利关节。此外，针刀松解术、中药蜡疗、中药熏蒸、推拿、三棱针点刺、穴位贴敷、穴位注射等中医特色外治法也均取得令人满意的临床疗效。

目前，中医药治疗在 RA 的辨治、立法、遣方、用药方面得到了较广泛和良好的发展，取得了较好的疗效，并具有较高的安全性，体现出了良好的应用前景。随着临床和基础研究的逐步加深，RA 的治疗将逐步完善。在此背景下，中医药的标准化及评价体系亟待建立，使之更具有客观性、可推广性。

## 二、方药与药理研究

### （一）单体及中药制剂研究进展

目前，人们对抗 RA 中药的研究主要集中于两个方向：一个方面是对其有效成分进行分离，提取出高纯度单体物质，如自雷公藤中提取出雷公藤甲素、青风藤中分离出青风藤碱；另一个方向则是将有抗 RA 作用的药物制成方剂。研究显示，雷公藤（雷公藤多苷）、青风藤（青藤碱）、白芍

（白芍总苷）、附子（乌头碱）、山茱萸（山茱萸总苷）、青蒿（青蒿素）、川芎（川芎嗪）、苦参
（苦参碱）、秦艽（秦艽碱）、尪痹片（复方制剂）等治疗 RA 有独特的优势，既有抗炎、镇痛作
用，又具备免疫抑制及免疫调节效应。

### （二）方药药理举例

1. 桂枝芍药知母汤　桂枝芍药知母汤具有散风寒、除湿热功效。主治风湿相搏，骨节疼痛或骨
节肿痛，脚肿更甚，晕眩气短，温温欲吐等。桂枝知母汤可降低血清中 CIA 大鼠血清中 TNF-α、
MMP-2 及 MMP-9 水平，减少关节局部滑膜炎和软骨的破坏，对Ⅱ型胶原蛋白诱导大鼠关节炎具有
一定的治疗作用[83]。动物研究显示，桂芍知母汤各剂量组及激素组 TNF-α、MMP-2 及 MMP-9 含
量与模型组相比均显著降低（$P<0.05$，$P<0.01$）；与激素组相比，桂芍知母汤组与其无显著
差异[84]。

2. 黄芪桂枝五物汤　黄芪桂枝五物汤具有调养荣卫、祛风散邪、益气温经、和血通痹之效，主
治血痹。动物实验研究显示，黄芪桂枝五物可以调节机体免疫低下状态，并通过调节细胞因子 IL-4
及下游细胞因子 iNOS、HIF-1α、TGF-β1 等细胞因子水平的变化，对关节炎软骨细胞起正向修复
作用[85]。

3. 防己黄芪汤　防己黄芪汤具有益气祛风、健脾利水功效。有动物实验研究防己黄芪汤的抗炎
镇痛作用，比较防己黄芪汤合煎与分煎的药效差异，结果显示：防己黄芪汤合煎与分煎都有明显的
抗炎和镇痛作用，防己黄芪汤合煎与分煎在抗炎镇痛方面比较差异无统计学意义。

4. 雷公藤　本品有较强的祛风湿、活血通络之功，为治风湿顽痹要药，苦寒清热力强，消肿止
痛功效显著，尤宜于关节红肿热痛、肿胀难消、晨僵、功能受限，甚至关节变形者。可单用内服或
外敷，能改善功能活动，减轻疼痛。本品的化学成分有 70 余种，主要成分有雷公藤碱、雷公藤宁
碱、雷公藤春碱、雷公藤甲素、雷公藤乙素、雷公藤酮、雷公藤红素、雷公藤三萜酸 A、雷公藤三
萜酸 C、黑蔓酮酯甲、黑蔓酮酯乙、雷公藤内酯和雷公藤内酯二醇等。此外，本品还含卫矛醇、卫
矛碱、β-谷甾醇、L-表儿茶酸和苷等。其主要药理作用如下[86]：

（1）免疫抑制作用：雷公藤醋酸乙酯提取物具有显著的免疫抑制作用，能抑制小鼠溶血素抗体
生成，减轻胸腺重量。本品能显著减轻甲状腺淋巴细胞浸润程度，诱导小鼠甲状腺细胞凋亡，促进
甲状腺滤泡上皮损伤的恢复。本品能抑制 B 淋巴细胞增殖，促进小鼠脾脏抑制细胞活性，在体外可
明显抑制正常脾细胞对 ConA 的应答，提示本品有可能是通过激活抑制细胞而发挥免疫抑制效应。
雷公藤甲素为本品主要有效成分之一，雷公藤甲素具有强的免疫抑制活性，能诱导 T 细胞凋亡，尤
以对体液免疫作用为强，其作用机制与诱导 Ts 细胞和抑制 TH 细胞及 IL-2 分泌活性有关。

（2）抗炎镇痛作用：对于二甲苯所致小鼠耳肿胀及大鼠蛋清性、角叉菜胶性以及佐剂性足肿
胀，本品均有显著的抑制作用，并能抑制炎性鼠爪组织中 PGE$_2$ 的生成。本品还能抑制棉球所致大
鼠肉芽组织增生。此外，本品还有镇痛作用，能减少腹腔注射醋酸或酒石酸锑钾所致小鼠扭体次
数，延长热板刺激小鼠痛反应的潜伏期。

（3）促进肾上腺皮质功能：雷公藤醋酸己酯提取物可使小鼠胸腺萎缩，使大鼠肾上腺中维生素
C 及胆固醇含量明显下降，提高小鼠肝糖原含量，连续灌服 1 个月可促使大鼠肾上腺皮质明显增
厚，肾上腺束状带细胞增生和类脂质分泌，束状带细胞 DNA 功能活跃。对于佐剂性关节炎大鼠，
雷公藤醋酸乙酯提取物可使肾上腺重量增加，肾上腺皮质增厚，血浆 ACTH 及皮质醇和皮质酮相同
程度升高，表明其能兴奋肾上腺皮质功能。临床报道较长时间服用本品的 RA 患者可见尿 17-羟皮
质类固醇含量增加，提示增强肾上腺皮质功能可能是本品治疗 RA 的作用机制之一。

5. 青风藤　本品辛散苦燥，有较强的祛风湿、通经络作用。治风湿痹痛，关节肿胀，或风湿麻
木，单用即效；亦常与防己配伍，加酒煮饮（《普济方》）。本品藤茎及根含青风藤碱、青藤碱、
尖防己碱、N-去甲尖防己碱、白兰花碱、光千金藤碱、木兰花碱、四氢表小檗碱、异青藤碱、土藤

碱、豆甾醇、β-谷甾醇、消旋丁香树脂酚及十六烷酸甲酯等。其主要药理作用如下[87]：

（1）抗炎作用：青藤碱新型衍生物能在转录和翻译水平显著抑制炎症因子白介素 1β 和白介素 6 的表达，并在适当剂量可使二甲苯致小鼠局部耳水肿减轻，表现出最有效的抗炎活性。

（2）免疫抑制作用：青藤碱对脂多糖以及白介素 4 诱导下巨噬细胞向 M1、M2 型极化具有抑制作用，青藤碱对于 M1、M2 亚型的失衡具有调节作用，有利于维持其动态平衡。

6. 秦艽 本品辛散苦泄，质偏润而不燥，为风药之润剂。风湿痹痛，筋脉拘挛，骨节酸痛，无问寒热新久均可配伍应用。其性偏寒，兼有清热作用，故对热痹尤为适宜。本品含秦艽碱甲、乙、丙，龙胆苦苷，当药苦苷，褐煤酸，褐煤酸甲酯，栎瘿酸，α-香树脂醇，β-谷甾醇等。其主要药理作用如下[88]：

（1）抗炎镇痛作用：能够抑制二甲苯致小鼠耳郭肿胀、醋酸致小鼠毛细血管通透性的增加以及小鼠棉球肉芽肿的形成，有较好的抗炎作用，其机制可能与抑制炎性因子的渗出、消除自由基和抑制脂质过氧化有关。秦艽醇提物能降低二甲苯炎症模型小鼠的耳郭肿胀度，对角叉菜胶模型大鼠的急性炎症有一定的抑制作用，提高小鼠的痛阈，减少冰醋酸致小鼠扭体次数。

（2）免疫调节作用：大叶秦艽石油醚部位（QS）、正丁醇部位（QZ）、水溶部位（QW）对弗氏完全佐剂引起的局部炎症和免疫性炎症有抗炎作用；QZ 能够抑制 ConA 诱导的大鼠脾 T 淋巴细胞增殖。

7. 附子 本品辛热升散苦燥，"疏利迅速，开通关腠，驱逐寒湿"，善于祛风除湿、温经散寒，有明显的止痛作用，为治风寒湿痹证之佳品，尤宜于寒邪偏盛之风湿痹痛。本品含多种生物碱：如乌头碱，次乌头碱，中乌头碱，消旋去甲乌药碱，酯乌头碱，酯次乌头碱，酯中乌头碱，3-去氧乌头碱，多根乌头碱，新乌宁碱，川附宁，附子宁碱，森布宁 A、B，北草乌碱，塔拉胺，异塔拉定；还含有乌头多糖 A、B、C、D 等。其主要药理作用如下[89]：

（1）抗炎镇痛作用：川乌能明显抑制二甲苯所致小鼠耳郭肿胀，能显著对抗蛋清所致大鼠足肿胀，能抑制巴豆油所致大鼠炎性肉芽肿增生，减少炎性渗出，能显著减少醋酸所致小鼠扭体次数，延长小鼠扭体潜伏期，明显提高小鼠热板痛阈值。

（2）免疫调节作用：中剂量蜜煮川乌能促进 $H_{22}$ 荷瘤小鼠 T 细胞增殖，抑制 B 细胞增殖，增强腹腔巨噬细胞的吞噬活性。

8. 尪痹片 本品为复方制剂，主要成分有地黄、续断、附片、独活、骨碎补、桂枝、淫羊藿、防风、威灵仙、皂角刺、羊骨、白芍、狗脊、知母、伸筋草、红花。临床主要用于骨关节炎、骨质疏松症、强直性脊柱炎等属肝肾不足证候者。其药理作用如下：本品能显著抑制醋酸致小鼠扭体反应，抑制醋酸所致小鼠毛细血管向腹腔的渗出及二甲苯所致小鼠耳肿胀程度；同时，显著抑制结核分枝杆菌诱导的 RA 大鼠足爪肿胀度，降低血清 TNF-α 及滑膜 IL-1β、IL-6 水平，升高滑膜 IL-10 水平；降低关节滑膜血管内皮生长因子水平，抑制关节炎症反应及滑膜新生血管形成；并能显著抑制炎症细胞的浸润和滑膜增生，减轻软骨损伤程度，对实验性类风湿关节炎的滑膜及关节软骨具有较好的保护作用。

# 第十二节 展 望

RA 是一种反复发作、病因复杂的自身免疫性疾病。随着医疗技术的进步，西医学对 RA 病因和发病机制的认识不断深入，但是到目前为止，仍尚未完全明确，给治疗带来了一定的难度。中医学从多方面进行病因病机分析，根据整体观念与辨证论治，运用不同的方药治疗该病，取得了较为满意的疗效。虽然中医中药在治疗该病上面有其独到的长处，但亦存在一定缺陷：不同的医家对疾病病因病机的理解不同，临床辨证分型和治疗较为繁杂，目前并未形成统一的标准，推广起来有一定困难；各个临床试验所纳入的病例数量较少，需要大型的前瞻性临床研究来验证方药的有效性，才能得到广泛认可；中成药制剂治疗该病，使用方法较为便利，较易被患者接受，但对于患者的病情变化若不能及时治疗，也会影响治疗效果；方药的现代药理研究虽有一定程度的发展，但仍未找到对 RA 有确切药理作用、针对性较好的复方或单药及其提取物；中西医结合治疗方案也是见仁见智，同样需要多中心、大样本的临床对照研究方案来验证其疗效。

（彭江云，刘念）

# 参 考 文 献

［1］粟战国，施桂英．凯利风湿病学［M］．9 版．北京：北京大学医学出版社，2015：1219.

［2］van der W D, van der A H M. Update on the epidemiology, risk factors, and disease outcomes of rheumatoid arthritis［J］. Best Pract Res Clin Rheumatol, 2018, 32（2）: 174-187.

［3］曾小峰，朱松林，谭爱春，等．我国类风湿关节炎疾病负担和生存质量研究的系统评价［J］．中国循证医学杂志，2013, 13（3）: 300-307.

［4］丁明辉．类风湿关节炎患者生存质量调查及慢性病管理效果分析［D］．北京：北京中医药大学，2016.

［5］孟小燕，王育林．古今文献中与"尪痹"相关的病证名研究［J］．世界中西医结合杂志，2016, 11（6）: 755-757.

［6］李满意，娄玉钤．类风湿关节炎的中医源流［J］．风湿病与关节炎，2016, 5（7）: 43-49.

［7］Deane K D, Demoruelle M K, Kelmenson L B, et al. Genetic and environmental risk factors for rheumatoid arthritiss［J］. Best Pract Res Clin Rheumatol, 2017, 31（1）: 3-18.

［8］Atzeni F, alotta R, Masala I F, et al. Biomarkers in Rheumatoid Arthritis. Isr Med Assoc［J］, 2017, 19（8）: 512-516.

［9］McInnes I B, Schett G. The pathogenesis of rheumatoid arthriti［J］. N Engl J Med, 2011, 365（23）: 2205-2219.

［10］Littlejohn E A, Monrad SU. Early Diagnosis and Treatment of Rheumatoid Arthritis［J］. Prim Care, 2018, 45（2）: 237-255.

［11］Makol A, Matteson E L, Warrington K J. Rheumatoid vasculitis: an update. Curr Opin Rheumatol, 2015, 27（1）: 63-70.

［12］常文静，蔡辉．类风湿关节炎相关间质性肺病的研究进展［J］．现代医学，2020, 326（8）: 161-167.

［13］Yang H, Bian S, Chen H, et al. Clinical characteristics and risk factors for overlapping rheumatoid arthritis and Sjögren's syndrome［J］. Science reports, 2018, 8（1）: 6180.

［14］Hiagarajan D, Oparina N, Lundström S, et al. IgM antibodies against malondialdehyde and phosphorylcholine in different systemic rheumatic diseases［J］. Science reports, 2020, 10（1）: 11010.

［15］Afzal N, Karim S, Mahmud T E, et al. Evaluation of anti-CCP antibody for diagnosis of rheumatoid arthritis［J］. Clinical Laboratory, 2011, 57（11-12）: 895-899.

［16］Chen Y L, Wang C, Shang H C, et al. Clinical practice guideline in China［J］. British Medical Journal, 2018（360）: 515-518.

［17］Arnett FC, Edworthy SM, Block DA, et al. The American Rheumatism Association 1987 revise d criteria for the classification of rheumatoid arthritis［J］. Arthritis Rhum, 1988（31）: 315-324.

［18］Aletaha D, Neogi T, Silman A J, et al. 2010 Rheumatoid arthritis classification criteria: an American College of Rheumatology/European League Against Rheumatism collaborative initiative［J］. Arthritis Rheum, 2010, 62（9）: 2569-2581.

［19］王涛，李志军．类风湿关节炎的诊断与治疗［J］．中华全科医学，2020, 18（2）: 170-171.

［20］中华医学会风湿病分会．2018 中国类风湿关节炎诊疗指南［J］．中华内科杂志，2018, 57（4）: 242-251.

［21］陈庆花，杨永红．艾拉莫德治疗类风湿关节炎对骨代谢的影响及临床效果观察［J］．赣南医学院学报，2020, 40（5）: 482-484.

［22］Xie S, Li S, Tian J, Li F. Iguratimod as a New Drug for Rheumatoid Arthritis: Current Land scape［J］. Front Pharmacol, 2020（11）: 73.

［23］Smolen J S, Schoels M M, Nishimoto N, et al. Consensus statement on blocking the effectsof interleukin-6 and in particular by interleukin-6 receptor inhibition in rheumatoid arthritis and other inflammatory conditions［J］. Ann Rheum Dis, 2013, 72（4）: 482-492.

［24］Ruscitti P, Cipriani P, Liakouli V, et al. The Emerging Role of IL-1 Inhibition in PatientsAffected by Rheumatoid Arthritis and Diabetes［J］. Rev Recent Clin Trials, 2018, 13（3）: 210-214.

［25］Bullock J, Rizvi SAA, Saleh AM, et al. Rheumatoid Arthritis: A Brief Overview of the Treatment［J］. Med Princ Pract, 2018, 27（6）: 501-507.

［26］王慧, 王永福. RA 生物制剂治疗［J］. 中国免疫学杂志, 2017, 33（12）: 1911-1916.

［27］姜泉, 王海隆, 巩勋, 等. 类风湿关节炎病证结合诊疗指南［J］. 中医杂志, 2018, 59（20）: 1794-1780.

［28］刘维. 中医风湿病学临床研究［M］. 北京: 人民卫生出版社, 2019: 196.

［29］Xiong J, Wang H, Guo G, et al. Male germ cell apoptosis and epigenetic histone modification induced by Tripterygium wilfordii Hook F［J］. PLoS One, 2011, 6（6）: 20751.

［30］Jiang H, Li J, Wang L, et al. Total glucosides of paeony: A review of its phytochemistry, role in autoimmune diseases, and mechanisms of action. Journal of ethnophar macology, 2020, 258: 112913.

［31］葛红星, 李庆, 雷招宝. 正清风痛宁的不良反应与合理用药建议［J］. 中成药, 2010, 32（2）: 287-289.

［32］陆艳. 昆仙胶囊治疗类风湿关节炎患者的疗效分析［J］. 中国药物经济学, 2018, 13（8）: 78-80.

［33］贺蓉, 杨依霏, 徐启华, 等. 尪痹片对骨性关节炎模型动物膝关节组织形态学的影响［J］. 中国实验方剂学杂志, 2018, 24（5）: 142-148.

［34］李佳豪, 田聪敏, 池宏宇, 等. 瘀血痹片通过抑制外周炎症缓解慢性炎性痛小鼠痛觉过敏及足肿胀［J］. 中国实验方剂学杂志, 2021, 27（10）: 31-37.

［35］朱经艳, 孟兆青, 丁岗, 等. 夏天无的研究进展［J］. 世界科学技术-中医药现代化, 2014, 16（12）: 2713-2719.

［36］齐兵, 杨明路. 独活寄生合剂对膝骨关节炎膝关节功能、炎性因子及软骨代谢标志物的影响［J］. 陕西中医, 2017, 38（12）: 1728-1729.

［37］万春平, 彭江云, 李玲玉, 等. 蠲痹颗粒抗炎作用及机制的研究［J］. 中国实验方剂学杂志, 2014, 20（10）: 117-121.

［38］丁先露, 张俊巍. 痹克颗粒治疗痹证 220 例疗效分析［J］. 贵阳中医学院学报, 2006, 4（2）: 17-18.

［39］辛增辉, 季春, 肖丹, 等. 湿热痹颗粒镇痛抗炎作用的实验研究［J］. 中药新药与临床药理, 2009, 20（2）: 123-126.

［40］胡晓春. 痛舒胶囊抗炎镇痛作用的实验研究［J］青海医学院学报, 2008, 4（3）: 156-161.

［41］万磊, 刘健, 黄传兵, 等. 基于 CD19+B 细胞调控 FAK/CAPN/PI3K 通路研究新风胶囊改善类风湿关节炎机制［J］. 中国中药杂志, 2021, 46（14）: 3705-3711.

［42］张冬梅, 李宝丽. 痹祺胶囊治疗胶原诱导型关节炎大鼠的作用机制研究［J］. 中草药, 2021, 52（4）: 1059-1062.

［43］罗晓光, 曾萍萍, 闫兵. 仙灵骨葆胶囊治疗类风湿关节炎继发骨质疏松症的临床观察［J］. 中医临床研究, 2018, 10（4）: 78-80.

［44］陶黎, 刘梅洁, 薛欣, 等. 益肾蠲痹丸对肾虚胶原诱导性关节炎大鼠踝关节骨质破坏的影响［J］. 中医杂志, 2018, 59（5）: 420-426.

［45］蒋爱品, 王庆军. 小活络丸药理及临床应用研究新进展［J］. 北京中医药, 2009, 28（2）: 148-150.

［46］陶向辉, 薛丽霞, 刘纯. 壮腰健肾丸联合针刺治疗劳损性腰痛的临床观察及对外周血 Th-1、Th-2 细胞含量的影响［J］. 中国民间疗法, 2020, 28（14）: 54-56.

［47］项其正, 彭代银, 刘青云. 风湿骨痛胶囊的药效和毒性研究［J］. 中成药, 1996, 28（3）: 32-34.

［48］刘建. 四妙丸干预膝骨关节炎软骨细胞凋亡与增殖的实验研究［D］. 济南: 山东中医药大学, 2006.

［49］葛林, 石志敏. 不同剂型当归拈痛汤治疗 RA 的临床疗效比较［J］. 山东中医杂志, 2017, 36（1）: 17-19.

［50］宋彩霞．中药外敷治疗急性痛风性关节炎 48 例［J］．世界中西医结合杂志，2012，7（2）：142-144.

［51］刘秀凤，宁秀兰，陈国清．中药蜡疗膏治疗活动期类风湿关节炎的临床观察及护理［J］．中华护理杂志，2012，47（8）：726-728.

［52］Xing Q，Fu L，Yu Z，et al. Efficacy and Safety of Integrated Traditional Chinese Medicine and Western Medicine on the Treatment of Rheumatoid Arthritis：A Meta-Analysis［J］. Evid Based Complement Alternat Med，2020；2020：4348709.

［53］Xu Y，Tao Q W，Wang W R，et al. Manifestations of rheumatoid arthritis patients of cold syndrome and heat syndrome using wrist ultrasound［J］. Zhongguo Zhong Xi Yi Jie He Za zhi，2014，34（11）：1319-1323.

［54］Bi Y N，Xiao C H，Pan C，et al. The correlation study on syndrome differentiation of rheumatoid arthritis and joint high frequency ultrasound performance［J］. Zhong guo Zhong Xi Yi Jie He Za Zhi，2015，35（1）：19-24.

［55］王林．基于 DAS28/CDAI 的类风湿关节炎凝血/纤溶指标与中医证型及其疾病活动度的相关性研究［D］．北京：北京中医药大学，2015.

［56］马俊福，侯秀娟．肌肉骨骼超声表现与活动期类风湿关节炎湿热痹阻及寒湿痹阻证型的相关性研究［J］．中华中医药杂志，2016，31（1）：244-247.

［57］陶庆文，徐愿，阎小萍，等．类风湿关节炎寒热证候的腕关节超声显像比较［A］．中国中西医结合学会风湿病专业委员会．全国第十二届中西医结合风湿病学术会议论文汇编［C］．中国中西医结合学会风湿病专业委员会：中国中西医结合学会，2014：1.

［58］董莱，杨佳裕. X 线在类风湿关节炎的中医证候中的应用价值［J］．影像研究与医学应用，2019，3（22）：104-105.

［59］庄明东，曹岐新．类风湿关节炎不同中医证型与 X 线影像学关系［J］．浙江中医杂志，2016，51（1）：15.

［60］Liu W，Zhang Y，Zhu W，et al. Sinomenine Inhibits the Progression of Rheumatoid Arthritis by Regulating the Secretion of Inflammatory Cytokines and Monocyte/Macrophage Subsets［J］. Front Immunol，2018（9）：2228.

［61］Zhang L，Wei W. Anti-inflammatory and immunoregulatory effects of paeoniflorin and total glucosides of paeony［J］. Pharmacol Ther. 2020，207：107452.

［62］Song X，Zhang Y，Dai E. Therapeutic targets of thunder god vine（Tripterygium wilfordii hook）in rheumatoid arthritis（Review）［J］. Mol Med Rep，2020，21（6）：2303-2310.

［63］吴启富．类风湿关节炎新诊断（分类）标准与中西医结合治疗进展［A］．中国中西医结合学会风湿病专业委员会西北六省协作委员会．首届中国中西医结合风湿病西北学术会议暨培训班论文汇编［C］．中国中西医结合学会风湿病专业委员会西北六省协作委员会：中国中西医结合学会，2011：9.

［64］吴启富．风湿病中西医结合治疗的必要性探讨［A］．中国中西医结合学会风湿病专业委员会．全国第十二届中西医结合风湿病学术会议论文汇编［C］．中国中西医结合学会风湿病专业委员会：中国中西医结合学会，2014：3.

［65］唐杰．活动期类风湿关节炎的病因病机及中西医结合治疗研究进展［D］．重庆：重庆医科大学，2017.

［66］黄杲，蒋涛．中药单体对类风湿关节炎滑膜细胞增殖与凋亡的研究进展［J］．中医临床研究，2019，11（26）：134-137.

［67］马腾茂，刘飞，王蓉，等．秦艽不同配伍药对对风湿热痹类风湿关节炎模型大鼠镇痛作用及血清 TNF-α、IL-1β、PGE 2 的影响［J］．辽宁中医杂志，2017，44（11）：2423-2426.

［68］何涛，杜瀛琨，蓝伦礼，等．中药对类风湿关节炎相关细胞因子影响的研究概况［J］．云南中医中药杂志，2009，30（3）：59-61.

［69］路志正．国医大师路志正临证精要［M］．北京：人民卫生出版社，2017：62.

［70］陈嘉杰，李玉颖，王一凡，等．焦树德辨证论治类风湿关节炎经验总结［J］．陕西中医，2020，41（12）：1796-1799.

［71］朱婉华．尪痹辨治［N］．中国中医药报，2016-03-11（04）.

［72］曹玉举．娄多峰"虚、邪、瘀"理论论治类风湿关节炎［J］．中华中医药杂志，2018，33（2）：569-571.

［73］肖泓，吴永昕，吴生元．吴生元辨治类风湿关节炎的经验［J］．云南中医中药杂志，2009，30（4）：1-2.

［74］Tateiwa D，Yoshikawa H，Kaito T. Cartilage and Bone Destruction in Arthritis：Pathogenesis and Treatment Strategy：A Literature Review［J］. Cells，2019，8（8）：818.

［75］Littlejohn E A，Monrad S U. Early Diagnosis and Treatment of Rheumatoid Arthritis［J］. Prim Care，2018，45（2）：237-255.

［76］郑美思，李梦丽，张强，等. 近十年类风湿关节炎的中医证型研究进展［J］. 亚太传统医药，2017，13（20）：67-70.

［77］刘维，王朝旭，吴沅皞. 260 例类风湿关节炎患者中医证型聚类分析［J］. 中医杂志，2016（6）：5508-513.

［78］沈晓燕，陈纪藩. 经方在类风湿关节炎治疗中的灵活运用［J］. 中国中医基础医学杂志，2001，7（3）：67-68.

［79］钟丽，万萍. 正清风痛宁注射液离子导入疗法改善类风湿关节炎疼痛程度疗效观察［J］. 中国中医急症，2010，19（10）：1690-1691，1706.

［80］江武，夏敏. 针灸治疗类风湿关节炎的临床研究［J］. 新疆中医药，2005，123（6）：28-30.

［81］钟祖健，任玉兰. 针灸治疗类风湿关节炎 112 例疗效观察［J］. 现代临床医学，2008（3）：176-178.

［82］任永霞. 针刺结合梅花针治疗类风湿关节炎 120 例疗效观察［J］. 云南中医中药杂志，2005（3）：38.

［83］Ye J，Li R，Hu Z，et al. Efficacy and safety of Guizhi-Shaoyao-Zhimu decoction inthe treatment of rheumatoid arthritis：A protocol for systematic review and meta-analysis［J］. Medicine（Baltimore），2021，100（9）：e24416

［84］嵇辉，杨增敏，陈其义. 桂枝芍药知母汤对类风湿关节炎患者实验室指标和免疫功能的影响［J］. 世界中医药，2020，15（20）：3097-3100.

［85］聂伟，彭永，赵林，等. 黄芪桂枝五物汤在自身免疫相关性疾病中的应用概况［J］. 湖南中医杂志，2019，35（3）：171-173.

［86］谭德福，余立萍. 雷公藤免疫抑制作用的研究进展［J］. 湖北中医学院学报，2002，2（4）：47-49.

［87］曹吉慧，赵桂森，冯延江. 青风藤的化学成分与药理作用［J］. 国外医药（植物药分册），2008，23（2）：62-66.

［88］梁国成，段文贵，陈舒茵，等. 秦艽治疗类风湿关节炎的机制及临床应用研究进展［J］. 风湿病与关节炎，2020，9（7）：71-73.

［89］张宏，彭成. 川乌煎煮时间、剂量与药效的相关性研究［J］. 中药药理与临床，2006，122（5）：30-32.

# 第三章

# 系统性红斑狼疮

## 第一节　概　说

系统性红斑狼疮（systemic lupus erythematosus，SLE）是一种自身免疫性疾病，以患者对自身某些抗原失去免疫耐受，产生致病性自身抗体，并形成抗原抗体复合物，导致全身多个器官受累为特征。SLE 的临床表现具有异质性，可以累及一个或多个器官，主要包括皮肤、肾脏、关节、血液系统、神经系统等，并呈现病情复发和缓解交替[1]。在鼻梁和两颧颊部出现蝶形分布的红斑是 SLE 的特征性临床表现。

SLE 的病因尚未明确，一般认为与遗传、内分泌、环境、药物等因素有关。SLE 好发于育龄期女性，多见于 15~45 岁，男女发病比例为 1：7~1：9。北美地区 SLE 的发病率和患病率较高，分别为每年 23.2/10 万和 241/10 万[2]。我国缺乏全国性的流行病学调查数据，2000~2006 年，我国南方人群中 SLE 的发病率为 3.1/10 万，其中女性为 5.4/10 万[3]。2001 年香港 SLE 的患病率 58.8/10万，其中男性为 11.7/10 万，女性 104/10 万[4]；2009 年安徽省 SLE 的患病率 37.56/10 万，其中男性为 6.17/10 万，女性 67.78/10 万[5]。随着近年来诊疗水平的提高，SLE 的预后明显改善，根据中国系统性红斑狼疮研究协作组的多中心数据，SLE 患者整体 1、3、5 年生存率分别为 99.3%、98.2%、97.2%[6]。

SLE 侵犯人体多系统，症状纷繁复杂，古代文献中也没有相对应的病名，只能根据 SLE 常见的症状或相似的病机，找到一些相关的病名，如"痹证""五脏痹""周痹""五体痹""日晒疮""肾脏风毒""阴阳毒""温毒发斑""热毒发斑""伏气温病"等。现代一些医家提出"红蝴蝶疮""蝶疮流注"等病名[7]。阴阳毒之病名出自《金匮要略·百合狐惑阴阳毒病脉证治》："阳毒之为病，面赤斑斑如锦文，咽喉痛，唾脓血。五日可治，七日不可治，升麻鳖甲汤主之。阴毒之为病，面目青，身痛如被杖，咽喉痛，五日可治，七日不可治，升麻鳖甲汤去雄黄、蜀椒主之。"阴阳毒与 SLE 常见的皮肤、关节损害相似。《外科启玄》说："日晒疮，三伏炎天，勤苦之人，劳于任务，不惜身命，受酷日晒曝，先疼后破，而成疮者，非血气所生也。"日晒疮与 SLE 经阳光暴晒发生皮肤损害相似。《素问·痹论》对五体痹发展成五脏痹的论述与 SLE 的脏器损害类似，如"五脏皆有合，病久而不去者，内舍于其合也。故骨痹不已，复感于邪，内舍于肾；筋痹不已，复感于邪，内舍于肝；脉痹不已，复感于邪，内舍于心；肌痹不已，复感于邪，内舍于脾；皮痹不已，复感于邪，内舍于肺。所谓痹者，各以其时重感于风寒湿之气也"。

# 第二节 病因病理

## 一、病因与发病机制

### （一）病因

本病病因尚不十分清楚，一般认为与遗传、内分泌、环境、药物等因素有关。

1. 遗传因素 SLE 存在遗传易感性。SLE 同卵双胞胎同患率为 24%～58%，相对于 2%～5% 的异卵双胞胎同患率，是其 10 倍，这提示 SLE 有非常明显的遗传倾向[8]。不同种族的发病率也不尽相同，非洲裔美国人、亚洲人、西班牙裔人群 SLE 的患病率比白种人高 3～4 倍[9]。

SLE 的发病与 I 型干扰素信号转导途径密切相关，干扰素主要通过 JAK-STAT 信号转导并转录激活细胞内的级联信号。研究发现，STAT4 中的 rs7574865 T>G 的突变可能与 SLE 有关[10]。位于 X 染色体上的 IL-1 相关受体激酶 1（IRAK1）是一种有效的 NF-κB 激活剂，与 SLE 有关，这可能与女性 SLE 高发密切相关，IRAK1（rs3027898）的多态性会增加 SLE 的易感性。另外，IRAK1 在激活 NF-κB 的过程中，受 miRNA146a 的靶向调节，因此，miRNA146a（rs2910164）的多态性也会影响 SLE 的发病[11]。表观遗传学改变会影响 SLE 的发病，DNA 的低甲基化会导致一些与自身免疫相关的基因过度表达，例如 CD11b、CD40L[12]。

2. 内分泌因素 SLE 女性患者明显多于男性，尤其是育龄期男女 SLE 患者的比例在 1:9 左右，而在儿童和老年人群中，此比例为 1:3，因此，性别相关因素在 SLE 的发病中具有不可忽视的作用，例如，包括雌激素、催乳素在内的多种性激素可以激活免疫系统，促进淋巴细胞活化。

3. 环境因素 紫外线是目前最为明确的可以诱导 SLE 及皮肤型狼疮发病的环境因素。70% 的 SLE 患者是在暴露于紫外线后发病或复发，在紫外线照射下可以诱导皮肤角质凋亡，在此过程中细胞 DNA 中胸腺嘧啶二聚物增加，使 DNA 具有更强的免疫原性，从而更容易激活免疫系统。

4. 饮食 对 SLE 的发病有一定影响。L-刀豆氨酸是苜蓿类植物和发芽的蔬菜中富含的一种芳香族类氨基酸。用紫苜蓿芽喂养的雌性猕猴可以出现狼疮样表现。含有补骨脂素的食物，如芹菜、无花果等可增强 SLE 患者的光过敏性。蘑菇等蕈类、烟草中含有联胺，也可诱导狼疮样表现。另外，低热量饮食、摄入多不饱和脂肪酸、维生素 $D_3$ 对 SLE 可能具有保护作用[13]。

5. 药物因素 部分药物可以引起狼疮样综合征，如普鲁卡因胺、肼苯哒嗪、苯妥英钠、青霉素、异烟肼等。这些药物的作用机理是药物与 DNA 或 DNA 上的组蛋白结合，改变分子结构，或使组织、细胞释放某些抗原物质，刺激机体产生自身抗体，从而引起药物性狼疮。

6. 其他因素 感染，尤其是病毒感染是 SLE 常见的重要诱因。病毒感染时，细胞表面可以出现病毒相关抗原或使细胞成分发生改变；或病毒损伤细胞，导致原本隐蔽的抗原暴露或释放，引起机体产生自身抗体。SLE 患者常伴有 EB 病毒感染，研究发现[14]，先前发生 EB 病毒感染与 SLE 之间存在明显的相关性，EB 病毒长期寄生于 B 细胞中，导致 B 细胞的活化，激活 TLR 信号系统，产生大量的干扰素，从而进一步激活自身免疫，使病情恶化。另外，在 SLE 患者中还能检测出 I 型人类免疫缺陷病毒的逆转录病毒、抗麻疹病毒、抗副流感病毒、抗风疹病毒等的相关抗体。由于 SLE 的治疗主要以免疫抑制为主，这可以增加感染的风险，因此，目前仍不能明确感染与 SLE 之间的因果关系。

随着高通量测序技术的快速发展，人们对 SLE 患者肠道菌群的宏基因组有了较多的发现，例如 SLE 缓解期患者厚壁菌门/拟杆菌门比例降低[15,16]。在更进一步的肠道菌群种属研究中发现[17]，

SLE 患者尤其是活动期患者，存在肠道菌群多样性的减少，链球菌属和乳杆菌属显著增多，而费氏杆菌属显著减少；同时，链球菌属、弯曲杆菌属与狼疮活性呈正相关，而双歧杆菌属与疾病活性呈负相关。在动物研究中进一步证实了肠道菌群与疾病进展密切相关。狼疮鼠的粪便移植给无菌小鼠可导致其抗 dsDNA 抗体升高[18]。另外，在无菌条件下饲养狼疮易感鼠 New Zealand Black，可降低血清中 γ-球蛋白水平以及减轻肾脏损害[19]。肠道菌群致病机制可能与肠道屏障破坏[20]，导致菌群易位尤其是口腔菌群易位有关[21]。肠道菌群的失调还可激活自身免疫，如激活 I 型干扰素，引起 Th17/Treg 失衡。

## （二）发病机制

SLE 的发病机制尚不明确。一般认为是遗传、环境等因素共同作用的结果。患者的免疫耐受被破坏，在患者体内凋亡细胞释放自身抗原、感染等因素造成分子模拟，可导致 TLR 等核酸感受器激活，活化树突状细胞等抗原呈递细胞，树突状细胞可以分泌大量 I 型干扰素，进一步激活淋巴细胞，在 T 细胞和 B 细胞的相互作用下，B 细胞分化为浆细胞，产生自身抗体，引起自身免疫反应，最终导致组织损伤。

1. 固有免疫 TLR 主要作用是监视与识别各种不同的病原相关分子模式（pathogen-associated molecular pattern，PAMP）。在 SLE 等自身免疫病中，TLR 主要用于识别核酸以及含有核酸的免疫复合物。另外，RIG-1 和 MDA5 作为非 TLR 依赖的模式识别受体，也能识别核酸成分。TLR7 可以识别单链 RNA，TLR9 主要识别富含非甲基化的 CpG 的 DNA，其都与 SLE 的发病有关[22]，当 TLR 以及非 TLR 依赖的模式识别受体激活后，可以产生 IFN 及其他炎症介质，导致 SLE 的免疫紊乱。其中，I 型 IFN 又与 SLE 的发病密切相关[23]。

2. 适应性免疫 T 淋巴细胞和 B 淋巴细胞的功能缺陷是 SLE 主要的免疫异常。辅助性 T 细胞的主要作用是为 B 细胞激活、分化为浆细胞产生自身抗体提供辅助信号，活化的 T 细胞表面表达 B 细胞活化因子（B cell activating factor，BAFF），BAFF 是 B 细胞存活的关键因子，而且对 T 细胞的激活有共刺激作用，因此，增高的 BAFF 可以促进 T、B 细胞的激活，维持自身反应性 B 细胞的存活，而阻断 BAFF 也成为治疗 SLE 可行的治疗手段。

T 细胞的不同亚群也存在功能异常，具有免疫抑制功能的调节性 T 细胞（T regulatory cell，Treg）以及促进炎症和产生 IL-17 的 Th17 细胞越来越受到重视，研究显示 SLE 的病情进展与 Treg 的消耗以及 Th17 的增加有关[24]。同时，SLE 患者的细胞因子水平也发生改变，其中 IL-2 减少是一个重要特征，IL-2 对于 Treg 的分化和维持其功能具有重要作用，因此，补充 IL-2 恢复患者 T 细胞平衡也成为一个重要的治疗方法[25]。

## 二、病理

SLE 部分器官的病理有一定的特征性表现。SLE 及盘状狼疮等患者的皮损活检可见特征性的界面皮炎。界面是指表皮、真皮的交界面，真皮与表皮交界处有免疫球蛋白沉积，基底层角质细胞受损及真皮表皮交界处、血管周围和皮肤附属器以淋巴细胞为主的炎症。

肾脏病理活检对于 SLE 的诊断及选择最佳的治疗方案都有重要的作用。狼疮性肾炎（lupus nephritis，LN）病理类型推荐 2003 年国际肾脏病学会/肾脏病理学会（ISN/RPS）的分型标准[26]：①I 型（轻微系膜病变 LN）：肾小球形态学正常，免疫荧光系膜区可见免疫复合物沉积，不伴肾损伤的临床症状。②II 型（系膜增生性 LN）：系膜细胞增生或基质增加，伴系膜区免疫沉积物；电镜或免疫荧光可见孤立性上皮下或内皮下沉积物。③III 型（局灶增生性 LN）：50% 以下肾小球表现为毛细血管内或血管外节段或球性细胞增生，通常伴有节段内皮下，伴或不伴系膜区免疫沉积物。④IV 型（弥漫增生性 LN）：50% 以上肾小球表现为毛细血管内或血管外节段或球性细胞增生，伴弥漫内皮下，伴或不伴系膜区免疫沉积物。⑤Ⅴ型（膜性 LN）：光镜和免疫荧光或电镜检查显示球性或节段上皮下免疫沉积物，伴或不伴系膜病变。⑥Ⅵ型（晚期硬化性 LN）：90% 以上肾小球球性硬化，残余肾小球无活动性病变。

## 三、中医病因病机

SLE 患者多有遗传倾向，中医认为这与先天禀赋不足有关。SLE 患者多为育龄期女性，正值经带胎产，而且临床上多伴有脱发、月经不调等症，这些均与肾虚阴亏关系密切。日光暴晒，邪毒侵袭肌表，或外感风寒湿热等邪，痹阻经络，气血运行不畅，导致肢体、筋骨、肌肉疼痛，活动不利；或外邪入里，导致气化不利，津液输布失常，导致水肿；或外邪郁而成毒，导致各种毒邪盘踞体内，损伤脏腑；或情志抑郁不舒，日久郁而化火，煎熬阴液，酿生瘀血、痰浊，阻滞三焦。因此，SLE 发病的基本病机是本虚标实，其中以肾虚为本、感受邪毒为标，外感热毒或风寒湿邪蕴久化热成毒，阴液亏耗，瘀血内阻，导致 SLE 患者出现热毒、肾虚、血瘀等各种证候。

### （一）感受毒邪，由表及里

SLE 的发病常以面部红斑为首发症状，因此，很多医家认为 SLE 与阴阳毒、温毒发斑相似，两者大多与感受毒邪相关。阴阳毒首见于《金匮要略·百合狐惑阴阳毒病脉证治》："阳毒之为病，面赤斑斑如锦文，咽喉痛，唾脓血。"阴毒还可见到关节疼痛，后世医家多认为本病是感受毒邪所致，临床表现与 SLE 相似。面部皮疹还可见到颧疡、颧疽等病证，《医宗金鉴·外科卷上》说："（颧疡颧疽）此二证发于颧骨尖处，属小肠经，不论左右，初小渐大如榴。发阳分者，由风热而生，初起焮红，浮肿，疼痛，七日即溃，名为颧疡，毒轻根浅易愈；发阴分者，由积热而生，色紫，漫肿，坚硬，麻木，疼痛，三七方溃，名为颧疽，毒甚根深难愈。"这两种疾病也与热毒有关。SLE 的皮肤损害还与日晒等导致的火热邪毒有关，如《外科启玄》说："日晒疮，三伏炎天，勤苦之人，劳于任务，不惜身命，受酷日晒曝，先疼后破，而成疮者，非血气所生也。"以上这些疾病大都以面部皮肤发斑疹为主要特征，多感受火热之邪，或夹风夹湿，火热内蕴而外攻，发于肌肤。风热之邪外袭，伤及脉络，可见红疹；邪热入营，内迫营血，发于肌肤，多见红斑。

除了皮肤损害外，关节肌肉疼痛也是 SLE 常见的症状，这与痹证类似。《素问·痹论》说："风寒湿三气杂至，合而为痹也。"若邪气较盛，深入脏腑可造成五体痹，这就是王冰所言："夫毒者，皆五行标盛暴烈之气所为也。"六淫多为六气发生太过或不及，或非其时而有其气，以及气候变化过于急骤，超过了一定的限度，使机体不能与之相适应，而成致病因素；毒邪则为更盛之六淫等邪气，因此，导致的病证则更为严重。

### （二）禀赋不足，正气亏虚

《素问·通评虚实论》指出："精气夺则虚。"正气亏虚，在 SLE 中主要表现为肾虚。本病多发于育龄期女性，肾藏精，主生殖，胞络系于肾，经带胎产亦有赖于肾精，稍有不慎，皆可造成肾虚。《经效产宝》指出："若产育过多，复自乳子，血气已伤。若产后血气未复，胃气已伤，诸证蜂起。"《景岳全书·妇人规》说："妇人因情欲房事，以致经脉不调者，其病皆在肾经。"若月经过多，冲任不固，经血失于制约，亦可导致肾虚。SLE 患者具有一定的遗传倾向，此多为先天禀赋不足，肾气亏虚有关。SLE 初发时多表现为热证，火热日久伤阴，多可伤及肾阴；SLE 病情缠绵日久，久病皆可伤肾。另外，SLE 的治疗多以糖皮质激素为基础药物，糖皮质激素性味辛热，伤津耗气，长期使用一般先伤及肾阴，然后进一步伤及肾气、肾阳，最后导致阴阳两虚。

肾为先天之本，藏五脏六腑之精，亦可滋养其他脏腑。若肾虚，会影响其他脏腑，如先后天不能相互资生，导致脾肾两虚，可见于疾病后期，如患者出现全身水肿、按之不起，多见于脾肾阳虚证。金水不能相生导致肺肾两虚，肺失宣降，见胸闷气急、干咳少痰。乙癸同源，肝肾亏虚也常并见。心肾既济失调，导致心肾不交，可见心烦、失眠、口腔溃疡等症。

### （三）痰瘀互阻，邪气内生

SLE可以伤及全身各个脏器，脏腑功能失调可以导致机体产生多种病理产物，进一步影响脏腑功能。如SLE患者常可出现水肿，这与水液运行不利有关。人体的水液运行，有赖于脏腑气化，一般认为与肺、脾、肾的关系密切。肺为水之上源，感受外邪后，风水相搏，肺失宣肃，不能通调水道，膀胱气化不利，可发生水肿。脾主运化水湿，感受风湿或寒湿之邪，脾阳被困，或劳倦伤脾，水湿内停，亦可见水肿。肾为元阳之脏，蒸腾津液，肾阳虚衰，水湿不能蒸化，水液泛滥肌肤，故成水肿。《景岳全书·肿胀》指出："凡水肿等证，乃肺、脾、肾三脏相干之病。盖水为至阴，故其本在肾；水化于气，故其标在肺；水唯畏土，故其制在脾。今肺虚则气不化精而化水，脾虚则土不制水而反克，肾虚则水无所主而妄行。"

SLE患者还可出现癫痫、头痛、头晕等神经系统症状，一般认为这与风、痰等密切相关。《丹溪心法·痫》说："无非痰涎壅塞，迷闷心窍。"SLE患者癫痫、头痛等的发生多为脏腑功能失调，痰浊内阻，气机逆乱，风阳内动，蒙蔽清窍所致。SLE多表现为热毒炽盛、阴虚内热证候，如《临证指南医案》说："内风乃身中阳气之变动。"体内阳气变动多见热极生风、阴虚动风、血虚生风、肝阳化风等，故《素问·至真要大论》说："诸暴强直，皆属于风。"因此，癫痫、头痛等多见于风痰。

血瘀也是SLE的重要病因病机，热盛伤阴，煎熬阴血而成瘀，可见红斑日久色暗、月经量少有血块等；风寒湿邪痹阻经络，血得寒则凝，常见雷诺现象、网状青斑等；疾病后期，病多以虚为主，气虚无力推动血液运行，亦可导致血瘀。部分实验室检查如甲皱微循环（异形管袢增多、流速减慢、红细胞聚集）、血液流变学（浓、黏、凝聚）等变化都与瘀血有关。

另外，药邪也是SLE重要的继发病因之一。因为SLE的治疗药物大多具有一定的毒副作用。如最常用的糖皮质激素，中医认为其性味辛热，大剂量短期使用可伤阴，长期使用容易耗气；环磷酰胺，常伴有生殖毒性，雷公藤长期使用也具有生殖毒性，可造成不孕不育。中医一般认为这类药物耗伤正气，可导致肾虚血瘀。

# 第三节  临床表现

## 一、症状与体征

SLE是一类高度异质性的疾病，临床表现多种多样，部分早期患者症状缺乏特异性，表现为发热、乏力、体重减轻等，应该特别注意。尽管不同患者的表现有很大差异，但经统计仍然可以发现一些常见的症状，表3-1总结了不同症状和体征的发生率。

表3-1  SLE各种临床表现的发生率

| 表现 | 发生率 |
| --- | --- |
| 全身症状（发热、疲乏、体重减轻） | 90%~95% |
| 皮肤黏膜受累（颊部红斑、脱发、黏膜溃疡、盘状红斑） | 80%~90% |
| 骨骼肌肉受累（关节炎/关节痛、非血管性坏死、肌炎） | 80%~90% |
| 浆膜炎（胸膜炎、心包炎、腹膜炎） | 50%~70% |

续表

| 表现 | 发生率 |
| --- | --- |
| 肾小球肾炎 | 40%~60% |
| 神经精神系统受累（认知障碍、抑郁、精神病、癫痫发作、卒中、脱髓鞘综合征、周围神经病等） | 40%~60% |
| 自身免疫性血小板减少（贫血、血小板减少） | 20%~30% |

## （一）一般表现

活动期 SLE 患者大多有全身症状表现，如发热、食欲下降、疲乏、消瘦等。患者起病一般先累及一个器官或系统，以后逐渐扩展到多个系统。大多数 SLE 患者病程中有发热表现，各种热型均可见到，约 40% 表现为高热、40% 为中度发热、20% 为长期低热。由 SLE 病情活动引起的发热一般不伴有寒战，而常伴有皮疹、关节炎、浆膜炎，以及血细胞减少、血沉增快、尿蛋白和低补体血症等表现。糖皮质激素能迅速退热，治疗时须鉴别是否是感染引起的发热，如不能排除感染则应尽量避免使用激素，并予以相应的抗感染治疗。

全身不适与疲乏是 SLE 患者常见的非特异性主观症状，尤其是在病情活动期更为常见，可达 80% 以上。疲劳不仅影响患者的日常生活，还会导致睡眠障碍、抑郁、降低生活质量。疲劳可以由疾病本身导致，如疼痛，尤其是中度以上的疼痛可导致疲劳的发生[27]，另外，经济压力、抑郁等社会心理因素也会导致疲劳。

有 50%~70% 的 SLE 患者在发病前数月出现食欲下降、厌食等症状，常发生隐匿，缓慢加重，容易误诊为功能性消化不良或慢性胃炎等消化系统疾病。60%~80% 的 SLE 患者有体重减轻、消瘦改变，可能与发热、纳差、能量贮备不足、消耗较大有关。体重增加可能与服用激素导致糖、脂肪、蛋白质体内重新分配及水钠潴留相关，也可见于狼疮性肾炎低蛋白血症或水钠潴留导致的水肿。

## （二）皮肤与黏膜表现

皮肤、黏膜病变是 SLE 常见的临床表现，其发生率为 80%~90%。SLE 引起的皮肤、黏膜病变多种多样，病变涉及的范围可局限于某一局部，也可侵犯全身。颊部红斑、盘状红斑、光过敏以及口腔溃疡等是诊断 SLE 的重要依据。20%~40% 的患者可以皮肤病变为首发表现，少数患者可发生于其他系统病变数月至数年后。SLE 的皮肤表现往往与其他系统、器官病变存在一定相关性，皮肤病变的加重或口腔、鼻黏膜的痛性溃疡往往提示病情活动性增加或恶化。

1. 皮肤表现　多数患者在病程中出现皮疹，包括颊部呈蝶形分布的红斑、盘状红斑、指掌部和甲周红斑、指端缺血、面部及躯干皮疹，其中以鼻梁和双颧颊部呈蝶形分布的红斑最具特征性。

皮肤型红斑狼疮（cutaneous lupus erythematosus，CLE）按照临床表现和组织病理学特点可分为[28]：①急性皮肤型红斑狼疮（acute cutaneous lupus erythematosus，ACLE），包括局限性和泛发性；②亚急性皮肤型红斑狼疮（subacute cutaneous lupus erythematosus，SCLE），包括环形红斑型和丘疹鳞屑型；③慢性皮肤型红斑狼疮（chronic cutaneous lupus erythematosus，CCLE），包括局限性和播散性盘状红斑狼疮（discoid lupus erythematosus，DLE）、疣状红斑狼疮（verrucous lupus erythematosus，VLE）、肿胀性红斑狼疮（tumid lupus erythematosus，TLE）、深在性红斑狼疮（lupus erythematosus profundus，LEP）、冻疮样红斑狼疮（chilblain lupus erythematosus，CHLE）、Blaschko 线状红斑狼疮（Blaschko linear lupus erythematosus，BLLE）。

ACLE 典型的特征是颊部蝶形红斑，表现为面颊部和鼻梁对称性融合的斑疹或丘疹性红斑，持续数天或数周，不累及鼻唇沟。SCLE 的特征性表现是非瘢痕性、光敏性皮损，表现为类似银屑病的丘疹鳞屑性皮损，以及中央不累及而向周边扩大的环状红斑。CCLE 表现为皮肤萎缩和瘢痕的多种光敏性皮损，盘状红斑是最常见的类型，皮损的外形呈边界清楚的盘状，皮损表现为突出皮面伴有鳞屑附着的红斑，常发于头皮、面部、颈部。

少数情况下，CLE 可与其他免疫相关性疾病同时存在，称为重叠综合征，例如红斑狼疮与扁平苔藓重叠综合征（LELP 重叠综合征），以及 CLE 与干燥综合征、皮肌炎或抗磷脂抗体综合征等自身免疫性疾病的重叠，需要进行鉴别。

（1）光过敏：光过敏是 SLE 患者的常见表现，日光照射可导致 SLE 患者出现皮疹或原有皮疹加重，大部分患者再次经日光暴晒后皮疹可复发。SLE 光过敏的表现有 3 种形式：①原有皮损加重，可伴有灼热、刺痒或刺痛感，避光后需 2~3 天或更长时间才能恢复；②出现新皮损，指原有正常的皮肤经光照后出现皮损，以蝶形红斑最为多见；③病情加重，是指除皮疹以外其他临床表现的加重。皮损主要见于日光暴露部位，面部最为常见，其次是额、前臂伸侧、手背、胸前"V"字区和上背部等处。多见于春夏季，冬季少见。引起光敏的紫外线光谱主要是中波紫外线（UVB），长波紫外线（UVA）也有一定作用。光过敏的发生机制尚不清楚，紫外线诱导角质形成细胞表面 SSA/Ro 抗原过度表达是主要学说之一。有光过敏的患者体内多可检测到抗 SSA/Ro 抗体。

（2）脱发：脱发是 SLE 患者常见的非特异性临床表现之一，发生率为 24%~70%。美国风湿病学会 1971 年制定的 SLE 分类标准中曾有脱发一项，后因脱发的发生率各家报道悬殊，且对诊断 SLE 的特异性不高，故于 1982 年修订时删除。尽管如此，多数学者仍然认为脱发对 SLE 的诊断与病情活动性判断有重要参考价值。SLE 引起的脱发不仅可发生于头发，亦可见于眉毛、睫毛和阴毛。根据无发区是否随疾病进展永久存在，可将脱发分为瘢痕性和非瘢痕性脱发。瘢痕性脱发常见于盘状狼疮。脱发常见以下几种形式：①斑片状脱发：继发于头皮斑丘疹后的脱发可为一过性，但若继发于盘状红斑，则可因瘢痕破坏毛囊导致永久性斑秃。②弥漫性稀发：常在梳发时发现有大量头发脱落，是最常见的形式，可继发于各种刺激，亦可发生于病情活动期或糖皮质激素、细胞毒药物治疗过程中。诱因去除或病情稳定后可重新长出新发。③狼疮发：为特征性的表现之一，常发生于病情活动期，表现为头发干枯、无光泽，脆性增加而易折断，头发通常只有数厘米长，尤以前额部和顶部头发较为明显。④全秃：少数患者可出现全秃或仅留有发际，其病因不明，但需排除环磷酰胺等细胞毒药物引起的脱发。

（3）血管性皮肤病变：约有半数 SLE 患者可出现血管性皮肤改变，常见的有血管炎性皮损、雷诺现象、甲周红斑、网状青斑、冻疮样皮疹等。雷诺现象见于 10%~45% 的 SLE 患者，典型的病变表现为肢端苍白、紫绀、红色交替出现。可伴有局部疼痛，常因寒冷、吸烟、情绪变化等因素诱发。如持续时间过长，也可出现破溃、坏死。网状青斑多见于上肢、大腿等部位，表现为皮肤表面特征性青紫色或紫红色的网状斑点，常于寒冷环境下出现。冻疮样皮疹发生率为 10% 左右，多分布于四肢末端、面部及耳郭等部位，亦可发生于肘关节、膝关节、小腿。冻疮样皮疹常表现为紫红色或暗红色结节或丘疹，边缘不清，部分皮损可融合成斑块，局部水肿使皮肤紧张发亮，有压痛，并可伴有毛细血管扩张。有的皮损可发生溃疡，愈后遗留萎缩性瘢痕。

2. 黏膜表现　7%~40% 的 SLE 患者可出现黏膜病变，可累及全身各处黏膜，但以口腔和鼻腔黏膜溃疡多见。黏膜病变通常与病情活动性有关，是 SLE 诊断的主要依据之一。

（1）口腔溃疡：SLE 引起的口腔溃疡以颊部与硬腭黏膜受累最为明显，其次是唇部黏膜。损害初发为小瘀点，逐渐发展成一个直径 10~20mm 的溃疡，单纯由 SLE 引起者一般无明显疼痛，如继发感染，则可出现灰白色分泌物附着，周围有红晕，受刺激后常有明显疼痛。口腔溃疡有时可累及咽部与口唇，引起咽痛、吞咽困难和唇炎。

（2）其他黏膜病变：约 20% 的 SLE 患者发生鼻腔溃疡，溃疡常位于鼻中隔前部，多为双侧性，偶可引起鼻腔出血和鼻中隔穿孔。SLE 偶可引起处女膜、外阴部及阴道溃疡，但通常与口腔溃疡同时存在，亦有 SLE 患者并发有肛周溃疡、结肠溃疡与上消化道溃疡的报道。

3. 肾脏表现 肾脏受累是 SLE 最重要的临床表现，几乎所有的 SLE 患者都可出现肾脏受累，也是造成 SLE 患者死亡的重要原因。SLE 肾脏受累主要根据组织学对肾脏病理进行分类（见病理部分），这将有助于明确当前的治疗方案。SLE 肾脏受累的临床表现复杂，从无任何肾炎临床症状的亚临床狼疮性肾炎到终末期尿毒症都可见到。定期临床监测对于狼疮性肾炎的防治具有重要意义，包括 1~3 个月监测尿蛋白、血尿、血清肌酐等变化，还包括询问是否出现多尿、夜尿增多、泡沫尿、下肢水肿等。

4. 关节肌肉表现 关节肌肉是 SLE 最常累及的部位，高达90%的患者在病程的某个阶段可出现程度不同的多关节炎，表现为软组织肿胀、压痛，以手、腕、膝最为常见，少数患者可累及远端指间关节、下颌关节、跖趾关节、髋关节以及脊柱关节，主要表现为关节疼痛、肿胀与僵硬。部分患者可见关节畸形，常见 "Jaccoud 样关节病"，为韧带和（或）关节囊松弛及关节半脱位，可导致手部畸形，但 X 线出现关节侵蚀者罕见。明显的关节滑膜炎提示疾病活动。SLE 还可见缺血性骨坏死，是 SLE 致残的主要原因之一，好发于负重部位，如股骨头、股骨踝、胫骨平台、距骨，与长期大剂量使用糖皮质激素有关。

SLE 还可累及肌肉，表现为肌肉压痛，以四肢近端肌肉常见，部分患者还可合并肌炎，临床表现与多发性肌炎类似，血清肌酸激酶、门冬氨酸氨基转移酶、乳酸脱氢酶等可有轻、中度增高。另外，还有药物相关性肌炎，主要为糖皮质激素和羟氯喹引起，前者更为常见，注意鉴别。

5. 心血管表现 SLE 心脏病变包括心包炎、心肌炎、心内膜及瓣膜病变等，临床表现有胸闷、胸痛、心悸、心脏扩大、充血性心力衰竭、心律失常、心脏杂音等。多数情况下 SLE 的心肌损害不太严重，在病程早期可无明显临床症状，但是在重症 SLE 患者中，可伴有心功能不全，为预后不良的指征。

（1）心包病变：心包炎是 SLE 最常见的心脏病变，一般多发生在 SLE 病情活动期，约2%的患者以心包炎为首发临床表现。心包病变主要临床表现为胸骨后或心前区疼痛，疼痛在体位改变或呼吸、咳嗽、吞咽时加剧，坐位或前倾体位时减轻，可见心包摩擦音、心电图 ST 段弓背向下型抬高以及 T 波变化。慢性纤维性心包炎可引起心包膜增厚，影响心脏舒张功能，导致缩窄性心包炎，但这种情况在 SLE 患者中较为罕见，组织病理学检查显示心包膜有透明样纤维增厚，血管周围有单核细胞浸润。大部分患者可无临床症状，仅心电图或超声心动异常，提示无症状心包炎，绝大部分并发心包炎的患者预后较好，但合并化脓性心包炎时，预后极差。

（2）瓣膜病变：SLE 患者可出现多种心瓣膜异常，包括瓣膜增厚、Libman-Sacks 心内膜炎（也称为非典型疣状心内膜炎）、瓣膜反流和瓣膜狭窄。30%~40%的 SLE 患者可出现瓣膜病变，但多数患者并无临床症状，其中瓣膜增厚最为常见，可见弥漫性或疣状增厚，心脏各个瓣膜均可受累，以二尖瓣最为多见，其次是主动脉瓣、肺动脉瓣和三尖瓣罕见。抗心磷脂抗体阳性者瓣膜病变明显高于阴性者，说明瓣膜辨病与抗心磷脂抗体有关。Libman-Sacks 心内膜炎是 SLE 患者特征性的瓣膜异常，Libman-Sacks 心内膜炎的疣状赘生物直径多在 1~4mm，单个似豌豆状或多个聚集成球状，有时呈桑葚状紧密黏附于心内膜下，赘生物黏着的部位通常在心脏瓣膜的边缘，瓣膜的两面均可有赘生物黏着，多见于二尖瓣后叶心室面。经食道超声检测有助于诊断。当发现瓣膜有赘生物时，应进行血培养检查，以鉴别细菌性心内膜炎。

（3）心律失常：各种心律失常在 SLE 患者中均可发生，其中以窦性心动过速、窦性心动过缓最为常见，其次是房性期前收缩、室性期前收缩，亦有发生阵发性室上性心动过速、心房颤动、一度和二度房室传导阻滞、左束支和（或）右束支传导阻滞，但高度房室传导阻滞者并不多见。SLE 患者分娩的新生儿可发生先天性完全性心脏传导阻滞，这与母体血中抗 SSA/Ro 抗体和抗 SSB/La 抗体的 IgG 型能通过胎盘屏障进入新生儿体内有关。SLE 患者引起的心律失常多为暂时性，随着病情的缓解可自行消失，其发生原因可能与冠脉血管炎症引起的暂时性心脏传导系统血液供应不足有关。此外，心包病变、心肌病变和心内膜病变均可累及心脏的传导系统而引起心律失常。组织病理学检查发现 SLE 的心脏传导系统可发生纤维素样变性和纤维素样瘢痕，亦可见炎性淋巴细胞浸润。

（4）冠状动脉病变：随着患者病程的延长，冠心病的发病率逐年增高，且有年轻化的趋势。由冠状动脉病变引起的心肌梗死、严重心律失常等心血管并发症已成为影响 SLE 患者生存质量的重要原因之一。确诊 SLE 患者尸检显示约 50% 可见冠脉狭窄[29]。有研究发现，35～44 岁 SLE 患者心肌梗死发病率比同年龄对照组增高 52 倍[30]。动脉粥样硬化本身可能就与病情的进展有关，同时，长期使用糖皮质激素可能加速了这一过程。另外，部分 SLE 患者还伴有抗磷脂抗体，尤其是 IgG 类抗心磷脂和抗 $\beta_2$-GP1 抗体水平升高，可导致动脉血栓形成，也可能是冠状动脉病变的原因之一[31]。高血压是 SLE 发生动脉粥样硬化最密切相关的危险因素[32]。

任何 SLE 患者出现胸痛和（或）气短都必须考虑冠状动脉疾病的可能性，应当通过心脏负荷试验来进行功能评估。评估和干预一些可控因素如肥胖、吸烟、高血压和高脂血症对于减缓动脉粥样硬化进展也很重要。

（5）高血压：在多个队列研究中发现，与对照组相比，SLE 患者高血压的患病率在 30%～70%，明显高于对照组[33]。肾脏病变是 SLE 患者发生高血压的主要原因，此外，糖皮质激素的应用也是重要危险因素之一。24 小时动态血压监测是确定 SLE 患者高血压的重要手段。长期高血压可引起心肌肥厚，诱发心力衰竭，还与中风、认知功能障碍有关。

SLE 心脏病变已成为危及患者生存的重要原因之一，15% 死亡患者与心脏病变有关，主要原因有冠心病猝死、心内膜病变和（或）心律失常引起的顽固性心力衰竭、心包炎继发感染等。

6. 肺部表现　SLE 呼吸系统受累多见，病变可累及胸膜、肺实质、气道、血管等各个部位，临床表现复杂，可表现为胸痛、咳嗽、呼吸困难等。有研究显示，SLE 发病时仅 3% 患者累及肺部，但随着病程发展，约半数的患者可出现肺部受累，病变包括胸膜病变、狼疮性肺炎、肺间质纤维化、弥漫性肺泡出血、阻塞性支气管炎、肺不张、肺栓塞、肺动脉高压、呼吸肌及膈肌功能失调等。胸膜炎和胸腔积液是 SLE 常见的呼吸系统表现，有时可以是 SLE 的首发症状。胸腔积液常为渗出液，临床表现为胸痛，呼吸困难和咳嗽，积液通常为双侧均匀分布，但有时也可出现在单侧。

（1）胸膜病变：胸膜病变是 SLE 患者最常见的肺部病变，发病率约为 50%，发生于病程各个阶段。双侧胸膜同时受累多见，亦可为单侧病变。主要表现为病变侧胸痛、胸腔积液，常伴有发热、胸痛，常随呼吸运动或体位的变化而加重。胸片或 B 超检查可发现有少量积液征象，少数患者表现为大量积液。SLE 病变本身引起的胸腔积液多为渗出液，外观透明、微黄，有时为混浊液或血性液，急性期以中性粒细胞占优势，随病情进展逐渐变为淋巴细胞为主。积液的葡萄糖含量可略低于血糖，细菌学检查为阴性。SLE 患者出现胸腔积液时，需要与细菌或结核杆菌感染、恶性肿瘤、心力衰竭等相鉴别。大量胸腔积液引起呼吸困难或积液性质不明者，可行穿刺抽液以确定积液的性质，便于诊断和解除呼吸困难。

（2）肺部病变：狼疮性肺炎发生率不高，发病率约为 10%。狼疮性肺炎发病较急，大多数患者伴有病情活动性表现，主要为咳嗽、呼吸急促、胸闷、发热，严重者可出现呼吸困难、低氧血症，甚至急性呼吸窘迫综合征。检查时在双肺底部都可闻及湿啰音，胸部 X 线检查可见双肺弥漫性病变，以下肺为主。肺组织病理检查可见炎症细胞浸润、透明膜形成、肺泡内出血等。急性狼疮性肺炎与 SLE 继发感染较难鉴别，血培养、痰培养以及支气管镜肺泡灌洗液检查是有效的诊断方法，如无确切证据排除感染，应同时进行抗感染治疗。

慢性间质性肺病少见，主要表现为运动时紫绀、胸闷、呼吸困难、咳嗽、双下肺部湿啰音等。胸部 X 线检查可见肺部呈弥漫性颗粒状、网状或网状结节样改变，两下肺较为显著。肺功能检查表现为限制性呼吸功能减退。SLE 肺部间质性病变还须排除感染、肿瘤等病变。

（3）弥漫性肺泡出血：弥漫性肺泡出血（diffuse alveolar hemorrhage，DAH）是一种严重威胁 SLE 患者生命的临床表现，其发生率约为 1.6%。一般为急性发作，患者可突然出现咳嗽、痰中带血和胸闷、心悸、气急以及突发大咳血。实验室检查可有血红蛋白与血细胞比容下降等，血气分析可有低氧血症。胸片显示双肺野有浸润性病变。支气管肺泡灌洗检查对于排除感染和明确诊断非常重要。特征性表现包括气道中有血迹和肺泡灌洗液持续呈血性。DAH 通常发生在血清学和临床活动的患者，合并狼疮性肾炎最为常见。患者通常需行机械通气，合并感染亦很常见。即使积极治疗，DAH 的死亡率仍高达 50%。

（4）肺动脉高压：肺动脉高压（pulmonary arterial hypertension，PAH）主要表现为活动时呼吸困难、胸闷胸痛、咳嗽、疲劳乏力、水肿，体检可发现肺动脉瓣第二心音亢进、收缩期杂音。胸部 X 线可见心脏扩大、肺动脉段膨隆，心电图可见右心室肥大，超声心动表现为右心室扩大、三尖瓣反流等，对肺动脉高压的诊断有较大的价值。

7. 血液系统受累　SLE 血液系统受累较为常见，三系均可受累，还可表现为血凝机制和纤溶机制等异常。活动性 SLE 中常见血红蛋白下降、白细胞和（或）血小板减少，这些表现也可是 SLE 的首发症状，需要与血液系统疾病相鉴别。在治疗过程中出现的血液系统异常，还须考虑药物的影响，如环磷酰胺、吗替麦考酚酯、硫唑嘌呤、甲氨蝶呤等都可引起骨髓抑制，糖皮质激素也可导致淋巴细胞减少和中性粒细胞增多。

（1）贫血：贫血一般分为非免疫性贫血和免疫性贫血，前者主要指慢性病贫血、缺铁性贫血、肾性贫血；后者包括自身免疫性溶血性贫血、再生障碍性贫血等。慢性病贫血在 SLE 中较为常见，表现为正色素、正细胞性贫血，还可伴有网织红细胞、血清铁降低。缺铁性贫血表现为小细胞、低色素性，血清铁含量降低。急慢性消化道出血或月经过多都可导致缺铁性贫血，一般铁剂治疗有效。肾性贫血主要发生在 SLE 肾脏病变的后期，肾脏损伤明显，一般进入尿毒症期，肾脏促红细胞生成素（EPO）合成分泌减少，一般表现为正细胞、正色素。自身免疫性溶血性贫血表现为血清非结合胆红素、乳酸脱氢酶升高，网织红细胞升高，直接 Coombs 试验阳性。另外，药物因素如抗疟药、非甾体消炎药、雷公藤、免疫抑制剂、退热药和抗精神病药等都可引起骨髓抑制。

（2）血小板减少：SLE 并发血小板减少较为常见，多数为轻度减少。当血小板计数在（20～50）×10$^9$/L 时，一般无出血表现，仅出血时间延长。当血小板计数<20×10$^9$/L 时，可出现自发出血，如皮肤紫癜、牙龈出血、消化道出血，严重的可发生中枢神经系统出血。免疫性血小板减少性紫癜与 SLE 有密切联系，部分患者以该病作为首发症状。慢性轻度血小板减少还常见于抗磷脂抗体综合征的患者。

（3）白细胞变化：50%～60%的 SLE 患者有白细胞减少，一般为轻度减少，白细胞减少与疾病活动、药物影响、骨髓功能降低等有关。白细胞减少可表现为粒细胞减少和（或）淋巴细胞减少。在 SLE 活动期，嗜碱性粒细胞常常减少，嗜碱性粒细胞脱落颗粒现象通常伴有血小板激活因子释放并可导致血管通透性改变、免疫复合物沉积和其他介质变化。白细胞增多（大多数是粒细胞）常常代表患者伴有感染或使用过大剂量糖皮质激素，偶也可见于 SLE 患者的急性恶化期。

8. 精神神经表现　神经精神狼疮（neuropsychiatric systemic lupus erythematosus，NP-SLE）包括多种神经性和精神性的症状表现，可累及中枢和外周神经系统，一般是血管性损伤、炎症性损伤造成的。神经系统表现多种多样，从头痛、头晕、注意力下降，到各种运动障碍、癫痫、中风甚至昏迷都可见到，因此诊断与鉴别诊断存在一定困难。ACR 在 1999 年总结了 SLE 患者的各种精神神经症状，归为 19 种临床表现（表3-2）。已经发现多种自身抗体与 NP-SLE 发病相关，包括抗神经元抗体、抗神经节苷脂抗体、抗核糖体 P 蛋白抗体等，多与弥漫性高级皮质功能障碍相关表现有关。另一类重要的自身抗体是抗磷脂抗体、抗 β$_2$ 糖蛋白抗体等，可通过诱发凝血系统功能异常，导致微血管病变、脑血栓形成、出血等中枢神经系统表现，在治疗上应有所侧重。腰穿脑脊液检查、脑电图以及磁共振等影像学检查对 NP-SLE 诊断有帮助。

癫痫在 SLE 患者神经损害中最为常见，占5%～57%，大多由于血管炎、血管破裂，或由于 SLE 并发高血压、尿毒症、脑水肿引起。一般癫痫为 SLE 患者的终末期表现，由于近年来 SLE 诊治的进展，癫痫的发病率呈下降趋势。癫痫既可先于 SLE 发作，也可出现在疾病过程中，但大多数患者在癫痫发作后数天至一个月内死亡，是 SLE 死亡的主要原因之一。

SLE 还可发生精神表现，如精神病、抑郁、焦虑，建议精神科医生会诊。

总之，SLE 的中枢神经系统病变表现多种多样，预后较差，是 SLE 死亡的重要原因。

表 3-2  美国风湿病学会 SLE 的神经精神综合征分类

| 中枢神经系统 | 周围神经系统 |
| --- | --- |
| 无菌性脑膜炎 | 急性炎性脱髓鞘多神经根病（格林-巴利综合征） |
| 脑血管病 | 自主神经功能紊乱 |
| 脱髓鞘综合征 | 单神经病变，单发或多发 |
| 头痛 | 重症肌无力 |
| 运动失调 | 颅神经病 |
| 脊髓病 | 神经丛病 |
| 癫痫发作 | 多发性神经病 |
| 急性精神错乱状态 | |
| 焦虑症 | |
| 认知障碍 | |
| 情感障碍 | |
| 精神病 | |

9. 消化系统表现  SLE 患者消化系统表现很常见，有 25%～40% 的 SLE 患者出现消化系统症状，临床表现包括食欲减退、腹痛、呕吐、腹泻或腹水、黄疸等。早期出现肝功能损伤与预后不良相关。少数患者可并发急腹症，如胰腺炎、肠坏死、肠梗阻，这些往往与 SLE 活动性相关。但部分消化道症状常与药物有关，非甾体抗炎药、抗疟药、糖皮质激素和细胞毒药物均可诱发，应注意鉴别。

（1）胃肠道：胃肠道症状在 SLE 患者中比较常见。SLE 患者可出现厌食、恶心、呕吐、腹痛，常与服用水杨酸类药物、非甾体抗炎药、抗疟药、糖皮质激素及细胞毒药物有关。消化性溃疡的发生率为 0.5%～4%，严重者可并发出血和穿孔。肠梗阻可能由于抗磷脂抗体综合征引发的潜在血管炎和高凝性疾病所致。少数 SLE 患者合并炎症性肠病，临床表现为持续性腹泻、腹痛和血便，可出现在 SLE 确诊前。

（2）肠系膜血管炎：肠系膜血管炎虽然发病率较低，但是 SLE 非常严重的并发症之一，可危及生命，常见于病情活动期。患者表现为持续性腹部绞痛、呕吐和发热，腹部有广泛性压痛和反跳痛，严重者可出现肠梗阻或肠穿孔。实验室检查无特异性。腹部 CT 是早期诊断肠系膜缺血的重要检查方法，肠系膜血管炎组织病理学改变与结节性多动脉炎相似，最常累及结肠和小肠黏膜下血管，可引起组织缺血、肠黏膜糜烂、溃疡或穿孔。治疗宜选用大剂量糖皮质激素或联合环磷酰胺，肠穿孔或肠段坏死者需手术治疗。

（3）胰腺炎：胰腺炎是一种 SLE 的严重并发症，发病率不高，是病情活动的表现。患者表现为剧烈上腹疼痛并可放射至背部、恶心呕吐、血淀粉酶水平升高。其原因可能为胰腺血管炎，但也有人认为与噻嗪类利尿药和硫唑嘌呤的联合使用有关，应立即停用可疑药物、禁食，治疗与普通胰腺炎相同。

（4）肝脏：肝功能异常在 SLE 中较为常见，需要明确病因。最常见的是药物引起的，如非甾体抗炎药、甲氨蝶呤、硫唑嘌呤等；也可能是肥胖、各种原因导致的脂肪肝。狼疮性肝炎也可出现肝功能异常，常伴有乏力、厌食、发热、黄疸等，血清学检查可见抗平滑肌抗体、抗 LKM 抗体等阳性。诊断狼疮性肝炎还需排除病毒性肝炎、药物性肝炎、酒精性肝炎等。还有患者表现为黄疸，常与溶血性贫血、病毒性肝炎、肝硬化、胆道梗阻和胰腺疾病等有关。

（5）其他：①脂肪吸收不良：SLE 患者常因固体脂肪吸收不良导致腹泻，同时可伴有碳水化合物吸收不良。患者会出现水样便，体重减轻，粪便脂肪含量持续升高，病理学检查可发现免疫复合物。对于此类患者，除使用抗生素、类固醇激素治疗外，还需要低脂、低胆固醇、高脂溶性纤维素膳食。②结肠受累：主要特征是厌食、恶心、呕吐、发热及下腹部柔韧。腹痛不易定位，肠道穿孔患者中部分可闻及肠鸣音。③感染性腹泻：感染已成为导致 SLE 患者死亡的主要因素，细菌感染是最主要形式之一。早期内镜与典型样品的收集在诊断中有重要意义。放射学对结肠扩充症无特征性诊断意义，区分由 SLE 引起的局部缺血性大肠炎和由阿米巴引起的急性大肠炎很重要，以便采取不同的治疗方法。④腹水：可见于 10% 的 SLE 患者，急性起病的腹水常见于肠穿孔、胰腺炎、肠系膜动脉栓塞、细菌性腹膜炎等，慢性起病常见于充血性心力衰竭、心包炎、肾病综合征、肝硬化、结核性腹膜炎等。根据腹腔穿刺可以判断腹水的性质，一般分为炎性和非炎性。各种感染造成的腹膜炎多为炎性。非炎性腹水多不伴有腹痛，为漏出液，常见于肾病综合征、肝硬化等。⑤急腹症：少数患者可因胃及十二指肠溃疡、胰腺炎、腹膜炎等出现剧烈腹痛，病情可急性进展，甚至造成患者死亡。部分患者早期仅以轻微腹痛、腹部压痛为主要表现，容易造成漏诊，应该结合血常规、生化以及影像学检查明确诊断。

10. 抗磷脂综合征　10%~40% 的 SLE 患者可出现抗磷脂抗体，临床表现从无症状的抗磷脂抗体阳性，到数天内发生广泛血栓的恶性抗磷脂综合征，都可见到。抗磷脂综合征最常见的临床表现是血管栓塞和流产。动静脉血管栓塞都可发生，与其他原因导致的血栓无明显差异，但更严重，发病年龄轻，可发生在较少见的部位。血栓最常见的临床表现是脑卒中和深静脉血栓。肾血栓性微血管病变、肾小球毛细血管内皮细胞损伤以及肾血管血栓形成可引起蛋白尿而不伴细胞尿或低补体血症，可导致严重高血压和（或）肾衰竭。流产多发生在妊娠 10 周以后，但也有早于 10 周者，这些更多见于染色体或基因缺陷。抗磷脂综合征患者早期 3 个月妊娠多正常，以后发生胎儿生长缓慢和羊水减少。患者可以发生严重的先兆子痫和 HELLP 综合征（溶血、肝酶升高、血小板降低）。极少数患者可表现为恶性抗磷脂综合征，于几天内出现中、小动脉广泛血栓，引起脑卒中，心脏、肝、肾上腺、肾、肠梗死，以及外周组织坏疽，死亡率高。

11. 男性 SLE　男性的总体发病率较低，但儿童和老年人的发病率相对较高，这一时期的男女发病之比为 1:2。男性 SLE 患者的预后比女性差，5 年和 10 年生存率均明显低于女性。造成男性 SLE 死亡的原因最主要的是感染，其次是肾功能衰竭、狼疮脑病、心血管疾病，由于男性 SLE 患者误诊较多，很多患者死亡时仍未得到正确的诊断。

12. 特殊类型狼疮的临床表现

（1）药物性狼疮：陆续发现几十种药物可以诱发药物性狼疮，常见的有肼苯哒嗪、甲基多巴、普鲁卡因、氯丙嗪、卡马西平、青霉胺、α-干扰素等，随着生物制剂应用的增多，TNF-α 抗体也能诱发药物性狼疮[34]，值得重视。药物性狼疮患者一般临床表现较轻，以全身症状、关节炎、浆膜炎为主，肾脏、皮肤、中枢神经系统受累较少，抗组蛋白抗体阳性率达 95%，而抗 dsDNA 抗体和抗 Sm 抗体阳性率<5%，停用相关药物后病情可自行缓解。

（2）新生儿 SLE：新生儿红斑狼疮（neonatal lupus erythematosus，NLE）是一种由母体的抗 SSA/Ro 和（或）抗 SSB/La 抗体通过胎盘传到新生儿而导致的获得性自身免疫性疾病。患者母亲多患有 SLE、干燥综合征，患儿多见女性。NLE 可累及多系统、器官，包括皮肤、心脏、肝脏和血液系统，最严重的并发症是先天性完全性心脏传导阻滞和心肌病。皮肤损害主要表现为环状红斑，好发于头、颈、眶周等部位。抗 SSA/Ro 抗体阳性是本病的血清学标志。本病通常为一过性，若仅有皮肤损害，多数在 6~12 个月内自然消退，只有少数病例发展为 SLE，伴有房室传导阻滞者预后较差。

（3）SLE 伴妊娠[35]：SLE 患者的妊娠本身属于高危妊娠，半数以上的 SLE 患者在妊娠期间会出现病情复发或加重，危及胎儿及孕妇安全。我国妊娠合并 SLE 患者的母婴死亡率高达 8.9%[36]，值得重视。SLE 患者需要注意妊娠的时机:需要在病情不活动且保持稳定至少 6 个月,糖皮质激素使用量泼尼松<15mg/d,24 小时蛋白尿 0.5g 以下,且无重要脏器损害,同时需停用环磷酰胺、甲氨蝶呤、雷公藤、吗替麦考酚酯等至少 6 个月,对于服用来氟米特的患者,建议先进行药物清除治疗后,再停药至少 6 个月后才可以考虑妊娠。

有以下情况属于妊娠禁忌证:①严重肺动脉高压(估测肺动脉收缩压>50mmHg 或出现肺动脉高压的症状);②重度限制性肺部病变(用力肺活量<1L);③心功能衰竭;④慢性肾功能衰竭(血肌酐>2.8mg/L);⑤既往有严重的子痫前期或即使经过阿司匹林和肝素治疗仍不能控制的 HELLP 综合征;⑥过去 6 个月内出现脑卒中;⑦过去 6 个月内有严重的狼疮病情活动。

SLE 患者的妊娠必须是有计划的。所有处于生育年龄的 SLE 患者都应采取严格的避孕措施。SLE 患者可以采取的避孕措施包括宫内节育器(IUD)、工具避孕、口服避孕药物等。IUD 适用于除小剂量糖皮质激素(泼尼松 15mg/d 或相当剂量以下)外不服用免疫抑制剂的患者;口服避孕药适用于病情稳定、抗磷脂抗体阴性、无肾病综合征、没有血栓病史的患者,推荐使用以含孕激素为主的口服避孕药;所有 SLE 患者都可以采用工具避孕,但通常单独的工具避孕达不到严格避孕的效果,应配合其他避孕措施共同使用。

分娩方式的选择:对于在整个妊娠过程中病情稳定的患者,可以采取自然分娩的方式来结束妊娠,但对于妊娠期间病情不稳定或出现产科并发症的患者,可以采取剖宫产。出现以下情况时,应尽早终止妊娠:①妊娠前 3 个月即出现明显的 SLE 病情活动;②孕妇 SLE 病情严重,危及母体安全时,无论孕期大小都应尽早终止妊娠;③孕期检测发现胎盘功能低下,危及胎儿健康,经产科与风湿科治疗后无好转者;④出现以下并发症时:重度妊娠高血压、精神和(或)神经异常、脑血管意外、弥漫性肺部疾病伴呼吸衰竭、重度肺动脉高压、24 小时尿蛋白排泄定量在 3g 以上;⑤对于病情平稳的患者,如果胎龄已满 38 周,胎儿已发育成熟时,建议终止妊娠。

由于母乳中含有大量对胎儿有益的物质,而且母乳喂养有利于儿童的心理与生理健康发育,有利于产妇的恢复,因此推荐 SLE 患者进行母乳喂养。口服泼尼松(龙)或甲基泼尼松龙、羟氯喹与非甾体抗炎药的患者都可以进行母乳喂养。服用阿司匹林和华法林以及使用肝素治疗的 SLE 患者可以正常哺乳。服用环磷酰胺、吗替麦考酚酯、甲氨蝶呤、来氟米特、硫唑嘌呤、环孢素 A、他克莫司的 SLE 患者不宜哺乳。但对于服用泼尼松剂量超过 20mg/d 或相当剂量者,应弃去服药后 4 小时内的乳汁,并在服药 4 小时后再进行哺乳。

狼疮妊娠中的先兆子痫通常出现于妊娠 20 周,表现为高血压、水肿、蛋白尿,经常需要提前分娩或终止妊娠。狼疮患者患先兆子痫的风险更大(3%~5%),肾病患者和(或)动脉高压以及在孕初处于狼疮活动期的妇女,特别是每天服用 30mg 以上泼尼松的患者更易发生先兆子痫。先兆子痫和肾损害的鉴别诊断非常重要,包括:①肾损害会出现抗 dsDNA 抗体水平高或者持续上升、抗 C1q 抗体和补体替代途径的激活,而在先兆子痫时一般不会出现;②在临床肾损害发作时蛋白尿通常伴随有活动性尿沉渣(红细胞、白细胞和细胞脱落的碎片),而先兆子痫只出现蛋白尿,且日益加重。先兆子痫患者在分娩后蛋白尿迅速减少,而肾损害患者会出现持续稳定甚至增加的蛋白尿。

## 二、实验室和辅助检查

1. 血常规  血液系统受累时,可表现为红细胞、白细胞、血小板三系减少。溶血性贫血时也可见红细胞减少。

2. 血沉  疾病活动时可见加快。

3. C 反应蛋白  疾病活动时一般不加快,感染时可明显升高。参考临床常用的感染指标降钙素原,对于诊断 SLE 合并感染有帮助。

4. 免疫球蛋白 活动期 IgG、IgA、IgM 可升高，并以 IgG 升高最为显著。

5. 补体 75%~90% 的 SLE 患者血清补体减少，以 C3、C4 为主，活动期患者更为显著。

6. 类风湿因子 20%~40% 的患者呈阳性。

7. 抗核抗体（ANAs） 阳性者对于诊断自身免疫病具有较大意义。对于 SLE 患者，ANA 的敏感性为 97%~100%，而特异性仅为 10%~40%，且 ANA 滴度与疾病活动性无关。在 ANA 荧光染色分型中，SLE 常见均质型、斑点型和周边型。抗 dsDNA 抗体对于 SLE 的诊断有较高的特异性，且与疾病活动性尤其是狼疮性肾炎的活动性密切相关。抗 Sm 抗体是 SLE 较为特异性的自身抗体，特异性为 99%，而敏感性仅为 25%。抗 Ro/SSA 和 La/SSB 抗体在 SLE 的阳性率分别为 30%~40%、10%~20%，两者可引起新生儿狼疮和房室传导阻滞等先天性心脏病。抗 Ro/SSA 和 La/SSB 抗体阳性的患者多有干燥综合征、光敏感、血管炎、紫癜、淋巴结肿大、白细胞减少。抗 rRNP 抗体在 SLE 中的阳性率为 20%~30%，且与 SLE 精神症状有关。

8. 抗磷脂抗体 主要包括抗心磷脂抗体、抗 $\beta_2GP1$ 抗体和狼疮抗凝物。抗磷脂综合征患者多为阳性，表现为反复动静脉血栓、反复流产等。

# 第四节 诊断与鉴别诊断

## 一、诊断要点

SLE 临床表现复杂多变，可累及全身多个系统，血清学表现为体内有多种自身抗体。详细了解各系统受累的临床表现有助于掌握 SLE 的临床特征。实验室检查是诊断 SLE 十分重要的条件，全面掌握 SLE 多种血清学异常指标，了解各种检测指标的临床意义，特别是 SLE 特异性较高的抗 dsDNA 抗体、抗 Sm 抗体和阳性率较高的抗 SSA/Ro、抗 SSB/La 等抗体的检测方法及临床意义，对正确诊断和治疗 SLE 是必需的。SLE 的临床诊断必须综合分析病史、临床表现及实验室检查结果才能做出合理的判断。美国风湿病学会（ACR）的分类标准对于诊断 SLE 有很大的帮助。另外，SLE 病情活动性评估参考指标也是十分重要的。同时要注意对与 SLE 易混淆的其他自身免疫性疾病如混合性结缔组织病、类风湿关节炎等进行鉴别。对于一些患者表现为比较少见的临床症状，或者实验室指标阴性者，需要综合病史，可以多次复查实验室检查指标，寻找蛛丝马迹，做出正确诊断。

## 二、诊断标准

2019 年欧洲抗风湿病联盟（EULAR）和 ACR 发布了最新的 SLE 分类标准（表 3-3），该标准于 2017 年提出后，经过为期 2 年的临床验证，显示了较高的敏感性和特异性。

首先，该标准将 ANA 阳性作为 SLE 分类标准的"入围"标准，ANA 阳性指用人喉癌上皮样细胞系（HEp-2）细胞作底物条件下的间接免疫荧光法，现在或曾经至少每次测得 ANA 滴度≥1:80。

表 3-3 2019 年 EULAR/ACR SLE 分类标准

| 临床领域及标准 | 定义 | 权重 |
| --- | --- | --- |
| 全身状况 | 发热：用感染或其他原因不能解释的发热>38.3℃ | 2分 |
| 血液系统 | 白细胞减少症<4000/mm³ | 3分 |
|  | 血小板减少症<100000/mm³ | 4分 |
|  | 溶血性贫血 | 4分 |

续表

| 临床领域及标准 | 定义 | 权重 |
| --- | --- | --- |
| 神经系统 | 谵妄（意识改变或唤醒水平下降，和症状发展时间数小时至 2 天内，和一天内症状起伏波动，和认知力急性或亚急性改变，或习惯、情绪改变） | 2 分 |
| | 精神异常［无洞察力的妄想和（或）幻觉，但没有精神错乱］ | 3 分 |
| | 癫痫（癫痫大发作或部分/病灶性发作） | 5 分 |
| 皮肤黏膜 | 非瘢痕性脱发 | 2 分 |
| | 口腔溃疡 | 2 分 |
| | 亚急性皮肤狼疮或盘状狼疮 | 4 分 |
| | 急性皮肤狼疮 | 6 分 |
| 浆膜腔 | 胸腔积液或心包积液 | 5 分 |
| | 急性心包炎 | 6 分 |
| 肌肉骨骼 | 关节受累（≥2 个关节滑膜炎或≥2 个关节压痛+≥30 分钟的晨僵） | 6 分 |
| 肾脏 | 蛋白尿>0.5g/24h | 4 分 |
| | 肾活检：Ⅱ 或 Ⅴ 型 LN | 8 分 |
| | 肾活检：Ⅲ 或 Ⅳ 型 LN | 10 分 |
| 抗磷脂抗体 | 抗心磷脂抗体 IgG>40GPL 单位或抗 β$_2$-GP1IgG>40 单位或狼疮抗凝物阳性 | 2 分 |
| 补体 | 低 C3 或低 C4 | 3 分 |
| | 低 C3 和低 C4 | 4 分 |
| 特异抗体 | 抗 dsDNA 抗体阳性或抗 Sm 抗体阳性 | 6 分 |

如果计分标准可以被其他比 SLE 更符合的疾病解释，该计分标准不计分；标准至少每次出现就足够；SLE 分类标准要求至少包括 1 条临床分类标准以及总分≥10 分可诊断；所有的标准，不需要同时发生；在每个方面，只取最高权重标准得分计入总分。新标准的验证队列研究中，新标准的敏感度为 96.1%，特异性为 93.4%，敏感度和特异度均较 1997ACR 分类标准及 2012 年系统性红斑狼疮国际临床协助组（Systemic Lupus International Collaborating Clinics，SLICC）分类标准有所提高。

目前临床上比较常用的 SLE 分类标准是 SLICC 在 ACR 1997 年 SLE 分类标准的基础上做了新的修订，于 2009 年 ACR 年会上首次提出（表 3-4）。

表 3-4　ACR 2009 年推荐的 SLE 分类标准

| 临床标准 | 免疫学标准 |
| --- | --- |
| 1. 急性或亚急性皮肤型狼疮 | 1. ANA 阳性 |
| 2. 慢性皮肤型狼疮 | 2. 抗 dsDNA 抗体阳性（ELISA 法测需 2 次阳性） |
| 3. 口或鼻咽部溃疡 | 3. 抗 Sm 抗体阳性 |
| 4. 非瘢痕性脱发 | 4. 抗磷脂抗体阳性：狼疮抗凝物阳性，或梅毒血清学试验假阳性，或抗心磷脂抗体是正常水平 2 倍以上或抗 β$_2$-GP1 阳性 |
| 5. 关节炎：可观察到 2 个或更多的外周关节有肿胀或压痛，伴晨僵 | 5. 补体降低：C3、C4 或 CH50 |
| 6. 浆膜炎：胸膜炎、心包炎 | 6. 无溶血性贫血，但直接 Coomb 试验阳性 |
| 7. 肾脏病变：24 小时尿蛋白>500mg 或有红细胞管型 | |
| 8. 神经病变：癫痫、精神病、多发性单神经炎、脊髓炎、外周或脑神经病变、脑炎、急性精神混乱状态 | |
| 9. 溶血性贫血 | |

续表

| 临床标准 | 免疫学标准 |
|---|---|
| 10. 至少 1 次白细胞减少（＜4.0×10⁹/L）或淋巴细胞减少（＜1.0×10⁹/L） | |
| 11. 至少 1 次血小板减少（＜100×10⁹/L） | |

满足上述 4 项标准，包括至少 1 项临床标准和 1 项免疫学标准；或满足肾活检证实狼疮肾炎，同时 ANA 阳性或抗 ds-DNA 抗体阳性。

SLE 临床表现多样，可仅表现为皮肤黏膜损伤，也可合并肾脏等重要脏器的损伤，严重程度轻重不一，而且病情呈现缓解和复发加重交替出现，因此对 SLE 病情的评估显得尤为重要。临床实践中对 SLE 的病情评估有多种方法，各有特点和优势。目前临床中使用较多的是系统性红斑狼疮疾病活动度评分 2000（SLEDAI-2000），该方法使用相对简便，但对病情变化不是特别敏感（表 3-5）。

SLICC/ACR 损伤指数［Systemic Lupus International collaborating Clinics（SLICC）/ACR damage index，SDI］主要用于 SLE 慢性损害的临床评估（表 3-6）。该评估体系有 41 个项目，包括 12 个系统，包括 SLE 所致的并发症，如早期血管病变；还包括治疗导致的不良反应，如激素造成的白内障。损伤需要符合以下几点：只有在确诊 SLE 后出现的临床表现才能被记录，符合量表解释的定义，并且不考虑造成的原因。

表 3-5　系统性红斑狼疮疾病活动度评分 2000（SLEDAI-2000）

| 积分 | 临床表现 |
|---|---|
| 8 | 抽搐：近期出现，除外代谢、感染、药物所致 |
| 8 | 精神病：由于严重的现实感知障碍导致正常活动能力改变，包括幻觉，思维无连贯性、思维奔逸，思维内容贫乏、不合逻辑，行为异常、行动紊乱。需除外尿毒症或药物所致者 |
| 8 | 器质性脑病综合征：智力改变如定向差、记忆力差、智能差。起病突然并有波动性，包括意识模糊，注意力减退，不能持续注意周围环境，加上至少下述两项：知觉力异常，语言不连贯，失眠，白天困倦，抑郁或亢奋。除外由于代谢、药物或感染引起者 |
| 8 | 视觉障碍：狼疮视网膜病变：包括细胞状小体，视网膜出血，脉络膜出血或渗出性病变，视神经炎。除外由于高血压、药物或感染引起 |
| 8 | 脑神经病变：近期出现的运动性、感觉性脑神经病变 |
| 8 | 狼疮性头痛：严重、持续的头痛，可以是偏头痛，镇静止痛剂无效 |
| 8 | 脑血管意外：近期出现，除外动脉粥样硬化 |
| 8 | 血管炎：破溃、坏死，手指压痛性结节，甲床周围梗死、片状出血，或为活检或血管造影证实之血管炎 |
| 4 | 关节炎：至少 2 个关节痛并有炎性体征，如压痛、肿胀或积液 |
| 4 | 肌炎：近端肌痛，无力伴肌酸激酶升高，肌电图改变或活检证实有肌炎 |
| 4 | 管型尿：红细胞管型，颗粒管型或混合管型 |
| 4 | 血尿：＞5 个红细胞/高倍视野，除外其他原因 |
| 4 | 蛋白尿：＞0.5g/24h，近期出现或近期增加 0.5g/24h 以上 |
| 4 | 脓尿：＞5 个白细胞/高倍视野，除外感染 |
| 2 | 皮疹：新出现或反复出现的炎性皮疹 |
| 2 | 脱发：新出现或反复出现的异常斑片状或弥散性脱发 |
| 2 | 黏膜溃疡：新出现或反复出现的口腔、鼻腔溃疡 |
| 2 | 胸膜炎：胸膜炎所致胸痛，并有胸膜摩擦音或积液或胸膜肥厚 |
| 2 | 心包炎：心包炎导致疼痛及心包摩擦音或积液（心电图或超声检查证实） |
| 2 | 低补体：CH50，C3、C4 下降，低于正常范围的低值 |

续表

| 积分 | 临床表现 |
|---|---|
| 2 | 抗 dsDNA 升高：Farr 方法检测应>25%，或高于正常 |
| 1 | 发热：超过 38℃，需除外感染 |
| 1 | 血小板降低：<100×10$^9$/L |
| 1 | 白细胞减少：<3×10$^9$/L，需除外药物所致 |

表 3-6　SLICC/ACR 损伤指数（SDI）

| 积分 | 损伤脏器 |
|---|---|
| | **眼（任一眼经临床评估）** |
| 0，1 | 任何白内障病史 |
| 0，1 | 视网膜病变或视神经萎缩 |
| | **神经精神系统** |
| 0，1 | 认知损害（如记忆缺失、计算困难、注意力不集中、语言或书写困难、行为水平损害）或严重的精 |
| 0，1 | 神病、癫痫样症状需要治疗 6 个月以上 |
| 0，1，2 | 脑血管意外病史（如果多于 1 次，计 2 分） |
| 0，1 | 颅神经或周围神经病变（除外视神经） |
| 0，1 | 横断性脊髓炎 |
| | **肾** |
| 0，1 | 估计或测量的肾小球滤过率<50% |
| 0，1 | 尿蛋白>3.5g/24h |
| 或 3 | 或终末期肾病（无论是否透析或移植） |
| | **肺** |
| 0，1 | 肺动脉高压（右心房扩大或第二心音亢进） |
| 0，1 | 肺纤维化（体征和影像学证实） |
| 0，1 | 缩减肺（影像学证实） |
| 0，1 | 胸膜纤维化（影像学证实） |
| 0，1 | 肺梗死（影像学证实） |
| | **心血管** |
| 0，1 | 心绞痛或行冠状动脉旁路手术 |
| 0，1，2 | 心肌梗死病史（如果多于 1 次记 2 分） |
| 0，1 | 心肌病（心室功能不全） |
| 0，1 | 瓣膜病变（舒张期杂音或收缩期杂音>3/6） |
| 0，1 | 心包炎持续 6 个月或行心包切除 |
| | **外周血管** |
| 0，1 | 跛行持续 6 个月 |
| 0，1 | 较小组织丧失（指髓间隙） |
| 0，1，2 | 明显的组织丧失史（如手指或肢体丧失）（如果>1 处，记 2 分） |
| 0，1 | 明显血栓伴有肿胀、溃疡或静脉淤滞 |
| | **消化系统** |
| 0，1，2 | 任何原因的十二指肠以下肠、脾、肝或胆囊梗死或切除病史（如果>1 处，记 2 分） |
| 0，1 | 肠系膜供血不足 |
| 0，1 | 慢性腹膜炎 |
| 0，1 | 上消化道狭窄或手术病史 |
| 0，1 | 慢性胰腺炎 |

| 积分 | 损伤脏器 |
|---|---|
| 0，1<br>0，1<br>0，1<br>0，1，2<br>0，1<br>0，1 | **骨骼肌肉**<br>肌肉萎缩或无力<br>致畸性或侵蚀性关节炎（包括可恢复的畸形，除外缺血性坏死）<br>骨质疏松伴有骨折或椎体压缩（除外缺血性坏死）<br>缺血性坏死（如果＞1处，记2分）<br>骨髓炎<br>肌腱断裂 |
| 0，1<br>0，1<br>0，1 | **皮肤**<br>慢性瘢痕性脱发<br>广泛性皮层瘢痕形成（除外头皮或肉质部位）<br>皮肤溃疡（除外血栓形成）持续6个月 |
| 0，1 | **性腺早衰** |
| 0，1 | **糖尿病**（无论是否治疗） |
| 0，1 | **恶性肿瘤**（除外异型增生）（如果＞1处，记2分） |

## 三、鉴别诊断

1. 类风湿关节炎　类风湿关节炎主要病变发生在关节，尤其是以手、腕、足、膝关节对称性发生关节疼痛、肿胀。SLE患者虽然也可发生关节病变，但多为非侵蚀性，很少出现关节畸形。类风湿关节炎存在抗CCP抗体阳性，而SLE则表现为抗dsDNA、抗Sm抗体阳性等免疫学检查异常。

2. 多发性肌炎或皮肌炎　部分SLE患者会出现肌肉疼痛、红斑等症状，与多发性肌炎和皮肌炎的症状相似。但SLE的肌肉疼痛症状较轻，且心肌酶谱多为正常，肌电图也无特异性改变。两者的ANA谱也可鉴别。

3. 系统性硬化　系统性硬化有一些皮肤的特异性表现，早期为手指、前臂、面部肿胀，而后皮肤逐渐变厚变硬。雷诺现象也是该病主要表现，当疾病侵犯内脏器官时，可表现胃肠道、肺脏、肾脏的病变。除了临床表现外，ANA谱、皮肤活检等对鉴别具有一定的帮助。

4. 干燥综合征　干燥综合征多出现在中老年妇女，症状以口干、眼干为主，还可见肾小管酸中毒为主要表现的肾损害，检查可见抗SSA、SSB抗体阳性，高球蛋白血症，红斑等皮肤损害少见。SLE多见于年轻女性，以面部蝶形红斑等皮肤损害为特征，肾脏损害主要表现为蛋白尿、血尿为主，虽然也可见抗SSA、SSB抗体阳性，但抗dsDNA、Sm抗体阳性可鉴别。早期SLE与干燥综合征由于临床表现相似，同时未出现特异性的抗体，较难鉴别。另外，SLE还可合并或继发干燥综合征。

5. 血液系统恶性肿瘤　血液系统恶性疾病临床可表现为发热、肝脾大、淋巴结肿大、血液系统的异常改变，根据肿瘤细胞所在部位的不同而有不同的系统受累表现，临床表现有时与SLE相似，也可出现ANA等自身抗体和免疫球蛋白升高等表现，给鉴别诊断带来了困难。但SLE患者的淋巴结肿大通常很少超过2cm，免疫球蛋白为多克隆性升高。鉴别最主要的证据是组织病理检测。对临床不能排除血液系统恶性疾病的患者应及早进行骨髓检测和淋巴结以及受累组织的活检，有时需反复进行。

# 第五节　治　疗

## 一、西医治疗

SLE目前尚不能治愈，治疗的目标是疾病的长期完全缓解。因此，在疾病活动期，应该评估疾病的活动性和器官损害程度，尤其是判断是否有重要脏器的受累，制定合理的治疗方案，尽快使病情得到缓解。在疾病缓解后，使用尽可能少的药物使疾病保持长期缓解，避免复发，同时减少药物的毒副作用。

### （一）患者宣教

由于 SLE 是一种长期慢性甚至终身性疾病，对患者的教育很重要。应让患者了解疾病相关知识，如疾病加重的诱因等，并树立战胜疾病的信心，避免产生过度的心理压力。

### （二）无重要器官受累的 SLE 治疗

对于没有重要器官受累的轻型 SLE 患者的治疗，一般选用非甾体抗炎药、羟氯喹、糖皮质激素，对于部分难治性或病情反复的患者可选用免疫抑制剂。

非甾体抗炎药主要用于发热、关节炎为主要表现的患者。羟氯喹已经作为 SLE 的基础性用药，可以控制疾病活动，广泛用于骨骼肌肉、皮损表现的患者，但须注意对视网膜的毒性。对于发热、关节肌肉疼痛等全身症状明显者，可用中等剂量的糖皮质激素［0.5mg/（kg·d）泼尼松］治疗，随着病情的缓解而逐渐减量。糖皮质激素外用对于局部的红斑或皮疹有效，但面部应该尽量避免。甲氨蝶呤、硫唑嘌呤或者吗替麦考酚酸酯等药物对于难治性或病情反复的患者有效。

### （三）重要脏器受累的 SLE 患者

对于重要脏器受累的 SLE 患者，应该尽快迅速控制病情，减少对重要器官的损害。一般使用足量糖皮质激素［泼尼松 1mg/（kg·d）］，待病情稳定后 1~2 周开始缓慢减量。当病情非常严重，进展迅速甚至危及生命时，可采用大剂量冲击疗法（甲基强的松龙 500~1000mg/d）治疗 3 天，而后用［泼尼松 1mg/（kg·d）］治疗，随着病情的稳定逐渐减量，尽量维持≤泼尼松 7.5mg/d。

环磷酰胺是治疗重症 SLE 的有效的药物之一，尤其是在狼疮性肾炎和血管炎。环磷酰胺与糖皮质激素联合治疗能有效地诱导疾病缓解，阻止和逆转病变的发展，改善远期预后。环磷酰胺冲击疗法一般临床中有 2 种：200~300mg/m² 体表面积，每 2 周 1 次，连续 3~6 个月，而后每月 1 次，持续 1~2 年；500~1000mg/m² 体表面积，每月 1 次，连续 6~9 个月，而后每 3 个月 1 次，持续 1~2 年。两者疗效相似，但前者副作用相对较小。环磷酰胺常见的副作用是骨髓抑制，主要表现为白细胞减少；性腺抑制，尤其是女性的卵巢功能衰竭；胃肠道反应、脱发、肝功能损害，也较为常见。少见远期致癌作用，主要是淋巴瘤等血液系统肿瘤，以及出血性膀胱炎、膀胱纤维化等。

吗替麦考酚酸酯治疗狼疮性肾炎有效，且不良反应总体低于环磷酰胺，但尚不能替代环磷酰胺。常用剂量为 1~2g/d，分 2 次口服。吗替麦考酚酸酯的主要副作用仍然是感染，尤其是随着剂量的增加，感染风险也随之增加，需要警惕。

硫唑嘌呤用量为［1~3mg/（kg·d）］，分 2~3 次与食物同时服用。副作用主要是感染、骨髓抑制、肝脏和胃肠道的影响。硫唑嘌呤虽然能通过胎盘，但胎儿并不能将其转化为有活性的产物，因此，妊娠妇女确实需要硫唑嘌呤控制病情活动时仍可谨慎使用。

钙调磷酸酶抑制剂如环孢素 A 或他克莫司对于狼疮性肾炎有效，尤其是 V 型狼疮性肾炎，环孢素 A 常用剂量为［3~5mg/（kg·d）］。环孢素 A 对肝肾功能、血压有影响，但对骨髓抑制不明显，因此，对于血液系统受累的 SLE 治疗具有一定的优势。

贝利尤单抗（Belimumab）作用于 B 细胞刺激因子（BLyS）的特异性抑制剂。多项临床研究发现，该药可以降低疾病活动性，减少复发，改善患者的长期预后。泰它西普是我国自主研发的一款创新产品，该款药物为融合蛋白药物，是将 BLyS 受体 TACI 的胞外特定的可溶部分，与人 IgG1 的 Fc 部分构建成的融合蛋白。TACI 受体对 BLyS 和 APRIL 两种配体都有很强的亲和力，可以阻断 BLyS 和 APRIL 与它们的细胞膜受体（TACI，BCMA，BAFF-R）之间的相互作用，从而阻断 BLyS 和 APRIL 生物学活性。有临床研究发现[37]，泰它西普治疗中重度活动性 SLE 患者，可以提高 SLE 应答指数，降低 CD19+B 细胞总数、免疫球蛋白 IgG、IgM、IgA 水平，提高 C3、C4 水平。

## 二、中医治疗

首先，要坚持尽早治疗原则。《金匮要略·百合狐蟊阴阳毒病证治》中"五日可治，七日不可治"，也从另一角度强调这一原则。从临床上看，治疗及时则病情易于控制，反之则邪盛正虚，病趋难治。另外，施治时还应注意"急则治其标，缓则治其本"和"标本同治"。对阴阳毒的治疗，需时时紧扣毒、热、瘀3个病理关键，同时兼顾肝肾之虚。急性发作期，重在治标，宜以清热解毒、凉血祛瘀为主；慢性缓解期，重在治本，宜以滋养肝肾为主。但临床上还要重视"辨证论治"和"随证治之"的原则。

其次，SLE大都采用中西医结合的治疗方法，中医在治疗疾病的同时还能减轻西药的毒副作用，起到增效减毒的作用。中西医的有机协同治疗，可以提高疗效，改善患者的生活质量，延长生存时间，降低死亡率。

### （一）中医辨证论治

**1. 风湿热痹证**

证候：关节肿胀，关节疼痛，四肢肌肉酸痛，周身困重，关节局部皮温升高，发热，舌质红，苔黄腻，脉滑或滑数。本证多见于SLE以关节和肌肉病变为主要表现的类型。

治法：祛风化湿，清热通络。

方药：白虎加桂枝汤（《金匮要略》）加减。

石膏、桂枝、炒白芍、知母、薏苡仁、炙甘草、羌活、独活、秦艽、威灵仙、宣木瓜、细辛、豨莶草等。

加减：有雷诺现象者，加川芎；疼痛剧烈者，可加制川乌、蕲蛇；热毒盛者，加水牛角、大青叶；湿盛者，加苍术、滑石；上肢、颈部关节痛酌加桑枝、葛根等，下肢关节痛酌加牛膝等。

**2. 阴虚内热证**

证候：低热，盗汗，面颧潮红，口干咽燥，局部斑疹暗褐，腰膝酸软，脱发，眼睛干涩，月经不调或闭经。舌质红，苔少或光剥，脉细或细数。如内热不明显，伴见脱发、腰酸、目糊等，则多为肝肾阴虚；伴见气短、乏力等，则多为气阴两虚。本证多见于SLE疾病轻度活动期或缓解期。

治法：滋肾清热，解毒祛瘀。

方药：青蒿鳖甲汤（《温病条辨》）加减。

青蒿、鳖甲、生地黄、知母、地骨皮、白花蛇舌草、赤芍、佛手、生甘草等；肝肾阴虚，可用六味地黄丸加减；气阴两虚，以参芪地黄汤加减。

加减：阴津亏甚加麦冬、枸杞子；脱发甚加制首乌、川芎；皮疹身痒甚者加徐长卿、防风；口干、眼干者可加枸杞子、麦冬、谷精草；口腔溃疡者加蒲公英；贫血或有红斑结节者加赤小豆、全当归。

**3. 气血亏虚证**

证候：神疲乏力，面色无华，心悸气短，自汗，头晕眼花，纳差，便溏。舌质淡红，苔薄白，脉细弱。本证多见于SLE缓解期或以血三系轻度减少为主要表现者。

治法：益气养血。

方药：当归补血汤（《内外伤辨惑论》）加减。

黄芪、当归、青蒿、太子参、仙鹤草、白芍、生地黄、白术、茯苓、炙甘草等。

加减：血虚甚者加赤小豆、阿胶；出血倾向者酌加仙鹤草、地榆、茜草；脾虚便溏加大炒白术用量，另加怀山药；自汗甚者加大黄芪用量，并加浮小麦；失眠甚者加夜交藤、淮小麦。

4. 热毒炽盛证

证候：高热，斑疹鲜红，面赤，口燥渴，关节肌肉酸痛，烦躁或神昏谵语，小便黄赤，大便秘结。舌质红，苔黄燥，脉滑数或洪数。本证多见于 SLE 急性活动期，全身症状明显并伴有 1 个以上脏器明显损害。

治法：清热解毒，凉血消斑。

方药：犀角地黄汤（《外台秘要》）加减。

水牛角、生地黄、赤芍、牡丹皮、青蒿、玄参、大青叶、金银花等。

加减：热毒盛者可加大青叶；红斑明显加凌霄花、紫草；神昏谵语者，加服安宫牛黄丸或紫雪丹；惊厥狂乱者，加羚羊角粉、钩藤、珍珠母；鼻衄、肌衄者，加侧柏叶、三七粉；血尿者，加仙鹤草、小蓟。

5. 饮邪凌心证

证候：胸闷，气短，心悸怔忡，心烦神疲，面晦唇紫，肢端怕凉隐痛，重者喘促不宁，下肢凹陷性水肿。舌质暗红，苔滑灰腻，脉细数或细涩结代。本证多见于 SLE 急性活动期出现心血管和呼吸系统损害（包括心包炎、心内膜炎、心肌炎、肺动脉高压等）。

治法：通阳利水，益气养心。

方药：苓桂术甘汤（《金匮要略》）加减。

茯苓、桂枝、白术、炙甘草、汉防己、生黄芪、丹参、瓜蒌皮、薤白等。

加减：胸闷甚者加瓜蒌皮、枳壳；短气乏力明显者加党参；下肢水肿明显加大腹皮；喘促明显加葶苈子、桑白皮。

6. 痰热郁肺证

证候：咳嗽气喘，咯痰色黄或黏稠，胸闷胸痛，咽干口燥，发热。舌质暗红，苔黄腻，脉滑数。本证多见于 SLE 合并肺部损害。

治法：清热化痰，宣肺平喘。

方药：麻杏石甘汤（《伤寒论》）合千金苇茎汤（《金匮要略》）加减。

麻黄、杏仁、石膏、生甘草、芦根、薏苡仁、桃仁、鱼腥草、冬瓜仁、野荞麦根等。

加减：咳喘甚，不能平卧者加葶苈子、桑白皮；热毒甚者加水牛角、大青叶；大便干结者加生大黄；胸闷明显者加郁金、丹参；痰热明显者加姜半夏、黄连；有胸水者加汉防己、丹参；有咳血者加白茅根、棕榈炭。

7. 肝郁血瘀证

证候：胁肋作痛，情志抑郁，痞满或腹胀，胁下有癥块，黄疸，女性可见月经不调或闭经。舌质紫暗有瘀斑，脉弦细或细涩。本证多见于 SLE 合并肝脏损害。

治法：疏肝解郁，活血化瘀。

方药：四逆散（《伤寒论》）加减。

柴胡、枳实、白芍、生甘草、当归、郁金、茯苓、佛手、香附等。

加减：热盛可加黄柏、焦栀子；湿盛者加车前草、滑石；月经不调加益母草、制香附；血瘀甚者加丹参、益母草；肝功能异常者加垂盆草、虎杖根、五味子。

8. 脾肾阳虚证

证候：面目、四肢浮肿，面色苍白，畏寒肢冷，腹满，纳差，尿浊或尿少，小便清长，腰酸，便溏，舌质淡红边有齿痕或舌体嫩胖，苔薄白，脉沉细。本证多见于 SLE 急性活动期合并肾脏损害，表现为大量蛋白尿或肾病综合征者。

治法：温肾健脾，化气行水。

方药：真武汤（《伤寒论》）加减。

制附子、茯苓、白术、白芍、桂枝、生姜、山药、泽泻、青蒿等。

加减：水肿甚者加大腹皮；伴有大量或顽固性蛋白尿者，可加生黄芪、金樱子、芡实；血尿明显加仙鹤草、小蓟；尿白细胞明显加半枝莲、车前草。

9. 风痰内动证

证候：眩晕头痛，肢端发麻，突然昏仆或抽搐吐涎，目糊体倦，面唇麻木，四肢颤动，记忆减退。舌质暗，苔白腻，脉弦滑。本证多见于SLE合并神经系统损害。

治法：涤痰息风，开窍通络。

方药：重者羚角钩藤汤（《通俗伤寒论》）合（或）安宫牛黄丸（《温病条辨》）。轻者天麻钩藤饮（《中医内科杂病证治新义》）合止痉散（《流行性乙型脑炎中医治疗法》）加减。

重症：水牛角、钩藤、竹茹、生地黄、桑叶、茯神、川贝等。轻症：天麻、钩藤、石决明、杜仲、川牛膝、僵蚕、白附子、全蝎、黄芩、青蒿、茯神等。

加减：心情烦躁者，可加龙胆草、黄连；心情抑郁者可加淮小麦、炙甘草、红枣；寐差者可加夜交藤、淮小麦；有癫痫者加地龙、郁金。

## （二）中成药

1. 雷公藤制剂　雷公藤多苷片、昆明山海棠片、昆仙胶囊都属于雷公藤制剂，雷公藤具有祛风除湿、活血通络、消肿止痛等。对于关节疼痛、肾脏损害尤其是蛋白尿为主要表现的患者具有较好疗效。但雷公藤对于生殖系统、血液系统、消化系统具有一定的影响，因此，育龄期女性，尤其是闭经、月经量少者慎用，肝功能异常、白细胞减少者慎用。使用过程中应注意监测血常规及肝肾功能，还应避免长期大量连续服用。

2. 祛风通络药　以关节疼痛为主要表现的SLE患者，湿邪偏重者可用湿热痹片，寒湿偏重者可用寒湿痹片、正清风痛宁，热象明显者可用新癀片。骨坏死者可用仙灵骨葆胶囊、恒古骨伤愈合剂。白芍总苷胶囊也可用于关节疼痛者，其还具有免疫调节作用，尤其是对伴有口干眼干、大便秘结、肝功能损害者。祛风通络中成药大都辛香走窜，孕妇等禁用。正清风痛宁应注意药物过敏、白细胞减少、胃肠道不适等副作用，并注意观察血糖和胆固醇。白芍总苷胶囊可见大便稀等副作用。

3. 补虚药　根据患者的辨证结果，阴虚者可用六味地黄丸、左归丸，阴虚火旺者可用知柏地黄丸、大补阴丸，气阴两虚者可用生脉饮口服液，气虚者可用补中益气丸、四君子丸，血虚者可用八珍颗粒、四物合剂、归脾丸、十全大补口服液等。

4. 开窍醒神药　神经系统受累的患者，表现为神昏者，可用安宫牛黄丸或至宝丹，或可用醒脑静注射液静滴。

5. 保护肾功能药　SLE肾功能受损者，可加用百令胶囊（片）、金水宝等。

## （三）其他治法

1. 按摩导引　SLE患者关节僵硬，肌肉萎缩、弛缓、紧张，神经麻痹，肢体瘫痪，头痛、腰腿痛、关节痛，肢端绀冷疼痛，胃肠功能紊乱，失眠，若病情处于缓解或稳定期，皆可使用按摩治疗。SLE活动期，皮肤损害明显，有出血倾向、急性关节炎、严重内脏损害以及孕妇不宜使用按摩疗法。

2. 针灸疗法　针灸疗法通过针灸腧穴，激发经气，疏通经络，调和气血及脏腑功能。对于关节肌肉疼痛者，可选用通经活络止痛的穴位，以及局部的阿是穴，进行针刺治疗。例如肩部：肩髃、肩髎、肩前；肘部：曲池、尺泽、少海、小海、曲泽；腕部：阳池、外关、阳溪、腕骨；臂部：环跳、居髎、秩边；股部：伏兔、殷门、承扶；膝部：膝眼、梁丘、膝阳关；踝部：申脉、照海、昆仑。脾肾阳虚或者寒湿者可选用灸法。

## 第六节　中西医结合诊治策略与措施

### 一、中西医结合的侧重点

首先，SLE 全病程都可以应用中西医结合方法协同治疗，无论是疾病活动期还是稳定期。其次，在不同阶段，中西医的侧重点有所不同。轻度活动期与稳定期是中西医结合的优势阶段，应更重视中医的辨治施治，增强体质，减少感染，并针对骨质疏松等并发症对症治疗。在此阶段，SLE的症状相对较少，治疗多以小剂量糖皮质激素维持，证候多表现为气阴不足、阴阳失调，应补益气阴、调补阴阳，以实现病情长期持续缓解。还应针对不同副作用、并发症进行治疗，如骨质疏松应补肾活血、易于外感应补气固表等。SLE 重度活动期，在大剂量糖皮质激素与免疫抑制剂治疗的基础上，中医仍以扶正固本、辨证施治为基本原则，依据 SLE "毒""瘀""虚"的主要病机，主要采用"解毒祛瘀滋阴法"，并针对西药使用过程中出现的毒副作用及并发症，进行辨证加减治疗，如重症患者出现神昏，可加用安宫牛黄丸等清心开窍中药，大剂量糖皮质激素引起的失眠、烦躁，可用滋阴降火的中药治疗。

### 二、病证结合：先分病情轻重，二型九证辨治

SLE 能侵犯人体各个系统，上达头目，下至足膝，外侵皮肤肌肉，内犯脏腑经络，无处不到，其临床表现多种多样，这就给中医辨证带来了较大的困难。我们查阅近三十年的文献，分类整理后发现 SLE 不同的辨证分型达 83 种之多，如何准确的辨证施治成为本病中医治疗的关键。我们认为对于 SLE 疾病的诊断应该参考最新的西医学标准，在此基础上，依据病情轻重程度分为轻型和重型两大类，轻型 SLE 主要指诊断明确或高度怀疑者，但临床症状较轻，所累及的靶器官功能正常或稳定。重型 SLE 则主要指重要器官或系统，包括循环、呼吸、神经、泌尿等系统受累，病情急性活动，或狼疮危象而危及生命。将 SLE 分为轻重两型有利于疾病预后的判断，对于重型 SLE 医生应提高警惕，大剂量激素及免疫抑制剂的使用对于挽救患者的生命是极其必要的，在这期间，中药起协同作用，减少部分西药的副作用，提高患者的生活质量。对于轻型初发 SLE 患者，预后一般较好，有的完全可单用中药治疗，这样不仅可以避免西药的副作用，而且能起到同样的治疗效果。

中医辨证可以采用抓主症的方法，《伤寒论》在使用小柴胡汤时讲到"但见一证便是，不必悉俱"，提示我们辨证时抓主症的重要性，虽然四诊合参必不可少，但在临床上抓住主症辨证，其实用价值不可忽视。如轻型中以关节疼痛为主要症状的可归为风湿痹证，又可根据四肢肌肉关节疼痛局部有无红肿热痛等以辨其寒痹、热痹等；又可以白细胞、血小板减少伴体倦辨为气血亏虚证；还可以低热、脱发等为主，辨为阴虚内热证。重型中临床表现以红斑皮疹、高热为主的，为热毒炽盛证；以心悸为主，检查可见心包积液等，为饮邪凌心证；以胸闷、气喘为主，检查可见间质性肺炎或肺部感染等，为痰瘀阻肺证；以胁部胀滞不舒为主，伴肝功能受损等，为肝郁血瘀证；以四肢浮肿为主，伴大量尿蛋白，为脾肾阳虚证；以眩晕头痛、抽搐为主，合并神经系统损害，为风痰内动证。这样，在 SLE 纷繁复杂的临床表现中，找到疾病的共性，抓住主要矛盾和矛盾的主要方面，执简驭繁，纲举目张，才能准确地进行辨治。

### 三、提高疗效，减轻糖皮质激素副作用

糖皮质激素是 SLE 的基础用药，在 SLE 的治疗中具有不可替代的作用，但长期使用具有较大的副作用，因此，中西医结合在提高疗效的同时减轻西药尤其是糖皮质激素的副作用也是中医的特色

和优势。糖皮质激素性温，长期大剂量使用将劫灼真阴，导致"壮火食气"，可耗伤肾精和肾阴。日久则因阴津亏虚而致血液凝滞或精气亏损而推动血运失司，可致瘀血内生。针对糖皮质激素的副作用应采用"三维一体"的治疗方法（以辨证施治为主，结合糖皮质激素不同剂量阶段、不同副作用表现进行治疗），有利于提高疗效，有助于糖皮质激素的撤减，以及减少其副作用。

首先，根据糖皮质激素副作用的主要表现，以抓主症为主要方法，以辨证论治为基本原则进行治疗。其次，按照不同剂量糖皮质激素应用阶段的证候变化进行辨治：大剂量应用阶段，多表现为阴虚火旺或热毒炽盛，兼见瘀血，治以滋阴降火或清热解毒；中剂量或减量期，常表现为气阴两虚，可伴痰瘀湿阻，治以益气养阴；小剂量维持期，常见阴阳两虚，可伴痰瘀湿阻，治以温阳益气，调补肾精。最后，根据患者药物副作用的症状进行辨治：继发感染，治以扶正祛邪，呼吸道感染可加麻黄、杏仁、鱼腥草、石膏等宣肺化痰解毒；泌尿系感染可加黄柏、车前草、半枝莲清热利湿。消化性溃疡可加海螵蛸、煅瓦楞子、佛手等制酸止痛。骨质疏松及股骨头坏死，可加补骨脂、骨碎补以补肾活血，舒筋通络。库欣综合征可加麦冬、黄柏、猪苓益气养阴、清热利湿。兴奋失眠可加酸枣仁、柏子仁、淮小麦养血镇静安神。

### 四、减轻环磷酰胺等其他免疫抑制剂的副作用

环磷酰胺以生殖毒性常见，女性患者表现为月经不调，中医在治疗时具有一定的优势，在整体辨证的基础上，加强补肾疏肝调经治疗，如归肾丸、柴胡疏肝散、逍遥散等，同时可运用中医针灸（艾灸神阙，针刺三阴交、关元、气海等）、脐疗等方法。

免疫抑制剂大都具有消化道毒性，尤其是常常导致肝功能异常，中医大多归于"肝郁毒瘀"所致，可选用疏肝活血、清热利湿中药，有助于缓解病情和恢复肝功能。同时此阶段应避免可能损害肝脏的中药，如雷公藤、青风藤、生首乌等。

感染是免疫抑制剂的另一个副作用，也是造成 SLE 死亡的重要因素，因此，可选用益气固表，健脾补肾的中药进行治疗。

### 五、中西医结合协同管理 SLE 围妊娠期患者

随着对 SLE 患者病情的有效控制，育龄期女性患者对生育的要求也越来越高，中西医结合可以更好发挥中医调经促孕、保胎安胎的优势，提高妊娠成功率、母婴存活率，减少妊娠并发症。一般 SLE 病情保持稳定 6 个月以上，无重要脏器受累，停用具有相关不良影响的药物，可考虑妊娠。SLE 妊娠期总的病机特点为肾元不足，热、毒、瘀留恋，胎元易于失固。中医在促孕方面应注意益肾疏肝；在护胎、安胎方面，应合理使用解毒、祛瘀、滋肾治法；SLE 患者产后的病机特点为气血不足、肾虚血瘀，虚实夹杂，易于出现恶露不尽、腹痛、大便难等病症，治疗宜兼顾虚实，调和气血。

### 六、中西医结合预防调护

为了促进病情稳定和提高患者的生存质量，首先应该避免已知引起 SLE 的诱因，如避免日光直射，避免服用肼苯哒嗪、异烟肼、青霉素、雌二醇等药物，避免摄入光敏性、易过敏的食物，避免接触染发剂等化学物质。其次，结合现代营养学的知识，发挥中医药食疗优势。根据患者的体质、食物的寒热温凉属性，辨体施食，达到改善患者体质，协同治疗疾病的作用。最后，还可以发挥中医按摩导引的作用，配合中医辨证进行调护，减轻并发症的伤害，如应用推拿、耳穴疗法、太极拳等多种中医特色疗法改善临床症状，提高生活质量，并注意调畅情志、起居有常、劳逸结合。

## 第七节 名医经验

### 一、周仲瑛经验

周仲瑛[38]认为 SLE 总的病机是先天禀赋不足，复加外感六淫、内伤七情所致，进而化生火毒而酿成瘀热。本病好发于女性青春期及青壮年期，多与经、胎、产相关，先天禀赋不足是其发病基础。肝肾阴虚，阳气偏盛，阳盛则易内生火热；热伤营阴，耗灼津血，可致血涩不畅，滞而为瘀，瘀热相搏，胶结难化。五志过极，肝郁不达，气滞可致血瘀，气郁日久，又可化火，热与瘀相结，进一步阻塞气机、壅滞血络，终成瘀热相搏。总之，肝肾亏虚、阴血耗损为发病之本。阴血既耗，火热内起，化生风毒，毒热痼结，郁于血分；内郁之火，遇有日晒、情怀不畅、外感扰动，则热壅血瘀，瘀热相搏。瘀热或逼血妄行，或走窜经络，或郁结筋骨，或扰乱神明，种种变证由生。治疗常用凉血化瘀，主方为《千金要方》犀角地黄汤，常用主药有水牛角、生地黄、牡丹皮、赤芍、山栀、紫草等。

**医案举例**[39]：李某，男，27 岁。2005 年 12 月 28 日初诊。

患者颜面两颧部大片蝶形红斑 1 年余。近年来，颜面两颧部大片蝶形红斑，鼻梁部已有褐斑。病初曾见齿衄、抗 SSA/SSB 弱阳性。诊断为"系统性红斑狼疮"，治疗 1 年，未见明显改善，遂来就诊。察其颜面两颧部大片蝶形红斑仍存，鼻梁部褐斑清晰可见，齿衄时有，口干不欲多饮，舌质黯红、苔黄，脉细滑。

辨证：热毒血瘀，肝肾阴伤。

治法：清热解毒，活血化瘀，滋养肝肾。

方药：犀角地黄汤合二至丸化裁。水牛角片 20g（先煎），赤芍药 10g，牡丹皮 10g，生地黄 20g，紫草 10g，漏芦 15g，狗舌草 20g，玄参 10g，炙女贞子 10g，墨旱莲 12g，土茯苓 25g，地肤子 15g，苦参 10g，雷公藤 5g。7 剂。日 1 剂，水煎服。嘱减少日晒，清淡饮食，忌食发物。

2006 年 1 月 3 日二诊：药进 7 剂，患者颜面及鼻梁部色斑消减，齿衄未作，但见足跟胀，腰酸，凌晨口干。舌质红，有裂纹，苔黄，脉细滑。方药合拍，已见初效。本次所见之状乃瘀热伤阴，肝肾阴亏之征，仍以解毒化瘀，滋养肝肾为法，加用清热活血通络之品。方药如下：水牛角片 20g（先煎），赤芍药 10g，牡丹皮 10g，生地黄 20g，紫草 10g，漏芦 15g，狗舌草 20g，玄参 10g，炙女贞子 10g，墨旱莲 12g，土茯苓 25g，地肤子 15g，苦参 10g，雷公藤 5g，地锦草 15g，大黄炭 5g，白花蛇舌草 20g，人中黄 5g。14 剂。日 1 剂，水煎服。

2006 年 1 月 17 日三诊：药后颜面及鼻梁部褐斑日趋消淡，仅隐约可见，足跟胀除，腰酸缓解，凌晨口干不著，舌脉同前。瘀热毒邪已有清化，肝肾之阴明显来复。前方既效，守原方意，加滋养肝肾之品。方药如下：水牛角片 20g（先煎），赤芍药 10g，牡丹皮 10g，生地黄 20g，紫草 10g，漏芦 15g，狗舌草 20g，玄参 10g，炙女贞子 10g，墨旱莲 12g，土茯苓 25g，地肤子 15g，苦参 10g，雷公藤 5g，地锦草 15g，白花蛇舌草 20g，枸杞子 10g。30 剂。日 1 剂，水煎服。

2006 年 2 月 18 日四诊：颜面及鼻梁部褐斑基本消退，足跟胀及腰酸未再出现，口不干渴，纳寐皆可，精神转振。舌质红，苔薄淡黄，脉细滑。原方继服巩固疗效。

患者坚持服用上方 3 个月，病情未见反复，查肝、肾功能均在正常范围。

### 二、路志正经验

路志正[40]认为 SLE 患者发病年龄一般较轻，多是由于先天禀赋不足，肝肾阴亏，精血不足，加之情志内伤。劳倦过度，六淫侵袭，阳光暴晒，瘀血阻络，血脉不通，皮肤受损，渐及关节、筋骨、脏腑而成。本病的基本病机是素体虚弱，真阴不足，热毒内盛，痹阻脉络，内侵脏腑，本病属本虚标实，心、脾、肾三脏气血阴阳虚损为本，郁热、火旺、瘀滞、积饮为标。慢性活动期的患者，以虚损为主的症状并不少见，并可贯穿于整个病程的各个证候之中。机体正气不足，气血津液运行无力，痰浊、瘀热等病理产物丛生，相互交结，极易为外邪所诱发而引起急性发作，故在临床治疗中，应密切关注患者症状以及相应化验指标的变化，及时对病情进行评价。若患者病程已久，则病症多易累及多个脏腑，而出现以精、气、血、阴、阳多方面的亏虚为主要证候的病症。肾为先天之本，脾为后天之本、气血生化之源，故在治疗多方面虚损时应注意顾护脾胃，令气血生化有源，滋养机体，缓解病症。

**医案举例**：蔡某，男性，22岁。

患SLE、狼疮性肾炎5年。5年前缘于感冒，伴发热，并出现明显脱发症状，经服消炎药高热不退，延及3个月后，发现尿色浊白，就诊于当地医院，经肾穿诊断为SLE、狼疮性肾炎。之后鼻梁、耳部、手指肚部位渐渐出现红斑，于是使用激素治疗，由每天10片逐渐减量，至现在每天6片，抗核抗体为1：160~1：1000，血压为120/90mmHg，谷丙转氨酶为60U/L。就诊时见：患者觉困倦乏力，神疲，头沉，面色晦暗，鼻梁处仍可见出血性皮疹，皮肤粗糙，食欲不振，大便日2~3次，稀便，尿浊，欲睡，但多不实，梦多，吃偏凉食物易出现肢痛症状。舌质淡，边有齿痕，苔白腻，脉弦细。

诊断：四诊和参，本病属"血痹虚劳"范畴，证为气血阴阳俱虚。

治法：益肾健脾，以滋化源。

处方：太子参12g，炒苍白术各12g，炒山药15g，莲子肉15g，炒芡实12g，炒杜仲12g，桑寄生15g，旱莲草12g，女贞子15g，炒黄柏6g，怀牛膝12g，炒苡仁30g，益母草15g，14剂，水煎服。另予代茶饮方，药用西洋参6g，麦冬10g，石斛12g，绿萼梅10g，玉米须30g，金樱子10g，白茅根30g。7剂。

服药14剂后乏力改善，食欲逐渐增加，睡眠状况好转。续服半年诸症稳定。

## 三、赵炳南经验

赵炳南[41]认为：本病的病机是阴阳、气血失和，气滞血瘀，经络阻隔为本，临床病象以体质极度衰弱，精神萎靡，少食纳呆，失眠，健忘，脱发，皮肤发生红斑（或无），月经失调，关节痛，有时伴有低热，血沉快，白细胞计数降低，脉沉细数为主。但由于外邪毒热的作用和影响，在整个病程中又会相继或反复出现，整体或某脏腑的毒热现象，是为标。治法上，以益气阴、调气血、活血化瘀通络治其本，清热解毒、补肝肾、养心安神治其标。根据病人不同阶段和不同特点，标本兼治，扶正祛邪兼顾。

**医案举例**[42]：杨某，女，32岁。1983年4月3日初诊。

患者于3年前因尿频而就医，经检查，确诊为系统性红斑性狼疮，合并肾功能损害（狼疮性肾炎）。症见：腰膝酸软，疲乏无力，浮肿，尿少尿频，夜间次数尤多。化验检查：尿蛋白(++~+++)，血红蛋白80g/L，白细胞计数4.0×10⁹/L，狼疮细胞阳性，舌苔薄白，脉沉细无力。

西医诊断：系统性红斑狼疮，狼疮性肾炎。

中医辨证：肾气虚，膀胱失约。

治法：补肾气，收涩固精。

处方：生黄芪20g，太子参10g，补骨脂10g，山药15g，肉苁蓉30g，韭菜子10g，芡实20g，沙苑子15g。水煎，日服2次。

以上方为基础，根据病情变化加用药味。小便频数明显时，加锁阳10g；肢冷、腰膝冷痛时加上肉桂 6g。服药半年后，自觉症状消除，尿蛋白阴性，血红蛋白 100g/L，白细胞计数 $6.0 \times 10^9$/L。狼疮细胞阴性。嘱继续服用中药以巩固疗效。随访至 1985 年底，一般情况良好，能坚持轻工作。

## 四、范永升经验

范永升[43]认为：SLE 患者素体禀赋不足，肾精亏损及七情内伤、气血失和是发病的内在基础，感受外界的六淫疫疠之邪是导致本病的外部条件。故本病病机是本虚标实，本虚以肾虚阴亏为要，标实以热毒、瘀血为主。因虚致实，因实致虚，互为因果，使病情迁延反复，缠绵难愈。从现代医学角度来看，SLE 与遗传有关，实为中医之禀赋不足也。SLE 是一种自身免疫性疾病，自身抗原激活免疫系统后，出现一系列免疫损伤，如免疫复合物所造成的血管炎，炎症因子引起的发热等，这些都表现为中医一派热毒之象。SLE 患者的血液流变学指标中全血比黏度高切、黏度低切、血浆比黏度、红细胞压积、红细胞电泳时间均比正常人高，表明 SLE 患者体内存在浓、黏、凝聚状态。甲皱微循环表现异形管襻增多、流速减慢、红细胞聚集等微循环明显障碍，证实了 SLE 血瘀证候的微观特征。因此，SLE 的基本病机是热毒血瘀肾虚。

**医案举例**[44]：患者某，男，8 岁，2009 年 8 月 3 日初诊。病史：鼻梁两侧呈蝶形红斑，低热，颜面潮红，查抗核抗体 1∶160，抗 dsDNA 抗体（+），血沉 84mm/h，尿蛋白（++），曾服强的松、雷公藤总甙片等无效。现自诉口干潮热，失眠盗汗，便结溲黄，舌暗红苔少，脉细数。

西医诊断：系统性红斑狼疮。

辨证：热毒阴虚证。

治法：凉血解毒，滋阴消斑。

处方：青蒿鳖甲汤合犀角地黄汤加减。青蒿 12g，炙鳖甲 8g（先煎），升麻 6g，生地黄 10g，牡丹皮 6g，赤芍 10g，水牛角 10g（先煎），紫草 6g，重楼 12g，凌霄花 5g，白僵蚕 6g，徐长卿 12g，红枣 10g，知母 6g，地骨皮 6g，麦冬 10g，生甘草 5g，7 剂，水煎服，每日 1 剂。

二诊：失眠、汗多症状减轻，口干仍明显，大便仍干，仍以滋阴消斑为主，上方加铁皮石斛 12g，改生地黄 20g，服 14 剂。

三诊：面颊红斑好转，症状稳定，尿蛋白（+），舌质淡红，苔薄白，脉细。治守前法，上方去紫草，地骨皮，服 28 剂。

四诊：蝶形红斑完全消失，邪去正扶，通络以巩固疗效，上方去炙鳖甲、水牛角，加青风藤 8g，威灵仙 12g，嘱其再服 28 剂。随访 1 年余，蝶形红斑未见复发。

# 第八节　中西医调护

## 一、避免发病诱因

中医提倡未病先防，既病防变，在"治未病"的理念的指导下，SLE 的调护更应该重视预防。应避免日常生活中能够诱发或加重 SLE 发病的各种因素。如避免日光暴晒，避免接触致敏性药物（染发剂或杀虫剂）和食物（光敏性食物，如蘑菇、无花果、芹菜、香菜等），避免接触有害化学物质，如染发剂，慎用口服避孕药，避免使用减毒活疫苗。

可诱发药物性狼疮的常见药物有：肼苯哒嗪、甲基多巴、普鲁卡因、氯丙嗪、卡马西平、青霉胺、α-干扰素、保泰松、呋喃妥因、米诺环素等，都应该避免使用。

## 二、健康宣教

SLE 目前尚没有根治的方法，因此，需要长期随访治疗。正确认识疾病，消除恐惧心理，遵从医嘱，定期随诊，明白长期随访的必要性和重要性，坚持规律用药，学会自我认识疾病活动的征象，配合治疗，是疾病长期缓解的重要保证。

### 三、疾病护理

对处于疾病活动期的患者，应保证足够的休息时间，当患有狼疮性肾炎时，给予低盐低脂优质低蛋白饮食，对于水肿明显者，应限制水分的摄入，每日水的摄入量应为前一个24小时的尿量加500mL。对于血液系统受累者，如血小板减少者，应该避免出血，保持皮肤完整性，避免磕碰，还要避免拔牙、手术等易导致出血的医疗活动。白细胞减少的病人容易并发感染，因此，需加强病人的口腔及皮肤护理，防止皮肤黏膜破损感染。减少外出次数，外出时戴口罩；避免到人群集中的公共场所。部分粒细胞严重缺乏患者应进入层流病房，避免感染。贫血患者要适当休息，尽量减少机体耗氧量，有中重度贫血的患者，存在明显头晕乏力等症状的，需告知患者动作应缓慢，防止摔倒。关节疼痛的患者，当关节疼痛严重时应卧床休息，但同时避免固定不动。疼痛缓解期每天应有适当的活动，以保持正常的关节活动度，但应该避免过度运动。对于皮肤损害为主的患者，外出要打遮阳伞，戴遮阳帽，穿长袖上衣和长裙，或使用防晒霜，避免阳光照射，同时保持皮肤清洁，用温水清洗，避免用刺激性强的洗涤清洁用品。

饮食调理是具有中医特色的防治方法，是治疗的重要补充手段。一般而言，在日常生活中患者可以通过辨体用膳，即根据目前常用的体质判定方法，结合医生的意见对患者的体质进行判定，选择适合的饮食。其次，结合SLE最常见的病机即热毒为标、肾虚为本，多选用清热养阴的食物，少食或忌食辛辣和热性食物。另外，还要注意避免食用含雌激素的食品，如胎盘、蜂王浆、蛤蟆油等，禁烟、酒。

# 第九节 预后转归

随着对疾病认识水平的提高，SLE的预后明显好转。研究发现，在1995~2013年，我国SLE的5年、10年生存率分别为94%和89%，与亚太地区之前报道的结果相似，占前4位的死因主要是感染率（33.2%）、肾脏受累（18.7%）、狼疮性脑病（13.8%）和心血管疾病（11.5%）。与其他国家和地区比较，我国的感染和狼疮性脑病的比例相对较高，心血管疾病的发生率较低[45]。

# 第十节 诊治指南（方案或共识）

### 一、2020中国系统性红斑狼疮诊疗指南（节选）

中华医学会风湿病学分会、国家皮肤与免疫疾病临床医学研究中心、中国系统性红斑狼疮研究协作组发布了"2020中国系统性红斑狼疮诊疗指南"[46]，具体内容如下。

**临床问题1：如何诊断SLE**

**推荐意见1：**推荐使用2012年国际狼疮研究临床协作组（SLICC）或2019年EULAR/ACR制定的SLE分类标准对疑似SLE者进行诊断（1B）；在尚未设置风湿免疫科的医疗机构，对临床表现不典型或诊断有困难者，建议邀请或咨询风湿免疫科医师协助诊断，或进行转诊/远程会诊（2C）。

**临床问题2：SLE患者的治疗原则和目标是什么**

**推荐意见2：**SLE的治疗原则为早期、个体化治疗，最大限度地延缓疾病进展，降低器官损害，改善预后（1C）。SLE 治疗的短期目标为控制疾病活动、改善临床症状（1C），达到临床缓解或可能达到的最低疾病活动度；长期目标为预防和减少复发，减少药物不良反应，预防和控制疾病所致的器官损害，实现病情长期持续缓解，降低病死率，提高患者的生活质量（1C）。

**临床问题 3：如何选择评估 SLE 疾病活动和脏器损害程度的工具**

**推荐意见 3：**对初诊和随访的 SLE 患者，建议选择 SLE 疾病活动指数（SLEDAI-2000）评分标准，并结合临床医师的综合判断进行疾病活动度评估（2C）；基于 SLEDAI-2000 评分标准，可将疾病活动分为轻度活动（SLEDAI-2000 ≤ 6）、中度活动（SLEDAI-2000 7～12）和重度活动（SLEDAI-2000>12）（2D）；对处于疾病活动期的 SLE 患者，建议至少每 1 个月评估 1 次疾病活动度（2C），对处于疾病稳定期的 SLE 患者，建议每 3~6 个月评估 1 次疾病活动度。如果出现复发，则应按照疾病活动来处理（2D）。

**临床问题 4：如何使用糖皮质激素（以下简称激素）对 SLE 患者进行治疗**

**推荐意见 4：**激素是治疗 SLE 的基础用药（1A）；应根据疾病活动及受累器官的类型和严重程度制定个体化的激素治疗方案，应采用控制疾病所需的最低剂量（1B）；对轻度活动的 SLE 患者，羟氯喹或非甾体抗炎药疗效不佳时，可考虑使用小剂量激素（≤10mg/d 泼尼松或等效剂量的其他激素）；对中度活动的 SLE 患者，可使用激素［0.5～1mg/（kg·d）泼尼松或等效剂量的其他激素］联合免疫抑制剂进行治疗（2C）；对重度活动的 SLE 患者，可使用激素［≥1mg/（kg·d）泼尼松或等效剂量的其他激素］联合免疫抑制剂进行治疗，待病情稳定后，适当调整激素用量（2C）；对狼疮危象的 SLE 患者，可使用激素冲击联合免疫抑制剂进行治疗（1B）；临床医师需密切关注 SLE 患者的疾病活动，并根据疾病活动度来调整激素用量，对病情长期稳定的患者，可考虑逐渐减停激素（1C）。

**临床问题 5：如何使用羟氯喹治疗 SLE**

**推荐意见 5：**对无禁忌的 SLE 患者，推荐长期使用羟氯喹作为基础治疗（1A）；服用羟氯喹的患者，建议对其进行眼部相关风险评估：高风险的患者建议每年进行 1 次眼科检查，低风险的患者建议服药第 5 年起每年进行 1 次眼科检查（2C）。

**临床问题 6：如何使用免疫抑制剂对 SLE 患者进行治疗**

**推荐意见 6：**对激素联合羟氯喹治疗效果不佳的 SLE 患者，或无法将激素的剂量调整至相对安全剂量以下的患者，建议使用免疫抑制剂（2B）；伴有脏器受累者，建议初始治疗时即加用免疫抑制剂（2C）。

**临床问题 7：如何使用生物制剂对 SLE 患者进行治疗**

**推荐意见 7：**经激素和（或）免疫抑制剂治疗效果不佳、不耐受或复发的 SLE 患者，可考虑使用生物制剂进行治疗（2B）。

**临床问题 8：SLE 患者出现器官和系统受累时，应如何处理**

**推荐意见 8.1：**Ⅰ型狼疮肾炎患者，建议根据肾外表现来选择治疗（2C）。Ⅱ型狼疮肾炎患者，建议使用激素和（或）免疫抑制剂治疗（2C）。

**推荐意见 8.2：**Ⅲ型、Ⅳ型和非单纯Ⅴ型（Ⅴ+Ⅲ或Ⅴ+Ⅳ型）狼疮肾炎患者，诱导缓解期建议使用激素联合环磷酰胺（1B）或霉酚酸酯（1B）治疗，维持期建议使用霉酚酸酯（1B）或硫唑嘌呤治疗（1B）。

**推荐意见 8.3：**单纯Ⅴ型狼疮肾炎，有肾性蛋白尿者建议使用中等剂量激素联合霉酚酸酯（1B）或钙调蛋白酶抑制剂（2B）或硫唑嘌呤（2B）治疗，并建议使用血管紧张素转换酶抑制剂（ACEI）/血管紧张素Ⅱ受体阻滞剂（ARB）严格控制血压（2C）。

**推荐意见 8.4：**建议通过临床表现、血液学与脑脊液检查以及神经影像学表现对神经精神狼疮进行诊断，并与抗磷脂综合征引起的神经症状进行鉴别（2C）。

**推荐意见 8.5：**对重度神经精神狼疮患者，建议首先进行激素冲击（2B）治疗，效果不佳时可加用环磷酰胺（2B）。

**推荐意见8.6**：对出现血小板减少症或自身免疫性溶血性贫血的患者，建议使用激素（2D）或静脉注射免疫球蛋白（2D）治疗，效果不佳者可加用免疫抑制剂（2D）治疗；上述治疗均无效者，或出现危及生命的血液系统受累者，可考虑使用利妥昔单抗（2C）治疗。

**临床问题9**：还有其他哪些措施可用于治疗SLE

**推荐意见9**：对重度或难治性SLE患者，可考虑使用血浆置换或免疫吸附辅助治疗（2C）；难治性或合并感染的SLE患者，可考虑在原治疗基础上加用静脉注射免疫球蛋白（2D）。

**临床问题10**：如何预防和控制SLE患者的感染

**推荐意见10**：感染是SLE患者死亡的首位病因，在SLE整个治疗期间，应及时评估可能的感染风险，通过多种途径识别、预防和控制感染（1B）。

**临床问题11**：SLE围妊娠期患者如何进行管理

**推荐意见11**：对SLE育龄期女性，若病情稳定至少6个月，无重要脏器损害，停用可能致畸的药物至足够安全的时间，可考虑妊娠（2B）；如果计划妊娠，备孕前应向风湿免疫科、妇产科医生进行生育咨询并进行相关评估（1B）；对妊娠的SLE患者，应密切监测SLE疾病活动度及胎儿生长发育情况（1C）；若无禁忌，推荐妊娠期全程服用羟氯喹（1B），如出现疾病活动，可考虑使用激素及硫唑嘌呤等控制病情（2C）。

**临床问题12**：如何选用非药物干预措施对SLE患者进行治疗

**推荐意见12**：调整生活方式有助于SLE治疗。SLE患者应遵循下述原则：（1）避免接触常见的危险物质；（2）防晒；（3）适度运动；（4）注重心理支持；（5）戒烟；（6）补充维生素D（1C）。

## 二、中国中西医结合学会团体标准"系统性红斑狼疮中西医结合诊疗指南"（节选）

### （一）SLE全病程是否都可以应用中西医结合协同治疗

SLE全病程都可以应用中西医结合方法协同治疗，轻度活动期与稳定期，应更重视中医的辨治施治，增强体质，减少感染，并针对骨质疏松等并发症对症治疗；疾病的中、重度活动期，应更重视西医治疗方法，同时结合中医辨证施治，并应注意对患者因糖皮质激素引起的失眠、烦躁、月经不调等进行对症治疗。（证据级别：Ⅳ，推荐强度：选择性推荐）

因SLE发病常累及全身多系统、多脏器，运用中西医结合治疗时应注意多学科（呼吸、心血管、神经等）交叉协同。

### （二）如何应用中西医结合协同治疗

1. 重度SLE患者，如何合理使用中医药？

重度SLE患者，应重视大剂量糖皮质激素 [≥1mg/（kg·d）泼尼松或等效剂量的其他糖皮质激素] 与免疫抑制剂治疗，中医仍以扶正固本、辨证施治为基本原则，依据SLE"毒瘀虚"的主要病机，主要采用"解毒祛瘀滋肾法"，并针对西药使用过程中出现的毒副作用及并发症，进行辨证加减治疗，如重症患者出现神昏的，可加用安宫牛黄丸等清心开窍中药。（证据级别：Ⅳ，推荐强度：选择性推荐）

2. 长期应用小剂量糖皮质激素（泼尼松≤10mg/d或等效剂量的其他糖皮质激素）的SLE患者，如何通过中医药实现病情长期持续缓解？

长期小剂量维持阶段多表现为气阴不足，阴阳失调，应补益气阴，调补阴阳，以实现病情长期持续缓解。还应针对不同副作用、并发症而治，如骨质疏松应补肾活血，易于外感应补气固表等。

（证据级别：Ⅳ，推荐强度：选择性推荐）

3. 如何应用中医药减轻糖皮质激素的副作用？

针对糖皮质激素的副作用应采用三位一体的治疗方法（以辨证施治为主，结合糖皮质激素不同剂量阶段、不同副作用表现进行治疗），有利于提高疗效，有助于糖皮质激素的撤减，以及减少其副作用。一般在大剂量使用阶段，病人多表现为热毒炽盛或阴虚火旺，治以清热解毒或滋阴降火；中低剂量时多表现为阴虚或气阴不足，可用益阴或益气阴治法；长期小剂量使用时多表现为阴阳两虚，应调补阴阳。（证据级别：Ⅳ，推荐强度：选择性推荐）

4. 肝功能异常的 SLE 患者，如何应用中医药治疗？

SLE 患者肝功能异常中医大多归于"肝郁毒瘀"所致，合理使用中医药有助于缓解病情和恢复肝功能。但此阶段应避免可能损害肝脏的中药饮片使用，如雷公藤、青风藤、生首乌等。（证据级别：Ⅳ，推荐强度：选择性推荐）

5. 因应用环磷酰胺（CTX）等免疫抑制剂导致月经不调的 SLE 患者，如何应用中医药治疗？

CTX 等免疫抑制剂导致的月经不调，中医认为大多归于药毒所致，在解毒祛瘀滋肾的基础上，加强补肾疏肝调经治疗，如归肾丸、柴胡疏肝散、逍遥散等，同时可运用中医针灸（艾灸神阙，针刺三阴交、关元、气海等）、脐疗等方法。（证据级别：Ⅳ，推荐强度：选择性推荐）

6. 如何发挥专病专药的作用？

雷公藤制剂（如雷公藤多苷、火把花根片、昆仙胶囊等）具有免疫抑制等方面的作用，必要时可与糖皮质激素等西药联合使用，但其对生殖、消化、血液系统具有一定的毒副作用，应予注意。青蒿中药饮片具有免疫调节作用，大部分证候中都可加入，用量宜大，一般为 15~30g。若使用中药汤剂不方便时，可选用知柏地黄丸等中成药，但也应注意辨证施治。（证据级别：Ⅳ，推荐强度：选择性推荐）

7. 如何应用中西医结合协同管理 SLE 围妊娠期患者？

SLE 患者病情保持稳定 6 个月以上，无重要脏器受累，可考虑妊娠。SLE 妊娠期总的病机特点为肾元不足，热、毒、瘀留恋，胎元易于失固。中医在促孕方面应注意益肾疏肝；在护胎、安胎方面，应合理使用解毒、祛瘀、滋肾治法；SLE 患者产后的病机特点为气血不足、肾虚血瘀，虚实夹杂，易于出现恶露不尽、腹痛、大便难等病症，治疗宜兼顾虚实、调和气血。（证据级别：Ⅳ，推荐强度：选择性推荐）

## （三）如何进行中西医结合预防调护

为了促进病情稳定和提高患者的生存质量，应规范用药，避免日光直射，避免服用肼苯哒嗪、异烟肼、青霉素、雌二醇等药物，避免摄入光敏性、易过敏的食物，避免接触染发剂等化学物质。

饮食有节，食物选择既要根据现代营养学，补充必要的优质蛋白、维生素等，又应结合病人的体质、食物的寒热温凉属性综合考虑，使之达到最佳的食疗作用。

应配合中医辨证进行调护，减轻并发症的伤害，如应用针灸、推拿、耳穴疗法等多种中医特色疗法改善临床症状，提高生活质量，并注意调畅情志、起居有常、劳逸结合。（证据级别：Ⅳ，推荐强度：选择性推荐）

# 第十一节 中西医临床研究进展

## 一、临床辨治

### （一）中医辨证分型

通过检索多个中文文献数据库，截至 2018 年 7 月，发现出现频次最高的 5 个证型分别为热毒炽盛、脾肾两（阳）虚、阴虚内热（火旺）、肝肾两（阴）虚、气阴两虚，累计频率 62.11%。其他常见的辨证分型还有阴虚瘀毒（热）、风湿热（毒）痹、气血（阴阳）两虚、肝郁气滞（脾虚）、气滞血瘀、湿热（毒）内蕴[47]。

陈湘君[48]认为 SLE 的基本病机是肾虚为本，热毒为标。对于本病的治疗，活动期 SLE 主张先予清热凉血解毒以遏其势，同时以益气滋阴兼顾其本。热毒炽盛型，相当于急性发作期或爆发型，多见于病程较短的中青年女性，来势凶猛，病情严重。阴虚内热型，相当于轻中度活动期，可见于各年龄段患者，病情时有反复。脾虚湿盛型，相当于狼疮性肾炎初期，往往伴大量蛋白尿。缓解期 SLE 以补益肝肾固其根本，同时以清热化瘀以除其标邪。肝肾阴虚型，见于大多数缓解期患者。气滞血瘀型，多见于中晚期 SLE 患者，尤多见于心肺损害的患者。气阴两亏型，缓解期常见证型。脾肾阳虚型，多见于中晚期狼疮性肾炎患者。

禤国维[49]认为 SLE 属于本虚标实之证，中医辨证分 3 型：热毒炽盛证、阴虚内热证及脾肾阳虚证。急性期以热毒炽盛证多见，缓解期以阴虚内热证、脾肾阳虚证多见，病位在经络血脉，病久可累及全身多脏器多系统。急性期病情突出表现为毒热的标象，但从根本上看还是虚中夹实，标实本虚，而慢性病人更是久病为虚，虚中有实。SLE 关键是肾阴不足，本虚标实，而疾病整个过程中出现的其他证型都是在此基础上演变而来。热毒炽盛型用犀角地黄汤加减（水牛角 25g，生石膏 30g，生地黄 15g，青蒿 10g，黄连 6g，金银花 15g，牡丹皮 15g，紫草 20g，赤芍 12g，半枝莲 15g，蒲公英 15g）。阴虚内热型用六味地黄汤加减（生地黄 15g，熟地黄 15g，山茱萸 12g，牡丹皮 15g，怀山药 15g，茯苓 15g，泽泻 15g，鱼腥草 20g，益母草 20g，牛蒡子 20g，墨旱莲 20g）。肾阳虚证用桂附八味丸加减（制附子 10g，菟丝子 15g，淫羊藿 15g，巴戟天 15g，生北黄芪 30g，泽泻 15g，党参 12g，怀山药 15g，干姜 10g，甘草 10g）。

沈丕安[50]认为 SLE 起于先天禀赋不足，肝肾阴亏，精血不足，加之情志内伤，劳倦过度，六淫侵袭，阳光暴晒，致瘀血阻络，皮肤关节受损，渐及筋骨脏腑。病机为本虚标实，虚实夹杂。以心脾肾阴虚为本，血热瘀毒为标。并认为 SLE 阴虚火旺为多，是内伤之火，是虚火，不是单一的邪毒之火。应以甘寒养阴为主，而不是苦寒直折、清热解毒为主。针对主要病机确立主方，并根据临床表现分为 10 型进行辨证治疗。①阴虚内热证：以养阴清热、活血通络法，处方为红斑汤。②气营热盛证：以清气凉营法，处方为三石退热汤。③瘀热痹阻证：以养阴清热、祛风通络法，处方为忍冬藤汤加红斑汤加减。④血热瘀阻证：以养阴清热、活血化瘀法，处方为紫斑汤合红斑汤加减。⑤热郁饮积证：以养阴清热、利水蠲饮法，处方为蠲饮汤合红斑汤加减。⑥血虚瘀热证：以养阴清热、凉血生血法，处方为紫斑汤加减。⑦气阴两虚证：以益气养阴、健脾生血法，处方为生血汤加减。⑧瘀热损肾证：以补肾养阴、活血利水法，处方为清肾汤合红斑汤加减。⑨脾肾两虚证：以健脾滋肾、利水蠲饮法，处方为清肾汤合蠲饮汤加减。⑩瘀热入脑证：以养阴清热、平肝活血法，处方为清脑汤合红斑汤加减。

冯兴华[51]认为 SLE 病因病机以肝肾阴虚为本、热毒血瘀水饮为标，标证夹杂出现于疾病的各个阶段，临床表现多种多样，应该遵循"辨证论治"的原则，因人施治，不必拘泥。主要分为以下几型：①热毒炽盛型：多见于内外合邪，正邪相争，邪盛正气奋起抗争之时，表现为热毒炽盛、气营两燔，用清营汤合犀角地黄汤加减。②阳虚水泛型：多见于病程日久，阴损及阳，至脏气受伤，肾不主水，脾不制水，水湿泛滥而成，表现为阳虚水泛，用五苓散合金匮肾气丸加减。③阴虚内热型：多见于标热之邪渐去，阴虚之本突显，阴虚易致内热，表现为肝肾阴虚内热之证，用青蒿鳖甲汤合二至丸加减。④脾肾两虚型：多见于标本两邪均衰之时，阴血本亏于下，阴不能涵阳，阳火炎于上，"壮火食气"，消烁阴液，病程日久，气阴暗耗，可见脾肾两虚之证，多选用四君子汤合六味地黄丸加减。

房定亚[52]认为SLE患者应用西药的同时分期辨证选用中药可以协同增效。初期以热入营血为主，SLE患者初期患者常表现为发热、面部红斑、甲周红斑、皮肤网状青斑、口腔溃疡、鼻衄、紫癜、尿血等，严重时可侵及内脏血管，此期病情急性发作，以免疫复合物诱导的血管炎为主要病理表现，需应用大量激素以抗炎抑制免疫，初期使用激素，其不良反应尚未显现，此期中医病因病机为血热内扰，迫血妄行，泛溢肌肤，治宜清热凉血止血，选用犀角地黄汤加味。平稳期肝肾亏虚为主，此期一般为大剂量激素治疗1个月以后，病情较前好转，红斑渐消，不良反应开始出现：食欲亢进、时有心慌、汗出、夜间烦躁、失眠。激素性温，为纯阳之品，长期应用后易耗伤阴液，出现上述一系列阴虚火旺之象，治疗宜滋阴降火，选用麦味地黄汤加减。撤减期以肾阳虚为主。此期由于患者阴虚已甚，阴损及阳，阳气生化不足且无所依附而耗散，形成以阴虚为主的阴阳两虚的病理状态，治宜阴中求阳，仍以麦味地黄汤为基础方，加用菟丝子、淫羊藿、巴戟天等温补肾阳。

## （二）经典方剂联合西药

刘维等[53]应用蒿芩清胆汤（青蒿30g，黄芩15g，竹茹10g，半夏10g，陈皮10g，枳壳10g，赤茯苓15g，碧玉散10g）联合激素治疗活动期SLE患者，对照组应用激素联合环磷酰胺治疗，经过3个月治疗后，两组疗效无明显差异，但治疗组副作用较小。游越等[54]应用青蒿鳖甲汤加味（青蒿15g，鳖甲15g，生地黄30g，知母15g，牡丹皮20g，墨旱莲20g，女贞子15g，玄参20g，麦冬20g，银柴胡15g，白薇15g，地骨皮15g，白花蛇舌草30g，忍冬藤30g）与西药联合治疗阴虚内热型SLE，与单纯西药组比较，中西医结合组可以提高临床治疗效果，降低SLEDAI和SLEFI积分，改善异常的实验室指标，减少糖皮质激素的使用量。王福祖[55]应用犀角地黄汤（芍药12g，水牛角30g，牡丹皮9g，生地黄25g）联合小剂量糖皮质激素治疗热毒炽盛型SLE，与对照组比较，治疗组血清指标在IgG、ANA、WBC和PLT方面差异显著，中医证候明显改善，总有效率也明显提高。杨帆等[56]清瘟败毒饮（生石膏、水牛角、赤芍、玄参各30g，知母、生地黄、栀子、桔梗、连翘、竹叶各15g，牡丹皮、黄芩、黄连、甘草各10g）联合糖皮质激素、环磷酰胺治疗气营热盛证SLE，与对照组比较，治疗组治疗后血清中MCP-4、IL-6、TNF-α，免疫球蛋白IgA、IgG、IgM水平均降低，补体C3、C4均明显升高，SLEDAI评分和不良反应发生率都显著降低，总有效率显著提高。党静等[57]应用小柴胡汤联合激素治疗轻中度活动期SLE患者，对照组采用泼尼松注射液治疗，观察组则在对照组基础上加用小柴胡汤（党参20g，柴胡15g，黄芩15g，大枣12g，法半夏12g，生姜5g，甘草5g，气虚者加黄芪、白术，阳虚加淫羊藿、附子，阴虚者加女贞子、旱莲草，痰湿者加茯苓、杏仁，湿热者加黄柏、苍术，血瘀者加三七、川芎）治疗，治疗组患者的SLEDAI、CRP、ESR水平显著低于对照组，补体C3水平显著高于对照组，且总体不良反应率为2.0%，显著低于对照组的10.0%，治疗组总体疗效也优于对照组。林德就等[58]应用加味猪苓汤（猪苓、茯苓、泽泻、黄芪、滑石、生地黄、阿胶、白茅根、当归、茜草、紫草、甘草）、复方丹参注射液治疗狼疮性肾炎，对照组给予强的松口服治疗，经过24周后，治疗组在血白蛋白、尿素氮、C3等指标的改善都优于对照组。

### （三）自拟方联合西药

陈湘君等[59]对气阴两虚、毒热内扰证的轻中度活动期 SLE 患者采用复方"自身清"（生黄芪、生地黄、生白术、生甘草等）联合强的松进行治疗，治疗组在改善临床症状、病情活动积分等方面明显优于对照组，且副作用的发生率及所需激素用量均明显少于对照组，总有效率也明显提高。沈丕安等[60]对阴虚内热型 SLE 患者采用红斑汤（生地黄、生石膏、忍冬藤、黄芩、苦参各 30g，龟板 12g，陈皮 6g，甘草 3g，大枣 5 枚）联合强的松进行治疗，患者使用中药后，27 例成功撤减激素，总有效率达到 90%。金实等[61]对活动性 SLE 患者应用狼疮静颗粒结合强的松、环磷酰胺治疗，对照组仅应用强的松、环磷酰胺治疗，疗程 6 个月。治疗组总有效率 91.1%，明显高于对照组 80.0%。在降低 SLAM 病情活动性积分、改善多项临床检测指标的异常、减少激素及免疫抑制剂用量、降低病情复发率等方面明显优于对照组。

### （四）中成药联合西药

练颖等[62]应用六味地黄丸（浓缩丸）对激素和免疫抑制剂治疗的活动期 SLE 患者进行干预，与单纯西药组比较，中西医结合组有效率明显提高，口腔溃疡、月经不调、肝功能异常、补体 C3、24 小时尿蛋白都显著改善，复发率和阴虚火旺的证候积分都显著降低。高明利等[63]应用昆仙胶囊联合激素治疗肝肾阴虚型狼疮性肾炎患者，对照组使用糖皮质激素，治疗组在对照组的基础上加昆仙胶囊（2 粒/次，3 次/日），经过 3 个月的治疗后，治疗组的 24 小时尿蛋白、抗 dsDNA 抗体、C3、C4、血肌酐等指标显著优于对照组。

### （五）中药提取物联合西药

苏励等[64]采用环磷酰胺加大剂量黄芪注射液静滴治疗气虚型狼疮性肾炎患者，治疗组用 0.8g 环磷酰胺静脉滴注 1 次/月，并静滴黄芪注射液 20mL，1 次/日，连续 12 日，休息 18；对照组单用环磷酰胺 0.8g 静脉滴注 1 次/月，两组每个疗程均为 30 日，连续观察 6 个疗程。治疗组治疗后活动性临床症状积分的下降程度优于对照组，治疗组感染率为 4.35%，对照组感染率为 25%，经过 3 个疗程的治疗，治疗组 24 小时尿蛋白、CD8、红细胞及白蛋白等生化指标显著优于对照组。苏励等[65]采用黄芪注射液 30mL、丹参注射液 8mL 联合激素治疗气虚血瘀型狼疮性肾炎患者，与单纯激素组比较，中西医结合组在症状积分、血清白蛋白等指标显著改善。梁雪山等[66]应用疏血通注射液（主要成分水蛭、地龙）对 SLE 继发肺动脉高压的患者，对照组予常规激素加环磷酰胺片治疗，疏血通组在常规治疗基础上加用疏血通注射液治疗，与对照组比较，疏血通组患者的症状改善总有效率明显升高，肺动脉高压和血 D-二聚体等均显著下降，疏血通注射液治疗 SLE 继发肺动脉高压效果显著。牛云飞等[67]应用参麦注射液联合激素治疗 SLE 伴心脏损害的患者，中西医结合组心电图恢复率（81.58%）明显优于对照组（50.00%），血液流变学各项指标的改善也明显优于对照组。林能兴等[68]应用复方甘草酸苷注射液治疗活动期 SLE 患者，治疗组口服强的松片 1mg/kg，同时加用复方甘草酸苷注射液 60mL 静脉滴注，1 次/日，2 周后改为隔日 1 次，共 4 周，之后改以口服复方甘草酸苷片剂，每次 3 片，3 次/日，再观察 12 周。治疗后，治疗组的 SLEDAI 积分明显低于对照组，疾病复发和激素减量也有一定的优势。帅宗文等[69]应用白芍总苷辅助西药治疗活动期 SLE 患者，对照组应用激素及免疫抑制剂治疗，治疗组在其基础上增加白芍总苷胶囊，每次 2 粒，4 次/日，疗程为 3 个月。治疗组总有效率显著高于对照组，在降低疾病活动性，减少激素用量等方面都显著优于对照组。

## 二、方药与药理

### (一) 方药用药规律

陈雷鸣等[47]对1965年1月~2018年7月国内出版的中医治疗SLE的文献进行整理，最终收录文献725篇，组方1522个，药物309味。高频使用药物前20位从高到低分别为生地黄、牡丹皮、茯苓、黄芪、甘草、丹参、赤芍、山药、玄参、山茱萸、知母、白术、白花蛇舌草、当归、泽泻、熟地黄、女贞子、丹参、黄芩、白芍。药物类别频次从高到低分别为清热药、补虚药、活血化瘀药、利水渗湿药、收敛药、解表药、祛风湿药、理气药、平肝息风药、温里药等。牟艳嫣等[71]检索了包括中国知网、万方数据知识服务平台、维普中文生物医学期刊数据库、中国生物医学文献数据库，筛选有效病案处方，最终纳入文献205篇，纳入处方275张，涉及中药330味，使用频次3791次。高频中药（前20味，频次>46次）累积频次占40.83%（1548/3791），其中频次最高的10味中药依次是牡丹皮、生地黄、甘草、赤芍、黄芪、茯苓、白花蛇舌草、金银花、青蒿、山茱萸。治疗SLE高频中药配伍前10位的有生地黄-牡丹皮、牡丹皮-赤芍、牡丹皮-甘草、生地黄-甘草、赤芍-生地黄、白花蛇舌草-牡丹皮、白花蛇舌草-生地黄、牡丹皮-青蒿、青蒿-生地黄、金银花-牡丹皮。对前63味高频中药进行复杂网络分析得出核心基本方的组成为牡丹皮、生地黄、甘草，常用方剂为犀角地黄汤、四妙勇安汤、六味地黄汤。

### (二) 方药药理举例

1. 青蒿鳖甲汤　青蒿鳖甲汤具有养阴透热之功效，对于阴虚有热的SLE患者较为合适。阴虚内热的SLE患者经青蒿鳖甲汤治疗后[71]，CD3+CD8+Ts细胞及CD3−CD19+B细胞水平降低，CD3+CD4+Th细胞、Th/Ts比值及CD3−CD16+CD56+NK细胞明显升高。狼疮鼠模型经青蒿鳖甲汤治疗后[72]，可抑制MRL/lpr狼疮鼠Th17细胞的表达，可改善其狼疮肾炎肾组织活动性病理变化。

2. 三七　三七皂苷是三七的主要有效成分，研究发现三七皂苷对狼疮鼠脾淋巴细胞激素耐药具有逆转作用，在激素耐药模型基础上加入不同浓度的三七皂苷，随着浓度增加，³H-地塞米松掺入量上升[73]。三七皂苷能协同大剂量甲泼尼龙降低激素耐药狼疮肾炎鼠脾淋巴细胞及肾组织P-gp表达，下调脾脏淋巴细胞SIRT1蛋白表达，逆转激素耐药[74,75]。

3. 青蒿　青蒿素是青蒿的主要有效成分。青蒿素衍生物SM934治疗MRL/lpr狼疮小鼠后[76]，B细胞TLR7和TLR9 mRNA表达水平下降，脾脏B细胞生发中心减少，浆细胞数量减少，IgG抗体、IgM抗体分泌量减少。SM934还可以降低血清抗核抗体水平、抑制抗体的类别转换，并降低血清中体液免疫相关细胞因子IL-6、IL-10、IL-21水平，上调转录因子BCL6的表达而下调Blimp-1的表达[77]。二氢青蒿素既可显著降低B6.MRL-Faslpr/J发病雌性小鼠骨吸收增加且不降低骨形成，并阻止骨量丢失，改善骨微结构和生物力学性能[78]。青蒿琥酯对于BALB/C鼠淋巴细胞经静脉途径输入F1小鼠体内诱导的红斑狼疮鼠模型具有免疫调节作用，抑制小鼠血清抗ds-DNA抗体的形成，降低血清C3、C4、IL-2、IL-6、TGF-β水平，降低肾脏TGF-β mRNA和VI型胶原mRNA[79]。青蒿琥酯可以降低MRL/lpr狼疮鼠外周血Olf-1/EBF相关锌指蛋白信号通路相关基因表达水平，同时减低多种细胞因子及ANA水平，发挥治疗SLE的作用[80]。青蒿素可以提高MRL/lpr狼疮鼠血清和肾组织丙二醛和总抗氧化能力[81]。

## 第十二节　展　望

随着对SLE发病机制研究的不断深入，对该病的治疗水平也不断提高，从作用广泛但容易产生毒副作用的糖皮质激素，到近来已经在临床中使用的靶向药物可特异性结合可溶性肿瘤坏死因子家族 B 淋巴细胞活化因子（BlyS）的单克隆抗体，SLE 的治疗已经进入了精准治疗的分子靶向时代。中医在整体观念与辨证论治的指导下，SLE 的中西医结合治疗取得了较大的进展，在提高临床疗效的同时，减轻了西药的毒副作用，但仍然需要进一步研究。

首先，加强宏观辨证与微观辨证的研究。SLE 临床表现复杂，可以侵犯各个系统，不同医家对于 SLE 的辨证也各不相同。因此，对于宏观辨证，我们应该加强流行病学调查，明确 SLE 的中医证候规律。辨证准确是中医精准治疗的前提，通过中医、中西医全国性的学会，整合中医风湿界的力量，开展多中心的中医证候流行病学调查，加强证候规范化的研究。微观辨证的研究即证候的生物学基础研究。宏观辨证是依靠人体自身视觉、触觉、嗅觉、听觉等感官来感知疾病带来的病理变化，当前先进的仪器已经不止于观察细胞、原子，对量子都可以进行精确的测量。当然，我们应该重点研究中医证候的生物学基础。证候是中医的精华所在，异病同治，不同的疾病可以表现为相同的证候，而用相同的药物进行治疗，同样都能发挥疗效。加强中医基础证候，例如肾阳虚、肾阴虚、血瘀证等证候的生物学基础，对于 SLE 的精准辨证将会有重要帮助。

中西医结合治疗的主要目的是增效减毒。增效我们可以从以下几方面开展研究：

1. 对于 SLE 常见证候的中医疗效评价　之前我们对热毒血瘀肾虚的 SLE 复合证候进行了中医治疗的疗效评价，取得了较好的结果。我们可以创新中医疗效评价方法，可以应用多中心随机双盲对照、也可以应用前瞻性队列研究等真实世界的研究方法，研究如以血液系统受累表现为主的气血亏虚证 SLE 患者，以关节疼痛为主的关节痹痛证 SLE 患者。

2. 减少西药用量，增加药物敏感性　糖皮质激素是 SLE 的基础用药，部分患者存在激素依赖或者撤减困难的现象。目前，现代医学更强调通过免疫抑制剂的使用达到撤减激素的目的，但是药三分毒，我们应该进一步加强激素依赖等患者的证候特点的研究，制定相应的中医诊疗方案。

3. 具有免疫抑制作用的中药研究　以雷公藤为代表的卫矛科植物，被称为"中药免疫抑制剂"，这是中医药治疗风湿免疫病非常具有特色的药物。虽然我国科学家在这些植物中提取了几十种具有免疫抑制作用的单体成分，但这并不是中医的优势，如何进行有效配伍，或者经过适当的炮制，发挥雷公藤制剂更好的作用，值得不断研究。

关于减毒的作用，之前的研究主要集中在中药减轻糖皮质激素的副作用。目前免疫抑制剂、生物制剂的数量逐渐增多，毒副作用越来越多见。有时是致命的，如感染；有时给治疗带来相当大的困难，如骨髓抑制、肝功能异常，这些都值得进一步研究。因此，开展中医防治免疫抑制剂毒副作用的研究，也将是临床研究的重点。

加强中医药的作用机制研究。总的来说，中医药治疗 SLE 的作用机制复杂，很难像生物制剂一样从单一靶点发挥治疗作用。基因组学、转录组学、蛋白组学、代谢组学、宏基因组学等研究手段只是在相关领域方面做到了多靶点的研究，有机整合这些研究技术，应用系统生物学的方法，尤其是借助大数据的力量，多层次、多途径、多靶点研究中医药的作用机制依然值得进一步深入。

（范永升，谢冠群）

# 参 考 文 献

［1］Durcan L, O'Dwyer T, Petri M. Management strategies and future directions for systemic lupus erythematosus in a-dults ［J］. The Lancet, 2019, 393 (10188)：2332-2343.

［2］Rees F, Doherty M, Grainge M J, et al. The worldwide incidence and prevalence of systemic lupus erythematosus：a systematic review of epidemiological studies ［J］. Rheumatology, 2017, 56 (11)：1945-1961.

［3］Mok C C, To C H, Ho L Y, et al. Incidence and mortality of systemic lupus erythematosus in a southern Chinese population, 2000-2006 [J]. The Journal of rheumatology, 2008, 35 (10): 1978-1982.

[4] Mok C C, Lau C S. Lupus in Hong Kong Chinese [J]. Lupus, 2003, 12 (9): 717-722.

[5] Zou Y F, Feng C C, Zhu J M, et al. Prevalence of systemic lupus erythematosus and risk factors in rural areas of Anhui Province [J]. Rheumatology international, 2014, 34 (3): 347-356.

[6] 王紫倩. 中国系统性红斑狼疮患者的长期预后——基于 CSTAR 队列的研究 [D]. 北京: 北京协和医学院, 2016: 1-2.

[7] 洪强. 红斑狼疮古今中医病名探源 [J]. 中医文献杂志, 2008, 26 (2): 13-15.

[8] 周绪杰, 张宏. 全基因组关联分析与系统性红斑狼疮遗传学研究进展 [J]. 中华风湿病学杂志, 2012, 16 (1): 57-60.

[9] Chakravarty E F, Bush T M, Manzi S, et al. Prevalence of adult systemic lupus erythematosus in California and Pennsylvania in 2000: estimates obtained using hospitalization data [J]. Arthritis & Rheum atology, 2007, 56 (6): 2092-2094.

[10] Gupta V, Kumar S, Pratap A, et al. Association of ITGAM, TNFSF4, TNFAIP3 and STAT4 gene polymorphisms with risk of systemic lupus erythematosus in a North Indian population [J]. Lupus, 2018, 27 (12): 1973-1979.

[11] Labib D A, Shaker O G, El Refai R M, et al. Association between miRNA-146a and polymorphisms of its target gene, IRAK1, regarding susceptibility to and clinical features of systemic lupus erythematous and multiple sclerosis [J]. Laboratory medicine, 2019, 50 (1): 34-41.

[12] Zhao M, Liu S, Luo S, et al. DNA methylation and mRNA and microRNA expression of SLE CD4+ T cells correlate with disease phenotype [J]. Journal of autoimmunity, 2014, 54: 127-136.

[13] Constantin M M, Nita I E, Olteanu R, et al. Significance and impact of dietary factors on systemic lupus erythematosus pathogenesis [J]. Experimental and therapeutic medicine, 2019, 17 (2): 1085-1090.

[14] 张敏杰, 张阳, 徐丹, 等. 中国人群 EB 病毒感染与系统性红斑狼疮相关性的 Meta 分析 [J]. 现代检验医学杂志, 2018, 33 (1): 25-31.

[15] Hevia A, Milani C, López P, et al. Intestinal dysbiosis associated with systemic lupus erythematosus [J]. MBio, 2014, 5 (5): e01548-14.

[16] He Z, Shao T, Li H, et al. Alterations of the gutmicrobiome in Chinese patients with systemic lupus erythematosus [J]. Gut pathogens, 2016, 8 (1): 1-7.

[17] Li Y, Wang H F, Li X, et al. Disordered intestinal microbes are associated with the activity of Systemic Lupus Erythematosus [J]. Clinical Science, 2019, 133 (7): 821-838.

[18] Ma Y, Xu X, Li M, et al. Gut microbiota promote the inflammatory response in the pathogenesis of systemic lupus erythematosus [J]. Molecular medicine, 2019, 25 (1): 1-16.

[19] Unni K K, Holley K E, McDuffie F C, et al. Comparative study of NZB mice under germfree and conventional conditions [J]. The Journal of rheumatology, 1975, 2 (1): 36-44.

[20] Fasano A. Leaky gut and autoimmune diseases [J]. Clinical reviews in allergy & immunology, 2012, 42 (1): 71-78.

[21] Jia X, Xu J, Zhao L, et al. Proinflammatory and autoimmunogenic gut microbiome in systemic lupus erythematosus [J]. Biorxiv, 2019: 621995.

[22] Celhar T, Magalh Es R, Fairhurst A M. TLR7 and TLR9 in SLE: when sensing self goes wrong [J]. Immunologic Research, 2012, 53 (1-3): 58-77.

[23] Rönnblom L, Alm G V, Eloranta M L. The type I interferon system in the development of lupus [C] //Seminars in immunology. Academic Press, 2011, 23 (2): 113-121.

[24] Yang J, Chu Y, Yang X, et al. Th17 and natural Treg cell population dynamics in systemic lupus erythematosus [J]. Arthritis & Rheumatism, 2009, 60 (5): 1472-1483.

[25] He J, Zhang R, Shao M, et al. Efficacy and safety of low-dose IL-2 in the treatment of systemic lupus erythematosus: arandomised, double-blind, placebo-controlled trial [J]. Annals of the rheumatic diseases, 2020, 79 (1): 141-149.

[26] Weening J J, D'Agati V D, Schwartz M M, et al. The classification of glomerulonephritis in systemic lupus erythematosus revisited [J]. Journal of the American Society of Nephrology, 2004, 15 (2): 241-250.

[27] 李红娟, 杜晴, 王书雅, 等. 慢性病治疗功能评估疲劳量表与系统性红斑狼疮的关系及影响因素 [J]. 中

华医学杂志，2017，97（35）：2775-2778.

［28］中华医学会皮肤性病学分会红斑狼疮研究中心.皮肤型红斑狼疮诊疗指南（2019版）［J］.中华皮肤科杂志，2019，52（3）：149.

［29］Haider Y S, Roberts W C. Coronary arterial disease in systemic lupus erythematosus: quantification of degrees of narrowing in 22 necropsy patients（21 women）aged 16 to 37 years［J］. The American journal of medicine, 1981, 70（4）：775-781.

［30］Manzi S, Meilahn E N, Rairie J E, et al. Age-specific incidence rates of myocardial infarction and angina in women with systemic lupus erythematosus: comparison with the Framingham Study［J］. American journal of epidemiology, 1997, 145（5）：408-415.

［31］Wojciech, Plazak, Mieczyslaw, et al. Influence of chronic inflammation and autoimmunity on coronary calcifications and myocardial perfusion defects in systemic lupus erythematosus patients［J］. Inflammation Research, 2011, 60（10）：973-980.

［32］Bruce I N, Urowitz M B, Gladman D D, et al. Risk factors for coronary heart disease in women with systemic lupus erythematosus: the Toronto Risk Factor Study［J］. Arthritis & Rheumatism, 2003, 48（11）：3159-3167.

［33］Munguia-Realpozo P, Mendoza-Pinto C, Benito C S, et al. Systemic lupus erythematosus and hypertension［J］. Autoimmunity reviews, 2019, 18（10）：102371.

［34］吴恒，马晓磊.英夫利昔致药物性狼疮31例文献分析［J］.中国药房，2017，28（14）：61-64.

［35］中国系统性红斑狼疮研究协作组专家组，国家风湿病数据中心.中国系统性红斑狼疮患者围产期管理建议［J］.中华医学杂志，2015，95（14）：1056-1060.

［36］宋亦军，刘冬舟，刘俊涛，等.妊娠合并系统性红斑狼疮94例临床分析［J］.中华内科杂志，2008，47（12）：1008-1011.

［37］江文静，何德宁，胡建康，等.泰它西普治疗中重度活动性系统性红斑狼疮的疗效及全安性观察［J］.江西医药，2020，55（11）：98-102，132.

［38］周学平，吴勉华，潘裕辉，等.周仲瑛从瘀热辨治系统性红斑狼疮的临证思路与经验［J］.中国中医基础医学杂志，2010，16（3）：232-234.

［39］陈四清.周仲瑛医案赏析仁［M］.北京：人民军医出版社，2008：222-224.

［40］张华东，黄梦媛，陈祎，等."持中央顾后天"以疗血痹［A］.中华中医药学会风湿病分会.中华中医药学会风湿病分会2010年学术会议论文集［C］.中华中医药学会风湿病分会：中华中医药学会，2010：357-358.

［41］北京中医医院.赵炳南临床经验集［M］.北京：人民卫生出版社，2006：311.

［42］秦汉琨.赵炳南治疗系统性红斑性狼疮经验拾零［J］.中医杂志，1986，27（12）：15-16.

［43］卞华，温成平，范永升.系统性红斑狼疮中医诊治思路与方法［J］.现代中西医结合杂志，2006，15（19）：2596-2597.

［44］李夏玉.范永升教授辨治皮肤病的医案举隅［J］.中华中医药杂志，2011，26（5）：922-924.

［45］Wang Z, Wang Y, Zhu R, et al. Long-Term Survival and Death Causes of Systemic Lupus Erythematosus in China［J］. Medicine, 2015, 94（17）：e794.

［46］中华医学会风湿病学分会，国家皮肤与免疫疾病临床医学研究中心，中国系统性红斑狼疮研究协作组.2020中国系统性红斑狼疮诊疗指南［J］.中华内科杂志，2020，59（3）：172-185.

［47］陈雷鸣，朱正阳，范永升，等.中医药治疗系统性红斑狼疮证型及用药规律演变研究［J］.新中医，2020，52（5）：20-25.

［48］陈湘君工作室.陈湘君学术经验撷英［M］.上海：上海中医药大学出版社，2009，15-20.

［49］吴晓霞.褚国维辨治系统性红斑狼疮经验［J］.辽宁中医杂志，2008，35（5）：673.

［50］赵凯，钱月慧.沈丕安治疗系统性红斑狼疮经验介绍［J］.辽宁中医杂志，2012，39（05）：787-788.

［51］张婉瑜，刘宏潇.冯兴华辨治系统性红斑狼疮经验［J］.中医杂志，2011，52（22）：18-20.

［52］韩淑花，唐今扬，周彩云.房定亚教授应用中药治疗系统性红斑狼疮经验总结［J］.中国中西医结合杂志，2018，38（7）：881-882.

［53］刘维，王慧，杨晓砚，等.蒿芩清胆汤治疗系统性红斑狼疮活动期临床观察［J］.中国中西医结合杂志，2006，26（5）：448-450.

［54］游越.青蒿鳖甲汤加味配合西药治疗阴虚内热型系统性红斑狼疮疗效分析［D］.沈阳：辽宁中医药大学，2012：1-2.

［55］王福祖，李琴，宋维海，等.犀角地黄汤联合小剂量皮质激素治疗热毒炽盛型系统性红斑狼疮临床研究［J］.四川中医，2018，36（1）：160-163.

［56］杨帆，沈俊逸，林彤彤，等.清瘟败毒饮联合糖皮质激素，环磷酰胺治疗系统性红斑狼疮气营热盛证临床研究［J］.陕西中医，2020，41（9）：1197-1199，1204.

［57］党静，廖迪思，谭瑞兴，等.泼尼松联合小柴胡汤治疗系统性红斑狼疮的临床效果研究［J］.中医临床研究，2015，7（36）：97-99.

［58］林德就，温伟平，邱仁斌，等.加味猪苓汤配合复方丹参注射液治疗系统性红斑狼疮性肾炎30例疗效观察［J］.新中医，2003，35（7）：26-27.

［59］刘淑清，陈湘君.复方"自身清"对62例轻中度活动性系统性红斑狼疮患者的临床观察［J］.黑龙江医药，2010，23（2）：224-226.

［60］苏晓，沈丕安，杨旭鸣，等.红斑汤撤减激素治疗系统性红斑狼疮30例疗效观察［J］.新中医，2002，34（1）：17-19.

［61］金实，汪悦，张梅涧，等.狼疮静颗粒治疗活动性系统性红斑狼疮45例临床研究［J］.中医杂志，2003，44（6）：435-436.

［62］练颖，郑萍，官晓红，等.六味地黄丸对激素和免疫抑制剂治疗系统性红斑狼疮干预作用的研究［J］.四川中医，2006，24（2）：20-21.

［63］高明利，李晓晨，齐庆.昆仙胶囊降低狼疮性肾炎尿蛋白的临床观察［J］.中药材，2010，33（4）：651-652.

［64］苏励，茅建春，顾军花.环磷酰胺联合大剂量黄芪注射液静脉滴注治疗狼疮性肾炎［J］.中西医结合学报，2007，5（3）：272-275.

［65］苏励，陈湘君.大剂量黄芪为主配合丹参静脉滴注治疗狼疮性肾炎30例临床观察［J］.中医杂志，1999，40（8）：476-479.

［66］梁雪山，沙海静，杨兰，等.疏血通注射液用于系统性红斑狼疮继发肺动脉高压的疗效观察［J］.现代中西医结合杂志，2013，22（3）：234-235.

［67］牛云飞，陈晓雯，郑彩霞.参麦注射液治疗系统性红斑狼疮心脏损害疗效观察［J］.中国中西医结合急救杂志，1998，5（12）：551-553.

［68］林能兴，刘斌，于春润，等.复方甘草酸苷治疗系统性红斑狼疮的疗效观察［J］.中国药房，2004，15（3）：173-173.

［69］帅宗文，徐建华，刘爽，等.白芍总甙辅助治疗系统性红斑狼疮的临床观察［J］.中国中西医结合杂志，2003，23（3）：164-167.

［70］牟艳嫣，谢冠群，郑卫军，等.基于网络分析中医药治疗系统性红斑狼疮疾病用药规律［J］.中国中西医结合杂志，2021，41（2）：199-204.

［71］高弼虎，刘盼盼，于铁，等.青蒿鳖甲汤治疗阴虚内热型系统性红斑狼疮疗效及对Th1/Th2平衡的影响［J］.现代中西医结合杂志，2017，26（3）：322-324.

［72］林宁，钟嘉熙，邱斌，等.青蒿鳖甲汤加减对MRL/lpr狼疮鼠Th17细胞及肾脏病理的影响［J］.广州中医药大学学报，2014，31（5）：776-779，785，848.

［73］童晔玲，任泽明，杨锋，等.三七皂苷对狼疮鼠脾淋巴细胞激素耐药逆转作用的影响［A］.浙江省医学会风湿病学分会.2015年浙江省风湿病学学术年会论文汇编［C］.浙江省医学会风湿病学分会：浙江省科学技术协会，2015：23-24.

［74］林京莲，陈宇，童晔玲，等.三七皂苷对激素耐药NZB/WF1狼疮鼠肾损伤和免疫学指标的影响［A］.中国中西医结合学会肾脏疾病专业委员会.2016年中国中西医结合学会肾脏疾病专业委员会学术年会论文摘要汇编［C］.中国中西医结合学会肾脏疾病专业委员会：中国中西医结合学会，2016：891.

［75］林京莲，任泽明，童晔玲，等.SIRT1在P-gp介导的狼疮肾炎小鼠激素耐药中的作用及三七皂苷的干预作用［A］.浙江省医学会风湿病学分会.2016年浙江省风湿病学学术年会暨风湿免疫病诊疗进展学习班论文汇编［C］.浙江省医学会风湿病学分会：浙江省科学技术协会，2016：1.

［76］桂建雄，曹蕾，王斌，等．青蒿素衍生物 SM934 抑制 TLR7/9 信号通路对系统性红斑狼疮小鼠 B 细胞的影响研究［J］．中国临床药理学杂志，2019，35（19）：2343-2346.

［77］吴言为．青蒿素衍生物 SM934 对系统性红斑狼疮的疗效及作用机制研究［D］．上海：中国科学院上海药物研究所，2016：1-3.

［78］钟志国，罗世英，黄连芳，等．二氢青蒿素对系统性红斑狼疮小鼠继发性骨损害的防治作用初探［J］．中药药理与临床，2019，35（2）：56-59.

［79］马行一，米绪华，李静，等．青蒿琥酯对红斑狼疮样小鼠免疫调节作用研究［A］．中华医学会肾脏病学分会．"中华医学会肾脏病学分会 2004 年年会"暨"第二届全国中青年肾脏病学术会议"论文汇编［C］．中华医学会肾脏病学分会：中华医学会，2004：3571.

［80］李荣良，韩扣兰，黄诚，等．青蒿琥酯对狼疮鼠 Olf-1/EBF 相关锌指蛋白基因表达的影响［J］．中华风湿病学杂志，2014，18（6）：380-384+433.

［81］吴家慧，党若楠，吴元胜，等．青蒿素对 MRL/lpr 狼疮鼠血清及肾组织 MDA、TAOC 水平的影响［J］．时珍国医国药，2019，30（3）：537-538.

# 第四章

# 干燥综合征

## 第一节 概 说

　　干燥综合征（Sjögren's syndrome，SS）是以外分泌腺受累为主的全身性自身免疫性疾病，临床常表现为口干、眼干等症状，还可出现肺、肾、血液系统等多系统损害的症状。病理特征为淋巴细胞浸润导致的外分泌腺上皮细胞受损、器官间质病变，最终导致腺体及器官间质纤维化[1]。本病分为原发性和继发性两类：前者指不具备另一诊断明确的结缔组织病的干燥综合征；后者指继发于另一诊断明确的结缔组织病，如系统性红斑狼疮、类风湿关节炎等的干燥综合征[2-4]。原发性干燥综合征使用不同诊断标准进行统计，在我国人群的患病率为 0.29%～0.77%，女性多发，男女比为1∶9～1∶20，老年人患病率为 2%～4.8%。任何年龄均可发病，发病高峰年龄在 30～60 岁[4-6]。本病属中医"燥证""痹证""燥毒""虚劳"等范畴。《黄帝内经》中最早记载了关于"燥邪之为害""燥病之证治"等。《素问·阴阳应象大论》中"燥胜则干"之义，指津液亏损之变。《素问·五常政大论》中"燥盛不已，蕴酿成毒，煎灼津液，阴损益燥"和"寒热燥湿，不同其化也……太阴在泉，燥毒不生，其味咸，其气热，其治甘咸，足外反热"，指出了燥性干涩，易伤津液的特性。

## 第二节 病因病理

### 一、病因与发病机制

#### （一）病因

　　干燥综合征病因未明，可能与遗传、感染、性激素等因素有关[2,4]。

　　1. 与遗传相关　某些主要组织相容性抗原（MHC）基因的频率在干燥综合征患者中增高，人类的 MHC 即人类白细胞抗原（human leucocyte antigen，HLA），不同种族的干燥综合征相关的 HLA 基因不尽相同，与干燥综合征关系密切的有 HLA-B8、HLA-DR3、HLA-DRw52、HLA-DRw53 等，并且这些 HLA 基因与干燥综合征自身抗体的生成及临床表现有关。如抗 SSA 抗体和抗 SSB 抗体阳性的干燥综合征患者伴有 HLA-DR3 或 DQA1 时，一般临床表现较重，并且多有血管炎。原发性和继发性干燥综合征患者的 HLA 抗原也显示出不同频率，如 HLA-DR4 与继发于类风湿关节炎的干燥综合征相关，而 HLA-DRw52 在原发性和继发性干燥综合征的阳性率均较高。通过遗传学等位基因标记研究发现大量的 HLA-DRB1/DQA1/DQB1 单倍体的多样性，增加了本病遗传背景的复杂性，而这些多态性也因种族、临床表现及自身抗体反应不同而不同，如在希腊人为与 HLA-DR5 相关、日本人为 HLA-DRw53、犹太人为 HLA-DR11，而一项对包括以色列犹太人、希腊、美国白人及美国黑人的研究表明，大部分原发性干燥综合征患者都表现出 HLA-DQA1 * 0051 频率升高，认为

HLA-DQA1 * 0051 是多数西方人中的重要相关基因。

2. 与感染相关　与干燥综合征关系密切的病毒包括 EB（Epstein-Barr）病毒、丙型肝炎病毒、巨细胞病毒、反转录病毒等，感染过程中病毒通过分子交叉模拟，使易感人群或其组织成为自身抗原，诱发自身免疫反应。例如在 SS 患者的唇腺、泪腺和肾小管上皮细胞组织内，发现 EB 病毒编码的抗原表达。EB 病毒可激活 B 细胞，使之分化增殖，产生大量免疫球蛋白和自身抗体。人类免疫缺陷病毒感染者也可以出现口干、腮腺肿大似干燥综合征样的症状，人类免疫缺陷病毒某种成分 P24 和人免疫球蛋白的稳定结构相似，认为该病毒与本病密切相关。此外，丙肝病毒等均可能诱发本病。这些病毒可能由内在的上皮细胞凋亡和细胞毒性淋巴细胞的颗粒释放，通过分子模拟交叉，在感染过程中使易感人群或其组织隐蔽抗原暴露，从而成为自身抗原，诱导与干燥综合征相关的自身抗体产生导致自身免疫反应。

3. 与性激素相关　干燥综合征多见于女性，尤其是绝经后女性，推测雌激素不足可能是促使本病发病的高危因素。此外，雌激素能活化多克隆 B 淋巴细胞，同时升高血清催乳素水平，增强免疫活性，促进自身免疫反应的进展，因此可能导致本病的发生发展。

### （二）发病机制

干燥综合征的发病机制尚不明确。目前认为，在遗传、病毒或自身抗原和性激素异常等多因素共同作用下，机体细胞免疫和体液免疫的异常反应导致了唾液腺和泪腺等组织发生炎症和破坏性改变。唾液腺组织的导管上皮细胞作为抗原递呈细胞，促使 T、B 淋巴细胞增殖，细胞免疫和体液免疫异常反应，导致免疫紊乱，产生相关的免疫球蛋白和自身抗体、免疫复合物，以及 IL-1β、IL-6、TNF-α、IFN-γ 等细胞因子、炎症介质，造成唾液腺和泪腺等腺体和组织发生炎症和破坏。

1. 体液免疫异常　干燥综合征患者 B 淋巴细胞数量增多，且高度活跃，产生多种自身抗体和免疫复合物，并导致多克隆高 γ 球蛋白血症和单克隆免疫球蛋白血症。这种 B 细胞高度的反应性可以是活化的 T 细胞所引起的，也可能是 B 细胞本身异常的结果，B 细胞也可以在不受 T 细胞的促进辅助下增殖。

干燥综合征的自身抗体包括诊断特异性的抗 SSA 和抗 SSB 抗体、非特异性抗核抗体及高滴度的类风湿因子等。

2. 细胞免疫异常　干燥综合征患者的外周血中可出现相对的 T 淋巴细胞减少症，而外分泌腺中有活化的 T 辅助/T 辅助诱导亚群浸润，显示活化的 T 细胞增加。NK 细胞缺乏，巨噬细胞和 NK 细胞功能降低。活化的表达 HLA-Ⅱ类分子的腺上皮细胞与病毒或自身抗原接触并结合，起着呈递细胞和激活 CD4$^+$T 细胞的作用。

活化的 CD4$^+$T 细胞及激活的 B 淋巴细胞可释放大量的细胞因子。如 TNF-α、IL-1β、IL-α 和 IL-6 这些促炎因子集中在单核细胞浸润部位和上皮细胞，促进唾液腺上皮细胞 HLA-Ⅱ类分子的表达，如此，T、B 淋巴细胞就持续不断地活化而使局部免疫炎症反应持久不愈。

### 二、病理

干燥综合征侵犯的主要靶器官是以外分泌腺为代表的腺体以及组织器官的间质。如由柱状上皮细胞构成的外分泌腺体，包括唾液腺、泪腺、皮肤、呼吸道黏膜、胃肠道黏膜、阴道黏膜等，以及内脏器官具有外分泌腺体结构的组织如肾小管、胆小管、胰小管等，主要呈外分泌腺炎及血管炎两种病理改变。外分泌腺体间有大量淋巴细胞浸润，以浆细胞及单核细胞浸润为主，是本病的特征性病理改变。淋巴细胞浸润、腺体局部导管和腺体的上皮细胞增生，继之退化、萎缩、破坏、纤维化，最终出现功能丧失。血管受损也是本病的基本病变，包括小血管壁或血管周围炎症细胞浸润、管腔栓塞、局部供血不足，是干燥综合征并发肾小球肾炎、周围和中枢神经系统病变、皮疹、雷诺现象的病理基础。

1. 浅表外分泌腺的病理改变　以唾液腺病理改变为代表，腺体间有大量淋巴细胞、浆细胞、单核细胞浸润，形成淋巴滤泡样结构，并取代正常腺体组织。被大量浸润的单核细胞包围的残余腺体称为肌上皮岛。浆细胞聚集在病灶中心以及导管外腺泡周围，被单核细胞浸润的腺体中生发中心形成。

2. 内脏病理改变　弥漫性间质性肺病伴弥散功能障碍是干燥综合征肺损害的典型表现，此外还可见纤维性肺泡炎、肺纤维化、肺大疱、肺不张、气管和支气管炎、胸膜炎和胸腔积液。其主要病理特征为淋巴细胞浸润、腺体萎缩和血管炎。

对于肾脏，主要累及肾间质，大量淋巴细胞浸润，肾小管上皮细胞退行性变，纤维组织增生、肾小管内可见蛋白管型。肾小球病变少见，多为血管炎所致膜性或膜增生性肾小球肾炎、肾小球内有免疫复合物沉积。

3. 血管炎　本病血管炎可累及皮肤、黏膜、肌肉、关节、神经、肾脏、肺、胃肠、肝、乳腺、生殖器官等。血管炎为冷球蛋白血症、高球蛋白血症和免疫复合物沉积所致，以中小血管病变为主。血管炎是下肢紫癜样皮疹、皮肤溃疡、肾损害、神经病变、雷诺现象的病理基础。

### 三、中医病因病机

干燥综合征是由燥邪（外燥、内燥）损伤气血津液而致阴津耗损、气血亏虚，使肢体筋脉失养，瘀血痹阻，痰凝结聚，脉络不通，导致肢体疼痛，甚则肌肤枯涩、脏器损害的病证。阴虚津亏，日久气阴两虚，因虚致瘀，瘀血阻滞，脉络不通，瘀结体内终致成毒，毒瘀互结，每与阴虚相伴，致虚、毒、瘀互结为患，而发本病。燥盛成毒，燥瘀互结，气虚阴伤，是本病的病理因素。津乏液少，脏腑不荣，机体失润，为本病的基本病机[4,8]。

1. 阴虚津亏　素体阴虚，复感燥热之邪，燥伤肺阴，或情志内伤，气机运行失调，津液输布受阻，或大病失血，久病不愈，阴血亏虚，均可导致阴虚津亏，脏腑失于滋养，九窍失于濡润，发为本病。正如金·刘完素在《素问玄机原病式》中指出："诸涩枯涸，干劲皴揭，皆属于燥。"又如《类证治裁》所说："燥有外因，有内因。因于外者，天气肃而燥盛，或风热致伤气分，则津液不腾。宜甘润以滋肺胃，佐以气味辛通。因乎内者，精血夺而燥生，或服饵偏助阳火，则化源日涸，宜柔腻以养肝肾，尤滋血肉填补。"可见阴虚津亏是本病发生的基本病机，然而因燥邪所伤脏腑不同，其表现各异，有肺阴亏虚、脾肾阴亏、肝肾不足等。

2. 燥盛成毒　"毒"是脏腑功能和气血运行失常致体内生理或病理产物不能及时排出，在体内蕴积过多，以致邪气亢盛，败坏形体而转化为"毒"。嗜食辛辣肥甘，胃肠积热蕴毒，或外感温热毒邪，陷入营血，燔灼营阴，伤津耗液，或感受环境燥毒之邪，积热酿毒，伤及脏腑津血，发为本病。正如《素问·至真要大论》曰："岁阳明在泉，燥淫所胜，则霿雾清瞑。民病喜呕，呕有苦，善太息，心胁痛不能反侧，甚则嗌干面尘，身无膏泽，足外反热"。又如《素问·五常政大论》云："阳明司天，燥气下临，肝气上从，苍起木用而立，土乃眚，凄沧数至，木伐草萎，胁痛目赤，掉振鼓栗，筋痿不能久立。"经文明确指出：阳明燥金司天，燥气当令，肝木受制从金化并为金用，土干地裂。凉气数至，草木凋枯。其感气则出现胁痛、目赤、头眩、战栗等病症，筋痿不能久立。本篇首先提出"燥毒"之论，且指出燥盛不已，蕴酿成毒，煎灼津液，阴损亦燥。

3. 瘀血阻络　久病成瘀，或女子七七，天癸渐竭，津气营血亏少，血行涩滞，燥瘀搏结而致经脉闭塞，形成燥瘀互结之证。本证早在《金匮要略》就有论述："五脏虚极羸瘦，腹满不能饮食……内有干血，肌肤甲错，两目黯黑，缓中补虚，大黄䗪虫丸主之。"本证化热可致瘀热互结，如《温热逢源》中指出："平时有瘀血在络，或因病而有蓄血，湿热之邪与之纠结，热附血愈觉缠绵，血得热而愈形胶固，或早凉暮热，或外凉内热，或神呆不语，或妄见如狂。种种奇险之证，皆瘀热所为，活之者，必须导去瘀血，俾热邪随瘀而去，庶几病势可转危为安也。"阴虚瘀结可因病位及涉及脏腑不同，变生各类虚实夹杂的证候。

4. 气阴两虚　阴损及气，或思虑劳倦过度，心脾两伤，耗伤气血，导致气阴两虚。正如《医门法律》所云："燥盛则干。夫干之为害，非遽赤地千里也。有干于外而皮肤皱揭者，有干于内而精血枯涸者，有干于津液而荣卫气衰、肉烁而皮著于骨者，随其大经小络所属上下中外前后，各为病所。"

# 第三节　临床表现

## 一、症状

1. 干燥性角结膜炎　自觉眼干燥、痒痛，可有异物或烧灼感，视力模糊，似有幕状物，畏光，角膜可混浊，有糜烂、溃疡或小血管增生，严重时可穿孔。可合并虹膜脉络膜炎、结膜炎、球结膜血管扩张；泪液少，少数泪腺肿大，易并发细菌、真菌和病毒感染。

2. 口干燥症　轻度病变常被患者忽视，较重时唾液少，咀嚼和吞咽困难，食物刺激和咀嚼不能增加唾液分泌，舌颊黏膜和口唇干裂疼痛，舌乳头萎缩，舌面干燥皲裂，舌痛。口臭，龋齿和齿龈炎亦常见，牙齿呈粉末状或小块破碎掉落，称为"猖獗龋齿"。约半数患者反复发生腮腺肿大，重度时形成松鼠样脸，颌下腺亦可肿大。

3. 皮肤黏膜　皮肤出现干燥、脱屑、瘙痒等症状。部分患者可出现外阴、阴道干燥，严重患者可有阴道灼热感或性交困难。

4. 关节肌肉　本病患者多见肌肉、骨骼症状，包括关节痛和一过性滑膜炎、肌肉疼痛等较为常见症状，低血钾时有肌无力甚至软瘫。可出现关节间隙狭窄，关节侵蚀极少见，继发于类风湿关节炎者有关节侵蚀病变。

5. 呼吸系统　鼻咽干燥，声音嘶哑，慢性干咳，痰少或痰不易咳出等，并发气管炎、支气管炎、间质性肺炎、纤维性肺炎、胸膜炎及胸腔积液等，以肺间质性病变为最常见。约60%的SS患者有肺功能障碍，以小气道障碍为主，其次为弥散性和限制性功能障碍。

6. 消化系统　咽部和食管干燥导致吞咽困难，偶见环状软骨后食管狭窄。至少1/3的患者食管运动功能障碍，伴慢性浅表性（或萎缩性）胃炎的患者高达80%以上。约有1/5患者肝脾肿大。SS患者中约1/4为自身免疫性肝炎。研究发现，原发性胆汁性肝硬化与原发性SS有密切关系。

7. 肾脏　10%～35%的SS患者出现肾脏受累，轻者只出现肾酸化功能减低，严重者出现低钾性肾小管酸中毒、周期性麻痹、肾性软骨病及泌尿系结石，部分患者出现一过性蛋白尿。肾小管间质性损害，也可见肾性尿崩、肾钙沉着症、间质性肾炎。原发性干燥综合征较少累及肾小球，部分可发生肾病综合征。

8. 血液系统　干燥综合征可出现血细胞减少、血小板减少，且淋巴肿瘤的发生率约为健康人群的44倍，如多发性骨髓瘤、血管免疫母细胞性淋巴结病（伴巨球蛋白血症）、非霍奇金淋巴瘤等。

9. 神经系统　以周围神经和脑神经病变多见。周围神经主要累及感觉神经纤维，引起对称性周围神经病变和多发性单神经炎。脑神经损害以三叉神经损害较多见，表现为一侧或多侧面部麻木和感觉减退，伴角膜溃疡及口腔溃疡等。中枢神经受损可出现如偏瘫、失语、共济失调、运动障碍、癫痫、精神意识障碍、脑膜刺激征和脑脊液成分异常等脑膜炎的征象。

10. 血管炎　少部分患者并发血管炎，高球蛋白血症导致的紫癜样皮疹最为常见。结节红斑、雷诺现象亦可见，但很少发生肢端溃疡。

## 二、体征

约50%的干燥综合征患者因口腔唾液减少，导致迅速进展的龋齿，牙齿逐渐变黑，呈片状脱离，只留残根。50%的患者有间歇性腮腺肿痛，累及单侧或双侧，也有少数患者出现颌下腺、舌下腺肿大。因唾液减少导致舌面干燥，光滑无舌苔，舌乳头萎缩、舌裂。疾病进展期可有发热，体温多为37～38℃。皮肤可见下肢紫癜样皮疹，粟米粒大小的红丘疹，压之不褪色，初起色红，可自行消退，遗留褐色色素沉着。

## 三、实验室和辅助检查

### （一）血、尿常规及肾小管功能检查

贫血及白细胞减少常见，少部分干燥综合征患者血小板减少。尿常规大多正常，约半数患者有亚临床肾小管性酸中毒，尿 pH 多次大于6则有必要进行尿比重、尿渗透压、尿液酸化功能及肾小管重吸收功能等检查，明确有无肾小管受累。

### （二）免疫学检查

1. 自身抗体　约45.7%的干燥综合征患者抗核抗体阳性，其中抗 SSA 抗体和抗 SSB 抗体阳性率最高，分别为70%和40%，对 SS 的诊断有意义。抗 SSA 抗体敏感性高，抗 SSB 抗体特异性强，但二者均与疾病活动性无相关性。约75%的干燥综合征患者类风湿因子阳性。此外，抗 α-胞衬蛋白（α-fodrin）与干燥综合征密切相关，抗 αF5-IgA 抗体对于干燥综合征的敏感度与特异度均较高，可作为干燥综合征疾病活动的指标，且其与内脏损害和预后相关。

2. 免疫球蛋白　高球蛋白血症约见于90%的干燥综合征患者，此为本病的特点之一，均为多克隆性，以 IgG 升高为主。

3. 炎性标志物　ESR 增快、CRP 增高等，多提示疾病活动。

### （三）其他检查

1. 泪腺功能检查

（1）滤纸试验（Schirmer 试验）：≤5mm/5min 则为阳性。

（2）泪膜破碎时间（BUT 试验）：≤10秒为阳性。

（3）眼表染色评分（ocular staining score，OSS）：采用荧光素钠和丽丝胺绿分别对角膜和结膜进行染色，两者合称为 OSS 染色。OSS 评分方法：每眼眼表分为鼻侧结膜、角膜和颞侧结膜三部分。其中鼻侧结膜和颞侧结膜按照睑裂区着染点数量分别评分：0分≤9个着染点；10个着染点≤1分≤32个着染点；33个着染点≤2分≤100个着染点；3分>100个着染点。单眼双侧结膜最高评分为6分。角膜染色根据着染点数量、形态以及分布进行评分：0分：无着染点；1个着染点≤1分≤5个着染点；6个着染点≤2分≤30个着染点；3分>30个着染点；着染点有融合、着染点位于瞳孔区或出现丝状角膜炎则在上述着染点数量的评分基础上各加1分。单眼角膜最高评分为6分。单眼 OSS 最高评分为12分，双眼分别评分，左右眼评分结果不相加。

2. 涎腺功能检查

（1）唾液流率：在15分钟内收集到自然流出涎液≤1.5mL 为阳性。

（2）腮腺造影：于腮腺导管内注入造影剂，可见各级腮腺导管不规则，呈不同程度的狭窄或扩张，造影剂淤积于腺体末端如葡萄状或雪花状。

（3）涎腺放射性核素扫描：观察$^{99}$mTc 化合物的吸收、浓聚和排泄。

3. 唇腺活检　在下唇正常黏膜处做活检，目前多以病理中淋巴细胞浸润程度作为干燥综合征的诊断标准。≥50 个淋巴细胞聚集为 1 个灶，每 4mm$^2$ 组织≥1 个灶性淋巴细胞浸润为阳性。

# 第四节　诊断与鉴别诊断

## 一、诊断要点

干燥综合征好发于中老年女性，临床表常表现为口干、眼干等症状体征，同时还可见机体肺脏、肾脏等多系统损害的表现，特征性病理改变为腺体间质大量淋巴细胞浸润形成淋巴滤泡样结构，并可出现 Schirmer 试验、眼表染色评分、唾液流率、腮腺造影等检查阳性，结合以上特点可做出诊断。

## 二、诊断标准

本病诊断主要根据 2012 年 ACR 提出的分类标准。具有干燥综合征相关症状/体征的患者，以下 3 项客观检查满足 2 项或 2 项以上，可诊断为干燥综合征：①血清抗 SSA 和（或）抗 SSB 抗体（+），或类风湿因子阳性同时伴 ANA≥1∶320；②唇腺病理示淋巴细胞灶≥1/4mm$^2$（4mm$^2$ 组织内至少有 50 个淋巴细胞聚集）；③干燥性角结膜炎伴 OSS 染色评分≥3 分（患者当前未因青光眼而日常使用滴眼液，且近 5 年内无角膜手术及眼睑整形手术史）。

必须除外：颈头面部放疗史，丙型肝炎病毒感染，艾滋病，结节病，淀粉样变，移植物抗宿主病，IgG4 相关性疾病。

## 三、鉴别诊断

1. 系统性红斑狼疮　干燥综合征多见于中老年女性，以口干、眼干为主要表现，肾损害以肾小管酸中毒为主，预后良好，发热少见，无蝶形红斑；系统性红斑狼疮患者可见面部蝶形红斑、盘状狼疮皮疹表现，可见光过敏、抗核抗体、抗双链 DNA 抗体阳性，故可鉴别。

2. 类风湿关节炎　两者的共同点是均有关节疼痛，类风湿因子均可出现阳性。但大多数干燥综合征患者的关节症状为疼痛，少有关节肿胀，较少出现关节畸变和活动受限，无明显关节对称性症状，X 线也多无明显骨质破坏。干燥综合征患者口眼干燥症状明显，抗 SSA 和抗 SSB 抗体多阳性，可与类风湿关节炎相鉴别。

3. 淋巴细胞增生综合征　淋巴细胞增生综合征患者也会出现干眼症、口干燥症、唾液腺肿大等类似干燥综合征的临床表现，并有发生淋巴瘤的倾向。但淋巴细胞增生综合征的患者多为男性，抗 SSA 和抗 SSB 抗体多为阴性。在较难鉴别时，可运用小唾液腺的免疫组化研究来区分，淋巴细胞增生综合征 CD4$^+$/CD8$^+$约为 0.66，以浸润 CD8$^+$淋巴细胞为主，而在 SS 中，该比值超过 3.0，即以浸润 CD4$^+$细胞为主。

4. 结节病　其患者也会出现泪腺、唾液腺肿大，口干，关节肌肉疼痛等症状，但结节病临床有肺部特征，胸部影像学检查、组织活检为非干酪性肉芽肿，与干燥综合征可鉴别。

5. IgG4 相关性疾病　IgG4 相关性疾病是一种以血清 IgG4 水平升高以及 IgG4$^+$细胞浸润为特征的一组临床病理综合征，包括自身免疫性胰腺炎、间质性肾炎、腹膜后硬化、米库利兹病等，脏器受累表现可与干燥综合征表现相似。IgG4 相关性疾病好发于 45 岁以上的人群，男性多见，其诊断要点有血清 IgG4>1400mg/L，组织中可见 IgG4$^+$细胞浸润。

6. 腮腺炎　两者均可出现腮腺肿大，或发热症状。流行性腮腺炎多见于儿童，呈流行性，有病源接触史，2~3周后发病，症状不易反复。化脓性腮腺炎多见于成年人或糖尿病患者，多为一侧发病，会有白细胞增多等炎症表现。

此外，糖尿病、胰腺炎、肝硬化所引发的脂肪沉积，也会引起唾液腺、泪腺肿大，伴有口干、眼干等临床表现，但其均有各自疾病的临床特点，可以鉴别。

# 第五节　治　疗

## 一、西医治疗

原发性干燥综合征尚无根治方法，治疗目标有两个，一是改善口干、眼干症状，二是抑制异常免疫反应，阻止免疫病理进程，达到保护外分泌腺体和脏器功能，延长患者生存期的目的。

### （一）对症治疗

1. 眼部病变　眼干燥症的患者使用泪液替代物。人工泪液能减轻眼干症状，减少角膜损伤。对于需每日靠人工泪液维持眼部湿润，或泪腺已基本无分泌功能者可用电凝或激光封闭泪小管。除药物治疗外，也可通过戴特定结构的防护镜，避光避风，减少泪液的蒸发，适当增加室内空气湿度，缓解眼干症状。

2. 口干燥症　改善口干症状，最基本的就是饮水，勤漱口，保持口腔清洁。同时应当注意保护牙齿，定期检查口腔，选用不含除垢剂的牙膏，使用含氟化物的牙膏以减少牙釉质的丢失，尽量不食含糖食物，可常咀嚼无糖口香糖，以刺激唾液腺的分泌。口干燥患者应忌烟酒，避免使用抑制唾液腺分泌的抗胆碱能作用的药物，如阿托品等。对于口腔念珠菌感染者，应使用抗真菌药物治疗，制霉菌素是首选药物，感染局部用制霉菌素、1%碘甘油、2%硝酸银或1%弱蛋白涂布咽喉。

3. 皮肤干燥症　洗浴后不要完全擦干皮肤，而是轻轻吸干身上的水分，使皮肤保持一定的湿度，并涂上一层保湿剂。阴道干燥可以使用阴道润滑剂，绝经后妇女可以在阴道局部使用雌激素。

4. 关节痛　可用非甾体抗炎药治疗，如双氯酚酸、尼美舒利、塞来昔布等。由于大部分干燥综合征患者为非侵蚀性关节炎，无须大量使用改善病情的抗风湿药。

### （二）改善外分泌腺体功能的治疗

对于用替代疗法治疗局部干燥症状，症状没有明显好转者，可以选用刺激腺体分泌的疗法。毒蕈碱胆碱能受体激动剂如毛果芸香碱可刺激外分泌腺分泌，可改善涎液流率，但存在频繁排尿、肠激惹等不良反应，消化道溃疡、哮喘、闭角性青光眼患者禁用。

### （三）系统损害治疗

合并系统损害的患者需评估受损器官及严重程度行相应治疗。

1. 糖皮质激素及免疫抑制剂　对存在重要脏器受累，如神经系统、肾小球肾炎、肺间质病变、肝脏损害、血小板减少、肌炎等，可予糖皮质激素。合并肺间质病变患者，可联合使用环磷酰胺或雷公藤多苷；合并血小板减少者可考虑联合使用环磷酰胺或环孢素；合并肝脏病变者可联合使用熊去氧胆酸；合并肾小管酸中毒者可考虑予枸橼酸钾纠正酸中毒。

2. 羟氯喹　常用于患者出现关节肌肉疼痛、乏力及低热等全身症状时，或用于降低患者免疫球蛋白水平。羟氯喹的主要副作用是眼底病变，每半年或一年应眼科复查，在服药期间，有眼部不适应及早检查，排除病因。如无明显副作用可长期服用。

3. 生物制剂　抗 CD20 单克隆抗体如利妥昔单抗可特异性与 B 细胞表面的 CD20 分子结合，通过补体介导的细胞毒作用及抗体依赖的细胞毒作用杀伤溶解 B 细胞，并可直接介导 B 细胞凋亡，起到清除 B 细胞的作用，对于本病常规治疗效果不佳，或存在严重关节炎、血小板减少、周围神经病变及相关淋巴瘤有较好疗效，但仍存在一定争议。

## 二、中医治疗

在本病治疗中，滋阴益气之法当贯穿全程，其中又以滋阴为第一要则。根据阴虚偏重的脏腑不同，又有润肺生津、滋养心阴、濡养脾胃、滋柔肝肾之不同。若属燥毒炽盛者，当急以清热解毒、润燥护阴；若以阴虚血瘀为主者，治当活血化瘀通络；若肝气郁结者，当理气疏肝；若肝阴不足，肝火炽盛者，当清泻肝热。如此虚实兼顾，脏腑气血并调，使津液复，燥痹竭。

### （一）中医辨证论治

1. 阴虚津亏证

证候：眼干，口干，牙齿枯脱，皮肤干燥，关节隐痛，干咳少痰，或痰中带血，五心烦热，虚烦不寐，头晕耳鸣，腰膝酸软，潮热盗汗，大便燥结，小便少。舌红少津，光剥无苔或有裂纹，脉沉细或细数。

治法：滋养阴液，生津润燥。

方药：沙参麦冬汤（《温病条辨》）加减。

北沙参、麦冬、玉竹、天花粉、桑叶、生扁豆、生甘草等。

加减：偏于肝肾阴虚者，用杞菊地黄丸合一贯煎加减；偏于脾胃阴虚者，用益胃汤合玉女煎加减；偏于肺胃阴虚者，用百合固金汤合益胃汤、玉女煎加减。内热甚者加知母、蒲公英；偏气虚者加黄芪、党参、白术、茯苓；痰浊内蕴加陈皮、半夏、土茯苓、僵蚕、浙贝母。

2. 气阴两虚证

证候：口干、眼干，神疲乏力，心悸气短，腹胀食少纳呆，肢体酸软，大便溏泄。舌淡少苔，脉细弱。

治法：益气养阴。

方药：生脉饮（《内外伤辨惑论》）加减。

西洋参、麦冬、五味子、白芍、茯苓、炒白术、炒扁豆、砂仁、当归、甘草等。

加减：心悸加柏子仁、酸枣仁，以养心安神；若胃脘不适，痞满嘈杂，可合麦门冬汤以养胃生津；纳差加焦三仙、焦山楂，以开胃和中；便干便秘者，以生何首乌、麻仁增液润肠；大便溏薄加芡实、山药，以健脾止泻；乏力明显加黄芪、党参，以补益气血。

3. 阴虚湿热证

证候：眼干，目赤多眵，口干，咽干，咽痛，关节红肿热痛，潮热盗汗，五心烦热，腰膝酸软，虚烦少眠，胃脘痞满，大便黏，小便黄。舌红，苔黄腻，脉弦细数。

治法：滋阴润燥，清热利湿。

方药：知柏地黄丸（《医宗金鉴》）合四妙散（《成方便读》）加减。

熟地黄、山茱萸、山药、泽泻、茯苓、牡丹皮、知母、黄柏、生薏苡仁、苍术、牛膝等。

加减：热毒盛者，加紫花地丁、蒲公英；热盛者，可加石膏；湿盛者，加萆薢、土茯苓、佩兰、白豆蔻；关节疼痛明显者，加忍冬藤、木瓜、桑枝。

4. 燥毒蕴结证

证候：眼干，目赤，口干，咽干，咽痛，齿龈肿痛，发颐或瘰疬，关节热痛，口苦口臭，皮肤红斑，大便干结，小便黄赤。舌红，质干或有裂纹，苔少或黄燥，脉弦细数。

治法：清热解毒，润燥护阴。

方药：养阴清肺汤（《重楼玉钥》）加减。

生地黄、玄参、麦冬、白芍、牡丹皮、川贝母、薄荷、生甘草等。

加减：瘀血甚者，可加当归、川芎、桃仁、红花；燥甚者，可加北沙参、石斛、玉竹；热毒盛者，可酌加蒲公英、紫花地丁、金银花；关节红肿热痛者，可加生薏苡仁、连翘、忍冬藤等。

5. 阴虚血瘀证

证候：口干，眼干，关节肿痛，肌肤甲错，肢体瘀斑瘀点，肢端变白变紫交替，皮下脉络隐隐，舌质暗或瘀斑，苔少或无苔，脉细涩。

治法：活血化瘀，滋阴通络。

方药：沙参麦冬汤（《温病条辨》）合血府逐瘀汤加减（《医林改错》）。

北沙参、麦冬、玉竹、天花粉、桑叶、生扁豆、桃仁、红花、当归、生地黄、川芎、赤芍、牛膝、桔梗、柴胡、枳壳、生甘草等。

加减：干咳无痰者，加枇杷叶、紫菀、款冬花；头晕目眩、腰膝酸软者，加旱莲草、山茱萸、枸杞子、何首乌；若五心烦热、夜间盗汗较重者，加地骨皮、鳖甲、白薇、浮小麦；若面色㿠白、头晕乏力者，加黄芪、炒白术、党参、山药。

## （二）中成药

1. 雷公藤多苷片 每次 10~20mg，每日 3 次，饭后服用。本品具有清热解毒、祛风除湿之功效。大量实验研究表明，雷公藤多苷片具有抗炎、免疫抑制作用。同时应注意其性腺抑制、骨髓抑制以及肝损伤等副作用。

2. 白芍总苷胶囊 每次 0.6g，每日 2~3 次，口服。本品具有敛阴养血之功效。白芍总苷胶囊为抗炎免疫调节药，对多种炎症性病理模型如大鼠佐剂性关节炎、角叉菜胶诱导的大鼠足爪肿胀和环磷酰胺诱导的细胞和体液免疫增高或降低模型等具有明显的抗炎和免疫调节作用。临床药理研究表明，本品能改善干燥综合征患者的病情，减轻患者的症状和体征，并能调节患者的免疫功能。应注意其胃肠道反应等副作用。

## （三）外治法

1. 针刺疗法 以太冲、太溪、三阴交、血海为主穴，针用捻转、提插法。燥毒盛者少泽用针点刺放血；口干患者加廉泉、地仓、颊车，用提插泻针法，直至口中津液欲出；眼干患者加四白，用雀啄针法，直至眼球湿润。每日 1 次，留针 20 分钟。本法具有滋阴润燥、养血通络的作用。

2. 中药雾化 辨证论治后的中药药液经过雾化装置后变成微小的雾粒或者雾滴，被患者吸收后以润燥生津。常用药有石斛、玄参、谷精草、菊花、金银花等。本法具有滋阴润燥、清热解毒的功效。

3. 中药熏蒸 中药熏眼，并联合穴位按摩，主要穴位为睛明、承泣、四白、鱼腰、丝竹空等，每穴按摩 50~100 次，共约 5 分钟，可缓解眼睛干涩、磨砂感，提高患者的眼部舒适度。本法具有活血通络、清热润燥之功效。

# 第六节　中西医结合诊治策略与措施

## 一、重视审证求因，标本兼治

本病证所涉脏腑器官广泛，病位在口、齿、眼、鼻、咽、阴窍、肺、脾（胃）、肾、心、肝及肢体关节等，累及全身多个系统，造成多器官损害，故需详辨病因之内外、病性之上下。《医学入门》云："燥有内外属阳明，外因时值阳明燥令……内因七情火燥，或大便不利亡津，或金石燥血，或房劳竭精，或饥饱劳逸损胃……皆能偏助火邪，消烁血液。"本病病机以阴虚津亏为本，以燥、热、痰、毒、瘀为标，其中燥邪为关键病因，津亏为病理基础，痰瘀毒病理产物迭现，既为第二病因，更为病理关键，终致机体津液化生、运行、敷布失常，五脏六腑、四肢百骸失于濡润滋养。燥痹日久，虚瘀必现，诸邪蕴积，酿化生毒，且毒依邪势，邪仗毒威，损伤络脉，败坏脏腑。燥盛伤津，津伤成燥，恶性循环，使病情突变或进展恶化，造成多系统、多脏器损害，并可引发器质性病变，难以根治。本病不同阶段，三焦受累各有所异：病始邪犯上焦，内舍于肺，逆传心包，津失输布，气道失润，孔窍失荣，出现口鼻干涩、心悸、烦躁等心肺阴虚之候；后及中焦，内伤脾胃，生津不足，谷道失滋，出现口干、干呕少唾、纳差等胃阴亏虚之候；病及下焦者，肝肾受损，水涸木枯，机体失养，出现无泪、目涩、咽燥、无唾、腰酸、乏力迭现等肝肾阴虚或气阴两虚之候。早期应及时采用中西医结合诊疗以迅速达到临床缓解目标。中晚期有系统性损害者，如肾小管病变、血细胞下降、肝损害、肺间质病变者可联合免疫抑制剂治疗，待病情控制后，以中药维持治疗，定期监测化验指标，调整方案。

## 二、辨病辨证结合分期论治

燥痹初期以阴虚津亏或气阴两虚为主，素体禀赋不足，外感燥邪，或外感风热、温热之邪，更有久病致脏腑之阴受损者，损伤气血津液，而致阴津亏损、气血亏虚、气阴两虚，表现为神疲乏力、心悸、气短、食少纳呆。治疗以益气养阴、增液润燥为主，临床常用沙参、麦冬、五味子、玉竹、百合、桑叶、天花粉等。初期亦可外感风寒湿邪，郁而化湿热，表现为口苦、渴而不欲饮、目赤多眵、纳呆、腹胀。治疗以益气养阴、清热祛湿为主，临床常用山药、黄芪、知母、天花粉、薏苡仁、苍术、黄柏、川牛膝等。燥痹中期以阴虚燥毒为主，燥盛不已，阴虚日久或内有蕴热，变生燥毒，燥、毒相互交织，胶结为患，致经络脏腑失于濡养，表现为咽痛、牙龈肿痛、发颐或瘰疬、身热或低热羁留。治疗以养阴生津、润燥解毒为主，临床常用玄参、麦冬、生地黄、金银花、连翘、白花蛇舌草、赤芍、牡丹皮等。燥痹后期以阴虚血瘀为主，燥毒煎灼津液，脉络艰涩，瘀血乃生，燥瘀搏结，脉络痹阻，表现为肢体瘀斑瘀点、皮下脉络隐隐。治疗以生津养血、化瘀通络为主，在养阴润燥的同时，兼用活血通络之品，如桃仁、红花、地龙、赤芍等。

## 三、滋阴以消内燥，注重从三焦论治

燥痹之病，以内燥为甚，最易耗津伤阴，病理表现早期以阴虚为主、晚期则以气阴两虚为主，其病机以阴虚津亏为本、燥邪瘀热为标。在本病的不同阶段，三焦脏腑病位各有所异：病始邪犯上焦，内舍于心肺，出现口鼻干涩、心悸、烦躁等症，多为肺气阴虚、心阴亏虚之候；后及中焦，伤及脾胃，以口干唾少、吞咽干涩、食少纳呆等表现为主，多见脾胃亏虚、肺脾气阴两虚之候；病及下焦者，则肝肾受损，木枯水涸，目涩、无泪、咽燥、无唾、腰酸、乏力迭现，证候以肝肾阴虚、气阴两虚为主。治疗当遵从《内经》"燥者濡之""燥者润之"的指导思想，以滋阴生津消燥为基本原则，本虚者扶正为要，标实者祛邪为主，阴虚邪实者，滋阴祛邪兼顾，调和阴阳，调理脏腑气血，复津蠲燥。病上焦为主者，当以甘寒滋阴为法，多用桑叶、薄荷、菊花、蝉蜕、蔓荆子等辛凉解表药以清热保津，滋阴药物多选麦冬、玄参、芦根、天花粉、石膏等，归肺、心、胃经，性味多为甘、微寒，质地较为轻清，取"治上焦如羽"之意；病中焦者，热燥伤津，当以清热养阴、顾胃存津为法，邪实轻者予白虎汤、竹叶石膏汤类清热生津以养阴，邪实重者应予大承气汤急下以存阴，滋养胃阴方选益胃汤、增液汤等，药物多选用天冬、石斛、西洋参、玉竹、生地黄、知母、乌梅、白芍、山楂等，以归脾、胃、大肠经为主，性味以甘、苦、寒为主，质地较为厚重，但应避免过量滋腻阻碍气机，取"治中焦如衡"之意；病下焦为主者，真阴耗伤，阴血俱损，病变多涉及足厥阴肝和足少阴肾二经，当以滋阴救脱为法，以咸寒之品滋阴救液为要务，选甘润咸寒之品滋阴填精、敛液固脱，所谓"留得一分津液，便有一分生机"，方选用大定风珠、加减复脉汤、黄连阿胶汤等，滋阴药物多选生地黄、石斛、阿胶、白芍、五味子、龟板、鳖甲、生牡蛎等，多为质重、性质沉降或血肉有情之品，使之直趋下焦而填补真阴，乃取"治下焦如权"之意。

### 四、毒邪为燥痹内核，解毒滋阴为关键治法

燥毒致痹，卫外失防，营卫空虚，燥热毒邪内陷入里，耗伤阴津，炼液致瘀，燥热毒痰瘀搏结，经络血脉闭塞，正如《中藏经》所提"蓄毒致病"，故疾病由轻至重演变，病势缠绵难愈，造成顽固不愈之证。本病以阴虚津亏为基本病机，燥热痰瘀毒邪为病理因素，其中毒既有外来之毒，又有变异而生之内毒，既夹邪而入里化燥，又可内毒致燥，故而毒为燥痹关键内核，治疗除解毒外，而无制胜他法。又因本病毒损津消为病理关键，故治当攻散毒邪为先，谨守解毒之要，再滋阴以固护津液，达生津润燥之目的。在解毒滋阴治疗中，应把握毒邪各方势力及毒强阴虚的程度差异，合理选择苦寒败毒或是甘寒凉润之品，毒邪力猛而势疾，当选白花蛇舌草、黄芩、黄连、黄柏、苦参、龙胆草、重楼等苦寒败毒之品适量急投，后以金银花、赤芍、夏枯草、生牡蛎、紫花地丁、蒲公英、生地黄、贯众、青葙子、谷精草等甘寒凉润之品接力，在攻毒解毒的过程中应当合理配伍滋阴药物，以达到解毒避免伤阴之祸、滋阴不碍解毒之力的目的。同时，在解毒过程中，应充分关注毒邪性质：热毒盛者，当清热解毒、滋阴润燥，多用金银花、菊花、连翘、重楼、黄芩、知母、石膏等药；痰毒盛者，当化痰解毒、养阴润燥，多选陈皮、半夏、茯苓、川贝、紫菀、桔梗、款冬花、百部、天花粉、夏枯草等药；瘀毒盛者，当化瘀解毒、养血润燥，多选丹参、苏木、丝瓜络、桃仁、莪术、赤芍、水蛭、王不留行、炮穿山甲、当归等药；燥毒盛者，当消燥解毒、生津润燥，多选桑叶、玉竹、知母、石膏、石斛、天花粉、生地黄、玄参、生牡蛎等药；湿毒盛者，容易蕴积化热，治当清热利湿解毒，多选苍术、黄柏、薏苡仁、牛膝、土茯苓、半枝莲、黄连、大黄、萹蓄等药。在解毒滋阴过程中亦不能忽视络脉功用，当合理选用忍冬藤、鸡血藤、首乌藤、青风藤、红藤、丹参、路路通、丝瓜络等通络之品，使得脉络通畅，药力方能直达病所，毒邪撤退无碍而有出路，共达络脉通、邪毒散、阴液存、燥痹除之目的。

### 五、顾护中土胃气，滋养濡润脏腑

人体是一个有机的整体，上下相通，内外相联。燥痹之治，当审其表里脏腑，度其正邪消长，权衡阴阳平衡。燥痹在治疗中需要滋阴解毒、养阴生津，药物选择黄芩、黄连、黄柏、龙胆草、重楼、土茯苓、苦参等苦寒败伤脾胃之品，应当注重投药时机、用量、配伍及撤减有时，从而达顾护中土的目的。除此之外，所用"辛润"疏风通络、"甘辛寒或辛苦温类"活血化瘀及虫蚁搜剔之品，难免滋腻或寒凉伤脾胃，故用药过程中注意时时顾护脾胃，如健脾益气常合用四君子汤、理气和胃常合用二陈汤，使胃气得存，百药有用，津液乃存。本病是一个复杂的系统性疾病，外与四肢、九窍、肌肉等相系，内与五脏六腑密切相关，滋养五脏六腑、润燥生津应贯穿辨证论治的始末。

# 第七节　名医经验

## 一、路志正经验

路志正认为燥邪是燥痹发病关键，津亏是其病理基础，燥痹以阴血亏虚，津枯血燥，筋脉关节失濡为主要病机，治疗上强调以调整脏腑、益气养血、滋阴润燥生津为基本法则，这一治则基本贯穿于疾病的始终，并随着临床个体体质差异不同及具体病理变化而有所侧重。根据治则要求，拟分以下四型辨证论治，随症加减治疗[8]。

肺脾（胃）阴虚，津液亏乏证：方选沙参麦冬汤、麦门冬汤或竹叶石膏汤加减，临证药选生地黄、玉竹、玄参、石斛、麦冬、天门冬、知母、石膏、枸杞子、薏苡仁、木瓜、忍冬藤、火麻仁等。

心肝血虚，筋脉失荣证：方选四逆散、四物汤或补肝汤等加减，临证药选太子参、熟地黄、柴胡、枳壳、紫苏梗、赤芍、白芍、白术、茯苓、川芎、当归、天冬、麦冬、玉竹、姜黄、桑枝、甘草等。

湿热郁遏，津液失布证：湿热为患，偏重有异，选方用药有别。湿偏重，方选三仁汤或藿朴夏苓汤加减；热偏重，方选黄芩石膏汤加减；湿热并重，药用藿香、佩兰、薏苡仁、白豆蔻、杏仁、半夏、苍术、厚朴、连翘、石膏、茵陈、秦艽、木瓜、海风藤等。病久湿浊壅滞三焦者，加紫苏梗、砂仁等醒脾祛湿、升清降浊。

肝肾亏虚，痰瘀痹阻证：方选一贯煎、杞菊地黄丸、桃红四物汤等加减，临证药选生地黄、熟地黄、麦冬、当归、赤芍、白芍、桃仁、红花、炒栀子、牛膝、牡丹皮、鳖甲（先煎）、丹参、阿胶（兑服）。若阳气虚衰者，方用金匮肾气丸、右归饮、金刚丸等加减，临证药选熟地黄、山药、山茱萸、制附子（先煎）、茯苓、泽泻、杜仲、菟丝子、鸡血藤、秦艽、当归、黄精、石斛、玉竹等；阴阳两虚者，则上述方药联合应用。

路老在重视内服中药的同时，还重视饮食和外洗足疗法，食药并举，综合治疗，以提高疗效。干燥综合征患者的饮食宜清淡，不宜食冷饮，口干时少量多次饮水，不可每次大量饮水，以免伤胃；切忌刺激性食物，如辛辣、香燥、烧烤、炙炸之品。疾病早期，唾液不足进食困难者，先予流质饮食，待病情好转或稳定后再进普通饮食。大便干燥时食用韭菜、香蕉、雪梨等含纤维素及水分较多的食物。对肢体关节疼痛较重者可配合外用洗足方法。

**医案举例**：谢某，女，52 岁。2001 年 7 月 13 日初诊。

主诉：口眼干燥、双手指发白疼痛 11 年余。现病史：患者 1989 年发病，开始左面部麻木，舌尖麻木，继之出现口干、眼干、泪少，双手指冬天发白、时有疼痛，自汗、盗汗，易感冒，右胁不适，纳少，大便干结。已停经两年。患病多年，四处求医，无明显改善。诊查：右腮腺肿大，伸舌右偏，舌暗、苔薄白，脉细数。

西医诊断：干燥综合征，面神经麻痹，舌下麻痹。

中医诊断：燥痹，证属阴血不足、气虚络瘀。

治法：益气养阴，润肺和肝，活血通络。

处方：生黄芪 15g，当归 9g，炒桑枝 15g，白芍、赤芍各 10g，黄精 10g，扁豆 10g，生山药 15g，石斛 10g，麦冬 10g，制何首乌 12g，柏子仁 12g，绿萼梅 15g，玫瑰花 15g，火麻仁 9g，生甘草 3g。7 剂，水煎服，日 1 剂，分 2 次服。

二诊：2001 年 7 月 21 日。病情如前，右腮肿大，右侧耳鸣，颜面浮肿，手指发胀伴颤抖，乏力，舌暗、苔薄腻微黄，脉沉弦。辨证为脾虚湿阻、痰热互结、肝风内动。治以健脾化湿、清胆化痰、平肝息风。

处方：太子参 12g，竹茹 10g，清半夏 9g，茯苓 15g，胆南星 4g，蝉蜕 10g，丹参 15g，黄精 10g，天麻 6g，白芍 15g，绿萼梅 15g，玫瑰花 15g，甘草 4g。14 剂，水煎服，日 1 剂，分 2 次服。

三诊：2001 年 8 月 5 日。肿胀感好转，全身乏力，少气懒言，左面部麻木，舌尖麻木，口干不欲饮，眼干，右耳鸣，大便偏干，手指颤抖，舌暗、苔薄白干，脉细弱。辨证为气阴亏虚、瘀血阻滞、肝风内动。治以益气养阴、活血通络，佐以平肝息风。

处方：太子参 18g，黄精 10g，麦冬 10g，石斛 10g，玄参 10g，当归 9g，炒桑枝 15g，白芍、赤芍各 10g，旱莲草 12g，首乌花 15g，生山药 15g，女贞子 15g，炙甘草 6g。12 剂，水煎服，日 1 剂，分 2 次服。

四诊：2001 年 8 月 17 日。药后诸症明显好转，稍乏力，口微干，纳食馨，二便调，睡眠可。舌偏暗、苔薄白稍腻，脉细弱。辨证为脾肾不足、气阴两虚、瘀血阻络。治以益气养阴、滋补脾肾、祛风通络。

处方：生黄芪 15g，当归 9g，炒桑枝 18g，白芍、赤芍各 10g，首乌花 15g，生山药 15g，石斛 10g，麦冬 10g，桑寄生 14g，防风、防己各 9g，女贞子 15g，怀牛膝 12g，绿萼梅 15g，炙甘草 6g。14 剂，水煎服，日 1 剂，分 2 次服，以巩固疗效。

## 二、朱良春经验

朱良春认为燥痹实乃燥邪日久酝酿成毒，煎灼阴津，伤及脾、胃、肝、肾等脏腑，燥津交互耗损之病，临证治疗以甘寒养阴、甘凉培土、甘淡健脾为治疗大法。其临证常分三型辨治，并据具体症状随症加减[9]。

燥热内盛，肺胃津伤：方用一贯煎、清燥救肺汤化裁，药选穿山龙、生地黄、沙参、麦冬、党参、石斛、白芍、枸杞子、金银花、菊花、土茯苓、寒水石、甘草等，其中穿山龙、生地黄用量较大，常达 40~50g。

脾胃阴伤，燥热内生：用药以石斛为首，药多选用石斛、沙参、黄精、山药、玄参、天花粉、蒲公英、玉蝴蝶、枸杞子、谷芽、麦芽、决明子、瓜蒌、甘草等。

肝肾阴虚，虚热内生：药用生地黄、女贞子、墨旱莲、白芍、枸杞子、桑寄生、鸡血藤、威灵仙、知母、黄柏、白薇、甘草等。

临证加减：关节疼痛，常加穿山龙、威灵仙、鹿衔草、土鳖虫、豨莶草等；关节疼痛、舌质暗红，常加鬼箭羽、丹参、桃仁、水蛭、赤芍等；视物模糊，加谷精草、木贼草、密蒙花等；口腔溃疡，加人中白、人中黄、西瓜霜；低热，常加白薇、十大功劳叶、银柴胡等；乏力明显，加太子参或黄芪等；燥毒内盛（发热、舌红绛，脉细数，干咳无痰或少痰），加芦根、黄芩、生石膏、知母、金荞麦等。在临证中，多配伍淫羊藿、补骨脂或少许桂枝，遵"善补阴者，必于阳中求阴"之理，取"阳生阴长"之妙，但也不宜多用温补、辛温、香燥之品。

**医案举例**：丁某，女，32 岁。2009 年 8 月 17 日初诊。

患者 1 年前因口眼干燥伴血小板计数降低，至南京某医院就诊，诊断为干燥综合征。目前以强的松 7.5mg/d 治疗为主，眼干好转，口稍干，大便偏烂，舌偏红，苔白腻，脉细。查血小板计数 80.0×10$^9$/L，血沉 11mm/h。

中医诊断：燥痹；辨证为肝肾阴虚，燥热内生。

治法：益气养阴，祛瘀润燥。

处方：生地黄 20g，甘杞子 20g，川石斛 20g，滁菊花 12g，夏枯草 15g，穿山龙 50g，油松节 30g，鸡血藤 30g，鬼箭羽 30g，甘草 6g。20 剂，水煎服，每日 1 剂。

2009年11月30日二诊：药后眼干好转，仍口干，感乏力，近来偶尔胃痛、脘胀，纳可，便调，苔薄白，脉细。目前服强的松10mg/d，白芍总苷2粒/次，日3次；维生素E，1粒/次，1日2次。血常规示：白细胞计数4.9×10$^9$/L，血小板计数58.0×10$^9$/L。此为气阴两虚，阴血不足，治宜益气养阴为主，续当培益。

处方：潞党参20g，甘杞子15g，穿山龙30g，全当归10g，鸡血藤30g，油松节30g，牛角腮30g，补骨脂20g，女贞子15g，虎杖15g，甘草6g。20剂，水煎服，每日1剂。

2010年3月1日三诊：眼干、口干均有好转，偶胃胀，大便正常，白细胞计数8.0×10$^9$/L，血小板计数72.0×10$^9$/L，舌质微红，苔薄白，脉细。上方已服3个月，强的松已经停服。药后症情均好转，继以前法治之。上方加生地黄、熟地黄各20g，生白芍20g。20剂，水煎服，每日1剂。病情平稳。

### 三、陈湘君经验

陈湘君以阴虚燥毒为关键病机，运用扶正法治疗燥痹，认为本病是肝肾阴虚为本、燥毒亢盛为标的虚实夹杂之病，治疗以滋养肝肾、清燥解毒为基本原则，始终坚持扶正重于祛邪的治疗思想，急性期本着"急则治其标"的原则，采用大剂量清燥解毒药，也不忘顾护阴液，慢性迁延期分型论治，以扶正固本为基本原则，滋阴清燥为主要治则贯穿始终，并时时注意顾护阴津；临证擅用养阴生津的白芍、乌梅、五味子等酸味药与滋阴补血的甘草、地黄、麦冬等甘味药相配伍，一敛一滋，化生阴血，滋润脏腑[10]。

临床分期辨证论治如下：

急性期属阴虚燥热偏盛型：方用犀角地黄汤加减，药多重用甘寒凉润之品如水牛角、牡丹皮、金银花、丹参、生地黄、玄参、天花粉、芦根、淡竹叶、草决明、密蒙花、白花蛇舌草、土茯苓、金银花、青蒿、地骨皮等以清热解毒除燥、退虚热，不用或少用苦燥伤阴之品。

早期或轻型多为气阴两虚型：方用沙参麦冬汤加减，药用黄芪、太子参、白术、北沙参、怀山药、白芍、玉竹、麦冬、天花粉、生地黄、玄参、石斛等。

中晚期多为肝肾阴虚型：方宜明目地黄汤加减，药用山药、生地黄、女贞子、牡丹皮、柴胡、龟板、枸杞子、草决明等。

**医案举例**：女，42岁，上海人。

因"口眼干燥10个月"求治，患者有反复白细胞减少史3年。近10个月来口眼干燥明显，伴有龋齿，经外院唇腺活检及眼科检查确诊为"口眼干燥综合征"。外院高清晰度CT检查示"轻度肺间质病变"，已予泼尼松20mg/d及甲氨蝶呤10mg/w口服治疗，自觉口干、眼干症状未见明显好转，且出现月经量少，脾气急躁，舌红苔薄白，脉弦。

辨证：肝肾阴亏，水亏火旺。

治法：养阴柔肝。

处方：生地黄20g，生甘草9g，南沙参、北沙参各30g，天冬、麦冬各15g，五味子9g，白芍15g，生山楂15g，大乌梅9g，山栀6g，牡丹皮、丹参各15g，土茯苓30g，枫斗10g。

上方服14剂后，自述服药当天上午即觉目涩好转，因身在外地，不能及时复诊，停药后即觉口舌碎痛，苔薄舌尖红，脉细。考虑为兼有心火上扰，当佐以清心泻火之法。

处方：南沙参、北沙参各30g，天冬、麦冬各15g，五味子9g，生地黄20g，生甘草9g，白芍15g，佛手片9g，竹叶15g，莲心12g，枫斗20g，土茯苓30g，生山楂15g，大乌梅9g，草决明15g。

上方守方服药两月余，口干目涩症状较前明显好转，泼尼松减量至5mg/d。

### 四、范永升经验

**医案举例**[11]：孙某，女，48岁。2016年2月5日初诊。

患者患有干燥综合征多年，目干、眼干明显，鼻部红斑，伴有咽痛，右胁下疼痛，腰膝酸软时有，大便偏稀，舌红苔薄腻，脉细数。实验室检查：ANA 1∶160，抗 SSA（＋），抗 RO-52（＋）。

西医诊断：干燥综合征。

中医诊断：燥痹；辨证为肝肾阴虚，脾虚湿滞夹毒。

治法：滋养肝肾，健脾化湿，清热解毒。

处方：一贯煎加减。生地黄 15g，北沙参 30g，枸杞子 30g，麦冬 15g，当归 10g，川楝子 9g，青蒿 20g，生甘草 12g，飞滑石 30g（包），厚朴花 9g，扁豆衣 10g，金银花 12g。共 14 剂，每日 1 剂，早晚分服。

2 月 19 日二诊：患者自诉口眼干燥症状大减，咽痛已无，大便仍未成形，舌红苔薄腻，脉细数。原方去金银花，加炒薏苡仁 30g，再进 14 剂。

3 月 4 日三诊：大便已成形，每日一行，遂前方去厚朴花、扁豆衣、飞滑石，川楝子改为 6g，炒薏苡仁改为 20g 继续服用。

随访半年，目前病情控制稳定。

## 五、刘维经验

医案举例：秦某，女，50 岁。2011 年 2 月 17 日初诊。

主诉及病史：口眼干 20 年，加重伴低热 1 个月。患者 20 年前出现口干眼干，于北京某医院做相关免疫学检查及唇腺活检，诊断为干燥综合征，予糖皮质激素、甲氨蝶呤、来氟米特片等治疗，症状略减轻，近 1 个月出现间断低热。现症：间断低热，最高体温 37.6℃，口干，进食需饮水送下，眼干，视物欠清，干咳少痰，猖獗龋齿，纳可，寐安，大便干，小便调，舌质红苔少而干，脉弦细数。

西医诊断：干燥综合征。

中医诊断：燥痹；辨证为阴虚热毒。

治法：清热解毒，滋阴润燥。

处方：五味消毒饮合沙参麦冬汤加减。金银花 20g，菊花 15g，蒲公英 10g，紫花地丁 10g，北沙参 20g，麦冬 20g，桑叶 20g，玄参 20g，赤芍 15g，芦根 30g，生甘草 6g。7 剂，日 1 剂，水煎服。

二诊：2011 年 2 月 26 日。间断低热，体温最高 37.6℃，口干渴欲饮水，口角皲裂，舌红苔少而干，脉弦细。前方增量至北沙参 30g、麦冬 30g、玄参 30g，另加生石膏 20g、竹叶 10g、百合 20g。7 剂，日 1 剂，水煎服。

三诊：2011 年 3 月 17 日。发热渐退，体温不高于 37.0℃，口干渴较前好转，仍眼干，视物欠清，舌质红苔少薄白，脉弦细。前方加女贞子 10g、墨旱莲 10g。7 剂，日 1 剂，水煎服。

四诊：2011 年 3 月 24 日。体温基本正常，口干眼干较前好转，效不更方，仍拟清热解毒、滋阴润燥，前方继服。后随诊，病情稳定，体温正常。

# 第八节　中西医调护

若患者不规律服用激素及免疫抑制剂会导致自身免疫功能低下，诱发感染，还可出现消化道出血、骨质疏松等不良反应。因此应加大宣传教育，使其遵医嘱用药，平素避风寒，畅情志，注意休息，避免熬夜，定期随访，预防其他自身免疫性疾病的发生，防止疾病进展。根据患者自身不同体质，在饮食、运动及生活上均给予一定的指导，使"未病先防，既病防变"，可明显改善预后。

1. 饮食起居调摄　平素多饮水，也可加入金银花、麦冬、石斛等代茶饮，以缓解患者口干、眼干症状。气虚乏力者平素多食补气健脾食物，如山药等；阴虚盗汗者平素多食滋润清养之品，忌辛辣食物；伴血瘀者应该注重调畅气机，并适当运动，促进气血运行。

2. 情志调摄　消除消极情绪和精神负担，增强战胜疾病的信心。

3. 局部调摄　口腔护理：注意口腔卫生，防止口腔感染；眼部护理：注意用眼卫生，避免强光刺激，缓解眼干症状；皮肤护理：保持皮肤清洁，防止继发感染。

# 第九节　预后转归

目前本病西医学以控制原发病及对症治疗为主，在治疗上联合中医辨证论治，对于改善病情、提高患者生活质量有着独特的优势。不伴有多系统损害者，预后可；若伴有重要脏器损害，预后相对较差，应密切关注、长期随访。

# 第十节　诊治指南（方案或共识）

## 中国医师协会风湿免疫科医师分会干燥综合征学组 2020 年"原发性干燥综合征诊疗规范"（节选）

中国医师协会干燥综合征协作组联合口腔科和眼科专家，在借鉴国内外诊治经验和指南的基础上，制定了《原发性干燥综合征诊疗规范》，旨在规范 SS 诊断中关键指标的检测和解读、建议采用公认的疾病活动度指标评价疾病、规范局部和全身受累患者的合理诊治。

该指南指出，原发性干燥综合征（primary Sjögren's syndrome，pSS）是一种以淋巴细胞增殖及进行性外分泌腺体损伤为特征的慢性炎症性自身免疫病，患者血清中存在多种自身抗体。除有涎腺、泪腺功能受损外，可出现多脏器多系统受累。不合并其他结缔组织病的干燥综合征称为原发性干燥综合征。

原发性干燥综合征属全球性疾病，在我国人群中的患病率为 0.33%～0.77%，是最常见的中老年人的自身免疫性结缔组织病，女性多见。本病的诊断除口眼干的表现外更有赖于免疫学的检测，治疗亦需结合个体临床情况。

### （一）临床表现

本病多隐匿起病，临床表现轻重不一。部分患者仅有口眼干的局部症状，就诊于口腔科、眼科，而部分患者则以重要脏器损害为首发症状。80%以上的患者会出现干燥、疲乏和疼痛等表现。

1. 局部表现

（1）口干：因唾液分泌减少、唾液黏蛋白缺少所致。患者频繁饮水，进干食时常需水送服，严重者可出现进食困难、牙齿片状脱落及多发龋齿。患者可出现唾液腺肿大，反复发作，不伴发热。若腺体持续性增大，呈结节感，需警惕发生恶性病变。

（2）眼干：因泪腺分泌功能低下所致。患者眼部干涩、磨砂感和充血，严重者可出现干燥性角结膜炎、角膜上皮糜烂、角膜新生血管化和溃疡形成，甚至角膜穿孔、失明。

2. 系统表现　约 1/3 的患者可出现系统损害，少数患者伴有发热、淋巴结肿大等全身症状。

（1）皮肤：pSS 患者有皮肤干燥、雷诺现象及皮肤血管炎，后者以双下肢紫癜最常见。其他有荨麻疹样皮肤损害、红斑结节等。

（2）关节肌肉：约 50% 的 pSS 患者可出现关节痛症状，呈慢性、复发性，累及手关节多见，仅10% 的患者出现关节炎，而侵蚀性关节炎罕见。出现肌痛、肌无力症状时需鉴别是否合并纤维肌痛综合征、激素相关性肌病、继发肾小管酸中毒导致的低钾血症或其他并发疾病。血清肌酸激酶、血钾和肌电图、肌肉磁共振成像（MRI）有助于 pSS 相关肌病的确诊及鉴别。

（3）呼吸系统：呼吸系统受累主要因气道干燥、肺间质病变、毛细支气管炎、肺大疱和支气管扩张。罕见表现是淀粉样变、假性淋巴瘤、肺动脉高压与胸膜病变。以肺间质病变最多见，病理类型各异，有非特异性间质性肺炎（NSIP）、淋巴细胞性间质性肺炎（LIP）、寻常型间质性肺炎（UIP）和机化性肺炎（OP），上述类型在胸部高分辨 CT 上呈现不同特征。间质性肺病变是 pSS 死亡的主要原因之一。

（4）消化系统：pSS 患者常有胃食管反流病症状，部分表现喉气管刺激症状，与唾液流量减少，不能自然缓冲反流的酸性胃内容物有关。此外，非甾体消炎药和糖皮质激素的使用可导致患者发生胃炎和消化性溃疡。25% 的患者有肝功能损害、转氨酶升高，甚至黄疸，部分合并原发性胆汁性胆管炎（PBC）。pSS 可出现胰腺外分泌功能障碍，其病理机制类似于唾液腺受累，主因淋巴细胞浸润导致胰腺腺泡萎缩、胰管狭窄等慢性胰腺炎改变。

（5）肾脏：pSS 患者最常见的肾脏损害为肾小管间质性病变，肾间质病变者临床可表现为肾小管性酸中毒、肾性尿崩、范可尼综合征、肾钙化/结石等，部分患者因低钾血症而出现周期性麻痹就诊。少数患者发生肾小球肾炎及间质性膀胱炎。有条件者建议行肾脏穿刺以明确病变性质及活动程度。

（6）神经系统：pSS 累及神经系统表现多样，周围神经、自主神经和中枢神经系统均可受累。以周围神经病变最常见（10%~20%），多呈对称性周围感觉神经病变，常见于高球蛋白血症性紫癜的患者，运动神经受累亦可合并出现。自主神经综合征表现为体位性低血压、Adie 瞳孔、无汗、心动过速、胃肠功能紊乱等。小纤维神经病常导致感觉异常如烧灼感。中枢神经系统病变少见，常表现为脑白质病变、视神经脊髓炎谱系疾病或横贯性脊髓炎。

（7）血液系统：可出现血细胞减少，其中白细胞轻度减少最常见。血小板减少往往是风湿科医生的治疗难点，部分患者顽固、易复发、难控制。淋巴瘤的风险较健康人群高数倍，最常见的是黏膜相关边缘带 B 细胞淋巴瘤（MALT）。

（8）冷球蛋白血症：表现为冷球蛋白相关血管炎、膜增生性肾小球肾炎。与 B 细胞长期活化相关，发生淋巴瘤的风险增高，预后欠佳。其类型通常为同时存在Ⅱ型、Ⅲ型冷球蛋白的混合型冷球蛋白血症。

（9）自身免疫性甲状腺疾病：常伴随 pSS 存在，包括 Graves 病和桥本甲状腺炎等，部分患者可出现甲状腺功能亢进症或甲状腺功能低减症表现，血中可检出针对甲状腺抗原的自身抗体，包括甲状球蛋白抗体和甲状腺微粒体抗体或促甲状腺受体抗体等。

## （二）一般辅助检查

常规化验包括血、尿、便常规，肝肾功能、血糖、电解质、血沉、C 反应蛋白、补体等。此外，应依据患者的症状和器官受累情况进行其他相应的辅助检查，如胸部高分辨 CT 等。

免疫球蛋白测定及蛋白电泳：多数患者有明显的多克隆高免疫球蛋白血症，偶有出现单克隆高球蛋白血症者要警惕淋巴系恶性肿瘤的发生。

## （三）诊断性检查

1. 自身抗体　SS 患者血清中可检测到多种自身抗体，抗核抗体（ANA）阳性率达 80%，其中抗 SSA 抗体阳性率最高，抗 SSB 抗体是诊断 SS 的标记性抗体。特别值得注意的是，抗 Ro52 抗体不等同于抗 SSA 抗体，抗 Ro52 抗体阳性并不代表抗 SSA 抗体阳性。两者是两种独立的抗体，均可在 SS 患者血清中出现，往往是同时阳性，只是抗 Ro52 抗体的特异性较抗 SSA 抗体差。抗着丝点抗体、抗胞衬蛋白抗体等也常阳性。70%~90%的患者类风湿因子（RF）阳性。

2. 唇腺黏膜病理　灶性淋巴细胞性唾液腺炎（FLS）是诊断 SS 的典型病理表现。正确的唇腺黏膜病理诊断性判读为每 $4mm^2$ 唇腺黏膜组织面积内 ≥50 个淋巴细胞为一个灶，浸润的淋巴细胞通常紧密聚集在唾液腺管或血管周围，而其周边的腺泡组织表现正常。FLS 界定为每 $4mm^2$ 唇腺黏膜组织面积内平均至少 1 个 FLS，即灶性指数 ≥1 灶/$4mm^2$ 为唇腺病理阳性，是诊断 SS 标准之一。必须强调的是，在 $4mm^2$ 组织内的灶数，国内建议用有标尺的显微镜来计算。无面积界定的报告不具备临床诊断意义。唇腺病理除有助于诊断 SS 外，尚可用于排除非特异性慢性唾腺炎、慢性硬化性唾腺炎及米库利兹病。

3. 口干燥症检查　包括唾液流率、腮腺造影、唇腺黏膜病理。

4. 干燥性角结膜炎检查　包括 Schirmer 试验、泪膜破碎时间、角膜染色。

### （四）SS 分类诊断标准

并行采用 2002 年美欧修订的 SS 国际分类标准（American and European Consensus Group，AECG 标准）、2016 年美国风湿病学会（ACR）/欧洲抗风湿病联盟（EULAR）制定的 pSS 分类标准。

### （五）SS 的病情评估

确诊 SS 后患者应进行全面评估，包括常见干燥、疲劳和疼痛症状的评估，以及各系统器官受累的评估。目前应用较广泛的病情活动性评估为 ESSDAI 和 EULAR 的 SS 患者自我报告指数（ESSPRI）。

### （六）治疗方案及原则

由于 pSS 尚无满意的治疗措施，无论是干燥、疲乏、疼痛或内脏器官损害均缺乏经循证医学论证的有效药物，现使用的药物多为经验性治疗，或借鉴类似病变的治疗。

不同的内脏损害又因其部位、病理改变、病变范围及对药物治疗反应的不同而疗效不一，因此，在阶段治疗后应根据 ESSPRI 和 ESSDAI 进行评估以利长远治疗。

1. 局部症状的治疗　目前的治疗干预尚不能达到逆转腺体功能紊乱及治愈疾病，对口眼干的首选治疗是通过局部治疗缓解症状。应教育患者认识疾病，保持健康生活方式及愉悦心情。

（1）口干燥症：推荐患者定期进行口腔健康检查和护理，预防牙周病。首先依据唾液流率将唾液腺受损程度分为轻、中、重度，然后根据不同损伤程度制定相应的治疗方案，轻度腺体功能受损使用非药物刺激唾液腺分泌，如无糖的酸性糖片、木糖醇或机械刺激（无糖口香糖）；可外用氟化物预防龋齿。国外推荐中至重度腺体功能受损但具有残余唾液腺功能的患者，在无禁忌证如消化道溃疡、支气管哮喘或闭角型青光眼的情况下，首选口服毒蕈碱激动剂如毛果芸香碱或西维美林（此类药物国内应用不广泛）。毛果芸香碱不良反应包括出汗、尿频、肠激惹。此外，环戊硫酮片、溴己新片和 N 乙酰半胱氨酸等因可促进分泌，也可以考虑使用。重度腺体功能受损无残留唾液腺分泌功能建议使用人工涎液替代治疗。人工涎液有多种制剂，含羧甲基纤维素、黏液素（mucin）、聚丙烯酸（polyacrylic acid）、黄胶原（xanthan）或亚麻仁聚多糖（linseed polysaccharide）等成分。

（2）眼干燥症：眼干燥的评估通常依赖于三个特征，即泪液功能、泪液成分及眼表改变。与口干燥症相同，干眼症的治疗依据眼干的严重程度和对每种治疗的反应不同进行调整。预防性措施包括避免减少泪液产生的全身性药物，保持良好的睑缘卫生。干眼症状明显时，每天至少使用两次人工泪液。一般建议使用含有透明质酸盐或羧甲基纤维素且不含防腐剂的人工泪液，润滑油膏通常只在睡前给药，以免长期使用损害视力。难治性或严重眼干燥症可局部使用含有免疫抑制剂（如环孢素）的滴眼液及经处理后的小牛血清或血清替代物。糖皮质激素类滴眼液，应由眼科医生指导短期内使用（2~4周）。

2. 系统症状的治疗　半数以上 pSS 患者出现疲劳和疼痛症状。疲劳首先推荐锻炼来减轻症状，部分患者可考虑应用羟氯喹。对乙酰氨基酚可作为治疗疼痛的一线药物，神经痛时可应用加巴喷丁、普瑞巴林、杜洛西丁等药物。

存在系统受累，特别是活动性内脏器官受累的患者可使用糖皮质激素、免疫抑制剂和生物制剂治疗。糖皮质激素应用的原则是在有效控制病情的前提下，尽可能短疗程、低剂量。免疫抑制剂有助于激素减量并减少激素的不良反应。目前免疫抑制剂治疗 pSS 的疗效尚缺乏高水平循证医学证据，特别是缺乏不同种类免疫抑制剂间直接对比的有效性和安全性的研究数据，因此，尚不能确定常用的免疫抑制剂何种更优，建议使用时应结合患者的年龄、病情、合并症、耐受情况等而定，具体用法可参照系统性红斑狼疮和其他结缔组织病的指南推荐。常用免疫调节/免疫抑制药物包括羟氯喹、甲氨蝶呤、来氟米特、吗替麦考酚酯、硫唑嘌呤、环磷酰胺、环孢素、艾拉莫德等。定期行 ESSDAI，以调整药物。

（1）皮肤症状：环状红斑者可短期局部使用糖皮质激素，也可应用羟氯喹。全身使用糖皮质激素主要针对广泛或严重的皮肤病变，如血管炎样皮疹，可联合使用硫唑嘌呤、吗替麦考酚酯或甲氨蝶呤等免疫抑制剂。

（2）关节痛/关节炎：可用非甾体抗炎药、羟氯喹。出现关节炎者可用甲氨蝶呤、来氟米特、硫唑嘌呤、艾拉莫德等。少数情况下需要短程使用小剂量糖皮质激素。

（3）肌肉受累：ESSDAI 根据肌无力及血清肌酸激酶水平对 pSS 合并肌肉受累进行分级，pSS 患者低疾病活动度的肌痛，不伴肌无力及肌酸激酶升高时，应用非甾体抗炎药对症治疗。而中、高疾病活动度肌炎患者，糖皮质激素可作为一线药物，病情严重者可联合免疫抑制剂，如甲氨蝶呤（每周 7.5~15mg）等。

（4）间质性肺炎：pSS 合并间质性肺病通常较其他结缔组织病相关肺间质病轻。对胸部高分辨 CT 确诊的肺病变范围 <10%，且无呼吸系统症状、肺一氧化碳弥散量占预计值百分比 >65% 的患者，建议密切监测，每隔 6 个月左右评估一次。病情严重和进展较快的患者可使用口服或静脉注射糖皮质激素治疗，免疫抑制剂可选择环磷酰胺、吗替麦考酚酯等。用于治疗特发性肺纤维化的抗纤维化药物吡非尼酮和尼达尼布等，对 SS 合并肺间质纤维化疗效有待进一步证实。另外，局部吸入型糖皮质激素和 $\beta_2$ 肾上腺素受体激动剂（如沙丁胺醇）可用于支气管病变者，乙酰半胱氨酸可作为辅助治疗药物。

（5）肾脏受累：肾小管酸中毒时需补钾并长期使用枸橼酸合剂纠正酸中毒，预防可能危及生命的并发症。肾小管间质性肾炎患者如果有条件可进行肾穿刺，根据病变活动程度予以相应治疗。对膜增生性肾小球肾炎，可参考狼疮性肾炎的治疗。

（6）神经系统受累：中枢神经系统受累时可使用大剂量糖皮质激素 [1~2mg/（kg·d）] 治疗，严重者激素冲击，同时联合免疫抑制剂，如环磷酰胺、吗替麦考酚酯或硫唑嘌呤等，提高诱导缓解疗效并减少维持期的复发。亦可采用地塞米松联合甲氨蝶呤鞘内注射。此外，根据疾病严重程度可选择其他治疗方式，包括血浆置换、利妥昔单抗等。利妥昔单抗对视神经脊髓炎谱系疾病疗效较好。周围神经受累可采用激素和免疫抑制剂，同时联合维生素 $B_1$、维生素 $B_{12}$、金纳多等对症治疗，但部分患者疗效不佳。

（7）血液系统受累：血小板严重减低、溶血性贫血时需予糖皮质激素治疗，原则与系统性红斑狼疮合并此情况时类似。可联合免疫抑制剂，如环孢素、他克莫司等。反复治疗效果不佳可用大剂量免疫球蛋白（IVIG）0.4g/（kg·d），连用 3~5 天。利妥昔单抗可用于难治性血小板减少。

（8）冷球蛋白血症：冷球蛋白血症的治疗取决于病情的严重程度，可使用糖皮质激素（必要时可使用冲击疗法)、免疫抑制剂（如环磷酰胺、硫唑嘌呤或吗替麦考酚酯）、血浆置换、利妥昔单抗等。后两者联合应用在冷球蛋白相关的系统性血管炎中可获得良好疗效。

（9）其他：对合并胆汁性胆管炎患者推荐使用熊去氧胆酸治疗。常规治疗效果不佳者，如有严重关节炎、严重血细胞减少、周围神经病变等，可考虑使用 B 细胞靶向的生物制剂，如利妥昔单抗和贝利木单抗改善病情。

（10）植物药：白芍总苷和雷公藤等中药制剂在我国也常用于 SS 的治疗，或作为其他治疗方案的组合。白芍总苷多用于轻症患者，对改善干燥症状、减轻关节炎等疗效有待观察。雷公藤可用于关节炎或其他临床并发症，主要的副作用为性腺抑制等。

### （七）预后

本病预后较好，特别是病变仅局限于唾液腺、泪腺、皮肤黏膜外分泌腺体者。有内脏损害者经恰当治疗后大多可以控制病情。预后不良因素包括进行性肺纤维化、中枢神经病变、肾功能不全、合并恶性淋巴瘤者。

# 第十一节　中西医临床研究进展

## 一、临床辨治

### （一）中医辨证分型

通过对 1979～2017 年 9 月中国学术期刊全文数据库（CNKI）所收录有关 SS 中医证候分型相关文献，以"干燥综合征""燥痹"为主题词进行检索，纳入文献 85 篇，整理后得到 122 个证型，总计 330 条记录，频次位于前 11 的证型依次为气阴两虚证（9.09%）、肝肾阴虚（6.67%）、阴虚内热证（5.45%）、阴虚津亏证（5.15%）、瘀血内阻证（4.24%）、阴虚血瘀证（3.33%）、湿热内蕴证（2.42%）、气滞血瘀证（2.12%）、肝郁气滞证（1.82%）、脾气不足证（1.82%）、痰湿内蕴证（1.82%）。在中医辨证与西医学研究中，刘维[4,12]等研究发现，中医证型与实验室指标有一定的相关性，阴虚热毒型和阴虚血瘀型与气阴两虚型和阴虚津亏型比较，IgG、RF、ESR、CRP、PLT 升高，气阴两虚型较其余各证型白细胞计数明显降低，气阴两虚型血红蛋白有下降趋势。马武开[13]等对干燥综合征患者舌苔上皮细胞凋亡基因与中医证候相关性研究发现：阴虚内热型和气阴两虚型患者舌苔细胞凋亡基因阳性率高于气虚失运型和气滞血瘀型患者。华虹等[14]选择 80 例干燥综合征患者与 20 例健康对照者比较，发现前者外周血中超氧化物歧化酶活性（SOD）及维生素 C 水平降低，过氧化脂质（LPD）水平增高，并根据中医四诊将患者分为肝肾阴虚及脾胃阳虚两个亚型，检测后发现肝肾阴虚型患者上述指标的变化较脾胃阳虚型患者更明显。

### （二）治法处方研究进展

朱良春[15]认为本病之燥，虽有燥证之象，却非外感燥邪或某种因素直接所致，实乃燥邪日盛，蕴久成毒，煎灼阴津，伤及胃、脾、肝、肾等脏腑，导致津伤成燥，燥盛伤津，互为因果，缠绵难愈，故治法选方取其宗旨，甘寒养阴、甘凉培土、甘淡健脾，用药多以甘寒凉润为主，然多配伍淫羊藿、补骨脂以调整阴阳，遵"善补阴者，必于阳中求阴"之理，取"阳生阴长"之妙。谢海洲[16]认为本病其病机是瘀血阻滞，正虚邪实或虚实夹杂，然仍以虚为主，治疗采用活血化瘀、扶正解毒为法，治以增液汤、清燥救肺汤、沙参麦门冬汤等滋阴润燥，同时佐以疏经通络、活血化瘀、健脾和胃、祛风化痰等法，并宜时时顾护胃气，避免滋阴药碍脾害胃。治燥的同时不忘痹证之因，或因燥致痹，多以润剂祛风，药如秦艽、威灵仙、丝瓜络、伸筋草之属，取其疏风通络、宣痹止痛功效。傅新利[17]等总结张鸣鹤辨治干燥综合征的思路与特点，认为首重清热解毒，兼顾滋养胃阴，燮理脏腑功能，积极处理兼证，注重涤痰化瘀。冯兴华[18]认为本病阴亏液耗为本；燥热邪毒为病机关键，久病及血，不可忽视瘀象，故以"燥者濡之"为治疗总则，主要采用甘寒滋润之品为主，佐以清热解毒、活血通经药物治疗，临证主要用玄麦甘桔汤加减为主方。

### （三）临床用药研究进展

金实[19]等认为在养阴生津的同时，应注意疏导布散津液，通行络道，把治疗重点放在肺上，提出清肺、润肺、开肺、通络的治疗原则。药物可用沙参、麦冬等养阴润燥；若有肌肤燥热、面红烘热、口渴溲热等症者，则宜生石膏、知母等清肺胃之热。同时还可予乌梅、山楂、白芍、甘草等酸甘化阴。宣肺布津、通络行滞功能常用药有紫菀、沙参、路路通、穿山甲等；在津液的生成方面，胃起着非常重要的作用，治疗上需清胃泻火，但本病始终存在着津液不足的情况。因此在用药上应顾护津液，不宜苦寒之品，如黄连、黄芩等，因苦寒之品多燥，易伤津液，宜选用辛凉、甘寒之品，常用生石膏、知母、连翘等；临床上除口眼干等症状外，尚有纳差、腹胀、便溏、舌苔腻等象，宜用健脾化湿、益气升津之品，常用黄芪、山药、白术、升麻等；由于津液输布通道不畅，常疗效不佳，因此常用祛瘀通络之品，以使经络流畅，津液输布畅通，常用桃仁、路路通、丝瓜络等。刘本勇[20]等通过数据挖掘的方法探讨冯兴华教授治疗干燥综合征的一般用药规律，研究结果显示清热药及养阴药占有重大比例，分析症状与药物相关性，也可以发现口、眼、鼻咽干燥等主要症状与养阴药及清热药关系最为密切。治疗口干为主者，主要选用麦冬、石斛、北沙参；眼干为主者，主要选用白芍、女贞子、当归、山茱萸、旱莲草；鼻咽干为主者，主要选用麦冬、北沙参、百合。沈丕安论治干燥综合征以养阴生津、清热化瘀为法，自拟方芦根润燥汤，由生地黄、生石膏、芦根、金雀根四药组成，重用生地黄、石膏以促进津液分泌，又调节免疫，根据病情选用清热解毒药，以消除感染，如黄芩、黄连、土茯苓、大青叶等。看舌，不论苔厚苔薄，都要用养阴生津药，而且要重用。切不可用燥湿的方法而选用抑制唾液分泌的燥湿药，如苍术、厚朴、半夏、南星。

### （四）中药联合西药

王琬茹[21]等将80例干燥综合征患者随机分为中药补肾清热育阴汤组40例和硫酸羟氯喹组40例，发现治疗12周后中药组患者总有效率明显优于西药组，干燥综合征疾病活动指数、中医证候积分均较前显著降低，口干、眼干、血沉、C反应蛋白、免疫球蛋白M等方面改善优于西药组，认为补肾清热育阴汤治疗可有效改善肾虚气阴两虚型患者口眼干症状，并可抑制免疫炎症。李肖[22]将50例干燥综合征患者随机分为常规治疗对照组和基础治疗上加用玉屏风散合沙参麦冬汤加减治疗的观察组，发现在西医常规对症治疗基础上加用玉屏风散合沙参麦冬汤加减治疗原发性干燥综合征，可有效缓解患者临床症状，提高临床疗效，值得临床推广应用。中药联合西药的临床研究多为中药汤剂（自拟方）联合免疫抑制剂。如袁乃荣对60例原发性干燥综合征患者的临床研究表明，养阴通络方联合硫酸羟氯喹片治疗阴虚血燥型原发性干燥综合疗效确切，能明显改善口干、眼干症状，可能与降低ESR及免疫调节有关[23]。张宝国[24]采用滋阴润燥生津汤联合硫酸羟化氯喹治疗干燥综合征患者也得出类似结论。刘怡[25]采用白芍总苷胶囊联合甲氨蝶呤治疗干燥综合征6个月，发现疗效比甲氨蝶呤组显著，安全性较高，不良反应发生率较低。罗辉[26]的一项纳入52项随机对照试验、涉及3886例干燥综合征患者、截至2010年10月15日的meta分析显示，在临床症状总体改善方面，中药与西药对比、中药联合西药与单纯使用西药对比，试验组疗效优于对照组，差异有统计学意义；在泪腺功能改善方面，中药与西药对比、中药联合西药与单纯使用西药对比，试验组疗效优于对照组；在实验室指标检测方面，中药改善血沉的疗效优于对照组；其他指标如C反应蛋白、类风湿因子、IgG、IgA、IgM 的改善，两组未见显著差异。中药组的不良反应主要表现为腹泻等胃肠道症状，但西药对照组的不良反应高于中药组。因此，他认为中药治疗干燥综合征具有改善症状的疗效。

## 二、方药与药理

### （一）方药用药规律

通过对中国学术期刊全文数据库（CNKI）公开发表干燥综合征中医治法相关文献，以 1979～2017 年 9 月为期，以"干燥综合征""燥痹"等为主题词，共纳入文献 92 篇，收集治法 283 条，整理归纳为 165 种，累计频次共 450 次，治法频次前 10 位的依次为滋阴润燥（15.11%）、活血化瘀（8.67%）、滋阴清热（6.44%）、益气养阴（5.78%）、健脾益气（4.22%）、滋补肝肾（3.11%）、补脾益胃（2.22%）、疏肝理气（1.78%）、清热解毒（1.56%）、益气生津（1.33%），在处方运用中，以自拟方剂居多，其次为一贯煎、沙参麦冬汤、六味地黄丸、益胃汤等。

通过对 1979～2017 年 9 月中国学术期刊全文数据库（CNKI）所收录中医药治疗干燥综合征的文献进行检索，共计处方 147 首，共得出中药 427 味，单味药累计频次 3574 次，中药分类频数分布依次为补虚药（34.98%）、清热药（22.01%）、解表药（6.19%）、祛风湿药（4.14%）、化痰止咳药（3.95%）、利水渗湿药（3.56%）、收涩药（3.78%）、理气药（2.52%）、平肝息风药（2.24%）、化湿药（1.82%）、温里药（1.40%）、消食药（1.04%）、安神药（0.87%）、止血药（0.42%）、攻毒杀虫止痒药（0.36%）、泻下药（0.25%）、开窍药（0.25%）、驱虫药（0.03%）；单味中药使用频率较高的前 20 位为麦冬（3.11%）、生地黄（2.94%）、当归（2.13%）、沙参（2.13%）、白芍（2.10%）、甘草（2.10%）、山药（1.79%）、石斛（1.68%）、玄参（1.68%）、白术（1.59%）、茯苓（1.57%）、牡丹皮（1.57%）、丹参（1.48%）、枸杞子（1.40%）、知母（1.34%）、赤芍（1.32%）、玉竹（1.32%）、桃仁（1.18%）、太子参（1.15%），以补虚药、清热药、活血化瘀药为主。

### （二）方药药理举例

1. 六味地黄丸　六味地黄丸具有滋阴补肾之效，常用于肾阴亏损，见头晕耳鸣、腰膝酸软、骨蒸潮热、盗汗遗精等。六味地黄丸中六药补泻相因，补力平和，适用于干燥综合征肾虚不著而兼有内热之证。虚火盛者，可加知母、黄柏以滋阴降火，是为知柏地黄丸；眼睛干涩，视物模糊可加枸杞、菊花以养肝明目，为杞菊地黄丸；虚热咳嗽者，可加麦冬、五味子，是为麦味地黄丸。针对阴虚病机引起的多种疾病，六味地黄丸是干燥综合征治疗中的常用经典方剂。方中熟地黄滋阴补肾为君；山茱萸滋补肝肾、山药补肝脾肾之阴为臣，此三药是谓三补；泽泻利肾浊，茯苓健脾渗湿，牡丹皮清虚热，伏相火，三药相配为佐药。六味相配，三补三泻，以泻助补，共奏滋补肝肾之功。现代研究证实，六味地黄丸具有免疫调节作用，可抗肿瘤及免疫：六味地黄汤可使接受化学致癌物质诱瘤的动物脾脏淋巴小结生发中心增活跃，促进骨髓干细胞和淋巴组织增生，增强荷瘤动物机体的单核吞噬系统的吞噬功能；显著延长肿瘤小鼠的生存期；降低正常的和化学诱变的动物骨髓多染胞微核出现率，对于突变和癌变具有一定的防护作用。六味地黄丸还可提高小鼠腹腔巨噬细胞的吞噬功能，吞噬率及吞噬指数均显著高于对照组，对体液免疫亦显示增强作用；并可显著提高老年小鼠的细胞免疫功能，抑制小鼠水浸应激与异丙肾上腺素所致的腹腔巨噬细胞活性自由基产生亢进作用；同时，还具有降血脂、保肝、降血糖作用。六味地黄煎剂对高脂饲料组的大鼠有良好的脂质调节作用，能明显降低高脂饲料组大鼠肝中脂肪含量，明显降低四氯化碳中毒以及强的松龙诱发和硫代乙酰胺诱导的小鼠 SGPT 活性的升高，明显促进四氯化碳中毒小鼠对磺溴酞钠

（BSP）的排泄，提示其有助于恢复和改善肝脏的正常解毒排泄功能。本方还能增加小鼠肝糖原的含量，明显降低实验性高血糖小鼠的血糖水平，在大鼠口服糖负荷试验中对糖耐量有明显的改善作用。六味地黄丸能明显缩小缺血再灌注大鼠心肌的梗死区，增加灌流区，能一定程度阻止或延缓心肌坏死，保护缺血肾组织的 SOD 活性。本方还能够显著对抗 Langendorff 灌流大鼠心脏低灌-再灌注诱发的心律失常，明显抑制肥厚心脏遭受低灌-再灌注损伤引起的组织内 SOD 的进一步降低及 MDA 含量的进一步升高。经十二指肠给予六味地黄煎剂对麻醉大鼠有明显的降压作用，但对心率和心电均无明显影响。此外，六味地黄丸能明显减轻硫酸庆大霉素的耳毒性。本方加鸡血藤、生甘草的水煎浓缩液，能部分减轻庆大霉素对豚鼠内耳听觉和前庭的毒性作用。六味地黄汤对肾阴虚模型动物的牙周组织具有保护作用，可修复牙周组织的损害，对于干燥综合征口腔病变可有治疗作用[27]。

2. 增液汤　增液汤具有增液润燥的功效。本方上可滋肺之阴、下可润肠之燥，是干燥综合征临床常用方剂，尤其适用于干燥综合征兼大便干燥者。方中玄参滋阴润肠胃之燥为君；生地黄甘寒而润，清热生津，麦冬滋养肺胃，清润大肠与肺表里之气，共为臣药。三药增水行舟，润肠通便。药理研究显示，增液汤能使干眼症模型小鼠泪液分泌量增多、泪膜破裂时间（BUT）延长、角膜荧光素钠染色评分降低、角膜组织病理也趋于正常；并可升高模型鼠血清中白细胞介素-4 含量，降低 γ-干扰素含量，调节 Th1/Th2 平衡，以治疗干眼症。另有研究表明，增液汤能够使干燥综合征模型小鼠体重明显增加，进食量明显增多，饮水量明显减少，唾液流率明显增加，颌下腺指数明显升高[28]。

3. 当归补血汤　当归补血汤具有补气生血的功效。本方为补气生血之基础方，可用于干燥综合征气血亏虚之证者。方中重用黄芪补气、补气以生血，所谓"阳生阴长"；当归养血行血，二者共奏补气行血之功。研究表明，当归补血汤对免疫系统的作用确切：当归补血汤对小鼠腹腔巨噬细胞的 Fc 受体及 C3b 受体均有明显的刺激作用，能明显提高 B 淋巴细胞和 T 淋巴细胞活性，促进血虚模型小鼠脾淋巴细胞产生白细胞介素-2（IL-2），提高小鼠红细胞免疫功能以及清除免疫复合物，并有对抗免疫抑制剂的作用，而单味药当归、黄芪的作用明显不及全方。另有通过对 NK 活性、IL-2 活性、巨噬细胞活性、CIC 含量、溶菌酶含量共 5 项免疫指标的测定，分析黄芪在当归补血汤内的量效关系。结果表明，本方内黄芪的用量既不可增，也不可减，而必须以"五倍黄芪归一份"的组方规律才是黄芪的最佳剂量[29]。同时，该方还具有抗缺氧、保肝及抗自由基损伤作用：本方对缺糖缺氧所致心肌细胞损伤有保护作用；对四氯化碳所致小鼠肝损害有明显保护作用，肝脏坏死面积明显缩小，血清谷丙转氨酶（SGPT）明显降低，且保肝效应与剂量成正比。该方还能明显降低小鼠肝组织过氧化脂（LPO）含量，提示本方可能通过抗氧化作用减少 LPO 的生成及其对组织细胞的损害而发挥较广泛的药理作用。临床观察发现阳气虚患者的环磷酸腺苷/环磷酸鸟苷（cAMP/cGMP）值明显下降，用助阳药治疗后，二者比值有所回升，当归补血汤能显著提高小鼠心肌 cAMP 水平及 cAMP/cGMP 比值。对用乙酰苯肼造成的溶血性贫血模型小鼠及家兔灌服当归补血汤，结果表明本方可促进模型动物的造血功能，对抗乙酰苯肼所致的溶血；进一步研究发现当归补血汤的补血作用与其刺激克隆刺激因子（CSF）分泌有关[30]。

4. 桂枝茯苓丸　桂枝茯苓丸具有化瘀消结的功效，常用于治疗干燥综合征瘀血留滞成结者。方中桂枝温通血脉为君药；桃仁助桂枝活血消结为臣药；牡丹皮清血分虚热并能活血，赤芍缓急止痛又可化瘀，茯苓渗湿化痰，均为佐药；蜂蜜甘缓而润，缓诸药破泄之力为使药。诸药合用，共奏活血化瘀消结之功。研究发现桂枝茯苓丸具有降低全血黏度及血小板聚集作用：正常家兔静脉注射或口服桂枝茯苓丸 1.5 小时后，全血还原比黏度（高切、低切）、全血比黏度（高切、低切）、血浆比黏度及纤维蛋白原浓度均明显降低，红细胞电泳时间减少。本方降低血液黏度的作用主要是与纤维蛋白原浓度降低有关。临床研究也表明，本方的水煎剂对以胶原和 ADP 为诱导剂导致的血小板聚集率均有抑制作用，且较阿司匹林强。本方对纤溶剂尿激酶有抑制作用。以胶原或 ADP 诱导的血小板聚集为指标，拆方研究表明，抑制血小板聚集作用以桂枝最强，芍药次之，牡丹皮为弱。本方同时还具有抗炎、镇痛、镇静作用。口服或腹腔注射本方，可抑制蛋清、甲醛等所致大鼠关节肿，能显著对抗大鼠炎性棉球肉芽肿增生，表明本方对大鼠急性、亚急性、慢性炎症均有抑制作用。本方还能抑制组织胺、5-羟色胺所致的毛细血管通透性增高；对去肾上腺大鼠的关节肿，仍有明显对抗作用。以上表明本方抗炎作用的主要途径不是通过垂体-肾上腺系统的调节，而是对炎症过程中的多环节起直接对抗作用。小鼠口服100g/kg或皮下注射10g/kg桂枝茯苓丸，可使其热板致痛反应潜伏期明显延长，作用持续时间可延长到注射后4小时。同样剂量的桂枝茯苓丸，对冰醋酸引起的小鼠扭体反应也有明显的抑制作用；可明显抑制小鼠的自发活动，延长小鼠的睡眠时间[31,32]。

# 第十二节 展 望

干燥综合征是一种系统性自身免疫病，其病因和病理机制尚不完全明确，目前仍缺少治疗本病的特效药物。西医学治疗以改善症状为主，必要时给予激素及免疫药物等治疗。中医学对本病的治疗具有独特的优势，通过辨证应用中药、针灸以及中西医结合治疗，能够较好地改善患者口干、眼干等症状，在控制并发症、保护脏腑功能等方面疗效突出。但本病患者发病具有一定的地域环境、饮食起居、治疗习惯、基础疾病等差异，造成了病情异质性较强，临床研究难度较大，现有的研究循证医学证据质量偏低。因此，有待开展更多的规范化、多中心、大样本的临床研究，为进一步制定中西医结合诊疗方案奠定可靠的基础。

（刘维，吴沅皞）

# 参考文献

［1］Hernández-Molina G，Avila-Casado C，Nuñez-Alvarez C，et al. Utility of the American-European Consensus Group and American College of Rheumatology Classification Criteria for Sjögren's syndrome in patients with systemic autoimmune diseases in the clinical setting［J］. Rheumatology（Oxford），2015，54（3）：441-448.

［2］Gary S. Firestein，Ralph C. Budd，Sherine E Gabriel，et al. Kelley's textbook of rheumatology［M］. 9th ed. Philadelphia：Elsevier Saunders，2013.

［3］王承德，胡荫奇，沈丕安. 实用中医风湿病学（第2版）［M］. 北京：人民卫生出版社，2009：613-618.

［4］刘维. 中西医结合风湿免疫病学［M］. 武汉：华中科技大学出版社，2009：262-243.

［5］Foulks G N，Forstot S L，Donshik P C，et al. Clinical guidelines for management of dry eye associated with Sjögren disease［J］. Ocul Surf，2015，13（2）：118-132.

［6］中华医学会风湿病学分会. 干燥综合征诊断及治疗指南［J］. 中华风湿病学杂志，2010，14（11）：766-769.

［7］王新昌，曹灵勇，范永升. 干燥综合征中医病因病机刍议［J］. 浙江中医药大学学报，2011，35（5）：643-644.

［8］张华东，边永君，路洁，等. 路志正教授从气阴两虚论干燥综合征发病机制［J］. 中华中医药学刊，2008，26（9）：1906-1905.

［9］吴坚，朱良春. 朱良春治疗干燥综合征经验［J］. 实用中医内科杂志，2006，22（8）：501.

［10］张瑾，陈湘君，顾军花. 陈湘君治疗干燥综合征之经验［J］. 辽宁中医杂志，2009，36（12）：2050-2051.

［11］张帅，杜羽，包洁，等. 范永升应用一贯煎治疗干燥综合征验案举隅［J］. 浙江中医药大学学报，2016（12）：917-919.

［12］刘维，张磊，刘晓亚，等. 干燥综合征中医证候规律探讨［J］. 中华中医药杂志，2010，25（9）：1374-1376.

［13］马武开，唐芳，王莹，等．干燥综合征中医证候分类临床文献研究［J］．中华中医药杂志，2013，28（2）：482-485.

［14］华红，徐治鸿，成春生．舍格伦综合征患者氧自由基的改变及与中医辨证的关系［J］．现代口腔医学杂志，2003，17（6）：504-506.

［15］吴坚，蒋熙，姜丹，等．国医大师朱良春干燥综合征辨治实录及经验撷菁［J］．江苏中医药，2014，46（5）：1-4.

［16］杨增良．谢海洲临证妙法［M］．北京：人民军医出版社，2010.

［17］傅新利，张立亭，刘磊．张鸣鹤辨治干燥综合征的思路与特点［J］．中国医药学报，2001，16（1）：52-52.

［18］张伯礼，王志勇．中国中医科学院名医名家学术传薪集［M］．北京：人民卫生出版社，2015.

［19］钱垠，金实．从肺论治干燥综合征［J］．南京中医药大学学报，2002，18（05）：268-269.

［20］刘本勇，姜楠，庞秀．应用数据挖掘探讨冯兴华教授治疗干燥综合征的用药规律［J］．环球中医药，2013，6（11）：831-834.

［21］王琬茹，孔维萍，徐愿，等．补肾清热育阴汤治疗干燥综合征气阴两虚证40例［J］．环球中医药，2016，9（2）：227-230.

［22］李肖．玉屏风散合沙参麦冬汤治疗原发性干燥综合征疗效分析［J］．亚太传统医药，2016，12（3）：142-143.

［23］袁乃荣，周晓莉，郭洪波．养阴通络方联合硫酸羟氯喹片治疗阴虚血燥型原发性干燥综合征30例临床观察［J］．中医杂志，2016，57（18）：1579-1582.

［24］张宝国．滋阴润燥生津汤联合硫酸羟化氯喹治疗干燥综合征患者的临床疗效［J］．中国药物经济学，2016，11（1）：64-66.

［25］刘怡，邓昊．帕夫林胶囊联合甲氨蝶呤治疗干燥综合征的临床分析［J］．中华全科医学，2016（2）：230-231.

［26］罗辉，韩梅，刘建平．中药治疗干燥综合征随机对照试验的系统评价和meta分析［J］．中西医结合学报，2011，9（3）：257-274.

［27］安鲁凡，戴德哉．六味地黄汤实验治疗离体心脏低灌-再灌注心律失常及心肌病诱发心律失常［J］．中药药理与临床，1995，10（3）：1-3.

［28］葛宝林．增液汤对干眼模型大鼠的干预作用及对Th1/Th2平衡的影响［D］．沈阳：辽宁中医药大学，2017.

［29］梁秀宇，包牧莹．当归补血汤免疫调节作用的研究［J］．中华中医药学刊，1998，17（6）：8-11.

［30］王燕平，李晓玉，宋纯清，等．当归补血汤中不同组分对正常及血虚小鼠免疫功能的影响［J］．中草药，2002，33（2）：135-138.

［31］满玉晶，张萌，吴效科，等．桂枝茯苓丸的药理作用及其临床应用［J］．中医临床研究，2017，9（28）：143.

［32］李晓霞，徐旭，马会霞，等．经典名方桂枝茯苓丸的临床和实验研究进展［J］．药物评价研究，2018，41（9）：166-171.

# 第五章

# 多发性肌炎和皮肌炎

## 第一节  概  说

多发性肌炎（polymyositis，PM）和皮肌炎（dermatomyositis，DM）属于炎性肌病的范围，是一组以骨骼肌慢性、非化脓性炎症性病变为主的自身免疫病。本病多侵犯四肢近端及颈部肌群，表现为肌无力、肌痛等，伴有特征性皮疹者称为皮肌炎，常累及全身多个脏器，伴发肿瘤的频率较高。PM/DM 发病率为每百万人口 1.2~17 例患者[1]。多发性肌炎或皮肌炎之病名在中医古文献中无记载，近代多数学者根据其不同阶段的临床表现，将其归属于风湿病中"肌痹""痿证""阴阳毒"等范畴。如《素问·痹论》云："风寒湿三气杂至，合而为痹也……以至阴遇此者为肌痹。"内因责之为荣卫虚，如《素问·逆调论》说："人之肉苛者，虽近衣絮，尤尚苛也，是谓何疾？岐伯曰：荣气虚，卫气实也，荣气虚则不仁，卫气虚则不用，荣卫俱虚则不仁且不用，肉如故也。"肉苛即肌肉麻木不仁之症，是肌痹主要症状之一。《素问·长刺节论》又说："病在肌肤，肌肤尽痛，名曰肌痹。"肌肉疼痛往往是肌痹的首发症状，有痛则能称痹也。《素问·痹论》又说："肌痹不已，复感于邪，内舍于脾。""脾痹者，四肢懈堕，发咳呕汁，上为大塞。"《中藏经·论肉痹》云："肉痹者，饮食不节，膏粱肥美之所为也……肉痹之状，其先能食而不能充悦，四肢缓而不能收持是也。"单纯的肌炎以肌肉损害为主，初起以肌痛和雷诺现象表现为主者，可以从"肌痹""肌肤痹"论治；后期以肌无力、肌肉萎缩、瘫痪为主要症状时，可按"痿证""虚劳"等辨治；如伴有皮肤损害，通常为多处水肿性鲜红色或黯红色斑块，可以从中医的"发斑""阴阳毒"论治[2]。

## 第二节  病因病理

### 一、病因与发病机制

#### （一）病因

本病病因迄今未明，目前认为发病可能与遗传因素、环境因素和免疫因素等有关。

1. 遗传因素　肌炎与免疫应答基因的相关性以及个别关于肌炎家族聚集性的报道均支持炎性肌病中遗传因素的作用[3]。已知人类白细胞抗原Ⅰ类和Ⅱ类基因的多态性是多种自身免疫性疾病包括肌炎的遗传危险因素，但其机制尚不清楚。研究发现 PM/DM 的遗传基因易感性与人种相关，不同种族和人种易感的遗传基因不同。如 HLA-DRB1 * 0301 和 HLA-DQA1 * 0501 与白种人的肌炎发病最相关，而 HLA-DRB1 * 0301 在日本人中却为保护因素[4-6]。另外，HLA-DRB1 * 0301、HLA-DQA1 * 0501 和 HLA-DQB1 * 0201 与 PM 中的自身抗体相关[7]。

2. 环境因素　与炎性肌病发病相关的环境因素包括感染因素和非感染因素。感染因素包括病毒、细菌和寄生虫的感染[8-10]。例如，肠道病毒（流感病毒、柯萨奇病毒、埃可病毒）和逆转录病毒（人 T 淋巴细胞病毒）可引起肌肉炎症。肠道病毒性肌炎常见于儿童，但多为自限性。寄生虫如鼠弓形虫、克鲁斯锥虫、螺旋体都可能启动炎性肌病。支持寄生虫病因的证据包括部分肌炎患者抗寄生虫治疗后血清学指标下降、肌炎症状可得到改善。非感染因素包括他汀类、氯喹等药物，破伤风疫苗、紫外线等也与 PM/DM 的发生发展有关。紫外线辐射很可能是 DM 发生的危险因素之一，流行病学研究显示 PM/DM 发病与纬度有关，越接近赤道 DM 发病率越高，而 PM 在北方国家发病率更高。PM/DM 发病率的这种纬度倾向差异性可能直接与紫外线辐射有关[11]。

3. 免疫因素　部分患者体内可检测到高水平的自身抗体[12]，如肌炎特异性抗体，主要包括抗氨基酰 tRNA 合成酶（ARS）抗体、抗信号识别颗粒（SRP）抗体和抗 Mi-2 抗体三大类。目前发现的抗 ARS 抗体有针对组氨酸（Jo-1）、苏氨酸、丙氨酸、氨基乙酰等氨酰基合成酶的抗体 10 余种，其中抗 Jo-1 抗体最常见也最具临床意义，抗 Jo-1 抗体在 PM/DM 中阳性率为 10%～30%。抗 ARS抗体阳性的患者常有发热、间质肺病变、关节炎、雷诺现象和"技工手"等临床表现，而被称为"抗合成酶综合征"。抗 SRP 抗体主要见于 PM，阳性率为 4%～5%，临床表现呈异质性，可有肺间质病变，也可见于 DM 患者。抗 Mi-2 抗体在 PM/DM 患者中的阳性率为 4%～20%，多见于 DM，而PM 中较少见，故有人认为这是 DM 的特异性抗体，与 DM 患者的皮疹有关。PM/DM 常伴发其他自身免疫病，如桥本甲状腺炎、重症肌无力、1 型糖尿病、系统性红斑狼疮、系统性硬化病等[13]。

## （二）发病机制

本病的发病机制尚不确切，PM/DM 发病可能包括自身免疫功能异常[14]、MHC Ⅰ类分子过表达及细胞因子和缺氧等相关。

1. 体液免疫反应　半数以上的患者会出现特殊的自身抗体[15]，其中部分是肌炎特异性，而另一部分只是肌炎相关性，这些自身抗体分别被称为肌炎特异性自身抗体和肌炎相关性自身抗体。

2. 细胞免疫反应　各种淋巴细胞亚群在 PM/DM 肌组织中的分布、定位明显不同，其主要浸润方式有两种：一种是 CD4+T 细胞、巨噬细胞和树突状细胞分布于血管周围，特别是肌束膜区域，偶尔可见 B 细胞；另一种是单个核细胞围绕在肌内膜区域或侵入非坏死肌纤维，其中主要是 CD8+T细胞和巨噬细胞，亦可见 CD4+T 细胞和树突状细胞。前者多见于伴有皮疹的 DM 患者，少数患者可无皮疹表现，而后者常见于无皮疹的 PM 患者。研究表明，不同的途径介导肌肉损伤和炎症，PM可能是细胞毒 T 细胞（CTL）识别肌细胞表达的 MHC Ⅰ类分子并介导肌细胞损伤，而补体介导的微血管病变可能在 DM 中发挥致病作用[16-17]。

3. MHC Ⅰ类分子过表达　正常骨骼肌细胞不表达 MHC Ⅰ类分子，但炎症促进因子如 INF-γ 或TNF-α 可诱导其表达[18-19]。肌炎患者及小鼠模型的大量研究提示，MHC Ⅰ类分子不需要淋巴细胞参与就能介导肌细胞损伤和功能障碍。肌炎患者肌纤维的 MHC Ⅰ类分子过表达启动了一系列细胞自主变化而加剧肌纤维的病理改变。近来的研究表明，患者和小鼠肌炎模型中肌纤维过表达 MHCⅠ类分子可激活 NF-κB 和内质网应激反应通路[20]。

4. 细胞因子和缺氧　肌肉组织中的炎症细胞、内皮细胞和肌纤维本身所产生的大量效应分子在肌炎的发病机制中也起一定的作用[21]。大多数研究数据涉及细胞因子，也有一些涉及炎症趋化因子。肌组织中细胞因子大多为促炎性因子，如 IL-1α、IL-1β、TNF-α 以及 INF-α。

## 二、病理

PM/DM 免疫病理特征均可见 MHC Ⅰ类分子高表达，但亦有不同。细胞免疫在 PM 的发病中起主要作用，典型的浸润细胞是 CD8+T 细胞，常聚集于肌纤维周围的肌内膜区；体液免疫在 DM 发病中起主要作用，B 细胞和 CD4+T 细胞浸润肌束膜、肌外膜和血管周围，肌束周围的萎缩更常见于DM。皮肤病理改变无显著特异性，主要表现为表皮轻度棘层增厚或萎缩，基底细胞液化变性[22-23]。

### 三、中医病因病机

本病中医病因病机如下[2]：外因为风寒湿热等邪气痹阻脉络、肌腠，内因为脾虚、气血不足，不能荣养肌腠，虚实夹杂为病。早期多实证，风寒湿邪或毒热邪盛，以邪为主；后期多虚，但往往虚实并见。肌肉疼痛、肌肉无力的症状既可因为外感六淫、邪阻经络或久病瘀血阻滞的"不通则痛"所致，亦可由于肺脾亏虚、气虚失运或血虚失养、筋脉不荣的"不荣则痛"所致。而其皮疹则多与热毒内蕴或瘀血阻滞有关。

本病的基本病机，以脾肺肝肾诸脏亏虚为本，以湿热瘀毒为标。初期主要以肺脾气虚为主，日久则累及肝肾，阴血亦见不足。本病病位在肌肉皮肤，与肺脾肝肾有关，病性为本虚标实。

1. 风热袭肺　风热外袭，由表入里，蕴郁成毒，邪毒袭肺，营卫失调，侵犯营血、肌肤，阻闭气血，脉络不通。症见恶寒发热、咳嗽气促、肌肤肿胀、疼痛、皮疹、红斑等，甚则热毒内攻脏腑，出现内脏损害。

2. 寒湿痹阻　素体脾胃虚弱之人，或因寝卧湿地，或冒雨涉水，雾露所伤，致寒湿之邪入里，重伤脾胃。脾主肌肉四肢，脾虚后天化源不足，气血亏虚，则肌肉四肢无以充养；脾虚不能运化水湿，则痰湿滞留经络。症见肌肉无力、疼痛、麻木，肢体重着肿胀等，甚则肌肉瘦削，四肢困重不举，日久发展为痿废。

3. 热毒内蕴　多因烈日暴晒或外受药毒，毒热之邪直入体内，或由风寒湿热外邪入里酝酿而成，热毒入里侵及营血。症见高热发斑、肌肤肿胀疼痛或极度乏力等，甚则出现气急胸闷、神昏等危象。

4. 瘀血阻络　多因久病或由积聚癥瘕转化而来，外感或内生之湿热毒邪困于体内，日久病及气血，气滞血瘀，经络阻滞，不通则痛。症见肌肉疼痛、肌肤斑疹色黯，或伴麻木不仁、痿弱乏力等。

## 第三节　临床表现

本病的临床表现主要有以下几方面[24]。

### 一、症状

PM/DM 常伴有全身性的表现，如乏力、厌食、体重下降和发热等。

1. 对称性四肢近端肌无力　是 PM/DM 的特征性表现，以肩胛带肌、骨盆带肌受累最常见，其次为颈肌和咽喉肌。上肢肌群受累时，可出现抬举困难，甚者不能自己用筷子进食或梳头、穿衣。下肢肌群受累，轻者虽能步行，但不能自如，重者下蹲、起立困难，站立不稳，步履蹒跚。少数病人可累及颈肌出现屈颈、抬头困难；咽肌、呼吸肌受累引起吞咽、呼吸困难。但眼外肌、面肌一般不受累。

2. 肌痛　发生频率颇高，休息后可减轻。疼痛部位就是肌肉炎症部位，初发时肌痛可不甚严重，至疾病进展期肌痛与肌无力程度多平行，而到晚期可有严重肌萎缩伴肌无力，而肌痛反而减轻。

3. 肌萎缩　晚期约有10%的患者可随着病程的延长出现肌萎缩，程度轻重不一，严重者可有"肌肉挛缩"，多见于儿童，发生率约为25%。

DM 皮炎可在肌炎前或与肌炎同时出现，典型的皮肤改变是面部呈蝶形分布于双侧颊部和鼻梁的紫色斑疹，在眶周、口角、颧部、颈部、前胸、肢体外侧、指节伸侧和指甲周围有红斑和水肿，尤以上睑部淡紫色的红斑和水肿最为常见，早期的充血性皮疹为红色，以后逐渐转为棕褐色，后期呈现脱屑、色素沉着和硬结。

### 二、体征

1. 多发性肌炎　肢带肌（肩胛带肌、骨盆带肌及四肢近端肌肉）和颈前肌呈现对称性软弱无力，伴肢体近端肌肉酸痛和压痛。

2. 皮肌炎　除有多发性肌炎的表现外，还伴有皮肤特殊性皮疹。皮肤病变可出现在肌肉受累之前，其特征性皮肤损害有 3 种：

（1）眶周皮疹：是 DM 的特异性体征。累及上下眼睑和眶周，红斑外周有一色淡的圈，形态类似"熊猫眼"，少数患者仅是眶上和额头红斑，称为"向阳性皮疹"。

（2）披肩征：表现为从双耳根向下到颈前乳头水平线以上呈"V"字形的皮肤毛细血管充血发红，酷似"醉酒貌"，有时可延及上臂伸面。这一体征较多见于恶性肿瘤相关性 DM。

（3）Gottron 征：发生率较高，约在 70% 的 DM 患者中出现，在掌指关节和近端指间关节、肘关节、膝关节伸面有紫红色斑丘疹，顶面扁平，少量脱屑，可伴皮肤萎缩、色素脱失，这也是 DM 的特征性皮疹。

3. 其他　不典型皮疹如手足皮肤皲裂和过度角化伴甲周红斑、溃疡的"技工手"、与恶性肿瘤相关的恶性红斑等。

## 三、皮肤和骨骼肌外受累的表现

1. 关节　20%～30% 的患者可有关节炎或关节痛。大量关节积液和骨侵蚀少见。

2. 呼吸系统　早期可出现间质性肺炎、肺纤维化，并可导致肺动脉高压。晚期肺泡破裂会形成肺大疱或肺气肿。活动时呼吸困难是一个非特异性但较严重的症状。当伴有咳痰无力或吞咽障碍时易发生吸入性肺炎。

3. 消化系统　10%～30% 的患者可有吞咽困难和食管反流。吞咽障碍可造成患者进食量减少和食物呛入肺内，其他可出现胃排空时间延长、肠胀气、肠蠕动减慢等。

4. 心血管系统　少数患者有心肌炎、心律失常、心力衰竭，心电图 ST-T 改变等。

5. 神经系统　可伴周围神经损伤，出现神经性疼痛、感觉障碍、腱反射减弱，肌电图表现为混合性损伤。

6. 恶性肿瘤　恶性肿瘤发生率高，为 10%～30%。好发部位为肺、胃、乳腺和卵巢等，多为腺癌，女性发病率较高。

## 四、实验室和辅助检查

### （一）常规检查

患者可有轻度贫血、白细胞增多。约 50% 的 PM 患者红细胞沉降率（ESR）和 C 反应蛋白（CRP）可以正常，只有 20% 的 PM 患者活动期 ESR>50mm/h。因此，ESR 和 CRP 的水平与 PM/DM 疾病的活动程度并不平行。

### （二）肌酶谱检查

肌酸激酶（CK）最敏感，肌酶改变先于肌力和肌电图的改变，CK 升高的程度与肌肉损伤的程度平行，PM/DM 血清 CK 值可高达正常上限的 50 倍，但很少超过正常上限的 100 倍。

### （三）自身抗体

1. 肌炎特异性抗体（MSA）　主要包括抗氨基酰 tRNA 合成酶（ARS）抗体、抗信号识别颗粒（SRP）抗体和抗 Mi-2 抗体三大类。目前发现的抗 ARS 抗体有针对组氨酸（Jo-1）、苏氨酸、丙氨酸、氨基乙酰等氨酰基合成酶的抗体 10 余种，其中抗 Jo-1 抗体最常见也最具临床意义，抗 Jo-1 抗体在 PM/DM 中阳性率为 10%～30%。抗 ARS 抗体阳性的患者常有发热、间质肺病变、关节炎、雷诺现象和"技工手"等临床表现，而被称为"抗合成酶综合征"。抗 SRP 抗体主要见于 PM，阳性率为4%～5%，临床表现呈异质性，可有肺间质病变，也可见于 DM 患者，预后及生存率与抗 SRP 阴性患者相比也无明显差别。抗 MDA5 抗体、抗 Mi-2 抗体、抗 NXP-2 抗体、抗 TIF1-γ 抗体等自身抗体是 DM 的特异性自身抗体。其中，抗 MDA5 抗体阳性 DM 患者的病情往往较重，临床上容易并发 RPILD（快速进展性肺间质病变），进展较快，预后不佳，死亡率较高，早期可因临床表现不典型而延误诊断；抗 Mi-2 抗体在临床表现中与一系列皮肤特征显著相关，包括 Gottron 丘疹、向阳疹、披肩征、颈部"V"字征和表皮过度生长，但肌肉的受累一般较轻；抗 NXP-2 抗体、抗 TIF1-γ 抗体阳性的 DM 患者常伴有恶性肿瘤，尤其是在成年男性 DM 患者中，癌症的发生风险更高。

2. 肌炎相关性抗体（MAA） 60%～80%的患者可出现抗核抗体（ANA），约 20%的患者类风湿因子（RF）可呈阳性，但滴度较低。另外，部分患者血清中还可检测出针对肌红蛋白、肌球蛋白、肌钙蛋白或原肌球蛋白等抗原的非特异性抗体。抗 Scl-70 抗体、抗 PM-Scl 抗体常出现在伴发系统性硬化病的 DM 患者中；抗 SSA 抗体和抗 SSB 抗体见于伴发干燥综合征或系统性红斑狼疮的患者中。近年研究发现，作为肌炎相关性抗体的抗 Ro52 抗体阳性可同时合并存在肌炎特异性抗体，且和患者 ILD 出现相关。

### （四）肌电图（EMG）

肌电图是一项敏感但非特异性的指标，90%的活动性患者可出现肌电图异常，约 50%的患者可表现为典型三联征改变：①时限短的小型多相运动电位。②纤颤电位，正弦波，多见于急性进展期或活动期。③插入性激惹和异常的高频放电，这可能为肌纤维膜的弥漫性损害所致。另外，晚期患者可出现神经源性损害的表现，呈神经源性和肌源性损害混合相表现。

### （五）影像学检查

磁共振下肌肉炎症部位可出现高密度 T2 波图像。超声检查可发现在炎症、水肿、萎缩的肌束间有回声图像。

### （六）肌肉活检

肌活检病理是 PM/DM 诊断和鉴别诊断的重要依据。PM 较特征性的表现：免疫组织化学检测可见肌细胞表达 MHC I 类分子，浸润的炎症细胞主要为 CD8+T 细胞，呈多灶状分布在肌纤维周围及肌纤维内。DM 的病理学特征：DM 的肌肉病理特点是炎症分布于血管周围或在束间隔及其周围，而不在肌束内。浸润的炎症细胞以 B 细胞和 CD4+T 细胞为主，与 PM 有明显的不同；肌纤维损伤和坏死通常涉及部分肌束或束周而导致束周萎缩，束周萎缩是 DM 的特征性表现。

# 第四节 诊断与鉴别诊断

## 一、诊断要点

PM/DM 的主要临床表现是对称性四肢近端肌无力，DM 伴有典型的皮肤损害，实验室检查 CK 升高和特异性抗体，肌电图、磁共振和肌活检可发现 PM/DM 特异性表现。全身症状可有发热、关节痛、食欲不振和体重减轻[24-25]。

## 二、诊断标准

2004 年欧洲神经肌肉疾病中心（ENMC）和美国肌病研究协作组提出了另一种包括 PM/DM 在内的新的特发性炎性肌病（IIM）分类诊断标准[24-25]（表 5-1）。

**表 5-1　2004 年 ENMC 建议的特发性炎性肌病（IIM）分类诊断标准**

| 诊断要求 | 诊断标准 |
| --- | --- |
| 1. 临床标准<br>包含标准：<br>　A. 常＞18 岁发作，非特异性肌炎及 DM 可在儿童期发作<br>　B. 亚急性或隐匿性发作<br>　C. 肌无力：对称性近端＞远端，颈屈肌＞颈伸肌<br>　D. DM 典型的皮疹：眶周水肿性紫色皮疹；Gottron 征，颈部 V 形征，披肩征<br>排除标准：<br>　A. IBM 的临床表现：非对称性肌无力，腕/手屈肌与三角肌同样无力或更差，伸膝和（或）踝背屈与屈髋同样无力或更差<br>　B. 眼肌无力，特发性发音困难，颈伸＞颈屈无力<br>　C. 药物中毒性肌病，内分泌疾病（甲状腺功能亢进症，甲状旁腺功能亢进症，甲状腺功能低下），淀粉样变，家族性肌营养不良病或近端运动神经病<br>2. 血清 CK 水平升高<br>3. 其他实验室标准<br>　A. 肌电图检查<br>包含标准：（Ⅰ）纤颤电位的插入性和自发性活动增加，正相波或复合的重复放电；（Ⅱ）形态测定分析显示存在短时限，小幅多相性运动单位动作电位（MUAPs）；<br>排除标准：（Ⅰ）肌强直性放电提示近端肌强直性营养不良或其他传导通道性病变；（Ⅱ）形态分析显示为长时限，大幅多相性 MUAPs；（Ⅲ）用力收缩所募集的 MUAP 类型减少<br>　B. 磁共振成像（MRI）<br>STIR 显示肌组织内弥漫或片状信号增强（水肿）<br>　C. 肌炎特异性抗体<br>4. 肌活检标准<br>　A. 炎症细胞（T 细胞）包绕和浸润至非坏死肌内膜<br>　B. CD8⁺T 细胞包绕非坏死肌内膜但浸润至非坏死肌内膜不确定，或明显的 MHC Ⅰ分子表达<br>　C. 束周萎缩<br>　D. 小血管膜攻击复合物（MAC）沉积，或毛细血管密度降低，或光镜见内皮细胞中有管状包涵体，或束周纤维 MHC Ⅰ表达<br>　E. 血管周围，肌束膜有炎性细胞浸润<br>　F. 肌内膜散在的 CD8⁺T 细胞浸润，但是否包绕或浸润至肌纤维不肯定<br>　G. 大量的肌纤维坏死为突出表现，炎性细胞不明显或只有少量散布在血管周，肌束膜浸润不明显<br>　H. MAC 沉积于小血管或 EM 见烟斗柄状毛细管，但内皮细胞中是否有管状包涵体不确定<br>　I. 可能是 IBM 表现：镶边空泡，碎片性红纤维，细胞色素过氧化物酶染色阴性<br>　J. MAC 沉积于非坏死肌纤维内膜，及其他提示免疫病理有关的肌营养不良 | **多发性肌炎（PM）：**<br>确诊 PM：<br>1. 符合所有临床标准，除外皮疹<br>2. 血清 CK 升高<br>3. 肌活检包括 A，除外 C、D、H、I<br>拟诊 PM：<br>1. 符合所有临床标准，除外皮疹<br>2. 血清 CK 升高<br>3. 其他实验室标准中的 1/3 条<br>4. 肌活检标准包括 B，除外 C、D、H、I<br>**皮肌炎（DM）：**<br>确诊 DM：<br>1. 符合所有临床标准<br>2. 肌活检包括 C<br>拟诊 DM：<br>1. 符合所有临床标准<br>2. 肌活检标准包括 D 或 E，或 CK 升高，或其他实验室指标的 1/3 条<br>**无肌病性皮肌炎：**<br>1. DM 典型的皮疹：眶周皮疹或水肿，Gottron 征，V 形征，披肩征<br>2. 皮肤活检证明毛细血管密度降低，沿真皮-表皮交界处 MAC 沉积，MAC 周伴大量角化细胞<br>3. 没有客观的肌无力<br>4. CK 正常<br>5. EMG 正常<br>6. 如果做肌活检，无典型的 DM 表现<br>**可疑无皮炎性皮肌炎：**<br>1. 符合所有临床标准，除外皮疹<br>2. 血清 CK 升高<br>3. 其他实验室指标的 1/3 条<br>4. 肌活检标准中符合 C 或 D<br>**非特异性肌炎：**<br>1. 符合所有临床标准，除外皮疹<br>2. 血清 CK 升高<br>3. 其他实验室指标的 1/3 条<br>4. 肌活检包括 E 或 F，并除外所有其他表现<br>**免疫介导的坏死性肌病：**<br>1. 符合所有临床标准，除外皮疹<br>2. 血清 CK 升高<br>3. 其他实验室指标的 1/3 条<br>4. 肌活检标准包括 G，除外所有其他表现 |

### 三、鉴别诊断

本病应与以下疾病进行鉴别[24-25]。

#### （一）包涵体肌炎（IBM）

IBM 多见于中老年人，起病隐袭，进展缓慢，四肢远、近端肌肉均可累及，多为无痛性，可表现为局限性、远端、非对称性肌无力，通常腱反射减弱或消失，可有心血管受累，以高血压病最为常见。20%的患者出现吞咽困难，随着肌无力的加重，常伴有肌萎缩，肌电图呈神经或神经肌肉混合改变。特征性病理改变是肌细胞浆和（或）核内嗜碱性包涵体和镶边空泡纤维，电镜下显示肌纤维内有管状细丝或淀粉样细丝包涵体。

#### （二）神经肌肉肌病

运动神经元病，包括肌萎缩性脊髓侧索硬化症，均为脊髓、脑干及大脑运动皮质的进行性、退行性运动神经元病变，主要临床表现为肌萎缩和反射亢进。此类疾病的特点是选择性上或下运动神经元功能缺失，病情进展一段时间后最终两种运动神经元功能均丧失。EMG 表现为四肢或延髓肌肉纤颤及束状电位。肌活检提示长期慢性缺少神经支配部位肌肉的失神经性萎缩和继发的肌病表现。

重症肌无力临床表现包括反复或持续用力导致的肌无力和易疲劳，近端肌肉较远端肌肉严重。该病为全身性疾病，特点是累及眼外肌，抗胆碱酯酶药物试验阳性，抗乙酰胆碱受体抗体常为阳性。

#### （三）线粒体肌病

线粒体肌病的异质性使其诊断较为困难。肌病可能由于骨骼肌的线粒体 DNA 突变引起。纯粹的肌病临床过程变异较大，婴儿或成年起病，快速进展或可逆性病程均有可能。肌无力较多累及面、肩胛、臂肌和四肢近端肌，伴有眼轮匝肌和眼外肌受累。患者多主诉运动耐力差、易疲劳及发作性肌红蛋白尿。

#### （四）代谢性肌病

肌肉磷酸化酶缺乏症是最常见的肌肉非溶酶体糖原累积病，特点是运动不耐受，通常表现为疲劳、肌痛和运动肌肉僵直，休息后可缓解。EMG 正常或出现非特异性肌病改变。前臂缺血性运动试验显示多数患者静脉乳酸无增加。CK 水平不同程度升高。肌活检显示肌纤维边缘的肌膜下糖原沉积。

#### （五）营养障碍性肌病

如 Dysferlin 肌病，Dysferlin 基因缺陷引起 2B 型肢带型肌营养不良和 Miyoshi 型远端肌营养不良，多见于 20 岁左右的青年人。2B 型肢带型肌营养不良的肌无力多呈肢带型分布：股四头肌最先受累，晚期出现上臂无力。急性起病伴肌酶升高提示应与 PM 相鉴别。Miyoshi 型远端肌营养不良多累及腓肠肌和比目鱼肌，影响脚趾的行走能力。肌无力缓慢进展，多于起病第四年出现行走困难，也可能更早。疾病活动期肌酶水平明显升高。

#### （六）感染性肌病

HIV 感染相关性肌病的神经肌肉表现常见，临床特征包括亚急性起病，进展缓慢，对称性近端肌无力伴或不伴肌萎缩。组织学特征包括肌纤维坏死、炎症、肌纤维空泡变性，CK 水平显著升高。EMG 提示自发电活动伴纤颤电位、正尖波和低振幅多相运动单位。

各种寄生虫感染，如原虫病（弓形虫病、锥虫病、肉孢子虫病和疟疾）、绦虫病（猪囊尾蚴病、棘球蚴病、多头蚴病、裂头蚴病）和线虫病（旋毛虫病）可能导致肌炎，其临床特点包括非特异性的肌痛和局部肿胀，以及典型的 PM/DM 的临床表现。每一种寄生虫感染在肌活检标本上都呈现独特改变（例如出现速殖子和弓形虫囊，同时伴有肌束膜和肌内膜的炎症浸润），结合血清学检查可协助诊断。

### （七）内分泌性肌病

Cushing 综合征由内源性糖皮质激素过剩引起，表现为肌无力和消瘦。慢性类固醇激素治疗也可出现类似表现，甚至治疗数周即可出现肌力显著减低。肌活检显示 2 型肌纤维内空泡形成和糖原聚积。肌无力起病隐匿，主要累及近端肌，下肢较上肢严重，血清肌酶（CK、AST 和 LDH）水平多正常。糖皮质激素水平下降至正常后肌萎缩可逆转。

甲状腺相关肌病的主要特征是近端肌无力和肌萎缩，远端肌萎缩发生较晚。运动不耐受、疲乏、呼吸急促为常见主诉，呼吸肌无力可引起呼吸功能不全并可能需要辅助呼吸。患者常表现为起立或抬举上臂困难。甲状腺功能亢进性肌病血清肌酶（CK、AST、ALT）水平正常或减低，甲状腺功能减退性肌病血清肌酶则多升高。EMG 出现近端肌的短时相运动单位动作电位和多相电位增加，肌束震颤和纤维震颤均不常见。肌活检显示肌纤维萎缩、神经末梢损伤、脂肪浸润、孤立的肌纤维坏死以及巨噬细胞和淋巴细胞浸润。

### （八）药物诱导性肌病

如他汀类药物可抑制特定胆固醇合成，降低血浆低密度脂蛋白的浓度。此类药物可引起坏死性肌病，临床特征包括肌痛、痉挛、急性或亚急性近端疼痛性肌病。组织学特点为轻度不连续的非特异性肌纤维坏死、单个核细胞浸润、巨噬细胞吞噬肌肉和再生。血清 CK 轻度升高。其他羟氯喹、秋水仙碱、纤维酸衍生物（氯贝丁酯、吉非贝奇）、烟酸、氨基乙酸和有机磷中毒也可能引起坏死性肌病。

# 第五节 治 疗

## 一、西医治疗

PM/DM 是一组异质性疾病，临床表现多种多样且因人而异，治疗方案也应遵循个体化的原则[24]。

### （一）糖皮质激素

糖皮质激素是治疗 PM 和 DM 的首选药物，一般开始剂量为泼尼松 1~2mg/（kg·d）。常在用药 1~2 个月后症状开始改善，然后逐渐减量。激素的减量应根据病情调整，不宜过快，不然容易导致病情复发。对于严重的肌病患者或伴严重吞咽困难、心肌受累或进展性肺间质病变的患者，可予甲强龙（0.5~1g/d，连用 3 日）冲击治疗。

### （二）免疫抑制剂

免疫抑制剂包括甲氨蝶呤、硫唑嘌呤、环孢素、他克莫司、环磷酰胺、羟氯喹等。甲氨蝶呤不仅能控制肌肉炎症，还能改善皮肤症状，常用剂量 7.5~20mg 口服，每周 1 次。硫唑嘌呤治疗 PM/DM 的剂量为口服 1~2mg/（kg·d），通常应在用药 6 个月后才能判断是否有效。环孢素 A 或他克莫司主要用于 MTX 或 AZA 治疗无效的难治性病例，常用的剂量为环孢素 3~5mg/（kg·d），他克莫司 0.075mg/（kg·d）。环磷酰胺在治疗肌炎中不如 MTX 和 AZA 常用，且单独控制肌肉炎症无效，主要用于伴有肺间质病变的患者，用法为口服 2~2.5mg/（kg·d），或每月静脉滴注 0.5~1.0g/m²，后者更为常用，对于快速进展型 ILD 的严重病例也有联合应用他克莫司治疗的报道。

### （三）静脉注射免疫球蛋白

对于复发性或者难治性病例，可以考虑使用静滴免疫球蛋白（IVIg）治疗，但需要重复应用，且疗效较短。常规治疗剂量是 0.4g/（kg·d），每月用 5 日，连续用 3~6 个月以维持疗效。对于 DM 难治性的皮疹加用小剂量的免疫球蛋白［0.1g/（kg·d），每月连用 5 日，共 3 个月］可取得明显效果。总的来说，IVIg 不良反应较少，但可有头痛、寒战、胸部不适等表现，对于有免疫球蛋白缺陷的患者应禁用 IVIg。

### （四）生物制剂

近几年的一些临床试验提示，抗肿瘤坏死因子单抗、B 细胞清除治疗、JAK 激酶拮抗剂等可能对难治性 PM/DM 有效，但仍需要进一步研究以确定其疗效。

## 二、中医治疗

本病病位在肢体肌肉，多因风湿之邪侵于肌肤，困阻卫阳，致卫阳不能温煦；或因七情内伤，郁久化热生毒，致使阴阳气血失衡，气机不畅，瘀阻经络，正不胜邪，毒邪犯脏所致。本病初期多表现为风湿毒邪壅盛，治疗宜祛邪解毒；在中、后期则常表现为虚证，治当以扶正为主，兼以祛邪。同时在各期都应加通络和营之品，以达到营血调和、经络畅达、通痹防痿之功[26]。

### （一）中医辨证论治

1. 湿热阻络证

证候：肌肉酸痛肿胀，四肢沉重乏力，发热，食欲不振，二便不调，热毒炽盛时还可见皮肤散在红斑，以眼睑周围和胸背部为多，色多红紫，甚则溃烂。舌红苔白腻或黄腻，脉濡数或滑数。

治法：清热祛湿，解肌通络。

方药：四妙丸（《成方便读》）合柴葛解肌汤（《伤寒六书》）加减。

苍术、黄柏、牛膝、薏苡仁、柴胡、葛根、甘草、黄芩、白芍、羌活、白芷、生姜、大枣、石膏等，或同等功效的中成药。

2. 寒湿痹阻证

证候：肌肉酸胀、疼痛或身体困重乏力，恶寒发热或畏寒肢冷，皮疹颜色紫暗。舌淡苔白腻，或舌边有齿痕，脉沉细或濡缓。

治法：散寒祛湿，解肌通络。

方药：乌头汤（《金匮要略》）合防己黄芪汤（《金匮要略》）加减。

制川乌（或制附片）、桂枝、赤芍、黄芪、白术、当归、薏苡仁、羌活、防己、甘草等，或同等功效的中成药。

3. 脾肾不足证

证候：肌肉酸痛，松弛乏力，精神倦怠，身体消瘦，声低懒言，动作迟缓伴腰膝酸软，皮疹颜色淡红或暗淡，面色㿠白，二便不调，夜尿较多。舌淡苔白，脉沉或弱。

治法：补益脾肾，强肌健骨。

方药：补中益气汤（《内外伤辨惑论》）合金匮肾气丸（《金匮要略》）加减。

党参、白术、陈皮、法半夏、黄芪、升麻、生地黄、山药、山茱萸、泽泻、茯苓、牡丹皮、桂枝、制附子等，或同等功效的中成药。

### （二）中成药

1. 雷公藤多苷片　每次 10~20mg，每日 3 次，饭后服用。本品具有清热解毒、祛风除湿之功效。有研究表明，雷公藤多苷可能是通过抑制 CD28/B7-1 的表达发挥治疗作用[27]。使用时应注意其性腺抑制、骨髓抑制以及肝损伤等副作用。

2. 六味地黄丸（水蜜丸）　每次 6g，每日 2 次，口服。本品具有滋阴补肾之功。现代药理研究表明，六味地黄丸具有调节免疫平衡的作用，而不是单纯的免疫抑制或者免疫增强作用[28]。

3. 安宫牛黄丸　每日 1 次。成人每次 1 丸；小儿 3 岁以内每次 1/4 丸，4~6 岁每次 1/2 丸，口服。现代药理研究表明，安宫牛黄丸具有抗炎消肿的作用，还有抗惊厥和复苏作用，适用于 PM/DM 内陷心营者。

4. 金匮肾气丸　每次 1 丸，每日 2 次，口服。本品具有温补肾阳之功，适用于疾病后期肾阳亏虚的患者。现代药理研究表明，金匮肾气丸能促进糖皮质激素的分泌，从而发挥抗炎的作用，同时还能增强自身免疫力[29]。

### （三）外治法

1. 熏洗方　肌肉、皮肤红斑肿痛者用可予中药清热利湿方（芙蓉叶、玉竹、野菊花）外洗，每次 15~20 分钟，每日 3~5 次，治疗 30 天。对肌肉肿胀疼痛较甚者，若辨属寒湿入络，药浴方可用生川乌、生草乌、生南星、红花、细辛、枯矾、冰片等温经散寒、活血通络；若辨属湿热蕴毒者，药浴方可用金银花、冬瓜皮、泽泻、泽兰、知母、黄柏、土茯苓等清热泻火、利水消肿。海风藤 30g，豨莶草 30g，虎杖 30g，络石藤 30g，煎水外洗，1 日 1 次，适于湿热证。透骨草 30g，桂枝 20g，红花 15g，细辛 3g，防风 15g，煎水浸洗，1 日 1 次，适用于病情较久者。

2. 酊剂　肌肉关节疼痛无力，皮肤不红，肢端青紫发凉者，可用红花五灵脂药酒、木瓜药酒涂搽按摩。

## 第六节　中西医结合诊治策略与措施

本病的中西医结合诊治策略与措施如下[30-33]。

### 一、重视中西医相结合

早期诊断及早期治疗本病，有助于控制病情，改善患者的预后。早期病情较轻者，可单纯用中医治疗；病情较重者应采用中西医综合治疗。中医在辨证论治的基础上可适当选用清热解毒、健脾温肾、补益气血等法以调和阴阳气血。中医辨证论治一方面可减少激素等治疗的副作用，另一方面能通过调节机体的免疫功能来控制病情进展。

PM/DM 急性期可危及生命，尤其是呼吸肌受累或出现急性间质性肺炎时，可因呼吸衰竭而死亡。因此，急性期治疗以西医为主，中医为辅，尤其是病情危重时应用大剂量糖皮质激素甚至甲强龙冲击治疗，合并间质性肺炎时配合环磷酰胺冲击治疗。急性期中医治疗原则以清热解毒、清营凉血、祛风通络为主。缓解期以中医治疗为主，西医治疗为辅。西医治疗以中小剂量激素和免疫抑制剂为主，中医治疗原则为扶正祛邪，根据邪正盛衰的实际情况决定扶正为主还是祛邪为主。扶正以扶脾肺之气为主，"培土生金"，兼顾养阴；祛邪包括清热解毒、化痰祛瘀、祛风除湿等。

## 二、强调辨病辨证相结合，益气健脾法贯穿始终

辨病包括西医辨病和中医辨病。DM 包括无肌肉受累的无肌病性皮肌炎和皮肤及肌肉均受累的皮肌炎，因此中医辨病也有差别。无肌病性 DM 中医辨病为皮痹，合并间质性肺病时可同时辨病为肺痹或肺痿；DM 根据皮肤和肌肉受累的轻重，有侧重地辨病为皮痹和肌痹。因"肺主皮毛""脾主肌肉"，因此皮痹和肌痹在治疗上亦各有侧重，皮痹以清热解毒、凉血祛瘀为主，肌痹以健脾益气、祛风通络为主。但《素问·痿论》有"治痿者，独取阳明"，《素问病机气宜保命集》曰："若脾虚则不用也，经所谓土不及则卑陷……故脾病四肢不用。四肢皆禀气于胃，而不能至经，必因于脾乃得禀受也。"四肢肌肉疾病与脾关系密切，脾虚不运是病机关键，故无论在皮肌炎早期还是晚期，均可配伍运用健脾益气法。

## 三、分期论治

急性期多为热毒炽盛、热入营血，且治疗上以激素为主，易出现阴虚阳亢，与清热解毒凉血药物配伍应用，可提高疗效，减少激素和免疫抑制剂用量及毒副作用和并发症。如水牛角与生地黄、生地黄与赤芍、生石膏与知母等配伍以加强清热解毒药的效力。同时常用大剂量清热解毒药物，如水牛角 30~45g、生石膏 30~45g、白花蛇舌草 30g 等。水牛角必须先煎 0.5~1 小时才能起到清营凉血的效果。

急性期后，用滋补肝肾、益气养阴、健脾补肾、活血化瘀之中药以治本为主，调节肌体免疫功能，逐步减少、停用激素和免疫抑制剂，再配合针灸、按摩、康复操等疗法，可以大大提高疗效，减少副作用及合并症的发生。

## 四、重视活血祛瘀药

西医学认为，DM 肌细胞坏死通常发生在肌束周围，束周萎缩是 DM 的一个特征性表现，而炎症浸润以血管周围或束周为主。DM 免疫损伤的靶器官是血管，病理特点为血管炎。因此 DM 必然出现血瘀证候，如皮疹呈紫红色，肺间质病变也有血瘀病理过程的参与。应用郁金和丹参等辛凉性味的活血祛瘀药，累及皮肤常用牡丹皮、赤芍、凌霄花凉血祛风，累及肺部常用桃仁、地龙等活血通络。

## 五、注意顾护阴液

热毒易于耗伤津液，古人云"留得一分津液，便有一分生机"，因此疾病急性期须时常顾护阴津。热邪耗伤阴液，使血液黏稠，血液循环缓慢，在血脉中凝聚成瘀。养阴药具有生津液的功效，降低血黏度，改善血液循环，因此养阴药有散瘀之功，如吴鞠通云"地黄去积聚而补阴"，故可应用生地黄、麦冬、玄参、南北沙参等养阴生津。

# 第七节　名医经验

## 一、范永升经验

范永升教授[30]认为皮肌炎的急性期多由热毒炽盛、热入营血所致，将清热解毒药与清热凉血

药联合应用，如生地黄配赤芍、石膏配知母、水牛角配生地黄，往往可以收到较好的疗效。

**医案举例：** 患者某，女，54 岁，因"皮肤红斑 2 年，加之伴肌无力 3 个月"入院。

2 年前出现皮肤红斑，以颜面部、前胸部为主，查肌酶升高，考虑为"皮肌炎"，未用激素治疗。3 个月前症状加重，出现颜面部、躯干部、腰臀部、四肢关节伸侧红斑，眶周有水肿性红斑，伴有四肢近端肌无力，感气急。查体：眶周水肿性红斑，颜面部、躯干部、腰臀部、四肢关节伸侧可见红斑，四肢近端肌力 4 级。辅助检查：磷酸肌酸激酶 335U/L，碱性磷酸酶 317U/L。肺部 CT 正常。

西医诊断：皮肌炎。

中医诊断：皮痹、肌痹；辨证为热毒炽盛。

西医治疗：甲强龙针 40mg/d+羟氯喹 0.2g/d 抗炎免疫抑制。

中医治疗：2012 年 5 月 4 日初诊。眶周水肿性红斑，颜面部、躯干部、四肢关节伸侧多处红斑，颜面部为甚，便秘，寐不安，舌红苔薄白，脉数。治拟清营凉血、解毒祛风，方拟犀角地黄汤合白虎汤加减：水牛角 30g（先煎），生地黄 30g，赤芍 18g，牡丹皮 12g，青蒿 30g，凌霄花 9g，大青叶 18g，生石膏 30g（包煎），知母 9g，徐长卿 30g，防风 9g，僵蚕 9g，乌梢蛇 10g，土茯苓 45g，生大黄 9g，生甘草 12g，白花蛇舌草 30g，麦冬 30g，桃仁 12g，首乌藤 30g，淮小麦 30g，炒枳壳 18g，银柴胡 9g。7 剂，水煎服，日 1 剂，分 2 次餐后服用。

2012 年 5 月 11 日二诊：肌力较前改善，颜面部、躯干部红斑颜色变浅、变暗，大便转舒。前方去大青叶、僵蚕、白花蛇舌草、石膏、知母，改银柴胡为柴胡 9g，加丹参 30g 加强养血活血。续进 7 剂。

2012 年 5 月 18 日三诊：自觉症状较前改善，肌力基本恢复，颜面部仍有红斑，躯干部、四肢部红斑较前减少，大便偏干。前方生大黄加至 15g，炒枳壳加至 20g 加强行气通便，并加川牛膝 9g 引火下行，续进 7 剂。

2012 年 5 月 25 日四诊：症状稳定，颜面红斑渐少，时感瘙痒，大便改善，时有干结。方药调整如下：水牛角 30g（先煎），生地黄 30g，赤芍 30g，牡丹皮 12g，青蒿 30g，凌霄花 9g，徐长卿 30g，防风 9g，乌梢蛇 10g，土茯苓 45g，生大黄 18g，生甘草 9g，麦冬 30g，桃仁 15g，首乌藤 30g，淮小麦 30g，炒枳壳 20g，柴胡 9g，丹参 30g，川牛膝 9g，白鲜皮 30g，金银花 12g。续进 7 剂。

经过 6 周余的中西医结合治疗，患者症状改善，激素减至强的松片 40mg/d，病情好转出院。

## 二、禤国维经验

国医大师禤国维[34]认为，肾虚是许多皮肤病反复发作的重要原因，多用温阳补肾法治疗皮肌炎。

**医案举例：** 黄某，男，72 岁。

患者半年前开始出现全身无力，面、颈、胸背暗红斑，夜尿 7~8 次。组织病理示：表皮基底细胞液化变性，真皮浅层血管扩张充血，血管周围淋巴细胞浸润。肌束肿胀，横纹消失，肌束间散在淋巴细胞浸润。肌电图呈肌源性改变。确诊为皮肌炎。某医院以激素治疗为主。检查：体温 38℃，面、颈、上胸背、上臂对称性暗红斑及丘疹，肿胀有压痛，上肢无力上举，蹲下不能站起。肌酸磷酸激酶 275U/L，谷草转氨酶 52U/mL，尿肌酸 672mg/24h。舌淡，苔白腻，脉沉细。

辨证：脾肾阳虚。

治法：补肾温阳，健脾通滞。

处方：金匮肾气丸加味。熟附子 10g，肉桂 5g，熟地黄 30g，山茱萸 12g，怀山药 15g，茯苓 12g，牡丹皮 15g，泽泻 12g，秦艽、枳实、徐长卿各 12g，甘草 10g。水煎服，每日 1 剂。

强的松减为 30mg/d。

服药 10 剂，夜尿减为 4~5 次，仍守此方，稍事加减，强的松逐渐减至停用。半年后，症状及体征消除，谷草转氨酶、肌酸磷酸激酶、尿肌酸等均恢复正常。

以后患者坚持每月服上方 5~7 剂，追踪 5 年，未见复发。

### 三、查玉明经验

查玉明教授[35]认为，久居湿地，肌肉濡渍，痹而不去，湿浊留于中，是皮肌炎的成因，其病在肺脾，主张上下分消其湿，取效甚捷，采取当归拈痛汤加金银花、连翘、赤芍治疗。

**医案举例**：孙某，女，30 岁。2006 年 7 月 13 日来诊。

患者颜面浮肿两年半。两年半前无诱因出现右眼睑红肿，逐渐发展至双眼睑肿胀，重则颜面肿胀，一年半前于某医院就诊，经检查确诊为皮肌炎。9 个月前始口服强的松治疗，剂量不详，雷公藤每日 6mg 至今，现口服强的松每日 5mg，仍觉肌肤肿胀、微痛，头面虚浮，下肢乏力，周身泛发瘀点瘀斑，月经提前 5 天，怕热不恶寒，大便正常。查体：血压 150/120mmHg。满月脸，水牛背，形体肥胖，向心性肥胖，全身皮下泛发瘀点瘀斑。理化检查：ESR 49mmH$_2$O。尿常规检查：蛋白（++）。肌电图检查：肌源性损害（进展较快）。LPH 446U/L；α 羟丁酸脱氢酶 429U/L。舌红绛，舌苔厚腻，脉弦滑，面色略红润。

中医辨证：湿热互结肌痹、虚损（皮肌炎）。此证系居处湿地，肌肉濡渍，痹而不去，得之湿地，湿浊留于中，湿热互结。

治法：除湿消肿，退热止痛。

处方：当归拈痛汤加减。羌活 15g，防风 20g，升麻 15g，葛根 25g，苍术 15g，白术 15g，苦参 10g，黄芪 50g，知母 25g，茵陈 15g，当归 20g，甘草 10g，猪苓 20g，泽泻 20g，金银花 25g，连翘 25g，赤芍 15g。水煎服，3 日 2 剂。

口服强的松 20mg，日 1 次。

二诊：服药 5 剂，头面虚浮、肌肉肿胀减轻，月经提前，乳房作胀，手足乏力，自汗，怕热，饮食及小便正常，面色红润，舌绛苔腻，脉滑，大便稀溏。血压 150/120mmHg。综合上症，病在脾肺，湿热内盛，大便稀溏，肺气不足，手足乏力，湿热内蕴，则不恶寒反恶热。效不更方。原方加入佩兰 15g 以健脾化湿。水煎服，3 日 2 剂，口服强的松减量至 15mg，日 1 次。

三诊：服药 20 剂，颜面部浮肿、肌肤浮肿明显好转，乏力消失，自汗消失，大便正常，饮食可，月经正常，乳胀消失，舌脉症均较前好转。血压 150/100mmHg。效不更方。原方加柴胡 15g。水煎服，3 日 2 剂，继服 20 剂。强的松 10mg，日 1 次。

### 四、张鸣鹤经验

张鸣鹤教授[36]认为，皮肌炎的病理基础为热毒，毒是本病的关键因素，脾胃虚弱是发病的必要条件，并认为本病病位在气血，治疗上以清热凉血解毒、健脾益气为原则。张鸣鹤教授根据"急则治其标，缓则治其本"原则，在急性期以祛邪为主，即重用清热凉血解毒之品，缓解期以扶正祛邪并重或扶正兼祛邪，即清热凉血解毒辅以健脾益气之品。

**医案举例**：患者，女，35 岁，因双眼睑红斑 1 年，于 2014 年 3 月 18 日初诊。

患者 2 年前无明显诱因出现发热，颜面红斑，全身乏力，于某医院诊断为皮肌炎。刻下症见：双眼睑红肿，周身关节疼痛，余处未见皮疹，无发热，肌力可，眠差，苔白，脉沉缓。实验室检查：肌酸激酶 1582IU/L，肌酸激酶同工酶 381IU/L。

西医诊断：皮肌炎。

中医诊断：肌痹（血分蕴热证）。

治则：清热凉血解毒，辅以健脾益气。

处方：白花蛇舌草 20g，半枝莲 20g，连翘 20g，牡丹皮 20g，生地榆 20g，北沙参 15g，赤芍 15g，红花 10g，女贞子 12g，炒酸枣仁 30g，吴茱萸 5g，甘草 6g。24 剂，水煎服，每日 1 剂，于早、晚饭后 1 小时温服，服 6 日停 1 天。醋酸泼尼松 10mg/d 维持治疗。

2014 年 4 月 15 日二诊：眼睑红肿明显减轻，余处未见皮疹，无发热，肌力可，关节、肌肉疼痛减轻，苔白，脉沉缓。复查红细胞沉降率未见异常。上方继服 24 剂，西药暂不调整。

随访 2 个月后红斑消退，皮肤恢复正常，心肌酶谱均正常，仍服醋酸泼尼松 5mg/d 维持。

## 五、冯兴华经验

冯兴华教授[37]认为 DM 治疗应明辨标本，审证求因。本病临床以皮肤血管炎为主要表现，症见面颊、鼻梁、颈部、前胸 V 区、关节伸面散在红色皮疹，疹色鲜红或紫红，治宜清热利湿、凉血解毒；以进行性四肢肌肉无力为主要表现时，宜健脾益气、培补脾胃；病程日久，脾虚不运，内生痰浊，血行不畅，症见钙质沉积、呼吸喘促，治宜活血化瘀、化痰散结。其中健脾益气的思想应贯穿治疗本病的始终。

**医案举例：** 患者，女，36 岁。2017 年 2 月 13 日初诊。

主诉：面部皮疹 14 个月，四肢肌肉无力 12 个月，加重伴间断发热 3 个月。病史：患者 2015 年 12 月无明显诱因出现双上睑、面颊部红色皮疹，甲周、掌指关节伸侧、指腹痛性红斑，当地医院考虑"过敏性皮炎，湿疹"，予对症治疗后无效。后皮疹范围逐渐扩大至鼻梁、面颊，出现四肢近端肌无力，梳头、抬肩、蹲起、爬楼困难。2016 年 2 月于本院就诊。实验室检查：肌酸激酶（CK）10265U/L，抗核抗体 1∶320，抗 Mi-2α（+），抗 Mi-2β（+）。西医诊断为"皮肌炎"，予序贯醋酸泼尼松+环磷酰胺冲击治疗，皮疹好转。4 月于外院继续醋酸泼尼松+环磷酰胺冲击治疗后，肌力好转，在激素减量过程中面部皮疹和肌肉无力多次复发，先后予口服泼尼松、环磷酰胺、吗替麦考酚酯、甲氨蝶呤、他克莫司、环孢素等均无明显改善。近 3 个月出现反复发作性低热，体温波动在 37.5~38℃。刻下症：面颊、鼻梁、眶周弥漫性皮疹，色鲜红，四肢无力，抬肩、蹲起困难，无法自主穿衣、刷牙，无法站立，口臭，倦怠乏力，少气懒言，纳眠可，大便初头硬，三四日一行，小便黄赤。舌淡红，苔白厚腻，脉滑。实验室检查：CK413U/L，γ-谷氨酰转肽酶（γ-GT）73U/L，乳酸脱氢酶（LDH）372U/L，余阴性。西医治疗：甲泼尼龙 10mg，1 次/日；环孢素软胶囊 100mg，2 次/日；甲氨蝶呤片 20mg，1 次/周。

中医诊断：肌痹、痿证；辨证为脾肾不足。

治法：补脾益肾，滋阴壮骨。

处方：补中益气汤合虎潜丸加减。炙黄芪 30g，党参 15g，炒白术 10g，茯苓 15g，柴胡 10g，升麻 10g，黄芩 10g，牛膝 15g，熟地黄 30g，桑寄生 15g，杜仲 10g，淫羊藿 10g，生地黄 15g，黄柏 15g，锁阳 15g，当归 15g，白芍 15g，枸杞子 10g，龟板 30g，生甘草 10g。7 剂，水煎，每日 1 剂，分 2 次服。

2017 年 3 月 10 日二诊：体温恢复正常，面颊、鼻梁及眶周皮疹颜色较前减轻，体力明显改善，下肢明显，可自主刷牙，抬肩、蹲起仍困难。纳眠可，大便成形，3 次/日，小便调。舌淡红，苔白，脉沉细。实验室检查：生化全项 CK477U/L，LDH363U/L，余阴性；红细胞沉降率（ESR）24mm/h，超敏 C 反应蛋白（CRP）2.36mg/L；血常规、尿常规，补体 C3、C4 均正常。前方加知母 10g，山药 30g，益气生津。

2017 年 4 月 20 日电话随访：眶周、鼻梁皮疹消失，面颊皮疹颜色变浅，双下肢肌力明显改善，可自主站立，可行走 500 步左右，无发热。随访至今，病情平稳。

# 第八节　中西医调护

保持乐观积极的心态；活动期饮食宜清淡，缓解期要加强营养，坚持局部按摩，适当进行体育锻炼，增强体力，使肌肉丰满；起居有常，避免汗出当风，预防感冒；定期体检，早期发现肿瘤、感染等合并症[2]。

在精神调护方面，本病是慢性疾病，易反复发作，患者因肌肉萎缩或无力，甚至生活不能自理，常有消极悲观情绪，应积极开导患者，正确对待疾病，树立其战胜疾病的信心，积极配合治疗。

在饮食调摄方面，宜食富有营养、易消化的食物，营养要均衡，多食肉类、蔬菜等，可根据患者病情不同阶段和脾胃运化能力的强弱而有所选择。急性期给予流质或半流质饮食，进食困难时要注意体位，防止呛噎。如患者舌苔厚腻，不欲饮食，多为脾虚和（或）湿盛之象，切勿再进食膏粱厚味，可进食软、烂、热且营养丰富的食物，如粥、汤类以健脾利湿；如舌质红、舌苔黄者，多有热象，凡热性之物如姜、葱、蒜等切勿多食，可多吃绿叶菜，如苦瓜、冬瓜等。

在生活起居方面，居住的房屋最好向阳、通风、干燥，定时开窗通风，保持室内空气新鲜；鼓励自我锻炼，常活动肢体，多按摩局部。对病程较长的患者，重度炎症急性期，应卧床休息，不鼓励做主动活动，可被动活动关节和肌肉，防止肌肉挛缩；恢复期可适量轻度活动，但动作不宜过快，活动量总体原则是根据肌力恢复程度逐步增加，但不能过度疲劳。不能自行更换体位者，应注意帮助经常更换体位，防止发生褥疮。

# 第九节　预后转归

本病早期诊断、合理治疗，可获得满意的长时间缓解，可同正常人一样从事正常的工作、学习。重症患者可死于严重的进行性肌无力、吞咽困难、营养不良以及吸入性肺炎或反复肺部感染所致的呼吸衰竭。对并发心、肺病变者，病情往往严重且治疗效果差。合并恶性肿瘤的肌炎患者，其预后一般取决于恶性肿瘤的预后。[25]

# 第十节　诊治指南（方案或共识）

## 中华医学会风湿病学分会2010年"多发性肌炎和皮肌炎诊断及治疗指南"（节选）

中华医学会风湿病学分会2010年发布了多发性肌炎和皮肌炎诊断及治疗指南，具体内容如下[24]。

诊断标准：目前临床上大多数医生对PM/DM的诊断仍采用1975年Bohan/Peter建议的诊断标准（简称B/P标准）。B/P标准会导致对PM的过度诊断，它不能对PM与包涵体肌炎（IBM）等其他炎性肌病相鉴别。因此欧洲神经肌肉疾病中心和美国肌肉研究协作组（ENMC）在2004年提出了IIM分类诊断标准。该标准与B/P标准最大的不同在于：①将IIM分为5类：PM、DM、包涵体肌炎（IBM）、非特异性肌炎（nonspecific myositis，NSM）和免疫介导的坏死性肌炎（immune-mediated necrotizing myopathy，IMNM）。其中NSM和IMNM是首次被明确定义。②对无肌病性皮肌炎

（amyotropthic dermato myositis，ADM）提出较明确的诊断标准，但应注意的是 ADM 并不是固定不变的，部分患者经过一段时间可发展成典型的 DM。另外，AMD 可出现严重的肺间质病变及食管病变，也可伴发肿瘤性疾病。

治疗方案及原则：PM/DM 是一组异质性疾病，临床表现多种多样且因人而异，治疗方案也应遵循个体化的原则。

1. 糖皮质激素　到目前为止，糖皮质激素仍然是治疗 PM/DM 的首选药物，但激素的用法尚无统一标准，一般开始剂量为泼尼松 1~2mg/（kg·d）（60~100mg/d）或等效剂量的其他糖皮质激素。常在用药 1~2 个月后症状开始改善，然后逐渐减量，激素的减量应遵循个体化原则。对于严重的肌病患者或伴严重吞咽困难、心肌受累或进展性肺间质病变的患者，可加用甲泼尼龙冲击治疗。方法是甲泼尼龙每日 500~1000mg，静滴，连用 3 日。对激素治疗无效的患者首先应考虑诊断是否正确，诊断正确者应加用免疫抑制剂治疗。另外，还应考虑是否为初始治疗时间过短或减药太快所致、是否出现了激素性肌病。

2. 免疫抑制剂

甲氨蝶呤（MTX）：MTX 是治疗 PM/DM 最常用的二线药。MTX 不仅对控制肌肉炎症有帮助，而且对改善皮肤症状也有益处，且起效比硫唑嘌呤（AZA）快。常用的剂量：7.5~20mg，口服，每周 1 次。

AZA：AZA 治疗 PM/DM 的剂量为口服 1~2mg/（kg·d），AZA 起效较慢，通常应在用药 6 个月后才能判断是否对 PM/DM 有明显的治疗效果。

环孢素 A（CsA）：目前 CsA 用于 PM/DM 的治疗逐渐增多，主要用于 MTX 或 AZA 治疗无效的难治性病例，CsA 起效时间比 AZA 快。常用的剂量为 3~5mg/（kg·d）。用药期间主要应监测血压及肾功能，当血清肌酐增加>30%时应停药。

环磷酰胺（CTX）：CTX 在治疗肌炎中不如 MTX 和 AZA 常用，且单独对控制肌肉炎症无效，主要用于伴有肺间质病变的病例。用法为口服 2~2.5mg/（kg·d）或每月静脉滴注 0.5~1.0g/m$^2$，后者更为常用。

抗疟药：对 DM 的皮肤病变有效，但对肌肉病变无明显作用。治疗剂量为羟氯喹 300~400mg/d。应注意的是抗疟药可诱导肌病的发生，患者出现进行性肌无力，易与肌炎进展混淆。此时肌肉活检有助于肌病的鉴别。

3. 静脉注射免疫球蛋白（IVIg）　对于复发性和难治性的病例，可考虑加用 IVIg。常规治疗剂量是 0.4g/（kg·d），每月用 5 日，连续用 3~6 个月以维持疗效。对于 DM 难治性的皮疹加用小剂量的 IVIg［0.1g/（kg·d），每月用 5 日，共 3 个月］可取得明显效果。总的来说，IVIg 不良反应较少，但可有头痛、寒战、胸部不适等表现，对于有免疫球蛋白缺陷的患者应禁用 IVIg。

4. 生物制剂　近年来有不少用抗肿瘤坏死因子单抗、抗 B 细胞抗体或抗补体 C5 治疗难治性的 PM 或 DM 可能有效的报道，但大部分研究都是小样本或个案报告，确切的疗效有待于进一步的大样本研究。

5. 血浆置换疗法　有研究表明，血浆置换疗法对 PM/DM 无明显效果，可能只有"生化的改善"，即短暂的肌酶下降而对整体病程无明显的作用。

6. 免疫抑制剂的联合应用　2 种或 2 种以上免疫抑制剂联合疗法主要用于复发性或难治性 PM/DM 病例，但目前只见于个案报道，无系统性临床研究结果。

# 第十一节　中西医临床研究进展

## 一、临床辨治

### （一）中医辨证分型

查玉明教授[38]将本病辨证分为五型，并用五法来辨治：①温阳益气，扶正起衰：适用于阳气虚衰证，方用黄芪桂枝五物汤加当归、鸡血藤、怀牛膝、细辛；②驱逐寒邪，温通经脉：适用于寒凝血脉证，方用当归四逆汤合乌头汤加红花、穿山甲；③益气血，复化源：适用于正虚邪恋之虚损证，方用八珍汤合小柴胡汤化裁；④养血润燥，化瘀通络：适用于肌肤枯燥证，方用荆防四物汤加首乌、蝉蜕、红花、连翘；⑤清热化湿，消肿解毒：适用于湿热互结证，方用当归拈痛汤加金银花、连翘、细辛、红花。

范永升教授[39]治疗皮肌炎相关间质性肺病主张根据病程长短及病情轻重缓急，将其分为急性期、慢性期进行分期论治。急性期以标实为主，且往往因感受外邪发作，风寒暑湿燥火皆可引动肺络伏邪，发为肺痹，其证有风热犯肺、寒邪袭肺、痰热郁肺，治疗总以宣肺祛邪、化痰通络为主，以复肺宣发、肃降之功能，病至危重者痰蒙清窍，出现神志昏蒙当豁痰开窍醒神。疾病慢性期，脾胃运化功能未完全恢复，气血生化乏源，内生痰湿之邪更盛，病情缠绵难愈，病久可累及五脏六腑。其证有肺脾气虚、阴虚血瘀、阳虚络痹，此期正虚以肺脾气阴亏虚为主、标实以痰瘀痹阻肺络为主，治疗当以健脾补肺、益气养阴、化痰通络，恢复脾胃运化功能，使气血生化有源，以复人体正气，同时辅以化痰通络，延缓肺纤维化进程。此外，由于患者久病正气亏虚，极易感受外邪，触发甚至加重疾病，故此期在治疗上更应重视扶正固本、祛邪外出。

陈湘君教授[40]认为本病的发生是由于患者素体脾胃虚弱，外受风寒湿热之邪，或饮食不节、恣食膏粱厚味所致，病机常常错综复杂。病位主要在脾胃，久则可及肺肾，盖脾胃为气血生化之源、后天之本，脾在体合肌肉，机体在诸内外因作用下出现脾胃虚弱则气血生化无源，气血不能充养肌肉、四肢、百骸，久则可致肌肉痿软无力、肌肉瘦削，乃可出现上下肢无力，甚则吞咽、呼吸无力等症；脾亦具有主运化水湿之能，脾胃虚弱则不能运化水湿，湿浊内生，湿性黏滞，留而不去，使气血运行不畅，不通则痛，则可致肌肉酸痛无力；同时脾虚则抗邪无力，风寒湿热之邪易于入侵，外湿与内湿相合为病，久则湿可蕴热成毒，气血运行不畅，血滞成瘀，湿、毒、瘀三者相互搏结，充斥肌肤进而伤津耗血，遂可出现肌肉肿痛无力、高热、口渴、心烦、全身困重乏力、肌肉萎缩和四肢痿弱不用等症；若此病治不及时或治不如法，则可进一步累及肺肾，伤肺则见胸闷、咳嗽、气急之症，伤肾则可出现水肿、气喘等症。陈教授认为，本病在治疗上应遵循急则治其标、缓则治其本的原则，主张分期辨证论治，具体而言：急性发作期治以清热、解毒、化湿为主，佐以补益脾气；缓解期治以补益脾胃为主，佐以解毒、化湿、活血。

### （二）经典方剂联合西药

刘书珍等[41]将76例患者随机分为两组，对照组予口服强的松、甲氨蝶呤治疗，治疗组在对照组基础上加服清热泻脾汤合宣痹汤（山栀10g，石膏15g，黄芩10g，黄连10g，生地黄12g，赤茯苓12g，灯心草3g，清防己15g，杏仁10g，连翘15g，滑石20g，薏苡仁20g，制半夏10g，蚕沙10g，赤小豆皮15g），两组均治疗3个月后评定疗效。结果显示：治疗组总有效率为94.74%，对照组总有效率为78.95%，治疗组患者的肌痛、肌无力及肌酶等指标的改善程度较对照组高。

谢学光[42]将53例PM患者随机分成西药组（对照组）和中药+西药组（观察组），对照组予大剂量口服泼尼松片，观察组在此基础上加服补中益气汤合防己黄芪汤加减（基础方：黄芪30g，党参20g，白术12g，当归10g，柴胡10g，升麻12g，陈皮10g，防己15g，茯苓12g，蚕沙10g，千斤拔15g，五爪龙15g，红花5g，炙甘草6g），观察用药后1个月、2个月、3个月、6个月患者的肌力和血清肌酸激酶（CK）。结果表明，观察组患者经治疗后肌力改善及肌酶的降低情况明显优于对照组。

### （三）自拟方联合西药

夏农[43]将78例皮肌炎患者随机分为两组。对照组用甲氨蝶呤（5mg，1次/周），强的松（20mg，1次/日），而观察组在此基础上同时用60mL康艾注射液静滴及自拟中药汤剂（制乳香、威灵仙、红花、丹参、川牛膝、川芎、当归）口服。治疗3个月，观察组总有效率92.3%，高于对照组的84.6%。治疗后观察组患者的肌酸磷酸激酶（CPK）和细胞沉降率（ESR）较对照组有显著优势。

孙剑虹[44]将60例DM患者随机分为两组。对照组用西药常规治疗：口服泼尼松，重症用泼尼龙静滴，加用硫唑嘌呤或甲氨蝶呤。治疗组在对照组的基础上加用补气解毒滋阴方（黄芪、白花蛇舌草、连翘、黄芩、苦参、白术、茯苓、赤芍、生地黄、牡丹皮、当归、知母、青蒿、女贞子）治疗。结果显示：治疗组总有效率93.3%，对照组总有效率73.3%，治疗组患者在肌肉疼痛、CPK、ESR改善方面均优于对照组。

程显山等[45]治疗该病在初期用自拟柴葛芷桔汤（柴胡、葛根、白芷、桔梗、玄参、生石膏、赤芍、甘草、金银花、连翘）随症加减，在病情缓解期用自拟荆防四物汤加减（荆芥、防风、当归、川芎、赤芍、生地黄、党参、黄芪、何首乌、蒺藜、薏苡仁、紫草），疾病全程予激素口服。经治疗，患者的临床症状、肌酶、肌电图、肌肉病理等临床指标恢复正常。

邢孟涵等[46]将80例皮肌炎患者随机分为两组，对照组单纯使用激素治疗，治疗组在对照组基础上加服自拟加味五味消毒饮（野菊花、金银花、蒲公英、紫花地、天葵子、冬瓜皮、海桐皮、秦皮、茯苓皮、忍冬藤、红藤、络石藤、鸡血藤等），治疗3个月后，治疗组患者在肌肉疼痛、发热程度、肌力、CPK、ESR改善方面均优于对照组。

莫鑫[47]将40例湿热蕴毒证型幼年皮肌炎患者随机分为观察组和对照组各20例，观察组予清热祛湿解毒汤（生薏苡仁10g，败酱草10g，钩藤10g，莲心4~6g，白鲜皮10g，地肤子10g，黄芩10g，紫草10g，青黛3g，建曲10g；红斑热重加牡丹皮10g，土茯苓10g，白花蛇舌草10g；四肢无力重加威灵仙10g，秦艽10g；便干不爽加瓜蒌15g）加减、醋酸泼尼松片［1~2mg/（kg·d）］、甲氨蝶呤片（每周10~15mg/m²）治疗，对照组予单纯西药治疗，观察疗程均为12周。比较治疗前后两组中医证候、肌炎积分、弥散性红斑消退时间、并发症、激素开始减量时间等情况，结果提示，在常规基础治疗上，加用清热祛湿解毒汤治疗湿热蕴毒证型幼年皮肌炎，可明显促进弥散性红斑消退，改善肌力恢复，减少中医证候积分，提高临床疗效，缩短激素应用时间，且安全性好。

曹恩泽等[48]将DM/PM患者30例分为3型，即热毒炽盛型、肝肾阴虚型、脾肾亏虚型，以基本方（白花蛇舌草、薏苡仁各30g，地肤子15g，生地黄、赤芍、白芍、甘草各10g）为主随症加减治疗，同时辅以1mg/（kg·d）泼尼松，与单纯用西药治疗的对照组相比，前者有效率为86.7%，对照组有效率为60%，两者差异显著，且治疗组激素副作用出现率为30%，显著低于对照组（86.7%）。

### （四）中成药联合西药

戈海青等[49]将71例热毒瘀阻型皮肌炎患者随机分为治疗组（36例）和对照组（35例），两组均予激素口服，治疗组同时加用双藤清痹丸（水牛角、土茯苓、雷公藤、金银花、大黄、菟丝子、淫羊藿、鸡血藤、枸杞子、生地黄、甘草），治疗 3 个月后，患者在改善临床症状、体征、增强肌力、缓解肌肉疼痛等方面均有很大提高。

李秀等[50]将 78 例皮肌炎/多发性肌炎患者随机分为观察组（参芪扶正注射液联合糖皮质激素加甲氨蝶呤治疗）和对照组（单纯糖皮质激素加甲氨蝶呤治疗）各 39 例。糖皮质激素加甲氨蝶呤治疗方案均采用糖皮质激素 1~2mg/（kg·d）静脉滴注、甲氨蝶呤 10mg/w 口服。观察组同时应用参芪扶正注射液 250mL 静脉滴注，每日 1 次，连用 21 日后进行疗效评价。结果提示，参芪扶正注射液联合糖皮质激素加甲氨蝶呤的疗效较单纯使用西药强，且能在一定程度上减少激素的不良反应。

朱秀惠[51]将单纯型多发性肌炎患者 90 例，采用双盲双模拟试验方法，随机分为中药组（肌炎灵胶囊+强的松片空白模拟剂）、西药组（强的松片+肌炎灵胶囊空白模拟剂）和联合用药组（肌炎灵胶囊+强的松片）各 30 例。经过 3 个月的治疗，联合用药组患者在临床症状及肌酶方面的改善优于纯中药组和纯西药组。

### （五）中药提取物联合西药

张轶凡[52]将 52 例多发性肌炎患者按照随机原则分为两组，每组各 26 例，观察组进行白芍总苷联合泼尼松治疗，对照组单纯使用泼尼松治疗，分别测定两组患者治疗前及治疗 4 周后的肌酸肌酶（CK），并比较两组患者治疗 4 周后的肌力变化。4 周后观察组患者无论是肌力还是肌酶的改善均高于对照组。

储旭华等[53]使用雷公藤多苷片对 7 例多发性皮肌炎患者进行治疗，其中 4 例患者单纯予雷公藤多苷片治疗，另外 3 例在应用大剂量强的松治疗无效的基础上，逐渐减少强的松的用量，运用雷公藤多苷进行治疗。经过治疗后，所有患者的临床症状均消失，体征恢复正常，肌酶降到正常范围内，提示雷公藤多苷不但对多发性肌炎有较好的治疗效果，同时还可用于皮质类固醇激素治疗无效的患者。

陈可平等[54]将 26 例 DM 患者分为毒热型、寒湿型和阴阳失调气血两虚型 3 种类型，配合激素及免疫抑制剂及雷公藤多苷口服治疗，结果总有效率为 84.6%，且大部分患者激素撤减至 20mg/d 以下。

### （六）外治法联合西药

吕嫔果等[55]将 56 例皮肌炎伴有皮肤溃破的患者随机分成试验组和对照组，试验组给予复方黄柏液换药（主要成分为黄柏、连翘、金银花、蜈蚣等），照组给予常规外科换药。治疗 2 周后，试验组总有效率（92.86%）显著高于对照组（71.42%）。

## 二、方药与药理

### （一）方药用药规律

任北大等[56]通过中国期刊全文数据库搜集自 1986 年 1 月至 2016 年 12 月治疗皮肌炎的中医临床文献并建立数据库，依托皮肌炎辨证分型分析其临床处方用药规律，筛选出治疗皮肌炎方剂 72 首，药物 243 种。处方中用药频次最多的为黄芪，共出现 181 次；处方中使用频次最高的 10 个药对中，含有补益脾气药的药对最多，共计 9 对，即白术-黄芪、白术-茯苓、茯苓-黄芪、黄芪-生地黄、党参-黄芪、丹参-黄芪、黄芪-鸡血藤、丹参-茯苓、黄芪-牛膝；再以脏腑辨证为原则，总结各个脏腑不同证型的核心用药。

脾：脾气虚证的核心药物组成为白术、黄芪、茯苓。核心药对组合为白术-黄芪、白术-茯苓、茯苓-黄芪 3 对；湿热瘀阻证的核心药物组成为茯苓、丹参、苍术 3 种；核心药对组合为丹参-茯苓、苍术-茯苓、陈皮-茯苓3对。心：热毒炽盛证的核心药物组成为生地黄、牡丹皮、金银花、白花蛇舌草、紫草5种，核心药对组合为牡丹皮-生地黄、金银花-牡丹皮、金银花-生地黄3对；瘀血阻络证的核心药物组成为生地黄、黄芪、白芍、赤芍4种，核心药对组合为白芍-黄芪、党参-黄芪、黄芪-鸡血藤3对。肾：肾阴亏虚证的核心药物组成为生地黄、山茱萸、牡丹皮、龟甲、牛膝5种，核心药对组合为牡丹皮-山茱萸、麦冬-生地黄、山茱萸-生地黄、黄芪-生地黄4对；肾阳虚证的核心药物组成为茯苓、白术、附子、黄芪、山药5种，核心药对组合为茯苓-附子、茯苓-山药、茯苓-熟地黄、山药-熟地黄4对。肺：肺阴虚证的核心药物组成为黄芪、苦杏仁、秦艽、当归、川芎5种，核心药对组合为黄芪-秦艽、黄芪-苦杏仁、川芎-当归3对；肺气虚证的核心药物组成为黄芪、白术、麦冬、苦杏仁、五味子5种，核心药对组合为白术-黄芪1对。肝：肝阴虚证的核心药物组成为白芍、熟地黄、黄柏、干姜4种。

### （二）方药药理举例

1. 加味逍遥丸  加味逍遥丸源自《内科摘要》。该方剂中柴胡疏肝解郁为君药，当归、白芍补血活血、补血柔肝，茯苓、白术健脾渗湿，共为臣药，牡丹皮、栀子清热凉血共为佐药，甘草引药归经，调和诸药。诸药合用，共奏疏肝解郁、健脾燥湿、清热凉血之功效，可用于治疗多种自身免疫性疾病。加味逍遥丸中含有多种抗炎、免疫调节活性的中药单体。动物实验研究[57]发现，柴胡皂苷可以调节Th17/Treg细胞的失衡和炎症细胞因子的分泌。Th17和Treg细胞亚群是效应T细胞的主要成员，在自身免疫性疾病、感染性疾病以及肿瘤免疫中发挥着重要作用。Th17细胞主要通过分泌IL-6、IL-17、IL-22、TNF-α等多种细胞因子来发挥免疫调节和促炎功能，进而参与免疫性疾病、炎症性疾病和肿瘤的发生发展。Treg细胞主要通过分泌IL-4、IL-10、TGF-β等细胞因子抑制机体的免疫反应，从而维持机体的免疫耐受。在自身免疫性疾病中，Th17/Treg动态平衡被破坏，向Th17细胞一侧失衡，最终导致DM/PM的发生。王岩等[58]通过动物实验发现，逍遥散可提高慢性应激小鼠巨噬细胞杀伤活性，这除了与其直接的免疫调节作用有关外，也与其对神经递质的调节作用有关。

2. 白芍  白芍具有养血调经、敛阴止汗、柔肝止痛、平抑肝阳之功效，是临床上治疗DM/PM的常用药物之一。白芍的化学成分主要为挥发油类、单萜类、三萜类及黄酮类化合物等，如代表性的没食子酸、氧化芍药苷、芍药内酯苷、芍药苷等。白芍总苷作为白芍的有效成分，具有十分强大的抗炎作用，白芍总苷所具备的抗炎作用以及其有效抑制巨噬细胞核的转录因子活性，会使得巨噬细胞的一氧化氮的合酶表达逐渐降低，且和一氧化氮含量降低有直接关联[59]。芍药苷可通过阻断树突状细胞启动T细胞表达，或抑制T细胞和B细胞的增殖发挥免疫抑制和调节作用。另外，有相关研究表明，白芍的某些有效成分可以通过激活p38MAPK和NF-κB信号通路来发挥抗肿瘤作用。

3. 牡丹皮  牡丹皮具有活血化瘀、清热凉血之功效，是治疗DM/PM的常用药物之一。牡丹皮的化学成分较为复杂，主要含有酚及苷类成分、单萜及其苷类成分、三萜类成分、甾醇类成分、有机酸、黄酮类成分、香豆素类成分等类型，此外还含有大量的多糖及挥发油，其中以丹皮酚、芍药苷、没食子酸、氧化芍药苷、儿茶素、牡丹皮苷C、苯甲酰基氧化芍药苷等成分含量较高，为其主要活性成分。牡丹皮（丹皮酚）抗菌消炎活性是其被最早发现的现代药理作用，牡丹皮水提物可对大肠杆菌、溶血性链球菌、金黄色葡萄球菌、伤寒杆菌等20余种致病菌产生较强的杀菌抑菌作用。丹皮酚可显著抑制毛细血管通透性，抑制大鼠白细胞炎性趋向性和前列腺素$E_2$合成，改善角叉菜胶诱导模型大鼠足部炎性病变，从而起到抗炎的作用。丹皮酚具有明显的增强机体细胞和体液免疫功能的作用。丹皮酚能使雾化吸入刺激模型大鼠全身的细胞免疫和体液免疫明显增强，使环磷酰胺和氢化可的松导致的小鼠胸腺损伤显著减轻。丹皮酚可明显促进模型小鼠免疫系统功能，可显著提高其脾脏指数和胸腺指数等指标，促进淋巴细胞转化率，促进模型大鼠中性白细胞的吞噬能力从而增强大鼠免疫功能。此外，丹皮酚可以通过增强机体抗肿瘤因子的生成实现抑制肿瘤细胞增殖分化的作用，从而达到抗肿瘤的目的[60]。

4. 紫草 紫草具有清热解毒、凉血止血、透疹发斑之功，是临床上治疗 DM/PM 的常用药物之一。紫草最主要的成分就是紫草素，还有乙酰紫草素（Acetylshikonin）、去氧紫草素（Deoxyshikonin）、异丁基紫草素（Isobutyshikonin）、β,β-二甲基丙烯酰紫草素（β,β-Dimethylacrylshikonin）、β-羟基异戊酰紫草素（β-Hydroxyisovalerylshikonin）、紫草烷（Alkannan）、紫草红（Alkannin）、α-甲基-正-丁酰紫草素（α-Methyl-n-butyrylshikonin）、3,4-二甲基戊烯-3-酰基紫草醌等。紫草能通过抑制 NF-κB 信号通路的活性或炎症小体的活化来发挥抗炎的作用。NF-κB 是炎症反应的核心环节，紫草能下调 NF-κB 激活抑制环氧合酶 2（COX-2）和诱导型一氧化氮合酶（iNOS）的激活。炎症小体作为补体和激活 Caspase-1 的支架，Caspase-1 促进炎性因子的分泌，紫草素可抑制 Caspase-1 的活化，并抑制分离的 Caspase-1 的活性来起到抗炎的作用。国内相关研究发现，紫草乙醇提取物对金黄色葡萄球菌、福氏Ⅱ型杆菌、无乳链球菌有强大的抑制作用，水提物对奇异变形杆菌有抑制作用，两种提取物均对白色念珠球菌有很好的抑制作用，提示紫草油有强大的抗菌作用。紫草内酯能够以剂量依赖性的方式抑制受感染细胞表面最重要的蛋白质神经氨酸酶 A（N），感染细胞中病毒核蛋白 mRNA 显著减少，抑制其转录复制，从而发挥抗病毒作用。此外，紫草能够通过诱导细胞凋亡、抑制细胞分裂周期及增殖、诱导线粒体膜电位破坏、抗肿瘤血管生成等方面发挥抗肿瘤的作用[61]。

# 第十二节 展 望

PM/DM 的病因病机尚不明确，临床表现因人而异，治疗方案应遵循个体化原则。目前中医治疗皮肌炎的现代作用机制还不太清楚，可能与中药具有调节免疫、抗感染、改善微循环、调节神经-内分泌-免疫网络等方面的作用有关，但在这方面还有待于进一步深化研究。中医药治疗在调整人体异常的免疫功能，改善局部及全身症状尤其在缓解红斑、肌痛、肌无力等症状方面有一定的优势，但单纯用中医药现代较难控制病情。中西药联合治疗可增强疗效并减少西药毒副作用，降低复发率，同时对多系统损害如肺间质病变、肝功能异常、肾脏病变、血管炎等都有一定的治疗作用，并能提高患者的生活质量。未来迫切需要从中医学角度深入探讨该病的病因病机和治疗机理，开展多中心的中医临床研究。

PM/DM 的多系统损害及合并恶性肿瘤是本病预后不良的重要原因，也是临床治疗比较棘手的问题，中西医结合治疗研究的重点应放在中药是否能够防治本病早期的多系统、多器官损害方面，涉及肿瘤的治疗则需联合肿瘤科医生合作开展。

（林昌松，许舒迪）

# 参 考 文 献

［1］刘智杰，田雨桐，施博，等. 中国人群皮肌炎/多发性肌炎患者合并肿瘤的危险因素 meta 分析［J］. 中国麻风皮肤病杂志，2020，36（11）：672-676.

［2］王承德，沈丕安，胡荫奇，等. 实用中医风湿病学［M］. 2 版. 北京：人民卫生出版社，2009.

［3］Shamim E A, Miller F W. Familial autoimmunity and the idiopathic inflammatory myopathies［J］. Curr Rheumatol Rep, 2000, 2（3）：201-211.

［4］O'Hanlon T P, Carrick D M, Targoff I N, et al. Immunogenetic risk and protective factors for the idiopathic inflammatory myopathies：distinct HLA-A, -B, -Cw, -DRB1, and-DQA1 allelic profiles distinguish European American patients with different myositis autoantibodies［J］. Medicine（Baltimore），2006，85（2）：111-127.

［5］O'Hanlon T P, Rider L G, Mamyrova G, et al. HLA polymorphisms in African Americans with idiopathic inflammatory myopathy: allelic profiles distinguish patients with different clinical phenotypes and myositis autoantibodies [J]. Arthritis Rheum, 2006, 54 (11): 3670-3681.

[6] Furuya T, Hakoda M, Higami K, et al. Association of HLA class I and class II alleles with myositis in Japanese patients [J]. J Rheumatol, 1998, 25 (6): 1109-1114.

[7] Love L A, Leff R L, Fraser D D, et al. A new approach to the classification of idiopathic inflammatory myopathy: myositis-specific autoantibodies define useful homogeneous patient groups [J]. Medicine (Baltimore), 1991, 70 (6): 360-374.

[8] Travers R L, Hughes G R, Cambridge G, et al. Coxsackie B neutralisationtitres in polymyositis/dermatomyositis [J]. Lancet, 1977, 1 (8024): 1268.

[9] Pearson C M. Editorial: Myopathy with viral-like structures [J]. N Engl J Med, 1975, 292 (12): 641.

[10] Andersson J, Englund P, Sunnemark D, et al. CBA/J mice infected with Trypanosoma cruzi: an experimental model for inflammatory myopathies [J]. Muscle Nerve, 2003, 27 (4): 442-448.

[11] Okada S, Weatherhead E, Targoff I N, et al. International Myositis Collaborative Study Group. Global surface ultraviolet radiation intensity may modulate the clinical and immunologic expression of autoimmune muscle disease [J]. Arthritis Rheum, 2003, 48 (8): 2285-2293.

[12] Suzuki S, Uruha A, Suzuki N, et al. Integrated Diagnosis Project for Inflammatory Myopathies: An association between autoantibodies and muscle pathology [J]. Autoimmun Rev, 2017, 16 (7): 693-700.

[13] 杨亮, 李晓东, 付俊庞, 等. 皮肌炎相关的肌炎特异性自身抗体研究进展 [J]. 中国实用神经疾病杂志, 2019, 22 (13): 1505-1508.

[14] Dalakas M C, Hohlfeld R. Polymyositis and dermatomyositis [J]. Lancet, 2003, 362 (9388): 971-982.

[15] Brouwer R, Hengstman G J, Vree Egberts W, et al. Autoantibody profiles in the sera of European patients with myositis [J]. Ann Rheum Dis, 2001, 60 (2): 116-123.

[16] Li M, Dalakas M C. Expression of human IAP-like protein in skeletal muscle: a possible explanation for the rare incidence of muscle fiber apoptosis in T-cell mediated inflammatory myopathies [J]. J Neuroimmunol, 2000, 106 (1-2): 1-5.

[17] Kissel J T, Halterman R K, Rammohan KW, et al. The relationship of complement-mediated microvasculopathy to the histologic features and clinical duration of disease in dermatomyositis [J]. Arch Neurol, 1991, 48 (1): 26-30.

[18] Karpati G, Pouliot Y, Carpenter S. Expression of immunoreactive major histocompatibility complex products in human skeletal muscles [J]. Ann Neurol, 1988, 23 (1): 64-72.

[19] Nagaraju K, Raben N, Loeffler L, et al. Conditional up-regulation of MHC class I in skeletal muscle leads to self-sustaining autoimmune myositis and myositis-specific autoantibodies [J]. Proc Natl Acad Sci USA, 2000, 97 (16): 9209-9214.

[20] Vattemi G, Engel W K, McFerrin J, et al. Endoplasmic reticulum stress and unfolded protein response in inclusion body myositis muscle [J]. Am J Pathol, 2004, 164 (1): 1-7.

[21] Lundberg I E. New possibilities to achieve increased understanding of disease mechanisms in idiopathic inflammatory myopathies [J]. Curr Opin Rheumatol, 2002, 14 (6): 639-642.

[22] Emslie-Smith A M, Arahata K, Engel A G. Major histocompatibility complex class I antigen expression, immunolocalization of interferon subtypes, and T cell-mediated cytotoxicity in myopathies [J]. Hum Pathol, 1989, 20 (3): 224-231.

[23] 王辰, 王建安, 黄从新, 等. 内科学 [M]. 2版. 北京: 人民卫生出版社, 2010: 1211.

[24] 中华医学会风湿病学分会. 多发性肌炎和皮肌炎诊断及治疗指南 [J]. 中华风湿病学杂志, 2010, 14 (12): 828-831.

[25] Gary S. Firestein, Ralph C. Budd, Shedine E. Gabriel, et al. 凯利风湿病学 [M]. 栗占国, 译. 10版. 北京: 北京大学医学出版社, 2020: 1598-1627.

[26] 中华中医药学会. 多发性肌炎诊疗指南 [J]. 中国中医药现代远程教育, 2011, 9 (11): 152-153.

[27] 李静, 肖波, 张宁, 等. 从CD28/B7-1探讨雷公藤多甙治疗多发性肌炎的机制 [J]. 中国现代医学杂志, 2004, 14 (13): 75-77, 81.

[28] 王瑞. 六味地黄丸的药理分析及临床应用 [J]. 继续医学教育, 2020, 34 (11): 161-163.

[29] 史同霞, 王学华. 金匮肾气丸的药理研究及临床应用进展 [J]. 中央民族大学学报 (自然科学版), 2019, 28 (2): 68-71.

[30] 李正富, 吴德鸿, 范永升. 范永升教授治疗皮肌炎特色探析 [J]. 中华中医药杂志, 2015, 30 (3):

761-763.

[31] 熊佳，朱培成，李红毅，等．国医大师禤国维论治皮肌炎经验 [J]．中国中医药信息杂志，2019，26（1）：116-118.

[32] 翁柠，朱观祥，张岩，等．刘福友教授治疗多发性肌炎经验介绍 [J]．新中医，2007，39（12）：6-8.

[33] 商建军，庞秀花．周耀庭治疗多发性肌炎经验举隅 [J]．辽宁中医杂志，2005，32（7）：641.

[34] 刘爱民，陈达灿．禤国维教授运用补肾法治疗疑难皮肤病经验举隅 [J]．上海中医药杂志，2004，38（2）：39-40.

[35] 臧天霞，叶健．查玉明教授临证医案二则 [J]．实用中医内科杂志，2008，22（2）：10-11.

[36] 杨峰付，新利．张鸣鹤教授辨治皮肌炎验案 2 例 [J]．风湿病与关节炎，2016，5（2）：31-32.

[37] 王宇阳，刘宏潇，赵亚男，等．冯兴华治疗皮肌炎伴发热验案 1 则 [J]．北京中医药，2019，38（6）：616-617.

[38] 尹远平．查玉明对皮肌炎中医的辨治五法 [J]．辽宁中医杂志，2004，27（4）：149-150.

[39] 何兆春，李正富，吴德鸿，等．范永升治疗皮肌炎合并间质性肺病经验探析 [J]．中华中医药杂志，2020，35（4）：1835-1839.

[40] 胡建国，陈湘君．陈湘君治疗皮肌炎经验 [J]．中医杂志，2010，51（8）：684-686.

[41] 刘书珍，张菊香，张伯兴．中西医结合治疗多发性肌炎/皮肌炎 38 例疗效观察 [J]．中国中医药科技，2014，21（2）：186-187.

[42] 谢学光．中西医结合治疗多发性肌炎临床体会 [J]．内蒙古中医药，2011，30（12）：48-49.

[43] 夏农．中西结合治疗皮肌炎的疗效及对肿瘤坏死因子-α 的影响 [J]．中国实验方剂学杂志，2012，18（16）：317-319.

[44] 孙剑虹，徐串联，严宇仙．补气解毒滋阴方治疗皮肌炎临床疗效及对血清瘦素的影响 [J]．中华中医药学刊，2012，30（1）：167-169.

[45] 程显山，程晔，张倮荣．程绍恩治疗皮肌炎经验 [J]．中医杂志，2010，51（4）：314-315.

[46] 邢孟涵，赵俊云．中西医结合治疗多发性肌炎、皮肌炎 40 例临床观察 [J]．中国中医急症，2009，18（8）：1264-1272.

[47] 莫鑫，幺远，甄小芳，等．清热祛湿解毒汤治疗幼年皮肌炎（湿热蕴毒证）的临床观察 [J]．中国临床医生杂志，2017，45（3）：111-113.

[48] 曹恩泽，刘健，朱淑荷．中西医结合治疗多发性皮肌炎 30 例 [J]．辽宁中医杂志，1994，21（12）：553-554.

[49] 李桂，戈海青，王晓军，等．双藤清痹丸结合醋酸泼尼松治疗热毒瘀阻型皮肌炎临床研究 [J]．上海中医药杂志，2010，44（12）：53-56.

[50] 李秀，张凤山，聂英坤，等．中西医结合治疗皮肌炎/多发性肌炎的临床研究 [A]．中国中西医结合学会风湿病专业委员会．2009 中国中西医结合系统性红斑狼疮研究学术会议论文集 [C]．中国中西医结合学会风湿病专业委员会：中国中西医结合学会，2009：318-321.

[51] 朱秀惠．肌炎灵胶囊治疗多发性肌炎的理论探讨与临床研究 [D]．石家庄：河北医科大学，2005.

[52] 张轶凡．白芍总苷联合泼尼松治疗多发性肌炎疗效分析 [J]．黑龙江医药，2014，27（6）：1340-1341.

[53] 赵俊文．皮肤科应用雷公藤的作用 [J]．中国卫生产业，2014，11（12）：195-196.

[54] 陈可平，安家丰，张志礼．中西医结合治疗皮肌炎 26 例临床分析 [J]．北京中医杂志，1994，13（3）：13-15.

[55] 吕嫔果，陈朝良．复方黄柏液换药治疗皮肌炎皮肤溃烂的疗效观察 [J]．海峡药学，2013，25（2）：100-101.

[56] 任北大，陈东梅，赵欣，等．皮肌炎用药规律文献研究 [J]．中医杂志，2017，58（9）：791-795.

[57] 郭旭彤，安继东，梅建强．柴胡皂苷 A 对抑郁症大鼠 Treg 和 Th17 免疫平衡的影响 [J]．海南医学院学报，2020，26（22）：1686-1690.

[58] 王岩，佩灵，武佳琦，等．逍遥散对慢性应激小鼠巨噬细胞功能的影响及机制 [J]．中华中医药学刊，2016，34（6）：1297-1299.

[59] 李乃谦．探讨白芍的药理作用及现代研究进展 [J]．中医临床研究，2017，9（20）：137-138.

[60] 翟春梅，孟祥瑛，付敬菊，等．牡丹皮的现代药学研究进展 [J]．中医药信息，2020，37（1）：109-114.

[61] 张凡玉，绾江景，慧玲．紫草的现代药理研究及皮肤科中的应用 [J]．中医药导报，2020，26（9）：168-172.

# 第六章

# 硬皮病

## 第一节　概　说

硬皮病（scleroderma）是一种以皮肤和（或）内脏器官广泛纤维化为特征的自身免疫性疾病。根据皮损范围及内脏器官是否受累，临床上将硬皮病分为两种主要类型：局灶型硬皮病（localized scleroderma，LS）和系统性硬皮病（systemic sclerosis，SSc）[1,2]。局灶型硬皮病包括硬斑病、线状硬皮病、额顶部带状硬皮病。局灶型硬皮病可以导致皮下组织萎缩，但是没有脏器和其他系统受累的临床表现，一般预后较好。系统性硬皮病又称为系统性硬化症、系统性硬化病，可累及内脏器官，依据皮损分布和其他临床情况，可进一步分为以下 5 种亚型：①弥漫性皮肤型 SSc（diffuse cutaneus systemic sclerosis）；②局限性皮肤型 SSc（limited cutaneus systemic sclerosis），包括 CREST 综合征；③无皮肤硬化的 SSc（systemic sclerosis sine scleroderma）；④硬皮病重叠综合征（scleroderma overlap syndrome）；⑤未分化 SSc（undifferentiated systemic sclerosis）[3]。对于风湿病学家而言，硬皮病就意味着系统性疾病，本章论述以 SSc 为主。

本病呈世界性分布。SSc 患病率为 50/100 万~300/100 万，发病率为 2.3/100 万~22.8/100 万，发病高峰年龄为 30~50 岁；女性多见，男女比例为 1：3~1：4；儿童相对少见[3]。SSc 的预后差异大，生存率与疾病亚型、内脏受损程度等有关。

硬皮病属于中医学痹证范畴，局灶型硬皮病属皮痹，系统性硬皮病除属于皮痹外，尚有脉痹、五脏痹之征象，现代多称为"皮痹病"[4]。

## 第二节　病因病理

### 一、病因与发病机制

#### （一）病因

目前本病病因不明确，可能是在遗传因素、环境因素、感染因素、微嵌合状态等作用下，使成纤维细胞合成并分泌胶原增加，导致皮肤和内脏的纤维化[3,5]。

1. 遗传因素　目前本病的遗传因素尚不肯定。有研究显示与 HLA-Ⅱ类基因相关，如 HLA-DR1、HLA-DR2、HLA-DR3、HLA-DR5、HLA-DR8、HLA-DR52 等位基因和 HLA-DRA2，尤其是与 HLA-DR1 相关性明显。此外，表观遗传的调节和致病的贡献度在硬皮病的发生中也起着重要作用[6,7]。

2. 感染因素　不少患者发病前有咽峡炎、扁桃体炎、肺炎等。近年来提出布氏疏螺旋体感染、巨细胞病毒隐性感染和细小病毒 B19 感染与本病的发病有关。

3. 环境及药物因素　长期接触一些化学物质，如聚氯乙烯、有机溶剂、环氧树脂、L-色氨酸、博来霉素、喷他佐辛等可诱发硬皮样皮肤改变与内脏纤维化。该病在煤矿、金矿和与硅石尘埃相接触的人群中发病率较高。

4. 性别因素 育龄期女性发病率明显高于男性，雌激素与本病的发生可能有关。

5. 微嵌合状态 健康妇女妊娠后多年体内仍存在起源于胎儿的免疫干细胞，称为微嵌合状态。一些研究发现，SSc女性患者体内胎儿细胞数量较健康女性高。据推测，持久存在的胎儿细胞可通过移植物抗宿主反应触发或者通过胎儿细胞的母体产生（自身）免疫应答参与SSc的发展[5]。

### （二）发病机制

SSc的发病机制至今仍然不明，目前认为是免疫系统功能失调，激活、分泌多种细胞因子，产生多种自身抗体等引起血管内皮细胞损伤和活化，刺激成纤维细胞合成过多的胶原等细胞外基质，导致血管壁和组织纤维化[8]。

1. 血管病变 最初的血管病变表现为内皮细胞损伤和活化，伴可逆性功能变化、黏附分子表达增高和白细胞渗出增加导致的血管周围炎症。损伤的内皮细胞促进血小板聚集和血栓释放，血管舒张剂如一氧化碳（NO）产生减少，血管收缩剂如内皮素-1（ET-1）产生增加，并释放活性氧（ROS）。血管收缩和血管舒张功能不全加重血管病变，引起进行性不可逆性血管壁重塑、管腔闭塞、血小板聚集、原位血栓形成和组织缺血。血管生成减少可能会进一步加剧血管丧失。

2. 炎症与免疫失调 遗传和基因组研究的最新发现，以及高通量细胞表型技术的应用，促使重新关注SSc免疫失调的作用。SSc患者可能存在导致固有和适应性免疫失调的遗传倾向。诱发事件如感染、氧化损伤、坏死/凋亡细胞碎片或环境毒素都可能通过Toll样受体导致树突状细胞的活化。活化的树突状细胞产生Ⅰ型干扰素，引起T细胞向Th2型的极化，单核细胞分化为一个旁路激活型（M2），B细胞活化与浆细胞成熟并产生自身抗体。自身抗体形成免疫复合物，从而通过TLR信号进一步诱发Ⅰ型干扰素的产生。向Th2极化的T细胞和M2型巨噬细胞分泌促纤维化趋化因子和细胞因子，诱导成纤维细胞活化。其他T细胞亚群如调节性T细胞和Th17也参与其中。

3. 纤维化 纤维化的特点为正常组织结构被致密结缔组织所替代，是SSc特征性的病理学标志并被认为是异常损伤愈合的一种形式。纤维化是遗传易感个体发生一系列复杂的血管和免疫介导损伤反应的最终结果。受损或活化的血管和免疫细胞可产生溶性介质、自身抗体和ROS，从而诱导间充质效应细胞的活化、过度聚集，并最终导致不可逆的细胞外基质蓄积和重塑，从而损伤组织结构，影响器官功能。

4. 缺氧 广泛的微血管病变和由此产生的毛细血管损失导致血流量减少和最终的缺氧。随着纤维化的发生，过多的ECM积聚增加了从血管到细胞的扩散距离，进一步加重组织缺氧。缺氧在体外和体内激活ECM相关基因，如胶原蛋白、脯氨酰羟化酶以及赖氨酸酰氧化酶，并直接刺激上皮细胞分化为活化的肌成纤维细胞。最近一项研究也支持缺氧在纤维化中的作用。研究者在髓系细胞中特异性地敲除了VEGF，小鼠出现纤维化和Wnt/β-catenin信号上调，最终导致显著纤维化[9]。

5. 氧化应激与活性氧 氧化应激源于ROS的生成与抗氧化防御机制之间的不平衡。大量证据表明SSc患者存在氧化应激增强和ROS产生增加，提示两者在SSc发病中的作用[9]。过氧化氢和其他氧自由基可以反过来刺激胶原蛋白合成、肌成纤维细胞分化、TGF和Wnt/β-catenin通路的活化，以及其他可诱导的细胞反应[10]。

6. 细胞因子、生长因子、趋化因子和脂质介质 多种与ECM的累积和间充质细胞功能相关的旁分泌/自分泌介质在SSc中表现出异常的表达或活性。除了TGF-β，结缔组织生长因子（connective tissue growth factor，CTGF）、血小板衍生生长因子（platelet-derived growth factor，PDGF）、IL-4、IL-6、IL-13、腺苷、前列腺素$F_{2}\alpha$和溶血磷脂酸等可溶性介质，也都各自在纤维化的发病机制中发挥了作用，并可作为抗纤维化治疗的潜在靶点。

## 二、病理

受累组织广泛的血管病变、胶原增殖、纤维化是 SSc 的病理特点：①血管病变主要累及小动脉、微细动脉和毛细血管。由于血管壁内皮细胞和成纤维细胞增生，以致血管腔狭窄，血流瘀滞，至晚期指（趾）血管数量明显减少。如皮肤早期可见真皮层胶原纤维水肿与增生，有淋巴细胞、单核细胞和（或）巨噬细胞、浆细胞和朗格汉斯巨细胞散在浸润。②随着病情进展，水肿消退，胶原纤维明显增多，有许多突起伸入皮下组织使之与皮肤紧密粘连，表皮变薄，附件萎缩，小动脉玻璃样变。食管、肺可见类似变化。③心脏可见心肌纤维变性和间质纤维化，血管周围尤为明显。纤维化累及传导系统可引起房室传导障碍和心律失常，可见冠状动脉小血管壁增厚和心包纤维素样渗出。④肾损害表现为肾入球小动脉和叶间动脉内皮细胞增生以及血管壁的纤维性坏死，以致肾皮质缺血性坏死。肾小球也可有病变。⑤伴关节炎者滑膜改变同早期类风湿关节炎滑膜病变，有厚层纤维素覆盖为其特点。

## 三、中医病因病机

本病起病隐袭，病程绵长，易反复发作，治疗棘手。其病因为正气虚衰，外邪乘虚侵犯，客于肌肤，阻于脉络，导致心、肺、食管、胃、肾等多个脏器或脏腑功能失调。

1. 正虚邪侵　　正虚即素体禀赋不足、脾肾气血亏乏。硬皮病好发于中青年女性，因气血不足，脾肾阳虚致卫外不固，腠理不密，风寒湿三邪乘虚而入，凝于腠理，客于肌肤，致肌肤肿胀，活动不利。病邪日久不去，则深入络脉、经脉，致脉络痹阻，血瘀不通。久之则肌肤失养，脏腑失调。

2. 情志劳倦　　过度劳累、精神创伤是 SSc 发生或发展的常见诱因。气虚阳衰，外邪阻络，如复加情志郁结，气机不畅，气滞血瘀；又烦劳过度，脾伤胃损，水谷失运，气化无力，气虚血瘀，则瘀上加瘀，气血闭阻，病情更甚。

3. 血瘀致痹　　《景岳全书》谓："盖痹者，闭也，以气血为邪所闭，不得通行而为病也。"现代研究证明，SSc 患者血管病变如微循环障碍、血管内皮损伤及血液流变学改变等常出现在疾病早期，随后出现皮肤甚而内脏的硬化，故有血管起因说。《素问·五脏生成》认为皮痹形成与血行瘀滞有关，"卧出而风吹之，血凝于肤者为痹"。皮肤板硬，关节不利，亦可压迫血管致血流不畅，所谓"瘀血致痹，痹证致瘀"，病况日甚。

4. 热毒致瘀　　正气虚衰，外感风热或血瘀痰阻，日久化热均可致津伤液耗，血涩凝滞。肌肤失养而皮硬色黯，脏腑缺血则痹而失能。临床上本病患者易感染发热，发热后病情愈甚。

总之，硬皮病基本病机为本虚标实，本虚即气血不足、脾肾阳虚，标实则为血瘀。因正气虚弱，风寒湿热之邪乘虚而入，或因寒湿阻络致气血不畅，脉络痹阻，或因热毒伤津，血涩凝滞，而致血瘀。久之肌肤失养，脏腑功能失调而发病。

# 第三节　临床表现

## 一、症状

### （一）局灶型硬皮病

本病病变主要累及皮肤，一般无内脏受累，依据皮损可分为点滴状、斑块状、线状和泛发性等，其中点滴状和泛发性硬斑病少见。一般无自觉症状，偶有感觉功能减退。

1. 斑块状硬斑病

（1）皮损多发生于躯干部，亦可发生于身体各处。

（2）各皮损特点初为一个或数个淡红或紫红色水肿性斑状损害，椭圆或不规则形，钱币大小或更大。

（3）数周或数个月后，皮损逐渐扩大而中央逐渐出现稍凹陷，且呈象牙或黄白色，皮损周围绕以淡红或淡紫色晕，触之似皮革样硬，久之皮损表面光滑干燥、无汗、毳毛消失。

（4）数年后皮损停止扩展，硬度减轻，局部萎缩变薄，留有色素沉着或减退。

（5）本型病变较表浅，不累及筋膜，故一般不影响肢体功能。

2. 线状硬皮病

（1）条状皮损常沿单侧肢体或肋间神经呈线状分布。

（2）皮损变化同斑块状硬皮病，但常进展迅速，累及皮下组织、肌肉、筋膜，最终硬化并与下方组织粘连，可引起肢体挛缩及骨发育障碍，当皮损跨关节时可致运动受限。

（3）皮损发生在面额部中央时，由于皮肤、皮下组织和颅骨萎缩，表现为局部线状显著凹陷，菲薄的皮肤紧贴于骨面，形成刀砍状硬皮病，有时合并颜面偏侧萎缩，累及头皮时可出现脱发。

（4）累及下肢时可出现脊柱裂、肢体运动障碍、偏侧萎缩或屈曲挛缩。

3. 泛发性硬斑病　泛发性硬斑病表现为广泛性硬性斑块，可分布于全身各处，但面部很少受累，皮损常融合，伴有色素沉着或色素减退，也可伴有肌肉萎缩，但无系统受累，此型可转化为系统性硬皮病，很少能自然缓解。

4. 点滴型硬斑病　本病表现为胸、颈、肩和背部有平滑或凹陷的小灰白色斑，这些皮损并不坚硬。本型皮损可于3~5年内自然消退或萎缩。

### （二）系统性硬皮病

系统性硬皮病的病变不仅侵犯皮肤，同时可累及内脏多个器官，故病情常较重。临床上可分为局限性皮肤型SSc（limited cutaneous systemic sclerosisi，LcSSc）和弥漫性皮肤型SSc（diffuse cutaneous systemic sclerosisi，DcSSc）两型：局限性在系统性硬皮病中的占比略高，皮损局限于肘关节、膝关节的远端，可有颜面、颈部受累，进展缓慢；弥漫性则除上述部位受累之外，还常累及躯干及四肢近端，病情进展较快，多在2年内发生全身皮肤和内脏广泛硬化，预后差。

1. 早期表现　约80%的患者以雷诺现象为首发症状，这也是系统性硬皮病患者最常见的首发症状；可见阵发性指（趾）小动脉和微血管痉挛、缺血，偶见于鼻尖和耳廓；呈现发作性苍白、发绀和潮红三相反应，常见的诱因有寒冷、振动或情绪激动等，常伴局部的麻木、疼痛，遇暖后可缓解；同时可有不规则发热、关节痛、食欲减退、体重下降等症状。

2. 皮肤损害

（1）皮肤损害为本病标志性损害，双手、面部最先累及，渐累及前臂、颈、躯干，呈对称性。

（2）皮损依次经历水肿期、硬化期、萎缩期。

（3）水肿期皮损表现为红斑、肿胀、紧绷；进入硬化期后，皮肤变得光滑呈蜡样光泽，坚硬，不易捏起；随病情进展，皮肤、皮下组织、肌肉均可萎缩，皮肤直接贴附于骨面。

（4）典型面部损害表现为"假面具脸"，即面部弥漫性色素沉着、缺乏表情、皱纹减少、鼻尖锐似"鹰钩"、唇变薄，唇周出现放射状沟纹，张口伸舌受限。

（5）双手指硬化呈腊肠状，手指半屈曲呈爪样。

（6）胸部皮肤受累时似着铠甲，可影响呼吸运动。

（7）疾病后期，肘、膝和手指等处皮肤可发生钙沉着、色素沉着或色素减退改变或弥漫性青铜色改变，但片状色素减退斑中常有毛囊性色素岛。

3. 骨、关节和肌肉损害　SSc患者的关节症状较多见，早期多为对称性关节痛，无畸形。部分患者出现骨膜炎病变，表现为关节痛和活动障碍。晚期发生挛缩使关节固定在畸形位置。横纹肌病变常见，多见于四肢及肩胛肌肉，表现为肌痛、肌无力及肌萎缩，部分合并多发性肌炎，称为硬化症-多发性肌炎重叠综合征。

4. 血管损害　因血管（特别是动脉）内膜增生、管腔狭窄可引起心、肺、肾功能受损，对寒冷及情绪刺激的舒缩反应异常，可见甲皱襞毛细血管扩张、出血。

5. 消化道受累　舌肌萎缩变薄，舌活动可因系带硬化挛缩而受限，使舌不能伸出口外。早期即可出现食管损害，为 SSc 患者最常见的内脏器官损害，食管下段功能失调引起咽下困难，括约肌受损发生反流性食管炎，久之引起狭窄。胃、十二指肠和空肠受累少见，可有胃扩张及十二指肠蠕动消失。空肠损害则出现吸收不良综合征。

6. 肺部受累　肺部病变是 SSc 最常见的表现之一，主要是肺间质纤维化、肺动脉高压导致通气功能和换气功能障碍，以及终末期心脏衰竭，是 SSc 的重要死因。少数患者有胸膜炎。本病合并肺癌的发生率较高。

7. 心脏受累　心脏纤维化是引起心脏受累的主要原因，也是 SSc 患者发生死亡的重要原因之一。硬皮病心脏受累的临床表现多样，可从无症状到心力衰竭。硬皮病相关心脏病可为心内膜、心肌和心包单独受累，常表现为心脏扩大、心力衰竭、心律失常、心包纤维化、心包积液，严重者发生心包填塞。

8. 肾脏受累　轻度或间歇性蛋白尿，较少伴有红细胞或者白细胞，70%的蛋白尿患者最终发展成高血压、肾功能衰竭。部分患者肾损害发展剧烈，突然出现急进性高血压，治疗不及时则迅速演变成肾功能衰竭，称 SSc "肾危象"，常见于病程较短的弥漫性 SSc，也是 SSc 重要的死亡原因之一。

9. CREST 综合征　CREST 综合征是硬皮病的一种特殊类型，包括皮肤钙化（C）、雷诺现象（R）、食管蠕动功能减退（E）、手指皮肤硬化（S）和毛细血管扩张（T）。由于内脏损害轻，本病病程缓慢，预后较好，可归为硬皮病的亚型；常伴有抗着丝点抗体（ACA）阳性；内脏受累少，进展慢，病程长，预后好。

10. 其他　疾病早期可出现正中神经受压、腕管综合征等神经系统病变；部分患者伴有干燥综合征，表现出口干、眼干；20%～40%的患者可出现甲状腺功能减退；部分患者出现胆汁性肝硬化，表现为疲劳、慢性进行性梗阻性黄疸、皮肤瘙痒、吸收不良和骨质疏松。

## 二、体征

1. 皮肤表现　皮肤表现分 3 个阶段：①水肿期：皮肤紧张变厚，皱纹消失，肤色发亮，皮温低，呈非凹陷性水肿。②硬化期：皮肤变硬，表面蜡样光泽，不能用手捏起。面部硬化呈面具样，鼻硬化，鼻尖似鹰嘴，口唇变薄收缩呈放射状沟纹，口裂小。胸部皮肤紧缩，影响胸廓运动。③萎缩期：皮肤变薄如羊皮纸样，皮下组织、肌肉萎缩硬化紧贴于骨骼，形成木板状坚硬感。少数硬化的指端及关节处发生顽固性溃疡。

2. 雷诺现象　雷诺现象是由寒冷、情绪紧张等刺激诱发的指（趾）血管痉挛现象。指（趾）呈血管痉挛性缺血，分苍白、青紫和发红 3 个时相，有时为硬皮病早期唯一的表现，持续发作数月后才出现系统性硬化。发作频繁时指垫轮廓变平或凹陷，是系统性硬皮病的典型表现之一。

3. 黏膜表现　舌、齿龈、软腭、咽喉、阴道黏膜均可硬化萎缩。

4. 心肺表现　合并间质性肺病患者，双肺底听诊可闻及爆裂音（Velcro 啰音），伴有肺动脉高压的患者心脏听诊可闻及 A2<P2，P2 亢进分裂。

## 三、实验室和辅助检查

### （一）血液检查

系统性硬皮病患者可出现血沉加快、贫血、类风湿因子和冷凝集素或冷球蛋白阳性，亦可有

γ-球蛋白增高，C3、C4 降低等表现，而局限性硬皮病患者一般无异常。

### （二）自身抗体检查

1. 90% 以上的系统性硬皮病患者可呈现 ANA 阳性，其中间接免疫荧光分型中核仁型抗核抗体最具特异性。

2. 抗着丝点型和斑点型抗核抗体是 CREST 综合征敏感而特异的标记。

3. 抗 Scl-70 抗体阳性患者易发生弥漫性躯干受累、肺纤维化、指（趾）凹陷性瘢痕等。

4. 抗 ssDNA 抗体常见于线状硬皮病。

### （三）影像学检查

1. 钡餐检查　患者需要吞服专业的试剂，然后进行影像学检查，可以更好地观察食管、胃肠道的情况。钡餐检查可显示食管、胃肠道蠕动减弱或消失，下端狭窄，近侧增宽，小肠蠕动减少，小肠扩张，结肠袋可呈球形改变。

2. X 线检查　X 线检查可见双肺间质性病变，两肺纹理增强，也可见网状或结节状致密影，肺底显著。

3. 高分辨率 CT 检查　高分辨率 CT 检查可以了解患者的组织器官变化，是监测和随访间质性肺病的主要手段。

### （四）病理检查

病理检查是有创检查，医生会取下患者的部分病变组织进行检查，对病情的判断及鉴别症状有帮助。本病病理改变主要是皮肤或受累器官组织的过度纤维化和小动脉病变。病变初期真皮胶原纤维肿胀。急性期真皮和皮下脂肪交界处血管周围有淋巴细胞和浆细胞浸润。后期真皮胶原纤维数量明显增多、均质化，附属器上移，小血管管壁增厚、管腔变小。晚期附属器减少消失，钙盐沉着。此外，筋膜、肌肉也可受累。

### （五）其他检查

1. 甲皱毛细血管显微镜检查　甲皱毛细血管显微镜检查作为一种非创伤性的微血管检查方法，可观测到早期患者特征性的微循环结构异常，表现为微循环毛细血管床结构紊乱破坏，毛细血管环微动脉、微静脉血管支明显扩张迂曲，毛细血管袢环丢失、减少。

2. 肌电图　当有骨骼肌系统受累时肌电图可表现出异常，如显示多相电位增加、波幅和时限降低。

3. 超声心动图、动态心电图　超声心动图、动态心电图可了解患者有无心脏的异常，可显示心包肥厚或积液、心律失常和传导阻滞等征象。

## 第四节　诊断与鉴别诊断

### 一、诊断要点

局限性硬皮病可以根据典型皮损诊断，皮肤组织病理检查有助于确诊。系统性硬皮病的诊断依据是美国风湿病学会（ACR）的诊断标准。

## 二、诊断标准

### （一）局灶型硬皮病

根据特征性皮损可明确诊断，病理检查有助于确诊。

### （二）系统性硬皮病

1. 1980 年美国 ACR 分类标准

（1）主要指标：近端皮肤硬化，如手指及掌指关节或跖趾关节近端皮肤对称性增厚、变紧和硬化，类似皮肤改变可累及全部肢体、面部、颈部和躯干（胸、腹部）。

（2）次要指标：①指端硬化：硬皮改变仅限于手指。②指尖凹陷性瘢痕或指垫变薄（由于缺血导致指尖下有陷区或指垫消失）。③双侧肺基底纤维化：标准立位胸片双下肺出现线网状条索、结节、密度增加，可呈弥漫性斑点或蜂窝状，并已确定不是由原发于肺部疾病所致。

凡具备上述主要指标或≥2 个次要指标即可诊断为 SSc。此外，雷诺现象、多发性关节炎或关节痛、食管蠕动异常、皮肤活检示胶原纤维肿胀和纤维化，以及血清有 ANA、抗 Scl-70 抗体和 ACA 阳性均有助于诊断。

2. CREST 综合征

①皮肤钙质沉着；②雷诺现象；③食管受累；④指硬化；⑤毛细血管扩张。上述 5 项表现中有 4 项或者 5 项表现中有 3 项加抗 ACA 阳性可诊断。但需要排除 SSc 弥漫型。

3. 2009 年 EUSTAR（欧洲抗风湿病联盟硬皮病临床试验和研究协作组）制定的 SSc 早期诊断分类标准

（1）主要条件：①雷诺现象；②自身抗体阳性（抗核抗体、抗着丝点抗体、抗 Scl-70 抗体）；③甲床毛细血管镜检查异常。

（2）次要条件：①钙质沉着；②手指肿胀；③手指溃疡；④食管括约肌功能障碍；⑤毛细血管扩张；⑥HRCT 显示肺部"毛玻璃样"改变。

符合 3 条主要标准，或者 2 条主要标准加 1 条次要标准可诊断 SSc。

4. 2013 年 ACR 和 EULAR 联合制定并颁布新的分类标准（表 6-1）

表 6-1 美国风湿病学会/欧洲抗风湿病联盟系统性硬化症分类标准表

| 项目 | 亚项目 | 权重/得分 |
| --- | --- | --- |
| 双手手指皮肤增厚并延伸至掌指关节（充分标准） | — | 9 |
| 手指皮肤硬化（仅计最高分） | 手指肿胀 | 2 |
| | 指端硬化（掌指关节远端，近端指间关节近侧） | 4 |
| 指尖病变（仅计最高分） | 指尖溃疡 | 2 |
| | 指尖凹陷性瘢痕 | 3 |
| 毛细血管扩张 | — | 2 |
| 甲襞微血管异常 | — | 2 |
| 肺动脉高压和（或）间质性肺病（最高分 2 分） | 肺动脉高压 | 2 |
| | 间质性肺病 | 2 |
| 雷诺现象 | — | 3 |

| 项目 | 亚项目 | 权重/得分 |
|---|---|---|
| SSc 相关自身抗体（最多 3 分） | 抗着丝点抗体（ACA） | 3 |
| | 抗拓扑异构酶 I 抗体（Scl-70） | |
| | 抗 RNA 聚合酶Ⅲ抗体（RNA Pol） | |

注：总分为各项最高评分的综合。总分≥9 分可诊断为系统性硬化病。

### （三）疾病分期

1. 水肿期　疾病初期或进展期，四肢、躯干皮肤弥漫性肿胀硬化，肿胀为实质性，按之无凹陷。常伴雷诺现象，自觉神疲乏力，活动受限可伴轻度肌肉关节酸痛及低热。

2. 硬化期　随着病情发展，肿胀逐渐减退，硬化渐加重。四肢、躯干皮肤弥漫性硬化，重者硬如木板，皮肤色素加深伴花斑，毛细血管扩张。关节活动受限常呈屈曲状。可伴轻度肌肉关节酸痛。食管、胃肠、肺、心亦可发生纤维化出现相应症状。

3. 萎缩期　疾病后期皮下组织、肌肉萎缩，形体消瘦，皮肤增厚贴于骨面，色素加深伴花斑，毛细血管扩张。脏器病变较严重，常伴食管、胃肠、肺、心功能不全或衰竭。

### （四）疾病分型

参考 Banett's 分型法。

Ⅰ型：皮肤硬化未超过掌指关节，面部皮肤可轻度硬肿，内脏轻度受累。

Ⅱ型：皮肤硬化未超过肘关节，可有面部硬化。累及内脏可出现吞咽不畅、胃脘胀满、慢性咳嗽、活动后气急等相应症状。

Ⅲ型：皮肤硬化超过肘关节，遍及全身。内脏受累明显，食管、胃肠、心、肺、肾常可受累出现相应症状。

## 三、鉴别诊断

### （一）硬化性苔藓

硬化性苔藓由白色光泽的多角形扁平丘疹组成，硬斑上可见毛囊性角栓，多聚集分布，但不融合。除皮损有所不同之外，皮肤组织病理学检查可资鉴别。

### （二）类脂质渐进性坏死

类脂质渐进性坏死为胫前多发的硬皮病样斑块，其中央萎缩呈褐色，有光泽，伴毛细血管扩张。除皮损有所不同之外，皮肤组织病理学检查可资鉴别。

### （三）成人硬肿病

成人硬肿病多始于颈部，手足很少受累，常出现于四肢、面、颈、肩、躯干，表皮与真皮明显增厚，常在咽部细菌感染后出现皮肤发硬增厚肿胀，没有凹陷性水肿，皮肤损害无明显界限，但无雷诺现象，不累及内脏，预后良好。

### （四）慢性移植物抗宿主病（GVHD）

GVHD 多表现为躯干皮肤的硬化，以边界清楚的硬斑病样斑块开始，亦可见到类似硬化性苔藓、嗜酸性筋膜炎的皮疹。虽肺和胃肠道亦常受累，但血管异常较少见，SSc 相关的自身抗体常呈阴性。本病可通过临床表现以及辅助检查结果进行鉴别。

### （五）嗜酸性筋膜炎

嗜酸性筋膜炎多在不习惯的剧烈活动后发病，尤多见于青年男性，常以肢体皮肤肿胀、紧绷、发硬起病，或兼有皮肤红斑及关节活动受限，但一般不累及手部和面部，尤雷诺现象和内脏受累。抗核抗体阴性，嗜酸性粒细胞显著增多。对糖皮质激素反应好，组织病理学可鉴别。

### （六）混合性结缔组织病

混合性结缔组织病指一种血清中有高效价的抗核抗体和抗 U1RNP 抗体，而临床上有雷诺现象、双手肿胀、关节炎、肢端硬化、肌炎、食管运动障碍、肺动脉高压等特征的临床综合征。本病可具备与某些系统性硬化相似的临床表现，但两者自身抗体谱不同，混合性结缔组织病以高滴度抗U1RNP 抗体阳性为其突出的免疫学特征。

### （七）其他

化学物、毒物所致硬皮样综合征，有食用或者接触化学物、毒物的病史，因为毒性反应常不牵涉免疫机制的紊乱，故其临床症状不像典型的 SSc，且无自身抗体。

# 第五节　治　疗

## 一、西医治疗

### （一）治疗原则

本病尚无非常有效的治疗方法和药物。目前治疗以"改善病情"为主，提高存活率，降低致残率和减少并发症。治疗目标包括预防内脏器官受累、阻止或减慢已受累器官功能的恶化、改善已受累器官（包括皮肤）的功能。

### （二）一般治疗

戒烟、保暖、避免情绪激动、积极的皮肤护理及注重对患者病情的教育，给予积极的心理支持和鼓励。

### （三）药物治疗

目前本病的药物治疗主要包括抗炎和免疫调节治疗、针对血管病变的治疗及抗纤维化治疗 3 个方面。

1. 抗炎和免疫调节治疗

（1）非甾体抗炎药：非甾体抗炎药对于关节痛和肌痛一般都有疗效。控制骨骼肌肉不适后可促使大多数患者进行有效的物理治疗和体疗。早期进行积极和持续的物理治疗可改善进行性活动受限和肌肉萎缩，保存功能。

（2）糖皮质激素：中、小剂量糖皮质激素早期使用，可改善早期 SSc 的关节痛、肌痛、皮肤水肿及硬化等症状，对间质性肺炎以及心肌病变亦有一定疗效。一般常先用泼尼松 30mg/d，连用数周，逐渐减为维持量 5~10mg/d；SSc 晚期，特别是肾功能不全以及伴有肺纤维化的患者，糖皮质激素应慎用。

（3）免疫抑制剂的选择：常用的有环磷酰胺（CTX）、吗替麦考酚酯（MMF）、环孢素、硫唑嘌呤、甲氨蝶呤等。甲氨蝶呤对改善早期皮肤的硬化有效，而对其他脏器受累无效。有研究发现环孢素对皮肤病变有效，但剂量相关的副作用常见，特别是肾毒性。近年针对SSc-ILD的研究表明，CTX和MMF不仅对肺部病变有效，对SSc皮肤硬化也同样有效。

2. 血管病变治疗

（1）SSc相关指（趾）端血管病变的治疗：硝苯地平为治疗雷诺现象的首选用药，严重雷诺现象可静脉用伊洛前列素或其他前列环素及其类似物。对弥漫型患者的指（趾）端溃疡，钙离子拮抗剂和类前列腺素治疗无效者，可考虑用内皮素受体拮抗剂如波生坦治疗。

（2）SSc相关肺动脉高压（PAH）的治疗：①一般治疗：氧疗、利尿剂、强心剂以及抗凝治疗。②动脉血管扩张剂：目前临床上应用的主要有钙离子拮抗剂、前列环素及其类似物、内皮素-1受体拮抗剂及5型磷酸二酯酶抑制剂。

仅有10%~15%的肺动脉高压患者对钙离子拮抗剂敏感，一般用于对急性血管扩张药物试验结果阳性的患者，多选用地尔硫䓬，从小剂量开始应用逐渐达到最大耐受量。前列环素类药物可降低肺动脉压力和肺血管阻力，提高运动耐量，目前在我国主要有吸入性伊洛前列素（万他维）。波生坦、安立生坦等内皮素-1受体拮抗剂，是PAH治疗的首选用药，可改善PAH患者的运动能力、功能分级和某些血流动力学指标，部分患者可出现肝损伤。以西地那非为代表的5型磷酸二酯酶抑制剂也可用于部分肺动脉高压患者的治疗，常见副作用有头痛、面部潮红等。近年来，吸入性的NO成为治疗肺动脉高压的新型方法，但需要在临床上进一步评估其安全性和有效性。

（3）SSc相关肾危象的治疗：肾危象是SSc的重症，主要使用ACEI（血管紧张素转化酶抑制剂）类药物控制高血压。糖皮质激素与SSc肾危象风险相关，所以使用糖皮质激素患者应密切监测血压和肾功能。

3. 抗纤维化治疗　纤维化是SSc病理生理的特征性表现，TGF-β在SSc的纤维化发病机制中有重要作用，但TGF-β拮抗剂对SSc纤维化的疗效仍有待进一步研究。

（1）SSc相关皮肤受累的治疗：甲氨蝶呤被推荐用于改善早期弥漫性SSc的皮肤硬化，但对其他脏器受累无效；D-青霉胺是一种螯合剂，阻断胶原交联从而有潜在的抗纤维化作用；其他药物如环孢素、他克莫司、松弛素等对皮肤硬化有一定改善作用。

（2）SSc间质性肺炎和肺纤维化的治疗：环磷酰胺被推荐用于治疗SSc的间质性肺炎；吗替麦考酚酯对早期弥漫性病变包括间质性肺病有一定疗效；乙酰半胱氨酸对轻-中度肺间质病变可能有一定的辅助治疗作用。2015年特发性肺纤维化指南中，吡非尼酮和酪氨酸激酶抑制剂尼达尼布被推荐用于特发性肺纤维化的治疗[11]，但对硬皮病相关的肺纤维化的疗效仍在进行Ⅲ期临床研究。

4. 其他受累脏器的治疗　SSc消化道受累出现的胃食管反流性疾病、食管溃疡和狭窄常用质子泵抑制剂治疗；胃和小肠动力失调所致的吞咽困难、胃食管反流性疾病、饱腹感、假性梗阻等，可用促动力药多潘立酮和莫沙必利治疗；小肠细菌过度生长导致的胃胀气、肠吸收不良和腹泻，抗生素交替使用有效，但需要经常改变抗生素种类，避免耐药。

## 二、中医治疗

本病因气血不足、脾肾阳虚导致风寒湿邪乘虚而入，凝于腠理，阻于脉络而发病。早期气血不通，营卫不和，腠理失养，瘀久化热，可伴发热，关节、肌肉酸疼，指、趾溃破化脓，病程迁延则邪气循经入脏，致脏腑功能失调；后期气血亏损，肌肤失养，故皮肤、肌肉萎缩、硬化，以致消瘦、硬化皮肤紧贴骨面。治疗以益气养肾、活血通络为主要原则。

## （一）中医辨证论治

### 1. 寒湿痹阻证

证候：皮肤紧张而肿，遇寒变白变紫，皮肤不温，肢冷恶寒，遇寒加重，得温减轻，关节冷痛、屈伸不利，常伴有口淡不渴，周身困重，四肢倦怠。舌淡，苔白或白滑，脉沉或紧。

治法：散寒除湿，通络止痛。

方药：阳和汤（《外科证治全生集》）加味。

熟地黄、肉桂、鹿角胶、炙麻黄、白芥子、姜炭、附子、细辛、羌活、威灵仙、僵蚕、甘草等。

加减：畏寒肢冷显著者加熟附子；硬肿显著者加马鞭草；雷诺现象严重者加炙土鳖虫、川芎。

### 2. 湿热痹阻证

证候：皮肤紧张而肿，肤色略红或紫红，关节肿胀灼热、屈伸不利，触之而热，伴身热，口不渴或渴喜冷饮，大便略干或黏腻，小便短赤。舌红，苔黄或黄腻，脉滑数。

治法：清热除湿，宣痹通络。

方药：四妙丸（《成方便读》）合宣痹汤（《温病条辨》）加减。

黄柏、苍术、牛膝、薏苡仁、防己、杏仁、山栀、苦参、连翘、蚕沙、滑石、豨莶草、雷公藤、丹参、三七、土鳖虫等。

加减：关节疼痛者加羌活、独活、怀牛膝；低热者加地骨皮、青蒿；高热加生石膏（先煎）；肌痛无力者加垂盆草、苦参、炒白术；伴血管炎者加徐长卿、金雀根、紫草、生槐花；咳嗽痰黄者加鱼腥草、桑白皮、川贝母。

### 3. 痰毒瘀阻证

证候：皮肤坚硬如革，板硬、麻痒刺痛，捏之不起，肤色黯滞、黑白斑驳，肌肉消瘦，或手足溃疡、痛痒，关节疼痛、强直或畸形，活动不利，或指（趾）青紫，雷诺现象频发，或胸背紧束，转侧仰卧不便，吞咽困难，咳嗽、气短、胸痹心痛，妇女月经不调等。舌质暗，有瘀斑或瘀点，舌下脉络青紫，脉细或细涩。

治法：化痰解毒，活血祛瘀。

方药：四妙勇安汤（《验方新编》）合身痛逐瘀汤（《医林改错》）加减。

金银花、玄参、当归、秦艽、桃仁、红花、川芎、赤芍、陈皮、半夏、雷公藤、地龙、穿山甲、壁虎、全蝎、甘草等。

加减：关节疼痛、强直者加白芥子、皂角刺；吞咽困难者加旋覆花、炙苏子、厚朴；咳嗽、气短、痰多者加麻黄、杏仁、老鹳草。

### 4. 肺脾气虚证

证候：皮肤紧硬，局部毛发稀疏或全无，或皮肤萎缩而薄，皮硬贴骨，肌肉消瘦，肌肤麻木不仁，周身乏力，咳嗽、气短，劳累或活动后加重，头晕目眩，面色不华，爪甲不荣，唇白色淡。舌有齿痕，苔白，脉弱或沉细无力。

治法：补肺健脾，益气养血。

方药：黄芪桂枝五物（《金匮要略》）合归脾汤（《正体类要》）加减。

人参、黄芪、桂枝、炒白术、炙甘草、茯苓、当归、芍药、川芎、丹参、鸡血藤、贝母、地龙、红景天等。

加减：纳呆腹胀者加炒麦芽、香橼皮、苏梗；干咳、气急者加桑白皮、天冬、麦冬；动则心悸、下肢浮肿者可将党参改为野山参，并加茯苓皮、泽泻、车前子。

5. 脾肾阳虚证

证候：皮肤坚硬，皮薄如纸，肌肉消瘦，精神倦怠，毛发脱落，形寒肢冷，面色㿠白，面部肌肉僵呆如面具，腰膝酸软，腹痛腹泻或便秘，动则气喘。舌质淡，苔白，脉沉细无力。

治法：补益脾肾，温阳散寒。

方药：右归饮（《景岳全书》）合理中汤（《伤寒论》）加减。

熟地黄、山茱萸、山药、制附片、肉桂、鹿茸、巴戟天、淫羊藿、干姜、党参、白术、白芥子、炙麻黄、甘草、冬虫夏草、阿胶等。

加减：脾虚湿困盛者加芡实、薏苡仁、萆薢；食积不化者加布渣叶、神曲、鸡内金；腰酸痛者加杜仲、牛膝。

## （二）中成药

1. 积雪苷片　每次 12~24mg，3 次/日。积雪苷为中药积雪草中提取的一种有效成分，实验证明能抑制成纤维细胞的活性，软化结缔组织。该药对软化硬皮、消除组织水肿、缓解关节疼痛、愈合溃疡等均有相当效果，一般 1 个月左右开始见效。

2. 雷公藤多苷片　每次 10~20mg，3 次/日，饭后服用。药理研究发现，该药具有免疫抑制和抗炎作用，可抑制本病的免疫紊乱和组织中的炎症细胞浸润，可长期服用，但须注意生殖系统、血液系统、肝肾功能等副作用。

3. 丹参注射液　10~20mL，加入 5% 葡萄糖溶液 100~500mL 中，静脉滴注，每日 1 次。该药具有软化皮肤、减轻组织纤维化作用，疾病早期应用效果更好。

4. 薄芝注射液　每周 1~2 次，每次 1 支，皮下注射。药理研究表明，薄芝注射液能够改善局部微循环，并具有抗炎、抑制纤维增生以及营养肌肉神经作用。

5. 四妙丸　每次 6g，2 次/日，口服。本品具有清热利湿之功效。现代药理研究表明，四妙丸配方颗粒能够缓解胶原诱导关节炎大鼠的关节炎症状，抑制关节滑膜增生和降低血清炎性因子水平。

## （三）外治法

1. 中药药物离子导入　遵循辨证外治的原则，随证选用具有活血通络、清热解毒作用的中药，通过中药离子导入仪，作用于皮肤关节局部，治疗时间为 15~20 分钟，儿童不宜超过 15 分钟。

2. 蜡疗　选用中药蜡膏置于皮肤病变部位或关节、指端等部位，通过场效应治疗仪持续加热，时间为 40 分钟。

3. 穴位贴敷　在夏季三伏天，将白芥子、生姜等中药调成膏状，辨证选择相应的穴位贴敷治疗，成人每次贴敷时间为 2~6 小时，儿童贴药时间为 0.5~2 小时。

4. 中药熏洗　中草药煎汤，趁热在患处熏蒸、淋洗或坐浴，熏洗药温不宜过高，一般熏蒸为 50~70℃，淋洗浸泡为 40~45℃，每次 20~30 分钟。

5. 中药外敷　辨证选用新鲜中草药制成糊状或膏剂，敷于患处或穴位，厚度以 0.2~0.3cm 为宜，大小超出病变处 1~2cm 为度，时间 2~4 小时。

6. 中药热敷　将中草药放入大锅内或将药物包入口袋内再放入锅中煎煮，煮好后，先用热蒸气熏蒸患处，待药液温度下降适中时，用毛巾蘸取中药液敷于患处，或直接将装药的口袋敷于患处。每次治疗时间为 20~30 分钟。

7. 中药涂擦　将温经活血中药煎剂或中草药浸泡于 500mL 75% 乙醇内 24 小时后，用药汁涂擦皮肤硬化或关节疼痛之处，用纱布蘸取适量药液反复擦拭，时间为 15 分钟左右。

### （四）针灸治疗

1. **体针疗法**  根据病情辨证取穴：大椎、风池、膻中、丰隆、血海、阴陵泉、足三里、关元、命门、气海等。每次取 5~6 穴，施以补泻手法。

2. **灸法**  根据病情辨证采用神阙灸、艾条灸、艾炷灸、温针灸等。

（1）神阙灸：在神阙穴上放置具有温补元阳、活血散瘀、消肿止痛作用的脐疗散，再把姜汁复合片放于其上，将艾团置于脐宝罐内放在姜汁复合片上，点燃艾团，使患者腹部感觉温热为准，每次 30~40 分钟。

（2）艾条灸：是将点燃的艾条悬于施灸部位上 2~3cm，灸 10~20 分钟，至皮肤温热红晕，而又不致烧伤皮肤为度。

（3）艾炷灸：先将施灸部位涂以少量凡士林，然后将小艾炷放在穴位上，并将之点燃，连续灸 3~7 壮，以局部皮肤出现轻度红晕为度。

（4）温针灸：将针刺入腧穴并给予适当补泻手法，得气后留针，将纯净细软的艾绒捏在针尾上，或用一段长 2cm 左右的艾条，插在针柄上，点燃施灸。待艾绒或艾条燃完后除去灰烬，将针取出。

3. **其他**  根据病情可行耳针、电针、梅花针、十二井穴点刺及穴位注射等方法。

## 第六节  中西医结合诊治策略与措施

### 一、分期论治，标本兼顾

临床治疗 SSc 应综合考虑，病期不同治疗重点不同。水肿期病人处于疾病初期，病程进展较快，病人肾上腺皮质功能不足，西医治疗除用青霉胺抗纤维化外，尚需加用小剂量的糖皮质激素，中医辨证以脾肾阳虚、痰湿血瘀为主，治宜温补脾肾、活血通络、祛风除湿，常可获满意疗效。硬化期病人病情相对稳定，治疗以抗纤维化为主，青霉胺小剂量递加疗法效果较佳；一般不需使用激素，中医辨证以气滞血瘀为主，治宜益气活血，兼以温肾软坚。疾病活动期自身免疫反应十分亢进，治疗以抑制自身免疫反应为主，西药以中等剂量激素加免疫抑制剂，中医辨证以热毒血瘀为主，用清热凉血、抗风湿中药治疗，病情多可控制。萎缩期病人消瘦，体质虚弱，常伴脏器功能不全。治疗以纠正脏器功能，支持疗法为主，中医辨证为肝肾不足、气血两虚、痰瘀阻络，治宜益气补血、温补脾肾，兼以活血软坚。

### 二、分型治疗，厘清正邪

参照 SSc 分型，了解Ⅰ、Ⅱ型疾病发展较慢，内脏病变发生较迟，Ⅲ型患者全身皮肤弥漫性硬肿或硬化、发展迅速、内脏病变发生率高的特点，掌握好正虚与邪实的关系，"急则治标、缓则治本"。Ⅰ、Ⅱ型患者以邪实为主，以祛邪为要；Ⅲ型患者正虚为主，以扶正为主。分阶段论治的关键就是辨清疾病发展过程中正邪的关系，确定扶正与祛邪孰重孰轻的问题，使祛邪不伤正，扶正不助邪，强调以辨证用药为主。

### 三、参照病理特点，活血通络贯穿治疗全过程

硬皮病的病理基础是结缔组织的栓塞性微小血管炎。《素问·五脏生成》曰："血凝于肤者为痹，凝于脉者为泣。"瘀血阻络是硬皮病的核心病机。临床治疗中要大剂量应用活血通络中药。活血祛瘀药物一方面通过改善血循环而起到镇痛作用，这与中医通则不痛的理论相吻合；另一方面还

能改善血管功能，修复血管损伤。此外，活血祛瘀药物对免疫功能的影响还具有双重作用，既能抑制免疫，又能增强免疫。如当归和桃仁，其水提取物能明显抑制抗体的产生，并对抗体形成细胞有明显抑制作用。实验表明，许多活血化瘀药物可能有较好的免疫抑制作用，且对炎症过程具有多方面的影响，如减少渗出，促进炎症吸收和炎症局限化，减少毛细血管通透性，从而有利于炎症的吸收。有的药物亦具有直接抗炎作用，如桃仁的丁醇提取物有抗炎作用，其不溶性部分的抗炎作用较强，且与清热解毒药合用具有协同作用。

## 四、依据发病机制，重视辨病用药

在调节自身免疫方面，中医治疗时首在扶助正气，主以益气温肾、调养气血。重用黄芪、灵芝，配以党参、淫羊藿、肉苁蓉、生地黄、茯苓等，如前人所谓"虚人久痹宜养肝肾气血"，"有血虚脉络及营虚而为痹者，以养营养血为主"。实际运用中，患者素体禀赋不足，加之病之既成，虚证已存，故治疗应早用益气温肾健脾、调养气血法。临证时，大多数硬皮病患者无明显的风、湿、热的临床表现，以雷诺现象即寒象为主，而治疗应用大量的补阳药后，患者寒象不但未解，反增阳热难耐之征，究其原因，此"寒象"为瘀血痰湿胶结，脉络不通，阳气无法通达温煦四末之故，非是患者阳气大虚之虚寒象，亦不同于外寒入络之实寒象，一味补阳则致患者阳热难耐。所以必用大剂益气通络、搜剔祛痰之品通之，再辅以温阳，令阳气得以输布，寒象得解。正盛阳足则推动有力，寒湿瘀血得化。益气药不但助活血祛痰、除湿通络，而且补气生阳、养血生血，阳气盛则鼓邪外出，阴血足则肌肤得养。故此法治疗硬皮病优于单纯的活血化瘀之法。研究表明，由于人体正气不足，基因易出现突变，导致免疫应答发生异常，引起T细胞活化，易诱发自身免疫性疾病。益气补益肝肾药物具有免疫调节作用，可使异常的免疫系统低者升之、亢者抑之。补益肝肾药物如巴戟天、淫羊藿、补骨脂、杜仲等能促进激素分泌，改善机体适应调节能力，对自身免疫性疾病有抗炎、清除自由基、抑制免疫损伤、抗过敏作用；如灵芝能提高单核-巨噬细胞功能，有利于防治感染，减少组织损伤，调节免疫功能。

在抗纤维化方面，补气药如黄芪可以抑制成纤维细胞的分泌功能，减少胶原合成，从而减轻组织纤维化。研究表明，活血化瘀药物如丹参、桃仁、红花、乳香、没药、当归等有扩张血管、改善血液循环、调节机体免疫功能和抑制成纤维细胞增殖与产生胶原的作用；同时对胶原分解可能有促进作用，使硬化的结缔组织发生软化。活血化瘀药可通过促进结缔组织代谢作用，改善结缔组织的水肿和纤维变性等病理改变，起到促使结缔组织吸收，恢复正常形态的作用。此外，研究表明，血氧分压降低，皮肤组织氧分减少，单胺氧化酶的活性降低，可加重硬皮病患者的皮肤硬化，提示改善患者组织缺氧能减轻纤维化。实验证明，补益肝肾药如补骨脂、肉苁蓉、菟丝子、淫羊藿、熟地黄、何首乌等不仅含有人体必需的多种营养成分，如糖类、氨基酸、维生素、微量元素等，以补充机体需要，促进造血，而且还能改善红细胞携氧、释氧能力，促进能量利用和合成代谢，增强机体抗疲劳和对环境的适应性，从而有效地纠正机体的代谢紊乱，起到加强组织供氧及抗氧化的作用。

## 五、结合现代药理，选择性应用方药

养阴化瘀的中药具有调节免疫、抑制抗体作用，如地黄、黄芩、忍冬藤、水牛角、牡丹皮、川芎、赤芍、徐长卿、郁金、金雀根、羊蹄根、虎杖。化瘀软坚的中药具有抗纤维化作用，如莪术、三棱、牡丹皮、川芎、赤芍、郁金、积雪草、桃仁、红花。祛风通络的中药具有抗炎镇痛作用，如穿山龙、羌活、制川乌、炮附子、姜黄、岗稔根、五加皮、海风藤、独活、木瓜等。蠲饮消肿的中药具有消除皮肤肿胀积液作用，如葶苈子、白芥子、桂枝、桑白皮、车前子等。补肾补精的中药具有提高体内激素水平作用，如熟地黄、炙龟甲、鹿角片、苁蓉、淫羊藿、杜仲、川断、狗脊等。此外，肺动脉高压在100mmHg以下者，经中医治疗观察，活血化瘀药水牛角、莪术、郁金、牡丹皮、赤芍、鬼箭羽、川芎等，必须是大剂量使用才能有效。硬皮病有吞咽困难者，其轻症可使用降气和胃、具有扩张食管平滑肌作用的中药，如旋覆花、炙苏子、广郁金、石菖蒲、木香、枳壳、乌药、刀豆子、厚朴等。

## 六、中西医并用，中药增效减毒

中西医结合相辅相成，西药可以尽快控制症状，中药可以减轻西药的用量及不良反应，使用一些具有免疫调节的药来减少激素及免疫制剂的用量，使用护肝作用的中药减轻免疫抑制剂所致的肝损害。如使用具有类激素样作用的黄芪既可以减少激素用量及其副作用，又可护肝调节免疫[12]。补肾药可以减轻或防止长期应用皮质激素所致的垂体和肾上腺萎缩[13]。

## 七、内外治结合，提高疗效

由于皮损局部血液循环较差，在内服药物的基础上，外用药可直接作用于局部，收到较好的治疗效果。比如中药熏洗、中药热敷、槌果藤或蟾蜍皮等外敷、中药煎剂液电离子透入等。

# 第七节　名医经验

## 一、邓铁涛经验

国医大师邓铁涛认为本病归属于中医虚损证。本病的病因可归纳为先天禀赋不足、后天失调，或情志刺激，或外邪所伤，或疾病失治、误治，或病后失养，均可导致脏腑亏虚，积虚成损。硬皮病的病机主要为肺脾肾俱虚，然而与他脏关系亦密切，从而形成多脏同病，多系统、多器官受损的局面。关于本病的治疗，根据"损者益之""虚者补之"的原则，应以补肾为主、健脾养肾为辅。治则为补肾健脾养肺，活血散结以治皮。方用软皮汤（自拟方），以六味地黄丸为主加减而成[14]。

**医案举例**：张某，女，35 岁。1971 年 11 月 3 日初诊。

皮肤硬如皮革 3 年余。患者于 1963 年 5 月起，出现低热、乏力、面部及两上肢浮肿，后又延及两下肢，3~4 个月后，皮肤逐渐变硬如皮革样，颈部并出现白色脱色斑，手、腕关节活动不灵，1969 年 5 月在某医院皮肤科确诊为"硬皮病"，经用西药（强的松等）治疗 1 年，无明显好转，但仍能坚持骑自行车上班。1970~1971 年又先后在两家医院进行中医中药治疗，但病情仍继续发展，皮肤发硬及脱色斑的范围继续扩大，并觉心跳、失眠，开口困难，胃纳差，全身肌肉萎缩，手足麻木，下半身无汗，四肢关节疼痛等要。

诊查：慢性病容，面部缺乏表情，骨质脱钙，头骨凹凸不平，四肢及面、颈、肩部皮肤发硬，呈蜡样光泽，不易捏起，颜色加深呈棕色，并夹杂大片的脱色斑，四肢闭汗，无明显毛发脱落现象，心尖区Ⅰ级吹风样收缩期杂音，肺部正常，肝脾未及，指关节、腕关节呈轻度强直僵硬，无病理神经反射。舌质淡，瘦嫩，伸舌不过齿。苔薄白，脉细，两寸脉弱。实验室检查：血、尿、大便常规及肝功能检查均属正常，红细胞沉降率 27mm/h，血浆总蛋白 61.6g/L，白蛋白 36.4g/L，球蛋白 25.2g/L。X 线检查：胸透心肺正常。

西医诊断：系统性硬皮病（硬化期及萎缩期）。

辨证：肺、脾、肾俱虚（阴阳俱虚）。

治法：补肾健脾，活血散结。

处方：鹿角胶 6g（烊化），阿胶 6g（烊化），鳖甲 30g（先煎），熟地黄 24g，怀山药 15g，枸杞子 9g，仙茅 9g，巴戟天 9g，红花 4.5g，桂枝 6g，党参 15g，白术 12g，赤芍 12g，炙甘草 6g。

二诊：在上方基础上加减，服药1个月后，关节疼痛减轻，但月经来潮量多，舌嫩红、瘦，苔黄，脉虚，证以阴虚为突出，乃改用六味地黄汤加行气活血药物。

处方：山茱萸9g，怀山药18g，云苓9g，熟地黄8g，牡丹皮6g，泽泻6g，枸杞子9g，鹿角胶4.5g（烊化），党参15g，黄芪12g，当归12g，丹参15g，麦芽15g。

三诊：上方加减服至1972年4月出院。出院时手足麻痹减轻，皮肤较松弛，颜面、左手皮肤可见皱纹并可捻起，指腕关节活动较前灵活，精神转佳。出院后仍照上方加减，治以滋养肾阴、健脾益气。

处方：黄芪15g，熟地黄15g，怀山药15g，云苓9g，山茱萸9g，鹿胶6g（烊化），当归12g，白芍15g，牡丹皮9g，泽泻9g，枸杞子9g，谷芽12g。

上方或去当归、白芍，加巴戟天，或以阿胶易鹿胶，连服4个多月，后改为六味地黄汤加党参18g，服4个月。在这10个月中，间或炖服吉林参，每次9g，病情日趋好转。后因故停药10个月，病情有些反复。

1974年8月再来诊，仍继用六味地黄汤加黄芪、党参、枸杞子之类。服药数月后胸部、腿部之紧束感已除，稍能下蹲，全身皮肤除手指以外均能捻起，两前臂已有汗出。

1975年下半年起仍用前方加减，每周服药3剂，每周加服东北产之田鸡油3g炖冰糖服1次，或以海南产的沙虫干约30g煮瘦肉汤吃，以代替难得之阿胶与鹿角胶，时或炖服白糖参15g，总的治疗法则仍然不离养阴益气。

1976年9月，患者体重增加，精神、食欲均好，能胜任一般家务劳动。颜面有表情，颜面至臂及手的皮肤可以捏起，能下蹲，各关节灵活，但两手的末节指关节活动仍欠佳，原来皮肤颜色暗黑已转为接近正常颜色。除颈部隐约可见的白色脱色斑外，背及臀部的脱色斑已全部消失，张嘴活动灵活，舌可伸出唇外，舌尚瘦嫩，苔白浊，脉细。

## 二、路志正经验

国医大师路志正在硬皮病认识方面，强调分初病、久病，辨局限性、系统性。路老认为痰瘀与硬皮病关系密切。痰浊阻于经脉，使气血不能正常运行，出现肌肤不仁，痰凝于络脉肌肤不散则皮肤硬化板结。痰凝是导致硬皮病的重要因素。瘀阻于皮肤，四肢不温，指端青紫，皮肤肿胀，变硬板结，直至萎缩。皮痹日久，病侵脏腑，出现脏腑兼症。瘀阻于肺则咳喘、呼吸困难；瘀阻于脾则吞咽困难、腹胀泄泻；瘀阻于心则心悸、心痛；瘀阻于肾则水肿、尿血等。脉络瘀阻是硬皮病的病理关键。然临证仍需注意邪正虚实，不可一味攻邪，应时时固护正气[15]。

**医案举例：** 杨某，女性，13岁。2011年8月4日初诊。

患者全身多发条状硬化皮损2年余。2009年6月发现右上臂条状皮损，局部发暗、发硬，右大趾有2块青紫色斑块，右足背外侧皮肤条状萎缩。某医院诊为硬皮病，使用环磷酰胺、醋酸泼尼松片治疗，现发展至全身皮损。现症：右上臂外侧硬化皮损，右手背外侧及左侧前臂条状硬化皮损，右侧腹部外侧块状皮损，局部发黄、发硬发亮，肩部、腕部、后背、臀部亦有小块皮损，局部皮肤发硬，有瘀斑，偶尔瘙痒，无疼痛，双手活动受限，双下肢下蹲后站起后腿发紧，纳眠可，偶有胸闷，二便调，偶有脐周痛。舌红，苔薄白，脉沉细。

中医诊断：皮痹；辨证为气血亏虚，痰瘀阻络。

治法：益气养血，化痰通络。

处方：补阳还五汤加通络化痰药。生黄芪15g，当归12g，川芎9g，赤芍12g，桂枝10g，炒桑枝30g，地龙12g，山甲珠10g，皂角刺8g，地肤子12g，防风10g，防己12g，晚蚕沙15g（包），炒苍术、炒白术各12g，土茯苓20g，炒白芥子12g，鸡血藤15g，生姜1片。

嘱患者宜心情舒畅、戒急躁；忌食生冷、油腻、辛辣食物；避居潮湿之地，不可冒雨涉水。14剂药后皮肤腠理之硬结好转。

二诊、三诊以原方加减。

四诊：服路老中药 7 个月病变未进展，且局部硬皮有所软化。患者月经来潮，月经周期正常，经期血块多；白带多，色白有气味；双手中指关节疼痛。舌瘦，舌尖红，有齿痕，质暗，苔薄黄微腻，脉沉弦滑。路老遂治以益气和血、健脾止带、疏风祛湿之法，用药在原有基础上，增加健脾止带、疏风祛湿的药味。

处方：太子参 12g，生黄芪 15g，炒桑枝 20g，威灵仙 15g，秦艽 12g，山甲珠 10g，地龙 12g，炒苍术 15g，炒白术 12g，炒山药 15g，炒杏仁 9g，炒薏苡仁 30g，土茯苓 30g，椿根皮 12g，鸡冠花 12g，当归 12g，炒白芍 15g，醋香附 10g，生龙骨、生牡蛎各 30g。14 剂，水煎服，日 1 剂。

### 三、禤国维经验

国医大师禤国维教授认为硬皮病总病机为肝肾不足，气血两虚，寒凝血瘀，痹阻脉络，终致皮肤经脉失养。本病病性为本虚标实，气血不足，肝肾阴虚为本，寒凝血瘀为标，并将本病分为进展期和稳定期，进展期包含水肿期和硬化期，稳定期属于萎缩期。他提出滋补肝肾、益气补血、温阳散寒、活血通络的总治则[16]。

**医案举例：**患者，男，58 岁。2012 年 7 月 5 日初诊。

系统性硬皮病病史 6 年，现面部、胸前、上肢和腹部皮肤发硬，不易提起，诉怕冷，四肢凉，面色㿠白，疲劳困倦，舌淡暗，苔白厚腻，脉沉细。既往用激素及免疫抑制剂、血管扩张剂治疗，病情稍好转。近期口服激素 12mg，累积静滴环磷酰胺总量 4g。

西医诊断：系统性硬皮病。

中医诊断：皮痹；辨证为气血不足，寒凝血瘀。

治法：补益气血，温阳散寒，活血通络。

处方：黄芪 50g，当归 15g，熟地黄 20g，鹿角胶 10g（烊化），黄芥子 5g，鸡血藤 30g，丹参 20g，甘草 5g，白芍 15g，北沙参 20g，徐长卿 15g，积雪草 20g，薄盖灵芝 15g，威灵仙 10g，防风 15g。28 剂，水煎服，日 1 剂。同时维持激素及免疫抑制剂治疗。

2012 年 7 月 30 日二诊：畏寒怕冷明显减轻，精神好转，纳眠可。上肢及腹部皮肤稍变软，大便干结，嗳气反酸，舌淡暗苔薄白，脉细。原方去威灵仙、防风，加生地黄、茯苓、海螵蛸。共 28 剂，水煎服，日 1 剂。

2012 年 9 月 17 日三诊：面部、胸前皮损开始变软，激素减量至 8mg，CTX 冲击治疗达 8.2g，已停用免疫抑制剂。

此后定期门诊复诊。2013 年 8 月 15 日自免 12 项检查：ANA 1：1000，抗 SSA（+），补体正常。2014 年 6 月 30 日激素减量为 4mg，规律复诊。2014 年 8 月 20 复查自免 12 项：ANA 1：320，抗 SSA（+），补体正常。皮肤弹性较前好转，可提起，门诊定期复诊。2017 年 12 月 20 日患者复诊时皮损基本痊愈，弹性可，已停用激素，继续间断于门诊中药巩固治疗。

# 第八节　中西医调护

## 一、调摄

1. 精神创伤、过度劳累及反复感染是促进本病发生发展的三大诱因，故患者应在家属的配合下保持心情愉快，注意休息，睡眠充足，不宜过度操心及劳累。本病目前虽不能根治，但大多数患者经过治疗能控制病情，减轻症状，提高生活质量。故应鼓励患者克服恐病情绪，保持战胜疾病的信心。

2. 注意保暖，避免受凉，避免和感冒患者接触，以防风寒湿邪之侵袭。

3. 宜食易消化食品，保持充足营养，进食高蛋白、高维生素、高纤维素食物，忌高脂饮食，禁食酒类、辛辣厚味，以防损伤脾胃及引起血管舒缩异常，食管、胃肠功能减退者宜进软食如面条、稠粥、鸡蛋、鱼汤等，不宜过度忌口，以免营养不良。

## 二、护理

1. 一般护理　注意休息，劳逸结合，冬天忌入冷水，注意保暖，谨防感冒。对皮肤僵硬、活动不便者，应协助其做生活护理，如帮助患者进食、服药等，定时测体温、脉搏、呼吸、血压。

2. 心理护理　精神创伤和情绪波动常是促进本病发展的重要原因，应开导患者正确面对疾病，保持良好心态，树立战胜疾病的信心。

3. 皮肤护理

（1）有雷诺现象者手足要以棉手套、厚袜子保护，多着衣以防寒冷刺激诱发雷诺现象，手部皮肤谨防损伤、刺破，以免发生溃疡，不易愈合。

（2）硬化皮损的护理：皮肤硬化严重处因局部皮神经受刺激常有瘙痒、刺痛、蚁行感等异常感觉，因皮肤硬化、韧性下降、搔抓等易致皮肤破溃、感染，故不宜搔抓。忌用热水烫洗，皮肤瘙痒者可用滋润、止痒的药膏外涂，继发感染者可外涂百多邦、绿药膏等，肘部伸侧、内踝、外踝、指间关节伸侧等关节面皮肤尤易破溃，需注意保护，必要时可用纱布包裹。夏季忌用竹席，宜用质地较软的床席。

4. 重症病人护理

（1）肺部纤维化继发感染者注意观察其体温、咳嗽、咳痰情况，定时吸氧，鼓励病人尽量咳出痰液，痰液黏稠者可做喷雾吸入，注意观察呼吸情况，有呼吸困难者做好气管切开的准备。

（2）心、肾功能不全者注意观察其血压、心率、呼吸、下肢浮肿情况及测 24 小时尿量。让病人卧床休息，平卧，心悸气急者取半卧位。

5. 用药护理

（1）遵医嘱用药，勿擅自停用或改变药物使用剂量。

（2）避免擅自使用具有血管收缩功能的药物（如肾上腺素及麦角碱类药物等），以避免雷诺现象反复发作而导致组织缺血坏死。

6. 生活护理

（1）生活作息规律，注意劳逸结合。

（2）避免过度紧张、劳累和精神刺激。

（3）戒烟，避免吸烟对血管造成损伤。

（4）避免外伤，注意保暖。

（5）注意关节活动，预防关节挛缩。

（6）避免经常摩擦、搔抓皮损。

（7）避免日晒，外出应戴遮阳帽或打伞。

# 第九节　预后转归

## 一、转归

因脾肾阳虚、气血不足、风寒湿邪乘虚而入，凝于腠理，此时病变在表，及时固本祛邪，可抑制或逆转病情。病情进展，病邪入络，脉络痹阻，气血不畅，此时予益气活血抗纤维化治疗，可使病情长期稳定。病程迁延内舍于肺、心、肾、胃肠等脏器，造成脏腑功能失调，则治疗较困难。

## 二、预后

1. **局灶型硬皮病**　局灶型硬皮病预后一般较佳，跨关节的重度皮肤硬化可致关节变形，活动受限，线状型硬皮病常因肢体萎缩，发育不良而致畸。头、面部线状型硬皮病如伴偏面萎缩可毁容。

2. **系统性硬皮病**　本病难以根治，病程呈慢性进行性发展。肢端型患者易致指、趾溃疡，指骨吸收，手指挛缩而使手的功能严重丧失，晚期可影响内脏。弥漫型肢端病变轻，但较易影响内脏。心功能不全，肾功能不全，肺部纤维化、反复感染致肺功能不全是本病的三大死亡原因。疾病早期及时治疗可使病情长期稳定，预后良好。

# 第十节　诊治指南（方案或共识）

## 一、中华医学会风湿病学分会 2011 年"系统性硬化病诊断及治疗指南"（节选）

2011 年，中华医学会风湿病学分会发布了系统性硬化病诊断及治疗指南，具体内容如下[17]。

### （一）概述

系统性硬化病（systemic sclerosis，SSc）是一种以皮肤变硬和增厚为主要特征的结缔组织病，女性多见，多数发病年龄在 30~50 岁。根据患者皮肤受累的情况将 SSc 分为 5 种亚型：①局限性皮肤型 SSc（limited cutaneous SSc）：皮肤增厚限于肘（膝）的远端，但可累及面部、颈部。②CREST 综合征（CREST syndrome）：局限性皮肤型 SSc 的一个亚型，表现为钙质沉着（calcin osis，C）、雷诺现象（Raynaud phenomenon，R）、食管功能障碍（esophageal dysmotility，E）、指端硬化（sclero-dactyly，S）和毛细血管扩张（telangiectasia，T）。③弥漫性皮肤型 SSc（diffuse cutaneous SSc）：除面部、肢体远端外，皮肤增厚还累及肢体近端和躯干。④无皮肤硬化的 SSc（SSc sine scleroderma）：无皮肤增厚的表现，但有雷诺现象、SSc 特征性的内脏表现和血清学异常。⑤重叠综合征（overlap syndrome）：弥漫或局限性皮肤型 SSc 与其他诊断明确的结缔组织病同时出现，包括系统性红斑狼疮、多发性肌炎/皮肌炎或类风湿关节炎。

### （二）临床表现

1. **早期症状**　SSc 最多见的初期表现是雷诺现象及隐袭性肢端和面部肿胀，并有手指皮肤逐渐增厚。约 70% 的患者首发症状为雷诺现象，雷诺现象可先于硬皮病的其他症状（手指肿胀、关节炎、内脏受累）1~2 年或与其他症状同时发生。多关节病同样也是突出的早期症状。胃肠道功能紊乱（胃烧灼感和吞咽困难）或呼吸系统症状等，偶尔也是本病的首发表现。患者起病前可有不规则发热、胃纳减退、体质量下降等。

2. **皮肤**　几乎所有病例皮肤硬化都从手开始，手指、手背发亮、紧绷，手指褶皱消失，汗毛稀疏，继而面部、颈部受累。患者胸上部和肩部有紧绷的感觉，颈前可出现横向厚条纹，仰头时患者会感到颈部皮肤紧绷，其他疾病很少有这种现象。面部皮肤受累可表现为面具样面容。口周出现放射性沟纹，口唇变薄，鼻端变尖。受累皮肤可有色素沉着或色素脱失。

皮肤病变可局限在手指（趾）和面部，或向心性扩展，累及上臂、肩、前胸、背、腹和下肢。有的可在几个月内累及全身皮肤，有的在数年内逐渐进展，有些呈间歇性进展，通常皮肤受累范围和严重程度在3年内达高峰。

临床上皮肤病变可分为水肿期、硬化期和萎缩期。水肿期皮肤呈非可凹性肿胀，触之有坚韧的感觉；硬化期皮肤呈蜡样光泽，紧贴于皮下组织，不易捏起；萎缩期浅表真皮变薄变脆，表皮松弛。

3. 骨和关节　多关节痛和肌肉疼痛常为早期症状，也可出现明显的关节炎，约29%的患者可有侵蚀性关节病。由于皮肤增厚且与其下关节紧贴，致使关节挛缩和功能受限。由于腱鞘纤维化，当受累关节主动或被动运动时，特别在腕、踝、膝处，可觉察到皮革样摩擦感。SSc早期可有肌痛、肌无力等非特异性症状，晚期可出现肌肉萎缩。肌肉萎缩一方面是由于皮肤增厚变硬可限制指关节的活动，造成局部肌肉失用性萎缩，在弥漫性皮肤型SSc此种情况可发生于任何关节，以手指、腕、肘关节多见；另一方面也与从皮肤向肌肉蔓延的纤维化有关，此时病理表现为肌纤维被纤维组织代替而无炎症细胞浸润。当SSc与多发性肌炎或皮肌炎重叠时患者可有明显近端肌无力，血清肌酸激酶持续增高。长期慢性指（趾）缺血，可发生指（趾）端骨溶解。X线表现为关节间隙狭窄和关节面骨硬化。由于肠道吸收不良、废用及血流灌注减少，常有骨质疏松。

4. 消化系统　消化道受累为SSc的常见表现，仅次于皮肤受累和雷诺现象。消化道的任何部位均可受累，其中食管受累最为常见。

（1）口腔：张口受限，舌系带变短，牙周间隙增宽，齿龈退缩，牙齿脱落，牙槽骨萎缩。

（2）食管：食管下部括约肌功能受损可导致胸骨后灼热感，反酸，长此以往可引起糜烂性食管炎、出血、食管下段狭窄等并发症。下2/3食管蠕动减弱可引起吞咽困难、吞咽痛。组织病理示食管平滑肌萎缩、黏膜下层和固有层纤维化，黏膜呈不同程度变薄和糜烂。食管的营养血管呈纤维化改变。1/3硬皮病患者食管可发生Barrett化生，这些患者发生狭窄和腺癌等并发症的危险性增高。食管功能可用食管测压、卧位稀钡餐造影、食管镜等方法检查。

（3）小肠：常可引起轻度腹痛、腹泻、体质量下降和营养不良。营养不良是由于肠蠕动缓慢，微生物在肠液中过度增长所致，应用四环素等广谱抗生素常能奏效。偶可出现假性肠梗阻，表现为腹痛、腹胀和呕吐。与食管受累相似，纤维化和肌肉萎缩是产生这些症状的主要原因。肠壁黏膜肌层变性，空气进入肠壁黏膜下之后，可发生肠壁囊样积气征。

（4）大肠：钡灌肠可发现10%~50%的患者有大肠受累，但临床症状往往较轻。累及后可发生便秘、下腹胀满，偶有腹泻。由于肠壁肌肉萎缩，在横结肠、降结肠可有较大开口的特征性肠炎（憩室），如肛门括约肌受累可出现直肠脱垂和大便失禁。

（5）肝脏和胰腺：肝脏病变不常见，但原发性胆汁性肝硬化的出现往往都与局限性皮肤型SSc有关。胰腺外分泌功能不全可引起吸收不良和腹泻。

5. 肺部　在硬皮病中肺脏受累普遍存在。病初最常见的症状为运动时气短，活动耐受量减低；后期出现干咳。随病程的延长，肺部受累机会增多，且一旦累及便呈进行性发展，对治疗反应不佳。

肺间质纤维化和肺动脉血管病变常同时存在，但往往是其中一个病理过程占主导地位。在弥漫性皮肤型SSc伴抗拓扑异构酶Ⅰ（Scl-70）阳性的患者中，肺间质纤维化常常较重；在CREST综合征中，肺动脉高压常较为明显。肺间质纤维化常以嗜酸性肺泡炎为先导。在肺泡炎期，高分辨率CT可显示肺部呈毛玻璃样改变，支气管肺泡灌洗可发现灌洗液中细胞增多。胸部X线片示肺间质纹理增粗，严重时呈网状结节样改变，在基底部最为显著。肺功能检查示限制性通气障碍，肺活量减低，肺顺应性降低，气体弥散量减低。体检可闻及细小爆裂音，特别是在肺底部。闭塞、纤维化及炎性改变是肺部受累的原因。

肺动脉高压常为棘手问题，它是肺间质与支气管周围长期纤维化或肺间小动脉内膜增生的结果。肺动脉高压常缓慢进展，除非到后期严重的不可逆病变出现，一般临床不易察觉。无创性的超声心动检查可发现早期肺动脉高压。尸解显示，29%~47%的患者有中小肺动脉内膜增生和中膜黏液瘤样变化。心导管检查发现33%的患者有肺动脉高压。

6. 心脏　病理检查 80% 的患者有片状心肌纤维化。临床表现为气短、胸闷、心悸、水肿。临床检查可有室性奔马律、窦性心动过速、充血性心力衰竭，偶可闻及心包摩擦音。超声心动图显示约半数病例有心包肥厚或积液，但临床心肌炎和心包填塞不多见。

7. 肾脏　SSc 的肾病变以叶间动脉、弓形动脉及小动脉为最著，其中最主要的是小叶间动脉。血管内膜有成纤维细胞增殖、黏液样变、酸性黏多糖沉积及水肿，血管平滑肌细胞发生透明变性，血管外膜及周围间质均有纤维化，肾小球基底膜不规则增厚及劈裂。

SSc 肾病变临床表现不一，部分患者有多年皮肤及其他内脏受累而无肾损害的临床现象；有些在病程中出现肾危象，即突然发生严重高血压、急进性肾功能衰竭，如不及时处理，常于数周内死于心力衰竭及尿毒症。虽然肾危象初期可无症状，但大部分患者感疲乏加重，出现气促、严重头痛、视力模糊、抽搐、神志不清等症状。实验室检查发现肌酐正常或增高、蛋白尿和（或）镜下血尿，可有微血管溶血性贫血和血小板减少。

8. 其他表现

（1）神经系统病变：在弥漫性皮肤型 SSc 的早期阶段可出现正中神经受压、腕管综合征。在急性炎症期后，这些症状常能自行好转。可出现孤立或多发单神经炎（包括脑神经），这常与某些特异的抗体如抗 U1RNP 抗体相关。SSc 可出现对称性周围神经病变，可能与合并血管炎有关。

（2）口干和眼干：口干、眼干很常见，与外分泌腺结构破坏有关，如能满足干燥综合征的诊断标准，可诊断重叠综合征。

（3）甲状腺功能低下：20%～40% 的患者有甲状腺功能减退，这与甲状腺纤维化或自身免疫性甲状腺炎有关，病理表现为淋巴细胞浸润。半数患者血清中可有抗甲状腺抗体。

## （三）诊断要点

1. 实验室检查

（1）常规实验室检查：一般无特殊异常。红细胞沉降率（ESR）可正常或轻度增快。贫血可由消化道溃疡、吸收不良、肾脏受累所致，一般情况下少见。可有轻度血清白蛋白降低，球蛋白升高，可有多株高 γ 球蛋白血症和冷球蛋白血症。血中纤维蛋白原含量增多。

（2）免疫学检查：血清抗核抗体阳性率达 90% 以上，核型为斑点型、核仁型和抗着丝点型，抗核仁型抗体对 SSc 的诊断相对特异。抗 Scl-70 抗体是 SSc 的特异性抗体，阳性率为 15%～20%，该抗体阳性与弥漫性皮肤硬化、肺纤维化、指（趾）关节畸形、远端骨质溶解相关。抗着丝点抗体在 SSc 中的阳性率为 15%～20%，是局限性皮肤型 SSc 的亚型 CREST 综合征较特异的抗体，常与严重的雷诺现象、指端缺血、肺动脉高压相关。抗 RNA 聚合酶 I / Ⅲ 抗体的阳性率为 4%～20%，常与弥漫性皮肤损害、SSc 相关肾危象相关。抗 U3RNP 抗体阳性率为 8%，在男性患者中更多见，与弥漫性皮肤受累相关。抗纤维蛋白 Th/TO 抗体阳性率约 5%，与局限性皮肤受累和肺动脉高压相关。抗 PM/Scl 抗体阳性率为 1%，见于局限性皮肤型 SSc 和重叠综合征（多发性肌炎/皮肌炎）。抗 SSA 抗体和（或）抗 SSB 抗体存在于 SSc 与干燥综合征重叠的患者。约 30% 的患者类风湿因子呈阳性。

2. 病理及甲褶检查　硬变皮肤活检见网状真皮致密胶原纤维增多，表皮变薄，表皮突消失，皮肤附属器萎缩。真皮和皮下组织内（也可在广泛纤维化部位）可见 T 细胞大量聚集。甲褶毛细血管显微镜检查显示毛细血管祥扩张与正常血管消失。

3. 影像学检查　X 线检查可有两肺纹理增强，也可见网状或结节状致密影，以肺底为著，或有小的囊状改变。高分辨率 CT 是检测和随访间质性肺病的主要手段，只要有条件则应该检查。钡餐检查可显示食管、胃肠道蠕动减弱或消失，下端狭窄，近侧增宽；小肠蠕动亦减少，近侧小肠扩张，结肠袋可呈球形改变；双手指端骨质吸收，软组织内有钙盐沉积。

4. 诊断标准　目前临床上常用的标准是 1980 年美国风湿病学会（ACR）提出的 SSc 分类标准，

该标准包括以下条件：

（1）主要条件：近端皮肤硬化，手指及掌指（跖趾）关节近端皮肤增厚、紧绷、肿胀。这种改变可累及整个肢体、面部、颈部和躯干（胸、腹部）。

（2）次要条件：①指硬化：上述皮肤改变仅限于手指。②指尖凹陷性瘢痕或指垫消失：由于缺血导致指尖凹陷性瘢痕或指垫消失。③双肺基底部纤维化：在立位胸部 X 线片上，可见条状或结节状致密影，以双肺底为著，也可呈弥漫斑点或蜂窝状肺，但应除外原发性肺病引起的这种改变。

判定：具备主要条件或 2 条以上次要条件者，可诊为 SSc。雷诺现象、多发性关节炎或关节痛、食管蠕动异常、皮肤活检示胶原纤维肿胀和纤维化、血清有抗核抗体、抗 Scl-70 抗体和抗着丝点抗体阳性均有助于诊断。

该标准的敏感性较低，无法对早期的硬皮病做出诊断，为此欧洲硬皮病临床试验和研究协作组（EULAR scleroderma trial and research group，EUSTAR）提出了"早期硬皮病"的概念和诊断标准，即如果存在雷诺现象、手指肿胀、抗核抗体阳性，应高度怀疑早期硬皮病的可能，要进行进一步的检查；如果存在下列 2 项中的任何一项就可以确诊为早期硬皮病，即：①甲床毛细血管镜检查异常；②硬皮病特异性抗体，如抗着丝点抗体阳性或抗 Scl-70 抗体阳性。但早期硬皮病可能与未分化结缔组织病、混合性结缔组织病不易鉴别。

5. 鉴别诊断　本病应与假性硬皮病，如硬肿病、硬化性黏液水肿、嗜酸性筋膜炎及肾源性系统性纤维化/肾源性纤维性皮病相鉴别。

### （四）治疗方案及原则

虽然近年来 SSc 的治疗有了较大进展，但有循证医学证据的研究仍然很少。皮肤受累范围及程度、内脏器官受累的情况决定其预后。早期治疗的目的在于阻止新的皮肤和脏器受累，而晚期治疗的目的在于改善已有的症状。治疗措施包括抗炎及免疫调节治疗、针对血管病变的治疗及抗纤维化治疗 3 个方面。

1. 抗炎及免疫调节治疗

（1）糖皮质激素：糖皮质激素对本病效果不显著，通常对于皮肤病变的早期（水肿期）、关节痛、肌肉病变、浆膜炎及间质性肺病的炎症期有一定疗效。剂量为泼尼松 30~40mg/d，连用数周，渐减至维持量 5~10mg/d。

（2）免疫抑制剂：常用的有环磷酰胺、环孢霉素 A、硫唑嘌呤、甲氨蝶呤等。有报道，这些药物对皮肤、关节或肾脏病变可能有效，与糖皮质激素合并应用，常可提高疗效和减少糖皮质激素用量。甲氨蝶呤可能对改善早期皮肤的硬化有效，而对其他脏器受累无效。

2. 血管病变的治疗

（1）SSc 相关的指端血管病变（雷诺现象和指端溃疡）：应戒烟，手足避冷保暖。常用的药物为二氢吡啶类钙离子拮抗剂，如硝苯地平（每次 10~20mg，每日 3 次），可以减少 SSc 相关雷诺现象的发生和严重程度，常作为 SSc 相关的雷诺现象的一线治疗药物。静脉注射伊洛前列素 0.5~3ng/（kg·min）连续使用 3~5 日，或口服 50~150μg，每日 2 次，可用于治疗 SSc 相关的严重的雷诺现象和局部缺血。

（2）SSc 相关的肺动脉高压：主要措施包括三方面。

1）氧疗：对低氧血症患者应给予吸氧。

2）利尿剂和强心剂：地高辛用于治疗收缩功能不全的充血性心衰；此外，右心室明显扩张、基础心率大于 100 次/分、合并快速房颤等也是应用地高辛的指征。对于合并右心功能不全的肺动脉高压患者，初始治疗应给予利尿剂，但应注意肺动脉高压患者有低钾倾向，补钾应积极且需密切监测血钾。

3）肺动脉血管扩张剂：目前临床上应用的血管扩张剂有钙离子拮抗剂、前列环素及其类似物、内皮素-1 受体拮抗剂及 5 型磷酸二酯酶抑制剂等。

①钙离子拮抗剂：只有急性血管扩张药物试验结果阳性的患者才能应用钙离子拮抗剂治疗。对这类患者应根据心率情况选择钙离子拮抗剂，基础心率较慢的患者选择二氢吡啶类，基础心率较快的患者则选择地尔硫草。其应用从小剂量开始，在体循环血压没有明显变化的情况下，逐渐递增剂量，争取数周内增加到最大耐受剂量，然后维持应用。应用 1 年以上者还应再次进行急性血管扩张药物试验，重新评价患者是否持续敏感，只有长期敏感者才能继续应用。

②前列环素类药物：目前国内只有吸入性伊洛前列素上市。该药可选择性作用于肺血管。对于大部分肺动脉高压患者，该药可以较明显地降低肺血管阻力，提高心排血量。其半衰期为 20~25 分钟，起效迅速，但作用时间较短。每天吸入治疗次数为 6~9 次。长期应用该药，可降低肺动脉压力和肺血管阻力，提高运动耐量，改善生活质量。

③内皮素-1 受体拮抗剂：内皮素-1 主要由内皮细胞分泌，是一种强的内源性血管收缩剂。临床试验研究表明，内皮素-1 受体拮抗剂可改善肺动脉高压患者的临床症状和血流动力学指标，提高运动耐量，改善生活质量和生存率。推荐用法是初始剂量 62.5mg，每日 2 次，连用 4 周，后续剂量 125mg，每日 2 次，维持治疗。该药已经被欧洲和美国指南认为是治疗心功能 Ⅲ 级肺动脉高压患者的首选治疗药物。其不良反应主要表现为肝损害，治疗期间应至少每月监测 1 次肝功能。

④5 型磷酸二酯酶抑制剂：西地那非是一种强效、高选择性 5 型磷酸二酯酶抑制剂。西地那非在欧洲被推荐用于治疗 SSc 相关的肺动脉高压，推荐初始剂量 20mg，每日 3 次。常见不良反应包括头痛、面部潮红等，但一般可耐受。

⑤一氧化氮：一氧化氮是血管内皮释放的血管舒张因子，具有调节血管张力、血流、炎症反应和神经传导等广泛的生物学作用。长期吸入一氧化氮可能对肺动脉高压有一定疗效，但仍需要进一步的随机对照试验以评估其安全性和有效性。

（3）SSc 相关肾危象：肾危象是 SSc 的重症，应使用血管紧张素转换酶抑制剂（ACEI）控制高血压。即使是肾功能不全透析的患者，仍应继续使用 ACEI。激素与 SSc 肾危象风险增加相关，使用激素的患者应密切监测血压和肾功能。

3. 抗纤维化治疗　虽然纤维化是 SSc 病理生理的特征性表现，但迄今为止尚无一种药物（包括 D-青霉胺）被证实对纤维化有肯定的疗效。转化生长因子（TGF）-β 在 SSc 的纤维化发病机制中起重要作用，但 TGF-β 拮抗剂对 SSc 纤维化是否有效尚有待进一步研究。

（1）SSc 相关的皮肤受累：有研究显示，甲氨蝶呤可改善早期弥漫性 SSc 的皮肤硬化，而对其他脏器受累无效。因此，甲氨蝶呤被推荐用于治疗弥漫性 SSc 的早期皮肤症状。其他药物如环孢素 A、他克莫司、松弛素、低剂量青霉胺和静脉丙种球蛋白（IVIg）对皮肤硬化可能也有一定改善作用。

（2）SSc 的间质性肺病和肺纤维化：环磷酰胺被推荐用于治疗 SSc 的间质性肺病，环磷酰胺冲击治疗对控制活动性肺泡炎有效。近期的非对照性实验显示，抗胸腺细胞抗体和霉酚酸酯对早期弥漫性病变包括间质性肺病可能有一定疗效。另外，乙酰半胱氨酸对肺间质病变可能有一定的辅助治疗作用。

4. 其他脏器受累的治疗　消化道受累很常见。质子泵抑制剂对胃食管反流性疾病、食管溃疡和食管狭窄有效。胃平滑肌萎缩可导致胃轻瘫和小肠运动减弱，促动力药物如胃复安和多潘立酮可用于治疗 SSc 相关的功能性消化道动力失调，如吞咽困难、胃食管反流性疾病、饱腹感等。胃胀气和腹泻提示小肠细菌过度生长，治疗可使用抗生素，但需经常变换抗生素种类，以避免耐药。

## （五）预后

SSc 一般是慢性病程，预后与确诊的时间密切相关，出现内脏并发症影响预后。最近的数据显示，SSc 的 5 年生存率超过 80%，但一些亚型的预后仍较差，如进展性的肺动脉高压 2 年生存率低于50%。病死率最高的是合并肾危象，1年生存率低于15%，早期使用ACEI可能改善预后。SSc病变仅限于皮肤，没有内脏受累的预后较好。

## 二、EULAR 2016年系统性硬化治疗的推荐意见更新（节选）

2016年，随着新药物和新临床研究证据的出现，EULAR进行了新的系统综述研究，并更新了之前对系统性硬化症的建议，见表6-2[18]。

表6-2　2016年EULAR对系统性硬化症治疗推荐意见的更新

| 器官受累 | 推荐意见 | 证据级别 | 推荐强度 |
|---|---|---|---|
| 雷诺现象 | 推荐使用二氢吡啶类钙通道拮抗剂，常用口服硝苯地平作为SSc-雷诺现象的一线治疗，此外也可考虑5-磷酸二酯酶抑制剂 | 1A | A |
|  | 严重雷诺现象应静脉使用伊洛前列素；建议口服治疗效果不佳者应静脉使用伊洛前列素 | 1A | A |
|  | 可考虑使用氟西汀 | 3 | C |
| 肢端溃疡 | 应考虑静脉使用伊洛前列素 | 1B | A |
|  | 应考虑使用5-磷酸二酯酶抑制剂 | 1A | A |
|  | 应考虑使用波生坦以减少新发肢端溃疡，尤其是使用钙通道拮抗剂、5-磷酸二酯酶抑制剂及静脉使用伊洛前列素治疗后仍存在多发肢端溃疡者 | 1B | A |
| 肺动脉高压（PAH） | 推荐使用内皮素受体拮抗剂、5-磷酸二酯酶抑制剂或利奥西呱 | 1B | B |
|  | 严重肺动脉高压（Ⅲ~Ⅳ级），推荐静脉使用依前列醇 | 1B | A |
|  | 可考虑使用前列环素类似物 | 1B | B |
| 皮肤及肺部病变 | 推荐使用甲氨蝶呤治疗早期弥漫性皮肤病变 | 1B | A |
|  | 尽管存在毒性，鉴于2个高质量的随机对照试验结果，推荐使用环磷酰胺治疗SSc-间质性肺病，尤其是进展性间质性肺病 | 1B | A |
|  | 快速进展SSc存在器官衰竭风险的患者应考虑使用造血干细胞移植。鉴于治疗相关不良反应及早期治疗相关的死亡风险，严格筛选患者及医疗团队的经验至关重要 | 1B | A |
| 硬皮病肾危象（SRC） | 专家推荐硬皮病肾危象一经诊断，尽快使用血管紧张素酶抑制剂 | 3 | C |
|  | 使用糖皮质激素治疗时，密切监测血压及肾功能 | 3 | C |
| 胃肠道受累 | 应考虑使用质子泵抑制剂治疗胃食管反流、预防食管溃疡和狭窄 | 1A | B |
|  | 应考虑使用促动力药治疗症状性胃肠动力减低（消化不良、胃食管反流病、早饱、腹胀、假性梗阻等） | 3 | C |
|  | 间断或者定期使用抗生素治疗有症状的小肠细菌过度生长 | 3 | D |

# 第十一节　中西医临床研究进展

## 一、临床辨治

### （一）中医辨证分型

通过对1979~2017年9月中国学术期刊全文数据库（CNKI）所收录有关SSc中医证候分型相

关文献，以主题"系统性硬化"并含"中医"或者全文"系统性硬化"并含"证"进行精确检索，共 2316 条记录，纳入文献 46 篇，整理后得到 47 种中医证候，总计 107 条记录，频次位于前 9 的证型依次是脾肾阳虚（16.82%）、气血两虚型（10.28%）、瘀血阻络型（6.54%）、痰瘀痹阻型（5.61%）、脾肾两虚型（3.74%）、寒湿痹阻型（3.74%）、肺卫不宣型（2.80%）、寒邪阻络型（2.80%）、湿热阻络型（2.80%）[19]。

胡荫奇[20]把系统性硬皮病分为 4 型辨证论治：①阳虚寒凝，脉络瘀阻：本证相当于硬肿期，治以温阳散寒、活血通络。药物有巴戟天、淫羊藿、鹿角霜、桂枝、络石藤、鸡血藤、穿山龙、赤芍、制附片、怀牛膝、炒白术、甘草等。②脾肾阳虚，痰瘀痹阻：本证相当于硬化期，治以健脾温肾、涤痰活血。药物有鹿角胶、桂枝、山茱萸、鸡血藤、莪术、土贝母、徐长卿、穿山龙、姜半夏、陈皮、茯苓、白术、地龙、豨莶草等。③气血两虚，瘀血痹阻：本证相当于萎缩期，治以补气养血、祛瘀通络。药物有生黄芪、当归、赤芍、鸡血藤、党参、龙眼肉、酸枣仁、远志、炒白术、茯苓、乌梢蛇、山药、千年健、山茱萸、佛手、甘草等。④热毒内蕴，痰瘀痹阻：本证相当于急性发作期，治以清热解毒、化痰祛瘀。药物有野菊花、金银花、蒲公英、紫花地丁、土茯苓、土鳖虫、僵蚕、牡丹皮、土贝母、赤芍、半枝莲、鸡血藤、威灵仙、徐长卿、桑白皮、秦艽、瓜蒌、生黄芪等。

范永升[21]认为硬皮病分为阳虚寒凝、络脉痹阻、肺脾不足三型：①阳虚寒凝：治以温阳散寒，常用药物有桂枝、淫羊藿、仙茅、杜仲、续断、细辛、巴戟天、鹿角片、淡附片等。②络脉痹阻：治以通络祛瘀，常用药物有积雪草、地龙、丹参、鸡血藤、川芎、赤芍、郁金、凌霄花、穿山甲等。③肺脾不足：治以培补肺脾，常用药物有生黄芪、太子参、炒白术、茯苓、山药、薏苡仁、甘草、大枣、炒鸡内金等。

周翠英[22]根据硬皮病皮肤病变"肿、硬、萎"的特点，分为 5 型辨证论治：①肾阳不足型：治以温阳散寒、扶助肾气，给予阳和汤加减。②肝郁血瘀型：治以疏肝解郁、养血通络，给予逍遥丸合桃红四物汤加减。③肺气郁闭型：治以宣肺开闭、散寒通脉，给予麻黄汤合当归四逆汤加减。④湿热阻络型：治以清热解毒、利湿除痹，给予四妙勇安汤加减。⑤寒痰凝滞型：治以温阳化痰、散寒软坚，给予牵正散加减。

## （二）经典方剂联合西药

朴勇洙等[23,24]采用当归四逆汤联合 D-青霉胺治疗系统性硬化病，服药 2 个月后，观察临床疗效及患者生存质量、抗核抗体（ANA）、抗 Scl-70 抗体的变化。结果表明，与西药组比较，中西医结合组后 Steen 评分、ANA、抗 Scl-70 抗体水平明显降低，生存质量积分显著提升，说明当归四逆汤结合 D-青霉胺治疗系统性硬化病效果更佳。欧艳娟等[25]采用黄芪桂枝五物汤加减配合西药治疗系统性硬化症，总有效率达 80%，能够减少患者皮肤硬度积分。杨莉等[26]运用加味阳和汤联合强的松、青霉胺等治疗系统性硬化症硬化期脾肾阳虚型患者。结果显示，19 例 SSc 硬化期脾肾阳虚型中除 1 例因面部皮肤硬化加重，张口困难，加西药扶异（霉酚酸酯）0.25g 口服 2 周后好转外，余 18 例中显效 12 例、有效 6 例。

## （三）自拟方联合西药

卞华等[27,28]基于肺脾肾-皮毛相关理论指导 SSc 的治疗，以黄芪桂枝五物汤、补肺汤、二仙汤等为基础创制温阳化浊通络方。通过前瞻性随机对照临床试验，观察温阳化浊通络方联合甲氨蝶呤片和泼尼松治疗 SSc 的临床疗效。结果显示，该方案总有效率显著高于对照组，能有效降低皮肤积分、疾病活动指数，改善握力、齿距、指距、雷诺现象等症状和体征；同时发现该方案能抑制患者血清 Th17 和 IL-17 的表达，上调 Treg 及 IL-10 水平，降低 BAFF、IgG、IgM 表达。检测 SSc 临床试验中专家共识的主要生物学标志物——vWF（血管病变标记）、PⅢNP 和 ICTP（纤维化标志）发现，该方案还能明显降低 vWF、PⅢNP 含量，升高 ICTP 水平。上述结果提示，该方案能减轻 SSc

患者的血管病变，调控胶原代谢，阻止纤维化，改善临床症状、体征，可能与其调节系统性硬化病患者 Th17/Treg 细胞平衡、减少 B 淋巴细胞激活、抑制自身免疫反应、减轻炎症有关。另外，该方案治疗的患者血尿常规、肝肾功能、心电图均未出现明显异常，未有不良事件发生。郭刚等[29,30]采用参麦开肺散（由西洋参、麦冬、丹参、绞股蓝、半枝莲、杏仁、苏子等组成）联合泼尼松和青霉胺治疗 SSc，结果显示，治疗组总有效率为 93.3%，明显高于对照组的 70.0%。治疗组气短、咳嗽等中医证候积分改善优于对照组。与对照组比较，治疗组动脉血氧分压（PO$_2$）、pH、血氧饱和度（SaO$_2$）、深吸气量（IC）、第 1 秒用力呼气容积（FEV$_1$）、用力肺活量（FVC）及 FEV$_1$/FVC 均升高，二氧化碳分压（PCO$_2$）、透明质酸（HA）、层黏连蛋白（LN）及Ⅲ型前胶原（PCⅢ）均降低。说明参麦开肺散治疗 SSc 肺纤维化患者可以明显改善其肺功能，并干预气道重塑，临床疗效显著。李学增等[31,32]采用双盲双模拟研究方法，在青霉胺和丹参注射液治疗的基础上，观察五痹胶囊（由土茯苓、威灵仙、薏苡仁、全蝎、蜈蚣、当归、三七、水蛭、黄芪、熟地黄、淫羊藿等组成）治疗 SSc 的临床疗效。结果显示，治疗组在总有效率、抗体（包括 ANA、抗 Scl-70、RF）转阴率、循环内皮细胞水平下降等方面均优于对照组；同时，五痹胶囊可纠正 SSc 患者免疫功能失调状态，提高机体的免疫自稳功能，清除抗原、抑制抗体的产生，减少免疫复合物形成，降低 ET、TGF-β$_1$。张澜等[33]将 40 例 SSc 患者随机分为风湿Ⅲ号方联合小剂量糖皮质激素治疗组及小剂量糖皮质激素对照组进行临床疗效观察，结果表明，风湿Ⅲ号方联合小剂量糖皮质激素对脾肾阳虚、血瘀经脉型 SSc 疗效显著且安全性好，优于对照组。

### （四）中成药联合西药

张扬等[34]采用白芍总苷（TGP）联合泼尼松、青霉胺、环磷酰胺治疗 SSc，观察患者改良 Rodnan 积分、关节功能积分、齿距、双手握力、手指温度、IgG 水平、24 小时尿蛋白、肺弥散功能，并监测药物不良反应。结果表明，联合组总有效率（92.0%）明显高于对照组（68.0%），齿距、手指温度、双手握力明显高于对照组，IgG 水平、24 小时尿蛋白明显低于对照组，同时降低肝损的发生率。代玉芳等[35]研究发现，前列地尔联合丹参注射液及小剂量强的松治疗系统性硬化症可显著提高临床疗效，使皮肤硬化得到改善，ESR、CRP 指标改善程度显著，安全性较高。胡南等[36]观察了积雪草苷联合曲尼司特治疗局限性硬皮病的临床疗效，结果发现积雪草苷辅助治疗局限性硬皮病可明显提高机体免疫功能，改善相关症状，且安全可靠，增强疗效。

### （五）外治法联合西药

王倩[37]采用祛风活血方（赤芍 30g，川芎 30g，独活 30g，当归 36g，桂枝 30g，红花 24g，苦参 30g，羌活 30g，桑枝 30g，忍冬藤 30g，地黄 30g，桃仁 30g，玄参 30g）熏洗联合口服来氟米特和醋酸泼尼松治疗系统性硬化症，观察雷诺现象（RP），并进行皮肤硬度、中医证候及生活质量评分，检测红细胞沉降率（ESR）、C 反应蛋白（CRP），评价临床疗效。结果显示，治疗组雷诺现象发生率、中医证候积分、生活质量评分、皮肤硬化评分、ESR 及 CRP 水平均显著降低，且优于对照组。上述作用可能与改善微循环、促进炎症因子吸收有关。周静等[38]研究活血祛瘀中药熏洗联合来氟米特及泼尼松治疗 SSc 合并早期肺动脉高压的疗效及安全性。结果显示，中西医结合组治疗后总有效率（93.33%）明显高于西药组（70.73%）。与西药组治疗后比较，中西医结合组治疗后 RP 积分、ESR、CRP 水平降低，且 ESR、CRP 及 PASP 降低差值更大，而肺总量（total lung capacity，TLC）、一氧化碳弥散量（carbon monoxide diffusing capacity，DLCO）水平升高差值更大。上述结果说明中药熏洗外治联合西药治疗 SSc 合并 PAH，疗效明显，不良反应少。

## 二、方药与药理

### (一) 方药用药规律

SSc 属本虚标实、虚实夹杂之证,以脏腑虚损、气虚、阳虚为本,寒湿、瘀血、痰瘀为标。故以扶正祛邪为治则,具体治法各医家虽分期、分型各有侧重,但总不离补脏腑气血虚损,祛寒湿、瘀血、痰瘀之标实之邪。

杜桐等[39]检索 1958~2017 年中国知网、万方等数据库,共有系统性硬化症、硬皮病文献近 80 篇。对硬化症中医治法相关文献进行分析归纳,共收集治法 56 个,整理归纳为 39 种,累计频次 82 次,其中宣肺占 8.54%、健脾占 24.39%、益肾占 10.98%、补气占 34.13%、养血占 25.64%、温阳占 25.57%、散寒占 21.97%、活血占 49.98%、化瘀占 30.53%、散结占 14.64%、滋阴占 17.08%、清热占 10.96%、解毒占 13.41%、疏肝占 4.88%、理气占 3.66%、通络占 46.33%、除湿占 14.63% 等。本病以扶正祛邪为主要治则,临床以活血化瘀、补气健脾、养血通络、温阳散寒、通络散结、清热除湿、滋阴理气等治法为最常用的前 7 位,临床上清热除湿及滋阴理气较少见。在分析用药频次 97 次的方剂中,阳和汤 (8.23%)、黄芪桂枝五物汤 (6.19%)、桃红四物汤 (5.15%)、当归四逆汤 (3.09%)、四妙勇安汤 (3.09%)、丹栀逍遥散 (3.09%)、荆防败毒散 (3.09%)、十全大补汤 (3.09%)、回阳通脉汤 (3.09%)、麻黄附子细辛汤 (2.06%) 等主要以温经散寒、活血化瘀、养血益气、祛风除湿为主。王文钰等[40]以中国知网、万方知识数据服务平台、维普全文数据库检索为本研究数据源,以"硬皮病+皮痹""中医+中药+中医药"为主题词、题名或关键词进行检索式检索,检索 1989~2019 年间中医药治疗硬皮病的全部文章,最终纳入 69 篇文献,获取有效医案 101 则。结果显示,统计符合纳入标准的 229 个方剂所使用的药物,一共得到 258 味,总用药频次 3098 次,按功效分属 43 类。对出现频次 ≥40 次的药物进行统计,共有 20 种,其中补气药占 15.78%、活血调经药占 11.01%、补血药占 10.36%、清热凉血药占 5.97%、发散风寒药占 5.62%、利水消肿药占 5.62%、补阴药占 4.49%、活血止痛药占 3.84%、补阳药占 3.81%、理气药占 3.32%、温里药占 3.29%、祛风寒湿药占 2.58%、息风止痉药占 2.45%、破血消癥药占 2.42%、温化寒痰药占 2.29%、清热解毒药占 1.74%、祛风湿热药占 1.74%、固精缩尿止带药占 1.61%、利尿通淋药占 1.48%、发散风热药占 1.42%。目前中医辨治硬皮病常用黄芪、当归、桂枝等温补药及鸡血藤、丹参等活血药,组方加减具有明显的规律性。

### (二) 方药药理举例

1. 当归四逆汤　当归四逆汤具有温经散寒、养血通脉的功效,是治疗硬皮病的常用方剂之一。动物实验研究发现[41],当归四逆汤对 BLM 诱导的 SSc 小鼠有较好疗效,其作用随着药物浓度的升高而逐步加强,存在明显的量效关系。其治疗 SSc 的作用机制可能是通过降低小鼠血中 TXBa、vWF、AECA 浓度,升高 6-keto-PGF1 浓度实现的。研究还发现[42],当归四逆汤治疗 SSc 小鼠,可减轻皮肤组织病理损伤,明显降低血清 TNF-α、IL-10 及 IL-16 含量,降低皮肤组织中 TLR4、NF-κB 蛋白表达水平;同时提高模型小鼠外周血 $CD4^+T$ 细胞、$CD8^+T$ 细胞水平,提高其腹腔巨噬细胞的活力。上述提示当归四逆汤能够通过抗炎、调节免疫治疗 SSc。当归四逆汤还能够降低 BALB/c 硬皮病小鼠皮肤组织及其 CTGF、TGF-β 含量,改善皮肤纤维化[43]。

2. 阳和汤　动物实验表明,阳和汤能改善硬皮病小鼠皮肤病理,使真皮层稍变薄,胶原纤维束排列较疏松,皮下脂肪层稍变薄。阳和汤还能降低硬皮病小鼠皮肤 β-catenin mRNA 及蛋白表达,从而起到抗皮肤纤维化的治疗作用[44]。

3. 积雪草　积雪草具有较强的抗氧化能力,其主要活性部位在乙酸乙酯相,主要成分为黄酮,并具有一定的免疫调节功能[45]。积雪草苷治疗SSc的机理还与其抑制成纤维细胞增殖、胶原蛋白合成及TGF-$\beta_1$的分泌有关[46]。

4. 刺山柑　刺山柑（别名：槌果藤、野西瓜、老鼠瓜）是维吾尔族用于治疗风湿病的一味常用药，使用范围包括根皮、叶和果实，具有祛风、散寒、除湿的作用。动物实验表明，刺山柑具有抗纤维化作用。刺山柑总生物碱能够干预Wnt信号通路关键分子的表达，明显降低SSc小鼠$\alpha$-SMA、WNT1、WNT2、Wnt3a、Wnt10b和$\beta$-catenin水平，升高DKK1、DKK2水平，抑制皮肤COL1A1和Fn表达，进而抑制改善SSc组织纤维化[47-50]。刺山柑总生物碱可抑制SSc模型小鼠皮肤组织中Notch2、NICD1、DLL3及Jagged1的异常表达，对SSc模型小鼠Notch通路的过度激活有一定的抑制作用[51]；刺山柑总生物碱能降低SSc小鼠HGF和C-Met表达，可能通过上调HGF/C-Met通路改善SSc组织纤维化[52]。研究还显示，刺山柑总生物碱能降低SSc小鼠血清VEGF与ET-1异常表达，具有保护血管作用[53]。

# 第十二节　展　望

硬皮病病因不明，发病机制复杂，西医学治疗虽在抑制免疫、扩血管、抗纤维化等方面取得了一定成效，但不良反应较大，远期疗效尚不确切。生物治疗、细胞治疗等在SSc的治疗中亦有一定前景，但目前缺乏RCT研究，且费用昂贵，难以临床普及。中医治疗硬皮病经验丰富，方法多样，疗效显著，不良反应低，但仍需要看到其中存在的问题与不足。首先，中医治疗硬皮病缺乏统一辨证论治标准，这就导致许多行之有效的治疗方法难以大规模推广。其次，某些研究设计缺乏严谨性；研究指标太过单一，缺乏大样本、多中心、随机对照的循证医学的评价。最后，中药治疗硬皮病的药效学评价及机制有待进一步研究，以期为治疗硬皮病中药的研究与开发提供依据。如何找到疗效更为确切且得到广泛认可的中医药治疗硬皮病的方法，并开发出有效新药将是我们今后努力的方向之一。

（卞华）

# 参考文献

[1] John H. Kippel, John H. Stone, Leslie J. Crofford, et al. 风湿病概要 [M]. 卢昕，王国春，译. 13版. 北京：北京大学医学出版社，2016：308-323.

[2] 杨雪，邹和建. 硬皮病治疗研究进展及治疗指南演变 [J]. 药学进展，2019，43（4）：261-268.

[3] 葛均波，徐永健，王辰. 内科学 [M]. 9版. 北京：人民卫生出版社，2018：851-854.

[4] 王承德，沈丕安，胡荫奇. 实用中医风湿病学 [M]. 2版. 北京：人民卫生出版社，2009：554-565.

[5] Gary S. Firestein, Ralph C. Budd, Shedine E. Gabriel, et al. 凯利风湿病学 [M]. 栗占国，译. 10版. 北京：北京大学医学出版社，2020：1553-1597.

[6] Baker Frost D, da Silveira W, Hazard ES, et al. Differential DNA Methylation Landscape in Skin Fibroblasts from African Americans with Systemic Sclerosis [J]. Genes（Basel），2021，12（2）：129.

[7] Wu H, Chen Y, Zhu H, et al. The Pathogenic Role of Dysregulated Epigenetic Modifications in Autoimmune Diseases [J]. Front Immunol, 2019（10）：2305.

[8] Denton C P, Khanna D. Systemic sclerosis [J]. Lancet, 2017, 390（10103）：1685-1699.

[9] Stockmann C, Kerdiles Y, Nomaksteinsky M, Loss of myeloid cell-medrived vascular endothelial growth factor accelerates fibrois [J]. Proc Natl Acad Sci USA, 2010, 107（9）：4329-4334.

[10] Piera-Velazquez S, Jimenez SA. Role of Cellular senescence and NOX4-mediated oxidative stress in systemic scle-

rosis pathogenesis [J]. Curr Rheumatol Rep, 2015 (17): 473.

[11] Raghu G, Rochwerg B, Zhang Y, et al. An ATS/ERS/JRS/ALAT clinical practice guideline: treatment of idiopathic pulmomary fibrosis An update of the 2011 linical practice guideline [J]. Am J Rrespir Crit Care Med, 2015, 192 (2): e3-e19.

[12] 任志萍. 黄芪现代药理学研究进展 [J]. 中国民族民间医药, 2010, 19 (3): 35.

[13] 查良伦, 沈自尹, 施凤英, 等. 补肾中药拮抗皮质激素所致副反应的实验观察 [J]. 上海中医药杂志, 1990, 24 (2): 1-3.

[14] 邓铁涛. 邓铁涛临床经验辑要 [M]. 北京: 中国医药科技出版社, 1998: 60-186.

[15] 路志正. 路志正风湿病学 [M]. 北京: 人民卫生出版社, 2017: 176-179.

[16] 丁木云, 黄咏菁, 李红毅, 等. 国医大师禤国维教授分期论治硬皮病经验 [J]. 中医药导报, 2019, 25 (1): 30-33.

[17] 中华医学会风湿病学分会. 系统性硬化病诊断及治疗指南 [J]. 中华风湿病学杂志, 2011, 15, (4): 256-259.

[18] Kowal-Bielecka O, Fransen J, Avouac J, et al. Update of EULAR recommendations for the treatment of systemic sclerosis [J]. Ann Rheum Dis, 2017, 76 (8): 1327-1339.

[19] 刘维. 中医风湿病学临床研究 [M]. 北京: 人民卫生出版社, 2019: 255-263.

[20] 王义军. 胡荫奇教授辨治系统性硬皮病经验 [J]. 中医药报, 2017, 23 (20): 50-51.

[21] 吴德鸿, 李正富, 范永升. 范永升教授治疗硬皮病经验 [J]. 中华中医药志, 2015, 30 (6): 1990-1992.

[22] 张超, 李大可. 周翠英教授治疗硬皮病经验 [J]. 风湿病与关节炎, 2018, 7 (6): 46-48.

[23] 朴勇洙, 于洋洋. 当归四逆汤对系统性硬化病患者抗核抗体及抗 Scl-70 抗体影响的研究 [J]. 中医药导报, 2017, 23 (13): 93-95.

[24] 朴勇洙, 张岩, 齐明明. 当归四逆汤治疗系统性硬化症的疗效及对生存质量的影响 [J]. 现代中西医结合杂志, 2016, 25 (27): 2982-2984.

[25] 欧艳娟, 郭岩岩, 张建军. 黄芪桂枝五物汤加减配合西药治疗系统性硬化症的临床观察 [J]. 中医临床研究, 2014, 6 (10): 36-37.

[26] 杨莉, 侯昱, 唐希文, 等. 加味阳和汤治疗脾肾阳虚型硬化期系统性硬化临床观察 [J]. 风湿病与关节炎, 2013, 2 (1): 34-36.

[27] 卞华, 袁敏, 邰中明, 等. 温阳化浊通络方对系统性硬化病患者外周血 Th17/Treg 细胞平衡的影响 [J]. 中国中西医结合杂志, 2015, 35 (8): 936-941.

[28] 卞华, 邰中明, 韩立, 等. 温阳化浊通络方对系统性硬化病患者血清 BAFF、P Ⅲ NP 等指标的影响 [J]. 中国实验方剂学杂志, 2015, 21 (19): 193-197.

[29] 郭刚, 李小佼, 李慧云, 等. 参麦开肺散治疗系统性硬化症肺间质病变 30 例临床研究 [J]. 疑难病杂志, 2015, 14 (11): 1137-1139.

[30] 郭刚, 李小佼, 李慧云, 等. 参麦开肺散对系统性硬化症肺纤维化患者气道重塑指标及肺功能的影响 [J]. 河北中医, 2016, 38 (2): 177-179.

[31] 李学增, 李桂, 王晓军, 等. 五痹胶囊治疗系统性硬皮病 33 例临床研究 [J]. 中医杂志, 2006, 47 (11): 836-838.

[32] 李桂, 王晓军, 李学增, 等. 五痹胶囊对系统性硬皮病患者免疫功能的影响 [J]. 北京中医药大学学报, 2007, 30 (5): 350-352.

[33] 张澜, 宋欣伟. 风湿Ⅲ号方联合小剂量糖皮质激素治疗系统性硬化症的临床疗效观察 [J]. 中国中医药科技, 2018, 25 (6): 831-833.

[34] 张扬, 顾菲, 汪悦. 白芍总苷辅助治疗系统性硬化症的临床观察 [J]. 中国中西医结合杂志, 2017, 37 (7): 785-788.

[35] 代玉芳, 盛娇娥. 前列地尔联合丹参注射液及小剂量强的松治疗系统性硬化症效果观察 [J]. 医学理论与实践, 2018, 31 (5): 690-692.

[36] 胡南, 肖志平, 温云鹏, 等. 积雪草苷联合曲尼司特治疗局限性硬皮病的临床疗效观察 [J]. 皮肤病与性病, 2019, 41 (4): 469-471.

［37］王倩.祛风活血中药治疗弥漫性系统性硬化症疗效及对 ESR、CRP 水平的影响［J］.现代中西医结合杂志，2017，26（24）：2695-2697.

［38］周静，杨栋，周淑红，等.中药熏洗联合西药治疗系统性硬化症合并肺动脉高压的疗效观察［J］.中国中西医结合杂志，2016，36（8）：933-937.

［39］杜桐，刘维.系统性硬化症中医文献分析概述［J］.风湿病与关节炎，2017，6（11）：78-80.

［40］王文钰，陈曦，黄敏，等.基于文献数据挖掘的硬皮病中医内治规律研究［J］.世界中医药，2021（网络首发）.

［41］熊俊闯.当归四逆汤对硬皮病小鼠循环血中 AECA、vWF、TXB2、6-keto-PGF1a 含量的影响［D］.郑州：河南中医药大学，2017.

［42］魏慧玲，王海山，杨伟娜，等.当归四逆汤对硬皮病模型小鼠血清炎症因子表达及 TLR4/NF-κB 信号通路的影响［J］.中国医院用药评价与分析，2020，20（5）：563-566.

［43］王振亮，宋建平，张晓艳，等.当归四逆汤对 BALB/c 硬皮病小鼠皮肤组织中 CTGF、TGF-β 含量的影响［J］.中国实验方剂学杂志，2012，18（23）：179-182.

［44］施红，林丹丹，周勇.加味阳和汤对硬皮病小鼠皮肤 β-catenin 表达的影响［J］.福建中医药，2018，49（2）：27-29.

［45］贺惠娟，李菁，朱伟杰.积雪草提取物的抗氧化及免疫调节作用研究［J］.中国病理生理杂志，2010，26（4）：771-776.

［46］李晶冰，丁敏，牟萍，等.积雪草苷对系统性硬皮病成纤维细胞增殖、胶原蛋白合成及分泌 TGF-β₁ 的影响［J］.江苏医药，2014，40（20）：2387-2389.

［47］阿依提拉·麦麦提江，卢军，姜林，等.刺山柑总生物碱对系统性硬皮病小鼠 WNT 通路相关蛋白表达的影响［J］.中国中医药信息杂志，2018，25（12）：53-56.

［48］卢军，何承辉，阿依提拉·麦麦提江，等.刺山柑总生物碱对系统性硬皮病小鼠 Wnt3a/β-catenin 表达的影响［J］.中国现代医学杂志，2020，30（21）：1-5.

［49］康小龙，卢军，阿依提拉·麦麦提江，等.刺山柑总生物碱对系统性硬皮病小鼠 Wnt10b、Dickkopf-1 及 E-钙黏蛋白的影响［J］.中华中医药杂志，2020，35（11）：5780-5783.

［50］康小龙，何承辉，卢军，等.刺山柑总生物碱对系统性硬皮病小鼠皮肤纤维化相关指标的影响［J］.重庆医学，2018，47（23）：3032-3034.

［51］李伟，卢军，阿依提拉·麦麦提江，等.刺山柑总生物碱对系统性硬皮病模型小鼠 Notch 通路的影响［J］.中国药房，2019，30（23）：3205-3209.

［52］康小龙，何承辉，卢军.刺山柑总生物碱对系统性硬皮病 HGF/C-Met 通路的调控作用［J］.重庆医学，2019，48（14）：2353-2355.

［53］何承辉，田红林，康小龙，等.刺山柑总生物碱对系统性硬皮病小鼠血管内皮生长因子和内皮素-1 及可溶性血管细胞黏附分子-1 的影响［J］.医药导报，2017，36（12）：1367-1370.

# 第七章

# 混合性结缔组织病

## 第一节　概　说

混合性结缔组织病（mixed connective tissue disease，MCTD）是具有系统性红斑狼疮（SLE）、系统性硬化症（SSc）、多发性肌炎/皮肌炎（PM/DM）及类风湿关节炎（RA）等疾病的某些症状的混合表现，血清中具有高滴度的斑点型抗核抗体（ANA）和抗核糖核蛋白（U1RNP）抗体的一组病人的临床特征，其中包括雷诺现象、关节痛或关节炎、手肿胀、食管运动障碍、肺弥散功能降低、淋巴结病变以及炎性肌病和血管炎，其肾脏损害较轻，预后尚佳。本病概念由 Sharp 于 1972 年首先提出后不断更新，并发现该病脏器受累广泛，有逐渐演化为某一特定结缔组织病的趋势，尤其是 SSc 的趋势[1-4]。MCTD 发病率报道不一，唯一的关于 MCTD 的发病率的报道来自日本，其发病率为 2.7/10 万。MCTD 通常散发，但也有一些家族聚集性发病的报道。MCTD 发病高峰年龄为 10~30 岁，也可见于儿童和老年人。女性多见，与 SLE 不同，日光照射不会加重 MCTD 患者的病情，目前也尚未发现药物暴露与 MCTD 的发病有关[5]。

MCTD 在中医学文献中无相似的病名，与皮痹、肌痹、尪痹、脉痹、阴阳毒等均有相似之处。其命名原则还是以累及脏器系统为主，如：累及肺脏，出现喘累、呼吸困难等为"肺痹""喘证"；食管运动功能障碍而出现吞咽困难、恶心、呕吐者为脾胃损伤，称为"脾痹"；以雷诺现象为主的称为"脉痹"等。《素问·痹论》曰"风寒湿三气杂至，合而为痹"，为肺脾肾功能失调，气血亏虚，湿滞经脉，卫外不固，而又感受风寒湿等外邪所致。《素问·五脏生成》曰："五脏皆有合，病久而不去者，内舍于其合也。故骨痹不已，复感于邪，内舍于肾；筋痹不已，复感于邪，内舍于肝；脉痹不已，复感于邪，内舍于心；肌痹不已，复感于邪，内舍于脾；皮痹不已，复感于邪，内舍于肺。"简言之，MCTD 可归属于"痹证"范畴[6]。

## 第二节　病因病理

### 一、病因与发病机制

MCTD 的病因及发病机制尚不明确，大多认为其发病与遗传因素和环境因素有关。已有研究表明，MCTD 与 HLA，尤其是 HLA-DR4、HLA-DR5 有关。MCTD 的环境因素尚不明确，虽然有研究表明 MCTD 与氯乙烯和二氧化硅暴露有关[7]，但尚未得到充分证实，尚未有紫外线或药物诱发 MCTD 的报道。

目前认为 B 细胞的高反应特性导致高滴度的抗 U1RNP 抗体及抗 U1-70K 抗体，是本病最重要的免疫学特征[8]。剪切体是由 5 种 snRNA（U1，U2，U3，U4，U5，U6）和蛋白质结合而成的 snRNP 颗粒。U1snRNP 的组成包括 U1-snRNA、Sm 蛋白和 3 种 U1 特异性蛋白（U1-70K、U1-A 和 U1-C）。U1-70K 由 437 个氨基酸组成。高滴度抗 U1RNP 抗体是诊断 MCTD 的必要条件，在 SLE

患者中该抗体也有 30%~40% 的阳性率。研究表明，针对 U1-70K 的抗体可出现在 75%~90% 的 MCTD 中，而在抗 U1RNP 阳性的 SLE 患者中只有 20%~50% 的阳性率，因而对 MCTD 的诊断有更强的特异性。目前认为，MCTD 独特的临床特征主要和抗 U1-70K 有关。在 U1-70K 中，已有多个氨基酸片段被确定为抗原表位，不同个体和不同疾病中，其抗原表位可能不同。某些抗原表位和特定病毒的氨基酸序列相似。因此，推测这些抗体可能是由于病毒感染后通过"分子模拟"机制诱导产生的。此外，"凋亡修饰"机制也可能参与该抗体的形成，在细胞凋亡过程中，U1-70K 蛋白可发生磷酸化或由 Caspase-3 等裂解，导致抗原表位的暴露和抗 U1-70k 的产生。包括 SLE 在内的多种结缔组织病发病过程中都有 Toll 样受体（TLR）信号通路的参与。还有研究表明，U1-snRNA 可激活 TLR7 信号通路，这些研究提示 TLR 信号可能参与抗 U1-70K 抗体的产生和 MCTD 的组织损害[9]。

## 二、病理机制

MCTD 有 SLE、SSc、PM/DM 或者 RA 等临床症状的重叠，但缺乏与这些疾病相区别的典型病理特征。与 SLE 相比，MCTD 的网状内皮系统清除免疫复合物的能力正常。MCTD 血管的病理常表现为广泛的内膜和（或）中膜增殖性损害，导致中等血管和许多脏器小血管狭窄，如果出现在肺部可导致严重肺动脉高压（pulmonary arterial hypertension，PAH）[10]。与 SLE 不同的是，这些血管病变常缺乏明显的炎症改变。在随访过程中，部分患者最终会转变为典型的 SSc、SLE 或者 RA，并出现这些疾病的典型病理改变，但仍有超过半数患者始终符合 MCTD 的诊断。

## 三、中医病因病机

本病病因病机较为复杂，先天禀赋不足，外感六淫之邪，自皮毛乘虚而入，客于肌肤经络之间，营卫不和，气血凝滞，瘀血痰阻，血脉不通致肌表失养，渐累及筋骨，病久由表入里，损及脏腑发而为病。本病虚实夹杂，从临床表现来看可归属中医学"痹证"等范畴，以人体脏腑功能及气血阴阳失调为本，感受风寒湿热燥等实邪为标，引起痰浊瘀血留滞，经脉气血不荣及不通。本病具有慢性、反复发作性、渐进性等特点。

1. 外感六淫　素体营血不足，卫外不固，腠理不密，风寒湿之邪乘虚外袭，凝结于肌肤腠理，阻滞于经络，致使营卫失和，气血瘀滞，痰瘀痹阻，失于濡养；或外邪郁而化热，化热则伤阴，湿热交阻或暑热由皮肤而入，酿成热毒；燥气伤津，津亏血燥。

2. 先天禀赋不足　先天禀赋不足之人，阴阳失调，偏于肾阴亏虚，则属阴虚内热。外邪乘虚而入，"邪入于阴则痹"。痹先在阴分，阴虚为本，血虚有火。病久阴血暗耗，阴损及阳，气阴两虚，时有外感诱发，病深则阴阳两虚。

3. 肾阳衰微　由于禀赋不足或久病不愈，阳气不足，阳虚则阴盛，阴寒内盛，寒邪凝滞，复感外邪而发。病程迁延日久，痹阻络脉之邪可内舍于脏腑，使脏腑功能失调，元阳亏虚，真阴不足，气血虚衰，全身多部位和脏器损害，甚至危及生命。

4. 瘀血痰阻　由于病久气血运行不畅，而致血停为瘀，湿凝为痰。痰瘀互结，复感外邪，内外互结，阻闭经络、肌肤、关节、血脉，甚至脏腑。阻塞上焦，心肺损伤，气喘胸闷，胸痛心悸；阻于中焦，脾胃受损，统血失职，血不循经，逸于脉外，出现紫斑皮疹或见血尿；阻于下焦，肝肾受损，精华流失，则腰酸浮肿，腹水贫血；上颠入脑则偏瘫、癔症。痰瘀互结或瘀热内生，凝聚皮表肌肉腠理，气血痹阻，失于濡养则手浮肿呈腊肠样肿胀，指尖皮肤变硬，甚或溃疡和坏死；血脉痹阻，阳气不达四末，故肢端皮肤或白或青紫；阻于经络肌腠关节，则肌肉关节酸痛无力。

# 第三节　临床表现

## 一、症状

　　混合性结缔组织病（MCTD）为一种包括 SLE、SSc 和 PM/DM 特点的临床综合征。疾病早期与 U1RNP 抗体相关的最常见的临床表现为双手肿胀、关节炎、雷诺现象、肌痛和指端硬化等[11]。MCTD 最显著的临床表现或首发症状可能是无诱因发热，其原因往往是同时存在肌炎、无菌性脑膜炎、浆膜炎、淋巴结病或并发的感染。几乎在所有的 MCTD 患者中，关节痛和僵硬都是早期症状，约 60% 的患者最终可发展为明显的关节炎，多伴有 RA 常见的畸形。影像学检查虽缺乏特征性的严重侵蚀性改变，但少数病例也可发生破坏性关节炎，发生在关节边缘的小的骨侵蚀，边界通常很清晰，是严重关节病变患者最具特征性的放射线表现。大多数 MCTD 患者在病程早期出现皮肤黏膜改变，以雷诺现象最为常见，几乎见于所有 MCTD 患者，多伴有手指肿胀或全手水肿。部分患者可出现典型 SLE 患者的皮肤改变，特别是蝶形红斑和盘状红斑。肌痛是 MCTD 患者的常见症状，但无明显的肌无力，肌电图和肌酶谱无显著异常改变。本病发生的原因尚不明确，可能由于轻度的肌炎、身体功能下降或相关的纤维肌痛综合征引起，在疾病活动时可有肌炎急性发作表现，此类患者对激素有较好疗效。另一类轻度炎性肌病起病隐匿，对激素治疗反应较差。MCTD 患者心脏全层均可受累，主要表现为心包炎及心律失常。肺动脉高压（PAH）是 MCTD 患者最严重的肺病变形式，也是 MCTD 最主要的死亡原因，可诱发进行性劳力性呼吸困难等左、右心功能不全的临床表现[12]。高达 75% 的 MCTD 患者出现肺受累，早期可有干咳、呼吸困难、胸膜炎性胸痛等表现，超过半数的 MCTD 患者出现间质性肺病，最常见表现为间隔增厚和毛玻璃样改变。与硬皮病诱发的肺动脉高压不同，MCTD 患者的肺动脉高压通常由缓慢的肺动脉内膜增生及中膜肥厚引起[13]。MCTD 最常见的消化道症状为上消化道运动障碍，偶有腹腔出血、胆道出血、原发性胆汁性胆管炎等，是与硬皮病重叠的主要表现。75% 的 MCTD 患者出现贫血、白细胞减少等，且与疾病活动性有关，但血小板减少、血栓性血小板减少性紫癜和纯红再障相对少见。肾脏及神经系统在 MCTD 患者中较少受累。上述重叠表现很少同时出现，往往经过数年才会表现出足够的重叠特征。

## 二、体征

　　几乎所有的患者早期均会出现雷诺现象伴双手指肿胀，伴随关节炎可出现关节梭形肿胀，晚期可有类似 RA 的关节畸形；可出现四肢近端肌肉压痛、肌力下降，部分患者可出现血管炎表现，如甲周微梗死、皮肤破溃等。合并肺动脉高压或肺间质病变的患者，可闻及心脏杂音 P2>A2，P2 亢进分裂或 Velcro 啰音。

## 三、实验室和辅助检查

　　常规检查指标包括血常规、肝肾功能、尿常规；炎症指标包括血沉、C 反应蛋白；特异性指标包括抗核抗体谱、体液免疫、肌酶谱、肌炎谱、抗心磷脂抗体等。常规影像学指标包括心脏彩超、肺部高分辨率 CT。必要时还应检测类风湿自身抗体、关节磁共振等。

# 第四节　诊断与鉴别诊断

## 一、诊断要点

诊断 MCTD 需要同时出现 SLE、SSc 和 PM/DM 样表现的假设是错误的。在 MCTD 早期，这种重叠很少出现，随着病程发展，重叠表现常会序贯发生。若患者出现手或手指肿胀以及高滴度斑点型 ANA，抗体滴度可以波动，但与病情活动无关。血清补体大多正常或轻度下降。抗 U1RNP 抗体阳性及显著的高丙种球蛋白血症是往后进展为 MCTD 的强有力指征，IgG 可高达 20~50g/L。

## 二、诊断标准

### （一）Sharp 诊断标准（美国）[14,15]

1. 主要标准

（1）严重肌炎；

（2）肺部受累：①CO 弥散功能小于 70% 和（或）②肺动脉高压和（或）③肺活检显示增殖性血管病变；

（3）雷诺现象或食管蠕动功能减低；

（4）手指肿胀或手指硬化；

（5）抗 ENA≥1∶10000 和抗 U1RNP 阳性和抗 Sm 阴性。

2. 次要标准

（1）脱发；

（2）白细胞减少；

（3）贫血；

（4）胸膜炎；

（5）心包炎；

（6）关节炎；

（7）三叉神经病变；

（8）颊部红斑；

（9）血小板减少；

（10）轻度肌炎；

（11）手肿胀。

确诊标准：符合 4 条主要标准，抗 U1RNP 滴度>1∶4000 及抗 Sm 阴性。

可能诊断：符合 3 条主要标准及抗 Sm 阴性；或 2 条主要标准和 2 条次要标准，抗 U1RNP 滴度>1∶1000。

可疑诊断：符合 3 条主要标准，但抗 U1RNP 阴性；或 2 条主要标准，伴抗 U1RNP>1∶100；或 1 条主要标准和 3 条次要标准，伴有抗 U1RNP>1∶100。

### （二）Alarcon-Segovia 诊断标准（墨西哥）

1. 血清学标准　抗 U1RNP≥1∶1600（血凝法）。

2. 临床标准

（1）手肿胀；

（2）滑膜炎；

（3）生物学或组织学证实的肌炎；

（4）雷诺现象；

（5）肢端硬化。

确诊标准：血清学标准及至少 3 条临床标准，必须包括滑膜炎或肌炎。

### （三）Kasukawa 诊断标准（日本）

1. 常见症状：

（1）雷诺现象；

（2）手指或手肿胀。

2. 抗 snRNP 抗体阳性。

3. 混合症状：

（1）SLE 样表现：①多关节炎；②淋巴结病变；③面部红斑；④心包炎或胸膜炎；⑤白细胞或血小板减少。

（2）SSc 样表现：①指端硬化；②肺纤维化，限制性通气障碍或弥散功能减低；③食管蠕动减少或食管扩张。

（3）PM 样表现：①肌肉无力；②血清肌酶（CPK）水平升高；③EMG 示肌源性损害。

确诊标准：至少 2 条常见症状中的 1 条阳性，抗 snRNP 抗体阳性及 3 种混合表现中，任何 2 种内各具有 1 条以上的症状。

### （四）Kahn 诊断标准（法国）

1. 血清学标准　存在高滴度抗 U1RNP 抗体，相应斑点型 ANA 滴度≥1∶1200。
2. 临床标准　手指肿胀；滑膜炎；肌炎；雷诺现象。

确诊标准：血清学标准阳性，雷诺现象和以下 3 项中至少 2 项：滑膜炎，肌炎，手指肿胀。

对于临床上有雷诺现象、关节痛或关节炎、肌痛、手肿胀的患者，可查 ANA 和抗 Sm 抗体，如果 ANA 呈现高滴度斑点型，抗 Sm 抗体阴性者，要考虑 MCTD 的诊断可能，并进一步测定抗 U1RNP 抗体。如果抗 Sm 抗体呈阳性，可排除 MCTD 的可能，考虑诊断 SLE。如果抗 U1RNP 抗体高滴度阳性，高度怀疑 MCTD，也是诊断 MCTD 必不可少的条件，并需与其他 CTD 鉴别。

## 三、鉴别诊断

MCTD 为一类包含如 SLE、SSc 和 PM/DM 特征的临床综合征，随着疾病的进展，一些最初诊断为 MCTD 的患者临床表现可能更符合 SLE 或 RA，故该类疾病应注意病程进展中的疾病转化。诊断 MCTD 之前，需与 SLE、SSc、PM、DM、RA、SS 相鉴别。与 SSc 相比，MCTD 的多发性关节炎、肌炎、淋巴结病、白细胞减少和高球蛋白血症发生率高；与 SLE 相比，MCTD 的双手肿胀、肌炎、食管运动障碍和肺受累更多见；而严重的肾脏和中枢神经系统受累较 SLE 少见，抗 dsDNA 抗体、抗 Sm 抗体通常呈阴性，血清补体水平通常不低。MCTD 与 PM/DM 相比，雷诺现象、关节炎、手指肿胀、食管运动障碍、肺受累明显增高，且有高滴度的抗 U1RNP 抗体，而缺乏具有特异性的抗 Jo-1 抗体、抗 MDA5 抗体等。

MCTD 还应与其他重叠综合征相鉴别，如未分化结缔组织病（UCTD）、硬皮病重叠综合征、肌炎重叠综合征。CTD 早期阶段仅表现出一两个可疑的临床和实验室特征，如有雷诺现象、伴有或不伴有不可解释的多关节痛和 ANA 阳性，通常不足以诊断一种明确的弥漫性结缔组织病和 MCTD，在这种情况下，诊断为 UCTD 更为恰当。硬皮病重叠综合征存在 SSc（可发生在没有明显皮肤受累的患者或局限型 SSc）与其他结缔组织病的重叠表现和 SSc 相关自身抗体。肌炎重叠综合征则具有符合炎性肌病加至少 1 种或多种表现，如多关节炎、雷诺现象、指端硬化、近掌指关节硬化、手指典型 SSc 型钙质沉着、食管下端或小肠运动减弱等疾病特征或特异性自身抗体（包括抗合成酶抗体和硬皮病相关自身抗体）。

# 第五节　治　疗

## 一、西医治疗

西医对本病的治疗，目前尚缺乏对照研究和长期随访。本病患者可有不同的转归，因此，可能同一患者在整个病程中会因病情变化经受不同的治疗。对其治疗的推荐仍是基于 SLE、PM/DM、RA 和 SSc 的传统治疗方法。

几乎所有 MCTD 患者都出现雷诺现象，应首先预防寒冷刺激，注意保暖，避免手指外伤、使用振动性工具工作、情绪激动等刺激加重本症的因素，禁止吸烟。多数患者可使用钙通道阻滞剂、α 受体阻断剂或阿司匹林改善症状。局部可使用前列腺环素软膏和硝酸甘油贴剂以扩张手指血管[16]。

一般而论，糖皮质激素对本病的关节炎、皮疹、浆膜炎、肌炎、贫血、白细胞减少等均有良好反应。急性起病的指/趾坏疽以局部药物性交感神经阻断（受累指/趾部利多卡因浸润），抗凝、局部应用硝酸盐类药物。肺动脉高压是 MCTD 的主要死亡原因，应该早期、积极治疗原发病。无症状的 PAH，使用激素和 CTX、阿司匹林和 ACEI，对于重度难治性病例或急性指/趾坏疽者可考虑给予内皮素拮抗剂（如波生坦）、磷酸二酯酶 5 抑制剂（如他达拉非）或前列腺素类似物（如伊洛前列素）[17]。

食管运动障碍者，吞咽困难轻者无须特殊治疗；伴反流者应用质子泵抑制剂，严重者使用抑酸与促动力药物联合治疗；内科治疗无效者，可考虑采取手术治疗。肠蠕动减退者，酌情使用胃肠促动药等。

对于需要长期服用激素的患者，应考虑加用抗疟药或 MTX 等，以减少激素的累积用量。然而由肌筋膜痛综合征或纤维肌痛综合征诱发的疲劳感、疼痛等应用糖皮质激素治疗无效，可能与患者反应性抑郁有关。在应用上述药物时应定期查血尿常规、肝肾功能，避免不良反应。总而言之，治疗 MCTD 时需要对不断变化的临床情况进行反复评估，并始终保持对医源性疾病的警觉。

肾脏病变者，膜性肾小球肾病轻者不需处理；进展性尿蛋白者试用 ACEI 或小剂量阿司匹林联合双嘧达莫；严重者酌情使用激素，加 CTX 冲击治疗，必要时可进行透析治疗。

使用上述药物期间应定期查血尿常规、肝肾功能，患者需要常规进行定期评估以便早期干预，避免不良反应。

## 二、中医治疗

本病发作期治疗原则以祛邪为主，采用温经散寒、活血通络、清热除湿、疏风散寒等基本治法；缓解期扶正祛邪兼顾，以益气活血、健脾补肾为主。

### （一）中医辨证论治

MCTD 最常见和最早的症状以发热、关节痛、肌痛乏力、雷诺现象为主，心肌及肺脏、肾脏、消化系统、血液系统常受累。根据其不同时期临床表现，早期以发热起病的轻症以风热犯肺为主，急性发作高热以气营两燔证为主；雷诺现象可贯穿疾病整个过程，以寒凝血瘀为主；肌痛、关节痛是 MCTD 急性期常见表现，根据临床症状参照痹证辨证施治，多以风寒湿痹、瘀热痹阻为主。中晚期多以脾肾两虚、气血不足、痰浊瘀阻为主。

1. 风热犯肺证

证候：发热恶风，肢体肌肉关节酸痛，咽痛咳嗽，眼睑浮肿，面部及全身皮肤肿胀或多样红斑皮疹，手指浮肿，肢端发白或青紫，舌淡红，苔白，脉数。本证多见于 MCTD 早期轻症。

治法：宣肺清胃，佐以通络。

方药：银翘散（《温病条辨》）合白虎汤（《伤寒论》）加减。

金银花、连翘、生石膏、生薏苡仁、黄芩、知母、荆芥、杏仁、桑枝、蝉蜕、大青叶、地龙、生甘草、虎杖、防风、防己、秦艽、川牛膝。

加减：若肌肉关节酸痛较重，加片姜黄、威灵仙、透骨草、苍术、忍冬藤、五灵脂；若汗出恶风较重，酌加黄芪、桂枝、白芍、白术。

2. 气营两燔证

证候：高热不恶寒或稍恶寒，颜面红赤，红斑红疹，咽干口燥，渴喜冷饮，尿赤短少，关节酸痛，手浮肿呈腊肠样肿胀，肢端皮肤变化明显或白或青紫，掌指（趾）瘀点，眼睑紫蓝，肌酸无力，舌红苔黄或舌红绛少苔，脉滑数或洪数。本证为热毒炽盛，气营两伤，相当于 MCTD 感染诱发急性发作。

治法：清热泻火，化瘀解毒。

方药：清瘟败毒饮（《疫疹一得》）加减。

生石膏、知母、生地黄、玄参、黄芩、牡丹皮、赤芍、金银花、连翘、大青叶、紫草、虎杖、桑枝、地龙、川牛膝、木瓜、防己、黄芪、寒水石、滑石、竹叶、炙甘草等。

加减：若稍有恶寒者，可加桂枝，调和营卫，温通经络；衄血、尿血者，加藕节炭、白茅根、茜草，以清热凉血；如有头痛、呕吐、寒颤，舌苔黄厚，热毒较盛者，加黄连、板蓝根、栀子、大黄、黄柏、贯众，以清热解毒；咽干、渴喜冷饮较重者，加芦根、石斛、沙参、麦冬、五味子。

3. 寒湿痹阻证

证候：肢体关节酸楚疼痛，重着不利。偏于风胜者，疼痛多呈游走性，或兼有畏风发热等表证，苔薄白，脉多浮缓；偏于寒胜者，肢体关节疼痛剧烈，痛多固定不移，遇寒加剧，得热痛减，屈伸痛甚，运动受限，骨节寒冷，苔白，脉浮紧或沉紧；偏于湿胜者，肢体关节重着酸痛，多伴关节肿胀，肌肤麻木，阴雨天加重，喜按揉，苔白腻，脉濡缓。

治法：祛风散寒，利湿蠲痹。

方药：蠲痹汤（《医学心悟》）加减。

当归、羌活、姜黄、白芍、黄芪、防风、炙甘草。

加减：偏于风胜者，痛处游走不定，加荆芥、防风；寒胜者，疼痛剧烈、关节不可屈伸，加附子、细辛，或川乌、草乌；湿胜者，关节肢体重着、肌肤麻木，加防己、苍术、薏苡仁；邪从热化者，关节红肿，加知母、石膏、防己、桂枝；痛在上肢者加姜黄、威灵仙，痛在下肢者加牛膝、川断。

4. 湿热痹阻证

证候：发病急骤，或游走性关节痛，关节红肿热痛，痛不可触，筋脉拘急，日轻夜重，得冷稍舒，遇热加剧，舌红，舌苔黄腻或薄黄，脉弦数。

治法：清热除湿，宣通经络。

方药：宣痹汤（《温病条辨》）加减。

防己、杏仁、滑石、连翘、山栀、薏苡仁、半夏、晚蚕沙、赤小豆皮等。

加减：关节红肿显著，加苍术、黄柏、忍冬藤等；肢体麻木酸软者，加黄芪、当归、川芎、鸡血藤、狗脊等；如关节痛甚，加片姜黄、海桐皮等。

5. 瘀热痹阻证

证候：手足瘀点或有斑疹，斑块黯红，手肿胀，双手白紫相间，双腿青斑如网，脱发，口舌糜烂，鼻衄肌衄，关节红肿热痛，肌肉酸痛无力，放射线检查可见骨糜烂和皮下硬结，眼睑紫蓝，小便短赤，有蛋白血尿却无水肿，低热或自觉烘热，淋巴结肿大，烦躁不安，舌红苔薄或舌光红边有刺或边有瘀斑，脉细弦数。本证相当于 MCTD 慢性活动期中以手足血管炎、雷诺现象、关节痛关节炎、多发性肌炎为主，并出现肾炎尿蛋白、血尿者。此为瘀热痹阻，脉络受损，迫血妄行所致，痰瘀互结复感外邪而发。

治法：清热凉血，活血化瘀。

方药：清热地黄汤（《医略六书》）加减。

水牛角、生地黄、知母、玄参、丹参、牡丹皮、赤芍、红藤、虎杖、黄芩、川芎、桑枝、地龙、川牛膝、威灵仙、防己、木瓜、薏苡仁、白茅根、猪苓、茜草、黄芪、甘草、红花、五灵脂。

加减：妇女闭经，加当归、益母草；肌衄，加首乌、生藕节、生地榆；雷诺现象较重，寒热错杂，加桂枝、红花，寒热并用。

6. 寒凝血瘀证

证候：反复发作，受凉诱发，皮肤苍白、青紫，可转而发红或不红，四肢末端发冷、麻木，关节肿痛，皮温不高，肌肉酸痛沉重；或见双小腿结节表面色暗红或紫暗，消退缓慢或经久不消。伴神疲乏力，恶寒喜暖，舌质淡胖，苔薄白，脉细弱。

治法：温阳散寒，活血通络。

方药：黄芪桂枝五物汤（《金匮要略》）合四藤一仙汤（《中国百年百名中医临床家丛书祝谌予》）加减。

黄芪、桂枝、芍药、生姜、大枣、鸡血藤、钩藤、海风藤、络石藤、威灵仙等。

加减：重者用阳和汤加减或当归四逆汤（《伤寒论》）或加味以奏温阳补血、散寒通滞之效。随证加丹参、川芎、鸡血藤养血活血通络；严重者加苏木、刘寄奴、鬼箭羽、路路通破血逐瘀，防风、秦艽、僵蚕祛风散寒。气虚明显，表现为乏力、纳差，加用党参等；血虚明显，表现为头晕、眼睑及指甲苍白，加用熟地黄、川芎等；阳虚明显，表现为四肢怕冷、关节疼痛，加用炮附子、威灵仙、豨莶草等；下肢肿，加用泽兰、泽泻、车前子等；血瘀严重、疼痛剧烈者，可加当归、川芎、乳香、没药、延胡索、苏木、路路通、鬼箭羽等破血逐瘀、通络止痛。

7. 热郁积饮证

证候：咳嗽气喘，胸闷胸痛，心悸怔忡，时有低热、咽干口渴、烦躁不安、红斑红疹，手浮肿呈腊肠样肿胀，肢端青紫，肌肉酸痛无力，眼睑紫蓝，舌红苔厚腻，脉滑数濡数偶有结代。本证为热郁上焦，心肺受阻，相当于MCTD引起心肺损害，表现为间质性肺炎、心包炎、心肌炎、心瓣膜炎、肺动脉高压。

治法：清热蠲饮，化瘀通痹。

方药：葶苈大枣泻肺汤（《金匮要略》）合泻白散（《小儿药证直诀》）加减。

葶苈子、桑白皮、防己、知母、生地黄、沙参、黄芩、薏苡仁、猪苓、茯苓、郁金、杏仁、枳壳、甘草、生黄芪、虎杖、桑枝、秦艽、忍冬藤、地龙、威灵仙、川牛膝、地骨皮、大枣。

加减：白痰多，可加白芥子，善祛皮里膜外之痰涎；咳嗽重，加川贝母、陈皮，炙百部、半夏清肺化痰止咳；心悸、脉结代重，加玉竹、五味子、丹参、菖蒲、龙齿；气短胸闷，加炙苏子、瓜蒌皮、川朴、旋覆花宽胸顺气；胸痛彻背，加薤白、丹参；发热，加生石膏以加强清热之力。

8. 脾肾两虚证

证候：面色无华，但时有潮红，指甲亦无华，神疲乏力，畏寒肢冷，但时有午后烘热，口干舌燥，斑疹黯红，面浮肿，眼睑紫蓝，手浮肿呈腊肠样肿胀，指尖皮肤变硬，甚至溃疡和坏死，肢端或白或青紫，两腿浮肿如泥，进而腰股俱肿，关节肌肉酸痛麻木无力，纳呆食少，脘腹胀满，小便短少，蛋白血尿，舌体胖，舌质偏红或偏淡，苔薄白或腻，脉弦细或细数或细弱。本证可见于MCTD慢性期手指硬皮样改变明显、胃肠道蠕动缓慢、肾性低蛋白血症、肾功能不全。

治法：健脾益肾，化瘀利水。

方药：独活寄生汤（《备急千金要方》）加减。

独活、桑寄生、秦艽、生地黄、熟地黄、白芍、当归、川芎、党参、黄芪、白术、茯苓、炙甘草、猪苓、五加皮、防己、赤小豆、骨碎补、川牛膝、泽泻、龟甲、杜仲、枳壳、杏仁、红花。

加减：血红蛋白、白细胞下降明显者，重用黄芪、当归，加首乌、女贞子、黄精、鸡血藤；虚火上浮者，加知母、黄芩、黄柏、牡丹皮；腰痛膝酸者，重用杜仲、桑寄生、续断；畏寒肢冷、脉细弱及舌淡苔薄者，加用桂枝、附子；蛋白尿、血尿者，加芡实、山茱萸、白茅根、山药，并重用黄芪。

9. 气阴亏虚证

证候：病情缠绵不愈，或伴肢冷，关节隐隐作痛，或伴体倦怠动、心悸气短等症状，或伴足踝部水肿，舌淡，苔薄白，脉沉细或弱。

治法：益气养阴，活血通络。

方药：生脉散（《医学启源》）合桃红饮（《类证治裁》）加减。

党参、麦冬、五味子、桃仁、红花、川芎、当归尾、威灵仙等。

加减：伴乏力、纳差、便溏者，加黄芪、茯苓、炒白术、炙甘草、大枣等；伴有心悸、气短者，加炙甘草、桂枝、生地黄、丹参等；足踝浮肿、久而不消者，重用黄芪、防己、苍术、泽泻等利水消肿之品。

10. 其他临床辨证治疗

（1）MCTD患者出现神经系统病变：虽然仅占10%，但也需引起重视。若出现头痛、头晕、三叉神经病，脑电图示轻度脑损害，治疗宜健脑化瘀、祛风除痰。药用生地黄、枸杞子、麦冬、首乌、知母、天麻、白蒺藜、蔓荆子、赤芍、川芎、泽兰叶、茯苓、半夏、陈皮、菊花、钩藤。

加减：头痛严重者，加全蝎、蜈蚣；面瘫者，加制白附子、白僵蚕、水蛭、地龙等；神志不清者，加安宫牛黄丸、醒脑丸；癫痫抽搐者，加制南星、石菖蒲、竹沥。

（2）肝脾肿大：重用疏肝理气、活血化瘀药物，如丹参、川楝子、郁金、红花、刘寄奴、山楂、三棱、莪术等。

（3）口眼干燥明显：重用养阴药物加石斛、玉竹、白芍、五味子、山药、天花粉、沙参、麦冬。

（4）桥本甲状腺炎：重用玄参、牡蛎、川贝母、昆布、海藻、连翘、青皮等。

## （二）植物类药物

1. 雷公藤　又叫黄藤、水莽草、菜虫菊、断肠草等，清代赵学敏所撰《本草纲目拾遗》（1765年）对雷公藤有详细记载，目前引起重视的有两个品种：一种是雷公藤，主要分布于我国长江流域以南及沿海各省，如皖、鄂、赣、湘、闽、台等；另一种是昆明山海棠，主要分布于我国西南的云、贵、川等地。本品具有抗炎、镇痛与免疫抑制作用。目前正式投产的有雷公藤多苷片、昆明山海棠片、雷公藤片等，用于 MCTD、RA、SLE 等导致的关节炎、肾病综合征、白塞三联征等。口服用量：雷公藤多苷片（每片 10mg），每次 2 片，每日 3 次；昆明山海棠，每日 2~3 片，每日 3 次；雷公藤片每次 1~2 片，每日 2~3 次。饭后服用。用药过程中，要定期检查血常规、尿常规、肝功能、肾功能以及心电图等，有异常发现应及时停用。

2. 白芍总苷（帕夫林）　从中药白芍中提取的苷类物质。本品具有抗炎镇痛、免疫调节等作用，常用于 MCTD 或 UCTD 等的免疫功能异常、关节炎等。口服用量：白芍总苷胶囊每粒 0.3g（含芍药苷 104mg），每次 2 粒，每日 2~3 次。该药不良反应较少见，可表现为腹泻、恶心及口腔炎，一般停药后便可消失。

3. 青藤碱（正清风痛宁）　从中药青风藤中提取的主要活性成分，具有抗炎镇痛、免疫抑制与调节作用，用于 MCTD、RA、SLE 等导致的关节炎等。口服用量：正清风痛宁片（每片 20mg），每次 2~4 片，每日 3 次。应定期检查血常规，如发现白细胞减少，应及时调整用药剂量，必要时需立即停药。正清风痛宁缓释片（每片 60mg），每次 1 片，每日 2 次。本品对肝、肾、胃、生殖系统等无损害，不良反应主要有皮肤瘙痒、皮疹、出汗等。

## （三）中成药类

1. 脉管复康胶囊　具有活血化瘀、通经活络之功效。用于瘀血阻滞，脉管不通引起的脉管炎、硬皮病、动脉硬化性下肢血管闭塞症等。本品成分为丹参、鸡血藤、郁金、乳香、没药。用法用量：口服，每次 4 粒，每日 3 次。

2. 祖师麻片　具有祛风除湿、活血止痛之功效。主治风寒湿闭阻、瘀血阻络所致的痹，症见肢体关节肿痛、畏寒肢冷；类风湿关节炎见上述证候者。本品成分为生地黄、熟地黄、续断、制附子、独活、骨碎补、淫羊藿、防风、威灵仙、皂角刺、羊骨、白芍、狗脊、知母、伸筋草、红花等。用法用量：口服，每次 3 片，每日 3 次。

3. 尪痹片　具有补肝肾、强筋骨、祛风湿、通经络的作用。用于肝肾不足、风湿阻络所致的尪痹，症见肌肉、关节疼痛，局部肿大、僵硬畸形，屈伸不利，腰膝酸软，畏寒乏力；类风湿关节炎见上述证候者。本品成分为生地黄、熟地黄、续断、附子、独活、骨碎补、桂枝、淫羊藿、防风、威灵仙、皂角刺、羊骨、白芍、狗脊（制）、知母、伸筋草、红花。用法用量：口服，每次 4 片，每日 3 次。

4. 痹祺胶囊　具有益气养血、祛风除湿、活血止痛的功效。用于气血不足，风湿瘀阻，肌肉关节酸痛，关节肿大、僵硬变形或肌肉萎缩，气短乏力；风湿、类风湿关节炎，腰肌劳损，软组织损伤属上述证候者。本品成分为马钱子粉、地龙、党参、茯苓、白术、甘草、川芎、丹参、三七、牛膝。用法用量：口服，每次 4 粒，每日 2~3 次。

5. 祛风止痛胶囊　具有祛风寒、补肝肾、壮筋骨之功效。用于风寒湿邪闭阻、肝肾亏虚所致的痹病，症见关节肿胀、腰膝疼痛、四肢麻木。用法用量：口服，每次 6 粒，每日 2 次。本品成分为老鹳草、槲寄生、续断、威灵仙、独活、制草乌、红花。

### （四）外治法

1. 黄药子 250g 加水煎熬，趁热熏洗双手指。本法用于 MCTD 双手硬皮样改变和雷诺现象。

2. 伸筋草洗方（《赵炳南临床经验集》）：伸筋草 30g，透骨草 15g，艾叶 30g，刘寄奴 15g，桑枝 30g，官桂 15g，苏木 9g，穿山甲 15g，草红花 9g。上药碾碎，装入纱布袋内，用桑枝加水上锅蒸后使用或煮水浸泡后使用。本方能活血通络、温经软坚，用于雷诺现象和双手硬皮样改变明显者。

3. 紫草洗方（《赵炳南临床经验集》）：紫草 30g，茜草 15g，白芷 15g，赤芍 15g，苏木 15g，红花 15g，厚朴 15g，丝瓜络 15g，木通 15g。水煮 15~20 分钟，外洗。本方功能行气活血、化瘀消斑。

4. 推拿按摩：行全身经络推拿（以肺经、膀胱经、督脉为主）及脏腑推拿，配合背部膀胱经拔火罐[18]。

5. 针灸治疗：主要针对以关节肌肉疼痛为主要表现的 MCTD，可根据患者具体表现选取穴位行针灸治疗以通痹止痛。以病痛局部穴为主，结合循经及辨证选穴。主穴：阿是穴和局部经穴。配穴：行痹者，加膈俞、血海；痛痹者，加肾俞、关元；着痹者，加阴陵泉、足三里；热痹者，加大椎、曲池；另可根据部位循经配穴。操作：毫针泻法或平补平泻法。可在针刺得气后，通电针仪，先用连续波 5 分钟，后改疏密波，通电 10~20 分钟。寒痹、湿痹可加灸法。大椎、曲池可点刺出血。局部穴位可加拔罐法。

6. 穴位注射法：采用当归、丹皮酚、威灵仙等注射液，在病痛部位选穴，每穴注入 0.5~1mL，注意勿注入关节腔内。每隔 1~3 日注射 1 次。

# 第六节　中西医结合诊治策略与措施

## 一、诊断思路

混合性结缔组织病（MCTD）是一组临床综合征，常常是系统性硬化（SSc）、系统性红斑狼疮（SLE）、多发性肌炎/皮肌炎（PM/DM）、类风湿关节炎（RA）等弥漫性结缔组织病的早期阶段，诊断主要根据临床表现和实验室检查。故临床上出现雷诺现象、多关节痛或关节炎、肌痛、吞咽困难、不明原因发热等症状，但不足以明确诊断某种结缔组织病，同时需与 RA、SLE、SSc、PM/DM 等鉴别诊断，血清学检测有高滴度的斑点型 ANA 和抗 U1RNP 抗体，则需考虑 MCTD，需及时干预治疗，防止进一步演变。目前 MCTD 尚无 ACR/EULAR 统一的分类诊断标准，仅有 1986 年的 Alarcon-Segovia、Sharp、Kasukama 各自的诊断标准和 1991 年的 Kahn 诊断标准。对照研究显示，其敏感性和特异性分别为 62.5%~81.3% 和 86.2%。其临床诊断思路流程参见图 7-1。

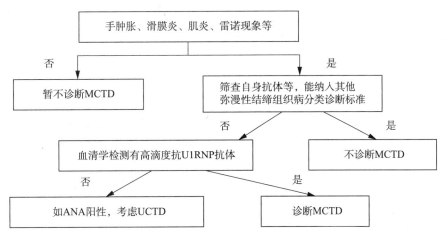

图 7-1　临床诊断思路流程

## 二、中西医病证结合治疗策略

### （一）注重疏风散寒、清热除湿、温经通络

根据 MCTD 不同临床表现选择中西医结合治疗方案。

1. 关节肌肉痛、关节炎者　选用 NSAID、抗疟药、小剂量泼尼松、甲氨蝶呤或 TNF 抑制剂。中医按痹证辨证施治，以疏风散寒、清热除湿、通络止痛为主要治法，选择中药煎剂、中成药、针灸理疗等。

2. 雷诺现象　注意保暖，选用硝苯地平等钙通道阻滞剂、哌唑嗪等 α 受体阻滞剂、抗凝剂等，中医病机特点为寒凝血瘀，强调温经散寒、活血通络，给予中药口服、浸泡或热熨等治疗，尤其中药外治在缓解雷诺现象方面有较好疗效。

3. 以肌痛乏力等肌炎为主要表现　给予足量激素，如泼尼松 1mg/（kg·d），或加用甲氨蝶呤、静脉丙球治疗。中医参照痹证、痿证辨证施治，强调活血通络、健脾补中为主的治疗方法；同时按激素初始阶段、减量阶段、维持阶段给予中药增效解毒，分别以清热除湿、健脾益气、健脾补肾等治法，减轻激素的不良反应，协助激素顺利撤减，防止疾病复发反弹。

4. 肾脏病变者　轻型无须特别处理；蛋白尿明显者，加 ACEI 或阿司匹林联合双嘧达莫；病情严重者，酌情使用激素，泼尼松 0.5~1mg/（kg·d），或加用环磷酰胺等免疫抑制剂。中医药参照水肿、尿浊等辨证施治，重视健脾补肾、淡渗利湿等治法。

5. 肺动脉高压　可给予阿司匹林、钙通道拮抗剂、血管紧张素转化酶抑制剂如卡托普利等，还可应用中大量糖皮质激素和免疫抑制剂，首选环磷酰胺和甲氨蝶呤。中医参照喘证、水肿治疗，重视益气活血、利水消肿、宽胸理气等治法。

6. 食管功能障碍　轻度吞咽困难者给予中小剂量泼尼松，或加用抗疟药、甲氨蝶呤和环磷酰胺等。中医参照噎膈、反胃等辨证施治，注重理气化痰、健脾和胃、养阴生津等治法。

### （二）按疾病分期选择中西医结合治疗

针对 MCTD 急性期临床表现明显、炎症指标高的病例，临床应以糖皮质激素、免疫抑制剂、抗凝药物等西医治疗为主，中医治疗为辅。在疾病缓解期，炎症指标趋于正常，处于低疾病活动或临床缓解阶段，应尽可能撤减西药，尤其是糖皮质激素和免疫抑制剂，应以中医治疗为主，避免长期应用糖皮质激素和免疫抑制剂所带来的诸多副作用。对于难治性病例，可应用小剂量激素或免疫抑制剂维持治疗，但应尽可能减停。同时加强随访复查，警惕 MCTD 进展为 SSC、SLE 等。

### （三）结合现代药理中西医病证结合遣方用药

西医辨病结合中医辨证，可适当根据现代药理作用遣方用药。急性炎症期，常表现为发热、关节肿胀疼痛等，中医辨证多为湿热痹阻，多选用清热除湿、消肿止痛类的方药，如桂枝芍药知母汤、四妙散等，这些方药大多具有抗炎镇痛、抗变态反应和免疫调节等作用；在疾病缓解期，临床多表现为皮肤陈旧性结节及色素沉着，中医辨证为痰瘀痹阻，治疗以化痰散结、活血祛瘀为主，常应用僵蚕、白附子、全蝎、丹参、鸡血藤、地龙、土鳖虫、积雪草等具有消除结节、抗血管增殖作用的中药。雷诺现象目前无有效的西医治疗方法，伴随患者多年，中医辨证多为寒凝血瘀，常给予温经散寒、化瘀通络，多选用当归四逆汤、温经汤、桂枝汤等，这类方药大多具有抗凝、抗血小板聚集和免疫调节等作用。

### （四）激素和免疫抑制剂使用时中西医结合增效减毒

在疾病严重和中重度活动期应用中高剂量激素时，因激素为纯阳之品，易助阳化热伤阴，患者易出现痤疮、满月脸、水牛背、心烦失眠、舌红脉数等症，应用清瘟败毒饮、四妙勇安汤、五味消毒饮等清热除湿、凉血解毒等方药，既能配合激素治疗急性炎症活动，同时也在一定程度上减轻激素化热伤阴的副作用；在疾病缓解期，应用中医健脾益肾等治疗后，可以帮助激素等顺利减停，同时可以根据患者情况进行调理，提高其生活质量。中医药可以根据临床表现辨证施治，联合西医治疗方案，提高疗效并减少西药毒副作用。

# 第七节　名医经验

## 一、董振华经验

董振华教授系第五批全国老中医药专家学术经验继承工作指导老师，擅长诊治风湿免疫性疾病及疑难杂病。董振华[19]教授认为 MCTD 属于中医学"脉痹""血痹""四肢逆冷"等范畴。该病病机为感受外风、血瘀于肌肤，患者多为素体气血不足，阳气虚弱，感受寒湿，痹阻脉络而致，或情绪因素而致肝郁气滞、气滞血瘀，亦可致肢体血瘀脉络、肢端供血不足，而见指端冷凉苍白、青紫、暗红、疼痛、麻木诸症。此外，系统性红斑狼疮、皮肌炎、干燥综合征部分患者，或长期、大量服用类固醇激素者，在出现雷诺现象的同时多伴有口舌干燥、燥热多汗、皮肤红斑、紫癜、性急易怒、舌红苔黄等内热表现，类似于中医瘀热内阻、阳气不达四末的病机，即所谓"热厥"证。综上，本病属本虚标实之证，本虚多为气血不足、脾肾阳虚，标实多为寒凝、血瘀、气滞、热毒，而脉络瘀阻贯穿于疾病始终。故董教授认为该病关键在于益气养血、温通经络，每每重用黄芪、熟地黄、桂枝等中药。

**医案举例：**患者，女，35 岁，2012 年 3 月 21 日初诊。

**主诉：**双手遇冷变白、变紫 2 年余，口眼干燥 1 年。患者 2 年前双手足遇冷变白、变紫，严重时见疼痛、冻疮或指端破溃，秋冬季节加重。当地查抗核抗体谱 ANA 1∶320，抗 U1RNP 抗体、抗SSA 抗体均阳性，诊断为结缔组织病，口服泼尼松 15mg/d 治疗，略有缓解。1 年前出现口眼干燥，北京某医院风湿免疫科化验 ANA、抗 U1RNP 抗体、抗 SSA 抗体阳性，但口腔科、眼科检查均不支持干燥综合征。患者继续口服泼尼松片 10mg/d、肠溶阿司匹林 100mg/d 治疗。2 个月前自行停西药后雷诺现象加重。症见：双手雷诺现象，右手中指、无名指、小指尤重，有紫色红斑，无溃破。口眼、皮肤干燥，乏力倦怠，畏寒肢冷，平素小腹冷痛，月经色淡量少。舌暗红，舌体胖淡，苔薄白，脉沉细。

西医诊断：混合性结缔组织病。

中医诊断：阳气不足，寒凝血瘀。

治法：温阳散寒，益气养血，活血通络。

处方：阳和汤加味。鹿角胶、炮姜炭、桂枝、白芥子、淫羊藿、炒白术、防风各10g，熟地黄、炙黄芪各30g，红景天15g，麻黄、炙甘草各6g，细辛3g。每日1剂，水煎服。

患者间断服用半年，雷诺现象减少。近日因入秋气候变冷，双手指尖稍感发凉，守方去淫羊藿、防风、红景天，加生地黄、当归、白芍、黄芩、车前子各10g，鸡血藤30g，连服3个月，诉冬天雷诺现象明显好转，未再出现冻疮，口眼、皮肤干燥消失，守方加石见穿、葛根、丹参各30g增活血之效，加工配制丸药常服以巩固疗效。随诊2年，雷诺现象未再反复。

## 二、梁栋富经验

梁栋富教授是福建省名中医，原中国针灸学会理事，福建省针灸学会会长、名誉会长，从事针灸临床、教学工作60余年，积累了大量临床经验，精于疑难病症的诊疗。梁教授[20]认为该病病因病机为本虚标实：本虚主要为脾肾阳虚，气血不足，卫外不固；标实主要为外感风寒湿邪，痹滞经络，病程迁延累及脏腑。治则当以补肾健脾、温经散寒、活血行气为基本，中药予以六味地黄丸加减；针刺方面，尤重视督脉以调整阴阳。

**医案举例**：林某，女，9岁，学生，澳籍华裔。2017年3月24日初诊。

主诉：发生右下肢皮肤变硬3年余。2014年春无明显诱因出现右下肢皮肤变硬，失去弹性，色呈淡褐色，偶伴皮肤瘙痒，遂就诊于当地医院。当地医院给予甲氨蝶呤10mg，每周1次，叶酸片5mg，每周1次治疗，上述症状未见明显减轻反而逐渐加重，遂就诊于我院针灸科。刻下：右下肢皮肤变硬、光滑，紧贴腿骨，不易捏起，毛孔消失，无汗，局部皮肤可见色素沉着，舌红苔白，怕冷，脉细，纳寐可，二便调。查体：神清，形体偏瘦，右下肢皮肤变硬，变硬范围前自血海至太冲，面积约33cm×5cm，后起委中至涌泉，范围约25cm×4cm，色呈暗褐色，边界清楚，硬皮处汗毛脱落，无汗，表面干燥蜡样光滑。

西医诊断：混合性结缔组织病，硬皮病倾向。

中医诊断：皮痹（脾肾阳虚）。

治法：补肾健脾，温经通阳，活血行气通络。

处方：熟地黄10g，山药12g，山茱萸10g，泽泻10g，茯苓10g，法附子6g，淫羊藿10g，丹参15g，川芎9g，地龙6g，党参15g，黄芪15g，白术10g，赤芍10g，枸杞子10g，甘草6g，随证加减，每日1剂，水煎服，早晚服用。

针灸处方：以督脉和足少阴肾经及十二皮部为主，在皮损周围施针围刺，从病变部位血海穴起，沿病灶外缘，朝太冲方向依次进针，针尖朝向病灶中心，加大椎、至阳、肾俞、命门、中脘、足三里，行补法。配合艾灸：艾灸针刺部位至潮红为度，时间30分钟。

经上述治疗方案治疗10次后，患者右下肢皮肤由硬转为松软，肌肉渐厚，用手可捏起少许皮肤，步履正常，唯口干、便秘，继续予以针灸加天枢、外关、支沟治疗。

经治疗20余次后，患者皮损区色素沉着逐渐退到接近正常，颜色润泽，肌肤丰满且有弹性，病情好转。

## 第八节　中西医调护

MCTD 应注意及时控制感染；慎用某些易诱发疾病活动的药物；疾病未得到控制时，不宜妊娠。MCTD 患者的病情在妊娠期间可加剧或在产后复发，应在医患双方严密监测病情且病情稳定前提下再考虑妊娠，且合并肺动脉高压时不宜妊娠。避免日光暴晒及紫外线照射。内热重病患者宜食凉性食物，而牛肉、羊肉、狗肉、驴肉等热性食物易诱发和加重病情；阳虚寒凝患者，则忌食生冷食物，注意四肢远端保暖。不宜饮酒，禁止吸烟。高热患者应监测体温，并给予物理降温，复查血常规、血培养，确认有无感染病灶。注意防止褥疮及口腔霉菌感染。

针对不同证候的 MCTD 患者，应予以辨证施治。雷诺现象明显患者的肢端更应注意保暖，否则易加重雷诺现象。观察患者面部红斑及皮疹消退情况，减少化学物品的使用，防止刺激皮肤；昏迷患者可鼻饲中药；口腔溃疡及口腔霉菌感染，可用珠黄散漱口，或外涂制霉菌素片（将制霉菌素研磨成粉，开塞露溶入粉末中，制成糊状涂于口腔有溃疡及霉菌覆盖处）。心理护理方面要医患及患者家属密切配合，消除对疾病的顾虑，树立患者战胜疾病的信心。

## 第九节　预后转归

本病早期病变在表，皮肤、肌肉、经络、血脉、关节受损，寒湿与瘀热为多，感受外邪，气营热盛，壮热不已，属实证。病邪久恋，如未及时治疗，则由表入里，先于上焦心肺，瘀热阻塞水道，以积饮为多；若病势由上而下，中焦损伤脾胃，下焦损伤肝肾，正气渐衰，阴损及阳，病情渐重，需缓缓图之；若病邪由下而上弥漫三焦、五脏俱损，上颠入脑，则病情危重。若出现气营热盛，壮热不已，指端硬化，甚至溃烂或热毒弥漫三焦，或咳嗽、喘促、恶心呕吐、头痛神昏，或全身出现红斑瘀点，则可危及生命。如脾不能运化水谷精微，胃不受纳，四肢肌肉无力，或肾气衰微、气化失权，三焦阻塞，水湿泛滥，郁成水毒、关格重症（肺胀、肾衰、心衰等）。上述证候为混合性结缔组织病的危重证候，预后极差。

MCTD 患者的病情在妊娠期间可加剧或在产后复发，但在其他研究中未获证实。抗内皮细胞抗体与 MCTD 中自发性流产相关。有 1 例新生儿"狼疮"报道，提示抗 U1RNP 抗体能通过胎盘致病。一般而言，具有高滴度的 U1RNP 抗体的患者较少发生严重的肾脏疾病和危及生命的神经系统损害，故 MCTD 患者的预后优于典型的 SLE。但并非所有 MCTD 患者的预后都好，进行性肺动脉高压及其心脏并发症可能会导致死亡。Missouri 大学对 47 名 MCTD 患者进行了 38 年随访，报道 62% 的患者呈良性病程，38% 疾病持续活动[22]，11 人（23%）死亡，其中 9 人死于肺动脉高压，2 人死因与MCTD 无关。可见 MCTD 大部分患者病程相对良性，但主要器官的受累程度最终决定疾病的病死率和致残率，其中肺动脉高压、肺间质病变都应受到足够的重视。

## 第十节　诊治指南（方案或共识）

### 中华医学会风湿病学分会 2011 年"混合性结缔组织病诊断和治疗指南"（节选）

#### 治疗方案与原则

本病的治疗以 SLE、PM/DM、RA 和 SSc 的治疗原则为基础。

①疲劳、关节和肌肉痛者，可应用非甾体抗炎药、抗疟药、小剂量泼尼松（<10mg/d）。

②以关节炎为主要表现者，轻者可应用非甾体抗炎药，重症者加用抗疟药或甲氨蝶呤或肿瘤坏死因子（TNF）抑制剂。

③雷诺现象：注意保暖，避免手指外伤和使用β-受体阻滞剂、戒烟等。应用二氢吡啶类钙通道阻滞剂，如硝苯地平（nifedipine），每日30mg；α-受体阻滞剂，如哌唑嗪（prazosin）。

④急性起病的指坏疽：局部药物性交感神经阻断（受累指趾基部利多卡因浸润）、抗凝、局部应用硝酸盐类药物；输注前列环素；可使用内皮素受体拮抗剂，如波生坦（bosentan）。

⑤以肌炎为主要表现者，给予泼尼松1~1.5mg/（kg·d），难治者加用甲氨蝶呤、静脉滴注免疫球蛋白（IVIg）治疗。

⑥肺动脉高压是MCTD患者致死的主要原因，应该早期、积极治疗原发病。无症状的肺动脉高压：试用糖皮质激素和环磷酰胺、小剂量阿司匹林和血管紧张素转换酶抑制剂（ACEI）如卡托普利12.5~25mg，每日2~3次；酌情使用内皮素受体拮抗剂，口服波生坦。伴有症状的肺动脉高压：静脉注射前列环素、应用ACEI、抗凝、内皮素受体拮抗剂，口服波生坦；酌情使用西地那非。

⑦肾脏病变者、膜性肾小球肾病：轻型不需要处理；进展性蛋白尿者试用ACEI或小剂量阿司匹林联合双嘧达莫；严重者酌情使用泼尼松15~60mg/d，加环磷酰胺冲击治疗每个月1次或瘤可宁（chlorambucil）每日给药。肾病综合征：单独应用肾上腺皮质激素通常效果不佳；小剂量阿司匹林联合双嘧达莫预防血栓形成并发症；ACEI减少蛋白丢失；试用泼尼松15~60mg/d，加环磷酰胺冲击治疗每个月1次或瘤可宁每日给药。必要时可进行透析。

⑧食管功能障碍者，吞咽困难：轻者无需治疗；伴反流者应用质子泵抑制剂，严重者使用抑酸与促动药联和治疗；内科治疗无效者，可采取手术治疗。肠蠕动减退：使用胃肠促动药，如甲氧氯普胺。小肠细菌过度繁殖可应用四环素、琥乙红霉素。胃灼热、消化不良：升高床的头部、戒烟、减轻体质量、避免咖啡因；应用H2受体阻断药、质子泵抑制剂；酌情使用甲氧氯普胺和抗幽门螺杆菌药物。

⑨心肌炎：试用糖皮质激素和环磷酰胺，避免应用地高辛。不完全心传导阻滞：避免应用氯喹。

在使用上述药物时应定期查血、尿常规，肝、肾功能，避免不良反应。

# 第十一节　中西医临床研究进展

## 一、临床辨治

### （一）中医辨证分型

近年来，MCTD越来越受到人们的重视，但由于该病的特殊性不同于SLE、RA等，更类似于这些疾病的过渡阶段，极少同时出现数个症状，临床上易误诊或漏诊，故医家对本病认识还需进一步探析。本病病因病机比较复杂，综合当代医家对本病的认识，认为先天禀赋不足，外感六淫邪气，邪犯肌肤经络之间，营卫不和，气血凝滞，痰瘀互结，血脉不通，病变逐渐由表入里，损及脏腑而发本病。与"尪痹""大偻""阴阳毒"等比较，本病预后较好。

本病虚实夹杂，首辨寒热虚实，次辨阴阳表里。据文献所载，东汉张仲景《伤寒杂病论》设有"血痹"，并将本病与"虚劳"列为专篇，开辟正虚痹之先河。隋代巢元方《诸病源候论》将其划分为血痹、虚劳痹。明代李梴《医学入门·痹风》始有气虚痹、血虚痹之名。王承德主编的《实用中医风湿病学》（第二版）将本病分为6个证型治疗：①风热犯肺证，治宜宣肺清胃，佐以通络，常用药物有金银花、连翘、生石膏、蝉蜕、虎杖、防风、防己、桑枝、秦艽等；②阴虚内热证，治宜养阴清热、化瘀通络，常用药物有生地黄、生石膏、地龙、虎杖、忍冬藤、鳖甲、秦艽、威灵仙等；③气营热盛证，治宜清热泻火、化瘀解毒，常用药物有生石膏、知母、紫草、川牛膝、寒水石、滑石等；④痰瘀痹阻证，治宜活血化瘀、清热凉血，常用药物有水牛角、玄参、知母、牡丹皮、赤芍、白茅根、茜草等；⑤热郁积饮证，治宜清热蠲饮、化瘀通络，常用药物有葶苈子、桑白皮、防己、黄芩、沙参、生地黄、虎杖、桑枝等；⑥脾肾两虚证，治宜健脾益肾、化瘀利水，常用药物有独活、桑寄生、秦艽、熟地黄、川牛膝、泽泻、龟甲、杜仲等。娄玉钤[23]等将其称为邪实痹，治宜活血化瘀、化痰通络。张少红[24]等认为本病多是痰瘀互结型，治宜活血通络、祛痰消瘕，常用药物有陈皮、半夏、杏仁、莪术、三棱等。臧晓军[25]将其分为肾虚痹和血瘀痹两个证型，治以补肾壮阳、活血化瘀为主，常用药物有益母草、桂枝、仙茅、淫羊藿、补骨脂、川芎、肉苁蓉、黄柏等。谢海洲[26]将其分为邪犯肺卫证、气营热盛证、阴虚内热证、脾肾两虚证：①邪犯肺卫证，方用银翘散合白虎汤加减；②气营热盛证，方用清瘟败毒饮加减；③脾肾两虚证，常用独活寄生汤加减。刘华[27]将其分为气血亏虚证、瘀血闭阻证。李琴认为本病系阴虚体质，燥盛不已，蕴酿成毒，煎灼津液，病机特点为"虚、痹、瘀"，肝肾两脏为其根蒂。其治疗以滋阴润燥为基本治则，可用增液汤、杞菊地黄类，但解毒清燥宜贯穿始终，可试用土茯苓、生甘草、绿豆、磁石、紫草等；可合用或选用健脾生津、酸甘化阴、醒胃生津、活血生津等法，药物如乌梅、生地黄、葛根、木瓜、生甘草、威灵仙、山楂、玄参等，清热生津之药如生石膏、黄芩之类。

### （二）经典方剂联合西药

在常规西医治疗基础上，针对雷诺现象、关节炎等，联合中医经方能显著改善关节痛和雷诺现象。临床常用治雷诺现象的经典首选方为当归四逆汤（张仲景《伤寒论》），组成为当归、桂枝、芍药、细辛、通草、甘草、大枣，具有温经散寒、养血通脉之功效。其主治血虚寒厥证，症见手足厥寒，或腰、股、腿、足、肩臂疼痛，口不渴，舌淡苔白，脉沉细或细而欲绝。临床常用于治疗雷诺现象、血栓闭塞性脉管炎、无脉症、小儿麻痹、冻疮、妇女痛经、肩周炎、风湿性关节炎等。其次为黄芪桂枝五物汤（张仲景《金匮要略》），组成为黄芪、桂枝、芍药、生姜、大枣，具有益气温经、和血通痹之功效。其主治血痹，肌肤麻木不仁，脉微涩而紧。临床常用于治疗皮肤炎、末梢神经炎、雷诺现象、中风后遗症等见有肢体麻木冷痛，属气虚血滞，微感风邪者。临床常选用的治疗关节痛的中医经典方剂有以下几种：①桂枝芍药知母汤（张仲景《金匮要略》），组成为桂枝、芍药、甘草、麻黄、生姜、白术、知母、防风、附子（炮），主要功效为祛风除湿、通阳散寒，佐以清热。其主治关节肿痛，遇冷则甚，痛处灼热为主者。②独活寄生汤（孙思邈《备急千金要方》），组成为独活、秦艽、当归、桂枝、桑寄生、川芎、熟地黄、白芍、茯苓、续断、党参、牛膝、狗脊、杜仲、炙甘草。③桃红饮（林珮琴《类证治裁》），组成为归尾、川芎、桃仁、红花、威灵仙、穿山甲、地龙、土鳖虫、白芥子、胆南星、乌梢蛇、露蜂房、甘草。

### （三）自拟方联合西药

关于 MCTD 中医专家治疗经验报道不多，检索近年文献报道中医药治疗 MCTD 的专家经验如下。张素华[28]等认为，正虚邪实是本病致病特点，治疗注重扶正祛邪、益气养阴、清热利湿，佐以通络，常用药物有石膏、当归、蚕沙、牡丹皮、薏苡仁、忍冬藤、连翘、栀子、生地黄、太子参、麦冬、桑枝、白芍、赤芍、滑石、知母、玄参、黄柏等。董振华等[19]认为，本病属本虚标实，本虚以气血不足、脾肾阳虚为主，标实多为寒凝、血瘀、气滞、热毒，治疗上不忘活血化瘀，运用活血化瘀法是其风湿病常用治疗大法。范永升等[21]认为，本病的发生与先天禀赋不足、外感六淫、饮食失宜、情志不舒和劳倦等有关。其治疗原则以宣肺降气、扶正祛邪为主，根据侧重分别采用散寒除湿、活血化瘀、补益气血法，常用药物有生黄芪、桂枝、炒白芍、炙甘草、红枣、川芎、杏仁、地龙、姜半夏、瓜蒌皮、黄芩、丹参等。王素芝认为，MCTD 中晚期多以脾肾两虚、气血不足、痰瘀痹阻证为主，治疗以扶正固本，重在肝脾肾，从痰瘀论治，重用"通"法，常用化瘀消痹胶囊（经验方，组成为青风藤、土鳖虫、五灵脂、蜈蚣等）。

## 二、方药与药理

### （一）方药用药规律

该部分数据来源于 1993～2020 年中国期刊全文数据库（CNKI），以"混合性结缔组织病"为关键词，以"中医"为主题词，在全部文献范围内检索，仅仅 8 篇文献。考虑混合性结缔组织病患者几乎均有雷诺现象，所以该部分内容更多借鉴于雷诺现象或硬皮病的中草药使用。刘勇[29]等对治疗涉及经典方剂的情况进行统计，用于治疗雷诺现象或硬皮病的中草药共 313 味，有良好疗效的中药复方 133 首。使用频次在 19 次及其以上的药物中，按照次序排列依次为当归、黄芪、桂枝、红花、甘草、白芍、熟地黄、川芎、白术、丹参、茯苓、附子、鸡血藤、桃仁、麻黄、党参、鹿角胶、赤芍、肉桂、白芥子、生地黄、山药，此 22 味药为治疗硬皮病常用药。辛温药占 45.5%，归肝经 54.1%、肾经 33.3%、肺经 29.2%、脾经 25.0%。其中，补虚药占 33.3%、活血化瘀药占 16.7%、解表药占 8.3%。

### （二）方药药理举例

1. 雷公藤　雷公藤多苷是具有抗炎、免疫调节作用的卫矛科植物雷公藤根提取物，是风湿免疫疾病中常用的植物类药物。戴媛媛[30]等研究显示，雷公藤多苷片可以通过调节 Treg 细胞，抑制佐剂性关节炎大鼠的炎症反应，减轻模型大鼠的足跖肿胀。现代药理学研究认为，雷公藤甲素是雷公藤发挥疗效的首要药性成分，可通过 JAK/STAT 信号通路抑制 IFN-γ 的产生来降低炎症因子的表达，减轻表皮增生程度，最终起到抗炎、调节免疫的功效。郑红梅[31]等研究提示雷公藤多苷能通过下调血清中 IL-27 炎症因子水平而抑制 Th1、Th17 细胞的分化，从而起到治疗效果。陈鹏远[32]研究发现，雷公藤甲素成分能抑制致病细胞的分化和增殖。同时还可以降低致病性细胞因子的水平，包括白细胞介素-6（IL-6）、白细胞介素-1b（IL-1b）和肿瘤坏死因子-α（TNF-α），很多信号通路参与了潜在的机制，如 PI3K、NF-κB 和 MAPK 信号通路。张渝鸿[33]等研究雷公藤对小鼠结肠炎模型的影响，发现雷公藤可下调 IL-17 的表达，通过抑制 IL-6/信号传感器和激活剂转录 3（STAT3）信号通路而缓解结肠炎症状。江锦红[34]等研究也证明雷公藤可以调节 CD4$^+$ 和 CD8$^+$ 细胞比值，使免疫系统处于抑制状态，从而起到治疗作用。

2. 白芍总苷　白芍为毛茛科植物芍药的干燥根。中医学认为，白芍性微寒，味苦酸，归肝、脾经，具有柔肝、养血、敛阴、缓急止痛以及收汗等多种功效[35]。现代药理学研究证实，白芍的主要有效成分为一组糖苷类物质，统称为白芍总苷，其中芍药苷占 90% 以上，主要含有芍药苷（paeoniflorin，Pae）、芍药内酯苷（albiflorin，Alb），另含有羟基芍药苷（oxypaeoniflorin）、苯甲酰芍药苷（benzoylpaeoniflorin）等成分，白芍总苷具有双向抑制炎症反应、免疫调节以及镇痛的效果，对 TNF-α、IL-1、IL-17、IL-2 以及 NF-κB 等均有较好的调控效果[36]。刘淑毓[37]研究发现白芍总苷联合雷公藤能有效调控机体免疫球蛋白 IgG 的水平，对高水平的具有病情活动诱导性的补体 C3 具有调节作用。贾晓益[38]等经动物实验研究发现，白芍总苷可通过抑制大鼠腹腔单核-巨噬细胞产生分泌的 TNF-α 和 IL-1 抑制因介质诱导产生的滑膜炎。李宜川[39]等研究发现，白芍总苷能够通过抑制单核细胞作用缓解慢性炎症，机制是通过抑制人外周血单核细胞中的 IL-1β 调高单核细胞的噬菌作用，同时上调前列腺素 E$_2$（PGE$_2$）和 TNF，增加 HLA-DR 和 CD80 表达。对白芍总苷的研究发现，其对免疫过程多个环节存在调节作用。通过腹腔注射环磷酰胺复制免疫低下的动物模型，白芍组能显著提高免疫低下模型小鼠免疫器官质量，能够通过增强巨噬细胞吞噬能力增强小鼠非特异性免疫，降低迟发型超敏反应中小鼠耳肿胀度以增强细胞免疫，升高小鼠溶血素含量以增强体液免疫。在银屑病研究中，Li[40]等发现白芍总苷能够通过抑制角质形成细胞增殖和新生血管生成以及免疫调节、抗炎症反应等作用，达到治疗银屑病的目的。江浩波[41]等研究认为，白芍总苷能够通过多个环节抑制免疫反应，调节 Th1/Th2 而影响 B 淋巴细胞增殖，导致局部促炎症细胞因子合成、分泌障碍，从而达到抗炎症反应目的，继而改善银屑病皮损症状。

# 第十二节　展　望

　　混合性结缔组织病是一种反复发作、病因复杂的炎症性疾病。随着现代科学的进步和技术的日新月异，西医学对其病因和发病机制的认识不断提高，但是到目前为止，仍尚未明确，因此给病因学治疗带来了一定的难度。中医学从风热、湿毒、瘀痰等方面进行病因病机分析，根据整体观念与辨证论治，运用不同的方药治疗该病，取得了较为满意的疗效。虽然中医中药在治疗该病上有其独有的长处，但亦存在一定缺陷：不同的医家对疾病病因病机的理解不同，临床辨证分型和治疗较为繁杂，目前并未形成统一的标准，推广起来有一定困难；各个临床试验所纳入的病例数量较少，需要大型的前瞻性的临床研究来验证方药的有效性，才能更有力地得到广泛认可；中成药制剂治疗该病，使用方法较为便利，较易于被患者所接受，但对于患者的病情变化，不能及时处理与治疗，可能会影响治疗效果；方药的现代药理研究虽有一定程度的发展，但仍未找到对疾病有确切药理作用、针对性较好的复方或单药及其提取物；中西医结合治疗方案也是见仁见智，同样需要多中心、大样本的临床对照研究方案来验证其疗效。

　　混合性结缔组织病近年来越来越受到风湿界的重视，在于其本身具有多种免疫性疾病的临床特点，但一般不会全部显现出来，肺动脉高压及肺间质病变仍是 MCTD 诱发死亡的主要原因。MCTD 最初的描述强调两点，即"相对较好的预后和对糖皮质激素反应良好"，但随着多年来认识的发展，目前认为这两个观点需要修正。一个明确的事实是抗 U1RNP 抗体滴度较高的患者发生严重肾脏病变和威胁生命的神经系统疾病的概率较低，据此 MCTD 与经典 SLE 相比预后较好。但并非所有的MCTD 患者预后都理想，进行性肺动脉高压、肺间质病变、心脏病变及硬皮病样综合征的并发症可能导致死亡。故提高对该病的认识，精准评估疾病活动性，注重主要器官的受累程度，对于改善疾病预后及降低死亡率和致残率极为重要。同时，随着对该病的不断认知，其治疗方案也应不断更新进展。

（荣晓凤，秦文熠）

# 参 考 文 献

［1］吴东海，王国春. 临床风湿病学［M］. 北京：人民卫生出版社，2008：583-586.

［2］Gunnarsson R，Hetlevik S O，Lilleby，Molberg. Mixed connective tissue disease［J］. Best Pract Res Clin Rheumatol，2016，30（1）：95-111.

［3］Pepmueller P H. Undifferentiated connective tissue disease，mixed connective tissue disease and overlap syndromes in rheumatology［J］. Mo Med，2016，113（2）：136-140.

［4］Dima A，Jurcut C，Baicus C. The impact of anti-U1-RNP positivity：systemic lupus erythematosus versus mixed connective tissue disease［J］. Rheumatol Int，2018，38（7）：1169-1178.

［5］Barbara S，Aleksandra L，Anna F G，Marzena O，Agnieszka PG. Association study between immune-related miR-

NAs and mixed connective tissue disease [J]. Arthritis Res Ther, 2021, 11; 23 (1): 19.

[6] 董振华. 风湿病多系统损害的中医治疗 [J]. 中国临床医生杂志, 2014, 42 (11): 5-8.

[7] Vehe R K, Riskalla M M. Collagen Vascular Diseases: SLE, Dermatomyositis, Scleroderma, and MCTD [J]. Pediatr Rev, 2018, 39 (10): 501-515.

[8] 舒颖, 张平安, 魏新素, 等. 抗核抗体滴度与IgG、C3、C4水平及抗ENA抗体结果的相关性 [J]. 现代检验医学杂志, 2013, 28 (2): 48-50.

[9] 陈虹, 郑捷. RNP抗原及其抗体 [J]. 临床皮肤科杂志, 2002, 31 (6): 397-399.

[10] 王瑞彩, 王秀霞. 混合性结缔组织病45例临床分析 [J]. 临床合理用药杂志, 2009, 2 (6): 26-27.

[11] 王文芳, 邓丹琪. 混合性结缔组织病的诊治 [J]. 实用医院临床杂志, 2013, 10 (1): 45-49.

[12] 李春艳, 董春玲, 辛秀琴, 等. 以肺动脉高压为首发症状的混合型结缔组织病1例报告 [J]. 中国实验诊断学, 2018, 22 (1): 112-113.

[13] 易欣, 黎明江, 张静, 等. 以肺动脉高压为主的混合性结缔组织病报告并文献复习 [J]. 内科急危重症杂志, 2011, 4: 227-229.

[14] Mathai S C, Danoff S K. Management of interstitial lung disease associated with connective tissue disease [J]. BMJ, 2016, 24 (352): 6819.

[15] Ortega-Hernandez O D, Shoenfeld Y. Mixed connective tissue disease: an overview of clinical manifestations, diagnosis and treatment [J]. Best Pract Res Clin Rheumatol, 2012, 26 (1): 61-72.

[16] Hao Y, Xin M, Wang S, et al. Myelopathy associated with mixed connective tissue disease: clinical manifestation, diagnosis, treatment, and prognosis [J]. Neurol Sci, 2019, 40 (9): 1785-1797.

[17] Aithala R, Alex A G, Danda D. Pulmonary hypertension in connective tissue diseases: an update [J]. Int J Rheum Dis, 2017, 20 (1): 5-24.

[18] 林万庆, 张炜, 姚志芳, 等. 梁栋富主任医师学术思想浅析 [J]. 上海针灸杂志, 2009, 28 (9): 502-503.

[19] 王景, 宣磊. 董振华治疗结缔组织病伴雷诺现象经验 [J]. 北京中医药, 2017, 36 (10): 875-877.

[20] 陈明芳, 陈良华, 蒋艺敏, 等. 梁栋富名老中医治疗硬皮病经验总结 [J]. 亚太传统医药, 2019, 15 (20): 104-106.

[21] 李正富, 吴德鸿, 何兆春, 等. 范永升治疗系统性硬化病合并间质性肺病学术经验 [J]. 中华中医药杂志, 2020, 35 (3): 1269-1272.

[22] Hoffman R W, Greidinger E L. Mixed connective tissue disease [J]. Curr Opin Rheumatol, 2000, 12 (5): 386-390.

[23] 娄玉钤, 李满意. 三因三候痹的源流及临床意义 [J]. 风湿病与关节炎, 2013, 2 (10): 50-58.

[24] 张少红, 陈进春. 痰瘀致痹理论在类风湿关节炎中的应用 [J]. 中医药临床杂志, 2016, 28 (10): 1387-1390.

[25] 臧晓军. 二仙汤合活血方治疗混合性结缔组织病一例 [J]. 中国疗养医学, 2016, 25 (11): 1229-1230.

[26] 王诗伟. 谢海洲疑难病验案举隅 [J]. 光明中医, 2013, 28 (6): 1234-1236.

[27] 刘华. 强的松治疗混合性结缔组织病的中药属性探讨 [J]. 现代中西医结合杂志, 2000, 9 (16): 1528-1530.

[28] 张素华, 王云卿. "扶正祛邪"法治疗混合性结缔组织病 [J]. 环球中医药, 2018, 11 (2): 263-265.

[29] 刘勇, 闫小宁. 中医治疗硬皮病的用药规律研究 [J]. 云南中医中药杂志, 2017, 38 (4): 33-34.

[30] 戴媛媛, 高寒, 刘嫦钦, 等. 雷公藤多甙对实验性结肠炎大鼠Th17/Treg细胞分化和平衡的影响 [J]. 胃肠病学, 2020, 25 (2): 84-89.

[31] 郑红梅, 晋松. 雷公藤多苷片对胶原诱导性关节炎大鼠血清HMGB1和IL-17的影响 [J]. 中国实验方剂学杂志, 2013, 15: 247-250.

[32] 陈鹏远, 韩睿, 周强, 等. 雷公藤内酯醇对人Th17细胞分化的调节作用 [J]. 中国中药杂志, 2011 (11): 1499-1502.

[33] 张瑜鸿, 苗新普. 不同剂量雷公藤多苷对小鼠结肠炎模型的作用及机制 [J]. 中国老年学杂志, 2018 (10): 2432-2435.

[34] 江锦红, 兰义芬, 方炳木, 等. 不同剂量雷公藤多甙对老年复发免疫性血小板减少性紫癜患者CD4$^+$/CD8$^+$

比值 CD4⁺CD25⁺T 细胞水平的影响 [J]. 中国中医药科技，2019，26（1）：64-66.

［35］彭金娥，韩雅馨，卢旭然，等. 白芍总苷长期给药对胶原诱导型关节炎大鼠和正常大鼠肠道菌群影响的纵向研究 [J]. 中药新药与临床药理，2021，32（1）：1-16.

［36］商福民，于娟. 白芍总苷治疗银屑病的作用机制及其临床应用进展 [J]. 山东医药，2020，60（22）：112-114.

［37］刘淑毓. 白芍总苷联合雷公藤对风湿性多肌痛患者血象、免疫球蛋白及血清 FIB、补体 C3 水平的影响 [J]. 中国实用医药，2020，15（23）：7-9.

［38］贾晓益，常艳，张磊. 白芍总苷对胶原性关节炎滑膜组 MAPKs 信号通路的调控作用 [J]. 安徽医科大学报，2013，48（9）：1067-1070.

［39］李宜川，张玉霞，刘国玲，等. 白芍总苷对 CIA 大鼠血清 LI-1β、TNF-α、IL-4 和 IL-10 及关节浸液 NO 和 PGE2 影响的研究 [J]. 陕西中医，2010（9）：1253-1255.

［40］Li W，Man X Y，Chen J Q，et al. Targeting VEGF/VEGFR in the treatment of psoriasis [J]. Discov Med，2014，18（98）：97-104.

［41］江浩波，石文植，孙志平，等. 白芍总苷联合阿维 A 治疗斑块型银屑病 35 例疗效观察 [J]. 中国皮肤性病学杂志，2014，28（3）：325-326，328.

# 第八章

# 抗磷脂综合征

## 第一节  概  说

抗磷脂综合征（antiphospholipid syndrome，APS）是一种以持续性抗磷脂抗体（antiphospholipid antibodies，aPL）阳性、反复血栓形成和（或）病理性妊娠为特征的自身免疫性疾病。根据目前流行病学数据提示，APS 的人口患病率为 50/10 万，年发病率为 2.1/10 万[1]。APS 分为原发性 APS（primary antiphospholipid syndrome，PAPS）和继发性 APS（secondary antiphospholipid syndrome，SAPS）。SAPS 可继发于系统性红斑狼疮、类风湿关节炎、系统性硬化症和干燥综合征等自身免疫病。PAPS 多见于青年人，但儿童也有发生，男女发病比例为 1∶9，女性中位发病年龄为 30 岁。临床上根据不同病情表现，又将 APS 分为血栓性 APS（以血栓表现为主）、产科 APS（反复流产为主）以及恶性抗磷脂综合征（CAPS）（短时期发生的多部位血栓及多脏器功能障碍）。

APS 对中医来说是个较新的领域，结合其临床表现，可能与古籍中记载的"滑胎""脉痹""血证"等有关。滑胎首见于《诸病源候论·妊娠数堕胎候》，曰："血气虚损者，子脏为风冷所居，则血气不足，故不能养胎，所以致胎数堕，候其妊娠，而恒腰痛者，喜堕胎。"《医宗金鉴·妇科心法要诀》中有"无故而胎自堕，至下次受孕也复如是，数数堕胎，则谓之滑胎"的记载。脉痹首见于《素问·痹论》"风寒湿三气杂至，合而为痹……以夏遇此者为脉痹"，并指出其症状为"血凝而不流"，脉痹不已，可发展为心痹。

## 第二节  病因病理

### 一、病因与发病机制

#### （一）病因

有关 APS 的病因，迄今尚未明确，可能与下列因素有关。

1. 基因易感性  研究证实 HLA-DR4、DRw53、DR7 等主要组织相容性复合体（MHC）基因不仅与 aPL 产生有关，且促进了 APS 的发病[2]。而一些与血栓发生相关的基因多态性（G20210A，AT-Ⅲ，F5G1691A，B2GP1 val247leu）也认为参与了致病性 aPL 的产生[3]，且影响 APS 临床表型。

2. 与感染相关  最初人们观察到的是梅毒感染可导致抗磷脂抗体阳性，通常认为是非致病性抗体，但后期研究[4]显示许多感染引发的 aPL 多为致病性抗体。CAPS 的发生也被证实[5]与感染相关。细菌、梅毒、钩端螺旋体、结核、病毒如 CMV 及寄生虫感染都被报道与 APS 相关，研究证实[6]用病毒肽、细菌肽主动或被动免疫动物，可诱导形成多克隆 aPL。

3. 与免疫疾病相关  一部分 APS 继发于其他结缔组织病，如 10%~40% 的 SLE 患者及 20% 的 RA 患者可检测到 aPL[7]。细胞凋亡缺陷被认为是系统性红斑狼疮（SLE）发病机制的一个组成部分，也与 APS 有关。细胞凋亡缺陷导致了磷脂成分暴露和随后的自身抗体的产生，而巨噬细胞吞噬凋亡物质时产生的组织因子又可导致血栓前状态。

4. 与恶性肿瘤、药物相关　恶性肿瘤如常见的实体瘤（包括肺、结肠、宫颈、前列腺、肾脏、卵巢、乳腺和骨）、淋巴瘤（霍奇金病和非霍奇金淋巴瘤）以及髓系白血病和淋巴细胞白血病等均被报道与 aPL 的产生有关[8]。药物可能通过改变自体抗原的预处理，通过抗原递呈导致自身免疫反应与 aPL 的产生，如抗肿瘤免疫药、口服避孕药、普萘洛尔、奎宁、氯噻嗪、普鲁卡因胺等均与 aPL 相关，但 aPL 的出现常为短暂的 IgM 型，很少与血栓形成有关[9]。

### （二）发病机制

aPLs 是一组以磷脂和（或）磷脂结合蛋白为靶抗原的自身抗体谱，其对应的靶抗原主要分为：①一组能与负电荷磷脂和磷脂蛋白质复合物相结合的免疫球蛋白，主要基于狼疮抗凝物在体外能延长磷脂依赖的不同途径的凝血试验时间来进行检测；②抗负电荷磷脂抗体：如抗心磷脂抗体、抗磷脂酰丝氨酸抗体、抗磷脂酸抗体、抗磷脂酰肌醇抗体等；③抗中性磷脂抗体：抗磷脂酰胆碱抗体等；④抗两性磷脂抗体：抗磷脂酰乙醇胺抗体等；⑤抗磷脂结合蛋白抗体：抗 $\beta_2$-GP1 抗体、抗凝血酶原抗体、抗蛋白 C（PC）抗体、抗蛋白 S（PS）抗体、抗膜联蛋白（Annexin）A2 抗体、抗 Annexin A5 抗体等。aPLs 对应的抗原靶点的广泛性决定了 APS 复杂的致病机制。

1. APS 血栓形成机制　单核细胞、血小板、内皮细胞的活化与抗凝，以及纤溶系统的破坏导致 APS 的促凝表型[10]。但临床观察到血栓事件通常与持续存在的 aPL 相关，提示由 aPL（"第一次击中"）诱导的促凝状态通常需要存在诱发因素（"第二次打击"）导致血栓形成，例如炎症反应或创伤[11]。

（1）凝血系统的细胞：正常单核细胞暴露于 aPL，aPL 可诱导单核细胞蛋白酶激活受体（parase-activated receptor，PAR）1 和 PAR2 的表达增加，导致 PAR2 依赖的组织因子（tissue factor，TF）表达增加[12]，而同时 PAR 通过 ERK1/2 磷酸化和 NF-κB 的激活，诱导 IL-6、IL-8、单核细胞趋化蛋白-1（MCP-1）、血小板衍生因子（PDGF）、p-选择素、血管内皮生长因子（VEGF）和单核细胞趋化蛋白 1（MCP-1）的表达增加，并进展为抗磷脂综合征[13]。

血小板活化在 APS 病理生理学中的作用最初是通过发现 APS 患者和 APS 动物模型中的血小板减少而提出的。研究显示[14]血小板 GPⅠa/Ⅱa 和 GPⅡb/Ⅲa 多态性与 APS 患者动脉血栓形成和动脉粥样硬化风险增加相关。血小板膜上 GPⅠb-V-Ⅸ受体的 GPⅠbα 亚基已被定性为 aPL 受体，而由活化的血小板分泌的血小板因子 4（PF4）被证实是 APS 的抗原靶点之一，且可能是 CAPS 发生的相关因素。

内皮细胞通过激活整合素和 TF 的表达在血栓形成中发挥关键作用。APS 中可见内皮细胞活性增加，内皮依赖性血管扩张功能受损，血管性血友病因子（vWF）、组织纤溶酶原激活剂（tPA）、胎盘生长因子和可溶性 ICAM-1 表达增加[15,16]。与单核细胞类似，aPL 抗体作用于内皮细胞可诱导 p38 MAPK 通路的激活和内皮细胞促凝表型以凋亡增加（诱导凋亡相关基因 BCL-2A1、TRAF1、CARD15 和 BIRC3），增加 TF、血管细胞黏附分子（VCAM）、组织细胞黏附分子（ICAM）、p-选择素和 e-选择素的表达和促炎细胞因子（IL-8、IL-6、IL-18 受体、IL-1β 和 TNF 受体超家族）的释放[17]。内皮细胞 p-选择素配体的突变也被认为是 APS 血栓形成的危险因素[18]。

Toll 样受体（TLRs）参与了 aPL 介导的内皮细胞、单核细胞和血小板的激活，髓系分化因子 88（MyD88）信号级联在 TLR 信号转导中起着重要作用[19]。研究显示，$\beta_2$-GP1 与 TLR2 和 TLR4 相互作用，导致 IRAK 磷酸化和 NF-κB 激活，二聚化的 $\beta_2$-GP1 增强了与 TLR2 的相互作用，TLR2 的激活导致 IL-6、ICAM-1 和 MCP-1 的表达增加[20]。aPL 抗体也可以通过其他 TLR 诱导炎症反应，单核细胞中的 TLR8 和树突状细胞中的 TLR7 被 aPL 抗体激活，导致促炎性细胞因子 IL-1β 的增加[21]。

（2）aPL 对抗凝和纤溶系统的影响：抗 $\beta_2$-GP1/$\beta_2$-GP1 复合物可能影响活化的蛋白 C 的组装和功能，从而诱导促凝表型。针对蛋白 C 的 IgM 抗体的存在与 APS 静脉血栓形成和流产的风险显著增加相关。凝血酶（PT）是一种固定和调节血栓反应的完整蛋白，被认为是 APS 的抗原靶点之一。抗 PT 抗体也被发现可以影响蛋白 C 功能。而临床证据显示了抗 PT-PS 复合物与血栓发生及狼疮抗凝物活性的相关性[22]。aPL 被证明影响了凝血调节因子——抗凝血酶Ⅲ的功能，导致包括 FXa 和 FIXa 在内的几种凝血因子失活减少[23]。13.2% 的 APS 患者中可发现抗 FXa 抗体，引起 FXa 的失活，从而导致血栓前状态。抗 $\beta_2$-GP1 抗体通过干扰 TF 通路依赖性抑制因子抑制 TF 诱导凝血酶的产生。抗 $\beta_2$-GP1 抗体通过干扰 $\beta_2$-GP1 与 vWF 的结合，导致循环激活的 vWF 浓度增加，增强血小板聚集。

纤溶系统被激活时，酶原纤溶酶原转化为纤溶酶，然后降解纤维蛋白，纤维蛋白是血栓的主要成分。这一过程主要是通过组织纤溶酶原激活物（tPA）介导，而 tPA 本身的活性主要由丝氨酸蛋白酶抑制剂、纤溶酶原激活物抑制剂 I 型（PAI-1）调节。抗 tPA 抗体可结合和灭活 tPA，降低 tPA 血浆水平，抗 $\beta_2$-GP1 可阻断 tPA 介导的纤溶酶原激活，从而导致纤溶功能受损。临床报道了发生静脉血栓的 APS 患者 PAI-1 水平升高和 tPA 减少。Annexin A2 作为抗 $\beta_2$-GP1/$\beta_2$-GP1 复合物的受体介导了内皮细胞的活化。25%~46.9% 的 APS 患者可检测到抗纤溶酶原抗体，并与临床血栓事件相关[24]。

2. aPL 介导的病态妊娠机制　子宫胎盘血管血栓形成被认为是 APS 发生病态妊娠的主要机制。Annexin A5 是一种钙依赖的阳离子蛋白，在胎盘组织中大量存在，它与阴离子磷脂抗体，特别与磷脂酰丝氨酸（PS）结合，是该部位抗凝的重要天然介质。研究显示 30% APS 患者存在抗 Annexin A5 抗体，研究[25]还证明了 PL 从滋养层和内皮细胞单层中转移 Annexin，APS 胎盘绒毛间表面的 Annexin A5 含量明显降低。

尽管实验模型为血栓形成在 APS 相关妊娠损失中的作用提供了证据，但流行病学研究未能始终如一地证明这一点。因此，其他非血栓机制也被认为参与了 APS 相关的妊娠事件。如 aPL 通过下调信号转导蛋白及转录因子 5 的激活，抑制胎盘催乳素和胰岛素生长因子结合蛋白 1 的产生[26]，干扰合体滋养层细胞形成从而导致流产的发生。另外，抗磷脂抗体可诱导肝素相关表皮生长因子样的生长因子减少，导致有缺陷的胎盘形成，增加流产的风险[27]。妊娠期 Th2 型细胞因子谱为优势的抗炎环境对妊娠母胎界面的免疫耐受的形成有重要作用，而急性炎症事件通常被认为是妊娠丢失的原因。因此，APS 相关的妊娠事件被认为与子宫胎盘组织中的促炎状态有关。有研究[28]认为，补体效应机制是抗磷脂抗体诱导流产的必要条件。PL 结合滋养层并诱导补体激活，产生 C5a 和随后的 C5a-C5aR 相互作用，活化中性粒细胞和单核细胞。中性粒细胞超氧物的产生，导致氧化损伤；单核细胞 VEGFR-1 的分泌，导致 VEGF 水平降低，引起胎盘发育和灌注不足，诱导胎儿死亡和血管生成调节异常相关的胎盘发育异常及子痫前期。

3. APS 的炎症机制　APS 通常被认为是血栓性疾病，并不具备炎症病理表现。但许多证据发现炎症细胞因子及免疫细胞在 APS 的血栓形成、病态妊娠中都发挥着重要作用。如前所述，内皮细胞、单核细胞及血小板的活化导致大量促炎细胞因子的释放，促进了血栓形成，而 APS 患者被发现循环 $CD4^+/CD8^+$ T 细胞比例异常升高[29]。

近年较多的研究显示补体的激活也与 APS 有关。一项针对日本原发性 APS 患者的研究[30]发现，大多数患者存在低补体，并认为与 TNF-$\alpha$ 水平升高、LAC 和抗 PT 抗体的存在有关。APS 患者的可溶性 CD21 水平较低，CD21 是活化补体蛋白 3（C3）多种成分的细胞表面受体，这些低水平的 CD21 独立于抗 $\beta_2$-GP1 抗体存在[31]。C5 是 C5a 受体的抑制剂，使用 C5a 的特异性抑制剂可阻止 aPL 抗原诱导的中性粒细胞中 TF 的表达，敲除 C5a 受体可保护小鼠免受 aPL 抗原诱导的血栓形成[32,33]。

## 二、病理

抗磷脂综合征的基本病理表现为各种级别的动静脉出现广泛的血栓性血管病变。尽管抗磷脂抗体介导了疾病的发生与发展，但主要的病理表现是血栓形成。

1. 血管病理　血栓形成可以发生在各级血管（包括动、静脉），引起管腔不同程度闭塞（彩图4）、内皮细胞肿胀、血管壁纤维蛋白染色阳性。血管壁一般无炎性细胞浸润，有时血管周围可有炎性细胞浸润。如存在血管壁炎性表现，则需考虑为继发于系统性红斑狼疮或合并其他疾病。严重者可出现血栓性微血管病[34]。

2. 胎盘病理　发生子宫内胎儿死亡的胎盘，除了明显梗死区域外，绒毛实质内还存在广泛的绒毛缺血[35]。与仅 aPL 阳性患者相比，APS 患者更多见绒毛周凝血、终末绒毛缺血、慢性绒毛炎以及子宫胎盘血管血栓形成（彩图5）[3]。在治疗和未治疗的 APS 患者中，多灶性子宫胎盘血栓形成是一个重要特征[2]。继发 APS 的血栓形成和胎盘梗死可能非常广泛。炎症和血栓形成导致了早产、子宫内生长迟缓、胎儿丢失和先兆子痫[36-38]。

3. 肾脏病理　肾小球出现不同程度的改变，通常肾小球体积变大，细胞结构大致正常，但肾小球毛细血管袢数量增多，且毛细血管壁弥漫性增厚，外观类似于膜性肾小球肾炎。PAS 染色鲜有异常。银染色下，在增厚的毛细血管袢中可以观察到肾小球基底膜呈双轨征。有时还会看到细胞插入基底膜。免疫荧光染色显示免疫球蛋白 IgG、IgM、IgA 和补体 C3、C1q 都是阴性，可以有纤维素染色阳性。电镜下部分毛细血管袢的内皮和基底膜出现分离，被内皮下一些透明絮状物填充。另外一些特征性的改变就是部分肾小球基底膜皱褶、增厚，皱褶段被一条直而薄的新生基底膜隔开，新旧基底膜呈平行态，有时新旧基底膜之间有系膜细胞插入。肾血管病变多累及入球动脉和小叶间动脉终末分支，通常没有细胞浸润或者内弹力层的破坏，但血管内皮下有透明样物质沉积，本质是免疫球蛋白[39]。血栓性微血管病是最具特征性的病理表现（彩图6），血管周围炎或血管炎主要发生于继发性 APS[40,41]。肾小管可因肾小球废用出现萎缩。

## 三、中医病因病机

本病主因先天禀赋不足，营卫气血失调，肾气本虚，子盗母气，肺气不足；日久伤及其余脏腑，正气虚则血停，邪气盛则血凝，邪入脉络，化为瘀血，冲任不通，胞宫失养。内里正虚，复感六淫之邪，或与风寒相合，或风寒、湿热相兼，或毒火、燥火外侵；导致病情加重，气血失和，瘀血阻滞。外邪与气血相搏结，阻碍气血运行，痹阻脏腑、经络与骨骼，经络痹阻失养，引发多脏腑功能失调，故基本病机为肾虚血瘀、邪入血分，可有血热瘀阻证、胞宫瘀血、瘀血阻络、血不循经、血脉不通、瘀血损肾、瘀热入脑等证候变化，而病机关键为瘀血阻络。

1. 热邪入血，热瘀胶结　素体肺肾气阴不足，加之外感热邪，深入血分，炼熬血液，血凝入络，化为瘀血，热瘀互结。症见手足掌面、背面多处瘀点，或四肢瘀斑、网状青斑，关节痛，舌红，苔薄，脉细数、弦数。

2. 胞宫瘀血，胎元不固　本病为先天不足，肾脾两虚、或长期处于焦虑不安、精神紧张、恐惧忧郁等状态，以致肝气郁结阻滞，气血失和，气滞血瘀阻于胞宫、胎无所养。症见屡孕屡堕，甚至应期而堕，体质弱，精神抑郁，胸胁胀痛，腰膝酸软。女子月经不调，夹带血块，伴小腹疼痛拒按，脉沉细。

3. 瘀血阻络，血不循经　脾肾两虚、气血不足，无力运血与摄血，或血不循经，见出血或瘀血内停，脉络不通。症见皮肤瘀点瘀斑，时起时消、吐血、咯血、便血，腹部有痞块，腹胀痛或刺痛，痛有定处。面色黧黑，舌质紫黯，脉弦或弦细。

4. 瘀血痹阻，血脉不通　风寒湿相兼侵袭人体，停滞于脉络，致气血凝滞，血脉痹阻；或湿热毒邪入侵体内或寒湿郁结化热，熏灼血脉，或阳虚则寒邪入侵，寒凝日久致脉络瘀阻，终致脉痹。症见四肢疼痛，皮肤红，活动时加重，沿静脉走行可触及条状物，或心前区疼痛，反射至肩背部，胸闷、气促，或头晕、头疼，突然昏迷、半身不遂、口眼歪斜、言语不利，乏力，头晕心悸，或眼底动脉血管阻塞视网膜水肿，胸胁胀痛等。舌质黯，脉弦涩或细涩。

5. 瘀血损肾，阴虚内热　素体正气不足，营卫气血失调，瘀血内停于肾府，肾虚不固，致精微物质流失，日久阴液不足，滋生内热。症见尿检中有蛋白和红细胞，伴有腰酸、高血压、头晕，舌红、苔薄，脉弦数或细数。

# 第三节　临床表现

## 一、症状

APS 的主要临床特征是反复的动静脉血栓形成、病态妊娠及持续的抗磷脂抗体阳性。但由于 aPLs 针对了广泛的靶抗原成分，病变部位广泛，涉及皮肤、骨骼、神经系统、心脏、肺肾等多脏器多系统损害。

1. 血栓形成　血栓形成是 APS 的标志性事件，血栓发生率为70%左右[42]，原发性 APS 的血栓发生率高于继发性 APS，静脉血栓形成比动脉血栓形成更常见[7]。据估计，在收治的深静脉血栓的患者中，有高达20%~30%的患者形成血栓前患有 APS[43]。

（1）静脉血栓形成：①外周静脉血栓形成：外周静脉血栓好发的部位是下肢及骨盆，有些危险因素可诱发血栓，如口服避孕药，或长时间固定，如手术、长途飞行等。另外还可有腋窝静脉血栓形成，当发现上述症状时应进行 aPL 检测。下肢静脉血栓形成会导致腿部溃疡，APS 现在被认为是慢性下肢溃疡的常见病因，可通过抗凝治疗得到缓解。②肺栓塞：肺栓塞（PE）是 APS 潜在的危及生命的并发症，通常表现为突发性胸痛、呼吸困难和昏厥等。肺内血栓形成可造成肺动脉高压（PAH），同样 PAH 也是一种危及生命的症状。③肾静脉血栓：肾静脉血栓形成是 APS 常见的症状，它的典型表现是急性或亚急性腰部疼痛，可出现蛋白尿，最终引起肾脏损害。

此外，如视网膜中央静脉血栓形成，通常表现为急性单侧视力损害或丧失；肝内静脉血栓形成是 APS 诊断标准外的临床表现，常表现为肝酶异常；矢状窦血栓形成，常表现为头痛和视觉障碍、高颅内压症状；肾上腺静脉血栓形成，可导致肾上腺梗死。

（2）动脉血栓形成：APS 患者动脉血栓形成最常发生于脑部血管，通常以脑卒中或短暂性脑缺血发作的形式出现。①外周动脉血栓形成：外周动脉血栓形成的特征是突发的、无前兆的、好发于下肢动脉。虽然 CAPS 患者有广泛的血管病变，但手部发生动脉坏疽不常见。②内脏血管闭塞：急性肾动脉闭塞伴肾缺血可以是 APS 的主要症状。但其他部位大动脉都可累及，出现脑卒中、视网膜动脉血栓形成、垂体血栓形成、肝梗死、骨缺血坏死、肠系膜动脉栓塞狭窄、皮肤网状青斑等相应临床表现。

2. 病态妊娠　反复流产是 APS 的主要症状之一，从早期流产到晚期胎儿死亡都有发生。超过20%复发性流产患者 aPL 阳性[44,45]。APS 被认为是反复流产的最常见、可治疗的病因[46]。在 APS 的孕期管理中，彩超测量胎儿血流量是评估缺血风险的重要工具，当彩超提示胎儿情况有恶化时需进行剖宫产。其他妊娠并发症包括子痫前期和胎盘功能不全，还有静脉、动脉血栓形成和子宫内生长迟缓（以及血小板减少症）等[47]。

3. 血液系统　血小板减少在 APS 患者中较为常见，22%~42%的患者曾出现血小板减少；在临床上血小板减少常为轻中度，通常为中度（>50×10^9/L），一般不需要干预[48]；APS 也可出现原发性免疫性血小板减少症（ITP）。一系列针对 ITP 患者的研究显示高达 25%的患者 aPL 阳性。TTP 是一种以广泛的血栓性微血管病为特征的综合征，主要影响中枢神经系统和肾脏；aPL 与 TTP 之间的相互关系仍在研究中；目前研究显示一小部分 TTP 患者呈现 aPL 阳性。

APS 患者自身免疫性溶血性贫血（AIHA）的发生率可能低于血小板减少症的发生率。报道 1000 例 APS 患者中有 6.6%出现 AIHA。APS 相关 IHA 在治疗和预后上与单纯性 AIHA 存在很大差别。因此，Coombs 试验阳性的患者除了常规检查抗核抗体外，还应检查抗心磷脂抗体和狼疮抗凝物，尤其针对合并血栓或反复流产的患者更应该想到 APS 的可能性[49]。

4. 神经系统　APS 常累及神经系统，血管血栓形成或 aPL 可直接损伤神经元组织是其可能的病理机制[50]。APS 患者中有 18%~40%有偏头痛症状，进行性加重的偏头痛最终可导致短暂性脑缺血发作（TIA）或脑卒中[51]。在 APS 脑缺血的患者中，病情由轻到重可分为 TIA、多发性脑梗死。症状从突发的言语障碍，到以平衡问题为主（偏瘫无力），病情严重的患者可出现进行性加重的记忆丧失[52]。怀疑 TIA 或早期脑卒中的 50 岁以下的患者需进行 aPL 检测。

（1）运动障碍和癫痫：如舞蹈病，表现为手伴随着扭动"泰舞"样的动作。它常被误诊为风湿热，但它与风湿热的最大区别在于它的症状可以通过抗凝治疗而得到改善。APS 有广泛的运动障碍，症状包括手臂或头部的突然抽动，以及各种连续的运动障碍，如舞蹈病、癫痫。各种类型的癫痫（小癫痫、颞叶癫痫）都是 APS 的重要特征，有 3.2%~10%的患者出现，脑电图检测被认为是研究 APS 的重要工具。

（2）精神症状：神经精神病学和心理测量学的检测证实了 APS 存在从语言记忆下降，到精神、运动、速度和认知灵活性缺陷等广泛异常。

（3）脊髓炎和周围神经病变：横贯性脊髓炎是 APS 预后极差的并发症之一，在 APS 患者中发病率为 0.4%~4%。它的严重性从局部的、经常波动的脊髓特征到急性完全瘫痪不等[53]。常见症状为双下肢乏力、感觉水平和膀胱功能障碍，可有痉挛和足底向上症状。少部分 APS 患者被误诊为多发性硬化症（MS）。相比于 SLE，外周神经病变在 APS 更常见，轻者表现为轻度神经感觉异常，重者表现为广泛性神经病变。

5. 肾脏　APS 肾脏累及（APLN）的患病率为 6%~25%[54]。肾脏病理包括肾小球微血栓病变、肾血管闭塞。有研究报道过 APS 可发生单侧或双侧急性肾动脉闭塞，临床特征包括肾绞痛、血尿、不稳定的高血压，甚至在某些情况下，可出现急性肾功能衰竭。

6. 非特异性症状

（1）皮肤：41%的 APS 患者第一就诊症状是皮肤病变。网状青斑是 APS 重要的体征之一，且被临床医师认为是 APS 发生不良事件的额外危险因素，甚至超过 aPL 的存在[55]。网状青斑是皮肤深层小动脉向浅表的小静脉和毛细血管血流减少的结果[56]。皮肤溃疡是 APS 的一个重要特征，有高达 30%的 APS 患者发生过皮肤溃疡，好发部位是下肢[57]，一般认为继发于静脉血栓，尽管在许多患者中没有明确的下肢静脉血栓病史。坏疽是 APS 常见的并发症，可发生于单纯的动脉血栓形成，也可以是 CAPS 中广泛血栓形成过程的一部分。

（2）骨和关节：aPL 阳性的个体骨梗死发生风险是有皮质激素服用史的患者的 2 倍。另有研究报道 aPL 阳性是足骨骨折的主要因素（仅次于动脉缺血）。关节炎在 APS 患者中较少见，但在 aPL 阳性的 SLE 或 pSS 患者中很常见。

（3）眼：APS 经常累及眼部，有 14%~18%的患者出现过眼部症状。最常见的病变部位为后段的缺血性损伤，是由动脉或静脉血栓形成造成的视网膜和脉络膜病变。症状主要表现为一过性视觉障碍（一过性视力模糊或黑朦），还可见复视和一过性视野丧失。眼部症状也可由枕叶皮层的脑梗死引起。

（4）耳：APS 常见的耳部症状有平衡障碍和听力丧失，感觉神经听力缺失是健康人群渐进性听力丧失为特征的疾病。耳蜗血管供给末梢器官，就像脑血管、髋关节血管和其他血管一样，此处的缺血可导致听力功能丧失。有关于感觉-神经性听力损失的研究已经提示与 aPL 有关，更加证实了这种疾病是微血栓性的猜测。

7. 其他脏器表现 32%～38%的 APS 患者可出现心脏瓣膜病变，而出现明显的瓣膜功能障碍的患者仅有 3%～5%；包括瓣膜增厚和瓣膜结节（又称非细菌性赘生物或疣状心内膜炎），常为血栓黏附和黏液变性，可表现为轻度瓣膜功能不全（多为二尖瓣）到需要手术的严重瓣膜病变[58]。aPL 阳性者冠脉血栓形成可出现于任何年龄段；除冠状动脉血栓形成的风险升高外，aPL 阳性者在冠状动脉手术和支架术后再发血栓的风险也增加。所以对不明原因心肌梗死的中青年女性应进行 aPL 检测。

APS 可发生肝动脉、静脉血栓形成和肝梗死。Budd-Chiari 综合征（肝静脉血栓形成）是由 APS 继发而来，可导致肝脾肿大。有研究证实，APS 是 Budd-Chiari 综合征主要病因（仅次于淋巴瘤）。肝功能检查异常在 APS 患者中很常见，APS 少见症状有慢性肝缺血导致的肝硬化、腹腔和肠系膜动脉狭窄。

8. 恶性抗磷脂综合征 恶性抗磷脂综合征（CAPS）是一种罕见的以广泛的小血管阻塞为主的累及多个系统的伴有急性多器官衰竭的综合征[59]。CAPS 发生率低，仅约 0.8%，死亡率为 37%[7]其定义：1 周内累及 3 个及以上组织、器官或系统，常见的表现包括肾功能不全伴高血压（70%），严重血小板减少（60%）、肺受累（70%）、心脏（53%）、皮肤并发症伴坏死或紫癜（66%），脑梗死、脑病、癫痫或静脉阻塞（60%）。大约 50%的患者发现了潜在的触发因素，最常见的是感染（20%）、创伤、手术和停用抗凝药[60]。

## 二、体征

皮肤体征可见网状青斑、浅静脉曲张、皮肤色素沉着、皮肤溃疡、肿胀、坏疽等。

骨关节受累以股骨头坏死最多见，表现为"4"字试验阳性（即屈膝并使髋关节屈曲外展外旋，摆成"4"字形状放在对侧伸直下肢上，一手按在对侧髂嵴上，另一手放在膝内侧，两手同时下压，引起臀髋痛）。

APS 最常见的病变是血栓形成。外周静脉血栓可表现为远端肢体或全肢体肿胀、周径增粗（大、小腿周径的测量点分别为髌骨上缘以上 15cm 处，髌骨下缘以下 10cm 处，双侧相差>1cm 有临床意义），皮肤可正常、发白或有瘀斑，可呈青紫色，皮温低。血栓部位压痛，Homans 征和 Neuhof 征阳性，可有腓肠肌局部压痛。外周动脉血栓形成可表现为远端动脉搏动减弱或消失，狭窄处可闻及收缩期杂音，患肢出现营养不良、毛发稀疏、趾甲增厚，严重时有水肿。对于疑似患者可通过肢体位置改变进行测试（肢体自高位下垂到肤色转红时间>10 秒和表浅静脉充盈时间>15 秒提示动脉狭窄及侧支循环不良）。

脏器血管受累可出现相应器官的功能障碍，如肺栓塞时可有呼吸困难、发绀、肺部哮鸣音和（或）细湿啰音，胸部叩诊可出现浊音，触觉语颤减弱。颈静脉充盈或搏动，肺动脉瓣区第二音亢进（$P_2 > A_2$）或分裂，三尖瓣区收缩期杂音。肺动脉高压可有不同程度的发绀，干湿性啰音，$P_2 > A_2$，三尖瓣区可出现收缩期杂音或剑突下心脏搏动增强。颈静脉充盈或怒张，肝界下降。累及冠状动脉，出现心梗时，心脏浊音界轻到中度增大，心尖区第一心音减弱，心动过速，可闻及第四心音（奔马律）及各种心律失常，血压下降甚至休克。心脏瓣膜病变时可出现相应听诊区杂音。累及肾动静脉时可有肋脊角叩痛，夜尿多，低比重尿、低渗透压尿、蛋白尿及血尿。发生肠系膜静脉血管闭塞时可有腹胀、腹部压痛、反跳痛和腹肌紧张。肠鸣音减弱或消失，甚至出现肠梗阻，当出现绞窄或穿孔时，则可呈现腹膜刺激征。脾梗死可无症状或有腹胀、腹部压痛、反跳痛和腹肌紧张。门脉高压时腹壁静脉曲张，脐周腹壁浅静脉血流方向多呈放射状流向脐上及脐下。痔静脉曲张，可触及肿大脾脏。

APS 神经系统损害包括短暂性脑缺血发作、一过性吞咽困难、饮水呛咳、语言不清或声音嘶哑。一过性单肢或双侧肢体无力、感觉异常、一过性听力下降、交叉性瘫痪、轻偏瘫和双侧轻度瘫痪等。少数可有意识障碍或猝倒。出现癫痫时可有突发意识丧失和全身强直和抽搐等。

APS 产妇出现子痫时可表现为眼球固定，瞳孔放大，瞬即头向一侧扭转，牙关咬紧，继而口角与面部肌肉颤动，全身及四肢肌肉强直性收缩（背侧强于腹侧），双手紧握，双臂伸直，迅速发生强烈抽动。抽搐时呼吸暂停，面色青紫，持续约 1 分钟抽搐强度渐减，全身肌肉松弛，随即深长吸气，发出鼾声而恢复呼吸。抽搐临发作前及抽搐期间患者神智丧失，轻者抽搐后渐苏醒，抽搐间隔期长、发作少；重者则抽搐发作频繁且持续时间长，患者可陷入深昏迷状态。

### 三、实验室和辅助检查

1. 抗磷脂抗体　aPLs 是一组以磷脂和（或）磷脂结合蛋白为靶抗原的自身抗体总称。包括分类标准提到的狼疮抗凝物（LA）、抗心磷脂（aCL）抗体、抗 $\beta_2$ 糖蛋白 1（$\beta_2$-GP1）抗体以及一些非标准内的抗磷脂抗体。

（1）标准内的抗磷脂抗体：①LA：一种功能试验，通过磷脂依赖凝血试验的延长来推断病理性循环抗凝物质的存在，因其最先在狼疮患者中被发现而得名。常用的筛查方法有凝血酶原时间（PT）、激活的部分凝血活酶时间（APTT）、白陶土凝集时间（KCT）和蛇毒试验（dRVVT）。其中以 KCT 和 dRVVT 较敏感。②aCL：心磷脂是一种存在于细胞膜中的磷脂，抗心磷脂抗体是 APS 患者中阳性率最高的抗体，临床应用广泛；aCL 目前标准化的检测是用酶联免疫吸附（ELISA）法，aCL 分为两类，一类是非 $\beta_2$-GP1 依赖性抗体，多见于梅毒、AIDs 等感染性疾病；另一类是 $\beta_2$-GP1 依赖性抗体，多见于自身免疫病。③抗 $\beta_2$-GP1：又称载脂蛋白 H，是一种可以与阴性磷脂结合的血浆糖蛋白，由 5 个结构域组成，第 5 结构域在与氧化低密度脂蛋白等阴性磷脂结合后，改变自身构象并暴露位于第 1 结构域的抗原位点，进而被自身抗 $\beta_2$-GP1 抗体特异识别，形成抗 $\beta_2$-GP1 Ab/$\beta_2$-GP1/ox-LDL 三元免疫复合物，激活血栓形成相关信号通路，促进 APS 的发生发展。目前检测是用酶联免疫吸附（ELISA）法。

检测结果解读：有临床意义的 aPL 谱需要满足间隔 12 周，2 次以上的一种或多种 aPL 阳性，且 IgG 或 IgM 型 aCL>40U，IgG 或 IgM 型抗 $\beta_2$-GP1>40U[61]。

LA 是血栓和不良妊娠最相关的指标，其与临床血栓事件相关性明显优于 aCL 及抗 $\beta_2$-GP1 抗体；LA 阳性也可见于系统性红斑狼疮、使用药物（普鲁卡因胺、奎尼丁、苯妥英钠、华法林、肝素及新型口服抗凝剂等）后、真红细胞增多症、肝炎、恶性肿瘤及正常人群等。

持续中高滴度的 IgG/IgM 型 aCL 与血栓密切相关，IgG 型 aCL 与中晚期流产相关，IgM 型 aCL 与溶血性贫血相关，而 IgA 型 aCL 多与血小板减少相关。aCL 可见于系统性红斑狼疮、类风湿关节炎、系统性硬化症、干燥综合征等自身免疫性疾病。aCL 敏感性高，特异性低，可见于感染及 10% 健康人，但健康人多为低至中滴度阳性，高滴度抗体罕见[62]。

抗 $\beta_2$-GP1 抗体具有 LA 活性，其与血栓的相关性比 aCL 强，假阳性低，诊断 APS 的敏感性与 aCL 相仿，但其特异性比 aCL 高。

（2）非标准内的抗磷脂抗体：鉴于缺乏标准化检测方法和不确定相关的临床意义，不建议常规进行非标准抗磷脂抗体的实验室检查。然而，目前有研究表明，抗磷脂抗体分布广泛，单独抗体检出率不高，不同时检测容易误诊，且传统的 aPL 阳性者不多，仅占 4%。对于临床高度怀疑 APS 但标准抗磷脂抗体血清学阴性的，非标准抗磷脂抗体对诊断起到重要作用。这些抗磷脂抗体（表 8-1）尽管未包含在 APS 的诊断标准内，但也能够帮助识别血栓形成和妊娠并发症风险升高的患者，并与标准抗体检测结果具有很好的一致性。

表 8-1　抗磷脂抗体的临床意义

| 抗磷脂抗体 | 临床相关性 | 阳性率（%） |
|---|---|---|
| IgG 和（或）IgM 型抗心磷脂抗体 | IgG 型抗体与血栓形成相关，IgG 型抗体滴度与脑部血栓风险相关 | 80~90 |
| IgG 和（或）IgM 型抗 $\beta_2$-GP1 抗体 | 血栓形成机制的主要因素之一 | 60~90 |
| 狼疮抗凝物 | 与血栓及病态妊娠相关 | 20~50 |
| IgA 型抗 $\beta_2$-GP1 抗体 | 与流产、血小板减少、网状青斑、肺动脉高压及癫痫等症状相关 | 20~25 |
| 抗 $\beta_2$-GP1 结构域 1 抗体 | 与血栓及病态妊娠相关 | 27~85 |
| 抗蛋白 S 抗体 | 与严重的血栓性疾病相关 | 14 |
| 抗蛋白 C 抗体 | 与严重的血栓性疾病相关 | 49 |
| 抗凝血酶原/磷脂酰丝氨酸复合物抗体 | 与血栓及病态妊娠强相关 | 50~90 |
| 抗波形蛋白/心磷脂复合物抗体 | 可能与反复血栓形成及病态妊娠相关 | 88~92.5 |
| 抗膜联蛋白 A5 抗体 | 与病态妊娠的相关性尚未明确 | 30.4 |
| 抗膜联蛋白 A2 抗体 | 抑制纤溶活性，与血栓事件相关 | 25.0 |
| 抗磷脂酰乙醇胺抗体 | 可能干扰蛋白 C 凝血途径，与凝血因子ⅫⅡ结合；可能与血栓及孕早期流产相关 | 73~95 |
| 抗溶血磷脂胺抗体 | 与 aCL、$\beta_2$-GP1 和 LA 相关；临床价值尚不明确 | 67 |

2. 其他　检查抗核抗体、抗可溶性核抗原（ENA）抗体和其他自身抗体以排除其他结缔组织病。血管多普勒超声有助于外周动、静脉血栓的诊断；影像学检查对血栓评估最有意义，动静脉血管造影可显示阻塞部位，磁共振成像（MRI）有助于明确血栓大小和梗死灶范围，CT 对于诊断脑梗死及肺栓塞有意义。皮肤、胎盘和其他组织活检表现为血栓形成可作为支持 APS 的证据[63]。

# 第四节　诊断与鉴别诊断

## 一、诊断要点

目前临床诊断多参考 2006 年悉尼（Sydney）国际 APS 会议的 APS 分类标准。若患者满足关于确诊 APS 的 Sapporo 分类修订标准，只要没有能解释其临床表现的其他诊断，我们则诊断为 APS。如修订的 Sapporo 标准要求，患者需至少满足与血管血栓形成或不良妊娠结局相关的 1 项临床标准，并且在至少相距 12 周的 2 次或多次检测中发现 1 种或多种特定的 aPL。在临床实践中，人们认为 Sapporo 修订标准有益于避免"过度诊断"APS。

但 APS 分类标准的产生主要是出于科研需要，并不是诊断标准。往往在符合分类标准时仍需排他后建立临床诊断，而不符合 Sapporo 修订标准时也可能进行 APS 诊断。例如，反复的自发性流产加上 aPL 的持续阳性（产科 APS）、其他原因无法解释的血小板减少、心脏瓣膜病或肾脏血栓性微血管病（aPL 肾病）个体或存在 aPL 相关临床事件和弱阳性 aPL 检测结果的个体。

## 二、诊断标准

1999 年在日本札幌召开的第一次国际 APS 专家共识，提出了 APS 的诊断标准，即 Sapporo 标准[64]；2006 年悉尼（Sydney）国际 APS 会议又修订了分类标准[65]（表 8-2）。分类标准界定了 APS 的基本特征，以便于研究治疗和病因。

第 14 届国际抗磷脂抗体大会上提出了产科 APS 的概念[66]，临床标准包括早期反复流产（<10 周妊娠）、胎儿死亡（>10 周妊娠）、子痫前期和胎盘机能不全、不孕症和与 APS 产科不良结局相关的补体介导的炎症反应；实验室标准同 APS 诊断。具体分类标准：①典型 OAPS：至少具有 1 项病理妊娠的临床标准和 1 项实验室标准的 APS。②非典型 OAPS（non-criteria OAPS，NOAPS）：仅符合 APS 诊断标准中的临床标准或实验室标准，被称为 NOAPS。NOAPS 的分类包括：具有 APS 中的临床表现与不典型的实验室检查（2 次 aPLs 阳性，但检测时间间隔小于 12 周）；IgG/IgM 型 aCL 和（或）抗 β₂-GP1 抗体滴度为 20~39 GPL/MPL，或滴度为第 95~99 百分位数；或不典型的临床表现（连续 2 次不明原因流产，或 3 次及以上非连续不明原因流产，或晚发型子痫前期，或胎盘血肿、胎盘早剥、晚期早产）与 APS 中的实验室标准。

CAPS 是抗磷脂综合征的一种少见类型。诱发因素包括停用抗凝药物、感染、外伤、手术、恶性肿瘤、SLE，尤其 APS 患者围手术期停止使用抗凝药。CAPS 临床符合下述 4 条标准：①有 3 个或 3 个以上器官、系统或组织受累的证据；②临床症状在 1 周之内出现；③至少有一个器官或组织的小血管栓塞，并经病理证实；④实验室检查存在 aPL。可能灾难性 APS：累及两个器官或组织，同时具备②③④条；或满足上述 4 条标准，但狼疮抗凝物质抗体或抗心磷脂抗体在第一次检测阳性后超过 6 周再次检测为阴性或患者在超过 6 周时死亡；或满足①②④条标准；或满足①③④条，虽给予抗凝治疗，但出现症状大于 1 周小于 1 个月。

微血管性 APS：指无大血管血栓形成，表现为微血管血栓和 aPL 阳性。这类病变包括血栓性血小板减少性紫癜、溶血尿毒症综合征和 HELLP 综合征（溶血、肝酶升高、血小板减少）。此外，其他临床亚型还包括 aPL 阳性但无临床症状者、药物诱发的 APS、感染相关的 APS、恶性肿瘤相关的 APS。

**表 8-2　2006 年悉尼国际 APS 会议修订的分类标准**

诊断 APS 必须具备下列至少 1 项临床标准和 1 项实验室标准[a]

临床标准

1. 血管栓塞[b]

任何器官或组织发生 1 次以上[c]的动脉、静脉或小血管血栓[d]，血栓必须被客观的影像学或组织学证实。组织学还必须证实血管壁附有血栓，但没有显著炎症反应

2. 病态妊娠

①发生 1 次以上的在 10 周或 10 周以上不可解释的形态学正常的死胎，正常形态学的依据必须被超声或被直接检查所证实。②在妊娠 34 周之前因严重的子痫或先兆子痫或严重的胎盘功能不全[e]所致 1 次以上的形态学正常的新生儿早产，或③在妊娠 10 周以前发生 3 次以上的不可解释的自发性流产，必须排除母亲解剖、激素异常及双亲染色体异常。

实验室标准[f]

1. 血浆中出现 LA，至少发现 2 次，每次间隔至少 12 周。

2. 标准 ELISA 在血清中检测到中~高滴度的 IgG/IgM 类 aCL 抗体（IgG 型 aCL>40GPL；IgM 型 aCL>40MPL；或滴度>99 的百分位数）；至少 2 次，间隔至少 12 周。

3. 标准 ELISA 在血清中检测到 IgG/IgM 型抗 β₂-GP1 抗体，至少 2 次，间隔至少 12 周（滴度>99 的百分位数）

注：a. APS 的诊断应避免临床表现和 aPL 阳性之间的间隔<12 周或>5 年。b. 当共存遗传性或获得性引起血栓的因素时也能诊断 APS，但应注明不存在其他引起血栓的因素。危险因素包括：年龄（男性>55 岁，女性>65 岁）；存在已知的心血管危险因素（如高血压、糖尿病、低密度脂蛋白升高、高密度脂蛋白降低、胆固醇降低、吸烟、心血管病早发的家族史、体质量指数≥30kg/m²、微量白蛋白尿、肾小球滤过率<60mL/min）、遗传性血栓倾向、口服避孕药、肾病、恶性肿瘤、卧床和外科手术。因此，符合 APS 分类标准的患者应该按照血栓发生的原因分层。c. 过去发生的血栓可以认为是 1 项临床标准，但血栓必须是经过确切的诊断方法证实的，而且没有其他导致血栓的病因。d. 浅表静脉血栓不包括在临床标准中。e. 通常可普遍接受的胎盘功能不全包括以下 4 个方面：①异常或不稳定的胎儿监护试验，如非应激试验阴性提示有胎儿低氧血症；②异常的多普勒流量速度波形分析提示胎儿低氧血症，如脐动脉舒张末期无血流状态；③羊水过少，如羊水指数≤5cm；④出生体质量在同胎龄儿平均体质量的第 10 个百分位数以下。f. 强烈推荐研究者对 APS 患者进行分型：I，1 项以上（任意组合）实验室指标阳性；IIa，仅 LA 阳性；IIb，仅 aCL 阳性；IIc，仅抗 β₂-CP1 抗体阳性。

### 三、鉴别诊断

#### (一) 血栓形成的其他原因

1. 遗传性和获得性易栓症　易栓症是一种遗传或获得性的高凝因素引起的一种血液高凝状态。遗传性易栓症是由于患者机体内存在某种基因缺陷导致与其相应的蛋白含量减少或者异常所致，包括：蛋白 C 缺乏、蛋白 S 缺乏、抗凝血酶缺乏、凝血因子 V Leiden 突变抗活化蛋白 C 现象、凝血酶原基因 G20210 A 突变、高同型半胱氨酸血症（HHcy）和亚甲基四氢叶酸还原酶（MTHFR）突变等[67]。获得性易栓症则是极易引起血栓的一组疾病以及极易发生血栓的危险状态。

2. 解剖学原因导致的血管阻塞　解剖学改变引起血流状态改变，当血液流动减慢或涡流变化时，血小板可以进入侧流，增加与子宫内膜接触的机会，并有可能黏附到子宫内膜。此时被激活的凝血因子和凝血酶在局部易达到凝血所需的浓度，引起血栓形成阻塞血管。

3. 阵发性睡眠性血红蛋白尿（PNH）　慢性血管内溶血和血红蛋白尿与睡眠和间歇性发作有关，是一种获得性基因突变所致的红细胞膜表面缺陷型溶血病。PNH 血栓发生率远远高于普通人群，而且 PNH 静脉血栓形成比动脉血栓形成更常见。腹静脉和颅内静脉是常见的血栓部位[67]。

4. 肝素诱导的血小板减少症(HIT)与其他导致血小板减少的疾病　HIT 是由肝素类药物引起的一种以血小板减少为特征的并发症；其他导致血小板减少的疾病，如再障、ITP 等。

5. 骨髓增殖性肿瘤(MPN)　MPN 是一组克隆性造血干细胞疾病，以一系或多系骨髓细胞不断地异常增殖为特征，表现为一种或多种血细胞增生，伴肝脾或淋巴结肿大。超过 30% 的 MPN 患者存在血栓并发症[68]，且动脉血栓较静脉血栓发生率高。

6. 其他因素引起反复静脉血栓栓塞的疾病　如某些抗凝血因子分析缺乏的疾病、纤维细胞蛋白可以溶解系统异常、肾病综合征、真红细胞增多症、白塞病及口服避孕药等。

7. 引起动脉阻塞的其他疾病　高脂血症、糖尿病、高血压、血管炎、高同型半胱氨酸血症、血栓性囊肿炎和刀状细胞疾病。与 APS 一样，这些疾病可能与动脉或静脉血栓栓塞相关，伴或不伴血细胞减少。与 APS 不同，这些疾病不伴有 aPL 的实验室证据。

#### (二) 反复妊娠丢失的其他原因

染色体异常、子宫解剖异常和内分泌疾病（如甲状腺功能减退症）。与 APS 一样，存在这些异常的个体可能有早期或晚期的妊娠丢失。与 APS 的不同之处在于，这些情况一般不伴有血栓栓塞风险增加以及 aPL 阳性。有 APS 的女性（原发性或 SLE 相关）早产儿、先兆子痫和子痫/溶血、肝酶水平升高、血小板计数低的发生率分别为 25%～35%、10%～15%、1.0%～1.5%[69]。

#### (三) 无症状的 aPL 阳性

1. 一过性 aPL　少数健康个体存在短暂性 aPL，但没有临床血栓形成和 APS 的其他特征。其临床意义不明，但仍可能有必要对特定个体进行 aPL 随访。

2. 持续性中-高滴度的 aPL　偶有个体持续存在中-高滴度的 aPL，但无 APS 的临床表现。常见于常规筛查 aPL 的 SLE 患者，以及因不相关适应证而筛查凝血功能并被发现存在 LA 的患者。虽然这些患者无 APS，但其存在发生上述 APS 临床表现的风险。

#### (四) 与 aPL 相关的其他情况

1. 感染　细菌性败血症、钩端螺旋体病、梅毒、莱姆病、结核病、麻风、感染性心内膜炎、链球菌感染后风湿热和克雷伯菌感染等可引起一过性抗心磷脂抗体升高。其他与 aPL 相关的疾病包括：病毒感染，如甲型肝炎、乙型肝炎、丙型肝炎、腮腺炎、HIV 感染、人类嗜 T 细胞病毒 1 型感染、巨细胞病毒感染、水痘-带状疱疹病毒感染、EB 病毒感染、腺病毒感染、细小病毒感染和风疹；寄生虫感染，如疟疾、耶氏肺孢子菌感染和内脏利什曼病（也称黑热病）。据报道，梅毒和艾滋病、传染性单核细胞增多症、结核等疾病分别有 93%、39%、20%、20% 的 aPL 阳性率[70]。

2. 药物　吩噻嗪类（氯丙嗪）、苯妥英、肼屈嗪、普鲁卡因胺、奎尼丁、奎宁、乙琥胺、干扰素-α、阿莫西林、氯噻嗪、口服避孕药和普萘洛尔等。

3. 恶性肿瘤　包括肺、结肠、宫颈、前列腺、肾脏、卵巢、乳腺和骨的实体瘤；霍奇金病和非霍奇金淋巴瘤；髓系白血病和淋巴细胞白血病等。

# 第五节　治　疗

## 一、西医治疗

对原发性 APS 的治疗主要是对症处理、血栓和流产的一级及二级预防，一般不需要用激素或免疫抑制剂治疗，除非继发于 SLE 或伴有严重血小板减少等特殊情况。抗凝治疗主要应用于 aPL 阳性伴有血栓的患者，或抗体阳性又有反复流产病史的孕妇。对无症状的抗体阳性患者不进行抗凝治疗。

### （一）APS 患者血栓的一级预防

一级预防是指 aPL 阳性且无症状（未发生过血栓）患者的预防治疗。欧洲抗风湿病联盟（European League Against Rheumatism，EULAR）指南建议，将低剂量阿司匹林用于 aPL 检测提示高风险但不满足 APS 临床标准患者的一级预防；高风险 aPL 检测结果定义为满足以下任一项：在无论是否存在 SLE 的患者中，间隔至少 12 周的 2 次或以上检测显示 LA 阳性、aPL 双阳性或三阳性，或 aPL 滴度持续高水平。指南也建议低剂量阿司匹林用于 aPL 低风险患者，即存在单纯性低至中等滴度的 aCL 或抗 $\beta_2$-GP1 抗体，或一过性 aPL 阳性；若患者愿意接受稍微增加的出血风险，并且知晓低剂量阿司匹林的保护作用。

### （二）APS 患者血栓的二级预防

二级预防是指预防已经发生血栓的 APS 患者再次发生血栓。APS 患者再发血栓风险为每年 4%~6%，未使用抗凝药的患者复发风险更高。因此，原则上对于所有已经发生血栓的 APS 患者都应该进行预防性抗凝治疗。抗凝方法：静脉血栓患者首先应用肝素或低分子肝素至少 5 天，与华法林重叠，然后转为华法林长期使用，抗凝强度为标准强度［国际标准化比值（INR）2~3］；动脉血栓患者可采用标准强度（INR 2~3）抗凝联合阿司匹林（LDA），或者高强度（INR 3~4）抗凝；脑卒中患者可使用 LDA。多数患者需要长期抗凝。

### （三）抗凝治疗

1. 肝素及低分子肝素　肝素是未分层的混合物，相对分子质量在 3000~57000；低分子肝素是指用化学和酶学方法，将肝素裂解并提纯的一组相对分子质量在 4000~6000 的葡胺糖。低分子肝素半衰期长，抗血栓作用强，抗凝作用弱，对血小板作用小，不易引起骨质疏松。预防剂量：依诺肝素，4000U，每日 1 次，皮下注射；达肝素，5000U，每日 1 次，皮下注射；那屈肝素，2850U，每日 1 次，皮下注射；治疗剂量：依诺肝素，100U/kg，每 12 小时 1 次，皮下注射；达肝素，200U/kg，每日 1

次，皮下注射，或 100U/kg，每 12 小时 1 次，皮下注射。

2. 华法林　华法林的抗凝机制是抑制维生素 K 依赖的凝血因子的合成，因此由华法林过量引起的出血，可以用维生素 K 拮抗。本药有致畸作用，孕妇禁用。本药要从小剂量逐渐增加，初期给 2.5~5mg/d，维持剂量因人而异。使用华法林需定期检测 INR，动脉血栓控制在 2.5~3.0，静脉血栓控制在 2.0~3.0。

3. 阿司匹林　阿司匹林可抑制血小板聚集，降低前列腺素合成酶的活性，从而有抗血栓作用。用量 50~300mg/d，每日 1~3 次。

4. 氯吡格雷　氯吡格雷可以抗血栓形成和纤维溶解，与阿司匹林、肝素和华法林等药物同时使用存在协同作用，需谨慎。剂量 75mg/d，每日 1 次。

5. 直接口服抗凝药（DOACs）　近年来新型抗凝药物如直接口服抗凝药（DOACs）也试用于 APS 的治疗，该类药物包括直接抑制 Xa 因子药物（利伐沙班、阿哌沙班和依度沙班）以及直接凝血酶抑制剂（达比加群酯）。DOACs 由于不经细胞色素 P450 代谢，与食物、药物相互作用很少，因此不需要监测，可改善生活质量。目前的研究发现，DOACs 对既往有静脉血栓的 APS 患者的血栓二级预防疗效肯定；对既往有动脉血栓 APS 患者的应用缺乏证据。对于新型抗凝药使用的推荐意见：华法林或其他维生素 K 拮抗剂仍是血栓 APS 抗凝的主要用药，只有维生素 K 拮抗剂过敏（或不耐受）或抗凝控制不佳时，可换用口服直接抑制剂。

6. 其他药物　羟氯喹（HCQ）是最有前途的辅助治疗药物。在一小群患有静脉血栓形成的 APS 患者中，HCQ 显著降低了血栓复发的风险。用量 0.2~0.4g/d。此外，他汀类药物具有多效抗炎作用及抗血栓作用。APS 患者经常表现出维生素 D 缺乏。血清维生素 D 水平与动脉和静脉血栓形成相关，因此支持了在标准治疗之外加用维生素 D 的合理性。

### （四）产科 APS 治疗

产科 APS 的治疗目的为最小化或消除血栓形成、流产、死胎、子痫前期、胎盘功能不全和早产风险。产科 APS 的基础治疗是小剂量阿司匹林联合低分子肝素治疗。对于难治性产科 APS 最常见治疗方案是低分子肝素增加到治疗量；在妊娠前开始使用 LDA 和羟氯喹的基础上，妊娠期可考虑加用小剂量泼尼松。

### （五）CAPS 的治疗

CAPS 是一种罕见的高死亡率的急危重症，目前由于缺乏前瞻性的临床试验，治疗手段都是经验性的，多以 CAPS 国际登记系统的分析和专家共识为基础。CAPS 治疗主要集中在两个方面，即抗凝治疗与抑制炎症因子风暴的免疫治疗。目前认为抗凝、激素联合血浆置换和（或）丙种球蛋白三联疗法，是治疗 CAPS 的重要手段。

1. 抗凝治疗　普通肝素及低相对分子质量肝素在治疗 CAPS 时疗效差异尚无定论，但由于普通肝素作用的可逆性，大部分急危重 CAPS 患者首选普通肝素进行抗凝治疗。当患者病情好转，生命体征平稳时，可改用口服华法林抗凝，需要与肝素重叠至国际标准化比值（INR）达到 2.5~3 时，才能停用肝素。

2. 糖皮质激素　糖皮质激素重点在于控制 CAPS 中的细胞因子风暴。糖皮质激素可通过抑制 NF-κB，降低 SIRS 严重程度，减少 aPL 介导的血栓形成。根据 CAPS 国际登记系统的数据分析，绝大多数患者（99%）接受了糖皮质激素联合抗凝治疗。

3. 血浆置换　治疗性血浆置换（therapeutic plasma exchange，TPE）可清除循环中的游离抗体（aPL）、免疫复合物、细胞因子、TNF-α 及补体产物。TPE 联合抗凝及糖皮质激素可显著提高患者的生存率；尤其可以使部分无法耐受 IVIG 的患者获益。TPE 的使用时长目前暂无定论，通常推荐使用 3~5 次，隔天 1 次，临床反应是停用 TPE 的主要指标。

4. 静脉注射免疫球蛋白（intravenous immunoglobulins，IVIg）　IVIg 可有效地迅速降低 aPL 滴度，并下调炎性水平，从而降低血栓形成风险。给药剂量为每天 0.4g/kg，疗程为 5 天，应在血浆置换的最后一日之后给予，以防止血浆置换除去了 IVIg。尽管 IVIg 的耐受性良好，但已发现其与血栓形成有关，所以如 APS 不能使用抗凝治疗时应避免使用，在合并糖尿病、高血压或高胆固醇血症的老年人中，此时需酌情调整用量。

5. 其他治疗　如利妥昔单抗、依库珠单抗、阿达木单抗和依那西普尚处于研究中，可能对灾难性 APS 有一定治疗作用。

### （六）血小板减少的治疗

APS 患者可通过多种机制发生血小板减少，包括 aPL 直接与血小板相关磷脂结合、免疫性血小板减少或存在其他血小板减少性疾病。如可出现血栓性微血管病（TMA）样特征，表现为重度血小板减少和微血管病性溶血性贫血，根据外周血涂片上存在裂红细胞推断；存在 ADAMTS13 蛋白酶的重度缺乏提示获得性自身免疫性血栓性血小板减少性紫癜。因此血小板减少的处理首先是找基础病因，对因治疗。若患者的血小板减少可能是由药物诱发，应停止相关的药物治疗，检测药物依赖性抗体。疑诊肝素诱导的血小板减少症（HIT）患者应停用肝素，改用非肝素类抗凝药。轻度血小板减少通常可定期复查，如新出现瘀斑或出血症状，则增加复查频率。若重度血小板计数可用泼尼松每日 1~2mg/kg，大剂量静脉注射免疫球蛋白。血小板减少并不能降低 APS 的血栓栓塞风险，需要根据临床判断抗凝的利弊个体化治疗。血小板计数＞50000~60000/μL、并且没有在下降，可以给予抗凝；血小板计数更低时可能权衡利弊后仍可给予抗凝。

### （七）难治性 APS 治疗

难治性 APS 患者是指出现反复血栓、INR 水平波动、重要部位出血风险高等情况的患者，需要个体化治疗，加强抗血栓力度，如高强度抗凝、联合 LDA、双重抗血小板药物、长期应用 LMWH。羟氯喹或他汀类药物也可用于此类患者。其他治疗还包括血浆置换、IVIg 或采用 B 细胞去除（如利妥昔单抗）、补体抑制（如依库单抗）疗法。

## 二、中医治疗

本病可因肾气亏虚，加之湿、热、血、瘀相互胶结，痹阻经络，伤及血分而发病，可有血热瘀阻、胞宫瘀血、瘀血阻络、血不循经、瘀血肾损、瘀热入脑等证候变化。本病病机关键为瘀血阻络，故治疗应以活血化瘀为主，辅以益气行血、滋阴养血、补肾温阳等。

### （一）中医辨证论治

1. 血热瘀阻证

证候：手足掌面、背面多处瘀点或瘀斑、网状青斑，伴有口腔溃疡等上火症状，关节痛，舌红，苔薄，脉细数或弦数。

治法：养阴清热，活血化瘀。

方剂：犀角地黄汤（《外台秘要》）加减。

水牛角（先煎）、生地黄、牡丹皮、赤芍、白芍、生石膏（先煎）、黄芩、忍冬藤、鬼箭羽、槐花米、川牛膝、生甘草等。

2. 肾虚血瘀证

证候：屡孕屡堕，甚至应期而堕，体质弱，精神抑郁，胸胁胀痛，腰膝酸软。女子月经不调，夹带血块，伴小腹疼痛拒按，脉沉细。

治法：活血化瘀，佐以补肾。

方剂：胎寿丸（《医学衷中参西录》）加减。

菟丝子、续断、桑寄生、阿胶、党参、丹参、当归、白术，孕前、孕后宜连续使用。

3. 瘀血阻络，血不循经证

证候：皮肤瘀点瘀斑，时起时消，吐血、咯血、便血，腹部有痞块，腹胀痛或刺痛，痛有定处。面色黧黑，舌质紫黯，脉弦或弦细。

治法：活血通络，佐以止血。

方剂：四物汤（《仙授理伤续断秘方》）加减。

当归、生地黄、熟地黄、川芎、赤芍、丹参、鸡血藤、茜草、仙鹤草。如久病气虚者可加党参、白术，阴虚者合二至丸。

4. 瘀血痹阻证

证候：①四肢疼痛，皮肤红，活动时加重，沿静脉走行可触及条状物；②心前区疼痛，反射至肩背部，胸闷、气促；③头晕、头疼，突然昏迷、半身不遂、口眼歪斜、言语不利，疲乏乏力，头晕心悸；④眼底动脉血管阻塞视网膜水肿，胸胁胀痛等。舌质黯，脉弦涩或细涩。

治法：化瘀开窍，通络止痛。

方剂：①肢体络脉不通，方剂拟复元活血汤加减：柴胡、当归、赤芍、当归、红花、桃仁、穿山甲、干地龙、乳香、没药、生甘草、炒枳壳；②心脉不通，用血府逐瘀汤加减（丹参、桃仁、当归、赤芍、川芎、牛膝、红花、香附、郁金、薤白、柴胡、枳壳）；③气虚血瘀，瘀阻清窍，用补阳还五汤加减（生黄芪、丹参、鸡血藤、当归、赤芍、川芎、地龙、桃仁、红花、川牛膝）；④眼络不通，用通窍活血汤加减（桃仁、红花、赤芍、川芎、麝香、生姜、大枣、老葱、泽兰、益母草，黄酒和水各半）。

5. 瘀血损肾，阴虚内热证

证候：尿检中有蛋白和红细胞，伴有腰酸、高血压、头晕，舌红、苔薄，脉弦数、脉细数。

治法：补肾养阴，活血利水。

方剂：清肾汤合红斑汤加减。

生地黄、炙龟甲、知母、生石膏（先煎）、黄芩、积雪草、接骨木、六月雪、茯苓、泽泻、杜仲、川断、苦参、赤小豆、甘草、大枣等。

## （二）中成药

1. 全鹿丸　口服，每次 9g，每日 2~3 次。可大补虚损，适用于阴阳气血俱虚型滑胎。研究表明，全鹿丸能明显提高老年小鼠巨噬细胞的吞噬能力；增加离体兔心冠脉流量，延长家兔的凝血时间。

2. 参茸白凤丸　口服，每次 9g，每日 3 次。可补肾养血调冲，适用于肾虚血亏型滑胎。研究发现，该药可以提高免疫力，增强心肌收缩力，降低血液黏度。

3. 五子衍宗口服液　口服，每次 1 支，每日 2~3 次。可温补肾阳，适用于肾阳虚损型滑胎。研究表明五子衍宗口服液有调控下丘脑—垂体—性腺轴、抗氧化应激、抗凋亡、调节自噬、增强免疫、抗衰老等作用。

4. 保胎丸　口服，每次 9g，每日 2 次。可补肾养血、益气健脾安胎。适用于脾肾虚衰，气血虚弱型滑胎。研究发现该药能促进子宫血液循环，保证胎盘正常发育。

5. 八珍丸　口服，每次 9g，每日 2~3 次。可补气养血，调补冲任。适用于气血虚弱型滑胎。研究表明该药能提高小鼠的细胞免疫、体液免疫和非特异性免疫的作用。

6. 坤灵丸　口服，每次 9g，每日 2 次。可温肾填精、益气养血。适用于血虚精亏型滑胎。具有增强子宫平滑肌活动以及抗炎、镇痛、止血作用。

7. 少腹逐瘀丸　口服，每次 1 丸，每日 2 次。具有活血化瘀、温经散寒。适用于瘀血内阻型滑胎。具有缓解子宫平滑肌过度收缩、抗炎、镇痛、降低血液黏度和改善微循环的作用。

### （三）中医外治法

1. 保胎散　共研碎为末，食醋调和如泥状，取 30g 敷于脐孔上，纱布敷盖，每日换药 1 次。本品具有活血化瘀安胎功效，适用于瘀血内阻之滑胎。

2. 《中医外治法类编》方　当归、党参、生地黄、杜仲、川断、桑寄生、地榆、砂仁、阿胶各 30g，熟地黄 60g，炒蚕沙 45g，麻油 750g，黄丹 360g，黄蜡 60g。以上药熬收为膏，再下煅紫石英、煅赤石脂、煅龙骨各 21g。搅匀。第一个月贴腰眼，7 日一换，3 个月后，半月一换，满 10 个月为止。肾虚腰痛贴命门和痛处。本品具有补肾益气固胎的作用，适用于防治滑胎。

3. 熏洗法　用内服汤剂的药渣煎汤、熏洗、热敷患肢，每日 1~2 次，每次 10~20 分钟，可活血化瘀和促进侧支循环的建立，达到消退肿胀的目的。亦可选用活血止痛散等方，煎汤趁热熏洗患肢。

4. 动脉血栓外治法

（1）冲和膏局部外敷适量，具有活血通络、消肿散结之功效。

（2）内服药渣熏洗法：桑枝 20g，苏木 20g，红花 2g，朴硝 30g，透骨草 10g，煎汤，行肢体泡洗。每日 1~2 次，每次 20 分钟，具有活血化瘀之功效。

（3）生大黄粉 500g，紫金锭 10g，面粉等量，温水、稀醋调敷。本品具有凉血解毒、消肿止痛之效。

5. 静脉血栓外治法

（1）金黄散：外用，涂搽患处，适量。本品有消炎、止痛、抑菌、改善微循环、解除局部血管痉挛等作用。

（2）七厘散：外用，涂搽患处，适量。本品具有舒筋活络、消肿止痛、局部清洁的作用。

# 第六节　中西医结合诊治策略与措施

## 一、针对西医机制结合中药药理，有的放矢

本病为持续的抗磷脂抗体造成体内高凝状态，形成血栓及器官损伤，因此具有抗血小板聚集及抗凝作用的活血化瘀药物是本病的主要治疗药物。如丹参、川芎、赤芍中含有丹酚酸、川芎嗪等可抑制血小板聚集、提高纤溶活性，水蛭中的水蛭素可明显延长凝血和出血时间，具有抗凝作用。抗磷脂抗体可激活补体，导致免疫炎症，临床多表现为瘀热伤及气阴，可治以具有抗炎及免疫抑制作用的清热滋阴药物，如玄参、白芍、黄芩、知母等。本病的发生有基因易感性，为先天不足之体，以后天补先天，可辅以具有免疫调节作用的补肾健脾中药，如黄芪、生熟地、白术等。

## 二、根据临床表现及病情特点，个体化治疗

针对抗磷脂综合征引起的动、静脉血栓，西医强调了抗凝强度的不同。治疗动脉血栓，华法林抗凝的凝血酶原时间国际化标准值 PT-INR 可到 2.5~3.0，严重者可以到 3.0~4.0，而静脉血栓一般调节在 2.0~3.0。对于未发生血栓的抗磷脂综合征，阿司匹林可作为一级预防，不需要抗凝。

中医学中活血药物也有强弱之分，如药力强者如莪术、水蛭、斑蝥又称为破血药。有人将活血药按强度由强至弱依序排列为乳香、没药、丹参、蒲黄、三棱、赤芍、红花、当归、川芎。临床可根据血栓的部位以及病情严重性选择这些活血中药。

对于无血栓发生的低危患者可以考虑仅用活血中药作为预防治疗，但对于已发生血栓或病情严重者应强调的是中西医结合治疗，如伴有严重血小板减少（<50×10⁹/L）或溶血性贫血、脏器损伤等特殊情况，应给予激素、免疫抑制剂治疗，配合止血活血及养血活血中药。

复发性流产选择活血药物时要注意妊娠用药禁忌，如牛膝有损胎儿，破血药也是孕妇禁忌。肾气虚，冲任不固，胎失所系，可致滑胎。而脾虚则无以充养先天肾精，肾气愈虚，胎失所养；脾气虚弱，中气不足，统摄无权，亦可导致滑胎。故而抗磷脂综合征相关复发性流产在活血化瘀的同时，仍需重视补益脾肾。

### 三、结合实验室检查，辨证论治

抗磷脂综合征的实验室检查中可有血红蛋白、血小板的下降，血沉、C反应蛋白等炎症指标上升，多种抗磷脂抗体阳性，临床可结合这些实验室检查给予相应的辨证治疗，做到病证结合。对于炎症指标升高，严重血小板减少的出血病症，可予清热泻火、凉血止血之法，方选犀角地黄汤；对于炎症指标正常的血瘀类病症常以行气活血为主。而双重或三重高滴度抗磷脂抗体阳性提示血栓高危风险，应选择活血强度更高的中药。

### 四、分型分期论治

抗磷脂综合征可为原发与继发APS。原发APS重在抗凝，而继发APS尚需治疗原发病，通常需要使用激素、羟氯喹等。不同类型的APS治疗侧重不同，如血栓性APS治疗侧重活血化瘀、通经活络，而产科抗磷脂综合征的治疗强调分期论治，应遵从"治未病""预培其损"，故"孕前干预"是治疗本病的关键，多以补肾健脾及补肾活血为法。孕早期强调清热安胎，而孕中晚期应补肾健脾为养胎；整个孕期均辅以小剂量活血养血药物如当归、丹参、赤芍等。如果患者已经在使用低分子肝素或（和）阿司匹林，此时只可根据病情加或不加用活血化瘀中药，以免增加出血风险。CAPS则需用到激素及免疫球蛋白冲击、血浆置换等手段。

### 五、中西互补，增效减毒

继发抗磷脂综合征病情活动时或灾难性抗磷脂综合征需应用大剂量激素，可出现自汗、手抖、睡眠差等激素助阳化热伤阴的副作用，此时中药可辅以收敛固涩、安神滋阴；对于血小板严重减少的抗磷脂综合征，西医抗凝风险大，可考虑激素、免疫球蛋白冲击治疗，同时可加用凉血止血及化瘀止血中药。

## 第七节 名医经验

### 一、曲秀芬经验

曲秀芬[71]认为心磷脂抗体阳性致复发性流产的病因多为肾虚血瘀，气血不足，故治疗当以补肾益气、健脾养血为核心，兼施祛瘀生新。临床诊治本病应辨病与辨证相结合，因势利导，补肾健脾、调补气血、通达冲任，以达较好疗效。

**医案举例**：王某，女，28岁，因"2年内自然流产3次，未避孕1年未孕"于2018年5月16日就诊。

患者平素月经较规律，27~31天一行，量少，每天用1~2片卫生巾，色偏黯，5~7天经净，伴少许血块，轻微痛经，得温痛减，腰酸、乳胀、手足冷、乏力，纳眠可，夜尿多，大便调。末次月经时间：2018年4月29日，带血6天，月经情况同前。来诊时察其舌脉：舌淡暗略胖大，边有瘀点，苔白，脉沉细，孕3产0流3。4月于当地医院行子宫输卵管造影提示：双侧输卵管通畅。近3个月基础体温呈不典型双相。中医诊断：继发性不孕。辨证为肾虚血瘀，气血不足。方选调经助孕Ⅰ号方加减合内障丸。方药如下：山茱萸20g，巴戟天15g，菟丝子20g，杜仲20g，山药10g，续断20g，白术20g，白芍20g，覆盆子20g，枸杞子20g，阿胶5g，鸡血藤20g，益母草20g，泽兰20g，龟甲10g。共15剂，每日1剂，水煎服，分两次服用。补充医嘱：适量运动；避孕3个月。

2018年6月5日二诊：2018年5月30日月经来潮，本次月经量多，带血6天，色偏黯，无血块，自诉腰酸乳胀减轻，夜尿次数未见明显缓解。前方去鸡血藤、益母草、泽兰，加桑寄生20g，再服1个月。

2018年7月6日三诊：2018年6月29日月经来潮，本次月经量、色可，带血5天，自诉腰酸乳胀现象明显缓解，夜尿次数较初诊时明显减少。前方加锁阳20g，再服1个月。

2018年8月10日四诊：2018年7月28日经来潮，情况明显改善，复查抗心磷脂抗体，结果为阴性。为巩固疗效，上方又加减治疗两个月，服药期间嘱患者可正常同房，患者在服药期间正常行经，状况良好。

2018年10月15日五诊：现停经47天，晨起时恶心、干呕，自测尿妊娠（+）。B超提示宫内妊娠约6周，隐约见胎心搏动。查血HCG（+）。遂以补肾健脾法安胎，予以寿胎丸（菟丝子20g，续断20g，杜仲20g，丹参10g，当归15g，白芍10g，熟地黄15g，阿胶15g，黄芪30g，党参10g，白术15g，大枣10g，砂仁10g）加减治疗。

2019年8月31日因缺乳就诊，自述产下一健康女婴。

## 二、胡小芳经验

胡小芳[72]将本病病机特点概括为正虚为本兼夹瘀阻，正虚多责之于脾肾。中医治疗以补肾健脾活血为原则，补肾健脾以治本，肾为孕育之根，脾为营养之源，安胎应尤重脾肾的调理；活血祛瘀以治标，消除病理产物，为胎儿血氧供应提供通路。

**医案举例**：冯某，女，1982年出生，已婚。初诊时间：2019年2月26日。

患者诉3次不良孕产史：2015年孕1月余，自然流产；2016年及2017年均孕2月余发现胚胎停育，分别行药物流产及清宫术。月经周期30天，经期4天。末次月经：2月24日，月经量可，色暗，伴少量血块，无痛经，经期腰酸。狼疮抗凝物：DRVVT-S 1.178，DRVVT-C 1.02%，余无异常。纳可、眠差、多梦，小便正常，大便干。舌质暗、苔薄白、边有齿痕，脉沉细。西医诊断：复发性流产；抗磷脂综合征。中医诊断：滑胎（脾肾两虚血瘀型）。治法：补肾健脾，益气活血。处方：菟丝子30g，续断18g，桑寄生18g，盐杜仲18g，黄芪20g，党参20g，白术20g，炒决明子15g，丹参15g，百合18g，炙甘草6g。水煎，日1剂，分2次服药。予阿司匹林肠溶片，每次25mg，口服，每日3次。监测排卵，抓住时机配合中药助孕。

9月21日二诊：末次月经为8月12日，停经41天，腰酸，神疲乏力，无腹痛，无阴道出血，纳欠佳，眠可，二便正常。舌质暗红、苔薄白，脉沉滑尺弱。查血HCG：54829.6IU/mL，孕酮23.17μg/L，确认妊娠；阴超示：宫内早孕见胎心（孕囊24mm×22mm，胎芽1mm×1mm），排除宫外孕。复查狼疮抗凝物：DRVVT-S 1.128%，DRVVT-C 1.01%。予补肾健脾、活血行气安胎。处方：菟丝子30g，续断18g，桑寄生18g，阿胶12g，杜仲18g，党参20g，白术20g，山药20g，黄芪

12g，丹参 12g，川芎 6g，炙甘草 6g，14 剂口服，同时予低分子肝素钙，每次 5000IU 脐周皮下注射，每日 1 次。

10 月 12 日三诊：孕 62 天，服药后腰酸缓解，大便干，1～2 日一行，余无不适。HCG：234860IU/mL，翻倍良好，孕酮 42μg/L。阴超：宫内孕 9 周，胚胎存活（孕囊 71mm×37mm，胎儿双顶径 9mm、头臀径 22mm，胎动可见）。守上方加火麻仁 20g，黄芩 12g。10 月 19 日四诊：孕 69 天，偶觉小腹胀，余无不适。阴超：宫内孕 10 周，胎儿存活（孕囊 73mm×50mm，胎儿双顶径 11mm、头臀径 32mm，胎动可见）胎儿发育良好，守原方不变。2 周后当地查 NT 值正常。后随访于 2020 年 5 月顺产 1 男婴，体健。

### 三、褚爱华经验

褚爱华[73]认为，中医不能把抗磷脂抗体综合征简单当成血病证而单纯采用活血化瘀治疗，而应注重调节免疫，尤其是继发抗磷脂综合征中，调节免疫治疗中大多采用的是补肾健脾中药。

**医案举例**：患者，男，59 岁，因"左侧肢体活动不利，语言艰涩 9 天加重 2 天"于 2010 年 11 月 6 日收入院。

患者于 9 天前无明显诱因出现左侧肢体活动不利，当时扶持下尚能行走，不能持物，语涩，尚可表达语意，无头痛，无恶心呕吐，头颅 CT 检查诊为脑梗死，2 天前上述症状加重，为求进一步治疗以"中风中经络"之诊收入我病区。患者从 2007 年到 2010 年 5 月间，每年都有 2～3 次脑梗死，经治疗遗留左侧肢体活动不利，但可行走；2003 年患右下肢静脉血栓，2005 年患心肌梗死。检查：神清，构音障碍，左侧鼻唇沟浅，伸舌左偏，颈软，左侧上肢肌力 Ⅱ 级，左侧下肢肌力 Ⅲ 级，右上下肢肌力 Ⅴ 级，肌张力腱反射正常，左侧巴斯基征阳性。右小腿指压痕阳性，右小腿皮肤有色素沉着，舌紫暗。异常指标：①血液分析：白细胞 $2.7×10^9$/L，血小板 $96×10^9$/L；②24 小时尿蛋白定量 1.3g；③抗核抗体谱：抗 ds-DNA（+），ANA（+）；④抗心磷脂抗体（+）；⑤头颅 CT：右侧脑梗死；头颈 CTA：右侧颈内动脉狭窄；⑥右下肢静脉彩超：右下肢静脉血栓。诊断：①系统性红斑狼疮；②狼疮性肾炎；③抗磷脂综合征；④脑梗死急性期；⑤右下肢静脉血栓（陈旧期）。治疗：静点地塞米松，口服小剂量阿司匹林肠溶片及中药汤药：赤芍 15g，鸡血藤 15g，川芎 20g，全蝎 10g，地龙 10g，当归 20g，丹参 30g，桃仁 15g，红花 10g，甘草 10g，生地黄 15g，枸杞 15g，茯苓 15g，白术 10g，菟丝子 15g，桑寄生 15g，党参 20g。疗效：15 天后患者左侧上下肢肌力 Ⅳ 级，病情好转出院。

## 第八节　中西医调护

在饮食调摄方面，宜清淡易消化，避免辛辣刺激及粗糙的食物，以防消化道出血。注意观察患者有无黑便，多食蔬菜、水果，宜高纤维低胆固醇饮食，多饮水，保持大便通畅，大便不可用力，以防脑出血或心肌梗死等意外情况的发生。加强口腔护理，饭前、饭后漱口，刷牙选择软毛牙刷，动作忌粗暴。在生活起居方面，患者应该避免潮湿，预防感冒。在精神调护方面，本病易反复发作，要帮助患者减轻精神负担，保持乐观的情绪。另外，应进行适当的体育锻炼，增强体质，提高机体免疫力。血栓形成急性期应卧床休息，抬高下肢 20°～30°。四肢血栓致肿胀、疼痛不适，应当予保暖、抬高患肢，以促进血液回流，改善肿胀的肢体循环，缓解疼痛，禁止挤压、按摩、静脉穿刺等，防止血栓脱落引起肺栓塞、脑栓塞等；抗凝药物华法林使用时应指导患者注意少食影响药效的食物，服药期间定期监测凝血酶原时间（PT）和国际标准化比值（INR），根据监测结果及时调整华法林剂量，严密观察出血情况，在治疗过程中尽量避免有创性检查及各种侵入操作，并注意不要磕碰外伤。

# 第九节　预后转归

长期随访发现，存在大血管事件、未能早期诊断和治疗的原发性 APS 患者，疾病的严重程度及致残率均明显增加。因此原发性 APS 患者长期预后较差。10 年中，1/3 的患者出现永久性器官损害，1/5 的患者日常生活不能自理。早期诊断、早期预防可改善抗磷脂综合征的预后。对形成动静脉血栓者，需长期抗凝治疗。并发肺动脉高压、神经病变、心脏损害、肾病、肢体坏疽、发生血栓性微血管病和 CAPS 者预后较差。约 1/4 的 CAPS 患者可以观察到弥散性血管内凝血，据国外报道死亡率可高达 50%。尽管已经进行预防，APS 患者仍可能发生严重围术期并发症。因此在任何手术前均应制定明确的应对策略，采取药物和物理抗凝措施，尽量减少无抗凝的时间以及血管内操作和检测，任何非正常情况都可能是潜在的致病因素。持续中高滴度 aPLs、LA 阳性以及多种抗磷脂抗体阳性是影响血栓或妊娠结局的危险因素。预后不良因素还包括：合并 SLE 或其他全身性自身免疫性疾病、既往血栓形成史和病理妊娠史。

# 第十节　诊治指南（方案或共识）

## 2019 年 ELUAR 成人抗磷脂综合征管理推荐（节选）

2019 年 ELUAR 会议发布了 2019 年成人 APS 治疗的最新推荐意见[74]，是目前第一个基于循证医学证据的成人 APS 治疗建议。该建议有 3 条总体原则、12 条建议和 24 条评级声明。

### EULAR 成人 APS 预防及治疗推荐[74]

#### 总体原则

1. 抗磷脂抗体阳性个体的风险分层应包括确定是否存在高风险抗磷脂抗体谱（定义为以下任何一种：多种抗磷脂抗体阳性，狼疮抗凝物阳性或持续高滴度的抗磷脂抗体），血栓和（或）产科 APS 的病史，伴有其他系统性自身免疫病如 SLE，以及存在传统的心血管危险因素

2. 针对抗磷脂抗体阳性的所有个体，特别是那些具有高风险抗磷脂抗体谱的患者，总体治疗策略应包括筛查和严格控制心血管危险因素（戒烟；高血压、血脂异常、糖尿病的管理和规律的体育锻炼）；另外需筛查和管理静脉血栓形成的危险因素，在高风险情况下，如手术、住院、长期固定和产褥期使用低分子量肝素

3. 患者教育和治疗依从性的咨询，维生素 K 拮抗剂治疗患者的国际标准化比值监测，在围手术期使用低分子量肝素作为口服抗凝剂的桥接治疗，口服避孕药的使用，妊娠期和产褥期的特殊管理，绝经后激素替代治疗以及生活方式建议（饮食、运动）对于 APS 的管理非常重要

#### 治疗建议

#### 评级声明（LoE/GoR）

#### 抗磷脂抗体阳性个体中的一级血栓预防

1. 在无症状的抗磷脂抗体携带者中（不满足任何血栓或者产科 APS 的分类标准），若存在高风

险抗磷脂抗体谱伴或不伴有传统风险因素，建议使用低剂量阿司匹林（75~100mg/d）预防性治疗（2a/B）。

2. 在无血栓或产科并发症病史但伴发 SLE 的患者中：

A. 若存在高风险抗磷脂抗体谱，建议使用低剂量阿司匹林预防性治疗（2a/B）。

B. 若存在低风险抗磷脂抗体谱，可以使用低剂量阿司匹林预防性治疗（2b/C）。

3. 在仅有产科 APS 病史（伴或不伴有 SLE）但目前未在妊娠期的女性患者中，经过充分的风险/获益评估后，建议使用低剂量阿司匹林预防性治疗（2b/B）。

### APS 患者中二级血栓预防

4. 在发生过一次静脉血栓事件明确诊断的 APS 患者中：

A. 使用维生素 K 拮抗剂治疗，控制国际标准化比值目标值在 2~3（1b/B）。

B. 利伐沙班不应用于 3 种抗磷脂抗体同时阳性有着血栓高复发风险的患者中（1b/B）。对于规范使用维生素 K 拮抗剂而无法达到目标国际标准化比值或者使用维生素 K 拮抗剂有禁忌证的患者（如过敏，或者对维生素 K 拮抗剂不耐受）可以考虑使用直接口服抗凝剂（DOACs）。

C. 在无明确诱因下出现第一次静脉血栓的患者中，抗凝剂应该持续的长期使用（2b/B）。

D. 在有明确诱因下发生第一次静脉血栓事件的患者，根据针对非 APS 患者发生此类情况的国际建议，应维持治疗一段时间（5/D）。反复检测仍持续存在高风险抗磷脂抗体谱或者伴有其他复发风险因素的患者应该考虑更长期的抗凝治疗（5/D）。

5. 对于使用维生素 K 拮抗剂治疗且国际标准化比值控制在 2~3 却仍然出现复发性静脉血栓的 APs 患者：

A. 对患者进行维生素 K 拮抗剂治疗依从性的调查和教育，定期监测国际标准化比值（5/D）。

B. 如果国际标准化比值已控制在 2~3，可以调整国际标准化比值在 3~4，加低剂量阿司匹林，或者改用低相对分子质量肝素治疗（4~5/D）。

6. 对于第一次发生动脉血栓的 APS 患者：

A. 建议使用维生素 K 拮抗剂治疗而不仅仅单用低剂量阿司匹林（2b/C）。

B. 在考虑到个体出血和复发血栓风险的前提下，建议使用维生素 K 拮抗剂控制国际标准化比值达到 2~3 或者 3~4（1b/B）。另外也可以考虑使用维生素 K 拮抗剂控制国际标准化比值达到 2~3 同时加用低剂量阿司匹林（4/C）

C. 利伐沙班不应被用于 3 种抗磷脂抗体同时阳性且发生过动脉血栓事件的患者中（1b/B）。基于目前的证据，考虑到复发血栓的高风险，并不建议针对发生动脉血栓事件的 APS 患者使用直接口服抗凝剂（5/D）。

7. 对于使用维生素 K 拮抗剂充分治疗的基础上仍有复发性动脉血栓的患者，在评估其他潜在的原因后，可以增加国际标准化比值目标值在 3~4，加用低剂量阿司匹林或者改用低分子量肝素治疗（4~5/D）。

### 产科 APS

8. 在有着高风险抗磷脂抗体谱，但是没有血栓或者产科并发症病史的女性（伴或不伴有 SLE），在妊娠期可使用低剂量阿司匹林治疗（75~100m/d）（5/D）。

9. 在只有产科事件（无血栓事件）的 APS 患者，伴或不伴有 SLE：

A. 对于发生过≥3 次<10 周的自发反复流产或 1 次及以上的≥10 周死胎的患者，建议妊娠期间联合使用低剂量阿司匹林和预防剂量的肝素（2b/B）。

B. 发生过由于子痫、重度子痫前期或者可被识别的胎盘功能不全导致的 <34 周早产的患者，在考虑个体风险的前提下，建议使用低剂量阿司匹林或者低剂量阿司匹林联合预防剂量的肝素治疗（2b/B）。

C. 临床"诊断标准外"的产科 APS 患者，比如出现别次自发 <10 周的反复自发的流产，或者由于重度子痫前期或子痫在 ≥34 周时早产，可在评估患者风险谱的前提下单用低剂量阿司匹林或者联合肝素治疗（4/D）。

D. 在妊娠期使用预防剂量肝素治疗的产科 APS 患者，为降低母体血栓风险，建议产后 6 周持续使用预防剂量的肝素治疗（4/C）。

10. 符合"诊断标准"的产科 APS 患者，尽管使用低剂量阿司匹林和预防剂量肝素联合治疗的前提下仍伴有复发的妊娠并发症时，可增加肝素剂量至治疗剂量（5/D），或者加用羟氯喹（4/D），或者在妊娠期前 3 个月使用低剂量的泼尼松（4/D）。在一些高度选择的个案中可以考虑使用静脉内注射丙种球蛋白治疗（5/D）。

11. 对于有血栓病史的女性 APS 患者，在妊娠期建议使用低剂量阿司匹林和治疗剂量的肝素联合治疗（4/C）。

**恶性 APS**

12. A. 对于抗磷脂抗体谱三阳性的个体尽早使用抗感染治疗，对于血栓性 APS 患者尽量避免抗凝治疗中断或国际标准化比值水平降低，可帮助预防恶性 APS 的发生。

B. 对干恶件 APS 的一线治疗，建议联合使用糖皮质激素，肝素和血浆置换或静脉内注射丙种球蛋白治疗而非单药或者其他的联合治疗。此外应积极治疗任何诱发因素（如感染、坏疽或恶性肿瘤）（5/D）。

C. 对于复发性恶性 APS 患者，建议使用清除 B 细胞药物（如利妥昔单抗），或补体抑制剂（如依库珠单抗）治疗（4/D）。

注：

LoE：证据等级。其中 1a：同质随机对照试验系统评价；1b：单个随机对照试验研究；2a：同质队列研究系统评价；2b：单个队列研究（包括低质量随机对照试验）；3a：同质病例对照研究的系统评价；3b：单个病例对照研究；4：病例系列研究和低质量的队列以及病例对照研究；5：基于生理学、实验室研究或者"第一原理"而未经严格论证的专家意见。GoR；推荐等级，其中 A：一致的 1 级研究；B：一致的 2 级或 3 级研究，或 1 级研究的推断；C：4 级研究或来自 2 级或 3 级研究的推断；D：任何级别的 5 级证据或有争议的不一致或不确定的研究。

# 第十一节　中西医临床研究进展

## 一、临床辨治

### （一）中医辨证分型

贾研[75]等抗磷脂综合征反复流产患者分为四种证型辨证施治：

1. 肾虚血瘀，治以补肾活血，药用续断 20g，杜仲 25g，菟丝子 20g，肉苁蓉 20g，川芎 20g，丹参 15g，黄芪 20g，党参 15g，香附 12g，桑寄生 15g，阿胶 10g。

2. 脾肾阳虚，治以温补脾肾，药用补骨脂 20g，肉苁蓉 20g，鹿角胶 20g，党参 25g，黄芪 25g，白术 20g，生姜 15g，茯苓 15g，续断 20g，杜仲 25g，菟丝子 20g。

3. 气血虚弱，治以益气补血，药用黄芪 25g，党参 20g，白术 20g，茯苓 15g，陈皮 20g，白芍 20g，熟地黄 20g，菟丝子 20g，肉苁蓉 20g，续断 20g，当归 15g。

4. 肾虚血热，治以清热滋阴，药用生地黄 20g，山茱萸 20g，丹皮 15g，茯苓 12g，赤芍 15g，黄芩 15g，丹参 15g，黄精 15g，柴胡 12g，女贞子 15g，五味子 15g，并与强的松、依诺肝素、硫酸羟氯喹、阿司匹林治疗对比，结果显示中药治疗疗效显著，且不良反应发生率明显低于对照组。

李满意[76]强调抗磷脂综合征之初期为肺肾气虚证，此时临床症状较轻甚至缺如，治宜健肺益肾、固表捍卫，方药为玉屏风散加党参、丹参、甘草。二期为脾肾两虚证，肺久不实，肺病及脾，脾失健运，精血化源不足，肾久不充，金不生水，肾气愈加衰惫，最终可致脾肾两虚。治宜匡扶正气、健脾益肾，兼以柔肝平肝，方药为大补元煎去熟地黄加陈皮、木香、钩藤。三期正虚血瘀证，APS 可逐渐演变成多器官的 MAPS，此期病邪已传至五脏，表现为受累器官的损害，如网状青斑、肾功能不全、多发性梗死性痴呆、感觉神经性耳聋、单侧视神经损伤等，治疗宜补宜活，宜益气活血、行气祛瘀，方药为补阳还五汤去桃仁加肉苁蓉、续断、补骨脂。

李满意提出瘀血阻于经脉，主要分为 2 个证型。风寒湿阻证，治以祛风散寒、除湿通络，方拟蠲痹汤（《医学心悟》）加减。方中海风藤、羌活、独活、秦艽祛风湿、通经络；细辛、桂心散寒，苍术除湿，桑枝通络；当归、制乳香活血化瘀；川芎、木香理气活血；甘草调和诸药。全方共奏祛风散寒、除湿通络之功。若湿盛者，加薏苡仁、萆薢。湿热痹阻证，治以清热利湿、蠲痹通络，方拟当归拈痛汤（《医学启源》）加减。方中苦参、黄芩、茵陈、知母配泽泻、猪苓清热利湿；葛根、升麻解肌清热；苍术、白术健脾利湿；羌活、防风祛风胜湿兼助脾之升机，并有祛邪达表之用；当归活血养血通络。全方共奏清热利湿、蠲痹通络之效。若血瘀脉络明显者，治宜清热利湿、化瘀通脉，方用金银花、萆薢、木瓜、当归、丹参、赤芍、桃仁、红花、水蛭等。

### （二）经典方剂联合阿司匹林、低分子肝素

胡小芳[72]等运用寿胎丸加减，联合阿司匹林、低分子肝素成功治疗抗磷脂综合征相关复发性流产。方中重用菟丝子补肾种子、益精髓、安胎。续断、桑寄生、杜仲补肾调冲安胎；党参、白术、山药、黄芪共奏健脾益气之力；阿胶补血滋阴止血，丹参、川芎活血行气祛瘀以治标，三者合用既安胎又可防化瘀太过而出血；炙甘草益脾气调和诸药。谈媛等[77]采用朱氏补肾活血方（桑寄生、菟丝子、续断、当归、丹参、白芍、甘草片）联合标准化西药治疗方案明显提高肾虚血瘀型抗磷脂综合征的活产率。曲秀芬等[71]采用滋肾汤配合内障丸疗效满意。

### （三）自拟方联合激素

诸爱华[73]自拟中药汤剂（赤芍 15g，鸡血藤 15g，川芎 20g，全蝎 10g，地龙 10g，当归 20g，丹参 30g，桃仁 15g，红花 10g，甘草 10g，生地黄 15g，枸杞 15g，茯苓 15g，白术 10g，菟丝子 15g，桑寄生 15g，党参 20g）联合静脉点滴地塞米松、肌氨肽苷、降纤酶、舒血宁，口服小剂量阿司匹林肠溶片、迈之灵治疗抗磷脂综合征脑梗死，治疗 15 天后患者左侧上下肢肌力 IV 级，患者好转出院。中医对抗心磷脂抗体阳性导致自然流产的治疗，如王昕[78]应用补肾安胎汤治疗本病 43 例，有效率达到 86%。李琼等另一项研究[79]将 63 例患者，随机分成治疗组 38 例、对照组 25 例，治疗组予中药治疗（党参、茯苓、白术、菟丝子、桑寄生、当归、川芎、赤芍等），可见在活血化瘀的基

础上同样注重补肾健脾，以取得更好的疗效。

## 二、方药与药理

### （一）方药用药规律

近现代大部分医家认为，滑胎的主要病因病机是肾虚、脾虚及气血亏虚，但以肾虚为本。胡小芳教授将本病病机特点概括为正虚为本兼夹瘀阻，正虚多责之于脾肾，临床采用补肾健脾活血法治疗常取得较好保胎效果。基于"肾藏精，主生殖，肾是冲任之本"，夏桂成认为肾虚是滑胎的主要原因，少数与血瘀有关[80]，冯晓玲等[81]提出肾虚血瘀是不明原因的反复性流产发生的主要病机。张文华[82]应用中医证候分布规律对300例反复性流产患者展开研究，发现其证型可分为肾虚血瘀、脾肾阳虚、肾虚血虚、肾虚内热及肾虚湿热证，其中以肾虚血瘀为主（82.3%），肾虚湿热证极少见。张锡纯认为补肾是治疗本病的关键，创制"寿胎丸"以补肾益气、固冲安胎，该方成为后代医家安胎常用方[83]。

抗磷脂综合征主要的临床表现为血栓症，与中医血瘀证及络病相吻合，活血化瘀药物是治疗本病的主要药物。陈自明[84]《妇人大全良方》中血证的诊治思想提到了出血、血瘀、气血不和等的辨证论治，出血类病症治疗常以凉血止血、调畅气机、补益肝脾肾为主。在治疗热迫营血，溢于脉外时常采用清热泻火、凉血止血之法，方选伏龙肝散；在诊治血瘀类病症时常以行气化瘀为主，脏腑受寒而使经脉阻滞，脏腑气虚而行血不畅，饮食不消而脾胃气虚不能生新血，方选没药丸；气血不和类血证多因脏腑虚弱、外感风寒导致的营卫不和、气血相搏所致。陈氏在诊治气血不和类病症时常以调和气血为主，再加以补益脏腑、祛风散寒，方选三脘散。

脉痹[85]首见于《黄帝内经》，《素问·痹论》曰："风寒湿三气杂至，合而为痹……以夏遇此者为脉痹。"并指出其症状为"血凝而不流"，脉痹不已，可发展为心痹。脉痹病机的外因为风寒湿热毒邪入侵；内因为脏腑阴阳失调，正气不足。主要原因为外邪痹阻、气血亏虚、血瘀痰阻，无论是外因还是内因，总不外"虚、邪、瘀"三类，虚为气血亏虚，邪为外邪痹阻，瘀为瘀血痰浊。脉痹病位主要在血脉，涉及皮肤、肌肉、关节，与心、肝、脾（胃）等脏腑有关。本病病性分为虚实两类，实多为风、寒、湿、热、毒、气滞、痰浊、瘀血等。治疗应以通络止痛为原则。实证以祛邪通络为主，如祛风散寒、清热利湿、活血通络、理气豁痰；虚证以扶正通络为主，如益气养血等。

### （二）方药药理举例

1. **犀角地黄汤** 《千金方》指出犀角地黄汤的功用为消瘀血，元代王好古《汤液本草》认为犀角地黄汤可治上焦之蓄血，《医方论》等则将其归为理血之剂。清代叶天士认为温热病后期存在热入营血之证，针对热邪亢盛、伤阴动血、出血瘀阻之现象，在其《外感温热篇》中提出"入血就恐耗血动血，直须凉血散血"，指出犀角地黄汤为其主要用方。现代药理研究显示犀角地黄汤能抗炎、抑制炎症细胞因子 TNF-α 和 IL-6 的表达、保护血管内皮，对血管的损伤有明显的治疗作用，能有效减轻出血、降低细胞间黏附分子的表达，通过抑制自噬相关蛋白 Beclin-1 与 Atg-5、Beclin-1（自噬相关基因）mRNA、LC-3 的表达，减少细胞凋亡，对脑出血后的继发性神经元损伤起保护作用。

2. **寿胎丸** 寿胎丸[83]用于防治习惯性流产，在近现代中医临床应用上得到较好的验证。"寿胎丸"首次由《医学衷中参西录》提出，用于治疗肾虚滑胎，妊娠下血，胎动不安，胎萎不长。寿胎丸是由菟丝子（炒炖）四两、桑寄生二两、川续断二两、阿胶二两组成。方中菟丝子补肾益精，重用为君药。桑寄生、续断合用补肾养血为臣，阿胶养血止血，"主女子下血安胎"，能够止血安胎，为佐。四药君臣佐使分工明确，合用共奏补肾固冲、养血安胎之功。现代药理研究表明，寿胎丸具有雌激素样作用，能够抑制子宫平滑肌收缩，增强黄体功能、维持妊娠、发挥补肾安胎的作用。实验研究发现，寿胎九对母胎界面细胞因子白细胞介素（IL）-4、IL-10、干扰素（IFN）-γ、肿瘤坏死因子（TNF）-α 及 SOCS 蛋白、SOCS 基因表达具有调节作用。寿胎丸可上调母胎界面Th2 型细胞因子 IL-4、IL-10 的表达，同时下调 Th1 型细胞因子 IFN-γ 和 TNF-α 的表达。进一步的研究表明，寿胎丸主要通过调控 SOCS3 蛋白和基因的表达而调控 Th1/Th2 细胞因子的平衡，改善妊娠结局。但寿胎丸的作用机制复杂，确切的作用靶点尚需深入系统研究。

3. 黄芩　黄芩[86]的清热安胎功效，在历代本草著作中都有记载，最早可见于《金匮要略·妇人妊娠病》，古人将其与白术合用，健脾、清热燥湿，以达安胎之妙，此法亦沿用至今。近年来，已从黄芩中发现了多种化学成分，包括黄酮类、酚酸类、苯乙醇、氨基酸、甾醇、精油、微量元素等。药理研究认为，黄芩可抗变态反应性损伤，含有孕酮，有解热镇静、抑制肠管蠕动、抗氧化等作用。研究显示黄芩苷可通过下调子宫局部的干扰素 γ（IFN-γ）含量，促进 IL-4 的表达，从而使母胎界面微环境向着 Th2 占优势的平衡模式转变，达到安胎效果。

## 第十二节　展　望

抗磷脂综合征是一种以血栓形成、病态妊娠和抗磷脂抗体持续阳性为特点的自身免疫性疾病，迄今病因和发病机制仍未明确。中医中药在治疗产科抗磷脂综合征中有其独特优势，且取得一定的疗效。但传统中医学对抗磷脂综合征的认识并不充分，针对其病因病机、临床辨证分型和方药的研究较少，大多为一些个例报道，今后需要开展多中心、大样本的临床研究来验证辨证分型规律及方药的有效性，以形成统一的抗磷脂综合征辨证论治标准，推广应用。

（吴锐，赵俊）

## 参 考 文 献

［1］DUARTE-GARCíA A, PHAM M M, CROWSON C S, et al. The Epidemiology of Antiphospholipid Syndrome: A Population-Based Study [J]. Arthritis & rheumatology (Hoboken, NJ), 2019, 71 (9): 1545-1552.

［2］SEBASTIANI G D, IULIANO A, CANTARINI L, et al. Genetic aspects of the antiphospholipid syndrome: An update [J]. Autoimmunity reviews, 2016, 15 (5): 433-439.

［3］CASTRO-MARRERO J, BALADA E, VILARDELL-TARRéS M, et al. Genetic risk factors of thrombosis in the antiphospholipid syndrome [J]. British journal of haematology, 2009, 147 (3): 289-296.

［4］UTHMAN I W, GHARAVI A E. Viral infections and antiphospholipid antibodies [J]. Seminars in arthritis and rheumatism, 2002, 31 (4): 256-263.

［5］ASHERSON R A. Multiorgan failure and antiphospholipid antibodies: the catastrophic antiphospholipid (Asherson's) syndrome [J]. Immunobiology, 2005, 210 (10): 727-733.

［6］SHI T, GIANNAKOPOULOS B, YAN X, et al. Anti-beta2-glycoprotein I antibodies in complex with beta2-glycoprotein I can activate platelets in adysregulated manner via glycoprotein Ib-IX-V [J]. Arthritis and rheumatism, 2006, 54 (8): 2558-2567.

［7］CERVERA R, PIETTE J C, FONT J, et al. Antiphospholipid syndrome: clinical and immunologic manifestations and patterns of disease expression in a cohort of 1,000 patients [J]. Arthritis and rheumatism, 2002, 46 (4): 1019-1027.

［8］VASSALO J, SPECTOR N, DE MEIS E, et al. Antiphospholipid antibodies in critically ill patients with cancer: a prospective cohort study [J]. Journal of critical care, 2014, 29 (4): 533-538.

［9］DLOTT J S, ROUBEY R A. Drug-induced lupus anticoagulants and antiphospholipid antibodies [J]. Current rheumatology reports, 2012, 14 (1): 71-78.

[10] PALOMO I, SEGOVIA F, ORTEGA C, et al. Antiphospholipid syndrome: a comprehensive review of a complex and multisystemic disease [J]. Clinical and experimental rheumatology, 2009, 27 (4): 668-677.

[11] SHOENFELD Y, BLANK M, CERVERA R, et al. Infectious origin of the antiphospholipid syndrome [J]. Annals of the rheumatic diseases, 2006, 65 (1): 2-6.

[12] LAMBRIANIDES A, CARROLL C J, PIERANGELI S S, et al. Effects of polyclonal IgG derived from patients with different clinical types of the antiphospholipid syndrome on monocyte signaling pathways [J]. Journal of immunology (Baltimore, Md: 1950), 2010, 184 (12): 6622-6628.

[13] LóPEZ-PEDRERA C, AGUIRRE M A, BUENDíA P, et al. Differential expression of protease-activated receptors in monocytes from patients with primary antiphospholipid syndrome [J]. Arthritis and rheumatism, 2010, 62 (3): 869-877.

[14] JIMéNEZ S, TàSSIES D, ESPINOSA G, et al. Double heterozygosity polymorphisms for plateletglycoproteins Ia/IIa and IIb/IIIa increases arterial thrombosis and arteriosclerosis in patients with the antiphospholipid syndrome or with systemic lupus erythematosus [J]. Annals of the rheumatic diseases, 2008, 67 (6): 835-840.

[15] Meroni P L, Raschi E, Testoni C, et al. Statins prevent endothelial cell activation induced by antiphospholipid (anti-beta2-glycoprotein I) antibodies: effect on the proadhesive and proinflammatory phenotype [J]. Arthritis & Rheumatism, 2010, 44 (12): 2870-2878.

[16] PIERANGELI S S, COLDEN-STANFIELD M, LIU X, et al. Antiphospholipid antibodies from antiphospholipid syndrome patients activate endothelial cells in vitro and in vivo [J]. Circulation, 1999, 99 (15): 1997-2002.

[17] VEGA-OSTERTAG M, CASPER K, SWERLICK R, et al. Involvement of p38 MAPK in the up-regulation of tissue factor on endothelial cells by antiphospholipid antibodies [J]. Arthritis and rheumatism, 2005, 52 (5): 1545-1554.

[18] DIZ-KUCUKKAYA R, INANC M, AFSHAR-KHARGHAN V, et al. P-selectin glycoprotein ligand-1 VNTR polymorphisms and risk of thrombosis in the antiphospholipid syndrome [J]. Annals of the rheumatic diseases, 2007, 66 (10): 1378-1380.

[19] PIERANGELI S S, VEGA-OSTERTAG M E, RASCHI E, et al. Toll-like receptor and antiphospholipid mediated thrombosis: in vivo studies [J]. Annals of the rheumatic diseases, 2007, 66 (10): 1327-1333.

[20] ALARD J E, GAILLARD F, DARIDON C, et al. TLR2 is one of the endothelial receptors for beta 2-glycoprotein I [J]. Journal of immunology (Baltimore, Md: 1950), 2010, 185 (3): 1550-1557.

[21] HURST J, PRINZ N, LORENZ M, et al. TLR7 and TLR8 ligands and antiphospholipid antibodies show synergistic effects on the induction of IL-1beta and Caspase-1 in monocytes and dendritic cells [J]. Immunobiology, 2009, 214 (8): 683-691.

[22] SAKAI Y, ATSUMI T, IEKO M, et al. The effects of phosphatidylserine-dependent antiprothrombin antibody on thrombin generation [J]. Arthritis and rheumatism, 2009, 60 (8): 2457-2467.

[23] YANG Y H, HWANG K K, FITZGERALD J, et al. Antibodies against the activated coagulation factor X (FXa) in the antiphospholipid syndrome that interfere with the FXa inactivation by antithrombin [J]. Journal of immunology (Baltimore, Md: 1950), 2006, 177 (11): 8219-8225.

[24] BU C, GAO L, XIE W, et al. beta2-glycoprotein i is a cofactor for tissue plasminogen activator-mediated plasminogen activation [J]. Arthritis and rheumatism, 2009, 60 (2): 559-568.

[25] KRIKUN G, LOCKWOOD C J, WU X X, et al. The expression of the placental anticoagulant protein, annexin V, by villous trophoblasts: immunolocalization and in vitro regulation [J]. Placenta, 1994, 15 (6): 601-612.

[26] MAK I Y, BROSENS J J, CHRISTIAN M, et al. Regulated expression of signal transducer and activator of transcription, Stat5, and its enhancement of PRL expression in human endometrial stromal cells in vitro [J]. The Journal of clinical endocrinology and metabolism, 2002, 87 (6): 2581-2588.

[27] DI SIMONE N, MARANA R, CASTELLANI R, et al. Decreased expression of heparin-binding epidermal growth factor-like growth factor as a newly identified pathogenic mechanism of antiphospholipid-mediated defective placentation [J]. Arthritis and rheumatism, 2010, 62 (5): 1504-1512.

[28] BERMAN J, GIRARDI G, SALMON J E. TNF-alpha is a critical effector and a target for therapy in antiphospholipid antibody-induced pregnancy loss [J]. Journal of immunology (Baltimore, Md: 1950), 2005, 174 (1): 485-490.

[29] SOLTESZ P, DER H, VERES K, et al. Immunological features of primary anti-phospholipid syndrome in connection with endothelial dysfunction [J]. Rheumatology (Oxford, England), 2008, 47 (11): 1628-1634.

［30］OKU K, ATSUMI T, BOHGAKI M, et al. Complement activation in patients with primary antiphospholipid syndrome ［J］. Annals of the rheumatic diseases, 2009, 68（6）: 1030-1035.

［31］SINGH A, BLANK M, SHOENFELD Y, et al. Antiphospholipid syndrome patients display reduced titers of soluble CD21 in their sera irrespective of circulating anti-beta2-glycoprotein-I autoantibodies ［J］. Rheumatology international, 2008, 28（7）: 661-665.

［32］RITIS K, DOUMAS M, MASTELLOS D, et al. A novel C5a receptor-tissue factor cross-talk in neutrophils links innate immunity to coagulation pathways ［J］. Journal of immunology（Baltimore, Md: 1950）, 2006, 177（7）: 4794-4802.

［33］PIERANGELI S S, GIRARDI G, VEGA-OSTERTAG M, et al. Requirement of activation of complement C3 and C5 for antiphospholipid antibody-mediated thrombophilia ［J］. Arthritis and rheumatism, 2005, 52（7）: 2120-2124.

［34］ALEGRE V A, WINKELMANN R K. Histopathologic and immunofluorescence study of skin lesions associated with circulating lupus anticoagulant ［J］. Journal of the American Academy of Dermatology, 1988, 19（1 Pt 1）: 117-124.

［35］OUT H J, KOOIJMAN C D, BRUINSE H W, et al. Histopathological findings in placentae from patients with intra-uterine fetal death and anti-phospholipid antibodies ［J］. European journal of obstetrics, gynecology, and reproductive biology, 1991, 41（3）: 179-186.

［36］BRANCH D W, SILVER R M, BLACKWELL J L, et al. Outcome of treated pregnancies in women with antiphospholipid syndrome: an update of the Utah experience ［J］. Obstetrics and gynecology, 1992, 80（4）: 614-620.

［37］LUBBE W F, BUTLER W S, PALMER S J, et al. Fetal survival after prednisone suppression of maternal lupus-anticoagulant ［J］. Lancet（London, England）, 1983, 1（8338）: 1361-1363.

［38］OUT H J, BRUINSE H W, CHRISTIAENS G C, et al. A prospective, controlled multicenter study on the obstetric risks of pregnant women with antiphospholipid antibodies ［J］. American journal of obstetrics and gynecology, 1992, 167（1）: 26-32.

［39］HUGHSON M D, NADASDY T, MCCARTY G A, et al. Renal thrombotic microangiopathy in patients with systemic lupus erythematosus and the antiphospholipid syndrome ［J］. American journal of kidney diseases: the official journal of the National Kidney Foundation, 1992, 20（2）: 150-158.

［40］MANDREOLI M, ZUCCHELLI P. Renal vascular disease in patients with primary antiphospholipid antibodies ［J］. Nephrology, dialysis, transplantation: official publication of the European Dialysis and Transplant Association - European Renal Association, 1993, 8（11）: 1277-1280.

［41］ALMESHARI K, ALFURAYH O, AKHTAR M. Primary antiphospholipid syndrome and self - limited renal vasculitis during pregnancy: case report and review of the literature ［J］. American journal of kidney diseases: the official journal of the National Kidney Foundation, 1994, 24（3）: 505-508.

［42］冯莹. 抗磷脂综合征的临床管理 ［J］. 临床血液学杂志, 2017, 30（1）: 8-11.

［43］CERVERA R, SERRANO R, PONS-ESTEL G J, et al. Morbidity and mortality in the antiphospholipid syndrome during a 10-year period: a multicentre prospective study of 1000 patients ［J］. Annals of the rheumatic diseases, 2015, 74（6）: 1011-1018.

［44］SCIASCIA S, AMIGO M C, ROCCATELLO D, et al. Diagnosing antiphospholipid syndrome: 'extra-criteria' manifestations and technical advances ［J］. Nature reviews Rheumatology, 2017, 13（9）: 548-560.

［45］FISCHER-BETZ R, SPECKER C. Pregnancy in systemic lupus erythematosus and antiphospholipid syndrome ［J］. Best practice & research Clinical rheumatology, 2017, 31（3）: 397-414.

［46］SCHREIBER K, HUNT B J. Managing antiphospholipid syndrome in pregnancy ［J］. Thrombosis research, 2019, 181 Suppl 1S41-S46.

［47］FARMER-BOATWRIGHT M K, ROUBEY R A. Venous thrombosis in the antiphospholipid syndrome ［J］. Arteriosclerosis, thrombosis, and vascular biology, 2009, 29（3）: 321-325.

［48］UTHMAN I, GODEAU B, TAHER A, et al. The hematologic manifestations of the antiphospholipid syndrome ［J］. Blood reviews, 2008, 22（4）: 187-194.

［49］王欢, 刘卓刚, 廖爱军, 等. 原发性抗磷脂抗体综合征合并自身免疫性溶血性贫血1例报告并文献复习 ［J］. 河北医科大学学报, 2006, 27（6）: 569-570.

［50］ARNSON Y, SHOENFELD Y, ALON E, et al. The antiphospholipid syndrome as a neurological disease ［J］. Seminars in arthritis and rheumatism, 2010, 40（2）: 97-108.

［51］RICARTE I F, DUTRA L A, ABRANTES F F, et al. Neurologic manifestations of antiphospholipid syndrome

[J]. Lupus, 2018, 27 (9): 1404-1414.

[52] SANNA G, BERTOLACCINI M L, CUADRADO M J, et al. Central nervous system involvement in the antiphospholipid (Hughes) syndrome [J]. Rheumatology (Oxford, England), 2003, 42 (2): 200-213.

[53] ZHU D S, FU J, ZHANG Y, et al. Neurological antiphospholipid syndrome: Clinical, neuroimaging, and pathological characteristics [J]. Journal of the neurological sciences, 2014, 346 (1-2): 138-144.

[54] GRACIA-TELLO B, ISENBERG D. Kidney disease in primary anti-phospholipid antibody syndrome [J]. Rheumatology (Oxford, England), 2017, 56 (7): 1069-1080.

[55] GIBSON G E, SU W P, PITTELKOW M R. Antiphospholipid syndrome and the skin [J]. Journal of the American Academy of Dermatology, 1997, 36 (6 Pt 1): 970-982.

[56] TOUBI E, KRAUSE I, FRASER A, et al. Livedo reticularis is a marker for predicting multi-system thrombosis in antiphospholipid syndrome [J]. Clinical and experimental rheumatology, 2005, 23 (4): 499-504.

[57] ASHERSON R A, FRANCèS C, IACCARINO L, et al. The antiphospholipid antibody syndrome: diagnosis, skin manifestations and current therapy [J]. Clinical and experimental rheumatology, 2006, 24 (1 Suppl 40): S46-51.

[58] DENAS G, JOSE S P, BRACCO A, et al. Antiphospholipid syndrome and the heart: a case series and literature review [J]. Autoimmunity reviews, 2015, 14 (3): 214-222.

[59] ERKAN D, ESPINOSA G, CERVERA R. Catastrophic antiphospholipid syndrome: updated diagnostic algorithms [J]. Autoimmunity reviews, 2010, 10 (2): 74-79.

[60] CERVERA R, BUCCIARELLI S, PLASíN M A, et al. Catastrophic antiphospholipid syndrome (CAPS): descriptive analysis of a series of 280 patients from the "CAPS Registry" [J]. Journal of autoimmunity, 2009, 32 (3-4): 240-245.

[61] SAMMARITANO L R. Antiphospholipid syndrome [J]. Best practice & research Clinical rheumatology, 2020, 34 (1): 101463.

[62] 王文强, 徐学勤, 李忠信, 等. 标准外的抗体在抗磷脂综合征诊断中的应用 [J]. 医学检验与临床, 2020, 31 (9): 34-38.

[63] LIU T, GU J, WAN L, et al. "Non-criteria" antiphospholipid antibodies add value to antiphospholipid syndrome diagnoses in a large Chinese cohort [J]. Arthritis research & therapy, 2020, 22 (1): 33.

[64] WILSON W A, GHARAVI A E, KOIKE T, et al. International consensus statement on preliminary classification criteria for definite antiphospholipid syndrome: report of an international workshop [J]. Arthritis and rheumatism, 1999, 42 (7): 1309-1311.

[65] MIYAKIS S, LOCKSHIN M D, ATSUMI T, et al. International consensus statement on an update of the classification criteria for definite antiphospholipid syndrome (APS) [J]. Journal of thrombosis and haemostasis: JTH, 2006, 4 (2): 295-306.

[66] 中华医学会围产医学分会. 产科抗磷脂综合征诊断与处理专家共识 [J]. 中华围产医学杂志, 2020, 23 (8): 517-522.

[67]《中医风湿病学》教材出版 [J]. 风湿病与关节炎, 2014, (2): 80.

[68] KAIFIE A, KIRSCHNER M, WOLF D, et al. Bleeding, thrombosis, and anticoagulation in myeloproliferativeneoplasms (MPN): analysis from the German SAL-MPN-registry [J]. Journal of hematology & oncology, 2016, 9 (1): 1-11.

[69] ANDREOLI L, BERTSIAS G K, AGMON-LEVIN N, et al. EULAR recommendations for women's health and the management of family planning, assisted reproduction, pregnancy andmenopause in patients with systemic lupus erythematosus and/or antiphospholipid syndrome [J]. Annals of the rheumatic diseases, 2017, 76 (3): 476-485.

[70] 中华医学会风湿病学分会. 抗磷脂综合征诊断和治疗指南 [J]. 中华风湿病学杂志, 2011, 15 (6): 407-410.

[71] 吕勤博, 陈宗婷, 曲秀芬. 曲秀芬教授治疗抗心磷脂抗体阳性所致复发性流产的经验总结 [J]. 成都中医药大学学报, 2021, 44 (1): 62-65.

[72] 李佩瑶, 刘星好, 胡小芳. 胡小芳教授治疗抗磷脂综合征致复发性流产经验 [J]. 中国中医药现代远程教育, 2021, 19 (2): 87-89.

[73] 褚爱华. 脑梗死急性期并抗磷脂综合征 1 例治疗体会 [J]. 中医临床研究, 2011, 3 (3): 96-97.

[74] LIMPER M, DE LEEUW K, LELY A T, et al. Diagnosing and treating antiphospholipid syndrome: a consensus paper [J]. The Netherlands journal of medicine, 2019, 77 (3): 98-108.

[75] 贾研. 中医辨证论治联合西药治疗抗磷脂综合征复发性流产临床研究 [J]. 四川中医, 2017, 35 (8): 139-142.

[76] 李满意, 刘红艳, 陈传榜, 等. 脉痹的证治 [J]. 风湿病与关节炎, 2020, 9 (10): 50-54.

[77] 谈媛, 李国华, 张勤华. 朱氏补肾活血方对肾虚血瘀型复发性流产合并抗磷脂综合征患者妊娠结局的影响 [J]. 上海中医药杂志, 2018, 52 (8): 61-64.

[78] 王昕. 中药治疗抗心磷脂抗体阳性习惯性流产 43 例分析 [J]. 中医药学刊, 2004, 22 (5): 945-945.

[79] 李琼, 林佑武, 赖慧红, 等活血化瘀法治疗妊娠丢失抗心磷脂抗体阳性 38 例临床观察 [J]. 中医杂志, 2002, 43 (7): 522-523.

[80] 谈勇, 胡荣魁. 夏桂成国医大师调治复发性流产经验探赜 [J]. 江苏中医药, 2015 (9): 1-4.

[81] 冯晓玲, 张俐佳, 张杨, 等. 补肾活血方对不明原因复发性流产患者外周血中 IL-1β、IL23 表达的影响 [J]. 时珍国医国药, 2019, 30 (8): 1808-1810.

[82] 张文华. 原因不明复发性流产中医证候分布规律研究 [D]. 郑州: 河南中医药大学附属第二医院, 2014.

[83] 刘子平, 尹巧芝, 张天娥, 等. 寿胎丸临床应用及实验研究进展 [J]. 河北中医, 2020, 42 (5): 784-788.

[84] 崔粲, 翁家俊, 龙健, 等. 陈自明《妇人大全良方》诊治血证特色浅析 [J]. 江西中医药, 2021, 52 (1): 1-3.

[85] 杨丽娜, 李明, 董全伟, 等. 脉痹考辨 [J]. 中华中医药杂志, 2019, 34 (1): 75-77.

[86] 姜希红, 刘树民. 黄芩药理作用及其化学物质基础研究 [J]. 中国药师, 2020, 23 (10): 2004-2010.

# 第九章

# 成人斯蒂尔病

## 第一节　概　说

　　成人斯蒂尔病（adult-onset Still's disease，AOSD）过去称为变应性亚败血症，是一种病因未明，以发热、关节痛和（或）关节炎、肌痛、皮疹、咽痛、淋巴结肿大为主要临床表现并且伴有外周血粒细胞升高，多系统受累的临床综合征[1]。成人斯蒂尔病可见于任何年龄阶段，女性稍多于男性，年轻患者居多，16~35岁多发，呈世界性分布。发病率和患病率在不同人种中并不一致，有报道发病率低于1/10万，我国尚无这方面的报道。根据本病的发病、演变和转归特点，现在多数学者将其归为"痹证""温病"等范畴[2]。中医对本病的认识，一是认为本病属"温病"，主要依据是症见壮热，发热时烦躁不宁，口不甚渴，斑疹时隐时现，舌质红绛，脉细数等，病势在气营之间徘徊，或是气营两燔之象。如《温病条辨·中焦篇》云："湿聚热蒸，蕴于经络，寒战热炽，骨骱烦疼，舌色灰滞，面色萎黄，病名热痹。""湿郁经脉，身热身痛，汗出自利，胸腹白疹，内外合邪，纯辛走表，纯苦清热，皆在所忌，辛凉淡法，薏苡竹叶散主之。""风暑寒湿，杂感混淆，气不主宣，咳嗽头胀，不饥舌白，肢体若废，杏仁薏苡汤主之。""暑湿痹者，加减木防己汤主之。"《医宗金鉴·内伤外感辨似》曰："内伤、外感皆发热，内伤发热，热在皮肤，以手扪之，热自内而轻也。"二是认为本病应归属"痹证""历节风"，结合本病关节病变以疼痛为主，间有游走或肿胀等特点，认为是寒邪为主，可分属风寒痹痛、寒湿痹痛。其病机为寒湿内闭，侵袭肌骨，阻滞经络，格阳于外，逼阴于内，久之化热伤阴而成本病。《黄帝内经》不仅提出了痹之病名，而且对其病因病机、证候分类以及转归、预后等均做了较详细的论述。如《素问·痹论》指出："风、寒、湿三气杂至，合而为痹。"其临床分型也并非固定不变，常常是热盛时处气营两燔之势，热降之后呈气阴两虚之象，如《黄帝内经》提出"其热者，阳气多，阴气少，病气胜，阳遭阴，故为热痹"。《素问·四时刺逆从论》云："厥阴有余病阴痹，不足病生热痹。"华佗《中藏经》中明确提出了"热痹"之病名，并提出了七情致痹说。《中藏经·论痹》曰："痹者，风寒暑湿之气中于人脏腑之为也，入腑则病浅易治，入脏则病深难治而有风痹，有寒痹，有湿痹，有热痹，有气痹，而又有筋、骨、血、肉、气之五痹也。"在外感痹病中，提出了暑邪致痹的理论，《中藏经·论痹》曰："痹者，风寒暑湿之气，中于人。""痹者，风寒暑湿之气，中于脏腑之为也。"故在治疗时必须顾及祛邪、调整阴阳两方面[3]。

## 第二节　病因病理

### 一、病因与发病机制

　　本病的确切病因和发病机制至今尚不完全清楚，目前认为可能与感染、免疫紊乱、自身炎症反应、遗传等因素有关。

### （一）感染作用于易感机体触发的过度免疫反应

同许多风湿免疫性疾病类似，成人斯蒂尔病的病因和发病机制目前尚未完全明确。因70%的患者在发病时伴有咽喉炎、牙龈炎、抗"O"增高，许多学者认为与链球菌感染有关。某些风疹病毒、丙型肝炎病毒、EB病毒、腺病毒引起的一种过度免疫反应也与本病的发病有关。目前，比较趋向一致的看法是本病系感染后的变态反应，可能是慢性感染与过敏或自身免疫反应的组合。感染可能作为诱因并在急性期起一定作用，当细菌数量不多，毒力不强时，可引起抗原和抗体结合，从而引起机体变态反应。变态反应与免疫因素在整个病程中起主要作用，但尚缺乏直接感染的证据。较早有研究提示[4]，人类白细胞抗原（HLA）-B17、HLA-B18、HLA-B35、HLA-DR2基因的显性表达与该疾病的相对危险度关联达2.1~2.9，另有多项研究提示[5]白介素18（IL-18）相关基因多态性、IL-1α及IL-1受体拮抗基因多态性等均与成人斯蒂尔病的易感性显著相关。成人斯蒂尔病为某些细菌感染（如肺炎支原体、肺炎衣原体、耶尔森菌属、布鲁菌等）或某些病毒感染（风疹病毒、腮腺炎病毒、EB病毒、柯萨奇病毒、甲型流感病毒、人类疱疹病毒6型、细小病毒B19、乙型肝炎病毒、丙型肝炎病毒等）作用于基因易感的个体所触发的过度自身免疫反应。

### （二）免疫细胞及细胞因子的异常

近年来，某些学者提出免疫细胞及细胞因子的异常在成人斯蒂尔病发病中扮演重要角色。在成人斯蒂尔病患者中，可检测到T淋巴细胞等多种免疫细胞的功能异常。如新近的一项研究提示[6]，未经治疗的活动期成人斯蒂尔病患者外周血循环辅助性T细胞17（Th17细胞）亚群密度显著高于对照组（1.01%比0.12%，$P<0.001$），且Th17细胞亚群的密度与疾病活动度计分以及血清铁蛋白（SF）水平呈显著正相关；而在治疗有效的成人斯蒂尔病患者中，Th17细胞亚群密度及血清IL-17水平显著下降。另一项研究发现[7]，成人斯蒂尔病患者的循环CD4+、CD25+调节性T细胞以及血清转化生长因子β（TGF-β）水平较对照组显著降低。并且反复发作、出现慢性关节病变的成人斯蒂尔病患者的循环CD4+、CD25+调节性T细胞以及TGF-β水平较单次发作即持续缓解的患者显著偏低。而调节性T细胞在发挥抑制性细胞免疫以及免疫耐受中起重要作用，提示了调节性T细胞功能异常与疾病发生、发展的关系。此外，成人斯蒂尔病患者外周血淋巴细胞凋亡增加可能与IL-18介导的Fas配体（FasL）及p53信号转导通路有关。

除淋巴细胞外，单核巨噬细胞系统亦在成人斯蒂尔病中扮演重要角色。血清中高水平的铁蛋白、IL-8、IL-6、IL-18及肿瘤坏死因子α（TNF-α）均提示了成人斯蒂尔病患者的单核巨噬细胞系统高度活化，单核巨噬细胞系统持续的活化可能导致临床相对少见但凶险的嗜血综合征的发生。

在成人斯蒂尔病患者中存在多种细胞因子水平的异常。例如Th1介导的免疫反应亢进可致IL-2、IL-6、IL-18、干扰素γ（IFN-γ）以及TNF-α等细胞因子分泌亢进，促使B淋巴细胞分泌过量免疫球蛋白（Ig）G2a，激活单核/巨噬细胞系统以及自然杀伤（NK）细胞，最终导致自身免疫级联反应的发生。有研究报道[8]Th1/Th2细胞因子的mRNA表达在成人斯蒂尔病患者中显著高于对照组患者。在成人斯蒂尔病患者中也观察到IL-18水平明显增高，IL-18可激活下游的炎症级联反应，促使下游炎症因子如IL-6、TNF-γ及IFN-γ的过度释放。在IL-18的基因多态性研究中发现[9]，S01/S01等位基因突变型个体与疾病易感性显著相关。对单核苷酸多态性（SNP）的研究提示[10]，SNP-607/AA基因型与成人斯蒂尔病患者较低的血清IL-18水平及较好的预后相关。上述研究均揭示了免疫细胞活化、功能、凋亡等的异常及相关细胞因子分泌异常共同导致了成人斯蒂尔病的发生。

### （三）自身炎症反应综合征与成人斯蒂尔病

近年来提出的"自身炎症反应综合征"（autoinflammatory syndromes，autoinflammatory diseases， autoinflammatory disorders）概念，认为成人斯蒂尔病可能属于自身炎症反应综合征的一种。自身炎症反应综合征包括了临床特征较类似（主要为发热，并可能累及结缔组织如皮肤、关节、肌肉等）的一组疾病，与自身免疫性疾病既有相同点又有不同点。自身炎症反应综合征与自身免疫性疾病均为免疫系统攻击自身组织，均表现为炎症反应，但在自身炎症反应综合征中，触发初始免疫应答启动的原因不明（无法检测到高滴度自身抗体或病原体或抗原致敏的 T 淋巴细胞），而在自身免疫性疾病中，免疫系统是因将自身组织"误判"为异体组织而启动了下游的免疫应答（可检测到高滴度的自身抗体或致敏的 T 淋巴细胞）。自身炎症反应综合征常存在遗传易感性，尤其可能与某些关键基因的突变有关。目前报道的自身炎症反应综合征以 TNF 受体相关的周期热综合征（TNF receptor associated periodic syndrome，TRAPS）为代表，其主要发病机制为 TNF 受体相关基因的缺陷导致 TNF 受体不能正常地别构和解聚，致使下游信号转导通路持续活化。全世界迄今共报道 140 余例。本病无种族倾向，男女比例接近；常有家族史，但可以散发。以反复发热、皮疹、关节肌肉疼痛、胸腹部疼痛、结膜炎、眶周水肿等为主要表现。白细胞、红细胞沉降率、C 反应蛋白、铁蛋白等急性时相反应指标均增高。淀粉样变是预后不良的主要并发症。糖皮质激素、非甾体消炎药有效，但不改变预后，秋水仙碱无效。有报道[11] p75 TNF-α 可溶性受体/Fc-IgG1 抗体片段融合蛋白依那西普（etanercept）可控制病情。新近的研究提出[12]，尽管大多数自身炎症反应综合征与固有免疫细胞的不恰当激活有关，且对针对 IL-1β 通路的治疗有效，但也有部分自身炎症反应综合征，如新近定义的疾病——蛋白酶体缺陷综合征却对上述治疗不敏感，这部分患者存在 IFN-γ 通路的激活且针对该通路的治疗可能有效。另有学者提出，self-DNA 以及 IFN 基因激活物（STING）依赖的信号转导通路与多种自身免疫疾病及自身炎症反应综合征相关。其他自身炎症反应综合征包括 Schnitzler 综合征、Sweet 综合征、家族性地中海热、高 IgD 周期热综合征、家族性寒冷自身炎症反应综合征等。成人斯蒂尔病患者的主要临床表现亦为反复发热及结缔组织受累，亦无法检测到高滴度自身抗体或病原体或抗原致敏的 T 淋巴细胞，故成人斯蒂尔病是否存在类似的发病机制，是否确实属于自身炎症反应综合征的一种，有待进一步研究。

### （四）遗传

成人斯蒂尔病患者可能有特定的遗传背景，已有报道成人斯蒂尔病与人类白细胞抗原（HLA）Ⅰ类和Ⅱ类相关，HLA2B8、Bw35、B44、DR4、DR5 和 DR7 等均与成人斯蒂尔病发病有一定关系，而 HLA-DR2 抗原在成人斯蒂尔病的患者中最常见，尤其是伴有慢性关节炎表现的患者携带 HLA-DR2 基因的概率较高，而 HLA-Bw35 基因可能与幼年型慢性关节炎相关。这些均提示遗传基因在成人斯蒂尔病的发病中有一定的作用。

## 二、病理

淋巴结病理特征为副皮质区组织细胞局限增生、血管增生、散在大 T/B 免疫母细胞和淋巴细胞浸润、黑色素沉积、淋巴滤泡增生等，须与 T 细胞淋巴瘤和霍奇金淋巴瘤鉴别。持续性丘疹和线状色素沉着曾被认为是成人斯蒂尔病特异性皮疹。丘疹和斑块病理特征为多发的单个坏死性角质形成细胞单独或聚集存在于表皮上层，包括正常或角化不全的角质层；真皮乳头层和浅层有淋巴细胞和中性粒细胞浸润。基底层空泡变性、核尘、角膜下和表皮角膜内脓疱较少见。表皮上层多个单发的坏死性角质形成细胞与真皮中性粒细胞浸润并存，有别于其他苔藓样和表皮内皮炎，有助于早期诊断。

## 三、中医病因病机

成人斯蒂尔病的发生与体质因素、气候条件、生活环境及饮食等有密切关系。正虚卫外不固为其发生的内在基础，感受外邪为其外在条件，感受风寒湿热邪、暑热之邪、劳逸不当、饮食失宜、七情内伤等为其病因，湿热伏邪、痰瘀痹阻为其基本病机，气阴两虚、湿热痰瘀互结为病情反复发作的根源。

## （一）病因

成人斯蒂尔病的病因有内因和外因，外因多为风寒湿热邪或暑热之邪侵袭，内因为素体虚弱，卫外不固，或素体阳盛或阴虚内热，或感邪化热。

1. **感受风寒湿热邪**　久居潮湿之地、严寒冻伤、暴雨浇淋、水中作业或汗出入水等，导致外邪注于肌腠经络，滞留于关节筋骨，导致气血痹阻而发为风寒湿痹，若素体阳气偏盛，内有蓄热，感受风寒湿邪可从阳化热，或风寒湿痹经久不愈，郁而化热。如《增补内经拾遗方论》曰："风寒湿三气杂至，而客于经络，郁而为热痹也。"《医学入门》云："热痹，或湿生热，或风寒郁热。"《类证治裁》也云："风寒湿合而成痹，蕴邪化热蒸于经络，四肢痹痛，筋骨不舒。""初因风寒湿郁闭阴分，久则化热攻痛。"

2. **感受暑热之邪**　久居炎热潮湿之地，或处于天暑地蒸之中，或长期在高温环境中，暑热或兼风湿等邪侵袭机体，痹阻气血筋脉，滞留于关节筋骨，发为本病。如《临证指南医案·痹》云："有暑伤气，湿热如络而为痹者。"吴瑭也指出"风暑寒湿，杂感混淆"可致热痹；或热毒入里燔灼阴血，瘀阻经脉，伤于脏腑，蚀于筋骨而发为热痹。

3. **劳逸不当**　过度劳累，包括劳力、劳神和房劳，劳欲过度，将息失宜，精气亏损，卫外不固，或剧烈活动后体力下降，防御能力降低，汗出肌疏，外邪侵袭。过度安逸，运动减少，则人体气机失于畅达，阳气不振，以致脏腑经络功能减退，体质虚弱，正气不足，抵抗力下降，外邪易侵，而发本病。

4. **饮食失宜**　长期摄食不足，营养缺乏，气血生化减少，而致脏腑组织失养，功能活动减退，正气不足，抗病力弱，易招致外邪侵袭。此外，长期摄食过少，胃腑失于水谷以养，以致亏虚。脾主运化，脾气亏虚，失于运化，一方面导致气血生成减少，营卫亏虚，防御外邪能力减弱，外邪易侵；另一方面，脾失运化，津液内停，而生痰饮水湿。若饮食超量，暴饮暴食，或中气虚弱而强食，以致脾胃难于消化转输而致病。过食肥甘厚腻或酒热海腥发物，或嗜烟酒而成瘀，以致脾胃损伤，湿热痰浊内生，气血经脉痹阻，亦可发生本病。

5. **七情内伤**　七情反应太过或不及，超越了人体生理和心理的适应和调节能力，损伤脏腑精气，导致机能失调，或人体正气亏虚，脏腑精气虚衰，诱发疾病。忧思伤脾，脾失健运，津液不布，遂聚为痰。郁怒伤肝，肝失疏泄，肝郁气滞，甚则气郁化火，灼津成痰。无论气滞或痰阻，均可使血行失畅，脉络不利，而致气血瘀滞，或痰瘀交阻，而发痹证。东汉华佗在《中藏经》中第一次提出了七情致痹说："气痹者，愁忧思喜怒过多，则气结于上，久而不消则伤肺，肺伤则生气渐衰，则邪愈盛。留于上，则胸腹痹而不能食；注于下，则腰腿重而不能行。"说明情志过极导致脏腑损伤、气机紊乱。功能失调，是风寒湿痹证发生的内在因素。清·罗美在《内经博义》中明确指出："凡七情过用，则亦能伤脏气而为痹，不必三气入舍于其合也。"

## （二）病机

本病的基本病机是外感时疫、暑湿及风湿热邪，致表卫不和，气营两伤，经络关节痹阻，并内侵脏腑。病位或在表、在气、在营，也可在经络、关节、血脉，与心、肺、胃、肝、肾等脏腑息息相关。本病的性质初期以邪实为主，而邪实多是风、湿、热、痛。后期伤及正气，也可见气阴两伤，特别是阴血亏虚的证候。

1. **本在正虚**　患者正气亏虚，风寒湿邪乘虚侵袭入里，伏藏于体内，导致阳气郁滞，气郁则生热化火，加之劳累、七情刺激、饮食失调，正气更加亏虚，正不胜邪，伏邪泛滥而致发病，发病初期即见高热。患者反复高热,高热耗气伤阴,导致疾病后期出现气阴两虚,故可见五心烦热、两颧潮红、盗汗、身疲乏力、皮疹隐隐未净等。阴虚发热多出现于午后或夜间,次日清晨体温降至正常。虚火上炎则咽痛、口干、舌红、少苔、脉细数。病变初期,气虚为主,病至后期气阴两虚。久病体虚,气、血、阴、阳亏虚,或因阴血不足,阴不配阳,水不济火,阳气亢盛而发热,或因阳气虚衰,阴火内生,阳气外浮而发热,或因中气不足下陷阴中,郁而化热。因此,正气亏虚为本病发病之根本。

(1) 营卫不和,气血不足:人体的防御功能和调节功能与营卫之气密切相关。《素问·痹论》曰:"荣者,水谷之精气也,和调于五脏,洒陈于六腑,乃能入于脉也,故循脉上下,贯五脏,络六腑也。卫者,水谷之悍气也,其气慓疾滑利,不能入于脉也,故循皮肤之中,分肉之间,熏于肓膜,散于胸腹,逆其气则病,从其气则愈,不与风寒湿气合,故不为痹。"可见营卫失调是痹证发生的重要内因之一。清·林珮琴《类证治裁·痹症》在强调正虚的同时,更明确指出:"诸痹……良由营卫先虚,腠理不密,风寒湿乘虚内袭,正气为邪气所阻,不能宣行,因而滞留,气血凝滞,久而成痹。"气血不足也是痹证发生的重要内因。《金匮要略》指出:"少阴脉浮而弱,弱则血不足,浮则为风,风血相搏,则疼痛如掣。"明·李梴在《医学入门·痹风》中曰:"痹属风寒湿三气侵入而成,然外邪非气血虚则不入。"当然气血营卫也是互相联系的,在痹证的发病中有时共同发挥作用。正如《医林绳墨》所述:"大率由气血虚弱,荣卫不能和通,致令三气乘于腠理之间,殆见风乘则气纵而不收,所以为麻痹。寒乘则血滞而不行,所以为痛痹。湿盛则血濡而不和,所以为着痹。"

(2) 阴阳失调,脏腑亏虚:《素问·阴阳应象大论》曰:"阴平阳秘,精神乃治。"如果阴阳失调,必然会影响脏腑功能,而脏腑功能的失调会进一步影响营卫气血功能,从而使人体正气虚衰,外邪乘虚入侵,而导致痹证发生。但由于机体阴阳偏胜偏衰的不同,痹证也因此有寒热不同证候的转归。《素问·痹论》中指出:"痹……或寒,或热,或燥,或湿,其故何也?……其寒者,阳气少,阴气少,病气胜,阳遭阴,故为痹热。"清·尤怡《金匮翼·热痹》中说:"热痹者,闭热于内也……脏腑经络,先有蓄热,而复遇风寒湿气客之,热为寒郁,气不得通,久之寒亦化热,则痹熻然而闷也。"肾为先天之本,藏精而主骨;肝为罢极之本,藏血而主筋;脾胃为后天之本,气血生化之源,主肌肉四肢,运化水湿。先天不足或后天失养等各种原因皆可导致肾精、肝血、脾气的不足,外邪乘虚而入,且脾胃不足,脾不运化,肾失温煦,皆致水湿内生,易于与外邪相合而致痹证的发生。李东垣认为"胃虚脏腑经络皆无所受气"则"脾病体重痛,为痛痹,为寒痹,为诸湿痹"。由此可见,肝脾肾三脏的亏损不但招致痹证的发生,而且直接影响痹证的病理发展、疾病演变以及预后。病痹以后,邪痹阻于经络气血,三脏虚损,脏腑功能失调,易于导致痰浊瘀血毒邪内生,而使病情不断变化、发展。其证候多为虚中夹实,如关节肿大、变形、僵直、肌肉萎缩、肌肉废用,甚至并发严重的脏腑痹。

2. 标在湿热伏邪,痰瘀痹阻 患者正气不足,风寒湿邪乘虚侵袭入里,内伏营阴或膜原,伏藏日久化热,湿热互结,当劳累、受到七情刺激、饮食失调或感受外邪后,引动伏邪而致发病。当外邪与湿热内邪相合时,表现为卫气同病,症见发热恶风,汗出,全身酸痛,咽痛,舌边尖红、苔薄白或薄黄,脉浮洪数等。当内伏于营分的湿热之邪因正气不足以与之抗衡而外发时,表现为气营两燔,症见高热持续不退,汗出,烦躁不安,关节疼痛,身体多处红色皮疹,尿黄,便干,舌质红或绛、苔黄燥少津,脉洪数等。湿邪偏胜时,患者表现为湿热内蕴,症见发热,日晡热甚,纳呆,关节肿痛以下肢为重,全身困乏无力,下肢沉重酸胀,身体散布红色皮疹,舌苔黄腻,脉象滑数等。热入营血,煎灼津液,炼液为痰,痰入经络而成瘰痹,流注关节而见关节肿胀。气虚无力推动血行致血行瘀滞;痰浊阻滞脉道,使血行受阻而加重瘀阻;外邪侵犯经络,寒性凝滞,气机不通,亦可导致血瘀,症见关节肌肉疼痛,痛有定处,舌暗有瘀斑等。

(1) 风寒湿邪:风寒湿邪致痹之说始见于《内经》。《素问·痹论》指出:"风寒湿三气合而杂至，合而为痹也。其风气盛者为行痹，寒气盛者为痛痹，湿气甚者为着痹。"此三因致痹说为今天痹证学说的形成、发展奠定了基础。后世医家据自身临床经验的不同，对此"三因"致痹各有所重。

（2）暑湿热邪：东汉华佗《中藏经·论痹》不仅指出风寒湿三气可以致痹，还首次提出暑邪亦可为致病因素，其曰："痹者，风寒暑湿之气中于人脏腑之为也。"对痹病的外因有了进一步的认识。至明清时期暑邪致痹说有了较大的发展，清·叶天士《临证指南医案·痹》进一步阐述："有暑伤气湿热入络而为痹者。""暑喝外加之湿热，水谷内蕴之湿热。外来之邪，著于经络，内受之邪，著于腑络。"说明暑邪侵犯人体经络亦可导致痹证的发生。湿热之邪在痹证的发生过程中也非常重要，金元医家张从正倡"痹病以湿热为源，风寒为兼，三气杂合而为痹"，强调了湿热为致痹的重要因素。温病学派的吴鞠通提出了湿聚热蒸是致痹的重要原因，并提出："痹之因于寒者固多，痹之兼乎热者，亦复不少。"说明临床上痹之热证亦较为常见。

（3）毒邪：唐·孙思邈在《备急千金要方·诸风》中提出"夫历节风着人久不治者，令人骨节蹉跌……此是风之毒害也""热毒流四肢关节肿痛"，首先提出了风毒、毒热致痹。至唐·王焘对毒邪致痹有了进一步的认识，《外台秘要·卷十三·白虎方五首》中说："白虎病者，大都是风寒暑湿之毒，因虚所致，将摄失理，受此风邪，经脉结滞，血气不行，蓄于骨节之间，或在四肢，肉色不变。"说明风寒暑湿之邪皆可成毒致痹。致痹之邪一方面来源于外感六淫之邪气，另一方面可由机体内部而生。早在《素问·痹论》中就有"阳气多，阴气少，病气胜，阳遭阴，故为痹热"之说。至《叶选医衡》更明确指出"然痹而因三气者，治之宜然。若邪郁病久，风变为火，寒变为热，湿变为痰"。

（4）痰浊瘀血内生：痰浊与瘀血都是机体在致病因素作用下产生的病理产物，又可成为新的致病因素作用于机体，使机体发生新的病理变化。痰瘀对于痹证的不同时期，有其不同病理影响。痰瘀的产生有两种情况，一是在痹证发生之前，机体可由于某些因素在体内已产生了痰瘀；二是痹证日久导致痰瘀内生。前者可由于饮食不节、饥饱无度、过食生冷，或跌仆闪挫、外伤等，或导致脾失健运、聚湿生痰，或导致血行凝滞局部形成瘀血。痰瘀在体内形成后，滞留局部，气血凝滞，肌肉筋脉失养，机体抗御外邪功能下降，外邪易乘虚侵袭，并与痰瘀相合而成痹。

3. 气阴两虚、湿热痰瘀互结为病情反复发作的根源　因患者素体虚弱，无力激发正气，鼓邪外出，故病邪深伏，正虚邪困。气虚卫外不固，外邪极易入侵，正虚邪盛，引起病情加重及反复难愈。湿性黏滞，阻滞气机，并可影响经脉气血运行，使得痰瘀交结，可使病证迁延，反复不解。热灼津液，痰阻气机，气血津液凝滞，痰瘀内阻，湿热痰瘀互结，终致病情反复发作，缠绵难愈。

# 第三节　临床表现

成人斯蒂尔病的临床表现多样，轻重不一，主要表现有发热、皮疹、关节痛、咽痛、淋巴结肿大、肝脾肿大，以及心脏、消化、神经系统损伤，具体有以下几个方面。

## 一、特征性症状

发热、皮疹、关节痛（关节炎）是成人斯蒂尔病最主要的临床症状和体征。

1. 发热　全部患者均有发热，常为高热，热型多为弛张热，少数可呈稽留热或不规则热，一般下午体温升高，次日早晨或上午降至正常，体温波动幅度可达2℃以上，热程可有间歇，常持续数周、数月甚至数年。发热与患者中毒症状不相平行，热程虽长，但患者一般情况较好，热退后患者活动、饮食如常人，体重无明显减轻。高热时可伴有畏寒、乏力、食欲减退等全身中毒症状，但是罕有寒战和抽搐。高热时患者意识清醒，抗生素治疗效果不佳。

发热为本病的重要表现之一，几乎见于所有的患者。发病初期，多为不明热。通常是突然高热，一天一个高峰，偶尔两个高峰。以高热为主，体温多超过39℃，一般在午后或傍晚时达到高峰，体温持续3~4小时后无须处理自行出汗，在早晨体温降至正常。也有患者开始为中低热，2~4周后出现高热，部分患者体温不规则，在全天任何时候都可出现高热。热型以弛张热多见，也可为不规则热和稽留热等。约半数患者在发热前有畏寒，但少有寒战。热程可持续数天至数年，反复发作。发热时皮疹、咽痛、肌肉和关节疼痛等症状加重，热退后皮疹可隐退，咽痛、肌肉和关节疼痛可减轻。多数患者虽然长期发热，但一般情况良好，无明显中毒症状，故有人称之为"逍遥热"。

2. 皮疹　大多数病例有皮疹，皮疹多在午后或发热至高峰时出现，这是本病的典型症状，具有诊断意义。表现为大小不一、形状不定的淡红色斑丘疹，麻疹样、猩红热样或多形红斑等，大多数为一过性的，偶可持续24小时或更长时间，少数患者皮疹可表现为瘀点与瘀斑。初起皮疹分布广泛，以后趋于局限，主要累及四肢和躯干，也可累及颈面部，掌跖部少见。皮疹消失后不留痕迹，一般不痒。皮疹特点如下：①不隆起或微隆起，直径2~5cm的鲜红色至桃红色斑疹或斑丘疹，压之褪色，范围可逐渐扩大或融合成片；②皮疹多随傍晚发热时出现，并随清晨热退后而消失，有昼隐夜现之特点，如不注意往往看不到；③皮疹多分布于颈部、躯干或四肢近端，也可出现于手掌和足跖；④同一患者之不同部位的皮疹形态不一，点状斑疹和成簇或融合成片的红斑往往混合存在；⑤皮疹消退后多不留痕迹，少数可遗留大片色素沉着；⑥一般无瘙痒、脱屑及皮下结节；⑦部分患者还有Kobner现象：温热及机械刺激可使皮疹加重或更明显，少数患者可出现同形反应和皮肤划痕征。除了以上典型皮疹外，少数患者可呈荨麻疹样皮疹、靶形疹、醉酒样皮损、痤疮样皮疹、弥漫性红斑、中毒性红斑、结节性红斑、出血点或湿疹等，其中以靶形和"V"形区醉酒样皮损具有特征性，有较高的诊断价值。

3. 关节痛　关节痛是本病的特征之一。关节痛的发生率在80%以上，多发生于大关节，以膝关节最早和最易受累，其他四肢的大关节亦常受累。关节疼痛可呈游走性或固定性，关节周围红肿少见，关节疼痛的程度、发生及消退与体温的升降有关。合并有滑膜炎时可有渗出性关节积液。一般不留有后遗症。

关节痛和关节炎也是本病的主要临床表现之一，其发生率为87%~98%，表现为关节及关节周围软组织疼痛、肿胀和压痛。有些患者症状可以很轻，以至于容易被忽略。早期多与发热相一致，多数为一过性，随体温下降而缓解。部分患者在发热多日或数月后才出现关节表现。最初仅影响少数几个关节，随后可发展为多个关节，关节受累数1~5处不等，也有超过5处者，大部分为3处以上。任何关节均可受累，尤以膝和腕关节最多，有半数患者出现肘、踝、髋、肩、近端指间和跖趾关节受累。虽然受累关节的外观和分布与类风湿关节炎相似，但本病的关节受累程度一般较轻，若有滑膜炎时则可有渗出性关节积液，但常轻微而短暂，很少引起关节周围骨质侵蚀和破坏及半脱位等畸形，但反复发作数年后，42%的患者可形成非侵蚀性关节强直，尤其是腕掌和腕关节持续受累者，这种强直性改变是本病的特征之一，少数颈椎、颞颌关节和跖趾关节持续受累者也可以发生关节强直。而类风湿关节炎以滑膜炎为基本病理改变，最易受累的关节是近端指间和掌指关节，关节可以发生侵蚀样改变，最终导致关节破坏和畸形而致残。因此，在关节受累上二者有着明显的区别，从而支持成人斯蒂尔病是一种独立的疾病。

## 二、其他症状

1. 咽痛　69%的患者可出现咽部疼痛，可作为AOSD早期诊断的重要指标之一。咽痛常见于发病的初期，与发热有关，表现为咽部充血，少数扁桃体肿大，热退后咽痛多消失。咽部检查可见咽部充血，咽后壁淋巴滤泡增生，有或无扁桃体肿大。咽拭子培养阴性，抗生素治疗对这种咽痛无效。

2. 淋巴结肿大 发生率为60%左右，常见于发病初期，多见于颈侧、腋下、腹股沟等处，呈对称性分布，质软，大小不一，有轻压痛，无红肿及粘连。部分患者有肺门及肠系膜淋巴结肿大，可引起腹部非固定性疼痛。淋巴结肿大可历时数天至数月，常随全身症状的缓解而消失。

3. 肝脾大 部分患者可出现肝脏和脾脏肿大，肝脏一般为轻至中度肿大，质软。约3/4的患者有肝功能异常，丙氨酸氨基转移酶升高。部分患者有黄疸，但碱性磷酸酶、γ-谷氨酰转肽酶和肌酸激酶一般正常。症状缓解后，肝脏可恢复正常。少数患者出现酶胆分离现象、亚急性重型肝炎、急性肝功能衰竭以致死亡。脾脏为轻至中度肿大、质软、边缘光滑，疾病缓解后恢复正常。

4. 心脏损害 本病的心脏损害以心包病变多见，占26%，其次为心肌炎，而心内膜炎少见。临床表现为心悸、胸闷、心律失常和充血性心力衰竭等。心包积液一般起病隐匿，多为少量，仔细听诊可闻及心包摩擦音，超声心动图可见积液，可随疾病缓解而消退，部分患者出现心包缩窄，罕见心包填塞。心肌炎可有心电图低电压、T波低平和束支传导阻滞等心电图表现。心肌病变一般不影响心脏功能。心内膜炎多较轻，且为一过性。

5. 肺和胸膜病变 可出现咳嗽、咳痰、胸闷和呼吸困难等症状。肺部损害表现为浸润性炎症、肺不张、肺出血、间质性肺炎及淀粉样变等，或出现成人呼吸窘迫综合征或肺功能不全。

6. 消化系统表现 12%~28%的患者有腹痛，其发生可能与腹膜炎、功能性肠梗阻或肠系膜淋巴结炎有关。其他表现包括全腹不适、腹泻、恶心及呕吐等。少数患者因剧烈腹痛被误诊为外科急腹症而行剖腹探查术，个别患者合并消化性溃疡、阑尾炎或胰腺炎等。

7. 神经系统病变 本病神经系统病变少见。可累及中枢和周围神经系统，出现脑膜刺激征及脑病，包括头痛、呕吐、癫痫、脑膜脑炎和颅内高压等。脑脊液检查多数正常，偶有蛋白含量轻度升高，脑脊液培养阴性。尽管对于造成神经系统损害的自身免疫损伤机制尚不确定，而且也没有发现相关的自身抗体，但是相关的促炎因子如IFN-γ、IL-6、TNF-α、M-CSF和IL-18在神经损伤的病理生理方面起重要作用，故推测是免疫介导的全身性炎症反应的表现之一。血液中升高的白细胞、活化的中性粒细胞及释放的炎性介质通过血脑屏障，进而引起脑部非坏死性免疫复合物性血管炎，影响中枢神经系统。

8. 其他临床表现 肾脏损害较少见，一般为轻度蛋白尿，以发热时明显。少数出现急性肾小球肾炎、肾病综合征、间质性肾炎及肾功能衰竭等。极少数患者有溶血性贫血、弥漫性血管内凝血和病毒感染相关性嗜血细胞综合征。少数患者病情反复发作多年后发生多部位的淀粉样变，如累及肾脏可出现长期蛋白尿，累及肠道可发生慢性腹痛、胃灼热、腹泻和便血等，累及心脏可出现低血压、浮肿和心功能不全等。另外，还可出现乏力、脱发、口腔溃疡、视网膜炎、角膜炎、结膜炎、全眼炎等。

## 三、实验室和辅助检查

1. 血常规 白细胞总数及中性粒细胞增高，常伴有核左移，白细胞总数一般在（15.0~20.0）×$10^9$/L，有的可高达100.0×$10^9$/L。多数患者有中、轻度贫血，原因可能是病程时间长、营养缺乏、水杨酸类及糖皮质激素引起的消化道出血等。疾病的活动期常有慢性病性贫血，发生率为59%~68%，一般为轻中度贫血（Hb>60g/L），多是正常细胞性或小细胞正常色素性贫血，疾病缓解后血红蛋白浓度恢复正常。反应性血小板增多常见。凝血异常少见，主要为凝血酶原时间延长，DIC罕见。

2. 血沉 绝大多数病例均有血沉增高，血沉升高多在40~100mm/h，有的高达150mm/h，血沉与发热无明显平行关系。

3. 血液骨髓学检查 血常规多表现为轻中度贫血和白细胞增高，病情活动期常有血小板增高；

中性粒细胞增高较白细胞增高更为特异，中性白细胞碱性磷酸酶（NAP）积分增高。骨髓象粒系增生活跃，形态基本正常，胞质内中毒颗粒明显，伴少数空泡形成；红系相对受抑，成熟红细胞形态基本正常或中心淡染区扩大，核质发育不平衡和噬血细胞现象少见，多数报告为感染性骨髓象。

4. **免疫学检查**　类风湿因子、核抗体阴性，免疫球蛋白增高，血清补体上升。

5. **病原学检查**　早期研究[13]提示，风疹病毒感染可能与本病有关，且可检测到风疹病毒抗体，但未得到确证；最近有研究[14]在患者血清中检测到巨细胞病毒；一项来自欧洲的报道提示[15]与肝炎病毒有联系。另外，肺炎支原体、立克次体、EB病毒、副病毒B19、HIV感染都曾被报道可能与成人斯蒂尔病有关，但目前尚不能明确感染与该病的因果关系。

6. **炎性蛋白检查**

（1）血清铁蛋白：成人斯蒂尔病是一种自身免疫性炎症性疾病，铁代谢改变导致铁蛋白合成增加，炎症直接破坏机体组织细胞导致铁蛋白释放增加；另外，独立的库普弗细胞可分泌特异铁蛋白受体清除铁蛋白。成人斯蒂尔病患者铁蛋白受体数量可能下降，库普弗细胞应是铁蛋白来源，导致SF清除下降使SF升高。严重肝损害时，肝铁蛋白释放入血，能引起SF升高，但其可无明显肝功能异常，亦未发现伴肝功损伤者SF升高更为显著。血清铁蛋白升高也见于其他疾病，如浸润性疾病（血色素沉着病、戈谢病）、感染（败血症、HIV感染）、恶性肿瘤（白血病、淋巴瘤）和巨噬细胞活化综合征等。但是AOSD患者的血清铁蛋白水平比其他自身免疫性疾病或炎症性疾病要高。一个比铁蛋白在AOSD诊断中更具特异性的指标是铁蛋白的糖基化部分，糖基化是防止铁蛋白被蛋白水解酶类水解的过程，健康受试者糖基化铁蛋白占50%~80%，炎症性疾病时降低至20%~50%，这主要是由于发生炎症时糖基化饱和，而AOSD时铁蛋白糖基化低于20%，提示除了糖基化饱和机制外，存在其他的疾病特异性机制，如组织细胞-巨噬细胞系统对非糖基化蛋白清除能力下降。研究表明[16]，糖基化铁蛋白低于20%作为诊断AOSD指标，敏感度是78%，特异性达64%。联合血清铁蛋白1000ng/mL及糖基化铁蛋白两个指标诊断AOSD，其特异性高达93%，敏感性为43%。

（2）其他：CRP可高出正常值10倍；血浆铜蓝蛋白于活动期升高；血清Fas、可溶性Fas配体、金属基质蛋白酶3水平亦升高。

7. **酶学检查**　有文献报道[17]，乳酸脱氢酶、谷丙转氨酶、谷草转氨酶可升高，认为与原发性肝损害有关。

8. **细胞因子**　致炎因子如IL-1、IL-6、IL-18、C-IFN、TNF、巨噬细胞刺激因子血清水平可升高，相应单克隆抗体可有效控制成人斯蒂尔病病情，提示致炎因子与该病发生发展有关。最近有学者认为，成人斯蒂尔病是Th2细胞因子占主导的疾病。活动期未治疗的AOSD患者外周血和组织中Th1分泌的细胞因子占优势，Th1/Th2比例增高。Th1类免疫反应主要产生IL-2、IFN-γ、TNF-α等，这些细胞因子可以活化巨噬细胞和自然杀伤细胞，指导B淋巴细胞产生LgG2a亚型，并促进细胞介导的免疫反应。此外，AOSD患者循环Th17细胞及血清中Th17分泌的细胞因子浓度显著升高，且与疾病活动性相关。

9. **影像学检查**　最常受累的关节为腕，其次是膝、近指或掌指关节。膝关节X线检查多正常，手关节X线检查可见骨质疏松、腕关节间隙狭窄、腕关节骨囊性变、非侵蚀性关节强直、掌跖关节及跖关节硬化。

超声：①骨关节病变：关节腔内暗区增宽，液暗区明显，其内可见中等回声增厚的滑膜。滑膜表面不平整，可呈结节状凸起。CDFI显示滑膜血管翳形成所致的血流信号增多，血流可显示为点状、棒状、条状。可检出动脉频谱或静脉频谱。关节软骨及软骨下骨骨质破坏，可见软骨变薄，表面不平整，回声强度改变，骨皮质的突然中断，伴下方骨髓声学增强反映骨侵蚀。②鞘周围组织水肿和积液。③肝、脾和淋巴结肿大。④肾脏肿大伴实质回声改变。⑤心肌炎表现：心脏扩大，室壁活动减弱，瓣膜口返流。⑥心包腔及胸腔内液性暗区。

# 第四节　诊断与鉴别诊断

## 一、诊断要点

成人斯蒂尔病的临床表现多样，轻重不一，主要表现：发热、皮疹、关节痛、咽痛、淋巴结肿大、肝脾肿大，以及心脏、消化、神经系统损伤等。

## 二、诊断标准

诊断主要依据 Cush 标准：

必备条件：①发热≥39℃；②关节痛或关节炎；③RF<1∶80；ANA<1∶100。

另需具备下列任何 2 项：①血白细胞≥15×10⁹/L；②皮疹；③胸膜炎或心包炎；④肝大或脾大或淋巴结肿大。

## 三、鉴别诊断

### （一）恶性肿瘤

需要与白血病、淋巴瘤、恶性组织细胞病等血液系统肿瘤相鉴别。AOSD 患者 65% 可出现淋巴结病，骨髓穿刺检查及淋巴结活检虽然在 AOSD 中无特异性，但本病诊断需排除其他疾病，对于反复发作、治疗效果不明显者，一定要多次行骨髓穿刺及淋巴结活检，以减少误诊、漏诊。尤其应注意淋巴瘤。常规体检基础上可予胸部 X 线片、腹部及妇科超声、胸腹部 CT、肿瘤标志物等筛查肿瘤，骨髓穿刺、骨扫描是排除肿瘤的有效手段，必要时辅以胃镜及肠镜等内窥镜、正电子发射计算机断层扫描（PET）、淋巴结活检及皮肤活检等病理组织检查。

### （二）感染性疾病

在感染性疾病中要特别注意败血症、组织器官的脓肿和某些病毒感染。病毒感染（乙型肝炎病毒、风疹病毒、微小病毒、柯萨奇病毒、EB 病毒、巨细胞病毒、人类免疫缺陷病毒等），亚急性细菌性心内膜炎，脑膜炎双球菌菌血症、淋球菌菌血症及其他细菌引起的菌血症或败血症，结核病，莱姆病（Lyme 病），布鲁杆菌病，梅毒和风湿热等。

### （三）其他结缔组织病

如 RA、SLE、原发性 SS、PM、混合性结缔组织病等，还有血管炎，如结节性多动脉炎、韦格纳肉芽肿病、血栓性血小板减少性紫癜、大动脉炎等。这些疾病有各自的特点，对于持续有关节炎症状的患者，定期行 X 线摄片，RF、抗环瓜氨酸多肽（CCP）抗体、抗核周因子（APF）、抗角蛋白抗体（AKA）等自身抗体检查除外 RA，并观察 AOSD 是否向 RA 转化，抗核抗体谱（ANAs）、抗中性粒细胞胞质抗体（ANCA）等自身抗体的检查有助于鉴别诊断。到目前为止尚未发现 AOSD 有相对特异的自身抗体出现，这对于与其他结缔组织病鉴别极为重要。

# 第五节 治 疗

## 一、西医治疗

关节症状轻微，无脏器病变时可单独给予足够量的非甾体抗炎药或阿司匹林（3~6g/d）。全身症状明显，并有关节炎，但无脏器病变的患者，可应用非甾体抗炎药或中等剂量的糖皮质激素。全身症状重且伴有脏器病变时，必须使用中至大剂量的糖皮质激素。对持续进行性关节炎可加用慢作用药物，必要时进行关节外科手术。糖皮质激素耐受、复发或必须持续使用中等剂量以上糖皮质激素时可加用免疫抑制剂。有内脏受累者尽早加用免疫抑制剂。

### （一）非甾体抗炎药

NSAIDs 为治疗成人斯蒂尔病的常用药，可退热及止痛。单独应用疗效有限，与慢作用药或糖皮质激素合用可有效控制病情，其后逐渐减量或停用。当本病出现系统损害时，可减少用量或不用。对仅用 NSAIDs 治疗即可控制病情者，往往提示预后良好。但对多数患者来说，不能完全控制其高热和皮疹且应用剂量较大，如吲哚美辛 150mg/d、双氯芬酸钠 150mg/d 或布洛芬 2.4g/d 等，常引起严重的不良反应，包括胃肠道出血、溃疡和肝脏损害等，甚至还有弥漫性血管内凝血的报道。

### （二）糖皮质激素

糖皮质激素是治疗成人斯蒂尔病的主要药物，它可抑制巨噬细胞产生 IL-1 和 TNF-$\alpha$，抑制巨噬细胞向 T 淋巴细胞递呈抗原并抑制花生四烯酸系列产物的生成，具有抗炎和抑制免疫反应的功能，其有效率为 76%~95%。因糖皮质激素免疫抑制作用较强，能短时间内控制病情，故多用于常规治疗用药无效，尤其是全身症状明显、关节疼痛明显，有系统损害如心肌炎、心包炎、肝肾损害，不能耐受 NSAIDs 者。一般用较大剂量如泼尼松 1mg/kg 迅速控制症状，待病情稳定后逐渐减量，最后以小剂量维持，以降低复发。对于病情危重者，可用甲泼尼龙冲击治疗。再次发热时应区分是感染还是复发，不宜盲目加大激素用量。当出现下列情况时，应及时应用糖皮质激素：非甾体抗炎药物疗效不佳或引起严重不良反应、肝功能异常、大量心包积液、心包填塞、心肌炎、严重肺炎、血管内凝血或其他脏器损害等。在激素治疗期或减量期偶尔出现的发热，可临时加用不良反应小的非甾体抗炎药。应用激素过程中应警惕可能发生的严重不良反应如撤药危象、继发感染、骨质疏松、无菌性骨坏死及诱发和加重消化道溃疡等。

### （三）免疫抑制剂及慢作用药（DMARDs）

对有突出的全身症状或非药物性的脏器损害，需长期大剂量应用糖皮质激素才能控制者，易出现激素的严重不良反应，或有应用激素的禁忌证（如糖尿病和高血压等）需尽早减量者，宜不失时机地加用免疫抑制剂如环磷酰胺、硫唑嘌呤、甲氨蝶呤和雷公藤多苷等。应用激素加免疫抑制剂治疗时，感染机会明显增加需加以重视。对关节炎有慢性化倾向者宜加用改善病情的药物，如甲氨蝶呤、硫酸羟氯喹、柳氮磺胺吡啶等。可用于激素减量时，控制病情防止复发。临床常用药物及方法：①氯喹或羟氯喹：可用于发热、乏力、皮疹、浆膜炎者。②甲氨蝶呤：甲氨蝶呤联合泼尼松安全有效，可作为首选药物。③其他：来氟米特、环磷酰胺、硫唑嘌呤、环孢素、霉酚酸酯均有一定的治疗作用，对病情较重者可静滴环磷酰胺。④免疫球蛋白：对于糖皮质激素和 DMARDs 药物不能控制病情者，可静滴免疫球蛋白，副作用小，有一定疗效。另外，若一种 DMARDs 治疗效果不满意或不能耐受，可联合应用 2 种药物或换其他 DMARDs 治疗。

#### （四）生物制剂

生物制剂为风湿性疾病的治疗开辟了一条新途径，为患者提供了更多选择，尤其是对常规治疗无效的难治性成人斯蒂尔病患者，初步证实具有良好有效性、安全性和耐受性，临床应用前景良好。

1. TNF 拮抗剂　　TNF 是一种重要的致炎因子，在类风湿关节炎、强直性脊柱炎、克罗恩病、成人斯蒂尔病患者体内均增高。TNF-α 拮抗剂已广泛应用于风湿性疾病，其治疗难治性成人斯蒂尔病亦取得一定疗效。TNF-α 拮抗剂分为 3 类：①英利昔单抗（INF）：是人/鼠嵌合的抗 TNFαIgG1k 同型链单克隆抗体，由人体恒定区和鼠类可变区组成。INF 与可溶性血浆和细胞膜表面的 TNF-α 高亲和结合，不与 TNF-β 结合，使 TNF-α 丧失生物活性，通过激活经典的补体激活途径和抗体依赖细胞介导的细胞毒作用（ADCC 作用）导致细胞溶解。一般用量为 3mg/kg 于 0、6、8 周静滴，病情严重者可加至 5mg/kg。②依那西普（ETA）：是一种完全人源化的重组可溶性 TNF p75 受体二聚体融合蛋白，与内源性可溶性受体相似。该药与可溶性血浆和细胞膜表面的 TNF-α 高亲和结合并丧失生物活性；还与 TNF-β 结合，但其抑制作用与临床疗效的关系尚不清楚。用法为每次 25mg，每周 2~3 次，病情缓解可逐渐减量。③阿达木单抗（ADA）：是完全人源化的单克隆 TNF 抗体。与可溶性 TNF 结合达到其抗 TNF 作用，但尚不知其能否与膜型 TNF 结合。ADA 具有固定补体或激发效应细胞而导致细胞裂解的潜在作用。用法为 0.25~5mg/kg，每 2 周 1 次。

感染是 TNF 拮抗剂最常见的不良反应，故应用前要排除各种感染，包括结核和乙型、丙型肝炎，应用中要提高警惕，防治感染。

2. 其他　　目前国外应用 IL-1 受体拮抗剂、IL-6 受体单克隆抗体也取得一定疗效，但其长期疗效尚需大样本研究。

综上所述，成人斯蒂尔病目前尚无统一的治疗方案，亦无根治办法。治疗原则是尽早诊断、合理治疗缓解病情、防治并发症及预防复发。由于本病临床表现不一、病情轻重不等，治疗反应差异大，应强调个体化治疗。

## 二、中医治疗

### （一）依据病因的辨证论治

中医认为，成人斯蒂尔病的发生与体质因素、气候条件、生活环境及饮食等密切相关。正虚卫外不固是其发生的内在基础，外感风湿热邪或感受风寒湿邪之后从热而化，或感受时行疫毒、暑湿之邪是其发生的外在条件。邪气痹阻经脉为其病机根本，病变多累及肢体筋骨、肌肉、关节，甚则影响脏腑。此外，恣食肥甘厚腻或酒热海腥发物，导致脾运失健，湿热痰浊内生；或七情过用导致脏腑损伤、气机紊乱，亦与热痹发生有关。

1. 外邪侵袭

（1）风热犯肺证

证候：初起见发热，恶风，咽喉肿痛，口干，口渴，发热时出疹，为丘疹，或荨麻疹色红或鲜红，但无斑块状，可有胸闷、咳嗽、头痛，可伴关节痛，口干微渴，舌边尖红苔少，脉浮数。

治法：清热解毒，疏风通络。

方药：清营汤合银翘散（《温病条辨》）加减。

水牛角（先煎）、生地黄、玄参、麦冬、金银花、连翘、萆薢、牛蒡子、竹叶、秦艽、豨莶草、甘草等。

加减：热毒化火，壮热剧痛者，加羚羊角粉、乳香、没药、葛根、黄芩；下肢出现结节、红斑者，加赤芍、浙贝、地龙；瘀热入血，皮下环形红斑明显者，加丹皮、制大黄；咽喉肿痛重者，加射干、僵蚕、浙贝；关节红肿灼痛者，加生石膏、知母、桂枝、赤芍、生地黄、桑枝、忍冬藤。

（2）湿热蕴结证

证候：身热不扬，四肢关节或肌肉局部红肿、疼痛、重着、麻木不仁或腰脊重着，或风湿结节，皮下硬痛，或红疹融合成不规则斑块，或有身肿或足肿，口苦口黏，或口渴不欲饮，大便黏滞，小便黄赤。舌质红，苔黄腻，脉滑数。

治法：清热利湿，宣痹通络。

方药：宣痹汤（《温病条辨》）加减。

防己、杏仁、滑石、连翘、山栀、薏苡仁、半夏、忍冬藤、蚕沙、赤小豆、茯苓、豨莶草、甘草等。

加减：若肌肤不仁而无疼痛者，可加用黄芪、芍药、桂枝、生姜、大枣以益气通阳、活血通痹；关节肿胀明显且疼痛者，加当归、牛膝。

（3）痰瘀热结证

证候：关节疼痛微肿，肌肤温热，胸闷或胸痛，时有憋气、心悸；胸脘痞满，纳呆，或关节疼痛，肌肤湿热，或见皮下结节或紫暗红斑。舌质暗红，舌苔黄厚或腻，脉弦滑或结代。

治法：化痰清热，祛瘀通络。

方药：小陷胸汤（《伤寒论》）加味。

瓜蒌、黄连、半夏、丹参、川芎、降香、胆南星、茯苓、片姜黄、枳实等。

加减：关节僵硬肿痛，加蜂房、蚂蚁粉、僵蚕；痰瘀日久，拘挛肿胀痛剧者，加白花蛇舌草、蜈蚣、炮山甲、白芍；肢体沉重、痞闷不舒者，加薏苡仁、防己；若神疲乏力，气虚明显者，可加黄芪；心悸明显者，加生龙骨、生牡蛎。

（4）寒热错杂证

证候：体内蕴热，复感风寒湿邪，致热痹兼夹寒湿，关节局部红肿热痛，兼见恶风畏冷，得温则舒，关节晨僵，活动后减轻，舌质红、苔白或黄，脉弦紧或滑数。

治法：温经散寒，清热除湿。

方药：桂枝芍药知母汤合麻黄杏仁薏苡甘草汤（《金匮要略》）加减。

桂枝、炮附子、麻黄、防风、杏仁、白术、薏苡仁、白芍、知母、鸡血藤、忍冬藤等。

加减：寒痛甚加羌活、川芎、细辛以温经通络；热重加生石膏、黄芩、忍冬藤以清热；关节疼痛明显可加用全蝎、蜈蚣等虫类药以通络止痛。

2. 正气亏虚

（1）阴虚内热证

证候：低热，午后潮热，倦怠乏力，心悸，烦躁易怒，关节肌肉红肿疼痛，触之发热，甚则屈伸不利，筋肉挛缩，两颧潮红，口干渴饮，大便干，小便短赤。舌质红，少苔或剥苔，脉细数。

治法：养阴清热，通络凉血。

方药：补肝散（《证治准绳》）加减。

山茱萸、熟地黄、当归、白芍、黄芪、山药、炒白术、川芎、炒枣仁、独活、五味子、木瓜、地骨皮、炙龟甲等。

加减：若口干口苦者，加黄连；大便秘结者，可加瓜蒌仁；胁胀痛甚，加鳖甲；胃脘胀满，饮食难消者，加入神曲、砂仁、鸡内金；阴虚有痰者，加川贝、桑白皮、瓜蒌；烦热口渴，舌红而干者，加黄柏、黄连、石膏、淡竹叶；腰膝酸痛、两足痿软者，加牛膝、川断、杜仲、桑寄生、薏苡仁；骨蒸潮热、盗汗溲赤者，加牡丹皮、茯苓、泽泻。

（2）气血亏虚证

证候：发作呈持续状态，患肢皮肤干燥、脱屑、萎缩或增厚，指甲呈纵向弯曲、畸形，指垫消瘦，末节指骨脱钙，指尖溃疡，可至指甲下，引起指甲和甲床分离，疼痛剧烈，甚或肢端坏疽。舌暗紫有瘀斑，脉沉涩。

治法：益气养血，祛瘀通络。

方药：八珍汤（《正体类要》）加味。

党参、茯苓、白术、生地黄、白芍、当归、川芎、黄芪、肉桂、姜黄、红花、延胡索、鸡血藤、甘草等。

加减：瘀血重，加乳香、没药，以活血行气止痛、生肌；疼痛甚，用细辛；病久肢端皮肤变薄发硬、指尖活动不灵活、指尖变形者，加丹参、赤芍、地龙、王不留行，以活血通脉。

（3）肝肾阴虚证

证候：病久关节肿胀畸形，局部关节灼热疼痛，屈伸不利，形瘦骨立，腰膝酸软。伴有头晕、耳鸣、盗汗、失眠、舌红、少苔、脉细数。

治法：滋补肝阴，舒筋通络。

方药：一贯煎（《柳州医话》）合知柏地黄丸（《医宗金鉴》）加减。

北沙参、麦冬、熟地黄、川楝子、川芎、枸杞、当归、黄柏、丹皮、龟甲（先煎）等。

加减：若关节灼热，盗汗明显加黄柏、连翘以清热；关节疼痛明显可用桑寄生、独活等品以补肝肾、祛风湿；虚热征象明显，加知母，熟地黄改生地黄。

（4）脾肾两虚证

证候：肌肉萎缩麻木，松弛无力，四肢怠惰，手足不遂，面色萎黄或㿠白，畏寒肢冷，吞咽不利，脘腹胀闷。舌淡苔白，脉沉或弱。

治法：温补脾肾，益气养血通络。

方药：补中益气汤（《脾胃论》）合真武汤（《伤寒论》）加减。

制附子、肉桂、炒白术、茯苓、黄芪、菟丝子、当归、白芍、熟地黄、淫羊藿等。

加减：日久肌肉萎缩，加僵蚕、蜈蚣；无力明显，加鹿角胶、党参；手足麻木，加鸡血藤、路路通；四肢沉重，加木瓜、土茯苓。

## （二）依据主要证候特点的辨证论治

证候是病机变化的概括，它反映了疾病的本质，对临床施治有决定性作用，所以按证候分类，对临床有很大的指导意义。以下就本病主要证候进行分类。

1. 阴虚内热证

证候：全身大小关节肌肉疼痛、灼热红肿，甚则屈伸不利，筋肉挛缩，皮疹隐隐，时有低热，午后潮热，心悸，烦躁易怒，两颧潮红，口干渴饮，大便干，小便短赤。舌质红，少苔或剥苔，脉细数。

方药：青蒿鳖甲汤（《温病条辨》）加减。

青蒿、炙鳖甲（先煎）、知母、生地黄、牡丹皮、玄参、麦冬、地骨皮、秦艽、赤芍、黄芩、生甘草、鸡血藤等。

加减：身疲乏力明显加太子参、西洋参；口干渴甚加沙参、天花粉；虚热骨蒸加秦艽、柴胡；关节痛明显加威灵仙、海桐皮、姜黄；瘰疬肿痛者，用川贝母。

2. 湿热痹阻证

证候：肌肉疼痛肿胀，四肢困重无力，身热不扬，头重如裹，或身有红斑，食少纳呆，胸脘痞闷，或腹胀便溏。脉滑数，舌红苔腻。

治法：清热利湿解毒，祛湿通络。

方药：白虎加桂枝汤合宣痹汤（《温病条辨》）加减。

知母、生石膏、黄柏、桂枝、防己、薏苡仁、泽泻、蒲公英、白花蛇舌草、玄参、丹皮、生地黄、赤芍、甘草等。

加减：关节疼痛明显，加全蝎、地龙；皮肤有红斑者，加丹皮、赤芍、生地黄以清热凉血、活血化瘀；发热、咽痛者，加荆芥、薄荷、桔梗以疏风清热、解毒利咽；热盛伤阴，症见口渴心烦者，加玄参、麦冬、生地黄以清热滋阴生津。

**3. 痰热瘀结证**

证候：手足瘀点较重，可见大量瘀斑，色暗红，手浮肿，白紫相间，下肢青斑累累。脱发、口舌糜烂，齿衄，肌衄，关节红肿疼痛，痛如针刺，肌肉灼热，酸软无力，小便短赤，自觉低热、潮热，烦躁不安，失眠，口干，但欲漱水不欲咽。舌红苔少或苔薄，舌有瘀斑，舌下络脉粗怒，脉弦细数。

治法：清热化痰，活血化瘀通络。

方药：双合汤（《回春录》）加减。

桃仁、红花、当归、川芎、白芍、茯苓、半夏、陈皮、竹沥、姜汁、延胡索、鸡血藤、甘草等。

加减：痰浊滞留，皮下有结节者，加胆南星、天竺黄；痰瘀不散，疼痛不已者，加全蝎、地龙、僵蚕搜剔络道；有痰瘀化热之象者，加黄柏、丹皮；瘀血痹阻，关节疼痛，甚至肿大、强直、畸形、活动不利，舌质紫暗，脉涩，可选桃红饮。

**4. 气阴两虚证**

证候：关节肌肉酸楚疼痛，抬举无力，局部肿胀、僵硬、变形，甚则筋肉挛缩，不能屈伸，皮肤不仁或呈板样无泽，或见皮肤结节瘀斑，伴形体瘦弱，面㿠白浮红，倦怠乏力，心悸气短汗出，眼鼻干燥，口干不欲饮，舌胖质红或有裂纹，苔少或无苔，脉沉细无力或细数无力。

治法：益气养阴，活血通络。

方药：知柏地黄丸（《小儿药证直诀》）加减。

知母、黄柏、熟地黄、山药、山萸肉、茯苓、银柴胡、青蒿、地骨皮、黄芪、白术、甘草等。

加减：若症见低热持续不退，可加鳖甲、胡黄连等以清退虚热；气血亏虚尤甚者，加鸡血藤养血通络，白术、甘草健脾益气；胃脘不适，饮食欠佳者，加炒麦芽、炒谷芽、焦山楂、鸡内金等和胃消食之品。

## （三）依据主要病程发展的辨证论治

成人斯蒂尔病治疗原则"急则治其标，缓则治其本"，急性期，发热为主者多从温病、六经辨证论治；以关节痛为主者，则宜从痹证论治。缓解期发热，正气未虚，邪实为主，从伏邪、湿温论治；若正气亏虚，可从内伤发热论治。

**1. 急性期**

（1）邪入膜原证

证候：多见于发病初期。有发热恶寒，体温多为38.5℃左右，但也可达到39~41℃，热不为汗衰，且有寒热往来之象，头身酸痛、咽痛、口干微渴，苔薄白或薄黄，脉象滑数，体检发现咽峡充血，扁桃体轻度肿大，肌肤可见少量皮疹隐现，认为辨证已非卫分证，也未完全进入气分，而系邪入募原之势。

治法：疏透清解之法。

方药：柴胡达原饮（《重订通俗伤寒论》），小柴胡汤（《伤寒论》）或蒿芩清胆汤（《重订通俗伤寒论》）化裁。

柴胡、半夏、黄芩、青蒿、生地黄、水牛角粉（冲）、玄参、知母、赤芍、紫草、金银花、连翘等。

加减：合并苔腻、便溏有夹湿表现者选加香薷、川朴、薏苡仁、苍术。病久体虚者去水牛角粉、紫草，加黄芪、当归。

（2）气营两燔证

证候：此型为成人斯蒂尔病极期，常常是临床表现达到最严重的阶段，表现为高热持续不退，汗多口渴。烦躁不安，关节剧痛，舌红苔燥，脉洪数，体温39℃以上，扁桃体中度或重度肿大，关节剧痛，皮疹泛发，此乃热毒炽盛，气营两燔。

治法：清气透营，凉血滋阴。

方药：白虎汤（《伤寒论》）合清营汤（《温病条辨》）加减。

生石膏、知母、生地黄、北沙参、紫草、黄芩、升麻、柴胡、丹皮、连翘等。

加减：身热斑疹加玄参、地骨皮、赤芍；关节痛加威灵仙。

（3）热入血分证

证候：高热，体若燔炭，躁扰，甚至神志迷蒙、谵语，发疹时见斑疹分布密集，色如胭脂或紫黑，可有衄血、吐血、便血，色鲜红或暗红，舌深绛，脉沉数实或细数。

治法：凉血解毒。

方药：犀角地黄汤（《备急千金要方》）加减。

水牛角粉（冲服）、牡丹皮、石斛、生地黄、金银花、连翘、生石膏（先煎）、玄参、知母、侧柏叶、茜草、丹参等。

加减：高热持续不退加羚羊角粉，重用生石膏；阴虚甚加麦冬；关节肿痛重者加秦艽、防己。

2. 稳定期

（1）痰瘀热结，痹阻心脉

证候：关节疼痛微肿，肌肤温热，胸闷或胸痛，时有憋气、心悸；胸脘痞满，纳呆，或关节疼痛，肌肤湿热，或见皮下结节或紫暗红斑。舌质暗红，舌苔黄厚或腻，脉弦滑或结代。

治法：化痰清热，祛瘀通络。

方药：小陷胸汤（《伤寒论》）加味。

瓜蒌、黄连、半夏、丹参、川芎、降香、胆南星、茯苓、片姜黄、枳实等。

加减：关节僵硬肿痛，加蜂房、蚂蚁粉（冲服）、僵蚕；痰瘀日久，拘挛肿胀痛剧者，加白花蛇舌草、全蝎、蜈蚣、炮山甲、白芍；肢体沉重、痞闷不舒者，加薏苡仁、防己；若神疲乏力，气虚明显者，可加黄芪；心悸明显者，加生龙骨、生牡蛎。

（2）阴虚内热，消烁真阴

证候：低热，午后潮热，倦怠乏力，心悸，烦躁易怒，关节肌肉红肿疼痛，触之发热，甚则屈伸不利，筋肉挛缩，两颧潮红，口干渴饮，大便干，小便短赤。舌质红，少苔或剥苔，脉细数。

治法：养阴清热，通络凉血。

方药：补肝散（《证治准绳》）加减。

山茱萸、熟地黄、当归、白芍、黄芪、山药、炒白术、川芎、炒枣仁、独活、五味子、木瓜、地骨皮、炙龟甲等。

加减：若口干口苦者，加黄连；大便秘结者，可加瓜蒌仁；胁胀痛甚者，加入鳖甲；胃脘胀满，饮食难消者，加入神曲、砂仁、鸡内金；阴虚有痰者，加川贝、桑白皮、瓜蒌；烦热口渴、舌红而干者，加黄柏、黄连、石膏、淡竹叶；腰膝酸痛、两足痿软者，加牛膝、川断、杜仲、桑寄生、薏苡仁；骨蒸潮热、盗汗溲赤者，加牡丹皮、茯苓、泽泻；兼有咳喘气促者，五味子加量。

（3）气血两虚，正虚邪恋

证候：病程日久，神疲乏力，面色暗淡或萎黄无华，头晕，心悸，气短，自汗，动则尤甚，唇甲发绀，形体瘦弱，关节肿痛不明显，或关节肿胀僵硬、麻木不仁，行动艰难，或夜寐不宁。舌质淡有齿痕或紫暗，苔薄白，脉细弱或结代。

治法：补气养血，祛瘀通络。

方药：三痹汤（《妇人大全良方》）加减。

党参、黄芪、当归、川芎、芍药、干地黄、独活、防风、秦艽、杜仲、川断、牛膝、茯苓、柏子仁、炒枣仁、生姜、炙甘草等。

加减：乏力气短、口干明显者，取西洋参易党参，以益气养阴；自汗明显者，加入浮小麦；上肢肩、肘、腕关节疼痛明显者，可加片姜黄、桂枝；腰酸足软，或阳痿遗精，或虚寒咳喘者，加补骨脂、胡桃肉；足踝肿痛及脚后跟疼痛明显者，可加重牛膝，另加泽兰、刺五加、生薏苡仁；心悸少寐者，加酸枣仁、柏子仁、煅龙骨（先煎）；肢节疼痛，以腰骶部酸痛明显，入夜则痛甚，按之痛剧，舌边尖有瘀点者，可加鸡血藤、石楠藤、桑寄生、威灵仙；久病顽痹而非借虫类药不足以走窜入络、搜剔逐邪者，可慎入穿山甲、全蝎、土鳖虫、白花蛇舌草等，因其有破气、耗血、伤阴之嫌，故用量宜轻，且应与扶正补益药配伍使用，并注意"衰其大半而止"。

## （四）中成药

1. 雷公藤多苷片　每次 10~20mg，3 次/日，饭后服用。具有清热解毒、祛风除湿之功效。大量实验研究表明[18]，雷公藤多苷片具有抗炎、免疫抑制作用。同时应注意其性腺抑制、骨髓抑制以及肝损伤等副作用。

2. 正清风痛宁　每次 1~4 片，3 次/日，饭前服或遵医嘱。具有祛风除湿、活血通络、消肿止痛之功效。大量实验研究表明[19]，正清风痛宁具有抗急慢性炎症、免疫抑制、镇痛、改善微循环等药理作用。应注意药物过敏、白细胞减少、胃肠道不适等副作用，并注意观察血糖和胆固醇。

3. 四妙丸　每次 6g，2 次/日，口服。具有清热利湿之功效。现代药理研究表明[20]，四妙丸配方颗粒能够缓解胶原诱导关节炎大鼠的关节炎症状，抑制关节滑膜增生和降低血清炎性因子水平。

4. 豨桐丸　每次 10 丸，3 次/日，口服。具有清热祛湿、散风止痛之功效。现代药理研究表明[21]，豨桐丸具有抑制炎症介质的作用。

5. 当归拈痛丸　每次 9g，2 次/日，口服。具有清热利湿、祛风止痛之功效。现代药理研究表明[22]，当归拈痛丸具有抗炎消肿的作用。

6. 小金丹或小金胶囊　每次 5 粒，2 次/日，口服。具有活血通络散结的功效。有助于结节的消散。现代药理研究表明[23]，小金胶囊具有调节内分泌、改善微循环的作用，可以控制结节的生长，并逐渐使其软化、减小和消失。

## （五）外治法

1. 敷贴疗法

（1）桂姜膏

①组成：肉桂、干姜各 120g，白胡椒、细辛各 60g，公丁香、生川乌、生草乌、干松各 30g，蜂蜜 680g。

②制法：蜂蜜炼成膏，同时将余药共研细末，入蜂蜜膏内，拌匀即成。

③用法：取上药膏摊在白布上。贴患处，再以绷带包扎固定。不可中途解开，敷后患处有灼热

感和奇痒，属正常现象。

④功用：温经散寒，通络止痛。

（2）痛痹膏

①组成：白芥子30g，延胡索30g，细辛10g，川乌10g，桂枝10g，乳香10g，没药10g，雷公藤10g，桑寄生10g，狗脊10g。

②制法：将以上诸药研成细末，再用白醋、甘油、酒调制成膏状。

③用法：将膏药平铺于8~12层无纺纱布上，于关节阿是穴处平整贴敷，12小时后取下，每日1次，2组疗程均为8周。

④功用：活血通络，消肿止痛。

（3）解痛布

①组成：肉桂、附子、川乌各12g，大黄9g，当归12g，地龙、僵蚕、白芍、白芷、乳香、没药、川芎、独活、秦艽各6g，半夏9g，细辛3g。

②制法：以上药物共研细末，加高粱酒适量，调成薄糊状，再加生姜汁适量，然后用脱脂棉花浸透药糊，晒干或烘干备用。

③用法：取上药棉外包纱布1层，盖贴于疼痛的关节处，用绷带包扎即可。

④功用：祛风湿，除痹痛。

（4）苍柏白芷散

①组成：黄柏、苍术、大黄各20g，青黛、冰片各10g。

②制法：上药共研细末，装瓶备用。

③用法：取本散适量，加入适量蜂蜜调成糊状，敷患处，外盖油光纸，用纱布包裹。每日换药1次，3次为1个疗程。

④功用：清热解毒，活血通络，消肿止痛。

（5）二乌外敷法

①组成：豨莶草50g，木防己、秦艽、防风、苍术、紫花地丁各30g，麻黄25g，生川乌、生草乌、生南星、生半夏、桂枝、桑枝、肉干姜、桃仁、红花、马桑树根皮、全蝎、丝瓜络各20g，细辛15g。

②用法：上药加水3000mL，煎取药汁1500mL，滤去药渣加水3000mL，煎取汁1500mL。两次煎汁得3000mL后，再加60℃烧酒100mL，冷却后装瓶备用。隔日1次，外敷或熏烤。

③功用：散寒祛风除湿，通经活络止痛。

（6）云香膏

①组成：云香、当归、白芷、白薇、白及、川乌、草乌、山甲、麻黄、生地黄、木瓜、威灵仙、桃仁、官桂、蜂房各270g，麻油28750mL，黄丹14000g。

②用法：先用麻油将各药熬炸至焦枯，去渣，下黄丹熬沸搅收膏，摊贴患处。

③功用：祛风散寒，除湿通络。

2. 熏洗疗法

（1）洪医洗药方（《慈禧光绪医方选议》）：治风湿痹痛。羌活9g，防风9g，川牛膝6g，当归9g，红花6g，防己6g，透骨草9g，甘草节6g，食盐12g，葱头7个。共煎汤，兑烧酒4.5g，趁热熏洗患处。

（2）祛风活血洗方（《中国中医秘方大全》）：治风湿阻滞，关节、肌肉、筋络酸痛，活动受限。羌活9g，川红花9g，独活9g，桂枝9g，当归12g，荆芥9g，防风9g，秦艽9g，路路通9g，煎水熏洗患处，每日2~3次，每剂可用2~3天。

（3）八仙逍遥汤（《医宗金鉴》）：防风、荆芥、川芎、甘草各一钱，当归（酒洗）、黄柏各二钱，苍术、牡丹皮、川椒各三钱，苦参五钱。装白布袋内扎口，水熬滚，熏洗患处。治风寒湿浸于筋骨血肉，肢体疼痛诸证。

（4）海桑浴：海桐皮、海风藤、桑枝各 500g，豨莶草、络石藤各 200g，忍冬藤、鸡血藤各 100g。先将热水注入浴缸内，且把上药煮沸后约 30 分钟，将所滤药液倒进浴缸热水中，水温调至 35~45℃，患者裸身浸浴于药液内。每次 15~30 分钟，每周 2 次，10 次为 1 个疗程。适用于热邪偏胜，湿热蕴蒸型。

（5）防风浴：防风、独活、桂枝、赤芍、当归、川芎、鸡血藤各 60g，续断、巴戟天、胡芦巴、川牛膝各 150g，狗脊 100g。加水适量，煮沸后约 30 分钟，倒进浴缸，药水量以能浸泡整个人体为宜。每次约 30 分钟，每周 2 次，10 次为 1 个疗程。主要用于风、寒、湿邪偏胜，瘀痰互结，阳气虚衰型。

3. 热熨疗法

（1）方法一：羌活、独活、伸筋草、鸡血藤、鹿衔草、附片、干姜、千年健、姜黄、川芎、延胡索、牛膝、乳香、没药各 30g，小茴香、透骨草、麻黄、桂枝、防风、当归、土鳖虫、全蝎各 15g，蜈蚣 3 条。用法：上药打碎装入布袋，入笼熏蒸 30 分钟，热后取出，药包洒白酒 100g，热熨患处，凉后取下，每日 1 次，6 天为 1 个疗程。注意事项：①患处用纱布或毛巾包裹防止烫伤皮肤；②药包熨患处后外用透气性差的塑料或棉被包裹，防热气外散；③热熨治疗时，防止出汗过多，尤其气温高时，注意室内通气。

（2）方法二：四子散（苏子 60g，莱菔子 60g，白芥子 60g，吴茱萸 30g），热熨治疗，将四子散用电子瓦煲加热 30 分钟，使温度达到 60~70℃，装入 6cm×10cm 的布袋中，来回热熨关节痛处 20 分钟，每天 2 次，1 周为 1 个疗程。

（3）方法三：蚕沙熨疗法。取蚕沙 500g、黄酒 200mL，将蚕沙与黄酒搅拌均匀，分装在两个布袋内，放入开水锅内的竹笼上蒸 10 分钟，然后将袋取出，趁热熨烙患处或四肢关节；也可应用炒法，将蚕沙炒热后，再加黄酒拌炒，装袋熨烙。本法活血止痛，对风湿性关节酸痛有显著疗效[24]。

（4）方法四：大青盐熨。大青盐 500g。治疗方法：把大青盐放入铁锅内，急火爆炒后，把大青盐装入布袋内，然后把布袋放在肚脐（或上述疼痛处）进行热熨，每次 30 分钟，每天 1 次。如大青盐渐渐冷却，可重新炒热再熨。大青盐熨的适应证是感受风寒所致的风湿痛、头痛、腹痛、腰痛、四肢关节疼痛以及慢性腹泻、痛经等[25]。

4. 拔罐疗法

（1）火罐法

①方法一：阿是穴及附近有关穴位拔罐，留罐 10~15 分钟。隔日治疗 1 次，10 次 1 个疗程。

②方法二：风寒湿痹者，上肢取大椎、气海、肩髃、曲池、外关；下肢选环跳、阳陵泉、昆仑、身柱、腰阳关，拔罐 10~15 分钟，每日 1 次。

（2）针罐法

取穴：华佗夹脊。手法：针刺采用 50mm 长毫针朝脊柱方向斜刺 5~10mm，留针 30~40 分钟。起针后，取背腰部的督脉及足太阳膀胱经，先在所选经脉上涂抹适量凡士林，选择罐口直径 7.5cm 的大号火罐，用闪罐法将火罐吸拔于所选经脉上，使罐内皮肤隆起 8mm 以上，以每秒 2~3cm 速度沿着所选经脉来回推动至皮肤紫红为度。走罐后选取大椎、肺俞、膈俞、心俞、肝俞及其附近瘀紫较重处，皮肤常规消毒，用三棱针点刺出血，再行拔火罐，留罐 10 分钟，出血 2~3mL 为宜。每日 1 次，10 次为 1 个疗程，连续治疗 3 个疗程后观察疗效。

## 第六节　中西医结合诊治策略与措施

### 一、针对病因病机选择中西医结合诊治

本病的确切病因和发病机制至今尚不完全清楚，目前认为可能与感染有关，感染后的变态反应，可能是慢性感染与过敏或自身免疫反应的组合。感染可能作为诱因并在急性期起一定作用，当细菌数量不多，毒力不强时，可引起抗原和抗体结合，从而引起机体变态反应。根据临床表现、实验室和辅助检查可以明确排除是否存在感染因素。如抗"O"增高，应考虑链球菌感染，在治疗过程中可以加用抗生素抗感染治疗。风疹病毒、EB 病毒、腺病毒、乙型肝炎、丙型肝炎病毒等，引起的一种过度免疫反应也与本病的发病有关，中医病因为风热毒邪，理应祛除外邪而安内，可辨证施治以银翘散、清营汤、犀角地黄汤、黄连解毒汤、清瘟败毒饮等联合西药治疗。若有低热、盗汗、咳嗽，PPD 试验强阳性或 T-Spot 阳性，胸片或肺部 CT 提示有结核病灶或虽无结核病灶但是临床高度怀疑结核感染，当予以抗结核治疗或诊断性抗结核治疗；中医病因为"痨虫"，可根据痨病辨证施治。溴剂、碘剂、口服避孕药等药物引起的必须首先停用所有可疑的药物；中医病因为药毒，亦当首先停药，再结合患者的临床表现辨证施治。针对由于感染引发的过度免疫反应，炎症指标高，病情较重的患者，在有效抗感染的前提下，可同时应用糖皮质激素或免疫抑制剂治疗。

### 二、根据疾病阶段选择中西医治疗方案

病因不明的成人斯蒂尔病，临床应当谨慎诊断为原发性成人斯蒂尔病。针对成人斯蒂尔病急性期炎症指标高，临床症状较重的病例，临床应以非甾体抗炎药、糖皮质激素、免疫抑制剂、生物制剂等西医治疗为主，中医治疗为辅。在疾病缓解期，炎症指标趋于正常，处于低疾病活动或临床缓解阶段，应尽快撤减西药，尤其是糖皮质激素，应以中医治疗为主，避免长期应用糖皮质激素和免疫抑制剂所带来的诸多副作用。对于难治性病例，可应用小剂量激素或免疫抑制剂维持治疗，但应尽可能减停。临床治疗效果不佳的患者，应进一步查找成人斯蒂尔病病因，尤其应进一步排除结核和肿瘤的可能。

### 三、重视清热泻火解毒法的临床应用

成人斯蒂尔病是各种原因导致的全身性自身免疫性疾病，临床以发热、关节痛、皮疹及咽痛为其主要症状，因此，除了针对病因治疗外，可根据临床实际情况适当应用吲哚美辛、双氯芬酸钠或布洛芬等退热治疗，糖皮质激素、沙利度胺或秋水仙碱抗感染治疗。"温病""热痹""历节风"等中医病名以及壮热、潮热、斑疹、关节肿胀疼痛等证候特点都反映了成人斯蒂尔的外感时疫、暑湿及风湿热邪，致表卫不和，气营两伤，经络关节痹阻，并内侵脏腑等基本病机，所以在中医治疗上，应以清热泻火、凉血解毒、祛湿通络为基本治法。根据成人斯蒂尔病的临床特点，临床上治疗本病的常用中药如发散风热药，如薄荷、蝉蜕；清热泻火药如石膏、知母、芦根；清热解毒药如蒲公英、蛇舌草、金银花、连翘、板蓝根、贯众、紫花地丁、大血藤；清热解毒利咽药如射干、马勃、山豆根；常用方剂如银翘散辛凉透表、清热解毒。白虎汤清热生津，清营汤清营解毒、透热养阴。犀角地黄汤清热解毒、凉血散瘀。黄连解毒汤泻火解毒。凉膈散泻火通便、清上泻下。

### 四、疾病全周期时刻顾护脾胃

《素问·评热病论》云："风雨寒热，不得虚，邪不能独伤人，脾健湿邪可去，气旺顽痹自

除。"成人斯蒂尔病在治疗过程中往往出现胃纳不佳，食入难化，脘腹痞闷，胃脘胀痛不适，嗳气恶心，食欲不振，大便稀溏，甚至大便隐血等消化道症状。究其原因，多为久服损伤脾胃之药，如非甾体抗炎药、糖皮质激素、慢作用药等。如非甾体抗炎药（NSAIDs）在发挥抗炎作用的同时，也会因前列腺素合成减少而带来不良反应，其主要副作用是胃肠道反应，临床表现为腹痛、腹胀、纳差、嗳气、腹泻、恶心、呕吐等，严重者可出现胃及十二指肠溃疡、出血及穿孔等。所谓"保得一分胃气，便增加一分生机"，脾胃为后天之本，气血生化之源，故治疗风湿病用药时应时时顾护脾胃，在治疗时可采用健脾和胃的中药配合使用，常用苍术、半夏、陈皮、藿香、佩兰、白术、白及、白芍、木香等，既可以祛除痰湿，又可以保护胃黏膜不受辛烈药物的损伤；用党参、茯苓、山药、薏苡仁、甘草健脾和胃以养后天，促进气血生成，并嘱患者服药时间宜在饭后以减少对胃的刺激。也可选用中成药联合用药，如香砂六君丸、保和丸、枳实消痞丸等。用健脾和胃之法则在很大程度上避免和抑制了这些药物的毒副作用，通过配合中药或中成药的和胃作用，使治疗药物能够发挥最大的治疗效果[26]。

## 五、增效减毒的中西医结合治疗策略

在疾病活动期应用激素阶段，激素虽具有抗炎作用，但同时纯阳之激素容易助阳化热伤阴，出现烦躁易怒、面色潮红、心悸，舌红脉数等证候，应用犀角地黄汤、清营汤、四妙勇安汤等清热凉血解毒方药既能配合激素治疗全身急性的炎症反应，减轻受累脏器病变，防止复发及保持关节功能，同时对激素助阳化热伤阴的副作用也有一定程度的遏制；在疾病缓解期，应用中医治疗后，可以快速减停西药，避免了副作用的持续存在，同时可以根据患者的体质进行调理，提高患者的生活质量；针对由于感染诱发的结节性红斑，抗感染的西药尤其是抗结核药物有胃肠道反应、肝肾功能损伤、骨髓抑制等副作用，中医药可以根据临床表现辨证施治，避免或减少西药带来的副作用。

## 六、结合现代药理应用中药方药

中医辨证可考虑结合现代药理处方用药。急性发病期，常表现为发热、咽痛、鲜红色斑丘疹和关节痛等，中医辨证为热毒炽盛，应使用清热解毒、凉血消斑的方药如犀角地黄汤、清营汤、四妙勇安汤、五味消毒饮以及黄芩、土茯苓、凌霄花、郁金、半枝莲、白花蛇舌草、重楼等，这些方药大多具有抗血管炎、抗变态反应和免疫调节等作用；在疾病缓解期，临床多表现为皮肤陈旧性结节及色素沉着，属中医辨证为痰瘀痹阻，治疗以化痰散结、活血祛瘀为主，常应用僵蚕、白附子、全蝎、丹参、鸡血藤、地龙、地鳖虫、积雪草等具有消除结节、抗血管增殖的作用的中药为主。结节性红斑也常伴有关节痛、有灼热感，其发生机理与关节滑膜变态反应及血管炎有关，中医辨证为风湿热痹，常应用祛风湿清热的鬼箭羽、忍冬藤、威灵仙、豨莶草、萆薢、土茯苓、徐长卿、独活、川牛膝等中药治疗，这些中药大多具有抗变态反应、抗炎镇痛的作用。

## 七、结合实验室检查应用中药方药

血白细胞及中性粒细胞升高，血沉、CRP 等炎症指标升高，ASO 升高明显，考虑溶血性链球菌感染，临床又见发热、咽痛、红色斑丘疹等，除了应用青霉素类或头孢菌素类抗生素抗感染治疗外，中医治疗可考虑应用金银花、野菊花、蒲公英、紫花地丁、忍冬藤、丹皮、赤芍等清热解毒、通络止痛；若只是单纯 ASO 升高，血常规、CRP 未见异常，临床未见咽喉不适，无发热，结节性红斑呈现暗红色，无明显疼痛，考虑疾病慢性炎症期，中医治疗以化瘀散结为主、清热解毒为辅，可以应用桃红四物汤加金银花、忍冬藤等活血祛瘀、清热散结。若 PPD 试验或 T-Spot 阳性，临床又无结核病的证据，可暂时不用抗结核治疗，在辨证论治的基础上应用黄芩、百部、穿破石等药物清热润肺、活血通经。现代药理研究[27]显示黄芩化学成分黄酮类（黄芩苷）具有抗炎、抗病原微生物（抗内毒素）、解热、保肝利胆、镇静作用，尤其是黄芩苷、黄芩素及黄酮类化合物具有抗免疫反应作用；百部煎剂对多种致病细菌和人型结核杆菌等都有不同程度的抑菌作用；柘木根（穿破石别名）乙醇提取物有较好的抗结核菌作用。

## 八、结合临床症状的中医特色疗法

对于该病引起的关节及肌肉症状，在辨证论治的基础上灵活运用中药或中成药内服的同时可选用以针刺与刺络放血疗法，取穴多为局部围刺和循经取穴，火罐和刺络放血法在排除禁忌证前提下也可以加用。也可以在病变局部进行膏药外敷，或者将中药调配好装入布包加热至60~70℃来回热熨关节痛处，定期中药熏洗对关节症状的缓解也有很有效的辅助作用。发热患者在口服药物的同时也可以直肠给药，常用一些退热的中药（如柴胡、黄芩、葛根、薄荷、枳实、大黄、金银花、连翘、石膏、知母、大青叶）煎汤灌肠，或以退热的中成药灌肠，如双黄连制剂、复方大柴胡汤等都有不错的退热效果。还可以针刺一些人体的退热穴位如十宣、委中、曲泽、百会、印堂、太阳穴等，对于实热和高热的患者还可以使用刺血疗法。治疗咽痛可以用到中药离子电流导入，中药煎剂超声雾化吸入等直接作用于咽痛部位。治疗皮疹，如果皮损处糜烂渗液明显者，以中药湿敷，常用马齿苋或黄柏或生地榆，皮损干燥瘙痒者、皮损角化肥厚或鳞屑多者、皮损肥厚皲裂者可使用中药熏洗。梅花针疗法用于慢性湿疹皮肤肥厚，对于苔藓样变者，可用梅花针点叩局部患处皮肤至微微充血，或采用放血疗法，梅花针点叩出小出血点再拔罐。艾灸、刮痧疗法和耳穴压丸对该病的各个症状都有一定辅助治疗效果。

# 第七节　名医经验

## 一、焦树德经验

焦树德指出热痹为风寒湿三气杂至痹而化热所致，病机以热盛为主，治疗总则是"新邪宜急散，宿邪宜缓攻""贵乎宣通"。有时还要结合通腑泄热、清热解毒、活血祛瘀等法，随证出入。热痹的特点是患病的关节或肢体某处红肿热痛，局部发热，或兼有全身发热，痛处喜凉爽，甚至剧痛手不可近。还可兼有口渴、口唇干裂、尿黄赤、便秘等症。此为三气之邪从阳化热所致。若患者阳气素盛，或为阳性体质，或受邪之前已有伏热，或病久伤阴，则三气之邪从阳化热而发为热痹。也有因受湿热，风从阳化，寒从风化，闭而成热痹者。兼有表证者，可见于初起时发热恶寒（发热多于恶寒），头痛，全身酸痛，甚或肢体挛痛，或走注疼痛，口干或渴，脉象浮数。里热证者，则可见高热，但恶热不恶寒，无明显头痛，关节、肢体热痛不欲盖衣被，口渴有汗，舌苔黄，脉象洪数。若湿邪郁蒸，郁于经络不得宣散者，则身热缠绵不易退，或兼有轻微恶寒，骨节烦痛，红肿嗜卧，面色萎黄不泽，舌苔或黄或白，或灰滞，但多厚腻，脉象滑数。兼有血瘀者，关节、肢体等处可见红斑或红疹、红点、紫癜，舌上可有瘀斑。

**医案举例**：杨某，女，21岁，工人。1962年5月3日初诊。

20日前，在劳动后，突然两膝关节肿痛，两踝、两脚亦肿痛，不能行走，肿处皮肤略红，扪之发热，内有热痛感，两小腿有散在的几个小红斑，僵硬有触痛。由其父亲背来就诊。舌苔略黄，脉滑数。辨证：风寒湿三邪杂至，痹于经络，关节郁闭化热而发为热痹。治法：祛风，清热，活络，散痹。方予清热散痹汤加减：桑枝15g，桂枝6g，赤芍药、白芍药各10g，知母10g，地龙6g，木瓜10g，防己10g，槟榔10g，忍冬藤15g，威灵仙10g，乳香、没药各3g，牛膝10g。日1剂，水煎服。3剂。1962年5月8日其父代诊，连续服药5剂，现膝足关节疼痛、红肿均显著减轻，已能下床扶杖行走。嘱续服上方3~6剂。1962年10月追访：上方共服12剂，膝足关节肿痛完全消失，未再复发。

## 二、张伯臾经验

张伯臾认为，热痹以关节红肿热痛为主症，多由感受风、寒、湿邪，郁久化热，或直接感受湿热之邪而来。张老认为，热痹易识，然热痹的同中之异却易为疏忽，虽皆热痹，然表现却不尽相同。治疗当辨清证型，用药有所针对，才能收到佳效。张老治热痹大体分为三种情况：

（1）有发热之热痹：此种多见于热痹初起，由外感引发者，多见于风湿热、风湿性关节炎的早期，临床除关节部红、肿、热、痛外，尚有发热，体温在38℃左右，若并见微恶寒，少汗，口干，舌苔黄，脉浮数者，可用麻黄连翘赤小豆汤加味，以解表利湿清热，若不恶寒则直接以浮萍代麻黄，这样解表更切病机。若见高热汗出，口渴苔黄，此为热重表轻，宜投白虎加桂枝汤，效果甚好。张老谓：白虎为辛凉重剂，虽桂枝为热性，然仅一味，问题不大，可通络，且寒温相反相成，妙在其中，不可畏热而忽视。另外还可加西河柳、忍冬藤、虎杖等清热。张老告诫："热痹之证热重湿轻，化湿之药不宜过用，且选用祛湿药不宜过用刚燥，以防伤津，对病不利，以苡仁、防己之类为妥，消肿止痛可取乳香、没药、赤芍等。"

（2）无发热之热痹：此型虽体温不高，但仍可见口干而渴，心烦，尿黄，大便难，舌苔干、少津等，多见于风寒湿痹，夹有化热之象，此时若单用温药去治寒湿，或独以祛风药散之皆不宜，治当兼顾，可取桂枝芍药知母汤加减治疗。张老谓："此方组方温药偏多，有麻黄、附子、桂枝、生姜等多味，寒性药偏少，仅芍药、知母两味，若把风、寒、湿三者与热之间划比例，前者约占十分之七，后者约占十分之三者，用此方较为适合，临床可据此进行调整，若热偏重，风、寒、湿偏少者，可去桂枝、附子；热重还可加石膏、黄芩、忍冬藤等。"

（3）火毒引起之热痹：此证多为热痹化火所致，症见关节红肿，痛如火灼、刀割，夜轻日重，号叫不安，有的可见发热，斑疹，舌红干，脉弦数，此为火热深入筋骨血分，有的兼有伤阴之象，张老认为："此种痹证，火毒为主因，不要囿于痹证皆因风、寒、湿，治疗当针对病机，可取《千金》犀角汤。此方纯为凉药组成，既有凉血又有泻火。方中犀角缺药可代之以广角粉，大黄量大取其泻火，升麻量大取共解毒。见有皮肤红斑还可加用生地、丹皮、玄参，生地量宜大。"

**医案举例：** 胡某，女，49岁。初诊：1983年4月5日。

主诉：4年来经常低热或高热，高热时体温可达38~40℃。热前先有两肩恶寒，无汗。形体消瘦，体重由60kg减至40kg。右肢及左肘肿痛，便秘口渴，肘膝关节稍变形（血沉100mm/h，风湿乳胶试验阳性），外院拟诊类风湿关节炎。诊查：脉细，舌光红。辨证：证由肾气素虚，肝血不足，初则感受风寒，久则郁而化热，由筋入骨，以致关节变形。治法：目前虚实寒热夹杂，拟扶正祛邪法。处方：制川乌9g（先煎），生甘草9g，桂枝3g，大生地15g，生川大黄4g（后下），肥玉竹12g，赤芍15g，白芍15g，炒知母9g，忍冬藤15g，络石藤15g，汉防己12g，丹参15g。

二诊：4月12日。前以寒温并用，肘膝关节疼痛稍减，舌虽光红而有津，但大便仍干结量少，目赤如鸠。药后阴液稍增，血热未去。再拟前法加清血之品。前方去忍冬藤，加生川大黄6g（后下），炒丹皮9g，木贼草12g。7剂。

三诊：4月19日。右膝左肘关节肿痛已退，低热亦减，便秘已转间日一行，两目干涩，唇燥口干，纳食稍增，肩冷虽除，但后项仍有冷感。舌红边带灰，干糙已转润，脉沉细。寒热错杂之邪得润，正虚津液未复。再拟调阴阳，生津液，活血通络。处方：仙茅12g，淫羊藿12g，炒知母6g，炒黄柏6g，当归10g，鲜生地15g，肥玉竹12g，金石斛15g，大麦冬10g，赤芍12g，白芍12g，忍冬藤12g，络石藤12g，生川大黄6g（后下），4剂。

四诊：4月24日。肘膝关节痛止未发，但目眦干涩（眼科诊断为结膜炎）；便秘已通，口角碎痛。舌红少苔，脉细弱不数。邪热虽去，阴液耗伤仍在，再拟滋养阴液而和血脉。处方：川石斛

18g（先煎），鲜生地 15g，京玄参 10g，大麦冬 10g，炒白芍 15g，炙甘草 6g，丹参 15g，天花粉 12g，菟丝子 12g，枸杞子 10g，鲜首乌 20g，火麻仁 15g，7 剂。

五诊：5 月 3 日。肘膝肿痛、低热均退，但舌红绛而光，口渴目糊干涩稍减，肩部仍感恶寒，便艰。脉沉细。据脉证，肾气不足，阴阳俱虚，以阴液损伤偏重。再拟滋阴为主，佐以养阳调治。

处方：生地黄 10g，熟地黄 10g，怀山药 12g，北沙参 12g，天冬、麦冬各 9g，川石斛 18g（先煎），枸杞子 10g，菟丝子 12g，仙茅 10g，丝瓜络 9g，炒杜仲 12g，火麻仁 12g，鲜首乌 20g，7 剂。

## 三、范永升经验

范永升认为[28]，成人斯蒂尔病的基本病机是邪郁少阳、毒瘀互结。基于此，每以小柴胡汤加减治疗。柴胡味苦、微寒，能透泄与清解少阳之邪，并能疏泄气机之郁滞，使少阳之邪得以疏散为君。黄芩苦寒，清泄少阳之热，为臣药。柴胡之升散，得黄芩之清泄，两者相伍，而达到和解少阳的目的。半夏、生姜和胃降逆止呕，人参、大枣益气健脾，炙甘草助人参、大枣扶正，且能调和诸药为使。诸药合用使邪气得解，枢机得利，则诸症自除。AOSD 热势常较盛，故多合用金银花、连翘、蒲公英、牡丹皮、大青叶、青蒿等以加强清热之力。本病症状反复发作，患者多有毒瘀互结，对此常加以解毒祛瘀药，如七叶一枝花、白花蛇舌草、僵蚕、蜂房、丹参、桃仁、川芎等。

**医案举例**：钟某，女，27 岁。2006 年 4 月 5 日因"感冒"后高热不退、咽痛，在当地医院以"发热待查"住院。

入院后经用多种抗生素治疗均未获效，住院期间患者出现红色斑丘疹、关节痛症状，查血白细胞 $12.0 \times 10^9$/L，中性粒细胞 71%，血红蛋白 89g/L，白蛋白 32g/L，血沉 47mm/h，C 反应蛋白 48.6mg/L，ANA1 160，抗"O"40IU/mL。B 超：肝、脾轻度肿大，确诊为 AOSD。治疗改用泼尼松口服，每日 75mg，1 周后获效，体温降至 37℃以下，皮疹消退，关节痛减轻，泼尼松逐渐减量至每日 10mg，于 2006 年 4 月 26 日出院。出院后未继续服用泼尼松，又出现发热、皮疹、关节痛等症状，因不愿服用激素，于 2006 年 5 月 12 日来门诊求治。诊见：发热体温 37.8℃，关节酸痛，皮肤粗糙未见皮疹，体倦，寐差，时觉烘热，口苦，舌质淡红、苔薄，脉弦，证属邪热蕴结、毒瘀痹阻，治拟和解枢机、解毒祛瘀。以小柴胡汤加减。处方：柴胡 10g，黄芩 12g，姜半夏 9g，炙甘草 9g，大枣 15g，桂枝 9g，金银花 12g，青蒿 30g，七叶一枝花 18g，白僵蚕 9g，凌霄花 9g，夜交藤 30g，淮小麦 30g，炒白芍 30g，桃仁 12g，佛手 10g，7 剂，水煎服。

二诊：发热减轻，午后为甚，颧部烘热，关节酸痛，口苦，寐差，体倦有所清减，舌质暗红、苔薄腻，脉细，拟清解芳化、解毒祛瘀，上方去佛手片，加茯苓 12g，厚朴花 9g，赤芍 18g，7 剂。

三诊：体温正常，午后及夜间热甚，关节酸痛，盗汗，体倦，眠差，舌质暗红、苔薄，脉细，上方去厚朴花，七叶一枝花加至 20g，加稽豆衣 10g，扁豆花 10g，14 剂。

四诊：体温正常，诸症好转，唯手足心热、关节酸痛，上方去豆衣、扁豆花、柴胡，加银柴胡 10g，桑寄生 15g，14 剂。药后患者病情进一步改善，以滋阴清解之法调治月余而愈。

# 第八节　中西医调护

成人斯蒂尔病护理调摄的目的在于使患者体温下降，最终使体温恢复正常，减少能量消耗，减轻贫血现象；预防合并症；维持适当的营养及体液平衡；避免感染；注意口腔卫生，忌食刺激性食物；改善肌肉疼痛状况，寻求克服肌肉疼痛的机理，降低疼痛频率，针对病情，找出预防肌肉疼痛的方法；防止发生失用性肌萎缩及其他并发症。在饮食调摄方面，苦瓜、苦菜、马齿苋、丝瓜等食物，具有清热解毒的功效，可以缓解局部发热、发痛等；薏苡仁、豆腐、芹菜、山药、扁豆等食物,具有健脾利湿的功效,可用于缓解肿胀症状;蛇类、虫类等活血通络祛风止痛的食品,既可做菜,也可泡酒后饮用,可以缓解局部的红肿热痛症状,还可起到防止病变向其他关节走窜的作用,因此是作用较强的食物;鳝鱼性温善窜,有舒筋活络、祛风除湿等功能,可缓解局部红肿热痛,防止病变向其他关节走窜,并对肩肘关节活动障碍效佳。在生活起居方面,注意锻炼身体,增加机体抗病能力,不要过度疲劳、过度消耗,戒烟戒酒。在精神调护方面,本病病程长,病情缠绵难愈,导致部分患者心情烦躁,情绪低落,精神负担重,应注重患者的情志变化,做好心理调适,稳定其情绪,排除不良刺激。

## 第九节　预后转归

成人斯蒂尔病预后良好,但复发率较高。1/2~2/3 的患者治疗后可以完全缓解,约 1/3 的患者经过 1 次或者几次复发后也可以彻底缓解。多数患者缓解后易反复发作。还有慢性持续活动的类型,最终表现为慢性关节炎,出现软骨和骨质破坏,酷似类风湿关节炎。本病的病死率为 4% 左右。国外文献报道,本病 80% 可以周期性发作。近年来,随着对本病认识的深入,不断有 AOSD 合并严重脏器损伤的报道,如本病合并急性呼吸窘迫综合征,肝衰竭、肾炎、中枢神经系统病变、甲状腺危象等。虽然发病率较低(5% 以下),但是一旦出现将会使本病的治疗难度加大[29]。

## 第十节　诊治指南(方案或共识)

### 中华医学会风湿病学分会 2010 年"成人斯蒂尔病诊断及治疗指南"[30]

斯蒂尔病本是指系统型起病的幼年型慢性关节炎,但相似的疾病也可发生于成年人,称为成人斯蒂尔病(adult onset Still's disease,AOSD)。本病曾被称为"变应性亚败血症",1987 年以后统一称为 AOSD。本病病因尚不清楚。临床特征为发热、关节痛和(或)关节炎、皮疹、中性粒细胞增多,严重者可伴系统损害。由于无特异性的诊断方法和标准,诊断及鉴别诊断较为困难。诸多资料证明某些疾病的早期阶段,如肿瘤、感染性疾病、类风湿关节炎(RA)、强直性脊柱炎(AS)、系统性红斑狼疮(SLE)、皮肌炎/多肌炎(PM/DM)、干燥综合征(SS)等风湿性疾病,酷似 AOSD 样的特征。故需排除肿瘤、感染以及其他结缔组织病后才考虑其诊断。某些患者即便诊断为 AOSD,也需要在治疗中密切随诊,以进一步除外上述疾病的可能。本病男女患病率相近,散布世界各地,无地域差异。好发年龄为 16~35 岁,亦可见到高龄发病。

#### (一)临床表现

1. 症状和体征

(1)发热:是本病最常见、最早出现的症状。80% 以上的患者呈典型的弛张热,体温常达 39℃以上。

(2)皮疹:是本病的另一主要表现,约见于 85% 以上的患者,典型皮疹为橘红色斑疹或斑丘疹,有时皮疹形态多变,可呈荨麻疹样皮疹。皮疹主要分布于躯干、四肢,也可见于面部。本病皮疹的特征是常与发热伴行,常在傍晚开始发热时出现,次日晨热退后皮疹亦消失。

(3)关节及肌肉症状:几乎 100% 的患者有关节疼痛,关节炎发生率在 90% 以上。膝、腕关节最常累及,其次为踝、肩、肘关节,近端指间关节、掌指关节及远端指间关节亦可受累。发病早期受累关节少，以后可增多呈多关节炎。不少患者受累关节的软骨及骨组织可出现侵蚀破坏，故晚期有可能出现关节僵直、畸形。肌肉疼痛常见，约占80%以上。多数患者发热时出现不同程度的肌肉酸痛，部分患者出现肌无力及肌酶轻度增高。

（4）咽痛：多数患者在疾病早期有咽痛，有时存在于整个病程中，发热时咽痛出现或加重，退热后缓解。可有咽部充血、咽后壁淋巴滤泡增生及扁桃体肿大，咽拭子培养阴性，抗生素治疗无效。

（5）其他临床表现：可出现周围淋巴结肿大、肝脾大、腹痛（少数似急腹症）、胸膜炎、心包积液、心肌炎和肺炎。较少见的有肾脏损害、中枢神经系统异常、周围神经系统损害。少数患者可出现急性呼吸衰竭、充血性心力衰竭、心包填塞、缩窄性心包炎、弥漫性血管内凝血、严重贫血及坏死性淋巴结病。

（6）滑液和浆膜腔积液：白细胞增高，呈炎性改变，其中以中性粒细胞增高为主。

2. 实验室检查

（1）血常规及红细胞沉降率：在疾病活动期，90%以上患者中性粒细胞增高，80%左右的患者血白细胞计数≥$15×10^9$/L。约50%的患者血小板计数升高，嗜酸粒细胞无改变。可合并正细胞正色素性贫血。几乎100%的患者红细胞沉降率（ESR）增快。

（2）肝酶：部分患者肝酶轻度增高。

（3）血液细菌培养：阴性。

（4）类风湿因子（RF）和抗核抗体（ANA）：阴性，仅少数患者可呈低滴度阳性。血补体水平正常或偏高。

（5）血清铁蛋白（SF）和糖化铁蛋白：SF升高和糖化铁蛋白比值下降对诊断AOSD有重要意义。本病SF水平增高，且其水平与病情活动呈正相关。因此SF不仅有助于本病诊断，而且对判断病情是否活动及评价治疗效果有一定意义。糖化铁蛋白比值下降是本病的另一个实验室特征，比SF更具特异性。为了防止铁蛋白被蛋白水解酶降解，健康人铁蛋白的50%~80%被糖基化，本病由于糖基化的饱和作用使糖化铁蛋白下降至<20%，但是糖化铁蛋白不能作为评价疾病活动和疗效的指标，因为它在疾病缓解很多个月后仍然是减低的。

## （二）诊断要点

1. 诊断标准

本病无特异性诊断方法，其诊断建立在排除性诊断的基础上。国内外曾制定了许多诊断或分类标准，但至今仍未有公认的统一标准。推荐应用较多的是美国Cush标准和日本标准（Yamaguch标准）。

（1）Cush标准

必备条件：①发热≥39℃；②关节痛或关节炎；③RF<1∶80；ANA<1∶100。

另需具备下列任何2项：①血白细胞≥$15×10^9$/L；②皮疹；③胸膜炎或心包炎；④肝大或脾大或淋巴结肿大。

（2）日本标准

主要条件：①发热≥39℃并持续1周以上；②关节痛持续2周以上；③典型皮疹；④血白细胞≥$15×10^9$/L。

次要条件：①咽痛；②淋巴结和（或）脾肿大；③肝功能异常；④RF和ANA阴性。

此标准需排除：感染性疾病、恶性肿瘤、其他风湿性疾病。符合5项或更多条件（至少含2项主要条件），可做出诊断。

2. 诊断及鉴别诊断

（1）诊断要点：如出现下列临床表现及阳性的实验室检查结果，应疑及本病：①发热是本病最突出的症状，出现也最早，典型的热型呈弛张热，一般每日1次。②皮疹于躯干及四肢多见，也可见于面部，呈橘红色斑疹或斑丘疹，通常与发热伴行，呈一过性。③通常有关节痛和（或）关节炎，早期呈少关节炎，也可发展为多关节炎。肌痛症状也很常见。④外周血白细胞显著增高，主要为中性粒细胞增高，血培养阴性。⑤血清学检查：多数患者 RF 和 ANA 均阴性。⑥多种抗生素治疗无效，而糖皮质激素治疗有效。

（2）鉴别诊断：在诊断 AOSD 之前应注意排除下列疾病。

①恶性肿瘤：白血病、淋巴瘤、恶性组织细胞病等血液系统肿瘤。65% 的 AOSD 患者可出现淋巴结病，骨髓穿刺检查及淋巴结活检虽然在 AOSD 中无特异性，但本病诊断需排除其他疾病，对于反复发作、治疗效果不明显者，一定要多次行骨髓穿刺及淋巴结活检，以减少误诊、漏诊。尤其应注意淋巴瘤。还有随访报道支气管肺癌、纵隔肉瘤样癌、腹膜后网织细胞肉瘤等。常规体检基础上可予胸部 X 线片、腹部及妇科超声、胸腹部 CT、肿瘤标志物等筛查肿瘤，骨髓穿刺、骨扫描是排除肿瘤的有效手段，必要时辅以胃镜及肠镜等内窥镜、正电子发射计算机断层扫描（PET）、淋巴结活检及皮肤活检等病理组织检查。

②感染性疾病：在感染性疾病中要特别注意败血症、组织器官的脓肿和某些病毒感染。病毒感染（乙型肝炎病毒、风疹病毒、微小病毒、柯萨奇病毒、EB 病毒、巨细胞病毒、人类免疫缺陷病毒等）、亚急性细菌性心内膜炎、脑膜炎双球菌菌血症、淋球菌菌血症及其他细菌引起的菌血症或败血症、结核病、莱姆病（Lyme 病）、布鲁杆菌病、梅毒和风湿热等。

③其他结缔组织病：RA、SLE、原发性 SS、PM、混合性结缔组织病等，还有血管炎：如结节性多动脉炎、韦格纳肉芽肿病、血栓性血小板减少性紫癜、大动脉炎等。这些疾病有各自特点，对于持续有关节炎症状的患者，应定期行 X 线摄片，RF、抗核周因子（APF）、抗角蛋白抗体（AKA）、抗环瓜氨酸肽（CCP）抗体等自身抗体检查除外 RA，并观察 AOSD 是否向 RA 转化，抗核抗体谱（ANAs）、抗中性粒细胞胞质抗体（ANCA）等自身抗体的检查有助于鉴别诊断。到目前为止尚未发现 AOSD 有相对特异的自身抗体出现，这对于与其他结缔组织病鉴别极为重要。

## （三）治疗

本病尚无根治方法，但如能及早诊断、合理治疗，可以控制发作、防止复发。急性发热炎症期的治疗可首先单独使用非甾体消炎药（NSAIDs）；对单用 NSAIDs 不缓解者，加用糖皮质激素，常用泼尼松 0.5~1mg/（kg·d）；仍不缓解或激素减量复发，加用改变病情抗风湿药物（DMARDs），首选甲氨蝶呤（MTX）；病情控制不满意，在 MTX 基础上，联合其他 DMARDs，部分难治或重症患者，可配合糖皮质激素冲击治疗，必要时予生物制剂。缓解后逐个减停 DMARDs，到单予 MTX 维持，同时递减激素用量，过渡到仅予 NSAIDs，然后停药观察。

1. NSAIDs　急性发热炎症期的治疗可首先单独使用，约有 1/4 的 AOSD 患者，经合理使用 NSAIDs 可以控制症状，使病情缓解，通常这类患者预后良好。一般 NSAIDs 需用较大剂量，病情缓解后应继续使用 1~3 个月，再逐渐减量。定期复查肝功能、肾功能及血常规，注意不良反应。

2. 糖皮质激素　对单用 NSAIDs 无效，症状控制不好，常用泼尼松 0.5~1mg/（kg·d），待症状控制、病情稳定 1~3 个月以后可逐渐减量，然后以最小有效量维持。有系统损害、病情较重者应使用中到大量糖皮质激素。病情严重者如顽固发热、重要脏器损害、严重血管炎、ESR 极快、常规 DMARDs 联合治疗半年以上效果差，需用大剂量激素［泼尼松≥1.0mg/（kg·d）］，也可用甲泼尼龙冲击治疗，通常剂量每次 500~1000mg，缓慢静脉滴注，可连用 3 天。必要时 1~3 周后可重复使用，间隔期和冲击后继续口服泼尼松。长期服用激素者应注意感染、骨质疏松等并发症。及时补充防治骨质疏松的相关药物，如抑制破骨细胞的双膦酸盐、活性维生素 D。

3. DMARDs　激素仍不能控制发热或激素减量即复发者，或关节炎表现明显者，应尽早加用 DMARDs。使用 DMARDs 时首选 MTX；单用 MTX 仍不缓解，或转入以关节炎为主要表现的慢性期时，在此基础上，采用联合其他 DMARDs 策略。如患者对 MTX 不能耐受或疗效不佳可改用或联合使用来氟米特（LEF），在使用 LEF 基础上还可与其他 DMARDs 联合。常用的 DMARDs 如下。

（1）MTX：口服、肌肉注射或静脉注射均有效。口服 60% 吸收，每日给药可导致明显的骨髓抑制和毒性作用，临床多采用每周 1 次给药。常用剂量为每周 7.5~20mg，个别重症患者可以酌情加大剂量。常见的不良反应有恶心、口腔炎、腹泻、脱发、皮疹，少数出现骨髓抑制、肝功能受损和肺间质病变，也可引起流产、畸胎和影响生育能力。服药期间，应定期查血常规和肝功能。

（2）LEF：剂量为 10~20mg/d。主要不良反应有腹泻、瘙痒、高血压、肝酶增高、皮疹、脱发和一过性白细胞和血小板下降等，也有引起间质性肺炎的报道。服药初期应定期查肝功能和血常规。因有致畸作用，故孕妇禁服。

（3）抗疟药：有氯喹（每片 250mg）和羟氯喹（每片 100mg 或 200mg）2 种。该药起效慢，服用后 3~4 个月疗效达高峰，至少连服 6 个月后才能宣布无效，有效后可减量维持。用法：氯喹 250mg/d，羟氯喹 200~400mg/d。本药有蓄积作用，服药半年左右应查眼底。另外，为防止心肌损害，用药前应常规查心电图，有窦房结功能不全、心率缓慢、传导阻滞等心脏病的患者应禁用。其他不良反应有头晕、头痛、皮疹、瘙痒和耳鸣等。国外报道羟氯喹安全性较氯喹明显提高。

（4）硫唑嘌呤（AZA）：口服后约 50% 吸收。常用剂量 1~2mg/（kg·d），一般 100mg/d，维持量为 50mg/d。不良反应有脱发、皮疹、骨髓抑制（包括白细胞及血小板减少、贫血）。胃肠道反应有恶心、呕吐，可有肝损害等。服药期间应定期查血常规和肝功能等，用药最初的 8 周，应每周至少复查全血细胞计数 1 次。

（5）柳氮磺吡啶（SASP）：一般服用 4~8 周后起效。从小剂量逐渐加量有助于减少不良反应，使用方法：每日 250~500mg 开始，之后每周增加 500mg，直至每日 2.0g，如疗效不明显可增至每日 3.0g，如 4 个月内无明显疗效，应改变治疗方案。主要不良反应有恶心、呕吐、厌食、消化不良、腹痛、腹泻、皮疹、无症状性转氨酶增高和可逆性精子减少，偶有白细胞、血小板减少，对磺胺过敏者禁用。服药期间应定期查血常规和肝功能。

（6）环孢素 A（CsA）：LI 服起始量为 3~5mg/（kg·d），维持量为 2~3mg/（kg·d）。常见的不良反应包括高血压、肝毒性、肾毒性、神经系统损害、继发感染及胃肠道反应等。此外，重症患者还可使用环磷酰胺（CTX）治疗。CTX 有冲击疗法及小剂量用法，两者相比较，冲击疗法不良反应较小。冲击疗法为 500~1000mg/m² 体表面积，每 3~4 周 1 次，均经静脉滴注。小剂量为 1~2mg/（kg·d），一般 100mg/d，维持量为 50mg/d。常见的不良反应包括恶心呕吐、骨髓抑制、出血性膀胱炎及膀胱癌（我国较少见）、肝损害及黄疸、脱发、感染、致畸和性腺抑制。

DMARDs 用药过程中，应密切观察所用药物的不良反应，如定期观察血常规、ESR、肝功能、肾功能。还可定期观察血清铁蛋白，如临床症状和体征消失，血常规正常，ESR 正常，血清铁蛋白降至正常水平，则提示病情缓解。病情缓解后首先要将激素减量，但为继续控制病情，防止复发，DMARDs 应继续应用较长时间，剂量可酌减。

4. 生物制剂　是难治、复发、重症和高度活动的 AOSD 的治疗新途径，抗肿瘤坏死因子-α、抗白细胞介素（IL）-1 受体制剂和抗 IL-6 受体制剂等国外已开始用于治疗 AOSD。

5. 其他　部分植物制剂，如雷公藤多苷、青藤碱、白芍总苷已应用于多种风湿性疾病的治疗。在本病慢性期，以关节炎为主要表现时亦可使用。

# 第十一节　中西医临床研究进展

## 一、临床辨治

### （一）中医辨证分型

刘健[31]根据多年临床诊疗实践及文献记载，认为素体禀赋不足、阴血亏虚为本病发病的内因，而湿热、痰瘀是其病理关键，引起疾病迁延不愈，反复发作。在临床诊疗当中，以滋阴清热解毒为主，辅以健脾利湿、活血化瘀、宣痹通络等法，疗效十分显著。对于阴虚内热证，治以养阴清热、通络凉血，方药使用青蒿鳖甲汤加减，常用青蒿、炙鳖甲、知母、生地黄、牡丹皮、玄参、麦冬、地骨皮、豨莶草、生甘草等药物；对于湿热痹阻证，治以清热利湿解毒、祛风通络，方药使用白虎加桂枝汤合宣痹汤加减，常用知母、生石膏、黄柏、桂枝、防己、薏苡仁、泽泻、蒲公英、白花蛇舌草、玄参、牡丹皮、生地黄、赤芍、甘草等；对于痰热瘀结证，治以清热化痰、活血化瘀通络，方药使用双合汤加减，常用桃仁、红花、当归、川芎、白芍、茯苓、半夏、陈皮、竹沥、延胡索、鸡血藤、甘草等；对于气阴两虚证，治以益气养阴，方药使用知柏地黄丸加减，常用知母、黄柏、熟地黄、山药、山茱萸、茯苓、银柴胡、青蒿、地骨皮、白术、甘草等。

胡荫奇[32]认为本病以持续或间歇性发热、关节痛、皮疹、咽痛等为主要特点，当属中医"热痹"范畴。胡教授结合疾病发病过程及具体临床表现，认为该病是由人体正气不足，复感风湿热邪、时疫毒邪，邪气潜伏于体内日久化热、生痰、成瘀，日久耗气伤阴，在劳累、七情内伤、饮食失调或感受外邪后，引动伏邪，邪气痹阻经络、肌肉、骨节，热毒充斥卫、气、营、血而发病。胡荫奇认为疾病进展期邪气盛，当以祛邪为主。初起邪犯肺卫，治当宣肺解表，使邪从卫表而解；若正邪斗争剧烈，交争于半表半里之间，形成热郁少阳之证，则当和解少阳、透泄热邪；甚或形成湿热蕴结之象，当清热解毒、利湿通络。继而正不敌邪或治疗不当，邪气直入气、营，导致气营两燔之象，则当清热解毒、透泄热邪。缓解期发热不著，正邪交争不剧，正气虚，邪气尚存，当以扶正为原则或扶正兼祛邪。缓解期以阴虚内热、余邪未尽证，阴虚血瘀证和气血两虚证多见，故治以养阴清热、活血化瘀和甘温除热为法。进展期常见邪犯肺卫证、热郁少阳证、湿热蕴结证和邪炽气营证。

范永升[33]结合本病的临床特点，即发热、皮疹和关节痛，提出"热疹痹"的新病名。并给该病正名如下：热疹痹是指机体感受风、湿、热毒等邪气，痹阻经络，郁而化热，引起发热、皮疹、关节痛，或伴有瘰疬肿大，甚或伴有脏腑功能损伤的一种疾病。范永升认为，本病的发病与感受风热、时行疫毒、湿热毒邪等邪气有关。风热之邪，熏蒸清道，则出现咽喉或瘰疬肿痛；时行疫毒，极易出现热毒炽盛，流连气分，则见高热、汗出；风湿热毒，痹阻关节经络，引起关节灼热肿痛，甚或屈伸不利；热毒深入营血，可出现斑疹隐隐等症状。本病的基本病机为风湿热毒，痹阻气血。初期以邪实为主，多为风、湿、热、毒；后期伤及正气，出现阴虚内热、气阴亏虚之证候，久病出现瘀血阻络之征象。本病初期邪犯肺卫，应疏风清热、解肌透邪；进展期湿热毒蕴，应清热祛湿、解毒通络；甚或邪入气营，当清营凉血、透热转气；恢复期当养阴清热、散瘀通络。本病演变符合温病卫气营血传变规律，故治疗以清热解毒治法贯穿始终，同时应注意热毒易伤津液，须时时顾护津液。本病发展迅速，病邪极易入营入血，因而可参照温病卫气营血和三焦辨证治疗。临床常见以下证型：①风热犯卫证：见于疾病的初期，治法：疏风清热，解肌透邪。方药：柴葛解肌汤合银翘散加减。组成：柴胡12g，葛根15g，黄芩12g，羌活12g，川芎12g，金银花15g，连翘15g，板蓝根30g，淡竹叶12g，薄荷6g（后下），牛蒡子9g，荆芥9g，芦根30g，桔梗6g，生甘草9g。②邪入气营证：多见于疾病活动期。治法：清热泻火、清营凉血。方药：柴胡桂枝石膏知母汤合犀角地黄汤加减。组成：柴胡12g，桂枝10g，石膏30g（先煎），知母12g，水牛角30g（先煎），生地黄15g，丹皮12g，赤芍18g，凌霄花9g，大青叶12g，玄参15g，金银花20g，连翘20g。③湿热蕴毒证：可见于疾病活动期或缠绵不愈者，治法：清热祛湿，解毒通络。方药：四妙散合宣痹汤加减。组成：黄柏9g，苍术12g，川牛膝12g，生薏苡仁15g，汉防己12g，滑石24g（包），生甘草6g，连翘15g，山栀9g，半夏9g，晚蚕沙12g（包），木瓜12g，鬼箭羽30g，土茯苓30g，车前子15g（包）。④阴虚血瘀证：该证多见于慢性迁延期，治法：养阴清热，散瘀通络。方药：青蒿鳖甲汤合增液汤加减。组成：青蒿30g，炙鳖甲12g（先煎），生地黄15g，丹皮12g，赤芍15g，知母9g，玄参15g，麦冬20g，地骨皮9g，银柴胡12g，秦艽12g，天花粉30g，北沙参30g。

## （二）经典方剂联合西药

沈宇明[34]等运用四妙丸加味联合西药（泼尼松，同时辅以非甾体抗炎药物，必要时给予免疫抑制剂治疗）治疗15例成人斯蒂尔病患者中，临床治愈10例（66.67%），显效3例（20%），有效2例（13.33%），无效0例。经随访临床治愈患者仅有1例复发且症状较轻。基本方：黄柏15g，苍术15g，牛膝15g，薏苡仁30g，制草乌10g，制川乌10g，炒杜仲15g，炒续断15g，淫羊藿15g。随症加减：高热不退者去制川乌、制草乌，加生石膏、知母；皮疹偏多者加紫草、丹皮；咽痛者加射干、僵蚕；肝功能指标异常者加茵陈、虎杖；淋巴结、肝脾肿大者加夏枯草、莪术；心肌炎、心包积液者加黄芪、茯苓；蛋白尿并下肢浮肿者加益母草、猪苓。结果提示：四妙丸加味联合西药治疗斯蒂尔病可以明显改善AOSD患者发热、关节疼痛、咽痛、皮疹、乏力及汗出等症状，可降低WBC、ESR、CRP等实验室指标。

刘书珍[35]等在辨证施治的基础上，中西医结合治疗成人斯蒂尔病患者29例。对于热毒炽盛型，使用犀角地黄汤加减（金银花20g，野菊花15g，凌霄花10g，七叶一枝花10g，水牛角30g，生地黄15g，赤芍药10g，牡丹皮10g）；对于阴虚火旺型，使用知柏地黄汤加减（鬼箭羽10g，鬼针草20g，知母15g，黄柏10g，生地黄15g，牡丹皮10g，山药10g，茯苓10g，泽泻10g，山茱萸15g）。所有患者联合使用强地松片、甲氨蝶呤片，病情缓解后逐渐减量以至停用。经治疗后29例患者中缓解19例，有效8例，无效2例，有效率93.1%。

## （三）自拟方联合西药

1. 自拟方联合抗组胺药或非甾体抗炎药　刘志为[36]等采用自拟方（南、北沙参各30g，石斛、生地黄、熟地黄、天冬、麦冬、天仙藤、首乌藤、鸡血藤、丹参、赤芍、白芍、当归各15g，钩藤、益母草各10g）联合非甾体消炎药（NSAID）治疗成人斯蒂尔病患者40例。关节症状轻微，没有脏器病变者单独给予非甾体消炎药治疗。全身症状明显，并有关节炎，但无脏器病变者或单纯使用NSAID治疗效果不佳者采用NASID联合小剂量糖皮质激素，泼尼松每天10~30mg。全身症状重，伴有脏器病变者使用中大剂量激素（泼尼松30~60mg/d）。对皮质激素耐受或复发患者可联用免疫抑制剂（如甲氨蝶呤每周7.5~10mg），甚至加用丙种球蛋白治疗。经治疗后40例患者中有36例（90%）治疗有效。其中有8例（20%）单纯使用NSAID即可控制症状，12例（30%）NASID联合中等量糖皮质激素治疗有效，16例（40%）NASID联合大剂量糖皮质激素及中草药，4例（10%）需联合甲氨蝶呤治疗有效。所有患者均获得缓解，其中4例患者分别在1年后症状复发，再次使用激素后症状缓解。

2. 自拟方联合抗生素或非甾体抗炎药　李文彩[37]等采用自拟清营凉血抗敏方为基本方［柴胡30g，生石膏60~120g（先煎），知母、乌梅各10g，丹皮、生地黄各20g，黄芩、生甘草各30g］联合西药（消炎痛25~50mg/d，泼尼松80mg/d，严重病例可用甲基泼尼松龙40~80mg/d）治疗本病30例，其中显效5例，有效24例，无效1例，总有效率为97%。

3. 自拟方联合激素或抗生素　王宇岭[38]等采用自拟清解抗敏方（防风6g，荆芥、连翘、黄芩各12g，青蒿15g，忍冬藤20g，大青叶30g）合用泼尼松（30mg/d）治疗本病34例，再随症加减方药：若见恶寒发热、咽喉疼痛、皮疹隐现者，加入香薷15g，豆豉12g；高热稽留、汗多、关节疼痛、皮疹明显者，加生石膏30g（先煎），知母、玄参各15g，丹皮10g；关节痛甚，加桑枝15g，当归12g；阴液亏损者，加麦冬、石斛各12g，生地黄15g，地骨皮20g。34例患者经治疗后，痊愈9例，有效20例，无效5例，总有效率为85.29%。

钱大昕[39]等运用自拟方联合西药（泼尼松片、甲氨蝶呤片）治疗本病患者30例，对于热毒炽盛证使用四花四草汤（金银花30g，野菊花20g，凌霄花10g，七叶一枝花15g，白花蛇舌草30g，鬼针草20g，紫草15g，败酱草20g），对于阴虚火旺证型使用四皮四根汤（牡丹皮12g，地骨皮

20g，枣皮 15g，秦皮 10g，芦根 20g，葛根、栝楼根各 15g，白茅根 30g），经治疗后 30 例患者中，临床缓解 20 例，有效 8 例，无效 2 例，总有效率 93.33%

### （四）中成药联合西药

裴锡良[40]等采用雷公藤片联合西药泼尼松治疗本病 4 例，治疗方法：口服泼尼松每日 1mg/kg，待症状缓解（体温正常，咽痛、关节痛、皮疹消失）1 周后，泼尼松逐步减量，加用雷公藤片每次 20mg，每日 3 次；当泼尼松减至 2.5mg/d 之日算起，二药维持治疗 3 个月后停药，总疗程 6 个月。经治疗后 4 例均获痊愈，停药后随访 2 年，未见复发。

### （五）中药提取物联合西药

张存[41]等使用粉背雷公藤提取物联合胃舒平及复合维生素 B 片治疗本病 8 例，本组病例治疗时间最长 112 天，最短 29 天，平均 56 天。全部患者有效，其中近期缓解（临床症状消失，体温正常，血象及血沉恢复正常）5 例，好转（临床症状明显减轻，体温基本正常，血象正常，血沉明显下降但未至正常）8 例。治疗后周围血象全部降至正常，血沉均明显降低，平均 16.5mm/h，其中降至正常者 5 例。

### （六）外治法联合西药

吴小红[42]等选取成人斯蒂尔病患者 164 例，采取随机的方法分为两组各 82 例。两组均使用甲氨蝶呤作为基础用药，对照组加用尼美舒利胶囊治疗；治疗组采取刺络放血治疗方法。记录关节情况、实验室检查、毒副作用等观察指标。结果显示治疗组明显进步 51 例，进步 21 例，改善 6 例，无效 4 例，总有效率为 95.12%（95%CI = 90.46% ~ 99.78%）；对照组明显进步 34 例，进步 24 例，改善 11 例，无效 13 例，总有效率为 84.15%（95%CI = 76.25% ~ 92.05%）；两组综合疗效比较（$u = 2.7571$，$P = 0.0077$），差异有显著性意义；治疗后治疗组体温、关节积分、实验室指标等较对照组有明显改善；毒副作用较对照组明显降低。

## 二、方药与药理

### （一）方药用药规律

严瑶琦[43]等通过检索中国期刊全文数据库（CNKI）、维普中文科技期刊（VIP）、中国学术期刊数据库（万方数据），通过整理相关文献，建立数据库，并用统计软件对中药治疗 AOSD 的用药规律进行分析。结果显示 47 篇治疗 AOSD 的文献中，涉及中药 229 味，累计使用 1153 次；单味药中使用频率较高的前 5 味药分别是甘草（3.04%）、知母（2.95%）、牡丹皮（2.60%）、黄芩（2.60%）、生地黄（2.60%）；按功效归类则清热药（35.76%）所占比例最大，其次为补虚药（18.48%）、解表药（9.38%）、利湿药（9.11%）和祛风湿药（5.72%）。清热药以清热解毒和清热凉血药为主；补虚药以补气和补阴药为主。AOSD 的治疗有其自身的特点，用药以清热药解毒凉血、补虚药益气养阴为主，兼以解表药、利湿药和祛风湿药等共同治疗。

刘健应用数据挖掘方法分析治疗成人斯蒂尔病的用药规律。通过收集、整理安徽中医药大学第一附属医院信息系统中风湿病科使用中药的住院患者。运用 Microsoft Excel 2019 进行中药频数、性味归经统计，通过 SPSS Clementine12.0 软件所提供的 Apriori 算法进行关联规则分析，利用 SPSS 19.0 软件进行独立样本 T 检验和聚类分析。结果发现，共筛选出 193 首方剂，含 148 味中药。使用频数排名前 20 味的中药分别为陈皮、薏苡仁、丹参、茯苓、蒲公英、青蒿、知母、山药、地骨皮、黄柏、金银花、牡丹皮、白芍、连翘、红花、黄芩、生地黄、地肤子、桃仁。排名前三位的药性分别为温、平、微寒，药味为甘、苦、辛，归经为肝、胃、肺经。在关联分析中，在贫血指标（Hb、MCH、MCHC）和中药相关联中，MCH 与红花、陈皮、地骨皮、红花、生地黄、茯苓、黄芩关联度最高；MCHC 与金银花、生地黄、红花、薏苡仁、茯苓关联度最高；Hb 与红花关联度最高。在免疫炎症指标（WBC、NEU、ESR、CRP、IgG）和中药相关联中，WBC 与青蒿、连翘、白芍、知母、金银花、红花关联度最高；NEU 与连翘、青蒿、白芍关联度最高。在 ferritin 和中药关联中，铁蛋白与泽泻、蒲公英、红花、丹参、山药、连翘、金银花关联度最高。在肝功能（ALT、LDH）和中药关联中，ALT 与丹参、地肤子、金银花、红花、山药关联度最高；LDH 与金银花、牡丹皮、连翘、茯苓关联度最高。治疗后和治疗前相比，CRP、ESR、ALT、LDH、WBC、NEUT、Ferritin 明显下降，治疗后患者 CRP、ESR、LDH 及 Hb 具有统计学意义。AOSD 治疗中体现从脾论治，采用健脾化湿药配合清热解毒药，既顾及脾胃为后天之本，又从症状入手清热，标本兼治，可达良好的临床效果。

### （二）方药药理举例

1. 白虎汤　白虎汤具有清热生津之效，临床常用于感染性疾病。现代药理研究证明，白虎汤有解热、抑菌、抗炎、增强免疫、抗痛风、降血糖血脂、镇痛等作用。白虎汤有明显的解热作用。陈扬荣[44]等采用腹腔注入白虎汤药液 5mL/kg，观察其对内毒素所致发热家兔的解热作用。结果：对照组、白虎汤组在用内毒素后体温皆有上升，对照组发热净增值最高，达 1.372℃，白虎汤组为 0.976℃。5 小时体温效应指数也有显著性差异（$P<0.01$），表明白虎汤组的体温与对照组相比有明显降低。施旭光[45]研究了白虎汤加桂枝对大鼠炎症模型的影响，显示本方对蛋清致大白鼠足跖肿、对大白鼠棉球肉芽肿、对巴豆油致小鼠耳肿胀均有抑制作用，能降低小白鼠腹腔毛细血管通透性。于强等[46]选择具阳明热证及阳明实证患者，在针对原发病西医治疗的基础上，分别加服白虎汤和复方大承气汤，显示白虎汤、复方大承气汤可分别有效降低阳明热证、实证患者血浆内毒素（ET）、TNF-α、IL-6、IL-10 水平，为阳明热证、实证与 TNF-α、IL-6、IL-10 之间存在联系提供了佐证。

2. 犀角地黄汤　犀角地黄汤具有清热解毒、凉血散瘀之功。临床应用于治疗重症肝炎、肝昏迷、弥漫性血管内凝血、尿毒症、过敏性紫癜、急性白血病等血分热盛者。由于本方中的主药犀角属国家禁用之品，现以多倍量的水牛角代替使用。近年来，医药研究及临床工作者对水牛角代替犀角组成的犀角地黄汤进行了药效及临床疗效的探讨，发现该方的药理学作用有解热、抗炎、抗过敏及抗变态反应、保肝、改善微循环及增强免疫、抗血管内皮细胞黏附分子表达等。犀角地黄汤有明显的解热作用。许俊杰[47]采用耳静脉注射五联疫苗 2mL/kg，造成家兔发热模型，口服犀角地黄汤后可使其体温明显下降，但起效较缓，给药 4 小时后与对照组比较才有显著性差异，作用与阿司匹林（0.2mg/kg）相似，可持续 6 小时以上。犀角地黄汤有不同程度的抑制炎症作用。杨伟鹏[48]等将犀角地黄汤加侧柏叶、槐米，分为犀角地黄汤加味全方组、清热凉血活血组、清热凉血止血组和清热凉血组，并以氢化可的松或扑尔敏为阳性药组，采用耳肿胀、足肿胀及腹腔渗出等抗炎实验，比较各组抗炎作用强度，结果显示各配伍组对各种炎性指标均有不同程度的抑制作用，配伍活血止血药后其作用增强。另有学者推测犀角地黄汤通过凉血滋阴、扶正祛邪的双向免疫调节机制发挥作用，而并非如西药单纯通过非选择性免疫抑制，在抑制过度活化免疫细胞的同时，也抑制和杀伤了正常的细胞株。

3. 黄连解毒汤　黄连解毒汤具有清热泻火之功，临床常用于治疗败血症、脓毒血症、痢疾、肺炎、泌尿系感染、流行性脑脊髓膜炎、乙型脑炎等属热毒为患者。药理研究表明，黄连解毒汤具有明显的抗炎、抗菌、抗内毒素、抗氧化、抗脑缺血、抗肿瘤、降血压、降血糖、降血脂、抑制脂肪细胞分化、抑制肝损害等作用。秦秀兰[49]等研究表明黄连解毒汤能明显降低毛细血管的通透性，对二甲苯诱发的小鼠耳郭水肿有显著影响，表明其有抗炎作用。黄连解毒汤对醋酸所致小鼠扭体反应和小鼠热刺激痛阈值均有显著影响，表明其有较强的镇痛作用。曹于平[50]等报道，一定剂量黄连解毒汤提取物能明显降低酵母所致的大鼠体温升高，并可显著对抗二甲苯所致小鼠耳郭肿胀。另外，其还能显著对抗醋酸所致的毛细血管通透性升高，这表明黄连解毒汤有明显的镇痛和抗炎作用，其抗炎作用与降低毛细血管的通透性有关。方素萍[51]等研究表明，黄连解毒汤含药血清不仅能抑制非致炎状态下中性粒细胞与血管内皮细胞的黏附，而且能抑制致炎因子所诱导的中性粒细胞与血管内皮细胞黏附作用增强，这可能是其抗炎作用机制之一。

4. 黄柏　黄柏具有清热燥湿、泻火解毒之功，是治疗成人斯蒂尔病常用药物之一。黄柏的主要化学成分有小檗碱、药根碱、木兰花碱、黄柏碱、掌叶防己碱等生物碱，及黄柏酮、黄柏内酯、7-脱氢豆甾醇、$\beta$-谷甾醇、黏液质等。目前已有大量的研究报道黄柏的药理作用，归纳如下：对免疫系统作用体现在其可抑制细胞免疫反应，降血糖，降血压，抗菌、抗炎、解热，抗癌，抗溃疡，抗氧化，抗肾炎，抗痛风，抗病毒，前列腺渗透作用等[52]。有学者[53]对黄柏煎剂的抗炎作用进行了研究，发现黄柏对二甲苯所致小鼠耳郭肿胀和塑料环植入所致的大鼠肉芽组织增生均有较明显抑制作用，提示黄柏可通过收缩血管、降低毛细血管通透性，减少渗出，有效缓解急性炎症的肿胀度；通过减少单核细胞渗出和巨噬细胞生成，抑制慢性炎症肉芽肿的形成，从而发挥良好的抗炎作用。

5. 蒲公英　蒲公英具有清热解毒、消肿散结之功，是治疗成人斯蒂尔病常用药物之一。蒲公英的主要化学成分有蒲公英甾醇、蒲公英苦素、皂苷、咖啡酸、绿原酸、黄酮类、多种糖类、挥发油、胆碱、肌醇等。蒲公英的主要药理作用有抑菌、抗肿瘤、抗氧化、抗炎、利尿、抗过敏、抗血栓、降血糖、降血脂、保肝利胆、健胃、免疫促进等。蒲公英的抗炎作用是因为蒲公英叶提取物显著抑制 TNF-α 的产生，且主要是通过抑制白介素-1（IL-1）产生介导[54]，蒲公英叶乙酸乙酯提取物中约含有 10% 的木犀草素和木犀草素-7-O-β-D-葡萄糖苷，木犀草素和木犀草素-7-O-β-D-葡萄糖苷通过抑制诱导型一氧化氮聚合酶（iNOS）及环氧化酶-2（COX-2）蛋白的表达而显著减少一氧化氮及前列腺素 2（$PGE_2$）的产生。另外蒲公英还具有免疫调节的作用，有研究[55]显示，蒲公英煎液具有促进地塞米松诱导免疫功能低下小鼠的 IL-2、IFN-γ、IL-4 的分泌，即通过改善机体的免疫抑制状态，增强和调节免疫功能的作用。实验研究[56]还显示蒲公英多糖能显著提高小鼠免疫器官指数，促进免疫器官发育，有利于增强机体免疫。

6. 白花蛇舌草　白花蛇舌草具有清热解毒、利尿消肿、活血之功，是治疗成人斯蒂尔病常用药物之一。白花蛇舌草主要化学成分有萜类、黄酮类、蒽醌类、苯丙素类、香豆素类、挥发油类、含酸化合物、多糖类及其他类[57]。现代药理研究[58]表明，白花蛇舌草具有抗肿瘤、抗菌消炎、增加免疫功能等作用。朴红梅[59]等探讨了白花蛇舌草对哮喘小鼠气道炎症的治疗作用及其作用机制，结果显示白花蛇舌草和糖皮质激素组小鼠与哮喘组小鼠相比炎症细胞计数，IL-4、IL-5、IL-13 以及 NF-κBp65 表达水平均显著降低，而 IFN-γ 水平则上升，且具有显著性差异。这表示，白花蛇舌草通过阻断 NF-κBp65 表达，下调哮喘小鼠 BALF 中 IL-4、IL-5、IL-13 水平，同时上调 BALF 中 IFN-γ 水平以及降低炎细胞数量，从而抑制气道炎症。白花蛇舌草发挥免疫作用的主要是多糖类与总黄酮类。研究[60]表明，白花蛇舌草中多糖成分和总黄酮成分都有增强机体免疫功能的作用。

# 第十二节　展　望

成人斯蒂尔病是一种病因未明，以发热、关节痛和（或）关节炎、肌痛、皮疹、咽痛、淋巴结肿大为主要临床表现并且伴有周围血粒细胞升高，多系统受累的临床综合征。目前，病因及发病机理尚未完全明确，缺乏特异性的诊断方法。中医对本病的认识，一是认为本病属"温病"，病势在气营之间徘徊，或是气营两燔之象。二是认为本病应归属"痹证""历节风"，寒邪为主，分属风寒痹痛、寒湿痹痛。其病机为寒湿内闭，侵袭肌骨，阻滞经络，格阳于外，逼阴于内，久之化热伤阴而成本病。西医主要以糖皮质激素、非甾体消炎药、免疫抑制剂及改善病情抗风湿药等为主，但长期或大量使用这些药物会产生毒副作用，疗效尚不够满意。中医临床辨证时审察虚实、辨证论治，运用不同的方药治疗本病，取得了一定的疗效，但不同的医家对本病病因病机的理解不同，临床辨证分型和治疗较为繁杂，目前并未形成统一的标准。近几年来，中西医结合治疗本病已经取得了一些进展，尤其在中西医结合减毒增效方面明显优于单纯西医治疗，中医辨证论治介入西药规范化治疗中，能提高疗效，减少激素用量及用药时间，减少复发，达到优势互补，但仍有一些问题尚需要进一步解决，大部分研究属于小样本回顾性研究，缺乏大样本设计、前瞻性的临床资料来进一步证实中西医结合治疗的益处，且大部分患者常在单纯西医治疗无效的情况下求助中医治疗，耽误了中西医结合治疗的良机。因此，本病临床中需要早期诊断，早期中西医结合，协同发挥疗效，以期取得良好效果。

（刘健，万磊）

# 参 考 文 献

［1］Efthimiou Petros, Kontzias Apostolos, Hur Peter, et al. Adult-onset Still's disease in focus: Clinical manifestations, diagnosis, treatment, and unmet needs in the era of targeted therapies ［J］. Seminars in Arthritis and Rheumatism, 2021, 51 (4).

［2］黄传兵，范海霞. 风湿病中医临床实践 ［M］. 合肥：安徽科学技术出版社，2013：282-297.

［3］黄旦，刘健，万磊，等. 中医治疗成人斯蒂尔病研究进展 ［J］. 风湿病与关节炎杂志，2015，4 (11)：58-60，76.

［4］Wouters J M, Reekers P, van de Putte L B. Adult-onset Still's disease. Disease course and HLA associations ［J］. Arthritis and rheumatism, 1986, 29 (3).

［5］黄轩，赵东宝，戴生明，成人斯蒂尔病发病机制的研究进展 ［J］. 中华风湿病学杂志，2008 (04)：269-271.

［6］Chen Der-Yuan, Chen Yi-Ming, Lan Joung-Liang, et al. Potential role of Th17 cells in the pathogenesis of adult-onset Still's disease ［J］. Rheumatology (Oxford, England), 2010, 49 (12).

［7］Der Yuan Chen, Yi Ming Chen, Hsin Hua Chen, et, al. The associations of circulating CD4+CD25high regulatory T cells and TGF-β with disease activity and clinical course in patients with adult-onset Still's disease ［J］. Taylor & Francis, 2010, 51 (5).

［8］Liao Tsai-Ling, Chen Yi-Ming, Hsieh Chia-Wei, et, al. Upregulation of circulating microRNA-134 in adult-onset Still's disease and its use as potential biomarker ［J］. Scientific reports, 2017, 7 (1).

［9］T Sugiura, Y Kawaguchi, M Harigai, et al. Association between adult-onset Still's disease and interleukin-18 gene polymorphisms ［J］. Genes & Immunity, 2002, 3 (7).

［10］Chen Der-Yuan, Chen Yi-Ming, Chen Hsin-Hua, et al. Functional association of interleukin 18 gene-607 (C/A) promoter polymorphisms with disease course in Chinese patients with adult-onset Still's disease ［J］. The Journal of rheumatology, 2009, 36 (10).

［11］Lamprecht P. Adult-onset Still's disease, Schnitzler syndrome, and autoinflammatory syndromes in adulthood ［J］. Zeitschrift fur Rheumatologie, 2009, 68 (9).

［12］Bernd Raffeiner, Costantino Botsios, Charles Dinarello, et al. Adult-onset Still's disease with myocarditis successfully treated with the interleukin-1 receptor antagonist anakinra ［J］. Joint Bone Spine, 2010, 78 (1).

［13］Harth M, Thompson J M, Ralph E D. Adult-onset Still's disease ［J］. Canadian Medical Association journal, 1979, 120 (12).

［14］Bento Diogo Ponces, Tavares R, Baptista Leite R, et, al. Adult-Onset Still's Disease and cytomegalovirus infection [J]. Acta reumatologica portuguesa, 2010, 35 (2).

[15] Gambichler T, Paech V, Rotterdam S, et, al. Hepatitis B-associacted adult-onset Still's disease presenting with neutrophilic urticaria [J]. European journal of medical research, 2003, 8 (12).

[16] 任咏薇. 成人斯蒂尔病的诊断及治疗新进展 [J]. 广西医学, 2006, 28 (1): 8-10.

[17] 朱钰力, 荀春华, 胡志坚. 成人斯蒂尔病实验室检查研究进展 [J]. 实验与检验医学, 2013, 31 (1): 56-58.

[18] 何康婧, 高增平, 尹丽梅, 等. 雷公藤多苷的药理毒理作用研究进展 [J]. 中国实验方剂学杂志, 2020, 26 (1): 196-204.

[19] 熊红喜. 电致孔脉冲仪配合正清风痛宁透皮给药治疗腰椎间盘突出症40例临床观察 [J]. 齐齐哈尔医学院学报, 2013, 34 (22): 3346.

[20] 杨思思, 陈哲, 涂胜豪, 等. 四妙丸配方颗粒对CIA大鼠血清溶血磷脂酸和关节炎症的影响 [J]. 临床急诊杂志, 2016, 17 (10): 777-781.

[21] 贾萍, 陈刚. 豨桐丸对尿酸钠晶体诱导巨噬细胞NF-κB活化的影响 [J]. 中成药, 2019, 41 (8): 1959-1962.

[22] 陈绍华, 王沁筠, 吴昌桂, 等. 当归拈痛汤治疗急性痛风性关节炎疗效和作用机制的小鼠实验研究 [J]. 中国全科医学, 2021, 24 (24): 3116-3121, 3128.

[23] 华川, 田晓玲. 从中医消法论述小金胶囊治疗甲状腺结节 [J]. 世界中医药, 2020, 15 (5): 797-800.

[24] 陈金伟. 热熨疗法治疗痛症 [J]. 医药与保健, 2009, 17 (4): 46-47.

[25] 娄玉钤, 李满意. 风湿病的中医外治法 [J]. 中华养生保健, 2012, 3: 14

[26] 刘健, 万磊. 风湿病中医诊疗思维 [M]. 合肥: 安徽科技出版社, 2011: 135.

[27] 郑勇凤, 王佳婧, 傅超美. 黄芩的化学成分与药理作用研究进展 [J]. 中成药, 2016, 38 (1): 141-146.

[28] 杨孝兵, 孙颖慧. 范永升治疗成人斯蒂尔病经验 [J]. 中医杂志, 2008, 49 (10): 885.

[29] 余帆, 韩聚方, 钮含春. 成人斯蒂尔病的临床诊断和治疗研究进展 [J]. 风湿病与关节炎, 2013, 2 (5): 54-58.

[30] 成人斯蒂尔病诊断及治疗指南 [J]. 中华风湿病学杂志, 2010 (7): 487-489.

[31] 周巧, 刘健, 宋倩, 等. 刘健教授治疗成人斯蒂尔病经验 [J]. 风湿病与关节炎, 2015, 4 (12): 40-42.

[32] 曾真, 王义军. 胡荫奇中医辨证治疗成人斯蒂尔病经验 [J]. 环球中医药, 2015, 8 (8): 981-983.

[33] 包洁, 李正富, 王新昌, 等. 范永升教授成人斯蒂尔病中医诊治特色探析 [J]. 浙江中医药大学学报, 2013, 37 (3): 261-263.

[34] 沈宇明, 沈宇伦, 赵永祥, 等. 四妙丸加味治疗成人斯蒂尔病15例临床观察 [J]. 云南中医中药杂志, 2015, 36 (12): 33-34.

[35] 刘书珍, 李冬莲. 中医辨证配合西药治疗成人斯蒂尔病29例 [J]. 中医药临床杂志, 2008 (3): 288-289.

[36] 刘志为, 陶秋莲, 于吉超. 中药治疗成人斯蒂尔病40例临床研究 [J]. 新中医, 2012, 44 (8): 52-53.

[37] 李文彩, 刘镛振, 张玲. 中西医结合治疗变应性亚败血症30例 [J]. 辽宁中医杂志, 2001 (11): 682.

[38] 王宇岭, 李福民, 顾美华. 中西医结合治疗变应性亚败血症34例 [J]. 陕西中医, 1995 (11): 490.

[39] 钱大昕, 刘惠平. 中西医结合治疗成人Still病30例 [J]. 浙江中西医结合杂志, 2007 (10): 637.

[40] 裘锡良, 胡智伟. 中西医结合治疗变应性亚败血症4例 [J]. 实用医学杂志, 1992 (4): 32-33.

[41] 张存, 熊常平. 粉背雷公藤治疗成人变应性亚败血症8例 [J]. 广西中医药, 1992 (2): 3-4.

[42] 凌雄, 吴小红, 汤翠玉, 等. 刺络放血治疗成人斯蒂尔病临床观察 [J]. 山西中医, 2011, 27 (10): 35-37.

[43] 严瑶琦, 苗丽丽, 孙静, 等. 中药治疗成人斯蒂尔病的用药规律研究 [J]. 新中医, 2018, 50 (3): 33-36.

[44] 陈扬荣, 戴春福. 白虎汤降低家兔气分证体温的观察 [J]. 安徽中医学院学报, 1993, 12 (2): 49.

[45] 施旭光. 白虎加桂枝汤治疗痹证的药理探讨 [J]. 广州中医学院学报, 1991, 8 (1): 23.

[46] 于强, 崔乃强, 袁红霞, 等. 阳明热证实证患者血浆内毒素水平和细胞因子的改变及相关性研究 [J]. 辽宁中医杂志, 2008, 35 (1): 10.

[47] 许俊杰, 孟庆棣. 古典解热方对家兔体温的影响 [J]. 中药通报, 1986, 11 (1): 51.

［48］杨伟鹏，李冀，姚凤云，等．清热凉血法治疗过敏性紫癜的抗炎实验研究［J］．中医药信息，2004，21（1）：50．

［49］秦秀兰，吴锦海，郑有顺．黄连解毒汤镇痛抗炎作用的实验研究［J］．中药药理与临床，1994，5（6）：9-10．

［50］曹于平，皋聪，孙继红，等．黄连解毒汤提取液的药理作用研究［J］．中国药科大学学报，1996，27（10）：605-608．

［51］方素萍，邱全瑛，郝任，等．黄连解毒汤含药血清对LPS/TNF-α诱导的人中性粒细胞与血管内皮细胞间黏附的影响［J］．中国实验方剂学杂志，2001，7（2）：31．

［52］李丹丹，江培，杨书美，等．黄柏的化学成分、药理作用及临床应用研究进展［J］．黑龙江医药，2014，27（3）：602-603．

［53］杨磊，张延英，李卉，等．黄柏煎剂的抗炎、抗菌作用研究［J］．实验动物科学，2014，31（4）：18-21．

［54］姜楠楠，张艳楠，任婷，等．蒲公英的药理作用与开发进展［J］．科技经济市场，2015（7）：196．

［55］刘利本，平家奇，刘婧陶，等．蒲公英提取物对LPS激活小鼠腹腔巨噬细胞炎症因子分泌的影响［J］．动物医学进展，2011，32（2）：45-47．

［56］屠国昌．蒲公英化学成分、药理作用和临床应用［J］．海峡药学，2012，24（5）：33-34．

［57］纪宝玉，范崇庆，裴莉昕，等．白花蛇舌草的化学成分及药理作用研究进展［J］．中国实验方剂学杂志，2014，20（19）：235-239．

［58］刘盼盼，姚晓东，李洁．白花蛇舌草化学成分及其药理作用研究进展［J］．中国药业，2011，20（21）：96-97．

［59］朴红梅，宋秋红，金延燕，等．白花蛇舌草对哮喘模型小鼠Th1/Th2免疫平衡的影响［J］．中国医院药学杂志，2013，33（17）：1381．

［60］刘健，万磊．风湿病中医临床诊疗丛书·成人斯蒂尔病分册［M］．北京：中国中医药出版社，2019：116．

# 第十章

# 强直性脊柱炎

## 第一节　概　说

脊柱关节炎（spodyloarthritis，SpA）是一组慢性炎症性疾病。以关节病变为主的，通常侵犯脊柱、骶髂关节、外周关节、关节周围结构肌腱韧带，同时可伴有多系统受累的疾病。这一类疾病包括强直性脊柱炎（ankylosing spondylitis，AS）、放射学阴性的中轴型脊柱关节炎（non-radiographic axial spondyloarthritis，nr-axSpA）、未分化的脊柱关节炎（undifferentiated spondyloarthritis，USpA）、反应性关节炎（reactive arthritis，ReA，以前称为 Reiter 综合征）、银屑病关节炎（psoriatic arthritis，PsA）、与克罗恩病（Crohn's disease）和溃疡性结肠炎（ulcerative colitis）相关的 SpA、幼年发病的脊柱关节炎[1]。

另一种分类方法是依据国际脊柱关节炎协会（Assessment of Spondyloarthritis International Society，ASAS）的一项 SpA 多国研究，该研究根据关节受累主要是中轴还是外周分为以下两类[2]：①中轴型 SpA：主要是中轴关节受累的 SpA，包括用 X 线平片可见骶髂关节炎放射学改变的 AS，以及 X 线平片未见骶髂关节炎改变的 axSpA（即 nr-axSpA），目前尚不明确两者是互有重叠的不同疾病，还是仅表示单一疾病在发展进程或严重程度上的不同阶段；②外周型 SpA：主要是外周关节受累的 SpA，其症状主要为外周关节炎、外周附着点炎和（或）指（趾）炎。临床上不能将 axSpA 和外周型 SpA 二者截然分开，以 axSpA 表现为主的患者可能有外周关节炎症状，外周型 SpA 也可以有中轴的炎性腰背痛表现。

AS 是 SpA 的原型疾病，也可以称之为放射学阳性的中轴型 SpA。主要侵犯骶髂关节，脊柱骨突，脊柱旁软组织及外周关节，并可伴发关节外表现。严重者可发生脊柱畸形和关节强直[3]。其他脊柱关节炎还包括银屑病关节炎、反应性关节炎、炎性肠病性关节炎等。AS 的病理性标志和早期表现之一为骶髂关节炎。脊柱受累到晚期的典型表现为脊柱竹节状改变。外周关节的滑膜炎在组织学上与类风湿关节炎难以区别。肌腱端炎为本病的特征之一。AS 高发于青壮年，尤其是男性，男女比例为（2~10）∶1。

历代中医文献中无 AS 病名，最初将其归属于"风寒湿三气杂至合而为痹"之"痹病"的范围，后又依临床症状将其归属于"龟背风""骨痹""肾痹""脊痹""竹节风""尪痹""顽痹""驼背""伛偻""大偻"等病。

## 第二节　病因病理

### 一、病因与发病机制

### （一）病因

病因尚不十分清楚，但可能与遗传、免疫和感染有关。

1. 与感染相关 HLA-B27 阳性的单合子双胞胎中发病不同及 10% AS 患者 HLA-B27 阴性，表明环境因素也很重要。非基因致病因素中，以感染较多。有研究发现 AS 患者大便肺炎克雷伯菌阳性率明显高于对照组，且与病情活动有关。国外研究发现[4]，实验室条件下无菌处理后的大鼠无法诱导产生与 AS 相关的肌腱端炎，而其肠道有正常菌群的后代则可以顺利通过脂多糖诱导肌腱端炎症的发生，提示肠道菌群的失调可以改变肠壁通透性，使细菌抗原成分进入体内刺激免疫炎症反应的发生。在 AS 患者肠道内多种菌群检出率升高，提示肠道细菌过量生长可能会导致持续性肠道感染，造成肠道非特异性炎症，加上黏膜通透性改变，可能会促进细菌抗原或代谢产物进入循环，从而激发炎症机制，导致关节炎症的改变[5]。

2. 遗传学研究 AS 具有明显的家族聚集性特点。与 HLA-B27 密切相关。HLA-B27 在 AS 的阳性率为 90%，而在普通人群中仅为 6%~8%。随着基因研究的不断进步，现在对 AS 相关的主要组织相容复合物（MHC）基因、KIR 以及 IL-23/ERAP1 基因与 AS 的相关性研究也越来越多[6]。

（1）HLA-B27 与 AS：流行病学研究发现 HLA-B27 阳性的 AS 患者的 HLA-B27 阳性亲属中发病危险度为 25%~50%。而普通人群的发病概率仅为 1.3%~1.9%。HLA-B27 转基因鼠也证实 HLA-B27 参与了 AS 的发病。但尽管流行病学和基因连锁研究以及转基因动物模型的研究都提示 HLA-B27 参与 AS 发病，但确切的作用机制仍不清楚，现在有三种 HLA-B27 参与发病的假说：

①关节肽假说：普遍认为 HLA-B27 分子与 HLA-B27 相连肽段与某些外源肽结构相似，这种特定的相似自身肽被 HLA-B27 结合并被提呈激活 $CD8^+T$ 细胞产生自应性免疫反应，对自身组织发生攻击，从而引发炎症[7]。但至今尚未识别到能触发 AS 免疫反应的"关节炎基因肽"，而在与 AS 相关或非相关的 HLA-B27 亚型结合肽之间也未发现有定性差异。

②HLA-B27 的错误折叠：HLA 这类分子由三个非共价结合的多肽组成，即一个高度多态性的重链、一个 $\beta_2$-微球蛋白轻链及一个由 8~10 个氨基酸残基组成的寡聚多肽。这个复合体需要在内质网中组装后转运到细胞表面从而发挥作用。在缺少 $\beta_2$-微球蛋白时，重链会在内质网中发生错误折叠或者降解。HLA-B27 分子错误折叠导致内质网滞留的自由重链与免疫球蛋白重链结合蛋白结合激活为重链结合蛋白应答（UPR），从而引发炎症反应导致 AS 的发生。UPR 主要由 3 个跨膜感受器启动，分别为内质网跨膜激酶 1（IRE1）、蛋白激酶样内质网激酶（PERK）、活化转录因子 6（ATF6）。目前认为，UPR 影响炎症介质产生主要有两条途径：IRE1 的下游炎症因子 X-盒结合蛋白 1（XBP1）和 PERK 通路诱导的细胞凋亡蛋白（CHOP）通过结合基因调节因子直接促进细胞因子的产生；IRE1 和 PERK 通路能激活促炎症转录因子（如 AP-1、NF-κB 等）调控白介素、肿瘤坏死因子 α 等炎症因子的产生。然而 UPR 并未得到证实，在 AS 患者肠道中虽然发现了 HLA-B27 的错误折叠，但并没有激活 UPR，反而出现自噬反应。有报道，在合并肠道炎症的 AS 患者滑膜上未发现自噬基因的过度表达。UPR 是对错误折叠蛋白的适应性反应，促使未折叠或错误折叠蛋白正确折叠，当 UPR 无法纠正未折叠蛋白活动时，会诱导细胞启动凋亡程序。自噬是对细胞内错误折叠蛋白或老化受损的细胞器自我消化以维持细胞稳态，在功能上可以说是 UPR 的承进。研究表明，XBP1 可降解自噬启动因子 FoxO1 限制自噬发生，而 UPR 信号通路能聚集内质网释放的钙离子直至激活腺苷酸活化蛋白激酶（AMPK）从而引起自噬。这表明 UPR 与自噬在维持细胞稳态上具有相互协调的作用，提示 UPR 功能受损或自噬失衡均可引发炎症反应[8]。

③HLA-B27 异常表达：MHC I 类分子主要由三个独立多肽组成，即重链、$\beta_2$ 微球蛋白轻链、氨基酸锚定残基。$\beta_2$ 微球蛋白从重链中分离，自由重链结合形成同源二聚体表达在胞内或细胞表面，与 T 细胞或 NK 细胞表面受体（主要是 KIR3DL2）结合，促进特异性 Th17 细胞转录因子 RORγt 及抗细胞凋亡因子 Bcl-2 表达，促进白介素 17（IL-17）分泌。Bowness 等在脊柱关节病的肠道及滑液中发现这种二聚体形式的表达，其对 KIR 的激活可能促使 AS 中 Th17 细胞分化，并减少已活化 Th17 细胞的凋亡，促使更多 IL-17 产生。HLA-B27 同源二聚体与 KIR3DL2 的结合激活了 Th17 细胞，这些被激活的 Th17 细胞通过淋巴系统到达靶器官，促进这些器官中微生物与自身抗原

间的分子模拟反应，进而发生关节炎症[9]。

（2）其他遗传因素

①MHC基因：HLA-B27只占AS遗传发病的16%～50%。与AS相关的其他基因包括在HLA-B27阳性和阴性个体均可见到的HLA-B60和仅见于HLA-B27阳性个体的HLA-B39等。西非国家的研究发现AS主要与HLA-B*1403具有很强的相关性。墨西哥学者发现HLA-DR1和HLA-B15是独立于HLA-B27以外的与AS相关的因素。

②非MHC基因：非MHC基因对AS的易感性具有十分重要的作用。2007年专家学者首次对AS进行全基因组关联分析，识别出内质网氨基肽酶（ERAP1）和IL-23R两个非MHC位点与AS发病密切相关。IL-23R是炎症通路中一个关键调节因子，介导幼稚的CD4+T细胞分化为Th17细胞，IL-23/IL-23R的靶向治疗有可能预防AS的发生[10]，而抑制Th17活动则可能是治疗自身免疫性疾病的一种方式；ERAP1可将肽加工至最佳长度，以形成新生的人类白细胞抗原（HLA-Ⅰ）类分子，如HLA-B27。ERAP1和AS的关联性与ERAP1在肽递呈过程中作用的研究，可能揭示HLA-B27与AS相关的机制[11]。

### （二）发病机制

AS的发病机制仍不明确，可能与机体的免疫应答有关。因为从病原学角度来说，慢性感染性疾病大多涉及病原体或其成分与机体免疫应答的相互作用。而其在发病机制中的作用，大多是激发机体对它的炎性应答和免疫应答。这就涉及机体内极为复杂的免疫系统及其对外来异物的应答机制。抗感染免疫包括固有的免疫和获得性免疫，前者如Toll样受体的作用值得关注。而获得性免疫中细胞免疫和各种免疫介质介导都很重要。有研究也发现，NK细胞、HLA-B27限制性CD8+T细胞或CD4+T细胞对微生物或者自身抗原的应答在AS发病机制中的作用。细胞因子，尤其是TNF-α、IL-10、转化生长因子-β（TGF-β），在引起肌腱附着点炎部位的纤维化以及骨化的炎症过程中起重要作用[12]。

## 二、病理

AS的特征性病理改变为肌腱附着点炎。骶髂关节炎是AS的基本临床特征。骶髂关节炎病理表现早期为局部炎细胞浸润，单核细胞、巨噬细胞、淋巴细胞和浆细胞浸润，伴有局部血管翳形成。另外常见的病理改变为软骨下骨板侵蚀和硬化，或软骨发生变性、糜烂、纤维化和骨化。骶髂关节炎晚期表现为含有少量单个核细胞浸润组织被纤维性肉芽肿组织所取代，软骨关节被成熟的骨小梁取代，少量残余软骨化生、软骨样组织组成的软骨所取代，缓慢的软骨内骨化。AS骶髂关节炎的初始病变与晚期病变完全不同。在疾病的早期，表现为滑膜炎导致软骨破坏和黏液性骨髓改变，无附着点炎的证据。晚期的特征是更广泛的软骨破坏，软骨下骨溶解，不完全软骨融合，广泛的关节旁骨硬化，伴有活动性的肌腱附着点炎。

## 三、中医病因病机

AS的中医病因有四个：正虚邪干是主要病因，肾虚督空和气血不足是病理基础。其性质为本虚标实，肾督亏虚为本，风寒湿热等外邪侵袭为标，病位在脊柱，在脏与肾肝脾心肺密切相关。风、湿、寒、热、痰、瘀主要病理因素相互滋生，并贯穿疾病发生、发展的始终。明·王肯堂《证治准绳》将引发痹证之虚归为"肾虚"，言痹证发病"有风、有湿、有寒、有热、有挫闪、有瘀血、有滞气、有痰积，皆标也；肾虚其本也"。

1. 感受外邪　久卧湿地，如居处潮湿或因工作关系风餐露宿，汗出当风，坐卧湿地，涉水冒雨等，均可使风寒湿等邪气侵入机体经络，留于关节，导致经脉气血痹阻不通。

AS 属中医学"痹证"范畴。痹证是由于风、寒、湿、热等邪气闭阻经络，影响气机运行，导致椎体、肢体筋骨、关节、肌肉等处发生疼痛、重着、酸楚、麻木，或关节屈伸不利、僵硬、肿大、变形等症状的一种疾病。《素问·痹论》曰："风寒湿三气杂至，合而为痹也。"风、寒、湿、热、痰、瘀等邪气滞留椎体、肢体筋脉、关节、肌肉，经络闭阻，不通则痛，是痹证的基本病机。《素问·痹论》云："痛者，寒气多也，有寒故痛也。"《素问·至真要大论》曰："太阳在泉，寒复内余，则腰尻痛，屈伸不利，股胫足膝中痛。"《素问·六元正纪大论》指出："感于寒，则病人关节禁固，腰椎痛，寒湿推于气交而为疾也。"《素问·痹论》云："所谓痹者，各以其时，重感于风寒湿之气也。"及《济生方》曰："皆因体虚，腠理空疏，受风寒湿气而成痹也。"《诸病源流犀烛·诸痹源流》曰："痹者，闭也。三气杂至，壅蔽经络，血气不行，不能随时祛散，故久而为痹。"又《素问·痹论》曰："病久入深，营卫之行涩，经络时疏，故不通。"《类证治裁》说："久而不愈，必有湿痰、败血，壅滞经络。"王肯堂在《证治准绳》中也说："若因伤于寒湿，流注经络，结滞骨节，气血不和，而致腰胯脊疼痛。"《素问·痹论》曰："其热者，阳气多，阴气少，病气胜，阳遭阴，故为痹热。"叶天士曰："阴阳血热，久病成毒。"热毒乘袭，日久熬津炼血，熬津成痰，炼血成瘀，痰瘀交凝，与热毒结合，消伐精血，郁遏肾督，导致韧带硬化、脊柱僵硬、强直变形。可见风寒湿痰瘀热等阻于经脉致使气血运行不畅是痹证发生、发展的一个重要环节。

2. 气血亏虚　先天禀赋不足，肾气亏乏，督脉空虚，或房劳过度伤肾，导致筋骨失于濡养而发病。

肾主骨生髓，肾精可以充养骨髓，而骨髓乃造血之器官，肾主骨生髓，肾藏先天之精。脊柱乃一身之骨主，骨的生长发育有赖骨髓的滋养，而骨髓乃肾中精气所化生。肾精充实，骨髓充盈，则骨骼发育正常，骨壮脊坚，若肾精不足，骨髓空虚，则骨失充养；督主一身之阳，有赖肾阳温煦，肾阳虚则督脉失煦，阴精亏则筋失荣润、骨失淖泽、经脉亏虚而易受邪侵，《诸病源候论·背偻候》云："肝主筋而藏血。血为阴，气为阳。阳气，精则养神，柔则养筋。阴阳和同，则血气调适，共相荣养也，邪不能伤。若虚，则受风，风寒搏于脊膂之筋，冷则挛急，故令背偻。"AS 是由于气血不足，肾虚督亏，营卫不和，腠理空虚，卫外不固，外邪乘虚而入，阻塞经络，留注于筋骨，使气血痹阻而成疾。该病以肾虚督亏、气血不足为本，以风寒湿痰瘀热等外邪侵袭为标。故补肾壮督，荣筋强骨是针对先天禀赋不足的基本原则。

3. 痰瘀凝滞　气血为邪气所阻，不得宣行，留滞经脉，不通则痛。

瘀血痰浊气滞是痹证的一个重要中间病理产物，反过来又可作为病因而致痹。《素问·痹论》论"痹在于脉则血凝而不流"，金·李东垣《脾胃论》论腰痛"血络中有凝血作痛"，清·王清任《医林改错》论"痹有瘀血说"，即所谓瘀血不去，新血不生，使脏腑组织器官得不到营养物质的正常温煦濡养，出现脏腑虚损的表现，又因脏腑虚损加重血瘀。王清任亦言"久病入络为瘀"，并提出"痹证有瘀血"之说。《景岳全书·风痹》云："盖痹者，闭也，以血气为邪所闭，不得通行而病也。"本病血瘀证形成的主要原因，一为阳气不足，推动无力，血行不畅；二为邪郁血脉，血行瘀滞，脉络不通；三为病变日久，入血入络。外邪侵入人体，气血为邪气所阻，不得宣行，留滞经脉，不通则痛；四为跌仆损伤、高处坠落等外伤因素，也可损伤椎体、筋骨关节，而诱发本病。

饮食所伤，是形成痰浊的重要原因。《中藏经·五痹》曰："饮食不节，膏粱肥美之所为也。"宋·许叔微《普济本事方》指出"此病多胸膈生痰"；陈无择提出"支饮令人痹"；清·喻昌《医门法律·中风》曰："风寒湿三痹之邪，每借人胸中之痰为相援。"董西园"痹非三气，患在痰瘀"，是对此病因的最佳概括。《类证治裁·痹证》云："诸痹……由营卫气虚，腠理不密，风寒湿乘虚内袭。正气为邪所阻，不能宣行，因而流滞，气血凝涩，久而成痹……久痹，必有湿痰、败血，瘀滞经络。"痰浊瘀血互凝胶结，损伤椎体、筋骨关节，诱发本病。

4. 脏腑五邪　《难经》以五行生克定病邪特性，阐发五脏之间邪气传变关系，论述疾病依次相传的方式。如《难经·五十难》曰："从后来者为虚邪，从前来者为实邪，从所不胜来者为贼邪，从所胜来者为微邪，自病者为正邪。何以言知？假令心病，中风得之为虚邪，伤暑得之为正邪，饮食劳倦得之为实邪，伤寒得之为微邪，中湿得之为贼邪。"在此《难经》提出虚邪、实邪、贼邪、微邪、正邪的区分，以及邪气致病特点和病证性质，亦阐发五脏之间邪气传变的关系。李杲的"五邪相干论"则继承了《难经·五十难》的这种五行推演模式。这一五行生克邪气理论形成后，在明代楼英的《医学纲目》中有详细收录，从王纶、薛己等明代医家的著作中，可以深刻感受到他们对脏腑之间生克关系的强调，鲜明地体现着东垣脾胃学说对其的影响。至清代高鼓峰《四明心法》中列出"二十五方总图"，完全继承了"五邪相干论"的思想，并将其中五行生克的原理表述得更加直白，并有所发展。这一五行传变致病模式在 AS 发病中也体现得比较充分。

《素问·痹论》曰："五脏皆有所合，病久而不去者，内舍于其合也，故骨痹不已，复感于邪，内舍于肾；筋痹不已，复感于邪，内舍于肝；脉痹不已，复感于邪，内舍于心；肌痹不已，复感于邪，内舍于脾；皮痹不已，复感于邪，内舍于肺。""所谓痹者，各以其时重感于风寒湿之气也。"又曰："其入脏者死，其留连筋骨间者疼久，其留皮肤间者易已。"《中藏经·论痹》曰："痹者，闭也。五脏六腑感于邪气，乱于真气，闭而不仁，故曰痹。"可见，脏腑痹是外痹日久，内传脏腑而成，是一种内外合痹。

脏腑痹之间可以互传。脏腑痹经久不愈，影响其他脏腑。《素问·玉机真脏论》曰："弗治，病者舍于肺，名曰肺痹，发咳上气。弗治，肺即传而行之肝，病名曰肝痹。一名曰厥，胁痛出食。当是之时，可按若刺耳。"在脏腑虚弱或功能紊乱时，遇风寒湿邪，脏腑痹还可直接发病。五脏经脉气血有余或不足，是引起相关五体痹和脏腑痹的内在原因。如《素问·四时刺逆从论》曰："厥阴有余病阴痹，不足病生热痹；少阴有余病皮痹隐疹，不足病肺痹；太阴有余病肉痹寒中，不足病脾痹；阳明有余病脉痹，身时热，不足病心痹；太阳有余病骨痹、身重，不足病肾痹；少阳有余病筋痹胁满，不足病肝痹。"风寒湿邪循俞而入（指六腑痹），《素问·痹论》曰："六腑亦各有俞，风寒湿气中其俞，而食饮应之，循俞而入，各舍其腑也。"

《三因极一病证方论》为宋代医家陈言所撰，书中有方有论，论后附方，使读者易于洞晓病因，论因求治。书中卷三专论痹证有"叙痹论"专篇，用流畅的语言介绍了痹的病因病机、传变转归："夫风湿寒三气杂至，合而为痹。虽曰合痹，其用自殊。风胜则为行痹，寒胜则为痛痹，湿胜则为着痹。三气袭人经络，入于筋脉、皮肉、肌骨，久而不已，则入五脏。凡使人烦满，喘而吐者，是痹客于肺；烦心上气，嗌干恐噫，厥胀满者，是痹客于心；多饮，数小便，小腹痛如怀妊，夜卧则惊者，是痹客于肝；善胀，尻以代踵，脊以代头者，是痹客于肾；四肢解惰，发咳呕沫，上为大塞者，是痹客于脾。又有肠痹者，数饮而小便不利，中气喘急，时发飧泄。又胞痹者，小腹按之内痛，若沃以汤，涩于小便，上为清涕。又六腑各有俞，风寒湿中其俞，而食饮应之，故循俞而入，各舍其腑。治之，随其腑俞，以施针灸之法，仍服逐风湿寒发散等药，则病自愈。大抵痹之为病，寒多则痛，风多则行，湿多则着；在骨则重而不举，在脉则血凝不流，在筋则屈而不伸，在肉则不仁，在皮则寒，逢寒则急，逢热则纵。又有血痹，以类相从，附于此门，外有支饮作痹，见痰饮门。"这些都说明内脏之痹是由肢体痹证日久不愈发展而成。阎小萍等将本病分为发作期、缓解期，并将发作期分为肾虚督寒、邪郁化热、湿热伤肾、邪闭肢节、邪及肝肺 5 型进行分证论治，认为这是临床常见证型。这一点也充分证明了 AS 在临床上兼有脏腑痹的病理表现。

北宋官修方书《圣济总录》堪称系统论治脏腑痹之翘楚。该书理论多引据《黄帝内经》，后世对其方药颇为推崇。其所载治疗脏腑痹的 48 方大多配伍了羌活、独活、荆芥、防风、细辛等祛风除湿散寒药，多伍以治疗痹证常用的乌头、附子、桂枝、白术、川芎之类。以方测证，可知这些方绝大多数是内外兼治的。在部分方中，明确指出兼治外痹。如"治肝痹两胁下满，筋急，不得太急，疝瘕四逆，抢心腹痛，目不明。补肝汤"，其中筋急、四逆为典型的外痹（筋痹）症状，其余为常见的肝虚不得疏泄症状。其方用柏子仁、山茱萸之酸甘柔润养肝，防风、独活祛风散寒，乌头、细辛通痹止痛，桂枝、附子温肾暖肝，薏苡仁、茯苓利湿，甘草、大枣护脾。全方 12 味有攻有补，内外兼治，遣方用药堪为后人取法。清代陈士铎《辨证录·痹证门》中论脏腑痹者八则，虽未能全面，但理法方药俱备，与《圣济总录》基本一致。值得一提的是，其中的"风寒湿同结于胃而成痹"和"风寒湿之犯于三焦"可视为对《黄帝内经》六腑痹的补充。所以，脏腑痹是内外合痹，是外痹及其继发的脏腑病的合称。尽管脏腑痹内外均因血气凝涩不行而呈现出实象，但终究是因虚致实，虚多于实，此时仍应固护正气为先，内外兼顾，攻补兼施，尤重补虚，而不可冒昧攻伐，徒伤正气。

# 第三节　临床表现

## 一、症状

1. 炎性腰背痛　是 AS 的特征性表现，也是需要与其他慢性腰背痛进行鉴别的主要表现。炎性腰背痛国际脊柱关节炎评价工作组（ASAS）标准包括：①活动后症状改善；②夜间痛；③隐匿性起病；④40 岁以前发病；⑤休息后症状无改善。如果患者慢性背痛>3 个月，并且符合上面 5 条中 4 条即考虑为炎性腰背痛，其敏感性为 77%，特异性为 91.7%。

2. 晨僵　表现为晨起腰背部僵硬不适，轻度活动后数分钟可缓解，重者可持续数小时甚至全天，还可伴有起床困难，需要借助帮助才能从床上起来。

3. 交替性臀区痛　AS 患者特异性的表现之一，先从一侧臀区疼痛起病，逐渐出现交替性臀区疼痛。

4. 外周关节炎　AS 外周关节炎发病率与年龄相关，发病年龄越小，外周关节受累越明显，致残性越高。外周关节受累的主要表现为下肢多于上肢，单/寡关节受累多见，非对称性。其中髋、膝、踝关节为容易受累的部位。

我国 AS 髋关节病变的发生率高于国外（分别为 66% 和 38%）。AS 髋关节病变通常出现在疾病病程的早期，文献报道 94% 的髋关节病变出现在 AS 发病的 5 年之内，单侧受累多见。临床表现为腹股沟、髋部疼痛及关节屈伸、旋转、内收和外展活动受限，负重体位（站立、行走和持重物时）疼痛明显加重，夜间症状明显，晨起活动后症状略减轻。X 线上见髋关节面侵蚀、破坏，周围反应性骨质增生及硬化，可出现骨赘，关节间隙变窄，但股骨头形状一般存在，同时髋关节的关节面侵蚀同时发生在髋臼和股骨头的负重处和非负重处，这也是与股骨头坏死鉴别之处。

AS 膝关节受累的发生率在 32%~50%。膝关节病变表现为膝关节肿胀疼痛，严重时可出现膝关节伸直受限。绝大多数 AS 患者的膝关节病变为单侧或者双侧交替。个别患者由于受累膝关节大量关节积液还可以形成膝关节后部的腘窝囊肿，但病情控制后大多数患者肿痛可以消失，关节功能恢复良好。

踝关节在 AS 发生率为 17%~24%。另外也有肩、肘、腕关节及手足小关节、颞颌关节、胸肋关节等受累。AS 合并外周关节受累一般多出现在疾病活动期，若积极治疗，大多数患者的关节炎可以得到有效控制，除了髋关节受累外，很少造成残疾及功能障碍。

5. 附着点炎　附着点是指肌腱、韧带、关节囊和筋膜插入骨的部位。附着点炎是 AS 的特征性改变之一。AS 常见附着点炎的部位是足底筋膜和跟腱在跟骨上的插入点，另外在胫骨结节、坐骨结节、骨盆内收肌插入股骨处及肋骨软骨交界处也可以有附着点炎。

6. 皮肤黏膜病变　SpA 合并皮肤病变概率为 10%~25%。主要包括银屑病皮疹、结节红斑、溢脓性皮肤角化病及下肢血栓性静脉炎。黏膜病变常见口腔溃疡、旋涡状龟头炎等。

7. 眼病变　AS 最常见的眼部病变为葡萄膜炎，主要是前葡萄膜炎，单侧发病多见，主要症状包括眼睛疼痛、充血、流泪、畏光以及不同程度的视力下降，症状易复发，复发可以累及对侧眼睛。另外，AS 也有少数出现巩膜炎和结膜炎的病例。

8. 胃肠道受累　AS 患者有 10% 左右可伴有炎性肠病（溃疡性结肠炎或者克罗恩病）。

有研究发现，60% 的 AS 患者存在肉眼或者显微镜下亚临床的肠道炎症，通常累及回肠部位，也有结肠受累的报道。

9. 心血管病变　AS 患者通常发病许多年之后才出现心血管病变，与疾病活动不平行，患者心血管病变早于中轴骨骼症状非常罕见。常见心脏受累的表现，包括心脏瓣膜功能不全（主动脉瓣和二尖瓣返流）、心脏传统系统功能异常和左心室功能不全。大多数心脏受累的患者为 HLA-B27 阳性。

10. 肺部病变　AS 肺部病变的发病率并不高。肺部受累包括胸廓和肺实质及肺间质病变。由于胸椎强直、肋椎及胸肋关节的炎症，使胸廓扩张受累，严重的可以导致限制性通气功能障碍。AS 的肺间质病变位置多发生在肺尖部，发生率为 1.35%~30%。

11. 泌尿生殖系统病变　AS 肾脏受累最常见的是继发性淀粉样变性，发生率为 1%~3%。另外一种肾脏疾病的表现是 IgA 肾病。IgA 肾病的常见表现是血尿和蛋白尿，通常伴有或不伴有轻度肾功能损害。其他不常见肾脏表现还有系膜增生性肾小球肾炎、局限性增生性肾小球肾炎。AS 患者也有性功能碍的表现。

## 二、体征

AS 的体格检查可以出现骶髂关节和椎旁肌肉压痛阳性，还可见腰椎前凸消失及腰椎后突畸形，脊柱各个方向活动受限。

1. 扩胸试验　患者直立，用刻度软尺测其第 4 肋间隙水平（女性乳房下缘）于深呼气和深吸气之胸围差，正常范围不十分一致，之前定义为大于 >2.5cm 为正常，现认为低于同年龄同性别正常人的平均值即认为扩胸活动度下降。

2. Schöber's 试验　患者直立，在背部正中线髂嵴水平标记为 0，向上 10cm 做标记，向下 5cm 再作另一标记，然后让患者弯腰，保持双膝直立，测量两个标记间的距离，若增加少于 4cm 则为阳性。

3. 浮髌试验　以一手压迫髌上囊，将液体挤压入关节腔内，另一手反复按压髌骨，在髌上囊可感到波动，或下压时髌骨触到股骨，不压时即为浮起，为浮髌试验阳性。

4. "4" 字试验　检查时患者仰卧，一侧下肢伸直，将对侧足置于伸直侧膝上向下压，如果同侧骶髂关节疼痛，即为阳性。

5. 枕壁距　患者靠墙直立，双足跟贴墙，双腿伸直，背贴墙，收颏，眼平视，测量枕骨结节与墙之间的水平距离。正常枕壁距应为 0。

6. 指地距　患者直立，弯腰，伸臂，测指尖与地面距离。

7. 骨盆挤压试验　患者侧卧，检查者按压其髂嵴，如疼痛即为阳性。

## 三、实验室和辅助检查

### （一）实验室检查

1. HLA-B27 检测　HLA-B27 是人类白细胞表面抗原 B27 的简称。HLA-B27 是第一个被发现与疾病密切相关的等位基因。AS 患者 HLA-B27 阳性率达 90%，在反应性关节炎患者阳性率达 60%~80%，银屑病关节炎的阳性率为 50%，而正常人群中仅为 6%~8%。检测 HLA-B27 方法比较多，如微量淋巴细胞毒法、流失细胞术法、免疫磁珠法、酶联免疫吸附试验等。

2.血沉（ESR）　早期、活动期 AS，80%的患者 ESR 加快，静止期或者晚期可降至正常，少数患者轻度贫血时也可以表现为血沉轻度增快。

3.C 反应蛋白（CRP）　CRP 是一种急性时相蛋白，正常人血清中含量甚微，急性活动性的 AS 患者 CRP 可明显升高。但当 AS 疾病缓解时 CRP 水平即可降低。CRP 比血沉敏感，且不受贫血、高免疫球蛋白等因素的影响，对监测 AS 的病情活动度帮助较大。

4.血小板　AS 病情活动期可以出现血小板显著升高，因此血小板数量变化也可作为判断疾病活动度的实验室指标。

5.免疫球蛋白（Ig）　AS 患者 IgA 的水平可轻、中度升高，其升高水平与 AS 病情活动有关，伴有外周关节受累还可以出现 IgG、IgM 升高。

### （二）影像学检查

AS 几乎均有不同程度的骶髂关节炎（关节面骨侵蚀、软骨下骨硬化和不规则关节间隙变窄）并累及脊柱骨突关节、肋椎关节、坐骨结节、椎旁韧带、椎角及椎体终板等部位。骶髂关节炎的影像学证据是诊断 AS 的重要依据。临床上首选骶髂关节平片或者骨盆正位片。但 X 线片不能发现早期的病变，对一些可疑病例需要进一步查骶髂关节 CT，骶髂关节 CT 可以发现微小的骨侵蚀，但仍不能发现早期炎症期尚无骨破坏的病变，骶髂关节 MRI 可以发现放射学前期的 SpA。

1.X 线检查　X 线片仍是目前诊断 AS 的首选。骶髂关节 X 线表现分级（0~4 级）（彩图 1~彩图 10）。0 级：正常骶髂关节；1 级：可疑的改变；2 级：微小异常，局限性的侵蚀、硬化，关节间隙无改变；3 级：肯定异常，重度或进展性骶髂关节炎，伴有以下 1 项（或以上）变化：侵蚀、硬化、增宽/狭窄或部分强直；4 级：严重异常，完全性关节强直。

脊柱 X 线片：绝大多数 AS 患者的脊柱病变是从骶髂关节自下而上发展而来，并最终累及全脊柱。X 线早期表现为椎角方形变，椎体边缘"亮角征"，逐渐出现局部骨侵蚀及邻近骨硬化，椎体上下终板-椎间盘病变，后期不仅可以出现全脊柱强直还可以伴有椎小关节的融合（彩图 11~彩图 14）。

2.CT 检查　CT 在诊断 AS 骶髂关节病变上的价值已经得到普遍的认同。同 X 线片相比可提高疾病的检出率。CT 的骶髂关节改变可参照纽约标准 X 片标准，可发现 1 级早期改变，如关节面模糊，局灶性骨质疏松等轻微病变。其他各期与 X 线表现近似。CT 对 AS 的诊断率和确诊率比 X 线高，对骶髂关节炎的诊断可提前 1~2 级，但 CT 阴性时也不能排除 AS。CT 对于骨质侵蚀和骨质硬化的检出效果优于 MRI，但不能发现软组织炎症的病变，且 CT 放射性较高，因此临床并不推荐反复的 CT 检查，低剂量 CT 会明显降低辐射量，适合临床使用（彩图 15~彩图 18）。

3.MRI 检查　科技的进步带动了医学进展，新型影像技术的应用使人们对疾病的认识有了新的飞跃[13]。基于早诊断、早治疗以及系统评价脊柱关节炎的目的，2003 年 ESSG 成员及全球各国 AS 专家组成了国际脊柱关节炎评估小组，并于 2009 年公布了 ASAS 推荐的中轴型脊柱关节炎分类标准。

2009 年国际脊柱关节炎评估小组（ASAS）提出了 SpA 的分类标准，将磁共振（MRI）纳入其中。MRI 可以检测到骶髂关节与脊柱的炎症和结构破坏的早期证据，是诊断中轴型 SpA 的有力工具，其特异性可达 88%~98.5%，但对于轻微的炎症敏感性较低，仅 32%~50%。常用的 MRI 有 4 个序列：评估慢性的结构破坏的 T1 序列；评估急性炎症的 STIR 序列、T2 压脂序列与 T1 增强序列。骶髂关节 MRI 阳性定义：骨髓水肿在 1 个层面上至少 2 个骶髂关节象限出现或至少 2 个连续层面的 1 个象限出现[14]（彩图 19~彩图 20）。

活动性骶髂关节炎定义：①骶髂关节的活动性炎症病变，在 STIR 序列或 T2 加权脂肪抑制序列上，这些病变应该表现为"骨炎"或"骨髓水肿"，并且明显见于典型部位，包括软骨下或关节周围骨髓，这些病变在 T1 加权像上呈黑色低信号。②应在同一层面上显示至少 2 个骨髓水肿病变，或者在至少 2 个连续层面上显示同一象限中存在一个病变。如果病变不止一个，则 axSpA 骶髂关节炎的概率更大。

在 ASAS 将 MRI 纳入 SpA 分类标准前后，许多学者做了相关的研究，以评估 MRI 诊断 SpA 的敏感性与特异性。一项关于 350 名慢性下腰痛的患者的队列研究发现：MRI 在检测骶髂关节炎上的敏感性可达 88%，在脊柱炎症的敏感性有 41%；同时 MRI 具有很好的特异性，只在 1.5% 的非 SpA 患者中发现了炎症。另一项研究对平均炎性腰背痛时间为 19 个月的 34 名患者进行观察，发现有 32 名（95%）患者的骶髂关节 MRI 出现了炎症或结构破坏。从这两项研究中可以发现：对于存在炎性腰背痛的患者，骶髂关节 MRI 因其对炎症显示敏感这一影像学特点，有助于更好地发现骶髂关节炎症，从而协助临床做出诊断。

但是对于非炎性腰背痛患者，尤其是部分无骶髂关节受累的患者，骶髂关节 MRI 也能发现潜在的骶髂关节炎症，对诊断有帮助。一项研究观察了 81 名出现中轴或外周症状的考虑为新发 SpA 的患者，其中有 39 名最后证实为 SpA，结果显示骶髂关节与脊柱的 MRI 对于诊断 SpA 的敏感性仅为 44%，特异性为 95.6%。

一项研究显示：75% 的 SpA 患者出现骶髂关节炎，只有 46% 的患者出现脊柱的炎症。有 5%~10% 的患者仅在脊柱上出现炎症损伤而无骶髂关节的炎症。由此可见，SpA 患者仍以骶髂关节炎症为主要受累表现，骶髂关节 MRI 能及早发现关节炎症，对 SpA 的诊断具有重要意义，尤其对早期的 SpA 患者的敏感性较高，同时对于仅有脊柱受累的 SpA 患者也有很好的敏感性。

# 第四节　诊断与鉴别诊断

## 一、诊断要点

AS 的诊断要点主要是患者的症状、关节体征和关节外表现和家族史。AS 最常见的和特征性早期主诉为炎性下腰痛，国际脊柱关节炎评估协会（ASAS）关于炎性腰背痛标准包括以下几个方面：①发病年龄<40 岁；②隐匿性起病；③晨僵；④活动后改善，休息后不减轻；⑤夜间痛。5 项有 4 项支持炎性背痛。

## 二、诊断标准

随着对疾病认识的加深，其诊断/分类标准也在逐渐更新。但是无论是 1984 年 AS 的修订版纽约标准、还是 2009/2011 年 SpA 的 ASAS 分类标准，其制定目的都是用于研究，例如用于流行病学研究或治疗试验。这些标准都存在缺点，限制了它们用于实际诊断，故诊断通常需要临床医生根据患者的症状、体征及实验室和影像学检查结果进行综合判断。

### （一）修订的纽约 AS 标准

1984 年对纽约标准进行了修改[15]，突出了炎性腰背痛与其他腰背疼痛的区别，修改了扩胸度减少的定义，很好地平衡了主观和客观的临床指标。

1. 临床指标　①下腰痛至少持续 3 个月，活动后减轻，休息后不缓解；②腰椎前屈、侧屈和后伸活动受限；③扩胸度范围较健康同龄人和同性别者减少。

2. 放射学骶髂关节炎标准　①单侧骶髂关节炎 3~4 级；②双侧骶髂关节炎 2~4 级。

在诊断方面重新调整了 X 线骶髂关节炎的地位，对其诊断进行了改良，形成了沿用至今的 AS

诊断标准。

3. 诊断　①肯定 AS：满足任意一个放射学骶髂关节炎标准和 3 项临床标准中的任何 1 条。②可能 AS：符合 3 项临床标准；或符合任意一个放射学骶髂关节炎标准而不具备任何临床标准，除外其他原因所致骶髂关节炎者。

### （二）国际脊柱关节炎评估协会（ASAS）分类标准

影像技术的发展使得人们对疾病的认识有了质的飞跃，尤其是骶髂关节 MRI 在脊柱关节炎中的应用，让早期发现骶髂关节的炎症有了极大的突破。基于早期诊断、早期治疗以及系统评价脊柱关节炎的目的，2003 年 ESSG 成员及全球各国 AS 专家组成了国际脊柱关节炎评估小组，并于 2009 年公布了 ASAS 推荐的中轴型脊柱关节炎分类标准[16]。

1. SpA 的特征　炎性腰背痛；关节炎；肌腱端炎（足跟）；葡萄膜炎；指（趾）炎；银屑病；克罗恩病/溃疡性结肠炎；对 NSAIDs 治疗反应好；有 SpA 家族史；HLA-B27 阳性；CRP 升高。

2. 诊断　影像学提示骶髂关节炎加上 ≥1 个 SpA 特征；或 HLA-B27 阳性加上 ≥2 个其他 SpA 特征。

该标准首次纳入 CRP 这一客观的炎症指标，进一步强调了脊柱关节炎炎症性疾病的本质。

ASAS 于 2010 年发布了外周型脊柱关节炎分类标准：关节炎或附着点炎或趾炎；加上 ≥1 个 SpA 表现：葡萄膜炎、银屑病、炎性肠病、前期感染史、HLA-B27 阳性、影像学骶髂关节炎（X 线或 MRI）；或加上 ≥2 个 SpA 表现：关节炎、附着点炎、趾炎、炎性下腰痛史、SpA 家族史。

以上就是目前脊柱关节炎的分类标准，正如前文所述，标准的制定是为了更好地研究疾病。这些标准都有不足之处，在敏感性增加的同时降低了特异性。脊柱关节炎的本质是炎症性疾病，临床医生需根据患者的症状、体征及实验室和影像学检查结果进行综合分析，排除其他疾病，减少误诊误治[17]。

## 三、鉴别诊断

### （一）类风湿关节炎（RA）

RA 女性多发，AS 男性多发。RA 为多关节持续性炎症，小关节受累为主，而 AS 多为下肢负重、非对称性关节炎。RA 无骶髂关节受累，而 AS 多为骶髂关节受累。AS 可累及全脊柱，而 RA 易侵犯颈椎。AS 的类风湿因子阴性，HLA-B27 阳性率高达 90%，而 RA 则与 HLA-DR4 相关。

### （二）致密性骨炎

本病多见于 20~35 岁育龄妇女，多见于产后，主要为骶髂关节的非特异性炎症，主要表现为行走站立及负重劳累后加重，休息后可缓解，一般疼痛不向下肢放射，X 线片常能看到骶髂关节面局部密度增高，硬化明显，可单侧发病，关节面一般不受累，病变周围可见清晰三角形边界。对于致密性骨炎来说，该病为自限性疾病。

### （三）弥漫性特发性骨肥厚（DISH）

DISH 特点：①连续 4 个或以上椎体前外侧流线样钙化，伴椎体和椎间盘结合部骨化；②受累部位椎间盘高度无明显塌陷；③骶髂关节无侵蚀、硬化及骨性融合。同时满足以上 3 条，可明确诊断。DISH 发病年龄多>50 岁，HLA-B27 阴性，血沉、CRP 等炎症指标多为正常。AS 为慢性进展性炎性疾病，多于 40 岁前发病，早期特征性表现之一为骶髂关节炎，病变由腰部向颈胸部进展，晚期典型表现为竹节状脊柱，但多有血沉及 CRP 增高，HLA-B27 多为阳性。

## （四）腰椎间盘突出

腰椎间盘突出是引起腰背痛的常见原因之一。该病限于脊柱，无关节炎附着点炎及家族史。与 AS 不同，活动后往往加重，休息后减轻，实验室检查中炎症指标血沉、CRP 均正常，它和 AS 的主要区别可通过 CT、MRI 等确定。

# 第五节　治　疗

## 一、西医治疗

AS 尚无根治的方法，但早期诊断及时治疗可控制症状、延缓影像学进展，保持最大化的社会参与度。治疗原则为使用非药物、药物、手术等综合治疗，以缓解疼痛、晨僵，控制或减轻炎症，保持良好姿势，防止脊柱或关节的变形，必要时手术矫正畸形，改善症状和提高生活质量。

2016 年国际脊柱关节炎评估协会（ASAS）和欧洲抗风湿病联盟（EULAR）推荐更新的中轴型 SpA 管理指南提出，中轴型 SpA 患者应采取达标治疗（T2T）方案。目标设定是 T2T 的关键，AS 疾病活动评分（ASDAS）具有较好的疾病活动性识别能力和反映病情变化的敏感性，ASDAS<1.3（非疾病活动）可作为中轴型 SpA 患者 T2T 临床缓解目标，以 ASDAS 为目标的 T2T 方案有可能同时延缓 AS 患者脊柱影像学进展。早期甚至在放射学阴性的中轴型 SpA 患者中开始 T2T 更有利于改善患者的症状，干预治疗的时机还应关注影像学表现，磁共振成像表现为脊柱单纯骨髓水肿的患者，T2T 更能抑制影像学进展[18]。早期、长疗程使用肿瘤坏死因子 α 拮抗剂尤其是与非甾体抗炎药联合治疗、白细胞介素-17A 拮抗剂的使用，在中轴型 SpA 患者 T2T 中可能带来降低疾病活动性、延缓脊柱影像学进展等更好的结局[19]。

### （一）非药物治疗

对患者和家属进行疾病知识的教育十分重要。建议患者选择合理的体育锻炼，如深呼吸、游泳、颈部和腰部的活动等，以保持脊柱的生理曲度，防止畸形和肌肉萎缩，以维持正常的呼吸功能。保持正确的站姿、坐姿，保持胸部直立，卧硬板床以仰卧为主，避免侧卧屈曲，使用矮枕，如上胸椎或颈椎受累，应停止使用枕头。减少或避免引起症状加重的体力活动，定期测量身高，以早期发现脊柱的后凸畸形。物理疗法如温泉浴、热水浴、蜡疗等可缓解症状，有利于关节的活动和防止畸形。

### （二）药物治疗

1. 非甾体消炎药　这类药物可迅速改善症状，增加关节的活动范围，无论早期或晚期都是首选药物，属于一线治疗药物。活动期 AS 患者，应持续使用，稳定期 AS 患者可以按需使用非甾体消炎药。这类消炎药物都有不同程度的胃肠道反应、肝肾功能受损伤、血细胞减少、水肿、高血压等副作用，使用时可针对具体患者，选择一种抗炎药物，凡是两种或两种以上抗炎药的联合使用，不仅不能增加疗效，反而可引起严重的副作用[20]。

2. 传统的改善病情药物

（1）柳氮磺吡啶：可改善 AS 的疼痛、肿胀、发僵，特别适合于改善 AS 的外周关节炎，并能减轻和预防并发的前葡萄膜炎，但对中轴关节病变的治疗作用及改善预后等均缺乏证据。本药起效缓慢，通常服用 4~6 周方起效。一般可从小剂量开始服用 0.5g，2 次/天，每周递增直至每日总剂量达 1.5~3g，分 2 次服用。主要不良反应有消化道症状、头痛、头晕、皮疹、血细胞减少，以及男性精液减少、形态异常，磺胺药过敏者禁用[21]。

（2）甲氨蝶呤：对活动性 AS 患者，使用抗炎药和柳氮磺吡啶无效时，可使用甲氨蝶呤。临床观察，该药物仅对 AS 的外周关节炎、腰背疼、发僵、虹膜炎以及血沉和 CRP 的水平有改善作用，而对中轴骨的 X 线病变尚无改善的证据。小剂量的甲氨蝶呤也需注意其副作用，如胃肠道不适、肝损伤、间质性肺炎、肺纤维化、血细胞减少、脱发、头疼、头晕等。

（3）沙利度胺：具有抗 TNF，抗白细胞介素-1（IL-1）、IL-6、前列腺素等炎症介质的作用，还有抑制免疫、抗炎、抗血管生成的药理作用。对 AS 中轴受累有较好的治疗作用。可以改善临床症状，并延缓疾病进展。用法：每日 50mg，每天递增 50mg，最大剂量每天可加至 150~200mg 维持治疗。用量不足效果不佳，停药后症状易迅速复发。副作用：嗜睡、口渴、血细胞下降、肝酶升高、镜下血尿和指端麻刺感等，最严重的不良反应就是孕期服用可引起新生儿海豹胎，孕期禁用。使用时应每周查血、尿常规。每 2~4 周查肝肾功能，对长期使用者要定期做神经系统检查，以便早期发现外周神经炎[22]。

3. 生物制剂　针对 AS 治疗的生物制剂：肿瘤坏死因子（TNF-α）抑制剂、IL-17 抑制剂和 IL-12/IL-23 抑制剂。

TNF-α 是炎症级联反应中重要的促炎症细胞因子之一，在 SpA 的发病机制中起着重要作用。通常在 AS 患者中，其体内血清、滑膜和骶髂关节等表达的 TNF-α 水平明显增多，TNF-α 还可诱导趋化因子、黏附因子以及其他细胞因子的过度表达，促进破骨细胞吸收骨质等[23]。近 20 年随着 TNF-α 抑制剂被广泛用于 AS 治疗，也是为 SpA 的目标治疗带来了里程碑式的变革[24]。

目前临床经常使用 TNF-α 抑制剂的药物共有 5 种，为依那西普（etanercept）、阿达木单抗（adalimumab）、英夫利昔单抗（infliximab）、戈利木单抗（golimumab）和赛妥珠单抗（certolizumab）。

（1）依那西普（etanercept）[25]：是由人 TNF p75 受体可溶性部分与人 IgG1Fc 段连接后在哺乳动物细胞系表达的二聚体融合蛋白，它与血浆中可溶性 TNF-α 和细胞膜表面的 TNF-α 高亲和性结合，使其生物活性丧失。推荐用法：成人每次 25mg，皮下注射，每周 2 次；也可每次 50mg，皮下注射，每周 1 次。4~17 岁患者的用量为 0.4mg/kg，最大剂量为每次不大于 25mg。也有使用 25mg 关节腔注射者。

（2）阿达木单抗（adalimumab）[26-27]：是全人源化抗 TNF-α 特异性 IgG1 单克隆抗体，它主要与 TNF-α 特异性结合并阻断其与 p55 和 p75 细胞表面 TNF 受体的相互作用。推荐使用方法为 40mg，皮下注射，每 2 周 1 次。

（3）英夫利昔单抗（infliximab）[28]：是人/鼠嵌合式抗 TNF-α 特异性 IgG1 单克隆抗体，其作用机制是与可溶性的及细胞膜上的 TNF-α 结合，阻断其作用。治疗 AS 的用法是每次 3~10mg/kg，静脉滴注，滴注时间不少于 2 小时，每 4~8 周 1 次；或初始剂量每次为 3mg/kg，然后第 2、6 周使用相同剂量，以后每间隔 8 周给药 1 次。如疗效不理想，可增加剂量至 10mg/kg 或间隔缩短至每 4 周 1 次。

（4）戈利木单抗（golimumab）[29]：是一种新的完全人源化 IgG1 TNF 特异性单克隆抗体，作用于可溶性的和细胞膜表面的 TNF-α。用药方法：50mg，皮下注射，每月 1 次。

（5）培赛利珠单抗（certolizumab）[30]：是人源化的 Fab 片段，聚乙二醇修饰的抗 TNF 单克隆抗体。初始剂量为 400mg，间隔 2 周或 4 周后，剂量改为 200mg，每隔 1 周给药 1 次，皮下注射，维持剂量可考虑每 4 周 400mg。

其他作用靶点的生物制剂，IL-12/IL-23 抑制剂和 IL-17A 抑制剂。

（6）乌司奴单抗（Ustekinumab）：于 2009 年批准用于治疗中重度银屑病，它是一种人源化的单克隆 IgG1 抗体，它可以抑制 IL-12/IL-23 的共有亚基 p40，干扰以上细胞因子与 T 细胞及其他免疫细胞表面 IL-12 受体的结合，导致下游炎性细胞因子表达下调。Briakinumab 是另一种全人源化的

IL-12/IL-23 的共有亚基 p40 单克隆 IgG1 抗体。

（7）IL-17A 抑制剂：司库奇尤单抗（Secukinumab）是高度选择性的 IL-17A 的全人源化单克隆 IgG1k 抗体，已经批准了 AS 的适应证[31]。依奇珠单抗（Ixekizumab）是一种新的人源化 IgG4 抗 IL-17A 的单克隆抗体，选择性地结合并中和 IL-17A，以此阻断角质形成细胞产生细胞因子及趋化因子[32]。Brodalumab 是抗 IL-17A 受体的全人源化单克隆 IgG2 抗体，其Ⅲ期临床研究已经获得成功。

### （三）手术治疗

多数 AS 患者病情发展缓慢，少数患者病情进展迅速，早期即可出现关节严重畸形、骨折等，需要手术治疗。髋关节置换术：成为改善 AS 髋关节病变患者关节功能和生活质量的有效选择。近年来主张放宽 AS 患者的手术指征，因为对于 AS 伴髋关节病变的患者早期行髋关节置换术有利于最大限度地恢复髋关节功能和减轻疼痛，术后可较快地恢复日常生活及工作。脊柱矫形手术：在脊柱后凸残疾、假关节棘突疼痛、丧失平视功能失代偿、脊柱节段不稳定骨折，以及 AS 出现神经系统并发症时，如椎管狭窄、脊髓病、马尾综合征等，则需要行截骨矫正术或加固术等脊柱整形手术，以纠正畸形，治疗并发症，改善 AS 病情，提高患者生活质量[34]。

## 二、中医治疗

### （一）中医辨证论治

急性期（经络型）

1. 风湿痹

证候：腰脊强硬疼痛，遇寒受风加重，肢体困痛或游走痛，心情烦躁，局部寒热不明显；舌质淡，苔白，脉浮弦。

治法：祛风除湿，宣通督脉。

方药：柴胡桂枝汤（《伤寒论》）加减。

制川乌、生麻黄、葛根、升麻、柴胡、芍药、黄芪、桂枝、白术、防风、防己、薏苡仁、甘草等。

仲景柴胡桂枝汤为小柴胡汤与桂枝汤合方，小柴胡汤是少阳病主方，桂枝汤是太阳病主方。《素问·热论》记载："伤寒……三日，少阳受之，少阳主骨。"《灵枢·经脉》记载："胆足少阳之脉……是主骨所生病者……胸胁肋髀膝外至胫绝骨外踝前及诸节皆痛。"可见《内经》中一直就有"少阳主骨"的论述，关于少阳所主之骨发生病变的临床表现，结合上述"少阳主骨"的发病部位，关节疼痛几乎遍及人体全身。《伤寒论》第 146 条就有涉及"少阳主骨"的具体应用："伤寒六七日，发热，微恶寒，支节烦疼，微呕，心下支结，外证未去者，柴胡桂枝汤主之。"此证临床多见于急性关节炎。而且足少阳胆经 16 穴中与筋骨相关的穴位有 14 穴，其中环跳、阳陵泉、绝骨三穴为治疗关节疾病的典型常用穴，环跳主治腰腿痛、下肢痿痹，阳陵泉主治全身各关节筋急疼痛，绝骨主治筋骨痿软无力等症。桂枝汤为仲景群方之魁，用于外感可解肌发表止痛，用于内伤可通气血、调营卫、和阴阳、调肝脾。桂枝汤的类方很多都是治疗痹证的主方，如葛根汤、桂枝芍药知母汤、柴胡桂枝汤、桂枝附子汤、黄芪桂枝五物汤等。

2. 寒湿痹

证候：症见起病急，腰骶及脊背部疼痛剧烈，晨僵不适明显，常伴有沉重感，活动后减轻，劳累后加重，甚则脊柱活动度减少，或合并外周大关节（如膝、踝关节）肿胀、疼痛；恶寒发热或畏寒喜暖，天气变化或受凉时疼痛较剧；舌淡，苔白腻，脉沉细或沉弦。

治法：散寒除湿，宣通督脉。

方药：乌头汤（《金匮要略》）加减。

黄芪、川乌、麻黄、芍药、白蜜、甘草、附子、干姜、桂枝等。

方中用川乌、麻黄辛温之品温经散寒、除湿止痛；配以黄芪益气固表，且助麻黄、川乌温经止痛，又可防止麻黄过于发散；芍药、白蜜、甘草缓急舒经止痛；白蜜与川乌先煎，专解川乌之毒性。而蜜制乌头对恢复关节畸形实有妙处。在临床上常加上附子、干姜、桂枝等通阳之品，目的在于扶阳助正、散寒祛邪，纠正关节畸形。可加减熟地黄、鹿角片、肉桂、桑寄生、独活、狗脊、杜仲、怀牛膝、川芎、当归、细辛、白芥子等。

3. 湿热痹

证候：多表现为腰背部疼痛、沉重、僵硬不适、俯仰受限，活动时可使疼痛和僵硬减轻，休息不能使其改善；双臀部交替疼痛，亦可双侧同时疼痛；双髋部疼痛、屈伸活动受限；下肢非对称性大关节红肿灼热焮痛，或有积液；多伴有身热不扬、绵绵不解、汗出心烦、口苦黏腻或口干不欲饮等全身表现；或见脘闷纳呆、大便溏软，或黏滞不爽，小便黄赤；或兼男子遗精，女子经闭；舌质偏红、苔薄黄或黄厚腻，脉沉弦或弦滑或细数。

治法：蠲痹止痛，清热利湿，宣通督脉。

方药：桂枝芍药知母汤（《金匮要略》）和四妙丸（《成方便读》）加减。

桂枝、知母、芍药、麻黄、制附子、白术、防风、生姜、大枣、炙甘草、黄柏、苍术、薏苡仁、川牛膝、土茯苓等

方用桂枝、麻黄祛风通阳；附子大辛大热，散寒止痛；白术、防风祛风除湿、温经散寒；知母、芍药清热滋阴；生姜、大枣和胃调中。全方共达温经散寒、祛风除湿兼养阴清热之功。此方是治疗风湿历节病的名方，其关键在于温通之品的应用，重用桂枝、附子，并将生姜改为干姜，目的在于增强温肾壮阳补火之力，使"阳气流通，阴气无滞"。焦树德教授结合自己多年的临床经验，以桂枝芍药知母汤为基础，筛选药物，组成补肾强督治尪汤。可加减苦参、苍术、黄柏、薏苡仁、土茯苓、金银花、连翘、防己、川牛膝、红花、制乳香、制没药等。

4. 痰瘀痹

证候：腰脊强痛，驼背，转颈，扭腰及下蹲困难，晨僵、疼痛夜甚、刺痛；肌肤干燥少泽、舌暗或有瘀斑，脉沉细或涩。

治法：活血化瘀，化痰散结，宣通督脉。

方药：身痛逐瘀汤（《医林改错》）合温胆汤（《三因极一病证方论》）加减。

秦艽、川芎、桃仁、红花、甘草、羌活、没药、当归、五灵脂、香附、牛膝、地龙、半夏、橘皮、竹茹、枳实、生姜、甘草等。

方中羌活具有通痹止痛、祛风化湿、散寒解肌之功效；五灵脂可以祛瘀止血、散瘀止痛、通利血脉；地龙具有通络除痹、息风止痉、清热平肝之功效；牛膝可以逐瘀通经、补肝肾、强筋骨、利尿通淋；没药具有活血止痛、消肿生肌、散血祛瘀之功效；香附可以疏肝理气；红花具有活血通经、散瘀止痛之功效；桃仁可以润肠通便、止咳平喘；川芎具有活血祛瘀、行气开郁、祛风止痛之功效；秦艽可以退虚热、祛风湿；甘草可以清热解毒、调和诸药，全方共奏祛风除湿、活血行气、通痹止痛之功效。温胆汤首见于唐·孙思邈《备急千金要方》，由半夏、橘皮、竹茹、枳实、生姜、甘草组成，《景岳全书》《医宗金鉴》所载之温胆汤，均比原方多了一味茯苓。本方能清痰热而和肝胆，恢复肝胆正常的生理功能。温胆汤是按照《素问·至真要大论》"湿淫于内，治以苦热，佐以酸淡，以苦燥之，泻之以苦"之说，遂"胆为中精之府，以温为候"之性而设的"和"胆之剂，而"少阳主骨"又为温胆汤治疗骨病的佐证。本汤实乃辛开苦降、清热化痰、调理脾胃升降之方

也。可加减威灵仙、红花、黄柏、桂枝、防风、透骨草、秦艽、牛膝、羌活、独活、细辛、川乌、桃仁、鸡血藤、青风藤、络石藤、赤芍、郁金、山甲珠等。

慢性期（脏腑型）

5. 肾虚督亏（正邪型）

证候：症见腰骶及脊背部疼痛、晨僵不适有所缓解，常见腰脊部酸胀感，脊柱活动后症状有所缓解，畏寒喜暖、得热则舒、四末不温，外周关节冷痛、肢体困重、小便清长或夜尿频多、舌淡、苔白腻或水滑、脉弦滑或沉细。

治法：温补肾阳，宣通督脉。

方药：阳和汤（《外科证治全生集》）加减。

熟地黄、肉桂、白芥子、姜炭、生甘草、麻黄、鹿角胶等。

本方原用于治疗阴疽、贴骨疽、脱疽、鹤膝风等属阴寒证者，旨在温阳补血、散寒通滞。方中重用熟地黄补肾填精；麻黄宣通经络、开寒散结；鹿角胶温肾阳，益精血；肉桂、炮姜温肾助阳；白芥子祛寒痰湿滞；甘草调和诸药。全方温阳与补血并用，祛寒痰与通络相伍，可使阳虚得补，营血得充，寒凝痰滞得除，标本兼治。可加减淫羊藿、补骨脂、狗脊、菟丝子、枸杞子、杜仲、怀牛膝、当归、赤芍、制乳香、制没药、细辛等。

6. 脾土克肾（贼邪型）

证候：腰背部冷痛，活动受限，或有膝关节肿痛，胃脘部有振水音，腹痛绵绵，喜温喜按，食少纳差，口淡不渴，肠鸣便溏，或有便秘，睡眠可。舌淡胖有齿痕，苔白腻，脉沉细。

治法：温补脾肾，宣通督脉。

方药：附子理中汤（《三因极一病证方论》）合肾着汤（《金匮要略》）加减。

制附片（先煎）、桂枝、麻黄、细辛、干姜、姜黄、茯苓、白术、炙甘草、生姜等。

制附片回阳救逆、补火助阳、逐风寒湿邪；桂枝温经、祛风寒、活血通络，配合麻黄使用可散寒解表，细辛温经散寒、祛风止痛，干姜温中散寒、回阳通脉、燥湿，姜黄行气、通经止痛，茯苓渗湿利水、健脾和胃，白术健脾益气、温中、燥湿利水，白术和桂枝、茯苓共用加强祛寒湿功效，生姜温中健胃、发汗解表，配合炙甘草调和诸药，佐制附片、细辛的毒性作用。

7. 心火侮肾（微邪型）

证候：腰背部疼痛严重，沉重明显，伴双下肢疼痛不适，有明显的晨僵症状，活动后症状可以稍改善，时有心情烦闷，心悸心慌，不能平卧，手足心热，失眠多梦，饮食尚可，二便正常。舌质淡，体胖大，苔白，寸脉弦，尺脉弱。

治法：清心补肾，宣通督脉。

方药：炙甘草汤、黄连阿胶汤（《伤寒论》）合独活寄生汤（《备急千金要方》）加减。

炙甘草、生姜、桂枝、人参、生地黄、阿胶、麦门冬、麻仁、大枣、黄连、黄芩、芍药、独活、桑寄生、杜仲、牛膝、细辛、秦艽、茯苓、肉桂心、防风、川芎、当归等。

独活寄生汤中独活为君，全面搜风通络、祛风除湿、通利关节。独活辛苦微温，善治伏风，除久痹，且性善下行，以祛下焦与筋骨间的风寒湿邪。臣以细辛、防风、秦艽、肉桂，细辛入少阴肾经，长于搜剔阴经之风寒湿邪，又除经络留湿；秦艽祛风湿、舒筋络而利关节；肉桂温经散寒、利通血脉；防风除一身之风而胜湿。君臣相伍，共祛风寒湿邪。佐以桑寄生、杜仲、牛膝以祛风湿、补肝肾、强筋壮骨，牛膝尚能活血以通利肢节筋脉；当归、川芎、熟地黄、白芍养血和血，人参、茯苓、甘草健脾益气。以上诸药合用，具有补肝肾、益气血之功。且白芍与甘草相合，尚能柔肝缓急，以助舒筋。当归、川芎、牛膝、肉桂活血，寓"治风先治血，血行风自灭"之意。甘草调和诸药，兼使药之用。炙甘草汤又名复脉汤，是《伤寒杂病论》中治疗"心动悸，脉结代"，心肌受损、脉道亏损重症的名方。方中炙甘草和生地黄共为君药，其中炙甘草健脾补气、复脉益心；生地黄功用为滋阴补血、充脉养心，合用益气养血以复脉。配伍臣药大枣、人参、阿胶、麦冬、麻子仁，以补气养血、滋阴益心。又佐以桂枝、生姜来温心阳、通血脉。总之，上药合用，能滋而不腻，温而不燥，达到益气滋阴、通阳复脉的功效。黄连阿胶汤出自《伤寒论》，由黄连、阿胶、黄芩、芍药、鸡子黄五味药物组成，具有滋阴降火、交通心肾的功效，是治疗邪实正虚，阴虚阳亢"心中烦，不得卧"的常用方。

8. 肺病及肾（虚邪型）

证候：腰背部冷痛，晨僵明显，活动受限，伴喘促气喘，不能平卧，咳声低弱，易感冒，久咳不愈，自汗恶风，神疲乏力，少气懒言。舌淡苔白，脉濡弱。

治法：温补肺肾，宣通督脉。

方药：葶苈大枣泻肺汤（《伤寒论》）、黄芪桂枝五物汤（《金匮要略》）合独活寄生汤加减。

葶苈、大枣、黄芪、桂枝、白芍、生姜、炙甘草、独活、桑寄生、杜仲、牛膝、细辛、秦艽、茯苓、肉桂心、防风、川芎、当归、生地黄等。

肺痹应首辨虚实，治疗以补虚泻实、标本兼顾为总则。病变初期以各种病因导致肺气郁闭为主，用药以"微辛以开之，微苦以降之"为主要原则，药物以轻清气药为主。由于痰浊瘀血水饮在疾病的发展过程中起着重要作用，在治疗过程中要注重理气化痰、开胸利水、活血化瘀。同时，随着病情的发展，应针对具体病情，及时合理地选用补益气血、祛风散寒除湿、下气平喘、清热解毒、健脾益肺、滋补肺肾等治法。仲景用黄芪桂枝五物汤来治疗血痹，用葶苈大枣泻肺汤来泻肺平喘。临床上，黄芪桂枝五物汤对风寒痹阻型 AS 有着很好的治疗效果。黄芪桂枝五物汤组成：黄芪三两，芍药三两，桂枝三两，生姜六两，大枣十二枚。方为桂枝汤去甘草、倍用生姜、加黄芪三两。黄芪甘温补益胃气、宣发表里水饮；生姜温中化饮、健胃解表，助桂枝通阳行痹、补中解表；芍药养血和营、除血痹；大枣补益中州、调和营卫。五药相合，共奏补中除饮、和营祛风之效，恰解太阴中风里虚饮重、津亏血弱、风邪袭表的病机。叶天士在《临证指南医案·肺痹》中云："清邪在上，必用轻清气药，如苦寒治中下，上结更闭。"用药主张根据肺痹因风、寒、温热、湿、燥、气等而成者，分别施以不同方药，如因于风者加薄荷、桑叶、牛蒡之属；兼寒则用麻黄、杏仁之类；若温热之邪壅遏而痹者则用羚羊角、射干、连翘等。所用药物皆主乎轻浮，不用重浊气味，是所谓微辛以开之，微苦以降之，合乎轻清娇脏之治也。

9. 肝病累肾（实邪型）

证候：腰脊强痛或背驼，腰膝酸软，头晕耳鸣，目赤、目涩、视力减弱，畏寒肢倦；舌淡嫩，苔薄，脉沉细无力。

治法：温补肝肾，宣通督脉。

方药：独活寄生汤合当归四逆汤（《伤寒论》）加减。

独活、桑寄生、杜仲、牛膝、细辛、秦艽、茯苓、肉桂心、防风、川芎、当归、生地黄、桂枝、白芍、生姜、大枣、炙甘草、细辛等。

当归四逆汤方中当归、芍药养血和营，桂枝、细辛温经散寒，甘草、大枣补中益气，通草通行血脉。全方有和厥阴以散寒邪之功，调营卫以通阳气之效。在临床上，如血虚寒凝甚，内有久寒者，加吴茱萸、桂枝、附子三味，统领诸药入肝经，助肝升，补肝阳，肝升则血脉流畅，且肝肾同源，共奏扶阳固本之效。气虚者加黄芪，血虚者加白芍、熟地黄，阴虚内热者加生地黄、玄参、石斛、玉竹，肾阳虚者加制附片、补骨脂，痰浊血瘀者加制南星、姜半夏、穿山甲、土鳖虫、地龙、全蝎、蜈蚣。虹膜炎加菊花、决明子、蝉衣等。

稳定期

10. 肾精亏虚，督脉阳虚（禀赋型）

证候：腰背僵硬，昼轻夜重，晨起僵硬明显，活动后减轻，遇冷痛增，得热痛减，阴雨天加重，遇劳累加重，冬季加重，夏季减轻。全身畏寒喜暖。舌淡苔白，脉沉细。

治法：温补肾阳，祛风除湿，温通督脉。

方药：脊痛宁胶囊。

脊痛宁胶囊是解放军总医院风湿科和中医科多年治疗 AS 的临床经验积累总结的方剂，治疗活动期的 AS 有较好的临床疗效。脊痛宁方由杜仲、独活、川乌、延胡索等药物制成，具有补肾祛风湿、活血通络的功能。方中以补肝肾、祛风湿通络的杜仲和独活为主药，辅以制川乌、延胡索祛风湿活血止痛，佐以活血止痛的赤芍，共奏补益肝肾、祛风除湿、活血通络之功。本方服用后大部分患者反映脊柱强直疼痛症状明显缓解，有督脉发热的现象，属于正常药物反应，不是副作用。

## （二）中成药

1. **正清风痛宁**[35]　用法用量：每次 60~80mg，3 次/日，起效时间为 4~6 周。主要活性成分为青藤碱。现代药理学研究证实该药具有镇痛、抗炎、免疫调节作用。本药与甲氨蝶呤（MTX）、柳氮磺吡啶等联合使用可减少这两种药物的剂量，降低毒副作用，对改善患者疼痛、晨僵，降低血沉等有确切作用。不良反应为皮疹、白细胞减少等。

2. **白芍总苷胶囊**[36]　用法用量：每次 0.3~0.6g，3 次/日。主要有效成分为芍药苷、芍药内脂苷等苷类复合物。白芍总苷胶囊具有双向调节、抗炎、止痛、保肝等作用，近年来已广泛应用于多种风湿免疫性疾病的治疗。不良反应主要为腹泻。

3. **昆仙胶囊**[37]　用法用量：每次 0.3~0.6g，3 次/日。由昆明山海棠、枸杞子、菟丝子、淫羊藿中药材提取物组成，具有抗炎止疼、调节免疫能力，祛风除湿、补肾强骨，加强抗自身免疫效果等功效。不良反应表现为月经紊乱、肝酶升高、皮肤损伤、呕吐腹泻等胃肠道反应。

## （三）外治法

1. **针刺疗法**　针刺疗法是使用不同的针具，包括普通针刺、电针、火针。通过一定的手法或方式刺激机体的一定部位（腧穴），治疗疾病的方法。

2. **灸法**　灸法借助灸火的热力和药物作用，可起到温经散寒、行气活血等作用。孙术宁等收集关于灸法辅助西药治疗 AS 的随机对照试验并进行 Meta 分析，结果显示，灸法辅助西药治疗较单纯西药治疗效果更好，且不良反应少。目前运用于 AS 的灸法包括督灸、隔物灸、长蛇灸等，其中又以督灸为基础。

3. **药浴或熏蒸**　中药熏洗疗法具备热疗与药疗的双重特点，多选用温通类药物，使有效成分通过皮肤、黏膜渗透入机体，以起到通腠理、温经脉、散寒滞等作用。

4. **中药敷贴疗法**　中药敷贴疗法指在穴位上贴敷药物，通过皮肤吸收、经络的传导作用，达到治疗目的。临床上中药敷贴治疗 AS 常根据证型选择药物，多能取得较好疗效。

5. **蜡疗**　蜡疗是将石蜡液化后置于患处的一种治疗方式，石蜡加温后具有强而持久的温热作用，直接作用于发病部位，治疗 AS 可发挥温肾壮阳通督的作用，达到治病求本之效。

6. **中药离子导入**　中药离子导入是利用直流电的作用，使中药液中的离子经皮肤或黏膜进入人体的一种治疗方法，具有促进药物吸收、缓解疼痛等作用。

7. **穴位埋线**　穴位埋线疗法是中医针灸衍生的新型学科，通过药线在特定穴位内产生刺激，以达到平衡阴阳、调和气血的目的。

8. 小针刀 小针刀疗法有效地结合了传统中医针灸的针刺与现代外科手术的优点，具有针刺和局部微创手术的双重治疗作用，能发挥镇痛、改善微循环之效。随着病情进展，AS 患者常出现软组织粘连等情况，此时运用针刀治疗能有效松解粘连，改善病情。

9. 推拿 推拿是通过推、拿、按、摩、捏、揉等形式作用于病患体表，以期达到改善局部血液循环、疏通经络的目的。AS 患者多具有肌肉僵硬等不适，推拿可缓解肌肉晨僵，一定程度上改善脊柱关节活动度。

10. 拔罐 拔罐是中医常用的一种外治形式，通过其吸拔力作用于经络腧穴，使病邪通过皮肤毛窍排出体外，以达疏通气血、调整脏腑的目的。拔罐疗法包括留罐法、刺络拔罐法、留针拔罐法等多种形式，运用于 AS 可使经脉瘀滞之寒邪从表而走，以达开腠理、祛寒邪等目的。

11. 刮痧 刮痧疗法通过给予十二皮部良性刺激，改善局部血液循环，以起到疏通经络、行气活血的作用。

# 第六节 中西医结合诊治策略与措施

## 一、中西结合治疗的切入点及优势

目前西医学对 AS 尚没有特效药物，一些治疗可以使病情缓解，阻止或延缓脊柱关节的融合与畸形，控制器官终末损害，其中主要药物包括非甾体药物、糖皮质激素、免疫抑制剂、生物制剂及相关对症治疗药物。因此，针对 AS 的治疗，要找准中西结合治疗的切入点和优势，以期与西药治疗相得益彰。治疗过程中应避免药物毫无目的和原则地重复叠加。归纳起来，在运用中西结合治疗 AS 过程中有两个大的方向：第一，在疾病早期阶段，病情较轻尚未出现关节融合与畸形，也未累及内脏时，则以中药治疗以缓解病情为主，延缓疾病发展，可以适当加用非甾体类药物或生物制剂进行联合治疗，以更好地控制炎症进展；第二，在疾病中晚期阶段，病情较重，脊柱关节已有融合趋势，则在应用非甾体类药物、生物制剂和免疫抑制剂或糖皮质激素等西药治疗的基础上联合中药治疗，以期减少西药用量，增强西药疗效，减轻西药不良反应，解决一些单用西药不能解决的问题，使两种治疗方法相得益彰。

## 二、注重补肾壮督法的运用

AS 是一种免疫性疾病主要临床表现为骶髂关节及脊柱附着点慢性炎症，常侵犯中轴关节及四肢大关节，导致脊柱强直、纤维化，易累及内脏，严重时会造成身体畸形甚至残疾，严重危害人体身心健康。本病属中医"大偻""竹节风"等范畴，多由人体内在正气不足、阴阳失衡所致，肾虚与督空是发生 AS 的内在依据，外感风寒湿邪是本病发病的外在因素。因此，治疗应以补肾壮督治疗为主，祛寒除湿通络。同时在此基础上须强调中医的辨证施治精神，根据患者疾病不同的证候表现、实验室检查指标、疾病的不同阶段而采取相应的中医治疗方案，以期达到一人一方的个体化治疗措施。

## 三、重视中医外治法的运用

中医外治法治疗 AS 操作简便、疗效显著，独具优势。毫针疗法是指运用毫针针刺腧穴，通过不同的针刺手法，以"通其经脉，调其血气"的外治法，针刺治疗在改善扩胸距、指地距、疼痛等方面较有优势。火针治疗有温经散寒、通经活络的作用，可以有效改善 AS 患者的疼痛症状，缩短晨僵时间，临床疗效肯定。刺络疗法是在穴位或浅表血络施以针刺，放出适量血液，以治疗疾病的外治法。针具对血管壁的刺激，可抑制低级中枢产生疼痛信息，加上局部放血可排出致痛物质，从而迅速减轻疼痛。艾灸是用艾绒或艾炷点燃后，对腧穴或病变部位进行烧灼或熏烫治疗，有温经散寒、活血行气的作用，治疗本病的艾灸方法主要有长蛇灸（督灸）、隔物灸、雷火灸等，能改善患者腰痛、脊柱僵硬等症状，提高其生活质量。中药离子导入是通过直流电将中药离子经皮肤或黏膜引入病变部位从而发挥作用的治疗方法，具有消肿止痛、改善微循环的作用，在一定程度上可以缓解本病的疼痛与脊柱僵硬等症状。

## 四、强调早期诊断

AS 是一种与人类白细胞表面抗原 HLA-B27 相关、病因不明的慢性炎症性疾病。早期一般仅表现为慢性腰背痛，主要累及骶髂关节和中轴骨，亦可出现外周关节受累，晚期可因脊柱和外周关节的骨化而导致驼背或跛行。AS 是一种全身性炎性疾病，可伴有前葡萄膜炎、主动脉瓣关闭不全、心脏传导阻滞、肺上叶纤维化、神经系统受累或肾淀粉样变（继发性）等。因此，不论中医、西医或中西医结合的内科医生均应予足够重视，做到早诊断、早治疗，改善患者预后，降低致残率，提高患者生存质量。基于早期诊断、早期治疗以及系统评价 SpA 的目的，2009 年 ASAS 推荐了中轴型 SpA 的分类标准。该标准的出现，进一步肯定了早期 AS 诊断的关键在于早期发现骶髂关节炎，对 40 岁以前无明显诱因而出现下腰部炎性疼痛者，应及时行骶髂关节检查，了解有无骶髂关节炎性改变。对 X 线片认为 AS 可疑者有必要行骶髂关节 CT 或 MRI 检查，无条件检查者亦应密切随访和定期复查 X 线。

## 五、强调心理辅助治疗

AS 是一种慢性进行性疾病，病程长，症状逐渐加重，患者面临着关节畸形及内脏系统受损的风险，同时治疗方案复杂，治疗时间长、成本高、药物副作用重等，容易使患者产生消极、焦虑甚至抑郁的心理。治疗过程中医师应该掌握患者的心理动态，给予患者树立正确的信念，预防和消除患者消极、抑郁的心理，与家属共同给予患者足够的关心，根据其不同的心理状态因人施护。

## 六、重视宣教，改变生活方式

对 AS 患者进行健康教育以提高其对疾病的认识，减轻生活压力，增加患者在疾病治疗过程中的依从性等。对疾病知识的缺乏会导致患者面对各种 AS 症状出现紧张、抱怨、情绪难以控制等状况，健康教育有利于改变患者的认知、态度和理解能力，调动患者的主观能动性，培养患者的自护能力和坚持长期、终身积极配合治疗的健康信念。让患者能够很好地认识疾病的性质及预后等情况，促使患者对疾病本身足够重视。改变生活方式：①戒烟。吸烟会加快 AS 患者疾病的发展进程，增加实质器官的功能损害，增加了脊柱关节轴向结构的损伤，降低患者的生活质量。戒烟有利于减缓 AS 病程的进展，又可能减少额外的心血管疾病发生的可能，可鼓励 AS 患者中吸烟者积极戒烟，养成良好的生活习惯，积极地治疗疾病。②家庭锻炼。适当的家庭锻炼在短期内能一定程度地改善身体状况，劝导患者要谨慎而不断地进行体育锻炼，以取得和维持脊柱关节的最好位置，增强椎旁肌的力量和增加肺活量，在活动或站立等的过程中，应尽量保持身体的正常姿势，睡硬板床，多取仰卧位，避免屈曲畸形的体位。

# 第七节 名医经验

## 一、路志正经验

路志正[38]认为 AS 为本已亏虚，复感外邪，乃内外合邪而致，痹痛为病之标，肝肾亏虚为病之本。治疗上补肾强脊以治病之本，配合祛风、散寒、除湿、清热、活血、散瘀、消痰等法以蠲痹通络而治病之标。标本同治，虚实兼顾，补而不滞，润燥并施，全程不忘顾护脾胃，方臻周全。

**医案举例：** 林某，男，29 岁。2000 年 8 月 16 日就诊。

患者患有强直性脊柱炎 2 年余。当地医院给予服用柳氮磺吡啶等药，腰部疼痛能缓解，但不能久立或活动。症见面色萎黄，形体瘦弱，腰部疼痛，活动受限，下肢膝关节疼痛，久立或活动后病情加重，大便偏稀，纳差，舌质淡，苔白，脉沉弦。此肝肾亏虚，筋骨失养。治当补益肝肾，强筋健骨。处方：桑寄生 12g，独活 6g，续断 10g，狗脊 12g，菟丝子 12g，鹿角胶（烊化）6g，炒杜仲 10g，制何首乌 15g，女贞子 10g，怀牛膝 12g，熟地黄 10g，白芍 25g。

2001 年 7 月 25 日复诊：现腰部及膝关节疼痛已消失，活动自如，但久立或剧烈运动后腰仍有酸痛感。苔白，脉弦细。遂以上方制成浓缩丸剂，继服以善其后。本例患者素体虚弱，复加久立劳损，内生寒湿，痹阻筋骨而发病。路老认为，筋属肝，肾主骨，故治当从肝肾入手。选用桑寄生、独活补肝肾祛风湿为君；配以续断、狗脊、菟丝子、杜仲、鹿角胶温补肝肾、强筋健骨为臣；佐以制何首乌、女贞子、熟地黄、白芍滋养肝肾，怀牛膝补肝肾，亦有引药下行之用。诸药相合，肝肾强，筋骨健，风湿祛，故痹痛愈。

## 二、朱良春经验

朱良春[39]先生以辨证为主，又以辨病和辨证相结合，分前期"肾痹型"和肾督虚损瘀滞"骨痹型"两类论治，疗效卓著，颇有中医廉、验之特色。

**医案举例**

**案 1：** 蔡某，女，21 岁，1997 年 3 月初诊。5 个月前，腰脊酸痛，尤以骶髂部僵痛明显，伴低热，两膝肿痛，此前常咽痛感冒，在当地医院做 X 线摄片诊为骶髂关节炎，多方治疗均未见效，低热持续缠绵，大便不爽，舌体瘦，舌苔薄，脉细小数，无家族病史，诊为督脉亏损，湿热痰瘀阻络，缠绵难解，虚实夹杂，治以清湿热、补肾督、通奇经。药用：①蒲公英、白花蛇舌草、山药、金荞麦、鸡血藤、威灵仙各 30g，青蒿、银柴胡、乌梢蛇、炙蜂房、䗪虫、徐长卿、广地龙、炙僵蚕、虎杖各 10g，甘草 6g。水煎服，日 1 剂。②扶正蠲痹胶囊 1 号、2 号，各服 2 枚，每日 3 次，饭后服（扶正蠲痹胶囊采用鲜动物药蕲蛇、全蝎、蜈蚣、地龙等，以低温冷冻干燥技术而制成，其蠲痹通络、祛风定痛之功优于干燥之常用生药，1 号偏温、2 号偏寒）。服药 50 余剂，低热缠绵已解，体重增加 1kg，两膝肿痛大减，唯腰痛未已，咽燥不舒，有黏痰阻塞感，上方去白花蛇舌草、山药、青蒿、银柴胡，加全当归、生地黄、熟地黄、北沙参、补骨脂、杜仲各 10g，再服 60 剂，诸症消失，停服汤药，继以"益肾蠲痹丸"巩固疗效。

**案 2：** 倪某，女，22 岁。双骶髂关节痛半年，翻身困难，伴无力，腰脊痛，面少华，舌质淡紫，苔薄白，脉细弦。当地医院据 X 线摄片，诊为骶髂关节炎早期，HLA-B27 阳性，有家族强脊炎史。诊为肾督亏损，脉络不利之肾痹，治以益肾壮督、蠲痹通络。药用：①穿山龙 50g，生黄芪、鸡血藤、威灵仙各 30g，鹿角霜、制延胡索各 20g，淫羊藿、熟地黄各 15g，仙茅、乌梢蛇、肉苁蓉、补骨脂各 10g；②益肾蠲痹丸 4g×180 包，每服 4g，每日 3 次，饭后服，以此方出入共服 60 剂，诸症消失，嘱以益肾蠲痹丸巩固。

### 三、阎小萍经验

阎小萍[40]教授认为瘀血阻络日久，气行不畅可致水液留滞于关节。通过 B 超、MRI 等检查所示的关节积液、骨髓水肿，皆是瘀血阻络所致的水湿停滞表现。《金匮要略》曰："血不利则为水。"意指瘀血阻络可导致水液潴留。若血液运行不畅，则水溢脉外．留滞关节而形成关节积液，渗入骨髓则致骨髓水肿。水停可加重瘀滞，出现关节酸痛、肿胀、发僵等症状。因此，临证以活血通络与利水化湿法兼施。常用药如益母草、泽兰，既活血又利水，一箭双雕，并常配伍薏苡仁、泽泻、茯苓等利水渗湿，使湿去瘀除。

**医案举例**

**案 1**：患者，男，22 岁。2018 年 12 月 10 日初诊。患者 3 年前无明显诱因出现腰骶、双胯疼痛，未系统诊治。1 个月前因受寒腰骶、双胯疼痛加重，至阎师门诊就诊。来时症见腰骶、右胯、右膝疼痛，夜间痛甚，腰骶、右胯活动不利，畏寒喜暖，纳谷欠馨，夜眠安，二便调。舌暗红，边有瘀斑，苔白，脉沉细弦。骶髂 CT 示：双侧骶髂关节炎 Ⅱ 级改变。双髋 MRI 示：双髋关节积液，右侧为著，关节面密度不均。西医诊断：强直性脊柱炎，髋关节受累。中医辨为"大偻"肾虚督寒证。治法：补肾强督，散寒除湿，活血通络。方药：狗脊 30g，桑寄生 30g，盐杜仲 25g，续断 25g，鹿角霜 12g，桂枝 10g，赤芍 10g，防风 15g，片姜黄 15g，桑枝 25g，延胡索 25g，青风藤 25g，秦艽 25g，羌活 12g，独活 15g，豨莶草 15g，泽兰 25g，焦白术 15g，生山药 25g，茯苓 30g，郁金 15g，水煎分 2 次服。

2018 年 12 月 17 日二诊：患者诉腰骶、右胯疼痛明显减轻，畏寒减轻，纳眠可，大便干。小便调。舌脉同前。方药：上方去茯苓，加陈皮 15g，盐杜仲、泽兰增至 30g，续断、延胡索减至 20g。片姜黄、独活减至 12g，羌活增至 15g，鹿角霜减至 10g。后患者 1 个月左右复诊 1 次，右胯疼痛逐渐缓解。虽期间偶有疼痛，但疼痛程度皆较前减轻，且病情逐渐稳定，服药 1 年后复查双髋 MRI 示：双髋关节积液消失。

**案 2**：王某，男，26 岁。2013 年 8 月 26 日初诊。主诉腰骶部、双膝疼痛 2 年。患者 2 年前受凉后出现腰骶部疼痛，对症治疗，症状时轻时重，1 年半前出现右膝关节肿痛，皮温不高，当地医院予止痛、静点青霉素治疗后，症状减轻。5 个月前因劳累出现腰骶部疼痛加重，夜间痛甚，臀部深处疼痛，就诊于外院，查腰椎、骶髂关节 X 线片示：方形椎，双侧骶髂关节虫蚀样改变。给予柳氮磺吡啶 0.75g，bid，症状未见明显减轻。症见：腰骶部、双臀部深处疼痛，双髋、踝部疼痛，行走尤著，交替发作，纳差，畏寒喜暖，四肢不温，大便 2~3 次/天，小便可。舌暗红，白苔，少津，脉沉弦细，尺弱。诊断：大偻（强直性脊柱炎），肾虚督寒证。给予补肾强督祛寒汤加减，具体方药：骨碎补 18g，补骨脂 12g，川断 30g，桑寄生 30g，鹿角霜 10g，狗脊 30g，羌活 15g，独活 12g，桂枝 10g，赤芍 12g，防风 20g，秦艽 15g，片姜黄 12g，桑枝 20g，炙延胡索 20g，青风藤 30g，生杜仲 20g，熟地黄 20g，焦白术 15g，砂仁 10g，炙山甲 10g，14 剂，水煎服。

复诊：腰背疼痛明显减轻，双髋关节仍有疼痛，左侧为重，活动后缓解，晨僵，右膝关节偶有疼痛，睡眠欠佳，饮食可，大便溏，2~3 次/日，小便可，舌淡红略暗白苔，脉沉弦细。调方：骨碎补 18g，补骨脂 12g，川断 30g，桑寄生 30g，鹿角霜 10g，熟地黄 20g，狗脊 30g，羌活 15g，独活 12g，桂枝 10g，赤芍 15g，防风 15g，片姜黄 12g，桑枝 25g，炙延胡索 25g，青风藤 30g，生杜仲 25g，茯苓 30g，豨莶草 15g，沙苑子 15g，女贞子 10g，炙山甲 10g，泽兰 20g，14 剂水煎服。

服药后患者症状明显减轻，随后继续服药 1 年，诸症已消，用最后一次处方改为丸药治疗。

**按**：本例患者大偻之病，乃肝肾督脉亏虚，寒湿之邪深侵。治以补益肝肾、强督健骨、散寒除湿。肾督相通，肝肾同源，故阎小萍教授治疗大偻强调重用补益肝肾，强督之药。此例方中主以熟地黄、狗脊、鹿角胶、川断、桑寄生、杜仲、女贞子等共奏补益肝肾、通督脉、强筋骨之功。此外，本例阎小萍教授补益肝肾，强调阴阳双补为法，以阳中求阴，阴中求阳，阴阳互化，阴阳互根。孤阴不生，独阳不长，阴阳相合，才能生生不息，而使肝肾得以充养，精血相互化生，振督脉阳气，扶正以祛邪。

## 四、范永升经验

范永升[41]教授认为，强直性脊柱炎属于中医学"痹证""腰痛"范畴，基本病机是肾督亏虚，实邪阻滞，并认为湿邪为诸实邪的关键环节，治疗时以除湿止痛为基础，辨证处以温阳散寒、清解通络诸法。

**医案举例**

**案1**：黄某，男，26岁。2015年8月11日初诊。1个月前无明显诱因出现腰部疼痛，下腰时明显而至当地医院，查HLA-B27阳性，诊断为强直性脊柱炎，予消炎止痛药口服后，稍缓解即复发。现患者足跟腰骶作痛明显，颈部不适，晨起觉腰部冷痛、僵硬，食寐尚可，小便偏黄，大便黏滞。实验室检查：HLA-B27阳性，血沉32mm/h，CT提示骶髂关节轻微退行性变。舌质暗红，苔薄黄，脉沉滑。西医诊断：强直性脊柱炎。中医诊断：痹证（肾阳不足，湿热阻络证）。治拟清解通络、温阳止痛。处方：黄柏6g，薏苡仁、大枣各10g，杜仲30g，川乌（先煎）5g，淡附片（先煎）、乌梢蛇、佛手各9g，川芎、苍术、川牛膝、独活、木瓜、甘草各12g。7剂。

9月8日患者复诊：诉前方服后腰部不适症状明显缓解，颈部仍稍感不适，近期口腔溃疡发作，予原方加葛根20g，蒲公英15g。仍予7剂。

1个月后患者再诊：诉药后各症状基本消失，于前方去川乌，加淫羊藿15g，继服20余剂，后再诊时无明显不适，舌苔较前稍红，减淡附片为6g。14剂。嘱回当地医院复查血沉、肝肾功能等。

四诊：病情稳定，腰背及颈部无不适感觉，肝肾功能无殊，血沉为14mm/h，嘱继服前方，隔月复查肝肾功能，随访至今，病情未见反复。

**案2**：陈某，男，49岁。2016年3月17日初诊。患者既往曾有慢性腹泻病史3年余，当地医院诊断为溃疡性结肠炎，予柳氮磺吡啶口服治疗。1月余前感冒后出现后背及腰部不适，查HLA-B27阳性，ANA、RF阴性，当地医院结合相关症状体征考虑强直性脊柱炎，加大柳氮磺吡啶剂量后症状稍有缓解，患者为寻求中医治疗，遂至范师门诊。现下患者腰背稍有不适症状，无明显疼痛感觉，下肢关节未见明显不适症状，食寐尚安，大便溏，每天3~5次，小便尚可。实验室检查ESR 22mm/h。舌质淡、苔薄，脉沉细。西医诊断：强直性脊柱炎；中医诊断：痹证（中阳不足，寒湿阻络）。治拟温中健脾、通络利湿。处方如下：茯苓、滑石（包煎）、杜仲各30g，白术15g，桂枝、佛手、炙甘草、姜半夏、乌梢蛇各9g，薏苡仁、菟丝子、大枣各10g，威灵仙20g，豨莶草15g，细辛3g。7剂。

4月7日复诊：诉前方共服20余剂，大便次数基本控制在3次左右，后背及腰部不适症状基本消失，舌质较前稍红，脉象基本同前。效不更方，改白术为20g。续予7天。

6月14日三诊：诉近两个月基本维持服前方，腰背不适症状未发作，现大便每日1~2次，质已基本正常。于前方中减乌梢蛇为6g，嘱继服。后患者未再就诊。

# 第八节　中西医调护

应根据具体病情以及未解决的问题有针对性地调整护理方案，进行督促指导。内容包括生活起居、药物、心理、运动、膳食、疼痛管理、养生保健等方面的自我护理。生活中做好体位管理，纠正患者不良姿势、体位，如站立、行走时挺胸收腹，保持脊柱挺直，防止发生脊柱畸形。定期做背部的伸展运动，也可训练背靠墙站立，以保持良好的体态。坐着时腰椎尽量伸直，避免弯曲。建议睡硬板床，多取仰卧位，避免易导致弯曲畸形的体位，枕头宜低忌高，一旦出现上胸或颈椎受累应停用枕头。

康复锻炼在疾病早期以预防性治疗为主，运动对 AS 患者尤为重要，在 AS 早期积极治疗、配合康复运动可延缓疾病进展，保持脊柱活动范围，预防畸形发生或发展，改善呼吸功能，防止骨质疏松和肌肉萎缩，有助于维持关节的稳定性，运动还可调节心理平衡、消除焦虑，适量运动锻炼与药物治疗同等重要。原则上能活动的关节皆可运动。体操、游泳、跳舞、慢跑等都是很好的运动，通过功能锻炼能舒松紧缩的肌肉，减轻痉挛，促进血液循环，防止致痛物质堆积，促进炎症改善。

# 第九节　预后转归

AS 如果及早诊治、正规治疗，预后良好。脊柱强直多见于本病晚期，很多轻型患者并不发生。

# 第十节　诊治指南（方案或共识）

## 2019 年美国风湿病学会美国脊柱炎协会脊柱关节炎研究治疗网络对强直性脊柱炎和放射学阴性的中轴型脊柱关节炎的治疗推荐意见更新

2019 年美国风湿病学会美国脊柱炎协会脊柱关节炎研究治疗网络对强直性脊柱炎和放射学阴性的中轴型脊柱关节炎的治疗推荐意见更新见表 10-1。

表 10-1　2019 年 ACR/SAA/SPARTAN 关于 AS 及 nr-axSpA 治疗的推荐意见更新

| 推荐意见 | 证据级别 |
| --- | --- |
| 成人 AS 活动期推荐意见 | |
| 1. 强烈推荐使用 NSAIDs 优于不使用 NSAIDs | 低 |
| 2. 在某些条件下推荐持续使用 NSAIDs 优于按需 NSAIDs | 低至中等 |
| 3. 不推荐任何特定 NSAIDs 作为首选 | 低至中等 |
| 4. 经过 NSAIDs 治疗后仍处于活动期，在某些条件下推荐使用柳氮磺吡啶、甲氨蝶呤或者托法替布优于不使用上述药物。柳氮磺吡啶、甲氨蝶呤仅限于有明显外周关节炎或者无条件使用 TNFi 时 | 非常低至中等 |
| 5. 经过 NSAIDs 治疗后仍处于活动期，在某些条件下推荐 TNFi 优于托法替布 | 非常低 |
| 6. 经过 NSAIDs 治疗后仍处于活动期，强烈推荐使用 TNFi 优于不使用 TNFi | 高 |
| 7. 不推荐任何特定 TNFi 作为首选 | 中等 |
| 8. 经过 NSAIDs 治疗后仍处于活动期，强烈推荐使用 SEC 或 IXE 优于不使用 SEC 或 IXE | 高 |
| 9. 经过 NSAIDs 治疗后仍处于活动期，在某些条件下推荐 TNFi 优于 SEC 或 IXE | 非常低 |
| 10. 经过 NSAIDs 治疗后仍处于活动期，在某些条件下推荐 SEC 或 IXE 优于托法替布 | 非常低 |
| 11. 经过 NSAIDs 治疗后仍处于活动期且存在 TNFi 使用禁忌，在某些条件下推荐使用 SEC 或 IXE 优于柳氮磺吡啶、甲氨蝶呤或托法替布 | 低 |
| 12. 对于使用一种 TNFi 原发失效的成年 AS 活动期患者，在某些条件下推荐 SEC 或 IXE 优于另一种 TNFi | 非常低 |

续表

| 推荐意见 | 证据级别 |
|---|---|
| 13. 对于使用一种 TNFi 继发失效的成年 AS 活动期患者，在某些条件下推荐另一种 TNFi 优于非 TNFi | 非常低 |
| 14. 对于使用一种 TNFi 仍处于疾病活动期的成年 AS 患者，强烈不推荐换为该 TNFi 的生物类似物 | 非常低 |
| 15. 对于使用一种 TNFi 仍处于疾病活动期的成年 AS 患者，在某些条件下不推荐加柳氮磺吡啶或甲氨蝶呤优于使用另一种生物制剂 | 非常低 |
| 16. 强烈不推荐使用全身性糖皮质激素进行治疗 | 非常低 |
| 17. 经过 NSAIDs 治疗后仍存在单纯活动性骶髂关节炎者，在某些条件下推荐局部注射非肠道作用的糖皮质激素优于不注射糖皮质激素 | 非常低 |
| 18. 经过 NSAIDs 治疗后中轴症状稳定而有活动性起止点炎者，在某些条件下推荐局部注射非肠道作用的糖皮质激素优于不注射糖皮质激素，应避免在跟腱、髌骨和股四头肌肌腱周围进行注射 | 非常低 |
| 19. 经过 NSAIDs 治疗后中轴症状稳定而有活动性外周关节炎者，在某些条件下推荐局部注射非肠道作用的糖皮质激素优于不注射糖皮质激素 | 非常低 |
| 20. 强烈推荐物理治疗优于不进行物理治疗 | 中等 |
| 21. 在某些条件下推荐主动物理治疗（在监督下运动）而非被动物理治疗（按摩、超声、热疗） | 非常低 |
| 22. 在某些条件下推荐在地面上进行物理治疗优于在水中进行物理治疗 | 中等 |
| 成人 AS 稳定期推荐意见 | |
| 23. 在某些条件下推荐按需使用 NSAIDs 优于持续使用 | 低至中等 |
| 24. 正在接受 TNFi 和 NSAIDs 治疗者，在某些条件下推荐继续使用 TNFi 单药而非两者均使用 | 非常低 |
| 25. 接受 TNFi 和传统合成抗风湿药治疗者，在某些条件下推荐继续使用 TNFi 单药而非两者均使用 | 非常低 |
| 26. 使用生物制剂治疗者，在某些条件下不推荐停用生物制剂 | 非常低至低 |
| 27. 使用生物制剂治疗者，在某些条件下不推荐将生物制剂减量作为标准流程 | 非常低至低 |
| 28. 使用原研 TNFi 者，强烈推荐继续使用原研药物而非替换为该 TNFi 的生物类似物 | 非常低 |
| 29. 强烈推荐进行物理治疗优于不进行物理治疗 | 低 |
| 成人 AS 稳定期或活动期推荐意见 | |
| 30. 使用 TNFi 的成人患者，在某些条件下不推荐合用小剂量甲氨蝶呤 | 低 |
| 31. 在某些条件下推荐在无监督的情况下进行背部锻炼 | 中等 |
| 32. 在某些条件下推荐进行跌倒评估和咨询 | 非常低 |
| 33. 在某些条件下推荐参加正式小组或个人自我管理教育 | 中等 |
| 34. 脊柱融合或晚期脊柱骨质疏松者，强烈不推荐进行脊柱推拿治疗 | 非常低 |
| 35. 晚期髋关节炎者，强烈推荐进行全髋关节置换术优于不手术 | 非常低 |
| 36. 严重脊柱后凸畸形者，在某些条件下不推荐进行选择性脊柱截骨术 | 非常低 |
| 存在并发症的成人 AS 推荐意见 | |
| 37. 急性虹膜炎，强烈推荐由眼科医生治疗以降低严重程度、持续时间或发作频率 | 非常低 |
| 38. 复发性虹膜炎，在某些条件下推荐处方局部应用的糖皮质激素，以便出现眼部症状时患者及时在家中使用，从而减轻虹膜炎发作的严重程度或持续时间 | 非常低 |
| 39. 复发性虹膜炎者，在某些条件推荐使用 TNFi 单克隆抗体优于其他生物制剂 | 低 |
| 40. 炎性肠病者，未推荐任何特定 NSAIDs 作为首选以降低炎性肠病症状加重的风险 | 非常低 |
| 41. 炎性肠病者，在某些条件下推荐使用 TNFi 单克隆抗体优于其他生物制剂 | 非常低 |
| 疾病活动度评估、影像学检查以及筛查 | |

| 推荐意见 | 证据级别 |
|---|---|
| 42. 在某些条件下推荐定期监测已经验证的 AS 疾病活动指标 | 非常低 |
| 43. 在某些条件下推荐定期监测 ESR 及 CRP | 非常低 |
| 44. 活动性 AS 者，某些条件下不推荐 ASDAS<1.3（或者<2.1）作为治疗目标优于基于医生评估 | 低 |
| 45. 在某些条件下推荐通过双能 X 线筛查骨质减少或者骨质疏松 | 非常低 |
| 46. 有成骨骨赘或脊柱融合者，在某些条件下推荐使用双能 X 线筛查脊柱和髋部骨质疏松/骨量减少，而非仅扫描髋部或其他非脊柱部位 | 非常低 |
| 47. 强烈不推荐进行心脏传导缺陷的心电图筛查 | 非常低 |
| 48. 强烈不推荐进行心脏瓣膜病的超声心动图筛查 | 非常低 |
| 49. 使用生物制剂而疾病活动度不明确者，在某些条件下推荐进行脊柱或骨盆 MRI 来评估疾病是否活动 | 非常低 |
| 50. 疾病稳定期者，在某些条件下不推荐进行脊柱或骨盆 MRI 以确认疾病不活动 | 非常低 |
| 51. 接受任何治疗的活动期或稳定期 AS 患者，在某些条件下不推荐将定期脊柱 X 线检查（如每 2 年）作为标准流程 | 非常低 |
| 成人 nr-axSpA 活动期推荐意见 | |
| 52. 强烈推荐使用 NSAIDs 优于不使用 NSAIDs | 非常低 |
| 53. 在某些条件下推荐持续使用 NSAIDs 优于按需使用 | 非常低 |
| 54. 不推荐任何特定 NSAIDs 作为首选 | 非常低 |
| 55. 经过 NSAIDs 治疗后仍处于活动期，在某些条件下推荐使用柳氮磺吡啶、甲氨蝶呤或托法替布优于不使用上述药物 | 非常低 |
| 56. 经过 NSAIDs 治疗后仍处于活动期，强烈推荐使用 TNFi 优于不使用 TNFi | 高 |
| 57. 不推荐任何特定 TNFi 作为首选 | 非常低 |
| 58. 经过 NSAIDs 治疗后仍处于活动期，在某些条件下推荐 TNFi 优于托法替布 | 非常低 |
| 59. 经过 NSAIDs 治疗后仍处于活动期，在某些条件下推荐 SEC 或 IXE 优于不使用 SEC 或 IXE | 非常低 |
| 60. 经过 NSAIDs 治疗后仍处于活动期，在某些条件下推荐 TNFi 优于 SEC 或 IXE | 非常低 |
| 61. 经过 NSAIDs 治疗后仍处于活动期，在某些条件下推荐 SEC 或 IXE 优于托法替布 | 非常低 |
| 62. 经过 NSAIDs 治疗后仍处于活动期且存在 TNFi 使用禁忌，在某些条件下推荐 SEC 或 IXE 优于柳氮磺吡啶、甲氨蝶呤或托法替布 | 非常低 |
| 63. 使用一种 TNFi 原发失效时，在某些条件下推荐使用 SEC 或 IXE 优于换用另一种 TNFi | 非常低 |
| 64. 使用一种 TNFi 继发失效时，在某些条件下推荐另外一种 TNFi 优于换非 TNFi | 非常低 |
| 65. 使用一种 TNFi 仍处于疾病活动期，强烈不推荐更换为该 TNFi 的生物类似物 | 非常低 |
| 66. 使用一种 TNFi 仍处于疾病活动期，在某些条件下不推荐加用柳氮磺吡啶或甲氨蝶呤优于使用另一种生物制剂 | 非常低 |
| 67. 强烈不推荐使用全身性糖皮质激素治疗 | 非常低 |
| 68. 经过 NSAIDs 治疗后仍存在单纯活动性骶髂关节炎者，在某些条件下推荐局部注射糖皮质激素优于不注射糖皮质激素 | 非常低 |
| 69. 经过 NSAIDs 治疗后仍存在活动性起止点炎者，在某些条件下推荐局部注射非肠道作用的糖皮质激素优于不注射糖皮质激素，应避免在跟腱、髌骨和股四头肌肌腱周围注射 | 非常低 |
| 70. 经过 NSAIDs 治疗后仍存在活动性外周关节炎者，在某些条件下推荐局部注射非肠道作用的糖皮质激素优于不注射糖皮质激素 | 非常低 |

续表

| 推荐意见 | 证据级别 |
|---|---|
| 71. 强烈推荐物理治疗优于不进行物理治疗 | 低 |
| 72. 在某些条件下推荐主动物理治疗（在监督下运动）而非被动物理治疗（按摩、超声、热疗） | 非常低 |
| 73. 在某些条件下推荐在地面上进行物理治疗优于在水中进行物理治疗 | 非常低 |
| 成人 nr-axSpA 稳定期推荐意见 | |
| 74. 在某些条件下推荐按需使用 NSAIDs 优于持续使用 | 非常低 |
| 75. 正在接受 TNFi 和 NSAIDs 治疗者，在某些条件下推荐继续使用 TNFi 单药而非两者均使用 | 非常低 |
| 76. 接受 TNFi 和传统合成抗风湿药治疗者，在某些条件下推荐继续使用 TNFi 单药而非两者均使用 | 非常低 |
| 77. 使用生物制剂治疗者，在某些条件下不推荐停用生物制剂 | 低 |
| 78 使用生物制剂治疗者，在某些条件下不推荐将生物制剂减量作为标准流程 | 非常低 |
| 79. 使用原研 TNFi 者，强烈推荐继续使用原研药物而非替换为该 TNFi 的生物类似物 | 非常低 |
| 成人 nr-axSpA 稳定期或活动期推荐意见 | |
| 80. 使用 TNFi 者，在某些条件下不推荐合用小剂量甲氨蝶呤 | 低 |
| 疾病活动度的评估及影像学检查 | |
| 81. 在某些条件下推荐定期监测已经验证的 AS 疾病活动指标 | 非常低 |
| 82. 在某些条件下推荐进行跌倒评估和咨 | 非常低 |
| 83. 活动性 nr-axSpA，在某些条件下不推荐将 ASDAS<1.3（或 2.1）作为治疗目标而非基于医生评估 | |
| 84. 使用生物制剂而疾病活动度不明确者，在某些条件下推荐进行脊柱或骨盆 MRI 来评估疾病是否活动 | |
| 85. 疾病稳定期者，在某些条件下不推荐进行脊柱或骨盆 MRI 以确认疾病不活动 | |
| 86. 接受任何治疗的活动期或稳定期 nr-axSpA 患者，在某些条件下不推荐将定期脊柱 X 线检查（如每 2 年）作为标准流程 | 非常低 |

注：

SAA：美国脊柱炎协会；SPAARTAN：脊柱关节炎研究治疗网络；nr-axSpA：放射学阴性的中轴型脊柱关节炎；TNFi：肿瘤坏死因子抑制剂；SEC：司库奇尤单抗；IXE：依奇珠单抗；ASDAS：强直性脊柱炎疾病活动度评分。

SpA 诊治流程见图 10-1：

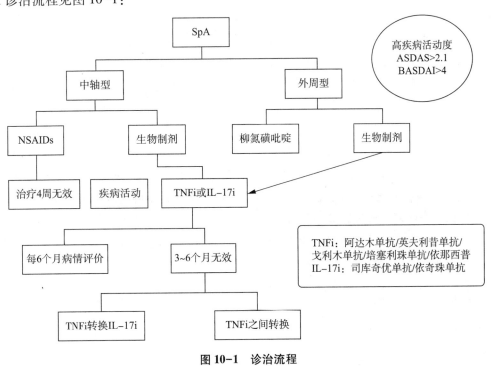

图 10-1 诊治流程

# 第十一节　中西医临床研究进展

现代医家大都认为 AS 的病机是正虚邪实，虚实夹杂。正虚辨证以肝肾督脉亏虚为主，邪实辨证以外感风寒湿邪，蕴而化热为主，终致痰瘀阻络，腰背脊柱关节疼痛、僵硬及强直。运用中医药辨证论治与同病异治理论相结合，临床上治疗 AS 取得良好疗效。

## 一、临床辨治

### （一）中医辨证分型

冯兴华等通过临床病例总结，将肾虚瘀阻证和湿热瘀阻证作为 AS 的基本证型。①肾虚瘀阻证以温阳补肾、祛瘀通络为法，方用补肾强脊汤加减，药用淫羊藿、骨碎补、菟丝子、怀牛膝、杜仲、续断、枸杞子、羌活、丹参、川芎、赤芍、当归等；②湿热瘀阻证以清热除湿、祛瘀通络为法，方用清热强脊汤加减，药用苦参、金银花、黄柏、苍术、莪术、羌活、土茯苓、续断、川牛膝、丹参、川芎、萆薢等。治疗 AS 患者 24 周后，ASAS20 的达标率为 86.75%，中医证候疗效总有效率为 85.47%。AS 根据活动期与缓解期分阶段治疗，又有分证型及治本、治标 2 种形式；也有分早、中、晚 3 期分证型治疗的，发挥中医药的优势将分证型与分期相结合治疗 AS。房定亚依据"急则治标，缓则治本"的原则，将 AS 分为活动期和缓解期。活动期辨证为湿热瘀滞，治宜清热利湿、活血化瘀，方用加味四妙勇安汤；缓解期辨证为肾虚督空，治宜补肾疏督，方用补肾疏督汤加减。

### （二）经典方剂联合西药

陈倩倩等[42]采用桂枝芍药知母汤加减联合非甾体抗炎药治疗活动性 AS，处方：芍药 20g，知母、防风、白术、桂枝各 10g，生姜、制附片、麻黄、甘草各 6g。加减：偏寒，制附片增加至 10g；偏热则增加土茯苓、秦艽各 10g；偏湿，增加苍术、黄柏各 10g，薏苡仁 30g；偏痛，加全蝎、地龙各 6g，制没药、制乳香各 10g，水煎，每日 1 剂、温服。治疗期间如有疼痛，给予口服戴芬等非甾体抗炎药治疗，晨僵改善明显，BASDAI、BASFI、BASMI、BAS-G 等指标改善，疗效优于西药组（甲氨蝶呤组及柳氮磺吡啶组）。中药组总有效率为 78.9%，优于西药组的 57.7%，两组差异显著，具有统计学意义。左新松等[43]在甲氨蝶呤片或者柳氮磺吡啶片基础上加用独活寄生汤加减。处方：独活 10g，桑寄生 10g，杜仲 10g，怀牛膝 10g，细辛 3g，秦艽 10g，茯苓 10g，肉桂 10g，防风 10g，川芎 10g，党参 10g，当归 10g，芍药 10g，三七 3g，制乳没各 10g，甘草 6g。随症加减：畏寒肢冷加制附子 6g，干姜 10g；肢体酸困加土茯苓 30g，萆薢 30g；颈痛加葛根 10g；上肢痛加桑枝 15g，桂枝 10g；胁痛加柴胡 10g，川楝子 10g，黄芩 10g；疼痛甚加全蝎 3g，蜈蚣 2 条，延胡索 6g，便结加大黄 6g。煎服，每日 1 剂，分 3 次服。对照组为甲氨蝶呤片或者柳氮磺吡啶片，治疗后两组患者 BASDAI、BASFI、脊柱痛、指地距均较治疗前明显改善，差异均有统计学意义（$P<0.05$），以治疗组患者改善情况最为明显；治疗组 BASDAI、BASFI、脊柱痛、指地距显著低于对照组，差异均有统计学意义（$P<0.05$）。

### （三）自拟方联合西药

曾维贵[44]采用中药方剂藤虫花子复脊汤（鸡血藤、忍冬藤各 30g，海风藤、金银花各 20g，络石藤、青风藤、野菊花、凌霄花、女贞子、覆盆子、枸杞子各 15g，黄药子 12g，白僵蚕、地鳖虫、红花、金莲花、白芥子各10g，全蝎、乌梢蛇各6g，蜈蚣1条，水煎服，每日1剂，分早晚两次服用，连用3个月），联合柳氮磺吡啶肠溶片+甲氨蝶呤+美洛昔康治疗活动性AS，与单用西药对照组比较，治疗前两组患者疼痛指数分级比较差异无统计学意义（$P>0.05$），治疗后两组患者疼痛指数分级均显著好转（$P<0.01$），且观察组治疗后疼痛指数分级显著低于对照组（$P<0.05$），治疗前两组ESR、CRP、IgA、C3水平比较差异均无统计学意义（$P>0.05$），治疗后均显著降低（$P<0.01$），且治疗后观察组均显著低于对照组（$P<0.01$）。张璐等[45]观察口服甲氨蝶呤或者柳氮磺吡啶联合给予清热利湿补肾活血汤，处方：槲寄生、盐杜仲、续断、萆薢、黄柏、苍术、莪术、延胡索各10g，川芎12g，鸡血藤、赤芍、川牛膝、生薏苡仁、穿山龙各15g，忍冬藤30g，煎服，每日内服1剂，早晚各1次，持续5个月。比较两组患者的临床疗效以及治疗后中医证候积分，BASFI、BASDAI、CRP、ESR相关临床指标。结果：观察组总有效率88.67%，显著高于对照组67.33%（$P<0.05$）；观察组患者治疗后中医证候积分、BASFI、BASDAI、CRP、ESR临床指标的改善程度均显著优于对照组（$P<0.05$），差异均有统计学意义（$P<0.05$）。结论：中西医结合治疗强直性脊柱炎疗效确切，显著改善患者的脊柱功能，提高患者生活质量。王芳以通痹汤为基础方，将80例AS患者随机分为治疗组45例和西药对照组35例，治疗组口服通痹汤合吲哚美辛肠溶片，对照组口服吲哚美辛肠溶片和布洛芬，结果显示：中西医结合治疗活动期AS在改善临床症状、改善整体功能及降低ESR、CRP等炎症水平方面均有显著疗效。

### （四）中成药联合西药

现在临床上关于本病的治疗多采用中西医结合治疗，疗效较可靠。西医选择非甾体抗炎类药、改善病情抗风湿药物和生物制剂治疗，在控制急性期症状上有明显效果，但有一定副作用，联合中医中药治疗能大大延缓病情进展，提高患者生活质量。许多学者有其独特的经验，现总结如下。

林昌松等[46]观察昆仙胶囊治疗AS90例，分为昆仙胶囊组、昆仙胶囊与柳氮磺吡啶联合用药组、柳氮磺吡啶组各30例，结果显示昆仙胶囊治疗AS疗效确切，优于柳氮磺吡啶，且起效时间短、安全性高，与柳氮磺吡啶联合治疗AS有协同作用。徐荣敏等[47]把高龄肝肾阴虚型AS患者随机分为对照组（予柳氮磺吡啶、甲氨蝶呤）和研究组（予六味地黄丸联合柳氮磺吡啶、甲氨蝶呤）。治疗6个月后，与对照组相比，研究组晨僵时间显著缩短，胸廓扩张度显著增加，ESR、CRP显著降低（均$P=0.000$），Schöber's实验显著增加（$P=0.015$）。瞿爱华[48]的临床随机对照研究表明，与常规西药组（柳氮磺吡啶+双氯芬酸片）相比，加用益肾蠲痹丸治疗半年的ESR、CRP、晨僵时间、关节疼痛的改善程度及总有效率均明显提高。张鑫[49]探析腰痹通胶囊联合柳氮磺吡啶治疗AS的疗效。观察AS患者130例，每组65例。对照组单纯口服柳氮磺吡啶，观察组在对照组基础上服用腰痹通胶囊，对比两组的总有效率、安全性等。结果：经过12周的治疗，观察组总有效率高于对照组，且VAS疼痛评分明显降低（均$P<0.05$）。结果显示：中成药腰痹通胶囊与西药柳氮磺吡啶联合治疗强直性脊柱炎疗效显著，有利于促进患者症状的缓解，减轻炎症反应，且不会增加药物不良反应。

### （五）中药提取物联合西药

早期或活动期柳氮磺吡啶+正清风痛宁、帕夫林，马钱子制剂或辨证服用中药煎剂，或间断用塞来昔布、美洛昔康，应尽量少用或不用NSAIDs。早、中期病情明显活动，中轴关节明显活动障碍者，柳氮磺吡啶+甲氨蝶呤+雷公藤制剂、马钱子制剂、昆明山海棠制剂、尪痹片、寒湿痹片。中晚期病情稳定，无明显疼痛，仅有关节功能活动受限，雷公藤制剂+马钱子制剂+金乌骨通胶囊、尪痹片+马钱子制剂。

### （六）外治法联合西药

AS可采用针药并用，如取大椎、至阳、命门、秩边、风市、血海、梁丘、足三里、阴陵泉、丘墟，平补平泻，有效减轻腰部及腿部疼痛，仅臀部稍有疼痛。

临证用药时注重分期辨证治疗和个体化，扶正祛邪，结合患者病情选择专方或经验方治疗，并且适当应用中医外治法，如针灸、推拿、理疗，以及中药熏蒸、药浴、功能锻炼等。中医药注重整体观念，通过对人体的神经、内分泌、免疫系统等进行调节，不同阶段采用不同治疗方法，根据病因治疗，抑制病情发展，改善和提高患者生活质量。

## 二、方药与药理

### （一）方药用药规律

郑氏[50]将 AS 分为风寒湿痹、风湿热痹、气血虚痹、肝肾虚痹四型。凡腰骶部疼痛，四肢肿痛不红无触烫、遇寒加重，舌淡苔白腻，脉弦或濡者，辨证为风寒湿痹，治以祛风除湿、散寒壮督为主，方拟乌头汤加减。凡腰骶部疼痛，有关节红肿热痛、触烫明显，甚或全身发热、口渴心烦，舌苔黄燥，脉细数者，辨证为风湿热痹，治以祛风除湿、清热壮督为主，方拟白虎加桂枝汤加减。凡病程久长，腰部疼痛甚或脊柱强直变形，四肢乏力，面色不华，时见心悸，舌淡苔薄，脉细数，辨证为气血虚痹，治以补益气血、壮督除痹为主，方拟圣愈汤加减。凡病程迁延，腰膝酸软，筋脉拘急，甚或脊柱强直变形，舌淡苔薄，脉弱者，辨证为肝肾虚痹，治以补肝益肾、扶正壮督通痹为主，方拟独活寄生汤加减。陈氏[51]将本病分为湿热壅滞督脉、寒湿留着督脉、肝肾阴亏邪留督脉、脾肾精亏督脉失养等四型予以辨证论治；配合口服通痹灵片、通痹灵合剂，缓攻缓补，持之以恒，取得显著疗效。湿热壅滞督脉证见腰部疼痛剧烈、拒按、僵硬、屈伸不利、夜间尤甚、活动后减轻，甚则不能活动，或伴下肢关节肿痛、灼热、身重、发热、口干口苦、胃纳差、小便黄赤、大便干结、舌红或暗红、苔黄腻或黄燥，脉弦数、滑数或濡数。治宜清热解毒、化湿通络、活血止痛，方以四妙丸加减。周氏[52]将初期、急性活动期归为寒凝湿阻、痰瘀互阻型，选用制川乌、桂枝、秦艽、防己、牛膝、制乳没、川芎、地龙、附片、白芍、白芥子、皂角刺、木瓜、三军丸（蜈蚣、全蝎、延胡索分别为丸）治疗；中后期或缓解期归为肾虚阳微、督脉失充型，选用淡附片、鹿角片、炒杜仲、熟地黄、穿山甲、狗脊、怀牛膝、独活、乳香、没药、川断、桑寄生、淫羊藿、威灵仙、三军丸治疗。冯氏[53]认为 AS 缓解期证属肾精亏虚者，治以青娥丸合左归丸、右归丸加减。AS活动期证属湿热蕴结者，治以四妙散加减。

### （二）方药药理举例

解放军总医院团队观察的脊痛宁胶囊对早中期的 AS 疗效显著，可有效改善 BASDAI、BASFI、BASMI、患者对病情的总体评价、脊柱疼痛、全身疼痛、夜间疼痛，并降低炎症指标 ESR 和 CRP[54]。脊痛宁胶囊是以补肝肾、祛风湿为组方原则的方剂。方中以补肝肾、祛风湿通络的杜仲和独活为主药，辅以制川乌、延胡索祛风湿活血止痛，佐以活血止痛的赤芍，共奏补益肝肾、祛风除湿、活血通络之功。现代药理研究表明，杜仲有抗炎镇痛作用，对非特异性免疫有双向调节作用；独活有较强的镇痛、抗炎及解痉作用；制川乌具有较强的镇痛作用；延胡索有较强的镇痛作用。本实验结果显示，脊痛宁胶囊中、小剂量组对急性炎症的巴豆油致小鼠耳肿胀模型有显著抑制作用，但脊痛宁胶囊大剂量组和布洛芬组对小鼠肿胀却未见明显的抑制作用。脊痛宁胶囊大、中、小剂量组和布洛芬组对角叉菜胶致大鼠足肿胀模型有明显的抑制作用。脊痛宁胶囊大、中、小剂量组和布洛芬组对棉球致小鼠腹腔肉芽肿形成有显著的抑制作用。脊痛宁胶囊能提高小鼠的痛阈，明显减少醋酸所致小鼠扭体反应的次数，表明本药能有效地抑制外周性疼痛[55]。另外动物实验也表明，脊痛宁可有效降低关节炎大鼠血清 IL-6 和 TNF-$\alpha$ 的水平（$P<0.05$）。病理结果显示，脊痛宁还可以减轻关节炎大鼠踝关节炎症细胞浸润、软骨及骨破坏[56]。

# 第十二节 展 望

AS是年轻男性的多发病。在该病的早期，骶髂关节常受累，晚期可累及中轴骨，同时亦可出现外周关节的受累。该病也可出现关节外的表现，包括急性前葡萄膜炎、肺上叶纤维化、心脏传导阻滞、主动脉瓣关闭不全、神经系统受累、肾脏淀粉样变。关节、关节外表现及相关的合并症都对患者本人和社会带来了相当大的负担，疾病晚期脊柱形成韧带骨赘呈"竹节样变"进一步影响了患者的生活质量。

考虑到晚期患者巨大的疾病负担，早诊断、早治疗显得尤为重要。2009年国际脊柱关节炎评估小组（ASAS）提出了SpA的分类标准，将磁共振（MRI）纳入其中。MRI可以检测到骶髂关节与脊柱的炎症和结构破坏的早期证据，是诊断中轴型SpA的有力的工具，其特异性可达88%～98.5%。AS的治疗在近十年内有了巨大的变化，目前主要的治疗目标是保持患者的脊柱结构及关节功能，同时根据患者的病情调整治疗策略。通过治疗来控制患者的症状和体征，防止关节破坏，以保持患者的生活质量和关节功能。对疾病研究的深入及治疗药物的研发，如生物制剂（肿瘤坏死因子抑制剂等）的临床应用，使得疾病可以得到有效的控制，极大地改善了AS患者的预后，进一步增加了早诊断、早治疗、改善预后的可能。

中西医结合治疗，可充分发挥中医药的优势，整体辨证论治扶助正气，固本培元，增强营卫防御外邪的能力，促进机体的阴阳平衡，中西医结合治疗在临床取得良好疗效的同时可减轻毒副作用的发生。因此扩大中西医结合治疗AS研究样本，开展多中心的研究有助于进一步验证临床疗效，为改善AS患者的预后提供更多的选择。

（黄烽，王炎焱）

# 参 考 文 献

［1］黄烽．强直性脊柱炎［M］．北京：人民卫生出版社，2011.

［2］Sieper J，Poddubnyy D. Axial spondyloarthritis［J］. Lancet. 2017，390（10089）：73-84.

［3］Joel D. T，Avneesh C，Robert A，et al. Ankylosing Spondylitis and Axial Spondyloarthritis［J］. N Engl J Med. 2016，374（26）：2563-2574.

［4］Ciccia F，Rizzo A，Triolo G. Subclinical gut inflammation in ankylosing spondylitis［J］. Curr Opin Rheum，2016，28（1）：89-96.

［5］Gill T，Asquith M，Rosenbaum J T，et al. The intestinal microbiome in spondyloarthritis［J］. Curr Opin Rheumatol. 2015，27（4）：319-325.

［6］Cortes A，Hadler J，Pointon J P，et al. International Genetics of Ankylosing Spondylitis Consortium（IGAS）. Identification of multiple risk variants for ankylosing spondylitis through highdensity genotyping of immune-related loci［J］. Nat. Genet. 2013，45（7），730-738.

［7］Schittenhelm R B，Tc L K S，Wilmann PG，et al. Revisiting the arthritogenic peptide theory：Quantitative not qualitative changes in the peptide repertoire of HLA-B27 allotypes［J］. Arthritis Rheum，2015，67（3）：702-713.

［8］Ciccia F，Accardopalumbo A，Rizzo A，et al. Evidence that autophagy，but not the unfolded protein response，regulates the expression of IL-23 in the gut of patients with ankylosing spondylitis and subclinical gut inflammation［J］. Ann Rheum Dis，2014，73（8）：1566-1574.

［9］Chen B，Li J，He C，et al. Role of HLA-B27 in the pathogenesis of ankylosing spondylitis（Review）［J］. Mol Med Rep. 2017，15（4）：1943-1951.

[10] Evans D M, Spencer C C, Pointon J J, et al. Interaction between ERAP1 and HLA-B27 in ankylosing spondylitis implicates peptide handling in the mechanism for HLA-B27 in disease susceptibility [J]. Nat Genet, 2011, 43 (8): 761-767.

[11] Jandus, C., Bioley G, Rivals J P, et al. Increased numbers of circulating polyfunctional Th17 memory cells in patients with seronegative spondylarthritides [J]. Arthritis Rheum. 2008, 58 (8), 2307-2317.

[12] Ambarus, C, Yeremenko, N., Tak, P.P., Baeten, D. Pathogenesis of spondyloarthritis: autoimmune or autoinflammatory [J]. Curr. Opin. Rheumatol, 2012, 24, (4): 351-358.

[13] Deodhar A, Strand V, Kay J, et al. The term 'non-radiographic axial spondyloarthritis' is much more important to classify than to diagnose patients with axial spondyloarthritis [J]. Ann Rheum Dis, 2016, 75 (5): 791-794

[14] 王炎焱, 赵征. 中轴脊柱关节炎磁共振检查 [M]. 北京: 人民军医出版社, 2015.

[15] van der Linden S, Valkenburg H A, Cats A. Evaluation of diagnostic criteria for ankylosing spondylitis. A proposal for modification of the New York criteria [J]. Arthritis Rheum 1984, 27 (4): 361-368.

[16] Rudwaleit M, van der Heijde D, Landewe'R, et al. The development of Assessment of SpondyloArthritis international Society classification criteria for axial spondyloarthritis (part II): validation and final selection [J]. Ann Rheum Dis 2009, 68 (6): 777-783.

[17] Kiltz U, Baraliakos X, Karakostas P, et al. Do patients with non-radiographic axial spondylarthritis differ from patients with ankylosing spondylitis [J]. Arthritis Care & Research, 2012, 64 (9): 1415-1422.

[18] 赵征, 黄烽. 强直性脊柱炎的早期精准诊断策略 [J]. 中华内科杂志, 2020, 59 (7): 559-562.

[19] Ward M M, Deodhar A, Gensler LS, et al. 2019 Update of the American College of Rheumatology/Spondylitis Association of America/Spondyloarthritis Research and Treatment Network Recommendations for the Treatment of Ankylosing Spondylitis and Nonradiographic Axial Spondyloarthritis [J]. Arthritis Rheumatol, 2019, 71 (10): 1599-1613.

[20] Wanders A, Heijde D, Landewé R, et al. Nonsteroidal antiinflammatory drugs reduce radiographic progression in patients with ankylosing spondylitis: a randomized clinical trial [J]. Arthritis & Rheumatism, 2005, 52 (6): 1756-1765.

[21] Khanna Sharma S, Kadiyala V, Naidu G, et al. A randomized controlled trial to study the efficacy of sulfasalazine for axial disease in ankylosing spondylitis [J]. Int J Rheum Dis. 2018, 21 (1): 308-314.

[22] Huang F, Wei J C, Breban M Thalidomide in ankylosing spondylitis [J]. Clin Exp Rheumatol. 2002, 20 (6 Suppl 28): S158-161.

[23] Molnar C, Scherer A, Baraliakos X, et al. TNF blockers inhibit spinal radiographic progression in ankylosing spondylitis by reducing disease activity: results from the Swiss Clinical Quality Management cohort [J]. Ann Rheum Dis. 2018, 77 (1): 63-69.

[24] Baraliakos X, Haibel H, Listing J, et al. Continuous long-term anti-TNF therapy does not lead to an increase in the rate of new bone formation over 8 years in patients with ankylosing spondylitis [J]. Ann Rheum Dis. 2014, 73 (4): 710-715.

[25] Arends S, Brouwer E, Efde M, et al. Long-term drug survival and clinical effectiveness of etanercept treatment in patients with ankylosing spondylitis in daily clinical practice [J]. Clin Exp Rheumatol, 2017, 35 (1): 61-68.

[26] Kobayashi S, Kashiwagi T, Kimura J. Real-world effectiveness and safety of adalimumab for treatment of ankylosing spondylitis in Japan [J]. Mod Rheumatol, 2019, 29 (6): 1007-1012.

[27] Landewé R, Sieper J, Mease P, et al. Efficacy and safety of continuing versus withdrawing adalimumab therapy in maintaining remission in patients with non-radiographic axial spondyloarthritis (ABILITY-3): a multicentre, randomised, double-blind study [J]. Lancet. 2018, 392 (10142): 134-144.

[28] Park W, Yoo D H, Miranda P, Brzosko M, et al. Efficacy and safety of switching from reference infliximab to CT-P13 compared with maintenance of CT-P13 in ankylosing spondylitis: 102-week data from the PLANETAS extension study [J]. Ann Rheum Dis. 2017, 76 (2): 346-354.

[29] Braun J, Baraliakos X, Hermann K G A, et al. The effect of two golimumab doses on radiographic progression in ankylosing spondylitis: results through 4 years of the GO-RAISE trial [J]. Ann Rheum Dis. 2014, 73 (5): 1107-1113.

[30] van der Heijde D, Dougados M, Landewé R, et al. Sustained efficacy, safety and patient-reported outcomes of certolizumabpegol in axial spondyloarthritis: 4-year outcomes from RAPID-axSpA [J]. Rheumatology (Oxford). 2017, 56

（9）：1498-1509.

［31］Maksymowych W P，Strand V，Nash P，et al. Comparative effectiveness of secukinumab and adalimumab in anky-losingspondylitis as assessed by matching-adjusted indirect comparison［J］. Eur J Rheumatol，2018，5（4）：216-223

［32］van der Heijde D，Cheng-Chung Wei J，Dougados M，et al. Ixekizumab，an interleukin-17A antagonist in the treatment of ankylosingspondylitis or radiographic axial spondyloarthritis in patients previously untreated with biological disease-modifying anti-rheumatic drugs（COAST-V）：16 week results of a phase 3 randomised，double-blind，active-controlled and placebo-controlled trial［J］. Lancet. 2018，392（10163）：2441-2451.

［33］Tahir H. Therapies in ankylosing spondylitis-from clinical trials to clinical practice［J］. Rheumatology（Oxford），2018，57（suppl_ 6）：vi23-vi28.

［34］陈福灵，邹文，唐跃先，等. 强直性脊柱炎的治疗进展［J］. 中国伤残医学，2016，24（19）：104-106.

［35］王媛，刘春香，张俊华，等. 正清风痛宁缓释片治疗强直性脊柱炎随机对照临床研究 Meta 分析［J］. 中国中药杂志，2018，43（16）：3382-3390.

［36］杜望磊，李治琴，杨西超，等. 白芍总苷治疗强直性脊柱炎临床疗效及对血清炎性因子水平的影响［J］. 解放军医药杂志，2019，31（1）：87-91.

［37］林昌松，刘明岭，徐强，等. 昆仙胶囊治疗强直性脊柱炎疗效观察［J］. 新医学，2011，42（3）：175-178.

［38］韩曼，姜泉. 路志正治疗强直性脊柱炎经验［J］. 中医杂志，2016，57（19）：1634-1636.

［39］邱志济，朱建平，马璇卿. 朱良春治疗强直性脊柱炎用药特色选析——著名老中医学家朱良春教授临床经验系列之二十三［J］. 辽宁中医杂志，2001，28（11）：656-657.

［40］杨爱娟，孙文婷，胡丽芳，等. 阎小萍教授运用活血通络法治疗强直性脊柱炎经验［J］. 中日友好医院学报，2020，34（5）：309-310.

［41］孙聪. 范永升从湿论治强直性脊柱炎经验［J］. 浙江中医杂志，2017，52（2）：92-93.

［42］陈倩倩，郭小龙. 桂枝芍药知母汤加减在强直性脊柱炎中的应用［J］. 陕西中医，2017，38（10）：1426-1427.

［43］左新松，孙大芳，牛志尊. 独活寄生汤联合西药治疗强直性脊柱炎的临床研究［J］. 光明中医，2016，31（10）：1455-1458.

［44］曾维贵. 强直性脊柱炎中西医结合治疗的临床效果［J］. 中外医学研究，2016，14（11）：30-31.

［45］张璐，刘云，马东红，等. 中西医结合治疗强直性脊柱炎临床疗效［J］. 陕西中医，2017，38（4）：475-477.

［46］林昌松，刘明岭，徐强，等. 昆仙胶囊治疗强直性脊柱炎疗效观察［J］. 新医学，2011，42（3）：175-178.

［47］徐荣敏，陈国军，洪明飞. 六味地黄丸对老年肝肾阴虚型强直性脊柱炎患者临床疗效的影响［J］. 中国老年学杂志，2016，36（22）：5695-5696.

［48］瞿爱华. 益肾蠲痹丸治疗强直性脊柱炎的临床价值评价［J］. 临床医药文献电子杂志，2019，6（9）：156-157.

［49］张鑫，杜增利. 腰痹通胶囊联合柳氮磺吡啶治疗强直性脊柱炎 65 例临床研究［J］. 社区医学杂志，2018，16（12）：41-43.

［50］何永生，赵治友，邹亚军. 郑显才治疗强直性脊柱炎用药心得［J］. 河南中医，2002，3（22）：15-16.

［51］林昌松，陈纪藩. 中医辨证治疗强直性脊柱炎［J］. 新中医，2004，36（5）：5-6.

［52］周正球. 强直性脊柱炎辨治要法［J］. 江苏中医，1998，19（11）：43.

［53］刘宏潇. 冯兴华治疗强直性脊柱炎经验［J］. 中医杂志，2004，7（45）：36-37.

［54］王炎焱，黄烽，郝爱真. 脊痛宁胶囊治疗强直性脊柱炎临床疗效与安全性研究［J］. 中国中医药信息杂志，2006，13（4）：9-11.

［55］王炎焱，赵征，黄烽，等. 脊痛宁胶囊抗炎镇痛作用的实验研究［J］. 中国中医药信息杂志，2006，13（9）：28-29.

［56］熊丽，杜肖，陈宝忠，等. 脊痛宁胶囊对风寒湿痹型类风湿关节炎大鼠的治疗作用［J］. 中国实验方剂学杂志，2017，23（1）：140-145.

# 第十一章

# 反应性关节炎

## 第一节　概　说

反应性关节炎（reactive arthritis，ReA）是指继发于身体其他部位感染后出现的无菌性炎性关节炎。临床表现为下肢关节为主的炎症性、非对称性少关节炎，可伴有皮肤、黏膜损害或结膜炎、虹膜炎等关节外表现[1-3]。本病国外的患病率为0.06%～1%，国内尚无相关的流行病学数据报道。由泌尿生殖道感染引起者，以20～40岁男性为主；由肠道感染引起者，则男女比例相当。本病属中医学"痹证"范畴，《素问·痹论》曰："其热者，阳气多，阴气少，病气胜，阳遭阴，故为痹热。"《素问·四时刺逆从论》曰："厥阴有余病阴痹，不足病生热痹。"《金匮翼·热痹》曰："热痹者，闭热于内……脏腑经络，先有蓄热，而复遇风寒湿气客之，热为寒郁，气不得通，久之寒亦化热，则痹熻然而闷也。"《圣济总录·诸痹门·热痹》曰："论曰：《内经》于痹论有云：其热者，阳气多，阴气少，阳遭阴，故为痹热。盖腑脏壅热，复遇风寒湿三气之杂至，客搏经络，留而不行，阳遭其阴，故痹熻热而闷也。"

## 第二节　病因病理

### 一、病因与发病机制

#### （一）病因

病因尚不十分清楚，与感染、遗传等因素有关[4-5]。

1. 与感染相关　研究发现，肠道感染主要与革兰阴性杆菌，包括志贺菌属、沙门菌属、耶尔森菌属及弯曲杆菌属等相关。泌尿生殖道感染主要与衣原体或支原体相关。呼吸道感染主要与肺炎支原体相关。现有研究发现，少数感染与卡介苗中牛结核分枝杆菌、肠毒性大肠埃希菌、病毒、原虫、链球菌、螺旋体相关。

2. 与遗传因素相关　研究发现，大部分反应性关节炎患者的HLA-B27阳性，有人观察到，抗耶尔森菌抗体滴度，在HLA-B27阳性的反应性关节炎患者中明显高于HLA-B27阴性的患者。因此有人推测反应性关节炎是由感染及调节宿主对环境反应的遗传因子相互作用所致。

#### （二）发病机制

反应性关节炎的发病机制尚未完全明确，目前认为多数是由某些病原微生物引起的感染所致，引起感染病原体的抗原暴露在HLA-B27阳性患者的外周血中，使得CD4$^+$T细胞活化，刺激关节滑液中的单个核细胞分泌干扰素-γ、肿瘤坏死因子（TNF）、白介素-10（IL-10）、白介素-6（IL-6）、白介素-17（IL-17），从而产生一系列免疫反应。但也有研究发现，链球菌、病毒、螺旋体导致的反应性关节炎一般无 HLA-B27 遗传基因的参与[4-5]。

## 二、病理

骨骼上的肌腱附着点炎是反应性关节炎的病理基础[4]。

## 三、中医病因病机

正气不足，感受外邪，痹阻经络关节，气血运行阻滞，不通则痛，为本病的基本病机。

1. 外邪侵袭，痹阻经络　正气不足，卫外不固，风、寒、湿、热之邪乘虚而入，痹阻经络关节，导致关节疼痛肿胀，活动不利。有邪从皮毛而入，痹阻经络；有邪从口鼻而入，留注经络，均可致痹，正如《类证治裁·痹证》所言："诸痹……良由营卫先虚，腠理不密，风寒湿乘虚内袭，正气为邪所阻，不能宣行，因而留滞，气血凝涩，久而成痹。"症见关节疼痛肿胀、痛处游走不定、关节屈伸不利等。

2. 湿热下注，伤及脾肾　暴饮暴食，或嗜食生冷，损伤脾胃，运化失常，水湿停聚，阻滞经络关节，湿郁化热，则发为湿热痹；或房劳过度，肾气虚弱，秽浊湿热乘虚而入，留注经络关节，亦可发为湿热痹。症见关节疼痛肿胀，痛势剧烈，痛不可触，触之灼热，咽痛，目赤肿痛，外阴溃疡，伴脓性分泌物等。

3. 久病伤正，正虚邪恋　痹证经久不愈，使气血亏虚，肝肾虚损，导致正虚邪恋，迁延不愈。症见关节疼痛肿胀，经久不愈，痛势绵绵，昼轻夜重，形体消瘦，面色萎黄，神疲乏力，或畏寒肢冷，阳痿，遗精，或伴腰膝酸软、五心烦热、胁肋隐痛等症状。

本病好发于青壮年，发病形式有三种：一是营卫不和，腠理不密，邪气从皮毛、口鼻、咽喉而入；二是饮食不节，伤及脾胃，发病从中焦而起；三是房事不节，秽浊湿热之邪从下焦而侵。以上三种均可导致邪气留注于经络关节，痹阻气血运行，发为痹证。临床上除出现关节经络表现以外，还可兼有邪气闭阻上焦、浸淫中焦、侵犯下焦而出现不同症状。本病早期以实证、热证居多，晚期正虚邪恋，以虚证为主。

# 第三节　临床表现

## 一、症状和体征

### （一）全身症状

全身症状有发热、体重下降、倦怠无力和出汗等。发热多为中至高热，每日 1~2 个高峰，多不受退热药物影响，常持续 10~40 天，多数发热可自行缓解。

### （二）关节病变

首发症状多为急性关节炎，典型表现为尿道或肠道感染 1~6 周后出现单关节炎或非对称性少关节炎，受累关节呈剧痛和触痛，伴肿胀、灼热，在卧床休息和不活动时加重。主要累及膝、踝等下肢大关节，也可累及肩、肘、腕、髋关节及手和足的小关节，可出现腊肠样指（趾）。关节炎一般持续 1~3 个月，少数可达半年以上。关节炎初次发病症状通常在 3~4 个月内消退，并可恢复正常，但有复发倾向，在反复发作过程中部分患者可发生关节畸形、强直、骶髂关节炎和（或）脊柱炎。约 1/4 的患者有骶髂关节病变，多呈自限性。

## （三）皮肤黏膜病变

皮肤受累常见溢脓性皮肤角化症，为病变皮肤的过度角化，常出现于足底和手掌，也可累及指甲周围、阴囊、阴茎、躯干和头皮。

## （四）泌尿生殖道病变

男性患者可有尿频和尿道烧灼感，尿道口红肿，也可出现自发缓解的前列腺炎、出血性膀胱炎，或阴茎龟头和尿道口无痛的浅表性红斑溃疡（旋涡状龟头炎）；女性患者多表现为无症状或症状轻微的膀胱炎和宫颈炎。

## （五）其他

个别患者可出现心脏受累，包括主动脉病变和心脏传导异常。眼受累可表现为结膜炎、角膜溃疡和虹膜炎。大约 50% 的性传播型患者可见蛋白尿、镜下血尿或无菌性脓尿，但常无症状。少数患者可见肾小球肾炎和 IgA 肾病。慢性患者亦可见并发颅神经和周围神经病、淀粉样变性、紫癜、坏死性血管炎、血栓性浅表静脉炎。

## 二、实验室和辅助检查

### （一）炎症指标

急性期 C 反应蛋白（CRP）升高、红细胞沉降率（ESR）增快，慢性期可降至正常。急性期检测血常规可见白细胞升高，慢性期可有轻度贫血。

### （二）HLA-B27 检测

HLA-B27 阳性对本病诊断有参考意义，与中轴关节病相关，但 HLA-B27 阴性不能除外本病。

### （三）病原体培养

咽拭子培养、尿培养、大便培养等，有助于确定相关致病菌。

### （四）影像学检查

早期影像学的表现一般正常或为关节周围软组织的肿胀，少数患者可出现骶髂关节炎表现。肌腱附着点可见骨质增生。部分慢性患者可发生单侧或双侧骶髂关节炎，但骶髂关节炎多为非对称性；也可发生脊柱炎，任何部位均可能发生，不一定呈上行性。非对称性椎旁"逗号样"骨化是反应性关节炎独特的影像学表现。

# 第四节　诊断与鉴别诊断

## 一、诊断要点

反应性关节炎是一种与特定部位感染相关的脊柱关节炎，因此诊断时需注意寻找泌尿生殖道或肠道前驱感染的证据，同时具备脊柱关节炎常见的临床表现，如典型的外周关节炎为以下肢为主的非对称性关节炎，常有肌腱端炎、眼炎、炎性下腰痛、阳性家族史以及 HLA-B27 阳性等，有以上表现者诊断并不难，但由于各种表现可在不同时期出现，所以诊断有时需要数月时间。发展为慢性的患者，其关节炎和（或）皮损的表现类似银屑病关节炎、强直性脊柱炎和白塞病。

## 二、诊断标准

目前多沿用 1996 年 Kingsley 与 Sieper 提出的 ReA 的分类标准：

1. 外周关节炎：下肢为主的非对称性寡关节炎。

2. 前驱感染的证据：①如果 4 周前有临床典型的腹泻或尿道炎，则实验室证据可有可无；②如果缺乏感染的临床证据，必须有感染的实验室证据。

3. 排除引起单或寡关节炎的其他原因，如其他脊柱关节病、感染性关节炎、莱姆病及链球菌 ReA。

4. HLA-B27 阳性，ReA 的关节外表现（如结膜炎、虹膜炎、皮肤、心脏与神经系统病变等），或典型脊柱关节炎的临床表现（如炎性下腰痛、交替性臀区疼痛、肌腱端炎或虹膜炎）不是确诊 ReA 必须具备的条件。

## 三、鉴别诊断

### （一）细菌性关节炎

急性发病，多为单关节受累，局部有明显的红、肿、热、痛，伴有高热、乏力等全身感染中毒症状。血常规提示白细胞升高。关节腔穿刺为脓性关节液，白细胞计数常大于 $50 \times 10^9/L$，中性粒细胞多在 75% 以上，细菌培养可以发现致病菌。抗感染治疗有效。

### （二）痛风性关节炎

起病急骤，与饮食、劳累及受寒等诱因密切相关，典型表现为受累关节的剧烈疼痛、肿胀，局部皮肤发红、灼热，数天或数周后可自行缓解。发作时血尿酸常升高，容易反复发作。反复发作者可见痛风石。

### （三）强直性脊柱炎

好发于青少年男性，起病缓慢，主要侵犯中轴关节，炎性下腰痛为其主要表现，可伴外周大关节肿胀、疼痛。强直性脊柱炎的骶髂关节炎多呈对称性，脊柱受累呈上行性。病程长者可出现脊柱活动受限。

# 第五节　治　疗

## 一、西医治疗

目前尚无根治性或特异性治疗方法。但如能及时诊断和合理治疗，可以控制症状并改善预后。治疗目的为控制和缓解疼痛、防止关节破坏、保护关节功能。本病病程多呈自限性，治疗以对症治疗为主。

### （一）非甾体抗炎药

非甾体抗炎药（NSAIDs）能减轻关节肿胀和疼痛，常作为对症治疗的首选。本类药物种类多，但疗效相当，具体选用因人而异，具体用法与不良反应可参考强直性脊柱炎用药。对合并肌腱端炎表现的患者可辅以 NSAIDs 的外用剂型治疗。

## （二）抗生素

抗生素的治疗仍存在较大争议，对能否改善反应性关节炎患者的慢性症状、骶髂关节炎等尚无定论。对于获得性反应性关节炎患者短期使用抗生素（氧氟沙星或大环内酯类抗生素）治疗并发的尿道感染，可能减少关节炎复发的风险，但是对于已有的关节炎本身是否有益尚缺乏证据。不推荐长期抗生素治疗慢性反应性关节炎。肠源性反应性关节炎患者应用抗生素治疗效果不明显，并不推荐于反应性关节炎发生之后使用，但对于腹泻或大便中致病菌呈阳性、HLA-B27 阳性的患者，应使用抗生素治疗，疗程常需达 2 周。

## （三）糖皮质激素

一般不主张全身应用糖皮质激素，口服治疗不能阻止本病的发展，对 NSAIDs 不能缓解症状者，可短期使用糖皮质激素。外用糖皮质激素和角质溶解剂对溢脓性皮肤角化症有效。单关节炎可选择长效糖皮质激素关节腔内注射以缓解关节的肿胀和疼痛。对足底筋膜或跟腱滑囊炎引起的疼痛和压痛，可局部注射糖皮质激素治疗，防止跟腱变短和纤维强直，但必须注意避免直接跟腱内注射，这样会引起跟腱断裂。

## （四）改善病情抗风湿药

改善病情抗风湿药物可用于经 NSAIDs 治疗而疗效欠佳者，关节症状持续 3 个月以上或存在关节破坏证据者，病情反复或病程呈慢性化者。临床常用柳氮磺吡啶，本品与磺胺有交叉过敏现象，因此磺胺过敏者禁用。也可使用甲氨蝶呤或来氟米特。具体用法与不良反应可参考强直性脊柱炎用药。

## （五）生物制剂

肿瘤坏死因子（TNF）抑制剂已经成功用于治疗其他类型的脊柱关节炎，如强直性脊柱炎、银屑病关节炎等，也有一些小样本的开放研究和病例报道表明其治疗反应性关节炎有效。另外，针对 IL-17 或 IL-23 靶点的生物制剂也有少量报道有效。具体用法与不良反应可参考强直性脊柱炎用药。

# 二、中医治疗

中医治疗原则，发作期以祛邪为主，采用祛风除湿、清热通络为基本治法，结合病邪的性质分别采用祛风除湿、清热祛湿、健脾利湿等治法；缓解期则扶正与祛邪兼顾，以扶正祛邪、活血通络为主。

## （一）中医辨证论治

1. 风湿痹阻证

证候：关节疼痛肿胀，痛处游走不定，关节屈伸不利，舌质淡红，苔白腻，脉弦滑。

治法：祛风除湿，通络止痛。

方药：羌活胜湿汤（《脾胃论》）加减。

羌活、独活、防风、川芎、秦艽、青风藤、赤芍、威灵仙、豨莶草等。

加减：关节肿胀明显者，加防己、薏苡仁；痛在上者，减独活，加桂枝；痛在下者，加牛膝、桑寄生；关节冷痛者，加制附子、肉桂。

2. 湿热蕴结证

证候：关节疼痛肿胀，痛势剧烈，痛不可触，触之灼热，咽痛，目赤肿痛，外阴溃疡，伴脓性分泌物，或伴高热、烦渴，小便短赤，大便干结或黏腻不爽，舌红苔黄或腻，脉洪或滑数。

治法：清热利湿，解毒通络。

方药：四妙丸（《成方便读》）合清瘟败毒饮（《疫疹一得》）加减。

黄柏、苍术、牛膝、薏苡仁、生石膏、水牛角（先煎）、生地黄、栀子、赤芍、白花蛇舌草、忍冬藤等。

加减：关节疼痛明显者，加蚕沙、地龙；关节肿胀明显者，加防己、海桐皮；外阴溃疡者，加黄连、苦参；小便短赤者，加车前子、泽泻。

3. 脾虚湿困证

证候：关节疼痛肿胀，面色萎黄无华，脘腹胀满，纳呆，小便调，大便溏软，舌质淡胖，或边有齿痕，舌苔白腻，脉濡细。

治法：健脾利湿，通络止痛。

方药：薏苡仁汤（《类证治裁》）合参苓白术散（《太平惠民和剂局方》）加减。

薏苡仁、苍术、羌活、防风、当归、川芎、党参、白术、山药、白扁豆、生姜、甘草等。

加减：纳呆者，加砂仁、焦三仙；关节肿胀明显者，加猪苓、萆薢。

4. 正虚邪恋证

证候：关节疼痛肿胀，经久不愈，痛势绵绵，昼轻夜重，形体消瘦，面色萎黄，神疲乏力，或畏寒肢冷，阳痿，遗精，或伴腰膝酸软，五心烦热，胁肋隐痛，舌质淡或淡红，苔薄白，脉弦细或沉细。

治法：扶正祛邪，补肾通络。

方药：独活寄生汤（《备急千金要方》）合知柏地黄丸（《医方考》）加减。

独活、防风、秦艽、桑寄生、杜仲、牛膝、当归、川芎、生地黄、知母、黄柏、甘草等。

加减：乏力倦怠者，加黄芪、党参；腰膝酸软者，加续断、山茱萸。

### （二）中成药

1. 雷公藤多苷片　每次 10~20mg，每日 3 次，饭后服用。具有祛风解毒、除湿消肿、舒筋通络之功效。大量实验研究表明，雷公藤多苷片具有抗炎、免疫抑制的药理作用。同时应注意其性腺抑制、骨髓抑制以及肝、肾损伤等副作用。

2. 正清风痛宁　每次 1~4 片，每日 3~12 片，饭前服或遵医嘱口服。局部用药：选取肿痛比较明显的膝、踝或肘等关节中的 1~2 个，给予关节腔穿刺，若有积液则先抽出积液，然后注入正清风痛宁注射液 50mg（首剂 25mg），每 3 天 1 次，共 5 次。具有祛风除湿、活血通络、消肿止痛之功效。大量实验研究表明，正清风痛宁具有抗急慢性炎症、免疫抑制、镇痛、改善微循环等作用。应注意药物过敏、白细胞减少、胃肠道不适等副作用，并注意观察血糖和胆固醇[6]。

3. 盘龙七片　每次 3~4 片，每日 3 次，口服。具有活血化瘀、祛风除湿、消肿止痛之功效。现代药理研究表明，盘龙七片改善病灶血液循环，具有迅速镇痛、消炎、消肿等作用。

4. 当归拈痛丸　每次 9g，每日 2 次，口服。具有清热利湿、祛风止痛之功效。现代药理研究表明，当归拈痛丸可以有效缓解局部充血水肿引起的疼痛，改善局部韧带组织痉挛，松解粘连，促进炎性物质吸收与减轻局部水肿，促进病变组织恢复[7]。

### （三）外治法

1. 云南白药酊　外搽，每日 3 次，每次 5mL。具有活血散瘀、消肿止痛的作用。

2. 肿痛气雾剂　摇匀后喷于患处，每日 2~3 次。具有消肿镇痛、活血化瘀、舒筋活络、化瘀散结的作用。

3. 中药外敷及熏洗　根据不同的证型选用清热除湿、消肿止痛的热痹散，或者温经散寒、活络止痛的寒痹散外敷、熏洗患处，促进关节消肿止痛。

# 第六节　中西医结合诊治策略与措施

## 一、针对西医病因结合证候治疗

反应性关节炎是发于身体其他部位感染后出现的无菌性炎性关节炎，若有发热、尿频、尿急、尿痛、腹泻等症状，检查发现血白细胞及中性粒细胞升高，血沉、CRP 等炎症指标升高，应考虑存在感染，予以相应抗生素抗感染治疗；关节疼痛可给予非甾体消炎药，或短期给予糖皮质激素治疗，如果症状反复发作，可联用免疫抑制剂。反应性关节炎往往反复发作，虚实夹杂，中医治疗应根据正邪双方相互消长的盛衰情况，决定扶正与祛邪的主次、先后，邪盛者以祛邪为主，兼以扶正，先攻后补，使邪有去路；正虚者以扶正为主，兼以祛邪，则有利于振奋自身正气，祛除邪气。同时扶正不可峻补，以防邪气壅滞；祛邪不可过缓，以防邪气留恋，伤及正气。

## 二、注重辨病与辨证相结合，宏观辨证与微观辨证相结合的方法

根据不同的致病菌酌加不同的药物。若为链球菌感染，加用黄芩、鱼腥草等经现代药理研究证明具有抗链球菌作用的中药；大肠杆菌感染者，加用黄连、黄柏、大黄等具有抗大肠杆菌作用的中药；病毒感染者，加用忍冬藤、连翘、金银花、蒲公英等具有抗病毒作用的中药；衣原体、支原体、淋球菌感染者，加用重楼、龙胆草、虎杖、黄连、大黄等具有抗衣原体、支原体、淋球菌作用的中药。

## 三、重视清热解毒法的应用

西医学认为，反应性关节炎发病与细菌、病毒感染有关，而药理研究表明，清热解毒药物多具有抗菌、抗病毒的作用，部分药物还能起到免疫调节作用，通过抑制机体的异常体液免疫，减少自身免疫反应引起的组织损伤。据此在辨治基础上应用板蓝根、大青叶、白花蛇舌草、金银花、连翘、蒲公英等清热解毒药，常取得良好效果。既能清热利湿解毒，消除病因，清除内外之毒以治其本，又能镇痛消肿、通络止痛，缓解症状以治其标。

## 四、强调活血化瘀法在治疗过程中的应用

因本病的基本病机为正气亏虚，感受风、寒、湿、热之邪，与气血相搏，气血壅滞，痹阻于肌肉、关节、经络而发病。该病多为慢性病程，疾病经久不愈，气血运行不畅，瘀血内生。因此瘀血既是机体在病邪作用下的病理产物，又可作为病因作用于人体，在发病过程中存在着不同程度的瘀血内阻的证候，故活血化瘀应贯穿病程始终。活血化瘀药具有活血、散瘀、通络、消肿、止痛等功效。邪实者常选用丹参、牡丹皮、赤芍等凉血活血；正虚者则选用当归、丹参、鸡血藤等补血兼活血。久病不愈、血瘀明显者选用穿山甲、桃仁、红花、三七等活血功效较强的药物。

# 第七节　名医经验

## 一、吴启富经验

吴启富[8]认为本病多因风、寒、湿之邪流注关节经络，阻滞气血，郁而化热而致病，则以温经散寒、除湿清热为主，拟桂枝芍药知母汤加减：桂枝 12g，麻黄 9g，白芍 10g，防风 15g，白术 15g，知母 10g，秦艽 15g，桑枝 15g，鸡血藤 15g，紫草 30g，苦参 20g，鱼腥草 30g，黄连 20g，虎杖 20g。血瘀明显者，可加丹参、牡丹皮、赤芍等活血之品。

**医案举例：** 莫某，男，27 岁。初诊日期：2012 年 6 月 12 日。

**主诉：** 关节疼痛半月余。病史：半月前无明显诱因下出现左膝关节肿痛，活动受限，伴晨僵，后逐渐出现右踝、右腕关节、右足跟、右足趾疼痛，活动稍受限，曾到外院就诊，检查尿常规提示镜下白细胞（++），镜下脓球偶见；前列腺液检查提示卵磷脂小体少许，白细胞（+++），脓细胞少许。曾予双氯芬酸钠等药治疗，症状有缓解，为进一步治疗而来我院门诊。检查：左膝肿胀、压痛，右踝、右腕关节、右足跟、右足趾压痛，活动稍受限。脉象：脉弦数。舌象：舌质淡红，苔白腻。西医诊断：反应性关节炎。中医辨证：寒湿化热，郁于关节。治法：温经散寒，除湿清热。方药：桂枝 12g，麻黄 9g，白芍 10g，防风 15g，白术 15g，知母 10g，秦艽 15g，桑枝 15g，鸡血藤 15g。

2012 年 6 月 19 日复诊：服上方 7 剂后，左膝关节肿痛、活动受限减轻，晨僵时间较前缩短，余关节压痛减轻。继续服用上方。

至 2012 年 9 月 12 日前方连服 30 剂后，左膝已无肿痛，关节仍轻度活动受限，法仍同前，继续守原方治疗。

2012 年 10 月 20 日复诊：又连续服用上方 1 月余，关节肿痛、活动受限完全消失，余症消失，临床治愈。

## 二、莫成荣经验

莫成荣[9]认为本病多因素体阳气偏盛，内有蕴热，外感湿热之邪，或素有湿邪，郁而化热，湿遏热伏，流注关节经络，阻滞气血而致病，则以清热利湿、活血通络为主，拟经验方：黄柏 20g，苍术 20g，牛膝 20g，蒲公英 30g，忍冬藤 30g，金银花 20g，连翘 25g，海风藤 30g，络石藤 20g，威灵仙 20g，桑枝 20g，路路通 20g，露蜂房 20g，土茯苓 30g，红花 15g，赤芍 15g，马勃 15g，乌梢蛇 20g，甘草 10g。病邪轻者，加鸡血藤等通络之品；病邪重者，红肿疼痛症状较重，加用黄芩、黄连、山慈菇等清热解毒、利湿通络之品。

**医案举例：** 杨某，男，32 岁。初诊日期：2009 年 4 月 8 日。

**主诉：** 四肢关节疼痛 2 个月。病史：2 个月前因"感冒"而致关节疼痛，主要以近端指间关节、腕关节、膝关节疼痛为主，伴有肩臂部酸痛不适，周身乏力，咽痛，纳差，大便溏，小便黄。检查：上述关节未见明显肿胀，皮色不红，皮温稍高，压痛（+），屈伸尚可。咽部充血，扁桃体 Ⅱ度肿大，体温 37.2℃。脉象：弦滑数。舌象：舌红，苔黄腻。实验室检查：ESR 40mm/h，CRP 26mg/L，ASO 280U/L，抗核抗体阴性。双手 X 线片未见明显异常。西医诊断：链球菌感染后反应性关节炎。中医辨证：湿热痹。治法：清热利湿，活血通络。方药：黄柏 20g，苍术 20g，牛膝 20g，蒲公英 30g，忍冬藤 30g，金银花 20g，连翘 25g，海风藤 30g，络石藤 20g，威灵仙 20g，桑枝 20g，路路通 20g，露蜂房 20g，土茯苓 30g，红花 15g，赤芍 15g，马勃 15g，乌梢蛇 20g，甘草 10g。

2009 年 5 月 8 日复诊：服上方 30 剂后，咽痛、关节痛基本消失，实验室指标亦明显好转。继以上方去黄柏、马勃，土茯苓改为 20g，加黄芪 30g 以补正气，巩固疗效 1 个月后达到临床治愈。

### 三、吴洋经验

吴洋[10]认为本病为感受风寒之邪所致，而感染后因体质较差，祛邪未尽，伏留体内，经久不去，郁而化热所致。认为本病多为热痹，常选用白芥子、炙僵蚕以清热利湿，在清热利湿的同时要加强活血化瘀，认为"治风先治血，血行风自灭"，故活血化瘀通络法应贯穿于治疗的始终，常加用活血药，如当归、丹参、三棱、莪术等。

**医案举例：**李某，女，32 岁。初诊日期：2007 年 1 月 5 日。

主诉：左膝关节疼痛肿胀 5 天。病史：5 天前因"感冒"后出现左膝关节疼痛肿胀，活动受限，纳眠可，大便干，小便正常。检查：咽充血，扁桃体不肿大，双肺未闻及干湿性啰音，腹部平软，无压痛，左膝关节肿胀、压痛，局部皮肤潮红，皮温高，浮髌试验阳性。脉象：脉弦滑。舌象：舌质红，苔白微黄。左膝 X 线片提示关节囊肿胀。实验室检查：ESR 34mm/h，CRP 23.6mg/L，血常规正常。西医诊断：反应性关节炎。中医辨证：湿热痹。治法：清热利湿，活血通络。方药：薏苡仁 20g，苍术 15g，牛膝 15g，黄柏 10g，当归 10g，丹参 30g，三棱 10g，莪术 10g，防己 15g，连翘 15g，栀子 10g，桑枝 10g，威灵仙 15g。7 剂，水煎，每剂煎取 450mL，分 3 次温服，日 1 剂。

2007 年 1 月 13 日复诊：患者诉左膝关节红肿疼痛完全消失，临床治愈。

## 第八节  中西医调护

急性期需卧床休息，当急性炎症症状缓解后，应尽早开始关节功能锻炼，防止关节周围软组织粘连引起关节活动障碍。口腔与生殖器黏膜溃疡多能自行缓解，无须治疗。腹泻患者应先积极治疗，去除病源，注意饮食卫生，禁食寒凉、辛辣等食物；感冒患者应避风寒；小便淋沥不尽者应清淡饮食、多饮水；外阴溃疡患者应保持外阴清洁，防止反复感染。

## 第九节  预后转归

反应性关节炎的自然病程因人而异，大部分患者关节炎持续 3~12 个月，呈自愈倾向。复发率可达 15%，尚不清楚其是否由重复感染所诱发。少数患者因反复发作而致残。约 3%的患者可出现与强直性脊柱炎难以鉴别的中轴关节病。伴有溢脓性皮肤角化症的患者可能预后更差。髋关节受累、持续性的血沉升高以及对 NSAIDs 反应不佳者常提示预后不良。

## 第十节  诊治指南（方案或共识）

### 中华医学会风湿病学分会 2010 年"反应性关节炎诊断及治疗指南"（节选）[5]

#### （一）诊断要点

反应性关节炎是一种与特定部位感染相关的脊柱关节炎，因此诊断时需注意寻找泌尿生殖道或肠道前驱感染的依据，同时具备脊柱关节炎常见的临床表现，如典型的外周关节病为以下肢为主的非对称性关节炎，常有肌腱端炎、眼炎、炎性下腰痛、阳性家族史以及 HLA-B27 阳性等，有以上表现者诊断并不难，但由于各种表现可在不同时期出现，所以诊断有时需要数月时间。发展为慢性反应性关节炎者，其关节炎和（或）皮损的表现类似银屑病关节炎、强直性脊柱炎和白塞病。

目前多沿用 1996 年 Kingsley 与 Sieper 提出的 ReA 的分类标准：

（1）外周关节炎：下肢为主的非对称性寡关节炎。

（2）前驱感染的证据：①如果 4 周前有临床典型的腹泻或尿道炎，则实验室证据可有可无；②如果缺乏感染的临床证据，必须有感染的实验室证据。

（3）排除引起单或寡关节炎的其他原因，如其他脊柱关节病、感染性关节炎、莱姆病及链球菌 ReA。

（4）HLA-B27 阳性，ReA 的关节外表现（如结膜炎、巩膜炎、皮肤、心脏与神经系统病变），或典型脊柱关节病的临床表现（如炎性下腰痛、交替性臀区疼痛、肌腱端炎或虹膜炎）不是 ReA 确诊必须具备的条件。

### （二）鉴别诊断

反应性关节炎需同多种风湿性疾病，如急性风湿热、痛风性关节炎和脊柱关节炎其他类型（银屑病关节炎、强直性脊柱炎、肠病性关节炎）相鉴别。但最重要的是排除细菌性关节炎。

1. 细菌性关节炎　多为单关节炎，急性发病，常伴有高热、乏力等感染中毒症状。关节局部多有比较明显的红、肿、热、痛的炎症表现，滑液为重度炎性改变，白细胞计数常 $>50 \times 10^9/L$，中性粒细胞多在 0.75 以上。滑液培养可以发现致病菌。

2. 急性风湿热　本病属于广义反应性关节炎的范畴，患者多为医疗条件较差地区的青少年，发病较急，起病前 2~3 周多有链球菌感染史，临床上常有咽痛、发热和四肢大关节为主的游走性关节炎，关节肿痛消退后不遗留骨侵蚀和关节畸形，患者还常同时伴发皮肤环形红斑、心脏炎，检查外周血白细胞增高，抗链球菌溶血素"O"升高。

3. 痛风性关节炎　多发于中老年男性，最初表现为反复发作的急性关节炎，最常累及足第一跖趾和跗骨关节，表现为关节红、肿和剧烈疼痛，多有高嘌呤饮食史，血清中血尿酸水平往往升高，滑液中有尿酸盐结晶。

4. 银屑病关节炎　本病好发于中年人，起病多较缓慢，ReA 主要与其 5 种临床类型中的非对称性少关节炎型相鉴别。此型常累及近端指（趾）间关节，少数可以遗留关节残毁。银屑病关节炎患者常有银屑病皮肤和指（趾）甲病变。

5. 强直性脊柱炎　本病好发于青年男性，主要侵犯脊柱。但也可累及外周关节，在病程的某一阶段甚至可以出现类似反应性关节炎的急性非对称性少关节炎，但患者常同时有典型的炎性下腰背痛和 X 线证实的骶髂关节炎。

6. 肠病性关节炎　本病除可有类似反应性关节炎的急性非对称性少关节炎外，还伴有明显的胃肠道症状如反复腹痛、脓血便、里急后重等，纤维结肠镜检查可以明确克罗恩病或溃疡性结肠炎的诊断。

7. 白塞病　本病基本病变为血管炎，全身大小动静脉均可受累，有反复口腔黏膜、生殖器溃疡并发眼炎。虽可有关节病、关节炎，但通常较轻。本病有较为特异的皮肤损害，如针刺反应、结节红斑等。可有动脉栓塞和静脉血栓形成。

### （三）治疗方案及原则

目前尚无特异性或根治性治疗方法，与其他炎性关节病一样，治疗目的在于控制和缓解疼痛，防止关节破坏，保护关节功能。

1. 一般治疗　口腔与生殖器黏膜溃疡多能自行缓解，无须治疗。急性关节炎需卧床休息，但应避免使用夹板固定关节，以免导致纤维强直和肌肉萎缩。当急性炎症症状缓解后，应尽早开始关节功能锻炼。

2. 非甾体抗炎药　本类药物种类繁多，但疗效大致相当，具体选用因人而异。减轻关节肿胀和疼痛及增加活动范围，是早期或晚期患者症状治疗的首选。具体用法与不良反应可参考强直性脊柱炎用药。

3. 抗生素　抗生素治疗仍有争议。对于获得性反应性关节炎，短期使用抗生素（氧氟沙星或大环内酯类抗生素）治疗并发的尿道感染可能减少有反应性关节炎病史患者的关节炎复发的风险，但是对于已有的关节炎本身是否有益尚缺乏证据，另外也不推荐长期使用抗生素治疗慢性反应性关节炎。对于肠道型反应性关节炎，抗生素治疗常常是无效的，并不推荐于反应性关节炎发生之后使用。

4. 糖皮质激素　对于非甾体抗炎药不能缓解症状的个别患者，可短期使用糖皮质激素，但口服治疗不仅不能阻止本病的发展，还会因长期治疗带来不良反应。外用糖皮质激素和角质溶解剂对溢脓性皮肤角化症有效。关节内注射糖皮质激素可暂时缓解膝关节和其他关节的肿胀。对足底筋膜或跟腱滑囊引起的疼痛和压痛可局部注射糖皮质激素，使踝关节早日活动以免跟腱变短和纤维强直，必须注意避免直接跟腱内注射，这样会引起跟腱断裂。

5. 慢作用抗风湿药　当非甾体抗炎药不能控制关节炎，关节症状持续 3 个月以上或存在关节破坏的证据时，可加用慢作用抗风湿药，应用最广泛的是柳氮磺吡啶，对于重症不缓解的反应性关节炎可试用甲氨蝶呤和硫唑嘌呤等免疫抑制剂，具体用法与不良反应可参考强直性脊柱炎用药。

6. 生物制剂　肿瘤坏死因子（TNF）抑制剂已经成功地用于治疗其他类型的脊柱关节炎，如强直性脊柱炎、银屑病关节炎等。但对反应性关节炎尚缺乏随机对照研究验证其有效性及安全性。一些小样本的开放研究或病例报道表明其可能有效。目前国内此类药物有 2 种：重组人 II 型肿瘤坏死因子受体-抗体融合蛋白和肿瘤坏死因子单克隆抗体，具体用法与不良反应可参考强直性脊柱炎用药。

### （四）病程和预后

反应性关节炎的自然病程因人而异，可能与感染的特殊微生物和宿主因素相关，包括 HLA-B27 阳性有关。第一次发作的寡关节炎在 3~6 个月内缓解，75% 的患者 2 年后病情完全缓解。还有 10%~15% 的患者病程可超过 2 年，另外有 1% 的患者，特别是伴有溢脓性皮肤角化症的患者可能预后更差。更长期的随访发现第一次发病 3~4 年后，部分患者可出现外周关节炎、肌腱端炎、虹膜炎或其他关节外症状的复发。髋关节受累、持续性的 ESR 升高以及对非甾体抗炎药反应不好提示预后不良。部分患者（3%）可以出现与强直性脊柱炎难以鉴别的中轴关节病。大约有 20% 的患者出现外周或中轴关节炎而被迫改变职业。

# 第十一节　中西医临床研究进展

## 一、临床辨治

### （一）中医辨证分型

通过中国学术期刊全文数据库（CNKI），利用关键词"反应性关节炎"进行检索。文献中统计出关于反应性关节炎的分型涉及湿热痹阻型较多（22.50%），其次为湿热瘀阻型（10.00%），湿热蕴毒型（10.00%），其后依次为风湿热痹型（7.50%）、风寒湿痹型（5.00%）、湿毒痹阻型（10.00%），其余并列（2.50%）。

莫成荣[11]根据本病病机关键，即风、寒、湿、热之邪留滞经络肌肤，痹阻经络，久病不愈致正气亏虚，余邪未尽，将其分为正盛邪实、体虚邪恋两个阶段，对本病的治疗确立了治疗大法：正盛邪实阶段以祛风散寒、清热除湿为治疗大法，临床常用四妙散、清瘟败毒饮等为基础方加减治疗；体虚邪恋阶段以扶正为主、祛邪为辅，临床常用黄芪桂枝五物汤、八珍汤、桂枝芍药知母汤加减治疗。吴洋[10]根据本病急性发作期以湿热及寒湿致病较多，病程日久耗伤气血，累及肝肾，痰瘀交结，形成本虚标实，虚实夹杂之证。根据病程及病邪性质不同，确立了治法：急性发作期以清热利湿或温经散寒为主，慢性缓解期采取化瘀除痰或滋补肝肾、补益气血之法，同时兼顾通络止痛。贾树杰[12]根据本病病机关键，即湿、热、痰、瘀相互胶结，痹阻经络，对本病的治疗确立了治法：早期治以清热祛湿、通利关节，方选四妙丸加味（黄柏、苍术、牛膝、薏苡仁、防己、连翘、栀子、滑石、木瓜、木通、雷公藤、桑枝、络石藤、忍冬藤）；后期因邪伤正气，可见痰瘀阻络、肝肾阴虚、脾肾阳虚等证。痰瘀阻络证治以活血化瘀、祛痰通络，方选桃红四物汤加味（桃仁、红花、乳香、没药、赤芍、生地黄、当归、川芎、地龙、陈皮、胆南星、白芥子、全蝎、蜈蚣、乌梢蛇）；肝肾阴虚证治以滋补肝肾、通络止痛，方选左归丸加味（当归、生地黄、山茱萸、山药、茯苓、牡丹皮、泽泻、牛膝、菟丝子、鹿角胶、龟甲胶、土鳖虫、蜈蚣、穿山甲、牛脊骨）；脾肾阳虚证治以健脾补肾、通络止痛，方选右归丸加味（熟地黄、山药、山茱萸、枸杞子、鹿角胶、杜仲、菟丝子、当归、肉桂、制附子、白术、茯苓、生晒参、牛膝、独活、威灵仙）。

### （二）经典方剂联合西药

杨丹[13]应用白虎加桂枝汤加减［桂枝15g，生石膏（先煎）30g，生薏苡仁30g，秦艽15g，羌活10g，独活10g，青风藤20g，海风藤20g，络石藤20g，威灵仙15g，知母10g，桑枝30g，细辛3g，生甘草6g］，联合甲氨蝶呤、来氟米特及非甾体抗炎药治疗Reiter综合征，疗程短，疗效好。王伟娟[14]将幼年反应性关节炎患者随机分为治疗组和对照组，两组均口服尼美舒利、柳氮磺吡啶，治疗组在原治疗基础上加服当归拈痛丸，治疗2个月后，治疗组总有效率为97.92%，对照组总有效率为85.42%，表明中西医结合治疗幼年反应性关节炎疗效优于对照组。

### （三）自拟方联合西药

1. 自拟方联合非甾体抗炎药　刘娟云[15]等以自拟消痹汤（生石膏30g，知母10g，苍术10g，黄柏15g，忍冬藤30g，络石藤15g，土茯苓20g，败酱草20g，白芍30g，甘草6g，牛膝15g，地龙15g），水煎口服，并予如意金黄散每晚睡前外敷，联合西药（双氯芬酸钠肠溶片25mg，每日3次）。膝关节红肿严重，浮髌征阳性，关节积液较多者，抽取积液后注射得宝松注射液1mL治疗反应性关节炎60例，治愈48例，显效9例，有效3例，总有效率100%。

2. 自拟方联合免疫抑制剂　王天[16]等应用清热祛湿、活血通络中药（生石膏、知母、鸡血藤、忍冬藤、络石藤、桑枝、木瓜、丹参、防风、薏苡仁、甘草）联合柳氮磺吡啶治疗反应性关节炎16例，治疗后治愈2例，显效10例，有效2例，总有效率87.50%，结果表明中西医结合治疗反应性关节炎副作用小，疗效确切。陶锡东[17]应用解毒通络汤（苍术、黄柏、薏苡仁、川牛膝、丹参、赤芍、虎杖、土茯苓、忍冬藤、络石藤、地龙、桂枝、细辛、甘草）联合雷公藤多苷片治疗湿热型反应性关节炎，对照组使用柳氮磺吡啶片、甲氨蝶呤片，两组患者疼痛明显者均酌情使用非甾体抗炎药，治疗后两组疗效、临床症状及实验室检查指标改善情况与对照组相当，副作用较少。

### （四）中成药联合西药

吴健雄[18]等采用七味通痹口服液（蚂蚁、青风藤、鸡血藤、鹿衔草、石楠藤、千年健、威灵仙）联合尼美舒利治疗反应性关节炎，观察治疗前及治疗 1 周、3 周、6 周、12 周后 JOA 得分及肿瘤坏死因子-α（TNF-α）的变化情况，疗效均优于对照组，提示七味通痹口服液具有减轻症状及降低 TNF-α 的作用。

### （五）中药提取物联合西药

缪逸[19]采用白芍总苷联合甲氨蝶呤治疗 16 例反应性关节炎，前 2 周加用美洛昔康，在第 8 周后观察治疗前后疗效，结果临床治愈 2 例，显效 8 例，有效 4 例，总有效率 88%，治疗后关节疼痛等症状及相关指标（ESR、CRP、IgG、IgA 等）均有显著改善，提示白芍总苷联合甲氨蝶呤治疗反应性关节炎安全、有效且不良反应小。

### （六）外治法联合西药

赵小江[20]采用克痹康药酒口服及外涂联合非甾体抗炎药（逐步减停原来服用的激素），治疗 36 例反应性关节炎，结果：治愈 28 例，显效 6 例，有效 2 例，总有效率 100.0%，临床症状及炎症指标（ESR、CRP、WBC）均有明显改善。刘娟云[15]采用如意金黄散外敷病变关节，联合双氯芬酸钠肠溶片及中药内服治疗反应性关节炎 60 例，治疗后治愈 48 例，显效 9 例，有效 3 例，总有效率 100%，疗效显著。初少光[21]采用氦氖激光穴位照射联合西药治疗急性上呼吸道感染后反应性关节炎 68 例，治疗后总有效率为 93.90%，对照组总有效率为 74.28%，疗效明显优于对照组。

## 二、方药与药理

### （一）方药用药规律

通过对中国学术期刊全文数据库（CNKI）公开发表的有关反应性关节炎的中医治法、方剂及药物相关文献进行统计，结果发现治疗反应性关节炎最常用治法为清热化湿（19.28%）、活血化瘀（12.05%）、清热解毒（9.64%）、通络止痛（9.64%）、利湿通络（7.23%）、祛风通络（4.82%）、温经散寒（4.82%）、补益气血（3.61%）、解毒活血（3.61%）。在方剂运用中，以自拟方居多，其次为四妙散、白虎加桂枝汤、六味地黄丸、龙胆泻肝汤、三妙散等。最常用药物为清热药（31.89%）、祛风湿药（15.62%）、补虚药（15.40%）、利水渗湿药（11.28%）、活血化瘀药（9.98%）、解表药（6.29%）、化湿药（3.04%）、平肝息风药（2.39%）、理气药（1.30%）、化痰止咳平喘药（1.08%）、温里药（0.65%）、收涩药（0.65%）、止血药（0.22%）、攻毒杀虫止痒药（0.22%）。药物按频次依次为黄柏、薏苡仁、甘草、忍冬藤、苍术、赤芍、牛膝、土茯苓、知母、当归、白芍、石膏、桂枝、桑枝、生地黄、独活、防己、栀子、黄芩、络石藤、泽泻。

### （二）方药药理举例

1. 四妙散　四妙散具有清热燥湿之功效，临床上常用于类风湿关节炎、痛风性关节炎等免疫性疾病，也是治疗反应性关节炎的常用经典方剂之一。现代研究证实四妙散能调控机体炎症因子，参与氧化应激，具有抗炎镇痛的作用。动物实验提示四妙散通过降低胶原诱导性关节炎大鼠血清中 TNF-α、IL-1β、CRP、自分泌运动因子（ATX）和溶血磷脂酸（LPA）的表达，改善大鼠关节肿胀，改善关节功能，具有一定的抗炎和抑制关节破坏的作用[22]。研究发现四妙散加减方能有效升高机体内的 $CD3^+$、$CD8^+$ 的含量，明显降低 $CD4^+$、CD4/CD8 的含量，对机体的免疫系统具有积极的作用，可以提高免疫力[23]。相关研究提示四妙散能够恢复和增强自噬相关基因（LC3）的表达，进而减少关节软骨细胞的凋亡，起到保护关节的作用[24]。

2. 白虎加桂枝汤　白虎加桂枝汤具有清热除湿、通络止痛之功效，临床上常用于类风湿关节炎、痛风性关节炎等免疫性疾病，也是治疗反应性关节炎的常用经典方剂之一。现代药理研究认为本方能调节机体免疫和缓解炎症反应[25]。动物实验研究发现白虎加桂枝汤能降低热痹大鼠的滑膜细胞增生及各炎症因子水平，减轻足肿胀度及滑膜炎性细胞的浸润，其作用机制可能通过影响特征性甲基化基因（如 AGXT、AHCY 和 RPL3 等）的水平，进而扭转因外界湿热环境引起的甲基化异常变化，最终发挥抗炎作用[26]。研究发现白虎加桂枝汤能调控琥珀酸受体 1（SUCNR1）通路，抑制 AA 大鼠 IL-1 的表达，改善了大鼠炎症状态及足肿胀程度[27]。另有研究发现白虎加桂枝汤能对抗 CD8$^+$T 细胞的异常降低，显著对抗 CD4$^+$/CD8$^+$异常增高，使外周血 T 细胞亚群紊乱得到调节，从而起到调节机体免疫的作用[28]。

3. **桂枝芍药知母汤** 桂枝芍药知母汤具有祛风除湿、温经散寒、滋阴清热之功效，临床常用于治疗各类炎症性关节炎，也是治疗反应性关节炎的常用经典方剂之一。现代研究发现，桂枝芍药知母汤针对 II 型胶原蛋白诱导性关节炎模型具有多方面的调节作用，主要的起效机制包括调节免疫、抗炎镇痛、诱导滑膜细胞凋亡、抑制破骨细胞活化等[29]。实验研究证实桂枝芍药知母汤能够改善胶原诱导性关节炎（CIA）大鼠的关节炎评分及关节肿胀程度，降低血清肿瘤坏死因子-α（TNF-α）、IL-1β、IL-6、IL-17α 的表达水平，同时能抑制 JAK2、STAT3、STAT5 和 B 淋巴细胞瘤-2（Bcl-2）及促进 Bcl-2 相关 X 蛋白（Bax）、SOCS1、Caspase-3 和 Caspase-9 的分泌，并减少了 MH7A 细胞的侵袭和黏附能力以及 IL-6、IL-8 和 MMPs 的表达，是其抑制炎症反应、诱导滑膜细胞凋亡的机制[30]。研究证实桂枝芍药知母汤能有效降低 ESR、CRP 等炎症指标，并且能抑制程序性死亡分子配体-1（PD-L1）的表达，达到下调免疫反应，实现免疫耐受作用[31]的目的。另有研究发现，桂枝芍药知母汤对醋酸所致的小鼠扭体反应有抑制效果，能抑制佐剂性关节炎大鼠肉芽肿组织的增生，改善其毛细血管通透性，发挥治疗大鼠原发足肿胀与继发性关节炎的作用[32]。

4. **当归拈痛汤** 当归拈痛汤具有利湿清热、疏风止痛之功效，临床常用于治疗类风湿关节炎、痛风性关节炎等免疫性疾病，也是治疗反应性关节炎的常用经典方剂之一。药理研究显示其具有解热镇痛、抗炎抗菌、调节免疫等作用。药理研究发现羌活、防风、升麻、葛根、甘草、茵陈、黄芩、知母、泽泻等药均具有抗炎作用，羌活、防风、升麻、苍术、茵陈等药均具有镇痛效应[33]。当归拈痛汤能降低 TNF-α 的水平，对佐剂性大鼠关节炎具有一定的抑制作用，可抑制大鼠关节液中 TNF-α 含量，抑制滑膜细胞增生，缓解炎性细胞浸润，从而减轻关节滑膜炎症[34]。研究发现当归拈痛汤具有提高佐剂性关节炎大鼠外周血 T 淋巴细胞免疫功能的作用[35]。亦有研究显示当归拈痛汤能改善佐剂性关节炎大鼠的红细胞免疫黏附功能，恢复红细胞的抗原提呈功能，增强红细胞 C3b 受体清除免疫复合物的能力，减轻免疫复合物沉积造成的关节损害，促使大鼠病变减轻或恢复[36]。

5. **黄柏** 黄柏具有清热燥湿、泻火解毒、除骨蒸、退虚热等功效。研究表明其在免疫性疾病方面具有独特的疗效，是治疗反应性关节炎的常用药物之一。黄柏的主要化学成分为黄酮类和生物碱类，其中生物碱是黄柏的主要有效成分，且含量最高，生物碱类含有小檗碱、药根碱、木兰花碱、黄柏碱、掌叶防己碱及内酯、甾醇、黏液质等。黄柏的药理作用研究中已有大量文献记载，其具有抗炎、抑菌的作用。小檗碱作为黄柏的主要生物碱成分，研究证明其具有抑菌、抗炎等药理活性。通过不同成分的黄柏提取物对二甲苯致小鼠耳郭肿胀及鸡蛋清致大鼠足趾肿胀的影响试验发现，川黄柏各成分提取物均具有抗炎作用，但其中生物碱抗炎作用最为明显[37]。小檗碱与炮制后产生的小檗红碱皆可通过降低磷酸化 ERK/JNK 蛋白表达水平而产生抗炎作用[38]。通过体外抑菌实验评价抑制活性，证明川黄柏提取物对金黄色葡萄球菌和铜绿假单胞菌均具有抑制作用，且其能够破坏生物膜后渗透入内部，从而对细菌起到抑制和杀灭作用[39]。通过体外抑制生长实验发现[40]，黄柏对大肠埃希菌、金黄色葡萄球菌及沙门菌具有较明显的抑制作用。

6. **薏苡仁** 薏苡仁具有利湿健脾、舒筋除痹、清热排脓、解毒散结等功效。研究表明其在免疫性疾病方面具有独特的疗效，是治疗反应性关节炎的常用药物之一。薏苡仁含有淀粉、脂肪酸及酯类、多糖、蛋白质，以及酚酸、甾醇、黄酮、内酰胺、三萜、生物碱、腺苷等各种营养物质。主要活性成分为酯类、不饱和脂肪酸、糖类及内酰胺类等。薏苡仁的药理作用研究中已有大量文献记载，其具有抗炎、镇痛、抗菌活性、提高机体免疫功能的作用。有研究发现[41]，薏苡仁提取物对二甲苯诱导的小鼠耳肿胀具有抑制作用，证明薏苡仁提取物对早期急性炎症具有抑制作用。薏苡仁油能明显抑制二甲苯和蛋清所致的小鼠的炎症反应，而且可以降低醋酸所致的小鼠腹腔毛细血管通透性[42]。薏苡仁蛋白具有抗炎活性，其作用机理可能是调控 IKK/NF-κB 信号通路的激活，控制炎症因子的产生与分泌。ELISA 法和热板法等实验发现[43]薏苡仁蛋白和挥发油对大鼠类风湿关节炎具有显著疗效，可以减轻 AA 大鼠足肿胀程度，减轻 AA 大鼠关节红肿的症状，降低大鼠血清中 TNF-α、IL-1、IL-6 的含量。同时发现薏苡仁组分具有镇痛作用，其中以薏苡仁挥发油效果最为显著。用色谱层析和高效液相分离得到了冻干的薏苡仁甲醇提取物[44]，对其抗菌活性研究表明该物质能够抑制细菌、霉菌和酵母菌的生长，具有广谱的抑菌活性。薏苡仁多糖[45]可显著提高脾虚水湿不化大鼠模型血清 IgG、IgA、C3 水平，有利于机体体液免疫功能的恢复，同时可提高脾虚水湿不化大鼠模型血清 IL-2 水平，可促使活化 B 细胞增生并产生抗体。

7. 忍冬藤　忍冬藤具有清热解毒、散结消肿、疏风通络等功效。现代研究表明忍冬藤常用于治疗类风湿关节炎和痛风性关节炎等免疫性疾病，也是治疗反应性关节炎的常用药物。大量研究证实忍冬藤具有抗炎镇痛、免疫调节、抗血栓形成及抗氧化等多种药理作用。其主要有效成分为有机酸类、挥发油类、黄酮类、三萜类、皂苷类等。其中黄酮类化合物能通过抑制炎性因子的生成和分泌及细胞间的相互作用，从而发挥显著的抗炎效果。研究发现复方忍冬藤提取物能明显抑制脂多糖（LPS）诱导的 RAW264.7 细胞分泌促炎因子 IL-1β、IL-6、TNF-α 和 NO，是该药物的抑炎机制[46]。研究表明，忍冬藤注射液能有效抑制 IκB-α 的磷酸化，减少 IκB-α 的降解，通过调节细胞内信号蛋白分子活性方式，进而调控机体内炎症介质的分泌水平以及免疫应答过程[47]。忍冬藤含有的木犀草素能有效抑制血小板的聚集，导致周围血管的血栓形成受限，起到增加血流量及改善局部血液循环的作用[48]。同时忍冬藤中的总多糖、绿原酸、总黄酮等化合物均具有较好的抗氧化活性，研究发现忍冬藤多糖能显著清除机体内过多的自由基，维持机体自由基的动态平衡，避免生物大分子受到攻击，延缓机体衰老进展，抑制炎症及肿瘤发生，调节免疫失调[49,50]。

8. 赤芍　赤芍具有清热凉血、散瘀止痛等功效。在治疗反应性关节炎的组方中是常用药之一。现代研究表明，赤芍化合物中占比最高的为单萜苷类化合物，包括芍药苷、羟基芍药苷、苯甲酰芍药苷、芍药内酯苷等，总称为赤芍总苷，此外还有没食子酸甲酯、没食子酸乙酯、儿茶素、山柰酚等物质。现代药理研究证实，赤芍具有解热、镇痛、抗炎、免疫活性、抗内毒素及抗凝等作用。研究表明，芍药总苷对佐剂诱发的关节炎具有抑制作用，其起效机制是通过抑制滑膜细胞的异常增殖，减少滑膜细胞中 IL-6、VEGF、IL-1、PGE2 及 GM-CSF 的生成，并且能降低滑膜内 COX-2 的表达，以及抑制成纤维滑膜细胞中的 MMP-1、MMP-3、VEGF 及 bFGF 的分泌，从而对抗胶原诱导的关节炎，是其抗炎的机制[51]。药理研究发现，赤芍能增加 cAMP 表达水平而抑制 TXB2 的合成，从而影响血小板的能量代谢，进而实现抗血小板聚集的作用，可能是其具有"散瘀"功效的机理[52]。赤芍中的儿茶素类化合物具有很强的清除体内自由基生物活性的作用，实验研究报道赤芍的乙醇提取物没食子酸对 DPPH 自由基清除作用显著，这提示儿茶素类与没食子酸可能具有协同作用而发挥抗氧化活性[53]。

# 第十二节　展　望

反应性关节炎是一种反复发作、病因复杂的继发于身体其他部位感染后出现的无菌性炎性关节病。随着现代科学技术的发展，西医学对其病因和发病机制的认识不断提高，但是到目前为止，仍未完全明确，因此给病因学治疗带来了一定的难度。中医学从风、寒、湿、热、瘀等方面进行病因病机分析，根据整体观念与辨证论治，运用不同的方药治疗该病，取得了较为满意的疗效。虽然中医中药在治疗该病上有其独有的长处，但亦存在一定缺陷：不同的医家对疾病病因病机的理解不同，临床辨证分型和治疗较为繁杂，目前并未形成完全统一的标准，推广起来有一定困难；各个临床研究所纳入的病例数量较少，需要大型的前瞻性的临床研究来验证方药的有效性，才能够得到广泛的认可；中成药制剂治疗该病较为便利，较易被患者接受，但对于患者的病情变化，不能及时处理，可能会影响治疗效果；方药的现代药理研究虽有一定程度的发展，但仍未找到对反应性关节炎有确切药理作用、针对性较好的复方或单药及其提取物；中西医结合治疗方案也是见仁见智，同样需要多中心、大样本的临床对照研究来验证其疗效。

（庞学丰，李玉玲）

# 参考文献

［1］刘维．中医风湿病学临床研究［M］．北京：人民卫生出版社，2019：324-331．

［2］吴启富，范永升，叶志中．风湿病中西医结合诊疗指南［M］．北京：人民卫生出版社，2019：76-81．

［3］王承德，胡荫奇，沈丕安．实用中医风湿病学［M］．2版．北京：人民卫生出版社，2009：726-733．

［4］Firestein Gs，Budd RC，GabrielS E，et al. KELLEYS Textbook of Rheumatology［M］. Library of Congress Catalogs Publication Data，2016．

［5］中华医学会风湿病学分会．反应性关节炎诊断及治疗指南［J］．中华风湿病学杂志，2010（10）：702. 704．

［6］洪渌．正清风痛宁口服与局部给药治疗反应性关节炎［J］．浙江中西医结合杂志，2006，16（6）：361-362．

［7］R Tuompo，T Hannu，L Mattila，et al. Reactive arthritis following salmonella infection：a population-based study［J］，Scand J Rheuma-tol，2013，42（3）：196-202．

［8］吴启富，叶志中．风湿病中医特色治疗［M］．沈阳：辽宁科学技术出版社，2002．

［9］莫成荣．治疗反应性关节炎经验［J］．辽宁中医杂志，2003，30（5）：35．

［10］普勇斌，周唯践，刘维超，等．吴洋主任治疗反应性关节炎临床经验［C］．云南省中医药学会，云南省中西医结合学会，云南省针灸学会，云南省民族民间医药学会．第四届兰茂论坛暨2017年云南省中医药界学术年会论文集，2017：181-183．

［11］莫成荣，朱巍．莫成荣教授治疗反应性关节炎经验拾萃［A］．国家中医药管理局，国务院台湾事务办公室．海峡两岸中医药发展大会风湿论文集［C］．国家中医药管理局，国务院台湾事务办公室：中华中医药学会，2009：3．

［12］贾树杰．中西医结合治疗赖特综合征反应性关节炎18例［J］．中医杂志，2003，44（4）：282．

［13］杨丹，董振华．中西医结合治疗Reiter综合征1例［J］．中国中西医结合杂志，2007，27（4）：379．

［14］王伟娟，孙秀英，李冬梅，等．中西医结合治疗幼年反应性关节炎48例［J］．中国中医急症，2011，20（1）：153．

［15］刘娟云，刘彦龙．中西医结合治疗反应性关节炎60例［J］．江苏中医药，2005，26（10）：26-26．

［16］王天．中西医结合治疗反应性关节炎16例［J］．中国中医急症，2011，20（3）：482．

［17］陶锡东．反应性关节炎65例治疗体会［J］．中国中医骨伤科杂志，2008（11）：40-41．

［18］吴健雄，谭春林．七味通痹口服液治疗儿童反应性关节炎临床观察［A］．中国中西医结合学会风湿病专业委员会．全国第八届中西医结合风湿病学术会议论文汇编［C］．中国中西医结合学会风湿病专业委员会：中国中西医结合学会，2010：3．

［19］缪逸．甲氨蝶呤联合白芍总苷治疗反应性关节炎疗效观察［J］．现代中西医结合杂志，2008，17（25）：3962-3963．

［20］赵小江，张立雄，张克洲．克痹康药酒治疗反应性关节炎36例［J］．中国临床研究，2010，23（1）：68-69．

［21］初少光，经纯，黄晓娟．氦氖激光穴位照射治疗急性上呼吸道感染后并发反应性关节炎的临床研究［J］．

航空航天医学杂志, 2018, 29 (8): 915-916.

[22] 沈盼. 四妙散抑制 ATX-LPA 和 MAPK 信号通路治疗胶原诱导性关节炎的机制研究 [D]. 武汉: 华中科技大学, 2019.

[23] 郭莉阁, 季聚良, 白清. 四妙散加减方对 AGA 患者 T 细胞亚群和血液流变学及炎性因子的影响 [J]. 世界科学技术-中医药现代化, 2020, 22 (8): 3023-3029.

[24] 沈金明, 封蕾, 陈杰, 等. 四妙散调节软骨细胞凋亡与自噬治疗膝骨关节炎大鼠的实验研究 [J]. 新中医, 2017, 49 (9): 12-15.

[25] 徐世军, 李磊, 张文生, 等. 基于"方证相关"理论的治"痹"经方调控 TLR/TRAF 信号通路的比较研究 [J]. 中国中药杂志, 2010, 35 (8): 1025-1029.

[26] 陈欢, 巨少华, 魏江平, 等. 白虎加桂枝汤对热痹模型大鼠特征性甲基化基因表达的影响 [J]. 中国中药杂志, 2017, 42 (2): 332-340.

[27] Chen H, Pan T, Liu P, et al. Baihu Jia Guizhi Decoction Improves Rheumatoid Arthritis Inflammation by Regulating Succinate/SUCNR1 Metabolic Signaling Pathway [J]. Evid Based Complement Alternat Med, 2019 Dec 26; 2019: 3258572.

[28] 徐世军, 代渊, 李磊, 等. 基于"方证相关"理论的治"痹"经方调控 T 细胞亚群比较研究 [J]. 中国中药杂志, 2010, 35 (15): 2030-2032.

[29] 周腊梅, 陶娟. 桂枝芍药知母汤方药分析 [J]. 长春中医药大学学报, 2012, 28 (6): 1100-1101.

[30] ZHANG Q, PENG W, WEI SJ, et al. Guizhi-Shaoyao-Zhimu decoction possesses anti-arthritic effects on type Ⅱ collagen-induced arthritis in rats via suppression of inflammaory reactions, inhibition of invasion & migration and induction of apoptosis in synovial fibroblasts [J]. Biomedicine Pharmaotherapy, 2019, 118 (1): 1-15.

[31] 朱波, 杨艳, 苏仁意, 等. 桂枝芍药知母汤加减治疗类风湿性关节炎的疗效及其对程序性死亡分子配体-1 表达的影响 [J]. 世界中医药, 2019, 14 (7): 1728-1732.

[32] 朱秀. 桂枝芍药知母汤治疗风湿免疫疾病的临床分析 [J]. 世界最新医学信息文摘, 2019, 19 (62): 233-234.

[33] 辛小红. 当归拈痛汤对佐剂性关节炎大鼠抗炎镇痛作用及相关理论探究 [D]. 乌鲁木齐: 新疆医科大学, 2008.

[34] 乌英别兢, 安莉萍. 当归拈痛汤对佐剂性关节炎大鼠肿瘤坏死因子 α 的影响 [J]. 现代中西医结合杂志, 2010, 19 (10): 1187-1188+1236.

[35] 安莉萍, 乌英别兢. 当归拈痛汤对佐剂性关节炎大鼠 T 淋巴细胞亚群 CD4 的影响 [J]. 内蒙古中医药, 2009, 28 (23): 57-59.

[36] 袁立霞, 吴茜. 当归拈痛汤及其拆方对佐剂性关节炎大鼠红细胞免疫功能的影响 [J]. 中国中医药科技, 2008, 15 (5): 367.

[37] 汤景霞. 川黄柏抗炎活性部位的筛选研究 [J]. 中国处方药, 2016, 14 (2): 30-31.

[38] 雷雪霏. 黄柏炮制前后药代动力学及质变成分药效作用研究 [D]. 沈阳: 辽宁中医药大学, 2018.

[39] 刘洋, 冉聪, 游桂香, 等. 川黄柏中盐酸小檗碱 HPLC 测定优化及其抑菌活性评价 [J]. 中国农业科技导报, 2020, 22 (2): 179-186.

[40] 高洁, 倪昌荣. 10 种中草药对临床常见致病菌体外抗菌作用的实验研究 [J]. 名医, 2019 (10): 242.

[41] 李红艳, 曹阳, 陶小军, 等. 薏苡仁水提取物的抗炎、镇痛、镇静作用研究 [J]. 亚太传统医药, 2013, 9 (12): 58-60.

[42] 陶小军, 闫宇辉, 徐志立, 等. 薏苡仁油抗炎消肿作用研究 [J]. 辽宁中医药大学学报, 2015, 17 (1): 45-46.

[43] 岳静. 薏苡仁及其组分对类风湿关节炎大鼠抗炎作用研究 [D]. 济南: 山东中医药大学, 2017.

[44] Yukio Ishiguro, Kenji Okamoto, Hideki Sakamoto, et al. A novel antimicrobial substance in etiolated seedlings of adlay [J]. Biosoience, Biotechnology, and Biochemistry, 2014, 57 (5): 866.

[45] 王彦芳, 季旭明, 赵海军, 等. 薏苡仁多糖不同组分对脾虚水湿不化大鼠模型免疫功能的影响 [J]. 中华中医药杂志, 2017, 32 (3): 1303-1306.

[46] 贾海燕, 滕旭东, 王慧, 等. 复方忍冬藤提取物促进骨折愈合及抗炎作用研究 [J]. 中国畜牧兽医, 2017, 44 (1): 275-281.

［47］刘静 . 忍冬藤注射液制剂的研究［D］. 长春：吉林大学，2013.

［48］王怀生，赵雪娇，孙玉滨 . 高效液相色谱法测定忍冬藤中木犀草素的含量［J］. 安徽农业科学，2012，26：12855-12856.

［49］张永欣，张启伟，李春，等 . 忍冬叶中抗氧化化学成分研究［J］. 中国中药杂志，2015，40（12）：2372-2377.

［50］刘蕾，刘富岗，杨云，等 . 忍冬藤多糖抗氧化活性研究［J］. 中华中医药杂志，2014，29（6）：1826-1829.

［51］Liu D Z, Zhu J, Jin D Z, et al. Behavioral recovery following sub-chronic paeoniflorin administration in the striatal 6-OHDA lesion rodent model of Parkinson's disease［J］. Journal of Ethnopharmacology，2007，112（2）：327-332.

［52］刘超，王静，杨军 . 赤芍总苷活血化瘀作用的研究［J］. 中药材，2000（9）：557-560.

［53］Dong X P, Xu T L. Radix paeoniae rubra suppression of sodium current in acutely dissociated rat hippocampal CA1 neurons［J］. Brain Research，2002，940（1-2）：1-9.

# 第十二章

# 银屑病关节炎

## 第一节 概 说

银屑病关节炎（psoriatic arthritis，PsA）是一种与银屑病有关的炎症性肌肉骨骼疾病，起初认为 PsA 为银屑病的一种亚型，也曾将 PsA 归为类风湿关节炎的变异型，目前则认为其是一种独立的临床疾病，与强直性脊柱炎、反应性关节炎等疾病均为脊柱关节炎的分支。PsA 的临床表现具有异质性，可表现为非对称性寡关节炎、对称性多关节炎、远端指/趾间关节炎、破坏性（残毁性）关节炎，或者是脊柱关节炎（SpA），不同模式常有重叠，可出现附着点炎、指/趾炎（腊肠指/趾）和腱鞘炎。美国的 PsA 患病率为 0.1%，银屑病患者 5%~7% 发生关节炎。我国 PsA 患病率约为 1.23%[1]，发病高峰年龄在 30~50 岁，起病隐匿，无性别差异，但女性以对称性多关节炎为主，而男性则多见中轴关节病变。本病属中医"风湿病""痹证""疕痹"[2]等范畴，其皮肤损害则归为"白疕""白壳疮""风癣""干癣""牛皮癣"等。如《素问·痹论》曰："风寒湿三气杂至，合而为痹也。"《诸病源候论·风痹候》言："其状，肌肉顽厚，或疼痛……病在阳曰风，在阴曰痹，阴阳俱病曰风痹。"《诸病源候论》中述："皆是风湿邪气，客于腠理，复值寒湿，与血气相搏所生。若其风毒气多、湿气少，则风沉（疹）入深，故无汗，为干癣也。"《外台秘要》云："病源干癣但有匡郭……皆是风湿邪气客于腠理，复值寒湿与气血相搏所生。"《外科证治全书》记载："皮肤瘙痒，起如疹疥而色白，搔之屑起，渐至肢体枯燥坼裂，血出痛楚，十指间皮厚而莫能搔痒。因岁金大过，至秋深燥金用事，易得此证，多患于血虚体瘦之人。"

## 第二节 病因病理

### 一、病因与发病机制

PsA 的确切病因尚不清楚，与遗传、免疫因素密切相关，感染、创伤、精神压力、内分泌及药物等内外环境因素有促发作用。

#### （一）与遗传因素有关

银屑病和银屑病关节炎具有家族聚集性。家系调查发现患者的一级亲属比一般人群或其配偶更易发生银屑病和（或）银屑病关节炎。同卵双胞胎中银屑病的高共患性也说明存在遗传易患性。群体研究显示 HLA-B13、B16、B17、B37、B38、Cw6、DR4 和 DR7 均与银屑病相关。携带 HLA-B7 和 HLA-B27 的银屑病患者最终会发生关节炎。

#### （二）与免疫学机制有关

银屑病关节炎皮肤、关节的病理改变为炎性病变，为自身免疫反应，可能通过补体活化介导。

组织学病理改变与类风湿关节炎相似，表现为滑膜衬里细胞增生，单个核细胞浸润。PsA 患者血清中发现能与角质层抗原反应的抗核抗体。抗上皮角质蛋白抗体和抗细胞角质蛋白 18（CK18）抗体也出现在银屑病关节炎患者血清中。

### （三）与环境因素有关

1. 感染　某些病毒、细菌的感染与银屑病或银屑病关节炎发生、恶化相关，提示微生物参与了致病反应。PsA 患者细胞对链球菌抗原的反应与类风湿关节炎相同；HIV 患者通常具有更广泛的红皮型银屑病，且银屑病患者在感染 HIV 后导致皮肤病变恶化。

2. 创伤　部分患者发病前有创伤史，银屑病可能发生于创伤部位，与接种风疹疫苗、损伤、复发性口腔溃疡、骨折和炎症性关节炎发生相关。银屑病患者在创伤后可出现关节炎和肢端骨质溶解。

## 二、病理

银屑病关节炎的典型病理改变是滑膜衬里层细胞增生，单个核细胞浸润，血管生成以及血管翳形成，从而最终导致关节骨质破坏。其中银屑病的典型组织学表现包括规则或均匀的表皮增生、角化不全（角质层内有残留的细胞核）、角质层和表皮内有中性粒细胞、表皮颗粒细胞层变薄或消失、真皮乳头上层变薄，以及真皮乳头毛细血管扭曲扩张。角质层内中性粒细胞可能形成微脓肿。表浅皮肤真菌感染可能具有相似的组织学特征。

## 三、中医病因病机

PsA 多与素体阴阳失调、感受邪气、肝气郁结等因素相关。或因素体阳虚复感风寒湿邪，或因情志不遂郁怒伤肝，或因饮食不节湿热内生，或因病情日久损及肝肾，内外相合，闭阻经络，阴津营血不能达于肌表，由此造成皮肤关节等损害。

1. 外感邪气，痹阻经络　风、寒、湿三邪是发病的因素之一，素体阳虚，卫气不固，腠理空疏，风寒湿三气杂至，阻于经络关节，发为痹证。寒为阴邪，其性凝滞，脉络瘀阻，不能通达肌肤，表皮失荣，发为白疕。

2. 七情内伤，肝气郁结　七情内伤，情志不遂，郁怒伤肝，肝气郁结，郁久化火，火热伤阴，阴虚血燥，既不能充润肌表，又不能通利关节筋骨。气机阻塞，血行不畅，络脉不和，肌肤失养，继则邪气流注筋骨之间，由此引发本病。

3. 饮食不节，内生湿热　饮食结构改变，嗜食膏粱厚味辛辣食物，酿湿积热，伤及脾胃，气机不畅，运化无力，致使脾失健运，肝失疏泄，津液不布，湿热内生。湿性重着，侵犯经络，热为阳邪，入血煎灼津液，湿热熏蒸于内，蕴阻于肌肤不得宣泄，出现皮肤红斑、水肿、瘙痒，伤及经络则关节红肿热痛，屈伸不利，发为白疕。

4. 肝肾亏虚，津枯燥结　病情迁延不愈，或素体肝肾阴虚，复感风热、湿热毒邪，邪毒留滞肌表及骨节，留恋日久，致气血瘀滞，经络失和，肝肾之阴受劫，阴虚津亏，肌肤失于濡养，则外不能滋养皮络，内不能滋润骨节，关节皮肤均失于荣养，发为本病。

5. 毒邪内伏，动血生风　先天禀赋不足，阴阳失调，蕴毒于内，留有"宿根"；或营卫失调，热及营血，血热生风生燥，郁积于皮。先后天内毒血热相合，攻于皮肤肌腠之间，燔灼血分则发白疕，久伤及阴，变生血燥血瘀，肌肤怫郁失养而成疹，搔之而痒，鳞屑叠起，发为白疕，毒邪内伏，不能通利关节，故而发为本病。

# 第三节　临床表现

## 一、症状及体征

### （一）关节表现

1. 非对称性寡关节炎型通常累及 1 个或 2~3 个关节，可呈典型"腊肠指（趾）"表现，分布不对称，此类型最常见。
2. 对称性多关节炎型受累关节多且对称。
3. 远端指（趾）间关节炎型累及远端指间关节，通常合并银屑病指甲病变。
4. 脊柱关节炎型骶髂关节炎（单侧为多）、脊柱炎。
5. 破坏性（残毁性）关节炎型骨溶解后导致骨套叠、短缩、强直等，此型最严重，常伴发严重皮损。

### （二）皮肤、指（趾）甲表现

1. 皮肤表现　银屑病皮损通常分为寻常型、脓疱型和红皮病型。皮损可出现于躯体各处，以四肢伸侧、头皮为多见，形状多样，边界清楚，上覆以银白色鳞屑，轻刮患处可见薄膜下针尖状出血点。皮损程度与关节炎病情并非直接相关，但关节炎的出现和银屑病的病程长短有一定相关性。

2. 指（趾）甲表现　指（趾）甲改变是 PsA 的重要特征，PsA 患者中约 80% 有指（趾）甲病变，而没有关节炎的银屑病患者仅 20% 有指（趾）甲病变。甲受累患者出现关节受累的比例为 43%~70%，是银屑病患者关节受累最强的预测因素。主要表现为顶针样凹陷、指甲剥离等。

### （三）其他表现

少数患者可有发热、贫血、体重减轻。部分患者有眼的受累，表现为结膜炎、葡萄膜炎、虹膜炎等。还可出现肝损害、肺纤维化、心脏损害、主动脉瓣关闭不全、胃肠道病变等。

## 二、实验室和辅助检查

1. 实验室检查　目前 PsA 患者尚无特异性的实验室检查指标。约 40% 的患者血常规显示白细胞轻度升高；50% 的 PsA 患者在急性期红细胞沉降率（ESR）、C 反应蛋白升高；5%~16% 呈低滴度类风湿因子（RF）阳性，阳性率随着年龄的增长而增加；约 5% 呈抗环瓜氨酸肽抗体（抗 CCP 抗体）阳性；HLA-B27 和 IL-13 的基因多态性与 PsA 关系密切，中轴型、多关节型伴中轴关节受累及少关节型伴中轴关节受累患者 HLA-B27 阳性率分别为 56%、24% 及 31%。
2. 影像学　X 线平片是评价银屑病关节炎外周关节骨性改变的"金标准"，可见"铅笔帽"样畸形、"望远镜"样畸形、长骨骨干"绒毛状"骨膜炎、不对称性骶髂关节炎等特征。
3. 超声　可用于 PsA 的早期诊断；区别症状性或无症状性指/跖炎，前者更多表现为肌腱和肌腱旁结构受累，后者则常表现为滑膜炎。

# 第四节　诊断与鉴别诊断

## 一、诊断要点

银屑病关节炎尚无统一的诊断及分类标准。约75%PsA患者皮疹出现在关节炎之前，同时出现者约15%，皮疹出现在关节炎后者约10%[1]。当银屑病患者出现炎性关节炎即可诊断。类风湿因子阴性时，诊断较容易。类风湿因子阳性时，必须排除既有银屑病关节炎又合并类风湿关节炎的情况。如果银屑病关节炎患者仅有远端指间关节受累，可能会导致诊断困难，因为银屑病关节炎和骨关节炎可同时存在，因此关节的炎性特征及放射学表现有助于鉴别。缺乏银屑病病史则较难诊断银屑病关节炎，而临床表现和放射学特征，包括关节炎类型、分布、受累关节、是否伴有脊柱关节病，有助于诊断。因此仔细询问病史及体格检查，寻找隐藏的银屑病皮损（特别是在耳、发际、脐周、肛周和指甲），对诊断银屑病关节炎十分重要。

## 二、诊断标准

目前国内外尚无统一的 PsA 诊断标准。

1. Moll 和 Wright 分类标准　标准简单且临床上常用：①至少有 1 个关节炎并持续 3 个月以上；②至少有银屑病皮损和（或）1 个指（趾）甲上有 20 个以上顶针样凹陷的小坑或甲剥离；③血清 IgM 型 RF 阴性（滴度<1∶80）。

具备以上三项者即可诊断为 PsA。

需注意：此标准下部分血清阴性 RA 合并银屑病的患者可能被误诊成 PsA。

2. Bennett 诊断标准　主要条件：银屑病（皮肤和指甲）；医师观察到至少 1 个关节的疼痛、肿胀和（或）活动受限，持续至少 6 周。

次要条件：①医师观察到至少 1 个或几个关节的疼痛、肿胀和（或）活动受限；②远端指间关节炎性关节炎表现，如 Bouehards 结节或 Heberdens 结节；③腊肠指（趾）；④手足关节的非对称性受累；⑤无皮下结节；⑥RF 阴性；⑦炎性滑液伴随补体 C3、C4 水平正常或升高，排除感染性关节炎及晶体性关节炎；⑧滑膜活检示滑膜肥厚，单核细胞浸润为主，无肉芽肿和肿瘤细胞；⑨影像学示外周小关节与骨质疏松相关的破坏，特别是侵蚀性骨关节炎；⑩中轴关节影像学示任意一条：骶髂关节炎、韧带钙化、脊柱旁骨化。

确定的 PsA：主要条件加 6 条次要条件。

很可能 PsA：主要条件加 4 条次要条件。

有可能 PsA：主要条件加 2 条次要条件。

3. Vasey 和 Espinoza 诊断标准　Vasey 和 Espinoza 简化了 Bennett 标准，诊断 PsA 仅需两个条件：银屑病和外周或中轴关节受累的证据。指标 I 加任意一条指标 II（外周关节）、指标 III（中轴关节）确定诊断。

指标 I：银屑病皮肤和甲的病变。

指标 II：①伴或不伴活动受限的远端指间关节疼痛、肿胀超过 4 周；②伴或不伴活动受限的外周关节非对称性疼痛、肿胀超过 4 周；③对称性外周关节炎至少持续 4 周，RF 阴性、无皮下结节；④"笔帽征"、末节指（趾）骨尖削、毛绒状骨膜炎及骨性关节强直。

指标 III：①脊柱疼痛、僵硬、活动受限超过 4 周；②双侧骶髂关节炎达纽约标准 II 级；③单侧骶髂关节炎达纽约标准 III 或 IV 级改变。

此外，还有修订的 ESSG 标准、McGonagl 标准等也是常用的国际上流通的 PsA 诊断标准。

## 三、鉴别诊断

### （一）类风湿关节炎（RA）

RA 与 PsA 均有小关节炎，但 PsA 有银屑病皮损和特殊指甲病变、指（趾）炎、附着点炎，常侵犯远端指间关节，RF 阴性或呈低滴度阳性，特殊的 X 线表现如笔帽样改变，部分患者有脊柱和骶髂关节病变；而 RA 女性多发，多为对称性小关节炎，以近端指间关节和掌指关节、腕关节受累常见，可有皮下结节，RF 阳性，X 线以关节侵蚀性改变为主。

### （二）强直性脊柱炎（AS）

侵犯脊柱的 PsA，脊柱和骶髂关节病变不对称，可为跳跃式病变，发病常为年龄较大男性，症状较轻，有银屑病皮损和指甲改变；而 AS 发病年龄较轻，以青年男性为主，无皮肤、指甲病变，脊柱、骶髂关节病变常呈对称性，HLA-B27 常阳性，后期 X 线可呈竹节样改变。

### （三）骨关节炎（OA）

OA 与 PsA 均侵蚀远端指间关节，但 OA 多发于 50 岁以上老年人，无银屑病皮损和指甲病变，可有 Heberden 结节、Bouchard 结节，X 线为骨质增生等退行性病变，无 PsA 的典型 X 线改变。

# 第五节　治　疗

## 一、西医治疗

所有 PsA 患者都应该早诊断、早治疗、尽早控制体征、防止结构性损伤，达标治疗（T2T）是 PsA 治疗的基本策略，以"尽快实现目标和长期维持目标"为治疗总目标。"实现目标"中的目标包括缓解或降低疾病活动度。其中缓解是指骨关节（关节炎、附着点炎、指/趾炎及中轴病变）以及关节外病变（皮肤、指甲、肠道）等多维度的疾病不活动状态[3]。通过定期的疾病活动度评估和适当的治疗调整，达到缓解或降低疾病活动度[4]。通过减轻自觉症状及皮损，来提高患者生活质量。中、重度银屑病性关节炎患者单一疗法效果不明显时，应给予联合、替换或序贯治疗。在制定治疗方案时，要考虑患者的临床特征和免疫学表型实现个体化精准治疗。

### （一）非甾体抗炎药（NSAIDs）

主要通过抑制环氧化酶活性和前列腺素合成发挥抗炎镇痛作用，适用于轻度活动性关节炎患者，可以用于缓解肌肉骨骼表现和症状[4]，但对皮损和关节破坏无效。如洛索洛芬钠 60mg，口服，3 次/日；尼美舒利 0.05~0.1g，口服，2 次/日；美洛昔康 7.5~15mg，口服，每日 1 次；塞来昔布 0.1~0.2g，口服，2 次/日等。但 NSAID 常导致并发症，个体化治疗很重要，应避免 NSAIDs 联合使用，需注意消化道不良反应，必要时配合保护胃肠黏膜治疗，有消化道及心血管基础疾病的患者应谨慎使用。

### （二）改善病情的抗风湿药

起效较慢，但可控制病情恶化及延缓关节组织的破坏，多用于中重度和进展型 PsA 患者，对外周 PsA 治疗有效，对中轴型无明显效果，可单独使用或联合用药。对于多发性关节炎患者，单关节炎或寡关节炎患者，尤其是有结构损伤、血沉快/C 反应蛋白高、指（趾）炎或指甲受累等预后不良因素的患者，应迅速启动传统合成 DMARDs，有相关皮肤受累的患者优先选择甲氨蝶呤[4]。

甲氨蝶呤（methotrexate，MTX）：治疗 PsA 的首选用药，对关节炎及皮损均疗效确切，可口服、肌内注射和静脉注射，宜从小剂量开始，用法为 7.5~15mg，口服，1 次/周，病情控制后逐渐减量，维持量为 5~10mg，口服，1 次/周。常见不良反应：恶心、口炎、腹泻、脱发、皮疹，肝功能受损，少数出现骨髓抑制、听力损害和肺间质病变，也可引起流产、畸形和影响生育。临床应用时需定期监测血常规及肝肾功能。

柳氮磺吡啶（sulfasalazine，SSZ）：对外周关节炎有效，对中轴关节炎改善不理想。常规剂量 2.0g/d，从小剂量逐渐加量有助于减少不良反应（从开始 0.25g/d 或 0.5g/d，每周增加 0.5g，直到 2.0g/d，对于反应不佳者可用至 3.0g/d）。常见不良反应：恶心、厌食、消化不良、腹痛、腹泻等消化道反应，皮疹、无症状性转氨酶增高和可逆性精子减少，偶有白细胞、血小板减少。对磺胺类药物过敏者禁用。临床应用时需定期监测血常规及肝肾功能。

来氟米特（lefunomide，LEF）：适用于中、重度患者。用法：10~20mg，口服，1 次/日。常见不良反应：腹泻、瘙痒、高血压、肝肾损伤、骨髓抑制、皮疹、脱发等。

硫唑嘌呤（azathioprine，AZA）：对皮损也有效，常用剂量为 1~2mg/（kg·d），一般为 100mg/d，维持量 50mg/d。不良反应：脱发、皮疹、骨髓抑制（包括白细胞减少、血小板减少、贫血）、消化道反应（恶心、呕吐，可有肝损害、胰腺炎），对精子、卵子有一定损伤，出现致畸，长期应用致癌。临床应用时需定期监测血常规和肝功能等。

环孢素 A（cyclosporine，CsA）：对皮肤和关节型银屑病有效，美国食品药品监督管理局（FDA）已通过将其用于重症银屑病的治疗，认为维持治疗时间一般不超过 1 年。常用量：3~5mg/（kg·d），维持量是 2~3mg/（kg·d），主要不良反应为高血压、肝肾毒性、神经系统损害、继发感染、肿瘤及胃肠道反应、齿龈增生、多毛等。临床应用时需定期监测血常规、血肌酐及血压。

不推荐应用羟氯喹，可能引起 PsA 患者皮疹的发作或加重。

### （三）糖皮质激素

具有抗炎止痛及免疫抑制的双重效应，对缓解关节肿痛有效，出现肺纤维化及眼部病变也是激素的应用指征。但不作为首选治疗，应考虑将局部注射糖皮质激素作为 PsA 的辅助治疗；或按最小剂量谨慎地全身应用糖皮质激素[4]。

局部注射糖皮质激素：适用于急性单关节炎或少关节炎型患者，1 年内不宜超过 4 次，注射应避开皮损处。不良反应：感染、类固醇晶体性关节炎等。

口服糖皮质激素：一般不选用，仅用于病情严重和一般药物治疗不能控制者，长期使用不良反应多，建议短期使用；因停用糖皮质激素可诱发严重的银屑病，皮疹较重或关节症状较轻的患者不推荐应用[4]。

### （四）生物制剂

对控制外周关节症状和体征效果良好，并能阻止 PsA 影像学进展，改善关节炎的预后，极大提高患者的生活质量；适用于对 NSAIDs、DMARDs 或两类药物合用疗效不佳，或关节病变继续恶化的中重度 PsA 患者。常与甲氨蝶呤同用，使用前需除外结核、肝炎、肿瘤等疾病。

1. 生物制剂种类

（1）TNF-α 抑制剂：通过有效阻断 TNF-α 的生物学效应；改善 PsA 指（趾）炎和附着点炎症状，抑制关节结构的破坏，对皮肤损害和甲病变也有效。可分为受体融合蛋白依那西普和单克隆抗体如英夫利西单抗、阿达木单抗、戈利木单抗等。常见不良反应有上呼吸道感染，严重的有乙肝、结核等特殊感染和充血性心力衰竭等。TNF-α抑制剂偶有药物诱导的狼疮样综合征及脱髓鞘病变等。

①依那西普（etanercept）：25mg每周2次，或50mg每周1次，皮下注射。

②英夫利西单抗（infliximab）：在0、2、6周各1次3~5mg/kg以负荷治疗，以后每8周1次维持治疗，静脉注射。

③阿达木单抗（adalimumab）：40mg每2周1次，皮下注射。

④戈利木单抗（golimumab）：50mg每4周1次，皮下注射。

（2）IL-17抑制剂：主要是由Th17细胞活化后产生与IL-17受体结合促进机体局部产生IL-6、IL-1β、基质金属蛋白酶等炎症因子，还可协同IFN-γ增加前炎症细胞因子促进PsA的发病。已知IL-17A、IL-17E和IL-17F是IL-17家族中重要的促炎因子。IL-17A在PsA患者体内循环水平增高，并且在血管再生、纤维再生、破骨活动中起重要作用。

司库奇尤单抗（secukinumab）：300mg，0、1、2、3、4周各1次，维持治疗期间每4周1次，皮下注射。司库奇尤单抗是靶向IL-17A的全人源IgG1单克隆抗体，可有效抑制关节损伤的进展。

依奇珠单抗（Ixekizumab）：第0周160mg，第2、4、6、8、10和12周80mg，维持剂量80mg每4周1次，皮下注射。依奇珠单抗是抗IL-17A的人源化IgG4单克隆抗体，其适应证包括治疗成人中重度斑块型银屑病和银屑病关节炎，可显著降低PsA疾病活动度。

常见不良反应有上呼吸道感染、鼻咽炎和单纯疱疹病毒感染，部分有念珠菌和浅表真菌感染。有克罗恩病、溃疡性结肠炎者肠道病情加重的报道。

（3）IL-12/IL-23抑制剂：Th1细胞及巨噬细胞可产生IL-12，继而调控PsA患者的炎症反应过程，并且IL-23属于IL-12家族里的一员，其也参与了破骨活动以及骨的侵蚀过程。

乌司奴单抗（ustekinumab）：45mg，0、4周各1次，维持治疗每12周1次，皮下注射；体重>100kg，每次剂量分别为90mg。乌司奴单抗是靶向IL-12和IL-23共同的p40亚单位的全人源IgG1单克隆抗体，可抑制IL-12和IL-23参与的Th1和Th17细胞的活化途径，其不仅对皮损有较好作用，对PsA也有较好的临床疗效，可用于中重度斑块状银屑病和PsA的治疗。常见不良反应有局部注射反应、鼻咽炎及上呼吸道感染，部分可发生疱疹病毒感染、蜂窝织炎等。

2. 生物制剂治疗的时机选择

（1）2018年ACR/NPF指南中指出，活动性的初治PsA者，初始治疗即应该给予强有力的抗炎措施如生物制剂，而不局限于先应用传统DMARDs，无效再考虑生物制剂[3]。

（2）通常认为TNF-α抑制剂、IL-17A抑制剂和IL-12/23抑制剂对PsA外周关节受累均有效，TNF-α抑制剂和IL-17A抑制剂也可用于中轴关节受累；IL-17A抑制剂及IL-12/23抑制剂对PsA皮损的疗效优于TNF-α抑制剂；对合并肠病、葡萄膜炎者，单抗类TNF-α抑制剂优于受体融合蛋白类TNF-α抑制剂；IL-17A抑制剂不宜用于合并炎症性肠病者，因可能引起后者病情加重[3]。

（3）对某种生物制剂应答不佳或不耐受的患者，应考虑换用另外一种生物制剂或靶向合成DMARDs[4]。

### （五）JAK抑制剂

对至少一种传统合成DMARDs和至少一种生物制剂应答不佳（或生物制剂不适用）的外周关节炎患者，可考虑使用JAK抑制剂[4]。JAK/STAT信号通路参与PsA的发病，JAK抑制剂可通过抑制JAK激酶，阻断JAK/STAT信号通路，抑制IL-6、IFN-γ等炎症相关细胞因子合成和分泌。在治疗反应迟钝或对cD-MARDs和生物制剂有禁忌证的PsA患者时，JAK抑制剂具有优势。因其口服给药，患者对JAK抑制剂有更好的治疗依从性。已有多项研究证实PsA患者在口服JAK抑制剂后病情活动度、临床症状和生活质量均有改善。

1. 托法替布 一种口服 Janus 激酶（JAK）家族成员抑制剂，通过阻断 JAK/STAT 信号通路中的 JAK 酶空间构象改变和磷酸化，继而阻止下游 STAT 磷酸化和信号传递入核，调控基因转录，而控制炎症过程，适于治疗成人 PsA 的不同损害类型，包括外周关节炎、附着点炎、指（趾）炎和银屑病皮损，可与 MTX 或其他非生物 DMARDs 联用。

2. 巴瑞替尼 一种高选择性的 JAK1/JAK2 抑制剂，属靶向合成 DMARDs，可通过抑制 IL-6、GM-CSF、IL-12、IL-23 及 IFN-γ 等多种细胞因子实现多途径控制炎症。用法：2～4mg，口服，qd。

常见不良反应主要包括上呼吸道感染、鼻咽炎等，可增加带状疱疹发生风险。不建议与生物 DMARDs 或强效免疫抑制剂（如环孢素 A、硫唑嘌呤）联用。

## 二、中医治疗

中医治疗原则：实证以祛邪为主，结合病邪性质分别采取祛风散寒、疏肝行气、清热利湿、清热凉血、凉血散风等治法；虚证以扶正兼顾驱邪，以补益肝肾、祛风活血为主。

### （一）中医辨证论治

1. 风寒阻络证

证候：关节疼痛游走不定，遇风冷则加重，得热则舒，微恶风寒，冬季加重或反复，夏季多有所缓解，皮损色淡，红斑不显，多呈点滴状，表面鳞屑少，多散见于头皮或四肢，舌质淡，苔薄白，脉弦紧。

治法：祛风散寒，活血通络。

方药：正柴胡饮（《景岳全书》）合蠲痹汤（《医学心悟》）加减。

柴胡、防风、白芍、陈皮、生姜、羌活、独活、桂心、秦艽、当归、川芎、海风藤、桑枝、甘草。

加减：若关节疼痛严重，畏寒肢冷，寒邪偏重者，加制川乌（先煎）、细辛；若关节呈游走性疼痛，风邪为盛，寒邪不甚者，加蜂房、僵蚕、蝉蜕；若白疕严重者，去桂心，加荆芥。

2. 气滞血瘀证

证候：关节肿胀刺痛，屈伸不利，情志不遂时加重，白疕肥厚，呈地图状斑块，肌肤甲错，胸胁胀痛，烦躁易怒，善太息，女子月经失调、痛经或乳房胀痛，舌下有瘀斑，舌质紫暗，脉弦涩。

治法：疏肝解郁，行气活血。

方药：柴胡疏肝散（《证治准绳》）合失笑散（《太平惠民和剂局方》）加减。

柴胡、川芎、香附、枳壳、白芍、五灵脂、蒲黄、鸡血藤、郁金、甘草。

加减：皮疹红赤者，加丹皮、赤芍、生地黄；心烦易怒者，加合欢皮、佛手；关节疼痛较重者，加姜黄、没药。

3. 湿热蕴结证

证候：皮损多发于掌跖及关节屈侧和皮肤皱褶处。皮损发红，表皮湿烂或起脓疱，揩之皮色鲜红，痛痒相并。低热，关节红肿，灼热疼痛。下肢浮肿或有关节积液。阴雨天症状加重。神疲乏力，纳呆，下肢酸胀沉重，阴雨天加重。小便短赤，大便秘结或黏腻不爽。舌质红，苔黄腻，脉滑数。

治法：清热利湿，活血化瘀。

方药：四妙散（《圣济总录》）合身痛逐瘀汤（《医林改错》）加减。

苍术、黄柏、生薏苡仁、秦艽、羌活、白鲜皮、苦参、茯苓、猪苓、桃仁、土茯苓、川牛膝。

加减：体温持续升高，皮损无好转者，酌加金银花、连翘、栀子、丹皮；关节肿胀积液增多者，可加车前草、防己；全身乏力，下肢沉重者，加生黄芪、木瓜、络石藤。

4. 肝肾亏虚证

证候：病程迁延不愈，皮损红斑色淡，大多融合成片，鳞屑不厚，关节疼痛、强直变形、屈伸不利，或有硬结瘀斑，腰酸肢软，肌肉消瘦，头晕耳鸣。男子多有遗精阳痿，妇女月经量少色淡或经期错后。舌质暗红，苔白，脉象沉缓，两尺脉弱。

治法：补益肝肾，祛风活血。

方药：大补元煎（《景岳全书》）合身痛逐瘀汤（《医林改错》）加减。

生地黄、熟地黄、当归、杜仲、山茱萸、枸杞子、秦艽、桃仁、红花、羌活、川芎。

加减：如银屑病皮损加重或不断有新的皮损出现，去羌活、川芎，加丹皮、赤芍、水牛角粉；关节红肿者，去生地黄、熟地黄，加金银花、连翘、板蓝根、黄柏、川牛膝。白疕较重者，加荆芥、蝉蜕；关节疼痛明显者，加水蛭、蜈蚣；腰膝酸软者，加狗脊、续断。

5. 血热风燥证

证候：皮损遍及躯干四肢伸侧，且不断有新的皮损出现。皮损基底部皮色鲜红，鳞屑增厚，瘙痒脱屑，夏季加重。常有低热，关节红肿发热，疼痛较为固定，得热痛增。大便干结，小便黄赤。舌质红，苔黄，脉弦细而数。

治法：散风清热，凉血润燥。

方药：消风散（《外科正宗》）合解毒养阴汤（《赵炳南临床经验集》）加减。

金银花、蒲公英、生地黄、牡丹皮、赤芍、丹参、蝉蜕、石斛、苦参、知母、生石膏（先煎）、地肤子。

加减：如皮损继续扩大或有新起者，加菝葜、鬼箭羽；服药后胃脘不适或大便稀溏者，去苦参、生石膏，加炒白术，生地黄酌情减量或改用天冬、麦冬；如关节疼痛不减甚或加重者，酌加苏木、红花、片姜黄。

6. 热毒炽盛证

证候：全身皮肤鲜红或呈暗红色，或有表皮剥脱，或有密集小脓点。皮肤发热，或有高热，口渴喜冷饮，便干，尿黄赤，四肢大小关节疼痛剧烈，遇凉则舒，屈伸困难，舌质红绛，苔少，脉象洪大而数。

治法：清热解毒，凉血活血。

方药：解毒清营汤加减（《赵炳南临床经验集》）。

金银花、连翘、蒲公英、板蓝根、生地黄、牡丹皮、知母、生石膏、石斛、赤芍、丹参、水牛角粉。

加减：高热持续不解者，重用以上清热解毒药，或加用紫花地丁、白花蛇舌草，也可同时增服紫雪丹、羚羊角粉；黄疸者，加茵陈、大黄；口干津伤较甚者，加玄参、麦冬；口干渴，大便干秘者，加大黄、玄明粉；热毒过重，脓点遍布者，加紫花地丁。

## （二）中成药

1. 白芍总苷胶囊　每次0.6g，日3次，饭后服用。现代药理研究表明，白芍总苷具有抗炎、止痛等药理作用，可有效地缓解关节肿胀疼痛，同时还具有抑制机体免疫功能、保护肝脏功能的作用，从而最大限度地减少了药物的毒副作用。不良反应以消化道居多，表现为腹部阵痛、大便次数增加、大便呈水糊状、胃痛、胃纳减退等，个别患者出现头晕、白细胞下降等反应。体质虚寒者慎用。

2. 雷公藤制剂　雷公藤多苷片：功效为祛风除湿、活血通络、消肿止痛。每次10~20mg，日3

次，饭后服用。雷公藤多苷主要成分为雷公藤甲素，除抗炎外，还具有保护心血管的作用以及免疫抑制等作用。实验研究表明，雷公藤多苷片为主联合中药内服外用对银屑病关节炎临床疗效明显，是治疗银屑病关节炎一种较好的方法。同时应注意口干、恶心、腹泻等消化系统及肝、肾、血液系统和生殖系统等损害。雷公藤可抑制女性卵巢及男子精子发育成熟，儿童、育龄期有孕育要求者、孕妇和哺乳期妇女应禁用。

昆仙胶囊：每次 0.6g，日 3 次，饭后服用；火把花根片：每次 0.54~0.9g，日 3 次，饭后服用。二者药用成分主要源于昆明山海棠根部，具有祛风除湿、舒筋活络、清热解毒、补肾通络等功效。实验研究表明，昆明山海棠具有抗炎、镇痛、抑制免疫、调节骨代谢、保护肾脏等作用，在减轻患者晨僵及关节红肿、恢复关节活动方面效果明显。同时应警惕其对性腺和骨髓的抑制作用，易引起女性月经紊乱或闭经、男性精子减少或消失以及白细胞和血小板减少，部分患者可出现腹痛、腹泻、恶心、皮疹/心慌等不良反应。肝肾功能不全或严重贫血、白细胞、血小板低下者慎用，儿童、育龄期有孕育要求者、孕妇和哺乳期妇女应禁用。

3. 青藤碱　正清风痛宁片：每次 1~4 片，一日 3 次，饭前服或遵医嘱。具有祛风除湿、活血通络、利尿消肿、抗炎、抗风湿及调节免疫等作用，大量研究表明正清风痛宁可减少前列腺素 $E_2$ 的合成，选择性抑制环氧化酶-2 的活性，发挥较强的抗炎及免疫抑制等类糖皮质激素样作用；同时可通过促进肾上腺皮质激素分泌，产生非特异性抗炎作用，进而起到抗氧化、抗炎、镇痛、改善微循环、免疫抑制的作用。可用于 PsA 症见关节肿胀、疼痛、屈伸不利等。不良反应以皮肤和消化系统为主，主要表现为皮疹、瘙痒、腹痛、腹泻、胃不适、恶心呕吐、食欲减退、头晕头痛等。妊娠或哺乳期妇女，合并痛风、肝肾功能障碍、过敏、较为严重的血液系统疾病患者禁用。

## （三）外治法

### 1. 针对皮损

（1）中药药浴：将中药配方装入纱布，放入药锅 5L 冷水中浸泡半小时，煮沸后调至小火熬制半小时，把熬制好的药水倒入浴具内浸浴时，嘱患者勿用力擦洗皮损。中药配方中可选药物有苍耳子、蛇床子、地肤子、防风、丹参、地黄、赤芍、黄柏、山豆根、板蓝根等。药浴后指导患者正确使用外用药物，日常保持皮肤清洁，剪短指甲，避免搔抓皮损以免发生感染或使皮疹加厚。皮肤是人体最大的器官，除有抵御外邪侵袭的保护作用外，同时还有分泌、吸收、渗透、排泄、感觉、神经调节等作用。中药药浴就是利用皮肤这一生理特性，使药物透过皮肤转运进入血液循环发挥药效。另外，皮肤的吸收渗透还与湿度、温度有关，药物蒸汽的湿度可以增加药物的吸收效果。药物的温热刺激可以扩张血管促进血液循环，改善周围组织营养，同时加快排泄代谢产物，加速炎症物质的清除，从而改善皮肤局部的微环境。

（2）中药封包：用清水清洁皮肤，在皮损处涂擦自制中药药膏，用医用塑料薄膜贴封，再用绷带包裹，既要达到密封效果，又要保证局部血液循环通畅。中药药膏配制可选药物有白鲜皮、苦参、黄柏、蛇床子、芦荟、金银花、野菊花等，利用中药药膏祛风止痒、活血化瘀、养血润肤的作用，再配合封包加强药物的渗透，提高疗效（涂敷药物的患处通过封包，形成一个相对封闭的环境，可以防止汗液和药物的挥发，增加局部皮肤和药物的湿度，使局部皮肤表皮角质软化，增加药物的吸收，从而提高药物的疗效）。

（3）围刺疗法：常规消毒皮肤，在皮损周围大约 2cm 处进针，针尖指向皮损中心，呈 15°角斜刺，视皮损大小取 6~8 针，针间隔距离 1.5~2cm，留针 30 分钟，留针期间观察患者的面色和反应，如有不适立即停止操作。此做法可疏通经络、活血化瘀。现代研究表明围刺疗法可促进局部血液循环，调动机体免疫功能，使治疗更具有靶位性。

（4）游走罐：游走罐技术属于拔罐疗法的一种技术延伸，其最早由砭法演变而来，目前主要是用玻璃罐利用负压作用吸附在有油性介质做媒介的病变部位,用以外治肌表、内疏经脉、调理五脏,从而发挥活血通络、祛瘀排毒、清热凉血等功效,可促进局部血液循环,调动机体免疫功能,使治疗更具有靶位性。临床中游走罐疗法在操作时需警惕烫伤、刮伤、出血等风险。

(5)其他:脐封法,在脐部填入中药膏剂,外敷纱布,胶布固定,保持数小时,治疗血热型银屑病,以祛风止痒,对银屑病瘙痒有明显缓解作用。

灌肠疗法,选用合适的中药灌肠,可有效缓解患者症状。

2. 针对关节炎

(1)中药熏蒸:中药熏蒸疗法是基于中医辨证论治的理论体系,合理组方选药,利用中药煎液趁热在体表进行熏蒸、淋洗,借助药力和热力通过皮肤作用于机体,从而达到治疗目的的一种中医传统的外治法,具有"内病外治、由表透里、舒筋通络、发汗而不伤营卫"的特点,也可应用其辛温祛寒、祛风除湿等功能,通过药物蒸汽直接作用于患者身体部位,以到达全身各关节,促进局部血液循环,从而达到治疗的目的。根据不同证型,可选择不同药物,如湿热痹阻可选用生地黄30g、牡丹皮15g、赤芍15g、蒲公英30g、忍冬藤30g、鸡血藤30g、青风藤30g、威灵仙30g、徐长卿30g等;寒湿痹阻可用艾叶60g、伸筋草30g、透骨草30g、黄芪30g、红花20g、苏木20g、桂枝20g、桑枝20g、制川乌15g、制草乌15g、三棱15g、莪术15g、防己15g、茯苓15g等。

(2)针灸:针灸治疗银屑病关节炎具有较好疗效且无副作用,可能是通过调节机体免疫功能,减少体内炎性介质的释放。改变血流动力学变化等实现的,目前针对关节炎症的针灸疗法主要有电针、火针以及灸法等。

电针是指用针刺入腧穴得气后,运用电针治疗仪在毫针上通以人体生物电的微量电流波,以刺激穴位治疗疾病的一种疗法,其可有效地改善局部关节炎症反应,降低肿胀度,减轻炎细胞浸润。

火针疗法是将针烧灼后刺激一定穴位和部位而治疗疾病的方法。近年来的研究表明,火针不仅疗效显著,而且副作用小,对肝脏无损伤,治疗较为安全有效。

灸法是指将艾绒或其他材料置于腧穴皮肤上燃烧,产生的刺激作用于人体的穴位或特定部位的一种疗法,具有温散寒邪、温通经络、活血逐痹等作用。研究表明,经艾灸治疗后,关节疼痛、肿胀、晨僵、压痛等临床症状体征均有缓解,且隔姜灸的疗效优于温和灸。此外,点刺放血、梅花针/间接灸、麦粒灸、特殊灸法(如冷灸、实按灸等)均可有效改善RA临床症状,减轻疼痛,改善患者生活质量。

(3)中药贴敷:中药敷贴是将中药熬膏或研末调和敷贴于一定部位,使药物有效成分渗入皮肤肉理而治疗疾病的方法。临床上中药敷贴治疗关节炎常根据辨证采用不同作用的复方制剂外敷,取得较好疗效。中药硬膏贴敷外用,贴敷患处,治疗银屑病关节炎可以减少银屑病关节炎发病次数,减轻临床症状,缩短病程,减少给药次数,降低药物的不良反应。

(4)穴位注射:穴位注射疗法也称"水针",是根据中医学整体观念,以经络腧穴理论为基础进行的,通过将药物如正清风痛宁注射液等注射入相关穴位来刺激作用其所属脏腑,激发和调整机体内在的生理功能,使之起到治疗和调节机体免疫的作用。局部穴位注射是集药物、腧穴和经络于一体的综合疗法,运用穴位注射疗法治疗关节炎,不仅能发挥药物抗炎、抗风湿的作用,还能通过针刺相应穴位起到调节机体免疫的作用,可以放大药物效应,协同治疗关节炎。但要注意注射药物过敏反应。

(5)其他:推拿、拔罐以及刮痧手法具有物理刺激作用外,且能在对应区域引发生物化学、生物物理作用,最终实现活血化瘀、疏通经络、滑利关节的作用。离子导入是通过直流电将药物经皮肤或黏膜导入病变部位,其穿透性与扩散性强而广,可快速发挥镇痛、消肿、活血舒筋作用。经穴埋线和激光穴位照射的相同点都是以经络腧穴理论为基础,刺激穴位来治疗疾病。

## 第六节　中西医结合诊治策略与措施

### 一、西医对症结合中医对证治疗

银屑病关节炎的治疗关键在于控制炎症过程，关节表现和皮肤表现需要同时治疗。关节症状初起使用非甾体抗炎药即能有效控制，关节炎持续进展需加用改善病情抗风湿药，如甲氨蝶呤、来氟米特、柳氮磺吡啶等；中药可加用羌活、川芎、制川乌、细辛、蜂房、僵蚕等以舒筋通络。针对银屑病皮损可选用阿维A、钙调磷酸酶抑制剂等；中药可加用荆芥、蝉蜕、丹皮、赤芍、水牛角粉等以祛风、清热。皮疹及关节炎症状均较重时可应用生物制剂或JAK抑制剂治疗，中重度斑块状银屑病者可选用TNF-α抑制剂治疗、IL-17或IL-12/IL-23治疗。

### 二、注重清热养血、疏风通络

银屑病关节炎是多种原因导致的炎症性肌肉骨骼疾病。急性期的病理特点为滑膜炎、关节肿痛、皮疹瘙痒。除了针对病因治疗外，可根据临床实际情况适当应用甲氨蝶呤、生物制剂或JAK抑制剂等进行治疗。本病发病因于热者多，因于寒者少，或由血分燥热内伏，或由风邪乘虚入于血分，留着不去而成，故本病基本病机为血虚、风燥、热毒、湿热等。初期，本病以风邪为主，或夹寒湿为病，治法当以祛风除湿为主。病至中期，皮疹色红愈甚，关节肿痛加重，病机以血热、湿热、热毒为主，应遵循"热者寒之"的治疗原则，以清热利湿、解毒通络、凉血润燥为主，并配合补血养血之品，如当归、白芍等药以润肤止痒；若关节痛甚，可选用非甾体抗炎药，待湿热毒邪已清，可加用忍冬藤、络石藤等藤类药物及蕲蛇、蜈蚣、全蝎等虫类药物通络搜剔止痛。后期，因病程日久，热邪伤阴，加之长期应用免疫抑制剂治疗，而致肝肾亏虚。待病邪渐去，应加用补肝肾、益精血之法，配合钙剂及维生素D的补充以进一步强筋壮骨。故应清热利湿与补肾养血共用，消中有补，方能邪去正安。

### 三、分型分期选择中西医结合诊疗方案

银屑病关节炎治疗当分"急性期"和"缓解期"进行分期论治。急性期，关节炎症反应剧烈，炎症指标高，此时以西医治疗为主，尽快加用免疫抑制剂及生物制剂治疗，防止关节出现进一步损毁。此时多见湿热毒瘀之证，中医应治以清热利湿、解毒通络为法，可配合选用犀角地黄汤、四妙勇安汤加减，方药可选择连翘、金银花、紫花地丁、土茯苓、丹皮、半枝莲、赤芍、白芷、白花蛇舌草、白鲜皮等药物。缓解期，则以肝肾阴虚、经脉痹阻为主，此时炎症指标趋于正常，处于低疾病活动或临床缓解阶段，此时应以中医治疗为主，免疫抑制剂可逐渐减量，避免长期应用带来诸多副作用。治以补肝肾、益精血之法，可选用独活寄生汤与六味地黄汤加减治疗。对于疾病反复发作、迁延难愈的病例，应采取中西医结合协同治疗，可选用小剂量免疫抑制剂维持治疗，清热解毒、凉血活血与培补肝肾、养血润燥共同进行，消补兼施。

### 四、重视外治法的应用

银屑病关节炎的治疗不只体现在关节炎症的控制上，同时要注重对皮损的改善。银屑病皮损较重或不断有新的皮损出现，可以还原剂、角质剥脱剂以及细胞抑制剂为主。根据皮损类型、病情等进行选择。可局部应用钙调磷酸酶抑制剂（如他克莫司和吡美莫司等）、钙泊三醇或糖皮质激素类

乳膏；配合中药外敷封包治疗以祛风止痒、活血化瘀、养血润肤，具体药物可选用：蛇床子、地肤子、芦荟、野菊花、路路通、皂角刺、苦参、百部、地骨皮等；物理治疗方案主要包括 NB-UVB 紫外线照射和补骨脂素联合 A 波段紫外线的 PUVA 疗法，配合针灸围刺、游走罐治疗以疏通经络、祛瘀排毒。

## 五、中西医结合治疗，重视因人制宜

中药与西药联合应用，是治疗银屑病关节炎的主要研究方向，在中医辨证施治理论指导下，结合现代中药药理研究，根据患者体质、病变类型、发病部位、皮损状况等选取有助于改善关节症状或皮损的药物，进一步增强 PsA 治疗疗效。同时，根据中医药理论中君臣佐使的组方原则，合理应用中药汤剂及中药制剂能有效减少毒副作用，缩短病程，减少西药用量，可以加速药物减量进程。应遵循联合治疗的原则，无论内服药物、外用药物，还是物理等疗法，联合治疗总是优于单一的治疗措施。其次为标本兼治的原则，许多患者有免疫异常、代谢失衡等问题，应注意免疫系统的调节。对于伴发感染的，可同时给予抗生素治疗，并注意寻找诱发因素。应用适合的辅助疗法有助于预防和减少复发。

# 第七节　名医经验

## 一、卢芳经验

卢芳[5]认为本病病因为内、外两方面，外为感受风寒湿热之邪，内为血分燥热，内生湿热瘀毒，主要为风、湿、燥、热、毒闭阻经络，气血瘀滞肌肤关节，"不通则痛"，并且随着病情的发展，皆可向血瘀方向转化，血瘀贯穿疾病的全过程。卢芳教授认为本病病机在湿热血瘀闭阻肌肤经络。故以清热利湿通络、凉血活血化瘀为治则，自拟方药抑免汤，并在自拟方基础上加减治疗银屑病关节炎，临床疗效显著。自拟方抑免汤药物组成：生地黄，连翘，牡丹皮，赤芍，黄芩，土大黄，虎杖，土黄芪，徐长卿。

**医案举例**：患者朱某，女性，46 岁。2017 年 8 月 12 日初诊。

因"反复全身鳞屑样皮疹伴多关节疼痛 5 年，加重 2 个月"就诊，自述 5 年前无明显诱因出现双下肢红疹，呈鳞屑样，未予重视，后皮疹逐渐增多，遍及全身，未有明显瘙痒不适，并伴双手指、足趾关节肿胀疼痛，当地医院诊断为"银屑病关节炎"，给予口服洛索洛芬钠缓解关节疼痛，间断外涂药膏（具体药物不详）治疗，症状时轻时重。2 个月前症状加重，全身出现多发散在的银屑样皮疹，下肢皮疹融合成片状，伴有瘙痒，皮疹色红，局部有渗出，双手指、足趾关节肿胀疼痛、压痛，活动不利，伴皮温升高，饮食尚可，睡眠可，二便正常。舌质暗红，苔黄腻，脉弦滑。查体：双手指、双足趾关节肿胀、压痛（+），局部发热。下肢皮疹融合成片状，局部有渗出，实验室检查：ESR82mm/h，RF16IU/mL，CRP55mg/L。中医辨病辨证为湿热血瘀型银屑病关节炎，治以清热利湿通络、凉血活血化瘀。给予自拟方抑免汤加减：生地黄 30g，连翘 20g，赤芍 15g，牡丹皮 15g，虎杖 15g，土大黄 10g，黄芩 15g，徐长卿 15g，忍冬藤 20g，络石藤 20g，白鲜皮 15g，14 剂，日 1 剂，水煎服，分早晚饭后温服。服药期间嘱患者清淡饮食，忌食辛辣刺激之物，不宜外涂激素药膏。

2017 年 8 月 26 日二诊：患者双手指、足趾关节红肿热痛缓解，全身银屑样皮疹与之前相比消退，颜色变淡，无明显瘙痒，皮疹渗出减少，偶感乏力，在前方基础上去白鲜皮，加党参 15g，玉竹 10g，14 剂，水煎服。

2017 年 9 月 9 日三诊：双腿及他处皮疹基本消失，无新发皮疹，无瘙痒关节症状明显改善，无肿热，活动亦转灵活，去忍冬藤、络石藤，加生麦芽 30g，谷芽 30g，鸡内金 30g，7 剂，水煎服。

2017 年 9 月 16 日四诊：患者病情基本稳定，继续予原方随症加减，巩固治疗。

## 二、胡荫奇经验

胡荫奇[6]教授认为银屑病关节炎急性期多表现为湿热毒瘀之象，缓解期则多表现为肝肾阴虚、经脉痹阻之证。在治疗上急性期注重清热利湿、解毒通络，药物多选用连翘、土茯苓、土贝母、半枝莲、忍冬藤、白花蛇舌草、丹皮、赤芍、紫草、玄参、白茅根、秦艽、木瓜等。缓解期则突出滋补肝肾、通经活络，方用独活寄生汤与六味地黄汤加减。

**医案举例：** 患者，女，42 岁。初诊日期：2012 年 8 月 21 日。

**主诉：** 四肢多关节疼痛反复发作 2 年余，加重 6 天。发病情况：2 年前患者无明显诱因出现双膝、双踝关节肿胀、疼痛，局部发热，同时伴双肘关节伸侧皮肤及头皮散在皮疹。患者在某西医院就诊，诊断为银屑病关节炎，予西药治疗（具体用药不详），病情好转后自行停药，后渐出现双手多个近端指间关节肿胀、疼痛，疼痛时轻时重。就诊时见双手多个近端指间关节肿胀疼痛，双膝、双踝肿痛，晨僵持续约 4 小时，周身关节酸痛，颈部僵硬感，双肘关节伸侧皮肤、头皮散在皮疹，瘙痒明显，胸闷气短，体倦乏力，易汗出，眠可。舌质暗红，苔黄腻，脉弦滑。查体：双手多个近端指间关节肿胀，压痛（+），双膝肿胀，局部发热，双踝肿胀，压痛（+）。双肘关节伸侧皮肤、头皮散在皮疹，上覆鳞屑。化验：CRP60mg/L，ESR85mm/h。西医诊断：银屑病关节炎；中医诊断：痹证，证属湿热毒内盛、瘀血阻络。治疗以清热除湿、化瘀解毒为大法，药物如下：土茯苓 30g，土贝母 15g，苦参 15g，龙胆草 10g，夏枯草 10g，黄柏 15g，连翘 10g，炒栀子 10g，生黄芪 15g，穿山龙 15g，生地榆 30g，生侧柏叶 15g，羚羊角粉 0.6g（冲），天麻 15g，赤芍 15g，延胡索 15g，檀香 10g。水煎服，日 1 剂，14 剂。

二诊：服药两周后，患者双手小关节及双膝、双踝肿胀疼痛较前减轻，晨僵，持续约 3 小时，周身关节酸痛及颈部僵硬感较前好转，双上肢、头皮仍有散在皮疹，瘙痒减轻，腰背沉重感，胸闷气短减轻，头晕，体倦乏力，易汗出，纳差，眠可，大便不成形，日 1~2 次。舌质暗红，苔黄腻，脉弦滑。前方减苦参、赤芍，加钩藤 15g，菊花 10g，乌药 10g，木香 10g，五味子 10g。水煎服，日 1 剂，14 剂。

三诊：药后患者右手无名指近端指关节肿痛，屈伸受限，右足趾肿痛，余关节痛较前减轻，头晕，脱发，夜眠差，大便调。舌边红，舌苔少，脉弦滑。调整方药：土茯苓 30g，土贝母 15g，白花蛇舌草 10g，忍冬藤 45g，麦冬 10g，北沙参 15g，当归 10g，紫草 6g，夏枯草 10g，伸筋草 10g，穿山龙 30g，生地黄 30g，连翘 10g，炒蒺藜 10g，炒枣仁 15g，木香 10g，醋鳖甲 15g（先煎），羚羊角粉 0.6g（冲）。水煎服，日 1 剂，30 剂。

四诊：药后患者右手无名指近端指关节肿痛及右足趾肿痛明显减轻，上肢及头皮皮损部位缩小，瘙痒明显改善，偶有头晕，脱发，大便溏，每日 2 次，舌边略红，舌苔少，脉弦滑。CRP10mg/L，ESR25mm/h。上方加山药 15g。水煎服，日 1 剂，30 剂。

## 三、沈丕安经验

沈丕安[7]在长期临床实践中将 PsA 多辨证为热瘀风毒证，治法以清热祛风、凉血化瘀为要，认为其与自身免疫及对紫外线不敏感有关。因此治疗常选用两类药：一类能抗变态反应，有免疫抑制作用的中药，如生地黄、土茯苓、黄芩、黄连、牡丹皮、赤芍、当归、郁金、地肤子、荆芥、蝉蜕等；另一类能促进紫外线吸收的中药，以补骨脂、紫苏为好。而白鲜皮、虎杖、紫草三药有双重作用，宜使用大剂量 30g。此外，沈老选用民间治疗各种风湿痹痛的验药金雀根、虎杖根、岗稔根为主的羌活三根汤。羌活三根汤温凉并重，祛风活血、通络止痛，符合现代消炎止痛、免疫抑制的治疗机制。以上这些中药经现代研究发现，具有抗栓塞、抗血管炎的作用；具有抗变态反应、消除炎症的作用；有的还具有提高体内激素水平的作用。而最重要的一点是上述这些活血药中大多数具有免疫抑制作用，具有抑制抗体、抑制免疫复合物的作用。因而能治疗各种风湿病、免疫病。长期服用，持之以恒，其远期效果会更好。

**医案举例：**张某，女，55岁，患 PsA 并服用中药治疗 2 年余。

因皮肤病变与关节炎均未缓解而求治于沈老。就诊时双手有 6 个手指的末节、中节、掌指，腕、足趾、膝关节肿胀、疼痛。每日需要服用扶他林片止痛。血沉 102mm/h，类风湿因子 RF（-），抗 CCP（-），C 反应蛋白 CRP（+）。四肢、头顶有皮疹，瘙痒、脱屑。诊断：PsA。辨证为风血相搏，风湿痹阻，并有瘀热湿毒。治以清热、祛风、凉血、化瘀、化湿、解毒。经验方羌活三根汤合紫草去屑汤加减：羌活 30g，生地黄 30g，黄芩 30g，黄连 9g，姜黄 12g，白鲜皮 30g，土茯苓 30g，金雀根 30g，虎杖 30g，制川乌 30g（先煎），白附子 30g，补骨脂 30g，紫草 15g，紫苏 12g，独活 12g，甘草 3g 等。

服 14 剂后复诊，患者诉疼痛减轻，间断服用扶他林片。中药服用 3 个月后，疼痛轻微，停服扶他林片。断续服用中药 1 年。关节在阴雨天时还感酸痛。头顶皮疹、瘙痒、脱屑减轻，四肢牛皮癣无明显进展。血沉下降至 30mm/h。曾中断治疗 3 个月左右，劳累后关节炎再次发作，右足背和 3 个足趾红肿疼痛。服用上述中药 14 剂，红肿疼痛均有明显减轻。

## 四、张鸣鹤经验

张鸣鹤[8]认为，银屑病关节炎的中医病名可称作"疕痹"。据调查，约 75% 的银屑病关节炎患者皮损出现在关节炎之前，而关节表现往往随皮肤症状而改变，因此，本病在辨证论治时应以银屑病为突破口，只要银屑病得以控制，关节症状亦会随之减轻。张老师认为，风、热、毒、瘀是银屑病关节炎的根本病机，患者或因情志内伤，或因饮食失节伤及脾胃，以致郁热内生，复感风热毒邪，内外相合，热毒深入血分，血热夹风泛溢肌肤则表现为皮肤鳞屑、红斑；风热毒邪流注关节，痹阻经络，则出现关节红肿疼痛，甚则强直变形。

**医案举例：**患者，女，39 岁。2015 年 5 月 16 日初诊。

**主诉：**周身皮疹伴多关节肿痛 5 年余。现病史：患者 5 年前无明显诱因出现周身红斑鳞屑样皮损，半年后出现多关节红肿胀痛，3 年前于当地医院查血沉（ESR）升高（具体不详）、类风湿因子（-），诊断为银屑病关节炎，予中药治疗，症状控制不理想。刻诊：头皮、前额、躯干、四肢遍布鳞屑样皮疹，基底色红，脱屑多，痒甚。双手指间关节、腕关节、双肩关节、双膝关节均有不同程度肿痛，遇风寒加重。伴胃脘不适，乏力，时感头痛，舌红苔薄白，脉沉缓。实验室检查：ESR39mm/h。西医诊断：银屑病关节炎；中医诊断：疕痹（风热毒侵、瘀热互结）。治当清热解毒凉血，祛风活血化瘀。处方：白花蛇舌草 20g，半枝莲 20g，连翘 20g，牡丹皮 20g，青黛 10g（包煎），蝉蜕 10g，地肤子 20g，槐米 20g，羌活 15g，蜂房 12g，土鳖虫 10g，红花 10g，荜澄茄 12g。18 剂，每日 1 剂，水煎分早晚 2 次温服，连服 6 日，停药 1 日。

2015 年 6 月 4 日二诊：周身皮损变薄，脱屑减少，仍痒甚；关节肿胀减轻，仍有肿痛、乏力，头痛止，舌红苔白，脉沉缓，上方去羌活，加乌梢蛇 12g。18 剂，煎服法同前。

2015 年 6 月 25 日三诊：无新起皮疹，痒甚，脱屑多，关节不肿，疼痛较前减轻，仍乏力，舌红苔白，脉沉缓，上方加蛇蜕 6g。18 剂，煎服法同前。

2015 年 7 月 18 日四诊：皮疹范围减小，基底部不红，脱屑多，仍痒，关节不痛，遇冷后稍有不适，乏力较前减轻，舌红苔白，脉沉缓。实验室检查：ESR8mm/h。处方：白花蛇舌草 20g，半枝莲 20g，连翘 20g，牡丹皮 20g，羌活 15g，蝉蜕 10g，蛇蜕 6g，地肤子 20g，槐米 20g，土鳖虫

10g，红花10g，荜澄茄12g。18剂，煎服法同前。

2015年8月4日五诊：皮损进一步减轻，基底部不红，脱屑减少、时痒，关节不痛，舌红苔白，脉沉缓。四诊方去牡丹皮，加蜂房12g。18剂，水煎分早晚两次温服，每两日服1剂以巩固疗效。

## 第八节　中西医调护

1. 调摄适宜，外避风寒。平时应注意保暖，加强防护，坚持锻炼，增加营养，严防感冒。
2. 适当忌口，少吃辛辣油腻和腥膻之物，少饮酒。保持饮食清淡有营养，多食蔬菜水果。
3. 沐浴适度。对皮损切忌热水洗烫，忌用手揭皮，这些不良习惯造成的刺激会加重病情。
4. 选药适当，禁止滥用。对初发或反复发作的进行期皮损，不宜选用有刺激性的外用药。对稳定期的皮损选用含汞剂等重金属药物为主要成分的药物时，不应大面积长期应用。
5. 调畅情志。胸怀豁达，保持乐观的情绪，树立与疾病做斗争的信心和决心，将有利于疾病的稳定和康复。

## 第九节　预后转归

PsA患者疾病早期接受风湿科医生评估与治疗具有更好的放射学结局和功能结局，关节损害进展可能性更小，预后较好。对于失治误治、伴有系统损坏、损毁性关节炎或皮损较重经久不愈的患者预后较差，同时有银屑病家族史的患者病情也较其他人群更容易出现反复。

## 第十节　诊治指南（方案或共识）

1. 2010年中华医学会风湿病学分会银屑病关节炎诊断及治疗指南（内容详见前文）[1]
2. 2019年EULAR银屑病关节炎药物治疗指南（内容详见前文）[4]
3. 2020年中国关节病型银屑病诊疗共识（内容详见前文）[3]

## 第十一节　中西医临床研究进展

### 一、临床辨治

#### （一）中医辨证分型

王玉明等[9]回顾性总结了2004年7月~2009年12月首都医科大学附属北京中医医院风湿科住院及门诊103例PsA患者的临床资料，对纳入患者的病机及证型进行分析。103例患者共涉及10个证型，以湿热痹阻证、热毒痹阻证、痰瘀阻络证、寒热错杂证比例较高。其中以湿热痹阻证、热毒痹阻证、痰瘀阻络证为主，占全部病例的68.92%。

刘维等[10]检索、统计整理了1978年至2017年5月间关于中医治疗银屑病关节炎、符合纳入标准的文献中，中医证型及中药使用频率。结果：共纳入文献 32 篇，统计证型 20 种，总频次 47 次，以湿热痹阻（17.02%）、热毒蕴结（12.77%）、肝肾阴虚（10.64%）、寒湿阻络（8.51%）、阴虚血燥证（6.38%）、风热郁肤灼津血燥证（6.38%）为主；治法 57 种，总频次 122 次，以清热解毒（9.02%）、清热除湿（8.20%）、通络止痛（6.56%）、补益肝肾（5.74%）为主；使用方剂药物方面，统计方剂 38 种，中药 179 味，中药种类 16 种，以清热药（25.28%）、补虚药（15.17%）、祛风湿药（12.36%）、活血化瘀药（11.24%）为主，药物常用当归、生地黄、丹皮、秦艽、赤芍、防风、丹参、川芎、牛膝、金银花、红花、白鲜皮等居多。

卢芳教授[11]总结医家经验，认为银屑病关节炎发生的病因为内、外两方面，外为感受风寒湿热之邪，内为血分燥热，内生湿热瘀毒，主要为风、湿、燥、热、毒，闭阻经络，气血瘀滞肌肤关节，"不通则痛"，并且随着病情的发展，皆可向血瘀方向转化，血瘀贯穿疾病的全过程。其中湿热二邪尤为重要，既可为外感，又可为内生。湿热血瘀为本病基本病机。以清热利湿通络、凉血活血化瘀为治则，将活血化瘀贯穿于银屑病关节炎治疗始终。自拟方抑免汤，药物组成：生地黄、连翘、牡丹皮、赤芍、黄芩、土大黄、虎杖、土黄芪、徐长卿；病在头面者，加川芎；病在上肢者加桑枝；病在下肢者加川牛膝，引药力直达病所。若见关节肿热者，加忍冬藤、络石藤以清热利湿消肿；若血不养筋而关节麻木拘挛者，加青风藤、海风藤、鸡血藤以通经养血活络，此皆取藤类药通经活络之效；若脊柱、骶髂关节疼痛者，加土鳖虫、狗脊以强腰脊；若膝关节疼痛重者，加龟甲、鹿角霜等益肾健骨止痛；若见高热者，加石膏、知母，此为取白虎汤之义；若伴皮损鲜红剥脱或密集有小脓点者加蒲公英、野菊花、紫花地丁、半边莲等清热解毒；若银屑病皮疹色红显著者，加紫草清热凉血；若见舌质紫暗，有瘀点瘀斑，为血瘀之征象，加三棱、莪术以活血破瘀。

刘爱民教授[12]本着"治病必求于本"的思想，认为银屑病的辨证论治体系是银屑病关节炎的辨治基础。如血热证，刘爱民教授认为，此证的血热很多时候仍为表象，观察发现血热多源于风热蕴毒、积热入血、肝经郁热、湿热内蕴入血分等，治疗则在凉血基础上祛风、解毒、疏肝、除湿等。如血燥证，刘爱民教授认为，此证的燥只是结果，很多时候单纯滋阴润燥疗效不佳，观察发现血燥多来源于热耗阴血、血虚逢热化燥、气血两虚、郁热留滞等，治疗上则在滋阴润燥基础上清热凉血、养血清热、补气养血活血等。如血瘀证，刘爱民教授认为，此证的瘀不是本，单纯活血化瘀治标不治本，观察发现血瘀来源于血热日久而瘀、阴血亏虚郁热留滞等，治疗上则在活血化瘀基础上凉血、滋阴养血等。刘爱民教授总结大量病例后发现除血热证、血燥证、血瘀证之外的证型，如外寒内热证和阳虚外寒证两型。外寒内热证，刘爱民教授称之为寒包火证，拟麻防犀角地黄汤为方，发散表寒，清除内热，临床疗效显著，形成了"因-证-法-方"一体的银屑病辨证论治体系。

## （二）经典方剂联合西药

张秦等[13]观察运用当归拈痛汤加减方（秦艽 15g，秦皮 15g，防风 10g，白术 10g，苍术 10g，茵陈蒿 20g，泽泻 15g，猪苓 15g，当归 10g，白芍 20g，乌梢蛇 20g，苦参 10g，连翘 20g，蝉蜕 10g，白鲜皮 15g，穿山龙 30g）联合小剂量甲氨蝶呤治疗银屑病关节炎湿热痹阻型的临床疗效和安全性。将 61 例银屑病关节炎湿热痹阻型患者分为治疗组 31 例和对照组 30 例。治疗组采用当归拈痛汤加减方联合 MTX7.5mg/w 治疗，对照组采用 MTX 初始剂量为 7.5mg/w，逐渐加量至 10~15mg/w，连续服药 4 周。临床显示在治疗 2 周时治疗组疗效优于对照组，在治疗 4 周时两组疗效相当。得出结论：中药当归拈痛汤加减方联合小剂量 MTX 组较单纯用 MTX 组起效快、MTX 用量小、副作用较少。

吴晓云等[14]将 80 例银屑病关节炎瘀血痹阻证患者随机分为对照组和观察组，每组 40 例。对照组患者口服甲氨蝶呤片、柳氮磺吡啶片、双氯芬酸钠缓释片、叶酸片治疗；观察组患者在对照组患者治疗的基础上加服身痛逐瘀汤。两组患者均治疗 12 周，比较两组患者的治疗效果、PASI 评分、HAQ 评分、关节压痛数、关节肿胀数、血沉、C 反应蛋白等的变化情况。研究结果：观察组患者治疗总有效率（97.5%）显著高于对照组（72.5%），观察组患者治疗效果优于对照组（$P<0.05$）；治疗后两组患者 PASI 评分、HAQ 评分、关节压痛数、关节肿胀数、血沉、C 反应蛋白均明显下降（$P<0.05$）；观察组患者 PASI 评分、HAQ 评分等的改善情况均显著优于对照组（$P<0.05$）。得出结论：身痛逐瘀汤联合西药治疗银屑病关节炎瘀血痹阻证患者疗效显著优于单用西药治疗，减少增加患者的不良反应。

### （三）自拟方联合西药

白云静等[15]自拟地榆槐花汤治疗银屑病关节炎，将 51 例 PSA 患者随机分为 2 组，即对照组（25 例）和治疗组（26 例），对照组给予甲氨蝶呤治疗，治疗组在此基础上给予自拟地榆槐花汤加减治疗，疗程 12 周，观察 2 组患者治疗前后相关临床及实验室指标的变化。研究结果：治疗 12 周后，2 组患者在 VAS 评分、晨僵时间、关节肿胀数、关节压痛数、血沉、C 反应蛋白和皮损 PASI 评分等方面较治疗前均有明显改善（$P<0.05$），且两组差值比较治疗组在上述方面改善均较对照组有统计学意义（$P<0.05$）；对照组不良反应发生率明显高于治疗组（$P<0.05$）。得出结论：中药自拟地榆槐花汤加减联合甲氨蝶呤治疗 PsA 能明显改善关节症状、减轻皮损，具有良好的临床疗效，且不良反应较小。

### （四）中成药联合西药

郭玉芳等[16]选择 24 例符合诊断的银屑病关节炎且无严重原发疾病的患者，正常健康对照组 15 例。所有患者口服白芍总苷胶囊 0.6g/次，3 次/日，甲氨蝶呤片 10mg/w，所有患者均合用一种非甾体消炎药，疗程共 8 周。采用银屑病皮损面积与严重程度指数 PASI 评分标准，对所有患者进行治疗前后的 PASI 评分。计数治疗前后压痛关节及肿胀关节，检测红细胞沉降率（ESR）及 C 反应蛋白（CRP）等炎症指标。得出结论：白芍总苷联合甲氨蝶呤治疗 PsA 可以较好地改善患者临床症状。

徐艳[17]收集 40 例 PsA 患者随机分成 2 组，即来氟米特组和联合治疗组各 20 例，结果：2 种治疗方案均可不同程度地减轻鳞屑性皮肤损害，而来氟米特组较弱，研究终点时联合治疗组的改善程度均显著高于来氟米特组。王相华等将 24 例患者随机分为两组，治疗组 12 例，口服雷公藤 20mg，3 次/天，同时口服白芍总苷 0.6g，3 次/日，对照组 12 例，口服雷公藤 20mg，3 次/日，观察疗效及安全性。结果：治疗 6 周时治疗组有效率略高于对照组；治疗 12 周时治疗组有效率明显高于对照组；不良反应主要为肝功能异常，治疗 12 周时治疗组 ALT 和 AST 出现轻度升高，对照组 ALT 和 AST 出现不同程度升高。得出结论：雷公藤联合白芍总苷治疗关节病型银屑病安全有效，特别是远期疗效更加明显。

贾少敏等[18]选取银屑病关节炎患者 30 例，采用以清热解毒法为主的中药汤剂联合昆仙胶囊治疗 6 个月，记录患者治疗前后各指标积分的变化。结果：临床痊愈 4 例，显效 11 例，有效 9 例，无效 7 例，有效率为 76.67%。各项观察指标较治疗前均有很大程度的改善，且在关节表现及全身症状等其他方面的改善情况尤为突出。得出结论：以清热解毒法为主的中药汤剂联合昆仙胶囊治疗银屑病关节炎的方案能有效改善患者的症状，并能够控制疾病的发展。

### （五）中药提取物联合西药

贺旭峰等[19]采用丹参多酚酸盐注射液静脉滴注联合甲氨蝶呤口服治疗银屑病关节炎，选取符合标准的患者 12 例，男 6 例、女 6 例。连续治疗 6 周。观察治疗前后关节症状体征、皮损及血清碱性磷酸酶含量的变化情况。结果：按照《中药新药临床研究指导原则》中的症状体征分级，治疗前关节压痛重 1 例、中 9 例、轻 2 例，治疗 6 周后关节压痛中 2 例、轻 8 例、无 2 例；治疗前关节肿胀重 2 例、中 4 例、轻 6 例，治疗 6 周后关节肿胀中 1 例、轻 6 例、无 5 例；治疗前关节屈伸不利重 1 例、中 7 例、轻 4 例，治疗 6 周后关节屈伸不利中 3 例、轻 9 例。治疗 6 周后银屑病皮损面积及严重性指数评分由治疗前（11.25±1.60）分降至（4.50±1.38）分。治疗前血清碱性磷酸酶含量（121.15±11.57）U/L，治疗 3 周后升至（141.83±12.19）U/L，治疗 6 周后降至（101.58±6.88）U/L。参照《中药新药临床研究指导原则》中银屑病关节炎的疗效标准评价疗效，显效 5 例、有效 6 例、无效 1 例。结论：丹参多酚酸盐注射液静脉滴注联合甲氨蝶呤口服治疗银屑病关节炎，能够缓解关节疼痛、肿胀及屈伸不利，缩小皮损范围，疗效确切，其作用机制可能与血清碱性磷酸酶有关。

### （六）外治法联合西药

张禁等[20]选取 50 例符合标准的关节病型银屑病患者平均分成两组。试验组患者予全身浸浴（用湖北咸宁温泉镇天然"硫酸钙型含氡的高热泉"）30 分钟，水温 38~41℃，取半卧位或坐位，浸浴中进行轻微伸缩关节活动，1 次/日。所有患者矿泉浴治疗后均休息半小时，然后治疗组联合JS-809B 智能中药汽疗仪治疗，开机预热 10 分钟后加入中药滤液（组分：白花蛇舌草、半枝莲、金银花和大青叶各 20g，土茯苓、丹参和薏苡仁各 30g，生地黄、当归、赤芍、党参和山药各 12g，甘草 5g）200mL，温度 37~43℃，头部暴露于仓体熏蒸 20 分钟，1 次/日。对照组联合 USW-M 超短波电疗机治疗局部关节 20 分钟，波长 6.75m，输出频率 40MHz，脉冲频率 1000Hz，选用关节对置法，低热量，1 次/日。两组疗程均为 6 周。结论：矿泉浴联合中药熏蒸治疗关节病型银屑病疗效显著，无全身不良反应。

吴世云[21]将 40 例银屑病关节炎患者随机分为两组，治疗组 22 例，给予针灸结合 NB-UVB 治疗；对照组 18 例，单用 NB-UVB 治疗，治疗 4 周观察疗效。治疗组有效率为 97.6%，对照组有效率为 86.8%。得出结论：针灸结合 NB-UVB 治疗关节病型银屑病疗效好，无副作用，可以减少银屑病关节炎发病次数，减轻临床症状，缩短病程，减少给药次数，降低药物的不良反应。

## 二、方药与药理

### （一）方药用药规律

李培虎[22]对治疗涉及的经典方剂进行了统计，归纳中药处方 38 首，累计出现频次为 69 次。临床上以自拟方、身痛逐瘀汤、独活寄生汤、消风散、血府逐瘀汤、桃红四物汤、犀角地黄汤、四妙散、清营汤、大补元煎为主要处方。得出中药共 13 种，179 味，单味药累计频次 718 次，中药分类频次依次为清热药（25.28%）、补虚药（15.17%）、祛风湿药（12.36%）、活血化瘀药（11.24%）、利水渗湿药（8.43%）、解表药（7.30%）、平肝息风药（3.93%）、止血药（3.93%）、理气药（2.81%）、温里药（2.25%）；中药使用频率较高的为当归（3.34%）、生地黄（2.92%）、丹皮（2.65%）、秦艽（2.51%）、赤芍（2.51%）、防风（2.23%）、丹参（2.23%）、川芎（2.23%）、牛膝（2.09%）、金银花（2.09%）。

### （二）方药药理举例

**1. 身痛逐瘀汤** 身痛逐瘀汤具有活血祛瘀、祛风除湿之功，用于瘀阻脉络之肢体或关节疼痛等症。现代药理研究证实，身痛逐瘀汤具有活血行气、祛风通络、利痹止痛的作用。该方药理作用广泛，除抗炎、镇痛、抗血栓作用外，还有抗脑缺血、神经保护、免疫调节、抗风湿、抗癌性疼痛等作用，目前现代药理研究主要集中于镇痛抗炎。常有军等[23]发现，身痛逐瘀汤能够有效降低大鼠血清中肿瘤坏死因子-α（TNF-α），白细胞介素-1α（IL-1α），白细胞介素-6（IL-6），基质金属蛋白酶-3（MMP-3）含量水平，认为身痛逐瘀汤能抑制炎性因子生成。佟德民等[24]研究发现，身痛逐瘀汤可通过降低炎症因子的表达，发挥抗炎止痛作用；李继超等[25]研究发现，身痛逐瘀汤可降低炎性因子IL-1β的表达，缓解痰瘀互结型膝骨关节的疼痛；王瑛等[26]发现，身痛逐瘀汤可通过降低血清CK-MM、IL-6的生成，从而缓解延迟性肌肉酸痛。现代药理学研究表明，秦艽具有抗炎、镇痛、镇静、解热及保肝等作用，能调节中枢神经系统及免疫系统。桃仁、红花、牛膝是活血化瘀的中药，毒副作用较小，具有抗血小板聚集、抗炎、镇痛、保肝作用。香附富含挥发油，具有抗炎、镇痛、镇静等作用。羌活有镇痛、镇静及抗炎作用，能抑制血小板聚集及抗血栓形成。川芎含挥发油、生物碱（川芎嗪），能降低血小板表面活性，抑制血小板凝集，预防血栓形成；并有镇痛、镇静等作用。没药有明显镇痛作用，能抑制炎症，加速炎症渗出排泄、吸收，促进伤口愈合；能明显减轻阿司匹林、保泰松等所致胃黏膜损伤及应激性黏膜损伤。当归具有良好的保护心脏、抗动脉粥样硬化、抑制平滑肌、抗血小板聚集、抗炎的药理作用。据现代药理研究，五灵脂中主要含有维生素A类物质、树脂、尿酸等成分，可促进纤维蛋白溶解，具有显著的抑制由ADP、胶原所诱导的血小板聚集和抗血栓作用[27]，改善微循环。地龙体内溶栓成分主要有地龙纤溶酶、蚓激酶和蚓胶原酶[28]。地龙可以抑制血小板聚集，促进微循环，防止血栓形成，并能增强红细胞膜稳定性与变形能力，降低循环阻力[29]。上述方剂中配伍药物能抗炎、镇痛、改善血循环、保护胃黏膜，故临床上治疗PsA能取得满意疗效。

2. **独活寄生汤**　独活寄生汤首见于《备急千金要方》，具有祛风湿、止痹痛、益气血、补肝肾等功效，常用于肝肾亏虚、气血不足、风寒湿痹之证。药理研究表明独活寄生汤具有抑制炎症因子、减轻关节软骨退行性病变、促进关节软骨再生等作用。羌活的主要有效成分为香豆素类和挥发油类，通过调节TNF-α、IL-6、IL-1β的水平调控辣椒素受体1（TRPV1）和PERK的表达，从而起到镇痛的作用，通过调节IL-1的分泌调控转化生长因子-β（TGF-β）的分泌从而起到抗炎、减轻软骨细胞破坏的作用。桑寄生的主要有效成分为黄酮类、挥发油类、维生素等，具有调节免疫、抗炎镇痛等作用。防风的主要有效成分为香豆素类、有色原酮类，具有抗炎、镇痛、解热和调节免疫的作用。秦艽的主要有效成分为木脂素类、环烯醚萜苷类、黄酮类等，具有抗炎、抑制免疫、镇痛等作用。杜仲的主要有效成分为木脂素类、酚酸类、环烯醚萜类、黄酮类等，具有抗炎、预防骨质疏松等作用。牛膝的主要有效成分为皂苷类、甾酮类和多糖类化合物，具有抗炎、抗骨质疏松、调节免疫等作用。同时杜仲和牛膝药对可通过调节晚期糖基化终产物及其受体（AGE-RAGE）、白介素-17（IL-17）、TNF、丝裂原活化蛋白激酶（MAPK）、血管内皮生长因子（VEGF）、Wnt等多种信号通路而起到治疗作用。人参的主要成分为人参多糖和人参皂苷类，具有抗骨关节炎、增加成骨细胞存活率和抑制骨质疏松等作用。茯苓的主要成分为三萜类和多糖类，可通过抑制TNF-α、IL-6、IL-1β和粒细胞集落刺激因子分泌从而调节免疫功能。芍药的主要成分为芍药苷，具有抗关节炎症、镇痛等作用，同时可通过调节树突状细胞表型和功能以治疗类风湿关节炎等自身免疫疾病。地黄的主要有效成分为多糖类，具有促进造血功能和调节免疫功能等作用。当归的主要成分为多糖类和挥发油类，能调节免疫、促进造血干细胞增殖和骨骼造血功能[30]。

3. **雷公藤**　雷公藤具有祛风除湿、活血化瘀、消肿止痛、解毒杀虫等功效[31]，可用于祛除PsA患者体内的风寒湿邪，并发挥活血通络止痛的作用。雷公藤的主要活性组分包括生物碱、二萜类和三萜类等，目前研究较多的是雷公藤红素、雷公藤甲素、雷公藤乙素、雷公藤内酯甲、雷公藤内酯酮等[32]，这些成分具有抗炎、抗肿瘤、抗过敏、免疫调节等多种作用。雷公藤化学成分复杂，主要包括萜类、生物碱类、木质素等。研究表明，雷公藤及其活性成分具有免疫调节、抗炎、抗动脉粥样硬化、抗肿瘤、抗生育等多种药理活性[33]，对PsA患者的治疗主要取其免疫调节及抗炎作用。PsA的发病机制尚未完全阐明，但研究发现PsA患者的皮肤、关节、关节滑膜及肌腱起止点间存在弥漫性免疫细胞浸润，这些免疫细胞包括T淋巴细胞、B淋巴细胞、巨噬细胞、中性粒细胞及树突状细胞（DC）[34]，提示该病的发生、发展与免疫系统密切相关。而雷公藤及其提取物的免疫调节作用具有多部位、多靶点的特点，既能影响免疫细胞的活化和增殖，又能广泛抑制炎症细胞因子、趋化因子、黏附分子等的分泌。T细胞的活化、增殖和分化是免疫反应的中心环节。陈鸣等[35]研究发现，雷公藤内酯醇能抑制辅助性T细胞（Th）中Th1及Th17细胞浸润，增加调节性T细胞（Treg）的数量，减少病灶处 CD4$^+$T 细胞分泌的 γ-干扰素（IFN-γ）及白细胞介素（IL）-17。钟丽芳等[36]研究表明，雷公藤甲素、雷公藤红素及雷公藤内酯甲可直接与细胞作用，对刀豆（ConA）诱导的T淋巴细胞增殖反应有显著的抑制作用。Abdin 等研究证实，雷公藤红素可减少促炎因子肿瘤坏死因子（TNF）的表达，增加抑炎因子 IL-10 的水平，并促进 Th1 向 Th2 细胞亚群的转化。Wang 等研究显示，雷公藤内酯醇可降低小鼠血清 IL-1α、IL-1β 和 TNF-α 水平，并促进T细胞凋亡。B细胞是介导体液免疫的关键细胞。钟丽芳等研究表明，雷公藤甲素、雷公藤红素及雷公藤内酯甲可明显抑制脂多糖（LPS）诱导的B淋巴细胞增殖。Tao 等[37]研究指出，雷公藤提取物可抑制B细胞增殖，并抑制免疫球蛋白 IgM、IgG 和 IgA 的产生。

4. 白芍　白芍为毛茛科植物芍药的干燥根，白芍总苷为白芍中提取的有效成分，主要含有芍药苷、芍药内脂苷、羟基芍药苷、苯甲酰芍药苷等单萜苷类化合物，目前白芍总苷的药理及临床研究发现，白芍总苷具有止痛、抗炎、保肝以及多重、双效的免疫调节作用，可浓度依赖性的双向调节T、B淋巴细胞的增殖，促进或抑制 TL-1/Th2 及肿瘤坏死因子的产生，调节T淋巴细胞 Th1/Th12 亚群的平衡；抑制白三烯 BJ 及一氧化氮的产生。白芍总苷已成功用于类风湿关节炎的治疗，证明白芍总苷有很好的免疫调节作用[38]。

# 第十二节　展　望

银屑病关节炎是一种病因尚不完全明确的炎症性肌肉骨骼疾病，目前对其病因和发病机制的认识尚不成熟。中医学在整体观念和辨证论治的思想指导下，从风寒、湿热、热毒、痰瘀、肝肾亏虚等方面对病因病机进行阐释，运用不同的方药治疗此病，在提高临床疗效，减少西药用量，增加药物敏感性，加速药物减量进程等方面取得了较为满意的效果。虽然中医中药在治疗此病上面有其独有的长处，但亦存在一定缺陷：不同的医家对疾病病因病机的理解不同，临床辨证分型和治疗较为繁杂，目前并未形成统一的中医诊治标准，相关临床试验研究较少，仍需加强中医药的作用机制研究，进行 PsA 常见证候的中医疗效评价。随着越来越多高效、安全的生物制剂、JAK 抑制剂等药物出现，PsA 进入分子靶向精准治疗时代，中西医结合治疗 PsA，未来将有更加广阔的前景。

（高明利，王思隆）

# 参 考 文 献

[1] 银屑病关节炎诊断及治疗指南 [J]. 中华风湿病学杂志, 2010, 14（9）: 631-633.

[2] 张鸣鹤. 清热解毒法治疗风湿病 [M]. 北京: 中国中医药出版社, 2017.

[3] 中国关节病型银屑病诊疗共识（2020）[J]. 中华皮肤科杂志, 2020, 53（08）: 585-595.

[4] Kerschbaumer A, Smolen JS, Dougados M, et al. Pharmacological treatment of psoriatic arthritis: a systematic literature research for the 2019 update of the EULAR recommendations for the management of psoriatic arthritis [J]. Ann Rheum Dis, 2020, 79（6）: 778-786.

[5] 王晶亚, 朴勇洙, 贺春雪, 等. 国医大师卢芳自拟抑免汤治疗湿热血瘀型银屑病关节炎经验 [J]. 湖南中医药大学学报, 2018, 38（8）: 849-852.

[6] 王义军. 胡荫奇教授治疗银屑病关节炎经验 [J]. 环球中医药, 2013, 6（11）: 841-842.

[7] 孙剑, 陈朝蔚, 虞胜, 等. 沈丕安治疗银屑病性关节炎经验 [J]. 中医杂志, 2012, 53（17）: 1510-1511.

[8] 王鹏飞，李仓廪，李作强，等．张鸣鹤治疗银屑病关节炎经验［J］．中医杂志，2019，60（14）：1185-1187.

[9] 王玉明，张秦，邵培培．103例银屑病关节炎病机及证型探析［J］．北京中医药，2011，30（10）：731-733.

[10] 刘维，李培虎．银屑病关节炎的中医辨证用药治疗分析［A］．中国中西医结合学会风湿类疾病专业委员会．第十六届中国中西医结合风湿病学术年会论文集［C］．中国中西医结合学会风湿类疾病专业委员会：中国中西医结合学会，2018：2.

[11] 王晶亚，朴勇洙，贺春雪，等．国医大师卢芳自拟抑免汤治疗湿热血瘀型银屑病关节炎经验［J］．湖南中医药大学学报，2018，38（8）：849-852.

[12] 徐胜东，韩冰莹，刘爱民．刘爱民教授辨证论治银屑病关节炎经验［J］．风湿病与关节炎，2018，7（06）：52-53，67.

[13] 张秦，王玉明，谢幼红，等．当归拈痛汤加减治疗银屑病关节炎湿热痹阻型临床观察［J］．北京中医药，2011，30（4）：246-248.

[14] 吴晓云，王晓华，李应宏．身痛逐瘀汤联合西药治疗银屑病关节炎瘀血痹阻证患者疗效观察［J］．内科，2017，12（4）：480-483.

[15] 白云静，申洪波，姜德训，等．中药地榆槐花汤联合甲氨蝶呤治疗银屑病关节炎临床观察［J］．世界中医药，2013，8（1）：40-42.

[16] 郭玉芳，孙文青．白芍总苷联合甲氨蝶呤治疗银屑病关节炎及对血清TNF-α、IL-17水平的影响［J］．中国医药指南，2014，12（33）：248-249.

[17] 徐艳．白芍总苷联合来氟米特治疗关节病型银屑病疗效观察［J］．中国麻风皮肤病杂志，2013，29（12）：795-797.

[18] 贾少敏，李泽光，黄吉峰．清热解毒汤剂联合昆仙胶囊治疗银屑病关节炎30例［J］．风湿病与关节炎，2014，3（9）：28-30.

[19] 贺旭峰，何翔，田广军．丹参多酚酸盐注射液静脉滴注联合甲氨蝶呤口服治疗银屑病关节炎［J］．中医正骨，2016，28（5）：61-62.

[20] 张禁，姜功平，黎超，等．矿泉浴联合中药熏蒸治疗关节病型银屑病临床观察［J］．中国医学文摘（皮肤科学），2012，29（4）：209-210.

[21] 吴世云．针灸结合NB-UVB治疗关节病型银屑病临床观察［J］．中国疗养医学，2011，20（7）：596-597.

[22] 李培虎．银屑病关节炎的中医辨证用药分析［J］．医药前沿，2018，4.

[23] 常有军，邱恒，马天洪．身痛逐瘀汤对大鼠变性腰椎间盘内TNF-α、IL-1α、IL-6、MMP-3的影响［J］．西部医学，2017，29（8）：1046-1050.

[24] 佟德民，孙凤杰，冯福盈，等．身痛逐瘀汤对大鼠中重度退变腰椎间盘髓核内TNF-α、IL-1β的影响［J］．中国中医急症，2019，28（4）：603-606.

[25] 李继超，赵娟，张延杰，等．身痛逐瘀汤对痰瘀互结型膝骨关节炎患者血清IL-1β的调节作用［J］．中医药学报，2018，46（2）：90-93.

[26] 王瑛，李绍旦，张印，等．身痛逐瘀汤对一次性力竭运动DOMS大鼠模型血清CK-MM、IL-6的影响［J］．成都中医药大学学报，2016，39（4）：18-22.

[27] 宿树兰，薛萍，等．蒲黄-五灵脂配伍前后效应成分变化及其抗血小板聚集和抗凝血酶活性评价［J］．中国中药杂志，2015，40（16）3187-3193.

[28] 杨玉红．五虫溶栓通脉丸剂型改革研究［J］．光明中医，2016，31（4）：591-593.

[29] 杨新，刘欣．地龙抗凝血活性物质研究进展［J］．上海中医药杂志，江汉大学学报：自然科学版，2017，45（1）：83-88.

[30] 阿古达木，陈薇薇，徐杉，等．独活寄生汤临床运用及药理研究进展［J］．辽宁中医药大学学报，2020，22（10）：163-167.

[31] 刘玉凤，潘丽，南丽红，等．雷公藤药理作用研究进展［J］．亚太传统医药，2014，10（9）：37-39.

[32] 秦万章．雷公藤化学活性单体及其衍生物的探讨［J］．中国中西医结合杂志，2018，38（3）：265-271.

[33] 张倩，彭广操，朱明军．雷公藤的药理作用及毒性研究进展［J］．中西医结合心脑血管病杂志，2016，14（15）：1753-1754.

[34] DUFFIN K C, WOODCOCK J, KRUEGERG G. Genetic variationsassociated with psoriasis and psoriatic arthritis

found bygenome-wide association [J]. Dermatol Ther, 2010, 23 (2): 101-113.

[35] 陈鸣, 孙权业, 张霞, 等. 雷公藤内酯醇治疗实验性自身免疫性脑脊髓炎的免疫调节机制研究 [J]. 中国免疫学杂志, 2011, 27 (4): 337-341

[36] 钟丽芳, 吴春敏. 8 种雷公藤单体免疫抑制活性的筛选 [J]. 福建中医药大学学报, 2014, 24 (5): 28-31.

[37] TAO X, DAVIS L S, LIPSKY P E. Effect of an extract of the Chinese herbal remedy Tripterygium wilfordii Hook F on humanimmune responsiveness [J]. Arthritis Rheum, 2014, 34 (10): 1274-1281.

[38] 安洪艳. 白芍总苷胶囊联合超短波、矿泉浴治疗关节病型银屑病 [J]. 中国冶金工业医学杂志, 2014, 31 (1): 62-64.

# 第十三章

# 炎性肠病性关节炎

## 第一节　概　说

炎性肠病性关节炎（arthritis with inflammatory bowel disease）主要指的是由溃疡性结肠炎（ulcerative colitis，UC）和克罗恩病（Crohn's disease，CD）两种炎性肠道疾病所引起的关节炎。溃疡性结肠炎和克罗恩病一起统称为炎性肠病（inflammatory bowel disease，IBD）。二者虽然是不同的疾病，但临床表现都具有慢性迁延、反复发作、不易根治的特点。炎性肠病患者的 HLA-B27 阳性率并不比正常人高，而合并脊柱炎的炎性肠病患者有 50%~70% 为 HLA-B27 阳性。溃疡性结肠炎和克罗恩病的关节表现相似，包括外周关节炎和中轴关节病变，并可伴发关节外或肠道外其他临床表现。以侵犯下肢大关节为主，并有单侧、非对称性的特点，血中类风湿因子阴性，被列入脊柱关节病范畴。

溃疡性结肠炎和克罗恩病的发病率大致相同，为（50~100）/10 万人。男女均可受累，青年和儿童多见。其中 10%~20% 的患者外周关节受累，克罗恩病稍多于溃疡性结肠炎；10%~20% 的患者中轴关节受累。病因及发病机制迄今未明，一般认为与遗传、免疫、病毒感染、肠道通透性有关。其病理表现溃疡性结肠炎为非特异性滑膜炎，克罗恩病则是肉芽肿表现。炎性肠病不仅可以破坏外周及中轴关节，还能出现杵状指、葡萄膜炎、血管炎和皮肤损害，严重者可累及肝肾等脏器[1]。

炎性肠病性关节炎在中医学文献中无相应病名的记载，但其典型的肠道和关节临床表现在许多古典医籍中有类似的描述。现代多数学者认为宜将本病归属"痹症"中的"肠痹"或"痢风"加以辨证，也有学者将炎性肠病归于"久泻""痢后风"。

## 第二节　病因病理

### 一、病因与发病机制

#### （一）病因

1. 与遗传因素有关　全基因组相关性研究表明至少有 31 个基因与克罗恩病有关，在溃疡性结肠炎中的数目与之相仿，其中大部分基因重合。除了人白细胞抗原（HLA）之外，关联最密切的基因包括第 16 号染色体上的 NOD2 基因，第 1 号染色体上的 IL23R 基因，转录因子 STATS3 及 ERAP1 基因[2]。

2. 与环境因素有关　饮食、吸烟、卫生条件、生活方式或暴露于某些不明因素，都是可能的环境因素。IBD 的患病率和发病率在发达国家更高，但发展中国家的 IBD 患者也在增加。

3. 与感染因素有关　多种微生物参与了 IBD 的发生与发展。动物实验提示，部分正常的肠道菌群可能参与发病，而致病性微生物（如梭状芽孢杆菌）与 IBD 的加重有关。

4. 与免疫因素有关　持续的天然免疫反应及 Th1 细胞异常激活等释放出各种炎症介质及免疫调节因子，如白细胞介素（interleukin，IL）-1、IL-6、IL-8、TNF-α 等参与了肠壁黏膜屏障的免疫损伤。

### （二）发病机制

基于人群的大样本研究发现，与正常对照组相比，IBD 患者合并 RA、强直性脊柱炎、银屑病关节炎、多发性硬化症、银屑病、哮喘、特应性皮炎等疾病的风险增加，提示 IBD 与风湿免疫病存在共患风险。研究报道多种细胞因子、炎症因子、自身抗体、免疫复合物等共同参与 IBD 和风湿免疫病的发生，如肿瘤坏死因子-α、IL-6、IL-7、IL-23 等细胞因子和 Janus 激酶（JAK）信号通路在发病机制中均扮演重要角色，提示 IBD 与多种风湿免疫病可能存在共同的发病机制。IBD 合并脊柱关节炎的主要病理生理机制包括遗传易感性、免疫系统和微生物群之间的相互作用，涉及"肠-滑膜轴"假说，即菌群失调、活化的肠道 T 细胞和巨噬细胞迁移在遗传易感性个体中触发针对肠道和关节成分的炎症反应[3]。

1. 肠道微生物群与宿主遗传因素之间的相互作用紊乱　与天然免疫及适应性免疫相关的遗传因素与 IBD 的易感性有关。动物实验提示，部分正常的肠道菌群可能参与发病，而致病性微生物可能与 IBD 的加重有关。肠免疫系统的细菌定植产生的影响分节丝状菌（SPF）为梭菌属的产芽孢细菌，SPF 定植在由效应 T 细胞重建的严重联合免疫缺陷鼠中可促进肠炎的发生。SPF 的肠道定植也促进肠外的炎性疾病发生。

2. 肠道黏膜中细胞因子失衡　在基因修饰的小鼠中进行的实验提示 IL-2、IL-10、转化生长因子（TGF）-β 可能是保护性因子，而 HLA-B27 可能影响这些细胞因子的表达。

3. 肠道通透性增加　IBD 肠腔中得到的细菌被免疫球蛋白包裹，其中部分是循环的 IgG 发生炎症的肠黏膜处组织渗出增加，与补体相结合的 IgG 发生外漏，它可能参与炎症反应进一步增加通透性。IBD 肠道通透性的增加受遗传及环境影响，环境因素对肠道通透性的影响部分由细菌内毒素介导。

## 二、病理

1. 溃疡性结肠炎和克罗恩病共同的病理学本质是反复发作的肠道黏膜慢性炎症反应，炎性细胞浸润导致黏膜反复损伤与修复，使黏膜和肠壁的正常结构发生改变。IBD 的组织病变主要包括两方面：炎性浸润及黏膜结构破坏。前者包括黏膜固有层多种炎性细胞浸润、隐窝炎、隐窝脓肿、黏膜糜烂和溃疡；后者包括隐窝扭曲分支、拉长、萎缩或缺失，以及幽门腺化生、潘氏细胞化生、炎性息肉等，部分 CD 可见上皮样或多核巨细胞肉芽肿。

2. 克罗恩病病变呈节段性或跳跃性，黏膜溃疡早期呈鹅口疮样，随后溃疡增大、融合，形成纵行溃疡和裂隙溃疡，将黏膜分割呈鹅卵样外观，当病变累及肠壁全层，肠壁增厚变硬，肠腔狭窄。组织学上，肠壁各层及局部淋巴结出现由上皮细胞和多核巨细胞构成的非干酪性肉芽肿；裂隙溃疡可深达黏膜下层甚至肌层；肠壁各层炎症，伴固有膜底部和黏膜下层淋巴细胞聚集、黏膜下层增宽、淋巴管扩张及神经节炎等。

3. 溃疡性结肠炎病变主要局限于大肠黏膜与黏膜下层，呈连续性弥漫性分布。病变多自直肠开始，逆向向近端发展，可累及全结肠甚至末段回肠。活动期是结肠固有膜弥漫性淋巴细胞、浆细胞、单核细胞浸润，黏膜糜烂、溃疡及隐窝炎、隐窝脓肿。慢性期隐窝结构紊乱，腺体萎缩变形、排列紊乱、数目减少，杯状细胞减少，出现潘氏细胞化生及炎性息肉。

4. 炎性肠病性关节常是非破坏性和可逆性的，但是也可能发生侵蚀性病变。克罗恩病是肉芽肿样病变，而溃疡性结肠炎则为非特异性滑膜炎。

### 三、中医病因病机

本病病因既有先天禀赋不足或内伤致病，又有外邪犯及肠道或外邪侵袭肌表发病。病机虽见寒、热、虚、实、痰、瘀之不同，复杂多变，病情急时凶险，缓时缠绵，病程日久难愈，但总以正虚为本、邪实为标。与其他痹证有异，本病多先伤脏腑肠道，而后显形于外。

1. 正气不足是根本内因　先天禀赋不足，素体气虚，或因饮食不节，情志不遂，起居失调，胃肠虚弱，邪至肠道。或脾虚不运，肌肤失养，腠理空虚，卫外不固，外邪易于入侵，阻塞气血经络，留注于经络、关节、肌肉、脊柱而致本病。也可以因房劳过度内伤肾气，精气日衰，则邪易妄入，又因过逸之人，缺少锻炼，正气渐虚，筋骨脆弱，久致脾肾虚损，气虚血亏，后天失于濡养，稍有外感或饮食不节，邪易乘虚而入，与血相搏，阳气痹阻，经络不畅，瘀痰内生，留注关节。若久痹不愈，可以内舍于脏腑；而本病则多为脏腑之痹，显形于外。其虚证所表现出来的症状除了与其阴阳所偏、寒热所别、五脏归属不同外，还与其所感外邪的性质有关。

2. 六淫诸邪是发病外因　在炎性肠病的病因中，六淫诸邪既可伤于肠胃，气血不足，脉道闭痹而致病，也可侵袭肌表使其痹更重。《景岳全书·腰痛》指出："腰痛证凡悠悠戚戚，屡发不已者，肾之虚也；遇阴雨或久坐痛而重者，湿也；遇诸寒而痛，或喜暖而恶寒者，寒也；遇诸热而痛及喜寒而恶热者，热也；郁怒而痛者，气之滞也；忧愁思虑而痛者，气之虚也；劳动即痛者，肝肾之衰也。当辨其因而治之。"

3. 瘀血痰浊使病因病机相互影响　瘀血痰浊可以是诱发炎性肠病的病因，也是病邪作用人体的病理性产物。一方面，中医认为炎性肠病的发病，正气不足，脏腑气血阴阳失调是重要内因，并会产生瘀血与痰饮。另一方面，炎性肠病又是一种慢性缠绵日久的病变，留连日久，与外邪的作用相合，又可以加重瘀血和痰浊。

炎性肠病性关节炎以脾胃虚弱为本、邪实为标。急性期以标实为主，尤以湿热多见；慢性期以脾胃亏虚多见，正如《素问·痹论》所说"脾痹者，四肢懈堕，发咳呕汁，上为大塞；肠痹者，数饮而出不得，中气喘争，时发飧泄"，且因寒暑、劳累、饮食、情志等方面影响而复发。

## 第三节　临床表现

### 一、症状和体征

#### （一）肠道症状

发热、腹胀、腹痛、腹泻、里急后重、大量黏液脓血便、恶心、呕吐、纳差、消瘦、乏力、贫血、低蛋白血症，甚至可侵犯肠系膜淋巴结，出现肠周脓肿、肠粘连和肠壁增厚，形成腹部包块，严重者造成肠梗阻、溃疡穿孔和肠道瘘管形成，少数可以癌变。

溃疡性结肠炎和克罗恩病都是肠道的免疫性疾病，有共性也有不同之处。溃疡性结肠炎为慢性非特异性结肠炎症，甚至发生溃疡，主要累及结肠黏膜和黏膜下层；多自远段结肠开始，逆行向近段发展，可累及全结肠及末段回肠，呈连续性分布，主要表现为间歇发作性腹泻、腹痛和黏液脓血便，可并发急性结肠扩张、肛裂、直肠脱垂、结肠狭窄、假性息肉形成等。克罗恩病多在青年期慢性起病，是慢性肉芽肿性炎症，病变可累及胃肠道各部位，以末段回肠及其邻近结肠为主，呈节段性、非对称性分布；临床表现为腹痛、腹泻、瘘管、肛门周围病变和全身症状，重者可并发肠梗阻，脓血便发生较溃疡性结肠炎少。

### （二）关节表现

1. 外周关节表现　两病患者可发生外周关节炎。大关节和下肢关节受累多见，如髋、膝、踝和足关节最为常见，任何外周关节均可受累，甚至可见关节积液。关节炎表现为寡关节、非对称性、一过性和游走性，关节炎的轻重与肠道病变的严重程度有关，复发和消退交替出现。很少发生关节畸形，也可见小关节受累，呈慢性表现，严重者可发展为关节畸形。腊肠指（趾）、肌腱末端病，尤其跟腱炎和足底筋膜炎均可见。克罗恩病关节炎可见杵状指和骨膜炎。

2. 中轴关节受累　炎性肠病患者可发生脊柱关节炎，包括骶髂关节炎和脊柱炎，而且常常是非对称性的。溃疡性结肠炎和克罗恩病的中轴关节受累非常相似。二者累及中轴关节时均表现为腰、背、胸、颈或臀部疼痛，出现骶髂关节炎或明显的脊柱炎，有下腰背部炎性疼痛，有特征性临床体征的腰部和颈部活动受限，扩胸活动度减小。常为隐匿性发病。

大多数炎性肠病病例关节症状晚于肠道表现或同时出现，但少数也可能先于肠道症状数年出现。

3. 肠道外和关节外特征

（1）皮肤、黏膜和眼：病变出现于活动性肠病及外周关节炎。可见疼痛而深在的口腔溃疡、网状青斑、血栓性静脉炎和小腿溃疡、坏疽性脓皮病、杵状指、葡萄膜炎、结膜炎和外层巩膜炎。克罗恩病最常见结节性红斑，溃疡性结肠炎可出现严重的坏疽性脓皮病。葡萄膜炎及中轴关节受累者均与 HLA-B27 密切相关。

（2）循环系统：心包炎是一种常见的并发症。克罗恩病可有血管炎、血栓性静脉炎。

（3）肝胆：克罗恩病可出现慢性活动性肝炎、脂肪肝、胆石症、硬化性胆管炎、胆管周围炎。

（4）肾脏：在克罗恩病可有肾结石、继发性淀粉样变。

## 二、实验室和辅助检查

1. HLA-B27 的阳性率在炎性肠病患者中并不高于正常人，但并发脊柱炎的炎性肠病患者有 50%~60% 阳性。若仅有骶髂关节炎存在时，HLA-B27 阳性率较低。克罗恩病伴有脊柱关节炎时 HLA-BW62 的频率明显增高。

2. 70%~90% 的患者 RF 阴性。

3. 血常规中白细胞增高，血小板明显增高，贫血是慢性炎症和慢性胃肠道失血的反应。

4. 血沉增快，C 反应蛋白和免疫球蛋白升高，补体下降。

5. 关节液检查为非特异性炎症，细菌培养为阴性。

6. 结肠镜检查　溃疡性结肠炎可见：①黏膜有多发性浅溃疡，伴充血、水肿，病变大多从直肠开始，且呈弥漫性分布，溃疡隐窝脓肿；②黏膜粗糙，呈细颗粒状，黏膜血管模糊且脆，易出血，或附有脓性分泌物；③可见假性息肉，结肠袋往往变钝或消失。

克罗恩病从食管到结肠均可累及，以结肠最多见，其次为小肠、回盲部及直肠。其最早、最明显的损害是细小而边界清楚的黏膜溃疡，称为"阿弗他"溃疡（或鹅口疮样溃疡），常呈多灶性分布。也可见黏膜充血、水肿，伴有圆形、口疮样、线形或沟槽样溃疡；肠壁普遍增厚，呈卵石样或炎性息肉表现；病灶之间黏膜正常或轻度充血（节段性/跳跃式分布）。

7. 钡剂灌肠检查　溃疡性结肠炎见：①黏膜粗乱及（或）有细颗粒变化；②多发性浅龛影或小的充盈缺损；③肠管缩短，结肠袋消失，可呈管状。克罗恩病有小肠节段性狭窄，正常黏膜相消失；黏膜增粗，管壁僵硬，或见龛影或卵石样表现；末端回肠与邻近右结肠部位线形征。

8. 黏膜活检　溃疡性结肠炎组织学检查呈炎症性反应，固有膜全层侵害，同时常可见糜烂、溃疡、隐窝脓肿、腺体排列异常、杯状细胞减少及上皮变化。克罗恩病可见淋巴细胞浸润、肉芽肿形成，裂隙状溃疡与黏膜下层增宽等表现。

9. 腹部 B 超探查　克罗恩病可见肠蠕动减弱、肠壁增厚与狭窄、近端扩张等改变。

10. MRI 检查　MRI 作为常规扫描序列对病变的检出起主要作用，主要影像表现为肠壁水肿、增厚（T2WI 信号增高），不同程度的肠腔狭窄，脂肪抑制序列的前后影像对比更有利于发现肠壁周边渗出。肠系膜、肠壁强化改变及邻近组织、器官的病变，以及周围淋巴结的肿大也有利于发现病灶。MRI 结合磁共振加权成像（DWI）更有利于发现小病灶，目前多项研究通过比较 DWI 与增强 MRI 对 IBD 病灶的检出发现，DWI 能更快速、准确、全面地发现病灶，且由于其无须对比剂，可应用于肾功能衰竭及需要复查的患者，比增强 MRI 的应用范围更加广泛[4]。

# 第四节　诊断和鉴别诊断

## 一、诊断要点

炎性肠病性关节炎好发于青壮年，大多数患者肠道症状发生于关节病变之前，中轴和外周关节均可累及，外周关节常为非破坏性和可逆性的非对称性、一过性、游走性寡关节炎，中轴关节炎常表现为非对称性骶髂关节炎。50%～70%的中轴关节病患者 HLA-B27 阳性，胃肠镜显示肠道病变有助于炎性肠病的诊断。

## 二、诊断标准

炎性肠病性关节炎目前没有统一的诊断标准。具备溃疡性结肠炎或克罗恩病的诊断条件，出现以下肢大关节为主的非对称性关节炎或脊柱炎，伴有或不伴有肌腱端炎、皮肤及眼病变，并排除其他关节炎者即可诊断炎性肠病性关节炎。炎性肠病包括溃疡性结肠炎和克罗恩病的确诊需要综合临床、内镜、影响及病理表现，并且在排除感染性肠炎和其他非感染性肠炎后做出诊断。

### （一）IBD 的病理学系统化诊断方法

首先采取系统化诊断方法判断是否为 IBD，其次再进一步鉴别溃疡性结肠炎和克罗恩病。该方法中的参数包括组织结构的改变、上皮的改变和黏膜固有层的变化等。

1. 组织结构的改变　隐窝扭曲，隐窝长度，隐窝基底距黏膜距离；隐窝间距离；隐窝分支，黏膜表面绒毛转化。

2. 上皮的改变　杯状细胞数目，上皮内有无淋巴细胞，潘氏细胞生化及幽门腺化生，隐窝炎/隐窝脓肿，有无特定的微生物。

3. 黏膜固有层的改变　有无炎症反应，炎症反应的性质为急性或慢性，炎症反应的分布为局灶性或弥漫性、表浅或基底部、隐窝内或黏膜固有层、黏膜层或黏膜下层，有无特定的微生物，有无纤维化，有无肉芽肿。

4. 黏膜肌及黏膜下层的改变　黏膜肌有无增生、纤维化，黏膜下层有无神经纤维增生，黏膜下层淋巴管有无扩张。

### （二）溃疡性结肠炎的形态特点

1. UC 的结构改变包括隐窝分支、扭曲、萎缩　黏膜表面绒毛改变，镜下表现为隐窝开口增宽，黏膜表面不平整，严重时呈手指状突起。上皮的改变有隐窝炎和隐窝脓肿；上皮的炎性损伤可导致黏蛋白丢失，镜下表现为杯状细胞减少；左半结肠出现潘氏细胞化生；黏膜固有层呈现弥漫性淋巴细胞和浆细胞浸润，炎症反应分布均匀，黏膜肌底部浆细胞增多。

2.UC分为活动期、缓解期和静止期 活动期表现为血管充血，黏蛋白缺失，隐窝炎和隐窝脓肿，上皮剥脱，溃疡形成。缓解期表现为血管充血减轻，中性粒细胞逐渐消失，隐窝脓肿逐渐消失，基底部浆细胞仍保留，上皮再生，细胞增殖带扩大。静止期表现为黏膜萎缩、分支、隐窝变浅、潘氏细胞化生、淋巴细胞增生。由于UC病变主要在黏膜层，内镜活检足趾内出现上述诊断要点，所以内镜活检标本诊断UC准确率高。如果看到隐窝排列整齐，结构没有紊乱，即使看到隐窝炎、隐窝脓肿，也不能轻易诊断为UC。

### （三）克罗恩病的形态特点

浅表部位的、贴近淋巴小结的炎症反应是CD早期特点，内镜可见到口疮样溃疡，显微镜下为黏膜局部糜烂，杯状细胞相对正常。CD炎症反应呈多灶性，且程度不均匀，可观察到明显的炎症反应灶向正常黏膜跳跃的特点，表现为同一块活检组织炎症反应分布不均匀。CD炎性细胞多样，包括组织细胞、中性粒细胞、淋巴细胞、浆细胞及嗜酸性粒细胞。上皮样肉芽肿具有一定的诊断价值。肉芽肿一般较小，由数个上皮样细胞聚集组成，有时出现单个多核巨细胞。CD活检上皮样肉芽肿的检出率比手术切除标本低。由于CD是肠壁全层的炎症反应，而内镜活检只能取到肠壁黏膜层和浅表黏膜下层，这给诊断带来一定的难度。补充上消化道包括食管、胃及十二指肠的活检，若发现上皮样肉芽肿或局灶性增强型胃炎，可以协助诊断CD[5]。

## 三、鉴别诊断

### （一）其他慢性肠炎

IBD与其他慢性肠炎主要从病理上相鉴别。当活检组织显示慢性肠炎的特征时，除IBD外，还应考虑感染、缺血和药物等其他病因。引起慢性肠炎改变的感染因素包括霉菌感染、寄生虫感染或某些细菌如结核杆菌感染。肠结核可在临床或病理上与IBD相鉴别。肠结核多位于回盲部，内镜下呈环形溃疡，临床即影像检查支持结核有助于鉴别诊断，活检易见肉芽肿，肉芽肿体积大、数量多，常相互融合成体积巨大的肉芽肿，肉芽肿中央可见坏死或中性粒细胞浸润，黏膜可出现慢性肠炎改变。抗酸染色阳性对诊断肠结核有重要作用，但肠结核标本中的阳性检测率低，抗酸染色阴性不能作为排除肠结核的依据。抗酸染色阳性时，阳性菌数量也非常少，需要非常仔细地观察。结核杆菌的聚合酶链反应（polymerase chain reaction，PCR）检测有助于确定诊断。肠缺血也可以导致黏膜活检时出现慢性炎症反应改变。很多急性缺血呈现一种"毒性缺血"改变，通常出现上皮和隐窝的消失或萎缩，固有层纤维蛋白样物质沉积，隐窝凋亡增加以及"隐窝枯萎"，即伴上皮细胞变平的隐窝扩张。部分慢性缺血会引起类似CD的黏膜改变，包括小肠绒毛萎缩、幽门腺体化生等。另外，系统性白塞病累及肠道或者肠白塞病也可因肠系膜或肠壁静脉炎而导致局部肠黏膜出现缺血性溃疡，一般多见于回盲部和末端回肠，内镜常见回盲部单个或多个边界清楚的深溃疡，患者常伴口腔溃疡、外阴溃疡。肠白塞病没有肉芽肿形成，若有肉芽肿，则不支持肠白塞病的诊断[6]。

### （二）其他脊柱关节炎

IBD相关的中轴型关节炎需与其他脊柱关节炎相鉴别，炎性肠病性关节炎有明显的肠道症状，如腹胀、腹痛、腹泻、里急后重、有大量黏液脓血便、恶心、呕吐、纳差、消瘦、乏力、贫血、低蛋白血症等。

1.强直性脊柱炎（AS） AS是以骶髂关节炎和脊柱慢性关节炎症为主的全身性疾病，其特征性病理改变为肌腱、韧带附着点炎症，常见症状为静止或休息时腰背部僵硬或疼痛加重，活动后可缓解。晚期可发生脊柱强直、畸形甚至严重功能障碍。部分患者可出现轻度全身症状，如厌食、倦怠或乏力等。

2. 银屑病性关节炎（PsA）　PsA是一种与银屑病皮损相关的炎性关节炎，主要非对称性累及四肢小关节，有些患者可累及骶髂关节和脊柱关节，血清类风湿因子多呈阴性，少部分患者有HLA-B27阳性。银屑病的皮肤基本病变为红色丘疹，逐渐融合成斑片状，表面覆盖以多层银白色鳞屑，去除鳞屑露出发亮的薄膜，揭去薄膜可见点状出血。大多数的银屑病关节炎患者有指（趾）甲病变，表现为甲板失去光泽、变浊、增厚、粗糙、甲下过度角化、甲剥离和指（趾）甲出现顶针样小凹陷。

3. 反应性关节炎　反应性关节炎是一组继发于其他身体部位感染后，由于免疫反应异常而出现的无菌性关节炎。症状不一定与原发病平行，因为关节病变并非病原体直接侵犯所致。一般无骨质破坏，不留后遗症。主要临床特点：①发病前有前驱感染史；②有自限性，关节炎通常在3~5个月内消退；③典型的关节症状为非对称性、大的持重关节炎，可伴有肌腱端炎；④关节外表现包括皮肤黏膜病变、眼炎和心脏炎等。

### （三）类风湿关节炎

IBD相关的外周型关节炎和早期RA在症状和体征上非常相似，但IBD相关的外周关节炎通常是非对称、寡关节性的，大多数与IBD活动平行，具有自限性和非侵蚀性，关节的放射学表现通常正常，而RA的影像学检查可以观察到结构变化。由于RA疾病早期关节损伤尚未出现，而自身抗体如类风湿因子和抗环瓜氨酸蛋白抗体的出现可早于临床表现，因此血清学检测也有利于鉴别两者。

# 第五节　治　疗

## 一、西医治疗

对于炎性肠病性关节炎目前缺少有效的根治手段，治疗原则主要是控制病情，减少发作，消除消化道症状，改善关节功能，减少并发症出现，选择对肠道病变和关节受累均有益的药物。

### （一）一般治疗

适当休息，避免过劳，预防消化道感染，注意保暖，饮食要干净卫生，选用营养丰富容易消化的食物，避免食用刺激性食物。

### （二）非甾体消炎药

具有良好的关节止痛效果，但有胃肠道副作用，即使IBD处于临床缓解期，也不建议采用非甾体抗炎药（NSAIDs）和长疗程（>2周）选择性环氧化酶-2抑制剂进行维持治疗。

### （三）改善病情药物和免疫抑制剂

可用于IBD的免疫抑制剂有硫唑嘌呤、柳氮磺吡啶、环孢素、他克莫司、甲氨蝶呤、来氟米特、吗替麦考酚酯。

1. 柳氮磺吡啶（SSZ）和5-氨基水杨酸（5-ASA）　柳氮磺吡啶对溃疡性结肠炎和外周关节病变均有治疗作用，柳氮磺吡啶可作为轻症UC合并关节炎首选用药，每日4~6g口服，可连续使用 1~2 年；5-氨基水杨酸可同时减轻消化道和关节症状，每日 2~4g，口服。

2. **甲氨蝶呤** 对外周关节炎明显者，可选择甲氨蝶呤治疗。每周 10~25mg，通常口服。对 IBD 患者部分有效。副作用有胃肠道反应、骨髓抑制、肝肾损害、致畸和生殖功能减退，服药期禁怀孕和哺乳。

3. **硫唑嘌呤** 对于中、重度肠道病变患者，也可以选择硫唑嘌呤治疗，每日 50~150mg，口服。应注意长期使用会产生骨髓抑制、肝功能损害、致畸胎等不良反应。肝功能损伤者禁用，孕妇慎用。

4. **环孢素 A** 2.5~3.5mg/（kg·d）。可抑制 IL-2 的产生。较常见的副作用有厌食、恶心、呕吐等胃肠道反应，还可见惊厥、过敏等不良反应。病毒感染、对环孢素过敏者禁用。严重肝肾损害、未控制的高血压、感染及恶性肿瘤者忌用或慎用。

5. **他克莫司** 0.1~0.2mg/（kg·d），分两次口服。可抑制 T 细胞的活化，以及 IL-2、IL-3、γ-干扰素等的产生。但应注意妊娠、对他克莫司或其他大环内酯类药物过敏、对胶囊中其他成分过敏者忌用。

6. **来氟米特** 负荷量 50mg/d，3 天后改为维持量 20mg/d。病情缓解后，可改为 10mg/d，口服。能够抑制淋巴细胞和 B 细胞的增殖，抑制酪氨酸激酶的活性及细胞因子的表达。不良反应主要为腹泻、瘙痒、可逆性 ALT/AST 升高等。若出现白细胞下降，应减量或停用。准备生育的患者应考虑中断服药，同时服用考来烯胺。妊娠和哺乳期妇女禁用。免疫缺陷、未控制的感染、活动性胃肠道疾病、肾功能不全、骨髓发育不良患者禁用。罕见间质性肺炎，有肺部疾病的患者慎用。

7. **其他免疫抑制剂** 抗疟药中氯喹 0.25g，每日 1 次，口服；羟氯喹 0.2g，每日 2 次，口服。这几种免疫抑制剂可以抑制滑膜炎症，减少关节破坏。

### （四）甲硝唑

用于治疗克罗恩病，每日 100~200mg 静脉滴注，每日 1 次，使用 6 个月无效则应停药。

### （五）生物制剂

可用于 IBD 的生物制剂有肿瘤坏死因子-α 抑制剂（TNFi）、抗 IL-12/23、抗 α4β7、SIP、JAK1/2/3。同时对 CD 和关节炎有效的生物制剂有英夫利西单克隆抗体、阿达木单克隆抗体、培塞利珠单克隆抗体，同时对 UC 和关节炎有效的生物制剂有英夫利西单抗、阿达木单抗、戈利木单克隆抗体以及靶向小分子化合物托法替布。肿瘤坏死因子-α 抑制剂对炎性肠病和关节炎均有迅速而明显的疗效。缓解肠道症状的 TNFi 剂量高于风湿免疫病使用的剂量，在 IBD 疾病活跃时应优先按照 IBD 用药规范使用；一旦肠道疾病达到稳定缓解，就将 TNFi 用量降至风湿免疫病维持剂量。需要注意的是，英夫利西单抗具有抗肠道炎症和抗关节炎作用，而依那西普仅对关节炎有效，并且可增加 IBD 发生的风险，应避免用于 IBD 患者[7]。

### （六）糖皮质激素

关节腔局部注射糖皮质激素可以减轻外周关节炎，对中、重度炎性肠病未控制肠道病变时才全身使用，病情控制后逐渐减量。病情中度可使用强的松 40~60mg/d，严重者甲基强的松龙 200~400mg，静脉滴注，每日 1 次，连用 14 天为 1 个疗程。14 天后强的松改用维持量。还可使用得宝松关节腔内注射。

当 IBD 合并外周关节炎时，同时对两病有效的药物包括糖皮质激素和传统免疫抑制剂（甲氨蝶呤、硫唑嘌呤等）。其中激素可以用于诱导疾病缓解；柳氮磺吡啶可作为轻症 UC 合并外周关节炎首选用药；甲氨蝶呤是可选用的同时覆盖两种疾病的传统免疫调节剂；当选择生物制剂等靶向药物治疗方案时，首选 TNFi，可选 JAK 抑制剂。

## （七）手术治疗

出现急性肠梗阻、肠穿孔、瘘管等手术指征时，可以考虑手术治疗。

# 二、中医治疗

## （一）中医辨证论治

本病早期常伴腹痛、腹泻、关节肌肉疼痛等，以湿热证更为多见，以后胃肠症状虽然可能消失，但腰背四肢肌肉关节仍持续疼痛，甚至逐渐畸形。属于本虚标实，早期病势较急，以标实为主。慢性期易复感，病程迁延，日久难愈，继而损伤脾、胃、肝、肾脏腑之气，以本虚为主。常起于胃肠，而伤腰背四肢肌肉关节，最终又导致多脏器受损，证候纷繁复杂。

治疗原则是急性期重治肠胃，慢性期重治关节；急性期重祛邪，慢性期重补益；脾胃治疗为本，关节筋骨治疗为标，或标本同治，辨证论治。在辨证分型中湿毒蕴结证、湿热迫血证、脾阳亏虚证以治疗胃肠为主，湿热阻络证、寒湿痹阻证、肝肾亏虚证乃病之后期，胃肠症状减缓或消失，治疗当以筋骨为主。

1. 湿毒蕴结证　多发于本病急性期或急性复发，为湿热毒气蕴结肠胃，既可因气血运化不足，也可因湿热阻络，使关节肌肉失于濡养而致。

证候：低热，身重，腹胀，腹痛，腹泻，里急后重，大便黏腻臭秽，恶心呕吐，腹部癥瘕痞块，腰背疼痛，膝踝关节红、肿、热、痛不可触，屈伸不利，或关节游走疼痛，足趾手指漫肿疼痛，目赤肿痛，心烦口渴，溲黄味重，口舌溃疡，舌质红，苔黄腻，脉滑数。

治法：祛湿解毒，通络止痛。

方药：葛根芩连汤（《伤寒论》）合宣痹汤（《温病条辨》）加减。

葛根、秦皮、黄柏、黄连、防己、防风、滑石、炒苍术、炒薏苡仁、连翘、栀子、半夏、晚蚕沙（包）、赤小豆、赤芍、丹皮、败酱草、甘草等。

加减：腹胀加佛手、八月札；腹痛剧烈加延胡索、白芍；发热加生石膏（先煎）、知母；目赤肿痛加谷精草、夏枯草；上肢关节肿痛加桑枝、忍冬藤；下肢关节肿痛加车前草、白茅根。

临床体会：此证常是胃肠症状在先，而关节受累在后。热毒征象突出，综合全身表现，胃肠湿毒重于关节肌肉病变，用药时偏治胃肠。

2. 湿热迫血证　本证是炎性肠病关节炎中急重的证候。多为湿热毒邪不解，久居胃肠，迫血妄行，湿热交结。经脉不通，而导致关节肿疼，主要表现为胃肠湿热毒邪，深入营血；关节红肿热痛，肌肤有红点或紫斑。

证候：发热，腹痛，腹胀，大便赤黄相间或有黏液脓血便，里急后重，癥瘕痞块，肛门灼热红肿疼痛或见鲜血，手足心热，心烦失眠，纳少，腰背疼痛，关节红肿，不能屈伸，皮肤斑疹，不恶风寒，舌质红绛，苔黄腻，脉滑数。

治法：清热凉血，祛湿通络。

方药：白头翁汤（《伤寒论》）合四妙丸（《成方便读》）加减。

白头翁、秦皮、黄柏、黄连、生薏苡仁、川牛膝、生地榆、丹皮、玄参、茜草、白茅根、三七粉（冲）、冬瓜皮、冬瓜子、艾叶、生甘草等。

加减：大量黏液脓血便加白及、灶心土（包，先煎）；肛门灼热、红肿疼痛甚或溃烂加败酱草、青黛（包）、槐角；癥瘕痞块加三棱、莪术；皮肤斑疹加地丁、蒲公英；关节疼痛加秦艽、鸡血藤。

临床体会：本证病机关键在于湿热之毒迫血妄行，湿热交结于关节。此胃肠血证急暴，当速清热解毒、凉血通络，急治胃肠，兼顾关节；欲止血，先清热，热毒不清，妄血不止；虽欲止血，但不宜过涩留瘀，经脉不通，痹必重也；旧血不祛，新血不生。

3. 寒湿痹阻证　本证多因感湿受寒，卫外功能减弱，致风寒湿邪入侵，阻滞经络，血脉痹阻，关节凝滞，使气血运行不畅，而成痹证。

证候：恶风寒，手足逆冷，腰脊僵硬，痛掣尻尾，四肢关节冷痛，肢体刺痛或麻木不仁，屈伸不利，晨僵明显，遇寒加重，得热缓解，舌质淡，舌体胖，苔白，脉弦紧。

治法：散寒除湿，温经止痛。

方药：乌头汤（《金匮要略》）加减。

制川乌（先煎）、黄芪、麻黄、芍药、防风、羌活、独活、姜黄、当归、川芎、水蛭、蜈蚣、鸡血藤、透骨草、伸筋草、狗脊、杜仲、怀牛膝、桃仁、红花、炙乳香、炙没药、甘草等。

加减：若寒邪甚者，加桂枝、细辛、干姜；关节疼痛以上肢为主，加羌活、白芷、威灵仙、川芎；疼痛以下肢为主者，加独活、牛膝、萆薢、防己；若疼痛以腰背为主，加淫羊藿、续断、杜仲。

临床体会：本证往往为炎性肠病性关节炎慢性期，湿热余邪已尽，胃肠功能已经恢复，关节症状受寒而发，恶寒疼痛明显，用药不必考虑以往热毒，尽可专用散寒温通之品。寒性凝滞，湿性黏滞，本证可重用活血散寒药物，配合血肉有情之品。

4. 脾阳亏虚证　本证多因寒湿伤脾，损伤脾阳，或久病缠绵，湿热困伐脾土，脾阳亏虚，运化不利，气血生化无源，气血匮乏血脉涩滞，经脉失于温煦而成痹。脾不运化，下利清谷，脾不统血，便血耗气。

证候：间断腹泻，时发时止，下利清谷，或便血色淡，腹胀腹痛，关节疼痛，劳累遇寒加重，恶风怯寒，面色萎黄或苍白，神疲肢倦，身重乏力，消瘦纳差，舌质淡，苔白或腻，脉沉细。

治法：健脾益气，和血通脉。

方药：参苓白术散（《太平惠民和剂局方》）合胶艾汤（《金匮要略》）加减。

生黄芪、党参、白术、茯苓、当归、莲子肉、炒薏苡仁、山药、升麻、桔梗、阿胶（烊化）、艾叶、五味子、川芎、芍药、砂仁（后下）、炙甘草。

加减：腹胀加藿梗、苏梗（后下）；关节疼痛加桑枝、怀牛膝、川断；胃寒肢冷加制附片（先煎）、桂枝；便溏加炮姜，灶心土（先煎水过滤后煎药）。

临床体会：本证病机关键在于脾阳不足。便血要分清是湿热迫血行，还是脾不统血，可从便血的色、味、质区分；虚证也要明确在于脾，还是在于肝肾，方能用药准确。

5. 肝肾亏虚证　本证多因素体亏虚，或病程日久，正气渐虚，筋骨脆弱，久致肝肾虚损，气血不足，经脉失于温煦而成。

证候：腰膝酸软，恶寒肢冷，驼背畸形，关节肿大，腰背、四肢关节痛，屈伸不利，足跟疼痛，肢体乏力，肌肉消瘦，头晕耳鸣，遗精阳痿，舌质淡暗，苔白，脉沉细。

治法：补益肝肾，强壮筋骨。

方药：右归丸加减。

熟地黄、附子（先煎）、肉桂、山茱萸、山药、杜仲、枸杞、菟丝子、鹿角（先煎）、当归、补骨脂、益智仁、狗脊、独活、怀牛膝、地龙、巴戟天、醋三棱、土贝母。

加减：关节肿者加皂角刺、炮山甲（先煎）；关节痛甚加全蝎、蜈蚣；腰脊疼甚加川断、淫羊藿；恶寒肢冷加千年健、追地风。

临床体会：本证首先是风寒湿痹或热痹久病不愈，气血痹阻日久，瘀血痰浊阻痹经络而致驼背畸形、关节肿大；其次是外邪入侵，日久不去，使气血伤耗加重，而造成不同程度的气血亏虚证，甚至出现阴阳俱损的证候。属于炎性肠病关节炎的晚期，治疗以扶正固本为主，兼治瘀血痰浊，稍加理气药，补而不腻。

## （二）中成药

1. 湿热痹颗粒　每次 6g，每日 2 次，口服。具有祛风除湿、清热消肿、通络定痛之功效，用于湿热痹证。现代药理学研究表明，湿热痹颗粒具有良好的抗炎镇痛作用[8]。

2. 四妙丸　每次 6g，每日 2 次，口服。具有清热利湿之功效。现代药理学研究表明，四妙丸配方颗粒通过调节 PTGS2、TNF 等靶点，调控 IL-17 信号通路、TNF 信号通路、破骨细胞分化等方式抑制机体炎症反应，调节机体免疫功能[9]。

3. 寒湿痹颗粒　每次 10g，每日 3 次，口服。具有温经散寒、蠲痹通络之功效，主治风寒湿痹证。临床研究表明，寒湿痹颗粒治疗证属寒湿痹阻者疗效明显，可以有效改善患者的健康状况，加快恢复[10]。

4. 尪痹片　每次 2g，每日 3 次，口服。具有补肝肾、强筋骨、祛风湿、通经络之功效，用于肝肾不足，风湿阻络所致的尪痹。现代药理学研究表明，尪痹片作为纯中药制剂，具有镇痛、抑制关节炎症、修复和改善病变组织的作用[11]，且副作用小。

5. 雷公藤制剂　雷公藤多苷片，每次 10~20mg，每日 3 次，口服。具有清热解毒、祛风除湿之效。大量实验研究表明，雷公藤多苷片具有抗炎、免疫抑制作用。本药有一定毒性，对肝肾功能和造血系统均有影响，尤其是对生殖系统损伤最大，育龄人群慎用，服药期间需定期复查血常规和肝肾功能。

## （三）外治法

1. 锡类散　肛门红肿或溃疡可外敷锡类散。

2. 四生丸加减肛门熏洗　生荷叶、生柏叶、生艾叶、生地黄、马齿苋、白鲜皮、天葵、白及、金银花、蒲公英、黄柏、栀子，放入容器中加水煮沸后，先以蒸气熏，然后外洗，每次 15~30 分钟，每日 3~5 次，治疗 10 天。

3. 槐花散加减灌肠　槐角、侧柏叶、大青叶、金银花、地丁、黄柏、败酱草、白茅根、茜草、棕榈炭，将药物水煎后装瓶备用。灌肠时药液温度应适宜（38~41℃），药液在体内保留至少 40 分钟。每日灌肠两次，早晚各 1 次，每次 100mL。

4. 中药熏蒸　制附片、白芷、炙乳香、炙没药、伸筋草、羌活、独活、细辛、川芎、桂枝、透骨草、威灵仙，放入容器中加水煮沸后，先以蒸气熏，然后外洗，每次 15~30 分钟，每日 3~5 次，治疗 10 天。

5. 中药离子导入　制附片、桃仁、红花、炙乳香、炙没药、土茯苓、伸筋草、羌活、独活、细辛、川芎、当归、透骨草、樟脑、车前子、血竭、鸡血藤，每次 15~30 分钟，每日 1~2 次，治疗 15 天。

6. 药浴　制川乌、樟脑、松节、桃仁、红花、炙乳香、炙没药、伸筋草、透骨草、细辛、川芎、川椒、血竭、鸡血藤，每次外洗 15~30 分钟，每日 1~2 次，治疗 15 天。

## （四）针灸

1. 膝关节肿痛者，针刺足三里、脾俞、膝眼、委中、鹤顶、犊鼻、阳陵泉、阴陵泉。
2. 踝关节肿痛者，针刺中渚、太溪、阳陵泉、照海、昆仑、委中、劳宫。
3. 腰背疼痛者，可艾灸督脉和膀胱经局部穴位及辨证取穴，配以血海、昆仑、委中、劳宫。

## （五）食疗

黄芪山药莲子粥、参枣米饭、八宝饭、茯苓饼、薯蓣汤、扁豆花茶、薏苡仁丝瓜粥、黄芪炖蛇肉、附片蒸羊肉（《中华临床药膳食疗学》）[12]。可选莲子红枣山药粥、茯苓冬瓜扁豆汤、鲜藕赤豆紫米汤等具有健脾益气、祛湿通络作用的制剂，常食乌梅、大枣、薏苡仁或莲子、藕、白扁豆、山药、茯苓膏等健脾之品。

# 第六节　中西医结合诊治策略与措施

## 一、全面改善消化道及关节病情中西医结合治疗目标

炎性肠病性关节炎的中西医结合治疗应以改善消化系统、关节及全身症状，控制病情，减少患者痛苦，提高生活质量为目标。

## 二、消化道与关节损害兼顾治疗策略

本病消化道的症状对患者造成的痛苦以及对生命的危及程度远大于关节损害，应该把消化道治疗放在第一位，只有在消化道病情控制良好的前提下，关节症状方可得到改善。在消化道病情稳定时，可选择二者兼顾的药物。只有在消化道病情控制良好的情况下，才可选择专用于关节的药物。这既是本病中西医治疗方向选择的关键，也是确定治疗方案的关键。

## 三、扶正与祛邪治疗的策略

扶正在西医的治疗方面更多体现在支持治疗上，包括补液营养支持、膳食、止血、输血等。抗炎属于祛邪治疗之一，选药时既要注意药物的治疗作用，同时要注意对消化道的保护。中医的治疗讲究精准辨证，扶正和祛邪的选择在此更为复杂，在治疗过程中应详加辨识，并平衡扶正与祛邪之间的关系，如健脾补肝肾与祛除实邪、补脾虚与清热祛湿药的运用，补血与活血、止血与活血、温里与阴虚之间的矛盾等。选择药物时视正虚与邪实程度、症状的缓急程度、脾胃与关节症状的轻重程度而决定。总而言之，炎性肠病性关节炎急性期治疗重肠胃、慢性期治疗重关节；先治肠胃，后治关节；急性期重祛邪，慢性期重补益；脾胃治疗为本，关节筋骨治疗为标，或标本同施，辨证论治。

## 四、分期治疗措施

可根据患者的临床症状与体征、肠镜检查与病理结果、实验室检查结果等，按照目前现行的西医炎性肠病性关节炎的临床诊疗指南与共识进行诊断并分期治疗。中医治疗以分期辨证治疗为主。急性期或先治标，如清肠止血等，先治本如补阳救急等，或标本兼顾祛邪扶正并用。慢性期要视肠道、关节症状轻重不同而做出不同的选择，并根据辨证选择扶正佐以祛邪或祛邪佐以扶正。临床静止期或缓解期，当以扶正之本为主，祛邪治标为辅。

## 五、药物选择策略

需要在活动期胃肠道症状严重的情况下，以改善消化道症状为主；慢性期和静止期要分清楚消化道和关节两个方面的症状轻重如何而选择用药方向。一般尽可能选择对于消化道和关节两个方面都有作用的药物，如柳氮磺吡啶既可以改善肠道的菌群关系，又可以抑制肠道和关节的炎症反应，口服还是纳肛根据患者的消化道情况来选择；仅关节症状重的患者可以用升阶梯方式选药，生物制剂的使用应注意到本病常合并肠道的感染和菌群失调情况；选用中药治疗时，也应该注意在活血、止血、通络、清热、祛湿等药物中，尽可能选择对胃肠道损伤小的药物，或者在配方的同时加以固

护脾胃的药物，坚守补而不滞、祛邪不伤正的原则；慢性期或静止期可以减停药物，或以纯中药治疗。中药的治疗应贯穿本病全程。

### 六、养生调摄

食疗方面，忌辛辣刺激、不易消化、不洁饮食，以防损害消化道功能，扰乱肠道菌群，预防和减少本病复发。中医注重脾胃后天之本，讲究药食同源，当根据病证之不同，辨证选择食疗方案。适当的锻炼可减少本病的关节损害，改善关节功能，减少致残率，促进胃肠蠕动，改善胃肠功能，增强体质，减少复发。中医认为，锻炼能使肢体强劲，振奋阳气，通达经脉，长期锻炼可使气血充足，精强体健，具有中医"治未病"之用。

# 第七节　名医经验

### 一、卢君键经验

卢君键[13]认为炎性肠病性关节炎急性期是湿热型，治宜清热利湿，方用葛根芩连汤加减。气滞血瘀者加厚朴、木香、槟榔、丹参；痰瘀交结加皂角刺、桃仁、红花、海藻、昆布；肠腐脓血加秦皮、白头翁；便血多加地榆、三七、槐花；上肢肿痛加络石藤、豨莶草、桑枝、忍冬藤；下肢肿痛加牛膝、木瓜、黄柏；皮肤脓疱加蒲公英、连翘、野菊花；目赤肿痛加青葙子、夏枯草、龙胆草。炎性肠病慢性期为脾虚型，治以益气健脾，方用参苓白术散合六君子汤加减。恶寒肢冷加干姜、附子；湿盛加苍术、藿香、厚朴；胁痛嗳气加柴胡、枳壳、香附、白芍；肾阳虚加菟丝子、巴戟天、淫羊藿、鹿茸；肾阴虚加六味地黄丸；腰脊强直加制川乌、独活、蜂房、鹿角、威灵仙、土鳖虫。

### 二、周翠英经验

周翠英[14]将炎性肠病性关节炎分为四型：①热毒内攻，闭阻经络型：治宜清热解毒、通络止痛，方用白虎汤合五味消毒饮加减。组成：石膏30g（先煎），知母15g，蒲公英20g，地丁15g，金银花30g，野菊花15g，忍冬藤20g，地龙15g，黄柏12g。②湿热蕴蒸，流注关节型：治宜清热利湿、宣痹止痛，方选加味四妙散加减。组成：黄柏12g，苍术20g，当归尾10g，川牛膝15g，汉防己15g，川草薢20g，海桐皮15g，土茯苓30g，忍冬藤20g，车前子15g，白术10g，木瓜15g。③卫阳虚弱，邪犯经络型：治宜祛风胜湿、温阳散寒，方用羌活胜湿汤合桂枝汤加减。组成：羌活12g，独活12g，防风15g，威灵仙12g，秦艽15g，桂枝12g，白芍20g，细辛3g，茯苓20g，炒白术10g，生姜6g，甘草6g。④脾胃亏虚，关节失濡型：治宜健脾和胃、益气通络，方选参苓白术散合六君子汤加减。组成：党参15g，白术12g，茯苓20g，陈皮10g，砂仁6g，半夏10g，黄芪15g，炒三仙各10g，白扁豆19g，当归12g。

### 三、娄玉钤经验

娄玉钤[15]认为本病多与湿热有关，将本病分为三型：①热毒内攻，闭阻经络：治宜清热解毒、通络止痛，方用白虎汤合五味消毒饮加减。②卫阳虚弱，三邪犯经：治以祛风胜湿、温阳散寒，方用羌活胜湿场合桂枝汤加减。③湿热蕴蒸，流注关节：治宜清热利湿、宣痹止痛，方选加味四妙散加减。

### 四、吴启富经验

吴启富等[16]将炎性肠病辨证分型为：①热毒炽盛，闭阻经络证，治以清热解毒、通络止痛，方用白虎汤合五味消毒饮加减：生石膏30g（先煎），知母15g，蒲公英20g，紫花地丁15g，金银花30g，野菊花15g，忍冬藤20g，地龙15g，黄柏12g，苍术、白术各10g，牡丹皮12g，白茅根30g，泽泻10g，黄连6g，丹参12g。②湿热蕴蒸，流注关节证，治宜清热利湿、宣痹止痛，选方加味四妙散加减：黄柏12g，苍术20g，当归尾10g。川牛膝15g，汉防己15g，萆薢20g，海桐皮15g，秦艽10g，土茯苓30g，忍冬藤20g，车前子15g，白术10g，木瓜15g。③卫阳虚弱，邪犯经络证，治宜祛风胜湿、温阳散寒，方用羌活胜湿汤合桂枝汤加减：羌活12g，独活12g，防风15g，威灵仙12g，秦艽15g，桂枝12g，白芍20g，细辛3g，茯苓20g，炒白术10g，生姜6g，甘草6g，荆芥10g，葛根10g。④脾胃虚弱，关节失濡证，治以健脾和胃、益气通络，方用参苓白术散合六君子汤加减：党参15g，白术12g，茯苓20g，陈皮10g，砂仁6g，姜半夏10g，炙黄芪15g，炒三仙各10g，白扁豆10g，当归12g，伸筋草30g，木瓜10g，桑枝10g，羌活10g，鸡血藤30g。

# 第八节　中西医调护

## 一、调摄

1. 病情容易反复，要合理安排生活起居，注意休息，劳逸结合，调整心态，乐观向上。

2. 注意保暖，避免风寒湿邪侵袭，预防上呼吸道感染。

3. 注意食品卫生，避免食用不洁或腐烂变质食物而致肠炎。戒烟酒，忌食辛辣厚味等刺激性食物，少食生硬等不易消化食品。宜进食稀软清淡、营养充足、易于消化之品。

## 二、护理

### （一）一般护理

消化道病情较重者，随时注意大便的量、次数、质地、有血与否，出血量多的患者定时检查血压、心率、呼吸、脉搏等生命体征，多休息，静养为主。使患者主动配合治疗，对治疗充满信心，心情开朗，保持心理上的平静、情绪上稳定，疗效就会提高，焦虑急躁或悲观抑郁，会增加胃肠道反应。平时要避风寒，节饮食，调情志，慎起居，免劳累，积极锻炼，劳逸结合，增强体质，帮助消化功能和关节功能恢复。加强个人卫生，预防上呼吸道、泌尿系统、消化系统及生殖系统感染，防止疾病复发。

### （二）辨症施护

1. 腹胀腹痛，嗳气反酸，予以无渣易消化产气少的饮食，做轻柔的腹部按摩，必要时可予气滞胃痛冲剂6g，每日3次，口服。

2. 腹泻便血的患者要观察排便次数、性质、量及伴随的脱水、发热、里急后重等症状，及时准确地采集标本送检。病情较重体质虚弱者大便失禁后要保持床褥清洁，防止发生褥疮，做好肛周护理，可用如意金黄散、锡类散或鲜芦荟捣汁外敷。

3. 关节疼痛，活动受限的患者，可以通过理疗、中药熏蒸泡洗、中药药浴、中药离子导入等，也可用扶他林、骨友灵等药对疼痛部位外涂或狗皮膏外贴以止痛，关节功能锻炼对于关节的保护作用是药物无法替代的，还可以提高患者体质减少疾病复发，关节锻炼操可以帮助恢复关节活动范围，有针对性地选择床操、体操、太极拳、五禽戏、八段锦、保健按摩，使患者筋骨舒展，气血流通，精神愉快，有利于肢体功能恢复，促进病情好转。

4. 体温在 37.3℃ 以上者，每日测量 4 次；温度在 39℃ 以上者，每 4 小时测 1 次，应采取物理降温，如冰枕，在腋下、腹股沟处放置冰袋或酒精擦浴；药物降温可用解热镇痛药，或中药紫雪散、安脑丸口服，柴胡注射液肌注，或清开灵注射液、穿琥宁注射液和醒脑静等静脉注射；针灸降温可取曲池、大椎、外关、合谷等穴位。

# 第九节　预后与转归

## 一、转归

炎性肠病性关节炎发病初期，起病急，多以湿热、热毒侵犯胃肠，或湿热入营，迫血妄行等常见，乃属于肠痹等范畴，以后或同时累及以下肢为主的关节红、肿、热、痛，表现为湿热阻络证候，此内外均以湿热为主；湿热日久，耗伐脾土，虽有腹痛、腹泻、便血、里急后重等症状，但热势已衰，或即使留有余邪，仍以脾阳亏虚为主，下肢关节红、热消失，肿或不肿，然疼痛而恶寒，此二者，治疗均以胃肠为主、关节为辅。本病的慢性迁延期，胃肠症状缓解或明显减轻，而腰背疼痛，屈伸不利，夜痛不能卧，膝痛不远行，关节症状的表现尤为突出，治疗的重点应该从脾胃转至关节，临床常见湿热阻络证、寒湿痹阻证、肝肾亏虚证。痹证转归大多是五体痹日久不解转为五脏痹。然本病与绝大多数痹证不同，是先以胃肠症状起病，以后或同时出现关节症状，乃脏腑痹在前，后转五体痹，此为邪毒先伤胃肠是也。

## 二、预后

本病病程长，大多能够控制病情，但因反复发作而难以根治。炎性肠病患者大部分没有关节炎，炎性肠病性关节炎患者的病情，因肠病的控制，关节症状可以减轻或缓解，单侧膝、踝关节的肿痛大多呈一过性，随胃肠症状的缓解而消失，加重与缓解交替出现，一般不出现畸形，预后良好，基本不影响生活；但是炎性肠病的反复发作，出现骶髂关节炎，脊柱韧带钙化甚至骨桥形成者，病情将逐渐加重，脊柱活动范围逐步减少，甚至出现驼背，严重影响工作、生活。病程中出现大量消化道出血、并发消化道和关节外表现、内脏损害者病情较重。可因消化道穿孔出血、梗阻坏死等造成死亡，少数患者可出现癌变。

# 第十节　中西医临床研究进展

## 一、临床辨治

关于炎性肠病性关节炎的中医辨证分型目前各家不一，大致分成湿毒内攻、湿热蕴蒸、卫阳虚弱、脾阳亏虚 4 型。认为本病急性期以湿热为主。冀春丽[17]等通过详细询问病史，四诊合参将课题组内的 17 位患者进行辨证分析，其中热毒内攻型占 11.76%，卫阳虚弱型、三邪犯经型各占 29.41%，湿热蕴蒸型、流注关节型占 58.82%。国医大师路志正认为炎性肠病性关节炎是脾胃虚弱，或邪犯胃肠使脾胃运化失常，气血不足，或邪气闭阻经脉，肢体失于濡养而致，将本病分为湿热蕴结证、湿热迫血证、脾阳亏虚证、湿热阻络证、寒湿痹阻证及肝肾亏虚证。国医大师路志正[18]认为炎性肠病性关节炎发病初期，起病急，以湿热、热毒侵犯胃肠，或湿热入营，迫血妄行等常见，乃属于腑痹。本病的慢性迁延期，胃肠症状缓解或明显减轻，而腰背疼痛、屈伸不利、夜痛不能卧、膝痛不能远行等关节症状尤为突出，治疗的重点应该从脾胃转至关节。

## 二、方药与药理

1. 白头翁汤　现代药理学研究表明白头翁汤的化学成分有生物碱类、香豆素类、皂苷类等，具有抗炎、抗菌、免疫调节的作用。白头翁汤可抑制中性粒细胞 cAMP-磷酸二酯酶（PDE）的活性，升高 cAMP 水平，从而发挥抗炎作用[19]。白头翁汤可抑制内毒素（LPS）介导的炎症反应，其机制可能在于减少炎症因子的表达，抑制凋亡基因启动，阻碍内毒素信号传导与受体激活，增加机体能量代谢和蛋白质合成[20]。研究发现，白头翁汤联合常规治疗药物，可显著缓解溃疡性结肠炎患者的临床症状，同时降低血清 IL-1β、TNF-α 水平，白头翁汤灌肠能够恢复促炎因子与抗炎因子的平衡，从而减轻肠道炎症[21]。刘思邈[22]等发现白头翁汤可通过下调 TNF-α、IL-6、Ig 水平，抑制 NFκB p65 蛋白表达，进而抑制溃疡性结肠炎患者的炎性细胞浸润，促进结肠黏膜损伤修复。李毅[23]等通过体内试验，发现白头翁汤可有效调节 Th17/Treg 的平衡关系，进而恢复溃疡性结肠炎大鼠的免疫功能。

2. 黄柏　现代药理学研究表明，黄柏中的化学成分包括生物碱类、柠檬苦素类、酚酸类等，具有抗炎、抗菌、免疫抑制、止血等作用。小檗碱作为黄柏的主要生物碱成分，被证明具有抑菌、抗炎等药理活性。通过不同成分的黄柏提取物对二甲苯致小鼠耳郭肿胀及鸡蛋清致大鼠足趾肿胀的实验发现，川黄柏各成分提取物均具有抗炎作用，但其中生物碱部位抗炎作用最为明显[24]，黄柏酮作为川黄柏的有效成分之一，能够降低 MCP-1、NO、IL-1β、IL-6 等炎性因子的翻译与转录水平，提高丝裂原活化蛋白激酶磷酸酶-1（MKP-1）的 m-RNA 的稳定性，继而对 p38 介导的 AP-1 信号产生抑制效果，增加 MKP-1 蛋白的表达时间[25]。川黄柏提取物可以降低大鼠前列腺组织中的 PEG$_2$、TNF-α 及 IL-1β 等炎性细胞的水平，能够治疗因衣原体感染导致的慢性细菌性前列腺炎，还能缓解大鼠前列腺组织间质的纤维化程度，改善大鼠的 CTGF、TNF-α、TGF-β$_1$、IL-1β、PEG$_2$ 及 COX-2 水平[26]。体外抑菌评价抑制活性实验证明，川黄柏提取物对金黄色葡萄球菌和铜绿假单胞菌皆具有抑制作用，且其能够破坏生物膜后渗透入内部，从而对细菌起到抑制和杀灭作用[27]。复方黄柏液（黄柏碱）能够对 iNOS、HMOX-1 等胞内免疫调控基因产生影响，继而影响人体脂肪间充质干细胞（A-MSC）的免疫调节作用，最终让局部移植物对抗宿主的能力得到抑制。

3. 牛膝　牛膝的有效成分主要包括皂苷、甾酮、黄酮、多糖、生物碱、有机酸等，具有抗肿瘤、抗炎镇痛、抗骨质疏松等药理作用。尚风琴[28]将怀牛膝和川牛膝进行抑制肿瘤细胞增殖活性实验，结果表明，甾酮类化合物表现出抗肿瘤活性，且怀牛膝甾酮类化合物抗肿瘤活性高于川牛膝。Xu[29]等研究了怀牛膝皂苷（ABS）对 IL-1β 诱导的软骨细胞炎症和凋亡的保护作用，首次证明了 ABS 对 IL-1β 刺激的软骨细胞的保护作用及其分子机制，可认为 ABS 可能是治疗骨关节炎的潜在药物。王剑等[30]通过体外细胞毒性检测、小鼠脾淋巴细胞增殖实验、NK 细胞活性测定以及腹腔巨噬细胞吞噬中性红等实验，对川牛膝多糖的免疫活性进行了研究。研究结果表明，川牛膝多糖既具有体液免疫功能，又能提高 NK 细胞活性和小鼠巨噬细胞的吞噬能力，表明其免疫活性广泛。杨柳等[31]对牛膝的抗骨质疏松和抗炎作用进行考察，其前期研究证明牛膝水提液经过 D101 型大孔树脂采用 50% 乙醇洗脱后的组分为牛膝补肾壮骨有效部位，该部位具有抗骨质疏松和加速大鼠骨折愈合的作用。后期研究又发现牛膝补肾壮骨有效部位针对蛋清引起的大鼠足肿胀和棉球引起的肉芽肿胀有明显抑制作用，从而表明牛膝补肾壮骨有效部位有抗炎作用。

# 第十一节　展　望

炎性肠病性关节炎是一种严重影响消化道功能，并且累及肌肉关节和其他脏器的一种自身免疫性疾病。西医治疗必然要使用各种免疫抑制剂、激素、非甾体类抗炎药物，这几类药物可以引起严重的消化道反应，肝肾功能、造血和凝血系统异常，激素还可以引发高脂血症、高血压等，对心血管系统产生不良影响。炎性肠病有显著的消化道损害，长期大量的便血可以累及心、肝、脾、肾等脏器，急性期的患者很难耐受免疫抑制剂和非甾体类抗炎药物所产生的消化道反应，这成为目前西医治疗炎性肠病性关节炎难以克服的药物治疗作用与副作用的一对矛盾。而中医强调个体差异，通过辨证论治，采用多种治疗方法，内治与外治及灌肠等综合治法相结合，灵活选方，调整药物，对于该病的不同阶段采用不同的治则，根据不同的兼症进行加减，调节人体免疫功能，改善局部及全身症状，控制病情，减少复发，减少并发症，减少脏器损害，具有良好的短期与长期治疗效果。目前，对于炎性肠病主要认为是病在胃肠，以湿毒内攻、湿热蕴蒸证和脾胃亏虚证多见，采用清热解毒、清热利湿，健脾和胃的治疗法则，选用白虎汤合五味消毒饮加减、四妙散加减、参苓白术散加减。炎性肠病性关节炎在炎性肠病的基础上通过辨证、立法、处方、选药，配以活血止血、凉血活血、养血活血、散寒活血、通络止痛、散结化痰药等治疗本病。与西药联合使用，可以明显减少免疫抑制剂、激素、非甾体类抗炎药物的用量，减少并改善西药使用过程中带来的毒副作用，帮助免疫抑制剂和激素顺利撤减。

（张华东，刘宏潇）

## 参 考 文 献

［1］蒋明，林孝义，朱立平．中华风湿病学［M］．北京：华夏出版社，2004：1034-1042.

［2］栗占国．凯利风湿病学［M］．北京：北京大学出版社，2015：1336-1345.

［3］祖晓满，徐舒，林丽慧，等．炎症性肠病合并风湿免疫病诊治策略［J/OL］．中华炎性肠病杂志，2021，5（1）：21-26.

［4］李璐，梁宗辉．炎症性肠病的 MRI 进展［J］．国际医学放射学杂志，2019，42（4）：454-457.

［5］范新娟，田素芳，李增山，等．溃疡性结肠炎与克罗恩病的病理鉴别诊断［J］．中华炎性肠病杂志，2018，2（3）：191-194.

［6］中华医学会消化病学分会炎症性肠病学组病理分组，叶子茵，肖书渊，等．中国炎症性肠病病理诊断专家指导意见［J/OL］．中华炎性肠病杂志，2021，5［2021-01-01］．

［7］张奉春．风湿免疫科诊疗常规［M］．北京：中国医药科技出版社，2012：51-53.

［8］辛增辉，季春，肖丹，等．湿热痹颗粒镇痛抗炎作用的实验研究［J］．中药新药与临床药理，2009，20（2）：123-126.

［9］吴越，刘维．基于网络药理学探讨四妙丸治疗骨关节炎的作用机制［J］．世界中医药，2020，15（23）：3604-3616.

［10］庞红梅．寒湿痹颗粒治疗类风湿关节炎、强直性脊柱炎和膝骨关节炎中医辨证属寒湿痹阻证的临床疗效［J］．中医临床研究，2014，6（26）：87-88.

［11］陈卫衡，翁习生，阎小萍，等．尪痹片治疗类风湿关节炎/膝骨关节炎临床应用专家共识［J/OL］．中国中药杂志：1-8［2021-04-05］．

［12］冷方男，王凤岐，王洪图．中华临床药膳食疗学［M］．北京：人民卫生出版社，1993：119、309-312.

［13］卢君键．结缔组织病中西医诊治学［M］．北京：人民卫生出版社，1992：590-593.

［14］周翠英，孙素平，傅新利．风湿病中西医诊疗学［M］．北京：中国中医药出版社，1998：507-518.

［15］娄玉钤．中国风湿病学［M］．北京：人民卫生出版社，2001：2301-2304.

［16］吴启富，叶志忠．风湿病中医特色治疗［M］．沈阳：辽宁科技出版社，2002：174-179.

［17］冀春丽，宋红旗，杨亚飞，等．中医辨证治疗炎性肠病性关节炎17例［J］．中国中医药现代远程教育，2013，11（18）：14-15.

［18］张华东，路洁，边永君，等．路志正教授治疗炎性肠病性关节炎的辨证体会［J］．中华中医药杂志，2006，21（7）：412-414.

［19］姚星丞，李佳．白头翁汤及其拆方对cAMP-磷酸二酯酶活性影响的研究［J］．中国动物保健，2018，20（6）：49-50.

［20］胡屹屹，穆祥，胡元亮．中药方剂白头翁汤抗细菌毒素的作用研究［J］．中国农业大学学报，2011，16（6）：132-136.

［21］金燊懿，毕凌，焦丽静，等．白头翁汤化学成分及药理作用研究进展［J］．上海中医药杂志，2019，53（3）：109-111.

［22］刘思邈，唐艳萍．清热利湿治疗大肠湿热证溃疡性结肠炎30例［J］．中国中西医结合外科杂志，2012，18（5）：441-444.

［23］李毅，李盼盼，李东阳，等．白头翁汤对溃疡性结肠炎模型大鼠IL-17及IL-10的影响［J］．中医药导报，2020，26（2）：1-4.

［24］汤景霞．川黄柏抗炎活性部位的筛选研究［J］．中国处方药，2016，14（2）：30-31.

［25］李德智．黄柏的采收加工与商品规格［J］．农村实用技术，2018，12（2）：51-52.

［26］金敏．调剂中易混淆品种黄柏与关黄柏的探讨［J］．首都食品与医药，2018，25（1）：89-90.

［27］刘洋，冉聪，游桂香，等．川黄柏中盐酸小檗碱体外抗菌作用的实验研究［J］．中国农业科技导报，2020，22（2）：179-186.

［28］尚风琴．怀牛膝与川牛膝功能活性成分的比较研究［D］．武汉：中国科学院研究生院（武汉植物园），2016.

［29］XU X X, ZHANG X H, DIAO Y, et al. Achyranthes bidentata saponins protect rat articular chondrocytes against interleukin-1β-induced inflammation and apoptosis in vitro［J］. Kaohsiung J Med Sci, 2017, 33（2）：62-68.

［30］王剑，何开泽，付田，等．川牛膝多糖的体外免疫活性研究［J］．应用与环境生物学报，2008，14（2）：481-483.

［31］杨柳，张颖，刘季田媛，等．牛膝补肾壮骨有效部位抗炎、镇痛作用研究［J］．中医药学报，2015，43（6）：25-28.

# 第十四章
# 幼年特发性关节炎

## 第一节　概　说

　　幼年特发性关节炎（juvenile idiopathic arthritis，JIA）是儿童时期最常见的一组慢性风湿性疾病的总称，根据国际风湿病学联盟（the International League of Associations for Rheumatology，ILAR）的定义，是指 16 岁以下青少年和儿童持续 6 周以上的原因不明的关节炎。其特征在于可导致结构性关节滑膜炎性反应[1]，甚至发生关节外器官不可逆损伤，如虹膜睫状体炎或肾脏淀粉样变性，或可能由于药物治疗引起的不良反应[2]。JIA 发病率为（0.8~22.6）/10 万，患病率为（7~401）/10 万，亚洲患病率约为 100/10 万[3]。中医学没有幼年特发性关节炎的记载，包括《小儿药证直诀》《幼科发挥》《幼科指南》等儿科典籍中均无类似疾病描述。清代喻嘉言在《医门法律》中提出"小儿鹤膝风""非必为风寒湿所痹，多因先天所禀肾气衰薄，阴寒凝聚于腰膝而不解"，为后世医家辨治小儿痹顾护先天、补益肾气提供借鉴。国医大师朱良春[4]则认为此病发病本于禀赋不足、脾肾亏虚，再由外因诱发而成，提出了益肾蠲痹为主的治疗大法。从患儿的发病特点和临床表现看，本病多属于中医学"痹证""小儿痹""小儿鹤膝风""历节""内伤发热"等范畴[5]。

## 第二节　病因病理

### 一、病因与发病机制

#### （一）病因

　　JIA 不是一个单一的疾病，其病因尚不明确，与多种因素有关，传统理论认为感染等诱因作用于具有一定遗传背景的个体，固有免疫和获得性免疫功能异常，进而介导了关节慢性滑膜炎。

　　1. 与感染密切相关　各种病原菌感染均可能成为诱发 JIA 的基础，相关病毒如甲型流感病毒、风疹病毒、乙肝病毒和细小病毒 B19 等。甲流病毒感染已被证实与多关节型 JIA 的发病有关[6]；细小病毒 B19 感染证实与全身型幼年特发性关节炎（systemic juvenile idiopathic arthritis，sJIA）的发生及活动性相关[7]。细菌如肺炎支原体、A 型链球菌与 JIA 的发病或恶化相关。

　　2. 遗传与基因　JIA 的发生具有一定的遗传倾向，人类 HLA 基因与 JIA 的关系已经较为明确，I 类和 II 类 HLA 等位基因的变化都与 JIA 发病有关，研究主要集中在 HLA-A、HLA-DR/DQ 和 HLA-DP 这 3 个基因座位上[8]，一些 HLA 基因如 DRB1＊0801，DQB1＊0402 等导致对 JIA 的易感性[9]。此外，调控细胞因子分泌表达的表观遗传，如 TNF-α、IL-6、IL-10 等启动子的修饰也是 JIA 发病的多基因影响因素[10]。

　　3. 疫苗接种　预防接种是否诱发 JIA 以及 JIA 患儿接种疫苗是否会导致疾病活动，目前尚不确定。文献并未显示接种流感、麻疹、风疹、乙肝疫苗后会导致 JIA 发病、疾病活动或出现严重并发症的机会增加[7]。

4. 环境因素　包括肠道菌群，很可能对风湿病的发病具有影响。有证据显示，随着卫生条件的改善，人类免疫应答逐步呈 Th2 倾向，引起哮喘等过敏性疾病的发生，而 JIA 发病也有同步增加的趋势[11]。

5. 其他　其他如精神压力、心理因素、吸烟等均可成为 JIA 的触发因素[7]。

### （二）发病机制

JIA 是一组高度异质性的疾病，存在固有免疫及获得性免疫系统的异常证据。研究表明，固有免疫系统和适应性免疫系统可以交叉作用共同诱导慢性炎症反应[12]。但不同的 JIA 亚型发病机制及其主导作用的细胞因子不同。

1. 全身型 JIA（sJIA）　与固有免疫系统的异常应答相关。单核细胞、巨噬细胞、中性粒细胞、NK 细胞等活化及过度分泌 IL-1β 和 IL-6、IL-18、TNF-α 与 sJIA 发病密切相关，sJIA 可归属于自身炎症性疾病，活动期的 sJIA 患儿血清中可检测出高浓度的 IL-6 和 IL-18[13]，血液中有大量分泌 IL-1β 的单核细胞聚集[14]，这些细胞因子与 sJIA 特征性发热之间密切相关。同时 sJIA 的基因表达谱揭示 IL-1 和 IL-6 信号通路基因表达发生改变且可以用来区分活动性和非活动性 sJIA[15]。NK 细胞功能缺陷尤其是穿孔素功能受损可诱发 sJIA 发生危急的并发症——巨噬细胞活化综合征（MAS）。

2. 其他型 JIA　获得性免疫缺陷在 JIA 其他类型的发病中起主导作用。T 细胞被认为在 JIA 发病过程中起重要作用。JIA 与 HLA 抗原之间的关系表明 CD4+T 细胞在 JIA 发病中作用突出。证据表明 JIA 存在 Th1/Th2 及 Th17/Treg 免疫应答异常[16]。浸润的 T 细胞具有寡克隆特征性且分泌细胞因子呈 Th1 倾向。Th1 细胞分泌 IFN-γ，并在趋化因子 CCL5 等趋化下聚集在炎性关节腔内，成为 JIA 关节腔中浸润的主要 T 细胞。Treg 细胞通过直接接触和分泌细胞因子 TGF-β、IL-10 等发挥抑制效应，在持续少关节型中占优势，而扩展型少关节 JIA 型内 Treg/Th17 的比例较低[17]。Th17 依靠分泌 IL-17 发挥致炎效应。IL-17 可上调或者协同 IL-6、TNF-α、IL-1β 等促炎因子的生成，进而介导关节滑膜增生及血管翳的生成、软骨和骨质的破坏[18]。同时在附着点炎型和银屑病型中 IL-23/IL-17 发挥重要作用。

B 细胞及其分泌的抗体在 JIA 病理过程中也起到重要作用。B 细胞来源的自身抗体、ANA、RF、ACPAs 可见于 JIA 多种亚型。RF 阳性多关节炎型与成人 RA 有相同的易感基因，尤其是 HLA-DRB1[19]，多关节炎型患者中 RF 的阳性率为 21%，ACPAs 的阳性率高达 57%~73%[20]。ANA 主要存在于少关节型，同时是葡萄膜炎的独立危险因素。

## 二、病理

关节炎型 JIA 的关节病理变化主要为慢性滑膜炎，滑膜组织学表现为滑膜增厚，增厚的滑膜组织中血管增生及滑膜内层细胞异常增生，伴炎细胞浸润，包括 T 淋巴细胞、B 淋巴细胞、单核巨噬细胞、浆细胞等浸润以及成纤维细胞、巨噬细胞样滑膜细胞增生。

## 三、中医病因病机

本病的发生有内外因之分。内因多为禀赋不足，脾肾亏虚，或脾胃虚弱，腠理不固，外因则多为风寒湿热等外邪侵袭，或因饮食失节致腹泻等触发，致使肌肉、筋骨、关节、经络等气血运行不畅，进而气血痹阻而发病，出现关节肿痛、发热、皮疹等症。

1. 禀赋不足，正气亏虚　小儿为稚阴稚阳之体，先天禀赋不足，肾脾常不足，心肝多有余，且脏腑娇嫩，形气未充，或后天喂养不当，气血亏虚，或久病体弱，正气不足，则腠理空虚，易受风寒湿热等外邪侵袭而致肢体筋骨、关节痹阻不通，发为痹证。正如清喻嘉言在《医门法律》中所言："非必为风寒湿所痹，多因先天所禀肾气衰薄，阴寒凝聚于腰膝而不解。"因此，脾肾亏虚是该病发病的内因。脾胃为后天之本、气血生化之源，饮食不节或偏嗜寒凉，易使脾胃受损，运化功能降低，致气血生化乏源，卫气不足，卫外不固，易受外邪侵袭；气血不足，正虚无力祛邪外出，则病邪深入，进一步阻滞气血，运行不畅而发为痹证。

2. 风寒湿热侵袭，痹阻经络　《素问·痹论》曰："风寒湿三气杂至，合而为痹也。其风气胜者为行痹，寒气胜者为痛痹，湿气胜者为着痹也。"明确指出了风、寒、湿等外邪侵袭是形成痹证的外在因素。由于小儿先天禀赋不足，正气亏虚，卫外不固，或因居处潮湿、冒雨涉水，致使风寒湿热等外邪侵袭，留滞于肌肤、筋骨、肌肉、关节，阻滞气机，搏结气血，致气血运行不畅，痹阻经络而为病，出现四肢关节肿痛、发热、皮肤斑疹、口干尿赤，或心悸胸闷、气短喘促，舌红苔黄脉数等症。钱乙认为小儿"脏腑柔弱，易虚易实，易寒易热"，感受病邪，易于热化，形成热证。因此该病临床上以热证较常见。由于感邪偏盛之异及病位深浅之不同，临床表现略有不同。如湿热壅盛，则出现关节红肿热痛，口渴喜冷饮，舌苔黄腻，脉滑数。若邪郁少阳，枢机不利，则寒热往来，默默欲呕，口苦咽干，脉弦；或毒热直入心包，气营两燔，出现高热斑疹，心悸乏力，脉细结代。

3. 痰瘀交结，痹阻经络　痹证日久，耗气伤血，损阴劫津，致使气滞血瘀，痰浊内生。痰瘀之邪既是病理产物，又成为新的致病因素阻滞机体经络关节而为痹证，正如《丹溪心法》所言："风湿与痰饮流注经络而痛。"痰瘀交结，痹阻经络，阻滞气机，出现关节肿大，甚至变形、屈伸不利；若内舍脏腑，甚则出现肝脾肿大、淋巴结肿大。

总之，本病病机以本虚标实、虚实夹杂为主。本虚多为肝肾亏虚、气血不足；标实则为风、寒、湿、热及痰浊瘀血。其病位主要在肌肉、筋骨、关节、肌肤，与肾、脾、肝皆有关系。发作期多实证，缓解期多虚实夹杂。肝肾亏虚，外邪阻滞，经脉痹阻不通为本病的基本病机。

# 第三节　临床表现

## 一、症状

少关节炎型（占 JIA 的 30%～50%）：是 JIA 的常见类型，通常表现为非对称性关节炎，常累及一个或两个大关节，尤其是下肢关节，膝关节是最常受累的关节，其次是踝关节、腕关节、足趾，髋关节和背部不常见。常合并慢性虹膜睫状体炎。

类风湿因子阴性多关节炎型（占 10%～30%）：非对称性关节炎，多累及髋关节、肩关节、颈椎及远端指间关节，常伴有低热、疲劳、体重减轻、贫血等症状。可并发亚急性前葡萄膜炎。

类风湿因子阳性多关节炎型（占 5%～10%）：表现为进行性、对称性，可累及众多大小关节，髋关节是最常受累的关节，并出现关节功能障碍，最终可导致骨侵蚀和关节破坏。也可伴有全身症状。

附着点炎相关型（约占 20%）：又称为幼年脊柱关节炎（JSpA），通常表现为下肢关节炎和附着点炎，附着点炎是早期临床症状，最常见的位置在髌骨下极，足底筋膜和跟骨、跖骨连接处，以及跟腱和跟骨连接处。也可表现为臀部疼痛、腹股沟疼痛或足跟痛，常常合并急性前葡萄膜炎，表现为发红、疼痛性眼病。

银屑病型（占 2%～5%）：又称为幼年银屑病关节炎（JPsA），可出现典型银屑病皮疹，表现为界限清楚的红斑伴鳞屑样皮损，好发于关节伸侧（肘、膝）、头皮和躯干。小于 2 岁的幼儿，最常见银屑病性尿布疹，也可累及指（趾），关节受累可以是少关节型或多关节型表现。

全身型（约占10%）：特征性临床表现为发热、特征性皮疹、关节炎。可每天发热，体温高峰≥39℃，可下降至<37℃。发热时可伴有淡红色斑丘疹，皮疹常表现为多发、圆形或类圆形、稍高出皮面、大小不一、淡红色的斑丘疹，可融合成片，发热时皮疹明显，热退后减少或消失，可出现在任何部位。关节炎可能不是首发症状，但关节痛和肌痛在起病时几乎同时存在。严重时可出现巨噬细胞活化综合征（MAS），表现为持续高热，肝脾肿大，淋巴结肿大，严重的血细胞减少，肝功能异常，神经系统表现为抽搐、昏迷，可出现凝血功能障碍，表现为瘀斑、黏膜出血、鼻出血、呕血等。出现浆膜炎时可见心包积液、胸腔积液，表现为胸痛，伴或不伴呼吸困难。

## 二、体征

JIA患儿无特异性体征。可表现为受累关节肿胀、活动受限、压痛，甚至关节强直、畸形。银屑病型JIA可有典型银屑病皮损表现，指甲凹陷、指甲脱离，或指甲针尖样凹陷。附着点型JIA可有腰骶部压痛或肌腱、韧带附着点、骨筋膜部分的压痛，或有跟腱肿胀、压痛。皮疹表现多样，可为多发、圆形或类圆形、稍高出皮面、大小不一、淡红色的斑丘疹，可融合成片。合并MAS的患儿可触及肿大淋巴结，肝脾触诊可及肝脾肿大、压痛。

## 三、实验室和辅助检查

JIA缺乏特异性的实验室检查指标，但实验室检查是判断JIA活动性及治疗效果的重要依据。包括：①血常规检查：白细胞总数升高，以中性粒细胞为主，可有轻至中度的贫血，血小板明显升高。②血生化指标：主要是一些炎症指标明显升高，如ESR、CRP、血清铁蛋白、纤维蛋白原等。③免疫学异常：免疫球蛋白（IgG、IgM、IgA）升高。部分多关节炎型可有RF阳性及抗CCP抗体阳性，60%少关节炎型和70%多关节炎型患儿ANA阳性。研究证实，ANA阳性是JIA并发葡萄膜炎的高危因素。附着点相关型JIA患者中80%为HLA-B27阳性。血清S100蛋白[21]是一种新的预测方法，可用于监测JIA炎性反应活动。

关节影像学检查：①X线：对于任何怀疑JIA的患儿都应在初诊时进行腕关节X线检查，早期X线的改变可能仅表现为骨质疏松，典型的X线异常表现：关节周围的梭形软组织肿胀，关节面模糊，关节边缘局限性骨吸收和侵蚀性损害，晚期关节软骨破坏致关节间隙变窄及纤维化，甚至骨性强直。②CT和MRI：CT可显示复杂的骨与关节，能清楚显示关节腔狭窄、积液和关节脱位情况。MRI具有良好的软组织对比分辨率，可清楚地显示骨和软骨病变出现之前滑膜受累情况，同时也可很好地显示关节软骨及软骨下骨质的变化，早期诊断关节的骨质侵蚀和破坏，对JIA早期病变诊断明显优于X线和CT检查。③关节超声：超声对软组织分辨率较高，并且可以动态、连续扫查。对关节滑膜、积液、骨侵蚀、软骨厚度等的检查具有优势。

其他：心脏超声、胸部CT、腹部超声或CT检查、心电图等。患有虹膜睫状体炎的患儿需进行眼科检查（裂隙灯检查）。

# 第四节 诊断与鉴别诊断

## 一、诊断要点

JIA的诊断并不困难，应注意：①年龄≤16岁；②不明原因的关节炎应为关节肿胀或关节腔积液，同时伴有至少2项指征：活动受限，活动时疼痛或关节触痛，关节局部发热。仅有关节痛或触痛不能诊断为关节炎。③关节炎要持续 6 周以上，关节炎病史少于 6 周者不能确诊。除外其他原因引起的关节炎。

## 二、诊断标准

2001 年，国际风湿病联盟（ILAR）提出了 JIA 的分类标准，见表 14-1[1]。

**表 14-1　ILAR 2001 年提出 JIA 分类标准，将 JIA 分为 7 个亚型**

| 分类 | 定义 |
| --- | --- |
| 全身型 | 一个或以上的关节炎，同时或之前发热至少 2 周以上，其中连续每天弛张发热时间至少 3 天以上，伴随以下一项或更多症状：<br>（1）短暂的、非固定的红斑样皮疹；<br>（2）全身淋巴结大；<br>（3）肝脾大；<br>（4）浆膜炎。<br>应除外上述情况：A、B、C、D |
| 少关节型 | 发病最初 6 个月 1~4 个关节受累，有 2 个亚型：<br>（1）持续性少关节型 JIA，整个疾病过程中关节受累≤4 个；<br>（2）扩展性关节型 JIA，病程 6 个月后关节受累≥5 个。应除外上述情况：A、B、C、D、E |
| 类风湿因子阴性的多关节型 | 发病最初的 6 个月，5 个以上关节受累，类风湿因子阴性。应除外上述情况：A、B、C、D、E |
| 类风湿因子阳性的多关节型 | 发病最初 6 个月，5 个以上且 2 次以上的类风湿因子阳性。应除外上述情况：A、B、C、E |
| 银屑病型 | 1 个或更多的关节炎合并银屑病，或关节炎合并以下至少 2 项：<br>（1）指（趾）炎；<br>（2）指甲凹陷或指甲脱离；<br>（3）家族史中一级亲属有银屑病。<br>应除外上述情况：B、C、D、E |
| 与附着点炎症相关的关节炎 | 关节炎合并附着点炎症，或关节炎或附着点炎症，伴有下列情况中至少 2 项：<br>（1）有骶髂关节痛和（或）炎症性腰骶部疼痛表现或病史；<br>（2）HLA-B27 阳性；<br>（3）6 岁以上发病的男性患儿；<br>（4）急性或炎症性前葡萄膜炎；<br>（5）家族史中一级亲属有强直性脊柱炎，与附着点炎症相关的关节炎，炎症性肠病性关节炎，Reiter's 综合征，急性前葡萄膜炎。<br>应除外上述情况：A、D、E |
| 未分类的关节炎 | 不符合上述任何 1 项或符合上述 2 项以上类别的关节炎 |

　　注：除外标准：这一标准适用于上述各型。A：银屑病或一级亲属有银屑病史；B：6 岁以上发病的 HLA-B27 阳性的男性患儿；C：强直性脊柱炎、附着点炎症相关的关节炎或骶髂关节炎，伴有炎症性肠病、瑞特综合征或急性前葡萄膜炎，或者一级亲属中有上述疾病；D：3 个月中至少 2 次 RF-IgM 阳性；E：全身型 JIA。

　　分类标准名词解释：
　　（1）关节炎：指关节肿胀或活动受限，伴有疼痛或牙痛，持续至少 6 周，并除外最初外伤史及其他原因。
　　（2）指（趾）端炎：1 个以上的指（趾）末端肿胀，多为非对称性，并越过远端指间关节边缘。
　　（3）附着点炎：肌腱、韧带附着点、关节囊或者骨筋膜部位的压痛。
　　（4）炎症性腰骶部疼痛：休息时腰骶椎疼痛，晨僵明显，活动后减轻。
　　（5）指甲点状凹陷：任何时间在 1 个或更多的指甲上有 2 个以上的点状凹陷。

（6）受累关节数：分别计算临床上能够独立评价的关节个数。

（7）类风湿因子（RF）阳性：最初 6 个月内至少 2 次（间隔 3 个月）RF-IgM 阳性。

（8）银屑病：由内科医师诊断即可，不要求皮肤专科医师诊断。

（9）每日热：每日 1 次体温升高至 39℃ 以上，2 个热峰之间的体温可降至 37℃。

（10）浆膜炎：指心包炎和（或）胸膜炎和（或）腹膜炎。

（11）骶髂关节炎：出现骶髂关节压痛。

（12）脊柱关节病：附着点或者腰骶椎关节的炎症。

（13）葡萄膜炎：由眼科医师诊断的慢性前葡萄膜炎。

需要指出的是，目前有关 JIA 的分类更多是基于临床特征，并不是基于病因和发病机制的差异。比如，越来越倾向于 sJIA 属于自身炎症性疾病，应该是一个独立的疾病；而扩展性少关节炎型 JIA 与多关节炎型 JIA 具有相同的遗传背景和免疫过程。将来随着对异质性的更全面的分子和基因分析，会有更合理的基于发病机制的分类出现。2018 年国际儿童风湿病试验组织为了与成人风湿病接轨，将 JIA 重新分类为 4 型：全身型（对应成人 Still 病）、RF 阳性型（对应成人类风湿关节炎）、脊柱炎相关型（对应成人脊柱关节炎）、ANA 阳性型（对应成人的疾病不明，或许是儿童特有类型）。而保留其他型和未经分类关节炎型做进一步前瞻性观察。

### 三、鉴别诊断

JIA 的诊断特别强调原因不明，鉴别诊断尤其重要。

全身型 JIA 需要与以下疾病相鉴别：①感染性疾病：包括各种病原体的感染。病毒感染特别是 EB 病毒、巨细胞病毒（CMV）、微小病毒 B19 等的感染；典型的细菌感染包括脓毒血症，肺炎支原体、肺炎衣原体等非典型病原体的感染；结核、真菌感染等。②恶性肿瘤：包括儿童多见的白血病、淋巴瘤、神经母细胞瘤等，还有一些产生细胞因子的肿瘤如 Castleman 病、Myofibroblastoma 病等。建议对所有疑诊断全身型 JIA 的病例常规行外周血涂片、骨穿、淋巴结活检等。③自身免疫性疾病：包括家族性地中海热、高 IgD 综合征、肿瘤坏死因子受体相关周期热综合征、婴儿慢性神经皮肤关节综合征/新生儿起病的多系统炎症性疾病、幼年结节病及炎症性肠病。④其他风湿性疾病：风湿热、系统性红斑狼疮、川崎病、幼年皮肌炎、白塞病、各种血管炎等。

关节型 JIA 应该与其他原因引起的关节炎相鉴别：①关节本身病变：骨骼损伤、关节过度活动、骨软骨软化、外伤性关节炎等。②感染性疾病：骨髓炎、化脓性关节炎、病毒性关节炎、莱姆病等。③风湿性疾病：系统性红斑狼疮、混合结缔组织病、皮肌炎、硬皮病、过敏性紫癜、风湿热、反应性关节炎等。④系统性疾病：炎症性肠病、镰刀状细胞贫血、血友病等。⑤遗传性疾病：Turner 综合征、Marfan 综合征、Ehlers-Danlos 综合征等。

# 第五节　治　疗

## 一、西医治疗

JIA 的治疗目标是控制疾病症状、阻止关节结构破坏、避免疾病并发症和药物毒副作用，最大化地改善患者的生理功能、生长发育、生活质量，提高社会活动参与度。2018 年国际有关 JIA 的特别工作小组正式提出 JIA 的达标治疗理念，以临床缓解（clinical remission，CR）为 JIA 治疗首要目标。CR 定义为无显著炎症性疾病活动的体征和症状，包括关节内外炎症。低疾病活动度可作为替代治疗目标。治疗策略需要多学科协作，个体化地满足每个患儿的需要。对病情评估是治疗方案和剂量选择的依据。要经常评估所选药物和剂量对患儿的风险/效果比率，寻求最适宜的药物和剂量。JIA治疗方法包括药物治疗、外科治疗、心理治疗等。有关JIA达标治疗的6条主要原则和8条推荐建议见第十节。

## （一）药物治疗

1. 非甾体抗炎药（NSAIDs）　治疗JIA的最常用药物，通过抑制环氧化酶（COX）减少前列腺素的合成，从而起到抗炎、止痛、退热、消肿作用。常用药物：萘普生、布洛芬、双氯芬酸二乙胺凝胶。须指出的是无论选用何种NSAIDs，剂量都应个体化，一种NSAIDs足量使用1~2周后无效才能更换另一种，避免2种或2种以上NSAIDs同时服用。

2. 改善病情的抗风湿药（DMARDs）　早期积极、合理使用DMARDs治疗，是减少JIA患儿致残的关键。

甲氨蝶呤（MTX）：常用剂量为每周7.5~15mg/m$^2$，常见不良反应包括胃肠道症状、轻微的白细胞和血小板计数改变、肝功能损害，极少数患者可出现肾功能损害和肺间质病变、病情得到完全控制者应停药。

柳氮磺吡啶（SSZ）：常用剂量为50mg/（kg·d），分3次口服，一般服用4~8周后起效。常见不良反应是胃肠道反应，包括转氨酶升高，偶有白细胞、血小板减少，对磺胺过敏者禁用，治疗4个月仍无效应停药，有报道该药可能诱发狼疮样综合征，停药后可消失。

硫唑嘌呤（AZA）：对NSAIDs或MTX无效的JIA患者，AZA有效且耐受性好，并可减少激素的用量。常用剂量1~2mg/（kg·d），一次或分次口服，成人一般100mg/d，维持量为50mg/d。不良反应有脱发、皮疹，骨髓抑制包括血小板减少、贫血，胃肠道反应有恶心、呕吐，可有肝损害、胰腺炎，对精子、卵子有一定损伤，出现致畸，长期应用可致癌。

来氟米特（LEF）：在治疗JIA中的研究不多，常见的不良反应：腹泻、肝酶升高、脱发、皮疹、白细胞下降和瘙痒，有潜在的致畸作用，在儿童患者特别是青春期女性的应用需慎重。

环孢素A（CsA）：常用剂量为3~5mg/（kg·d），维持剂量为2~3mg/（kg·d），分次口服。主要不良反应有高血压、肝肾毒性、神经系统损害、胃肠道反应、齿龈增生及多毛等。不良反应的严重程度、持续时间均与剂量和血药浓度有关。

其他DMARDs包括硫酸羟氯喹、沙利度胺等。

3. 糖皮质激素　能迅速减轻关节炎症和全身症状，其剂量和给药途径取决于疾病临床分类和病情严重程度。全身型或多关节炎型临床症状严重者，且用NSAIDs无效时，最低有效剂量糖皮质激素可缓解多数患者的症状，并在DMARDs起效前发挥"桥梁"作用。有致命的严重合并症，致盲性虹膜睫状体炎或并发MAS时，可静脉注射甲基泼尼松龙每次10~30mg/kg，最大剂量为1g。关节腔内局部用药适用于少关节炎型，有利于减轻关节炎症状，改善关节功能。但注意1年内不宜超过3次，过多的关节腔穿刺可并发感染、注射部位周围皮肤组织萎缩和皮肤色素减退、皮下钙化。不良反应包括严重感染、库欣综合征、生长发育迟缓、高血压、白内障、青光眼、皮肤脆性增加和骨量减少。服用糖皮质激素时应同时服用DMARDs，尽量缩短疗程和减少用药剂量，注意补充钙剂和维生素D。

4. 生物制剂　TNF-α拮抗剂：对大多数多关节型JIA和部分全身型JIA有效，多用于MTX无效或不耐受患者，可使患儿的病情得到显著改善。患儿对该药的耐受性良好。常见药物依那西普、阿达木单抗、戈利木单抗、英夫利西单抗等。常见不良反应：注射部位反应、头痛和轻至中度的上呼吸道感染。

IL-1和IL-6受体阻断剂：IL-1β单抗（阿那白滞素）和IL-6受体拮抗剂（托珠单抗）已被美国食品药品监督管理局（FDA）和欧洲药品管理局（EMA）批准用于治疗JIA。阿那白滞素尽管未被批准应用于JIA，但一系列研究表明其对sJIA有效，目前国内无上市。在中国仅有托珠单抗获批用于 2 岁及以上 JIA 的治疗。托珠单抗剂量：体重≥30kg 儿童每次 8mg/kg，体重<30kg 儿童每次 12mg/kg，每 2 周 1 次静脉滴注（最大≤400mg）。建议至少连续使用 3 个月，临床缓解后可适当延长用药间隔为每 4 周或 6 周 1 次直至停药。主要副作用：中性粒细胞减少、肝酶升高、严重感染等。

其他有以 B 细胞及其表面靶位为靶点的利妥昔单抗、以 T 细胞为靶点的阿巴西普、以络氨酸激酶为靶点的托法替布（Tofacitinib）等。

## （二）外科治疗及局部关节内激素注射

关节内激素注射早期治疗预后较好，通过注射可使关节炎达到至少 4 个月的临床改善，可以在 12 个月中应用 3 次。JIA 患者经内科积极正规治疗，病情仍不能控制，为改善生活质量可考虑手术治疗。JIA 滑膜切除术的适应证与疗效尚有争论，宜谨慎。一些矫正严重畸形的重建手术如全关节置换，均应待骨关节发育完全时，约 18 岁后才能进行。

## （三）康复治疗

JIA 患儿除急性期需暂时卧床休息，应鼓励并指导其对受累关节进行被动和主动活动，进行能耐受的体育锻炼，以减轻患者肢体的疼痛，降低肌肉痉挛，改善软组织的伸展性，增进关节活动及功能。

## （四）心理辅导

JIA 患儿常有自卑感，应采取正确的方式与其沟通，认真耐心聆听患儿表达，鼓励他们正确面对疾病，同时减少 JIA 患儿的治疗负担，做好出院后的健康指导，提高家长及患儿对疾病的认识，增加对治疗的依从性。

## （五）其他治疗

自体干细胞移植在 JIA 的应用尚处于尝试阶段，结果仍有争议。

# 二、中医治疗

幼年特发性关节炎是一种异质性很强的疾病，临床表现不尽相同，证情复杂，病情迁延反复，故中医辨证治疗需结合西医辨病分型及病情阶段进行辨证论治。总体而言，中医治疗以扶正祛邪、蠲痹通络为基本原则。发作期宜益肾健脾、清利通络，缓解期宜益肾健脾、蠲痹通络调治。具体辨治方法因人、因病情而异，结合内在脏腑虚损和外在风寒湿热、痰瘀等病邪性质的不同，分别采用清热解毒、祛风除湿、散寒通络、凉血解毒、活血祛痰、补益肝肾等治法。同时考虑幼年特发性关节炎为小儿痹证，多与小儿先天禀赋不足有关，需顾及小儿脾常不足的生理特点，临床注意要益肾健脾。

## （一）辨证论治

### 1. 风湿热痹证

证候：四肢关节红肿热痛、痛不可触，遇热加重，得冷缓解，肢体酸楚沉重，或伴发热恶风、皮肤斑疹、口苦、口干尿赤，口渴饮水不多，舌红或暗红，苔黄脉浮数或舌苔黄腻，脉滑数。若邪郁少阳，枢机不利，则寒热往来，默默欲呕，口苦咽干，脉弦。

治法：清热利湿，宣痹通络。

方药：宣痹汤（《温病条辨》）合四妙丸（《外台秘要》）加减。

防己、杏仁、滑石、黄柏、连翘、山栀、苍术、薏苡仁、川牛膝、防风、甘草等。

加减：邪热袭肺，发热咳喘，加牛蒡子、金荞麦、鱼腥草；湿热浊毒，壅滞三焦，加虎杖、秦艽、碧玉散；邪郁少阳，枢机不利，加炒黄芩、柴胡；斑疹隐隐，皮肤瘙痒，舌质紫加地肤子、白鲜皮、赤芍；关节肿胀明显者加白芥子；关节疼痛剧烈，舌苔腻者加延胡索、制南星。

2. 风寒湿痹证

证候：四肢关节肿胀、疼痛剧烈，关节晨僵，屈伸不利，冬春阴雨天气易发作，关节局部无发红发热，遇寒加重，得热缓解，或见恶风发热汗出，肌肤不仁，舌淡或淡红，苔薄白或白腻，脉弦紧或沉弦。

治法：祛风散寒，除湿通络。

方药：乌头汤（《伤寒论》）合薏苡仁汤（《类证治裁》）加减。

制川乌、白芍、麻黄、黄芪、薏苡仁、当归，防风、桂枝、川芎、独活、细辛、炙甘草等。

加减：关节疼痛剧烈，酌加桂枝、制附片、细辛及延胡索。风胜，关节疼痛游走不定、恶风明显者，加白芷、白花蛇舌草；湿盛，关节肿胀重着、周身僵硬不适者，加白芥子、豨莶草、泽泻、海桐皮。

3. 寒热错杂证

证候：四肢关节疼痛、肿胀、僵硬，局部无发红发热，但关节局部可触之发热，或局部触之不热但自觉发热，自觉畏寒怕冷，伴全身无发热或反复低热或午后潮热，舌质淡红，苔白或黄，脉细小数或弦或弦数。

治法：温经散寒，清热除湿，祛风通络。

方药：桂枝芍药知母汤（《伤寒论》）加减。

川桂枝、生白芍、知母，制附片、麻黄、防风、川芎、独活，细辛、土茯苓、忍冬藤、炙甘草等。

加减：邪热偏盛者，热重于寒，酌减桂枝、制附片用量，加虎杖、黄柏；寒重于热，重用麻黄、桂枝、制附片。

4. 气营两燔证[22]

证候：高热持续不退，汗出，不恶寒，伴关节疼痛、红肿发热、痛不可触，遇热加重，得冷缓解，口苦口干，渴喜冷饮，颜面红赤、烦躁不安，或伴神昏谵语、斑疹隐隐，咽痛甚至吞咽困难，舌暗红或舌红绛少苔，脉滑数或脉洪。

治法：清热凉血，宣痹通络。

方药：白虎汤（《伤寒论》）合清营汤（《温病条辨》）加减。

生石膏、知母、甘草、粳米、水牛角、生地黄、牡丹皮、玄参、麦冬、金银花、连翘、川芎、桑枝等。

加减：斑疹明显，皮肤瘙痒，舌质紫暗加紫草、地肤子、白鲜皮、赤芍。

5. 邪犯心营证[22]

证候：高热难退，斑疹紫黑，瘀点隐隐，持续不退，关节红肿热痛，屈伸不利，口干多饮，神昏谵语、心烦躁扰，瘰疬肿痛，便干溲赤，时有衄血便血，舌绛红起刺，苔黄腻或少苔，脉弦数或细数。

治法：凉血散瘀，清热解毒。

方药：犀角地黄汤（《外台秘要》）加减。

水牛角，生地黄，白芍，牡丹皮，玄参，金银花，川芎，桑枝等。

6. 肾虚湿热证

证候：腰膝酸痛，僵硬重着，伴膝、踝等下肢关节肿胀、灼热疼痛，四肢酸重、疼痛夜间加重，腰膝屈伸不利，形体消瘦，神疲乏力，口苦咽干，小便黄赤，舌质红，苔黄腻，脉弦数或滑数。

治法：补肾清热，蠲痹通络。

方药：知柏地黄丸加减。

知母、黄柏、怀山药、生地黄、熟地黄、丹皮、茯苓、泽泻、炙甘草、青蒿、独活、威灵仙、骨碎补、狗脊、枸杞子等。

加减：疼痛明显者，可加细辛、全蝎、蜈蚣；湿热较重，可加虎杖、忍冬藤、桑枝。

7. 尪痹

证候：病情反复，关节肿痛缠绵不愈，骨节疼痛，入夜尤甚，关节肿大僵硬，变形、屈伸不利甚至关节麻木不仁，伴腰膝酸软无力，神疲乏力，筋脉拘急。舌淡或红，苔少或苔薄白，脉细弱。

治法：补益肝肾，益气活血，化痰通络。

方药：独活寄生汤（《备急千金要方》）加减。

独活、桑寄生、秦艽、防风、细辛、熟地黄、白芍、当归、川芎、桂枝、茯苓、杜仲、牛膝、威灵仙、党参等。

加减：若痰瘀明显，关节疼痛、肿大变形较甚者，可加三棱、莪术、桃仁、红花、贝母等加强破血逐瘀祛痰，或加用虫药搜风通络开痹，如僵蚕、全蝎、僵蚕、土鳖虫等；若病久体虚乏力者，加黄芪、炒白术、炙甘草等。

## （二）中成药

1. 白芍总苷胶囊　30mg/（kg·d），2~3次/日，口服，饭后服或遵医嘱。该药是从中药白芍中提取获得，主要成分为芍药苷、芍药花苷、羟基芍药苷、芍药内酯苷等，具有祛邪扶正、缓急止痛之功效。实验研究表明其可能通过抑制致炎因子的合成和抑制滑膜细胞增殖，发挥多途径的免疫抑制作用和抗炎、镇痛及保护肝脏等功效。临床使用需注意个别患者可能出现腹泻的副作用。

2. 正清风痛宁缓释片　每次1~2片，1~2次/日，口服，饭前服或遵医嘱。具有祛风除湿、活血通络、消肿止痛之功效。大量实验研究表明，正清风痛宁具有抗急慢性炎症、免疫抑制、镇痛、改善微循环等药理作用。应注意药物过敏、白细胞减少、胃肠道不适等副作用，并注意观察血糖和胆固醇。

3. 四妙丸　每次6g，1~2次/日，口服。具有清热利湿之功效。现代药理研究表明，四妙丸配方颗粒能够缓解胶原诱导关节炎大鼠的关节炎症状，抑制关节滑膜增生和降低血清炎性因子水平。

4. 当归拈痛丸　每次9g，1~2次/日，口服。具有清热利湿、祛风止痛之功效。现代药理研究表明，当归拈痛丸具有抗炎消肿的作用，有助于结节性红斑肿痛的缓解。

## （三）外治法

1. 如意金黄散　外用，涂搽患处，适量。具有清热解毒、消肿止痛的作用。

2. 四黄散　外用，蜂蜜调匀后涂擦患处，适量。具有清热祛湿、消肿止痛的功效。若关节局部发热明显者，尚可在四黄散中加入适量冰片加强清热止痛之效果。

3. 中药熏蒸方　海桐皮20g，乳香10g，没药10g，透骨草15g，川芎15g，红花10g，独活10g，甘草10g，桑枝20g，伸筋草20g，煎药汁400mL放入熏蒸治疗仪中熏蒸肿痛关节，根据患者耐受程度合理调节温度，每日1次，每次20~30分钟。具有清热祛湿、活血通络止痛之功效。

# 第六节　中西医结合诊治策略与措施

## 一、中医辨治需结合西医分型

JIA 是一组高度异质性的疾病总称，从临床特点、预后及成人后的发展演变来看，它们可能是完全不同的疾病。按国际儿童风湿病专家共识，全身型 JIA 与成人 Still 病类似。RF 阳性 JIA 成人后多确诊为 RA，与脊柱炎相关的 JIA 成人后表现为脊柱关节炎（SpA），而 ANA 阳性 JIA 目前成人无相应病名对应。由此可见，它们的发病机制相差很大。临床上首先明确 JIA 的类型，对中医临证诊断和辨治也十分重要。如全身型 JIA 中医病名诊断更多属于内伤发热、温病，常规热痹病名不能反映该病特点。RF 阳性 JIA 可诊断为尪痹，可参考成人尪痹的证型进行辨证论治。脊柱炎相关的 JIA 可诊断为痹证、大偻，可参考成人大偻进行辨治。总之，痹证作为中医一级病名，对于 JIA 而言只能算是一个总称。风寒湿热痹阻经络是它们共同的病因病机，但并不能反映它们的特征性表现，要提高临床辨治的准确性和针对性，不能只满足于痹证的笼统诊断和病因病机认识，更需要结合 JIA 的具体亚型进行中医诊断和辨治。

## 二、全身型 JIA 重在治标，清热解毒凉血为主要治法

全身型 JIA（sJIA）临床可表现为关节痛（炎）、皮疹、咽痛、淋巴结肿大、肝脾肿大等症，但发热是最突出和最主要的特征。尽管伴关节肿痛时可诊断为热痹，但部分患者仅表现为发热，甚至持续高热，或夜热早凉，或伴有皮肤红疹，热退疹隐。特别是大约 30% 的 sJIA 可发展为巨噬细胞活化综合征（MAS），表现为中枢神经功能障碍，如嗜睡、昏迷、多激惹、癫痫以及出血倾向。因此，纵观该病，诊断为内伤发热、温病更合适，其病机以内蕴热毒为主，呈卫气营血传变规律，属于儿科急症范畴。急则治标，清退热邪是该病的主要治疗目标。在生物制剂出现之前，主要依赖于糖皮质激素和 NSAIDs，但疗效较差，减药容易复发，且副作用明显。目前，多种生物制剂如 IL-6、TNF-α、IL-1 拮抗剂显著提高了临床疗效并改善了预后，只要没有禁忌证应尽早应用。在高热期，中药尽早干预有助于退热防变，辨证多属于热毒炽盛证，清热凉血解毒是主要治法，可选用白虎汤合清营汤、犀角地黄汤为主方。部分患者会表现出湿温特点，可选用甘露消毒饮、三仁汤等祛湿清热。发热伴惊厥、神经精神症状时（可见于 MAS），可选用片仔癀、安宫牛黄丸等清热解毒、开窍醒神。发热伴关节肿痛时，可加用忍冬藤、桑枝、地龙、白花蛇舌草、虎杖等偏凉性的祛风通络、消肿止痛之品。热退以后，需考虑青少年体质，采用青蒿鳖甲汤滋阴退虚热以巩固疗效，且有助于撤减激素。

## 三、多关节炎型 JIA 需重视祛尪解毒保关节

多关节炎型 JIA（pJIA，也可以包括扩展性少关节炎型 JIA），特别是 RF（+）的 JIA，突出表现为反复或持续的多关节肿痛、功能严重障碍并很早出现关节结构破坏，影响儿童和青少年的生长发育，致残性远高于成人的类风湿关节炎。这一型 JIA 的治疗策略一定要遵循达标治疗原则。由于儿童的特点，不同于成人有众多 DMARDs 药可选，因此 pJIA 的达标治疗难度更大。在制定达标治疗方案时，中医药的介入应该瞄准替代 DMARDs 目标。中医诊断和辨证可参考成人 RA 尪痹，但需要强调的是，其病机以尪毒为主要致病因素，尪毒的来源既可由风寒湿热之邪蕴积而来，也可由内生痰瘀转化而来。祛尪解毒要贯穿方案的始终。近 20 年来，不少的药理研究和临床观察已经证实，不少中药具有 DMARDs 样作用，其中以雷公藤等卫矛科植物最受关注，可以把这类中药视为祛尪解

毒药[23]。但一线祛尪解毒的中药，如雷公藤类制剂抑制性腺、马钱子制剂影响神经系统，都不适宜青少年特别是儿童应用。二线祛尪解毒中药，如青风藤制剂、全蝎、蜈蚣、土鳖虫、白花蛇、地龙、青蒿、丹皮、白花蛇舌草、桑枝、鸡血藤、赤芍等搜风剔络、通痹解毒之品可大胆选用。特别需要指出的是，由于 JIA 的活动，患者特别是儿童常表现为疲乏、慢性病容、精神萎靡、纳差、生长发育迟缓等消耗性状态。中医辨治很容易倒向肝肾亏损、气血亏虚、脾肾虚弱等虚损类证型上去，加之家长治病心切，国内也有长期重视补虚的传统，致使医者在应用具有祛尪解毒中药时往往裹足不前。殊不知，对于尪痹而言，尪毒一日不解，体虚一日难复。临床实践中，过于强调小儿体虚，重用补益法，希冀扶正而祛邪治尪的失败案例比比皆是，多少儿童的关节残疾都出自求稳求安全的非专科方案，足以引起警惕。

## 四、脊柱炎相关的 JIA 需重视补益肝肾

经典的银屑病型 JIA 和附着点炎相关型 JIA 都可归属于脊柱炎相关的 JIA，其关节病变的基本病理改变是附着点炎。尽管此类型 JIA 几乎不会发展成脊柱强直，但累及髋关节的比例不少，中医诊断和辨治可参考成人的大偻进行。其病机特点是肝肾亏虚，肾督虚寒，开合不利。此类患者虚寒之象明显，活动期的热毒征象不突出，后期常出现腰背和大关节强直、生长迟缓、骨枯筋萎、痰瘀凝聚之象。中医介入可着重补益肝肾，包括补肾强筋壮骨和补肾温阳壮督。独活寄生汤、滋水清肝饮着重补肾壮骨，右归丸、补肾地黄丸（六味地黄丸加牛膝、鹿茸）着重温肾壮督。同时，该类型患者要特别关注防治葡萄膜炎，可用杞菊地黄丸辅助治疗。中医传统治疗措施，如艾灸、独龙灸、理脊推拿对保持肢体功能，防止废用性萎缩有效。

## 五、正确认识标本关系，中西联用充分考虑青少年生长发育特点

JIA 发病的西医学发病机制主要涉及多个相关基因的遗传背景下，固有免疫激活及获得性免疫参与。中医病因病机以肝肾亏虚、气血虚弱为本，风寒湿热毒邪入侵为标，内生痰瘀胶着，致病情更为缠绵。不同于成人阶段，少儿禀赋不足，脏腑之气尚未发育完全，腠理空虚，外邪易侵；同时，小儿为稚阴稚阳之体，邪正相争，极易伤阴耗阳，病情发展更快，预后更差。尽管该病总属本虚标实，但从实践来看，新起病、急性期、活动期无疑以标实为主。从当代 JIA 达标治疗理念来看，中医治疗应以祛邪通痹之法为主要治法。但攻伐之品毕竟容易耗伤正气，既不利以正祛邪，更容易影响机体生长发育。因此，在祛邪通痹之法中，要顾护正气，不宜一味攻伐，而适当兼顾益气健脾、补益肝肾是临证配伍的基本原则。由于青少年正处于生长发育期，一方面要尽快控制病情，尽快达标，一方面又要尽可能不影响生长发育，中西医结合，中西药联用能更好地做到两者兼顾。临床中，可以充分发挥西药的快速强效特点、中药的减毒增效作用，体现在以下方面：①JIA 常用到糖皮质激素，但皮质激素会明显延缓生长发育，阻碍骨骼生长，应用中药六味地黄丸（汤）、知柏地黄丸（汤）、仙灵骨葆胶囊等，有助于减少激素用量并部分拮抗激素的副作用[24]。②免疫抑制剂的 DMARDs 药，包括 MTX、来氟米特等，容易导致性腺发育受阻（特别是女性），左归丸、二仙汤可对少儿性腺发挥保护作用。③生物制剂导致免疫系统的抵抗能力下降，呼吸道感染的概率增加，玉屏风散或玉屏风颗粒能提高机体对呼吸系统感染的抵抗能力[25]。

# 第七节　名医经验

## 一、朱良春经验

首届国医大师朱良春[4]认为本病发病，内因为禀赋不足，脾肾亏虚，或脾胃虚弱，腠理不固；

再加之外在诱因如跌仆损伤、调摄失宜、风寒湿热等邪侵袭，致发热、关节肿痛等症，或饮食失节致腹泻等触发，气血运行不畅，进而气血痹阻而发病。小儿多为纯阳之体，脾常不足，心肝有余，感受病邪易于热化，形成热证，但亦可为寒证。朱老指出此病发作期多虚实夹杂，以实为主。实邪多为风湿、湿热、血热、湿浊和瘀血，交阻关节、肌肉、络脉，表现为关节肿痛，皮色稍红，局部热感，以风湿热痹多见；本虚多为肾督亏虚、气虚、脾肾两虚；缓解期多肾督亏虚、气虚为主。在治疗大法上，该病虽然病机复杂，但朱老指出发作期宜益肾健脾清利通络法，缓解期宜益肾蠲痹通络法调治，具体辨治方法因人、因病情而异。朱老认为幼年特发性关节炎为小儿痹证，也宜益肾蠲痹通络，但小儿脾常不足，临床注意要益肾健脾，用药如桑寄生、鹿衔草、川断、黄芪、白术、茯苓、苍术、生苡仁等。如关节肿胀，局部热感，皮红，或见红斑，发热恶寒，口干，舌红，苔黄腻，表现为风湿热痹，治宜益肾健脾、清利湿热，或加清热解毒之品，药如忍冬藤、萆草、秦艽、肿节风；活血用当归、赤芍；祛风湿、通经络用豨莶草、威灵仙、穿山龙、鸡血藤、青风藤；凉血用生地黄、丹皮；关节有积液，常用泽兰、白芥子。小儿生长发育旺盛或因为气虚无以摄津，表现为自汗、盗汗，加煅龙牡、浮小麦等。但朱老告诫，临证用药需考虑小儿体质及生长发育特点，要注意几点细节：一要注意慎用、少用毒性、药性峻猛之药，如制川乌、制草乌、制马钱子等。如果使用，要严格注意使用剂量，并观察用药反应。二要注意顾护脾胃，小儿脾胃娇嫩，又因用西药消炎止痛药和免疫抑制剂等都可伤及脾胃，故治疗宜护脾胃，可加用陈皮、白术、玉蝴蝶等。三要注意用药剂量，不宜过大。有时一剂药也可服2天，一煎分2次服。四是有些患儿使用激素药治疗，在减量过程中要用一些温补肾阳药如淫羊藿、仙茅、生地黄、熟地黄、女贞子等。使用激素类药出现副作用，如阴虚火旺见面红、目赤、盗汗等症，常用知母、黄柏、枸杞子、丹皮、地骨皮等养阴清热。出现面部痤疮、口干、苔黄腻等湿热之象，加白花蛇舌草、土茯苓等清利湿热。

**医案举例：** 崔某，男，10岁。2010年1月18日初诊。

两膝关节疼痛半年，咳嗽两旬余。半年前感膝关节肿胀疼痛，无其他关节疼痛肿胀等症。B超检查示：右膝关节髌上囊积液，滑膜增厚。骶髂关节CT检查示：右侧髂骨囊变，扫及双侧髋臼关节面下骨质密度不均，双侧髋关节炎可能，L5隐裂。血HLAB27阳性。上海仁济医院诊断为幼年特发性关节炎（附着点相关性炎症型）。经益赛普、来氟米特、西替利嗪、怡美力、强的松等治疗，病情趋于稳定。20天前不慎感冒，见咳嗽，痰黄，膝关节时感疼痛，稍肿胀，二便正常，舌淡红、苔薄白，脉细弦。血沉5mm/h。辨证属肾督亏虚，调摄失宜，寒湿痹阻，又风热袭肺，肺失宣降。治宜益肾壮督，蠲痹通络，佐以清肺化痰。处方：穿山龙30g，补骨脂12g，鹿衔草15g，生地黄、熟地黄各12g，蜂房6g，青风藤12g，鸡血藤15g，乌梢蛇6g，金荞麦20g，生甘草3g。14剂，每日1剂，水煎服。另服益肾蠲痹丸4g，每日3次。

2月1日二诊：查抗肺支原体IgM阳性，药后膝关节疼痛减轻，唯偶尔鼻咽部不适，鼻衄，痰黄不多，舌红、苔薄白，脉细。络脉渐利，气血渐畅，肺热未清，热伤窍络。前法治之，兼顾利窍。上方加金沸草12g，僵蚕8g，21剂。益肾蠲痹丸4g，每日3次，口服。

2月22日三诊：稍感两膝关节疼痛，不咳，痰不多，二便正常，舌淡红、苔薄白，脉细。症情平稳，益肾蠲痹法治之。处方：穿山龙30g，金荞麦20g，蜂房6g，僵蚕8g，乌梢蛇8g，鸡血藤20g，豨莶草15g，青风藤15g，金沸草12g，生甘草4g。21剂。

3月15日四诊：强的松10mg/d，药后症情稳定，无明显不适，舌淡红、苔薄白，脉细。前法加大益气补肾之力。上方加炙黄芪20g，甘杞子12g，淫羊藿8g。30剂。

4月12日五诊：CRP、血沉正常，症情稳定，喉间多痰，稍咳，左膝酸痛，苔薄，脉细弦。前法续治。处方：穿山龙30g，金荞麦15g，金沸草10g，蜂房10g，僵蚕6g，鸡血藤15g，炙黄芪15g，炙甘草6g。20剂。

5月17日六诊：血沉4mm/h，尿常规正常，X线提示左膝窝肿形成可能，与前片比较左膝关节腔积液基本消失，症情稳定，仍感左膝酸痛，稍咳，舌质红、苔薄白，脉细弦。从肾虚络痹论治，上方加生地黄、熟地黄各10g，生苡仁20g。14剂。

6月14日七诊：偶尔左膝发麻，余症尚可，舌偏红、苔薄，脉细。膝络不畅，守前法治之。处方：穿山龙20g，生地黄、熟地黄各15g，全当归8g，淫羊藿10g，蜂房6g，僵蚕6g，鸡血藤15g，青风藤15g，生黄芪20g，炙甘草4g。30剂。

7月19日至9月6日3次来诊，症情平稳，此前6月26日上海仁济医院查CRP、血沉、ACTH正常，皮质醇224.4nmol/L，NK10.2%。关节症状已不明显，纳可，便调，苔薄，脉细。复查血沉2mm/h。强的松2.5mg/d。基本以前方加减调治。

2011年3月14日十二诊：强的松已停用2个月，症情稳定，无明显不适，舌淡红、苔薄，脉细。上方去浮小麦，加川石斛10g。30剂。

## 二、杨仓良经验

杨仓良[26]教授为全国基层优秀名中医，宁夏第二批自治区中医药专家师承工作指导老师。杨仓良教授认为全身型幼年特发性关节炎就是一种"毒邪"所致的痹证，其发病年龄很小，多为小儿先天禀赋不足，正气偏虚，腠理不密，卫外不固，或脏腑娇嫩，形气未充，筋骨未壮，不耐风寒，外感风寒湿热毒邪乘虚侵袭肌肤，痹阻经络关节，郁久发热，而成毒邪痹阻证。然可因感受毒邪轻重浅深而产生不同的"毒证"，指出风、寒、湿、热、痰、瘀、虚毒是SJIA的7种类型，辨证为风毒痹阻证、寒毒痹阻证、热毒痹阻证、湿毒痹阻证、痰毒痹阻证、瘀毒痹阻证、虚毒痹阻证。杨仓良教授认为其病因及证候有风、湿、寒、热、痰、瘀、虚之分，故不能以退热为基本治法，应以祛除或攻击毒邪为大法，以釜底抽薪之举取邪去热退之目的。故常辨证选用有毒中药之对药为君，辅以臣佐使药。如风毒痹阻证，常选蜈蚣、全蝎药对；湿毒痹阻证，常选制商陆、青风藤药对；寒毒痹阻证，常选用川乌、草乌为药对；热毒痹阻证，常选雷公藤、重楼为药对；痰毒痹阻证，常选山慈菇、光慈菇为药对；瘀毒痹阻证，常选地龙、土鳖虫为药对，而对于后期之虚毒留恋之证，常选白花蛇、马钱子为药对。气虚者，佐以补中益气汤，以收甘温除大热之效；阴虚者，佐以六味地黄汤；阳虚者，佐以金匮肾气丸；血虚者，佐以四物汤，从而取得扶正以祛邪之效果。在服用方法上，为了安全有效，杨仓良教授特别注意用法用量及煎煮法。凡雷公藤、商陆、山慈菇、川乌、草乌等有毒之品，要求先煎0.5~2小时或以上；而虫类药、蛇类药及马钱子，要求研末冲服，且从最小剂量开始，逐渐增加剂量至能耐受为止，并注意配以解毒药和调解药缓其毒性。另外还灵活改变给药途径，如小儿多厌药呕吐，伴饮食不佳时，将药物通过灌肠给药，并辅以外洗或外敷等方法以取内外夹攻之效。同时常选一种中成药针剂以行清热解毒之效。

**医案举例：**患者，女，5岁。2007年11月2日初诊。

患儿于2007年6月下旬因感冒后出现发热，面部红疹，手指腕关节疼痛，颈淋巴结肿大半年，于银川、兰州等地3所大医院住院诊治。曾服用醋酸泼尼松每日30mg，尚不能控制间歇性38~40.5℃的发热，遂来本院求治。门诊以幼年类风湿关节炎收住院，外院检查报告示白细胞23×10^9/L，CRP67.4mg/L，ESR68mm/h，血清铁蛋白＞1500μg/L；肺炎支原体阳性；B超示：脾脏轻度肿大，腹腔肠管积液；心电图示：窦性心动过速，胸导低电压；骨髓穿刺示感染象。刻下症见：面色红赤，皮疹隐隐，双腕关节疼痛、红肿，活动受限，左颈下及两侧颈后有黄豆大小结节4块，有触痛，口干，咽痛，溲赤，便干，舌质红，苔薄黄，脉细数。西医诊断为幼年特发性关节炎（JIA），中医辨证为湿热毒痹证。治宜清热解毒、利湿通络。方选清热利湿排毒汤加减，处方：商陆6g，重楼10g，鱼腥草15g，苦参6g，滑石6g，络石藤16g，忍冬藤10g，蒲公英15g，紫草6g，青黛6g，甘草12g。高热者，加水牛角21g，大青叶10g。咽喉肿痛者，加青黛6g，败酱草10g；皮疹较多者，加苦参6g，蝉蜕3g。水煎400mL，每日分2次保留灌肠，配以清热解毒中成药及抗生素、抗病毒的西药。从第6天开始以每5天减5mg的用量逐渐撤减醋酸泼尼松，至第36天时全部撤完。患者病情逐渐减轻，且未出现药物不良反应。至第45天，皮疹、肿块及关节肿痛均消失，化验肝功能、肾功能皆正常。复查B超及心电图均正常时，出院。并将上述中药汤剂加减改为冲剂，再服半年停药，再次复查肝功能、肾功能皆正常。此后随访7年，患儿一切如常人。

## 第八节　中西医调护

急性发作期应卧床休息，关节红肿热痛，局部冷湿敷。在饮食调摄方面，食用清淡性凉利湿之物，慎用辛辣、油腻之品。谷类大多甘平或偏凉，一般均可食用，其中，薏苡仁清热利湿，绿豆、赤小豆清热解毒，煮粥或煮汤食用均可。蔬菜水果一般均可食用，其中马齿苋、芹菜、鲜藕等尤长于清热解毒凉血。热重伤津者，宜选用西瓜、梨、丝瓜、冬瓜、番茄等，或生食或挤汁，或煮汤代茶饮。在生活起居方面，应避免潮湿，预防感冒。在精神调护方面，本病易反复发作，要帮助患者减轻精神负担，保持乐观的情绪。另外，应进行适当的体育锻炼，以增强体质，提高机体免疫力。

## 第九节　预后转归

通过更早、更积极、靶向治疗和以CID（疾病非临床活动）为目标，JIA总体预后明显改善，但即使采用这些新方法，JIA仍可持续到成年，并导致显著合并症、功能障碍、关节损伤和生长障碍；且JIA各型预后不尽相同。

总体来说，少关节炎型总体预后较好，尤其是持续性少关节炎型，68%~80%的患者达到临床缓解。达到临床缓解的患者停药后在2年内50%患者可复发，长期慢性炎症可导致生长问题，如肢体不等长伴有膝关节炎、肌肉萎缩、骨生长过度和关节挛缩及下颌畸形等。类风湿因子阳性的多关节炎型预后最差，虽然在生物制剂治疗之后缓解率有所提高，但相较于其他类型，仍更容易出现关节间隙狭窄和骨侵蚀。脊柱关节炎型可进展为成人AS，银屑病型在积极应用免疫调节治疗后，超过80%的患者可达到CID，50%的患者在停止治疗后达到CID。全身型的预后不良因素包括起病6个月后全身症状、血小板增多症、多发性关节炎伴髋关节受累。sJIA的死亡率高于其他型，IL-6和IL-1抑制剂可明显改善生长迟缓患者症状。

## 第十节　诊治指南（方案或共识）

### 一、2018年儿童风湿病国际试验组织（the Pediatric Rheumatology International Trials Organization，PRINTO）分类标准[27]

定义：JIA是指18岁以前起病，持续6周及以上病程（必须符合下列分类标准之一），并除外其他疾病所致的一组炎症性疾病。该标准将JIA分为6种类型。

| 分　类 | 定　义 |
|---|---|
| 全身型 | 持续至少 2 周的不明原因发热（除外感染、肿瘤、自身免疫或单基因自身炎症性疾病），每日发作，至少连续 3 日，同时伴有以下 2 项主要指标或 1 项主要指标及 2 项次要指标。<br>主要指标：①短暂、非固定红斑样皮疹；②关节炎。<br>次要指标：①全身淋巴结肿大和（或）肝脏肿大和（或）脾脏肿大；②浆膜炎；③持续 2 周及以上关节痛（非关节炎）；④白细胞增多（≥15×10⁹/L）伴中性粒细胞增多 |
| RF 阳性型 | 持续 6 周及以上的关节炎，同时 2 次至少间隔 3 个月 RF 阳性或至少 1 次环瓜氨酸肽（CCP）抗体阳性 |
| 附着点炎/<br>脊柱炎相关型 | 外周关节炎合并附着点炎症，或关节炎（或附着点炎症）加上 3 个月及以上的炎症性背痛和影像学显示的骶髂关节炎或关节炎（或附着点炎症）加上以下任意 2 项：①骶髂关节压痛；②炎症性背痛；③HLA-B27 检测阳性；④急性（症状性）前葡萄膜炎；⑤一级亲属中有脊柱关节炎史。其中，若外周关节炎存在，则需持续至少 6 周以上 |
| ANA 阳性型 | 关节炎病程＞6 周，发病年龄≤6 岁，ANA 抗体（免疫荧光试验测定）阳性且滴度大于 1∶160，2 次阳性至少间隔 3 个月。排除 sJIA、RF 阳性关节炎及附着点炎和（或）脊柱炎相关 JIA |
| 其他类型 | 持续 6 周及以上的关节炎，不符合上述 4 型任何分类标准 |
| 未经分类的关节炎 | 持续 6 周及以上的关节炎，同时符合上述 4 型中的 1 种以上分类标准 |

## 二、2018 年国际特别工作组关于 JIA 达标治疗（treat to target，T2T）的推荐[28]

临床缓解状态（clinical remission，CR）应为 JIA 治疗首要目标。CR 定义为无显著炎症性疾病活动的体征和症状，包括关节内外炎症。低疾病活动度或可作为替代治疗目标。

1. 主要原则

A：JIA 治疗决策应基于儿童风湿科医师和家长/患者共同的决定。

B：JIA 是一个异质性疾病，需要个体化的治疗方法。

C：JIA 患者的治疗目标是控制疾病症状、阻止关节结构破坏、避免疾病并发症和药物毒副作用。最大化地改善患者的生理功能、生长发育、生化质量，提高社会活动参与度。

D：消除炎症是实现上述目标的最重要途径。

E：避免长期使用糖皮质激素。

F：通过监测疾病活动度和调整相应治疗，达标治疗改善 JIA 疾病转归。

2. 推荐建议

A：临床缓解状态应为 JIA 治疗首要目标。临床缓解的定义是无显著炎症性疾病活动的体征和症状，包括关节内外炎症。

B：缓解应为明确目标，低疾病活动度或可作为替代治疗目标，特别是对长期疾病而言。

C：设定目标，选择评估手段和治疗决策，都应根据患者的疾病特征，与患儿或者家长达成一致。

D：日常临床实践需使用包括关节评估在内的有效疾病活动度复合监测，以指导决策。

E：须定期监测并记录疾病活动度，评估频率取决于 JIA 的疾病亚型、疾病活动水平以及关节外症状。比如 sJIA 伴全身炎症症状，则需每周评估一次，疾病控制在中高活动状态则至少每 3 个月评估一次疾病水平，疾病控制在缓解状态，评估频率可降低。

F：所有患者，3 个月内疾病改善至少 50%，6 个月内达标。活动性 sJIA 患者，一周内体温必须控制在正常范围。

G：调整治疗方案，直至实现治疗目标。

H：一旦达到治疗目标，应持续维持治疗，长期监测疾病活动水平，确保长期维持在达标状态。

# 第十一节 中西医临床研究进展

## 一、临床辨治

### (一) 中医辨证分型

文献中针对幼年特发性关节炎辨证分型的系统研究及报道极其少见，散见于一些中医临床医生的诊疗验案中。如杨仓良[26]教授从"毒"辨治，认为毒邪外侵是幼年特发性关节炎发病的基本病因病机；并根据感受毒邪轻重浅深分为风毒痹阻证、湿毒痹阻证、寒毒痹阻证、热毒痹阻证、痰毒痹阻证、瘀毒痹阻证、虚毒痹阻证共7个证型。对本病的治疗，亦相应地确立了祛除及攻击毒邪、以毒药为君的治疗大法，以釜底抽薪之举取邪去热退之目的。故常辨证选用有毒中药之对药为君，辅以臣佐使药。如风毒痹阻证，常选蜈蚣、全蝎药对；湿毒痹阻证，常选制商陆、青风藤药对；寒毒痹阻证，常选用川乌、草乌为药对；热毒痹阻证，常选雷公藤、重楼为药对；痰毒痹阻证，常选山慈菇、光慈菇为药对；瘀毒痹阻证，常选地龙、土鳖虫为药对，而对于后期之虚毒留恋之证，常选白花蛇、马钱子为药对。气虚者，佐以补中益气汤，以收甘温除大热之效；阴虚者，佐以六味地黄汤；阳虚者，佐以金匮肾气丸；血虚者，佐以四物汤，从而取得扶正以祛邪之效果。

国医大师朱良春[4]指出本病病机总以虚实夹杂为主，发作期多虚实夹杂，以实为主；本虚为肾督亏虚、气虚、脾肾两虚，缓解期多肾督亏虚、气虚为主，创立了益肾蠲痹法；并指出幼年特发性关节炎为小儿痹证，小儿脾常不足，临床注意要益肾健脾，用药如桑寄生、鹿衔草、川断、黄芪、白术、茯苓、苍术、生薏苡仁等。如关节肿胀，局部热感，皮红，或见红斑，发热恶寒，口干，舌红、苔黄腻，表现为风湿热痹，治宜益肾健脾、清利湿热，或加清热解毒之品，药如忍冬藤、萆草、秦艽、肿节风；活血用当归、赤芍；祛风湿、通经络用豨莶草、威灵仙、穿山龙、鸡血藤、青风藤；凉血用生地黄、丹皮；关节有积液，常用泽兰、白芥子。小儿生长发育旺盛或因为气虚无以摄津，表现为自汗、盗汗，加煅龙牡、浮小麦等。

南通良春中医医院张侠福、朱婉华[29]等在国医大师朱良春诊治幼年特发性关节炎经验基础上，拟定了幼年特发性关节炎中医诊疗方案，确立了邪热瘀毒、痹阻经络，寒湿久郁、蠲痹通络，正虚邪恋3个证型。针对邪热瘀毒，痹阻经脉证，采用清热解毒、蠲痹通络治法，拟定方药：地龙10g，僵蚕10g，地鳖虫10g，乌梢蛇10g，炙蜂房10g，威灵仙15g，丹参15g，青风藤15g，金刚骨30g，拳参15g，忍冬藤15g，萆草15g，白薇10g，炙甘草5g，凤凰衣6g，莪术6g。若邪热袭肺，发热咳喘，加牛蒡子6g，金荞麦20g，鱼腥草15g；湿热浊毒，壅滞三焦，加虎杖10g，秦艽10g，碧玉散15g；邪郁少阳，枢机不利，加炒黄芩8g，柴胡10g；热毒炽盛，气营两燔，邪入心包，加寒水石15g，羚羊粉0.6g，人工牛黄0.6g；斑疹隐隐，皮肤瘙痒，舌质紫加地肤子10g，白鲜皮15g，赤芍10g；关节肿胀明显者加白芥子10g，穿山甲4g；关节疼痛剧烈，舌苔腻者加延胡索15g，制南星15g。对于寒湿郁久，化热伤阴证，采用清化郁热、蠲痹通络治法，拟方药：乌梢蛇10g，地龙10g，僵蚕10g，地鳖虫10g，鸡血藤15g，丹参15g，威灵仙15g，炙蜂房10g，青风藤15g，金刚骨30g，川桂枝6g，制川乌6g，生白芍15g，知母8g，生地黄12g，拳参15g，忍冬藤15g，炙甘草5g，凤凰衣6g，莪术6g。邪热偏盛者，酌减桂枝、川乌用量，加虎杖10g或黄柏10g，萆草15g；阴伤明显，舌红、大便干者重用生地黄（一般用量20~30g为宜），加川百合15g，地骨皮10g；湿邪久留，脾气不足，加防己10g，生白术15g，生黄芪15g；肝脾、淋巴结肿大，加生半夏8g，生薏苡仁20g，虎杖10g。后期正虚邪恋证，则采用益肾培本、蠲痹通络治法，拟方药：乌梢蛇10g，炙蜂房10g，炒僵蚕 10g，地龙 10g，威灵仙 15g，当归 10g，鸡血藤 15g，青风藤 15g，金刚骨 30g，生黄芪 15g，骨碎补 15g，补骨脂 15g，枸杞子 10g，生地黄、熟地黄各 10g，炙甘草 5g，凤凰衣 6g，莪术 6g。气血亏虚，纳少便溏，贫血乏力者生黄芪改为 30~50g，党参 12g，当归 8g；肝肾亏虚，骨质破坏，或生长发育受到影响者，加鹿角胶 6g，龟甲胶 6g，淫羊藿 12g。沈丕安则根据"热、瘀、痰"的病因，提出化除"热邪、瘀邪"和"蠲除痰邪"的治疗法则，临床常使用石膏、寒水石、水牛角、黄芩、黄连、金银花、苦参、牛黄等药清热泻火、燥湿解毒；牡丹皮、赤芍、川芎、郁金、莪术、金雀根、羊蹄根、徐长卿化瘀凉血和白芥子、葶苈子、莱菔子、桑白皮、半夏、天南星、浙贝母蠲痰化饮治疗。王冉悦[30]等认为本病急性期多表现为湿热痹阻，由"湿聚热蒸"导致气血痹阻不通，瘀血乃成。若病情进一步发展，伴发全身症状，则多为热毒内蕴，痹阻气血运行，治疗上主张祛湿、清热、解毒、化瘀为主，方用白虎汤合五味消毒饮加减。陈自佳[31]认为本病疾病活动期当以清热解毒为主，但需考虑患儿脾胃娇嫩、气血未充，故临证用药应忌黄芩、黄连、黄柏等苦寒之品，选用金银花、山慈菇、白花蛇舌草、土茯苓、连翘等甘寒之品。疾病缓解期当以补虚扶正解毒为主，从益脾肾、补气血入手，采用黄芪、白术、太子参、麦冬、桑寄生、鹿衔草、仙鹤草等治疗。

### （二）经典方剂联合西药

夏敏[32]等采用经典方剂联合西药治疗幼年特发性关节炎合并特禀质的患儿，取得较好疗效。其将 JIA 分为急性期和缓解期。急性期可分为湿热痹阻和风寒阻络 2 型，分别采用桂枝白虎汤或蠲痹汤加减治疗；缓解期可分为脾胃虚弱和肝肾不足两型，分别采用参苓白术散或肾气丸、六味地黄汤加减治疗。并根据 ACR 治疗指南采用抗风湿病药物、非甾体类止痛药和（或）小剂量的糖皮质激素，不使用任何一种生物制剂。随访 3 个月后中西医结合组达到 ACR30、ACR50 好转标准的患儿分别为 33.3% 和 58.3%，高于单纯西药组，差异有统计学意义；中西医结合组还能有效降低特禀质患儿的炎症因子特别是 IL-17 的水平，获得更好的疗效。王萌萌[33]等以针刺联合清瘟败毒饮加减（组方：生地黄 10g，牡丹皮 6g，玄参 10g，麦冬 10g，金银花 15g，连翘 6g，淡竹叶 10g，水牛角粉 15g，赤芍 6g，生石膏 30g，知母 6g，柴胡 10g，青蒿 10g，炒山药 30g，砂仁 6g，羚羊角粉 2g，炒莱菔 6g，槟榔 6g，炙甘草 6g）加西药（硫酸羟氯喹片、洛索洛芬钠片）治疗邪热瘀毒证幼年特发性关节炎 1 例，疗效显著，患儿发热、关节肿痛、皮疹等症状明显好转；三诊后予停针刺及西药治疗，中药守前方去羚羊角粉、寒水石、生石膏、柴胡、蝉蜕、青蒿，加荆芥 6g，防风 6g。3 剂后患儿未再出现发热，头面部皮疹也消退，疾病痊愈。

### （三）自拟方联合西药

赵品[34]等采用自拟中药方（制川乌 1g，制草乌 1g，乳香 5g，没药 5g，地龙 10g，当归 10g，生地黄 10g，独活 10g）联合西药双氯芬酸钠片口服治疗幼年特发性关节炎 30 例，同时在此基础上加耳穴贴压治疗作为对照组 30 例，结果显示两组在关节疼痛、关节压痛数、关节肿胀数、关节活动受限及 ESR 等炎症指标方面均有明显好转，而且加用耳穴贴压治疗后起效更快，疗效更显著。

### （四）中成药联合西药

佟颖[35]等采用自制中成药筋骨通胶囊联合西药甲氨蝶呤+白芍总苷口服治疗髋关节受累型幼年特发性关节炎 22 例，观察治疗 4 个月后患者的中医证候积分及临床疗效、骨密度值（BMD）、视觉模拟评分（VAS）、主要体征（晨僵时间、指地距、枕墙距、Schöber 征）、疾病活动指标及血清炎症因子水平变化情况。结果显示：治疗组左、右髋 BMD 没有明显变化，而对照组双髋的 BMD 较治疗前明显下降，治疗组明显高于对照组，差异有统计学意义；在中医证候积分、临床疗效、主要体征等方面的改善程度上，筋骨通胶囊治疗组明显优于对照组，而且在 ESR、CRP、RF、抗 CCP 抗体等疾病活动指标和 IL-1、IL-17、TNF-α 等炎症细胞因子的下降程度方面，治疗组同样优于对照组，揭示中成药联合西药治疗幼年特发性关节炎有显著疗效。

### （五）中药提取物联合西药

岳利环[36]等观察白芍总苷联合甲氨蝶呤治疗幼年特发性关节炎的临床疗效，对照组为白芍总苷和甲氨蝶呤单药治疗，结果显示中药提取物联合西药治疗组在临床症状、疾病活动指标（红细胞沉降率、C-反应蛋白）和临床疾病活动指数（CDAI）评分的改善上均优于甲氨蝶呤和白芍总苷单药治疗组，并能有效降低血清 IL-1、IL-17、TNF-α 和 MMP-3、MMP-14 等炎症细胞因子水平。赵将等[37]比较了白芍总苷联合甲氨蝶呤和甲氨蝶呤单药治疗非全身型幼年特发性关节炎的临床疗效与安全性，治疗 12 个月联合治疗组总有效率 88.2%，对照组总有效率 80%，表明白芍总苷联合甲氨蝶呤治疗疗效优于单用甲氨蝶呤，且安全性好。方平[38]等则观察了白芍总苷联合甲氨蝶呤与甲氨蝶呤单药治疗全身型幼年特发性关节炎的临床疗效和安全性，联合治疗组 12 个月的总有效率达 91.3%，对照组总有效率为 81.8%，进一步说明白芍总苷联合甲氨蝶呤治疗全身型幼年特发性关节炎疗效优于单用甲氨蝶呤。

### （六）外治法联合西药

李丹[39]等运用白芍总苷结合海桐皮熏蒸方（海桐皮 20g，乳香 10g，没药 10g，透骨草 15g，川芎 15g，红花 10g，独活 10g，甘草 10g，桑枝 20g，伸筋草 20g）熏蒸联合西药萘普生、甲氨蝶呤（全身型则再联用强的松）治疗 JIA45 例，对照组则使用传统药物治疗，经治疗后观察组关节晨僵时间、疼痛程度评分、血沉均优于对照组；观察组治疗有效率 88.9%，高于对照组 80.0%；不良反应发生率低于对照组，并能有效降低 JIA 患儿血清 IFN-γ、TNF-α、IL-17 水平。魏磊[40]等同样比较了白芍总苷胶囊联合中药熏洗治疗与传统西药治疗 JIA 的临床疗效，揭示白芍总苷胶囊联合中药熏洗治疗 JIA 患儿疗效显著，能有效改善患儿临床症状，降低机体炎性因子水平。

## 二、方药与药理

1. **独活寄生汤**　独活寄生汤出自唐代著名医药学家孙思邈所创的《备急千金要方》，具有祛风湿、止痹痛、益肝肾、补气血之功用，主治痹证日久，肝肾两虚，气血不足证。临床上也常用于类风湿关节炎、幼年特发性关节炎等疾病的治疗。现代药理学研究表明，独活寄生汤具有抗炎镇痛[41,42]、免疫调节[43,44]及减轻滑膜炎症、改变滑膜组织病理形态[45]等作用。进一步的研究发现该方其可降低关节液中 IL-6、IL-1、TNF-α 的水平[46]，还能促进成骨细胞生长，其通过促进成骨细胞骨保护蛋白（osteoprotegerin，OPG）的表达，抑制成骨细胞 RANKL 蛋白的表达以促进成骨细胞的增殖、影响成骨细胞的分化，从而调控骨的再生修复[47]，发挥软骨保护作用。其可能通过抑制 IL-1β 诱导的退变关节软骨细胞中的 MMP 和 COX2 表达而发挥保护软骨基质、抑制软骨退变的作用[48]。

2. **四妙丸**　四妙丸具有清热利湿、通络止痛之功效，主治湿热下注所致的痹证。现代常用于治疗痛风、类风湿关节炎、下肢湿疹等疾病，也是临床上幼年特发性关节炎证属风湿热痹的常用方剂之一。动物实验表明，四妙丸可以通过抑制 NLRP3 炎性小体的表达，从而抑制 Caspase-1 活化后剪切 IL-1β 前体成为成熟 IL-1β，起到抗炎止痛的作用，且其对 NLRP3 炎性体信号通路的抑制作用呈剂量依赖性，起到控制急性痛风性关节炎的作用[49]。进一步的研究还表明，四妙丸可以通过一氧化氮生物合成过程的正调节、钙调蛋白 1-单加氧酶活性的正调节、发热的正调节、炎症反应等生物过程，并涉及细胞因子活性、生长因子活性、酶结合等分子功能发挥治疗类风湿关节炎的作用，且肿瘤坏死因子信号通路的调控是四妙丸治疗类风湿关节炎的关键机制之一[50]。四妙丸可以在体外降低 JAK2 及 STAT3 的磷酸化水平，有效降低 FLS 细胞的增殖及侵袭能力，对类风湿关节炎模型有治疗作用[51]。

# 第十二节  展  望

随着生物靶向制剂的应用，JIA 的总体疗效已经得到明显提高，所以提出了达标治疗策略。JIA 的分类有逐渐向成人关节炎靠拢的趋势，许多治疗方案也是由成人关节炎治疗方案延伸而来。但要看到，由于儿童的生长发育特点，限制了许多药物的应用和临床研究的开展，JIA 目前的治疗方法还比较局限，而中医药在儿科的应用有深厚的基础，这为中医药切入 JIA 的治疗提供了很好的契机。由于学科分化，目前从事中医儿科风湿病的专业人员甚少，相应专科也很少，我国大多数 JIA 患者还是由普通中医儿科医生或中医专业成人风湿病专科人员提供中医或中西医结合医疗服务，这必然会导致儿童、风湿病、中医（中西医结合）三者之间的脱节，将来需要着重发展中医（中西医结合）专业的儿童风湿病专科。JIA 的中医辨证分型和治则方药大多还是沿袭成人相关疾病的方案，针对 JIA 的特色并不鲜明，但必须指出，JIA 发病的遗传背景和发病机制与成人关节炎有较大差异，特别是 ANA 阳性早发性 JIA 几乎是儿童特有疾病，因此，将来迫切需要大样本的队列和前瞻性资料来确定 JIA 的中医辨证分型标准。JIA 作为慢性疾病，疗程较长，为了提高儿童的依从性，有必要开展针对 JIA 的新剂型的中药制剂研发，或从真实世界评估已有中药制剂（包括中药提取物如白芍总苷、青藤碱等）对 JIA 的疗效和安全性。

（肖长虹，陈恩生）

# 参 考 文 献

[1] Petty RE, Southwood TR, Manners P, et al. International League of Associations for Rheumatology classification of juvenile idiopathic arthritis: second revision, Edmonton, 2001 [J]. J Rheumatol, 2004, 31 (2): 390-392.

[2] Armon, Kate. Outcomes for juvenile idiopathic arthritis [J]. Paediatr Child Health, 2014, 24 (2): 64-71.

[3] Giancane G, Alongi A, Ravelli A. Updateon the pathogenesis and treatment of juvenil idiopathic arthritis [J]. Curr Opin Rheumatol, 2017, 29 (5): 523-529.

[4] 吴坚，蒋熙，姜丹，等. 国医大师朱良春幼年特发性关节炎辨治实录及经验撷菁 [J]. 江苏中医药，2016, 46 (9): 1-3.

[5] 张奇文，朱锦善. 实用中医儿科学 [M]. 北京：中国中医药出版社，2016, 8: 1006-1012.

[6] Barash J, Goldzweig O. Possible role of strephoccal infection in flares of juvenile idiopathic arthritis [J]. Arthritis Rheum, 2007, 57 (5): 877-880.

[7] Berkum Y, Padeh s. Environmental factors and the geoepidemiology of juvenile idiopathic arthritis [J]. Autoimmun Rev, 2010, 9 (5): A319-324.

[8] Prahalad S. Genetics of juvenile idiopathic arthritis. An update [J]. Curr Opin Rheumatol, 2004, 16 (5): 588-594.

[9] Thompson SD, Moroldo MB, Guyer L. A genome-wide scan for juvenile rheumatoid arthritis in affected sibpair families provides evidence of linkage [J]. Arthritis Rheum, 2004, 50 (5): 2920-2930.

[10] Nordal E, RypdalV, Christoffersen T. Incidence and predictors of Uveitis in juvenile idiopathic arthritis in a Nordic long-teim cohort study [J]. Peddiatr Rheumatol Online J, 2017, 15 (1): 66.

[11] Offit PA, Hackett CJ. Addressing parents'concerns: Do vaccines cause allergic or autoimmune diseases? [J]. Pe-

diatrics, 2003, 111 (3): 653-659.

[12] Loser K, Voskort M, et al. The toll-like receptor 4 ligands Mrp8 and Mrp4 are crucial in the development of autoreactive CD8+ T cell [J]. Nat Med, 2010, 16: 713-717.

[13] Rooney M, Davia J, Symons J, et al. Inflammatory cytokine responses in juvenile chronic arthritis [J]. Br J Rheumatol, 1995, 34: 454-460.

[14] Macaubas C, Nguyen K, Deshpande C, et al. Distribution of circulating cells in systemic juvenile idiopathic arthritis across disease activity states [J]. Clin Immunol, 2010, 134: 206-216.

[15] Ogilvie EM, Khan A, Hubank M, et al. Specific gene expression profiles in systemic juvenile idiopathic arthritis [J]. Arthritis Rheum, 2007, 56: 1954-1965.

[16] Dekleer M, Wedderburn LR, T amms LS. CD4+CD25 bright regulatory T cells actively regulate inflammation in joints of patients with the remitting firm of juvenile idiopathic arthritis [J]. Iimmumol, 2004, 172 (10): 6435-6443.

[17] Nistala K, Moncrieffe H, Newton KR, et al. Interleukin-17-producing T cells are enriched in the joints of children with arthritis but have a reciprocal relationship to regulatory T cell numbers [J]. Arthritis Rheum, 2008, 58: 875-887.

[18] Afzali B, Lombardi G, Lechler RI, et al. The role of T helper 17 (Th17) and regulatory T cells (Treg) in human organ transplantation and autoimmune disease [J]. Clin Exp Immunol, 2007, 148 (1): 32-46.

[19] Thomson W, BarrettJH, Donn R, et al. Juvenile idiopathic arthritis classified by the ILAR criteria: HLA association in UK patients [J]. Rheumatology (Oxford), 2002, 41: 1183-1189.

[20] Ferucci ED, Majka DS, Parristh LA, et al. Antibodies against cyclic citrullinated peptide are associated with HLA-DR4 in simplex and multiplex polyarticular onset juvenile rheumatoid arthritis [J]. Arthtitis Rheum, 2005, 52 (1): 239-246.

[21] 周纬，胡坚．生物标志物：从全身型幼年特发性关节炎诊疗分型到评价体系［J］．中华实用儿科临床杂志，2017，32（9）：648-651.

[22] 吴启富，范永升，叶志中．风湿病中西医结合诊疗指南［M］．北京：人民卫生出版社，2019：160-168.

[23] 肖长虹．类风湿关节炎的中医研究应该重视毒邪致痹［J］．中国中西医结合杂志，2017，37（7）：773-774.

[24] 蒽慧荣，王媛媛，杨芳芳，等．仙灵骨葆胶囊对去势大鼠骨代谢的影响［J］．中国中药杂志，2018，43（13）：2751-2757.

[25] Li Y, Zheng B, Tian H, et al. Yupingfeng Powder relieves the immune suppression induced by dexamethasone in mice [J]. Journal of Ethnopharmacology, 2017, 200: 117-123.

[26] 张智斌，杨洁，于娟．杨仓良教授从毒辨治全身型幼年特发性关节炎临床经验［J］．风湿病与关节炎，2004，3（11）：50-54.

[27] Martini A, Ravelli A, Avcin T, et al. Toward New Classification Criteria for Juvenile Idiopathic Arthritis: First Steps, Pediatric Rheumatology International Trials Organization International Consensus [J]. J Rheumatol, 2019, 46 (2): 190-197.

[28] Ravelli A, Consolaro A, Horneff G, et al. Treating juvenile idiopathic arthritis to target: recommendations of an international task force [J]. Ann Rheum Dis, 2018, 77 (6): 819-828.

[29] 张侠福，顾冬梅，何峰，等．幼年特发性关节炎中医诊疗方案（拟定）［C］．全国名医学术思想研究分会年会，2014-09-20：184-187.

[30] 王冉悦，孙素平，隋云鹏．孙素平治疗幼年特发性关节炎经验［J］．湖南中医杂志，2018，34（4）：48-50.

[31] 陈自佳，韦尼．从湿瘀毒之来源及演变论治幼年特发性关节炎［J］．北京中医药，2020，39（3）：249-252.

[32] 夏敏，秦凤，薛海燕．中西医联合治疗幼年特发性关节炎合并特应质［J］．中华实用儿科临床杂志，2016，31（9）：671-674.

[33] 王萌萌，高守媛，陈舒婉．针刺联合清瘟败毒饮加西药治疗儿童特发性关节炎的体会［J］．中医研究，2018，31（4）：60-61.

[34] 赵品，郭静波，崔丽华．耳压联合自拟中药方和双氯芬酸钠治疗幼年特发性关节炎 60 例［J］．风湿病与

关节炎，2013，2（6）：12-13.

[35] 佟颖，杨华森，王晨彤. 筋骨通胶囊治疗髋关节受累型幼年特发性关节炎临床研究 [J]. 南京中医药大学学报，2019，35（4）：403-406.

[36] 岳利环，林进，徐立勤. 甲氨蝶呤联合白芍总苷治疗幼年特发性关节炎临床观察 [J]. 风湿病与关节炎，2017，6（1）：18-21.

[37] 赵将，李华. 白芍总苷联合甲氨蝶呤治疗非全身型幼年特发性关节炎的疗效观察 [J]. 中外健康文摘，2011，8（46）：8-10.

[38] 方平，李丽华. 白芍总苷联合甲氨蝶呤治疗45例全身型幼年特发性关节炎的疗效观察 [J]. 医学信息，2012，15（1）：168-169.

[39] 李丹，史艳平，耿玲玲. 白芍总苷联合海桐皮熏蒸治疗幼年特发性关节炎疗效 [J]. 陕西中医，2016.37（9）：1192-1193.

[40] 魏磊，刘翠华，刘平. 白芍总苷联合中药熏洗治疗幼年特发性关节炎临床疗效 [J]. 深圳中西医结合杂志，2019.29（24）：1-3.

[41] 方剑乔，刘金洪. 独活寄生汤对小鼠胶原性关节炎治疗作用的研究 [J]. 中国中医药科技，2000，7（5）：289-290.

[42] 王爱武，刘娅，雏琪. 独活寄生汤抗炎、镇痛作用的药效学研究 [J]. 中国实验方剂学杂志，2008，14（12）：61-64.

[43] 陈筑红，李悦，杨凡. 独活寄生汤对激素性股骨头缺血坏死的治疗作用 [J]. 现代中西医结合杂志，2006，15（11）：1493-1494.

[44] 段泾云. 独活寄生汤抗炎免疫药理作用研究 [J]. 中成药研究，1988，11（5）：28.

[45] 王爱武，刘娅，林晓燕. 独活寄生汤及其配方颗粒对胶原诱导型关节炎大鼠滑膜组织病理学变化的影响 [J]. 中国中医药科技，2010，17（3）：202-203.

[46] 杨剑标. 独活寄生汤治疗膝关节骨性关节炎临床疗效及对膝关节液炎症因子的影响 [J]. 河北中医，2016，38（08）：1202-1205.

[47] 万春飞，詹秀琴，孙玉明. 独活寄生汤含药血清对成骨细胞OPG/RANKL蛋白表达的影响 [J]. 吉林中医药，2013，33（1）：66-69.

[48] 郑春松，叶蕻芝，李西海. 独活寄生汤含药血清对白细胞介素1β诱导的退变关节软骨细胞中基质金属蛋白酶和环氧化酶2表达的影响 [J]. 中医正骨，2015，27（12）：1-6.

[49] 袁晓，范永升，胡弘毅. 基于"NLRP3炎性体"信号通路研究"加味四妙丸"治疗急性痛风性关节炎的作用机制 [M]. 杭州：浙江省中医院，2019.

[50] 陈慧，庞学丰，李玉玲. 基于网络药理学探讨四妙丸治疗类风湿关节炎的作用机制 [J]. 风湿病与关节炎，2019，8（8）：30-35.

[51] 欧俊永，刘梓龙，刘彬. 四妙散对类风湿关节炎及FLS细胞的实验研究 [J]. 中医药临床杂志，2020，32（12）：2290-2294.

# 第十五章

# 风湿热

## 第一节　概　说

风湿热（rheumatic fever，RF）是一种上呼吸道感染 A 组乙型溶血性链球菌（group A β-hemo-lytic strepto-coccus，GAS）后诱发的急性或慢性非化脓性全身性结缔组织炎症性疾病[1]。我国流行病学调查显示，1992~1995 年，中小学生风湿热年发病率为 20/10 万，风湿性心脏病为 22/10 万，风湿热患病率约 80/10 万[2]。风湿热多见于年龄在 5~14 岁的儿童，男女比例相当，在 3 岁以下婴幼儿中罕见[3]。好发于冬季和初春[4]。本病表现以关节炎症状为主，属于中医学的"痹证""历节"等范畴；表现以心肌炎症状为主，属于"怔忡""心悸""心痹"等[5]。其名首见于《黄帝内经》："厥阴有余病阴痹，厥阴不足病热痹。"《中藏经》曰："痹者，风寒暑湿之气中于人。"《金匮要略》云："热之所过，血为之凝滞。"《温病条辨》中提道："痹之因于寒者固多，兼乎热者，亦复不少。"

## 第二节　病因病理

### 一、病因与发病机制

#### （一）病因

病因尚不清楚，可能与多种因素有关。

1. 与 A 组溶血性链球菌密切相关　本病的发病与 A 组溶血性链球菌感染有关的观点已被普遍接受。链球菌为一组革兰染色阳性的细菌，广泛分布于自然界。呈球形或者椭圆形，链状排列。按链球菌细胞壁中的多糖抗原不同分为 A、B、C、D 等 20 个群组，对人致病的链球菌 90% 以上为 A 组。根据是否产生溶血及其溶血的性质又分为三类：甲型（α）溶血性链球菌，乙型（β）溶血性链球菌和丙型（γ）溶血性链球菌，对人致病的 A 组链球菌多数呈 β 溶血。链球菌菌体由透明质酸组成，与人体滑膜和关节液的透明质酸蛋白之间存在共同抗原性，可抵抗白细胞的吞噬而起到保护作用。细胞壁从外到内由蛋白质、多糖和肽聚糖三层组成，外面的蛋白质层具有特异性，A 组链球菌有 M、T、R 不同性质的蛋白质抗原，其中 M 蛋白与人体心瓣膜和脑等组织存在交叉抗原性，可引起交叉免疫反应，近年的研究发现这种交叉免疫抗原性是由于 M 蛋白与人的肌浆球蛋白和原肌球蛋白存在一种相同的 α 螺旋结构，所以 M 蛋白被认为是"致风湿源性"的标志，也被认为是与其致病性及毒力关系最密切的物质，是公认的典型的超抗原。超抗原有两大特点决定了其与普通抗原有着本质的区别：①超抗原不需要抗原呈递细胞的处理，而是以完整蛋白质形式直接与主要组织相容性抗原复合物Ⅱ类抗原结合槽的外侧特异性结合；②超抗原被 T 细胞识别，仅涉及 T 细胞受体 5 个可变区（Vα、Jα、Vβ、Dβ 和 Jβ）中的 Vβ。一种超抗原往往有数种 T 细胞受体 Vβ 特异性，所以可激活比普通抗原高达 1000~100000 倍的 T 细胞。大量的 T 细胞被激活后，产生多种细胞因子，并使巨噬细胞和其他免疫细胞被激活。超抗原这种强大的刺激效应，可能激活体内本来存在的少量的自身反应性 T 细胞，从而诱发某些自身免疫性疾病[2]。细胞壁的中层为碳水化合物（C-多糖）组成，为群特异性抗原，已证明人类心瓣膜、软骨、角膜等的糖蛋白与 A 组链球菌的多糖之间存在共同的抗原决定簇，这一交叉反应在风湿热瓣膜病变的发病机制中非常重要[2]。细胞壁内层的肽聚糖含有与生物膜高度亲和的胞壁脂磷壁酸（LTA），是使细菌能定居在机体呼吸道黏膜等表面的主要侵袭因素，有报道肽聚糖的一种成分胞壁双肽的抗体存在于 60% 的风湿热血清中，但很少出现在正常儿童或急性肾小球肾炎患者中，认为可能为一种风湿热的特异性抗体。

2. 与遗传因素相关　目前普遍认为风湿热的发病存在遗传易感性，其依据：①在风湿热患者的家庭中，同一家族成员发病率较无风湿热的家庭高，单卵双胞胎同时患风湿热者较双卵双胞者高；②在上呼吸道感染的人群中仅有少数人发生风湿热，且风湿热患者有容易复发的倾向；③近来发现风湿热患者 B 细胞表面存在遗传标志物 883+，用这种抗原的抗血清检测风湿热患者，阳性反应率为 72%，随后用杂交瘤技术培育出的 83S1923 和 256S10 单克隆抗体，可鉴定出不同地区的 92% 的风湿热患者，这种遗传标志物存在于 92% 的风湿热患者，而仅存在于 20% 的健康人群中；④近年对主要组织相容抗原复合物 II 类抗原的研究结果表明，风湿热患者 60%~70% 为 HLA-DR4 型，而对照组仅为 10%~15%；发现 HLA-DR7 和 HLA-DRw53 是风湿热和风湿性心脏病的标志；也有报告 HLA-DRB1*16 等位基因与风湿热有关；我国广东籍人群中 HLA-DQA1*0101 和 HLA-DRB1*0301 等位基因对遗传易感作用；而对主要组织相容抗原复合物 I 类抗原与风湿热的关系仍有不同意见，我国广东籍风湿性心脏病患者 HLA-A10、A28 和 A33 等抗原出现频率明显高于健康人；⑤最近人们试图研究宿主易感性与免疫反应基因（Ir）的关系，这种基因存在于 15% 的人群中。以上结果表明宿主的遗传易感性在风湿热的发病机制中起一定作用。

## （二）发病机制

发病机制尚不确切。一般认为与三个方面有关：①链球菌及其产物的直接毒性作用；②免疫反应机制；③个体的遗传易感性。

1. 链球菌及其产物的直接毒性作用　链球菌可产生多种细胞外毒素，在其致病性中也起重要作用。首先为链球菌溶血素（streptolysin），根据其对氧的稳定性分为链球菌溶血素 O 和 S 两种。链球菌溶血素 O 为含有 -SH 基的蛋白质，分子量为 50~70kD，具有细胞毒性，可破坏中性粒细胞，引起胞内溶酶体的释放，导致细胞死亡；对心肌有急性毒性作用，可引起心脏骤跳，给小鼠或家兔等动物大剂量注射后可致动物在数分钟内死亡；抗链球菌溶血素 O 抗体（ASO）可在感染后持续存在数月至 1 年，是诊断链球菌感染的基本指标，但其活性可被皮肤中的脂质所抑制，这也可能是皮肤感染链球菌后不易发生风湿热的原因之一。链球菌溶血素 S 为小分子糖肽，无抗原性、对氧稳定为链球菌产生溶血环的原因。

2. 免疫反应机制　风湿性心脏病的发病主要与 II 型超敏反应相关，包括两个主要步骤：第一步，自身抗体的产生。链球菌感染人体后，人体发生风湿热的危险性与针对链球菌过强的免疫反应有关。其主要学说是分子模拟机制学说；链球菌抗原与人体组织（如心肌肌浆球蛋白与链球菌 M 蛋白，心瓣膜与菌壁多糖）存在交叉抗原。感染细菌后，人体产生了大量的自身抗体及活化的自身反应 T 细胞。第二步，上述自身抗体炎性细胞因子与心瓣膜内皮细胞反应，内皮细胞被激活，表达血管细胞黏附分子1。随后，T 细胞（包括 CD4+T 和 CD8+T 细胞），通过内皮细胞渗透进入无血管结构的心瓣膜，形成阿孝夫小体或内皮下形成包含巨噬细胞和 T 细胞的肉芽肿病灶。最终由于新生血管的形成及病情的进展，心瓣膜变成瘢痕样的慢性病变，形成风湿性心脏病。目前，内皮细胞的激活被认为是风湿性心脏炎发病的机制。

免疫反应分为体液免疫和细胞免疫，研究已经证实在体液免疫中，RF 病人血清中除 IgM 和 IgG

水平增高外，针对链球菌和心脏抗原的抗体（如抗 M 蛋白抗体、心脏抗体、抗肌球蛋白抗体、抗肌动蛋白抗体、抗磷脂酶 B 抗体）浓度也增高。在急性风湿热（acute rheumatic fever，ARF）和风湿性心脏炎（RHD）患者中，抗 A 组链球菌多糖抗体可维持 5~12 个月的高滴度（尤其是发展成为 RHD 时）。高滴度的脂磷壁酸（lipoteichoic acid，LTA）抗体和抗链球菌溶血素 O（antistreptolysin O，ASO）在 ARF 发病起维持 3 个月，然后开始下降。有研究发现 ARF 患者或链球菌性咽喉炎与健康人群对照，两者血清抗心磷脂抗体（aCLa）水平并无明显不同，血清 aCLa 水平与急性期反应物水平也无关联。提示在 ARF/慢性 RHD 患者中，血清 aCLa 不是病情活动的标记物，在 RF 的发病机制上并不扮演重要角色。但高水平的 aCLa 与急性心内膜炎发病率成比例，并与静脉和动脉栓塞的发生有关。有研究显示针对链球菌 42kD 透明质酸合成酶和 56kD 辅助蛋白的抗体可结合到未受损伤的人纤维母细胞上。在真核细胞浆膜有一 52kD 蛋白质能被针对链球菌 56kD 蛋白质的。

3. **个体遗传易感性** 即使严重链球菌感染，也只有 1%~3% 的患者出现风湿热，这就强烈提示遗传易感性的存在。对大量风湿热患者的研究表明，B 细胞标志 D8/17 抗原为风湿热的易感标志之一，细胞因子与炎症介质之间的协调作用在诱导特异性体液及细胞免疫方面起较大作用[6]。

4. **毒素学说** 另外的发病机制还有毒素学说，即链球菌产生许多产物，包括毒素和一些酶如链球菌溶血 O 和链球菌激酶等，可直接造成人体内组织器官的损伤。

## 二、病理

风湿热主要病变发生于结缔组织的胶原纤维，全身各器官可受累，但以心脏、血管及浆膜等处的改变最为明显。风湿热基本的病理改变为风湿小体，即阿孝夫（Aschoff）小体。病变的发展过程可分为以下三个阶段：①变质渗出期：开始是胶原纤维呈局灶性肿胀，继而纤维素样变性或坏死，并有特异的炎性细胞浸润和浆液渗出。多见于关节的滑膜、心包和胸膜。此期约持续 1 个月，病变可恢复或者进展进入第二、三期。②增生期（肉芽肿期）：此期的特点为形成具有疾病特征性的风湿性肉芽肿，即 Aschoff 细胞体积巨大，可呈圆形或者椭圆形，胞浆丰富，嗜酸性，细胞核的核仁明显，可出现双核和多核。Aschoff 小体对风湿热具有诊断意义，并且是风湿活动的标志。此期可持续 2~3 个月。③瘢痕期（愈合期）：Aschoff 小体中央变坏性坏死的纤维素逐渐被吸收，周围的炎症细胞也逐渐减少，出现纤维母细胞，纤维组织增生，最后整个小体变为梭形小瘢痕。此期经过 2~3 个月。风湿病变的自然经过为 4~6 个月，常反复发作，所以各期病理变化常常交错存在。

## 三、中医病因病机

起病初期感受风寒湿邪，邪阻脉络，气血运行失畅，留滞筋骨关节而发病；久病可郁而化热，为湿热痹阻证，导致痰瘀内结，或耗伤正气，成肝肾亏虚或气血不足。本病初期病位在表、皮肉及经络肢体；久病入络，正虚邪恋，痰瘀郁结于里，病位在筋骨、脏腑。湿热壅盛，痹阻经络为本病的基本病机。

1. **外邪侵袭** 长期在高温环境下工作，或久居炎热潮湿之地，感受暑热之邪，痹阻筋骨关节，发为热痹；或风寒湿邪侵袭，留滞经络关节，郁久化热而致痹。如《中藏经》曰："痹者，风寒暑湿之气中于人。"宋·骆龙吉《增补内经拾遗方论》曰："风寒湿三气杂至，而客于经络，郁而为热痹也。"明·李梴《医学入门》曰："热痹，或湿生热，或风寒郁热。"清·叶天士《临证指南医案》曰："暑伤气，湿热入络而为痹""湿热伤气，及温热入血络而成痹。"林珮琴《类证治裁》曰："风寒湿合而成痹，蕴邪化热蒸于经络，四肢痹痛""初因风寒湿郁闭阴分，久则化热攻痛。"

2. **阴虚热痹** 素体阴虚，阴液不足，虚火内生而灼筋，筋脉失养，而为热痹；或痹热体质，阴虚内热，易感热邪，或感邪热化，而致热痹。如《素问·痹论》曰："阳气多，阴气少，病气胜，阳遭阴，故为痹热。"清·秦景明《症因脉治》曰："热痹之因，阴血不足，阳气偏旺……炅气相薄，则脉满而痛，此热痹之所由生也。"《临证指南医案》曰："肝阴虚，疟邪入络而为痹。"叶天士《叶案存真》曰："阴虚生内热，热胜则风生，况风性善行，火热得之……逆于肉理，则攻肿为楚也。"沈金鳌《杂病源流犀烛》曰："厥阴有余病阴痹，不足病热痹……不足则虚而生热，故病热痹。"《类证治裁》曰："肢节热痛者，系阴火灼筋。"现代章真如认为，虚热者，久治缠绵，痛处不红不肿，皮肤干燥，肌肉瘦削，五心烦热，脉多细数，舌红苔薄黄即为阴虚热痹。

3. 内热致痹　素体阳盛，阳热亢盛，即"气有余便是火"，火热之邪内生而致痹；或脏腑积热蕴毒，热毒从内攻外，而致热痹；或过用辛散温燥之品，病性由寒转热；或内有蓄热，复感外邪，邪从热化，阻滞经络，气血不通而致痹。如隋·巢元方《诸病源候论》曰："热毒气从脏腑出，攻于手足，手足则焮热赤肿疼痛也。"金·张从正《儒门事亲》曰："过用辛散温燥之品，使得矫枉过正，病邪之性由寒转热。"清·汪文绮《杂症会心录》曰："风自内动，湿热内生者，属阴虚有火""服热药太过，胃中蕴热日深，筋脉不利，不能转移，手足肿痛如锥，苦楚异常……痛历关节而为热痹也。"尤怡《金匮翼》曰："热痹者，痹热于内也……腑脏经络，先有蓄热，而复遇风寒湿气客之，热为寒郁，气不得通，久之寒亦化热。"现代谢海洲指出："……热肿者，为阳气郁积操作而不行也，皆为阳气运行障碍所致。"

4. 痰瘀热阻　嗜食肥甘厚腻或酒热海腥发物，湿热痰浊内生；或痰瘀化热化火；或热伤津液，血停为瘀，湿凝为痰，痰瘀与热互结，阻滞经络而致痹。如清·李用粹《证治汇补》曰："大率痰火多痛""湿热痰火，郁气死血，留经络四肢，悉能为麻为痹，或痛或痒。"顾靖远《顾松园医镜》曰："邪郁病久，风变为火，寒变为热，湿变为痰。"《临证指南医案》曰："气滞热郁而成痹。"《杂病源流犀烛》曰："脉见涩，是气血虚滞，邪留则为积，即热痹也。"

# 第三节　临床表现

## 一、症状

风湿热缺乏典型的和特异的临床表现。症状轻重不一，甚至可无任何症状（即隐匿型）。风湿性关节炎常为急性起病，而心脏炎则可呈隐匿性发作。随着流行病学的研究发展，风湿热的临床表现较过去也有明显变化，隐匿型发病较多而暴发型减少，轻症或不典型病例增多，所以需要仔细观察并进行一系列检查才能确诊。一般在发病前2~3周可有咽炎、扁桃体炎等短期发热的病史。可表现为发热、咽痛、颌下淋巴结肿大及咳嗽等，轻症患者可因无特殊不适或症状轻微而遗忘此病史。发病后可出现精神不振、疲倦、食欲减退、面色苍白、多汗、鼻出血等一般症状。有时可有腹痛，发生概率约为5%，腹痛严重时酷似急性阑尾炎或急腹症，以致剖腹探查并非罕见，可能是由于风湿性血管炎所致。发热一般都不太高且热型不规则，少数病人可见短期高热，但大多数为长期持续性低热，持续3~4周。有报告5%病人有单纯性血尿，肾活检可见39%有肾损害。5%~10%的病人可发生轻度胸膜炎。肺炎虽较少见但被认为是风湿热的严重表现，常并发心衰。至于风湿性脑病近年已少见。

## 二、体征

1. 风湿性关节炎[7]　是风湿热最突出的症状，常常发生于膝、髋、踝等关节，关节肿大疼痛，周围皮肤温热、潮热，自动或被动运动时都会引起疼痛，并逐渐游走至其他关节。

2. 心脏炎症[8]　风湿热可侵犯心脏，引起风湿性心肌炎、心包炎，伴随发热、不对称性心动过速等症状。

3. 环形红斑[9] 多环形红斑，并随时间逐渐扩大，无瘙痒、无硬物感。关节处会出现皮下结节，常聚集成群，对称分布，数周后自然消退。

4. 舞蹈症[10] 常发生于儿童，主要症状有精神不宁、易激动、肢体和面部不自主动作，肌张力降低甚至共济失调。

## 三、实验室和辅助检查

1. 实验室检查

（1）风湿热活动的实验室检查：活动期患者血常规检查白细胞和中性粒细胞升高，并有核左移现象，也可见轻度贫血。血沉增快，但有心力衰竭时血沉可正常，故典型病例的阳性率为80%，不典型病例<60%。CRP的升高较血沉增快出现早，急性发病2周内可见80%的病例升高，但其消失也较慢，一般不受心力衰竭的影响。血清蛋白电泳可见白蛋白降低、α2球蛋白及γ球蛋白增加，黏蛋白也增加。免疫球蛋白IgM、IgG、补体和循环免疫复合物在急性期升高，特别是补体C3、C4在风湿热临床症状出现第二天即有变化，故对风湿热活动性有诊断上的意义。已有研究表明，可溶性肿瘤坏死因子受体Ⅱ（sTNFRⅡ）和可溶性白细胞介素2受体（sIL-2R）的升高可能与风湿热的活动有关。最近针对B细胞同种抗原也已产生出单克隆抗体D8/17，急性风湿热患者80%~100%呈阳性而对照组阳性率仅15%，因此有可能采用单克隆抗体来筛选急性风湿热易感人群。

（2）抗链球菌的证据：链球菌感染最直接的证据是在咽部培养出A组β溶血性链球菌，但有些患者特别是在抗生素治疗后可呈阴性，故其阳性率仅有20%~25%，近年开展的咽分泌物A组链球菌抗原的快速鉴定使敏感性有了很大的提高。抗链球菌抗体滴度升高也是新近链球菌感染的可靠指标，链球菌感染后两周左右，大多数风湿热病人（75%~80%）的ASO滴度升高大于500U，4~6周时达高峰，8~10周后逐渐恢复正常；抗DNA酶-B可升高大于210U，其阳性率为85%，持续时间较长，可达数月之久；其他链球菌产物的抗体滴度也上升，如抗链球菌激酶（ASK）高于80U、抗透明质酸（AH）高于128U、抗核苷酶（ANAD）则高于275U等。这些抗体增高只能说明近期有过链球菌感染，并不反映风湿的活动性。

（3）一些有特殊意义的检查：风湿热患者免疫球蛋白的升高在急性期为IgA，而亚急性或慢性则为IgG；55%的风湿性心脏炎患者抗心肌抗体阳性；心肌炎患者有血清谷草转氨酶、乳酸脱氢酶、肌酸激酶（CK）及其同工酶（CK-MB）和肌钙蛋白T或I的升高；Sydenham舞蹈症患者抗头状核抗体或抗下丘脑抗体可呈阳性；最新的研究进展提示促凝血活性（PCA）试验、抗心肌抗体吸附试验以及抗A组溶血性链球菌胞壁多糖抗体（ASP）或胞壁M蛋白抗体可作为风湿热的特异性指标。

2. 辅助检查

（1）胸部X线和心电图：胸部X线可表现为正常或有心影增大。心脏受累可出现心电图异常，如窦性心动过速或过缓、期前收缩等心律失常，房室传导阻滞，Q-T间期延长以及ST-T的改变。

（2）超声心动图：可发现患者心脏增大，心瓣膜水肿和增厚、闭锁不全或狭窄，以及心包积液，尤其是可发现亚临床型心脏炎，这是近50年来风湿热的重要研究成果，对早期判断心脏是否受累、改善疾病的预后有重要意义。

（3）心肌核素检查：可显示轻症及亚临床型心肌炎。

# 第四节 诊断与鉴别诊断

## 一、诊断要点

发病前 1~6 周常有上呼吸道 GAS 感染表现，如发热、咽痛、颌下淋巴结肿大、咳嗽等症状，轻、中度发热常见，高热少见，儿童和青少年患者可有猩红热样皮疹。随后出现游走性多发性关节炎、心脏炎、皮下结节、环形红斑、舞蹈病等[7]。

## 二、诊断标准

1992 年 Jones 修订标准目前为世界所公认，包括 5 项主要指标：心脏炎、多关节炎、舞蹈病、皮下结节及环形红斑；5 项次要指标：发热、关节痛、血沉加速或 C 反应性蛋白阳性或白细胞增多、既往有风湿热或风湿性心瓣膜病及 P-R 间期延长。如果有一项主要指标和两项次要指标，再加上有先驱链球菌感染的证据，即可确定诊断。但又补充说明有以下三种情况时可不必严格执行此标准：①舞蹈病；②隐匿发病或缓慢发展的心脏炎；③有风湿热史或现患风湿性心脏病，在感染 A 组溶血性链球菌后有风湿热复发的高危者。

2002 年世界卫生组织修订了 Jones 标准，对风湿热进行分类并提出诊断标准，做出以下改变：提出了 GAS 感染前驱期为 45 天的范围；增加了猩红热作为 GAS 感染证据之一；对伴有 RHD 的复发性 RF 诊断明显放宽；对隐匿发病的 RHD 和舞蹈病诊断条件放宽；对多关节炎、多关节痛或单关节炎可能发展为 RF 给予重视，避免误诊及漏诊。

2015 年美国心脏病协会再次修订 Jones 标准，新标准提出两套方案，分为高/低风险人群，避免过度诊断低风险人群，漏诊高风险人群。该分类标准中将学龄期儿童（5~14 岁）急性 RF 年发病率≤2/10 万或 RHD 综合患病率≤0.1%定义为低风险人群儿童；不能明确是否来自低风险人群，则定义为中/高风险人群。按照该标准，低风险人群的主要表现同 1992 年修订的 Jones 标准，无论是临床或亚临床状态的心脏炎均可列为主要表现；次要表现则为：多关节痛、发热（≥38.5℃）、ESR≥60mm/h 或 CRP≥3.0mg/dL，心电图 P-R 间期延长。对于中/高风险人群，将单关节炎亦列为主要表现；发热项降为≥38.0℃、急性炎症指标改为 ESR≥30mm/h 或 CRP≥3.0mg/dL，其余条件同低风险人群。若有前驱链球菌感染相关证据，对于初发 RF 符合上述 2 项主要表现，或符合 1 项主要表现和 2 项次要表现，或符合 3 项次要表现，亦可诊断为 RF。

## 三、鉴别诊断

### （一）类风湿关节炎

类风湿关节炎是一种慢性侵蚀关节的关节炎症类疾病，其主要病变体现在滑膜炎以及引起的软骨破坏，除了关节晨僵、疼痛，还伴随关节强直、骨质及软骨病理性变形，最终导致关节变形。而风湿性关节炎症状相对较轻，与类风湿对关节的破坏性相比，风湿性关节炎不会导致关节破坏，不会影响关节的功能，且疼痛时间不长，几天便可消退。

### （二）病毒性心肌炎

病毒性心肌炎在发病前常会有呼吸道或者肠道病毒感染，主要受累部位在心肌，无关节炎症、环形红斑伴随。

# 第五节 治 疗

## 一、西医治疗

本病缺乏特效的治疗方法。总的治疗原则：早期诊断、合理治疗，防止病情进展造成心脏不可逆的病变；控制和预防 A 组溶血性链球菌感染，防止疾病复发；根据病情合理选用抗风湿药物，及时控制症状减少患者痛苦；另外，风湿热为一个反复发作的慢性过程，在长期用药过程中还应该注意药物的副作用，权衡利弊，在争取最大治疗作用的同时把副作用降到最小。

### （一）非甾体抗炎药

非甾体抗炎药是主要的治疗药物，其中阿司匹林仍然是首选药物，即使在诊断未完全确立时也应该开始应用。常用的开始剂量为成人 3~4g/d，儿童 80~100mg/（kg·d），分 3~4 次口服，血清水杨酸水平应保持在 15~25mg/dL，症状控制 1 周后，剂量可以降低 50%，一般疗程 6~8 周，有轻度心脏炎者宜使用 12 周。阿司匹林还可用于预防糖皮质激素撤药时的反弹，方法为在激素停药前 2 周加用阿司匹林至停药后 2~3 周。阿司匹林可抑制凝血酶原的合成，影响血小板的黏附作用，故可发生出血倾向；如发生耳鸣、听力障碍应减量；发生酸中毒及精神症状时应停药；由于其胃肠道副作用较大，应在饭后服用，以减轻恶心、呕吐等症状，如仍不能耐受可改用肠溶片；阿司匹林还可引起肝细胞损害，出现转氨酶升高等中毒性肝炎的表现；在患流感和水痘后可诱发 Reye 综合征。除了阿司匹林外，其他的非甾体抗炎药如萘普生、布洛芬均可选。

### （二）抗生素预防性治疗

分初始预防和后续预防。初始预防的目的为肃清感染灶，口服或静脉滴注青霉素，疗程 10 天。对青霉素过敏者，可选用克林霉素、红霉素、阿奇霉素或克拉霉素。后续预防的目的是预防心脏瓣膜病变，但对于是否进行后续预防，目前意见尚不一致。部分学者认为 PSRA 引起心脏瓣膜病变发生率低，不主张进行长期预防性青霉素治疗。美国心脏学会则建议长效青霉素预防性 1 年，若无心脏累及依据，就可停止预防治疗；若累及心脏，则按风湿热治疗，予长期青霉素预防性治疗。推荐预防剂量：苄星青霉素 60 万 U（≤27kg）或 120 万 U（＞27kg），每 4 周一次，肌肉注射。对青霉素过敏者可选用大环内酯类或硫胺嘧啶。

### （三）抗风湿药

抗风湿药的使用目前仍有争议。当关节症状持续 3 个月以上，非甾体抗炎药物不能控制，或存在关节破坏的证据时，可考虑加用慢性抗风湿药。

### （四）糖皮质激素

近年的观点认为，糖皮质激素仅在严重心脏炎伴有充血性心力衰竭时才被推荐使用，因其可迅速缓解症状，控制心力衰竭，但不作为常规治疗。常用药物可选用泼尼松，成人 30~40mg/d，儿童 1.0~1.5mg/（kg·d），逐渐减量至 10~15mg/d 维持治疗，疗程至少 12 周，病情严重者可延长疗程。对心包炎或心肌炎合并急性心力衰竭的患者，可静脉滴注地塞米松 5~10mg/d 或氢化可的松 200mg/d，至病情改善后改为口服泼尼松。在未确定有无心脏炎的病例，如有以下情况之一即按心脏炎处理：①心尖区或主动脉瓣区有 Ⅱ 级以上收缩期杂音或新近出现的舒张期杂音；②持续性窦性心动过速;③心律失常无其他原因解释。糖皮质激素还可用于对阿司匹林无反应的严重关节炎患者,疗程6~8周。用糖皮质激素治疗后经常出现反跳现象,原因尚未阐明,可能是风湿性炎症过程还未结束就过早停药,使风湿热的自然病程又重新出现。反跳现象多在减量或停药2周内出现,轻者表现为发热、关节痛、心脏杂音重新出现,血沉增快及CRP阳性,通常于数日内痊愈,很少需要用药;重者出现心包炎、心脏扩大及心力衰竭,需加用阿司匹林治疗。虽然激素可以减轻症状,但其并不能防止和减轻心脏炎的后遗症以及改善远期预后等,而且可出现一些不良反应,如肥胖、多毛、痤疮、高血压、尿糖、精神异常、惊厥、消化性溃疡、骨质疏松、发育迟缓以及感染扩散等。为防止出现肾上腺皮质功能不全,停药时必须缓慢减量,一般需3~4周。严重心脏炎或心脏扩大者易发生心力衰竭,除用糖皮质激素治疗以外,应合并使用血管紧张素转化酶抑制剂、洋地黄、利尿剂和降低心脏负荷的药物。

## 二、中医治疗

中医治疗原则发作期以祛邪为主,采用清热凉血、解毒散结为基本治法,结合病邪的性质分别采用清热祛风、清热祛湿、散寒除湿、活血祛瘀等治法;缓解期扶正祛邪兼顾,以益气养阴、活血通络为主。

### (一)中医辨证论治

1. 风热痹阻证

证候:肢体关节热痛,痛无定处;肌肤可见红斑或结节,关节痛不可触,屈伸不利,遇热则重,得冷稍舒,伴发热、恶风、汗出,口渴,全身不适,舌质红,苔黄,脉浮数。

治法:疏风清热,活血通络。

方药:大秦艽汤(《素问病机气宜保命集》)加减。

秦艽、羌活、防风、白芷、当归、白芍、生地黄、川芎、生石膏、知母、黄芩、白术、茯苓、甘草等。

加减:局部肿胀者,加防己、薏苡仁等;肢热有红斑者,加忍冬藤、桑枝等;发热不退者,加蒲公英、玄参等;肌肉关节疼痛者,加忍冬藤、姜黄、威灵仙等;汗出恶风者,加桂枝等。

2. 湿热痹阻证

证候:肢体关节肌肉热痛、重着;周身沉重,下肢为甚,皮肤发红或见硬结、红斑,伴发热,口渴不欲饮,烦闷不安,溲黄浑,舌质红,苔黄腻,脉滑数或濡数。

治法:清热利湿,宣痹通络。

方药:宣痹汤(《温病条辨》)加减。

石膏、知母、忍冬藤、防己、薏苡仁、蚕沙、杏仁、连翘、栀子、赤小豆、滑石、半夏等。

加减:湿邪甚者,加苍术、萆薢;痛甚者,加姜黄、海桐皮;肌肤红斑甚者,加赤芍、牡丹皮、地肤子;化火伤阴者,加生地黄、玄参、麦冬。若暑湿痹宜清热利湿、宣痹通络,方用加减木防己汤(《温病条辨》)。

3. 风湿热痹证

证候:肢体关节肌肉热痛、重着,痛无定处;关节肿胀,得冷则舒,发热、恶风、口渴,烦闷不安,肌肤可见结节、红斑,溲黄,或月经不调,舌质红,苔黄或黄腻,脉滑数,或濡数或浮数或弦滑数。

治法:清热通络,祛风除湿。

方药:白虎加桂枝汤(《金匮要略》)加味。

石膏、知母、甘草、粳米、桂枝、忍冬藤、连翘、黄柏、海桐皮、姜黄、威灵仙、防己、桑枝等。

加减：皮肤有红斑者，加牡丹皮、赤芍、生地黄、紫草；发热、恶风咽痛者，加荆芥、薄荷、桔梗；热盛伤阴，口渴心烦者，加玄参、麦冬、生地黄；见皮下结节者，加贝母、白僵蚕、地龙；关节肿甚者，加萆薢等。

4. 热毒痹阻证

证候：肢体关节焮热疼痛，发热，肌肤斑疹；关节疼痛剧烈，痛不可触，屈伸不利，渴喜冷饮，甚则神昏谵语，或抽搐，烦躁不安，衄血，或尿血，溲赤便秘；舌质红或红绛，苔黄或黄腻；脉弦数，洪数或滑数。

治法：清热解毒，凉血通络。

方药：清瘟败毒饮（《疫疹一得》）加减。

石膏、黄连、黄芩、牡丹皮、栀子、赤芍、连翘、玄参、生地黄、知母等。

加减：肿痛者，加防己、桑枝、苍术；高热神昏谵语者，加安宫牛黄丸（《温病条辨》）；衄血、尿血者，加藕节炭、白茅根、茜草、三七粉；有痰瘀化热之象者，加黄柏等。

5. 阴虚内热证

证候：肢体关节烦痛，五心烦热，颧红盗汗；筋肉挛缩，甚则关节变形，屈伸不利，腰膝酸软，形体消瘦，或长期低热，头晕目眩，耳鸣，口干咽痛喜饮，双目干涩，虚烦不寐，小便赤涩，大便干结，女性月经不调；舌质红，或干红少津，舌体瘦小有裂纹，苔薄黄或少苔；脉细数，或弦细数。

治法：养阴清热，通经活络。

方药：丁氏清络饮（《丁甘仁医案》）加减。

生地黄、石斛、牡丹皮、白薇、金银花、羚羊粉、赤芍、地龙、川牛膝、丝瓜络、羌活等。

加减：发热甚者，加生石膏、忍冬藤；兼湿者，加薏苡仁、土茯苓；气阴两虚者，加太子参、玉竹；汗出较多者，加山茱萸、煅龙骨、煅牡蛎、五味子；脾虚便溏者，加山药、砂仁；阴损及阳者，加肉桂等。

6. 痰瘀热痹证

证候：肢体关节热痛、刺痛，痛处固定，肌肤瘀斑或痰核硬结；肌肤顽麻或有结节，甚则关节变形，屈伸不利，双手白紫相间，或两腿网状青斑，面色晦黯，眼睑浮肿，或胸闷痰多，发热，汗出，口苦咽燥，大便秘结，小便短赤；舌质红，紫黯或有瘀斑，苔白腻，或苔黄或黄厚腻；脉弦数或涩数，或滑数。

治法：祛瘀化痰，清热通络。

方药：身痛逐瘀汤（《医林改错》）合双合汤（《杂病源流犀烛》）加减。

桃仁、川芎、当归、制没药、五灵脂、地龙、香附、秦艽、羌活、川牛膝、土茯苓、黄柏、忍冬藤等。

加减：痰瘀不散，疼痛不已者，加炮穿山甲、乌梢蛇、蜈蚣；痰留关节，见皮下结节者，加制胆南星、白芥子；痹久不愈，损伤正气，见神疲乏力，面色不华者，加人参、黄芪等。

## （二）中成药

1. 银黄颗粒（片、口服液、注射液）[5] 颗粒剂：每次1~2袋，2次/日，开水冲服；片剂，每次2~4片，4次/日；口服液，每次10~20mL，3次/日；注射液，每次2~4mL，每天1~2次，肌内注射。具有清热解毒、疏风通络。大量实验研究表明，银黄颗粒具有消炎、抗变态反应[12]作用。银黄颗粒（片、口服液）：脾气虚寒、大便溏者慎用；不宜与温补性中成药同时服用；用药期间忌辛辣、鱼腥食物。银黄注射液：可见腹痛、恶心、呕吐等消化系统反应，偶见过敏性休克和其他变态反应；妊娠妇女禁用；过敏体质者用药时应加强监护。

2. 银翘片（散）　片剂：每次4~8片，2次/日；散剂，每次18g，用鲜苇根汤煎，病情重者每2小时服1次，轻者每3小时服1次。具有疏风解表，清热解毒的作用。对本品过敏者禁用，过敏体质者慎用；表现为恶寒重、发热轻、无汗、头痛、鼻塞、流清涕、喉痒咳嗽风寒感冒者不宜用；不宜与滋补性中药同时服用；用药期间忌烟酒及辛辣、生冷、油腻食物。

3. 穿心莲片　每次1~2片，3次/日。具有清热解毒、消肿止痛之功效。现代药理研究表明，穿心莲片具有保护心血管系统、调节免疫功能、抗炎等药理作用[9]。对本品过敏者禁用，过敏体质者慎用；不宜与滋补性中药同时服用；用药期间忌烟酒及辛辣、生冷、油腻食物。

4. 四妙丸　每次6g，3次/日。具有清热燥湿之功效。现代药理研究表明，四妙丸具有抗菌、抗炎、镇痛及消化、免疫抑制作用[14]。虚寒痿证、带下病、风寒湿痹者等禁用；妊娠妇女慎用。

5. 独活寄生合剂（丸）　口服液，每次15~20mL，每天3次，用时摇匀；蜜丸，成人每次1丸，2次/日，7岁以上儿童服成人1/2量。妊娠妇女慎用；用药期间忌生冷、油腻食物。

6. 天丹通络胶囊　每次5粒，2次/日，口服。具有活血通络散结的功效，有助于结节的消散。脑出血急性期患者禁用；用药期间忌食生冷、辛辣、油腻食物。

7. 清热解毒片　每次2~4片，3次/日。具有清热解毒，消散痈肿的功效。对本品过敏者禁用，过敏体质者及脾胃虚寒之腹痛、喜暖、泄泻者慎用；表现为恶寒重、发热轻、无汗、头痛、鼻塞、流清涕，喉痒咳嗽风寒感冒者不宜用；不宜与滋补性中药同时服用；用药期间忌烟酒及辛辣、生冷、油腻食物。

# 第六节　中西医结合诊治策略与措施

## 一、针对西医病因结合证候治疗

临床首先应寻找风湿热发生的原因，根据临床表现、实验室检查和辅助检查明确病因。发病前有发热、咽痛、颌下淋巴结肿大及咳嗽等前驱症状，检查血白细胞及中性粒细胞升高，血沉、CRP等炎症指标升高，ASO升高明显，应考虑溶血性链球菌感染，予以相应抗生素抗感染治疗。中医将此病归为"心痹"，可根据痹病辨证施治，病因多为感受风、寒、湿、热之邪所致，治疗应以清热、化湿、凉血为主，兼以解毒、息风、通络、养阴等法，若为药毒引起，当首先停药。一般有发热、咽痛、咳嗽等症状，抗DNA酶-B阳性，胸部X线可表现为正常或有心影增大，心脏受累可出现心电图异常，如窦性心动过速或过缓、期前收缩等心律失常、房室传导阻滞、Q-T间期延长以及ST-T的改变。若是溴剂、碘剂、口服避孕药等药物引起的必须首先停用所有可疑的药物。由于结缔组织病或肿瘤所致的风湿热，应以治疗原发病为主。针对由于感染引起的风湿热，炎症指标高，病情较重的患者，在有效抗感染的前提下，可同时应用糖皮质激素或免疫抑制剂治疗。

## 二、重视清热化湿凉血法的应用

风湿热是各种原因导致的非化脓性炎症性疾病，急性期的特点是心脏炎、关节炎，风湿性肺炎、充血性心力衰竭等，因此，除了针对病因治疗，可根据临床实际情况适当应用糖皮质激素、阿司匹林抗炎治疗。风湿热基本病机以风、湿、热、痰为主，在中医治疗上，应以疏风散寒、清热利湿、温经通络为基本治法。到慢性炎症期，应尽快减停激素，顽固性病例可继续使用阿司匹林或青霉素等治疗。

### 三、分阶段选择中西医治疗方案

对于病因不明的风湿热，临床应当谨慎诊断为原发性风湿热。原发性风湿热急性期炎症指标高，血管炎活动性较高的病例，临床应以糖皮质激素、免疫抑制剂、非甾体抗炎药等西医治疗为主，中医治疗为辅。在疾病缓解期，炎症指标趋于正常，处于低疾病活动或临床缓解阶段，应尽快撤减西药，尤其是糖皮质激素，应以中医治疗为主，避免长期应用糖皮质激素和免疫抑制剂所带来的诸多副作用。对于难治性病例，可应用小剂量激素或免疫抑制剂维持治疗，但应尽可能减停。临床治疗效果不佳的患者，应进一步查找风湿热的病因，尤其进一步排除其他的可能。

### 四、结合现代药理应用方药

中医辨证可考虑结合现代药理处方用药。急性发病期，常表现为发热、心悸和乏力多汗等，中医辨证为热邪炽盛，应清热兼以祛风通络，方药如白虎加桂枝汤、清瘟败毒饮、大秦艽汤及忍冬藤、威灵仙、豨莶草、萆薢、土茯苓、徐长卿、独活、川牛膝等，这些方药大多具有抗变态反应、抗炎镇痛和免疫调节等作用；在疾病缓解期，临床多表现为痛处固定，肌肤瘀斑或痰核硬结，属痰瘀痹阻，治疗以化痰散结、活血祛瘀为主，常应用僵蚕、白附子、全蝎、丹参、鸡血藤、地龙、土鳖虫、积雪草等具有祛瘀化痰，清热通络的中药为主。

### 五、结合实验室检查应用方药

血液分析中白细胞及中性粒细胞升高，血沉、CRP 等炎症指标升高，ASO 升高明显，考虑溶血性链球菌感染，临床又见发热、咽痛、痛性结节性红斑等，除了应用青霉素类或头孢菌素类抗生素抗感染治疗，中医治疗可考虑应用金银花、野菊花、蒲公英、紫花地丁、忍冬藤、牡丹皮、赤芍等清热解毒，通络止痛；若只是单纯 ASO 升高，血常规、CRP 未见异常，临床未见咽喉不适，无发热，无明显疼痛，考虑疾病进入慢性炎症期，中医治疗以化瘀散结为主，清热解毒为辅，可以应用身痛逐瘀汤合双合汤活血祛瘀、清热散结。现代药理研究显示黄芩化学成分黄酮类（黄芩苷）具有抗炎、抗病原微生物（抗内毒素）、解热、保肝利胆、镇静作用，尤其是黄芩苷、黄芩素及黄酮类化合物具有抗免疫反应作用。

### 六、增效减毒的策略

在疾病活动期应用激素时，激素虽具有抗炎作用，但同时纯阳之激素容易助阳化热伤阴，出现烦躁易怒、面色潮红、心悸，舌红脉数等证候，应用犀角地黄汤、清营汤、四妙勇安汤等清热凉血解毒方药，既能配合激素治疗急性活动性风湿热，同时对激素所致副作用也有一定程度的遏制；在疾病缓解期，应用中医治疗后，可以快速减停西药，避免了副作用的持续存在，同时可以根据患者的体质进行调理，提高患者的生活质量。激素大剂量使用后若阴虚内热并痰湿蕴结，应在解除症状的基础上加生地黄、薏苡仁、积雪草、生甘草、鳖甲等药；若气阴两虚并痰瘀内阻，加生地黄、青蒿、生甘草、赤芍等药；若阳气亏虚并瘀血阻滞，应加生地黄、淫羊藿、菟丝子、赤芍等药。

# 第七节　名医经验

## 一、朱春良经验

朱春良[15]认为治热痹需佐用热药。此法可在病变早期有开闭达郁，促使热邪速退之效；中期有燮理阴阳，防止寒凉伤胃之功；后期有激发阳气，引邪外出之用。对热痹遣用凉药也倡以甘寒为主，如龙胆草、黄芩、黄柏、木通等。古人虽有用凉药治痹病，然毕竟伤阳败胃，投用可暂不可久。且反对寒凉药迭进，恐热未去，寒又起，病由急性转为慢性。朱春良选用热药治热痹亦极具匠心，如治郁久化热之热痹，常选川乌、草乌、桂枝配生地黄、知母、寒水石。至于寒温剂量之比，亦十分精究：对关节灼热却喜温者，系寒重热轻，川乌、草乌、桂枝均用15g，仅用10g知母配15g茯苓以清热；若寒热并重，温药量同前，改投地龙10g，寒水石15g，忍冬藤30g，加强清热之力；对寒轻热重者，川乌、草乌、桂枝均减至6g，除凉药如前外，还需加龙胆草、大黄苦寒直折，同时还应用既可清虚热又可渗湿、消肿之豨莶草，可以较快地消除关节肿痛，也可使血沉迅速下降，症状迅速缓解。

**医案举例：**王某，男，14岁，初诊日期：2000年5月3日。

持续发热9天，伴咽喉干痛，周身不适。体温波动在39~40℃。体检：咽后壁拇指大隆起物，扁桃体Ⅱ度肿大，血常规：WBC 7.4×10⁹/L，Hb 45g/L。西医诊断为急性化脓性咽峡炎。予以抗感染、抗病毒等治疗，发热仍持续不退而出院。转诊于余，刻下：神倦、纳呆、咽痛、周身关节酸痛，尤以双膝关节酸痛为甚，但无红肿；苔薄白微腻，脉浮滑。检查：体温39℃；抗"O"滴度800U；RF（+）；ESR 60mm/h；血常规（-）；胸部X线（-）。中医诊断：热痹。此为风湿袭表，失于疏泄，流入经络，郁而发热。治法：清热透邪，化湿和络，稍佐温通。处方：荷叶、薏苡仁、金荞麦各30g，青蒿、黄芩、柴胡、僵蚕、炒牛蒡子、射干、丝瓜络各10g，熟附片8g，蝉蜕、白豆蔻（后入）各5g。5剂。

5月10日复诊，上方服后热已退，周身关节酸痛大减，唯膝关节疼痛未已，苔微腻，脉弦滑。体温在36.5~37.4℃，ESR 54mm/h。此乃素体阳气不足，风湿内侵，络脉失和，前法继进。处方：穿山龙50g，青风藤、萆草、土茯苓、豨莶草、薏苡仁、忍冬藤、秦艽各30g，僵蚕、射干、川乌、当归、桂枝各10g，7剂。

5月18日三诊：体温降至36.5℃，ESR 40mm/h，神清，纳可，咽痛已除。6月2日复查ESR 25mm/h，继以丸药巩固之。

## 二、滕义和经验

滕义和[16]认为本病为风寒湿邪外侵，内蕴化热，"邪郁病久，风化为火，寒化为热，湿化为痰"，或素体阴虚血亏，虚热内蕴，外感风寒湿邪致湿热痹阻经络，以清热利湿为治则。滕老对顽固性热痹常用鲜地龙、知母加强清热利湿，用穿山甲、浙贝母通络止痛。

**医案举例：**王某，女，32岁。初诊日期：2013年5月16日。

主诉：四肢及双手小关节红肿热痛2个月。病史：2个月前患者着凉后次日晨起时感到周身关节酸痛，双手小关节肿痛，发红发热，屈伸受限，曾静滴消炎药、内服解热镇痛药，效果不佳，特来求滕老师医治。既往史：有风湿性关节炎病史。查体：舌质暗红苔厚腻，脉弦数。腕、膝、踝对称关节肿胀，压痛阳性，屈伸不利，手小关节红肿明显。化验：ASO 460IU/mL，血沉：37mm/h。中医诊断：热痹（湿热痹阻经络），西医诊断：急性风湿性关节炎。治则：清热通络，祛风除湿。

处方：黄柏 25g，苍术 15g，薏苡仁 15g，川牛膝 25g，防己 15g，秦艽 15g，豨莶草 20g，赤芍 15g，牡丹皮 15g，威灵仙 25g，青风藤 15g，白芍 20g，当归 15g，川芎 15g。日 1 剂水煎，分 2 次早晚温服。

2013 年 5 月 23 日复诊：病人服上方 7 剂，关节红肿热痛减轻，西药解热镇痛药已停服，但手小关节及腕关节仍有疼痛，舌质红苔薄黄，脉滑数。仍以前法主治，处方：黄柏 25g，玄参 15g，知母 15g，地龙 15g，牛膝 25g，秦艽 15g，威灵仙 25g，白芍 20g，当归 15g，川芎 15g，甘草 15g，独活 15g。连服 30 剂，病人关节疼痛已不明显，屈伸自如，化验：抗"O"已降至正常，血沉不快，已上班工作。

# 第八节　中西医调护

风湿热活动期必须卧床休息。在饮食调节方面，食用清淡易消化之物，慎用辛辣油腻之品。绿豆性凉，煮粥或煮汤有清热解毒、利尿的作用，适宜多食用冬瓜、大麦、芹菜等食物。在日常生活方面，居室宜清爽通风，切忌汗出当风。发热、关节肿痛者忌热敷、艾灸；鼓励热盛伤津而口渴者多饮水。正当邪实正虚之际，宜静不宜动，应卧床休息。待病情缓解或邪退还复之时，宜进行适当活动，以促使筋脉气血舒畅，有利于体质的恢复。本病病程较长，缠绵难愈，易情绪低沉。因此要做好精神护理，树立信心，消除顾虑，保持乐观。此外，应进行适当的体育锻炼，以增强体质，提高身体的免疫力。

# 第九节　预后转归

多数急性风湿热患者可在 2~3 个月内恢复。急性期心脏受累者如不及时合理治疗，可发生心脏瓣膜病。恰当的中西医结合治疗可以减少发生心脏瓣膜病的概率。

# 第十节　诊治指南（方案或共识）

## 中华医学会风湿病学分会 2011 年"风湿热诊断和治疗指南"（节选）

1. 诊断要点

（1）典型的风湿热：风湿热临床表现多种多样，迄今尚无特异性的诊断方法，临床上多沿用美国心脏协会 1992 年修订的 Jones 诊断标准（表 15-1）主要依靠临床表现，辅以实验室检查。需要说明的是，该标准只能指导诊断，但并不意味着它是"金标准"。

（2）世界卫生组织（WHO）2002~2003 年修订标准：针对近年发现的问题，2002~2003 年 WHO 在 1965 年及 1984 年诊断标准基础上对其进行修订。新标准最大的特点是对风湿热进行分类地提出诊断标准、有关主要和次要临床表现；虽沿用过去标准的内容，但对链球菌感染的前驱期作了 45 天的明确规定，并增加猩红热作为链球菌感染证据之一（表 15-2）。

对比 1992 年修订的 Jones 标准，2002~2003 年 WHO 标准由于对风湿热做出了分类诊断，实现了如下的改变：①对伴有风湿性心脏病的复发性风湿热的诊断明显放宽，只需具有 2 项次要表现及前驱链球菌感染证据即可确立诊断；②对隐匿发病的风湿性心脏炎和舞蹈病也放宽，不需要有其他

主要表现，即使前驱链球菌感染证据缺如也可做出诊断；③对多关节炎、多关节痛或单关节炎可能
发展为风湿热给予重视，以避免误诊及漏诊。

表 15-1　修订的 Jones 诊断标准

| 主要表现 | 次要表现 | 链球菌感染证据 |
|---|---|---|
| 1. 心脏炎 | 1. 临床表现 | 1. 近期患过猩红热 |
| （1）杂音 | （2）关节痛[a] | 2. 咽培养溶血链球菌阳性 |
| （2）心脏增大 | （3）发热 | 3. ASO 或风湿热抗链球菌抗体增高 |
| （3）心包炎 | | |
| （4）充血性心力衰竭 | | |
| 2. 多发性关节炎 | 2. 实验室检查 | |
| 3. 舞蹈病 | （1）ESR 增快，CRP 阳性 | |
| 4. 环形红斑 | 白细胞增多，贫血 | |
| 5. 皮下结节 | （2）心电图[b]：P-R 间期延长，Q-T 间期延长 | |

注：[a] 如关节炎已列为主要表现，则关节痛不能作为 1 项次要表现；[b] 如心脏炎已列为主要表现，则心电图不能作
为 1 项次要表现。

如有前驱的链球菌感染证据，并有 2 项主要表现或 1 项主要表现加 2 项次要表现者，高度提示可能为急性风湿
热。但对以下 3 种情况，又找不到风湿热病因者，可不必严格遵循上述诊断标准，即：以舞蹈病为唯一临床表现
者；隐匿发病或缓慢发生的心脏炎；有风湿热史或现患风湿性心脏病，当再感染 A 组链球菌时，有风湿热复发高度
危险者。

表 15-2　2002—2003 年 WHO 对风湿热和风湿性心脏病诊断标准

| 初发风湿热[a] | 2 项主要表现或 1 项主要及 2 项次要表现加上前驱的 A 组链球菌感染证据 |
|---|---|
| 复发性风湿热不患有风湿性心脏病[b] | 2 项主要表现或 1 项主要及 2 项次要表现加上前驱的 A 组链球菌感染证据 |
| 复发性风湿热患有风湿性心脏病 | 2 项次要表现加上前驱的 A 组链球菌感染证据[c] |
| 风湿性舞蹈病<br>隐匿发病的风湿性心脏炎[b] | 风湿热主要表现或 A 组链球菌感染证据可不需要 |
| 慢性风湿性心瓣膜病［患者第一时间表现为单纯二尖瓣狭窄或复合性二尖瓣病和（或）主动脉瓣病］[d] | 不需要风湿热任何标准即可诊断风湿性心脏病 |
| 主要表现 | 心脏炎、多关节炎、舞蹈病、环形红斑、皮下结节 |
| 次要表现 | 临床表现：发热，多关节痛<br>实验室：急性期反应物升高（ESR 或白细胞数）<br>心电图：P-R 间期延长 |
| 近 45 天内有支持前驱链球菌感染的证据 | ASO 或风湿热链球菌抗体升高，咽拭子培养阳性或 A 组链球菌抗原快速试验阳性或新近患猩红热 |

注：[a] 患者可能有多关节炎（或仅有多关节痛或单关节炎）以及有数项（3 个或 3 个以上）次要表现，联合有近
期 A 组链球菌感染证据。其中有些病例后来发展为风湿热，一旦风湿热诊断被排除，应慎重地把这些病例视作"可
能风湿热"，建议进行继发预防。这些患者需予以密切追踪和定期检查其心脏情况。这尤其适用于高发地区和易患
年龄患者。[b] 感染性心内膜炎必须被排除。[c] 有些复发性病例可能不满足这些标准。[d] 先天性心脏病应予排除。

（3）不典型或轻症风湿热：对于不典型或轻症风湿热，临床上往往达不到上述标准。近年来，
余步云等针对不典型或轻症风湿热提出了"可能风湿热"的诊断方案，步骤如下：①细心问诊及检

查以确定有无主要或次要表现。如轻症的心脏炎常表现为无任何原因而出现逐渐加重的心悸、气短，低热需做定期体温测量才能发现，临床上可仅有头晕、疲乏主诉。②有条件的医院可做特异性免疫指标检查，如 AHRA，只需荧光显微镜即可实施，ASP 和 PCA 阳性高度提示风湿性心脏炎存在。③彩色多普勒超声心动图、心电图和心肌核素检查可发现轻症及亚临床型心脏炎（有时对临床表现单纯关节炎的病例也可测出阳性结果）。

（4）排除风湿热可能的疾病，应与下列疾病鉴别：①类风湿关节炎：与本病的区别是关节炎呈持续性并伴晨僵，类风湿因子效价升高，骨及关节损害明显；②反应性关节炎：有肠道或泌尿道感染史，以下肢关节炎为主，伴肌腱端炎、腰痛，人类白细胞抗原 HLA-B27 阳性；③结核感染过敏性关节炎（Poncet 病）：有结核感染史，结核菌素皮试阳性，非甾体抗炎药疗效不佳，抗结核治疗有效；④亚急性感染性心内膜炎：有进行性贫血、瘀斑、脾肿大、栓塞、血培养阳性；⑤病毒性心脏炎：有鼻塞、流涕、流泪等病毒感染前驱症状，病毒中和试验、抗体效价明显增高，有明显及顽固的心律失常。上述疾病的早期与风湿性关节炎或心脏炎常易混淆，容易造成误诊，排除性诊断是确诊风湿热的一个不可缺少的诊断步骤。近年来，越来越多的风湿病学者提倡，把超声心动图作为急性风湿热的一个次要诊断标准，它对早期、轻症心脏炎以及亚临床型心脏炎有很好的诊断价值。

2. 治疗方案及原则　治疗目标：清除链球菌感染，去除诱发风湿热病因；控制临床症状，使心脏炎、关节炎、舞蹈病及风湿热症状迅速缓解，解除风湿热带来的痛苦；处理各种并发症，提高患者身体素质和生活质量，延长寿命。

（1）一般治疗：注意保暖，避免潮湿和受寒。有心脏炎者应卧床休息，待体温正常、心动过速得到控制、心电图改善后，继续卧床休息 3~4 周后恢复活动。急性关节炎早期亦应卧床休息，至 ESR、体温正常后开始活动。

（2）消除链球菌感染灶：这是去除风湿热病因的重要措施，否则本病将会反复发作或迁延不愈。目前公认苄星青霉素是首选药物，对初发链球菌感染，体质量 27kg 以下者可肌肉注射苄星青霉素 60 万 U/次，体质量在 27kg 以上用 120 万 U/次剂量即可，1 次/日，连用 2~4 周。对再发风湿热或风湿性心脏病的预防用药可视病情而定。

（3）抗风湿治疗：对单纯关节受累首选非甾体抗炎药，常用乙酰水杨酸（阿司匹林），开始剂量成人 3~4g/d，小儿 80~100mg（kg·d），分 3~4 次口服。亦可用其他非甾体抗炎药，如萘普生、吲哚美辛等。对已发生心脏炎者，一般采用糖皮质激素治疗，常用泼尼松，开始剂量成人 30~40mg/d，小儿 1.0~1.5mg（kg·d），分 3~4 次口服，病情缓解后减量至 10~15mg/d 维持治疗。为防止停用激素后出现反跳现象，可于停用激素前 2 周或更早一些时间加用阿司匹林，待激素停用 2~3 周后再停用阿司匹林。对病情严重者，如有心包炎、心脏炎并急性心力衰竭者可静脉滴注地塞米松 5~10mg/d 或氢化可的松 200mg/d，至病情改善后，改口服激素治疗。抗风湿疗程，单纯关节炎为 6~8 周，心脏炎疗程最少 12 周，如病情迁延，应根据临床表现及实验室检查结果，延长疗程至病情完全恢复为止。

亚临床心脏炎的处理：既往无心脏炎病史，近期有过风湿热，只需定期追踪及坚持长效青霉素预防，无须特殊处理。对曾患心脏炎或现患风湿性心脏病者可根据实验室检查（如 ESR、AHRA、ASP、PCA 等）、超声心动图、心电图及体征的变化而制定具体治疗措施：①如仅有轻微体征改变而上述各项检查正常者，无须抗风湿治疗，应继续追踪观察；②如实验室检查变化明显，但无其他原因解释，可试行 2 周的抗风湿治疗（一般用阿司匹林），如 2 周后实验室检查恢复正常，则不需要进一步处理，如实验室检查仍不正常，可再继续抗风湿治疗 2 周后复查有关项目，若仍不阴转，又有可疑症状及体征或超声心动图或心电图改变者，需进行正规抗风湿治疗；③如实验室检查、心电图、超声心动图均有明显的改变，而无其他原因解释者，虽无明显症状，应做进一步观察及应用 1 个疗程抗风湿治疗。

对有舞蹈病的患者应尽量避免强光噪声刺激，在上述治疗基础上，首选丙戊酸，对于该药物无效或是严重舞蹈病如瘫痪的患者，应用利培酮治疗，多巴胺受体阻断药物如氟哌啶醇也可能有用。越来越多的证据表明免疫抑制治疗，如静脉注射甲泼尼龙，随后逐渐口服泼尼松是有效的。尤其适用于那些上述药物治疗无效或不能耐受的患者。血浆置换和静脉注射丙种球蛋白现被作为试验性治疗。

（4）并发症的治疗：在风湿热治疗过程中，或风湿性心脏病反复风湿热活动等患者，均易患肺部感染，重症可致心功能不全，有时并发心内膜炎、高脂血症、高血糖、高尿酸血症，高龄风湿性心脏病患者还会合并冠心病以至急性心肌梗死。这些情况可能与患者机体抵抗力下降或与长期使用糖皮质激素和阿司匹林有关，亦可能与近年风湿热发病倾向于轻症、风湿性心脏病患者寿命较过去延长而并发各种老年疾病有关。故在治疗过程中，激素及非甾体抗炎药的剂量和疗程要适当，以免促使各种并发症的出现和加重。同时需警惕各种可能性的出现，及时加以处理，如心功能不全，应予小剂量洋地黄和利尿剂；如感染应针对不同病情，选择有效抗生素；代谢异常及冠心病的治疗亦应及时发现和处理[3]。

# 第十一节　中西医临床研究进展

## 一、临床辨治

### （一）中医辨证分型

蒋小敏[17]治疗热痹重视湿热辨治，认为湿热多因于脏腑失司、湿热内生，非独外感六淫。脾、肝、肾失司可内生湿热。湿热外流经络关节，内侵脏腑，可发为热痹。治疗热痹，重视调治脏腑，但所侧重脏腑有所不同。热痹症见肝郁之象，常以小柴胡汤化裁；若伴症见脾虚之象，常以加味四妙散加减；若伴症见肾虚之象，常以知柏地黄汤变通。三焦气分湿热证，此类热痹常有咽喉部症状或发热缠绵不退，蒋小敏强调要重视诊察及治疗咽喉症状，湿热之邪多从口鼻而入。蒋小敏认为热痹之气分湿热，当辨湿重于热，或热重于湿，治疗要有所侧重。热痹常可见血分湿热，络伤瘀阻之证。治疗上须早用"凉血散血法"。黄春林[18]将本病分为风热外袭证、湿热瘀阻证、寒热夹杂证、久病入心证，每证分别予以基本方加减。黄春林认为中医在辨证治疗的基础上，根据药理研究，可以选择性地应用具有特异性消炎作用及具有激素样作用的中药。中医的饮食疗法对风湿热的治疗有明显疗效，如用金银花、菊花、罗汉果冲水代茶治疗风湿热兼扁桃体炎者。

### （二）经典方剂联合西药

张清慧[19]等在治疗儿童急性风湿热运用白虎加桂枝汤随症加减治疗，有结节性红斑加牡丹皮、赤芍、蒲公英清热通络散结；下肢关节肿胀、疼痛加苍术、黄柏、木瓜清热利湿消肿，加地龙、蜂房祛风活络止痛；体质弱加白人参，久病伤阴加云参、生地黄、黄芩、麦冬。并联合西药，如青霉素，有心脏炎者给予泼尼松治疗，疗效显著。

### （三）自拟方联合西药

范连兴[20]予中药如石膏、知母、桂枝、黄柏、薏苡仁、汉防己、苍术、忍冬藤、鸡血藤、甘草等煎服联合西药青霉素、阿司匹林。中后期红肿热消退后加以局部按摩。也可配合适当手法推拿并指导患者做功能锻炼。

### （四）中成药联合西药

刘红敏[21]等运用中药痰热清注射液治疗急性风湿热治疗组，以痰热清注射液联合西药阿司匹林治疗符合中医痹病热痹型诊断标准的患者119例，其中治愈95例，好转19例，无效5例，总有效率95.8%，效果显著。

## 二、方药与药理

### （一）方药药理举例

1. 白虎加桂枝汤　白虎加桂枝汤具有清泄里热、兼散表寒之效。现代常用来治疗热痹。现代药理研究证实白虎加桂枝汤具有抗炎、镇痛的作用。动物实验显示[22]，白虎加桂枝汤能显著降低大鼠足肿胀度，踝关节病理切片显示滑膜炎增生和浸润明显改善，各种炎症因子下降。白虎加桂枝汤能上调热痹特征性甲基化上调基因AGXT的表达水平，下调热痹特征性甲基化下调基因AHCY和RPL3的表达水平，其中AGXT编码的蛋白参与cAMP、丝氨酸转氨酶活性、丙氨酸代谢等过程，而RPL3编码的蛋白参与细胞对IL-4反应过程和转录过程中，AHCY编码的蛋白参与抗原刺激性炎症反应，实验性关节炎等过程。白虎加桂枝汤可能影响热痹特征性基因的甲基化水平，扭转因外界湿热环境引起的甲基化异常变化，这可能是白虎加桂枝汤治疗热痹的表观遗传学机制之一。

2. 越婢加术汤　越婢加术汤是由麻黄、石膏、生姜、甘草、白术、大枣组成，具有发散水气、兼清郁热的作用。临床上对于改善热痹症状具有显著疗效。现代药理研究证明麻黄-甘草药对，其抗炎协同作用明显。实验动物表明[23]，麻黄-甘草药对（12:6）22.4g/kg能抑制角叉菜胶注射后5小时、7小时的大鼠足肿胀（$P<0.05$），其抗炎机制可能与影响炎症介质产生和抗氧化作用有关。白术的药理作用颇多，在抗炎试验中，高、中剂量的白术醇提物可显著抑制小鼠耳郭肿胀度（$P<0.01$）；高剂量组在2小时后能显著抑制大鼠足跖肿胀[24]。白术醇提物能显著抑制佐剂性关节炎大鼠血清和炎性组织组织液中的IL-1β的升高，具有较好的抗炎作用，证实临床上应用越婢加术汤治疗热痹的合理性[25]。

3. 葛根　葛根性平，味甘、辛，归脾、胃经，具有解肌退热、透疹、生津止渴、升阳止泻之功效。现代在治疗急性风湿热痹的患者时重用葛根能获得较好的疗效。葛根素是葛根中提取分离出的一种异黄酮类化合物，现代药理研究表明，葛根素能降低IL-1、IL-6、CRP、TNF-α等炎性细胞因子的产生[26]。动物实验表明，葛根素能有效阻止IL-1β对大鼠软骨细胞合成的Ⅱ型胶原在基因表达和蛋白表达的抑制作用。这可能是葛根素有效保护软骨细胞、抵抗炎症因子侵蚀的机制之一[27]。葛根中提取的葛根总黄酮能够降低佐剂性关节炎大鼠继发性足肿胀，改善免疫器官指数，降低佐剂性关节炎大鼠血清IL-1β、TNF-α水平[28]。

4. 金银花　金银花具有清热解毒、疏散风热、凉血止痢之功效，是治疗风湿热的常用药物之一。现代药理研究发现，金银花具有多种生物活性，具有黄酮类、肌酸类、环烯醚萜、挥发油为一体的化合物。其中，黄酮类化合物主要具有抗病毒、抗血脂、抗肿瘤因子、抗菌、抗过敏消炎的作用机制，基酸类化合物具有抗炎、抗菌、抗氧化等作用机制，环烯醚萜化合物具有抗炎、镇痛、清热解毒的作用机制，金银花挥发性成分主要可用于抗氧化及防治咽喉肿痛，药效较强，经临床应用，疗效显著[29]。金银花黄酮能显著提高免疫抑制小鼠的脏器指数，增加免疫抑制小鼠血清ACP、AKP和LSZ活力，提高免疫抑制小鼠的脾脏、胸腺组织T-AOC和SOD活性，而明显降低MAO和MDA含量，表明其具有良好的免疫调节功能[30]。连续灌胃给药金银花提取物5天可显著抑制角叉菜胶所致大鼠足肿胀，减少小鼠羧甲基纤维囊中白细胞游出数，连续灌胃15天能显著抑制正常小鼠单核-巨噬细胞的吞噬作用。金银花提取物是一种具有免疫抑制活性的抗炎药物[31]。

# 第十二节 展 望

　　风湿热是一种与 A 组溶血性链球菌感染有关的全身性结缔组织的非化脓性炎症性疾病，最严重的并发症是风湿性心脏病。本病主要发生于学龄期儿童，偶可见于成年人。目前风湿热的治疗目标是缓解急性期症状，清除 GAS，预防 GAS 再次感染和心脏炎的发生。西医对此病的治疗多使用抗生素，但有再次感染和长期用药出现血象、肝肾功能异常的风险。风湿热与中医学中的热痹相似，中医学认为热痹的病因病机主要为虚、邪、瘀，通过中医的辨证论治能取得良好的效果。但中医中药在治疗该病方面亦存在一定缺陷：目前对风湿热的中医中药研究较少，不同医家对该病病因病机认识不同，临床辨证论治较为复杂，对风湿热的治疗方法缺乏统一标准。此病发病急，易于传变，需要及时治疗。但在方剂的现代药理研究尚未发现对风湿热有明确药理作用和较好针对性的复方或单药及其提取物。中西医结合的治疗方案，还需要多中心、大样本的临床对照研究来验证其疗效。

（谢志军）

# 参 考 文 献

[1] 杨慧敏，李志军. 风湿热的诊断与治疗 [J]. 中华全科医学，2020，18 (11)：1801-1802.

[2] 金道龙，陈俊. 链球菌与风湿热 [J]. 医学综述，2008，14 (4)：611-612.

[3] 中华医学会湿病学分会. 风湿热诊断和治疗指南 [J]. 中华风湿病学杂志，2011，15 (7)：483-486.

[4] 魏芳. 风湿热的辨证方法分析 [J]. 世界最新医学信息文摘（连续型电子期刊），2013，(36)：399-399，400.

[5] 庞浩龙，贡联兵. 风湿热中成药的合理应用 [J]. 人民军医，2016，59 (7)：749-750.

[6] 黄建林，余步云. 风湿热病因、发病机制的研究进展 [J]. 国外医学（内科学分册），2000，(7)：298-301.

[7] 刘健. 风湿热与风湿性关节炎 [J]. 家庭医学，2020，(2)：6.

[8] 满秋珊，李享，李兴宇，等. 急性风湿热导致可逆性完全性房室传导阻滞一例 [J]. 中华内科杂志，2019，(12)：917-918.

[9] 余步云，郑慧贞，杨贤招，等. 风湿热活动性的诊断 [J]. 中山医科大学学报，1985，(4)：48-51.

[10] 赵博，王佳伟. Sydenham 舞蹈病 [J]. 中国现代神经疾病杂志，2014，14 (7)：570-574.

[11] 张婷. 风湿热的病因与防治 [J]. 中国民间疗法，2014，22 (2)：62-63.

[12] 邹玉繁，汪小根. 银黄颗粒抗炎、抗变态反应实验研究 [J]. 现代中药研究与实践，2004，(3)：59-61.

[13] 苏欣. 穿心莲及其制剂的药理作用和临床研究进展 [J]. 黑龙江科技信息，2015，(9)：11.

[14] 王小燕，刘丽，陈光亮. 二妙散及其衍生方的现代研究概况 [J]. 时珍国医国药，2006，(1)：105-106.

[15] 叶义远，蒋怡，马璇卿. 朱良春教授辨治痹证的经验 [J]. 上海中医药杂志，2003，37 (9)：6-7.

[16] 张秀华. 滕义和教授临床治痹医案 5 则 [J]. 中国中医药现代远程教育，2015，13 (19)：21-24.

[17] 张锐洋，张丽妍，蒋小敏. 蒋小敏辨治热痹经验探讨 [J]. 江西中医药，2019，50 (8)：24-26.

[18] 李新梅，徐大基. 名中医黄春林教授治疗风湿热的学术思想探讨 [J]. 中医药研究，2000 (1)：39-40.

[19] 张清慧，陈玉才. 中西医结合治疗儿童急性风湿热 72 例临床分析 [J]. 中国社区医师，2011，13 (1)：114.

[20] 范连兴. 中西医结合治疗风湿热痹 36 例 [J]. 中国中医急症，2004，13 (6)：390-391.

[21] 刘红敏，乔秋杰，曹亚飞. 中药痰热清注射液治疗急性风湿热疗效观察 [J]. 中医正骨，2005，17 (6)：16-17.

[22] 陈欢，巨少华，魏江平，等. 白虎加桂枝汤对热痹模型大鼠特征性甲基化基因表达的影响 [J]. 中国中药杂志，2017，42 (2)：332-340.

［23］赵杰．麻黄类药对组成规律的基础研究——麻黄-甘草药对［D］．广州：南方医科大学，2012．

［24］赵桂芝，浦锦宝，周洁，等．白术醇提物的抗炎镇痛活性研究［J］．中国现代应用药学，2016，33（12）：1507-1512．

［25］赵桂芝，徐攀，浦锦宝，等．白术醇提物对佐剂性关节炎大鼠足跖肿胀度和炎性细胞因子的影响［J］．浙江中医药大学学报，2017，41（1）：32-37．

［26］曾祥伟，冯倩，张莹莹．葛根素对炎症相关疾病研究进展［J］．中国药理学通报，2018，34（1）：8-11．

［27］孟祥苗．葛根素对经 IL-1β 诱导的大鼠软骨细胞 II 型胶原表达的影响［D］．福州：福建中医药大学，2014．

［28］柏琳，邹天琪，张成义．葛根总黄酮对佐剂性关节炎大鼠免疫器官指数、IL-1β 及 TNF-α 的影响分析［J］．吉林医学，2021，42（6）：1298-1300．

［29］马丽．金银花的药理作用研究［J］．光明中医，2020，35（20）：3308-3310．

［30］皮建辉，谭娟，胡朝暾，等．金银花黄酮对小鼠免疫调节作用的研究［J］．中国应用生理学杂志，2015，31（1）：89-92．

［31］崔晓燕．金银花提取物的抗炎免疫作用研究［J］．中国药业，2011，20（23）：8-9．

# 第十六章

# 骨关节炎

## 第一节　概　说

骨关节炎（osteoarthritis，OA）指由多种因素引起关节软骨纤维化、皲裂、溃疡、脱失而导致的以关节疼痛为主要症状的退行性疾病[1]，又称增生性关节炎、肥大性关节炎、退行性关节炎或骨关节病，是一种关节软骨的非炎症性退行性变，并在关节边缘有骨赘形成。临床以关节疼痛、活动受限和关节畸形为主要表现。OA 根据其病因可分为原发性 OA 和继发性 OA，好发于负重大、活动多的关节，如膝、手、髋、脊柱等。OA 病因尚不明确，其发生与年龄、肥胖、炎症、创伤及遗传因素等有关。病理特点为关节软骨破坏、软骨下骨硬化或囊性变、关节边缘骨质增生、滑膜病变、关节囊挛缩、韧带松弛或挛缩、肌肉萎软无力等。OA 好发于中老年人群，发病率高，65 岁以上的人群 50% 以上为 OA 患者[2]。累及部位主要有膝、髋、手等关节。我国膝关节症状性 OA 患病率为 8%，女性高于男性，且呈明显的地域差异，西南地区及西北地区发病率最高，华北地区（5.4%）和沿海地区（5.5%）相对较低[3]。在区域特征方面，农村地区膝关节症状性 OA 患病率高于城市[3-6]。城市人口手部关节患病率为 3%（男性）和 5.8%（女性）[7]，髋关节影像学患病率为 1.1%（男）和 0.9%（女）[8]。髋、膝关节 OA 的发病率均随年龄的增加而增高，且女性发病率高于男性。本病属于中医学风湿痹病范畴，称为"骨痹"[9]。《素问·长刺节论》有"病在骨，骨重不可举，寒气至，骨髓酸痛，名曰骨痹"之论。宋代《圣济总录》明确指出，"肾脂不长，则髓涸而气不行，骨乃痹而其证内寒也"，说明肾虚内寒为其主要病因。清·张璐《张氏医通》认为"骨痹者，即寒痹、痛痹也，其症痛苦攻心，四肢挛急，关节浮肿"，较详细地描述了本病的症状。林珮琴《类证治裁》强调了以补肾为主的治疗方法。

## 第二节　病因病理

### 一、病因与发病机制

对于 OA 的病因和发病机制，许多学者从关节软骨结构、营养、理化性能与病理等角度及机械和生物学等方面因素进行分析研究，尽管目前对关节软骨的生理、生化及软骨细胞代谢有一定了解，但 OA 的病因、发病机制至今尚不十分明确。

#### （一）病因

OA 的发病是多因素相互作用的结果，主要危险因素包括年龄、性别、遗传、关节位置、肥胖、关节力线不良和创伤等。

1. 年龄　在所有危险因素中，年龄是与 OA 发病最相关的危险因素。OA 的患病率、骨赘形成出现率随年龄的增长而呈增高趋势。从中年到老年常发生关节软骨退变，关节多年积累性劳损是重要因素，老年人软骨基质中的黏多糖含量减少，基质丧失硫酸软骨素，纤维成分增加，软骨韧性减低，因而容易遭受外力伤害而产生退行性改变。随着年龄的增加，关节保护性神经和机械因素可能遭受损害，伴随细胞的增殖能力减退，甚至完全停滞，使功能细胞难以更新，功能减退。值得注意的是，尽管 OA 是一种与年龄极度相关的疾病，但并不是老化的必然结果，而且年龄也不一定与临床症状或残疾相关。

2. 性别　OA 患者以女性多见，发病率大约是男性的 2 倍。此外，女性患者更易出现晨僵、关节肿胀和夜间痛等临床症状。究其原因，可能是关节软骨细胞有功能性雌激素受体，更容易受到雌激素的影响。近期的流行病研究还发现，雌激素替代治疗的绝经后妇女膝关节和髋关节 OA 发病率明显低于预期。在 FRAMINGHAM 的 OA 队列研究中，对 831 名女性参与者（平均年龄 73 岁）的承重关节进行了观察，结果显示，影像学阳性的 OA 患者雌激素水平低于影像学阴性组，提示雌激素有轻度但不显著的保护作用。另外也有研究显示，长期进行雌激素替代治疗的妇女膝关节的软骨量明显高于对照组，而且对卵巢摘除术后患有严重 OA 的猴子用雌激素进行干预也同样有效。

3. 遗传　OA 是内在遗传因素和外在环境共同作用的结果，并可能最终决定发病年龄和病情严重程度。最近一项双胞胎研究显示，股骨、胫骨、髌骨和总体软骨体积的遗传度分别为 61%、76%、66% 和 73%。另一项同胞兄弟姐妹子一代的纵向队列也显示，做过全膝关节置换术的 OA 患者，内侧和外侧软骨体积的遗传度分别为 73% 和 40%，内侧和外侧胫骨尺寸的遗传度分别为 20% 和 62%，内侧软骨缺陷的遗传度为 98%，肌力的遗传度为 64%。而且，家族、双胞胎和种族研究证实，不同的遗传因素还决定了 OA 的好发部位（髋关节、膝关节、手或脊柱）。近年的研究认为，OA 的这种遗传表现是基因变异、功能蛋白信号分子表达异常 MicroRNAs、lncRNAs、DNA 甲基化修饰等共同作用的结果。

4. 肥胖　肥胖是 OA 的另一个重要危险因素，无论男性还是女性，高体重指数都与膝 OA 密切相关。负重关节的机械应力增加，可能是导致退行性改变的首要因素。肥胖不仅会增加负重关节的受力，也增加了损害关节软骨的机会，还可能会引起姿势、步态和体力的改变，这一系列的变化都可能进一步导致关节的生物力学改变。不仅如此，肥胖者体内的脂肪组织能增加一些细胞因子如瘦素（leptin）、脂联素（adiponectin）、抵抗素（resitin）等的活性，引起软骨或骨代谢异常、炎症等。越来越多的研究证实，肥胖基因及其产物瘦素的发现对 OA 的发生发展具有重要意义。事实上，女性的总体脂率明显高于男性，故有着更高的瘦素来源，这也可能是引起性别差异的原因之一。当然瘦素不只是由脂肪组织产生，成骨细胞和软骨细胞也能合成，研究人员在 OA 的骨赘中检测到了高浓度的瘦素，而正常对照组软骨中瘦素却很少，提示局部产生的瘦素可能在 OA 的发生发展中有重要的作用。

5. 关节位置　尽管 OA 最常见的发生部位是负重关节如膝关节，但年龄对不同关节有着不同的影响。研究显示，股骨头和距骨的软骨拉伸断裂应力明显不同，股骨头会随着年龄增加而下降，而距骨不会，这也许是 OA 为什么常常见于髋关节和膝关节，而不是踝关节的原因。另外，关节的稳定性也很重要。关节周围的肌肉、本体感觉及神经对肌肉运动的控制和对关节稳定起着极重要的作用。随着年龄的增长或受疾病的影响，神经系统对关节周围的肌肉和感觉的控制支配能力下降，关节周围肌力也下降，出现关节不稳，进而导致 OA 的发生风险增加。

6. 关节力线不良和创伤　关节力线不良和创伤有可能导致 OA 的快速进展，或启动最初的病理过程。关节对位不佳（如关节内骨折复位不良、髋关节发育不良、复发性髌骨脱位）可导致早发性OA。重复性、高强度的运动与关节损伤紧密相关，同时也增加了下肢 OA 的发生风险。反复的亚骨折水平的关节损伤会加速软骨钙化带的重塑，伴有潮线增厚、非钙化带变薄，从而导致软骨下骨硬化，上层软骨的磨损增加，最终导致 OA。成熟的关节软骨再生能力很差，一旦损伤一般不会愈合。关节面上局限的软骨破坏或缺损足以导致整个关节的退行性改变。

**（二）发病机制**

OA 的发病机制尚不十分明确，但经研究与软骨因素、滑膜因素、血循环因素等相关。

1. 软骨因素

（1）软骨生理和退变：正常关节软骨呈浅蓝白色，半透明，光滑而有光泽，具有耐磨、传导关节负荷、吸收振荡和润滑关节等功能。关节软骨是一种特殊形式的结缔组织，主要由软骨细胞和软骨基质组成。从超微结构形态上可分为表浅层、移形层、辐射层和钙化层，其中移形层新陈代谢活跃，辐射层新陈代谢较少，钙化层呈现出衰老状态。成人的软骨内缺乏血管、神经及淋巴系统，其营养运输有赖于关节滑液的扩散，关节运动时产生的压力有助于这些营养物质在滑膜和软骨基质内的扩散。软骨基质成分改变，软骨细胞功能减退，胶原纤维的网状结构破坏，蛋白聚糖的降解，软骨力学性能的改变、衰退均与软骨退变相关。软骨细胞和基质的修复是有限而并非恒久不变的。随着年龄增长，软骨细胞与基质功能衰退，则修复功能终将衰竭而消失，退变继续发展。造成软骨退变的因素很多，如自身免疫反应、炎症介质、自由基、创伤等因素均能造成关节软骨的损害。

（2）关节创伤和制动：透明软骨损伤后修复形成的软骨类型为纤维软骨，在强度、弹性抗压、抗张能力及摩擦系数上都与透明软骨不同，使得局部生物力学发生改变，从而导致软骨退变，甚至坏死。较大的暴力可造成关节软骨损伤，但更重要的是日常生活经常遇到的钝性、重复性损伤。高能量损伤可破坏关节组织完整性，直接导致软骨组织坏死。机制可能是关节软骨基质由胶原纤维网状拱形结构与多聚半乳糖醛酸（PG）有机结合构成，可承受撞击而不发生损伤，但软骨基质承受 5MPa 压力负荷作用 1 小时后，软骨细胞即出现坏死，组织中 PG 降解丢失增加，且这种改变由软骨浅层逐渐向纵深发展；24 小时后浅层胶原纤维断裂，基质金属蛋白酶（WIMP-3）在软骨浅层的表达明显升高，而 WIMP-3 可降解 PG 并激活其他胶原酶，进一步加重软骨基质和胶原的损耗。但若关节软骨深面受损，将影响软骨下骨及其血运，直接导致血肿、肉芽组织及新生骨形成和软骨纤维硬化。

另外，创伤会直接导致关节表面不平整，不但可造成关节运动时摩擦增大，而且会引起不同区域软骨承受负荷的差异，结果出现软骨胶原纤维的塑形、高应力侧的软骨变薄，以致 OA 形成。关节软骨受到损伤后能否发生 OA 也与关节的活动、制动等因素有关，损伤后过度活动或过度制动均会造成关节软骨退行性变。大量观察研究显示，如果关节固定超过 4 周时，软骨即发生不可避免的退行性变。创伤性 OA 的发生不仅取决于负荷强度，还取决于作用时间，而且与自体免疫反应和细胞因子引起的炎症反应有关：创伤后随着滑膜中性粒细胞产生的弹性蛋白酶逐渐升高和滑液中润滑素逐步降低，关节软骨界面润滑能力下降，软骨基质降解增加，使关节软骨遭到破坏。

（3）炎症介质和自由基：正常情况下，关节软骨细胞的凋亡和增殖及细胞外基质降解和合成处于一种动态平衡，从而保持关节软骨结构和功能的稳定，这种动态平衡是由多种细胞因子参与和完成的。细胞因子是参与免疫应答、介导炎症反应、调节细胞生理功能的小分子糖蛋白或多肽。细胞因子参与骨代谢可分为三类：分解代谢的细胞因子有 IL-1、TNF-$\alpha$、IL-6、IL-17、IL-18 等；抑制代谢的细胞因子有 IL-4、IL-10、IL-11、IL-13、IFN-$\gamma$；合成代谢的细胞因子有 TGF-$\beta$、FGF、IGF、BMP 等。

IL-1 在 OA 发病机制中具有重要作用。IL-1 是具有广泛生物学活性的炎症介质，是主要的促炎因子。正常关节液中含有微量的 IL-1，且以 IL-1$\beta$ 为主。在 OA 中 IL-1 可使 Ⅱ、Ⅳ 型胶原纤维的合成受到抑制，它们是透明软骨特征性胶原，并可促进 Ⅰ、Ⅲ 型胶原纤维的合成，抑制蛋白多糖的合成，导致软骨细胞变性，抑制软骨细胞增殖。除了 IL-1，TFN-$\gamma$ 也可导致巨噬细胞激活后分泌 IL-1 和 TNF-$\alpha$、骨表面表达 HLA Ⅱ 类分子，并促使软骨细胞胶原合成率降低。TNF-$\alpha$ 能促进 PGE 产生，而且可诱导软骨细胞产生过氧化反应，与 IL-1 共同促进软骨吸收，从而介导 OA 的软骨破坏。IL-6 则与软骨损害迅速进展有关。

自由基在 OA 的发病中也起着重要作用。自由基可使脂质过氧化，破坏细胞膜，损伤 DNA 等生物大分子，破坏碳水化合物，影响花生四烯酸的代谢，从而破坏软骨。氧自由基不仅影响软骨的代谢，过量的氧自由基可破坏关节软骨表面胶原纤维，损伤软骨细胞，攻击透明质酸分子使其解聚和降解，从而导致软骨的损伤。羟自由基可使结缔组织中的透明质酸降解，从而失去黏性，破坏了细胞间的填充黏合质，滑液糖蛋白质解聚，致使微血管的通透性升高，失去黏弹性，丧失了对软骨的机械保护作用，加剧软骨磨损创伤和因增龄发生的退行性改变，软骨破坏释放的碎片刺激滑膜吞噬细胞的细胞膜，形成大量的氧自由基，形成恶性循环。一氧化氮（nitricoxide，NO）是典型的氧自由基，可通过多种途径促进关节软骨降解：①抑制胶原和蛋白聚糖的合成代谢；②活化基质金属蛋白酶家族（matrix metalloproteinase family of proteinase，MMPs）；③增加对氧化剂损伤的敏感性；④增加凋亡率。

（4）自身免疫反应：Donohue 等发现在胚胎及个体发育时期，软骨组织处于自身免疫系统隔绝状态，当关节软骨损伤后，可使软骨细胞、蛋白多糖及胶原蛋白的抗原决定簇显露，引起抗自体软骨成分的自身免疫反应，产生的抗原、抗体可抑制软骨细胞、蛋白多糖和胶原的合成，进一步加重软骨退变，使软骨进一步显露，再次激发自身免疫反应，使病情进行性加重，造成关节软骨的继发性损害。有学者曾在病变关节软骨部位检测到抗型胶原免疫球蛋白和补体沉着。动物研究中，OA 大鼠关节腔内也发现大量的辅助 T 细胞浸润，而这种 T 细胞又激活了单核细胞炎性蛋白（MIP-1γ）的表达，该蛋白可促进破骨细胞的生长，加快软骨的破坏。

2. 滑膜因素　Sakkas 等在 50% 以上的 OA 患者的关节滑膜中观察到单核细胞（MNC）的浸润，其中包括 T 细胞和巨噬细胞。Heiner Appel 等用免疫组化方法在 OA 患者关节软骨下也找到 CD3[+]T 细胞的浸润灶，这些 MNC 浸润是抗原趋化的结果。OA 患者关节滑膜组织中聚集的 T 细胞表面不仅有 CD25 和 CD38 等淋巴细胞激活中期的表面标志物和 CD45RO 及 HLA II 类晚期激活标志物，还有 CD69 这一 T 细胞激活早期的表面标志物，说明 T 细胞是在滑膜局部激活的，即局部炎症微环境的形成，促进了滑膜炎的加重和软骨细胞的破坏。近年研究发现，在 OA 患者滑膜中 T 细胞浸润、T 细胞激活抗原、Th1 细胞因子的产生和寡克隆 T 细胞的出现，以及滑膜中 CD3-ζ 链表达减少、MNC 浸润等在软骨破坏中均起了重要的作用。T 细胞分泌 Th1/Th2 两类细胞因子，前者包括 IL-2、TNF-β 和 IFN-γ，介导细胞免疫应答；后者包括 IL-4、IL-5、IL-10 等，介导体液免疫应答。机体 Th1/Th2 平衡失调后，可导致自身免疫病的发生。50% 的 OA 患者滑膜中存在 IFN-γ、IL-2 和 IL-10 转录产物的增加，提示 OA 患者的滑膜中呈现的主要是 Th1 细胞介导的免疫应答模式。研究进一步用流式细胞计量法在 OA 患者滑膜中找到 Th1 细胞因子 IFN-γ 转录产物，并发现 Th1 细胞数量与血清 C 反应蛋白、关节炎疾病活动度评分及滑膜衬里层的增生程度都密切相关。

Th1 细胞可能是被抗原和/或 IL-12 趋化进入 OA 患者滑液中发挥作用的。在大多数 OA 患者的滑膜中，无论是 mRNA 水平（IL-12p40），还是蛋白质水平（IL-12p70），都与 Th1 细胞数量相关，提示 IL-12 是 Th1 细胞因子的主要诱导物。IL-12 是一种由巨噬细胞产生的惰性物质，可能驱使 OA 滑膜液中细胞因子以 Th1 模式发挥作用。

另有学者研究发现，活化的 T 细胞可能通过诱导滑膜中胶原酶的产生来促成 OA 的关节破坏。血清基质金属蛋白酶-1（MMP-1）主要由 T 细胞产生，MMP 是一族锌离子依赖性内源性蛋白水解酶，以水解细胞外基质为主要功能，可以促进软骨基质的降解。活化的 T 细胞在 OA 滑膜液中可能通过上述几种机制诱导软骨细胞的凋亡和破坏软组织。总之，增生性炎性细胞因子如 IL-1、TNF-β、IFN-γ 和 IL-12 在 OA 患者的关节滑膜中表达都增加，是滑膜炎和淋巴细胞软骨浸润的重要原因，其在 OA 的发病和进展中起到重要作用。

3. 血循环因素　血液循环障碍引起的骨内高压是形成 OA 的重要因素，也是导致本病一系列临床症状如关节痛、休息痛的直接原因。骨内高压的本质病理变化是骨内静脉瘀滞，而骨内微循环的病理改变是引起骨内高压持续存在的主要原因。

由于骨内压升高后动静脉压力差缩小，营养血管的血流减少，血氧分压下降及乳酸含量升高，局部营养障碍而引起骨小梁坏死。坏死的骨小梁在修复改造过程中可引起骨质硬化。这一假设已经在 OA 的动物模型得到证实。此外，骨内静脉瘀滞将导致微循环的某些理化改变，进而不可避免地影响到滑膜，致使滑膜分泌酸性滑液，进而形成关节退变。同时，滑液的改变还使关节内软骨营养障碍，导致关节软骨中软骨母细胞活动紊乱，产生的软骨基质含量下降，而水含量的增加提高了OA 发生的风险。所以有学者尝试采用手术、中药或推拿等方法加速微循环，改善静脉瘀滞，降低骨内压，可使膝 OA 的症状明显好转。

## 二、病理

OA 是一种多发于中老年人的关节退行性疾病，主要以关节软骨侵蚀，边缘骨增生（骨赘形成），软骨下硬化及滑膜生化、形态学改变为特征。因此，OA 病理特点为关节软骨破坏、软骨下骨硬化或囊性变、关节边缘骨质增生、滑膜病变、关节囊挛缩、韧带松弛或挛缩、肌肉萎软无力等。OA 晚期病理改变包括关节软骨软化，可伴有滑膜炎症，从而出现典型临床表现，如关节疼痛僵硬，活动后及上下楼梯时明显加重。成年人关节软骨再生能力有限，关节软骨退变被认为是不可逆的病理改变。

## 三、中医病因病机

本病的形成，乃正虚邪实之变。正虚是肾元亏虚、肝血不足、脾气虚弱等，致骨失所养，筋骨不坚，不能束骨而利机关。邪实多因外力所伤、瘀血内阻或外邪侵袭，经脉痹阻。邪实、正虚往往交杂兼并为患，难以截然分开。

1. 年老肝肾不足　肾主骨生髓，髓居骨中。肾精足，则骨髓充满、骨骼强健。肝藏血主筋，肝血足则筋脉强劲，束骨而利关节。《中藏经》说："骨痹者，乃嗜欲不节，伤于肾也，肾气内消……则精气日衰……邪气妄入。"肝肾同源即精血同源，两者相互影响。肝之气充盛，筋膜得其所养，则筋骨强劲，活动灵活；肾精充足，骨髓化生有源，骨骼得其滋养而强固有力。肝肾充盈则筋骨强健，关节滑利，运动灵活自如。人过半百，肝肾精血渐亏；气血不足，肾虚不能主骨，肝虚无以养筋，致使筋骨失养，这是本病发生的基础。此外，脾虚运化失司，则痰湿内生，湿痰瘀阻经络，经脉不通，亦可导致关节病变，多见于肥胖少动之人。

2. 长期慢性劳损　一时性超强度的外力包括扭伤、挫伤、撞击、跌伤等；长时间承受非超强度的外力则为劳损，也包括由于姿势不正确，特定状态的持续紧张等。当这些外力作用关节以后，可以引起受力最集中的局部发生气血逆乱，严重可导致筋损骨伤，血流不循常道而逸于脉外，形成瘀血凝滞，经脉痹阻，必然引起关节结构的损伤，失去滋养，久而久之，则出现退行性病变。

3. 外感六淫之邪　风为百病之长，风性善行数变，体虚之人感受风邪故见关节疼痛，游走不定。寒为阴邪，其性凝滞、收引，易伤阳气，侵及人体后可见肢体拘挛、屈伸不利等症。湿为阴邪，其性重着黏腻、趋下，易阻碍气机，湿邪致病，常出现关节肿胀、重着、麻木等症。外感风寒邪气，久居潮湿之地，冒雨涉水，经肌表、经络客于脊柱、关节，导致局部气血运行阻滞，均可以引起颈项酸强、肢体酸麻、腰臀胀痛等。热为阳邪，其性升腾，具有燔灼、炎上、耗气伤津、生风动血之特性，热邪致病常见关节灼痛，肿处发热，关节屈伸不利，甚至关节畸形等症状。

4. 瘀血痰浊痹阻　瘀血、痰浊既是病理产物，又是致病因素。导致瘀血、痰浊产生的病因较多，涉及多个方面。六淫之邪侵袭人体，影响气血的运行均可致瘀；情志不畅亦会影响气机的舒畅，形成瘀血而致痹；饮食偏嗜，损伤脾胃，痰浊内生，气机紊乱，气血痹阻而致痹。劳逸失调也可引起气血运行不畅而致痹。外伤亦是常见致瘀之原因。

综上所述，年老肝肾亏虚，筋骨失养；长期劳损，血瘀气滞；风寒湿邪，痹阻经络；脾虚失运，痰湿阻络等诸种因素杂至是本病发生的根本，可以概括为"虚、邪、瘀"三个方面。其病机特点属本虚标实，以肝肾亏虚、气血不足为本，以瘀、痰、风寒湿等邪为标。

# 第三节　临床表现

OA 多表现为慢性迁延性发病，起病缓慢，无明显周身症状，只有少数病例表现为急性炎症过程。其特点为逐渐发生的关节疼痛、肿胀、晨僵、关节积液及骨性肥大，可伴有活动时的骨擦音、功能障碍或畸形。

## 一、症状

1. 关节疼痛　关节疼痛是本病最常见的临床表现，负重关节及双手最易受累。一般早期为轻度或中度间断性隐痛，休息时好转，活动后加重，随病情进展可出现持续性疼痛，甚至睡眠中痛醒，或导致活动受限。

2. 关节僵硬　①晨僵：患者可出现晨起时关节僵硬及黏着感，活动后可缓解。本病的晨僵时间较短，一般数分钟至十几分钟，很少超过半小时。②坐位一段时间后，站起时困难，且不能立即行走，需活动几下关节后才能较方便行走，尤其见于老年人下肢关节病变。若继续进行较多的关节活动，则疼痛加重。

3. 其他症状　随着病情的进展，可出现关节挛缩、不稳定，休息痛，负重时加重，并可发生功能障碍。在整个病程中，多数患者存在局部畏寒凉、喜温热，遇阴雨天或气候变化时病情加重。

## 二、体征

1. 压痛　受累关节局部可有压痛，在伴有关节肿胀时尤为明显。

2. 关节肿胀　早期为关节周围的局限性肿胀，随病情进展可有关节弥漫性肿胀、滑囊增厚或伴关节积液。后期可在关节周围触及骨赘。

3. 关节摩擦音　主要见于膝关节的 OA。由于软骨破坏、关节表面粗糙，出现关节活动时骨摩擦音（感）、捻发感或咔嗒声，或伴有关节局部疼痛。

4. 滑膜炎　局部发热、渗出、滑膜增厚，还可伴有关节压痛、肌无力、肌萎缩等。

5. 关节畸形和半脱位　疾病后期，由于软骨丧失、软骨下骨板塌陷、骨囊性变和骨质增生，可出现受累关节的畸形和半脱位。

6. 活动受限　出现伴有疼痛或不伴有疼痛的关节活动减少。

## 三、不同部位的骨关节炎

1. 手　指间关节炎多为原发性，远端指间关节肥大，在末端指骨底部出现结节，质硬似瘤体，称为赫伯登（Heberden）结节，出现于近端指间关节的称为布夏尔（Bouchard）结节。结节一般不疼痛，但可有活动不便和轻度麻木刺痛，并可引起远端指间关节屈曲及偏斜畸形，部分发展较快的患者可有急性红肿疼痛表现。第一腕掌关节受累后，其基底部的骨质增生可出现方形手畸形。

2. 膝　膝关节是最常累及的关节之一，多见于肥胖女性，疼痛表现为休息痛，可有关节积液，活动时关节有喀喇音，病情进展时膝关节活动受限，可引起废用性肌萎缩，甚至发生膝外翻或内翻畸形。

3. 脊柱　颈椎受累比较常见，可有椎体、椎间盘以及后突关节的增生和骨赘。钩椎关节边缘的骨赘可使颈神经根穿离椎间孔时受挤压，而出现反复发作的颈局部疼痛，且可有手指麻木及活动欠灵活等。椎体后缘的骨赘可突向椎管而挤压脊髓，引起下肢继而上肢麻木无力，甚则四肢瘫痪。颈椎受累压迫椎−基底动脉，引起脑供血不足的症状。胸椎退行性变较少发生。而在腰椎，主要症状为腰痛伴坐骨神经痛，体检局部有压痛，直腿抬高试验阳性，可有感觉、肌力和腱反射的改变。

4. 髋　髋关节的原发性 OA 在我国较为少见，多继发于股骨头及股骨颈骨折后缺血性坏死，或先天性髋脱位、类风湿关节炎等疾病。临床主要以髋部疼痛为主要表现，如疼痛呈持续性，可出现走路跛行，病情严重时，髋关节屈曲内收，代偿性腰椎前凸，检查髋关节局部压痛，活动受限，"4"字试验阳性。

5. 足　跖趾关节常有受累，除了出现局部的疼痛、压痛和骨性肥大，还可出现外翻等畸形。

6. 其他　原发性全身性 OA 常发生于绝经期妇女，有多个关节累及，一般均有急性疼痛阶段，急性症状缓解后，关节功能不受损。弥漫性特发性骨肥厚（diffuse idiopathic skeletal hyperostosis，DISH）多见于老年男性，表现为脊柱骨赘大量增生及脊柱韧带及肌腱端钙化，患者可无症状或仅有轻度疼痛和关节僵硬感，尚能够保持较好的活动。

### 四、实验室和辅助检查

1. 实验室检查　大多数患者的实验室检查一般无异常，部分伴有滑膜炎者可出现 C 反应蛋白和血沉轻度升高。滑膜液检查为透明、淡黄色、黏稠度正常或略降低，黏蛋白凝块试验阴性，白细胞计数在（0.2~2.0）×$10^9$/L，镜检无细菌或结晶，可见软骨碎片和纤维，从碎片的数目可粗略估计软骨退化程度。

2. 影像学检查　X 线是确诊 OA 的重要依据，主要特征为骨质硬化、囊性变、骨赘形成、关节间隙变窄，晚期关节间隙消失，关节变形及半脱位。CT 与 MRI 检查可发现关节相关组织的病变，如滑液渗出、韧带损伤、软骨损伤、软骨下骨髓水肿等。

## 第四节　诊断与鉴别诊断

### 一、诊断要点

可结合患者的症状、体征、影像学检查及实验室检查做出诊断。

### 二、诊断标准

目前多采用美国风湿病学会 1995 年修订的诊断标准。包括手、膝、髋 OA 的分类标准。

#### （一）手 OA 分类标准（临床标准）

①近 1 个月大多数时间有手关节疼痛、发酸、发僵。

②10 个指间关节中，有骨性膨大的关节≥2 个。

③掌指关节肿胀≤2 个。

④远端指间关节骨性膨大>2 个。

⑤10 个指间关节中，畸形关节≥1 个。

满足①+②+③+④条或①+②+③+⑤条可诊断手 OA。

注：10 个指间关节为双侧第二、三远端及近端指间关节，双侧第一腕掌关节。

## (二) 膝 OA 分类标准

1. 临床标准

①近 1 个月大多数时间有膝关节疼痛。

②有骨摩擦音。

③晨僵时间≤30 分钟。

④年龄≥38 岁。

⑤有骨性膨大。

满足①+②+③+④条，或①+②+⑤条，或①+④+⑤条者可诊断膝 OA。

2. 临床+放射学+实验室标准

①近 1 个月大多数时间有膝关节疼痛。

②X 线示骨赘形成。

③关节液检查符合 OA。

④年龄≥40 岁。

⑤晨僵≤30 分钟。

⑥有骨摩擦音。

满足①+②条，或①+③+⑤+⑥条，或①+④+⑤+⑥条者可诊断膝 OA。

## (三) 髋 OA 分类标准

1. 临床标准

①近 1 个月大多数时间有髋痛。

②内旋<15°。

③血沉<45mm/h。

④屈曲<115°。

⑤内旋>15°。

⑥晨僵时间<60 分钟。

⑦年龄>50 岁。

⑧内旋时疼痛。

满足①+②+③条或①+②+④条或①+⑤+⑥+⑦+⑧条者可诊断髋 OA。

2. 临床+放射学+实验室标准

①近 1 个月大多数时间有髋痛。

②血沉≤20mm/h。

③X 线示骨赘形成。

④X 线示髋关节间隙狭窄。

⑤晨僵时间≤30 分钟。

满足①+②+③条，或①+②+④条，或①+③+④条者可诊断髋 OA。

## 三、鉴别诊断

OA 的诊断主要是临床诊断和放射学诊断相结合，与其他结缔组织病区别于免疫学相关检查，临床不难诊断，需与以下风湿性疾病相鉴别。

1. 类风湿关节炎 类风湿关节炎是一种全身性自身免疫性疾病，主要病变在滑膜，滑膜炎逐渐侵蚀到骨引起骨破坏。最常受累的关节是近端指间关节、掌指关节、腕关节，而较少累及远端指间关节，多具有对称性，伴有晨僵大于1小时，且可以累及全身多脏器，如肺脏、肝脏、心脏等。实验室检查可以出现包括类风湿因子在内的许多自身抗体阳性。而OA的发病机制是软骨退行性变，导致骨质增生形成骨赘，较重时引起软骨下骨破坏。主要见于老年患者，随年龄的增高，发病率也增高。其最常受累的关节以远端指间关节为主，其次为负重关节，如膝、髋关节，而腕、掌指关节较少受累，且发病部位一般只局限在骨、关节，除由于骨质增生压迫神经和血管的继发症状外，一般不直接影响其他脏器。实验室检查一般无特异性的血液学变化。

**2. 强直性脊柱炎** 强直性脊柱炎和OA均可累及脊柱和外周关节，但两者在临床症状及X线检查有不同之处。强直性脊柱炎是一种慢性炎症性免疫系统疾病，主要侵犯骶髂关节、脊柱骨突、脊柱旁软组织及外周关节，男性多发，以15~30岁患者多见，40岁以后很少发病。患者逐渐出现臀髋部或腰背部疼痛和（或）发僵，尤以久卧、久坐时明显。晨起或久坐站立时腰部发僵明显，但活动后减轻，常伴有全身症状，可出现发热、贫血、消瘦或其他器官受累，如眼色素膜炎、跟腱炎等。X线片有单侧或双侧骶髂关节炎、脊柱椎小关节模糊、椎体方形变、椎旁韧带钙化及竹节样脊柱，HLA-B27阳性率>90%。OA是一种常见的慢性关节疾病，以手的远端指关节、肘关节、膝关节、肩关节及脊柱最易受累。受累关节以疼痛和压痛为主，活动时关节有摩擦音，严重者可发生关节畸形。可出现明显的晨僵现象，但一般不超过半小时。颈椎或脊柱病变可引起神经受压或刺激症状。一般无全身症状，不会出现关节强直及肌肉萎缩；X线显示骨赘生成和椎间隙变窄。

**3. 大骨节病** 大骨节病是指一种地方性、变形性骨关节病，国内又叫矮人病、算盘珠病等，国际医学界称为Kaschin-Beck病。各个年龄组都可发病，以儿童和青少年多发，成人很少发病，性别无明显差异。本病起病隐匿，患者初期可能自觉疲乏，四肢无力，皮肤感觉异常（如有蚁行感、麻木感等），肌肉酸麻、疼痛等。其主要的、典型的临床表现都与软骨损害和关节功能状态密切相关。早期表现为：①关节疼痛；②四指末节弯曲；③弓状指；④凝状指节增粗；⑤骨骼肌萎缩；⑥短指（趾）畸形；⑦短肢畸形，身材矮小。有的患者桡骨早期生长停止，尺骨相对较长，尺骨茎突向下主背侧移位，手向桡侧倾斜，造成马德隆畸形（Madelung deformity）。发病年龄小而病变重者可形成大骨节病性侏儒，患者肢体与头及躯干不成比例，一般上臂明显短于前臂，小腿明显短于大腿，躯干接近正常人。OA除关节酸痛以外，一般不可见以上表现，影像学表现亦较大骨节病轻微。

**4. 银屑病关节炎** 银屑病关节炎是一种与银屑病相关的炎性关节病，有银屑病皮疹并伴有关节和周围软组织疼痛、肿胀、压痛、僵硬和运动障碍。本病好发于中年人，起病较缓慢，无性别差异。临床表现主要为皮肤银屑病损害，指（趾）甲顶针样凹陷，伴随"笔帽指"，累及一个或多个关节，以指关节、跖趾关节等手足小关节为主，远端指间关节最易受累，常呈不对称、关节僵硬、肿胀、压痛的功能障碍。多与其他血清阴性关节炎重叠。OA无银屑病皮损和指甲病变，可有赫伯登（Heberden）结节、布夏尔（Bouchard）结节，无银屑病关节炎的典型性关节改变，发病者多为老年人。

**5. 痛风性关节炎** 痛风是由于尿酸盐沉积在关节囊、滑囊、软骨、骨质和其他组织中而引起病损及炎性反应。多有遗传因素和家族因素，多见于第一跖趾关节，也可发生于其他较大关节，尤其是踝部与足部关节。主要表现为关节的剧痛，常常为单侧性突然发生，关节周围组织有明显肿胀、发热、发红和压痛。实验室检查：血尿酸增高（男性和绝经后女性>420μmoL，绝经前女性>360μmol/L）。急性发作期可有白细胞增高，血沉增快，C反应蛋白增高，痛风石穿刺可见尿酸盐结晶；慢性者可出现肾脏损害，在关节周围和耳郭等部位可出现痛风石。X线检查早期表现为关节囊肿胀，而后骨端逐渐出现圆形或半圆形边缘锐利的穿凿样缺损。晚期关节间隙变窄，关节边缘骨质增生，关节强直可伴有脱位和病理性骨折。

# 第五节 治 疗

## 一、西医治疗

西医治疗目的在于缓解症状，改善关节功能，延缓病情进展，减少关节畸形，提高生活质量。应在患者出现症状，而关节软骨尚未发生明显病变，关节间隙尚未狭窄及骨赘尚未达到显而易见的程度即开始综合性治疗。

### （一）一般治疗

1. 健康教育及心理干预　健康宣传教育使患者了解本病的治疗原则、锻炼方法，以及药物的用法和不良反应等。加强患者自我关注、照顾和管理。

2. 物理治疗　物理疗法包括电疗、磁疗、醋疗、蜡疗、水疗、光疗等，这些方法既可改善局部的血液循环，促进滑膜炎症的吸收、消散，缓解肌肉的痉挛，降低骨内高压，又可加快关节软骨的新陈代谢。

3. 减轻关节负荷，保护关节功能　包括移动范围训练，肌肉加强训练和行走的辅助设备等。受累关节应避免过度负荷，膝或髋关节受累患者应避免长久站立、跪位和蹲位。如果身体肥胖，需要减肥。肌肉的协调运动和肌力的增强，可减轻关节的疼痛症状。

4. 恰当运动锻炼　合适的运动，已证实可减轻疼痛，并改善机体功能。最有效的包括有氧运动及阻力训练，从而强化相关肌肉的力量和功能，起到保护关节的作用。

### （二）药物治疗

1. 疼痛治疗药物　对于控制轻、中度的疼痛和症状，应该给予一般镇痛剂，如对乙酰氨基酚。对于中、重度的疼痛和关节肿胀，应考虑应用非甾体抗炎药或特异性COX-2抑制剂。非甾体抗炎药应从小剂量开始，根据病情可逐渐加量。并酌用胃黏膜保护剂。

（1）对乙酰氨基酚：具有COX抑制作用，且对COX-2抑制效应大于COX-1，故对血小板聚集及凝血功能影响较小。治疗OA推荐剂量为0.5g，每日3~4次，每日最大剂量不超过4g。主要不良反应有胃肠道症状和肝毒性。虽然对轻症OA有一定疗效，但中重度OA疗效不肯定。常常用来临时控制OA的关节疼痛症状，不推荐长期大剂量应用。

（2）双氯芬酸：COX非选择性抑制剂，具有肯定的抗炎、解热、镇痛及抗风湿的作用，是临床常用的非甾体抗炎药。在缓解OA患者疼痛方面，疗效和安全性均好，与其他传统非甾体抗炎药疗效相当，对软骨的合成无抑制作用。常见给药方式为口服、肌肉注射，成人推荐剂量50~150mg/d，分2~3次应用。常见的不良反应主要是消化道不良反应，如消化性溃疡、消化道出血、消化道穿孔、消化道梗阻等。

（3）美洛昔康：COX-2选择性抑制剂，优先抑制COX-2。该药物到达滑膜液的浓度是血浆浓度的40%~50%，其游离形式在滑膜液和血浆中的浓度相似，主要通过细胞色素P450-2C9代谢，与双氯芬酸的止痛效果相似，但不良反应较双氯芬酸少。常见给药方式为口服，成人推荐剂量7.5~15mg/d，分1~2次应用。常见的不良反应为头痛、眩晕、皮疹、瘙痒、贫血等，而恶心、呕吐、腹痛、腹泻、便秘等胃肠道反应相对较少。

（4）萘丁美酮：COX-2选择性抑制剂，主要用于骨、关节疾病引起的疼痛和软组织炎症，以及一些急性疼痛性疾病。萘丁美酮在OA的治疗中主要用于减轻患者的疼痛和缓解炎症。常见给药方式为口服，成人推荐剂量 0.5~2g/d，分 1~2 次应用。常见的不良反应与美洛昔康相似。

（5）塞来昔布：COX-2 高选择性抑制剂，药物主要由细胞色素 P450-2C9 代谢，以无活性形式排出。对 OA 的抗炎镇痛作用与其他非甾体抗炎药相似，但胃肠道不良反应发生率明显减低。常见给药方式为口服，成人推荐剂量 100~400mg/d，分 1~2 次应用，足够治疗剂量连服 5 天后可达到稳定浓度。塞来昔布的吸收具有生理节律，早晨给药的吸收要优于晚上给药。常见的不良反应主要有头痛、眩晕、便秘、恶心、腹痛、腹泻、消化不良、胀气、呕吐等，但发生率较低。

（6）依托考昔：COX-2 高选择性抑制剂，具有抗炎、镇痛和解热作用，适用于治疗骨关节炎急性期和慢性期的症状和体征。推荐剂量为 30mg，每日一次。对于症状不能充分缓解的病人，可以增加至 60mg 每日一次。常见的不良反应与塞来昔布相似。

（7）曲马多：对于有中、重度疼痛，同时有特异性 COX-2 抑制剂和非甾体抗炎药禁忌证的患者，可以应用麻醉止痛药，如曲马多等。曲马多是中枢性镇痛药，是一种人工合成的阿片类拮抗剂，抑制 5-羟色胺和去甲肾上腺素的重吸收。FDA 批准曲马多用于治疗中重度疼痛的患者，或对非甾体抗炎药有禁忌证的患者，曲马多给药方式有口服、直肠用药等。作用特点：吸收快，镇痛作用强。推荐剂量：200~300mg/d，分 4 次应用。常见不良反应为恶心、呕吐、眩晕、便秘和嗜睡等。

2. 改善病情药物及软骨保护剂　此类药物具有降低基质金属蛋白酶、胶原酶等活性的作用，既可抗炎、止痛，又可保护关节软骨，有延缓 OA 发展的作用。主要药物包括硫酸氨基葡萄糖、葡糖胺聚糖、S-腺苷蛋氨酸、多西环素及双醋瑞因等。

（1）双醋瑞因：双醋瑞因又名二乙酰大黄酸，双醋瑞因及其代谢产物大黄酸可抑制引起炎症反应和代谢异常的细胞因子，如白细胞介素-1（IL-1）、白细胞介素-6（IL-6），肿瘤坏死因子 α（TNF-α）等，抑制其在滑膜中的合成及在软骨细胞中的表达，从而发挥抗炎镇痛作用，还可刺激转化生长因子 β（TGF-β）的生成，促进软骨基质的形成，修复软骨。常见给药方式为口服，成人推荐剂量 50~100mg/d，分 1~2 次应用。双醋瑞因起效慢，在服药的前 2~4 周应联合应用其他止痛药或非甾体抗炎药。有轻、中度的胃肠道不良反应。

（2）氨基葡萄糖：氨基葡萄糖是一种天然的氨基单糖，是正常软骨基质和滑液的组成成分。氨基葡萄糖主要有硫酸氨基葡萄糖和盐酸氨基葡萄糖两种，两者氨基葡萄糖含量略有差异，但生物学作用相似。主要成分为"D-葡糖胺"，是一种小分子化合物，易透过生物膜，对关节软骨有很强的亲和性，可与蛋白聚糖结合，再分泌到软骨细胞外基质，能缓解疼痛，促进功能恢复，延缓患者胫骨关节内侧髁的关节间隙变窄。氨基葡萄糖可改善关节软骨代谢，提高关节软骨修复能力，保护损伤关节软骨，同时缓解 OA 疼痛的症状，改善关节功能，延缓 OA 病理过程和疾病进程，兼具症状调控和结构调控效应。氨基葡萄糖常见给药方式为口服，发挥疗效较慢，建议在开始服用的前 2 周内，同时服用一种非甾体抗炎药。氨基葡萄糖的不良反应小，主要不良反应是轻度恶心、便秘和嗜睡。与其他药物如抗生素或抗抑郁药并用均无相互作用。由于氨基葡萄糖是葡萄糖衍生物，对于糖尿病或糖耐量异常者应注意其可能出现的潜在影响。

（3）硫酸软骨素：硫酸软骨素是由 D-葡萄糖醛酸与 2-乙酰氨基-2-脱氧硫酸-D-半乳糖硫酸化组成的糖胺聚糖。硫酸软骨素的口服生物利用度较低，仅为 15%~24%，但吸收后在滑液和软骨中含量高。硫酸软骨素的软骨保护作用的机制主要与其抑制胶原蛋白水解酶、白细胞弹性蛋白酶等对细胞外基质的降解，以及刺激蛋白聚糖、透明质酸等的合成有关。用药后能够促进软骨细胞的合成代谢，抑制硫酸软骨素的分解代谢功能，修复和保护关节软骨，从而减轻疼痛，改善关节功能。常见给药方式为口服，成人推荐剂量 1.2~3.6g/d，分 2~3 次口服。常见的不良反应主要有胸闷、恶心、牙龈出血等。

3. 局部治疗　外用 NSAIDs 或关节腔内注射药物。糖皮质激素可做关节腔局部注射，不宜全身用药。指征：关节大量积液抽液后。两次间隔应在 2 个月以上，同一关节用药每年不超过 4 次。关节腔内注射透明质酸钠：关节腔注射黏弹性补充剂。2~4mL 关节腔内注射，每 1~2 周 1 次，共 3~5 次。注射前应抽吸关节液，负重关节注射后前 2 天宜控制活动，减少负重，以免药物渗出，而导致肿胀。透明质酸在临床上应用广泛，疗效肯定，临床使用的制剂是从鸡冠中提取纯化的。透明质酸是一种大分子散在、线性糖胺聚糖，由葡萄糖醛酸和 N-乙酰葡糖胺的重复双糖组成，具有抗炎效应及润滑作用。关节滑液是一种浆性超滤液，其中存在高浓度的透明质酸，由滑膜内衬的 B 细胞合成并分泌进入关节腔，分布于软骨和韧带表面，部分渗至骨层，与蛋白多糖和连接蛋白共同构成蛋白多糖聚合物，直接缓冲滑膜神经末梢而止痛，并刺激滑膜细胞产生正常的透明质酸。向关节腔内注射大分子量透明质酸溶液，可恢复关节组织的黏弹性，重建透明质酸对关节组织的保护作用，减轻滑膜炎症和软骨退变。应用非药物疗法和止痛药等疗效不佳的 OA 患者可采用关节腔内注射透明质酸类制剂治疗。常见给药方式为关节腔内注射，最常见的是膝关节腔注射，也可注射肩、髋、踝关节腔，必须按标准操作流程注射，每周 1 次，4~6 周为 1 个疗程，注射频率可以根据患者症状适当调整。透明质酸关节腔注射可减轻关节疼痛，增加关节活动度、保护软骨，治疗效果可持续数月[10]。

### （三）外科手术治疗

对于经内科保守治疗未能控制症状，关节软骨有明显破坏，关节狭窄、强直、半脱位、脱位，有手术适应证者，可以考虑外科手术治疗。根据病情选择关节镜手术或人工关节置换术。

## 二、中医治疗

### （一）中医辨证论治

辨证首当明虚实之主次：属劳损为主者，以虚证突出，尤以肝肾亏虚为本；属外伤等引起者，以瘀滞为主要表现，到后期病证复杂，虚实共见，缠绵难愈。其次，尚须辨清病位，即在颈、腰，还是在上肢或下肢。以下各证型具备主症 2 项，或主症 1 项+次症 2 项，结合舌、脉即可诊断。

1. 肝肾亏虚证

主症：①关节酸痛；②腰膝酸软、痿软无力。

次症：①眩晕，耳鸣；②精神疲怠；③手足心热，潮热盗汗。

舌脉：舌质红，苔薄白，脉沉细。

治法：补益肝肾，通络止痛。

方药：独活寄生汤（《备急千金要方》）合左归丸或右归丸（《景岳全书》）加减。

独活、防风、细辛、秦艽、肉桂、桑寄生、杜仲、牛膝、续断、川芎、当归、熟地黄、白芍、茯苓、党参、甘草。

加减：食少纳呆者，加砂仁、炒白术、山楂；关节冷痛明显者，加制附子（先煎）、制川乌（先煎）；关节肿胀明显者，加鹿衔草、汉防己。

2. 寒湿痹阻证

主症：①关节冷痛或伴肿胀；②痛处固定，遇寒加重。

次症：①肢冷重着；②畏寒喜暖；③便溏或小便清。

舌脉：舌质淡，苔白腻，脉弦紧或沉缓。

治法：散寒除湿，温经通络。

方药：乌头汤（《金匮要略》）合当归四逆汤（《伤寒论》）加减。

制川乌（先煎）、制附子（先煎）、白芍、肉桂、秦艽、细辛、干姜、防风、当归、川椒、茯苓、甘草。

加减：上肢关节疼痛明显者，加羌活、姜黄；下肢关节疼痛明显者，加独活、牛膝；关节疼痛剧烈者，加蕲蛇、蜈蚣。

3. 湿热痹阻证

主症：①关节热痛或伴肿胀；②关节发热，局部皮色发红。

次症：①关节重着；②小便黄，大便黏滞。

舌脉：舌红，苔黄腻，脉滑。

治法：清热除湿，宣痹通络。

方药：四妙散（《成方便读》）、宣痹汤（《温病条辨》）合当归拈痛汤（《医学启源》）加减。

防己、杏仁、滑石、连翘、半夏、赤小豆、黄柏、苍术、牛膝、薏苡仁、防风、豨莶草。

加减：关节肿痛明显者，加忍冬藤、露蜂房、没药；大便秘结者，加大黄、虎杖。

4. 痰瘀痹阻证

主症：①关节僵硬，刺痛，或夜间痛甚；②关节肿大变形。

次症：①肢体沉重，屈伸不利；②肢体麻木。

舌脉：舌质紫暗或有瘀斑，苔薄或薄腻，脉沉涩或沉滑。

治法：化痰祛瘀，蠲痹通络。

方药：二陈汤（《太平惠民和剂局方》）合身痛逐瘀汤（《医林改错》）加减。

半夏、陈皮、羌活、桃仁、红花、当归、川芎、没药、五灵脂、牛膝、地龙、全蝎、蜈蚣、胆南星、乳香、皂角刺、僵蚕、白芥子。

加减：痛在腰腿者，去羌活，加乌梢蛇、独活；痛在腰以上者，去牛膝，加姜黄；痛在颈肩者，加葛根、威灵仙。

5. 气血亏虚证

主症：①关节酸痛或隐痛；②肢体关节痿软无力。

次症：①倦怠懒言，心悸气短；②面色不华，爪甲色淡；③头晕，失眠。

舌脉：舌质淡，苔薄，脉沉弱或沉细无力。

治法：益气养血，强筋壮骨。

方药：三痹汤（《校注妇人良方》）、八珍汤（《太平惠民和剂局方》）合圣愈汤（《医宗金鉴》）加减。

续断、杜仲、牛膝、秦艽、独活、防风、细辛、川芎、党参、白术、茯苓、黄芪、当归、熟地、白芍、甘草。

加减：畏寒肢冷者，加肉桂、制附子（先煎）；腰痛甚者，加狗脊、巴戟天；膝关节痛甚者，加桑寄生、鸡血藤、刘寄奴、透骨草；跟骨痛甚者，加乳香、没药。

## （二）中成药

### 1. 内服中成药

（1）尪痹片：一次4片（每片0.5g），3次/日，饭后口服。本品具有补肝肾、强筋骨、祛风湿、通经络的功效。研究表明该药可以改善关节疼痛、晨僵、肿胀及关节功能。因本药含有乌头碱，心血管疾病患者需慎用，不宜超量服用，阴虚火旺或湿热痹阻者不宜选用[11]。

（2）仙灵骨葆胶囊：一次3粒（每粒0.5g），2次/日，饭后口服，4~6周为一疗程。本品具有滋补肝肾、活血通络、强筋壮骨的功效。研究发现，仙灵骨葆胶囊治疗膝及手OA在改善疼痛方面，OA评分优于空白对照组。

（3）骨龙胶囊：一次 4~6 粒（每粒 0.5g），3 次／日，饭后口服。本品具有滋补肝肾、活血化瘀的功效。研究表明，骨龙胶囊与硫酸氨基葡萄糖胶囊对比，疼痛 VAS 评分及 WOMAC 评分降幅均优于对照组，且治疗 4 周后，评分改善 30% 以上的比例（49.06%）高于对照组（29.63%）。试验组在改善腰膝酸软、关节活动不利、关节压痛方面优于对照组。

（4）痹祺胶囊：一次 4 粒（每粒 0.3g），2~3 次／日，饭后口服。本品具有益气养血、祛风除湿、活血止痛的功效，用于气血不足证。研究表明，痹祺胶囊治疗膝 OA，与双氯芬酸钠相比有效率更高。本药含有马钱子，不能超量使用，若出现恶心、头晕、口干症状应停止用药。

（5）瘀血痹胶囊：一次 6 粒（每粒 0.4g），3 次／日，饭后口服。本品具有活血化瘀、通络止痛的功效。研究表明，瘀血痹胶囊治疗膝 OA 在改善关节疼痛及关节功能方面有效。

（6）风湿骨痛胶囊：一次 2~4 粒（每粒 0.3g），2 次／日，饭后口服。本品具有温经散寒、通络止痛的功效；主要用于寒湿痹阻证。研究表明，风湿骨痛胶囊联合康复锻炼治疗早期 OA 在疼痛、肌力及 WOMAC 评分有效。因本药含有乌头碱及麻黄碱，心血管疾病及运动员需慎用，不宜超量服用，阴虚火旺或湿热痹阻者不宜选用[12]。

2. 外用中成药

（1）祖师麻膏药：外用，温热软化后贴于患处。是一种传统黑膏药，主要成分为祖师麻，具有祛风除湿、活血止痛的功效。研究表明，祖师麻膏药在治疗膝 OA 方面与吲哚美辛巴布膏对照比较，起效较快，对于改善疼痛有效；祖师麻膏药 24 小时组在改善 WOMAC 评分方面，疼痛维度"平地走路"条目、功能维度"上楼""繁重家务劳动"条目评分优于对照组；且进行前后关节超声对比发现，12 小时试验组与入组时比较，在改善滑膜增生分级项有统计学差异。孕妇及开放性损伤者禁用。

（2）奇正消痛贴：外用，将小袋内润湿剂均匀涂在药垫表面，润湿后直接贴于患处或穴位，每次贴敷 24 小时，是藏族验方，具有强筋骨、散瘀痛、祛风湿、除痿痹的作用。研究发现，奇正消痛贴与双氯芬酸钠乳膏组比较，在改善关节疼痛及关节功能方面优于对照组。孕妇及开放性损伤者禁用。

（3）复方南星止痛膏：外用。选最痛部位，最多贴 3 个部位，贴 24 小时，隔日 1 次，共贴 3 次，具有散寒除湿、活血化瘀的功效。临床研究发现，复方南星止痛膏可改善膝骨关节疼痛，起效时间快，中医证候疗效好。皮肤病患者及孕妇禁用。

## （三）外治法

中医外治方法多样，对 OA 患者，往往根据不同证候特点、个体差异、发病关节临证合理选用。外治法治疗 OA 可以起到舒筋活血、消肿止痛、散瘀通络、祛风散寒的作用，效果颇佳。尤其对于尚有关节间隙的 OA 患者，采用中医微创小针刀疗法及局部药物外治，可使患者重新获得良好的功能，免于手术治疗。

1. 药物疗法

（1）寒痛：关节冷痛，痛处固定，遇冷加重，肢冷，重着，畏寒喜暖。舌质淡，苔白或腻，脉弦紧或沉缓。主要包括以下几种治疗措施。

①中药泡洗、熏洗及离子导入：熏洗是利用药物煎汤趁热在皮肤或患处进行熏蒸、淋洗的治疗方法（一般先用药汤蒸气熏，待药液降温时再洗）。此疗法借助药力和热力，通过皮肤、黏膜作用于机体，使腠理疏通、脉络调和、气血流畅，从而达到预防和治疗疾病的目的。熏洗分为全身熏洗和局部熏洗两种，其中足浴也是局部熏洗的特色疗法之一。中药足浴是通过水的理化作用及药物的治疗作用，配合足底相应穴位的手法刺激，而达到治疗多种疾病的目的。利用热水促进药物渗透人体，扩张足部的毛细血管，使中药的有效成分充分地通过毛细血管循环至全身经络，从而疏通经

络，改善血液循环，促进新陈代谢，调节神经系统，达到内病外治、上病下治的作用，既可保证药物能通过脚部透达周身经络，又不会出现口服药物过量导致不良反应的情况。药物离子（导入）透入法是用直流电或感应电配合离子液机械地把分子驱入皮肤，使对机体有利的离子进入机体，从而调整机体内环境，达到活血通络、消炎止痛的目的。通过扩张关节局部血管，温通肝肾之经络，改善血液循环，增强人体新陈代谢，促进病理产物的吸收，从而达到利湿消肿、温经散寒、舒筋活络、通痹止痛之效。直流电药物离子导入疗法从体外给药，避免了口服或注射药物带来的副作用或毒副反应；同时直流电药物离子导入疗法不损伤皮肤，不引起疼痛，操作简单，患者易于接受。直流电场和药物除了作用于组织局部，还通过神经反射等原理作用于全身组织，具有局部治疗和全身治疗相结合的特点。一项 Meta 分析共纳入了 15 项随机对照试验（randomized controlled trial，RCT）研究，以活血化瘀、通络止痛为法外用中草药治疗，具体药物如下：透骨草、伸筋草、威灵仙、海桐皮、独活、木瓜、五加皮、防风、细辛、红花、牛膝、当归、鸡血藤、苏木、川芎、川乌、桂枝、草乌、花椒、艾叶。在短期内（<8 周）与口服非甾体抗炎药物、氨基葡萄糖和关节腔注射透明质酸钠等常规治疗相比，中药熏蒸疗法更安全有效。中药泡洗或熏蒸的疗效受温度影响较大，关于治疗温度的推荐意见：44℃熏洗组治疗后活动功能评分优于其他两组（38℃熏洗组、41℃熏洗组），41℃熏洗组缓解疼痛最佳。

②穴位贴敷疗法：贴敷疗法是应用中草药制剂施于皮肤、孔窍、腧穴及病变局部等部位的治病方法，穴位贴敷疗法、中药封包、中药热罨包等均属于此类。在中医理论的指导下，选取一定的穴位贴敷某些药物，通过腧穴刺激疗法和药物外治法的共同作用，起到扶正祛邪，治疗疾病的目的。药物组方多采用具有刺激性及芳香走窜的药物。贴敷疗法属于中医外治法的典型代表，具有方便、效佳、价廉、不良反应小等特点。穴位贴敷可明显改善老年膝 OA 患者关节功能及生活质量。其中天灸尤适宜治疗阳虚寒凝型 OA，可降低炎症因子的含量，有效降低患者临床症状积分，促进关节功能的恢复。

③蜡疗：具有祛寒除湿、活血通络、消肿止痛的功效。蜡疗技术是将石蜡融化涂在病变部位，利用石蜡的温热作用，促进血液循环和炎症消散，缓解肌肉痉挛，降低纤维组织张力，增强其弹性。蜡疗方法有蘸蜡法、刷蜡法、蜡块覆盖法等。蜡疗温和，患者无痛苦，无不良反应，同时还有增白润肤的作用，对于关节疼痛性疾病以及肿胀、怕风、怕冷等症状有较好的疗效，对于四肢的骨痹尤为适宜。一项 Meta 分析纳入 8 项研究，共 539 例患者，发现蜡疗治疗 OA 能有效缓解疼痛。

（2）热痛：关节热痛，关节发热，局部皮肤发红，关节重着。舌红苔黄腻，脉滑数或濡数。主要包括以下几种治疗措施。

①中药泡洗、熏洗及离子导入：具体选用药物如下：芒硝、生大黄、牡丹皮、透骨草、海桐皮、威灵仙、细辛。

②外敷剂：三种不同介质（鸡蛋清、蜂蜜、冷水）配合新癀片外敷治疗膝 OA，鸡蛋清+新癀片改善关节肿痛效果优于其他两组，可增加膝关节活动度和行走距离，且不良反应少。

2. 非药物疗法

（1）针灸：针灸疗法通过刺激人体经络穴位，改善脏腑气血运行，调节人体机体平衡，其操作简便、疗效显著，尤其适用于 OA。针灸种类多样，有温针、电针、火针、水针、放血疗法等，根据不同证型及选穴的不同可采用不同的针灸方案治疗。选穴原则主要是以病变部位周围的穴位为主，尤其是阿是穴，并与循经远道取穴相配合，按照补其不足、泻其有余的治则，诸穴配合，气至病所，以达到行气活血、舒筋通络、蠲痹止痛之效，从而使功能得到恢复。针灸治疗可短期改善 OA 疼痛症状。有一项 Meta 分析共纳入 14 项研究，1656 例受试者，发现针灸与假针灸治疗相比，可以减轻 OA 疼痛程度，减少 OA 导致的功能障碍。与红外线治疗相比，艾灸治疗膝 OA 可获得更好的关节功能，能有效缓解患者疼痛，改善关节稳定性，提高疗效。

（2）针刀：针刀疗法是遵循《素问·刺齐论》关于"刺骨者无伤筋，刺筋者无伤肉，刺肉者无伤脉，刺脉者无伤皮，刺皮者无伤肉，刺肉者无伤筋，刺筋者无伤骨"的古训，结合现代局部解剖和层次解剖知识，采用各种带刃针具进行刺激、切割、分离等临床操作。本疗法可达到活血化瘀、舒筋通络、止痛除痹的治疗目的。小针刀治疗骨痹能起到剥离粘连，促进血液循环，解除疼痛肿胀和功能障碍的功效。针刀微创治疗能改善 OA 临床症状及体征，可松解粘连、解筋结，恢复关节功能，并且能较好地缓解膝 OA 整体疼痛。

（3）推拿：中医学认为推拿治疗可达到疏通经络、行气活血、调整脏腑、理筋散结的效果；现代研究发现，在患病关节局部推拿具有松解粘连、缓解肌肉痉挛、改变局部病变微环境等作用。结合 OA 病变部位及患者个体特点，推拿手法多样，主要以患病关节的松解类手法为主，适当使用整复类手法，切勿暴力按压、拔伸。正确的推拿方法可减轻 OA 症状，改善关节功能，适用于 OA 伴屈伸功能障碍患者。研究发现，对于常规护理，推拿可以显著改善 WOMAC 评分，而且成量效关系，即随着总推拿时间的增加，效果增加，但在 480 分钟时具有平台期[13]。

# 第六节　中西医结合诊治策略与措施

## 一、西医病理结合中医证候治疗

临床首先应寻找疾病发生的原因，西医学认为 OA 的发病是多种因素相互作用的结果，主要危险因素包括年龄、性别、遗传、关节位置、肥胖、关节力线不良等。发病初期关节肿胀、发热、疼痛，滑膜炎存在，可根据实际情况适当应用非甾体药物抗炎治疗；这一时期中医证候多表现为湿热痹阻，中医治疗可予以清热利湿、消肿止痛之品。疾病后期肢体关节沉重、僵硬、疼痛，甚则畸形、拘挛屈曲，X 线检查示关节间隙变窄，软骨破坏，西医治疗应予以相应保护关节软骨、润滑关节的药物治疗；这一时期中医证候多表现为肝肾亏虚，中医治疗应予以滋补肝肾、强筋壮骨之品。

## 二、重视滋补肝肾法的应用

OA 是关节软骨退行性改变导致的疾病。"骨痹""骨痿"等中医病名及"骨重不可举，骨髓酸痛"等骨痹主症，骨痹预后"其流连筋骨者痛久"等种种表现都反映了 OA 的晚期病机为肝肾亏虚，筋骨失养。骨痹的发生与肝、肾关系密切，肝主筋，肾主骨，肝血虚无以养筋，肾精虚无以濡骨，肝肾亏损是发生本病的根本原因。所以在中医治疗上，滋补肝肾的治则应贯穿治疗始终。

## 三、分阶段选择中西医治疗方案

中医治疗对本病早期具有一定效果，患者易于接受，但晚期疗效不理想；西医多采取止痛的对症治疗，效果较好，但需长期服药，有很多不良反应。因此根据病情不同阶段，可以进行中西医结合治疗。OA 早期最主要临床表现是疼痛，患者最痛苦的也是关节疼痛，因此采用西药进行对症止痛治疗很有必要。在止痛的同时，配合中医辨证论治，一方面有助于提高镇痛的效果，另一方面可以缩短止痛药应用时间，减少了一些不良反应。OA 的晚期，软骨和骨质退变、破坏，在应用西药修复软骨和骨质的同时，配合中药补肾、活血、祛风湿等治疗，可以预防病变的进展。

## 四、结合现代药理应用方药

中医辨证可考虑现代药理处方用药。如本病急性发病期，常表现为关节肿胀、发热、疼痛等，可选用土茯苓、防己、海桐皮、络石藤、五加皮、菝葜、老鹳草、穿山甲等具有抗炎、镇痛、抑制免疫等作用的中药；本病晚期，软骨和骨质退变，可选用桑寄生、千年健、杜仲、牛膝、续断、骨碎补等具有补肾壮骨、促进组织再生等中药。

## 五、结合实验室检查应用方药

OA 发病早期血沉、C 反应蛋白等炎性指标升高，临床可见关节处肿胀、发热等，除了应用非甾体抗炎药物，中医治疗可考虑应用土茯苓、黄柏、苍术、牛膝、薏苡仁、秦艽、络石藤、雷公藤、穿山龙等药物清热利湿消肿；发病后期 X 线检查示关节间隙变窄，软骨破坏，肢体关节沉重、僵硬、疼痛，甚则畸形、拘挛屈曲，除使用相应的保护关节软骨药物、润滑关节药物治疗外，中医治疗可考虑应用桑寄生、千年健、鹿衔草、牛膝、续断、骨碎补等药物滋补肝肾、强筋壮骨。

## 六、中西医疗法相结合

对于 OA 顽固性疼痛患者，西医主张手术治疗。但年老体弱者，手术后并发症多，功能恢复缓慢，远期效果不理想。可予中医辨证论治为主，配合西药、理疗、外治及手术治疗，这不失为治疗本病的有效途径。如中医外治法配合西医激素封闭，目前临床上很常用的是西药局部痛点封闭治疗OA，但激素会加重老年人的骨质疏松，且这种疗法7~10 天就必须注射 1 次，故副作用较大。中医外治法方法多样，特别是熏洗、敷药及针灸推拿等也都会有较理想的疗效。两者配合，效果更佳，副作用更小。西医手术配合中医推拿按摩，对于经中西医保守治疗无效的，严重疼痛、功能障碍的患者，可选用西医手术治疗。但年老体弱者若于手术前给予补气血益肝肾的方药，术后再予以舒经络强筋骨之品，配合推拿按摩、活络关节，并积极指导功能锻炼，可望减少并发症，有利于尽快恢复功能。

# 第七节 名医经验

## 一、娄多峰经验

娄多峰[14]认为本病的发生以肾精亏虚为本，另外还与邪侵、损伤等有关系。①年老肾虚：中年以后，肝血肾精渐亏，气血不足，致筋骨失养，形体疲极而易发本病。②外邪侵袭：肾虚者，易受外邪侵袭，致经络、筋骨、关节痹阻不通，造成关节周围组织疼痛。而肥人关节疼痛则多为风湿与痰饮流注经络，致局部气血凝滞，络脉受阻，不通则痛。久痛入络、入骨，骨失濡养，日久则骨痿渐生，且与风、寒、湿、痰并存。③劳损过度：因长期姿势不良，过度负重用力，劳损日久，致气血不和，经脉受阻，筋脉失养而诱发本病。本病的基本病机是肝肾亏虚，筋骨失荣，外邪侵袭，瘀痹经络，不通不荣并见。娄老主张分期辨证论治：初期（瘀血阻络型）治宜活血化瘀，祛风散寒，理气止痛，用身痛逐瘀汤加减；中期（肝肾亏虚型）治宜补益肝肾，祛风通络，除湿止痛，用独活寄生汤加减；后期（气阴两虚型）治宜培补肝肾，益气活血，佐以通络，用十全大补汤加减。娄老对于膝关节 OA 的辨证论治：①湿阻血瘀证：膝关节肿胀疼痛，局部皮色暗，寒热不明显；舌淡有瘀点，苔滑或腻，脉弦滑。治法：除湿化瘀，蠲痹通络。方药：萆薢归膝汤，适用于膝关节 OA 滑膜炎。②肝肾亏虚，邪痹血瘀证：膝关节冷痛，局部色暗，怕风怕冷；舌淡暗，有瘀点，脉沉迟。治法：滋补肝肾，强筋壮骨，活血养血，通络止痛。方药：老寒腿方，适用于老年性膝关节 OA。

**医案举例**：患者，女，58 岁。2013 年 3 月 9 日初诊。

右膝肿痛 5 年。2008 年 6 月洗澡后吹空调而出现右侧小腿发胀，后出现右膝关节肿痛，在当地按风湿病治疗，服中西药疗效欠佳，遂来本院就诊。现在症见右膝肿痛，活动不利，右腓肠肌部时有胀麻感，纳眠可，二便调，脉弦数，舌尖稍红，苔薄黄。查体：右膝肿胀Ⅱ级，压痛Ⅰ级，活动时伴骨擦音。实验室检查：ESR 23mm/h；RF 9.52IU/mL；ASO 427.38 IU/mL。X线示：双膝髁间棘增生变尖，骨质增生。诊断：骨痹（骨关节炎），证属湿阻血瘀。治宜除湿化瘀，蠲痹通络。方以萆薢归膝汤加减。药用萆薢、川牛膝、木瓜、菝葜、薏苡仁、丹参各30g，当归25g，五加皮、千年健、赤芍各20g，香附15g，甘草3g。水煎服，每日1剂。加服中成药骨痹舒片6~8片、着痹畅片5片，每日3次。

2013年5月10日复诊：诉服药2个月，膝关节肿胀消失。继服中成药以巩固疗效。

**按语：** 患者以下肢关节肿痛为主症，证属湿阻血瘀，为邪实之证。从虚邪瘀辨证：邪以湿邪为主，瘀居其次，虚更次。因此治疗以祛湿邪为主，用萆薢、川牛膝、木瓜、薏苡仁、菝葜、五加皮等大队利湿消肿药物。当归、丹参、赤芍、香附活血通络以祛瘀；薏苡仁、赤芍配合当归以及中成药养血以扶正固本。全方祛邪为主兼祛瘀、扶正，疗效明显。

## 二、张鸣鹤经验

张鸣鹤[15]认为本病病因病机为肾精亏虚，骨疣压迫经络、阻滞血脉所致，病程较久，多发于老年体弱之人，因而提出软坚散结、活血益气并举的治则治法，重用夏枯草、威灵仙、穿山甲、皂角刺软坚散结，并用桃仁、红花、鸡血藤、赤芍活血通络止痛，酌加黄芪、楮实子、当归益气生血。加减：颈部、上肢、肩背病变者，加葛根、天麻、桂枝；下肢剧痛者，加大白芍用量，加土鳖虫；膝痛者加全蝎；伴膝肿积液者，加土茯苓、薏苡仁；足跟痛、行走困难者，加两头尖。

**医案举例：** 患者，女，55岁。因"两膝关节疼痛3年，加重伴左膝肿胀2月余"于2011年7月5日就诊于我院。

**现病史：** 患者既往两膝关节活动时有骨擦感，3年前远行后出现两膝关节疼痛，左膝较甚，休息后减轻，无关节肿胀。2个月前因登高两膝关节疼痛加重，伴左膝关节肿胀，活动受限，余关节无不适。纳眠稍差，二便可，舌红苔黄腻，脉滑数。辅助检查：类风湿因子（-），抗链球菌溶血素"O"（-），ESR 31mm/h；左膝关节X线片：左胫骨髁间隆起变尖，关节间隙轻度变窄，左股骨下端内侧局部软组织密度增高并肿大。中医诊断：膝痹（湿热痹阻型）；西医诊断：膝骨关节炎。治则：清热解毒，祛风除湿，活血止痛。方药：金银花20g，红藤20g，雷公藤10g，薏苡仁20g，独活30g，川牛膝20g，猫爪草20g，土茯苓20g，猪苓20g，王不留行15g，防己15g，荜澄茄15g。水煎服，日1剂。同时嘱其注意日常调护，适当锻炼，避免负重、登高、远行、蹲起、跳跃等。

二诊：2011年7月19日，患者两膝关节疼痛减轻，左膝肿胀明显减轻，仍有活动不利。舌红苔黄，脉滑数。方药：上方去猫爪草、防己，加虎杖20g，桂枝10g，继服14剂。

三诊：2011年8月3日，患者左膝关节肿胀基本消失，仍有轻度疼痛，能正常行走。纳眠有改善，舌红苔白，脉缓。方药：上方去薏苡仁、猪苓，加红花10g，土鳖虫10g，继服14剂。

四诊：2011年8月18日，患者双膝关节疼痛基本消失，偶有隐痛不适，不肿，活动正常。舌脉同上。方药：金银花20g，红藤20g，补骨脂15g，独活20g，川牛膝20g，桃仁12g，红花10g，土鳖虫10g，薏苡仁20g，骨碎补20g，荜澄茄12g，桂枝10g。隔日1剂，继服24剂后患者日常活动无不适。

## 三、李济仁经验

李济仁认为骨痹是由先天不足、后天失养、房事不节、惊恐伤肾等导致肾气亏乏、肾精不充、肾精耗损以致肾虚骨弱，风、寒、湿、热、毒邪气以及外伤直趋入骨和关节发为骨痹，日久痰湿、瘀血互结反复感邪而发展成肾痹。据临床常见分为风湿型、寒湿型、湿热型、热毒型、痰瘀型、肾虚尪羸型。①风湿型：羌活胜湿汤。组成：羌活、独活、防风、防己、秦艽、桂枝、白芍、透骨草、破骨风、炙甘草、生姜、大枣。②寒湿型：乌头汤。组成：制川乌（先煎）、制草乌（先煎）、炙麻黄、桂枝、细辛、骨节草、透骨草、防己、羌活、独活、蜂房、炙甘草、生姜、葱白。③湿热型：宣痹汤。组成：防己、杏仁、滑石、连翘、栀子、薏苡仁、半夏、蚕沙、赤小豆皮。④热毒型：二十四味败毒散。组成：土茯苓、黄柏、知母、栀子、连翘、忍冬藤、当归、生地黄、白芍、生甘草、地龙、牡丹皮。⑤痰瘀型：趁痛散合指迷茯苓丸。组成：法半夏、茯苓、枳壳、白芥子、桃仁、红花、制乳香、制没药、地龙、炮山甲、蝼蛄、当归、炙甘草、橘络。⑥肾虚尪羸型：朱氏益肾蠲痹汤加减。组成：生地黄、熟地黄、炙蜂房、炙乌梢蛇、炙土鳖虫、炙蝼蛄、炙僵蚕、炙全蝎、炙蜈蚣、当归、淫羊藿、骨碎补、鹿角胶、炙甘草、鹿衔草[16]。

## 四、李国衡经验

李国衡认为本病病机以肝肾渐衰、气血不足而致风寒湿邪侵淫留滞、瘀血阻滞最为常见。临床多见虚实夹杂之证，故其内治用药重在益气活血、化瘀利湿，同时结合临床辨证灵活选择方药。常用方主要由生黄芪、生白术、白芍、川芎、当归、川牛膝、王不留行、炙土鳖虫、徐长卿、延胡索、平地木、茯苓、生甘草等组成。

**医案举例**：患者，女性，57 岁，退休职工。1994 年 3 月 24 日初诊。

患者主诉膝关节肿胀疼痛加重 1 周。患者原有双膝关节疼痛史 2 年，劳累后症状加重，自感肢乏体倦，纳稍差，二便畅。曾在外院摄 X 线片示"双膝退变"，近 1 周右膝疼痛加重。检查：双膝关节活动无限制，右膝髌股关节压痛不明显，内侧胫骨髁压痛，浮髌试验阴性。脉细，舌略暗，苔薄。中医诊断：膝痹（脾肾两亏、血脉瘀阻型）；西医诊断：膝骨关节炎。治则：益气健脾、活血止痛。用药：生黄芪 15g，党参 12g，白术 9g，茯苓 9g，川芎 9g，炒白芍 12g，当归 9g，川牛膝 9g，延胡索 9g，仙鹤草 12g，虎杖根 9g，炙土鳖虫 4.5g，大枣 9g，甘草 3g。14 剂。

4 月 9 日二诊：患者膝痛减轻，但右膝行走乏力，脉细，苔薄白，前方有效，续进为治，酌加强筋之品。原方去白术、茯苓，加楮实子 12g，千年健 12g，络石藤 9g，鸡血藤 9g，14 剂。嘱患者每剂水煎 2 次内服，药渣煎水熏洗，2 次/日。

4 月 23 日三诊：患者右膝疼痛明显好转，但劳累及多行后右膝酸痛，膝较前有力，脉偏弦，舌偏红，苔薄腻。拟活血消肿。用药：生地黄 12g，赤芍 9g，牡丹皮 6g，川牛膝 9g，川芎 6g，延胡索 9g，白术 9g，茯苓 12g，虎杖根 9g，炙土鳖虫 4.5g，生薏苡仁 12g，生甘草 3g，7 剂。4 月 30 日四诊：患者舌红好转，诸症悉减，改用下肢洗方加减应用 1 个月遂停[17]。

# 第八节　中西医调护

## 一、健康教育管理

通过宣教帮助患者正确认识 OA，建立长期的医患合作监测以及评估机制，制定相应的治疗目标。建议患者改变不良生活和工作习惯，避免长时间跑、跳、蹲，同时减少或避免爬楼梯、爬山等不合理锻炼，保持健康体重以及尽量减轻受损关节负荷。肥胖是 OA 发展的重要危险因素，减轻体重可改善关节的功能和减轻关节疼痛。

## 二、运动管理

症状性 OA 的患者进行适当的锻炼能够缓解疼痛并改善关节功能，提高生活质量。坚持规律的有氧运动，增加肌力、改善关节活动度的运动方式是首选。可以考虑非负重锻炼如游泳、骑行等，太极拳可改善 OA 患者疼痛、晨僵及功能障碍，八段锦及瑜伽可提高患者的关节屈伸力量、本体感觉和平衡能力，增加关节活动度，有效预防交叉韧带等关节损伤。做到动静结合，"以动防残"[18]。

### 三、起居管理

OA 患者应注意保暖。症状性 OA 患者，建议采用适当的防护措施，包括更换合适、稳定的鞋子和护膝等保护性器具。必要时建议其用健侧拄拐，或者选择合适的行为辅助器械，如手杖、拐杖、助行器、关节支具等辅助行走，提高关节稳定性，减少跌倒的风险。

### 四、情绪管理

保持精神愉快是预防 OA 的一个方面。加强与患者积极有效的沟通，可以通过组织患者交流会、疾病宣教会等活动，鼓励患者间的相互交流，节制不良情绪，树立战胜疾病的信心。

### 五、饮食管理

对于超重的患者及伴有其他代谢性疾病的患者，协助其建立健康合理的食谱，并可以适当结合中医药膳食协助进行 OA 的疾病调理。对于使用非甾体类药物控制病情的患者，建议其饮食应避免刺激、生硬的食物。

### 六、随访管理

建立患者的健康档案，记录患者体重指数、疼痛评分、疾病活动度评分等数据，并制定每 1~3 个月的随访时间点。通过电话、短信、邮件等方式督促患者完成医生指定的健康管理及治疗计划。完整记录患者每次的病情变化、用药情况等。

### 七、中医辨证施护

1. 气血亏虚证　注意休息、劳逸结合。疼痛较甚者，卧床休息，抬高患肢，有利于血液循环，减轻肿胀，缓解疼痛。同时用中药外敷、理疗以减轻疼痛和僵硬，还应保持关节的一定活动幅度，增强受累关节周围肌肉张力，增加关节的稳定性，减轻体重、扶拐走路以减轻关节的负重。饮食方面多食新鲜水果、蔬菜以及强筋健骨之品，如奶制品、牛羊肉、豆制品、胡桃肉、枸杞子、黑芝麻、骨头汤等。

2. 肝肾亏虚证　局部用热敷、理疗、按摩等以增进局部及全身的血液循环，中药汤剂宜温服，病室宜温暖，忌寒冷潮湿。饮食上忌食寒凉生冷、不宜消化的食物，可经常食用胡桃肉粥、枸杞子粥等。

3. 湿热痹阻证　病室或居住场所宜凉爽，汗多者应避风，勤换内衣，保持皮肤、衣服、被褥清洁。关节积液者，酌情在局麻下抽出积液送检，并指导患者进行伤肢功能活动，以改善微循环，促进关节积液吸收。治疗上可用四黄散和少许蜂蜜加开水调成糊状，外敷于膝部，以清热利湿、消炎止痛；关节肿胀严重者，外层再敷以冰袋以消肿减轻疼痛。饮食上则以清热利湿之品为主，如冬瓜薏仁煲排骨汤等。

4. 寒湿痹阻证　注意保暖，避免受寒，局部用热敷、理疗等以散寒行血止痛。饮食上多食高热量、高维生素、低脂之品，如羊肉、牛肉等。

5. 痰瘀痹阻证　可用中药外敷以活血通络、消肿止痛。脉冲磁场治疗可以扩张局部血管，促进血液循环和营养物质供应，同时降低血液黏度，改善血液流变学特性，减弱致痛物质活性和避免瘀滞，从而缓解疼痛。红外线治疗可使血液循环加强，新陈代谢活跃，免疫功能增强，进而起到消肿、消炎、镇痛、解痉等作用[19]。

# 第九节  预后转归

OA 起病隐匿，发展严重者可致关节功能障碍，甚则关节畸形，严重影响患者的生活质量。目前本病尚无特异性疗法，因此还不能根治，但经对症治疗，疼痛症状大多能控制及缓解。一般预后是比较好的，较少出现关节强直及严重关节畸形；即使关节畸形，仍可进行功能范围内的活动。

# 第十节  诊治指南（方案或共识）

## 一、中华医学会骨科学分会骨关节炎诊疗指南（2018 年版）[1]

骨关节炎（osteoarthritis，OA）是一种严重影响患者生活质量的关节退行性疾病，预计到 2020 年将成为第四大致残性疾病，给患者家庭和社会造成较大的经济负担。2007 年，中华医学会骨科学分会发布的《骨关节炎诊治指南》对我国 OA 的诊断及治疗起到了巨大的指导和规范作用。

为了及时反映当今 OA 药物和手术治疗的新理念和循证医学进展，优化 OA 诊疗策略，规范骨科医生诊疗行为，自 2017 年 6 月开始，中华医学会骨科学分会关节外科学组和《中华骨科杂志》编辑部组织国内关节领域相关专家，根据近年 OA 药物及手术治疗的最新进展，参考国内外 OA 诊疗指南，遵循科学性、实用性和先进性原则对原指南进行更新。

### （一）定义

OA 指由多种因素引起的关节软骨纤维化、皲裂、溃疡、脱失而导致的以关节疼痛为主要症状的退行性疾病。病因尚不明确，其发生与年龄、肥胖、炎症、创伤及遗传因素等有关。病理特点为关节软骨变性破坏、软骨下骨硬化或囊性变、关节边缘骨质增生、滑膜病变、关节囊挛缩、韧带松弛或挛缩、肌肉萎缩无力等。

OA 分为原发性和继发性。原发性 OA 多发生于中老年人群，无明确的全身或局部诱因，与遗传和体质因素有一定的关系。继发性 OA 可发于青壮年，继发于创伤、炎症、关节不稳定、积累性劳损或先天性疾病等。

### （二）流行病学

OA 好发于中老年人群，发病率高，65 岁以上的人群 50% 以上为 OA 患者。累及部位包括膝、髋、踝、手和脊柱（颈椎、腰椎）等关节。来自中国健康与养老追踪调查数据库（China Health and Retirement Longitudinal Study，CHARLS）的研究结果显示，我国膝关节症状性 OA（膝关节 Kellgren & Lawrence 评分≥2 分，同时存在膝关节疼痛）的患病率为 8.1%；女性高于男性；呈现明显的地域差异，即西南地区（13.7%）和西北地区（10.8%）最高，华北地区（5.4%）和东部沿海地区（5.5%）相对较低。从区域特征来看，农村地区膝关节症状性 OA 患病率高于城市地区。在城市人口中，手部关节 OA 的患病率为 3%（男性）和 5.8%（女性）；髋关节影像学 OA（采用 Croft 等的标准，即双侧髋关节正位 X 线片上存在以下影像学征象中的任意一条：关节间隙最窄处≤1.5mm；≥2 分的骨赘及上外侧关节间隙狭窄率≥2 分或上内侧关节间隙狭窄 ≥3 分；其他 ≥3 分的 OA 影像学征象）的患病率为 1.1%（男性）和 9%（女性），农村地区髋关节 OA 患病率为 0.59%。随着我国人口老龄化的进展，OA 的发病率还有逐渐上升的趋势。

OA 可导致关节疼痛、畸形与活动功能障碍，进而增加心血管事件的发生率及全因死亡率。尤其是症状性膝关节 OA，研究认为可导致全因死亡率增加近 1 倍。导致 OA 发病的相关因素较多，女性、肥胖和关节损伤与膝关节 OA 发病有关；年龄、性别及某些特殊职业是手部 OA 发病的危险因素；年龄、性别是髋关节 OA 发病的相关因素。髋、膝关节 OA 的发病率均随年龄增加而增高，且女性发病率高于男性。

## （三）诊断

### 1. 临床表现

（1）关节疼痛及压痛：关节疼痛及压痛是 OA 最为常见的临床表现，发生率为 36.8%~60.7%；疼痛在各个关节均可出现，其中以髋、膝及指间关节最为常见。初期为轻度或中度间断性隐痛，休息后好转，活动后加重；疼痛常与天气变化有关，寒冷、潮湿环境均可加重疼痛。OA 晚期可以出现持续性疼痛或夜间痛。关节局部可有压痛，在伴有关节肿胀时尤其明显。

（2）关节活动受限：常见于髋、膝关节。晨起时关节僵硬及发紧感，俗称晨僵，活动后可缓解。关节僵硬持续时间一般较短，常为几分钟至十几分钟，极少超过 30 分钟。患者在疾病中期可出现关节绞锁，晚期关节活动受限加重，最终导致残疾。

（3）关节畸形：关节肿大以指间关节 OA 最为常见且明显，可出现 Heberden 结节和 Bouchard 结节。膝关节因骨赘形成或滑膜炎症积液也可以造成关节肿大。

（4）骨摩擦音（感）：常见于膝关节 OA。由于关节软骨破坏，关节面不平整，活动时可以出现骨摩擦音（感）。

（5）肌肉萎缩：常见于膝关节 OA。关节疼痛和活动能力下降可以导致受累关节周围肌肉萎缩，关节无力。

### 2. 影像学检查

（1）X 线：为 OA 明确临床诊断的"金标准"，是首选的影像学检查。在 X 线片上 OA 的三大典型表现为：受累关节非对称性关节间隙变窄，软骨下骨硬化和（或）囊性变，关节边缘骨赘形成。部分患者可有不同程度的关节肿胀，关节内可见游离体，甚至关节变形。

（2）MRI：表现为受累关节的软骨厚度变薄、缺损，骨髓水肿、半月板损伤及变性、关节积液及腘窝囊肿。MRI 对于临床诊断早期 OA 有一定价值，目前多用于 OA 的鉴别诊断或临床研究。

（3）CT：常表现为受累关节间隙狭窄、软骨下骨硬化、囊性变和骨赘增生等，多用于 OA 的鉴别诊断。

### 3. 实验室检查

OA 患者血常规、蛋白电泳、免疫复合物及血清补体等指标一般在正常范围内。若患者同时有滑膜炎症，可出现 C 反应蛋白（C-reactive protein，CRP）和红细胞沉降率（erythrocytesedimentation rate，ESR）轻度增高。继发性 OA 患者可出现与原发病相关的实验室检查异常。

### 4. 诊断要点

OA 诊断需根据患者病史、症状、体征、X 线表现及实验室检查做出临床诊断。此外，本指南提出了髋关节、膝关节和指间关节 OA 的诊断标准以供参考。髋关节骨关节炎的诊断标准：①近 1 个月内反复的髋关节疼痛；②红细胞沉降率≤20mm/h；③X 线片示骨赘形成，髋臼边缘增生；④X 线片示髋关节间隙变窄。满足诊断标准①+②+③条或①+③+④条，可诊断髋关节骨关节炎。膝关节骨关节炎的诊断标准：①近 1 个月内反复的膝关节疼痛；②X 线片（站立位或负重位）示关节间隙变窄、软骨下骨硬化和（或）囊性变、关节边缘骨赘形成；③年龄≥50 岁；④晨僵时间≤30 分钟；⑤活动时有骨摩擦音（感）。满足诊断标准①+（②、③、④、⑤条中的任意 2 条）可诊断膝关节骨关节炎。指间关节骨关节炎的诊断标准：①指间关节疼痛、发酸、发僵；②10 个指间关节中有骨性膨大的关节≥2 个；③远端指间关节骨性膨大≥2 个；④掌指关节肿胀<3

个；⑤10个指间关节中有畸形的关节≥1个。满足诊断标准①+（②、③、④、⑤条中的任意3条）可诊断指间关节骨关节炎；10个指间关节为双侧示、中指远端及近端指间关节、双侧第一腕掌关节。本指南的诊断标准参照了美国风湿病学会和欧洲抗风湿病联盟制定的标准并经部分骨科专家讨论确定。

5. 临床分期　目前，对 OA 的临床分期有多种方法，包括根据临床特点的四级分期、根据 X 线改变的 Kellgren & Lawrence 分级和根据关节镜下关节软骨损伤的 Outbridge 分级。但是上述各类分级方法对于患者的临床治疗并无明确的指导意义，绝大部分被用于临床研究。

## （四）治疗

OA 的治疗目的是缓解疼痛，延缓疾病进展，矫正畸形，改善或恢复关节功能，提高患者生活质量。OA 的总体治疗原则是依据患者年龄、性别、体重、自身危险因素、病变部位及程度等选择阶梯化及个体化治疗。

1. 基础治疗　对病变程度不重、症状较轻的 OA 患者，这是首选的治疗方式。向患者强调改变生活及工作方式的重要性，使患者树立正确的治疗目标，减轻疼痛，改善和维持关节功能，延缓疾病进展。

（1）健康教育：医务工作者应通过口头或书面形式进行 OA 的知识宣教并帮助患者建立长期监测及评估机制，根据每日活动情况，建议患者改变不良的生活及工作习惯，避免长时间跑、跳、蹲，同时减少或避免爬楼梯、爬山等。减轻体重不但可以改善关节功能，而且可减轻关节疼痛。

（2）运动治疗：在医生的指导下选择正确的运动方式，制订个体化的运动方案，从而达到减轻疼痛，改善和维持关节功能，保持关节活动度，延缓疾病进程的目的。

1）低强度有氧运动：采用正确合理的有氧运动方式可以改善关节功能，缓解疼痛。应依据患者发病部位及程度，在医生的指导下选择。

2）关节周围肌肉力量训练：加强关节周围肌肉力量，既可改善关节稳定性，又可促进局部血液循环，但应注意关节活动度及平衡（本体感觉）的锻炼。由医生依据患者自身情况及病变程度指导并制订个体化的训练方案。常用方法：①股四头肌等长收缩训练；②直腿抬高加强股四头肌训练；③臀部肌肉训练；④静蹲训练；⑤抗阻力训练。

3）关节功能训练：主要指膝关节在非负重位的屈伸活动，以保持关节最大活动度。常用方法包括：①关节被动活动；②牵拉；③关节助力运动和主动运动。

（3）物理治疗：主要是通过促进局部血液循环、减轻炎症反应，达到减轻关节疼痛、提高患者满意度的目的。常用方法包括：水疗、冷疗、热疗、经皮神经电刺激、按摩、针灸等。不同治疗方法适用人群不同，但目前经皮神经电刺激、针灸的使用尚存一定争议，临床医生应根据患者的具体情况选择合适的治疗方法。

（4）行动辅助：通过减少受累关节负重来减轻疼痛和提高患者满意度，但不同患者的临床收益存在一定差异。患者必要时应在医生指导下选择合适的行动辅助器械，如手杖、拐杖、助行器、关节支具，也可选择平底、厚实、柔软、宽松的鞋具辅助行走。但对改变负重力线的辅助工具，如外侧楔形鞋垫尚存争议，应谨慎选用。

2. 药物治疗　应根据 OA 患者病变的部位及病变程度，内外结合，进行个体化、阶梯化的药物治疗。

（1）非甾体类抗炎药物（nonsteroidal antiinflammatory drugs，NSAIDs 类）：是 OA 患者缓解疼痛、改善关节功能最常用的药物。包括局部外用药物和全身应用药物。

①局部外用药物：在使用口服药物前，建议先选择局部外用药物，尤其是老年人，可使用各种 NSAIDs 类药物的凝胶贴膏、乳胶剂、膏剂、贴剂等，如氟比洛芬凝胶贴膏。局部外用药物可迅速、有效缓解关节的轻、中度疼痛，其胃肠道不良反应轻微，但需注意局部皮肤不良反应的发生。对

中、重度疼痛可联合使用局部外用药物与口服 NSAIDs 类药物。

②全身应用药物：根据给药途径可分为口服药物、针剂以及栓剂，最为常用是口服药物。

用药原则：用药前进行危险因素评估，关注潜在内科疾病风险；根据患者个体情况，剂量个体化；尽量使用最低有效剂量，避免过量用药及同类药物重复或叠加使用；用药 3 个月后，根据病情选择相应的实验室检查。

注意事项：口服 NSAIDs 类药物的疗效与不良反应对于不同患者并不完全相同，应参阅药物说明书并评估服用 NSAIDs 类药物的风险，包括上消化道、脑、肾、心血管疾病风险后选择性用药。如果患者上消化道不良反应的危险性较高，可使用选择性 COX-2 抑制剂，如使用非选择性 NSAIDs 类药物，应同时加用 $H_2$ 受体拮抗剂、质子泵抑制剂或米索前列醇等胃黏膜保护剂。如果患者心血管疾病危险性较高，应慎用 NSAIDs 类药物（包括非选择性和选择性 COX-2 抑制剂）。同时口服两种不同的 NSAIDs 类药物不但不会增加疗效，反而会增加不良反应的发生率。

（2）镇痛药物：对 NSAIDs 类药物治疗无效或不耐受者，可使用 NSAIDs 类药物、阿片类镇痛剂、对乙酰氨基酚与阿片类药物的复方制剂。但需强调的是，阿片类药物的不良反应和成瘾性发生率相对较高，建议谨慎采用。

（3）关节腔注射药物：可有效缓解疼痛，改善关节功能。但该方法是侵入性治疗，可能会增加感染的风险，必须严格无菌操作及规范操作。

①糖皮质激素：起效迅速，短期缓解疼痛效果显著，但反复多次应用激素会对关节软骨产生不良影响，建议每年应用最多不超过 2~3 次，注射间隔时间不应短于 3~6 个月。

②玻璃酸钠：可改善关节功能，缓解疼痛，安全性较高，可减少镇痛药物用量，对早、中期 OA 患者效果更为明显。但其在软骨保护和延缓疾病进程中的作用尚存争议，建议根据患者个体情况应用。

③医用几丁糖：可以促进软骨细胞外基质的合成，降低炎症反应，调节软骨细胞代谢；具有黏弹性，缓吸收性，可作为关节液的补充成分，减缓关节炎进展，减轻关节疼痛，改善功能，适用于早、中期 OA 患者，每疗程注射 2~3 次，每年 1~2 个疗程。

④生长因子和富血小板血浆：可改善局部炎症反应，并可参与关节内组织修复及再生；但目前对于其作用机制及长期疗效尚需进一步研究。临床上对有症状的 OA 患者可选择性使用。

（4）缓解 OA 症状的慢作用药物（symptomatic slow-acting drugs for osteoarthritis, SYSADOAs）：包括双醋瑞因、氨基葡萄糖等。有研究认为这些药物有缓解疼痛症状、改善关节功能、延缓病程进展的作用，但也有研究认为其并不能延缓疾病进展。目前，该类药物对 OA 的临床疗效尚存争议，对有症状的 OA 患者可选择性使用。

（5）抗焦虑药物：可应用于长期持续疼痛的 OA 患者，尤其是对 NSAIDs 类药物不敏感的患者，可在短期内达到缓解疼痛、改善关节功能的目的，但应用时需注意药物不良反应，包括口干、胃肠道反应等。目前，尚需进一步的远期随访研究证明其在 OA 治疗中的作用，建议在专科医生指导下使用。

（6）中成药：包括含有人工虎骨粉、金铁锁等有效成分的口服中成药及外用膏药。目前，有研究表明中药可通过多种途径减轻疼痛、延缓 OA 的疾病进程、改善关节功能，但对于其作用机制和长期疗效尚需高级别的研究证据。

3. 手术治疗　OA 的外科手术治疗包括关节软骨修复术、关节镜下清理手术、截骨术、关节融合术及人工关节置换术，适用于非手术治疗无效、影响正常生活的患者。手术的目的是减轻或消除患者疼痛症状、改善关节功能和矫正畸形。

（1）关节软骨修复术：采用组织工程及外科手段修复关节表面损伤的透明软骨，主要适用于年轻患者、活动量大、单处小面积负重区软骨缺损。对退行性关节炎的老年患者、多处损伤、激素引起坏死等效果较差，包括自体骨软骨移植、软骨细胞移植和微骨折等技术。

（2）关节镜清理术：关节镜兼具诊断和治疗的作用，对伴有机械症状的膝关节 OA 治疗效果较好，如存在游离体、半月板撕裂移位、髌骨轨迹不良、滑膜病变、软骨面不适合等，通过关节镜下摘除游离体、清理半月板碎片及增生的滑膜等，能减轻部分早、中期 OA 患者症状，但有研究认为其远期疗效与保守治疗相当。对伴有机械症状但关节间隙狭窄较明显的患者，关节镜手术的益处可能有限。

（3）截骨术：截骨术多用于膝关节 OA，能最大限度地保留关节，通过改变力线来改变关节的接触面。该方法适合活动量大的青中年、力线不佳的单间室病变，膝关节屈曲超过 90°、无固定屈曲挛缩畸形、无关节不稳及半脱位、无下肢动静脉严重病变的患者。

膝关节截骨术包括：①胫骨近端截骨术，多用于合并股胫关节内翻较轻，胫骨平台塌陷＜0.5cm，髌股关节基本正常的患者，截骨后易愈合，患者术后主观和客观临床结果评分均明显改善。②股骨远端截骨术，主要用于矫正膝外翻畸形合并膝关节外侧间室 OA 的患者。适用于股胫外翻较轻，关节线倾斜不重，胫骨外侧平台塌陷＜0.5cm。③腓骨近端截骨术，适用于内翻角＜100°的内侧间室退行性 OA 患者，短期随访 KSS、VAS 评分等均有大幅改善，远期疗效有待高级别的循证医学证据支持。选择开放截骨与闭合截骨要根据肢体长度、韧带肌腱止点是否受干扰、骨折是否愈合等因素进行个体化选择。

（4）关节融合术：实施关节融合术后会造成关节功能障碍，现已不作为 OA 的常规治疗手段。但对于严重的慢性踝关节、指或趾间关节 OA 且非手术治疗无效者，融合术成功率高。

（5）人工关节置换术：终末期 OA 成熟且有效的治疗方法，应用日益广泛。

髋关节置换术：①全髋关节置换术，适用于大多数非手术治疗无效的终末期髋关节 OA。②表面置换术，主要适用于年轻的 OA 患者，女性患者平均 10 年后翻修率达 6%～17%，男性达 2%～7%，且存在血清金属离子增高、假瘤等并发症。目前临床应用较少，对育龄女性、骨质疏松或肾功能不全者更应慎用。

髋关节骨水泥型假体与非骨水泥型假体的选择：骨水泥型假体短期内可获得更优秀的稳定性，但从长期来看，尤其对于年轻或活动量大的患者，骨水泥型假体会带来更高的并发症及松动率。对于 70 岁以下患者，骨水泥型假体翻修率是非骨水泥型假体的 1～2 倍，松动率为 2～4 倍；而 70 岁以上患者翻修率相似。55～64 岁患者非骨水泥型假体 15 年生存率为 80%，高于骨水泥型假体（71%）。65～74 岁患者非骨水泥型假体 15 年生存率为 94%，高于骨水泥型假体（85%），75 岁以上患者 10 年生存率均高于 90% 且无明显差异。对于翻修手术，两种假体翻修后并发症发生率无明显区别。

膝关节置换术：①全膝关节置换术，适用于严重的膝关节多间室 OA，尤其伴有各种畸形时，其远期疗效确切。全膝关节置换术后 15 年生存率为 88%～89%。②单髁置换术，适用于力线改变 5°～10°、韧带完整、屈曲挛缩不超过 15° 的膝关节单间室 OA 患者。单髁置换术后 15 年假体生存率为 68%～71%。全膝关节置换术与单髁置换术后 KOSADLS、HAAS 评分等的短期随访结果相似，且均较截骨术有更好的运动和生存率优势。③髌股关节置换术，主要适用于单纯髌股关节 OA 患者。

肩关节置换术：①反肩置换术，适用于肩袖撕裂损伤的肩关节退变患者、骨不愈合或内植物感染后的翻修、肿瘤切除后的重建。10 年假体生存率达 93%。②全肩关节置换术，适用于关节盂病变严重、关节盂骨量足够、肩袖完整且功能良好的患者。术后 5 年临床满意率为 92%～95%。③半肩关节置换术，适用于病变仅累及肱骨头或盂肱关节炎合并肩袖损伤的高龄患者。长期临床满意率较低，15 年以上的临床满意率仅 25%。全肩关节置换术与半肩关节置换术中期随访在活动度方面无明显差异，但全肩关节置换术后疼痛改善更明显，运动功能更佳。

肘关节置换术适用于肘关节严重疼痛、非手术治疗无效、关节不稳或关节僵直的患者。但术后并发症发生率较高，10 年假体生存率为 69%～94%。

踝关节置换术能有效解除疼痛、保留踝关节活动功能，与踝关节融合术一样，均为治疗终末期踝关节 OA 的有效方法。相对于踝关节融合术，踝关节置换术后临床功能更优异。术后 AOFAS 踝与后足评分、Kofoed 评分、VAS 评分均较术前有较大幅度的改善。

## 二、中国中医药研究促进会骨伤科分会膝骨关节炎中医诊疗指南（2020 年版）节选[20]

1. 气滞血瘀证（多见于发作期、缓解期）

主症：关节疼痛如刺或胀痛，休息疼痛不减，关节屈伸不利。

次症：面色晦暗。

舌象与脉象：舌质紫暗，或有瘀斑；脉沉涩。

处方：血府逐瘀汤（《医林改错》）加减。

功效：活血化瘀，通络止痛。

加减：瘀痛入络者，加全蝎、地龙、三棱、莪术；气机郁滞者，加川楝子、香附、青皮；血瘀经闭者，去桔梗，加香附、益母草、泽兰；胁下有痞块者，加丹参、郁金、土鳖虫、水蛭。

2. 湿热痹阻证（多见于发作期、缓解期）

主症：关节红肿热痛，触之灼热，关节屈伸不利。

次症：发热，口渴不欲饮，烦闷不安。

舌象与脉象：舌质红，苔黄腻；脉濡数或滑数。

处方：四妙丸（《成方便读》）加减。

功效：清热祛湿，通络止痛。

加减：局部红肿者，加金银花、连翘；局部肿胀明显者，加茯苓、泽泻；局部屈伸不利者，加伸筋草；大便秘结者，加大黄、桃仁。

3. 寒湿痹阻证（多见于发作期、缓解期）

主症：关节疼痛重着，遇冷加剧，得温则减，关节屈伸不利。

次症：腰身重痛。

舌象与脉象：舌质淡，苔白腻；脉濡缓。

处方：蠲痹汤（《医学心悟》）加减。

功效：温经散寒，养血通脉。

加减：风气胜者，加秦艽、防风；寒气胜者，加炮附片；湿气胜者，加防己、草薢、薏苡仁；痛在上者，去独活加荆芥；痛在下者，加牛膝；兼有湿热者，去肉桂加黄柏。

4. 肝肾亏虚证（多见于缓解期、康复期）

主症：关节隐隐作痛。

次症：腰膝无力，酸软不适，遇劳更甚。

舌象与脉象：舌质红，少苔；脉沉细无力。

处方：偏阴虚者选择左归丸（《景岳全书》）加减；偏阳虚者选择右归丸（《景岳全书》加减。

功效：滋补肝肾。

加减：阴虚火旺者，去枸杞子、鹿角胶，加女贞子、麦冬；夜热骨蒸者，加地骨皮；小便不利者，加茯苓；大便燥结者，去菟丝子，加肉苁蓉；气虚者，加人参片；虚寒显著者，可加用仙茅、肉苁蓉、淫羊藿、骨碎补。

5. 气血虚弱证（多见于缓解期、康复期）

主症：关节酸痛不适。

次症：倦怠乏力，不耐久行，头晕目眩，心悸气短，面色少华。

舌象与脉象：舌淡，苔薄白；脉细弱。

处方：八珍汤（《丹溪心法》）加减。

功效：补气养血。

加减：眩晕、心悸者，熟地黄、白芍加量；气短乏力者，人参片、白术加量；不寐者，加酸枣仁、五味子。

注：中草药口服可根据临床分期、辨证分型选用传统经方及其化裁方以及名家验方等中草药对膝OA患者进行个体化治疗。本指南仅推荐传统经典古籍方剂。

# 第十一节　中西医临床研究进展

## 一、临床辨治

### （一）中医辨证分型

房定亚[21]分3期论治OA，早期治以补气血、益肝肾，处方选用血府逐瘀汤加味、身痛逐瘀汤加味、补阳还五汤加味等，中期根据病性、病位的不同，专病专治，膝OA：四神煎加味；颈腰椎OA：缓急舒痹汤。晚期治以补益肝肾、祛痰化瘀，方剂常选用地黄饮子、独活寄生汤、三痹汤等加虫类药。施杞[22]分3期论治OA，急性期（气滞血瘀、筋脉失养）：方用圣愈汤加身痛逐瘀汤；亚急性期（气血亏虚、痰湿内蕴）：方用圣愈汤加独活寄生汤；慢性期（肝肾亏虚、精血不足）：方用圣愈汤合左归丸或右归丸。吴生元[23]分2期6型辨治OA，活动期：①寒湿阻络证：治以除湿散寒、温通经络，方选附子桂枝汤加减；②湿热阻络证：治以清热除湿、活血通络，方选竹叶石膏汤；③寒热错杂证：治以散寒除湿、清热通络，方选桂枝芍药知母汤加减。慢性期：①痰瘀痹阻证：治以补气养血、化痰通络，方选补阳还五汤加减；②气血两虚证：治以益气养血、舒筋活络，方选补中桂枝汤加减；③肝肾亏虚证：治以补肾养肝，方选骨痹方加减。

### （二）经典方剂联合西药

钟跻申等[24]在单纯服用塞来昔布胶囊和塞来昔布胶囊的基础上加用独活寄生汤加减治疗32例膝OA（药物：独活15g，桑寄生15g，杜仲12g，牛膝12g，秦艽10g，茯苓10g，肉桂心10g，防风10g，川芎10g，党参10g，当归10g，芍药10g，地黄6g，甘草6g，细辛3g），效果明显。袁定坤等[25]治疗OA对照组单用硫酸氨基葡萄糖胶囊，治疗组在应用硫酸氨基葡萄糖胶囊的基础上，加用独活寄生汤（桑寄生6g，党参6g，桑寄生6g，独活6g，当归6g，茯苓6g，熟地黄6g，白芍6g，川芎6g，川牛膝6g，秦艽6g，制川乌6g，甘草6g，细辛3g），上述药物由500mL煎煮至150mL，让患者分早晚两次服用。结果显示，治疗组效果优于对照组，硫酸氨基葡萄糖胶囊联合独活寄生汤治疗膝OA疗效显著。许晓彤等[26]将早期湿热蕴阻型膝OA分为对照组与治疗组，对照组单用硫酸氨基葡萄糖胶囊，治疗组在对照组基础上加服四妙丸（方药组成：黄柏、牛膝、薏苡仁、苍术，另根据患者自身具体情况随症加用木瓜、秦艽、红花、川芎、当归、骨碎补、鸡血藤、醋乳香、醋没药），结果表明四妙丸加味联合硫酸氨基葡萄糖胶囊可明显减轻湿热蕴阻型膝OA关节疼痛，改善其活动度。徐苏洋等[27]治疗膝关节炎患者90例，分为益肾宣痹汤加减联合塞来昔布治疗组和单纯塞来昔布对照组。益肾宣痹汤加减内服基本方：制附子12g，狗脊、当归、秦艽、骨碎补、独活、地龙各15g，川牛膝、威灵仙、生地黄、防风各10g，全蝎、蜈蚣各3g，制川乌、炙甘草6g。阴虚加熟地黄，偏肾阳虚加淫羊藿，偏血虚加白芍，寒湿胜加桂枝，湿热加黄柏，寒重者加干姜，湿重者加苍术。治疗组及对照组治疗 3 个疗程的疗效相比较于治疗前，均有所改善，差异有统计学意义。接受益肾宣痹汤加减联合塞来昔布治疗的患者的疗效与单纯塞来昔布治疗 12 周的效果有所提高，差异有统计学意义。

### (三) 自拟方联合西药

庄松强等[28]采用自拟中药汤剂 (鸡血藤 30g，白芍 20g，狗脊 10g，骨碎补 20g，独活 10g，鹿角胶 9g，没药 6g，当归 15g，续断 10g，牛膝 10g，木瓜 10g，甘草 6g，均为免煎颗粒) 联合盐酸氨基葡萄糖治疗肝肾亏虚证膝 OA43 例，总有效率达 90.7%，显著优于单纯西药治疗组，同时比较两组患者治疗前后膝关节生理功能积分 (时间、疼痛、僵硬、膝关节生理功能) 比较，结果显示治疗组各项积分改善情况均显著优于对照组。赵宪明等[29]采用自拟方膝痹消肿方 (红花 10g，桃仁 10g，茯苓 15g，泽泻 10g，苍术 10g，白术 10g，川牛膝 10g，黄芪 15g，薏苡仁 15g，伸筋草 10g，姜黄 10g，陈皮 10g，甘草 10g。若见疲乏、膝酸等肾精不足证则加补骨脂 15g、熟地黄 12g；若见畏寒肢冷等肾阳不足证加肉桂 6g；若见乏力倦怠、舌淡胖边有齿痕等脾气虚证加党参 12g；若见舌红苔黄者去黄芪加黄柏 10g、滑石 15g) 联合盐酸氨基葡萄糖胶囊治疗膝 OA 患者 30 例，临床观察总有效率达 96.7%，显著优于单纯西药治疗组。陈琳等[30]采用自拟方逐瘀通痹汤 (鸡血藤 30g，炙甘草 6g，当归 15g，白芍 15g，牛膝 15g，细辛 3g，薏苡仁 30g，杜仲 15g。热重明显者，加泽泻 5g，牡丹皮 5g；疼痛明显者，加白芷 20g；膝关节肿胀明显者，加车前子 15g，萆薢 25g；腰酸、膝酸痛乏力者，加鹿衔草 12g，枸杞子 12g，仙灵脾 9g；刺痛者，加延胡索 9g，赤芍 9g，苏木 9g) 联合硫酸氨基葡萄糖片治疗 48 例膝 OA 的效果观察，总有效率达 95.8%，显著优于单纯西药治疗组，同时观察两组患者治疗前后中医证候评分、膝关节指数评分 (WOMAC)、炎症因子水平比较，治疗组均显著优于对照组。吴朋等[31]自拟健脾补肾汤 (党参 20g，白术、牛膝、骨碎补、熟地黄各 15g，巴戟天、茯苓、白芍各 10g，甘草 6g) 联合塞来昔布胶囊对 47 例脾肾两虚证膝 OA 研究，总有效率达 91.84%，显著优于单纯西药治疗组，同时观察两组患者治疗前后血浆炎症因子、血清 MMP-3、MMP-9 水平比较，治疗组均显著优于对照组。姜肖红[32]自拟清热解毒通络汤 (生甘草 10g，桂枝 12g，白芍、连翘、蒲公英各 15g，白花蛇舌草、牛膝、金银花各 20g，忍冬藤、鸡血藤各 30g) 联合西药塞来昔布胶囊、盐酸氨基葡萄糖片治疗 OA33 例，总有效率达 93.94%，疗效显著优于单纯西药治疗组，同时观察两组患者治疗前后关节疼痛评分、关节功能比较，治疗组均显著优于对照组。

### (四) 中成药联合西药

张晓晟等[33]将 90 例肝肾亏虚型膝 OA 患者分为 2 组各 45 例，治疗组口服健步虎潜丸加盐酸氨基葡萄糖片，对照组只服用盐酸氨基葡萄糖片，治疗 4 周后总有效率治疗组为 86.67% (39/45)，对照组为 73.33% (33/45)，差异显著；2 组疼痛视觉模拟评分 (VAS)、OA 指数 (WOMAC) 评分治疗前后组内比较及治疗后组间比较，差异明显。万全会等[34]治疗 86 例膝 OA 患者，分为 2 组，每组各 43 例，对照组患者口服硫酸氨基葡萄糖胶囊，观察组在对照组治疗的基础上口服骨松宝颗粒，治疗 6 周后，观察组总有效率为 95.34%，显著高于对照组的 79.07%，两组 VAS 评分显著降低，而 Lysholm 评分显著升高，同组治疗前后比较差异具有统计学意义，观察组 VAS 评分显著低于对照组，骨松宝颗粒联合硫酸氨基葡萄糖治疗膝 OA 的临床疗效较好且安全性高，能明显改善膝关节疼痛症状及关节功能。罗钧君[35]将 93 例 OA 患者随机分为对照组 47 例和观察组 46 例，对照组采用硫酸氨基葡萄糖胶囊治疗，观察组在对照组的基础上加用壮骨关节丸，治疗 4 周后，总有效率观察组为 78.3%，对照组为 51.1%，差异显著，两组膝关节肿胀、活动障碍评分均较治疗前明显降低，且观察组两项评分均明显低于对照组，壮骨关节丸联合硫酸氨基葡萄糖胶囊治疗膝 OA 疗效肯定，可有效保护关节功能，减轻疼痛，且无明显不良反应。刘磊等[36]诊治膝 OA 患者 98 例，分为对照组（49 例）和治疗组（49 例），对照组口服硫酸氨基葡萄糖胶囊，治疗组在对照组的基础上口服复方杜仲健骨颗粒，经 4 周治疗，对照组临床有效率为 81.63%，显著低于治疗组的 95.92%，两组患者 WOMAC 评分、VAS 评分、ISOA 评分均明显下降，LKSS 评分明显升高，且治疗组患者这些评分明显好于对照组。李国伟等[37]将 150 例膝 OA 患者分为研究组和对照组，每组各 75 例，对照组给予双醋瑞因胶囊，研究组在对照组基础上联用抗骨增生胶囊治疗，4 周为 1 个疗程，连续治疗 3 个疗程，结果显示研究组的总有效率为 90.7%（68/75），对照组为 77.3%（58/75），研究组的疗效明显优于对照组，2 组患者的 WOMAC 评分和 VAS 评分均较治疗前明显降低，LKSS 评分均较治疗前明显升高，且研究组对 WOMAC 评分和 VAS 评分的降低作用及对 LKSS 评分的升高作用均明显优于对照组，抗骨增生胶囊联合双醋瑞因胶囊治疗膝 OA 更具临床优势。李怡良等[38]收治的 92 例中重度膝 OA 患者，对照组 46 例使用双醋瑞因胶囊联合美洛昔康片治疗，观察组 46 例在对照组基础上加用麝香乌龙丸治疗，治疗 3 个月时观察组关节僵直、活动度评分及疼痛评分均显著低于对照组，WOMAC 改善率评分显著高于对照组；观察组焦虑自评量表（SAS）、抑郁自评量表（SDS）评分均显著低于对照组。双醋瑞因联合麝香乌龙丸治疗中重度膝 OA 短期可缓解关节僵直，远期能够缓解关节疼痛，消除患者负性心理，满足安全性要求。

### （五）中药提取物联合西药

李超等[39]将治疗的 OA 患者 86 例分为对照组（43 例）和治疗组（43 例）。对照组患者口服双醋瑞因胶囊，50mg/次，2 次/日；治疗组在对照组基础上静脉滴注骨瓜提取物注射液（100mg 加入 250mL 生理盐水），1 次/日。两组均治疗 4 周后，治疗后对照组有效率为 79.07%，显著低于治疗组的 95.35%，两组 WOMAC 评分、VAS 评分、LKSS 评分均明显改善，且治疗组改善优于对照组。邵雄[40]治疗的 68 例膝 OA 患者，分为对照组和观察组各 34 例，对照组口服氨基葡萄糖胶囊，观察组静脉注射注射用骨瓜提取物 25mg 加生理盐水 250mL，同时口服尼美利舒胶囊，治疗 1 个月后观察对比 2 组临床疗效。观察组的有效率为 94.12%，对照组的有效率为 76.47%，差异有统计学意义（$P<0.05$）；观察组治疗后的 IL-1 为（8.03±1.76），对照组为（7.12±0.98），观察组显著优于对照组。

### （六）外治法联合西药

刘博[41]将 60 例 OA 患者分为口服洛索洛芬钠加穴位贴敷（安慰剂）组、穴位贴敷加洛索洛芬钠联合贴组，治疗结果显示穴位贴敷可以很好地改善膝关节活动情况，减轻疼痛。孟倩文[42]将 62 例膝 OA 患者分为对照组和观察组，对照组采用将正清风痛宁注射液、2%利多卡因、生理盐水混合后的穴位注射治疗，观察组则在此基础上行温针灸治疗，治疗结果显示，两组患者的 WOMAC 评分、中医症状积分均有所改善，且观察组优于对照组，观察组的总有效率也明显高于对照组。沈金明等[43]将 80 例膝 OA 患者分为西药组（口服塞来昔布）和药灸组（西药组基础上联合温针灸治疗），治疗结果显示，药灸组治疗后 WOMAC 量表各项评分改善程度明显优于西药组，且其临床有效率高于西药组。林伟栋等[44]将 80 例踝 OA 患者分为治疗组和对照组，分别采用中药熏洗结合塞来昔布口服、单纯口服塞来昔布，治疗后两组患者 VAS 评分、AOFAS 评分均有所改善，且治疗组优于对照组；治疗组总有效率高于对照组。毛永乐[45]等将 80 例膝 OA 患者分别采用口服双氯芬酸钠缓释胶囊联合中药离子导入、单纯口服双氯芬酸钠缓释胶囊的治疗方法，治疗结果显示：两组 VAS 评分、WOMAC 骨关节炎指数均较前改善，且治疗组优于对照组；治疗组总有效率优于对照组。

## 二、方药与药理

### （一）独活寄生汤

独活寄生汤具有祛风湿、止痹痛、益肝肾、补气血之功效，主治痹证日久，肝肾两虚，气血不足证，现代医家临床多用独活寄生汤治疗痹证日久正虚邪实者。方中独活、桑寄生等诸药合用既能增强人体免疫力，又能促进局部血液循环，加速体内炎性物质的代谢，降低毛细血管通透性，改善局部血液微循环，消除神经根的充血水肿及肌肉痉挛，缓解对神经根的化学及自体免疫刺激等作用。可达到减少炎症对受压神经根及硬膜囊的不良刺激，防止神经根粘连，促进神经功能的恢复，从根本上治疗本病的目的。对慢性、特别是中老年人 OA 有较好的疗效。现代药理研究已证明，独活寄生汤具有显著的抗炎作用，能通过抑制炎症来改善关节疼痛和肿胀等症状，从而治疗膝 OA。其机制可能为方内的有效成分能影响免疫及骨代谢系统，通过抑制信号传导减缓软骨细胞凋亡。有研究观察到独活寄生汤能降低膝 OA 新西兰兔膝关节滑膜、软骨中白细胞介素-1 及肿瘤坏死因子的表达水平，认为这是独活寄生汤治疗膝 OA 的药效机制。说明独活寄生汤在治疗膝 OA 过程中，可以通过调控 Wnt/β-catenin-BMP 信号通路、抑制机体相关炎性细胞因子释放等，实现延缓关节软骨退变、改善膝 OA 病情的目的。药理作用：①抗炎：独活寄生汤能抑制肿瘤坏死因子-α（TNF-α）、白细胞介素 1（IL-1）及超敏 C 反应蛋白（hs-CRP）的表达，从而抑制炎症因子对关节软骨的破坏，起到抗炎的作用。②抗氧化：独活寄生汤可提高抗氧化类物质的表达，发挥抗氧化作用，从而减少氧自由基破坏软骨细胞，抑制关节软骨的退变。③抑凋亡：独活寄生汤具有抑制软骨细胞凋亡的作用。随着软骨及滑膜上的一氧化氮合酶（iNOS）产生的 NO 含量增加，使软骨细胞增殖受到抑制，加速软骨细胞凋亡。④促再生：独活寄生汤能增加软骨胶原含量，促进软骨细胞再生。关节软骨中最主要的胶原纤维 II 型胶原可高度抵御蛋白酶的攻击并且保持长久的半衰期[46]。

### （二）独活

独活性微温，味辛、苦，归肝、肾、膀胱经。可散里之伏风，祛湿止痛，治疗风寒湿痹。因其入肾经，肾主腰膝，故主治部位在腰及下肢，善祛腰膝筋骨间风寒湿邪所致的下焦之病症，如腰膝痹痛、两足痛痹、足趾肿胀等。现代药理研究表明，独活具有抗炎、镇静、镇痛、催眠、降压、抗心律失常、抗凝血、抗肿瘤等药理活性。已有研究报道，独活的活性成分二氢欧山芹醇（columbianetin）能显著性降低脂多糖（LPS）诱导人外周血单个核细胞（PBMC）炎症中肿瘤坏死因子 α（TNF-α）、白细胞介素 6（IL-6）、单核细胞趋化蛋白-1（MCP-1），白细胞介素 1β（IL-1β）表达而抑制含核苷酸结合寡聚化域蛋白 1（NOD1），受体相互作用蛋白 2（RIP2），活化核因子 κB（NF-κB）活性。它也能通过抑制环氧酶和脂氧酶活性而减少大鼠腹膜巨噬细胞中前列腺素以及环氧酶-2、前列腺素 E 合成酶的产生。研究表明，香柑内酯（bergapten）能提高 BMP-2 的 mRNA 表达水平和通过 p38 和 ERK 依赖的信号通路，增强碱性磷酸酶（ALP）的活性，促进 I 型胶原合成和骨结节形成。已有研究表明，独活乙醇提取物可不同程度地抑制环氧化酶-1（COX-1）和环氧化酶 2（COX-2），且其 COX-2 的抑制率大于 COX-1 而起到祛风湿作用。据报道，独活挥发油对蛋清致大鼠足肿胀具有明显的抗炎作用，这可能是独活发挥抗炎作用的主要物质基础。将独活挥发油灌胃能部分阻止兔 OA 关节软骨的退变，其机制可能为减少滑液中炎性介质 IL-1 的分泌、促进 TGF-β 的分泌，从而减轻滑膜炎症，缓解对软骨细胞的破坏[47]。

### （三）桑寄生

桑寄生性平，味苦、甘，归肝、肾经，有祛风湿、补肝肾、强筋骨、安胎之效。甘则补益，而补益作用是其发挥补肝肾、强筋骨作用的主要药性基础。现代药理学研究发现，从桑寄生中能够提取出的化学成分主要为黄酮、挥发油类、维生素、微量元素、脱氧野尻霉素。其中，主要的微量元素分别为钾、磷、镁、钠，且其溶出率均超过50%。体外研究表明，黄酮类物质可通过抑制破骨细胞分化，进而促进骨形成，起到抗骨质疏松的作用。在动物实验中，桑寄生能够对由二甲苯引起的小鼠耳肿胀起到减轻肿胀、加速消退的作用，其作用程度接近于阿司匹林，能够对小鼠疼痛的抑制率达到50%，此外能缓解模型的膝关节肿胀，抑制IL-1、IL-6等炎症因子，还能够促进骨保护蛋白表达治疗大鼠因卵巢切除所导致的骨质疏松。研究发现对冻伤小鼠给予桑寄生药液熏洗，桑寄生药液能够明显改善模型组小鼠的足肿胀。因此桑寄生具有明显的抗炎、镇痛、抗氧化作用，这些作用与桑寄生的强筋骨作用密切相关。桑寄生水煎液具有减轻小鼠足肿胀的作用，而且随桑寄生水煎液浓度的升高而升高。而成分浓度显示，槲皮苷可通过血液循环分布于脑、心、肝、脾、肺、肾、胃、大肠、小肠、血清中，萹蓄苷通过血液循环只分布于肺、肾、胃、小肠，芦丁仅在胃中有少量分布。在成分研究中认为萹蓄苷、槲皮苷是桑寄生产生祛风湿功效的代表性成分。而在大鼠骨质疏松模型影响实验中，桑寄生水煎液对于大鼠骨质疏松模型具有很好的治疗作用以及减轻其骨质疏松发生的概率，增加骨质疏松模型大鼠的骨密度，提高血清中骨钙素、碱性磷酸酶含量，因此认为桑寄生水煎液可抑制骨吸收，提高骨质量，改善骨代谢的负平衡状态，从而达到治疗骨质疏松的作用。由熟地黄、桑寄生、川牛膝等药物组成的补肾壮骨方可抵御大鼠棉球肉芽肿模型的膝骨关节肿胀与明显的缓解作用，而且能够抑制IL-1、IL-6等炎性介质的分泌。因此认为其具有很好的抗OA作用。此外，研究发现桑寄生总黄酮具有抗氧化活性的作用。有研究表明桑寄生水提取物具有抗变态反应的作用，并认为这与桑寄生能抑制β-氨基己糖苷酶的释放，减少5-脂氧合酶磷酸化作用密切相关。而桑寄生的抗氧化活性、抑制变态反应等作用在治疗骨关节风湿类疾病中起到重要作用，因此也是桑寄生强筋骨作用的现代药理研究成果。在临床试验中，桑寄生对骨关节病的治疗具有明显作用，研究发现，独活寄生汤能够通过调节膝关节液中IL-1的水平而修复关节软骨，同时通过抑制基质金属蛋白酶-1的激活和硫酸葡萄糖氨基聚糖的降解来保护关节，因此对于治疗髌骨软化灶具有很好的临床疗效。此外，临床研究发现桑寄生对绝经后骨质疏松症以高骨转换率为病变特征的异常骨重建有纠正作用，其对抗骨质疏松的作用机制为促进OPG蛋白的表达、降低炎性因子IL-1的水平，这均是桑寄生强筋骨作用的现代应用的体现[48]。

## （四）木瓜

木瓜性温，味酸，归肝、脾经，具舒筋活络、和胃化湿之功效。用于湿痹拘挛，腰膝关节酸重疼痛，暑湿吐泻，转筋挛痛，脚气水肿等。木瓜的药理作用主要有镇痛、抗炎、增强免疫功能，还有保肝、抗胃溃疡和肠损伤、抗肿瘤等作用。木瓜籽75%乙醇提取物、宣木瓜总有机酸及木瓜水提液灌胃给药均可抑制醋酸引起的小鼠扭体反应，对二甲苯致小鼠耳肿胀有一定的抑制作用。木瓜籽75%乙醇提取物和宣木瓜总有机酸还可提高小鼠热板法所致疼痛的痛阈值。木瓜三萜（50mg/kg和100mg/kg）灌胃给药能显著抑制佐剂性关节炎（adjuvant arthritis，AA）大鼠足爪肿胀、降低多发性关节炎评分及改善关节滑膜组织病理变化，降低滑膜组织病理评分，降低关节滑膜组织中肿瘤坏死因子-α（tumor necrosis factor-α，TNF-α）、白细胞介素-1β（interleukin-1β，IL-1β）、IL-6和IL-8含量及p-丝苏氨酸激酶（p-serine-threonine kinase，p-Akt）、NF-kB p65蛋白表达水平，抑制Akt/NF-κB信号通路激活及促炎因子生成可能是其发挥抗炎作用的重要机制之一。木瓜三萜还可使腹腔注射环磷酰胺（cyclophosphamide，CTX）40mg/kg制备免疫低下小鼠模型的腹腔巨噬细胞吞噬百分率、吞噬指数显著升高，可促进小鼠溶血素的形成并提高外周血中T淋巴细胞数，对免疫抑制小鼠有免疫兴奋作用[49]。

# 第十二节　展　望

OA 是发病率较高的常见风湿性疾病之一，随着人口老龄化以及慢性劳损的增加，此病已严重影响中老年人的健康及生活质量，成为我国人口与健康领域迫切需要解决的问题之一。随着医疗技术的进步，OA 的治疗方法多种多样，药物治疗发挥了重要作用。西医对于此病的治疗也取得了一些新的进展，治疗 OA 的治疗方法日益丰富，如基因治疗、软骨移植及自体软骨细胞移植等，这些可能对 OA 的治疗产生革命性的影响。如何最大限度地恢复患者的关节功能，提高生活质量，需要科学地评估患者的状况，采取合理的治疗方案。虽然目前为止，仍然没有根治 OA 的方法，但使用中药内服、外用、熏蒸、敷贴、关节腔注射等不同手段，在 OA 的治疗中起到了积极的治疗作用。近年来中医药治疗 OA 进展很快，归纳有关文献我们发现，由于对 OA 病因病机认识的不同，辨证用药呈现多样化。辨证分型论治法一般采用汤药剂型，能兼顾单个患者的个体差异，做到特异性处方用药，具有高度灵活性，体现出中医学辨证论治的特点。结合现代医学，发挥中医各家所长，采取综合治疗，从而将中医中药治疗本病的理论研究和临床实践推向深入[50]。

（娄玉钤，李满意）

## 参考文献

［1］王坤正.骨关节炎诊疗指南（2018 版）［J］.中华骨科杂志，2018，38（12）：705-706.

［2］Zhang Y，Xu L，Nevitt M C，et al. Lower prevalence of hand osteo-arthritis among Chinese subjects in Beijing compared with white subjects in the United States：the Beijing Osteoarthritis Study ［J］. Arthritis Rheum，2003，48（4）：1034-1040.

［3］Bijlsma J W，Berenbaum F，Lafeber F P. Osteoarthritis：an update with relevance for clinical practice ［J］. Lancet，2011，377（9783）：2115-2126.

［4］Tang X，Wang S，Zhan S，et al. The Prevalence of Symptomatic Knee Osteoarthritis in China：Results From the China Health and Retirement Longitudinal Study ［J］. Arthritis Rheu mato，2016，68（3）：648-653.

［5］Zhang J F，Song L H，Wei J N，et al. Prevalence of and risk factors for the occurrence of symptomatic osteoarthritis in rural regions of Shanxi Province，China ［J］. Int J Rheum Dis，2016，19（8）：781-789.

［6］Kang X，Fransen M，Zhang Y，et al. The high prevalence of kneeosteoarthritis in a rural Chinese population：the Wuchuan osteoar-thritis study ［J］. Arthritis Rheum，2009，61（5）：641-647.

［7］林剑浩，康晓征，李虎，等.武川县农村居民膝关节骨关节炎患病率调查［J］.中华骨科杂志，2009，29（10）：929-933.

［8］Zhang Y，Xu L，Nevitt MC，et al. Lower prevalence of hand osteo-arthritis among Chinese subjects in Beijing compared with white subjects in the United States：the Beijing Osteoarthritis Study ［J］. Arthritis Rheum，2003，48（4）：10341040.

［9］王承德，沈丕安，胡荫奇.实用中医风湿病学 ［M］. 2 版.北京：人民卫生出版社，2009.

［10］彭江云，李兆福，汤小虎.骨关节炎分册 ［M］/王承德.风湿病中医临床诊疗丛书.北京：中国中医药出版社，2019：69-72，186-189.

［11］康信忠，吴启富，接红宇，等.尪痹片治疗膝骨关节炎的临床研究 ［J］.中国中西结合杂志，2011，31（9）：1205-1208.

［12］贾晔.风湿骨痛胶囊结合康复锻炼治疗早期骨关节炎的临床疗效 ［J］.生物技术世界，2015（6）：127-128.

［13］中华中医药学会风湿病分会.骨关节炎病证结合诊疗指南 ［J］.中华中医药杂志，2021，36（2）：

929-932.

[14] 李满意, 娄玉钤. 娄多峰教授治疗骨关节炎经验总结 [J]. 风湿病与关节炎, 2015, 4 (7): 43-46.

[15] 娄俊东, 张立亭. 张鸣鹤治疗骨关节炎经验浅析 [J]. 社区医学杂志, 2012, 10 (17): 25-26.

[16] 王传博, 舒春. 李艳传承国医大师李济仁论治骨痹之思路与方法 [J]. 中医研究, 2020, 33 (3): 33-35.

[17] 李飞跃, 奚小冰, 罗仕华, 等. 名老中医李国衡教授治疗退行性膝骨关节炎的用药特色 [J]. 中西医结合学报, 2003, 1 (4): 317-318.

[18] 娄玉钤. 中医风湿病学 [M]. 北京: 人民卫生出版社, 2010: 42.

[19] 姜泉, 罗成贵, 巩勋, 等. 骨关节炎病证结合诊疗指南 [J]. 中华中医药杂志, 2021, 36 (2): 929-933.

[20] 陈卫衡. 膝骨关节炎中医诊疗指南 (2020 年版) [J]. 中医正骨, 2020, 32 (10): 1-14.

[21] 李斌, 唐今扬, 房定亚, 等. 房定亚三期论治骨关节炎经验 [J]. 辽宁中医杂志, 2013, 40 (1): 31-33.

[22] 马勇, 司誉豪, 郭杨, 等. 施杞另辟蹊径论治膝骨关节炎——"少阳主骨"辨析 [J]. 中国中医基础医学杂志, 2017, 11: 1536-1538.

[23] 李兆福, 狄朋桃, 刘维超, 等. 吴生元教授辨治骨关节炎的经验 [J]. 风湿病与关节炎, 2012, 1 (2): 76-78.

[24] 仲跻申, 张立, 姚宏明. 独活寄生汤联合塞来昔布治疗膝骨关节炎临床观察 [J]. 风湿病与关节炎, 2016, 5 (1): 11-13.

[25] 袁定坤, 肖启贤. 硫酸氨基葡萄糖胶囊联合独活寄生汤治疗膝骨关节炎对 LTB4、LTC4、LTD4 水平影响 [J]. 中国处方药, 2019, 17 (7): 65-66.

[26] 许晓彤, 谢心军, 张雄. 四妙丸加味治疗早期湿热蕴阻型膝骨关节炎临床观察 [J]. 广西中医药, 2020, 43 (1): 17-19.

[27] 徐苏洋, 付士平. 益肾宣痹汤联合塞来昔布治疗膝关节骨关节炎疗研究 [J]. 临床医学专集, 2015

[28] 庄松强, 张锡龙, 吴若飞, 等. 自拟中药汤剂联合盐酸氨基葡萄糖治疗膝骨关节炎肝肾亏虚证的疗效观察 [J]. 中国中医药科技, 2016, 23 (5): 602-604.

[29] 赵宪明, 包文龙, 吴夏勃. 膝痹消肿方联合西药治疗膝骨关节炎 30 例临床观察 [J]. 中医杂志, 2015, 56 (15): 1318-1321.

[30] 陈琳, 姚东文, 马赛. 逐瘀通痹汤联合西药治疗膝骨性关节炎的效果观察 [J]. 中医临床研究, 2019, 11 (19): 69-71.

[31] 吴朋, 徐铁锋. 健脾补肾汤联合西药对膝骨性关节炎患者微炎症状态、MMP-3、MMP-9 及膝关节功能的影响分析 [J]. 陕西中医, 2016, 37 (8): 1055-1057.

[32] 姜肖红. 清热解毒通络汤联合西药治疗骨关节炎的疗效 [J]. 双足与保健, 2018, 27 (16): 143-144.

[33] 张晓晟, 王哲享, 冯帅华, 等. 健步虎潜丸联合盐酸氨基葡萄糖片治疗肝肾亏虚型膝骨关节炎 45 例临床观察 [J]. 湖南中医杂志, 2021, 37 (1): 54-56.

[34] 万全会, 王刘玉. 骨松宝颗粒联合硫酸氨基葡萄糖治疗膝骨关节炎的临床研究 [J]. 药物评价研究, 2021, 44 (1): 142-146

[35] 罗钧君, 骆勇全, 闫惠鹏. 壮骨关节丸联合硫酸氨基葡萄糖胶囊治疗气滞血瘀型膝骨关节炎临床研究 [J]. 新中医, 2019, 51 (12): 146-148.

[36] 刘磊, 张舒, 周悦悦. 复方杜仲健骨颗粒联合硫酸氨基葡萄糖治疗膝骨关节炎的临床研究 [J]. 现代药物与临床, 2019, 34 (11): 3343-3346.

[37] 李国伟, 李文霞, 仝允辉, 等. 抗骨增生胶囊联合双醋瑞因胶囊对膝骨关节炎患者血清 Chemerin、TWEAK 的影响 [J]. 广州中医药大学学报, 2021, 38 (4): 663-669.

[38] 李怡良, 项南, 谢飞, 等. 双醋瑞因联合麝香乌龙丸对膝骨关节炎的临床疗效 [J]. 心理月刊, 2020, 15 (22): 202-203.

[39] 李超, 张国秋, 史生辉. 骨瓜提取物注射液联合双醋瑞因治疗骨关节炎的临床研究 [J]. 现代药物与临床, 2018, 33 (10): 2634-2637.

[40] 邵雄. 注射用骨瓜提取物治疗膝骨性关节炎的疗效观察 [J]. 当代医学, 2016, 22 (26): 137-138.

[41] 刘博. 穴位贴敷治疗风寒湿痹型膝关节骨性关节炎临床观察 [D]. 沈阳: 辽宁中医药大学, 2017: 7.

[42] 孟倩文. 温针灸联合穴位注射治疗膝骨关节炎 (寒湿痹阻证) 临床观察 [D]. 武汉: 湖北中医药大学,

2020：6.

［43］沈金明，封蕾，陈杰，等．温针灸联合非甾体类消炎药治疗膝骨关节炎的临床研究［J］．湖南中医药大学学报，2017，37（9）：1008-1012.

［44］林伟栋，毛永乐．中药熏洗联合塞来昔布治疗踝骨关节炎40例临床观察［J］．风湿病与关节炎，2019，8（5）：20-22.

［45］毛永乐，庄志强．中药离子导入联合双氯芬酸钠缓释胶囊治疗风寒湿痹型膝骨关节炎40例临床观察［J］．风湿病与关节炎，2019，8（6）：20-23.

［46］张超，姚金彤，马莹莹．独活寄生汤药理作用与临床应用研究进展［J］．中国中医药信息杂志，2019，26（5）：146-149.

［47］周璐丽，曾建国．独活化学成分及药理活性研究进展［J］．中国现代中药，2019，21.（12）：1739-1745.

［48］朱开昕，苏本伟，赵明惠．中药桑寄生强筋骨的研究进展［J］．中国处方药，2018，16（7）：25-26.

［49］邹妍，鄢海燕．中药木瓜的化学成分和药理活性研究进展［J］．国际药学研究杂志2019，46（7）：507-513.

［50］张剑勇，娄玉钤．风湿免疫疾病中医特色疗法［M］．北京：人民卫生出版社，2019：123.

# 第十七章

# 痛 风

## 第一节 概 说

痛风（gout）属于代谢性风湿病范畴，与嘌呤代谢紊乱及（或）尿酸排泄减少所致的高尿酸血症（hyperuricemia）直接相关。高尿酸血症是痛风的生化基础，血尿酸浓度过高，单钠尿酸盐（MSU）沉积于骨关节、肾脏、皮下等部位，造成组织病理学改变，导致痛风性关节炎、痛风肾和痛风石[1,2]。近年来，流行病学的研究表明，国内外痛风的发病率显著升高。有一纳入 44 项研究的 Meta 分析表明，中国大陆的高尿酸血症发病率为 13.3%（男性为 19.4%，女性为 7.9%），痛风的合并发病率为 1.1%（男性 15%，女性 0.9%）。其主要流行病学特点是：患病率随年龄增加而增加，男性高于女性，沿海高于内陆，城市高于农村（发病率）[3]。许多证据表明高尿酸血症和痛风与肥胖、代谢综合征、脂肪肝、慢性肾病、高血压、心脑血管疾病及糖尿病等疾病的发生发展密切相关，是过早死亡的独立预测因子[4]。

本病属中医"痹证""痛风""痛痹""历节""白虎历节"等疾病范畴。如《素问·痹论》曰："风寒湿三气杂至，合而为痹也。"提出"痹"的病因是感受外邪。《诸病源候论·风病诸候》中对"历节"的症状进行了描述："历节风之状，短气，自汗出，历节疼痛不可忍，屈伸不得是也。"《外台秘要》中有类似痛风症状的描述："其疾昼静而夜发，发即彻髓酸疼，乍歇。其病如虎之啮，故名曰白虎之病也。"朱丹溪在《格致余论·痛风论》中首先提出了"痛风"的病名："彼痛风者，大率因血热已自沸腾。其后或涉冷水，或立湿地，或扇取凉，或卧当风，寒凉外搏，热血得寒，污浊凝涩，不得运行，所以作痛，痛则夜甚，发于阴也。"其对"痛风"的症状特点进行了描述，并提出了"痛风"的病因病机："肥人肢节痛，多是风湿与痰饮流注经络而痛，瘦人肢节痛，是血虚。"朱丹溪认为"痛风"是由先天体虚加感受外邪，致痰湿滞留经络、关节而发病[5]。张景岳在《景岳全书·风痹》中言："风痹一证，即今人所谓痛风也。"突显外因在致病过程的重要性。《张氏医通》云："痛风而痛有常处，其痛上赤肿灼热或壮热。"可见湿浊瘀阻，凝滞经髓，则骨节肿痛[6]。

## 第二节 病因病理

### 一、病因与发病机制

#### （一）病因

痛风和高尿酸血症根据病因主要分为原发性、继发性两大类。

1. 原发性痛风和高尿酸血症

（1）特发性尿酸增多症：绝大多数发病原因不明，10%~20%的患者有阳性家族史，仅 1% 左右患者由先天性酶缺陷引起，如家族性幼年高尿酸性肾病、次黄嘌呤-鸟嘌呤磷酸核糖转移酶（HPRT）缺陷、磷酸核糖焦磷酸合成酶（PRPP）活性增高、Ⅰ型糖原累积症、遗传性果糖不耐受症等。

（2）尿酸生成过多：与高嘌呤饮食、酒精过多摄入、高糖饮食、核酸代谢增强相关，常合并代谢综合征相关的临床表现或疾病。

**2. 继发性痛风和高尿酸血症**

（1）血液系统疾病：如急慢性白血病、红细胞增多症、多发性骨髓瘤、溶血性贫血、淋巴瘤及多种实体肿瘤化疗时，由于细胞内核酸大量分解而致尿酸产生过多。

（2）各类肾脏疾病：由于肾功能不全、肾小管疾病造成尿酸排泄减少而使血尿酸增高。

（3）服用某些药物：常见为利尿剂（如氢氯噻嗪、呋塞米等）、复方降压片、吡嗪酰胺等抗结核药、抗帕金森病药物、小剂量阿司匹林（75~300mg/d）、维生素 $B_{12}$、烟草酸、细胞毒性化疗药物、免疫抑制剂（他克莫司、环孢素 A、硫唑嘌呤）等。

（4）有机酸产生过多：如乳酸酸中毒，糖尿病酮症酸中毒，过度运动、饥饿、酒精等。

### （二）发病机制

痛风发病机制复杂，至今尚未完全阐明。目前普遍认为其发病与"代谢-免疫-炎症"机制密切相关[7]（图17-1）。

**1. 高尿酸血症是痛风重要的生化基础** 导致高尿酸血症主要有两个途径。①尿酸生成增多：尿酸的生成主要由嘌呤代谢而来，而酶的缺陷是原发性尿酸生成增多的主要原因。其中，次黄嘌呤-鸟嘌呤磷酸核糖转移酶（HPRT）基因和5-磷酸-1-焦磷酸（PRPP）合成酶（PRS）基因一直是研究关注的重点。这种缺陷机制增加了嘌呤核苷酸的合成，导致尿酸的生成增多。②尿酸排泄减少：尿酸的排泄不足也会打破尿酸代谢平衡，间接使体内尿酸浓度升高。肾脏是排泄尿酸的重要器官，绝大部分尿酸随血液排泄，肠道同时也承担部分尿酸排泄的任务。尿酸的排泄需要借助尿酸转运体，通过尿酸转运体的重吸收和分泌保持体内尿酸代谢的平衡。尿酸转运体有人尿酸盐转运体（hUATE）、人有机阴离子转运体（hOAT）、三磷酸腺苷结合盒转运蛋白G2（ABCG2）、葡萄糖转运体9（GLUT9）等。当尿酸转运体功能障碍时，便会影响尿酸的排泄。此外，全基因组关联研究（GWAS）已经在许多与血清尿酸盐浓度变化相关的基因位点上发现了单核苷酸多态性，如尿酸转运蛋白基因 SLC2A9（编码 GLUT9）、SLC22A12（编码 URAT1）、SLC17A1（编码 NPT1）等均与血清尿酸水平的变化密切相关。

**2. 尿酸盐沉积是引起炎症反应的关键** 正常人体内尿酸盐沉积与溶解处于动态平衡，而痛风患者随着病程的迁延，当血清尿酸盐水平超过最大溶解度时，导致 MSU 晶体沉积在关节腔或软组织中。研究发现，MSU 结晶能识别并与嗜中性白细胞碱性磷酸酶（NALP）炎症小体结合，促使单核巨噬细胞数量增多来吞噬 MSU 晶体，并破坏细胞的溶酶体等细胞器，释放出组胺、趋化因子等，引起局部血管扩张和白细胞聚集等炎症反应，产生并分泌 IL-1β，TNF-α 等炎症因子，引起促炎因子和抑炎因子表达失衡，激活环氧化酶-2（COX-2）合成前列素类，使炎症程度进一步加重，后期关节软骨遭到严重破坏。而当促炎因子大量存在于循环中，刺激全身的急性时相反应，痛风患者会出现发热、白细胞升高等表现。同时，MSU 晶体和促炎因子又可延长中性粒细胞的生存期，导致炎症的持续。

**3. 自发缓解机制** 痛风具有自限性，在未治疗的情况下，疾病也能在2周内自行缓解。研究发现在部分急性痛风性关节炎或无典型红肿热痛等关节炎症状的高尿酸血症患者的关节腔内也存在许多巨噬细胞，进而发现巨噬细胞的分化在痛风的自发缓解中具有一定作用。一方面，通过吞噬作为异物的 MSU 晶体，减少 MSU 对机体的刺激，促进痛风急性发作的自发缓解。另一方面，分化成熟的巨噬细胞通过分泌抗炎性因子转化生长因子（TGF）-β1 等，抑制炎性因子的表达而诱导炎症的自发缓解。有研究发现，痛风患者关节液中 TGF-β1 浓度的上升先于白细胞、IL-6、IL-8 和 TNF-α 等指标的下降，也提出 TGF-β1 可能是通过限制炎症细胞浸润和促炎效应这两方面来控制痛风炎症反应。

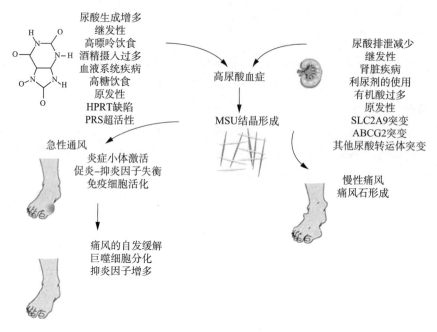

**图 17-1　痛风发病机制示意图**

## 二、中医病因病机

古代医家认为，脾主运化水谷精微，脾失健运则痰浊内生；肾主水而司二便，若其功能障碍，体内津液输布排泄受阻，致浊液内聚，故脾、肾是与痛风关系最为密切的脏器。此时若机体外感风寒湿热之邪，或正气不足，劳累过度，或饮食不节，或情志失调等，均加重并促使痰湿之邪流注关节、肌肉或骨骼，从而导致气血运行不畅，不通则痛而引起本病。所以痛风是以脾肾功能失调为本，风、寒、湿、热之邪侵袭为标，属本虚标实之证。《杂症会心录》曰："脾失健运，则散精于肺，而肌腠坚固，外湿无由而入也；肾气充实，则阴阳调和而升降有度，内湿何自而生乎？"痛风发生的根本原因在脾肾亏虚，故治当从"益肾健脾，泄化浊瘀"为主。通过"泄浊化瘀，荡涤污垢"以推陈致新，清理血络、筋脉中之瘀毒浊物而"调益脾肾"乃正本清源。脾运如常，肾气推动有力则气血周流得以畅通，浊毒之邪不得留体。还有部分学者认为痛风无论从实从虚，无论从六淫、湿热、痰瘀还是脏腑亏虚，均可归结为"毒"邪为患。总结起来，痛风病因包括为外因、内因两个方面。以风寒湿热邪侵袭人体，痰瘀互结为外因；以正气不足，卫外失固者为内因。此外，本病还与遗传、体质、饮食、外感、环境、情志、劳倦等因素有关。病机主要为邪气滞留，瘀久化毒，阻滞经脉，经脉痹阻，气血运行不畅，不通则痛。其病位在于肌表经络，继而深及筋骨，日久伤及脾肾[5,8-9]。

1. **风寒湿热，侵袭人体**　风、寒、湿三大邪气是导致痛风的重要因素。由于汗出当风，饮食寒凉，起居潮湿，涉水淋雨等原因，而致风、寒、湿邪侵袭人体，郁而生热而为湿热，或伤及血脉，浸淫筋骨，流入关节，气血运行不畅，不通则痛而发为本病。《丹溪摘玄》则认为风、寒、湿乘虚入腠理，或饮酒当风，汗出入水，血脉凝泣，正邪相搏于关节。

2. **饮食不节，脾胃失运**　脾为后天之本，气血生化之源，脾主运化，脾土健运则能运化水谷精微为气血，输布并濡养各个脏腑器官。《素问·至真要大论》曰："诸湿肿满，皆属于脾。"饮食超量，或暴饮暴食，或中气虚弱而强食，或肥甘过度，酒醴无节，饮食自倍，脾胃乃伤，运化失调，酿生湿浊。瘀久化热，热壅下焦，走注足胫，日渐肿痛或上连手节，关节肿大，肌肤红热，久则骨蚀，同时符合"胖人多痰湿""膏粱之变，足生大疔"的理论。

3. 脾肾不足，湿热内生　肾居下焦，主水液代谢，津液代谢中的每个环节都需要肾阴和肾阳的协调作用，机体代谢后产生的浊液，通过三焦水道下输于肾，在肾气的蒸化作用下升清降浊。其清者再由脾气的转输作用上蒸于肺；浊者则化为尿液，下输膀胱排出体外。若肾阴阳失调，津液运化失司，清浊不分，则见湿浊内生。可见肾之阴阳平衡，蒸腾气化功能正常，对水液代谢有重要作用。过食肥甘，湿热稽留不去，其原因除脾运不及外，更主要的是肾的降浊功能失常。若脾肾亏虚，运化气化失司，清浊不分，则湿浊不能正常排出体外，湿热搏结，内聚为患。湿热内生与脾肾不足常相互作用，脾肾不足为本，湿热内生为标，脾肾不足导致湿浊内生，日久化热；湿热内生可加剧脾肾损伤。故脾肾不足，湿浊热毒停聚，流注于关节便发为痛风性关节炎，湿蕴肌腠则为结石之顽症。

4. 湿热痰瘀，痹阻脉络　《黄帝内经》称痰为"饮""积饮""汁沫"等，称瘀为"凝血""留血""菀陈"等。中医学认为痰、瘀均为人体病理产物。痰因机体脏腑功能失调、水液代谢障碍而形成，瘀因人体血液不循常道而成。先天禀赋不足，或年迈脏气日衰，或不节饮食、嗜酒，导致脾失健运、肾失气化，水液代谢障碍，痰湿内生，聚而成毒，并与血相结为浊瘀，滞留于经脉，不得泄利，遇因触动，毒攻骨节，留而为害，加之热毒煎熬，津液停滞，损伤人正气，可见皮肤紫黯，关节肿胀结节，肢体屈伸不利，甚则畸形，其来势凶猛、危害深重，故痰瘀是痛风发病的根本病理基础，二者相互胶结影响本病发生、发展及预后的情况。

5. 病久及肾，形成关格　痹证日久，气血瘀滞，浊瘀久聚成毒，损及脾肾。邪伤肾阴，阴虚内热灼伤津液，尿中杂质结为砂石，则为石淋；湿热阻滞气机，不通则痛而为腰痛；热伤肾络，血溢络外则为血尿。故临床表现初为腰痛、尿血，久则三焦壅塞而成关格危候。国医大师朱良春认为此皆浊瘀内阻使然，实非风邪作祟。瘀浊等病理产物久积又可以成为新的致病因素，从而继续伤及多个脏腑功能。如此循环往复，相互作用，形成恶性循环。

# 第三节　临床表现

## 一、病程

传统观点认为，痛风的自然病程分为急性发作期、间歇期和慢性期。近年来研究表明，高尿酸血症与痛风是一个连续、慢性的病理生理过程。随着影像学检查方法的广泛应用，无症状高尿酸血症与痛风的界限渐趋模糊。在 2018 版欧洲抗风湿病联盟（EULAR）更新的痛风诊断循证专家建议中，将痛风的病程分为临床前期［无症状高尿酸血症及无症状单钠尿酸盐（MSU）晶体沉积］和痛风期（即临床期，分为痛风性关节炎发作期及发作间期、慢性痛风性关节炎期)[10]。

1. 急性发作期　典型痛风以夜间发作的急性单关节炎为首发症状，常表现为凌晨突感关节痛而惊醒，起病急骤，疼痛进行性加重，12~48 小时达到高峰，剧痛呈撕裂样、刀割样或咬噬样。受累关节局部红肿及明显触痛，伴皮温升高，症状多于数天或 2 周内自行缓解。发作前多有诱发因素，如饮酒、高嘌呤饮食、受冷和剧烈运动等。首次发作多为单关节炎，60%~80% 发生于第一跖趾关节，痛风好发于下肢，如足背、足跟、踝、膝关节，上肢手指、肘、腕关节也可受累。部分患者发作时可伴有全身症状，如发热、寒战、头痛、乏力等。

2. 发作间歇期　急性期关节炎发作缓解后，一般无明显后遗症状，偶有炎症区皮肤色素沉着。多数患者在初次发作后出现1~2年的间歇期，但间歇期长短差异很大，随着病情的进展，间歇期逐渐缩短，发作频率逐渐增加，发作持续时间延长，甚至发作后症状不能完全缓解。且受累关节逐渐增多，少数患者可有骶髂关节、肩关节或脊柱关节受累，也可累及关节周围滑囊、肌腱、腱鞘等部位，症状渐趋不典型。

3. 慢性痛风石病变期　MSU晶体沉积在关节，被纤维组织包绕形成的结节，称为痛风石。痛风石多在起病10年后出现，由于长期高尿酸血症未控制所致，是病情进入慢性期的标志。皮下痛风石的常见部位为耳郭、发作关节的周围以及尺骨鹰嘴、跟腱等处，隆起于皮下，外观为大小不一的黄白色赘生物，质地偏硬，破溃后排出白色粉末或糊状物，经久不愈。当痛风石沉积在关节内，可造成关节骨质侵蚀破坏，出现持续关节肿痛、畸形和功能障碍，称为慢性痛风石关节炎。

4. 慢性肾脏病变期　MSU晶体也可沉积在泌尿系统，导致急性或慢性尿酸盐肾病、尿酸性尿路结石。大约1/3的患者在痛风病程中出现肾损害相关症状。

（1）急性尿酸盐肾病：由于血和尿中尿酸水平的突然急剧上升，大量尿酸盐结晶沉积在肾小管、集合管、肾盂等处，造成广泛严重的急性尿路梗阻。临床表现为少尿、无尿、急性肾衰竭，尿中可见大量尿酸结晶和红细胞。多见于继发性高尿酸血症，如肿瘤放疗化疗后的肿瘤溶解综合征。

（2）慢性尿酸盐肾病：持续高尿酸血症时，单钠尿酸盐（MSU）晶体沉积在远端集合管和肾间质，特别是肾髓质乳头处，导致慢性间质性肾炎，进而引起肾小管萎缩硬化、间质纤维化等病理改变。临床表现为肾小管浓缩功能下降，出现夜尿增多、低比重尿，如影响肾小球滤过功能，可出现血尿、蛋白尿、水肿、高血压、肾功能不全等。多见于原发性痛风患者，也称痛风性肾病。

（3）尿酸性尿路结石：尿中尿酸浓度过饱和时沉积形成的尿路结石，在痛风患者中的发生率为20%~25%，可出现在痛风关节炎发病前。较小者呈砂砾状随尿液排出，较大者引起尿路梗阻，出现肾绞痛、血尿和排尿困难等症状，严重者继发泌尿系感染、肾盂扩张积水等。

## 二、症状

1. 急性发作期　饮酒或高嘌呤饮食后突发单关节红肿、剧烈疼痛，多见于第1跖趾关节，24小时左右达到高峰，数天至两周内自行缓解，少数患者伴有发热、头痛等全身表现。

2. 发作间歇期　关节肿痛完全缓解，无明显症状，发作间歇逐渐缩短。

3. 慢性痛风石病变期　关节周围、耳郭等处出现皮下结节，受累关节持续肿胀压痛。

4. 慢性肾脏病变期　可有夜尿增多、肾绞痛、血尿等症状。

## 三、体征

1. 急性发作期　单关节炎，受累关节局部红肿、灼热，触痛明显。

2. 发作间歇期　无体征，或仅有局部皮肤色素沉着。

3. 慢性痛风石病变期　关节周围、耳郭等处出可及皮下结节，呈黄白色，质地偏硬。

4. 慢性肾脏病变期　可伴下肢水肿、高血压、肾区叩痛等。

## 四、实验室和辅助检查

1. 血尿酸测定　尿酸酶法应用最广。正常嘌呤饮食状态下，非同日两次、空腹检测，血尿酸>420μmol/L（成年人，不分男性女性），诊断高尿酸血症。由于血尿酸水平受多种因素影响，波动性较大，应多次测定。

2. 尿尿酸测定　严格低嘌呤饮食 5 天后，留取 24 小时尿，采用尿酸酶法检测。根据 Ichida 和 Matsuo 等结合临床和基因检测的研究结果[11]，建议根据 24 小时尿尿酸排泄量（UUE）和肾脏尿酸排泄分数 $FE_{UA}$，将高尿酸血症的临床分型分为：

（1）肾脏排泄不良型：UUE≤600mg/（d·1.73m²）且 $FE_{UA}$<5.5%；

（2）肾脏负荷过多型：UUE>600mg/（d·1.73m²）且 $FE_{UA}$≥5.5%；

（3）混合型：UUE>600mg/（d·1.73m²）且 $FE_{UA}$<5.5%；

（4）其他型：UUE≥600mg/（d·1.73m²）且 $FE_{UA}$≥5.5%；

注：$FE_{UA}$ =（血肌酐×24 小时尿尿酸)/（血尿酸×24 小时尿肌酐）

3. 常规化验　包括血尿常规、肝肾功能、血糖、血脂、红细胞沉降率、C 反应蛋白等。急性期痛风患者多有红细胞沉降率和 C 反应蛋白升高。慢性尿酸盐肾病患者尿常规可显示低比重尿、小分子蛋白尿、轻度血尿及管型尿等。

4. HLA-B * 5801 基因检测　在有条件的地区应用别嘌醇前应进行基因检测，以减少严重药物不良反应的发生。该基因位点与使用别嘌醇产生严重不良反应如 Steven-Johnson 综合征或中毒性表皮坏死松解症等重症药疹密切相关。我国人群中 HLA-B * 5801 基因的阳性率呈现明显的地区分布差异，其中东南沿海省份的基因阳性率较高（18.38%～28.43%），而华北地区的基因阳性率较低（3.08%～3.52%）[12]。在有条件的地区，使用别嘌醇前应进行 HLA-B * 5801 基因检测，以减少严重药物不良反应的发生。

5. 影像学

（1）关节 X 线平片：急性期可见关节周围软组织肿胀，慢性关节炎期可见关节间隙狭窄、关节软骨下骨质破坏，典型表现为类圆形囊性变，骨质呈穿凿样、虫噬样缺损，骨缺损边缘可见"悬挂边缘征"（彩图 21[13]）。晚期患者关节间隙明显狭窄甚至消失，形成纤维性强直，严重者出现关节脱位、病理性骨折。

（2）关节超声：最重要的四种超声征象是痛风石（彩图 22[12]）、尿酸盐聚集物（关节积液内聚集的点状高回声，后方不伴声影，又称为暴风雪征）、软骨表面的双轨征（彩图 23[14]）和骨侵蚀。其中双轨征是特异性很高的影像学表现，有助于痛风诊断。

（3）肾脏超声：可见尿酸性尿路结石沉积，也可了解肾损害的程度。

（4）双能 CT：能特异性识别尿酸盐结晶（彩图 24[12]），诊断痛风的敏感性为 81%～87%，特异性为 93%～96%。

6. 关节滑液/痛风石抽吸物尿酸盐晶体检查　在偏振光显微镜下表现为 2～20μm 强的负性双折光的针状或杆状尿酸盐结晶（彩图 25[15]），阳性率约为 90%。

# 第四节　诊断与鉴别诊断

## 一、诊断要点

痛风的诊断主要依靠临床表现、血尿酸水平、查找尿酸盐结晶和影像学检查。

1. 急性发作期　急性痛风性关节炎是痛风的主要临床表现，常为首发症状。

2. 发作间歇期　为反复急性发作之间的缓解状态，通常无任何不适或仅有轻微的关节症状。因此，此期诊断必须依赖过去的急性痛风性关节炎发作的病史及高尿酸血症。

3. 慢性痛风石病变期　病程迁延多年，持续高浓度的血尿酸未获满意控制的后果，痛风石形成或关节症状持续不能缓解。

**4. 肾脏病变期**　慢性尿酸盐肾病可有夜尿增多，出现尿比重和渗透压降低、轻度红白细胞尿及管型、轻度蛋白尿等，甚至肾功能不全。此时应与肾脏疾病引起的继发性痛风相鉴别。

## 二、诊断标准

### （一）西医诊断标准

参照 ACR/EULAR 2015 年痛风分类标准（表 17-1）。

表 17-1　ACR/EULAR 2015 年痛风分类标准[16]

| 项目 | 分类 | 评分 |
|---|---|---|
| 第一步：纳入标准（只在符合本条件情况下，采用下列的评分体现） | 至少一次外周关节或滑囊发作性肿胀，疼痛或压痛 | |
| 第二步：充分标准（如果具备，则可直接分类为痛风而无须下列其他"要素"） | 有症状的关节或滑囊中存在单钠尿酸盐晶体（如在滑液中）或痛风石 | |
| 第三步：标准（不符合"充分标准"情况下使用） | | |
| • 临床症状发作曾累及关节/滑囊 | 踝关节或足中段关节（作为单关节或寡关节的一部分发作而没有累及第一跖趾关节） | 1 |
| | 累及第一跖趾关节（作为单关节或寡关节发作的一部分） | 2 |
| 关节炎发作特点（包括以往的发作） | | |
| ➢受累关节"发红"（患者自述或医师观察到） | 符合左栏 1 个特点 | 1 |
| ➢受累关节不能忍受触摸、按压 | 符合左栏 2 个特点 | 2 |
| ➢受累关节严重影响行走或无法活动 | 符合左栏 3 个特点 | 3 |
| 发作或者曾经发作的时序特征 | | |
| 无论是否抗炎治疗，符合下列两项或两项以上为 1 次典型发作 | 1 次典型的发作 | 1 |
| ➢到达疼痛高峰的时间<24 小时 | 典型症状反复发作（即 2 次或 2 次以上） | 2 |
| ➢症状在≤14 天内缓解 | | |
| ➢发作间期症状完全消退（恢复至基线水平） | | |
| 痛风石的临床证据：透明皮肤下的皮下结节有浆液或粉笔灰样物质，常伴有表面血管覆盖，位于典型的部位：关节、耳郭、鹰嘴黏液囊炎、指腹、肌腱（如跟腱） | 存在 | 4 |
| • 实验室检查 | | |
| 血尿酸：通过尿酸酶方法测定 理想情况下，应该在患者没有接受降尿酸治疗的时间和症状发生 4 周后进行评分（如发作间期），如果可行，在这些条件下进行复测、并以最高的数值为准 | 血尿酸<240μmol/L | -4 |
| | 血尿酸 240~360μmol/L | 0 |
| | 血尿酸 360~480μmol/L | 2 |
| | 血尿酸 480~600μmol/L | 3 |
| | 血尿酸≥600μmol/L | 4 |
| 症状关节或滑囊进行滑液分析（需要由有经验的检查者进行检测） | 单钠尿酸盐阴性 | -2 |

续表

| 项目 | 分类 | 评分 |
|---|---|---|
| • 影像学 | | |
| 尿酸盐沉积在（曾）有症状的关节或滑囊中的影像学证据：超声中"双规征"或双能 CT 显示有尿酸盐沉积 | 存在（任何 1 个） | 4 |
| 痛风相关关节损害的影像学证据：双手和/或足在传统影像学表现有至少一处骨侵蚀 | 存在 | 4 |

注：* 以上得分≥8 分可分类为痛风

## （二）中医诊断标准

参照中华人民共和国中医药行业标准《中医病证诊断疗效标准》（ZY/T001.1—94）

（1）多个跖趾关节，卒然红肿热痛，逐渐疼痛剧如虎咬，昼轻夜甚，反复发作。可伴发热，头痛等症。

（2）多见于中老年男子，可有痛风家族史。常因劳累、暴饮暴食、高嘌呤饮食、饮酒及外感风寒等诱发。

（3）初起可单关节发病，以第一跖趾关节多见。继则足踝、跟、手指和其他小关节，出现红肿热痛、关节腔可有渗液。反复发作后，可伴有关节四周、耳郭及趾/指骨见出现"块瘰"（痛风石）。

（4）血尿酸、尿尿酸增高。发作期白细胞总数可增高。

（5）必要时做肾 B 超探测、尿常规、肾功能等检查，以了解痛风后肾病变情况。X 线摄片检查：可示软骨缘邻近关节的骨质有不整齐的穿凿样圆形缺损。

（6）辨证要点　痛风临床表现多样，目前国内尚无统一、公认的临床证候分型标准。主要是辨兼夹、辨虚实。故在辨证方面需掌握其不同特征，以了解何者为主，何者为次。临床关节红、肿、热、痛甚者属热邪偏盛；疼痛剧烈，痛有定处，遇寒加重者属寒邪偏盛；肢体关节酸楚、重着、疼痛者属湿邪偏盛；关节肿胀明显，或肿胀反复发作，或皮下有结节者为痰；迁延不愈，关节肿胀；僵硬变形，肌肤紫暗或有瘀斑者属瘀。早期多以实证为主，中晚期多见虚实夹杂之证，甚至以虚为主，耗气伤血，肝肾不足。

## 三、鉴别诊断

### （一）西医鉴别诊断

1. 急性期

（1）假性痛风：急性发作表现与痛风非常相似，难以鉴别。多见于老年膝关节，可伴有高钙低镁血症及其他代谢疾病，X 线表现有软骨钙化，偏振光显微镜下可发现滑液中特征性二水焦磷酸钙结晶，无高尿酸血症。

（2）化脓性关节炎：本病也是急性起病的单关节炎，一般为细菌感染所致，临床表现为局部红肿热痛明显，多有发热、白细胞升高等全身症状，不会自行缓解。关节液检查、培养可见明确感染细菌，及时关节腔引流和抗感染治疗是改善预后的主要决定因素。

（3）丹毒：一种急性浅表型蜂窝组织炎，主要表现为界限明显的局限性斑块，表皮皮肤潮红、水肿、发热且具浸润性，向四周蔓延。常合并足癣，可有全身症状如发热、白细胞升高等，但关节痛不明显，亦无尿酸升高。

**2. 慢性期**

（1）类风湿关节炎：多见于女性，呈慢性、对称性多关节炎，关节病变以上肢多见，病情持续进展。类风湿因子有较高的阳性率，而血尿酸不高，此外类风湿结节不同于痛风石，无沙砾感及破溃。X线、抗角蛋白抗体（AKA）、抗环瓜氨酸肽抗体（抗CCP抗体）、血尿酸有助于两者鉴别。

（2）外周型脊柱关节病：急性期可出现单关节突发肿痛，呈慢性病程，反复发作特征。HLA-B27阳性，血尿酸水平不高有助于鉴别诊断。

（3）骨肿瘤：患部关节肿痛外，X线下骨关节破坏明显，但无急性关节炎及高尿酸血症病史，必要时行活组织检查可确证。

## （二）中医类证鉴别

**1. 痿证** 痿证是指肢体筋脉弛缓、软弱废用的病证。两者都有肢体关节活动不利等症状。它们的鉴别要点主要是痛与不痛，痛风是以肢体关节肌肉肿胀疼痛为主，痿证则是肢体筋脉废萎不用，无疼痛症状。其次痛风是由疼痛而导致的肢体关节屈伸不利，痿证是由于肌肉萎缩而导致肢体活动不利。

**2. 尪痹** 尪痹以小关节疼痛、肿胀、晨僵为特点的疾病。它们的鉴别要点为起病表现不同，痛风发病多与饮食有关，常在进食海鲜、动物内脏或饮酒后发生，每次发作之间有明显的间歇期。而尪痹虽有肢体关节疼痛，但其发作与饮食一般无关，且无痛风突发突止的特点。

# 第五节 治 疗

## 一、西医治疗

痛风治疗的目的：①迅速有效缓解和消除急性疼痛症状；②预防急性关节炎复发；③纠正高尿酸血症，促使组织中沉积的尿酸盐结晶溶解和排泄，防止新结晶形成；④治疗伴发的相关疾病[1][17]。

### （一）基础治疗

1. 健康饮食 限制酒精及高嘌呤、高果糖饮食的摄入；鼓励奶制品和新鲜蔬菜的摄入及适量饮水，不推荐也不限制豆制品的摄入[1]。

2. 多饮水、戒烟限酒 每日饮水量保证尿量在1500mL/d以上，最好>2000mL/d。同时提倡戒烟，禁啤酒和白酒，如饮红酒宜适量[4]。

3. 坚持运动，控制体重 每日中等强度运动30分钟以上。肥胖者应减重，体重控制在正常范围。

### （二）药物治疗

1. 急性期治疗 尽早使用抗炎镇痛治疗，见效后逐渐减停。急性期已服用降尿酸药物者发作时无须停用，未服用者暂缓使用，以免引起血尿酸水平波动，延长发作时间或引起转移性发作。

（1）秋水仙碱：治疗急性痛风发作的一线用药，急性发作期，应尽早使用小剂量秋水仙碱。降尿酸治疗初期，使用小剂量（0.5~1mg/d）秋水仙碱预防痛风发作，至少维持3~6个月，肾功能不全者根据eGFR调整秋水仙碱用量。对于不能耐受秋水仙碱患者，可用小剂量NSAIDs（不超过常规剂量的50%）或小剂量糖皮质激素替代。

（2）非甾体抗炎药物（NSAIDs）：治疗急性痛风发作的一线用药，应早期足量服用以尽快控制病情。首选起效快、胃肠道不良反应少的药物。有消化道出血风险或需要长期使用小剂量阿司匹林患者，优先考虑选择性 COX-2 抑制剂。

（3）糖皮质激素：对秋水仙碱、NSAIDs 不耐受，疗效不佳或存在禁忌者，可全身使用糖皮质激素。累及多关节、大关节或合并全身症状的患者，可首选全身糖皮质激素治疗，一般推荐泼尼松 0.5mg/（kg·d）连续用药 5~10 天停药，或用药 2~5 天后逐渐减量，总疗程 7~10 天，不宜长期使用。发作累及 1~2 个大关节时，有条件者可抽吸关节液后，关节腔内糖皮质激素治疗，如复方倍他米松和曲安奈德。

对糖皮质激素抵抗/禁忌患者，注射用促皮质素（ACTH）目前已进入临床研究阶段，有望成为痛风急性发作的一线选择[18]。ACTH 干预能下调痛风巨噬细胞炎性细胞因子的表达，可能通过"不依赖于类固醇"的途径在急性痛风的治疗中发挥抗炎作用。因其不抑制肾上腺皮质功能，对肾上腺功能减退患者有效，且具有降脂作用，可改善肾功能。

（4）生物制剂：疼痛反复发作、常规药物无法控制的难治性痛风患者，可考虑使用抗白细胞介素-1（IL-1）拮抗剂、肿瘤坏死因子 α（TNF-α）拮抗剂和 IL-6 受体单克隆抗体。

2. 间歇期和慢性期治疗　旨在长期有效控制血尿酸水平。在痛风发作缓解 2~4 周起始降尿酸药物治疗，治疗过程中出现痛风发作，不建议停用降尿酸药物。从小剂量起始降尿酸药物治疗，缓慢加量，避免或减少痛风发作。药物的选择需个体化。

降尿酸治疗指征：痛风性关节炎发作≥2 次；或痛风性关节炎发作 1 次且同时合并以下任何 1 项：年龄<40 岁、血尿酸>480μmol/L、有痛风石、尿酸性肾石或肾功能损害［估算肾小球滤过率（eGFR）<90mL/min］、高血压、糖耐量异常或糖尿病、血脂紊乱、肥胖、冠心病、卒中、心功能不全。

控制目标和疗程：血尿酸<360μmol/L，并长期维持；若患者已经出现痛风石、慢性痛风性关节炎或痛风性关节炎频繁发作，降尿酸治疗目标为血尿酸<300μmol/L，直至痛风石完全溶解且关节炎频繁发作症状改善，可将治疗目标改为<360μmol/L，并长期维持。

（1）黄嘌呤氧化酶抑制剂：①别嘌醇：痛风患者一线用药，使用前应进行 HLA-B＊5801 基因检测，特别是 CKD3~4 期患者。CKD1~2 期，起始剂量 100mg/d，每 2~4 周增加 100mg/d，最大剂量 800mg/d；CKD3~4 期，起始剂量 50mg/d，每 4 周增加 50mg/d，最大剂量 200mg/d，CKD5 期禁用。②非布司他：痛风患者一线用药，起始剂量 20mg/d，2~4 周可增加 20mg/d，最大剂量为 80mg/d。合并心血管疾病的老年人应谨慎使用。CKD4~5 期降尿酸药物应优先考虑非布司他，最大剂量 40mg/d。

（2）促尿酸排泄药物：苯溴马隆：痛风患者一线用药，应注意大量饮水及碱化尿液，起始剂量 25mg/d，2~4 周可增加 25mg/d，最大剂量 100mg/d。禁用于肾结石者，慎用于合并慢性肝病者。

（3）碱性药物：建议晨尿 pH 值<6.0，尤其是正在服用促尿酸排泄药物时，定期监测晨尿 pH 值。用药过程中定期监测电解质，避免电解质紊乱。①碳酸氢钠：口服每次 0.5~2.0g，3 次/日。可引起嗳气和继发性胃酸分泌增加，长期大量服用可引起碱血症，有心力衰竭、肾功能不全者慎用。②枸橼酸钾钠：该药不能用于急性或慢性肾衰竭者，或当绝对禁用氯化钠时不能使用。同样禁用于严重的酸碱平衡失调或慢性泌尿道分解菌感染。

（4）尿酸氧化酶：尿酸氧化酶能够催化尿酸氧化为易溶解的尿囊素，从而起到降血尿酸的作用。在欧洲主要治疗残疾的痛风石性痛风患者。

（5）联合用药：单药足量、足疗程治疗，血尿酸仍未达标的患者，可考虑联合应用两种不同机制的降尿酸药物。

3. 肾脏病变的治疗　使用利尿剂应避免使用影响尿酸排泄的噻嗪类利尿剂、呋塞米，可选择螺内酯等。降压可用血管紧张素转化酶抑制剂，避免使用减少肾脏血流量的 β 受体阻断药和钙拮抗剂。

4. 合并用药管理[19]　对于痛风患者，无论疾病状态如何，应将氢氯噻嗪转为另一种降压药物；优先选择氯沙坦作为降压药物；反对停止小剂量阿司匹林（当患者因相关适应证需要使用阿司匹林治疗时）；反对加用或调整为非诺贝特，即使它有一定降尿酸作用。

### （三）手术治疗

如果痛风石出现局部并发症（感染、溃破、压迫神经等）或严重影像生活质量时，可考虑手术治疗。

## 二、中医治疗

中医学认为，痛风病因多为禀赋不足，过食膏粱厚味，外感风、寒、湿邪，内外合邪，致脾失运化，湿、热、瘀、毒、痰阻滞经络，引起痛风。本病为本虚标实之证，湿、热、瘀、毒、痰为主要病理因素。中医药在痛风的治疗上多标本兼治，多采用分期论治、辨病与辨证相结合、内治与外治相结合的综合疗法。

### （一）中医辨证论治

1. 湿热蕴结证

证候：局部关节猝然红、肿、热、痛，拒按，触之局部灼热，得凉则舒，伴发热口渴，心烦不安，溲黄。舌质红，舌苔黄腻，脉滑数。

治法：清热除湿，祛风通络。

方药：三妙丸（《医学正传》）合当归拈痛汤（《医学启源》）加减。

黄柏、苍术、牛膝、茵陈、羌活、独活、泽泻、防风、当归、川芎、虎杖、防己、土茯苓、萆薢等。

加减：湿浊重者加健脾化浊之品，如薏苡仁、土茯苓、金钱草之类；热盛者，加忍冬藤、连翘之类；阴津耗伤者加生地黄、玄参、麦冬之类；肿痛甚者，加乳香、没药、秦艽、桑枝、海桐皮、络石藤之类；下肢疼痛甚者，加木瓜、独活之类；上肢痛甚者，加羌活、姜黄之类。

2. 脾虚湿阻证

证候：无症状期，或仅有轻微的关节症状，或高尿酸血症，或见身困倦怠，头昏头晕，腰膝酸痛，纳食减少，脘腹胀闷，舌质淡胖，苔白或黄厚腻，脉细或弦滑等。

治法：健脾化痰，渗湿通络。

方药：防己黄芪汤（《金匮要略》）加减。

黄芪、防己、桂枝、细辛、当归、羌活、独活、白术、防风、淫羊藿、薏苡仁、甘草等。

加减：寒甚者酌情加附片（适量，先煎半小时），湿邪偏甚者加木瓜、萆薢。

3. 痰瘀痹阻证

证候：关节疼痛反复发作，时轻时重，或呈刺痛、固定不移，局部肿胀变形，屈伸不利，肌肤色暗红，按之稍硬，病灶周围或有块瘰硬结，肌肤干燥，皮色黧暗。舌紫暗或有瘀斑，舌苔薄白，脉细涩或沉弦。

治法：活血化瘀，化痰通络。

方药：桃红四物汤（《医宗金鉴》）合当归拈痛汤加减。

当归、生地黄、川芎、赤芍、桃仁、红花、茵陈、威灵仙、海风藤、茯苓、土茯苓等。

加减：皮下结节或痛风石加天南星、白芥子之类；关节疼痛甚者，可选加乳香、没药、延胡索；关节久痛不已，可加全蝎、乌梢蛇；久病体虚，神疲乏力，加党参、黄芪。

4. 肝肾亏虚证

证候：病久屡发，神疲乏力，腰膝酸软，关节疼痛呈游走性，局部关节变形，屈伸不利，舌质淡，苔白，脉沉或兼涩。

治法：调补肝肾，祛风胜湿。

方药：独活寄生汤（《备急千金要方》）加减。

独活、细辛、防风、秦艽、肉桂、牛膝、杜仲、桑寄生、当归、熟地黄、白芍、土茯苓、甘草等。

加减：水肿尿少者，加猪苓、泽泻、车前子；腰膝酸软较明显者，加鹿角霜、续断、补骨脂、肉苁蓉、骨碎补；关节重着、肌肤麻木者，加防己、薏苡仁、苍术、鸡血藤。

5. 寒湿痹阻证

证候：关节肿痛，屈伸不利，或见皮下结节或痛风石。或游走疼痛，或冷痛剧烈，痛有定处，或关节重着疼痛，肌肤麻木不仁。舌苔薄白或白腻，脉弦紧或濡缓。

治法：温经散寒，除湿通络。

方药：薏苡仁汤（《类证治裁》）加减。

羌活、独活、防风、苍术、当归、桂枝、麻黄、薏苡仁、制川乌、生姜、甘草等。

加减：寒邪偏盛可选加温经散寒之品，如制草乌、制附子、细辛；湿邪偏盛可加胜湿通络之品，如防己、萆薢、木瓜。

## （二）中成药

目前市场上的痛风治疗药物多针对急性发作期，慢性期可用药物较少。

1. 痛风定胶囊　每次4粒，3次/日，口服。具有清热祛风除湿、活血通络定痛之功效。实验研究表明，痛风定胶囊可显著改善痛风性关节炎患者体内炎性反应水平，降低体内血尿酸水平[30]。同时应注意其性腺抑制、骨髓抑制以及肝损伤等副作用。

2. 新癀片　口服，一次2~4片，3次/日，小儿酌减。外用，用冷开水调化，敷患处。具有清热解毒，活血化瘀，消肿止痛之效。研究表明，新癀片具有降低急性痛风患者血清IL-1β和TNF-α的水平，达到快速控制炎性反应的作用[31]。胃及十二指肠溃疡者、肾功能不全者及孕妇慎用。

3. 通滞苏润江胶囊　口服，5~7粒/次，2次/日，口服。具有开通阻滞，消肿止痛功效。研究表明不仅能降低血中尿酸水平，更能逆转关节炎症、滑膜增厚等症状。

## （三）外治法

1. 金黄膏　外用，涂搽患处，适量。具有清热解毒，消肿止痛的作用。

2. 雪山金罗汉止痛涂膜剂　红、肿、痛处涂抹，或配合理疗。具有快速消除肿、痛的作用。

3. 耳穴敷贴　取相应压痛点，交感、神门、内分泌、肾、脾等穴，针刺每日或间日1次，或以王不留行籽贴压，7次为1个疗程。刺激耳穴是神经体液因素对机体功能进行双向的调节作用，从而达到治疗疾病的目的。

4. 刺血疗法　取委中、委阳等穴或患肢静脉较表浅处，用三棱针刺入，使其自然出血，7~10天治疗1次。具有疏调气血以治疗疾病的目的，可以改善疼痛。

5. 穴位注射　采用当归注射液或丹参注射液等。于足三里、环跳、曲池等穴注射1~2mL，间日1次，7~10次为一个疗程。瘀血阻络证宜用。

6. 毫针　针用泻法或平补平泻法，每日或间日1次，5~7日为1个疗程。常用穴：肩痛取肩髃、肩贞及压痛点；腕痛取阳池、外关、合谷；肘痛取合谷、手三里、曲池、尺泽；膝痛取膝眼、阳陵泉；踝痛取中封、昆仑、解溪、丘墟等穴。寒邪偏盛，取肾俞、关元；湿邪偏盛取阴陵泉、足三里；热邪偏盛取大椎、曲池（可点刺出血）。

7. 针刀　针刀治疗可松解肿胀的关节囊，排出积液瘀血，降低关节内及其周围压力，疏通受损关节部位的循环沉积，有效防止和解除尿酸在关节部位的堆积。

# 第六节　中西医结合诊治策略与措施

## 一、针对临床分期结合证候治疗

根据痛风和高尿酸血症的临床演变，可分为无症状期、急性期、间歇期、慢性期。因病期不同而证候表现有异。无症状期的主要治疗目标为降尿酸，可采用具有降尿酸作用的中药，如土茯苓、萆薢、蚕沙、石韦等。急性期：以浊瘀毒热突出，治疗以改善关节疼痛为主，根据患者病情辨证论治，或清热、或利湿、或温经通络、或化痰、或祛瘀；间歇期：浊瘀稍减，机体正气受损，脏腑功能失调，虚实夹杂，多表现为脾肾不足，湿毒留恋，治疗重在治本，以调补脾肾为主，使尿酸生成减少，促进其排泄；慢性期：正气暂复，浊瘀蛰藏，或浊瘀攻窜，正气大虚，脏腑衰败，而成"关格"危候。

若合并尿路结石者，可选用金钱草、海金沙、鸡内金、瞿麦、滑石等祛湿排沙；合并高脂血症者可选用山楂、麦芽等；出现痛风石，可选用具有清热化湿、利尿排石功效的中药，对于符合外科手术治疗适应证的患者，则可与外科手术联合。当血尿酸未达标时，根据辨证及症状选用方药的基础上联合具有降尿酸作用的中药，如：黄芪、土茯苓、泽泻、车前子、金钱草、萆薢、玄参、威灵仙等。

## 二、重视泄浊化瘀法的应用

"高尿酸血症"一词在中医学文献中并没有明确记载，若无临床症状，当可归属"未病"范畴。朱良春提出"浊瘀痹"新病名，它概括了痛风"浊毒瘀滞"的病机本质，既有别于西医，又统一于中医痹证范畴，对《金匮要略》《黄帝内经》中对痹证的分类的空白做了补充，从其观点来看致痹根本是互为因果的浊、瘀、痰内邪，由此来看，与《黄帝内经》"风寒湿三气杂至合而为痹"、外邪致痹观点相一致，也是对这些观点的延续和传承[21]。而高尿酸血症部分可发展为痛风，结合现代医学临床特征及各代医家的论述，归属中医"痛风""热痹""历节病"等范畴。高尿酸血症病因病机复杂，但可以从古今各家学者对痛风的研究中总结及认识其病因和病机。历代医家认为，先天禀赋不足，或调摄不慎，嗜欲无节，过食膏粱厚味，导致脾胃功能紊乱，水谷不化，浊毒内生，滞留血中，毒邪久留，蒸酿气血津液，生成痰瘀，结于关节、皮肤、肾脏等可成痰核、包块。朱良春教授认为，在痛风发生发展的过程中，湿浊、痰瘀是贯穿始终的病理产物。浊瘀滞留体内，使气血运行受阻，反过来又可损及脏腑，如此互为因果，形成恶性循环，造成痛风反复难愈。朱老根据脾肾不足、浊瘀阻滞的病因病机，制定了"泄化浊瘀、调益脾肾"之法，以正本清源，兼治标本，预防复发。朱老常喜用痛风方，方中以土茯苓、萆薢、鬼箭羽、晚蚕沙、威灵仙、泽兰、车前子为主，伍以赤芍、地鳖虫、桃仁、地龙等活血化瘀之品，则可促进湿浊泄化，溶解瘀结，推陈致新，增强疗效，能明显改善症状，降低血尿酸浓度。

## 三、痛风性肾病的中西医治疗方案

高尿酸血症与肾脏疾病之间的关系十分紧密，不仅是慢性肾脏疾病新发的独立危险因素，也是促进其进展的独立危险因素。西医治疗本病主要应用别嘌醇、非布司他、丙磺舒、苯溴马隆等药物。后两类药物虽降尿酸作用较强，但长期服用有加重肾脏负担的风险，导致肾功能不全的患者使用受限；使用别嘌醇时易发生致命的过敏反应。非布司他为一种新的黄嘌呤氧化酶抑制剂，可明显降低血尿酸水平，同时能有效维持血尿酸浓度，诱导尿酸盐结晶逐步溶解。苯溴马隆作用于肾脏近曲小管 S1 及 S3 段，强效抑制尿酸-阴离子转运蛋白 1 的活性，降低肾小管对尿酸的重吸收，致使尿酸大部分从尿液排出，达到降低血尿酸的目的。前列地尔是广泛存在于人体内的生物活性物质，可降低外周阻力、有一定的直接溶栓作用，同时可降低血脂和血黏度，并可改善微循环，减缓肾间质、肾小管的纤维化。在治疗过程中，要始终注意保护肾脏，因为慢性肾功能受损会影响降尿酸药物的半衰期和排泄时间，对药物代谢动力学产生影响，进而影响降尿酸药物的有效性和安全性。若伴随急性痛风性关节炎，可以用非甾体类抗炎药、秋水仙碱、糖皮质激素等药物进行治疗；不伴关节炎者，当以降低血尿酸水平，防止关节炎复发为原则。有研究表明：抑制尿酸生成的药物（别嘌醇和非布司他）和促进尿酸排泄的药物（苯溴马隆）均可降低肾小球尿酸负荷，并能显著改善患者肌酐清除率。对于轻、中度肾功能不全的患者，使用非布司他和苯溴马隆安全、有效，但对于存在尿酸性肾结石和（或）重度肾功能不全的患者应慎用促尿酸排泄的药物[22、23]。

中医学认为，其以脾肾亏虚为本，浊邪瘀血为标，浊邪久羁不解，聚而成毒，郁于肾络，致使气化及藏精功能失用，精气下泄。根据肾脏损害程度，将从不同分期与分型相结合论治[24]：①微量蛋白尿期：此期患者辨证为气阴两虚、湿热痹阻，以六味地黄丸合六妙散加减治疗；②显性蛋白尿期：此期病人辨证为脾肾两虚、湿热内蕴，以参芪地黄汤加减治疗；③肾功能中度以下损伤期：此期患者辨证为脾肾两虚、湿浊瘀血，以肾衰保肾方加减（人参、白术、茯苓、甘草、熟地黄、菟丝子、淫羊藿、大黄、黄连、半夏、草果仁、桃仁、红花、丹参、赤芍）治疗；④肾功能严重损伤期：此期病人辨证为脾肾虚衰、湿毒留滞，以扶正活血解毒汤加减（黄芪、灵芝、刺五加、女贞子、枸杞子、丹参、黄芩、金银花、虎杖、蒲公英、连翘、绞股蓝、珍珠草、甘草）治疗。

## 四、结合现代药理应用方药

中医辨证可考虑结合现代药理处方用药。无症状期，中医辨证以湿浊内蕴证或脾肾不足证为主，应使用平胃散合五苓散，或四君子汤合金匮肾气丸为主，中药推荐黄芪、党参、白术、茯苓、莲子肉、熟地黄、山药、山茱萸、泽泻、萆薢、怀牛膝、肉桂、车前子、葛根等，这些药物大多具有增强高尿酸血症小鼠肾脏尿酸排泄功能，通过上调有机阴离子转运蛋白 URAT1、GLUT9 的 mRNA 和蛋白表达，促进尿酸的排泄，降低尿酸水平[25]。急性期，中医辨证为湿热痹阻证，使用四妙丸或当归拈痛汤，或竹叶石膏汤，中药推荐黄柏、苍术、薏苡仁、川牛膝、土茯苓、绵萆薢、防己、生石膏、车前草、威灵仙、泽泻、猪苓、山慈菇、虎杖、秦艽、秦皮、忍冬藤、金钱草、僵蚕、蜂房、当归、赤芍、牡丹皮、茵陈等。研究发现四妙丸可显著缓解关节疼痛、肿胀、发红及中医证候积分等痛风症状，且血清 IL-6、IL-8、C 反应蛋白、TNF-α 及尿酸等水平均显著下降[26]。间歇期，中医辨证痰浊阻滞证，选用痛风方，中药推荐胆南星、半夏、陈皮、皂角刺、白芥子、土贝母、当归、川芎、桃仁、红花、赤芍、丹参、秦艽、泽兰、萆薢、土茯苓、络石藤、忍冬藤、僵蚕、地龙等具有镇痛、调控免疫反应和炎性反应的中药[27-28]。

## 五、充分发挥中医外治疗法

痛风发作时，中医一般会采取一些外治疗法，如灸法、足浴、熏洗、灌肠以及穴位贴敷等，也有与内服相结合的治疗，通常内外结合要比单独的内服效果更好。中医外治亦需要根据疾病分期以及相同时期的不同证候辨证施用，药效直达病所，起效迅速，副作用小，从而发挥较好的治疗功效。痛风性关节炎急性期以湿热蕴结证为主，病变关节局部皮温灼热多见，可采用中药外敷、熏洗、刺血等疗法，中药熏洗疗法强调水温及药物的把握，水温与室温相近为宜，忌高温，药物则以清热祛湿药物为主,临床可选用大黄、苍术、黄柏、牛膝、忍冬藤、虎杖、威灵仙等药物熏洗、外敷。在缓解期的治疗中,由于关节多表现为肿痛,非皮温升高,可采用针灸作为常规治疗,中药外敷、熏洗、刺血需根据具体辨证进行选择,可酌情加用透皮作用较强的药物,如肉桂、莪术、延胡索、白芥子等活血化瘀、化痰祛浊。缓解期选择中药熏洗治疗时,水温可略高于正常皮温,以低于40℃以下为宜。针对痰瘀痹阻证患者,外用药物可选择陈皮、川芎、桃仁、红花及虫类药物外敷或泡洗;脾肾亏虚者应选择健脾补肾药作为选药重心[29-30]。

痛风性关节炎患者还可以选用一些外用的膏剂、洗剂和贴剂等,主要具有活血、化瘀、止痛等作用。常用的膏剂如青鹏软膏(棘豆、铁棒锤等)、痛风膏(黄柏、生大黄、姜黄、白芷等)、四黄膏(大黄、黄芩、黄柏、黄连)、金黄膏(黄柏、姜黄、白芷等)、消炎止痛膏(天花粉、陈皮、川朴等)等[30-31]具有清热除湿、消肿止痛的功效。洗剂清痹散(煅石膏、黄柏等)等在缓解关节疼痛、关节灼热与关节肿胀方面具有良好的疗效。贴剂如消痛贴膏(独一味、姜黄等)具有活血化瘀、消肿止痛的功效,可缓解骨骼肌肉疼痛。

外治法还可以选用针灸疗法。风湿热证:三阴交、曲池、外关、风池、内庭、阿是穴;风寒湿证:太冲、足三里、血海、大椎、阿是穴。手法:平补平泻,留针40分钟。可以在一定程度上抑制疼痛的神经电活动,从而起到止痛的效果。针刺足三里、三阴交、阴陵泉,可以起到补益气血、滋肝养肾的作用[31]。耳穴疗法通过刺激耳部穴位以调整机体脏腑气血阴阳,操作简便。将王不留行籽贴敷按压于内分泌、脾、肾、枕、输尿管、膀胱、内生殖器等对应部位耳穴,患者可自行按压刺激,3~5次/日,5分钟/次,治疗3次/周。井穴放血法:根据病变部位所属经络,找出相应井穴,常规消毒后,以三棱针点刺,每穴挤出血量5~10滴,每次选3~4个穴位,以上治疗每天1次,连续治疗7天。井穴放血可泻其邪,祛瘀热,使血脉运行通畅。针刺加井穴放血治疗急性痛风性关节炎见效快,止痛迅速,疗程短,无副作用,值得推广应用。

## 六、加强患者饮食指导

根据患者病情,限制膳食中嘌呤含量。急性发作期,采用低嘌呤膳食,每天应严格限制嘌呤摄入在150mg以下。在缓解期,可选用含微量嘌呤或中等量嘌呤的食物,禁用含嘌呤高的食物。在限制嘌呤的膳食中,烹食的方法尤为重要,应将原料焯水后烹制,煮、汆、涮的食物不宜饮汤,合理摄入优质蛋白,蛋白质供给量按每日50~70g,选择优质的蛋白,建议选用脱脂牛奶,尽量不食肉类、禽类、鱼类。若病情累及肾脏出现氮质血症,则采用低蛋白质低嘌呤饮食[32]。烹饪说明:如果一定要食用瘦肉、禽肉、鱼类时,要少量仅供配菜使用,并煮后去汤烹制入肴。限制脂肪,利于尿酸的排泄,脂肪每日应限制在50克左右。由于脂肪可以减少尿酸正常排泄,控制脂肪是非常必要的。痛风病人中有3/4的人伴有高脂血症,而高脂饮食可减少尿酸的正常排泄,故应低脂饮食。限制脂肪烹调方法:常采用煮、蒸、炖、汆、涮(不喝汤)等用油少的方法,切记先焯原料降低嘌呤后烹制。保证适量碳水化合物摄入,避免饥饿状态。碳水化合物是主要的能量来源,可增加尿酸排出,应保证适量主食摄入,避免饥饿状态下产生酮症,影响肾脏对尿酸的排泄。保证充足入液量,多饮水,保证每日2000~3000mL,排尿量最好每日达2000mL,防止结石形成,促进尿酸排出。但心肾功能不全时宜适量供给。适当多摄入维生素B、维生素C,多供给蔬菜、水果等碱性食物,蔬菜和水果中含维生素C,能促进组织内尿酸盐的溶解。限酒及高糖饮料,过量或长期饮酒可增加高尿酸血症和痛风发生的风险,而且无证据表明,饮用适量的红酒不会增加痛风风险。禁用含高糖饮料,适量选用咖啡、茶叶、可可等饮品。需强调的是,饮食控制不能代替降尿酸药物治疗。

# 第七节 名医经验

## 一、焦树德经验

焦树德[33]教授认为，本病的发病与脾肾功能失调有关。脾主运化和布精，脾的运化功能正常，水谷精微物质化生有源，并通过布精作用输布周身营养机体，若平素饮食不节，嗜食肥甘厚味，饮酒无度，而致脾失健运，津液代谢失常，水谷不化精而反化浊，则湿热浊邪内生；肾者水脏，主津液，司开合，为气化之本，一旦气化失职，开合不利，水液的输布调节失常，清津不能运化，浊阴不得排泄，水湿停滞，便酿为痰浊；湿热浊邪伏留于三焦血脉之中，流布于骨节、肌腠、筋膜之间；斯时若过食膏粱厚味、嗜酒，或外感湿热之邪，或风寒之邪郁而化热，而致湿热更炽，流注关节，痹阻经脉，气血运行不畅而发病。湿性重浊，故发病之初多在足部及下肢，病久则波及上肢。痹证日久，气机不利，血行不畅，肝失疏泄，津液停聚，酿生痰瘀，肾主骨，生髓，肾虚则髓海不充，以致骨质破坏、关节畸形；血瘀痰阻，则变症多发，故本病又有别于一般痹证。由此可见，本病的形成关键为脾肾失调。脾肾亏虚为病之本，湿热痰阻血瘀为病之标。病成之后，本虚标实相互作用形成恶性循环，日久则骨质受损、变症丛生。

**医案举例：**患者，夏某某，男，37岁。

患者于11年前饮酒后左踝、左足第一跖趾关节红肿疼痛，就诊于当地医院，诊为"风湿性关节炎"，给予"消炎痛、阿司匹林"等药物治疗，症状稍缓解，后症状反复发作，时轻时重，辗转治疗，就诊于多家医院，后诊为"痛风性关节炎"，给予秋水仙碱、苯溴马隆等药物治疗，因不能耐受药物副作用遂自行停药，后于3年前行双肾B超检查，诊为"双肾结石"，患者于前日又发作左踝、左足中趾红肿疼痛，现为求进一步中医诊疗，就诊于我科。

现症见：左踝、左足第一跖趾关节红肿疼痛，行走困难，局部肿胀，麻木不仁，痛甚不能踏地，无发热，纳可，眠安，二便调。舌淡红苔白，左脉沉滑，右脉弦滑。辨证：湿热痹阻证。治法：清热化湿，疏风活络。方药：怀牛膝18g，苍术10g，炒黄柏12g，萆薢18g，桑枝30g，焦槟榔15g，苏梗12g，桂枝10g，汉防己10g，木瓜10g，威灵仙15g，海桐皮15g，络石藤30g，制附片10g，独活12g，地龙9g，茯苓20g。7剂，水煎服，每天1剂，早晚分服。

二诊：服药后症状减轻，左踝、左足第一跖趾关节仍觉疼痛，走路时加重，休息后减轻，纳可，眠安，二便调。舌红苔根白，脉滑略数。上方去桑枝、焦槟榔、苏梗、桂枝，制附片，改怀牛膝20g，炒黄柏15g，萆薢20g，防己12g，地龙10g，茯苓30g，加忍冬藤30g，丹参15g，蒲公英30g，生薏米30g，老鹳草25g，制乳没各5g。14剂，水煎服，每天1剂，早晚分服。

三诊：左踝关节肿痛仍作，肤色微红，劳累后及晨起轻微疼痛，久行后关节肿痛明显，畏寒喜暖，纳可，眠安，二便调。舌淡苔根部略白，脉沉滑。上方去木瓜、忍冬藤、丹参、蒲公英、威灵仙、老鹳草、制乳没；改怀牛膝30g，防己10g，生薏米40g；加苏梗12g，萆薢30g，木通6g，五加皮10g，地骨皮15g，焦槟榔15g，连翘25g，络石藤30g，吴茱萸6g，金银花20g，赤芍15g。14剂，水煎服，每天1剂，早晚分服。

四诊：服药后关节肿痛较前明显减轻，行走后关节肿痛未作，畏寒喜暖，但诉胃中嘈杂，纳可，眠安，二便调。舌苔白，脉沉略滑。上方去木通、地骨皮、焦槟榔、地龙、吴茱萸、金银花、赤芍；改怀牛膝25g，苍术12g，萆薢20g，茯苓25g，泽泻20g，生薏米30g，加忍冬藤30g，徐长卿15g，焦三仙各9g，厚朴12g，炒枳实10g，海桐皮15g。14剂，水煎服，每天1剂，早晚分服。嘱其控制饮食，多饮水，加强锻炼，自后病情稳定，随访痛风数年未发。

**按**：分析本案，在痛风性关节炎关节疼痛未发作前，患者往往有血尿酸增高，但可以持续多年而无症状，则不得不谈到中医的"伏邪"理论。"伏邪"二字最早见于西晋·王叔和的《平脉篇》，在《素问·生气通天论》中，"冬伤于寒，春必温病"为后世的伏邪学说提供了理论依据。患者平素脾失健运，水谷不化精而反化浊，则湿浊内生；肾气不充，则三焦不畅，湿浊排泄不利。由是湿浊伏邪潴留于三焦血脉之中，流布于骨节、肌腠、筋膜，闭塞经络，聚而生变。斯时若因疲劳，或七情所伤，内耗正气；或饮食不节、酗酒厚味，或偏感风寒外邪，或因外伤，则伏邪痹阻经脉，气血运行不畅而发病。可见关节、筋骨、肌肉红肿、疼痛、麻木、重着、屈伸不利。若反复发作，痰瘀闭阻久之而关节肿大、畸形、僵硬、筋膜结节、溃破渗液。严重者内损脏腑，而有石淋、水肿、心悸、胸痹等复杂病变。

初诊时，患者关节红肿疼痛，行走困难，局部肿胀，麻木不仁，痛甚不能踏地，舌淡红苔白，左脉沉滑，右脉弦滑。是为脾肾亏虚，湿热内盛之象，"急则治其标"，以"清"为主，故以鸡鸣散加减治疗。黄柏苦寒燥湿，苍术燥湿健脾，和茯苓、萆薢、防己健脾利水渗湿，李时珍云"萆薢能治阳明之湿而固下焦，故能去浊分清。"以渗湿泻浊，导湿热之邪从小便出，给内蕴之邪以出路；并配苏梗以助行脾胃运化之力；痛风不同于一般痹证，湿邪痹阻日久，痰湿、瘀血痹阻经络，故以桂枝、附子以温经通络，并配以威灵仙、独活、海桐皮、地龙、桑枝通经活络；以牛膝活血通络，引药下行，并配焦槟榔质重下达，因势利导，行气逐湿；又以络石藤清经络之热，以木瓜清经络之湿；诸药配合，功效相互配合，又相互交叉，取其相生、相扶之利，湿热之胶着层层祛除，使湿无所附，热无所依，按所设之路而出，而无负隅顽抗之虑，则诸症消于无形矣！二诊湿邪得除，效不更方，去桂枝，制附片以防其燥热之弊；加重清热之力，并缓缓以活血通络。三诊湿邪去而脾肾本虚之象显现，是以加吴茱萸以温补脾肾；五加皮以补肝肾、强筋骨。四诊病情稳定，遂减祛邪之药量，加用厚朴、炒枳实以燥湿健脾以收功。

纵观焦老本案，尤叹焦老辨证之准确，用药之精当，焦老对方剂的理解已经达到融会贯通、以无招胜有招的层次，始明"用药如用兵"，当邪盛之时，祛邪为主，迎头痛击，不留余地，并使邪归出路，运筹帷幄，待邪去正虚，缓缓以补，既补且泻，补药平和，补正而不恋邪，祛邪而不伤正，节奏分明，层次清楚，使药到病除。

## 二、朱良春经验

1. 根据本病的特征提出"浊瘀痹"的病名　历代医家治疗本病多围于外邪或湿热、郁火致病之说。朱良春教授认为[34]痛风多见于平素有饮酒史及喜进膏粱肥甘之品的中老年人，关节疼痛以夜半为甚，且有结石，或溃流脂液，或生关格。凡此种种，皆因脏腑失调，升清降浊无权，痰湿阻滞经脉，凝为浊瘀，非外邪所为，并由此创立了痛风"浊瘀痹"论。

2. 创立"泄浊化瘀"法治疗痛风　在痛风发生发展的过程中，湿浊、痰瘀是贯穿始终的病理产物。浊瘀滞留体内，使气血运行受阻，反过来又可损及脏腑，如此互为因果，形成恶性循环，造成痛风反复难愈。朱老根据脾肾不足、浊瘀阻滞的病因病机，制定了"泄化浊瘀、调益脾肾"之法，以正本清源，兼治标本，预防复发。

3. 制"痛风汤"方，泄化浊瘀为主，随证治之　朱老指出，此病虽标在筋骨，但本缘自脏腑失调，湿、痰、浊、瘀结聚流注，痹阻气血，其创立的"痛风汤"（土茯苓、萆薢、威灵仙、秦艽、山慈菇、桃仁、红花、土鳖虫、地龙、泽兰、泽泻、车前子、苍术、薏苡仁等）即基于以上认识，方中诸药并用，泄化瘀毒、消肿止痛，能促进尿酸排泄、显著改善症状。

浊瘀留滞体内，易致气血运行受阻，而生郁热，伤筋灼骨，状如虎噬。朱老常用的活血解毒类中药对减少痛风急性发作大有裨益。如马齿苋清热活血，功擅解毒，多用于下焦湿热所致疾患；败酱草清热解毒、散瘀泄浊，风湿热瘀之证用之多效。二药合用，试治痛风则多用至60g，可消肿定痛。大黄可推陈致新，常伍用清热解毒的栀子、黄芩，加用北柴胡30g疏理肝气，以降浊阴，随着患者垢腻苔的退去，痰、湿、浊、瘀渐消；白花蛇舌草能清热解毒、活血散瘀，用于热毒瘀结体内，配伍散瘀定痛的虎杖，另佐以宣通止痛的白芷，搜风定痛的川乌，四者相反相成，无抑遏阳气之弊。痛风之人多形体丰腴，喜食肥甘厚味，脾失健运，痰湿浊瘀难以运化，阻滞气血，导致骨节肿痛反复发作，形成痛风石。朱老认为，白芥子可搜剔内外痰结，半夏长于化痰散结，为治疗痰核之要药，两药合用治疗皮下结节效果可靠；天南星消肿散结，善止骨痛，久痛多瘀多痰，配伍白僵蚕、地龙、水蛭、蜈蚣、全蝎等，能搜剔深入经隧骨骱之痰瘀，痰祛瘀消，肿痛自止；猫爪草化痰散结，解毒消肿，可化痰浊、消郁结，用于痰火、痰气、痰瘀、痰浊所致各种病证，配合山慈菇可增强化痰散结、消肿止痛之功。朱老虽认为"痛风日久，绝非一般祛风除湿、散寒通络等草木之品所能奏效，必须借助血肉有情之虫类药，取其搜剔钻透、通闭解结之力"，然临床亦善用草木之品，如活血通络、祛风除湿的穿山龙，辛温走散、宣通见长的徐长卿，行气活血、通络定痛的片姜黄、海桐皮，祛风除湿、通利关节的忍冬藤、青风藤、鸡血藤、络石藤等。

朱老认为，痛风各期的临床特点不同，急性期热毒浊瘀证候突出，如过于补肾，不易使邪速去；慢性期及间歇期痰浊瘀阻征象缓解，脾肾失调稍显，适当用之，加以运脾，则能收标本兼治之功。朱老常谓淫羊藿"温而不燥，为燮理阴阳之佳品"，配合熟地黄、露蜂房、制首乌之品，能起顽痹大症。鹿衔草、豨莶草祛风湿、强筋骨，朱老常云："考之于古，验之于今，豨莶草有解毒活血之功，勿以平易而忽之。"白术健脾燥湿，可扶正祛邪；薏苡仁淡渗利湿，主筋急拘挛，能舒筋展肌，二药在风湿病中甚为常用。黄芪、莪术相配，多用其治疗气虚血瘀之慢性胃疾，用于痛风治疗则有异曲同工之妙。灵活运用这些药物，可调益脾肾，正本清源，尽快恢复和激发机体功能，防止痰湿浊瘀的产生，从而抑制和减少尿酸的生成。

痛风患者，或素体阴虚，或湿热内蕴，耗伤气阴，此时单用泄化浊瘀之法，易使阴血损耗更重，常需加以养阴通络之品，方能改善体质，加快病情恢复。朱老认为，水牛角、牡丹皮、赤芍可治疗风湿病见环形红斑或皮下结节者，用于热痹之关节红肿热痛，颇为合拍；萆草能除经络中之湿热，有祛邪止痛之功，与虎杖、寒水石配伍，可作为治疗热痹、湿热痹证的主药，尤其对久痹虚热用之效佳；白薇善清解阴血之热，秦艽祛风而偏清利，合用可治阴虚兼有湿热痹证。临证将朱老此类用药经验糅合入泄浊化瘀法中，既泄浊化瘀而不伤阴，又养阴清热不碍通络，对于痛风的病情恢复可谓一举两得。

**医案举例：**患者，男，43岁，2005年12月15日初诊。

**主诉：**右足跖趾关节疼痛1年，加重1周。1年前患者饮酒后出现右足跖趾关节红肿热痛，自行服用双氯芬酸钠胶囊后症状缓解，未予系统治疗。近1周劳累后再次出现右足跖趾关节疼痛，红肿不甚。当地医院检查：血尿酸525μmol/L，空腹血糖6.23mmol/L，甘油三酯2.50mmol/L。刻诊：右足跖趾关节局部胀痛，纳差，脘腹痞闷，小便黄，大便黏滞，舌质淡胖、舌边齿痕、苔白腻，脉弦细。

**中医诊断：**浊瘀痹，证属痰湿内盛、浊瘀痹阻。处方：麸炒白术15g，麸炒苍术15g，土鳖虫10g，露蜂房10g，土茯苓30g，萆薢20g，威灵仙15，泽兰15g，泽泻15g，川牛膝15g，薏苡仁30g，制天南星30g，法半夏15g，路路通15g，络石藤30g，丝瓜络30g。5剂，每日1剂，水煎服。

2005年12月21日二诊：右足跖趾关节局部胀痛稍减，大便仍黏滞，胃部已无明显痞闷，舌淡胖、苔白腻，脉细。处方以初诊方加黄柏10g，秦艽15g，5剂，每日1剂，水煎服。

2005年12月27日三诊：关节疼痛明显缓解，大便通畅，舌质淡胖、苔薄腻，脉细，在二诊方基础上减法半夏、制天南星，5剂，每日1剂，水煎服。2006年1月4日四诊：关节已无明显不适，复查血尿酸降至正常，症状消失，嘱其适当运动，清淡饮食。1个月后复查血尿酸水平正常，未再复发。

**按：**朱丹溪《格致余论》云："痛风者，大率因血受热已自沸腾……汗浊凝滞，所以作痛，夜则痛甚，行于阳也。"酒为湿热之品，患者饮酒后出现右足跖趾关节疼痛，症见局部胀痛，红肿不甚，纳差，痞闷，舌质淡胖、边齿痕、苔白腻等脾胃虚弱、浊瘀痹阻的表现，以及小便黄、大便黏滞等湿热下注之症。综合来看，为虚实夹杂、正虚邪恋之象，辨证为痰湿内盛、浊瘀痹阻，遂以痛风汤为基础加减，方以麸炒白术、麸炒苍术、薏苡仁、制天南星、法半夏健脾燥湿，土茯苓、萆薢、川牛膝、泽兰、泽泻泄化湿浊，另配以土鳖虫、露蜂房、威灵仙、路路通、络石藤、丝瓜络活血行气、蠲痹通络，诸药标本兼治，共收泄化浊瘀、蠲痹通络之效。患者服上药5剂后疼痛即缓解，胃部已无不适。二诊时患者大便仍黏滞不爽，在上方基础上加黄柏清热燥湿，加秦艽增强祛风通络作用。三诊时患者大便通畅，舌苔变薄，说明湿邪渐去，因惧燥药过用有损阴液，遂减法半夏、制天南星二药。四诊时诸症消失，嘱其适当运动，清淡饮食，定期复查，以防复发。

### 三、娄多峰经验

娄多峰教授认为[35]痛风的病因病机为正气亏虚、外邪侵袭、痰瘀气滞，可概括为虚、邪、瘀。临床上痛风多呈发作性，多由疲劳、房室不节、厚味多餐或感受风寒湿热等外邪诱发，发作时表现为局部剧烈疼痛，甚则或足不能履地，或手不能举，并且有日轻夜重和转移性疼痛的特点。经休息和治疗后虽可获得好转，但时休时发，日久可至受损部位出现肿胀、畸形，恢复较为困难。总之痛风是正虚为本，邪实、痰瘀为标，全身属虚，局部属实的本虚标实之病症。

**医案举例：**患者某，男，20岁，农民。2010年3月22日初诊。

主诉：左足趾、足背肿痛反复发作性6年。6年前饮酒后突然左足背、大跗趾肿痛，难以入睡，局部灼热红肿。用消炎镇痛药，1周后病情完全缓解。以后每遇饮酒过量或感冒突然发作，需2~6周治疗才能使病情缓解。1周前又因酒后卧睡受凉，足背肿痛复作。现症见：左足趾、足背红肿热痛，疼痛部位固定于左足背及左跗趾，功能受限。伴"火气"大，口渴不欲饮水，咽干、大便干、小便黄。舌质偏红，苔黄腻，脉弦滑数。查体：体壮实，面红，跛行。左足背及跗趾关节红肿，局部发热，压痛，功能受限。实验室检查：WBC9.2×10⁹/L，N% 0.77，L% 0.22，Hb125g/L，ESR80mm/h，血尿酸795.9μmol/L。X线：左足第一跖骨头处出现溶骨性缺损，局部软组织肿胀。西医诊断：痛风性关节炎；中医诊断：痛风。证属湿热痹阻证。治以清热祛湿，通络止痛。处方：清痹汤加减：忍冬藤60g，败酱草30g，络石藤18g，青风藤60g，土茯苓21g，丹参30g，薏苡仁20g，川牛膝20g，木瓜18g，苍术9g，防己20g，香附12g，白茅根9g。10剂，水煎服。医嘱：少食酒肉厚腻之味；注意休息。

2010年4月5日二诊：服上药10剂，症状消失，行走自如，无跛行。舌质淡红，苔薄白。为防止复发服用院内制剂着痹畅片，每服6~8片，每日4次，连服3个月，巩固疗效；慎食酒肉厚腻。随访3年，病未复发。

**按：**本案患者素体壮实，多进厚腻饮食，化湿生热；湿热蕴结，阻滞经脉，出现局部红肿热痛，功能受限。可见本案以邪实（湿热之邪）为主，针对湿热蕴结，阻滞经脉之病机，予以清热祛湿、通络止痛为法，方中忍冬藤、败酱草、络石藤、青风藤、土茯苓、薏苡仁、木瓜、苍术、防己、白茅根清热利湿，治疗邪实为主；丹参、川牛膝、香附活血通络止痛，以治瘀，薏苡仁、白茅根调和诸药，兼顾正气，以防虚，本方祛邪为主，兼顾瘀虚。故疗效显著。本病消除急性症状较易，控制反复发作较难。控制其反复发作的关键，因此，除了长期服药以彻底清除体内残留的湿热痰瘀之邪外，更重要的是限制摄入酒肉厚腻之味，以阻断湿热化生之源。

### 四、路志正经验

路志正[36]教授认为，本病的病因病机主要有：血中有热，污浊凝涩；饮食不洁，酒色过度；正气不足，外感风、寒、暑、湿之毒；情志不畅，伤脑动神等，致内脏功能失调，气血偏盛，阴阳失衡，而诱发本病。认为其发病或因内有血热外受风寒，涉水立湿；或因饮食不节，恣啖肥甘，饮酒过度，损伤脾胃；或因劳倦过度，思虑伤脾所致。脾虚胃弱，升降失司，久必伤及肾气，肾气虚则气化不利，清浊不分，水湿内蕴久则化热。内外之邪相引，则易诱发本病。对于该病，他分急性期和慢性期分别辨证论治，并强调内外合治。

急性期治法：清热利湿，疏风通络，消肿止痛。方药：痛风冲剂一号（黄柏、生薏苡仁、丹参、虎杖、青风藤、益母草、防己、川牛膝、豨莶草、秦艽、威灵仙等）。服法：日2~3次，每次9g，饭后开水冲服。慢性期治法：健脾益气，补肾通络，疏风定痛。方药：痛风冲剂二号（黄芪、丹参、防己、青风藤、鸡血藤、赤芍、桂枝、炒白术、茯苓、泽泻、络石藤、萆薢等）。服法：日2次，每服9g，饭后温开水冲服。外治法：活血通脉、软坚化瘀、消肿止痛。方药：痛风冲剂三号（皂刺、大黄、透骨草、鹿衔草、防己、防风、炙乳香、炙没药等）。用法：用开水适量，冲50g，熏洗。浸泡患处。水冷后再加热熏洗之，日2~3次，每次半小时。

**医案举例：**患者，男，29岁，某公司程序员，2003年5月31日初诊。

主诉：周身关节疼痛，反复发作3年，加重3天。病史：患者自3年前左足踝关节突发肿痛，夜痛甚，需服芬必得、百服宁止痛。此后足踝、肘、膝关节游走性疼痛反复发作，时感周身重滞不舒。与气候变化无明显关系。常于劳累、饮食不慎时发作。3天前左膝关节肿痛，色红，皮温高，不能行走。体查见面部及前胸有散在性暗红色皮下结节。食欲尚佳，但时有腹胀、大便溏薄，因关节肿痛而夜眠不安。舌质暗，苔薄黄而腻，脉沉涩。中医诊断：痛风；西医诊断：痛风性关节炎。中医辨证：脾虚湿盛、郁久化热，湿热阻滞。立法：健脾祛湿，清热助阳化气。

处方：苏叶10g，藿梗、荷梗各10g，炒苍术15g，炒薏苡仁30g，炒杏仁10g，厚朴12g，土茯苓18g，泽泻12g，山慈菇10g，益母草10g，防风、防己各12g，萆薢15g，豨莶草15g，益智仁9g，砂仁6g，7剂。

二诊：服药后关节疼痛明显缓解，红肿已消，胸背疼痛症状减轻，现仍感关节乏力、僵涩，纳谷尚馨，脘闷腹胀，睡眠尚安，大便溏薄，小便短黄。舌质暗红，苔薄黄，根腻。脉沉细而涩。治宗上法，稍事加减：去苏叶、豨莶草、益母草、益智仁、藿梗，以免祛风过而伤正，加大腹皮12g，姜半夏10g，炒枳实15g，车前子15g（包），苏梗、荷梗（后下）各10g以增行气祛湿之力，继服14剂。同时给予中药局部外洗，处方：防风、防己各15g，当归12g，炙乳香、炙没药各6g，山甲珠10g，络石藤10g，地肤子20g，忍冬藤15g，14剂。

三诊：药后膝关节红肿疼痛已除，唯站立久则肢体酸软，纳可，大便时溏。舌体胖，舌尖红，苔薄白，脉沉滑。证属湿热渐去，而正虚日显。治宜健脾扶正，祛湿通络。处方：太子参15g，炒苍术12g，炒薏苡仁20g，炒杏仁10g，厚朴花12g，姜半夏10g，土茯苓20g，砂仁6g（后下），萆薢15g，防风、防己各12g，山慈菇10g，青风藤15g，何首乌藤15g，益母草15g，虎杖15g，牡丹皮10g，12剂。

四诊：此后，时因工作紧张，痛风复发，左膝关节活动不利，微红肿，夜间疼痛为甚，发热，汗出，伴乏力。饮食可，夜寐差，多梦，腹胀，大便溏，小便黄。舌苔薄黄，尖边红，有齿痕，脉沉滑小数。则治守前法、方剂，重在清热利湿，通络止痛，加用黄柏10g，松节15g，地龙12g等。并辅以茶饮方以增强疗效，则可很快缓解。茶饮处方：太子参10g，炒薏苡仁30g，赤小豆30g，厚朴花12g，玫瑰花20g，玉米须40g，10剂。

五诊：药后关节肿痛已消，唯站立久，无力而紧缩感，胃脘不适已除，纳可，大便日晨起一行。舌胖暗有齿痕，苔薄黄且腻。属湿热清而寒湿之象显露，治宜益气健脾，疏风利湿通络。处方：生黄芪20g，茯苓18g，炒薏苡仁20g，泽泻10g，炒苍术、炒白术各10g，青风藤15g，络石藤15g，萆薢15g，桃仁、杏仁各10g，鹿衔草12g，松节15g，防己12g，忍冬藤15g，车前草15g，砂仁6g（后下），全蝎4g，20剂。

六诊：药后病情平稳。大便日1~2次，偶不成形。舌质淡，尖红，苔薄白根微腻。脉沉滑。即见效机，治宗前法，守方增减再进14剂。并嘱注意饮食宜忌，调理巩固之。至今尿酸、血脂正常，未再复发。

**按**：本案患者形体丰腴，痰湿素盛之质，平素嗜食生冷，损伤脾肾，纳化失健，肾气不足，分清泌浊失职。且工作紧张，常加夜班，缺乏运动，则湿浊内停，日久蕴热，加之肥人多气虚，风湿之邪又乘虚而入。风为阳喜动，湿为阴邪重浊，内外相合酿成湿热，痹阻经脉关节，蓄于骨节之间，故见肘、膝、足踝关节游走性疼痛，周身重滞不舒。湿热下注膀胱，气化不利，则见小便短黄；湿热阻滞大肠则致便溏，或黏滞不爽。其治采取中药内服与外洗以及茶饮和适度功能锻炼等综合疗法，内服以芳化、畅中、淡渗三法为主，仿三仁汤、藿朴夏苓汤之意加减以调理脾肾功能，而药物外洗可直接作用于局部，以提高疗效，故痛风缓解明显，红肿消退快速。而标证稍缓之后，气虚等它经之象显露，故加重黄芪、苍术、白术、砂仁以益气健脾温中之力。治疗中主要以益气疏风、健脾祛湿、活血通络为大法。盖取前人治风先治血，血行风自灭之意。先后迭治九诊，三年之痛风，得以缓解和控制。

# 第八节 中西医调护

急性期痛风患者应卧床休息，抬高患肢，避免负重；疼痛症状缓解后，运动以循序渐进为原则，防止剧烈运动，可以进行散步、游泳、慢跑、太极拳、八段锦、易筋经等有氧运动，时间以 30 分钟左右为宜。生活居室宜温暖向阳，保持通风干燥，避免受凉。室温保持在 22~24℃，湿度保持在 50%~60%。日常生活中应注意劳逸有度、规律作息、保证睡眠，控制体重、限烟限酒。日常根据辨证可饮用玉米须水，白茅根、鲜竹叶等代茶饮。肾功能正常者建议饮水量保证在每日 2000mL 以上，保证每日尿量在 1500mL 以上。医护人员应及时评估患者心理社会状况，并向患者及家属讲解本病的相关知识、树立正确对待疾病的态度，鼓励家属多陪伴患者、与之多交流，还可运用音乐疗法调节患者情绪。医生应告知患者严格遵医嘱用药，严禁私自停药或更改药物剂量，且中、西药应间隔服用。在使用中药时，湿热蕴结证者中药宜饭后偏凉服，痰瘀痹阻证、气血两虚证者中药宜温服，脾肾不足者中药宜饭后温服。外敷中药时若皮肤出现灼热、发红、瘙痒、刺痛等症状时，应立刻停止用药，及时就诊。饮食应根据病情，限制膳食中嘌呤含量。急性发作期，采用低嘌呤膳食。在缓解期，可选用含微量嘌呤或中等量嘌呤的食物，禁用含嘌呤高的食物（各种食物嘌呤含量见表17-2）。

**表 17-2 各种食物嘌呤含量表（每百克）**

| 分类 | 具体内容 |
|---|---|
| 微量嘌呤食物<br>（≤75mg） | 牛奶、奶粉、酸乳、炼乳、奶酪、鸡蛋、鸭蛋、果冻、果干、糖浆、果酱、白菜、卷心菜、芥菜、芹菜、青菜叶、空心菜、芥蓝菜、茼蒿菜、韭菜、黄瓜、苦瓜、冬瓜、南瓜、丝瓜、西葫芦、茄子、豆芽菜、青椒、萝卜、胡萝卜、洋葱、番茄、莴苣、泡菜、葱、姜、蒜头、荸荠、橙、橘、苹果、梨、桃、西瓜、大米、米粉、小米、糯米、大麦、小麦、荞麦、富强粉、通心粉、挂面、面包、馒头、白薯、马铃薯、芋头、可可、咖啡、茶、非浓缩果汁饮料、猪血、猪皮、海参、海蜇皮、红枣、瓜子、杏仁、栗子、莲子、花生、核桃仁、花生酱、枸杞、油脂（在限量内使用） |
| 低嘌呤食物<br>（达 75mg） | 龙须菜、菜豆、蘑菇、菠菜、鲜豌豆、麦片、鸡肉、羊肉、鳕鱼、鲑鱼、牛肚、白鱼、金枪鱼、螃蟹、龙虾等 |
| 中等量嘌呤食物<br>（达 75~150mg） | 牛肉、牛舌、猪肉、绵羊肉、火鸡、鸭、鹅、鸽、鲤鱼、大比目鱼、干豆类、干豌豆等 |
| 高嘌呤食物<br>（达 150~1000mg） | 猪肝、牛肝、羊肝、牛腰、牛胰、羊胰、猪小肠、猪脑、白带鱼、白鲈鱼、沙丁鱼、凤尾鱼、鲢鱼、鲱鱼、鲭鱼、小鱼干、鱼子、牡蛎、蛤蜊、浓肉汁、浓鸡汁、火锅汤、肉精、酵母粉 |

　　**备注**：各类食物嘌呤生成量表使用说明：避免食用第四类食物，限制食用第三类，选用第二类食物，鼓励第一类食物。

# 第九节　预后转归

## 一、预后

对痛风不能单纯看成是一种关节痛，本病属代谢性风湿病的范畴。除关节损害，痛风患者还可伴发肾脏病变及其他代谢综合征的表现，如高脂血症、高血压、糖尿病、冠心病等。已有研究证明，血尿酸水平的升高与心血管病病死率密切相关，提示高尿酸血症是冠心病患者不良预后的独立危险因素。痛风的反复发作，对关节破坏和肾损害，构成了人体生活质量的影响和对生命的威胁。痛风除少数由药物等引起者，通过停药可达到对因治疗外，大多尚缺乏对因治疗和根治措施。痛风性关节炎反复发作，久病不愈，可导致或加速受病关节畸形、僵硬。痛风本身不致缩短寿命，但伴有心血管及肾脏进行性病变者，则预后不良。现代医学对痛风研究所取得的成果，已经遏制其对病人寿命的折损。因此，重视预防和积极治疗，是对疾病的进展加以控制和使之逆转的关键。

一般地说，痛风如能及早诊断，遵循医嘱，大多数痛风患者可以如正常人一样饮食起居、工作生活。慢性期患者经过治疗，痛风石可能缩小或溶解，关节功能可以改善，肾功能障碍也可以改善。也就是说，及时诊断、有效治疗，不但能提高病人的生活质量，也会明显降低其病残率。

## 二、转归

1. 由急性期转为慢性期　急性发作多表现为关节肿痛、身热、口渴的湿热蕴结证。反复发作，久病不愈，关节肿痛，屈伸不利，甚至逐渐致畸形、僵硬，虽经治疗，关节痛楚不能完全解除，以致病情由急性转成慢性。

2. 由实转虚　早期多为湿热之邪侵犯经脉，气血运行不畅而导致湿热蕴结证。反复不愈，则血脉瘀阻之证，津液、痰浊凝聚，以致关节、筋骨肿大变形，刺痛不移，此时则病入筋骨，转成痰瘀痹阻之证。久病不愈，气血不足，正气渐虚，神疲乏力，心悸气短，腰膝酸软，面色少华，此时心肾亏虚，病入脏腑，转成气血不足、肝肾亏虚之证。病情深重则可并发脏腑的其他病证。可见久病缠绵，则病变由浅入深，由实转虚。

# 第十节　诊治指南（方案或共识）

## 一、中华医学会内分泌学分会中国高尿酸血症与痛风诊疗指南（2019年）推荐意见[1]

**问题1：痛风的诊断及高尿酸血症的临床分型。**

痛风的诊断推荐采用2015年ACR/EULAR的分类标准（1B）；无症状高尿酸血症患者，关节超声、双能CT或X线发现尿酸钠晶体沉积和（或）痛风性骨侵蚀可作为亚临床痛风的诊断依据（2C）；建议年轻起病或有家族史的痛风患者依据24小时尿酸排泄量和肾脏尿酸排泄分数（FEUA）进行高尿酸血症的临床分型（2B）。

2015年ACR/EULAR共同推出新版痛风分类标准，将"至少发生1次关节肿胀、疼痛或触痛"作为诊断流程准入的必要条件。"在关节或滑膜液中发现尿酸钠结晶，或出现痛风石"作为确诊的充分条件。若不符合此项充分条件，则依据临床症状、体征、实验室及影像学检查结果累计赋分，≥8分可临床诊断痛风，可借助计算机人工智能辅助系统快速诊断。

近年来，随着高频超声、双能 CT 等影像检查手段的广泛应用，发现无症状高尿酸血症患者关节及周围组织可出现尿酸盐晶体沉积甚至骨侵蚀现象，提示无症状高尿酸血症和痛风是一个连续的病理过程。专家小组认为，对于无症状高尿酸血症患者，如影像学检查发现尿酸钠晶体沉积和（或）痛风性骨侵蚀，可诊断为亚临床痛风，并启动相应的治疗。

2006 年 EULAR 指南推荐对年轻起病或有年轻起病家族史的痛风患者，起始降尿酸药物治疗前应检测肾脏尿酸排泄情况，以指导降尿酸药物的选择。传统高尿酸血症的分型多采用肾脏 FEUA 或 24 小时尿酸排泄量（UUE）单一指标，导致同一患者根据不同的分型方法得到不同的分型结果。2018 年中国年轻痛风患者队列研究显示，部分患者 UUE>600mg/（d·1.73m$^2$），FE$_{UA}$<5.5%，如果按照单一 UUE 分型，将被归类为生成过多型；如果按照单一 FE$_{UA}$ 分型，将被归类为排泄减少型。显然依靠单一指标分型，其结果一致性差，不能精准指导临床实践。Ichida 及 Matsuo 等结合临床及基因检测结果，建议高尿酸血症的分型应根据 UUE 和 FEUA 综合判定，可分为：①肾脏排泄不良型：UUE≤600mg（d·1.73m$^2$）且 FE$_{UA}$<5.5%；②肾脏负荷过多型：UUE≥600mg/（kg·d·1.73m$^2$）且 FE$_{UA}$≥5.5%；③混合型：UUE>600mg（d·1.73m$^2$）且 FE$_{UA}$<5.5%；④其他型：UUE≤600mg（d·1.73m$^2$）且 FE$_{UA}$≥5.5%；由于该建议充分考虑了低嘌呤饮食状态下，24 小时肾脏尿酸排泄总量和肾脏尿酸排泄率两个指标，分型更加准确，因此，本指南推荐参照上述方法对高尿酸血症进行临床分型。

**问题 2：无症状高尿酸血症患者起始降尿酸药物治疗的时机和控制目标。**

建议无症状高尿酸血症患者出现下列情况时起始降尿酸药物治疗：血尿酸水平≥540μmol/L（2B）或血尿酸水平≥480μmol/L 且有下列合并症之一：高血压、脂代谢异常、糖尿病、肥胖、脑卒中、冠心病、心功能不全、尿酸性肾石病、肾功能损害（≥CKD2 期）（2B），无合并症者，建议血尿酸控制在<420μmol/L，伴合并症时，建议控制在<360μmol/L（2C）。

对于无症状高尿酸血症患者的药物治疗，各国指南观点不一，欧美指南多不推荐，而亚洲国家如日本、中国多持积极态度。多项观察性研究结果显示，高尿酸血症与多种疾病的发生、发展相关。血尿酸每增加 60μmol/L，高血压发病相对危险增加 1.4 倍，新发糖尿病的风险增加 17%，冠心病死亡风险增加 12%。Meta 分析显示，血尿酸水平≤360μmol/L 时痛风发生率为 0.8/1000 人年，血尿酸水平≥600μmol/L 时痛风发生率为 70.2/1000 人年，血尿酸水平越低，痛风发生率越低，如血尿酸水平长期保持<360μmol/L，痛风发生率明显降低。2019 年，Kojima 等的多中心前瞻性随机对照研究（FREED）显示，对无症状高尿酸血症患者进行非布司他干预能够显著降低心脑血管不良事件的发生率，并延缓肾功能不全的进展。

**问题 3：**痛风患者起始降尿酸药物治疗的时机及控制目标。痛风患者，建议血尿酸≥480μmol/L 时，开始降尿酸药物治疗（2C）；血尿酸≥420μmol/L 且合并下列任何情况之一时起始降尿酸药物治疗：痛风发作次数≥2 次/年、痛风石、慢性痛风性关节炎、肾结石、慢性肾脏疾病、高血压、糖尿病、血脂异常、脑卒中、缺血性心脏病、心力衰竭和发病年龄<40 岁（2B），建议痛风急性发作完全缓解后 2~4 周开始降尿酸药物治疗，正在服用降尿酸药物的痛风急性发作患者，不建议停用降尿酸药物（2B）。建议痛风患者控制血尿酸<360μmol/L，合并上述情况之一时，控制血尿酸水平<300μmol/L（2B），不建议将血尿酸长期控制在<180μmol/L（2B）。

国内外学者均建议在痛风发作控制 2~4 周后起始降尿酸药物治疗；已服用降尿酸药物治疗的患者，急性发作期不建议停药，针对特殊人群，包括频发性痛风（急性发作≥2 次/年）、痛风石、肾石症、发病年龄<40 岁、血尿酸水平>480μmol/L、存在合并症（肾损害、高血压、缺血性心脏病、心力衰竭）等，一经确诊即应考虑降尿酸治疗。

证据显示，患者血尿酸<360μmol/L，1 年内痛风复发率<14%，血尿酸>480μmol/L，年复发率超过 50%，血尿酸长期控制在<369μmol/L 时，不仅可使尿酸盐结晶溶解、晶体数量减少、体积

缩小，同时还可避免新的结晶形成。有效的降尿酸治疗，还能改善痛风患者的心脏、肾脏合并症，降低死亡率。痛风患者血尿酸控制目标，不同国家和地区指南意见比较统一。2016 年 EULAR 痛风管理推荐意见、2018 年中国台湾地区多学科共识均建议对血尿酸的管理遵循个体化治疗原则，推荐所有痛风患者血尿酸水平控制＜360μmol/L，严重痛风患者血尿酸水平控制＜300μmol/L，不推荐将血尿酸长期控制在＜180μmol/L。

**问题 4：高尿酸血症与痛风患者降尿酸药物的选择。**

选择降尿酸药物时，应综合考虑药物的适应证、禁忌证和高尿酸血症的分型，推荐别嘌醇、非布司他或苯溴马隆为痛风患者降尿酸治疗的一线用药（1B），推荐别嘌醇或苯溴马隆为无症状高尿酸血症患者降尿酸治疗的一线用药（1B），单药足量、足疗程治疗，血尿酸仍未达标的患者，可考虑联合应用两种不同作用机制的降尿酸药物，不推荐尿酸氧化酶与其他降尿酸药物联用（1C）。

别嘌醇是第一个用于高尿酸血症和痛风患者的黄嘌呤氧化酶抑制剂，具有良好降尿酸效果，尤其适用于尿酸生成增多型的患者，多国指南均推荐别嘌醇为高尿酸血症和痛风患者降尿酸治疗的一线用药，建议从小剂量起始，并根据肾功能调整起始剂量、增量及最大剂量。虽然其疗效显著、价格低廉，但在中国人群中使用应特别关注别嘌醇超敏反应（中国台湾地区超敏反应发生率为 2.7%，一旦发生，致死率高达 30%，已证实，别嘌醇超敏反应的发生与 HLA-B * 5801 存在明显相关性，且汉族人群携带该基因型的频率为 10%~20%。因此，对于 HLA-B * 5801 阳性患者，国内外指南均不推荐使用别嘌醇。根据成本-效益分析研究，对亚裔人群使用别嘌醇之前应进行 HLA-B * 5801 基因检测，特别是 eGFR＜60mL/（min·1.73m$^2$）的高尿酸血症和痛风患者。

非布司他为特异性黄嘌呤氧化酶抑制剂，有良好的降尿酸效果，尤其适用于慢性肾功能不全患者，由于其价格昂贵及潜在的心血管风险，欧美指南多推荐非布司他为别嘌醇的替代用药，仅在别嘌醇不耐受或疗效不佳时使用。但随着非布司他价格的降低，以及亚裔人群中其增加心源性猝死风险并无足够的证据，专家组推荐非布司他为痛风患者的一线降尿酸药物，起始剂量为 20mg/d，2~4 周后血尿酸水平仍未达标，可增加 20mg/d 直至最大剂量为 80mg/d，但在合并心脑血管疾病的老年人中应谨慎使用，并密切关注心血管事件。

苯溴马隆通过抑制肾近端小管尿酸盐转运蛋白（URAT-1），抑制肾小管尿酸重吸收，以促进尿酸排泄，特别适用于肾尿酸排泄减少的高尿酸血症和痛风患者，对于尿酸合成增多或有肾结石高危风险的患者不推荐使用。服用苯溴马隆时应注意大量饮水及碱化尿液，由于苯溴马隆在白种人有引起爆发性肝坏死报道，欧洲指南多作为二线药物推荐，但亚裔人中罕有报道，可能与亚裔人群基因多态性不同有关，鉴于此，专家组推荐苯溴马隆作为高尿酸血症与痛风降尿酸治疗的一线用药，建议起始剂量为 25mg/d，2~4 周后血尿酸水平仍未达标，可增加 25mg/d，最大剂量为 100mg/d，建议在使用过程中密切监测肝功能，在合并慢性肝病患者中，应谨慎使用苯溴马隆。

对于单药充分治疗血尿酸仍未达标的患者，可考虑联合应用两种不同作用机制的降尿酸药物，以提高尿酸达标率。

**问题 5：高尿酸血症与痛风患者碱化尿液的方法和控制目标。**

建议当高尿酸血症与痛风患者晨尿 pH 值＜6.0，尤其是正在服用促尿酸排泄药物时，定期监测晨尿 pH 值（2C），可应用简易尿 pH 仪自行监测（2C）。pH 值＜6.0 时，建议服用枸橼酸制剂、碳酸氢钠碱化尿液，使晨尿 pH 值维持在 6.2~6.9，以降低尿酸性肾结石的发生风险和利于尿酸性肾结石的溶解（2C）。

低 pH 值尿（尿 pH 值＜6）是尿酸性肾结石形成的重要原因，促尿酸排泄药物如苯溴马隆，可导致尿尿酸浓度明显升高，增加尿酸性肾结石形成的风险，尿 pH 值在 24 小时内变化较大，应以 24 小时尿 pH 值作为金标准。但临床留取 24 小时尿，患者依从性差，因此建议，晨尿 pH 值＜6.0，尤其使用促尿酸排泄药物的患者应定期监测晨尿 pH 值，已有肾结石的患者，需保持任意时间尿 pH 值在 6.1~7.0，因尿 pH 值＞7，虽然增加尿酸溶解度，但却增加了钙盐结石的发生率，因此推荐高尿酸血症与痛风患者的最佳晨尿 pH 值为 6.2~6.9，有研究显示，便携式 pH 值仪与实验室台式 pH 检测仪具有较好的一致性，适合家用，但需注意电极的维护。

碱化尿液是预防和溶解尿酸性肾结石的主要方法，常用药物为碳酸氢钠和枸橼酸制剂，碳酸氢钠适用于慢性肾功能不全合并代谢性酸中毒患者，剂量 0.5~1.0g 口服，3 次/日，不良反应主要为胀气、胃肠道不适，长期应用需警惕血钠升高及高血压。血中碳酸氢根浓度>26mmol/L，将增加心力衰竭的风险，血碳酸氢根浓度<22mmol/L，则增加肾脏疾病的风险。因此，在使用碳酸氢钠碱化尿液过程中，血中碳酸氢根浓度应该维持在 22~26mmol/L，枸橼酸盐制剂主要用于尿酸性肾结石、胱氨酸结石及低枸橼酸尿患者，使用剂量主要根据尿 pH 值决定，一般用量 9~10g/d，疗程 2~3 个月，第一次使用前需检查肾功能和电解质，当与保钾利尿剂、血管紧张素转换酶抑制剂（ACEI）降压药、非甾体类抗炎药（NSAID）联用时，易引起高钾血症，应注意监测，禁用于急慢性肾功能衰竭、严重酸碱平衡失调、慢性泌尿道尿素分解菌感染及氯化钠绝对禁用患者。

**问题 6：痛风急性发作期的抗炎镇痛治疗。**

痛风急性发作期，推荐尽早使用小剂量秋水仙碱或 NSAID（足量、短疗程），对上述药物不耐受、疗效不佳或存在禁忌的患者，推荐全身应用糖皮质激素（1B）；有消化道出血风险或需长期使用小剂量阿司匹林患者，建议优先考虑选择性环氧化酶 2（COX-2）抑制剂（2B）；痛风急性发作累及多关节、大关节或合并全身症状的患者，建议首选全身糖皮质激素治疗（2B）；疼痛视觉模拟评分法（VAS）评分≥7 分，或≥2 个大关节受累，或多关节炎，或一种药物疗效差的患者，建议两种抗炎镇痛药物联合治疗，如小剂量秋水仙碱与 NSAID 或小剂量秋水仙碱与全身糖皮质激素联用（2C）。

痛风急性发作的抗炎镇痛治疗各国指南、共识推荐意见基本相似，秋水仙碱是第一个用于痛风抗炎镇痛治疗的药物，目前仍是痛风急性发作的一线用药。研究显示，与大剂量用药相比，小剂量秋水仙碱治疗急性痛风同样有效，且不良反应明显减少，因此推荐急性痛风发作时，秋水仙碱首剂 1mg，1 小时后追加 0.5mg，12 小时后改为 0.5mg 每日一次或每日两次，秋水仙碱是 CYP3A4 和 P-糖蛋白的底物，在 CYP3A4 或 P-糖蛋白抑制剂存在时，血液中秋水仙碱的浓度增加，因此正在使用 P-糖蛋白或强效 CYP3A4 抑制剂（如酮康唑、红霉素、克拉霉素、环孢素、那非那韦、利托那韦、地尔硫䓬、硝苯地平、维拉帕米等）及经 CYP3A4 代谢的药物（如他汀类降脂药）的患者，慎用秋水仙碱或减量使用。

NSAID 也是痛风急性期一线用药，建议早期足量服用，首选起效快、胃肠道不良反应少的药物，老龄、肾功不全、既往有消化道溃疡、出血、穿孔的患者应慎用，痛风急性发作时，选择性 COX-2 抑制剂（依托考昔）治疗 2~5 天时疼痛缓解程度与非选择性 NSAID（吲哚美辛和双氯芬酸）相当，但胃肠道不良反应和头晕的发生率明显减低，非选择性 NSAID 可能影响小剂量阿司匹林的抗凝活性，增加上消化道不良反应，对于需长期服用小剂量阿司匹林的痛风患者，建议优先考虑选择性 COX-2 抑制剂（塞来昔布）与阿司匹林联用，所有 NSAID 均可能导致肾脏缺血，诱发和加重急慢性肾功能不全，因此，对于痛风合并肾功能不全患者，建议慎用或禁用 NSAID。GFR<60mL/（min·1.73m$^2$）时不建议长程使用，GFR<30mL/（min·1.73m$^2$）时禁用。

糖皮质激素在痛风急性发作期镇痛效果与 NSAID 相似，但能更好地缓解关节活动痛。目前欧美指南多推荐糖皮质激素作为一线抗炎镇痛药物，为防止激素滥用及反复使用增加痛风石的发生率，专家组将糖皮质激素推荐为二线镇痛药物，仅当痛风急性发作累及多关节、大关节或合并全身症状时，才推荐全身应用糖皮质激素治疗，建议口服强的松 0.5mg/（kg·d），3~5 日停药，其他激素，如地塞米松、倍他米松的用法按照等效抗炎剂量交换，当痛风急性发作累及 1~2 个大关节时，建议有条件者可抽吸关节液后，行关节腔糖皮质激素治疗。

对于严重的急性痛风发作（疼痛 VAS≥7）、多关节炎或累及≥2 个大关节者，建议使用 2 种或以上镇痛药治疗，包括秋水仙碱与 NSAID、秋水仙碱与口服糖皮质激素联合使用以及关节腔糖皮质激素注射与其他任何形式的组合。本指南不建议口服 NSAID 和全身糖皮质激素联用。

**问题 7：痛风患者降尿酸药物治疗初期预防痛风发作措施。**

痛风患者降尿酸治疗初期，推荐首选小剂量（0.5~1mg/d）秋水仙碱预防痛风发作，至少维持 3~6 个月（1A）；对于肾功能不全患者，建议根据 eGFR 调整秋水仙碱用量（2B）；不能耐受秋水仙碱的患者，建议小剂量 NSAID（不超过常规剂量的 50%）或糖皮质激素（强的松≤10mg/d）预防发作，至少维持 3~6 个月（2B），建议小剂量起始降尿酸药物，缓慢加量，以避免或减少痛风发作（2B）。

长期降尿酸治疗是根治痛风的关键。痛风患者开始服用降尿酸药物后，由于血尿酸水平的波动可引起关节内外的痛风石或尿酸盐结晶溶解，导致痛风性关节炎反复发作。降尿酸治疗初期（3~6 个月），血尿酸水平显著降低，12%~61% 的患者可出现痛风反复发作，继续治疗 8~12 个月，痛风发作频率可显著降低，如同时给予小剂量秋水仙碱（0.5~1.0mg/d），3~6 个月内痛风发作频率下降至 20% 左右，国内外指南均推荐首选小剂量（0.5~1.0mg/d）秋水仙碱预防痛风发作，至少维持 3~6 个月。对于肾功能不全患者，建议根据 eGFR 调整秋水仙碱用量。eGFR 35~59mL/（min·1.73m$^2$）时，秋水仙碱最大用量 0.5mg/d，eGFR 10~34mL/（min·1.73m$^2$）时，秋水仙碱最大用量每次 0.5mg，隔日 1 次。eGFR<10mL/（min·1.73m$^2$）时禁用秋水仙碱。

对秋水仙碱不耐受的患者，国内外指南均推荐使用小剂量 NSAID 作为预防痛风发作的二线药物，降尿酸治疗期间，小剂量 NSAID（萘普生 250mg，每日两次；消炎痛 50mg，每日两次）可明显降低痛风发作频率。药物剂量和疗程与药物的不良反应相关，虽有大量研究资料显示选择性 COX-2 抑制剂长期使用胃肠道副作用明显小于非选择性 NSAID，但目前尚无证据支持，预防痛风发作首选选择性 COX-2 抑制剂。

对于秋水仙碱和 NSAID 不耐受或存在禁忌的患者，如慢性肾功能不全，国内外指南均推荐使用小剂量糖皮质激素（强的松≤10mg/d）作为预防痛风发作用药。有研究显示，小剂量糖皮质激素可明显降低痛风发作频率，疗效与 NSAID 相当，但略低于秋水仙碱。

NSAID 和糖皮质激素长期使用时，需同时口服胃黏膜保护剂，此外，应密切关注心血管安全性、肝肾毒性、胃肠道反应及骨质疏松等药物不良反应。

有研究提示，小剂量起始降尿酸药物，缓慢加量，有助于降低降尿酸药物治疗初期痛风急性发作的风险。

**问题 8：难治性痛风的定义和治疗原则。**

难治性痛风是指具备以下三条中至少一条：①单用或联用常规降尿酸药物足量、足疗程，但血尿酸仍≥360μmol/L；②接受规范化治疗，痛风仍发作≥2 次/年；③存在多发性和（或）进展性痛风石（2C）。治疗方面建议将聚乙二醇重组尿酸酶制剂用于难治性痛风的降尿酸治疗（2B）；疼痛反复发作、常规药物无法控制的难治性痛风患者，可考虑使用白细胞介素-1（IL-1）或肿瘤坏死因子 α（TNF-α）拮抗剂（2C）；如痛风石出现局部并发症（感染、破溃、压迫神经等）或严重影响生活质量时，可考虑手术治疗（2C）。

难治性痛风的定义及其治疗原则是目前广大临床医生普遍关注的重点，迄今国内外尚缺乏共识。2008 年 Fels 和 Sundy 认为，难治性痛风应同时具备以下两条：持续存在的痛风临床表现并且血尿酸始终不能降至 360μmol/L 以下，该类患者常表现为关节持续肿胀、疼痛、多发性痛风石和关节破坏、生活质量差等。由于依从性差、对降尿酸药物不耐受或合并慢性肾脏疾病降尿酸药物剂量受限等原因，患者血尿酸常不能降至 360μmol/L 以下，近年来多项难治性痛风的临床研究将基线血尿酸≥480μmol/L，且存在下列临床特征中的至少一条定义为难治性痛风：①在过去 18 个月，痛风发作 3 次以上；②至少 1 个痛风石；③持续性关节疼痛或者影像学显示痛风相关的关节损伤；④别嘌醇治疗存在禁忌，或使用最大剂量别嘌醇治疗 3 个月以上时血尿酸仍不达标者，本指南基于现有文献及共识意见给出上述定义。

难治性痛风的治疗原则主要包括两点：降低血尿酸水平和改善临床症状。在降低血尿酸水平方面，普瑞凯希（Pegloticase，聚乙二醇重组尿酸酶制剂）对大部分难治性痛风有较好的疗效，且其药代动力学不受年龄、性别、体重和肌酐清除率的影响，可用于传统降尿酸治疗无效的难治性痛风，普瑞凯希 8mg，每 2 周给药 1 次疗效最好，不良反应最小，普瑞凯希静脉注射的不良反应（肌肉骨骼疼痛、脸红、红斑、恶心/呕吐、呼吸困难、头疼、血压变化、荨麻疹）发生率为 20%～40%，该现象多发生于抗普瑞凯希抗体滴度高的患者，因此在用药前需给予抗组胺药物和糖皮质激素预防以降低不良反应的发生。对于葡萄糖 6 磷酸酶（G-6-pase）缺陷的患者，应避免使用普瑞凯希，以防止增加溶血和高铁血红蛋白血症的发生风险，对于伴有心血管疾病患者应避免使用普瑞凯希，以防加重心衰。虽然尿酸氧化酶在中国尚未上市，但原研药已引入中国，且仿制品正在开发，基于现有研究及以往指南建议，本指南建议普瑞凯希用于难治性痛风的降尿酸治疗。

近年来，新型痛风抗炎镇痛药物 IL-1 拮抗剂逐渐用于痛风的治疗和预防，国际上已批准用于风湿性疾病的 IL-1 拮抗剂主要有阿纳白滞素（Anakinra）、卡那单抗（Canakinumab）和利纳西普（Rilonacept），均未在中国上市。ACR 分别于 2011 年、2012 年推荐阿纳白滞素和卡那单抗用于严重的急性痛风性关节炎的治疗，2013 年卡那单抗被欧洲药品管理局（EMA）批准用于不耐受或常规抗炎镇痛药物存在禁忌的痛风，利纳西普虽然预防痛风有效，但尚未得到国际权威机构的推荐。

对于存在痛风石并出现局部并发症（感染、破溃、压迫神经等）或严重影响生活质量的患者，可考虑手术治疗。

**问题 9：高尿酸血症与痛风合并慢性肾脏疾病时降尿酸药物的选择。**

高尿酸血症与痛风合并慢性肾脏疾病患者，推荐根据慢性肾脏疾病分期，个体化选择降尿酸药物及剂量（1C），建议 eGFR<30mL/（min·1.73m$^2$）时降尿酸药物优先考虑非布司他（2C）。

慢性肾脏疾病是高尿酸血症与痛风患者常见合并症，为避免肾功能受损影响药物代谢和排泄，导致药物蓄积中毒，国内外专家均建议应根据肾功能分期合理选择降尿酸药物，及时调整药物的起始剂量和最大剂量。

别嘌醇进入体内后，在肝脏代谢为有活性的羟嘌呤醇，全部经肾脏排出体外，肾功能不全时易在体内蓄积，增加药物中毒风险，因此建议 CKD 1～2 期［eGFR≥60mL/（min·1.73m$^2$）］时，别嘌醇起始剂量为 100mg/d，每 2～4 周增加 100mg/d，最大剂量 800mg/d，CKD 3～4 期［eGFR 15～59mL/（min·1.73m$^2$）］时，起始剂量 50mg/d，每 4 周增加 50mg/d，最大剂量 200mg/d，CKD 5 期［eGFR<15mL·min$^{-1}$·（1.73m$^2$）$^{-1}$］禁用。

苯溴马隆口服后 50% 被吸收，其代谢产物主要通过胆道排泄，在轻中度肾功能不全患者，具有良好的降尿酸作用且不导致药物蓄积和肾脏进一步损害，对于 CKD4～5 期［eGFR<30mL/（min·1.73m$^2$）］患者不推荐使用。

非布司他口服后主要在肝脏代谢，经肾脏和肠道双通道排泄，与其他降尿酸药物相比，其降尿酸效果及肾脏的保护作用更佳。有研究表明，非布司他对合并 4～5 期慢性肾脏疾病的痛风患者仍有一定的治疗效果，对 CKD4～5 期患者，非布司他推荐起始剂量为 20mg/d，最大剂量 40mg/d。

**问题 10：高尿酸血症与痛风患者有合并症时相关药物的选择。**

高尿酸血症与痛风患者合并高血压时，建议降压药物首选氯沙坦和（或）钙通道阻滞剂（2C），不推荐噻嗪类和袢利尿剂等单独用于降压治疗（1C）；合并高三酰甘油血症时，调脂药物建议首选非诺贝特，合并高胆固醇血症时，调脂药物建议首选阿托伐他汀钙（2B）；合并糖尿病时，建议优先选择兼有降尿酸作用的降糖药物，次选不升高血尿酸的药物（2C）。

高尿酸血症与痛风常合并高血压、脂代谢紊乱和糖尿病等，这些疾病相互影响、互为因果，因此，坚持"综合治疗"的原则。选择兼有降尿酸作用的药物、避免升尿酸药物。

高尿酸血症与痛风患者 47.2%～77.7% 合并高血压，迄今仅发现氯沙坦和钙通道阻滞剂（二氢吡啶类钙通道阻滞剂如氨氯地平，长效钙通道阻滞剂如西尼地平）在降压的同时，兼有降尿酸作用，并可降低痛风发作风险，排钾利尿剂、β受体阻滞剂、血管紧张素转换酶抑制剂和非氯沙坦血管紧张素Ⅱ受体阻滞剂均明显增加痛风发生风险，因此建议降压药物首选氯沙坦和（或）钙通道阻滞剂，不推荐噻嗪类和袢利尿剂等排钾利尿剂单独用于降压治疗。

高尿酸血症与痛风患者中67%合并脂代谢紊乱，非诺贝特通过抑制URAT1抑制肾近端小管尿酸重吸收，促进肾脏尿酸排泄。阿托伐他汀钙通过促进肾脏尿酸排泄降低血尿酸水平，因此推荐合并高三酰甘油血症时，调脂药物建议首选非诺贝特，合并高胆固醇血症患者，调脂药物建议首选阿托伐他汀钙。

高尿酸血症与痛风患者中12.2%～26.9%合并糖尿病，目前已明确具有降尿酸作用的降糖药物主要有α糖苷酶抑制剂、胰岛素增敏剂、二肽基肽酶4（DPP-4）抑制剂、钠-葡萄糖协同转运蛋白2（SGLT-2）抑制剂和二甲双胍等，胰升糖素样肽-1（GLP-1）受体激动剂利拉鲁肽和艾塞那肽均不影响血尿酸水平，但艾塞那肽可增加24小时尿酸排泄量和排泄分数，并改善尿pH。胰岛素通过激活URAT1，促进肾近端小管尿酸重吸收，痛风合并糖尿病患者，胰岛素治疗后血尿酸水平平均升高75μmol/L因此建议合并糖尿病时，降糖药物优先选择兼有降尿酸作用的药物，次选对血尿酸水平无不良影响的药物。

## 二、中国医师协会风湿免疫科医师分会痛风专业委员会痛风诊疗规范（2020年）（节选）

### （一）非药物治疗

痛风非药物治疗的总体原则是生活方式的管理，首先是饮食控制、减少饮酒、运动、肥胖者减轻体重等；其次是控制痛风相关伴发病及危险因素，如高脂血症、高血压、高血糖、肥胖和吸烟。饮食方面需限制高嘌呤的动物性食品，如动物内脏、贝壳和沙丁鱼等，减少中等嘌呤食品的摄入。除了酒类，含有高果糖浆（high-fructosecornsyrup，HFCS）的饮料也会导致血尿酸水平升高，应限制饮用。需强调的是，饮食控制不能代替降尿酸药物治疗。

### （二）药物治疗

1. 降尿酸治疗的指征　目前国内一般推荐：痛风性关节炎发作≥2次；或痛风性关节炎发作1次且同时合并以下任何一项：年龄<40岁、血尿酸>480μmol/L、有痛风石、尿酸性肾石症或肾功能损害［估算肾小球滤过率（eGFR）<90mL/min］、高血压、糖耐量异常或糖尿病、血脂紊乱、肥胖、冠心病、卒中、心功能不全，则立即开始药物降尿酸治疗。2019年美国风湿病学会会议上公布的痛风临床实践指南（草案）中，对药物降尿酸治疗的指征按照不同推荐强度给出了建议：①强烈建议药物治疗：痛风出现的影像破坏，频繁发作（≥2次/年），存在痛风石时；②建议药物治疗：既往曾发作1次以上，但属于非频繁发作（<2次/年）者；第一次发作但符合以下条件者：慢性肾脏病3期以上，血尿酸≥540μmol/L（9mg/dL）或存在泌尿系结石；③一般不建议药物治疗：不符合上述条件的第一次发作者；即使影像学（包括彩色超声或双能CT）提示存在MSU结晶沉积的无症状高尿酸血症者。

2. 降尿酸治疗的时机　因血尿酸波动可导致痛风急性发作，大多数痛风指南均不建议在痛风急性发作期开始时使用降尿酸药物，须在抗炎、镇痛治疗2周后再酌情使用。也有一些国外痛风指南提出，在足量抗炎、镇痛药应用下，允许在痛风急性期进行降尿酸治疗，但该建议的依据来自小样本的随机对照研究，推荐级别弱，尚未被国内外学者普遍接受。如果在稳定的降尿酸治疗过程中出现痛风急性发作，则无须停用降尿酸药物，可同时进行抗炎、镇痛治疗。

3. 降尿酸治疗的目标和疗程　痛风患者降尿酸治疗目标为血尿酸<360μmol/L，并长期维持；若患者已出现痛风石、慢性痛风性关节炎或痛风性关节炎频繁发作，降尿酸治疗目标为血尿酸<300μmol/L，直至痛风石完全溶解且关节炎频繁发作症状改善，可将治疗目标改为血尿酸<360μmol/

L，并长期维持。因人体中正常范围的尿酸有其重要的生理功能，血尿酸过低可能增加阿尔茨海默病、帕金森病等神经退行性疾病的风险。因此建议，降尿酸治疗时血尿酸不低于 $180\mu mol/L$。

4. 降尿酸治疗　降尿酸药物的选择需个体化。目前国内常用的降尿酸药物包括抑制尿酸合成（别嘌醇和非布司他）和促进尿酸排泄（苯溴马隆）两类。别嘌醇和非布司他均是通过抑制黄嘌呤氧化酶活性，减少尿酸合成，从而降低血尿酸水平；而苯溴马隆则通过抑制肾小管尿酸转运蛋白-1，抑制肾小管尿酸重吸收而促进尿酸排泄，降低血尿酸水平。

①别嘌醇：作为一线治疗选择。成人初始剂量 50~100mg/d，每 4 周左右监测血尿酸水平 1 次，未达标患者每次可递增 50~100mg，最大剂量 600mg/d，分 3 次服用。肾功能不全患者需谨慎，起始剂量每日不超过 1.5mg/eGFR，缓慢增加剂量，严密监测皮肤改变及肾功能。eGFR 15~45mL/min 者推荐剂量为 50~100mg/d；eGFR<15mL/min 者禁用。由于 HLA-B * 5801 基因阳性是应用别嘌醇发生不良反应的危险因素，建议如条件允许治疗前进行 HLA-B * 5801 基因检测。

②非布司他：初始剂量 20~40mg/d，每 4 周左右评估血尿酸，不达标者可逐渐递增加量，最大剂量 80mg/d。轻中度肾功能不全（eGFR≥30mL/min）者无须调整剂量，重度肾功能不全（eGFR<30mL/min）者慎用。基于非布司他和别嘌醇用于合并心血管疾病的痛风患者的心血管安全性（CARES）研究，非布司他可能造成合并心血管疾病的痛风患者的死亡风险增加，虽然目前尚无定论，但对有心血管疾病病史或新发心血管疾病者，需谨慎使用并随访监测，警惕心血管血栓事件的发生。

③苯溴马隆：成人起始剂量 25~50mg/d，每 4 周左右监测血尿酸水平，若不达标，则缓慢递增剂量至 75~100mg/d。可用于轻中度肾功能异常或肾移植患者，eGFR20~60mL/min 者推荐剂量不超过 50mg/d；eGFR<20mL/min 或尿酸性肾石症患者禁用。使用促尿酸排泄药物期间，应多饮水以增加尿量，以免尿酸盐浓度过高在尿液中生成尿酸结晶。

④其他降尿酸药物：对难治性痛风，其他药物疗效不佳或存在禁忌证，血液系统恶性肿瘤或放化疗所致的急性血尿酸显著升高，可考虑使用尿酸酶，包括拉布立酶（rasburicase）和普瑞凯希（pegloticase），目前国内均未上市，不建议将其作为一线用药。新型降尿酸药物 RDEA594（lesinurad），通过抑制肾小管尿酸转运蛋白-1 和有机酸转运子发挥作用，用于单一足量使用黄嘌呤氧化酶抑制剂仍不能达标的痛风患者，可与黄嘌呤氧化酶抑制剂联合使用。目前该药尚未在国内上市。

5. 急性期治疗　急性期治疗原则是快速控制关节炎的症状和疼痛。急性期应卧床休息，抬高患肢，最好在发作 24 小时内开始应用控制急性炎症的药物。一线治疗药物有秋水仙碱和非甾体抗炎药，当存在治疗禁忌或治疗效果不佳时，也可考虑短期应用糖皮质激素抗炎治疗。若单药治疗效果不佳，可选择上述药物联合治疗。对上述药物不耐受或有禁忌时，国外也有应用白细胞介素-1（IL-1）受体拮抗剂作为二线痛风急性发作期的治疗。目前无证据支持弱阿片类、阿片类止痛药物对痛风急性发作有效。

①秋水仙碱：建议应用低剂量秋水仙碱，首剂 1mg，此后 0.5mg，2 次/日。最宜在痛风急性发作 12 小时内开始用药，超过 36 小时疗效明显下降。eGFR 30~60mL/min 时，秋水仙碱最大剂量 0.5mg/d；eGFR 15~30mL/min 时，秋水仙碱最大剂量 0.5mg/2d；eGFR<15mL/min 或透析患者禁用。该药可能造成胃肠道不良反应，如腹泻、腹痛、恶心、呕吐，同时可能出现肝、肾损害及骨髓抑制，应定期监测肝肾功能及血常规。使用强效 P-糖蛋白和/或 CYP3A4 抑制剂（如环孢素或克拉霉素）的患者禁用秋水仙碱。

②非甾体抗炎药：痛风急性发作应尽早应用足量非甾体抗炎药的速效剂型，主要包括非特异性环氧化酶（COX）抑制剂和特异性 COX-2 抑制剂。非特异性 COX 抑制剂需注意消化道溃疡、出血、穿孔等胃肠道风险；特异性 COX-2 抑制剂的胃肠道风险较非特异性 COX 抑制剂降低 50% 左右，但活动性消化道出血、穿孔仍是用药禁忌。此外，非甾体抗炎药也可出现肾损害，注意监测肾功能；肾功能异常的患者应充分水化，并监测肾功能，eGFR<30mL/min 且未行透析的患者不宜使用。特异性 COX-2 抑制剂还可能增加心血管事件发生的风险，高风险人群应用须谨慎。常用非甾

体抗炎药见表 17-3。

③糖皮质激素：主要用于急性痛风发作伴有全身症状，或秋水仙碱和非甾体抗炎药无效或使用禁忌，或肾功能不全的患者。一般推荐泼尼松 0.5mg/（kg·d）连续用药 5~10 日停药，或用药 2~5 日后逐渐减量，总疗程 7~10 日，不宜长期使用。若痛风急性发作累及大关节时，或口服治疗效果差，可给予关节腔内或肌肉注射糖皮质激素，如复方倍他米松和曲安奈德，但需排除关节感染，并避免短期内反复注射。应用糖皮质激素注意高血压、高血糖、高血脂、水钠潴留、感染、胃肠道风险、骨质疏松等不良反应。

6. 药物降尿酸治疗期间预防痛风急性发作　降尿酸治疗期间易导致反复出现急性发作症状，可给予预防治疗。在初始降尿酸治疗的 3~6 个月，口服小剂量秋水仙碱 0.5mg，1~2 次/日。当秋水仙碱无效或存在用药禁忌时，考虑低剂量非甾体抗炎药作为预防性治疗。上述两药使用存在禁忌或疗效不佳时，也可应用小剂量泼尼松（5~10mg/d）预防发作，但应注意糖皮质激素长期应用的副作用。

表 17-3　常用非甾体抗炎药的用法与用量

| 药物 | 半衰期（h） | 起效时间（h） | COX-2 的选择性 | 常用推荐剂量 |
| --- | --- | --- | --- | --- |
| 依托考昔 | 约 22 | 1 | 特异性 COX-2 抑制剂 | 60~120mg，1 次/日 |
| 艾瑞昔布 | 约 20 | 2 | 特异性 COX-2 抑制剂 | 100mg，2 次/日 |
| 塞来昔布 | 8~12 | 2~3 | 特异性 COX-2 抑制剂 | 200mg，2 次/日 |
| 双氯芬酸 | 约 2 | 1/3~1 | 非特异性 COX 抑制剂 | 50mg，3 次/日 |
| 醋氯芬酸 | 约 4 | 1.5~3 | 非特异性 COX 抑制剂 | 100mg，2 次/日 |
| 布洛芬 | 1.8~3.5 | 1~2 | 非特异性 COX 抑制剂 | 200mg，3 次/日 |
| 吲哚美辛 | 约 2 | 1/2~2 | 非特异性 COX 抑制剂 | 50mg，3 次/日 |
| 酮洛芬 | 1.5~2.5 | 0.5~2 | 非特异性 COX 抑制剂 | 50mg，3 次/日 |
| 萘普生 | 10~18 | 2~4 | 非特异性 COX 抑制剂 | 250mg，3 次/日 |
| 洛索洛芬 | 1~1.5 | 0.5 | 非特异性 COX-2 抑制剂 | 60mg，3 次/日 |
| 美洛昔康 | 约 20 | 4.9~6 | 非特异性 COX-2 抑制剂 | 7.5mg，2 次/日 |
| 吡罗昔康 | 30~60 | 3~5 | 非特异性 COX-2 抑制剂 | 10mg，2 次/日 |

## 三、ACR 痛风管理指南推荐意见（2020 年）[19]

1. 降尿酸药物治疗的指征

强烈推荐对具有以下任一特征的痛风患者起始降尿酸治疗：

➤1 个或多个皮下痛风石。（证据级别：高）

➤有证据表明存在痛风引起的任何形式的放射学损伤。（证据级别：中）

➤痛风频发（>2 次/年）。（证据级别：高）

对于经历过多于一次痛风急性发作，但并不频繁（<2 次/年）的患者，有条件推荐起始降尿酸治疗。（证据级别：中）

对于首次痛风发作的患者，有条件推荐不起始降尿酸治疗。（证据级别：中）

但对于以下首次痛风发作的患者，有条件推荐起始降尿酸治疗：伴有中度至重度慢性肾病（CKD>3 期）、血尿酸（SU）>9mg/dL（535.5μmol/L）或尿石症的患者。（证据级别：中）

对于无症状高尿酸血症患者，有条件推荐不起始降尿酸治疗。（证据级别：高）

2. 痛风患者起始降尿酸治疗的药物选择

强烈推荐别嘌醇作为的首选一线药物，包括在中、重度 CKD 患者中（CKD>3 期）。（证据级

别：中）

强烈推荐在中、重度 CKD 患者中（CKD>3 期），别嘌醇和非布司他的选择级别优先于丙磺舒。（证据级别：中）

强烈不推荐将培戈洛酶（pegloticase）作为一线选择。（证据级别：中）

强烈推荐低剂量起始，随后逐步滴定：别嘌醇起始剂量≤100mg/d（对于 CKD>3 期患者，起始剂量应更低）；非布司他起始剂量≤40mg/d。（证据级别：中）

有条件推荐丙磺舒起始剂量为 500mg 每日一次或每日两次。（证据级别：中）

强烈推荐同时进行预防性抗炎治疗，选择药物如秋水仙碱、非甾体抗炎药、强的松/泼尼松龙。（证据级别：中）

强烈推荐同时进行预防性抗炎治疗 3~6 个月，如果患者继续出现痛风发作，需对患者进行不间断的评估和持续性预防治疗。（证据级别：中）

3. 降尿酸治疗的时机

当患者存在降尿酸治疗指征并正在经历痛风发作时，有条件推荐在痛风发作期间起始降尿酸治疗，而非痛风发作结束后。

对于所有接受降尿酸治疗的患者，强烈推荐采取达标治疗策略，即依据连续测定的血尿酸滴定降尿酸治疗用药剂量，以实现血尿酸水平达标，而非固定剂量的降尿酸治疗策略。（证据级别：中）

对于所有接受降尿酸治疗的患者，强烈推荐血尿酸目标为<6mg/dL（360μmol/L），并予以维持。（证据级别：高）

对于所有接受降尿酸治疗的患者，有条件推荐由非医生从业者提供降尿酸治疗剂量管理的加强方案，以优化达标治疗策略，包括患者教育、共享决策和达标治疗方案。（证据级别：中）

4. 降尿酸治疗的疗程

有条件推荐无限期进行降尿酸治疗。（证据级别：非常低）

5. 患者接受降尿酸治疗的具体用药建议

（1）别嘌醇

有条件推荐东南亚裔（如中国汉族、朝鲜、泰国等）人群和非洲裔美国患者在起始别嘌醇治疗前进行 HLA-B * 5801 基因检测。（证据级别：非常低）

有条件推荐其他种族或民族的患者起始别嘌醇治疗前不进行 HLA-B * 5801 的一般检测。（证据级别：非常低）

强烈推荐别嘌醇起始剂量≤100mg/d（CKD 患者应更低），而非高剂量起始。

对别嘌醇有过敏反应但不能接受其他口服降尿酸药物的患者，有条件推荐进行别嘌醇脱敏。（证据级别：非常低）

（2）非布司他

对于伴有心血管疾病病史或新发心血管事件且正在使用非布司他的患者，有条件推荐在可行的前提下将非布司他转换为其他降尿酸治疗药物。（证据级别：中）

（3）促尿酸排泄药

对于考虑使用或正在使用促尿酸排泄药的患者，有条件推荐不进行尿尿酸检查。（证据级别：非常低）

对于正在接受促尿酸排泄治疗的患者，有条件推荐不进行碱化尿液治疗。（证据级别：非常低）

6. 何时考虑改变降尿酸治疗策略

如果患者接受了一种黄嘌呤氧化酶抑制剂（XOI）治疗，尽管服用了最大耐受剂量或 FDA 批准的最大 XOI 剂量的药物，但血尿酸仍>6mg/dL（360μmol/L）并且痛风仍频繁发作（>2 次/

年）或皮下痛风石仍未溶解，有条件推荐更换为另一种 XOI 而非合用促尿酸排泄药。（证据级别：非常低）

对于经 XOI、促尿酸排泄药以及其他干预措施治疗均不能实现血尿酸达标，且存在频繁的痛风发作（>2 次/年）或皮下痛风石未溶解的患者，强烈推荐转换为培戈洛酶（pegloticase）治疗。（证据级别：中）

对于经 XOI、促尿酸排泄药以及其他干预措施治疗均不能实现血尿酸达标，但痛风发作并不频繁（<2 次/年）且无皮下痛风石的患者，强烈推荐继续当前降尿酸治疗方案。（证据级别：中）

7. 痛风急性期管理

在痛风急性发作期，强烈推荐将秋水仙碱、非甾体抗炎药或糖皮质激素（口服、关节内或肌肉注射给药）作为首选药物。（证据级别：高）

当使用秋水仙碱时，强烈推荐选择低剂量秋水仙碱进行治疗，因为低剂量秋水仙碱的疗效与高剂量相似，且不良反应的风险较低。（证据级别：高）

在痛风急性发作期，有条件推荐局部冰敷作为辅助治疗方案。（证据级别：低）

如由于不耐受或存在禁忌证，患者不能使用上述药品，有条件推荐使用 IL-1 抑制剂。（证据级别：中）

对于无法接受口服药物的患者，强烈推荐使用糖皮质激素（肌肉、静脉或关节内注射），而非IL-1 抑制剂或促肾上腺皮质激素（ACTH）。（证据级别：高）

8. 生活方式管理

对于痛风患者，无论疾病状态如何，有条件推荐：

➤限制酒精摄入。（证据级别：低）

➤限制嘌呤摄入。（证据级别：低）

➤限制高果糖谷物糖浆摄入。（证据级别：非常低）

➤建议超重/肥胖患者减重。（证据级别：非常低）

➤不推荐使用维生素 C 补充剂。（证据级别：低）

合并用药管理

对于痛风患者，无论疾病状态如何，有条件推荐：

➤可行的前提下，由其他降压药替换氢氯噻嗪。（证据级别：非常低）

➤可行的前提下，优先选择氯沙坦作为降压药。（证据级别：非常低）

对于痛风患者，无论疾病状态如何，有条件不推荐：

➤停止低剂量阿司匹林（当患者因相关适应证需要接受阿司匹林治疗时）。（证据级别：非常低）

➤在非诺贝特治疗时，增加或转换为其他降胆固醇药物。（证据级别：非常低）

## 四、中国医师协会中西医结合医师分会内分泌与代谢病学专业委员会高尿酸血症和痛风病证结合诊疗指南（2021 年）（节选）

### （一）高尿酸血症与痛风的病机及辨证

从传统医学辨证角度，血尿酸升高是由膏人中满，气血运行不畅，积聚成浊，或进一步流注经络而成，属"尿酸浊"范畴。血尿酸异常由多食肥甘，湿热下注所致，若进一步流注于关节则发痛风，故以湿热内蕴为本，伤于内却无外感侵袭。

国医大师朱良春根据痛风的病因病机，提出"浊瘀痹"的概念，浊瘀痹病因主要有先天不足，正气亏虚，经脉失养；或感受外邪，邪痹经脉，气血运行不畅，致关节、筋骨、肌肉疼痛、肿胀。痛风发生的主要病因病机为：肝、脾、肾功能失调为本，痰饮、瘀血、浊毒内蕴为标，风寒湿热之感邪性质不同，或有偏盛，其临床表现亦各异。此外，本病还与遗传、体质、饮食、外感、环境、情志、劳倦等因素有关。其病位在于肌表经络，继而深及筋骨，日久伤及脾肝肾。

根据《中医病证诊断疗效标准》，痛风的症候分为：湿热蕴结型、瘀热阻滞型、痰浊阻滞型、肝肾阴虚型（表17-4）。

表17-4　痛风的中医辨证分型

| 分型 | 描述 |
| --- | --- |
| 湿热蕴结型 | 下肢小关节猝然红肿热痛、拒按、触之局部灼热，得凉则舒。伴发热口渴，心烦不安，溲黄。舌红，苔黄腻，脉滑数。 |
| 瘀热阻滞型 | 关节红肿刺痛，局部肿胀变形，屈伸不利，肌肤色紫黯，按之稍硬，病灶周围或有"块瘰"硬结，肌肤干燥，皮色暗黧。舌质紫暗或有瘀斑，苔薄黄，脉细涩或沉弦。 |
| 痰浊阻滞型 | 关节肿胀，甚则关节周围漫肿，局部酸麻疼痛，或见"块瘰"硬结不红。伴有目眩，面浮足肿，胸脘痞闷。舌胖质黯，苔白腻，脉缓或弦滑。 |
| 肝肾阴虚型 | 病久屡发，关节痛如被杖，局部关节变形，昼轻夜重，肌肤麻木不仁，步履艰难，筋脉拘急，屈伸不利，头晕耳鸣，颧红口干。舌红少苔，脉弦细或细数。 |

### （二）临床分期

根据痛风的临床演变，可分为无症状期、急性期、间歇期、维持期。因病期不同而证候表现有异，急性期：浊瘀毒热突出；间歇期：浊瘀稍减，机体正气受损，脏腑功能失调，虚实夹杂，多表现为脾肾不足，湿毒留恋；维持期：正气暂复，浊瘀蛰藏，或浊瘀攻窜，正气大虚，脏腑衰败，而成危候。

### （三）病证结合治疗

1. 辨证治疗

（1）高尿酸血症的辨证治疗：高尿酸血症的治疗需从整体辨治，把握通腑泻浊大法，辨清虚实急缓加减用药，实则通腑祛滞，虚宜加强代谢，急则清利湿热，缓则调理脾胃。结合中医辅助平台对高尿酸血症中药方剂的分析表明：高尿酸血症的治疗应主要针对肝、脾胃、肾、膀胱等脏腑进行调理，宜广泛使用甘温、平补及利水渗湿药物，或兼苦寒、清热、泄利药物。

（2）痛风的辨证治疗：痛风的中医治疗法则以泄浊化瘀解毒为主线，调益脾肾，正本清源，贯穿始终。根据痛风不同的证候，需采用不同的治疗原则，辨证论治。

①湿热蕴结型：清热利湿，通络止痛。主方：四妙方（《丹溪心法》中二妙丸加牛膝、薏苡仁）（证据等级C强推荐）；治疗中药以清热药（黄柏、土茯苓、忍冬藤、山慈菇）、利水渗湿药（薏苡仁、萆薢、泽泻、车前子）、祛风湿药（威灵仙、防己、秦艽）等药物为主。

②瘀热阻滞型：健脾利湿，益气通络。主方：丹溪痛风方（《丹溪心法》）（证据等级C强推荐）；常用的中药为桃仁、红花、当归、丹参、川芎、五灵脂、秦艽、羌活、牛膝、乳香、没药、赤芍、延胡索、香附、地龙、三棱、莪术、鸡血藤、三七、独活等。

③痰浊阻滞型：活血化瘀，化痰散结。临床治疗中可运用白芥子加桃仁于处方中。白芥子辛散温通，祛痰通络，善除皮里膜外之痰，又能消肿散结止痛，而桃仁善泄血滞，破血祛瘀之力强，在石氏痰瘀互化相关理论中使用了这一经典药对，两者配伍既破瘀血又开痰结，使筋膜内外的痰结瘀血祛除，使痰瘀阻络之病得解（证据等级C推荐）。

④肝肾阴虚型：补益肝肾，通络止痛。临床治疗中可选用黄芪、白术、生地黄、薏苡仁、山药、熟地黄、枸杞子、怀牛膝、桑寄生等药物健脾补肾、疏肝，以治其本，祛邪与扶正并举（证据等级C推荐）。

2. 分期治疗

根据疾病发展的不同时期，建议采取不同的治疗策略。无症状期的主要治疗目标为降尿酸治疗，可采用具有降尿酸作用的中药材，如土茯苓、萆薢、蚕沙、石韦等。在急性期，急则治其标，以改善关节疼痛为主，根据患者病情辨证论治，或清热、或利湿、或温经通络、或化痰、或祛瘀。间歇期治疗重在治本，以调补脾肾为主，使尿酸生成减少，促进其排泄。合并尿路结石者，可选用金钱草、海金沙、鸡内金、瞿麦、滑石等祛湿排沙。合并高脂血症者可选用山楂、麦芽等。

3. 辨症状治疗

（1）痛风性关节炎：多见于中青年男性，常首发于第一跖趾关节，或踝、膝等关节。起病急骤，24 小时内发展至高峰，初次发病多累及单个关节，持续数天至数周可自行缓解。反复发作则受累关节增多，持续时间延长，缓解间期缩短。痛风性关节炎发作时可选用通滞苏润江胶囊（证据等级 B 推荐），四妙丸（证据等级 B 推荐），穿虎痛风合剂（证据等级 B 推荐）。

（2）痛风石：未经治疗的患者首发症状 20 年后约 70% 出现痛风石，常出现于第一跖趾关节、耳郭、前臂伸面、肘关节等处。对于符合外科手术治疗适应证的患者，可选用具有清热化湿、利尿排石作用的中药（证据等级 C 弱推荐）与外科手术联合。

4. 辨指标治疗　痛风患者的主要监测指标为血尿酸。我们建议将痛风患者的 SUA 控制在 360μmol/L 以下，对于合并慢性痛风性关节炎、痛风石以及痛风反复发作的患者，建议将 SUA 控制在 300μmol/L 以下，但是不建议将 SUA 降至 180μmol/L 以下。对于当血尿酸未达标时，根据辨证及症状选用方药的基础上联合具有降尿酸作用的中药（证据等级 C 推荐），如：黄芪、土茯苓、泽泻、车前子、金钱草、萆薢、玄参、威灵仙等。

5. 专病专药治疗　随着现代药理学的飞速发展，一些中药的药理及作用机制研究更透彻。结合中医理论及现代药理学研究，我们推荐黄芪、鸡血藤、土茯苓、泽泻、车前子、萆薢、虎杖、金钱草、玄参、山慈菇等中药作为高尿酸血症、痛风辨证论治的推荐药材（表 17-5）

6. 中成药治疗　目前治疗痛风常用的中成药包括四妙丸/散、通滞苏润江胶囊、痛风定片/胶囊、穿虎痛风合剂等。四妙丸/散的主要成分为苍术、黄柏、牛膝、薏苡仁。现代网络药理学表明，四妙方可以减少尿酸盐结晶（MSU）释放促炎因子，下调血清中促炎细胞因子，作用于肠道菌群发挥抗炎作用。通滞苏润江胶囊的主要成分为秋水仙、番泻叶、诃子肉、西红花、盒果藤等，它能够较快有效缓解急性痛风性关节炎患者症状体征，降低红细胞沉降率及 C 反应蛋白，抑制血清 IL-1β、TNF-α 的表达。穿虎痛风合剂是一种以穿山龙、虎杖、忍冬藤、威灵仙等12 种药材制成的中药制剂，其主要有效成分为白藜芦醇。白藜芦醇能够抑制 MSU 晶体释放炎性反应因子，抑制黄嘌呤氧化酶，发挥降尿酸作用等作用。

（1）四妙丸（证据等级 B 推荐）：苍术、牛膝、黄柏、薏苡仁。功效：清热利湿。适应证：湿热下注所致的痹病，症见足膝红肿，筋骨疼痛。用法用量：口服，6g/次，2 次/日。

（2）通滞苏润江胶囊（证据等级 B 推荐）：番泻叶、秋水仙、诃子肉、盒果藤、巴旦仁、西红花等。功效：开通阻滞，消肿止痛。适应证：用于关节骨痛，风湿病，类风湿性关节炎，坐骨神经痛。用法用量：口服，5~7 粒/次，2 次/日。

（3）痛风定胶囊（证据等级 B 推荐）：秦艽、黄柏、延胡索、赤芍、川牛膝、泽泻、车前子、土茯苓。功效：清热祛湿，活血通络定痛。适应证：用于治湿热瘀阻所致的痹证，关节红肿热痛，伴有发热，汗出不解，口渴心烦，小便黄，舌红苔黄腻，脉滑数，痛风。用法用量：口服，3~4 粒/次，3 次/日。

（4）穿虎痛风合剂（证据等级 B 推荐）：穿山龙、虎杖、忍冬藤、防风、威灵仙、土茯苓、川牛膝、川芎、萆薢、木瓜等。功效：活血化瘀、通络止痛、祛风除湿。适应证：急性痛风发作。用法用量：早晚各 1 瓶。

**7. 外用药治疗** 痛风性关节炎患者还可以选用一些外用的膏剂、洗剂、散剂、颗粒剂和贴剂，主要具有活血、化瘀、止痛等作用。常用的膏剂如青鹏软膏（棘豆、铁棒锤等）、痛风膏（黄柏、生大黄、姜黄、白芷等）、四黄膏（大黄、黄芩、黄柏、黄连）、金黄膏（黄柏、姜黄、白芷等）等，有助于缓解痛风关节疼痛。颗粒剂如五味甘露药浴颗粒（大籽蒿、水柏枝等），有消肿止痛、舒筋活络、化瘀血、通经脉之功效。洗剂如清痹散（煅石膏、黄柏等）等在缓解关节疼痛、关节灼热与关节肿胀方面具有良好的疗效。贴剂如消痛贴膏（独一味、姜黄等）具有活血化瘀、消肿止痛的功效，可缓解骨骼肌肉疼痛。

**8. 康复疗法**

（1）针灸（证据等级 C 弱推荐）：针灸治疗是以中医为基础的一种治疗方案。在药物治疗的基础上采用中医针灸治疗具有显著的效果，对患者进行针灸可以刺激患者内源性镇痛物质释放，可以在一定程度上抑制疼痛的神经电活动，从而起到止痛的效果。通过对近十年治疗痛风的针灸处方进行总结，使用频次最高的经穴为足三里、三阴交、阴陵泉，可以起到补益气血、滋肝养肾的作用。

（2）耳穴疗法（证据等级 C 弱推荐）：耳穴疗法通过刺激耳部穴位以调整机体脏腑气血阴阳，操作简便。将王不留行籽贴敷按压于内分泌、脾、肾、枕、输尿管、膀胱、内生殖器等对应部位耳穴，患者可自行按压刺激，3~5 次/日，5 分钟/次，治疗 3 次/周。

**表 17-5　高尿酸血症、痛风推荐药材**

| 药物 | 性味归经 | 功能 | 主治 | 现代药理研究与作用机制 |
|---|---|---|---|---|
| 黄芪 | 甘，微温。归肺、脾经 | 补气升阳，固表止汗，利水消肿，生津养血，行滞通痹，托毒排脓，敛疮生肌 | 用于气虚乏力，食少便溏，中气下陷，久泻脱肛，便血崩漏，表虚自汗，气虚水肿，内热消渴，血虚萎黄，半身不遂，痹痛麻木，痈疽难溃，久溃不敛 | 黄芪的提取物黄芪皂苷被证明可以下调糖尿病肾病大鼠的尿酸水平 |
| 鸡血藤 | 苦、甘，温。归肝、肾经 | 活血补血，调经止痛，舒筋活络 | 用于月经不调，痛经，经闭，风湿痹痛，麻木瘫痪，血虚萎黄 | 鸡血藤是一种具有镇痛、抗炎作用的中药。其提取物可通过作用于肠道发挥减重作用 |
| 土茯苓 | 甘、淡，平。归肝、胃经 | 解毒，除湿，通利关节 | 用于梅毒及汞中毒所致的肢体拘挛，筋骨疼痛；湿热淋浊，带下，痈肿，瘰疬，疥癣 | 土茯苓不仅可以降低高尿酸血症小鼠的尿酸水平，还可以可抑制 XOD 活性，显著下调肾脏 URAT1、GLUT9 的 mRNA 和蛋白表达，抑制 IL-1β、TNF-α 表达 |
| 泽泻 | 甘、淡，寒。归肾、膀胱经 | 利水渗湿，泄热，化浊降脂 | 用于小便不利，水肿胀满，泄泻尿少，痰饮眩晕，热淋涩痛，高脂血症 | 体外实验表明，泽泻可以通过抑制 XOD 活性，发挥降尿酸作用 |
| 车前子 | 甘，寒。归肝、肾、肺、小肠经 | 清热利尿通淋，渗湿止泻，明目，祛痰 | 用于热淋涩痛，水肿胀满，暑湿泄泻，目赤肿痛，痰热咳嗽 | 车前子的提取物毛蕊花糖苷可以抑制高尿酸血症小鼠肝脏 XOD 活性，发挥降尿酸作用，并下调肾脏尿酸转运体 Oat1 的 mRNA 表达，上调肾脏尿酸转运体 URAT1、GLUT9 的 mRNA 表达 |

续表

| 药物 | 性味归经 | 功能 | 主治 | 现代药理研究与作用机制 |
|------|---------|------|------|----------------------|
| 草薢 | 苦,平。归肾、胃经 | 利湿去浊,祛风除痹 | 用于膏淋,白浊,白带过多,风湿痹痛,关节不利,腰膝疼痛 | 草薢对高尿酸血症大鼠的 XOD 水平没有显著影响,能剂量依赖性地降低高尿酸血症大鼠的血清尿酸水平,增加尿酸浓度和尿酸排泄量,降低肾脏 URAT1、GLUT9 蛋白的高表达,其作用与苯溴马隆相近 |
| 虎杖 | 微苦,微寒。归肝、胆、肺经 | 利湿退黄,清热解毒,散瘀止痛,止咳化痰 | 用于湿热黄疸,淋浊,带下,风湿痹痛,痈肿疮毒,水火烫伤,经闭癥瘕,跌打损伤,肺热咳嗽 | 虎杖醇提物能防治小鼠急性痛风性关节炎,其机制可能是调控 NLRP3/ASC/Caspase-1 轴在基因和蛋白水平上的表达 |
| 金钱草 | 甘、咸,微寒。归肝、胆、肾、膀胱经 | 利湿退黄,利尿通淋,解毒消肿 | 用于湿热黄疸,胆胀胁痛,石淋,热淋,小便涩痛,痈肿疔疮,蛇虫咬伤 | 金钱草的提取物可以降低高尿酸小鼠的尿酸水平。金钱草总黄酮提取液可能通过增加尿量,降低尿液中钙和草酸的含量,从而降低尿液饱和度,抑制尿液中结晶形成 |
| 玄参 | 甘、苦、咸,微寒。归肺、胃、肾经 | 清热凉血,滋阴降火,解毒散结 | 用于热入营血,温毒发斑,热病伤阴,舌绛烦渴,津伤便秘,骨蒸劳嗽,目赤,咽痛,白喉,瘰疬,痈肿疮毒 | 玄参的提取物苯丙苷被证明可以降低高尿酸血症小鼠肝脏黄嘌呤脱氢酶 XDH 和黄嘌呤氧化酶 XO 活性,从而发挥降尿酸作用 |
| 山慈菇 | 甘、微辛,凉。归肝、脾经 | 清热解毒,化痰散结 | 用于痈肿疔毒,瘰疬痰核,蛇虫咬伤,癥瘕痞块 | 山慈菇所含的秋水仙碱能抑制粒细胞浸润和乳酸的生成,有抗炎,止痛作用,是治疗痛风急性发作的有效成分 |
| 威灵仙 | 辛、咸,温。归膀胱经 | 祛风湿,通经络 | 用于风湿痹痛,肢体麻木,筋脉拘挛,屈伸不利 | 威灵仙的乙醇提取物具有较强的抑制 XOD 的能力,其乙酸乙酯提取物具有较强的抗氧化能力。威灵仙还可以降低尿酸性肾病小鼠的尿酸和肌酐,减少肾脏组织中的尿酸盐结晶和炎性反应浸润 |
| 秦皮 | 苦、涩,寒。归肝、胆、大肠经 | 清热燥湿,收涩止痢,止带,明目 | 用于湿热泻痢,赤白带下,目赤肿痛,目生翳膜 | 秦皮的乙醇提取物具有抑制 XOD 的能力。秦皮总香豆素能够改善痛风性关节炎,降低正常小鼠和高尿酸血症小鼠的尿酸水平 |

续表

| 药物 | 性味归经 | 功能 | 主治 | 现代药理研究与作用机制 |
|------|----------|------|------|------------------------|
| 海金沙 | 甘、咸，寒。归膀胱、小肠经 | 清利湿热，通淋止痛 | 用于热淋，石淋，血淋，膏淋，尿道涩痛 | 海金沙具有抗氧化、抗菌、防治结石等作用。海金沙黄酮具有清除氧自由基、抑制脂质过氧化的作用 |
| 忍冬藤 | 甘，寒。归肺、胃经 | 清热解毒，疏风通络 | 用于温病发热，热毒血痢，痈肿疮疡，风湿热痹，关节红肿热痛 | 现代网络药理学表明，忍冬藤不仅对脂质的氧化及代谢具有正向调控作用，还可以通过调控 RNA 和细胞凋亡，调控免疫反应和炎性反应 |
| 防风 | 辛、甘，微温。归膀胱、肝、脾经 | 祛风解表，胜湿止痛，止痉 | 用于感冒头痛，风湿痹痛，风疹瘙痒，破伤风 | 防风具有解热、镇痛、抗炎免疫、活血化瘀的作用。防风水煎液可通过降低毛细血管通透性发挥抗炎作用 |
| 苍术 | 辛、苦，温。归脾、胃、肝经 | 燥湿健脾，祛风散寒，明目 | 用于湿阻中焦，脘腹胀满，泄泻，水肿，脚气痿躄，风湿痹痛，风寒感冒，夜盲，眼目昏涩 | 苍术-黄柏作为治疗痛风的经典药，对起源于《丹溪心法》。现代药理学研究表明，黄柏苍术汤可能通过抑制炎性细胞释放炎性因子 IL-1β、TNF-α、IL-6、IL-8，从而明显改善急性痛风性关节炎的炎性反应 |
| 白术 | 苦、甘，温。归脾、胃经 | 健脾益气，燥湿利水，止汗，安胎 | 用于脾虚食少，腹胀泄泻，痰饮眩悸，水肿，自汗，胎动不安 | 白术经过炮制后，苍术酮的含量减少，而白术内酯的含量显著增加。白术内酯具有抗炎、抗肿瘤、降糖等作用 |
| 生地黄 | 甘，寒。归心、肝、肾经 | 清热凉血，养阴生津 | 于热入营血，温毒发斑，吐血衄血，热病伤阴，舌绛烦渴，津伤便秘，阴虚发热，骨蒸劳热，内热消渴 | 地黄浸膏能够有效保护肾脏线粒体的呼吸产能，具有保护肾缺血的作用。地黄的有效成分地黄寡糖对氧化应激性肝损伤具有保护作用 |

# 第十一节　中西医临床研究进展

## 一、临床辨治

### （一）中医辨证分型

刘靖晗[37]回顾分析 2018 年 1 月至 2019 年 1 月至浙江中医药大学附属第二医院就诊的痛风患者

80 例，由 2 名专业医师对患者进行辨证分型，收集患者一般资料、临床表现及实验室指标，归纳总结痛风中医证型及分布特点。结果中医证型中以湿热蕴结证最为多见（56.41%），肝肾阴虚证患者病程高于其他证型（$P<0.05$），湿热蕴结证血尿酸水平高于其他三种证型（$P<0.05$），肝肾阴虚证甘油三酯水平高于其他三种证型（$P<0.05$）。

邱晓莲等[38]通过检索中国知网数据库、万方数据库关于中医或中西医结合临床辨证治疗痛风性关节炎的期刊文献，共检出 1518 篇，纳入研究的文献共 81 篇。总共获得 24 种证候，最常见的 6 种证候为湿热蕴结证、湿热瘀阻证、肝肾阴虚证、风湿热痹证、寒湿痹阻证和痰浊阻滞证。共得到 14 种证素，其中居于前 3 位的病位证素为肾、肝、脾，而湿、热、血瘀、痰为主要的病性证素。共提取出方剂 84 首，使用最多的前 3 首方为痛风汤、四妙散和四妙汤。累计使用 182 味中药，以清热药、活血化瘀药、利水渗湿药、补虚药和祛风湿药最常用。

王靓怡[39]通过检索 2010 年 1 月至 2016 年 11 月的维普、中国知网和万方中文期刊数据库，经统计分析概括归纳出痛风性关节炎急性发作期常见证型为湿热蕴结证、毒热痹阻证、痰瘀阻络证和其他证型。各证型出现的频次百分比分别为 84.72%、7.17%、4.43%、3.68%。相应治法为清热燥湿法、清热解毒法、化痰逐瘀法和其他治法。

### （二）经典方剂联合西药

孙海峰等[40]将 54 例急性痛风性关节炎随机分为治疗组 28 例和对照组 26 例，对照组予以美洛昔康片，治疗组在对照组的基础上给予四妙散加减（组方药物主要为黄柏、苍术、薏苡仁、牛膝），共治疗 10 天。结果两组 Lysholm、VAS 评分均有所改善，且治疗组在治疗后 5 天、10 天下降速度大于对照组，差异均有统计学意义，治疗 10 天两组尿酸、血沉、CRP 实验室指标均较治疗前下降，且治疗组降幅出现更早、更大，差异有统计学意义。

吴咏妍等[41]将 120 例寒湿痹阻型痛风性关节炎患者随机分为治疗组和对照组各 60 例。对照组给予苯溴马隆片和碳酸氢钠口服治疗，治疗组在对照组基础上给予桂枝附子汤加味（桂枝 12g，制附子 10g，生姜 9g，大枣 6g，甘草 6g，路路通 10g，海风藤 10g，土茯苓 30g，姜黄 12g，杜仲 20g）和中药外敷治疗。外敷药物组成：广三七、干姜、赤芍药、川芎各 50g，冰片 10g，研磨成细粉后加 50g 麸皮混合，加入 50mL 醋，加热后至稍干，趁热装入麻布袋内封好后热敷患处。2 组均以治疗 14 天为 1 个疗程。结果治疗后，2 组患者的 VAS 评分、血尿酸、hsCRP 及 ESR 均较治疗前明显降低（$P<0.05$ 或 $P<0.01$），治疗组占优（$P<0.05$），而不良反应未增加。

谢海毅等[42]选用加味桂枝芍药知母汤（炒薏苡仁 30g，白术、泽泻、土茯苓、粉萆薢、知母、白芍、酒川牛膝、桂枝各 15g，防风、独活各 12g，熟附子 10g，蜜麻黄 9g，细辛 6g）治疗痛风性关节炎 30 例，与口服双氯芬酸钠的对照组相比，在降低血尿酸、血沉、C 反应蛋白，减轻疼痛、活动受限等方面都有明显疗效，总有效率高于对照组，差异显著（$P<0.05$）。

### （三）自拟方联合西药

柴小雨[43]采用土威除痹汤（土茯苓 15g，威灵仙 10g，山慈菇 9g，穿山龙 15g，牡丹皮 12g，车前草 15g，秦皮 12g，蒲公英 15g，金银花 15g，延胡索 10g，石菖蒲 10g，萆薢 15g）治疗急性痛风性关节炎湿热瘀阻证，将 66 例患者随机分为两组各 33 例。试验组予土威除痹汤和洛索洛芬钠片治疗，以洛索洛芬钠片为对照。观察时间为 7 天。结果试验组总有效率为 96.87%，优于对照组的 84.37%（$P<0.05$）。试验组在改善患者关节疼痛、活动受限、心烦、发热、口渴、小便短黄等症状及血尿酸方面优于对照组（$P<0.05$），且疼痛缓解时间更短（$P<0.05$），差异有统计学意义。

谷慧敏等[44]将 258 例痛风性关节炎湿热蕴结证患者随机分为中药组、西药组和中西药组，每组各 86 例。中药组口服蚕矢汤加减（蚕沙、薏苡仁、当归各 20g，茯苓、大豆黄卷、黄柏各 15g，黄连、黄芩、泽泻、木瓜、栀子各 10g，桂枝、防风各 5g，细辛 3g），西药组口服秋水仙碱，中西药组同时口服蚕矢汤加减联合秋水仙碱，疗程均为14天。结果：中西药组总有效率93.8%，优于中药组的81.9%和西药组的83.3%（$P<0.05$），且临床症状和实验室检查指标改善较中药组和西药组更为明显（$P<0.05$），不良反应发生率中药组（3.6%）<中西药组（60.5%）<西药组（82.1%）（$P<0.05$）；复发率中西药组（7.4%）<中药组（20.5%）<西药组（26.1%）（$P<0.05$）。

韩文利[45]将80例痛风患者随机分为两组各40例，对照组采用非布司他和秋水仙碱治疗，观察组在对照组的基础上加用清热利湿中药痛风方（薏苡仁、茯苓、车前草各30g，牛膝、萆薢各15g，黄柏、苍术各12g），疗程均为6个月。结果：两组的总有效率对比差异具有统计学意义（$P<0.05$）。两组患者血尿酸水平和痛风石最大径对比差异无统计学意义（$P>0.05$），但观察组治疗后血尿酸水平和痛风石最大径较对照组下降更为明显（$P<0.05$），而不良反应发生率未增加（$P>0.05$）。

施阳等[46]将60例慢性期痛风湿热蕴结兼脾肾亏虚证患者随机分为2组。2组均予常规非药物治疗，对照组30例加别嘌呤缓释胶囊治疗；治疗组30例在对照组治疗基础上加清热养阴除湿汤（土茯苓15g，半枝莲10g，虎杖10g，金银花10g，连翘10g，白鲜皮10g，生地黄10g，熟地黄6g，白芍10g，川乌6g，桂枝15g），疗程均为2个月。结果治疗组总有效率93.33%，对照组86.67%，2组总有效率比较差异无统计学意义（$P>0.05$），疗效相当。治疗后2组血尿酸、TNF-α及IL-6水平均较本组治疗前明显下降（$P<0.05$），且治疗组低于对照组（$P<0.05$）。治疗组复发率3.33%，明显低于对照组的16.67%（$P<0.05$）。

### （四）中成药联合西药

郭国兴等[47]采用祛风湿丸内服配合中药外用治疗痛风湿热蕴结证，将60例患者随机分为2组，治疗组30例予以祛风湿丸（当归1.0g，猪苓1.5g，泽泻1.0g，茵陈1.5g，党参1.0g，苦参1.5g，升麻0.5g，葛根1.5g，羌活1.0g，苍术1.0g，薏苡仁1.5g，黄芩1.0g，姜黄1.0g，乌药1.0g，细辛0.5g，白芷1.0g，白术1.0g。以上18味按以上比例，取猪苓、茵陈、升麻、细辛，加水8~10倍，煎煮2次，每次1小时，分2次过滤，合并品次滤液，浓缩至适量。其余当归等13味药物粉碎成细粉，过筛，混均匀，用药汁泛丸，干燥即得）口服并予以如意金黄散外敷，对照组30例予以塞来昔布胶囊常规治疗。结果治疗组总有效率96.67%，高于对照组86.67%（$P<0.05$），在减少患者疼痛、关节肿胀及关节活动受限评分，降低红细胞沉降率、C反应蛋白及血尿酸水平方面优于对照组，差异具有统计学意义（$P<0.05$）。

周晓莉等[48]将70例急性痛风性关节炎患者随机分为治疗组和对照组各35例。对照组予双氯芬酸钠双释放肠溶胶囊口服，每次75mg，每日1次。治疗组在对照组基础上给予中药痛风通络剂每日1剂口服，药物组成：苍术、山慈菇、郁金、桃仁各20g，黄柏、红花各18g，生薏苡仁、川牛膝、萆薢、土茯苓、金钱草、泽泻各30g，水蛭、甘草各6g。两组疗程均为10天。结果治疗组总有效率94.29%，对照组为85.71%，差异无统计学意义（$P>0.05$），但治疗组在改善症状积分、C反应蛋白、血沉方面优于对照组（$P<0.01$），安全性好。另外，研究表明[49]，痛风通络剂联合非布司他可有效减少慢性期痛风性关节炎的急性发作次数，减轻发作时的疼痛程度，降低血尿酸水平，能够提高患者的生活质量。

### （五）中药提取物联合西药

肖敬等[50]将90例湿热蕴结型老年急性痛风性膝关节炎患者随机分为3组：治疗组30例给予正清风痛宁缓释片口服，2片/次，日2次，正清风痛宁注射液关节腔灌洗，2日1次；西药对照组给予秋水仙碱片口服，1片/次，日2次；中药对照组给予痛风定胶囊口服，3粒/次，日3次。疗程均为14天。结果治疗组的临床疗效有效率为93.3%，明显高于西药（71.0%）及中药（73.3%）对照组（$P<0.05$），且在改善ESR、CRP、UA水平、疼痛VAS评分、关节压痛、肿胀程度方面显著低于各对照组（$P<0.05$）。

## （六）外治法联合西药

陈清华[51]将70例痛风性关节炎急性发作期患者随机分为干预组与对照组各35例，对照组给予服用秋水仙碱，干预组则配合退黄散外敷患处。退黄散主要由大黄、黄柏、地榆、白芷、南香末等药物组成，取中药研粉，混合后制成散剂；将蜂蜜10g加凉开水10g调匀稀释后加入退黄散20g调至糊状，清洁皮肤后，均匀外敷于关节肿胀处。结果干预组总有效率为91.5%，显著高于对照组的77.1%（$P<0.05$）；干预组止痛时间、肿胀消退时间均显著短于对照组（$P<0.05$）。

董宏生等[52]将70例急性痛风性关节患者按随机数字表法分为两组各35例，对照组口服非甾体抗炎药和（或）秋水仙碱，治疗组在对照组基础上加用中药泡洗剂（蒲公英30g，紫花地丁30g，虎杖30g，大黄20g），日1剂，煎后泡洗2~3次。热重加生石膏，湿重加炒薏苡仁，痛甚加川乌，疗程均为7天。观察组疗效优于对照组（总有效率分别为94.0%、88.0%），且在控制关节疼痛VAS评分、关节肿胀度、医生和患者对疾病的全面评估、中医症状积分上，优于对照组，差异均有统计学意义（$P<0.05$）。

赵亚涛[53]将60例急性痛风性关节炎（湿热痹阻证）患者随机分成两组各30例。对照组予以低嘌呤饮食+依托考昔片+玉苓痛风颗粒（玉米须180g，土茯苓90g，山慈菇10g，川草薢20g，忍冬藤30g，川牛膝10g，泽兰30g，泽泻30g，玄参30g，车前子30g，黄柏6g，延胡索10g，秦皮10g）治疗，试验组在对照组基础上给予中药溻渍疗法（玄参10g，土茯苓100g，忍冬藤5g，苍术5g，皂角刺5g，乳香10g，没药10g，大黄10g，黄柏10g，防己5g，胆南星5g，川乌5g，草乌5g，海桐皮5g。研末蜜调后涂抹于患处），疗程均为7天。结果治疗组在改善关节肿痛指数、中医证候积分、疼痛VAS评分等方面优于对照组（$P<0.05$），且安全性好。

## 二、方药与药理

### （一）方药用药规律

通过检索中国知网、万方、维普三大数据库，申玲玲等[54]全面搜集、整理近10年来现代中医药治疗急性痛风性关节炎的处方，通过中医传承辅助平台V2.5，确定处方中单味药物频次、药物组合频次、药物之间的关联规则和核心组合等。最终纳入有效处方101首，使用频次≥15次的中药20味，前四位依次为薏苡仁、黄柏、苍术、土茯苓，高频药物组合为"黄柏-苍术""苍术-薏苡仁""黄柏-薏苡仁"等，核心组合"防风-羌活-苦参""茵陈-大黄-栀子""薏苡仁-黄柏-附子"等，形成新处方"防风-羌活-苦参-生姜""茵陈-大黄-栀子-木通-大腹皮""薏苡仁-黄柏-附子-苍术"等。提示中医药治疗急性痛风性关节炎的治则以清热祛湿、通痹止痛为主，辅以健脾、补肾、活血化瘀等。

孙宇洁等[55]检索中国知网、万方、维普、中国生物医学文献数据库（CMB）中中医药治疗痛风的文献，构建方药数据库，通过频次统计、系统聚类分析、关联规则分析、复杂网络分析进行研究。最终共纳入方剂476首，所用药物315味，使用频次共计6905次，使用频数前10位中药分别是土茯苓、薏苡仁、牛膝、黄柏、苍术、草薢、甘草、泽泻、威灵仙、白术，用药类别以清热药、利水渗湿药、补虚药、活血化瘀药、祛风湿药、化湿药为主。痛风高频药对前3组为薏苡仁-土茯苓、土茯苓-草薢、薏苡仁-牛膝。中药药性主要为寒性药，药味为甘，主归脾（胃）经。聚类分析得到14个中药组合。关联分析得到二项关联药物组合29项；三项关联药物组合21项；四项关联药物组合27项。复杂网络分析核心处方为：牛膝（川）、黄柏、薏苡仁、苍术、土茯苓、草薢、甘草。提示中医药治疗痛风用药以祛邪为主，清热化湿健脾之法贯穿病程的始终并以四妙散加土茯苓、草薢的组方为核心，兼以活血化瘀止痛、利湿泄浊除痹、祛风湿通经络利关节等法。

## （二）方药药理举例

1. **茵连痛风颗粒** 现代研究证实[56]，茵连痛风颗粒所含物质中有 13 个化合物与黄嘌呤氧化酶的结合能在 -9.0kCal/mol 以下，其中主要为黄酮类成分。结合模式分析表明这些活性分子可以与黄嘌呤氧化酶的活性位点形成 -相互作用、疏水相互作用和氢键相互作用。提示茵连痛风颗粒中含有黄嘌呤氧化酶抑制剂，可通过降低尿酸的生成发挥抗痛风作用。

2. **资生肾气丸** 研究证实[57-58]，资生肾气丸可调控痛风大鼠 GSH、GSH-Px 和 NF-κB 的表达，可影响痛风性关节炎大鼠 IL-1β 和 Caspase-1 表达，对痛风性关节炎具有防治作用。

3. **痛风二号方** 研究显示[59-60]，痛风二号方（其原始组成及剂量如下：忍冬藤 40g，野菊花 30g，紫花地丁 20g，蒲公英 20g，半枝莲 30g，秦艽 15g，黄柏 15g，重楼 20g，牡丹皮 20g，赤芍 20g，甘草 20g。具有清热利湿、通络止痛、活血化瘀之功效。）对大鼠湿热型高尿酸血症有明显的治疗作用，在降尿酸的同时还可降低 TNF-α 及升高 VIP，效果优于别嘌醇，且肾毒性较小，优于别嘌醇。痛风二号方改善肾功能损害的机制可能与提高了肾 NO 水平，降低了 ET-1、BUN 及 Cr 相关。

4. **虎杖** Chen X 等[61]研究发现，虎杖提取物能显著降低血尿酸与血清肌酐水平，显著减少高尿酸血症大鼠的肾间质纤维化面积，改善肾功能。Chen L 等[62]研究表明，虎杖中的有效成分白藜芦醇与虎杖苷具有抗氧化与抗炎作用。研究证实，与模型组相比，虎杖苷低剂量组、虎杖苷中剂量组、虎杖苷高剂量组、秋水仙碱组均能明显减轻 SD 大鼠的足垫肿胀程度，而且虎杖苷低、中、高剂量组均能不同程度降低 IL-6、IL-1β、UA、XOD、NO、PGE2、MPO、MCP-1 的含量，其中高剂量组效果最好（$P<0.05$）。推测虎杖苷可以从嘌呤代谢、尿酸代谢和抑制炎性细胞因子三个方面来发挥抗痛风性关节炎的作用。

5. **车前草（子）** 钱莺[63]通过对车前草的研究发现，其醇提物能够显著降低高尿酸血症小鼠的血尿酸水平，进一步研究发现该提取物中含有较高浓度的大车前普，提示车前草的降血尿酸作用可能与大车前普有关。费红新等[64]通过实验发现，车前子可以改善小鼠关节炎症的反应，同时车前子还可以明显改善模型小鼠的关节肿胀度，另外车前子对小鼠的体重影响不明显，提示不良反应较小，这为临床上使用车前子治疗痛风性关节炎发作提供了理论依据。

6. **大黄** 大黄治疗痛风的作用可能有两个途径[65]：一是大黄的泻下作用对于清除摄入过多嘌呤食物的患者来说，能起到预防痛风发作的作用；二是大黄中大黄素对尿酸形成过程中起着重要作用的黄嘌呤氧化酶有较强的竞争性抑制作用，抑制黄嘌呤氧化酶对次黄嘌呤、黄嘌呤的催化，进而影响尿酸的生成，降低体内尿酸水平。

7. **金钱草** 姚譞等[66]研究发现金钱草水提取物对高尿酸血症小鼠具有降低血清学尿酸水平作用。

8. **栀黄止痛散汤** 卢晓郎等[67]研究表明，高剂量栀黄止痛散汤（酒大黄、栀子、乳香、白芷、赤小豆、没药、木香、姜黄、黄柏、赤芍、白蔹、草薢、土茯苓）对大鼠 GA 的治疗作用同秋水仙碱作用相似，其机理与干预痛风性关节炎发病过程中的氧化应激及炎症反应有关，主要通过调控 Nrf-2/HO-1/NF-κB 通路来实现。另有研究证实[68]，栀黄止痛散对 AGA 有显著疗效，可明显降低 IL-1β、TNF-α 等炎性因子水平。

9. **清热通络方** 段姬妃等[69]实验观察到，高中低浓度清热通络方（生石膏 30g，薏苡仁 25g，淡竹叶、土茯苓、半夏、南沙参、麦门冬、独活、透骨草、淫羊藿、怀牛膝各 15g，海风藤 10g，甘草 5g）联合秋水仙碱治疗痛风性关节炎大鼠的效果优于单纯秋水仙碱的治疗效果。其作用机制为降低 TLR2/NF-κB 信号通路中 Toll 样受体（TLR2）mRNA、NF-κB P65mRNA、IL-1β）mRNA 转录水平，以及减少大鼠血清中 IL-1、IL-37 的表达，减轻炎性反应而起到治疗作用。

10. **加味黄芪桂枝五物汤** 康佳莹等[70]研究表明，加味黄芪桂枝五物汤（黄芪 60g，白芍、鸡血藤各 30g，桂枝、当归、川芎各 20g，生姜、牛膝各 15g，大枣 8g）可以抑制 NLRP3 及 IL-33 的表达，减少血清中炎性因子的水平；且可以提高抑炎因子（TGF-β1）的表达，共同抑制炎性反应的发生，在抗痛风性关节炎过程中发挥作用。

11. 牛膝　牛膝是临床中使用率较高的中药，有补肝肾、强筋骨、逐瘀通经、利尿通淋、引火下行之功效，牛膝总皂苷是牛膝的主要药理成分之一，主要用于抗炎镇痛。那莎等[71]通过建立大鼠急性痛风性关节炎模型实验表明，牛膝总皂苷对痛风性关节炎急性期起到缓解作用，其机制主要通过抑制 NALP3 炎性体及 Caspase-1 的活化，以减少炎性因子的活化，从而对大鼠痛风性关节炎的治疗起到作用。

12. 青风藤　研究证实[72-73]，青藤碱可以通过降低大鼠关节滑膜中 TNF-α、IL-1β、IL-6 水平，抑制 IL-6mRNA 在大鼠关节滑膜内的表达，减少关节内白细胞及中性粒细胞的含量，抑制痛风性关节炎过程中的炎性反应，有效改善痛风性关节炎症状。

13. 玉米须　玉米须提取物总黄酮具有抗炎、抗菌、抗氧化作用。研究表明[74]，玉米须提取物总黄酮具有抗炎镇痛作用，能通过抑制炎性细胞因子 IL-1β 的表达，促进大鼠离体肾脏对尿酸的排泄，改善模型大鼠离体肾脏的肾功能参数。

14. 穿山龙　于栋华等[75]研究表明，穿山龙提取物可以通过干预尿液代谢起到防治痛风性关节炎的作用，其作用机制可能为通过调节甲硫氨酸和半胱氨酸代谢中胱硫醚向半胱氨酸的转化水平，上调色氨酸代谢中褪黑激素水平，从而起到防治痛风性关节炎的作用。穿山龙总皂苷还可能通过下调血清中尿酸、肌酐、乳酸，上调血清甘氨酸和色氨酸的含量发挥治疗痛风性关节炎的作用[76]。

15. 萆薢　萆薢具有祛风通痹、利湿去浊的功效，李国鸾等[77]研究表明其提取物萆薢总皂苷能减少炎性因子分泌而发挥抗炎作用。王璐等[78]研究显示，高中低浓度的萆薢总皂苷均可通过降低血清 TNF-α、IL-1β、IL-18 等炎性因子水平，抑制 NALP3 炎性体的装配与活化，起到痛风性关节炎的防治作用。

16. 秦艽　秦艽有祛风湿、清湿热、止痹痛、退虚热之功效，富含甾醇苷、生物碱、裂环烯醚萜苷等成分，具有消炎镇痛、抗氧化、免疫调节、抗菌、抗肿瘤等功效。杨彬等[79]研究显示，秦艽醇对痛风性关节炎大鼠踝关节具有保护作用，其作用机制主要为秦艽醇提取物通过下调 miR-34a、上调 sirt1 表达，进而使 Ac-p53 蛋白表达上调，p53 蛋白下调，且可以抑制 TNF-α、IL-6、IL-1β 水平及丙二醛（MDA）、超氧化物歧化酶（SOD）的水平来发挥作用。

# 第十二节　展　望

痛风是与生活方式相关的疾病，其发病机制与患者代谢、炎性反应、免疫与基因等多种因素有关。西医对于痛风的治疗日渐成熟，但伴随着长期用药而来的不同程度的不良反应也深深困扰着我们。中医在辨证论治的基础上，以分期分型治疗为主导，以古方化裁、自拟验方的中药汤剂及外治、针灸等多种治疗手段可以有效改善痛风性关节炎的症状、体征，延缓疾病发展进程，且其副作用较小。目前比较公认的痛风的中医治则为：以泄浊化瘀解毒为主线，调益脾肾，正本清源，贯穿始终。但是，在相应的治法及有效方药方面至今还缺乏多中心、大样本的研究。单味中药、中成药的实验研究和中医外治法的进展，为中药汤剂提供了合适的补充，使治疗选择更多元化。基于中国患者的种族特异性、文化背景、我国当前的卫生健康资源和医疗实践状况，近两年陆续颁布了《中国高尿酸血症与痛风诊疗指南（2019）》《高尿酸血症和痛风病证结合诊疗指南（2021）》，为痛风的规范诊治提供了依据。希望在不久的将来，无论对于急性痛风性关节炎还是慢性痛风，能够发现更好的检测方法和药物，最大限度上减少患者痛苦。

（何东仪，高维琴）

# 参 考 文 献

［1］中国高尿酸血症与痛风诊疗指南（2019）［J］.中华内分泌代谢杂志，2020，36（1）：1-13.

［2］高尿酸血症相关疾病诊疗多学科共识专家组.中国高尿酸血症相关疾病诊疗多学科专家共识［J］.中华内科杂志，2017，56（03）：235-248.

［3］Liu R，Han C，Wu D，et al. Prevalence of Hyperuricemia and Gout in Mainland China from 2000 to 2014：A Systematic Review and Meta-Analysis. Biomed Res Int. 2015；2015：762820.

［4］Richette P，Doherty M，Pascual E，et al. 2018 updated European League Against Rheumatism evidence-based recommendations for the diagnosis of gout. Ann Rheum Dis. 2020；79（1）：31-38.

［5］黄晶，杨婷，王雨，等.痛风病的国内外认识及治疗进展与思考［J］.世界中药，2021，16（1）：1-7.

［6］金彩云，谢红艳，谢春光.痛风中医病机的探讨［J］.光明中医，2018，33（1）：44-46.

［7］舒建龙，李凤珍，覃裕旺.痛风病理及临床中西医治疗的研究进展［J］.中国实验方剂学杂志，2020，26（2）：218-227.

［8］倪青，孟祥.高尿酸血症和痛风中医认识与治疗［J］.北京中医药，2016，35（6）：529-535.

［9］刘泽华，杨宇峰，石岩.痛风中西医治疗理论框架分析及研究现状［J］.辽宁中医药大学学报，2020，22（9）：64-67.

［10］Richette P，Doherty M，Pascual E，et al. 2018 updated European League Against Rheumatism evidence-based recommendations for the diagnosis of gout. Ann Rheum Dis. 2020 Jan；79（1）：31-38. doi：10.1136/annrheumdis-2019-215315. Epub 2019 Jun 5. PMID：31167758.

［11］Ichida K，Matsuo H，Takada T，et al. Decreased extra-renal urate excretion is a common cause of hyperuricemia. Nat Commun. 2012 Apr 3；3：764. doi：10.1038/ncomms1756. PMID：22473008；PMCID：PMC3337984.

［12］马骁，张志欣，蔡剑平，等.中国高尿酸血症患者HLA-B5801基因的人群分布［J］.国际检验医学杂志，2016，37（24）：3395-3399.

［13］Chowalloor P V，Siew T K，Keen H I. Imaging in gout：A review of the recent developments. Ther Adv Musculoskelet Dis. 2014 Aug；6（4）：131-43. doi：10.1177/1759720X14542960. PMID：25342993；PMCID：PMC4206657.

［14］Davies J，Riede P，van Langevelde K，Teh J. Recent developments in advanced imaging in gout. Ther Adv Musculoskelet Dis. 2019 Apr 16；11：1759720X19844429. doi：10.1177/1759720X19844429. PMID：31019573；PMCID：PMC6469273.

［15］Samaras N，Rossi C. Images in clinical medicine. Tophaceous gout. N Engl J Med. 2012 Jan 19；366（3）：e6. doi：10.1056/NEJMicm1110969. PMID：22256825.

［16］Neogi T，Jansen T L，Dalbeth N，et al . 2015 Gout Classification Classification Criteria：an American College of Rheumatlolgy/ European League Against Rheumatism collaborative initiative［J］Arthritis rheumatol，2015，67（10）：2557-2568. DOI：10.1002/art. 39254.

［17］刘维，中医风湿病学临床研究［M］.北京：人民卫生出版社，2019：308.

［18］B A Béatrice，G A Yves，E Legr，et al. Glucocorticoids reduce alveolar and trabecular bone in mice［J］. Joint Bone Spine，2013，80（1）：77-81.

［19］2020 American College of Rheumatology Guideline for the Management of Gout，Arthritis，Care & Research［J］，VoL. 0. No. 0. Month 2020. pp1-17. DOI 10.1002/acr. 24180

［20］张学武，陈适，何菁，等.痛风定治疗高尿酸血症的前瞻性对照研究［J］，中国医药导刊：2010，12（2）：270-271.

［21］田华，顾冬梅.朱良春教授治疗痛风性关节炎经验介绍［J］.新中医，2010，42（9）：132-133.

［22］辛雷，梁菁菁，高颖，等.降尿酸治疗对肾脏保护作用的研究进展［J］.中国全科医学，2019，22（17）：2025-2029.

［23］冯秀芳.分析治疗痛风药物非布司他的临床研究进展［J］.智慧健康，2019，5（31）：54-56，64.

［24］王新伟，隋淑梅，李丽琦.隋淑梅教授治疗痛风性肾病经验撷精［J］.世界最新医学信息文摘，2015，15（54）：256，40.

［25］Ma L，Wei L，Chen H，et al. Influence of urate-lowering therapies on renal handling of uric acid［J］. Clin

Rheumatol, 2016, 35 (1): 133-141.

［26］Chen Y, Chen X L, Xiang T, et al. Total saponins from dioscorea septemloba thunb reduce serum uric acid levels in rats with hyperuricemia through OATP1A1 up-regulation [J]. J Huazhong Univ Sci Technolog Med Sci, 2016, 36 (2): 237-242.

［27］Van Echteld I A, Van Durme C, Falzon L, et al. Treatment of gout patients with impairment of renal function: a systematic literature review [J]. J Rheumatol Suppl, 2014, 92: 48-54.

［28］丁瑞, 洪权, 耿晓东, 等. 土茯苓治疗小鼠高尿酸血症的机制研究 [J]. 中国中西医结合肾病杂志, 2019, 20 (2): 6-9.

［29］李俊毅, 孔赏, 马虎升, 等. 中医外治法治疗痛风性关节炎的研究进展 [J]. 中国中医急症, 2020, 29 (1): 182-184, 188.

［30］楼朝飞. 青鹏膏剂联合双氯芬酸钠治疗急性痛风性关节炎疗效观察 [J]. 中国现代医生, 2011, 49 (32): 157-158.

［31］龙天雷, 王富春, 金美娜, 等. 基于中医传承辅助平台的针灸治疗痛风选穴规律研究 [J]. 长春中医药大学学报, 2018, 34 (4): 798-800.

［32］马方, 于康. 营养科诊疗常规 [M]. 北京: 人民卫生出版社, 2012: 106-107.

［33］路平, 阎小萍. 焦树德教授治疗痛风性关节炎经验撷萃 [C]. //中华中医药学会. 中华中医药学会第十六届全国风湿病学术大会论文集, 2012: 399-400.

［34］孟庆良, 张子扬, 苗喜云. 朱良春泄浊化瘀法治疗痛风性关节炎经验 [J]. 中医杂志, 2017, 58 (16): 1368-1370.

［35］李满意, 娄玉钤. 娄多峰治疗痛风经验总结 [J]. 中华中医药杂志, 2019, 34 (11): 5238-5240.

［36］路洁, 魏华. 路志正教授论治痛风的学术思想 [J]. 浙江中医学院学报, 2005 (6): 30-31.

［37］刘靖晗, 黄继勇, 罗慧佳. 痛风患者中医证型及特点分析 [J]. 时珍国医国药, 2020, 31 (3): 643-645.

［38］邱晓莲, 陈春晖, 李鑫, 等. 基于文献研究痛风性关节炎中医证候分布及遣方用药规律 [J]. 云南中医学院学报, 2019, 42 (5): 81-85.

［39］王靓怡. 急性痛风性关节炎中医内治法证治规律研究 [D]. 沈阳: 辽宁中医药大学, 2017.

［40］孙海峰, 姜勇. 四妙散加减联合非甾体止痛药对急性痛风性关节炎疗效评价及相关因子的影响 [J]. 中国医药指南, 2019, 17 (32): 12-13.

［41］吴咏妍, 邱联群. 桂枝附子汤加味配合外用药治疗寒湿痹阻型痛风性关节炎疗效观察 [J]. 广州中医药大学学报, 2019, 36 (6): 796-800.

［42］谢海毅, 陈世康. 探讨加味桂枝芍药知母汤治疗痛风性关节炎的临床疗效 [J]. 中医临床研究, 2018, 10 (10): 91-92.

［43］柴小雨. 土威除痹汤治疗急性痛风性关节炎湿热瘀阻证的临床疗效观察 [D]. 北京: 中国中医科学院, 2019.

［44］谷慧敏, 孟庆良, 左瑞庭, 等. 蚕矢汤加减治疗痛风性关节炎湿热蕴结证临床观察 [J]. 中国实验方剂学杂志, 2017, 23 (24): 180-184.

［45］韩文利. 清热利湿中药联合非布司他治疗慢性痛风的临床疗效和安全性 [J]. 中医临床研究, 2019, 11 (35): 123-125.

［46］施阳, 温博, 马丛, 等. 清热养阴除湿汤治疗慢性期痛风湿热蕴结兼脾肾亏虚证临床研究 [J]. 河北中医, 2018, 40 (9): 1311-1315.

［47］郭国兴, 田志华, 陈亮. 祛风湿丸配合中药外用治疗痛风湿热蕴结证临床观察 [J]. 光明中医, 2020, 35 (3): 342-344.

［48］周晓莉, 周玉侠, 乔平平, 等. 痛风通络剂治疗湿热蕴结型急性痛风性关节炎临床观察 [J]. 山西中医, 2018, 34 (7): 9-11+18.

［49］许瑞曼, 刘芳, 侯旭笑, 等. 痛风通络剂联合非布司他治疗湿热蕴结型痛风性关节炎临床观察 [J]. 山西中医, 2020, 36 (2): 24-26.

［50］肖敬, 尹智功, 陈艺方, 等. 正清风痛宁治疗湿热蕴结型老年急性痛风性膝关节炎的临床疗效观察 [J]. 湖北中医杂志, 2017, 39 (10): 8-11.

[51] 陈清华. 退黄散外敷对痛风性关节炎急性发作期患者的护理干预 [J]. 按摩与康复医学, 2018, 9 (11): 64-65.

[52] 董宏生, 董占斌, 王宽宇. 中药外用泡洗治疗痛风性关节炎急性期的临床疗效观察 [J]. 中国中医基础医学杂志, 2019, 25 (5): 652-654.

[53] 赵亚涛. 中药溻渍对急性痛风性关节炎 (湿热痹阻证) 的增效研究 [D]. 长春: 长春中医药大学, 2018.

[54] 申玲玲, 于东升, 许石钟. 中医药治疗急性痛风性关节炎用药规律研究 [J]. 河南中医, 2021, 41 (2): 229-232.

[55] 孙宇洁, 付书璠, 李慧, 等. 近30年中医药治疗痛风临床用药规律数据挖掘研究 [J]. 中药药理与临床, 2020, 36 (4): 208-213.

[56] 韩慧璞, 徐志立, 李莉, 等. 茵连痛风颗粒中黄嘌呤氧化酶抑制剂的虚拟筛选 [J]. 药学研究, 2020, 39 (5): 269-271+277.

[57] 韩洁茹, 解颖, 陈飞, 等. 资生肾气丸对痛风大鼠 GSH、NF-κB 表达水平的影响 [J]. 世界中医药, 2019, 14 (12): 3178-3181.

[58] 韩洁茹, 解颖, 刘淑兰, 等. 资生肾气丸对痛风性关节炎大鼠 IL-1 表达水平的影响 [J]. 世界中医药, 2017, 12 (8): 1870-1873.

[59] 谌欣来, 陈小彤, 贾卓臻, 等. 痛风二号方对湿热型高尿酸血症大鼠血清肿瘤坏死因子 α 和血管活性肠肽水平的影响研究 [J]. 四川中医, 2019, 37 (5): 52-56.

[60] 贾卓臻. 痛风二号方对大鼠湿热型高尿酸血症的疗效及肾功损害的干预研究 [D]. 成都: 成都体育学院, 2018.

[61] Chen X, Weijia C, Shu L, et al. Study on the treatment effect of Polygonum cuspidatum forhyperuricemia in rats using the UPLC- ESI- QTOF/MS metabolomics approach [J]. Analytical Methods, 2015, 7 (16): 6777-6784.

[62] Chen L, Lan Z, Lin Q, et al. Polydatin ameliorates renal injury by attenuating oxidative stress- related inflammatory responses in fructose- induced urate nephropathic mice [J]. Food Chen Toxicol, 2013, 52 (52): 28-35.

[63] 钱莺. 抗痛风中药的研究 [D]. 杭州: 浙江大学, 2011.

[64] 费洪新, 韩玉生, 廖婷, 等. 车前子对小鼠急性痛风性关节炎的影响 [J]. 黑龙江科学, 2014, 5 (5): 9-11+25.

[65] 杨秀飞, 黄传兵, 徐慧敏, 等. 大黄治疗痛风的作用机制研究进展 [J]. 湖北中医杂志, 2018, 40 (4): 54-57.

[66] 姚谦, 何枢衡, 唐英. 金钱草抗痛风活性组分的提取分离及药效筛选 [J]. 中国现代中药, 2014, 16 (12): 985-988+995.

[67] 卢晓郎, 周一飞, 余洋, 等. 基于 Nrf-2/HO-1/NF-κB 通路探讨栀黄止痛散汤对急性痛风性关节炎大鼠的保护作用 [J]. 中国药师, 2019, 22 (12): 2168-2172+2182.

[68] 温阳阳, 吕婧, 杨鑫, 等. 栀黄止痛散外敷对急性痛风性关节炎患者血清 IL-1β、TNF-α 水平的影响 [J]. 中医临床研究, 2018, 10 (35): 19-22.

[69] 段姮妃, 段荔, 谢招虎, 等. 基于 TLRs 及其信号通路探讨清热通络方对大鼠急性痛风性关节炎的作用机制研究 [J]. 时珍国医国药, 2019, 30 (11): 2610-2612.

[70] 康佳莹, 吴芸, 顾文燕. 加味黄芪桂枝五物汤对急性痛风性关节炎大鼠 NLRP3、IL-33 和 TGF-β1 表达的影响 [J]. 中国中医急症, 2019, 28 (11): 1989-1992.

[71] 那莎, 段陈方圆, 王璐, 等. 牛膝总皂苷对大鼠急性痛风性关节炎的防治作用及机制研究 [J]. 中国临床药理学与治疗学, 2017, 22 (9): 966-971.

[72] 肖敬, 冯双燕, 李昆英, 等. 青藤碱对痛风性关节炎大鼠模型滑膜组织白细胞介素-6 影响实验研究 [J]. 辽宁中医药大学学报, 2018, 20 (12): 44-47.

[73] 尹智功, 肖敬, 蒋耀平, 等. 青藤碱对痛风性关节炎模型大鼠 TNF-α、IL-1β 及 COX-2 的影响 [J]. 广西中医药, 2015, 38 (4): 71-74.

[74] 李萍, 宋娟, 李清滴, 等. 玉米须黄酮提取物对改良急性痛风性关节炎模型大鼠的疗效分析 [J]. 中国当代医药, 2018, 25 (34): 8-11.

[75] 于栋华, 宋明洋, 王霄阳, 等. 穿山龙提取物抗急性痛风性关节炎的尿液代谢组学分析. 中国实验方剂学杂志, 2020, 26 (8): 130-137.

［76］林芳芳，刘树民，周琦，等．穿山龙总皂苷对痛风性关节炎大鼠血清生物标志物的影响［J］．中国新药杂志，2017，26（23）：2840-2845．

［77］李国莺，章维志，姜璐，等．萆薢总皂苷对尿酸钠诱导 THP-1 细胞 Toll 样受体/核转录因子-κB（TLR/NF-κB）信号通路的影响［J］．中国实验方剂学杂志，2020，26（5）：34-41．

［78］王璐，那莎，陈光亮．萆薢总皂苷对大鼠急性痛风性关节炎 NALP3 炎性体信号通路的影响［J］．中国药理学通报，2017，33（3）：354-360．

［79］杨彬，黄俊卿，孟庆良，等．秦艽醇提物对痛风性关节炎大鼠氧化应激损伤及 miR-34a/sirt1 轴的影响研究［J］．中药药理与临床，2019，35（5）：64-69．

# 第十八章

# 白塞病

## 第一节 概 说

白塞病（Behcet disease，BD）也称为贝赫切特综合征，是一种慢性、全身性、血管炎症性疾病。BD 以血管炎为基本病理表现，可累及全身各处的血管，主要临床特征为复发性口腔溃疡、生殖器溃疡、眼炎及皮肤损害，也可累及神经、消化、呼吸、泌尿等系统。本病呈较明显的地域性分布，在日本、中国、中东地区（土耳其、伊朗等国家）以及东地中海地区发病率高于西方欧美国家，男性发病率略高于女性。在我国则以女性占多数，约占 60%，但在男性患者中，其眼睛葡萄膜炎和内脏受累较女性高 3~4 倍，90% 患者发病年龄在 16~40 岁[1-2]。白塞病在中医学称之为"狐惑"，指出"蚀于喉为惑，蚀于阴为狐"，其记载始见于汉代张仲景《金匮要略·百合狐惑阴阳毒病脉证并治》中，认为是一种温毒病。其病因为湿热毒气或阴虚内热。在症状方面强调口、眼、外阴溃烂是本病的特点。隋代巢元方《诸病源候论·伤寒病诸候》明确指出，本病"皆湿毒所为也，初得状如伤寒，或因伤寒变成斯病"。元代赵以德提出本病的发生乃湿热生虫所致。清代魏荔彤认为："狐惑者，阴虚血热之病也，治虫者，治其标也；治虚热者，治其本也。"《医宗金鉴》指出其"每因伤寒病后，余毒与湿蟹之为害也。或生斑疹之后，或生癖疾下利之后，其为患亦同也"。

## 第二节 病因病理

### 一、病因与发病机制

#### （一）病因

病因不明确，可能与遗传因素、环境及病原体感染有关。多数学者认为免疫异常，中性粒细胞功能亢进及血管内皮细胞损害或其功能紊乱，可能与本病的发生和发展密切相关。

1. 遗传因素　尽管存在多个家族聚集性发病的报道，目前白塞病仍然被认为是散发性疾病。一级亲属患有白塞病的个体患病风险增加。此外，患者的子女发病年龄也更早，从而提示白塞病是遗传性疾病，这可能是以连续几代人核苷酸重复序列递增为特征的体现。家族发病在世界各地存在区域差别，与日本、中国和欧洲等国相比，韩国、以色列、土耳其和阿拉伯国家更常见[3-4]。

BD 最强的遗传易感因子位于 MHC I 类区域内，包括人类白细胞抗原-B51（HLA-B51）。携带 HLA-B51/B5 等位基因的人与不携带者相比，患 BD 的概率为 5.78 倍。

全基因组关联研究（GWAS）已经清楚地显示了几种单核苷酸多态性（SNPs）在 BD 发病机制中的作用。在一项多中心研究中，Hughes 等人研究了 HLA-B51 与 BD 以及 HLA 区域内其他风险位点之间的关联：筛选了 8572 个变异，并对两组独立的 BD 患者进行了 24834 个变异的分析，最显著的关联是 rs116799036，它位于 HLA-B 和 MHC Ⅰ类多肽相关序列 A（MICA）之间。通过 GWAS 还发现了一些非 HLA 基因关联，包括 ERAP1、IL23 受体（IL23R）、IL-23R/IL-12RB2、IL-10 和 STAT 基因等。

ERAP1 变异已被确定为 BD 易感性的重要预测基因座。该基因编码的一种氨基肽酶具有修剪肽 N 端的关键作用。内质网氨基肽酶 1（ERAP1）多态性是 HLA-B51 阳性的 BD 患者优先考虑的危险因素；IL-10 和 IL-23R/IL-12RB2 基因的 SNPs 与 BD 之间的关系在土耳其人和日本人中得到了证实。与野生型相比，存在 rs1518111 IL-10 的 A-等位基因时，BD 患者单核细胞的 mRNA 表达降低。在用 Toll 样受体（TLR）配体刺激后，外周血单个核细胞（PBMCs）或单核细胞产生的 IL-10 明显减少，这在 rs1518111 的个体中是同源的 IL-10 rs1800872 A 等位基因通过调控 IL-10 的表达，提高了 BD 的遗传风险。大多数疾病相关的 GWAS 变异被发现定位在 IL-23R 一侧的热点上。这些结果表明 BD 与 IL-23R 而非 IL-12RB2 相关。在韩国人群中证实了 BD 易感性与 IL23R-IL12RB2 位点之间的关联：基因间 rs1495965 SNP 在发现和复制阶段都与 BD 风险显著相关[5-6]。

表观遗传也参与了 BD 的发病，如 DNA 甲基化、组蛋白修饰和非编码 RNA，特别是 microRNA（miRNA），已被认为参与了 BD 的发病过程。通过分析与 BD 活动期患者相关的 miRNA 标志，结果显示 miRNAs 靶向 BD 中的相关通路，如肿瘤坏死因子（TNF）、干扰素-γ（IFN-γ）和血管内皮生长因子受体信号级联。

2. 免疫因素　免疫因素被认为在白塞病中起主要作用。热休克蛋白、细胞因子、中性粒细胞和巨噬细胞活性的改变以及自身免疫因素均参与了 BD 的发病。虽然参与免疫反应的 T 淋巴细胞大多数被认为是 γδ 型的，但该病中见到的 T 淋巴细胞是多样的，多种 T 细胞参与提示免疫反应是对多种抗原有反应，这可能是白塞病存在多种症状的原因之一。细胞因子如 IL-1、IL-8、IL-12、IL-17 和 TNF-α 可能参与了发病。细胞因子水平增高与病情严重程度相关。促炎症因子的产生可能是巨噬细胞活化的结果，它们可能参与了机体的慢性炎症。除巨噬细胞活化外，在白塞病的病变破损处，中性粒细胞的趋化和吞噬增加。中性粒细胞活化增强导致组织损伤，表现形式为在溃疡、皮肤脓疱病和结节红斑样病变处出现中性粒细胞参与的血管反应。循环免疫复合物也对特征性的中性粒细胞参与的血管反应起促进作用[7]。

在白塞病患者的血清中可检测到抗内皮细胞抗体，该抗体与疾病活动和血管炎症状有关。同时，研究发现白塞病患者血清中前列腺环素水平下降，提示内皮细胞功能紊乱在白塞病发病中起作用。白塞病患者血清、滑液和眼睛房水中一氧化氮浓度升高在内皮细胞活化中起作用，导致血管炎症和血栓形成[8]。

3. 感染因素　一些研究提示各种感染因素在白塞病的发病中起一定作用，白塞病患者的血清与人 α-烯醇酶和血链球菌 α-烯醇化酶均起交叉反应，提示存在抗原模拟的情况。除了链球菌抗原外，其他细菌，如大肠埃希菌和金黄色葡萄球菌，可能通过激活淋巴细胞触发白塞病。此外，在白塞病患者体内还发现发酵支原体的脂蛋白（MALP-404），该脂蛋白包含特定的肽基序，可被 HLA-B51 呈递，提示其可能也参与了发病[9]。

4. 微量元素　有研究发现，白塞病患者病变组织多种微量元素含量增高，如有机氯、有机磷和铜离子，发病可能与微量元素水平增高有关。也有学者发现，某些微量元素硒、锌缺乏与发病有关。

5. 性激素　男性 BD 患者的临床表现常较女性严重，肺栓塞、神经 BD 及肠 BD 的发病率均与男性高度相关。雌激素在 Lewis 鼠内皮细胞诱导的色素膜炎中有保护作用，同时显示炎性细胞的浸润在雄性鼠及卵巢切除术后的雌性鼠有较明显的增加。另有研究显示，在体外经甲酰甲硫氨酰亮氨酰苯丙氨酰刺激的中性粒细胞与雌激素共同孵育则超氧化物产生减少，雌激素通过血管内皮细胞上的雌激素受体降低促炎性因子，如 TNF-α 及 IL-6 的表达，进一步抑制血管内皮细胞和中性粒细胞的炎症功能，雌激素对内皮细胞的这一保护作用，阻止了 BD 的病情进展。

6. 环境和地理因素　BD 的发病存在地域差别，我国南方的发病率较北方高。研究表明，白塞病的危险度或比数在各地区也有较大不同，有学者对中国东北地区白塞病患者的调查发现，研究组116 例患者中有 30.9%的患者实验室检查数据显示，该病与 HLA-B51 有关。BD 发病可能与环境中的有机磷农药和有机氯杀虫剂也有一定关系。

## （二）发病机制

BD 患者携带有多种致病基因，在感染源或自身抗原诱导下造成免疫功能的紊乱，包括细胞免疫和体液免疫紊乱、嗜中性粒细胞功能亢进、内皮细胞损伤与血栓形成，免疫系统针对自身器官组织产生反应，导致器官组织出现炎症和破坏。先天性和获得性免疫反应均参与 BD 发病，有关 T 细胞在 BD 发病中的作用日益受到重视，Th1 细胞、Th2 细胞、Th17 细胞以及一些相关的细胞因子在 BD 发病中发挥着重要作用。

1. 抗原在白塞病发病机理中的作用　研究表明，自身抗原通过分子模拟在 BD 的发展中起关键作用。已经观察到几种自身抗原，包括 60kDa 的热休克蛋白（HSP）和 70kDa 的 HSP70 蛋白，S 抗原，感光体类视黄醇结合蛋白（IRBP），α-原肌球蛋白和 αβ-晶状蛋白。从 BD 患者中分离出的最常见的微生物是链球菌。临床观察已发现链球菌感染与 BD 之间的关系，通过研究链球菌细胞壁 M 蛋白和原肌球蛋白之间的序列同源性，揭示了共享的免疫表位。这种链球菌表面蛋白与原肌球蛋白之间的相似性表明，分子模拟可能通过诱导对原肌球蛋白的免疫反应而导致 BD 所见的炎症。在不同的啮齿动物模型中，非交叉反应性免疫蛋白 S 抗原和 IRBP 诱导的实验性自身免疫性葡萄膜炎具有相似的病理学特征。这项研究表明，在 BD 患者和健康对照者中，由 S 抗原或 IRBP 刺激的 PBMC 都产生了与 T 辅助 Th1 和 Th17 介导的免疫反应相关的细胞因子。BD 患者中 S 抗原特异性 T 细胞产生的 IL-6 水平和 IRBP 特异性 T 细胞产生的 IL-6、IFN-γ 和 IL-17 的水平显著高于健康对照者，提示自身抗原参与了 BD 的发病[10-11]。

2. 先天性免疫细胞在白塞氏病发病机制中的作用　在 BD 中，NK 细胞的数量降低且其细胞毒性受损，这表明 NK 细胞在自身免疫中起保护作用。研究报告指出，BD 患者外周血中的 NK 细胞数量明显减少，这一变化与疾病活动有关。此外，研究表明，与健康对照组的数量相比，CD56[bright]CD16[-] 和 CD56[dim]CD16[+] NK 细胞在 BD 患者的外周血中大量减少。BD 患者外周血 NK 细胞的耗竭可能反映出这些细胞毒性细胞归巢于炎症位点以及通过 Th1 产生的细胞因子在 BD 患者体内激活和维持组织炎症，导致活动期的细胞毒性[12-13]。

中性粒细胞在先天免疫反应中起着至关重要的作用，中性粒细胞可破坏宿主细胞和组织，同时破坏微生物。组织损伤是炎症的主要诱因之一，而炎症又触发了免疫反应。细胞表面抗原（例如 CD10、CD14 和 CD16）在嗜中性粒细胞中表达，并且与嗜中性粒细胞功能有关。BD 患者中的中性粒细胞表现出较高的内在活化，可能与 HLA-B51 有关，并且参与 BD 病变的血管周浸润。嗜中性粒细胞过多会增加趋化，吞噬和超氧化物的产生。活性氧（ROS）的产生以及中性粒细胞介导的氧化应激异常可能在 BD 的发病机理中起重要作用。BD 的特征在于静脉血栓形成，动脉瘤和血管闭塞，而内皮功能障碍和中性粒细胞血管炎症是介导 BD 患者血栓形成的关键因素。中性粒细胞的活化促进了 BD 中纤维蛋白原的氧化和血栓形成[14]。

3. 自身免疫性 T 细胞和细胞因子在白塞病发病机制中的作用　Th1 细胞介导的免疫反应在 BD 的发病机理中起重要作用。Th1 细胞和相关细胞因子的表达水平与 BD 的活性有关。研究发现，活动性 BD 患者的 Th1 细胞及其细胞因子和转录因子 T-bet 的表达显著高于非活动性 BD 患者。Th1 型细胞因子，如 IL-2、IL-12、IL-18 和 IFN-γ 水平的增加，已报道在患有活性 BD 的 PBMCs 中，IL-12 和 IFN-γ 是 Th1 谱系的标志性细胞因子。IL-12 由 2 个异二聚体亚基（p35 和 p40）组成，由 DC、巨噬细胞和 B 细胞产生，是关键的 Th1 诱导细胞因子。产生 IFN-γ 的 Th1 细胞激活巨噬细胞，巨噬细胞负责细胞介导的针对细胞内病原体的免疫，并与 BD 有关。IL-18 是促炎细胞因子，在 Th1 细胞的免疫反应中起重要作用。IL-18 的功能是通过激活 NK 细胞来促进 IFN-γ 的产生，诱导 NK

细胞的细胞毒活性，并刺激 T 细胞分泌 IL-12 和 IFN-γ。BD 患者血清中 IL-18 和 TNF-α 的水平升高，这间接支持了这些促炎性细胞因子与 BD 发病机理有关的假说。另一项研究表明，与健康对照组相比，所有 BD 组的血清 IL-18 水平均显著升高，并且与患者的疾病活动性得分相关，表明 IL-18 参与了 BD 的发病[15-16]。

越来越多的证据表明 Th17 细胞可调节炎症和自身免疫性疾病。转化生长因子-β（TGF-β）、IL-6、IL-21 和 IL-23 等细胞因子通过激活信号转导子和转录激活子 3（STAT3）和各种转录因子来促进 Th0 细胞向 Th17 细胞的分化。Th17 细胞随后产生细胞因子，例如 IL-17A、IL-17F、IL-21、IL-22 和 IL-23 以调节炎症和自身免疫。Th17 细胞和相关细胞因子的表达水平与 BD 的活动性有关。Th17 细胞及其细胞因子和转录因子视黄酸相关的孤核受体 α 和 γt（RORγt）的数量在活性 BD 患者比非活动性 BD 患者。活动期 BD 患者中循环 Th17 细胞的频率据报道显著高于缓解期相同患者中的频率。活动性 BD 患者的血清 IL-17A/F 水平与 IL-23 水平呈正相关，活动性炎症状态可能导致 Th17 细胞分化，在介导 BD 炎症反应中发挥重要作用[17]。

Th17/Th1 和 Th17/Treg 平衡在活动性 BD 患者的炎症调节中具有重要作用。BD 患者中 Th17/Th1 的比率高于健康对照者。研究表明 IL-21 在调节 BD 中的 Th17 和 Treg 细胞中起着关键作用，活动性 BD 患者的脑脊液（CSF）、脑实质炎症浸润和脑内血管内存在产生 IL-21 和 IL-17A 的 T 细胞，并累及 CNS。Th17 细胞参与病理诱导和增殖，而 Treg 细胞抑制自身免疫并增加对自身抗原的耐受性。Th17/Treg 平衡为理解 BD 的免疫机制提供了基础。因此，BD 以 Th1 和 Th17 细胞的免疫反应为主。Th1 和 Th17 细胞与 BD 的活动性炎症有关，Th1/Th17 平衡、Th17/Treg 平衡和 IL-17/23 轴在 BD 患者的炎症和病理反应中起重要作用[18]。

4. 其他细胞因子在白塞病中的作用　IL-1、IL-6 和 TNF-α 是 BD 患者的主要促炎细胞因子，并且被认为是导致该疾病发展的主要炎症介质。这些细胞因子的 SNPs 与 BD 的发作有关，而基因多态性与 BD 的发病机制有关，这导致这些促炎性细胞因子的表达增加。据报道，活动性 BD 患者中 IL-27 的表达低于正常对照组。此外，重组 IL-27 通过干扰素调节因子 8（IRF8）途径抑制 BD 患者和健康对照中 Th17 细胞的分化。IL-27 表达的下降与 BD 眼内炎症有关，提示 IL-27 参与 BD 的发生和发展[19]。

总之，虽然白塞病的病因和确切发病机制仍然难以确定，但它可能是一种感染或环境因素在内的多因素过程，在遗传易感个体中触发自身反应性炎症反应。

## 二、病理

白塞病的病理主要表现为在皮肤黏膜、视网膜、脑、肺等受累部位可以见到非特异性血管炎改变。血管周围有炎症细胞浸润，严重者有血管壁坏死，大、中、小、微血管（动、静脉）均可受累，出现管腔狭窄和动脉瘤样改变。

对白塞病皮肤病变标本的组织病理学分析揭示其存在表皮溃疡或脓疱形成，中性粒细胞、淋巴细胞和组织细胞弥漫性真皮浸润，有时伴有完全发展的细胞破裂性血管炎。真皮毛细血管或小静脉壁镜检可发现中性粒细胞浸润、核尘和红细胞外渗，伴有或不伴有纤维素样坏死。白塞病可能是由免疫复合物介导的血管炎所致。之前报道的在白塞病患者中发现的淋巴细胞性血管炎被认为是一种陈旧病变。

滑膜活检标本表现为中性粒细胞参与的炎症反应，偶尔有浆细胞和淋巴细胞。免疫荧光显微镜检查显示 IgG 沿滑膜沉积。白塞病患者的滑液分析显示白细胞计数为 $0.3 \times 10^{12}$/L ～ $36.2 \times 10^{12}$/L，以中性粒细胞为主，葡萄糖水平正常。

## 三、中医病因病机

白塞病在中医学称之为"狐惑"，其记载始见于汉代张仲景《金匮要略·百合狐惑阴阳毒病脉证并治》中，指出"蚀于喉为惑，蚀于阴为狐"，认为是一种温毒病。继后，《诸病源候论》《医宗金鉴》《金匮要略方论本义》等医籍对本病的病因、病机、治疗均有阐述。隋代巢元方《诸病源候论·伤寒病诸候》明确指出，本病"皆湿毒所为也，初得状如伤寒，或因伤寒变成斯病"。元代赵以德提出本病的发生，乃湿热生虫所致。清代魏荔彤认为："狐惑者，阴虚血热之病也，治虫者，治其标也；治虚热者，治其本也。"《医宗金鉴》指出其"每因伤寒病后，余毒与湿蟹蟹之为害也。或生斑疹之后，或生癖疾下利之后，其为患亦同也"。

1. 湿邪内伏，复感热毒　素日偏嗜厚味、辛辣肥甘、醇酒滋腻，湿邪内伏，复感热毒之邪，正气不足，使湿热内蕴，毒邪鼎沸，热毒燔灼，血热化腐，瘀热内盛，上蚀眼口肌肤，下损二阴则见口、眼、二阴赤烂，皮肤红斑或痤疮；热毒伤津，关节肿痛、面红目赤，则烦渴喜饮，小便短赤，大便干结，此为热毒炽盛证，见舌红，苔黄燥，脉滑数。

2. 肝肾阴虚，热毒内生　肝肾阴虚，虚火内炽，心肝火炎，则两目干涩赤痛，口舌生疮，午后低热，五心烦热；虚热充斥，下及二阴，则二阴溃烂，疡面暗红；肝肾阴虚，虚阳上扰，则头晕耳鸣，腰膝酸软，失眠盗汗，口干口苦；此为肝肾阴虚，热毒内生，见小便赤黄，大便秘结，舌红少津，苔薄或无苔，脉细数。

3. 肝脾湿热，痰瘀痹阻　素体蕴湿之人，饮食不节，暴饮暴食，或素食甘腻，内生湿邪，郁而化热，病程迁延，肝脾湿热日久，阳证转阴，痰凝血瘀，化腐蚀肌，口腔及外阴溃烂，疡面红肿，覆有脓苔，目赤疼痛，下肢结节红斑，时有低热，口苦黏腻，少腹胀满，男子睾丸隐痛坠胀，女子外阴痒痛，带下、小便赤黄，大便欠爽或溏薄、黏液便，舌红，苔黄腻，脉弦数或滑数。

4. 久病伤正，气虚瘀毒　邪恋日久，气血两虚，正不胜邪，溃疡此起彼伏，难以收敛，口舌、外阴、皮肤溃疡反复发作，疮面色淡，久不收口，伴头晕眼花、面色少华、倦怠无力、心悸失眠、易汗、纳差便溏。舌淡边有齿痕，苔薄白，脉细缓或沉细。

# 第三节　临床表现

## 一、症状

1. 溃疡　口腔溃疡为白塞病常见的首发症状，98%的患者可出现本症状，且为诊断必备特征。口腔溃疡常成批出现，一般为3~10个或更多，但单个溃疡也可出现在颊黏膜、牙龈、口唇和舌上。口腔溃疡起始为疼痛性丘疹，迅速发展为浅溃疡，疼痛加剧。通常，白色至黄色假膜覆于溃疡表面。它们通常在1~3周内自愈而不留瘢痕。约75%患者出现生殖器溃疡，溃疡深而大，但出现次数较少，数目亦少。典型的生殖器溃疡好发于男性的阴囊、阴茎和女性的外阴、阴道黏膜处。这些溃疡的外观与口腔黏膜的病变相似，但更易形成瘢痕，在2~4周内消退，复发率可能比口腔溃疡低。口腔黏膜的病变要与口腔单纯疱疹病毒（HSV）相鉴别，只有除外HSV感染才能作为一条白塞病的诊断标准。

2. 皮肤病变　白塞病主要有以下几种皮肤表现：结节红斑样病变、Sweet综合征样病变、坏疽性脓皮病样病变、皮肤小血管炎、脓疱性血管炎病变。其中以结节性红斑最为常见，多见于小腿部位，多为对称性、表面呈红色的浸润性皮下结节，有压痛，分批出现，7~14天后其表面色泽转为暗红，而逐渐扩大后消退，仅在皮面留有色素沉着，很少有破溃。还有表现为带脓头或不带脓头的毛囊炎，出现在30%的病人，多见于面、颈部，有时四肢也有。栓塞性浅静脉炎也常在下肢可以见到。急性期在静脉部位出现条形红肿、压痛症状，急性期后可以扪及索条状静脉。

3. 眼部表现　白塞病患者有多种眼部表现，包括前葡萄膜炎、后葡萄膜炎、视网膜血管炎、前房积脓，伴继发性青光眼、白内障形成、视力下降和粘连形成。最常见的眼部病变是葡萄膜炎。约90%的男性患者和70%的女性患者累及眼部。男性更容易出现眼球受累并导致失明。眼科症状通常发生在疾病的最初几年，尽管眼部受累不是白塞病常见的就诊时的特征，但它是严重病症的主要来源，研究显示，出现眼炎4年后，50%~85%病人都出现较严重的视力障碍。

4. 关节病变　白塞病典型的关节炎表现为非侵蚀性、炎症性、对称性或非对称性的单关节炎，约60%的患者可出现。最常受累的关节是膝关节、腕关节、踝关节和肘关节，常伴有肌腱端病。关节炎主要表现为非特异性滑膜炎的炎症表现。大多数仅表现为一过性关节痛，可反复发作并自限，很少有关节畸形。

5. 神经系统病变　BD累及神经系统被称为神经白塞（Neuro-Behcet Disease，NBD），好发于中脑、脑桥，其次为间脑、基底节、内囊、延髓、脊髓和周围神经等部位。其临床表现多种多样，主要是中小血管炎性闭塞导致的脑卒中、脑干综合征、脑膜炎、颅高压综合征。认知障碍是NBD的一种特殊表现，患者可表现为注意力下降、记忆力丧失、人格改变，甚至是进行性痴呆。认知损害可与第三脑室扩大，脑干上端萎缩有关。神经白塞部分学者认为NBD可作为痴呆的一种特殊类型。

NBD根据病变部位通常分为中枢神经系统受累和周围神经系统受累，中枢神经系统又可分为实质病变（Parenchymal Neuro-Behcet Disease，pNBD），如脑干、大脑半球、脊髓等以及非实质病变（Non-Parenchymal Neuro-Behcet Disease，pNBD，non-pNBD），如颅内静脉窦血栓、颅内动脉瘤等血管病变，故后者又可称为血管神经白塞。中枢神经系统病变是BD的严重表现之一，5%~10%的患者有中枢神经系统病变，引起致残率和病死率的增加。NBD病程可表现为急性或慢性进展性，甚至部分患者无临床症状，给诊断带来一定困难。NBD临床表现常与病变部位所支配功能相关。其发生率为4%~49%，发病年龄7~66岁，中青年为高峰，男女比为4：1。NBD一般在基本症状出现后数月或数年，发病最长达27年。

non-pNBD以静脉窦血栓形成（CVST）多见，其发病率为10%~20%。CVST主要临床表现与颅高压相关，包括头痛、视乳头水肿、恶心呕吐。其他症状如认知障碍、肢体无力、精神行为异常在CVST中较少见。脑脊液检查对于CVST无特异性，通常表现为高颅压，故行腰椎穿刺检查时需格外谨慎，以防脑疝。BD患者发生CVST的机制尚未明确。凝血调节异常为CVST的一个病因，内皮细胞功能异常为其主要的触发因素，除一氧化氮（NO）介导内皮损伤外，氧化应激、高水平血管内皮生长因子等也参与其中。多种数据显示，血栓形成倾向与内皮细胞功能异常共同导致BD血栓的形成。

周围神经损害较少见，文献报道BD周围神经病变表现多种多样，如多发性单神经炎、多发性神经根神经炎、运动感觉轴突性神经病等。

6. 消化道病变　白塞病消化道病变的发病率为10%~50%，可累及整个肠道，最常累及回盲部和结肠，其次为食管下段和胃底。食管下段的溃疡通常较浅，而胃和十二指肠最常见的病变为胃炎或溃疡。肠道病变主要有两种形式：小血管病变主要导致溃疡；大血管病变导致缺血和梗死。肠道病变最常见于回盲部区域，通常位于系膜侧，溃疡通常较大，突出表面，纵向溃疡罕见，该溃疡较易穿透浆膜导致穿孔、瘘管形成或出血。直肠和肛口病变较罕见。内镜下以浅溃疡及不规则溃疡多见，其次为孤立巨大溃疡，溃疡直径多小于2cm，为单发或多发，以圆形或椭圆形居多。最常见的胃肠道症状为恶心、呕吐、厌食、腹痛、腹胀、腹泻和体重下降。

7. 血管损害　本病的基本病变为血管炎，全身大小血管均可累及，10%~20%患者合并大中血管炎，是致死致残的主要原因。动脉壁的弹力纤维破坏及动脉管壁内膜纤维增生，造成动脉狭窄、扩张或产生动脉瘤，临床出现相应表现。静脉系统受累较动脉系统多见。25%左右患者发生表浅或深部的血栓性静脉炎及静脉血栓形成，造成狭窄与栓塞。

8. 肺部病变　肺部损害发生率较低，但大多病情严重。合并肺血管受累者多为年轻男性，约为女性的8倍，而单纯性白塞病男女性别之比约为3：1。突出的症状有咳嗽、咯血、呼吸困难、胸痛等。咯血是因为肺血管损害或血管瘤破裂，可表现为反复或持续少量咯血，严重者可大量咯血，发生失血性贫血，大量咯血常是死亡的主要原因。从最初出现白塞病症状到首次咯血，平均约为3年，多数在首次咯血后6年内死亡。肺动脉闭塞，肺循环阻力增加，心输出量下降，以及肺毛细血管内膜增生和周围炎性浸润，可能是呼吸困难的原因。临床上，紫绀少见，可表现为低氧血症，动脉血氧饱和度降低，二氧化碳分压正常或略降低，肺泡-动脉氧分压差增大。当胸膜下血管受累或发生肺梗塞时，可出现胸痛症状。

9. 肾脏病变 白塞病引起的肾脏损害，主要表现为蛋白尿、血尿，其次为肾小管酸中毒、肾病综合征，此外可见肾功能异常、高血压等，急性肾功能衰竭较少见。病理类型以肾小球肾炎和间质性肾炎多见。白塞病发病至出现肾小球肾炎的平均时间为8年。白塞病合并肾脏淀粉样变的发生率为0.01%~4.8%，大多数患者表现为肾病综合征，但也有一些患者仅有少量蛋白尿甚至没有蛋白尿，这是白塞病患者发生肾功能衰竭的最主要原因。自白塞病发病至诊断淀粉样变的平均时间为9.6年（1.3~27年），男性明显多于女性。大多数发生肾脏淀粉样变的患者（60%）同时伴有血管病变如静脉栓塞、动脉瘤或动脉闭塞，远较无肾脏淀粉样变患者为多。在诊断时大多数患者已经出现肾功能衰竭，需经肾活检确诊。

10. 心脏病变 心脏病变相对少见，占白塞病的1%~5%，其受累以瓣膜病变，尤其是主动脉瓣病变为主。以心脏瓣膜病变为突出表现的白塞病较少见，但有着很高的死亡率，如不能及时诊断，将会危及患者的生命。白塞病心脏瓣膜受累表现为二尖瓣和主动脉瓣脱垂（发病率6%~50%）、二尖瓣和（或）主动脉关闭不全、华氏窦瘤、夹层动脉瘤及疑似感染性心内膜炎等。严重主动脉瓣关闭不全或导致充血性心力衰竭，需行人工瓣膜置换术。对不明病因的主动脉瓣关闭不全、脱垂、穿孔及疑似感染性心内膜炎等复杂病变，应注意排除白塞病可能。

心包炎比较多见，有报道其发病率达40%，包括急性心包炎、心包填塞、缩窄性心包炎（罕见）及没有症状的心包积液，复发性心包炎报告达35%。临床表现为发烧、胸痛，大量心包积液或心包积液迅速增加导致气促等症状。

白塞病累及冠状动脉较罕见，受累的冠状动脉扩张、血栓形成、狭窄、夹层、血管痉挛等，可导致心肌梗死、稳定或不稳定型心绞痛、无症状心肌缺血、假性动脉瘤、缺血性心肌病、冠状动脉瘤（发病率1.5%~5.0%）和室壁瘤等。白塞病发生心肌梗死的病死率达25%，可见于无动脉粥样硬化危险因素的年轻患者，多是由于血管炎病变导致的。

心腔内血栓常发生于右侧心腔，原因目前尚不清楚，有时为腔静脉血栓的延续，右心室血栓往往伴有肺动脉瘤。心腔内血栓可发生肺栓塞和体循环栓塞。心腔内血栓要与心脏肿瘤、心脏黏液瘤进行鉴别诊断。

心内膜心肌纤维化比较罕见，原因可能是心内膜、心肌或两者血管炎后遗症。组织学见纤维组织密集、新生血管，单核细胞分叶核细胞浸润和钙化区。

白塞病累及传导系统或并存主动脉根部病变及冠状动脉病变，可出现各种心律失常，如房室传导阻滞，束支传导阻滞，异位心律失常，QT延长，JT间期离散度（JTd）增加，复极异常，易发生复杂室性心律失常。

11. 其他 白塞病患者附睾炎发生率约4.5%。可以累及双侧或单侧附睾，表现为附睾肿大、疼痛和压痛，经过治疗后能症状完全消失。

## 二、体征

根据白塞病累及不同系统会出现不同的体征。如累及口腔可见多个溃疡；累及生殖系统，在男性的阴囊、阴茎和女性的外阴、阴道黏膜处可见深而大的溃疡。累及皮肤可出现结节红斑样病变；累及中枢神经系统可出现共济失调、病理征，严重时可出现颅内高压系列体征如意识障碍、视乳头水肿。累及肺部出现肺动脉高压时，听诊可在肺动脉瓣听诊区闻及第二心音增强、颈静脉充盈、肝脏肿大、下肢凹陷性水肿。

### 三、实验室和辅助检查

1. 实验室检查　无特异性异常。活动期可有红细胞沉降率增快、C反应蛋白升高；部分患者冷球蛋白阳性。HLA-B5阳性率较高，与眼、消化道病变相关。PPD抗体则有约40%增高。疾病活动期可出现CD8升高，NK下降。可出现补体C3下降、C4升高。

2. 针刺反应试验（Acupuncture test）　用20号无菌针头在前臂屈面中部斜行刺入约0.5cm，沿纵向稍做捻转后退出，24~48小时后局部出现直径>2mm的毛囊炎样小红点或脓疱疹样改变为阳性。此试验特异性较高且与疾病活动性相关，阳性率60%~78%。静脉穿刺或皮肤创伤后出现的类似皮损具有同价值，是目前诊断白塞病唯一的特异性体征，57.9%的BD患者针刺反应阳性，男性患者的阳性率明显高于女性。

3. 胃肠镜　镜下表现以溃疡为主，主要以阿弗他溃疡及不规则溃疡多见，其次为孤立巨大溃疡，溃疡直径多小于0.2cm，最大者可达3cm，为单发或多发，以圆形或椭圆形居多。深大溃疡周围黏膜隆起，覆白苔。其他镜下表现包括息肉样增生、假息肉形成、黏膜水肿充血糜烂、溃疡瘢痕形成等。主要的病理表现为非特异性黏膜、急慢性炎症，并可见炎性肉芽组织、淋巴滤泡形成、腺体不典型增生等。

4. X线及CT　胸部X线检查对白塞病合并肺血管受累病例的诊断有重要意义，主要表现为单侧或双侧、大小不一弥漫性渗出性或圆形结节状阴影。渗出性阴影多在急性加重期出现，易被误诊为肺炎，对抗生素治疗无反应，数天或数周后自行吸收，这种阴影可能是肺内出血的X线表现。当有胸膜受累或肺梗塞时，可有渗出。肺血管造影可以评估肺血管受累的程度，造影可见闭塞的血管呈截断现象，多为肺叶或肺段动脉受累，远端血流灌注减少，近端可形成动脉瘤，常为双侧多发性。在胶原性血管病中，这种损害对白塞病具有特征性，其他肺血管炎虽然可出现圆形阴影或肺动脉内血栓形成，但很少形成肺动脉瘤。高分辨率CT或肺血管造影、同位素肺通气灌注扫描等均有助于肺部病变诊断。

肠道CT其影像学表现多为肠壁增厚、肠腔狭窄，比较表浅的溃疡在CT上仅能观察到黏膜面欠规整，有时可显示回盲部的深大溃疡，浆膜面多较模糊，可合并少许渗出改变。当发生肠穿孔时，可观察到腹腔内肠外的游离小气泡。当瘘管形成时，可观察到肠道间、肠道与其他脏器间、肠道与皮肤间的异常通道，如肠道-膀胱瘘管形成时可观察到膀胱内小气泡在CT血管造影图像上可观察到肠系膜血管壁增厚、毛糙，血管腔狭窄，当合并血栓性静脉炎时，在肠系膜静脉和门静脉内可出现低密度的血栓影。

# 第四节　诊断与鉴别诊断

## 一、诊断要点

病程中出现复发性口腔溃疡、眼炎、生殖器溃疡及结节样红斑等特征性皮损提示白塞病的可能。针刺反应试验阳性有较高特异性且与疾病活动相关，静脉穿刺或皮肤创伤后现的类似皮损具有同等价值。

## 二、诊断标准

本病诊断主要根据临床症状，应注意详尽的病史采集及典型的临床表现。目前较多采用国际白塞病研究组于 1989 年制定的诊断标准（表 18-1）。

表 18-1　白塞病诊断标准

| 临床表现 | 定义 |
|---|---|
| 反复口腔溃疡 | 由医生观察到或患者诉说有阿弗他溃疡 1 年 |
| 加以下任何 2 项 | |
| 反复外阴溃疡 | 由医生观察到或患者诉说外阴部有阿弗他溃疡或瘢痕 |
| 眼病变 | 前和（或）后色素膜炎、裂隙灯检查时玻璃体内有细胞出现或由眼科医生观察到视网膜血管炎 |
| 皮肤病变 | 由医生观察到或患者诉说的结节性红斑、假性毛囊炎或丘疹性脓疱；或未服用糖皮质激素的非青春期患者出现痤疮样结节 |
| 针刺试验阳性 | 试验后 24~48 小时由医生看结果 |

有反复口腔溃疡并有其他 4 项中 2 项以上者，可诊断为本病。上述表现需除外其他疾病。其他与本病密切相关并有利于诊断的症状有关节痛关节炎、皮下栓塞性静脉炎、深部静脉栓塞、动脉栓塞和（或）动脉瘤、中枢神经病变、消化道溃疡、附睾炎和家族史。应用标准时注意，并非所有白塞病患者均能满足上述标准，国际白塞病研究组的标准不能替代具体患者的临床诊断。

## 三、鉴别诊断

### （一）单纯性复发性口腔溃疡

单纯性复发性口腔溃疡是一种最常见的具有反复发作特征的口腔黏膜溃疡性损害，多发生于青壮年。唇、颊、舌尖、舌边缘等处黏膜好发。最初，口腔黏膜充血（发红）、水肿（略隆起），出现小米粒大小的红点，很快破溃成圆形或椭圆形溃疡，中央略凹下，表面有灰黄色的苔，周围有狭窄红晕。有自发性剧烈烧灼痛，遇刺激疼痛加剧，影响患者说话与进食。一般无明显全身症状。而白塞病是一种全身性疾病，不仅有口腔溃疡，而且有眼部病变、会阴溃疡和针刺反应等。

### （二）赖特综合征

本病是反应性关节炎的一种特殊类型，表现为关节炎、尿道炎、结膜炎三联征，易与白塞病相混淆，但前者无针刺反应和静脉炎。

### （三）炎症性肠病

本病包括溃疡性结肠炎和克罗恩病，主要表现为消化道的溃疡，可有口腔溃疡及肛门溃疡，亦可有关节炎等肠外表现。溃疡性结肠炎表现为下消化道的溃疡，主要为乙状结肠的病变，可以由下向上发展至回肠，有人称之为"倒灌性回肠炎"。克罗恩病主要表现为消化道节段性的溃疡或增生，肠道内可呈铺路卵石样改变。炎症性肠病的病人多有较严重的腹泻，大便为脓血样。而且 X 线或纤维结肠镜检查可以辅助诊断，并与白塞病征鉴别。

### （四）系统性红斑狼疮

可有眼部病变、口腔溃疡及神经、心血管系统病变，但多见于育龄期女性，血中抗核抗体阳性可以鉴别。

### （五）韦格纳肉芽肿

亦可有口腔溃疡、眼部病变及多系统损伤，但其病情常呈进行性恶化，肺部 X 线检查可见有变化多端的浸润影，有时可有空洞形成，组织病理特征为肉芽肿性血管炎，伴有抗中性粒细胞胞浆抗体（c-ANCA）阳性，无外阴溃疡，针刺试验阴性。

### （六）结核性关节炎

结核性关节炎也可伴有结节性红斑，但无眼部损害及阴部溃疡，一般也无心血管及神经系统损害，抗结核治疗有效。虽然结核菌感染可引起 BD，对抗痨治疗有效，但结核杆菌引起的 BD 不仅有结节性红斑和关节炎，而且还有血管系统、神经系统及黏膜改变，两者鉴别并不困难。

### （七）大动脉炎

当贝赫切特综合征以血管病变为主要临床表现时，应与大动脉炎相区别。但大动脉炎无口腔、阴部溃疡，组织病理改变为全层动脉炎，无静脉改变，针刺反应阴性，很少有皮损。

# 第五节 治 疗

## 一、西医治疗

本病目前尚无公认的有效根治办法。多种药物均可能有效，但停药后易复发。治疗的目的在于控制现有症状，防治重要脏器的损害，减缓疾病进展。治疗方案依临床表现不同而采取不同的方案。

### （一）一般治疗

急性活动期应卧床休息。发作间歇期应注意预防复发，如控制口、咽部感染，避免进食刺激性食物，伴感染者可行相应的治疗。

### （二）局部治疗

口腔溃疡可局部用糖皮质激素膏、冰硼散、锡类散等；生殖器溃疡用 1∶5000 高锰酸钾清洗后加用抗生素软膏；眼部损害需眼科医生协助治疗，眼结膜炎、角膜炎可应用糖皮质激素眼膏或滴眼液，眼色素膜炎须应用散瞳剂以防止炎症后粘连，重症眼炎者可在球结膜下注射糖皮质激素。

### （三）糖皮质激素

对于有眼、大中血管、肺、神经系统、消化道等受累者，在病程急性期，应考虑糖皮质激素与免疫抑制剂联合治疗。成人一般用强的松 $0.5\sim1.0mg/(kg\cdot d)$，病情控制后逐步减量。对重症患者如严重眼炎、中枢神经系统病变、严重血管炎等，可考虑采用静脉应用大剂量甲强龙冲击疗法，$1g/d$ 静点，3 天为一疗程，必要时可 1 周后再给予一个疗程。短期使用糖皮质激素确实可迅速改善各种临床症状，但长期大量应用副作用较多，现有小剂量短程糖皮质激素治疗的倾向，较大剂量糖皮质激素短期应用控制病情后应尽快减量。

### （四）硫唑嘌呤

本药是为数不多的通过临床试验证实的有效药物之一。用量为 $2\sim2.5mg/(kg\cdot d)$，口服。可抑制口腔溃疡、眼部病变、关节炎和深静脉血栓，改善疾病的预后，停药后容易复发。在多系统受累的情况下，硫唑嘌呤可作为联合治疗的首选药物。但不宜与干扰素-α 联用，以免骨髓抑制。应用期间应定期复查血常规和肝功能等。

### （五）甲氨蝶呤

每周 7.5~15mg，口服或静脉注射。用于治疗皮肤黏膜等病变，可长期小剂量服用。不良反应有骨髓抑制、肝损害及消化道症状等。

### （六）环磷酰胺

在治疗急性中枢神经系统损害或肺血管炎、眼炎时，与泼尼松联合使用，可口服或大剂量静脉冲击治疗（每次用量 0.5~1.0g/m² 体表面积，每 3~4 周 1 次或 0.4~0.6g，每 2 周 1 次）。使用时嘱患者大量饮水，以避免出血性膀胱炎的发生，此外可有消化道反应及白细胞减少等。由于环磷酰胺长期使用的不良反应，建议在疾病控制 3~6 个月后改为低毒性药物如硫唑嘌呤。对于大动脉疾病选择大剂量糖皮质激素联合免疫抑制药治疗时，建议首选环磷酰胺。

### （七）环孢素

环孢素主要用于治疗白塞病眼部疾病、皮肤黏膜病变及关节炎，几乎对一半合并有皮肤黏膜及眼部疾病的白塞病患者有明显的疗效。常用剂量为每日 3~5mg/kg。环孢素一般联合糖皮质激素治疗白塞病，但对于一些病情严重或糖皮质激素抵抗的患者也有联合使用其他免疫抑制药，如硫唑嘌呤，但许多患者在停用环孢素后疾病复发。环孢素对中枢神经系统（CNS）受累的白塞病无明显疗效。环孢素的不良反应很常见，大约一半的患者使用环孢素后出现血清肌酐水平升高，但减量后又可降至正常；高血压也是常见的不良反应，神经毒性亦然，且很难与疾病相关的神经系统受累相鉴别。

### （八）沙利度胺

本品主要用于治疗口腔、生殖器溃疡及皮肤病变。剂量为 25~75mg，睡前服用。妊娠妇女禁用，可导致胎儿畸形，另外有引起神经轴索变性的不良反应。

### （九）秋水仙碱

秋水仙碱长期以来被用于治疗白塞病，特别是针对皮肤黏膜病变者，对关节病变、结节红斑、口腔和生殖器溃疡、眼色素膜炎均有一定的治疗作用，常用剂量为 0.5mg，每日 1~3 次。应注意肝肾损害、粒细胞减少等不良反应。

### （十）生物制剂

TNF-α 拮抗剂可以降低白塞病的疾病活动度，其中英夫利昔单抗和依那西普治疗白塞病有效，并有证据表明英夫利昔单抗可能更有效，可用于缓解抗风湿药（DMARDs）抵抗的白塞病患者的皮肤黏膜病变、葡萄膜炎和视网膜炎、关节炎、胃肠道损伤以及中枢神经系统受累等。TNF-α 拮抗剂起效迅速，但停药易复发，复发患者重新应用仍有效。要注意预防感染，尤其是结核感染。干扰素-α 对关节损伤及皮肤黏膜病变有效率较高，有治疗难治性葡萄膜炎、视网膜血管炎患者疗效较好的报道。不良反应有抑郁和血细胞减少，避免与硫唑嘌呤联用。

### （十一）手术治疗

重症肠白塞病并发肠穿孔时可行手术治疗。血管病变手术后也可于术后吻合处再次形成动脉瘤，故一般不主张手术治疗，但采用介入治疗可减少手术并发症。眼失明伴持续疼痛者可手术摘除。手术后继续应用免疫抑制剂治疗，可减少复发。

## 二、中医治疗

白塞病乃肝、脾、肾三经之病变。在治疗的过程中辨病与辨证治疗相结合。治疗当以清热燥湿、凉血解毒为原则。气郁化火者，佐以理气解郁；阴虚火旺者，滋阴降火；阴虚及阳，虚阳上扰者，又当温阳散火；病久不愈者，还应加入活血行痰之品。

### （一）中医辨证论治

**1. 湿热熏蒸，邪热壅盛证**

证候：口腔、眼、外阴等部位溃烂，局部灼热疼痛。口腔溃疡为边缘清楚的圆形或卵圆形，较浅表。眼部红肿疼痛，畏光羞明。外阴溃疡，女性多见阴唇部溃疡，也可在宫颈部发生；男性多在阴囊部，也有龟头、阴茎部发生。伴有发热及精神恍惚、睡卧不宁等症状。或见干呕食臭，腹胀纳差，关节肿痛，小便黄赤，大便秘结。舌质红，舌苔黄厚黏腻，脉象弦滑数。

治法：清热除湿，泻火解毒。

方药：龙胆泻肝汤（《医方集解》）合导赤散（《小儿药证直诀》）加减。

龙胆草、栀子、黄芩、木通、车前子、泽泻、生地黄、竹叶、甘草、白花蛇舌草、蒲公英、牡丹皮等。

加减：大便秘结加大黄、芒硝；湿邪偏盛，腹胀苔腻加滑石、土茯苓，关节疼痛加鸡血藤、桑枝，秦艽。

本证邪热炽盛，故用祛邪重剂，当邪热减退，方药也应随之调整，否则可耗伤正气，损及脾胃，引发变证。

**2. 脾肾阳虚，邪毒留恋证**

证候：口腔、眼、外阴部溃疡，久不敛口，溃疡色淡，呈现平塌凹陷状，伴有疼痛，倦怠纳差，干呕便溏，腰酸畏寒等。或见低热，精神恍惚，头晕头痛，肢体困痛。舌质淡红，苔白，脉象濡或弦滑。

治法：温阳健脾，清热除湿。

方药：甘草泻心汤（《伤寒论》）加减。

甘草、党参、大枣、干姜、白术、黄芩、胡黄连、法半夏、土茯苓、白花蛇舌草、生黄芪等。

加减：溃疡久不敛口加木蝴蝶、马勃；头晕头重石菖蒲、佩兰；腹胀纳差加枳壳、焦三仙。

**3. 肝肾阴虚，虚火挟湿证**

证候：口腔、外阴部溃烂局部灼痛，溃疡色淡。目赤肿痛，畏光羞明，午后低热，五心烦热，尿赤便干或秘。或见精神恍惚，失眠多梦，腰膝酸痛，脘痞纳差，口干口渴，倦怠乏力等。舌质红绛或光红无苔，脉弦细数。

治法：滋补肝肾，清热除湿。

方药：六味地黄汤（《小儿药证直诀》）加减。

生地黄、牡丹皮、山药、土茯苓、泽泻、枸杞子、女贞子、白花蛇舌草、蒲公英、旱莲草、生甘草等。

加减：虚火内盛加知母、黄柏；目赤肿痛较甚加青葙子、菊花；夜卧不安加夜交藤、酸枣仁。

**4. 气滞血瘀，寒邪阻络证**

证候：口腔、眼、外阴溃疡，反复发作，病程迁延，久不收口，创面色暗，皮肤可见瘀斑或硬结节，关节疼痛，腰膝酸软，疲乏无力，畏寒肢冷。舌质暗红，舌苔薄白，脉细涩或沉细

治法：活血化瘀，温经通络。

方药：活络效灵丹（《医学衷中参西录》）合肾气丸（《金匮要略》）加减。

当归、丹参、没药、乳香、路路通、熟地黄、山茱萸、山药、肉桂、制附子（先煎）、桑寄生、杜仲、甘草等。

加减：上肢关节痛甚加桑枝、羌活、威灵仙；下肢关节痛甚加牛膝、延胡索；疲乏无力明显者加黄芪、枸杞子、人参。

## （二）专方治疗

1. 解毒清热除湿汤　由当归、土茯苓、赤小豆、守宫、露蜂房、生甘草、板蓝根、鹿角、连翘、薏苡仁、泽泻组成。齐强报告用本方治疗本病 35 例，痊愈 27 例，总有效率 77.1%。

2. 二仙消痹汤　由生甘草、生地黄、丹参、土茯苓、石斛、仙茅、淫羊藿各 20g，生晒参、当归、金银花、赤芍、白芍各 15g 组成。郑昌发用本方治疗 26 例，治愈 6 例，显效 15 例，有效 5 例，临床效果良好。

3. 龙蛇四妙汤　由黄芪 30~60g，当归、金银花各 30g，地龙 15g，乌梢蛇 20g，黄柏 10g，苦参、甘草各 15g 组成。于云等用本方治疗白塞病 10 例，治愈 7 例，显效 2 例，无效 1 例，临床疗效满意。

4. 徐金合剂　金雀根针剂每支 2mL 含生药金雀根 10g。徐金合剂每毫升含生药徐长卿 1g，金雀根 1g，吴堃达等观察 106 例中，获效 28 例，显效 33 例，无效 14 例。总有效率 86.79%。连续用药能控制眼病，减少复发，视力可以逐渐提高，防止失明。

5. 甘草泻心汤合板蓝根　由炙甘草、黄芩、黄连、干姜、半夏、人参、大枣、板蓝根组成急性期肌注板蓝根注射液 4mL，1 日 3 次，或口服板蓝根冲剂 10~20g，1 日 2 次，10 天为 1 个疗程。姚念宏用本方治疗 44 例，治愈 31 例，其中 13 例，经 3~4 年随访有较好的远期疗效。焦东海、毛翼楷等运用甘草泻心汤的经验是甘草用量须大，常用量 30~50g，原方中炙甘草改用生甘草、炙甘草各半，生甘草清热解毒，炙甘草温中健脾，从两个方面发挥药效。方中人参（可用党参代替）健脾益气，以助除湿，人参用量为 10~15g，党参 50g。

6. 龙胆泻肝汤　由酒炒龙胆草、炒黄芩、酒炒栀子、泽泻、木通、车前子、当归、柴胡、甘草、酒炒生地组成。桑海莉等用本方加减治疗 21 例，痊愈 18 例，好转 2 例，无效 1 例，有效率为较高。

7. 当归六黄汤　由当归 15g，生地黄 20g，熟地黄 10g，黄芩 10g，黄连 10g，黄柏 10g，黄芪 15g 组成，张永洛应用本方加减治疗 78 例，显效 56 例，占 71.33%，认为当归六黄汤是一种双向免疫调节剂。

8. 温清饮　由栀子 15g，黄芩 15g，黄连 10g，黄柏 15g，当归 15g，地黄 20g，白芍 20g，川芎 10g，生甘草、炙甘草各 10g 组成。赖尧基用本方加减治疗血管性白塞病 17 例，临床治愈 9 例，显效 7 例，好转 1 例。认为本方不但能减轻症状，还可控制溃疡的复发，比激素加抗生素疗效为优，本组 15 例口腔溃疡在短期内治愈，未再复发。

9. 加味赤小豆当归散　由赤小豆、土茯苓、苦参、当归、牡丹皮、白茅根、王不留行、牛膝、白花蛇舌草、生地黄、生甘草等组成。本方具有清热利湿解毒、凉血活血化瘀导湿泄浊驱邪之功，久服对狐惑病有较好效果。

## （三）中成药

1. 逍遥丸（颗粒）　大蜜丸，每次 9g，2 次/日，口服；浓缩丸，每次 8 丸，3 次/日，口服；颗粒剂，每次 15g，2 次/日，开水冲服。具有舒肝解郁、营胃健脾之功效。近年来对中药的药理研究结果表明，逍遥丸具有调节体内激素水平、保肝、抗自由基和改善微循环的作用。对本品过敏者禁用，过敏体质者慎用，感冒及月经过多时不宜服用。

2. 六味地黄丸 大蜜丸，每次 1 丸，2 次/日，口服；浓缩丸，每次 8 丸，3 次/日，口服。具有滋阴补肾之功效。大量实验研究表明，六味地黄丸具有调节免疫、抗氧化、保护肾功能等药理作用。妊娠妇女、小儿应在医师指导下服用；服药期间可能出现食欲缺乏、胃肠道不适、大便稀烂、腹痛等症状；不宜与感冒药同时服用。

3. 金匮肾气丸 每次 1 丸，2 次/日，口服。具有温补肾阳、化气行水之功效。现代药理研究表明，金匮肾气丸能够调整 T、B 淋巴细胞的增殖能力，调节 Th1/Th2 细胞平衡，抑制肿瘤坏死因子-α表达的作用。妊娠妇女忌用。

4. 雷公藤片 一次 1~2 片，2~3 次/日，口服。具有清热解毒、祛风除湿之功效。现代药理研究表明，雷公藤片具有调节免疫、抑制炎症介质的作用。有胃肠道不良反应，长期服药可引起月经紊乱，精子活力降低及数目减少，白细胞和血小板减少，偶有皮肤变态反应，停药后可恢复正常；妊娠妇女忌用；严重心血管病和肝肾功能不全患者慎用；避免与碱性药物同时服用。

5. 龙胆泻肝丸（颗粒、胶囊、片、口服液） 大蜜丸，每次 1 或 2 丸，2 次/日，口服；水丸，每次 3~6g，2 次/日，口服；颗粒剂，每次 6g，2 次/日，开水冲服；胶囊剂，每次 4 粒，3 次/日，口服；片剂，每次 4~6 片，2~3 次/日，口服；口服液，每次 1 支，3 次/日，口服。具有清肝胆、利湿热之功效。长期服用可导致肾损害，可能与关木通中的马兜铃酸有关；肾功能不全者慎用；治疗期间应注意肾功能监测。妊娠妇女忌用；少数患者可出现恶心、腹痛、腹泻等消化道反应；脾胃虚弱者不宜久服。

## （四）外治法

1. 冰硼散、锡类散 外用治疗口腔溃疡，涂搽患处，适量。具有清热解毒、消肿止痛的作用。
2. 生肌散 外用，主要用于白塞病所致皮肤溃疡，适量涂搽患处。具有解毒、生肌之功效。
3. 玉蓉膏 外用于痤疮样皮疹、丘疹样毛囊炎，芙蓉叶、玉竹、白芷、大贝母、落得打，2 次/日，水煎外洗、敷搽皮疹。具有解毒、抗炎之功效。

## （五）针灸

1. 体针

（1）脾胃积热证：取足三里、合谷、尺泽、内关、上星（点刺出血）。针用泻法，1 次/日，7 日为 1 个疗程。

（2）肝脾湿热证：取太冲、曲池、合谷、尺泽、关冲（点刺出血）。针用泻法，1 次/日，7 日为 1 个疗程。

（3）脾虚湿蕴证：取丰隆、足三里、阴陵泉、三阴交、内关。用平补平泻法，留针 15~25 分钟，1 次/日，10 次为 1 个疗程。

（4）阴虚内热证：取太溪、照海、太冲、关元、肾俞、三阴交。用平补平泻法，留针 15~25 分钟，1 次/天，10 次为 1 个疗程。

2. 耳针

（1）脾胃积热证：取脾、肺、皮质下、交感、内分泌。每次留针 10~15 分钟，隔日 1 次，3~5 次为 1 个疗程，以王不留行贴压，2~3 日 1 次，轮换穴位。

（2）肝脾湿热证：取三焦、脾、肾、交感、内分泌、三焦。隔日 1 次，3~5 次为 1 个疗程。

（3）脾虚湿蕴证：取三焦、脾、肾、交感、内分泌。每次留针 10~15 分钟，隔日 1 次，3~5 次为 1 个疗程。以王不留行贴压穴位，2~3 日 1 次，每次取 2~3 个穴位，交替选穴。

（4）阴虚内热证：取神门、肾上腺、皮质下、内分泌。每次留针 10~15 分钟，隔日 1 次，3~5 次为 1 个疗程。以王不留行贴压穴位，每 2~3 天 1 次，每次取 2~3 个穴，交替选穴。

## 第六节　中西医结合诊治策略与措施

西医的治疗是以对症治疗为主，近年来分科越来越细化，在诊疗的时候忽略了整体的调理。而中医受中国传统文化影响，诊疗时从整体出发，根据患者主要症候群辨证用药，然而也存在辨证不清、用药不到位的情况。因此，充分利用西医、中医的特点，采用辨证分型的方式分析疾病，将两者结合起来，提高临床疗效。

### 一、结合中医证候的中西医治疗

中医学认为肝郁脾虚、湿热蕴毒是狐惑病的病机关键，湿热毒邪侵袭机体日久、湿毒循经络上下流注，以致伤脾肾之阳引起脾肾阳虚，病情日久引起肝肾阴虚，上下俱见蚀烂溃疡。白塞病症状繁多，如出现口腔、外阴溃疡，关节肿痛等症状，西医化验出现血沉增快、C反应蛋白升高，针刺反应试验阳性等，考虑为疾病急性发作，而中医考虑为湿热证表现。此时，除了西药给予糖皮质激素、免疫抑制剂等治疗外，还应当给予疏肝健脾，清利湿热解毒治疗，如加用龙胆泻肝汤或甘草泻心汤治疗，中医、西医的治疗均具有减少炎症因子释放，抑制炎症之功效，两个联合应用，可以减少西药用量，加快缓解患者症状。随后根据患者症状，逐渐较少糖皮质激素及免疫抑制剂用量。若PPD试验或T-Spot阳性，临床又无结核病的证据，可暂时不用抗结核治疗，在辨证论治的基础上应用黄芩、百部、穿破石等药物清热润肺、活血通经。若颅脑磁共振成像提示神经白塞诊断，应积极使用高剂量糖皮质激素联合免疫抑制剂（如硫唑嘌呤）治疗，避免使用环孢素。病情严重或难治性患者，TNF-α单克隆阻断剂应作为一线药物，可短期内使用阿司匹林等抗凝药物。通过内镜检查BD患者存在胃肠道受累，排除非甾体抗炎药（NSAIDS）溃疡、炎症性肠病后，亦应使用糖皮质激素，辅以黄连、黄芩、蒲公英、败酱草、白花蛇舌草等药物组成的中药灌肠方剂灌肠治疗，以达清热解毒，活血化瘀之效；如有穿孔、大出血和梗阻、眼失明等符合手术适应证者，应考虑紧急手术治疗。

### 二、中药增效减毒应用

在治疗白塞病时，除了给予糖皮质激素及免疫抑制剂外，还可加用能够抗炎、调节免疫的类皮质激素样作用的中药，如生地黄、生甘草、雷公藤、土茯苓、火把花根片等，从而达到增效及减少西药用量的目的。由于BD用药的特殊性，糖皮质激素、免疫抑制剂之药邪具有很强的毒性和毒力，极易化为内毒，对机体造成毒副反应，甚至发生不可逆转的并发症。如长期服用激素，可出现水钠潴留、骨质疏松、失眠、易感染等症状，这时可以根据中医辨证加用中药给予治疗西药的副作用。例如长期使用糖皮质激素出现骨质疏松，可以根据中医辨证加用右归丸、补中益气汤。服用糖皮质激素时患者可出现失眠，从中医角度讲，失眠为肝郁化火、肺阴不足，长期失眠多瘀血、痰浊，宜疏肝润肺、补肾清心、滋阴降火，兼以活血化痰之法，给予百乐眠、枣仁安神胶囊等，配合针灸、推拿等中医外治。如果出现类肾上腺皮质功能亢进症，表现为向心性肥胖、满月脸、水肿等，应用清热养阴、化湿利尿的药物，如生地黄、黄芩、猪苓、茯苓、泽泻、麦冬、知母等可改善以上副作用。使用免疫抑制剂出现骨髓抑制，可给予养阴清热，使阴液得以滋养，可予生地黄、苦参、女贞子、生茜草、鸡血藤、白芍等补血柔肝之品以解血毒，提升红细胞、血红蛋白、血小板。通过内镜检查BD患者存在胃肠道受累，排除NSAIDS溃疡、炎症性肠病后，辅以黄连、黄芩、蒲公英、败酱草、白花蛇舌草等药物组成的中药灌肠方剂灌肠治疗，以达清热解毒，活血化瘀之效；如有穿孔、大出血和梗阻，需对患者进行紧急手术会诊。总而言之，中药增效减毒治疗BD可表现为以下

3 个方面：①在糖皮质激素、免疫制剂治疗的基础上加用中药来协同提高疗效。②中药能够缓解减轻西药的副反应或改善症状，如骨髓抑制、骨质疏松、水钠潴留、失眠等。③中药有促进肾上腺皮质分泌激素的作用，使人体对外源性激素的需求逐渐减少，从而达到激素用量逐渐减少的目的。

## 三、急性期及缓解期选择不同中西医治疗方案

（1）在白塞病急性期及复发期：患者出现发热，口舌、前后二阴溃疡，疡面红肿疼痛，皮肤结节红斑，关节红肿热痛，面红目赤，口渴喜饮，小便短赤，大便干结等症状时，可给予秋水仙碱0.5mg、每日1~2次，或沙利度胺25~75mg、每日1次，睡前口服。病情严重者可用少至中量激素、免疫抑制剂或生物制剂靶向治疗。加用中药清热解毒、凉血养阴，可选用生地黄、牡丹皮、赤芍、水牛角、生石膏、知母、青蒿、金银花、玄参、黄芩、连翘、生甘草等或甘草泻心汤等。

（2）慢性反复复发者：予沙利度胺25~75mg，每日1次，睡前口服。或甲氨蝶呤7.5~15mg，每周一次口服。加用中药滋阴清热、活血解毒。可选用知母、黄柏、生地黄、龟甲、女贞子、墨旱莲、玄参、金银花、当归、赤芍、牡丹皮、青蒿、生甘草等，或甲氨蝶呤加中成药知柏地黄丸、杞菊地黄丸。

（3）白塞病缓解期：以中医治疗为主，为预防病情反复，应加用中药益气扶正，辅以清热解毒。如生黄芪、莪术、白术、茯苓、生薏苡仁、金银花、金雀根、连翘、当归、赤芍、川芎、升草等，或中成药黄芪颗粒、补中益气丸。

部分患者通过治疗后，病情趋于稳定，进入相对稳定期，此时患者面临一大问题，即如何防止白塞病的复发。白塞病复发的原因大多为患病日久，湿热毒伤气耗阴，正气亏虚，不能托毒于外，致余毒未尽伏藏于内，如果遇到外邪引动，或者正气骤减，都可致毒邪势盛，攻注流窜于诸窍而复发此病。因此治疗时应注重随证加减。湿热毒邪势减后，应扶助正气，如加用黄芪以益气托毒外出，祛除余毒，防止复发。还应注意患者病情控制后不可骤然停药，应缓慢减药，可汤剂与中成药交替使用，根据患者症状、体征及化验结果决定剂型的更换，或者逐渐延长服药间隔时间，使药效持久，延长复发间期，最终防止复发。

## 四、结合现代病理生理研究应用方药

现代病理研究表明，白塞病的基本病理改变是血管炎。病变局部血管的通透性增加，血管内皮细胞损害，炎性细胞大量聚集，释放出收缩血管物质和炎症介质，如内皮素、前列腺素、白介素、肿瘤坏死因子等，导致微循环血流淤滞。可见，血管微循环的变化是白塞病的基本病理因素，而这类变化与中医所谓的“毒、瘀”一致，因而活血化瘀在治疗本病中应当贯穿始终。“毒”对于白塞病来讲，是指炎症过程中产生的各种炎症介质、细胞因子、自身抗体、免疫复合物等，毒邪入侵而影响气血运行，导致脉络淤滞。随着炎症加重，各种炎症因子会随着血液传播至各个脏器，累及呼吸、消化、神经系统等，在中医来理解，则是毒邪日久不散，通过脉络影响其他脏腑，如肺、肝、脾、脑等，因而可知“毒、瘀”为BD本质。在临床上，可表现为寒象或者热象，但是无论寒热，其本质皆为毒和瘀，因此，给予清热解毒、通络护脉是中医治疗BD的基础。通络与解毒互为因果，活血通络有助于促进局部水肿的吸收，有利于炎症因子的清除，而清热解毒有助于控制炎症。

## 五、结合调整肠道菌群应用方药

人体内存在着大量的共生微生物，尤其人体肠道内负载着一个由多种微生物组成的复杂的微生物群落，对维持机体内环境稳定起着极其重要的作用。研究表明肠道菌群的改变参与了BD的发病。中医“脾胃”与肠道菌群有密切联系，而肠道菌群对机体的营养、代谢和免疫作用或为“脾胃”功能的生物学内涵。肠道菌群处于平衡状态时，脾主运化功能正常，气血得生，精微得布，气机升

降畅达。肠道菌群紊乱时，一种情况是益生菌数量下降，影响机体对营养的吸收，降低机体免疫力。这种情况下，脾气虚损，生化无源，运化失司，出现纳呆、泄泻、消瘦等，或进一步出现脾阳虚损。另一种情况是原有的正常菌群减少，外来菌增多，菌群比例失调，肠道代谢失常，产生有害物质。从中医角度理解则为脾失健运，湿浊内生，蕴而化热，湿热瘀浊聚结成毒，阻碍全身气机，亦可损害其他脏腑官窍，这与菌群易位亦有相通之处。健脾益气的药物一般都有调节肠道菌群的功能。因而，从这个角度分析，调整肠道菌群对 BD 的治疗具有重要意义。现代药理学研究发现，人参能够改善肠道菌群的结构和数量，黄芩可降低致病菌粪肠球菌的含量，黄连有促进肠道正常菌群生长的作用。另外，赵秋枫等研究发现，甘草泻心汤可以增加益生菌如乳酸菌、双歧杆菌的含量，对大肠杆菌有抑制作用，对恢复肠道菌群的失调状态有确切效果。后世医家以甘草泻心汤为主方加减治疗白塞综合征可取得一定疗效。张帆使用双歧三联活菌胶囊联合甘草泻心汤，能够明显改善溃疡性结肠炎患者肠道双歧杆菌、乳酸杆菌的数量，大肠杆菌数量下降，可修复肠黏膜屏障，改善肠镜下肠黏膜病变程度。另一项研究显示，雷公藤可显著改善肠道菌群 α 和 β 多样性。在门水平上，厚壁菌门数量增加，拟杆菌门数量降低；在属水平上，减少拟杆菌属和毛螺菌属 Lachnospiraceae 等的数量，提示雷公藤甲素可能通过调节肠道菌群的组成和加速菌群的恢复，发挥治疗的作用。以上结果提示中西医联合调整肠道菌群能够改善肠道的炎症。与此同时，肠道菌群的在 BD 治疗中的重要性，也提示我们在使用药物治疗的过程中，应当慎用对胃肠道刺激性大的药物。而长期服用糖皮质激素和免疫抑制剂，从西医角度讲会影响肠道菌群，中医角度讲久之可损伤脾胃，因而须适当加入一些健脾护胃、益阴养血之品，同时适量补充肠道益生菌。

# 第七节　名医经验

## 一、周仲瑛经验

周仲瑛[20]认为本病反复发病或缠绵不愈的疾病特征，与湿邪贯穿疾病全过程有关。或因外感湿邪兼夹热邪，或湿邪内侵久而化热，或木火失调，湿热内生，或湿邪易损阳气，阳虚寒凝，或湿郁伤气、热灼耗阴，导致气阴两伤。故临床症状复杂多样，皆与湿邪转化有关。周教授在白塞病治疗方面强调祛邪实，固其本。一是因白塞病特殊的"湿热"病机，湿与热相互裹结，如油入面，难解难分，有形之湿不除，则无形之热不解，白塞病久病难愈，单纯祛湿或清热，邪不尽正已虚。二是周教授认为，白塞病的典型病位分别位于目、口舌和外阴，根据中医理论，肝开窍于目，脾开窍于口，心开窍于舌，"外阴"正是肝经循行路线。病位所在，归属所伤，故应在治疗时重视健脾益气，补益肝肾以正其本。周教授常选用甘草泻心汤和龙胆泻肝汤治疗白塞病。周教授认为甘草泻心汤寒热并用，辛开苦降，以健脾利湿、清热解毒为主。龙胆泻肝汤可清肝经湿热下注，使流注经络的湿热毒邪无所依附。但两者在临床使用中需辨证配伍加减，切不可药石乱投，即使收效，亦不能持久。周教授喜用水牛角和牡丹皮，此两味药物均归肝经，加之与生地黄的配伍取自犀角地黄汤之意，有清热解毒，凉血化瘀之功效。

**医案举例：**男，39 岁。主诉口腔及二阴溃疡反复发作 1 年余。

患者口腔舌体黏膜常溃疡，肿痛，糜烂，反复发作，二阴亦有溃疡，平时服用强的松 10mg/d 可控制。初诊：2006 年 8 月 28 日。苔黄腻质暗红，脉细。西医诊断：白塞病；中医诊断：狐惑病；辨证为：肝肾阴虚，湿热上蒸下注。治以清热利湿，补益肝肾。方药：黄连 5g，黄柏 10g，知母 10g，藿香 10g，马勃 5g（包煎），炙僵蚕 10g，苦参 10g，玄参 12g，生地黄 15g，天花粉 12g，肿节风 20g，生甘草 3g，生蒲黄 10g（包煎），地骨皮 12g，芦根 15g。7 剂，每日 1 剂，水煎分早晚饭后服用。

二诊：2006年9月4日，患者口腔溃疡仍肿痛，二阴亦有溃疡，口干苦，阴下潮湿。苔黄质红，脉细。守初诊方加煅人中白5g，生石膏20g（先煎），金果榄6g，雷公藤5g（先煎）。7剂，每日1剂，水煎分早晚饭后服用。

三诊：2006年9月11日。患者口腔溃疡糜烂无改善，尿道口仍有溃烂，阴下潮湿，口干。苔中部黄腻，舌尖暗红有溃，脉细。病机：心肝火旺，络热血瘀，湿热内蕴。方药：水牛角片20g（先煎），赤芍12g，牡丹皮10g，生地黄20g，玄参10g，黄柏10g，苦参10g，黄连5g，龙胆草9g，马勃6g（包煎），甘中黄6g，大青叶15g，雷公藤6g（先煎），肿节风20g，炙僵蚕10g。7剂，每日1剂，水煎分早晚饭后服用。

四诊：2006年9月18日，口腔溃疡糜烂好转，食纳较香，下部溃烂稍减，尿道口潮湿，舌尖有小溃疡。苔黄薄腻质暗，脉细。守上方加生蒲黄10g（包煎），土茯苓20g。10剂，每日1剂，水煎分早晚饭后服用。患者四诊后复诊，口腔及下阴溃疡明显好转，继用上法，加生蒲黄。

## 二、路志正经验

路志正[21]认为本病病因病机为肝郁气滞，郁久化火，耗伤阴津，虚火内扰，气阴两伤，或久病脾虚，或苦寒伤脾，或肝郁脾虚，脾虚失运，水湿不化，湿热内蕴，蕴久化毒，湿毒熏蒸三焦脏腑，流注经脉，腐蚀为患，病机错综复杂，涉及多个脏腑，同时或先后发病，五脏相因，湿毒为患，为本虚标实，虚实夹杂之症。治疗要辨病辨证结合，内服外用并行，兼顾五脏之因，湿毒为患，虚实兼顾，标本同治，以益气养阴、疏肝健脾、化湿解毒为法，甘草泻心汤仍为该病之主方，临床治疗要辨病辨证论治相结合，圆机活法，内服外用并行，内外同治，内服与茶饮相继，熏洗与足浴相配，始克有济，使病情缓解向愈。

**医案举例：**女，26岁。

患者10余年前无明显诱因出现口腔溃疡，黏膜糜烂，伴两膝关节疼痛，活动困难，在当地医院检查诊为"关节炎"，经治疗后关节疼痛好转，但口腔溃疡反复发作，近一年来出现外阴部溃疡，多在经前发作，两眼酸痛，时有视物模糊，2009年12月到北京某医院诊治，诊为"白塞病"，治疗一月病情未见明显缓解而来就诊。现夜寐不实，易醒多梦，脱发，纳食尚可，大便偏干，每日一行，外阴有一点状溃疡，月经量少，周期尚调。

初诊：2010年1月9日，形体中等，颈部稍增粗，面色稍暗，有痤疮。舌及口腔黏膜各有一处溃疡，舌体适中，质红，苔薄白腻。右脉弦，左脉细弦，尺稍弱。西医诊断：白塞病。中医诊断：狐惑病。中医辨证：湿毒内蕴、气阴两伤。治法：益气养阴、化湿解毒，仿甘草泻心合半夏泻心汤化裁。处方：生、炙甘草各12g，竹沥半夏12g，干姜10g，黄芩12g，黄连10g，藿香12g（后下），防风12g，桔梗12g，玉蝴蝶12g，枇杷叶12g，炒杏仁9g，茵陈12g，草决明12g，炒薏苡仁30g，密蒙花12g，桃仁10g，娑罗子10g，生姜1片。14剂，每日1剂，水煎服。茶饮方：西洋参6g（先下），麦冬10g，桔梗10g，青果10g，川贝10g，凤凰衣10g，甘草6g。水煎服代茶频饮，14剂。痹消散浴足，每晚一次。建议调情志，适劳逸，忌辛辣油腻饮食。

二诊：2010年1月26日，服药后口腔溃疡较前减轻，外阴溃疡消失，关节疼痛好转，膝关节肿胀消失，夜寐转安，眼眵较多，纳食可，大便转软，每日一行。舌体中，舌质暗红，边有齿痕，苔薄白腻，脉弦细滑。既见效机，上方加减。上方黄芩改炒黄芩12g，去茵陈、草决明、桃杏仁，加炒苍术15g，黄柏10g，川牛膝15g，枇杷叶改15g，28剂，每日1剂，水煎服。茶饮方加素馨花9g，西洋参2g（先下），水煎服代茶饮，每2日1剂。痹消散浴足，每晚一次。

三诊：2010年2月27日，服药后口腔溃疡消失，关节疼痛好转，膝关节肿胀消失，夜寐多梦，面颊、口周、胸背泛起粉刺，纳食可，大便成形，每日一行，小便气味重，月经量少，经前乳房胀痛，阴部瘙痒。舌体胖，质暗红，苔薄白，脉弦细滑。治法：养阴益气、清热解毒、健脾化湿。处方：生、炙甘草各 12g，麦冬 12g，干姜 10g，炒黄芩 10g，黄连 10g，藿香 10g（后下），炒防风 12g，密蒙花 12g，炒苍术 12g，枇杷叶 12g，炒杏仁 9g，椿根皮 15g，草决明 10g，炒薏苡仁 30g，怀牛膝 15g，川牛膝 15g，知母 10g，14 剂，每日 1 剂，水煎服。茶饮方：西洋参 6g（先下），麦冬 10g，桔梗 10g，青果 10g，川贝 10g，凤凰衣 10g，甘草 6g，7 剂，每 2 日 1 剂，水煎服代茶饮。痹消散浴足，每晚一次。

四诊：2010 年 3 月 13 日，服药后口腔及外阴溃疡未作，关节疼痛减轻，膝关节肿胀消失，夜寐转安，面颊粉刺减轻，口周、胸背粉刺消失，纳食可，大便转软，每日一行，小便气味减轻，月经量少，有少量血块，舌体中，舌质暗红，边浅齿痕，苔薄白腻，脉弦细滑。既见效机，上方加减续用，以巩固疗效。处方：前方去麦冬、炒苍术、草决明、椿根皮、炒黄芩，知母改 12g，枇杷叶改 15g，加生石膏 30g，牡丹皮 12g，紫草 12g，炒白芍 15g，当归 12g，新会皮 9g，21 剂，每日 1 剂，水煎服。茶饮方：西洋参 6g（先煎），麦冬 10g，桔梗 10g，青果 10g，川贝 10g，凤凰衣 10g，甘草 6g，玫瑰花 10g，荷叶 12g，10 剂，每日 1 剂，水煎服代茶饮。浴足同前。2010 年 5 月 10 日随访，治后口腔及外阴溃疡未作，一般状况良好。

## 三、房定亚经验

房定亚[22]认为本病病因病机为"瘀血阻滞"，络是气血津液输布的枢纽和通路，络病是与血和血管有关的病症；而 BD 的基本病理改变是系统性血管炎，病变局部微循环障碍、血行缓慢、血栓栓塞的特点与中医"络脉瘀阻"特点相似，故 BD 可理解为络病的一部分。因此，治疗上不能囿于传统中医"清热除湿解毒"的思路，更应抓住基本矛盾"系统性血管炎-络脉瘀阻"治络。房老认为"病络"为 BD 血管炎病变的主要渠道和枢纽，病位在"络脉"，为"络脉瘀阻证"，而络脉损伤的病因在于"免疫异常导致的毒瘀深伏于络"。因而治疗的焦点亦不离"病络"，立法"解毒活血，除湿通络"。鉴于络脉中的湿热毒瘀等病理产物是免疫异常所致，故要从调节免疫的角度来清热解毒通络。"病络"包括毒、热、瘀、湿、络脉损伤；其中"热毒入络"是络病久发难愈的根本原因。尽早使异常的免疫反应恢复正常、彻底地清除湿热瘀毒，对于防止全身血管的炎症变化是非常关键的一步。且"清除毒邪"与"通络"互为因果，清除毒邪又有助于血液循环的正常运行，而"改善微循环、活血通络"有助于局部水肿、渗出的消散，有助于多种炎症因子的吸收。

**医案举例**：患者，男，28 岁，间断口腔溃疡 10 年余，视力下降 1 年余。

患者 10 年前无明显诱因出现口腔溃疡未予重视，未系统诊治。此后间断发作，熬夜及压力大时明显。2014 年 4 月无明显诱因出现双眼发红，视力下降，就诊于北京某医院，发现眼压高，考虑白塞病、葡萄膜炎，予醋酸泼尼松片 40mg，每日 1 次，口服；环孢素 50mg，每日 2 次，口服，抑制免疫。服药后眼部症状改善，激素逐渐减量。2014 年 8 月因劳累后再次复发，并发现双眼白内障，行手术治疗。术后继续口服醋酸泼尼松片，每次 15mg，每日 1 次，口服；环孢素每次 50mg，每日 2 次，口服。病情不稳定，间断发作，为求进一步中西医结合诊治来本院就诊。

初诊：2015 年 4 月 12 日。症见：口腔溃疡 1 处约 1cm×2cm，双眼结膜发红，时有流泪，眼压偏高，双眼压 25mmHg，左眼视力 0.1，右眼视力 0.4，双膝关节疼痛，无结节红斑、无外阴部溃疡，满月脸，面部散在痤疮，小便调，大便干结，3~4 日 1 次。舌红，苔黄腻，脉弦细。西医诊断：白塞病；葡萄膜炎。中医诊断：狐惑病，辨证为湿热蕴毒证。处方：生大黄 8g（后下），芒硝 3g（分冲），炙甘草 8g，生甘草 8g，赤小豆 30g，赤芍 15g，槐米 10g，牡丹皮 10g，生蒲黄 10g，苏叶 10g，薄荷 5g，儿茶 3g，生地黄 15g。7 剂，水煎，分 2 次早晚温服。并嘱少熬夜，忌辛辣刺激饮食。

二诊：2015 年 4 月 19 日，患者眼压恢复正常（18mmHg），仍有结膜发红，口腔溃疡好转，面部痤疮，汗多。舌红，苔薄黄，脉弦细。处方：炙甘草 8g，生甘草 10g，车前草 30g，生石膏 60g（先煎），赤小豆 30g，赤芍 15g，槐米 10g，牡丹皮 10g，生蒲黄 10g，苏叶 10g，薄荷 5g，儿茶 3g，生地黄 15g。14 剂，水煎，分 2 次早晚温服。继服醋酸泼尼松每次 15mg，每日 1 次，口服；环孢素每次 50mg，每日 2 次，口服。

三诊：2015 年 5 月 10 日，患者结膜基本不红，眼压正常（20mmHg），口腔溃疡不明显，纳眠可，二便调。舌红，苔薄黄，脉弦细。处方：金银花 20g，当归 20g，玄参 20g，甘草 10g，车前草 30g，石斛 20g，槐米 10g，生地黄 15g，牡丹皮 10g，赤芍 15g，生蒲黄 8g，芦根 20g，赤小豆 30g。30 剂，水煎，日 1 剂，分 2 次早晚温服。醋酸泼尼松减至每次 10mg，每日 1 次，口服；环孢素每次 50mg，每日 2 次，口服。

四诊：2015 年 6 月 7 日，患者因熬夜加班后查眼压较前升高（眼压 37mmHg，左眼视力 0.1，右眼视力 0.6），无明显自觉症状，口腔溃疡未犯，面部痤疮，纳眠可，二便调。舌红，苔薄黄，脉弦。处方：金银花 30g，当归 30g，玄参 30g，生甘草 10g，槐米 10g，生地黄 15g，牡丹皮 10g，赤芍 15g，芦根 20g，赤小豆 30g，生石膏 60g（先煎），知母 10g，车前子 30g（包煎）。30 剂，水煎，日 1 剂，分 2 次早晚温服。继续醋酸泼尼松每次 10mg，每日 1 次，口服；环孢素减至每次 25mg，每日 2 次。嘱患者避免熬夜，多休息，避免辛辣刺激饮食。随后患者间断随诊，已将醋酸泼尼松及环孢素停用，规律口服中药，眼压恢复正常，口腔溃疡发作次数明显减少。

## 第八节　中西医调护

急性期因病人口腔黏膜溃疡，饮食以清淡为宜，少量多餐，摄入足够的营养和水分，食用富有营养及易消化的食物，如鱼、瘦肉末、鸡蛋等高蛋白、高热量的半流质饮食，禁食生、冷、辛辣等刺激性食物，同时应注意食物不宜过硬或温度过高，以免损伤口腔黏膜，口腔溃疡疼痛剧烈者，应半流质或流质性饮食。外生殖器、会阴部溃疡易受感染和摩擦，嘱患者穿宽松柔软棉质内裤，要保持会阴清洁，为预防感染及促进溃疡愈合应每天用温开水淋洗，局部可用新洁尔灭湿敷或者外用表皮生长因子喷剂。累及膝、踝、腕、肘关节，合并关节痛或关节炎患者，应卧床休息，将痛肢垫高，采取舒适体位，以减轻疼痛，病情稳定，疼痛减轻后可适当增加活动。在心理护理方面，要积极帮助患者认识疾病，鼓励其倾诉并给予恰当的劝慰，稳定其情绪。教会患者解除焦虑的方法，有计划地进行健康教育，鼓励其参与自我护理。同时还要做好患者家属的思想工作，指导家属参与护理过程，使患者获得情感上的满足，积极配合治疗。

## 第九节　预后转归

大部分患者预后良好。有中枢神经系统病变者病死率高，存活者往往有严重的后遗症。大、中动脉受累后因动脉瘤破裂、心肌梗死等而出现突然病死者并不罕见。眼部病变者可以使视力严重下降，甚至失明。胃肠道受累后引起溃疡出血、穿孔、肠瘘、吸收不良、感染等都是严重的并发症，病死率也很高。

# 第十节 诊治指南（方案或共识）

## 2018 年最新白塞综合征临床管理 EULAR 指南[23]

该指南是国际上关于白塞病诊治和管理的最新指导性意见，共含 5 条总体原则和 10 条推荐意见。

### （一）总体原则

1. BD 是一种呈现典型的复发和缓解的临床病程的疾病，治疗目的是及时抑制炎症加重和复发，防止不可逆的器官损伤。

2. 多学科合作给予最佳的治疗是必要的。

3. 应该根据患者的年龄、性别、受累器官的类型、疾病严重程度以及患者的意愿个体化治疗。

4. 眼、血管、神经和胃肠道受累者预后不佳。

5. 部分患者疾病表现可能随着时间的延长而缓解。

### （二）推荐意见

1. 皮肤黏膜受损

（1）口腔和生殖器溃疡应采用局部治疗方法，如糖皮质激素的应用。预防黏膜及皮肤病变复发应首选秋水仙碱，尤其是结节性红斑或生殖器溃疡。丘疹脓疱性皮疹或痤疮样皮疹应参考治疗寻常型痤疮一样采用局部或系统性措施。

（2）BD 腿部的溃疡可能是由静脉瘀血或闭塞性血管炎引起的，应在皮肤科医师和血管外科医师的协助下进行治疗。

（3）硫唑嘌呤，沙利度胺，α 干扰素，肿瘤坏死因子-α 抑制剂或阿普斯特可在特定病例中使用。

2. 眼部受累

（1）治疗 BD 的葡萄膜炎需要以诱导并维持缓解为终极目标并与眼科医生密切合作。任何患有 BD 和影响眼后部的炎症性眼病患者都应采用硫唑嘌呤、环孢素 A、IFN-α 或单抗类 TNF-α 抑制剂等治疗方案。系统性使用糖皮质激素只应在联合硫唑嘌呤或其他系统性免疫抑制剂的情况下使用。

（2）初发或复发性急性视力障碍的葡萄膜炎患者应给予大剂量糖皮质激素、英夫利昔单抗体或干扰素-α 治疗。玻璃体内糖皮质激素注入是在单侧恶化患者全身治疗之外的附加治疗措施，可作为全身治疗的辅助手段。

3. 孤立性前葡萄膜炎 如存在预后不良因素（青年、男性及早期发病）应考虑全身免疫抑制剂的使用。

4. 急性深静脉血栓形成 建议联合使用糖皮质激素和硫唑嘌呤、环磷酰胺或环孢素 A 等免疫抑制剂。

5. 难治性静脉血栓 可考虑使用 TNF-α 单克隆阻断剂治疗。如果患者存在较低的出血风险，并排除合并肺动脉瘤，可同时加入抗凝疗法。

6. 动脉瘤 肺动脉瘤患者的治疗中，推荐使用大剂量糖皮质激素和环磷酰胺。难治性病例应考虑应用单抗类 TNF-α 抑制剂。大出血风险较高者可考虑给予栓塞治疗，与开放性手术相比，具有更高的疗效。无论是主动脉瓣动脉瘤还是外周动脉瘤，介入治疗前均需要用糖皮质激素和环磷酰胺进行治疗。如果患者有症状，则应尽早进行手术或支架置入术。

7. 胃肠受累的诊断 应通过内镜或影像学确认胃肠道受累，以排除非甾体抗炎药引起的溃疡、炎症性肠病和感染（如结核）。

8. 难治性/严重胃肠道受累 如患者胃肠道出现穿孔、大出血和梗阻应紧急行手术探查。急性发作期患者应采用糖皮质激素联合改善疾病药物（如氨基水杨酸类药物或硫唑嘌呤）进行治疗；病情严重和/或难治性患者应考虑使用单抗类 TNF-α 抑制剂和/或沙利度胺治疗。

9. 神经系统受累 急性发作的脑实质受累，应使用大剂量糖皮质激素治疗，随后逐渐减量，并同时联合免疫抑制剂如硫唑嘌呤治疗。这种情况下，应该避免使用环孢素 A。单抗类 TNF-α 抑制剂应考虑作为严重患者的一线治疗药物或在难治性病例中应用。首次发生的脑血管静脉血栓形成，应使用大剂量糖皮质激素治疗，随后逐渐减量。同时可短期使用抗凝药物。而对于颅外血管疾病，则需进行筛查后再行确定。

10. 关节受累 出现急性关节炎的患者治疗首选秋水仙碱；而急性单关节炎患者可关节内糖皮质激素注射；硫唑嘌呤、干扰素-α、TNF-α 抑制剂可用于治疗复发性或慢性关节炎。

# 第十一节　中西医临床研究进展

## 一、临床辨治

### （一）中医辨证分型

刘维等[24]通过中国期刊全文数据库（CNKI）和中文科技期刊数据库（VIP）收录中医药诊治白塞病的文献。以"中医药"和"白塞病"或者"白塞氏病"或者"白塞综合征"或者"狐䜣"为检索关键词，本研究共纳入 58 篇文献，整理归纳得到证型 20 个，其中湿热蕴毒、脾肾阳虚、肝肾阴虚、湿热壅盛等证型最为常见，占总频次的 55.4%。证候要素中湿热占 41.4%，阴虚占 18.1%，阳虚占 12.9%。病位要素中肝、脾、肾占总频次的 94.4%。

近年来，不少学者对本病的病因、病机进行了一些探究，提出了一些新的见解及治疗方法，对本病的认识较前有所深入。但纵观历代医学家对本病的认识基本一致，其病因为湿热毒气或阴虚内热，唯"虫"引起的见解尚属推测。在症状方面强调口、眼、外阴溃烂是本病的特点。治疗上以清热解毒为主的治则及外治法的应用，也已为多数医家所肯定。张鸣鹤[25]认为本病是由于脏腑功能失节，致湿浊内生，蕴热化毒，伏藏于内，或外感湿热，湿热浊毒流注，火毒循经窜络，着于诸窍或蕴结关节、脏腑而致。范永升[26]认为本病与肝脾的关系密切，出现"肝热脾湿"的征象，肝脾两伤，继而引发他脏病变，或湿热邪气蕴结脾胃，浸淫肝经，邪毒循经上犯，出现口腔溃疡，下注前后二阴，出现生殖器溃疡。肝肾阴亏，心肾失交，脾虚气弱，湿热浸淫，脉络瘀滞实为本病发生之重要机制。本虚主要责之肝肾阴亏、脾虚气弱，标实则在于湿热浸淫、血脉瘀滞，而病机之关键在于湿热阴虚气弱。王新陆[27]认为本病本虚标实，先天禀赋薄弱，肝肾不足，加之后天脾虚失养，复感他邪，湿热内积而致。湿热久蕴、耗气伤阴、内热鸱张会使病情进一步复杂多变。肝肾阴亏，心肾失交，脾虚气弱，湿热浸淫，脉络瘀滞实为本病发生之重要机制。本虚主要责之肝肾阴亏、脾虚气弱，标实则在于湿热浸淫、血脉瘀滞，而病机之关键在于湿热阴虚气弱。李莹等[28]认为白塞病与"虫""毒"关系密切，湿热生毒，久滞化火，蒸酿气血，攻注肌肤、经络，浊腐化虫，蚀于上下，出现口腔及生殖器溃疡。总之，古今医家大都从毒论治白塞病，认为湿热毒邪为发病关键，肝、脾、肾等脏与本病关系密切。

## （二）经典方剂联合西药

巩雅欣等[29]将60例符合标准的白塞病患者随机分成治疗组（采用甘草泻心汤联合沙利度胺治疗）和对照组（单用沙利度胺治疗），观察白塞病湿热毒结证的临床疗效、复发情况及不良反应。结果显示经两组的总疗效（治疗组有效率86.7%，对照组有效率76.7%）无明显差异（$P>0.05$），但两组的复发率（治疗组10%，对照组36.7%）、不良反应发生率（治疗组6.7%，对照组30%）均存在差异性（$P<0.05$），治疗组优于对照组，显示运用甘草泻心汤联合沙利度胺治疗白塞病湿热毒结证具有复发率低，安全性高的优势。武传昇等[30]采用沙利度胺联合白芍总苷胶囊、龙胆泻肝汤加味治疗白塞病44例，治疗后口腔溃疡、生殖器溃疡、皮疹、关节炎、血管炎及眼炎的发作频率与本组治疗前比较差异均有统计学意义（$P<0.05$），且治疗组见效时间优于对照组。王慎娥[31]用六参汤加减配合糖皮质激素治疗60例白塞病患者作为治疗组，单纯用皮质激素治疗30例白塞病作为对照组，结果显示治疗组有效率95%，对照组73.33%，两者相比前者具有明显效果。李明等[32]用龙胆泻肝汤加味配合西药泼尼松等治疗45例白塞病患者，发现中西医结合治疗组的总有效率为91.1%，单纯西药组的总有效率为64.4%。陈爱林等[33]采用痹证1号（生薏苡仁、忍冬藤、鸡血藤、白术等），加口服环磷酰胺片、尼美舒利分散片治疗白塞病38例，总有效率94.7%。

## （三）自拟方联合西药

1. 自拟方联合沙利度胺 颜美心等[34]采用自拟方（黄芪20g，防风、白术、蒲公英、生地黄、黄芩、赤芍、玄参、甘草各15g）结合小剂量沙利度胺治疗BD 30例，结果治愈15例，显效6例，好转8例，无效1例，总有效率达97%，无明显不良反应。朱琳等[35]应用中药自拟方联合小剂量沙利度胺治疗白塞病患者30例，中药基本方为：黄连、当归、黄芪、黄芩、墨旱莲、炒黄柏、生薏仁、生甘草、土茯苓、菊花、芦根、赤芍、生地黄、红花、麦冬、枸杞。结果30例患者中，控制18例，好转9例，无效3例，总有效率达90%，且所有患者治疗期间均未出现严重并发症。曲环汝[36]将40例白塞病患者随机为对照组和治疗组，每组各20例，对照组予沙利度胺治疗，治疗组在对照组治疗基础上予益气解毒祛瘀方内服，方由黄芪、生地黄、莪术、黄芩、土茯苓、金雀根、制大黄、生甘草、炙甘草组成。结果显示治疗总有效率治疗组为95%，对照组为85%，差异具有统计学意义，且2组治疗前后口腔溃疡发作情况及ESR、CRP水平均有显著改善，且治疗后治疗组的口腔溃疡间歇时间长于对照组，而ESR则低于对照组。两者不良反应对比，治疗组明显低于对照组。

2. 自拟方联合硫唑嘌呤 谷占卿等[37]将50例白塞病患者随机分为治疗组27例，对照组23例，对照组给予硫唑嘌呤片治疗，治疗组在对照组基础上予化痰祛瘀方加减治疗，方由半夏、当归、生地黄、茯苓、炒桃仁、生姜、赤芍、川芎、陈皮、甘草、鸭跖草、天名精、鬼箭羽、酒乌梢蛇组成。结果，治疗组的总有效96.3%，优于对照组的87%，2组治疗后CRP、IgA水平均较本组治疗前降低，且治疗组降低较对照组更明显。常军英等[38]运用自拟方（天南星9g，莪术10g，白芥子10g，半夏12g，当归12g，桃仁9g，乳香10g，没药9g，生姜15g，川芎6g，甘草30g，夏枯草12g，羌活15g）联合硫唑嘌呤治疗白塞病，有效率为95%，与对照组（单用硫唑嘌呤）相比，治疗后CRP、ESR均低于对照组。

3. 自拟方联合激素 朱红军等[39]自拟滋阴愈疡汤（熟地黄15g，当归15g，知母10g，麦冬10g，黄柏10g，菟丝子9g，女贞子9g，白芍9g，牡丹皮9g，肉桂6g，甘草6g）结合西药泼尼松、环磷酰胺治疗白塞病37例，结果显效22例，好转12例，未愈3例，与仅用西药泼尼松、环磷酰胺的对照组相比有明显的效果。王冬英[40]采用自拟四花四草汤（金银花30g，野菊花20g，重楼10g，凌霄花10g，紫草15g，夏枯草20g，龙胆草10g，车前草30g）联合泼尼松治疗，对照组单用泼尼松治疗，结果显示治疗总有效率治疗组为96%，对照组为73%，治疗组临床疗效明显优于对照组。

### （四）中成药联合西药

叶志中等[41]使用硫唑嘌呤联合雷公藤治疗白塞病，与单用硫唑嘌呤的对照组相比效果显著。吕新亮等[42]用沙利度胺联合雷公藤治疗白塞病，总有效率为93.1%，且通过实验检测证实两药联合应用增强了TNF-α表达水平的抑制作用。白芍总苷作为白芍的提取物，研究发现其具有抗炎、抗应激和免疫调节的作用。沈东[43]用白芍总苷联合沙利度胺治疗白塞病23例，连续给药6个月，随访2年，结果显效13例，有效8例，无效2例，显示其复发率低，副作用小。侯平等[44]以通塞脉片（南京中医学院制药厂生产，由当归、牛膝、玄参、甘草、金银花制成，每片重0.35g），每次10片，每日3次，加甲氨蝶呤作为治疗组治疗32例，对照组仅用甲氨蝶呤（20mg，每周1次，静脉滴入）治疗30例，结果两组临床症状比较，有显著性差异，治疗组优于对照组。林志翔[45]等用正清风痛宁缓释片配合小剂量沙利度胺治疗本病35例结果总有效率94.4%，且毒副作用小。万玲等用雷公藤多苷片联合沙利度胺治疗本病50例，总有效率为92%。

### （五）中药提取物联合西药

张莉[46]治疗白塞病葡萄膜炎静点黄芪注射液30~40mL，疏血通20mL，地塞米松结膜下或球周注射，散瞳、典必舒点眼，并以龙胆泻肝汤加减，治疗35例，有效率97%。刘霞等[47]用氟美松10mg日1次静点，1周后改1.5mg口服，复方丹参注射液20mL日1次静点，2周后改口服复方丹参片，并每日3次口服雷公藤多苷20mg2个月，治疗16例，显效13例，有效3例。陆小萍[48]采用复方甘草酸苷注射液及复方甘草酸苷片，配以盐酸美他环素胶囊口服，证明两药联合应用后比单用西药疗效显著。徐建等亦用复方甘草酸苷联合薄芝糖肽治疗本病28例，其中治愈5例，显效11例，有效10例，无效2例，总有效率92.86%。

### （六）外治法联合西药

王小丽等[49]使用地塞米松10mg静脉滴入1周后症状改善，随后改口服强地松30~40mg并逐渐减量，加服中药雷苓解毒汤（土茯苓、党参、雷公藤、当归、丹参、紫草、生地黄、白花蛇舌草、甘草，随症加减），口腔溃疡用1.4%碳酸氢钠溶液漱口，外阴溃疡1∶10000高锰酸钾坐浴外用雷夫奴尔湿敷，眼部病变用胺卡那眼液，取得了良好的效果。卢书山[50]将患者分为活动期和慢性期，采用中西医结合方法治疗。活动期患者服用银黄解毒汤，慢性期服用四君子汤。两期均加活血化瘀药（当归、桃仁、红花、赤芍等），随证加减，配合西药散瞳、点眼药水、冰硼散敷口等及全身支持疗法；皮质激素及抗生素酌用，连续治疗3个月。经以上中西医结合治疗患者全部痊愈。

## 二、方药与药理

### （一）方药用药规律

刘维[24]对含有完整的中医诊治白塞病或狐惑证型名称和方药记载的文献进行了统计，共纳入文献58篇，58篇文献中白塞病的用药共计197味，用药频次总计1363次。其中频次排名前30位的药物依次为甘草（72，5.3%）、生地黄（53，3.9%）、当归（52，3.8%）、茯苓（50，3.7%）、黄芩（40，2.9%）、黄柏（38，2.8%）、黄连（35，2.6%）、牡丹皮（34，2.5%）、赤芍（33，2.4%）、土茯苓（29，2.1%）、龙胆（28，2.1%）、黄芪（28，2.1%）、金银花（25，1.8%）、玄参（24，1.8%）、柴胡（24，1.8%）、党参（23，1.7%）、栀子（22，1.6%）、泽泻（21，1.5%）、延胡索（21，1.5%）、白术（21，1.5%）、车前子（19，1.4%）、连翘（18，1.3%）、知母（17，1.2%）、苦参（16，1.2%）、菊花（16，1.2%）、白花蛇舌草（15，1.1%）、丹参（15，

1.1%)、苍术（14，1.0%）、薏苡仁（14，1.0%）、红花（14，1.0%）。根据分类统计显示，清热药、补虚药和活血化瘀药使用最多，占总频次的50.2%。清热药包括清热解毒药、清热泻火药、清热燥湿药等，补虚药包括补阴药、补阳药、补气药等。因清热类及滋阴类药物多偏寒性，补气药多偏温性，故药物药性的统计中寒、平、微寒药物占总频次的73.0%。涉及药味7种，主要是甘味、苦味和辛味，占总频次的89.8%。甘味药既能补阴阳之不足，又具有调和药性的作用；苦味药能泻火解毒、清热燥湿；辛味药具有发散、行气、行血的作用，可助血脉畅通、气血运行。药物归经中十二经均有涉及，主要归肝经、心经、脾经、胃经、肺经、肾经，表明白塞病起病五脏相因，治疗应兼顾五脏，辨病辨证论治相结合。

方剂统计中，成方的使用以龙胆泻肝汤、甘草泻心汤等经典方剂居多。甘草泻心汤功在和中化湿、清热解毒，是《金匮要略》治疗狐惑的主方。白塞病与肝脏关系最为密切，又因湿热毒邪流注经络，临床常用清肝经湿热的龙胆泻肝汤为基本方进行加减治疗。自拟方共35首，多由清热利湿、活血解毒、益气养阴、温阳健脾等方剂化裁而来。中药制剂中雷公藤制剂也常于治疗白塞病，多项研究显示，此类药物与西药合用，在治疗BD中疗效显著。

### （二）方药药理举例

1. 甘草泻心汤　甘草泻心汤来源于《金匮要略》。方以甘草甘平泻火解毒为君，伍以黄芩、黄连苦寒泻热、解毒除湿，半夏干姜辛热燥湿开阴凝而祛湿，党参、甘草、大枣健运中焦以化湿邪。苦参清热燥湿、解毒杀虫，当归补血活血通络，全方辛开苦降，随证加减化裁，共奏清热祛湿解毒之效。炎症反应是BD重要的发病机制，现代药理学研究显示，甘草泻心汤可使血清中的NO的含量降低，说明甘草泻心汤可抑制对NO的作用。翟凡叶[51]发现甘草次酸可促进$PGE_2$的分泌，从而达到对炎症的治疗。姬晓灵[52]在研究中发现，甘草酸可促进NO和$PGE_2$含量的增加，从而达到抗炎的作用。陈浩等[53]通过SD大鼠试验研究发现，甘草泻心汤可抑制IL-6/STAT3信号转导通路，影响IL-6的表达，降低结肠组织中IL-6水平。魏俊等[54]研究发现，甘草泻心汤对血清IL-6、IL-8影响均显著，可降低其分泌，促进机体血清炎症因子向有益方向变化。郑莲莲[55]在研究中发现，甘草泻心汤能降低机体的肠黏膜炎症反应，改变IL-6、TNF-α的水平，调节促炎症因子/抗炎症因子的比例平衡。胡渝芳等研究发现，甘草泻心汤可改善大鼠复发性阿弗他溃疡模型T淋巴细胞亚群失衡，降低NOS表达水平，从而影响NO的分泌。马麟[56]在研究中发现，8β-甘草次酸可减少COX因子的表达，调控COX-2的产生，从而达到抗炎的作用。Ludger Kolbe等研究发现甘草提取物可抑制COX-2和iNOS的表达，能够减轻由内毒素脂多糖诱导的小鼠巨噬细胞RAW264.7的炎症反应。陈少芳等[57]在模型大鼠的研究中发现，甘草泻心汤可减少NF-κBp65的表达，能有效地抑制NF-κB为中心的炎症通路，减少炎症介质的释放，增加抑炎因子的合成，影响机体的免疫应答。中医学认为白塞病的发病原因与"虫""毒"密切相关。例如隋代巢元方《诸病源候论·伤寒病诸候》指出"虫食所致"，明代赵以德在《金匮玉函经二注》指出："狐惑病，谓虫蚀上下也"。所谓"上下"即指白塞病的口腔溃疡及外阴溃疡。而西医学发现环境因素尤其是病原微生物，包括病毒单纯疱疹病毒、人巨细胞病毒等、细菌（链球菌）等在白塞病的发病机制中起着重要作用。而抗病毒或抗微生物治疗，对白塞病症状的改善显示了一定作用。作为甘草泻心汤中的君药，甘草具有一定抗病毒作用，体内、体外研究证实可抑制包括单纯疱疹病毒等多种病毒，这亦可能是甘草泻心汤治疗白塞病的西医学机制之一。

2. 龙胆泻肝汤　龙胆泻肝汤出自汪昂的《医方集解》，由龙胆草、黄芩、山栀子、柴胡、泽泻、木通（或通草）、车前子、当归、生地黄、生甘草组成。方中龙胆草功擅除湿泻火，为君药；黄芩、栀子苦寒，可清热解毒，泻火燥湿，为臣药；泽泻、车前子、木通清热利湿、使湿热随尿而出，生地黄、当归滋阴养血，为佐药；柴胡舒畅气机、尚能引诸药入肝胆，甘草调和诸药、并防止苦寒败胃，为使药。作为治疗湿热证的代表方剂，具有益气和胃、消痞止利、调和寒热之功效。现代药理研究显示龙胆泻肝汤的免疫调节作用主要包括体液免疫调节及细胞免疫调节。而王大进等[58]研究表明，其能明显提高动物体内血清溶菌酶与溶血素抗体水平，增强T细胞转化效果，进而实现体液免疫调节的作用。龙胆泻肝汤中的柴胡、栀子均具有细胞免疫调节作用，栀子苷能下调肿瘤坏死因子、白介素-1、白介素-6的表达，同时抑制Toll样受体4的表达，栀子苷能控制细胞炎性因子的释放，从而发挥抗炎效果。龙胆泻肝汤及其部分单药在多种炎症疾病中的临床疗效均较好，如抑制毛细血管通透性升高、炎性渗出、炎性递质释放等。其中，柴胡抗炎效果较强，其中柴胡皂苷最强，通过刺激肾上腺加速肾上腺皮质激素合成，进而分泌糖皮质激素。柴胡皂苷对自身介导的前列腺素$E_2$具有浓度依赖的抑制作用，可抑制前列腺素$E_2$生成，从而达到抗炎效果；黄芩提取物也可通过降低细菌脂多糖激活的细胞的释放量，同时可加速环氧合酶代谢物生成，从而达到抗炎与免疫抑制的作用。黄芩甲醇提取物能抑制刀豆蛋白诱导小鼠脾淋巴细胞增殖，抑制大鼠棉球肉芽肿，并干扰免疫细胞，抑制炎性递质释放，最终实现抗炎的效果。研究表明，不同剂量的龙胆苦苷可降低脓毒症小鼠血清炎性因子、天冬氨酸氨基转移酶等含量，降低肝组织中一氧化氮与丙二醛水平，通过病理切片后证实龙胆苦苷对肝脏损伤程度更轻，表明龙胆苦苷可保护脓毒症小鼠肝功能，可能与其具有抗炎作用有关。文献显示龙胆泻肝汤可减轻二硝基氟苯所致的皮炎[59]。体外试验显示黄芩能直接清除自由基与超氧阴离子从而达到抑制黄嘌呤氧化酶活性的目的。栀子苷能避免细胞$H_2O_2$诱发的线粒体应激作用，进而抑制诱发的级联反应与造成的细胞凋亡，同时利用抗氧化酶表达调控实现抗氧化作用，减轻内皮细胞氧化损伤。

3. 甘草　甘草味甘、平，主治五脏六腑寒热邪气，坚筋骨，长肌肉，解毒，为治疗白塞病方药中最常用成分。现代药理研究表明，甘草主要成分为黄酮类及三萜类成分。甘草具有抗病原微生物、抗炎、抗病毒、解毒及免疫调节等作用。研究发现炙甘草中的甘草多糖，能够加快小鼠的生长，提高脾脏指数和胸腺指数。免疫器官指数是免疫细胞功能和免疫器官发育的表现，能从侧面反映机体的免疫功能。表明甘草多糖对机体免疫器官的促进作用，能提高机体的免疫功能[60]。甘草多糖还可增加白细胞介素-2（IL-2）的分泌，IL-2作为$CD4^+T$淋巴细胞分泌的重要免疫因子，广泛参与了机体的各种免疫反应，能促进T细胞、B细胞和NK细胞的活化和增殖，并分泌相关因子，而T淋巴细胞亚群是参与机体免疫防御功能的重要细胞，主要包括$CD8^+T$淋巴细胞和$CD4^+T$淋巴细胞两类，可进一步改善肿瘤细胞和病毒感染细胞的损伤。另一项研究发现经过甘草处理过的外周血单核细胞中$HLA^-DR^+$细胞显著增殖，提示其抗原提呈能力增强，提示炙甘草的化学成分能够通过促进相关免疫细胞增殖而发挥调节机体免疫力的功效。炙甘草中的甘草总黄酮具有良好的抗炎作用。其中，甘草查尔酮A是甘草总黄酮抗炎的主要基础物质，实验证明甘草查尔酮A抗炎的作用分子机制很可能是通过抑制相关信号通路发挥抗炎作用和发挥抗氧化作用。

4. 生地黄　生地黄性寒，味甘、苦，归心、肝、肾经，可清热凉血、养阴生津，是治疗白塞病的常用中药之一。生地黄具有抗氧化、抗衰老、调节免疫作用。研究显示，地黄煎剂可不同程度提高小鼠免疫功能及调节内分泌的功能，能够显著促进小鼠脾淋巴细胞IL-2的分泌，能使周围T淋巴细胞数目增多。地黄苷A能明显增强小鼠迟发性变态反应，提示地黄苷A有增强体液免疫和细胞免疫功能。地黄多糖可以上调表达CD40、CD80、CD83、CD86和MHCⅡ类分子的骨髓树突状细胞，下调胞饮作用和吞噬活性，诱导的IL-12和TNF-α生产的骨髓树突状细胞，能够增强宿主的免疫力。地黄多糖能够显著刺激淋巴细胞增殖和T细胞的增长。生地黄水煎液能够清除超氧自由基和羟自由基，减轻自由基对机体组织的破坏，达到抗衰老的作用。生地黄乙酸乙酯提取物具有较强的抗氧化活性，且抗氧化活性与提取物质量浓度呈量效关系。地黄主要成分之一梓醇有明显的抗炎活性，其可以通过抑制血管的通透性来减低毛细血管的通透性，抑质血管内皮炎症，抑制大鼠实验性关节滑膜肿胀炎症。地黄多糖能刺激正常小鼠和快速老化模型小鼠骨髓$CFU^-S$、$CFU^-CM$、$CFU^-E$和$BFU^-E$的增殖和分化，升高外周白细胞，具有促进造血功能的作用。生地黄能明显增强血虚小鼠骨髓粒系祖细胞的生成能力，并能升高外周血白细胞数。

5. 雷公藤 药理研究显示，雷公藤在抗炎方面具有糖皮质激素相似之处，且无激素的依赖性及其常见副作用。雷公藤提取物通过抑制脂多糖（LPS）刺激、抑制 IL-1、IL-6、IL-8、TNF-α 等炎症因子产生，降低 COX-2 表达，抑制 PGE2 产生而产生抗炎作用。宋芹等使用雷公藤多苷治疗 BD，通过治疗，患者体内的促炎相关细胞因子 IL-6、IL-8 的水平较治疗前明显减低（$P<0.05$），抗炎细胞因子 IL-4、IL-10 水平较治疗前明显提高（$P<0.05$）。由此推测，雷公藤多苷可能通过影响 BD 患者体内的细胞因子 IL-4、IL-6、IL-8、IL-10 的水平而起到抗炎、调节免疫的作用。另雷公藤尚可通过兴奋下丘脑-垂体-肾上腺轴发挥抗炎作用。雷公藤提取物雷公藤内酯醇能引起人外周血已活化的淋巴细胞发生凋亡。免疫细胞的过度凋亡是免疫功能降低的途径之一，这可能是雷公藤治疗自身免疫病的机制之一。

# 第十二节 展 望

近年来对白塞病的发病及治疗研究已取得长足的发展。然由于本病发病机制复杂，病程迁延难愈，病情复杂多变，寒热错杂，虚实并见，这就给本病的治疗带来很大的难度。

在治疗方面，近几年生物制剂，包括英夫利昔单抗、阿达木单抗等 TNF-α 拮抗剂在治疗白塞病眼葡萄膜炎及肠白塞方面取得了良好的效果。而以托珠单抗为代表的 IL-6 受体拮抗剂以及以乌司他库单抗为代表的抗 IL-12、IL-23 的人源化单克隆抗体也开始在临床应用于治疗白塞病相关的葡萄膜炎及黏膜及皮肤损伤，长期随访数据证实一些新药可有效治疗 BD，且安全性尚佳，然而尚需要大样本、长期研究来进一步观察。

相对于西医的对症治疗，中医药治疗更加注重从整体诊治疾病，通过辨证论治，运用中药内服结合外用以及中西医结合治疗能够更好地治疗该病，值得进一步的研究探讨。但对于 BD 病因病机及治疗，中医临床医家看法众多，尚缺乏权威、统一的定论，而古之狐惑病与现代白塞病的相关性也有待更加深入的剖析研究。然而，虽然中西医结合具有较大的优势，我们也应当看到，目前采用中药外用及针灸等传统方法治疗 BD 相关研究的文献不多，中医药治疗缺乏大规模的双盲随机对照实验研究，未系统评估中药安全性，未对中药作用机制进行深入研究等。同时，对于治疗 BD 的经典中药方如龙胆泻肝汤、甘草泻心汤等缺乏相关的现代分子生物学机制研究，缺乏进行疗效学评价的动物模型，更无适用于中西药研究的病证结合动物模型，这均需要更进一步加强。

白塞病属难治病范畴之一，临床医生不仅要考虑治疗的方法，还要考虑疾病的发病部位。最佳的治疗方法可能是选择最合适的药物，无论是中药还是西药亦或中西医结合治疗，根据受影响的器官来治疗 BD 已成为大多数医生的共识。如若以现有研究成果为基础，进一步加强现代研究方法的结合和引入，探明本病病因病机及发病的相关因素，寻求中西医结合治疗白塞病的新途径，为研发新药提供理论基础和科学依据，相信本病的治疗效果会有更大的提高。

（叶志中，肖剑伟）

# 参 考 文 献

［1］中华医学会风湿病学分会. 白塞病诊断和治疗指南 ［J］. 中华风湿病学杂志，2011，15（5）：345-347.

［2］Bulur I，Onder M. Behcet disease：New aspects ［J］. Clin Dermatol，2017，35（5）：421-434.

［3］Akpolat T，Koc Y，Yeniay I，et al：Familial Behcet's disease. Eur J Med 1：391，1992.

［4］Fresko 1，Soy M，Hamuryudan V，et al：Genetic anticipation in Behcet's syndrome. Ann Rheum Dis 57：45，1998.

［5］Padula M C，Leccese P，Padula A A，D'Angelo S，Martelli G. ERAP1 molecular characterization：identification of a de novo allelic variant. HLA.（2018）2018：13262.

［6］Takeuchi M，Ombrello M J，Kirino Y，Erer B，Tugal-Tutkun I，Seyahi E，et al. A single endoplasmic reticulum aminopeptidase-1 protein allotype is a strong risk factor for Behçet's disease in HLA-B＊51 carriers. Ann Rheum Dis.（2016）75：2208-11.

［7］Zouboulis C C，May T：Pathogenesis of Adamantiades-Behcet's disease. Adu Exp Med Biol 528：161-171，2003.

［8］Duygulu F，Evereklioglu C，Calis M，et al：Synovial nitric oxide con centrations are increased and correlated with serum levels in patients withactive Behcet's disease：a pilot study. Clin Rheumatol 24：324，2005.

［9］Cho S B，Lee J H，Ahn K J，et al：Identification of streptococcal proteins reacting with sera from Behcet's disease and theumatic disorders. Clin Exp Rheumatol 28：S31-S38，2010.

［10］Mumcu G，Inanc N，Yavuz S，Direskeneli H. The role of infectious agents in the pathogenesis，clinical manifestations and treatment strategies in Behcet's disease. Clin Exp Rheumatol.（2007）25：S27-33.

［11］Adamus G，Chan C-C. Experimental autoimmune uveitides：multiple antigens，diverse diseases. Int Rev Immunol.（2002）209-229.

［12］Tian Z，Gershwin M E，Zhang C. Regulatory NK cells in autoimmune disease. J Autoimmun.（2012）39：206-15.

［13］Hasan M S，Ryan P L，Bergmeier L A. Circulating NK cells and their subsets in Behcet's disease. Clin Exp Immunol.（2017）188：311-22.

［14］Pineton de Chambrun M，Wechsler B，Geri G，Cacoub P，Saadoun D. New insights into the pathogenesis of Behcet's disease. Autoimmun Rev.（2012）11：687-98.

［15］Aridogan B C，Yildirim M，Baysal V，Inaloz HS，Baz K，Kaya S. Serum levels of IL-4，IL-10，IL-12，IL-13 and IFN-gamma in Behçet's disease. J Dermatol.（2003）30：602-7.

［16］Ahn J K，Yu H G，Chung H，Park Y G. Intraocular cytokine environment in active Behcet uveitis. Am J Ophthalmol.（2006）142：429-34.

［17］Singh R P，Hasan S，Sharma S，et al. Th17 cells in inflammation and autoimmunity. Autoimmun Rev.（2014）13：1174--81.

［18］Kim J，Park J A，Lee E Y，et al. Imbalance of Th17 to Th1 cells in Behcet's disease. Clin Exp Rheumatol.（2010）28（4 Suppl. 60）：S16-9.

［19］Wakefield D，Lloyd A. The role of cytokines in the pathogenesis of inflammatory eye disease. Cytokine.（1992）4：1-5.

［20］李玲，周学平. 国医大师周仲瑛治疗白塞病经验拾粹［J］. 中华中医药杂志，2019，34（3）：1023-1025.

［21］毛宇湘. 路志正教授治疗白塞病临床经验管窥［J］. 世界中西医结合杂志，2012，7（4）：285-286.

［22］韩淑花，周彩云，杜丽妍. 房定亚教授治疗白塞病合并葡萄膜炎经验浅释［J］. 风湿病与关节炎，2017，6（2）：41-43.

［23］2018 update of the EULAR recommendations for the management of Behet's syndrome［J/OL］. Ann Rheum Dis，（2018-04-06）.

［24］刘维，陈腾. 白塞病中医证型与用药规律文献分析［J］. 中国中医药信息杂志，2015，22（1）：40-42.

［25］娄俊东，梁辉，张立亭. 张鸣鹤教授治疗白塞病的经验［J］. 风湿病与关节炎，2013，2（1）：50-51.

［26］沈俊晔，谢志军，范永升. 范永升辨治白塞氏病经验［J］. 中国中医药信息杂志，2009，16（9）：83-84.

［27］王中琳. 王新陆治疗白塞病经验［J］. 山东中医杂志，2010，29（9）：635-636.

［28］李莹，郑雨佳，赵艳. 白塞病与虫、毒关系之初探［J］. 甘肃中医，2008，21（2）：8-9.

［29］巩雅欣. 甘草泻心汤联合沙利度胺治疗白塞病湿热毒结证的临床研究［D］. 济南：山东中医药大学，2013.

［30］武传昇. 小剂量沙利度胺片、白芍总苷胶囊联合龙胆泻肝汤加味治疗白塞病22例临床观察［J］. 河北中医，2013，35（12）：1827-1829.

［31］王慎娥，刘书珍. 六参汤治疗白塞病60例疗效观察［J］. 山东中医杂志，2005（9）：535.

［32］李明，朱安龙，杨飞，等. 中西医联合治疗白塞氏病45例临床疗效观察［J］. 中外医疗，2010，29（11）：31.

[33] 陈爱林，陈美玲．痹证 1 号配合西药治疗白塞氏病 38 例 [J]．陕西中医，2009，30（12）：1617．

[34] 颜美心，韩慧，张勤开．中药结合沙利度胺治疗白塞病临床观察 [J]．长春中医药大学学报，2013，29（2）：309-310．

[35] 朱琳，陈鹏．中西医结合治疗白塞病临床疗效 [J]．中国实用医药，2014，9（18）：30-31．

[36] 曲环汝，奚善君，曹左媛，等．益气解毒祛瘀方联合沙利度胺治疗白塞病临床观察 [J]．上海中医药杂志，2016，50（5）：48-50．

[37] 谷占卿，王勇，郝静敏，等．化痰祛瘀方加减联合硫唑嘌呤片治疗白塞病 27 例临床观察 [J]．河北中医，2015，37（4）：494-496．

[38] 常军英，王勇，胡翠平，等．中药联合硫唑嘌呤片治疗白塞病的临床研究 [J]．临床医药文献电子杂志，2020，7（24）：29+139．

[39] 朱红军，杜金龙．中西医结合治疗白塞氏病 37 例 [J]．河南中医，2011，31（12）：1418．

[40] 王冬英．中西医结合治疗白塞病 50 例 [J]．现代中西医结合杂志，2008，17（5）：692．

[41] 吴启富，范永升，叶志中．中西医结合诊疗指南 [M]．北京：人民出版社．2019．

[42] 吕新亮，闫美凤，徐明智．沙利度胺联合雷公藤多苷治疗白塞氏病的临床研究 [J]．武警后勤学院学报（医学版），2013，22（6）：541-543．

[43] 沈东．白芍总苷联合沙利度胺治疗白塞病 23 例疗效观察 [J]．中国现代医生，2011，49（13）：36-45．

[44] 侯平，鲁静，赵丽娟．中西医结合治疗白塞病 32 例 [J]．中国中西医结合杂志，1997，17（7）：438-439．

[45] 林志翔，姜元芹，戴益琛，等．小剂量沙利度胺联合中药治疗白塞病的疗效 [J]．实用药物与临床，2011，14（1）：75-77．

[46] 张莉．疏血通等治疗晚期白塞氏综合征葡萄膜炎 35 例 [J]．中国中医药科技，2003，10（5）：285．

[47] 刘霞，巩怀征，解淑霞．复方丹参配合治疗白塞氏病临床分析 [J]．华夏医学，2006，19（4）：768-769．

[48] 陆小萍．复方甘草酸苷联合美他环素治疗白塞病 20 例疗效分析 [J]．黑龙江医药，2010，23（06）：975-977．

[49] 王小丽，孟会娟，曾昭武．雷苓解毒汤加减联合西药治疗白塞氏病 22 例疗效观察 [J]．中医药导报，2005，11（10）：33-34．

[50] 卢书山．中西医结合治疗白塞氏病 17 例疗效观察 [J]．浙江中医杂志，1994，29（4）：166．

[51] 翟凡叶，陆婷婷．甘草活性成分及其成方防治胃溃疡药效学机制 [J]．河南中医，2019，39（6）：951-954．

[52] 姬晓灵，蒋袁絮，任彬彬，等．甘草酸铋抗实验性胃溃疡作用及机制研究 [J]．中国中药杂志，2007，32（14）：1429-1432．

[53] 陈浩，徐速，颜帅，等．基于 IL-6/STAT3 信号通路研究甘草泻心汤治疗溃疡性结肠炎的作用机制 [J]．南京中医药大学学报，2017，33（6）：627-632．

[54] 魏俊，童仕伦．甘草泻心汤对胃肠道肿瘤术后肠道菌群失调及血清白介素的影响 [J]．四川中医，2016，34（9）：85-88．

[55] 郑莲莲．甘草泻心汤联合美沙拉嗪对溃疡性结肠炎患者血清炎症因子水平的影响及疗效观察 [J]．中国中西医结合消化杂志，2015，23（10）：687-689+692．

[56] 马麟．18β-甘草次酸对 K19-C2mE 转基因小鼠胃黏膜病变的抑制作用 [D]．长春：吉林大学，2014．

[57] 陈少芳，高展翔，黄海，等．甘草泻心汤对溃疡性结肠炎大鼠 NF-κB、IL-10 表达的影响 [J]．福建中医药大学学报，2014，24（4）：39-41．

[58] 王大进．男科应用龙胆泻肝汤规律探讨 [J]．中国中医药现代远程教育，2010，8（08）：203-204．

[59] 陈学武，姜靖雯，林福煌，等．龙胆泻肝汤治疗原发性肝癌 TACE 术后栓塞综合征的疗效观察 [J]．南京中医药大学学报，2016，32（3）：224-228．

[60] AYEKA P A，BIAN Y H，GITHAIGA P M，et al. The immunomodulatory activities of licorice polysaccharides（Glycyrrhiza uralensis Fisch.）in CT 26 tumor-bearing mice [J]. BMC Complement Altern Med, 2017, 17 (1): 536.

# 第十九章

# 风湿性多肌痛和巨细胞动脉炎

## 第一节　概　说

风湿性多肌痛（polymyalgia rheumatica，PMR）是一种以颈部、肩胛带肌和骨盆带肌肌肉疼痛、晨僵、红细胞沉降率（ESR）升高、伴或不伴发热等全身反应为表现的综合征[1]。Forestier 等在1953 年报道了第一例 PMR[2]，我国尚无详细的流行病学资料。国外报道此病发病率为（12.7～58.7）/10 万，与年龄、性别及地域相关。50 岁以上人群好发，女性与男性之比约为 2：1，北欧较南欧发病率高，有家族聚集趋势[3,4]。有研究提出 2000～2014 年以来，PMR 发病率较前 30 年有所上升，达 63.9/10 万，随着年龄增长发病率相对上升，70～80 岁达到高峰，但在 80 岁以后发病率又有所下降[5]。罗薇等[6]对 86 例 PMR 患者进行回顾性分析后发现男性患者的症状及炎性反应较女性严重。

巨细胞动脉炎（giant cell arteritis，GCA）是一种原因不明的系统性血管炎，主要累及主动脉弓起始部的动脉分支（如椎动脉、颈内动脉、颈外动脉、锁骨下动脉），亦可累及主动脉的远端动脉及中小动脉（如颞动脉、颅内动脉、眼动脉等），故属大动脉炎范畴。由于早年发现的病例几乎均为颞动脉受累，表现为颞部头痛、头皮及颞动脉触痛及间歇性下颌运动障碍，故 GCA 又称为颞动脉炎（temporal arteritis，TA）。GCA 几乎都发生于 50 岁以上的老年人，发病年龄在 50～90 岁，50岁以下者极少。女性发病高于男性，有显著的地域分布，我国较少见[7]。GCA 在欧美国家 50 岁以上患者的发病率为 20/10 万，我国无流行病学资料，日本发病率为 1.47/10 万。GCA 患者中有40%～60%同时患有风湿性多肌痛（PMR），并有 20%～40%的患者以 PMR 为首发症状[8]。

古代文献没有记载风湿性多肌痛和巨细胞动脉炎的病名。风湿性多肌痛属中医"痹病""痹证""肌痹""肉痹""痛痹"等[9]。巨细胞动脉炎属于"头痛""脉痹""脑风"等。

《素问·痹论》记载"风寒湿三气杂至，合而为痹也。其风气胜者为行痹，寒气胜者为痛痹，湿气胜者为着痹也""以夏遇此者为脉痹，以至阴遇此者为肌痹""痹在于骨则重，在于脉则血凝而不流，在于筋则屈不伸，在于肉则不仁……"《素问·长刺节论》更详细地描述了肌痹的临床表现，曰："病在肌肤，肌肤尽痛，名曰肌痹。"

## 第二节　病因病理

### 一、病因与发病机制

#### （一）病因

现代医学认为遗传和环境因素与疾病的易感性和严重性相关，但病因仍不明。

1. 年龄因素　随着年龄的增加，机体对外界病原体的抵抗能力减弱，并且体内潜在感染病灶也有可能会在免疫力下降的情况下被重新激活[10]。此外，机体衰老会伴随免疫应答反应的变化和血管重塑，且树突状细胞、T 细胞、血管内皮细胞、血管平滑肌细胞等多种细胞也有相应的衰老改变[11]。"免疫衰老"会引起初始 T 细胞数目减少，记忆和效应 T 细胞增多。有研究表明"免疫衰老"可以使机体免疫细胞释放细胞因子规律性被打破，衰老的树突状细胞、巨噬细胞、内皮细胞和纤维母细胞释放高水平的 IL-1β，IL-6 和 TNF-α，使机体长期处于一种慢性的炎症反应状态，从而促进免疫性疾病的发生[12]。同时，年龄的增长伴随着动脉内膜退化，管壁钙质沉积，管壁变厚、变硬，弹性纤维断裂，促进 GCA 的发展[12,13]。

2. 遗传因素　人类白细胞抗原（HLA）-DR4 在 PMR 出现频率明显增高，且有家族聚集发病现象。说明该病有一定的遗传背景。家族发病情况调查发现，GCA 患者的一级亲属中发病较多，发病率较高，提示 GCA 发病可能与遗传有关。基因多态性会导致 GCA 发病风险增加，其中主要组织相容性复合体（MCH）-Ⅱ变异型主要的基因遗传背景，HLA-DRB1 和 HLA-DR4 等位基因变异构成了 GCA 的基因危险因素。

3. 感染因素　本病可能与感染有关，在美国、丹麦等地亦有一些流行病学资料表明 PMR 的发生高峰 5~7 年 1 次，与微小病毒 B19、Ⅰ型副流感病毒、水痘-疱疹病毒或肺炎支原体的流行高峰有一定相关性，在某些地区则与季节呈相关性。有研究在 GCA 患者病变动脉组织切片中检测到单纯疱疹病毒 DNA；Gabriel 等在 13 例活检阳性 GCA 患者中的 7 例检测到人细小病毒 B19DNA；GCA 患者血清中可以检测到升高的抗人类副流感病毒 1 的 IgM 抗体。采用免疫组织化学和 PCR 方法可以发现水痘-带状疱疹病毒感染与 GCA 发病有很大的相关性。目前大量研究表明感染与 GCA 发病有关，但仍不能明确哪种病原体与 GCA 发病直接相关[10]。

### （二）发病机制

1. DC 的活化　在动脉壁的非淋巴环境中，T 细胞活化需要依赖特异的抗原呈递细胞。在正常动脉中，DC 常位于外膜，紧邻外弹力膜，其表达谱呈现未成熟细胞的特点，作用是维持 T 细胞无应答和阻碍血管周区抗原应答 T 细胞的活化。DC 活化成熟后，分子表达谱发生改变，并迁移到二级淋巴组织，诱导抗原特异性 T 细胞应答。外膜 DC 的活化常发生在血管炎早期。巨细胞动脉炎的血管外膜有大量活化成熟的 DC，产生炎性细胞因子白细胞介素（IL）-6、IL-18，同时表达与 T 细胞相互作用的共受体 CD86。风湿性多肌痛的颞动脉缺乏炎性细胞浸润，DC 活化成熟表达 CD83。在风湿性多肌痛和巨细胞动脉炎中，活化的 DC 仍然留在动脉中，其机制是 DC 产生的趋化因子 CCL18、CCL19、CCL21 与其自身表达的趋化因子受体 CCR7 结合，导致 DC 滞留在血管壁内[14]。

2. T 细胞的异常免疫反应　异常的免疫反应，特别是 T 细胞的异常免疫反应，可能与 PMR 的发病机理有关：一队列研究观察到 PMR 和（或）GCA 患者的 Th17 淋巴细胞增加，调节性 T 细胞减少[15,16]。另外，有研究报道了 PMR 患者的 T 细胞亚群改变[17]，其中记忆效应 T 细胞的增加使共刺激分子 28（CD4$^+$CD28$^-$和 CD8$^+$CD8$^-$）减少[18]。由于记忆效应 T 细胞具有细胞毒性，并且在受刺激时会产生大量的 IFN-γ 和 TNF-α，因此可以预见它们会影响 PMR 和 GCA 发病的原发性环境。NKG2D 是一种参与清除衰老、感染和赘生性细胞的跨膜蛋白，通常在天然杀伤细胞，天然杀伤性 T 细胞和 CD8$^+$T 细胞上表达[18]。然而在 PMR/GCA 中，记忆效应（CD4$^+$CD28$^-$）T 细胞异常表达该分子，导致在遇到主要组织相容性Ⅰ级相关 A 链，主要组织相容性Ⅰ级相关 B 链和巨细胞病毒 UL-16 结合蛋白 1-3 相应的配体后，这些细胞共同刺激并增加了细胞因子的产生。在 GCA 患者受累及的血管组织中发现了这些配体[18]。目前尚不清楚 T 细胞的所有这些变化是 PMR/GCA 的原因还是慢性炎症的结果，但是高水平的记忆效应 T 细胞可能会导致疾病的慢性化。

3. B 细胞失衡　PMR 和 GCA 患者也显示出 B 细胞失衡：van der Geest 等开展的一项 34 名新发患者的队列研究显示循环 B 细胞总数的减少，这与红细胞沉降率（ESR），C 反应蛋白（CRP）和血清 B 细胞活化因子（BAFF）水平成反比[19]。新发 PMR 患者的 TNF-α$^+$B 细胞减少，经 GC 治疗后恢复到正常水平[19]。

4. CTLA-4 参与 T 细胞的负调节　细胞毒性 T 淋巴细胞相关抗原 4（CTLA-4）和程序性死亡 1（PD-1）都参与 T 细胞的负调节[20]，为了增强免疫系统对肿瘤细胞的反应，已经开发出了一类新型的药物，如对抗诸如 CTLA-4 和 PD-1 之类的免疫检查点的抑制剂。越来越多地使用免疫检查点抑制剂来治疗不同类型的癌症，这使一些与免疫相关的不良事件成为现实[21]，包括风湿病表现[22]。已有报道使用抗 CTLA-4 单克隆抗体 ipilimumab[23]，抗 PD-1 单克隆抗体 nivolumab[24] 和另一种抗 PD-1 pembrolizumab[25] 治疗后的 PMR 病例。

一种源于由于剪接的信使 RNA 转录而导致的跨膜序列缺失的可溶形式的 CTLA-4 与它的膜结合同种型具有许多抑制功能[26]。在不同的免疫介导的疾病中存在较高水平的 sCTLA-4[27]。40 名 PMR 患者，其中 9 名患者重叠 GCA，与健康对照组相比，sCTLA-4 水平升高[28]。在 GCA 患者的 sCTLA-4 的水平与大动脉中的 FDG-PET 证实与示踪剂摄取量相关。考虑到 PMR 和 GCA 重叠，有大血管受累与无受累的患者之间的 sCTLA-4 水平没有差异[28]。

5. JAK/STAT 信号通路异常　Janus 激酶（JAK）/激活信号转导通路（STAT）是不同细胞因子和生长因子使用的信号传导系统。JAK/STAT 途径涉及生理和病理过程，包括癌症和自身免疫[29]。Janus 激酶抑制剂已在 RA、银屑病关节炎、系统性红斑狼疮和溃疡性结肠炎中显示出功效。T 细胞在 GCA 中维持慢性血管炎症[30]。在 GCA 的鼠模型中，托法替尼（一种对 JAK2 也具有轻微作用的 JAK1 和 JAK3 抑制剂）能够减少 T 细胞增殖并减少内膜增生[31]。目前尚不清楚该临床前证据是否也可能适用于 PMR，因为 IL-6 轴参与了 PMR[32] 和 GCA[33]，并且考虑到 JAK/STAT 途径也转导了 IL-6 信号[34]，所以 JAK 抑制剂可能是一种有吸引力的治疗选择，值得在临床研究中试验。

## 二、病理

PMR 无特征性病理学表现，近年越来越多的关节活检证实，其基本病变为滑膜炎，在肩关节、胸锁关节等处可发现淋巴细胞性滑膜炎。免疫组化研究表明，在未受累的动脉活检处有 IL-1、IL-6 和 TGF-β 表达，但缺乏 IFN-γ。肌活检无肌坏死等变化，有时可见到非特异性的轻度肌萎缩。有报道，部分临床无颞动脉炎表现的患者行颞动脉活检也可发现巨细胞动脉炎样的变化，说明两种病可重叠发生。

GCA 的炎症以血管中膜弹力层与内膜连接处最为明显，有大量单核细胞浸润，可见多核巨细胞，伴肉芽肿形成，故有人称其为肉芽肿性动脉炎。由于内膜增生血管壁增厚，管腔变窄和阻塞，造成组织缺血，血管病变常呈节段性、多灶性或广泛性损害[7]。GCA 镜下表现为一种无坏死肉芽肿性血管炎[35]：①弥漫性单核淋巴细胞浸润动脉全层。纤维素样坏死少见，而内膜增生常见，内膜层增生常导致管腔闭塞。②局部肉芽肿形成。通常肉芽肿内见激活的 T 细胞、巨噬细胞和多核巨细胞。多核巨细胞常位于内弹力膜附近，沿着破坏的弹力膜分布；但未见多核巨细胞也不能排除诊断。

## 三、中医病因病机

风、寒、湿、热之外邪侵袭，留于肌表经脉，阻滞气机，气滞而血行受阻成瘀，气滞则水停，炼液成痰，痰瘀痹阻肌表经脉，不通则痛，为表实证；肝为罢极之本，在体合筋，开窍于目，脾为后天之本，在体合肉，肾为后天之本，在体合骨，开窍于耳，若先天禀赋不足，后天失养，脾肾亏虚，肝阴不足，气血亏虚，筋经肌理不濡，不荣则痛，为里虚证。

1. 肝肾亏损　肝为罢极之本，在体合筋，肾为后天之本，在体合骨。先天禀赋不足或者久病损及肝肾，筋经肌理不濡，不荣则痛。肾主骨，肾虚则骨痛；肾开窍于耳，肾虚则失聪。肝肾阴虚，肝阳上亢，循经上扰清窍而头痛。肝血亏虚则视物模糊，甚者失明。

2. 感受外邪  因先天禀赋不足，腠理空虚，卫外不固，风寒湿等六淫之邪乘虚而入，气血运行不畅，脉络受阻，气血凝滞而为肌痹。或风寒湿邪痹阻经络气血，气机不利，津液输布障碍，津凝为痰；风痰阻络而肌痛，风痰上扰而头痛。

3. 痰凝血瘀  正气虚弱，风寒湿邪气闭阻，五脏气机紊乱，升降失常，气滞血凝，气滞水停，炼液成痰，痰瘀闭阻，痹于肌脉经络和清窍，不通则痛。

4. 阴虚内热  《素问·阴阳应象大论》云："年四十，而阴气自半也。"本病好发者，多年逾半百，故为阴亏之体，肾水亏虚，血热内生，血热则瘀，虚实相合，气血运行阻滞，经脉不畅，或致热毒炽盛，瘀热阻络，郁而为病，可见肌肉疼痛、头痛，阴虚生内热而发热。

# 第三节  临床表现

## 一、症状

PMR 患者的症状可突然发生，发病前一般全身状态良好，早晨醒来出现乏力厌食、低热、出汗、肩背或周身不适、酸痛。典型的症状有单侧或双侧的颈肌、肩肌及髋部近端肌肉的僵硬、酸胀、疼痛，症状可局限于某一种或两种肌群，晨起僵硬及静止后的"胶着感"持续半小时以上，通常在数周内累及双侧。病情严重者上肢不能抬举、下肢不能抬举及后伸，下蹲及上下楼梯出现困难，甚至不能翻身。在大多数患者中，肩胛带肌最早累及，其余患者则以髋关节和颈部受累首先出现。有些病变可累及相应肌腱的附着部位，部分患者可出现指间关节、腕关节、肩及胸锁关节、髋或膝关节的肿胀疼痛，多呈一过性。远端肢体可表现为手、足掌的肿胀或凹陷性水肿。

GCA 的患者全身症状有关节僵直或不明原因的发热、盗汗、厌食及进行性体质量减轻。通常有 2/3 的患者发生头痛，性质为严重和新发生的头痛。头痛最典型发生在颞部，也可能是额部、顶部或枕部。可有头皮痛或直接的颞动脉压痛，并且患者经常诉头痛与梳头相关。下颌跛行表现为嚼或说话引起抽搐，休息时这些肌肉症状会减轻。约 2/3 患者出现下颌肌痉挛，间歇性咀嚼不适、咀嚼疼痛、咀嚼停顿和下颌偏斜等；有时因舌肌运动障碍出现吞咽困难、味觉迟钝、吐字不清等。严重者出现下颌肌痉挛或舌部坏疽。间歇性运动障碍也可影响到四肢，表现为间歇性跛行、上肢活动不良。视觉症状包括单眼或双眼短暂性或永久性的视觉模糊或丧失、复视。其他罕见的表现包括视觉幻觉、闪光（通常在视力丧失前）、瞳孔障碍、轨道缺血及眼痛。约 30% 的患者出现多种神经系统症状，如由于颈动脉或椎动脉病变而出现发作性脑缺血、中风、偏瘫或脑血栓等。偶尔表现运动失调、谵妄、听力丧失等。GCA 躯体大血管受累 10%~15%，可出现血管杂音、脉搏动减弱或无脉症、假性动脉瘤、上下肢间歇性运动障碍等。冠状动脉病变导致心肌梗死、心力衰竭、心肌炎和心包炎等。GCA 累及呼吸系统约 10%，表现为持续性干咳、咽痛、声嘶等[8,36]。

## 二、体征

PMR 四肢及躯干肌肉可出现疼痛，以颈肌、肩肌及髋部肌肉为主，通常伴有晨僵。严重者不能起床，上肢抬举受限，不能过肩、持物、梳头，下肢不能抬举，不能下蹲，上下楼梯困难等，部分患者疼痛较剧以至不能翻身和深呼吸。肌痛多对称性分布，也可单侧或局限于某一肌群。一般无肌压痛或仅有轻微压痛，也无肌力减退等表现，但可因肌痛和关节痛限制自身活动。如长期得不到确诊治疗者，关节肌肉活动障碍，晚期可发展为肌肉萎缩[8]。

GCA 可有头皮触痛或可触及的痛性结节，头皮结节如沿颞动脉走向分布。典型的颞动脉受累表现为动脉屈曲、暴张，搏动增强，也可因血管闭塞而搏动消失。眼睑下垂，上视困难，时轻时重，常与复视同时出现。有时可见到瞳孔不等大，或出现霍纳（Homer）征[8]。

### 三、实验室和辅助检查

PMR[8]：①可有轻至中度正细胞正色素性贫血。②ESR 显著增快（≥40mm/h，魏氏法）；C 反应蛋白（CRP）增高，且与病情活动性相平行。③肝酶可轻度升高，但反映横纹肌炎症的血清肌酸激酶多在正常范围内。④血清白细胞介素（IL）-6 水平升高。⑤肌电图和肌活检无炎性肌病的依据。⑥抗核抗体和其他自身抗体及类风湿因子一般为阴性。⑦B 超、磁共振成像（MRI）检查可发现肩膝或髋关节滑囊炎，MRI 显示肩峰下，三角肌下滑囊炎是肩部最常见的损伤。部分患者在 PET（positron emission tomograph，PET）/CT 上能够表现为血管壁氟代脱氧葡萄糖（fluoro-deoxyducose，FDG）高摄取。近年来，不断有研究报道 PMR 患者在 PET/CT 上表现为胸部和下肢大动脉 FDG 摄取增高，较其他全身炎症性疾病更明显；其中，胸部大血管 FDG 摄取升高较下肢动脉更加显著，诊断 PMR 的特异性更高。

GCA[8]：①轻到中度正细胞正色素贫血，有时贫血较重。白细胞计数增高或正常，血小板计数可增多。②活动期 ESR 增快和（或）CRP 增高，绝大多数 ESR 升高。③白蛋白减少，多克隆高球蛋白血症和 α2 球蛋白增高，约 1/3 的 GCA 碱性磷酸酶轻度升高。④肌酶、肌电图、肌肉活检正常。⑤颞动脉活检是诊断 GCA 的金标准，特异性较高。选择有触痛或有结节的部位可提高检出率，在局部麻醉下切取长度为 1.5~3cm 的颞动脉，做连续病理切片。活检的阳性率仅在 40%~80%，阴性不能排除 GCA 诊断。⑥超声和高分辨 MRI 是诊断 GCA 有用的非创伤检查，对大的血管检查较适合，可以显示颞动脉炎症变化如血管壁的水肿、血管阻塞。对小血管的显影动脉造影优于 MRI 和 B 超。

# 第四节　诊断与鉴别诊断

### 一、诊断要点

PMR 主要依据临床经验排除性诊断，一般老年人有不明原因发热，ESR 和（或）CRP、血清 IL-6 升高和不能解释的中度贫血，伴有肩背四肢疼痛，活动障碍，在排除类风湿关节炎、肌炎、肿瘤、感染等其他疾病后要考虑诊断 PMR。B 超和 MRI 检查有助于 PMR 诊断。对有原因不明的老年人发热和 ESR 明显增快的，尤其有头皮触痛、颞动脉触痛或搏动减弱的，应考虑 GCA。

### 二、诊断标准

#### （一）PMR 的分类标准

2012 年 EULAR/ACR 联合分布了 PMR 临时分类标准[37]，见表 19-1。

基本条件：①年龄>50 岁；②双肩胛部疼痛；③C 反应蛋白和（或）红细胞沉降率增高。同时满足以上 3 项的前提下，对患者进行以下评分。参考下列评分结果，进一步明确是否将其归类为 PMR。若有超声检测，评分≥5，归类为 PMR。临床标准（无超声检测）：评分≥4。

表 19-1 EULAR/ACR 建议的 PMR 分类标准

| 评分 | 无 US (0-6) | US (0-8) |
|---|---|---|
| 晨僵持续时间>45min | 2 | 2 |
| 髋痛或活动受限 | 1 | 1 |
| 无类风湿因子或 ACCP | 2 | 2 |
| 无其他关节参与 | 1 | 1 |
| 超声检测显示至少 1 个三角肌下滑囊炎或二头肌腱鞘炎或盂肱关节滑囊炎；或至少 1 个臀滑囊炎或转子滑囊炎 | NA | 1 |
| 超声检测示双肩三角肌下滑囊炎、二头肌腱鞘炎、盂肱关节滑膜炎 | NA | 1 |

注：NA，无应用；US，ultrasound（超声）

## （二）GCA 的分类标准

1990 年 ACR 的分类标准有效地把 GCA 从其他血管炎中区别出来，5 项中符合 3 项即可诊断为 GCA[36]（表 19-2）。

表 19-2 ACR 推荐的 GCA 分类标准

| 判定标准 | 定义 |
|---|---|
| 发病年龄≥50 岁 | 发生症状或体征时年龄为 50 或 50 岁以上 |
| 新发生的头痛 | 新发生的或新类型的局限性头痛 |
| 颞动脉异常 | 颞动脉触痛或脉搏减弱，与颈动脉硬化无关 |
| ESR 升高 | Westergren 法检测 ESR≥50mm/h |
| 动脉活检异常 | 动脉活检显示以单核细胞为主的浸润或肉芽肿性炎症为特征的血管炎，常伴有多核巨细胞 |

作为补充，2010 年英国风湿病学学会（British Society of Rheumatology，BSR）/英国风湿病学卫生专业人员协会（British Health Professionals in Rheumatology，BHPR）GCA 治疗指南中提到了患者的一些典型症状，当出现如下症状时需警惕 GCA[38,39]：①突发头痛；②头皮压痛；③颌跛行或舌跛行；④视觉症状；⑤全身症状；⑥多肌痛；⑦肢体跛行。

## 三、鉴别诊断

### （一）类风湿关节炎

本病的晨僵为关节滑膜炎引起，以对称性持续性的小关节肿胀疼痛为主要临床特点，常有类风湿因子、抗环瓜氨酸抗体阳性及类风湿结节，伴有关节的侵蚀性破坏，而风湿性多肌痛患者虽有关节肿痛，但无对称性的持续性小关节滑膜炎，无类风湿因子阳性及关节的影像学改变。

### （二）多发性肌炎

本病以对称性的近端肌无力为主要临床表现，晚期可出现肌萎缩，血清肌酶特别是肌酸肌酶升高，肌压痛明显，发病机制是以骨骼肌纤维变性、坏死、肌纤维再生、束周肌纤维萎缩为特征，肌肉活检见淋巴细胞浸润、肌纤维萎缩等肌炎的病理表现，肌酶增高，肌电图示肌源性损害。而风湿性多肌痛患者肌痛明显，肌痛甚于肌无力，但肌压痛不显，无肌酶增高，肌活检正常，主要为肢带肌肌腱及筋膜的炎症改变，肌电图正常或轻度肌病性变化，可鉴别。

### （三）纤维肌痛综合征

该病多伴有激惹性膀胱炎、肠易激综合征、紧张性头痛、睡眠障碍，ESR 及 CRP 正常，皮质类固醇激素治疗效果不佳。本综合征的躯体疼痛在查体时有固定压痛点，共有九处、十八个压痛点，包括：颈肌枕部附着点、冈上肌起始部、斜方肌上缘中部、肩胛肌上方近内侧缘、第二肋骨与软骨交界处外侧缘上方、肱骨外上髁下 2cm 处、臀部大转子后 2cm 处、臀部外上象限臀肌皱褶处、膝关节内侧滑囊区等。

### （四）肩关节周围炎

无外伤史的患者初始肩周微有疼痛，常不引起注意，1~2 周后疼痛渐增，肩关节外旋、外展及后伸功能开始受限；外伤而诱发者，外伤后肩关节外展功能迟迟不能恢复，且肩周疼痛持续不愈，甚至转见加重。肩周炎体检肩部并不肿胀，肩前、后、外侧均可有压痛，外展功能受限，被动继续外展时，肩部随之高耸，若一手触摸住肩胛下角，一手将患肩继续外展时，可感到肩胛骨随之向外上转，说明肩关节已有粘连，而无风湿性多肌痛的血沉升高、消瘦、贫血等症状。

### （五）骨关节炎

本病骨关节炎多见于中老年人，是一种常见的慢性进行性关节疾病，好发于负重较大的髋关节、膝关节、脊柱关节及手指关节等部位，表现为关节疼痛、肿胀，关节功能障碍及关节畸形等，不难鉴别。

### （六）大动脉炎

本病大动脉炎主要侵犯主动脉及其分支，发病年龄较轻，与 GCA 不同。

### （七）结节性多动脉炎

本病结节性多动脉炎以中小血管为主的节段性坏死性炎症，部分病情严重的患者在血管炎局部可以触及结节，主要累及四肢、胃肠道、肝、肾等动脉和神经滋养血管，引起相应部位的缺血梗死及多发单神经炎。

### （八）肉芽肿性多血管炎

本病肉芽肿性多血管炎虽可侵犯颞动脉，但常累及呼吸系统和（或）肾脏，组织病理学改变及抗中性粒细胞胞质抗体阳性与 GCA 不同。

## 第五节　治　疗

### 一、西医治疗

糖皮质激素是治疗的主要药物，联合免疫抑制剂治疗有利于尽快控制炎症，减少并发症。

#### （一）糖皮质激素

PMR 和 GCA 均以糖皮质激素治疗为首选用药。小剂量糖皮质激素治疗为 PMR 首选用药，一般起始剂量泼尼松 10~20mg/d 口服。若症状允许，激素可以尽早开始减量。2~4 周后泼尼松缓慢减量。每 2~3 周减 2.5mg，维持量 5~10mg/d，随着病情稳定时间的延长，部分患者的维持量可减为 3~5mg/d。小部分对小剂量激素治疗无反应者以及病情较重，发热、肌痛、活动明显受限者，可用泼尼松 20~30mg/d，随着症状好转，ESR 接近正常，然后逐渐减量维持，维持用药一般 1~2 年。减量过早、过快或停药过早，是导致病情复发的主要原因，多数患者需要小剂量糖皮质激素治疗至少 2 年，国外报道 PMR 维持治疗的平均时间约为 3 年，少数患者需小量维持多年。但停药后仍需随访观察，一般 5 年不发可认为病情完全缓解。

GCA 首选泼尼松 40~60mg/d，顿服或分次口服。一般在 2~4 周内头痛等症状可见明显减轻。眼部病变反应较慢，可同时局部治疗。必要时可使用甲泼尼龙冲击治疗。经上述治疗 2~4 周，病情得到基本控制，ESR 接近正常时，可考虑糖皮质激素减量，通常每 1~2 周减 5~10mg，至 20mg/d 改为每周减 10%，一般维持量为 5~10mg/d，大部分患者需要治疗至少 1 年以上，且常常需要数年，少数患者需要小剂量糖皮质激素维持治疗更长时间以缓解症状，保持稳定。

## （二）非甾体抗炎药

对初发或较轻病例可试用非甾体抗炎药，如双氯芬酸、美洛昔康、塞来昔布等。有 10%~20% PMR 患者单用非甾体抗炎药可以控制症状，但应注意预防非甾体抗炎药的并发症，与糖皮质激素联用增加不良反应的发生，因而原则上不联合应用。

## （三）改善病情的抗风湿药

对使用糖皮质激素有禁忌证，或效果不佳、或减量困难、或不良反应严重者，可联合使用免疫抑制剂甲氨蝶呤、硫唑嘌呤、来氟米特、环孢素 A、环磷酰胺等。甲氨蝶呤可早期使用，尤其对于有高危复发和（或）需要延长治疗的患者。甲氨蝶呤的口服剂量为 7.5~10mg，每周 1 次。

GCA 免疫抑制剂一般首选环磷酰胺。根据病情可采用环磷酰胺 0.5~0.75g/m²，3~4 周 1 次，静脉滴注；或环磷酰胺 0.2g，隔日 1 次，静脉滴注。疗程和剂量依据病情反应而定。甲氨蝶呤 7.5~25mg，每周 1 次，口服。托珠单抗（IL-6 受体拮抗剂）注射液皮下注射剂是 FDA 批准的首个治疗巨细胞动脉炎的生物制剂。

# 二、中医治疗

根据病因，可采用祛风、散寒、清热、化湿、化痰、祛瘀以及养血、柔肝、健脾、益肾等方法标本兼治。

## （一）中医辨证论治

1. 寒湿痹阻证

证候：全身酸痛，以颈肩部、臀部肌肉疼痛为重，上肢抬举受限，下肢不能抬举，伴头痛，晨僵，遇冷加剧，得温则舒，舌质淡胖，苔白腻，脉弦紧。

治法：散寒祛湿，通络止痛。

方药：乌头汤（《金匮要略》）加减。

制川乌、麻黄、白芍、黄芪、桂枝、牛膝、川芎、蔓荆子、赤芍、忍冬藤、金雀根、陈皮、甘草等。

加减：肩部疼痛加羌活、白附子、桑枝，臀部疼痛加威灵仙、徐长卿。

2. 湿热痹阻证

证候：全身酸痛，以颈肩部、臀部肌肉疼痛为重，晨僵，身重而痛，头痛，发热，口苦，胸痛,小便短赤,大便黏滞,舌质红苔黄腻,脉滑或细数。

治法:清热祛湿,通络止痛。

方药:宣痹汤(《温病条辨》)加减。

防己、杏仁、滑石、连翘、虎杖、薏苡仁、制半夏、晚蚕沙、片姜黄、忍冬藤、黄芩、柴胡、川芎、牡丹皮、赤芍、陈皮、生甘草等。

加减:高热,加寒水石、生石膏。疼痛明显,加羌活、延胡索。

3. 痰瘀痹阻

证候:全身酸痛,颈肩部、臀部肌肉疼痛,晨僵,头皮疼痛,压痛,疼痛固定不移,伴关节肿胀,重着,屈伸不利,胸闷脘痞,偶有头昏,视力下降,纳差,舌质紫或黯红,有瘀点或瘀斑,苔白腻或湿滑,脉涩或滑。

治法:祛痰化瘀,通络止痛。

方药:身痛逐瘀汤(《医林改错》)加减。

桃仁、红花、当归、川芎、赤芍、羌活、秦艽、牛膝、地龙、香附、莪术、制白附子、制半夏、制南星、生白术、陈皮、甘草等。

加减:痰阻明显,加浙贝母、夏枯草、白芥子;瘀甚,加全蝎、土鳖虫、鬼箭羽。

4. 肝肾亏虚型

证候:全身酸痛,颈肩部、臀部肌肉胀痛,胁肋胀痛,头痛,视物模糊,甚至失明,失聪,舌质青,苔薄白,脉弦。

治法:滋补肝肾。

方药:独活寄生汤(《备急千金要方》)合杞菊地黄丸(《麻疹全书》)加减。

独活、桑寄生、杜仲、牛膝、防风、赤芍、生地黄、山茱萸、牡丹皮、枸杞子、菊花、柴胡、川芎、陈皮、甘草等。

加减:痛甚,加延胡索、郁金、乌药。

5. 脾肾阳虚型

证候:病程久,全身酸痛,肩部、臀部肌肉酸痛,遇冷加重,或头痛,头皮疼痛,视物模糊,或眼睑下垂,听力下降。伴面色淡白少华,腰膝酸软无力,形寒肢冷,小便清长,大便溏薄,舌淡红苔白,脉沉细或细数。

治法:温肾健脾,通络止痛。

方药:附子理中丸(《太平惠民和剂局方》)合肾气丸(《金匮要略》)加减。

附子、干姜、桂枝、熟地黄、山药、山茱萸、白术、党参、茯苓、泽泻、牡丹皮、羌活、独活、吴茱萸、川芎、陈皮、甘草等。

加减:痛甚加片姜黄、徐长卿。

## (二)中成药

1. 雷公藤多苷片 每次10~20mg,3次/日,饭后服用。具有清热解毒、祛风除湿之功效。大量实验研究表明,雷公藤多苷片具有抗炎、免疫抑制作用。同时应注意其性腺抑制、骨髓抑制以及肝损伤等副作用。

2. 昆仙胶囊 每次0.3~0.6mg,3次/日,饭后服用。具有补肾通络,祛风除湿之功效,现代药理研究证实昆仙胶囊不但具有免疫抑制作用,还有类激素的作用。少数患者服药后出现恶心、胃部不适、纳差、胃痛、便秘等消化道症状以及女性患者月经紊乱,男子精子减少等,偶见肝功能异常、白细胞减少。

3. 正清风痛宁 每次1~4片,3次/日,饭前服或遵医嘱。具有祛风除湿、活血通络、消肿止痛之功效。大量实验研究表明，正清风痛宁具有抗急慢性炎症、免疫抑制、镇痛、改善微循环等药理作用。应注意药物过敏、白细胞减少、胃肠道不适等副作用，并注意观察血糖和胆固醇水平。

4. 白芍总苷胶囊　每次 0.6g，2~3 次/日，口服。为抗炎免疫调节药，偶有软便。

## （三）外治法

1. 针刺

（1）体针取穴：取足太阳项部、手太阳肩部穴位、督脉穴位和阿是穴如大椎、肾俞、风门、命门、承扶、委中、承山、环跳、秩边、合谷、太冲、曲池、太阳、上星、百会、后溪、申脉、风池、天柱、膈俞、天宗、秉风、曲垣、肩中俞、肩外俞等。

操作：合谷、太冲、风池、天柱、后溪、申脉进针后施以捻转泻法，曲池、天宗、秉风、曲垣、肩中俞、肩外俞进针后施以提插泻法，上星、百会、太阳平刺 0.5 寸，不施手法以免出血。

功效：祛风散寒，补益肝肾，调和气血，舒经通络。

（2）"合谷刺"加梅花针：按疼痛部位，取阿是穴为主，取 5 寸芒针针入近骨处之深部肌肉，刺入后提针至皮下，分别向左右两侧各斜刺 1 针，成"个"字形，留针 0.5 小时后出针不按压针孔，每天 1 次，15 天为 1 个疗程，疗程间休息几天，连用 3 个疗程，按要求每个疼痛部位均需采用压痛最显著点（阿是穴）。针毕按经络循行，在原阿是穴上或下配取 1~2 个穴，局部皮肤常规消毒后，用梅花针叩刺（范围略大于火罐），见皮肤出血后，即用闪火法，将罐罩上，留罐 5~10 分钟，起罐后，用消毒干棉球将血污擦净，再用艾条温和灸 5~10 分钟，隔 2 天治疗 1 次，5 天为 1 疗程，疗程间休息 5 天。

（3）经筋疗法：①以头颈肩背部作为主要部位，以理筋手法，进行舒筋解结。②运用多种针刺法，对筋结病灶，施以移行点刺、轻点刺络、病灶直刺。同时，对颈项筋区、肩背筋区及牵连受累的肌筋施以针刺治疗。③对颈背肩臀筋区拔火罐治疗，舒筋活络。

2. 灸法

（1）温针灸：针刺后可在针尾安置艾炷，点燃艾绒加温，直至燃尽，每穴 2~3 壮，使其热力通过针身传至体内，发挥温通经脉、行气活血的作用。用于风寒湿痰瘀痹阻证、气血阳虚证患者。

（2）隔姜灸：取约 0.3cm 厚的鲜生姜片，用针穿若干小孔，放在穴位或者病变部位，置艾炷于姜片上点燃施灸，壮数以灸至局部皮肤潮红、汗出为度。适用于风寒湿痹和阳虚患者。

（3）隔蒜灸：将独头大蒜切成约 0.3cm 厚的蒜片，用针穿若干小孔，放在穴位或者病变部位，置艾炷于蒜片上点燃施灸，当艾炷燃尽时换炷再灸。适用于风寒痰湿痹瘀阻患者。

3. 中药熏蒸　借助熏蒸床将中药蒸汽集中持续作用于治疗部位。中药熏蒸方：细辛 15g，公丁香 15g，片姜黄 30g，花椒目 30g，莪术 15g，川断 15g，杜仲 15g，金雀根 30g，岗稔根 30g，淫羊藿 30g，威灵仙 30g，乳香 30g，没药 30g 等。

部位：疼痛部位如肩背部、臀部。

功效：祛风散寒，除湿化痰，活血化瘀，通痹止痛。

机理：将中药蒸汽直接作用于疼痛局部，渗透肌肤，直达病所，改善局部血液循环，促进炎症吸收，缓解或消除症状。

4. 中药泡洗　借助泡洗桶将温热的中药煎液作用于全身。中药熏洗方：细辛 30g，公丁香 30g，片姜黄 60g，桑枝 90g，莪术 60g，川断 18g，桂枝 30g，金雀根 60g，羌活 90g，威灵仙 30g，红花 30g，透骨草 60g，艾叶 30g，花椒目 30g，乳香 60g，没药 60g，羌活 90g。

部位：头部以下的躯干和四肢。

功效：祛风散寒，除湿化痰，活血化瘀，通痹止痛。

机理：将温热的中药药液直接作用于疼痛的躯干四肢，渗透肌肤，直达病所，改善血液循环，促进炎症吸收，缓解或消除症状。

# 第六节　中西医结合诊治策略与措施

## 一、针对中西医病因统一治疗

PMR 和 GCA 的中医病因在于风寒湿热痰瘀毒和肝脾肾亏虚，西医病因在于感染和高龄、遗传。针对中医外感和西医炎症病因（包括感染和非感染性炎症），采用祛风散寒、化痰散瘀、清热解毒之祛邪法，类似于西医的抗炎或消炎止痛的对症治疗。高龄、遗传的病因责之于先天禀赋不足和年老体衰之肝肾亏虚、脾肾阳虚，治疗上采用补益肝肾，健脾补肾之扶正法治本，类似于西医的病因（如免疫抑制、免疫调节等）治疗。临床中不乏由实转虚，因虚感邪之虚实夹杂之复杂证候，治疗上宜病证结合，标本兼治，与西医药的病因对症双管齐下的理念吻合。

## 二、重视清热散结和活血化瘀法的应用

PMR 和 GCA 的中医病机在于痰瘀痹阻，不通则痛，肌脉失养，不荣则痛。西医病理在于关节滑膜炎和肉芽肿性动脉炎、内膜增生血管壁增厚，管腔变窄和阻塞、组织缺血。从中医角度来说，滑膜炎和肉芽肿责之于痰、热、毒，治以清热解毒、化痰散结，药用黄芩、忍冬藤、夏枯草、半夏、贝母、胆南星、白芥子之类。管腔变窄和阻塞责之于痰瘀痹阻，治以化痰散结，活血化瘀，药用半夏、贝母、胆南星、桃仁、红花、莪术、地龙、当归之类。

## 三、分阶段选择中西医治疗方案

中西医结合疗法是治疗 PMR 和 GCA 的最佳方案。而中西药物介入时机的选择尤为重要。急性活动期，应把握好西药应用的时机与剂量，以快速控制病情，此时中药应用的目的在于协同激素与免疫抑制剂控制病情的作用，即增效作用。待症情控制后，再撤减激素，逐渐过渡到中药治疗，最大程度减少激素使用量和时间，减少并发症，避免复发。稳定期中药的应用使激素得以平稳撤减。此时西药处低剂量，作用偏弱，加上稳定期患者常见忽视心理带来的调护不当，病情极易反跳。故而中药的应用举足轻重。目的在于抑制免疫、控制疾病，提高体内肾上腺皮质功能，以期撤停西药，顺利过渡到中药治疗。此期治本为主，中药的选用需兼顾控制病情与恢复肾上腺皮质功能两方面。在基础方中加用如炙龟甲、黄精、淫羊藿等补肾填精之品益于肾上腺皮质功能的恢复，激素的撤减即所谓减毒。

## 四、结合现代药理应用方药

中医辨证可考虑疾病病理和现代药理结合处方用药。PMR 的病理在于关节滑膜炎和肉芽肿性动脉炎、内膜增生血管壁增厚，管腔变窄和血栓。在清热解毒和活血化瘀药物中选用具有抑制免疫作用的中药如莪术、金雀根、忍冬藤、黄芩等抑制免疫，选用具有抗血管内皮炎症和抗血管内栓塞作用的中药如生地黄、水牛角、莪术、赤芍、牡丹皮、郁金等抗血管炎。尽可能实现中药从中医理论和现代药理角度发挥中医病机和西医病理双解的作用。

## 五、增效减毒的策略

激素、免疫抑制剂之药，极易化为内毒，对机体造成毒副反应，甚至发生不可逆转的并发症。

从广义上讲，凡破坏机体平衡与功能的物质均应视为毒邪，如血脂高产生脂毒性；血糖高产生糖毒性；白细胞、红细胞及血小板异常等产生血毒性；骨质破坏产生骨毒性；兴奋代谢提高，产生热毒性；病原微生物及免疫复合物侵肺，肺宣肃失常，产生肺毒性；药邪破坏胃肠屏障与功能，脾胃升降失常，产生胃毒性；药邪及免疫复合物侵肝，肝疏泄失常。治疗中须谨守中医"治未病"的原则，注重药物毒副反应和并发症的预防与干预，力求用多种中医治疗方法从多角度、多渠道来减毒，达到既病防变的目的，提高患者的生命质量。中药增效减毒治疗 PMR 和 GCA 可表现为以下四方面：

1. 在激素原量基础上用中药来祛风散寒、清热解毒、活血化瘀、健脾祛湿、补益肝肾标本兼治以提高疗效。

2. 用中药协同西药控制病情，减少激素和免疫抑制剂的用量和疗程。

3. 用中药健脾和胃、补益肝肾、益气补血、活血凉血、祛痰化湿、调和营卫，从而缓解减轻激素和免疫抑制剂带来的胃肠道反应、肝损、易感、高血脂、骨髓抑制等毒副反应。

4. 补肾填精中药具有促进肾上腺皮质分泌激素的作用，使人体对外源性激素的需求逐渐减少，从而达到撤减激素、减少反跳的目的。

# 第七节　名医经验

## 一、胡荫奇经验

胡荫奇[40]认为脾肾两虚是肌痹发生的内在条件，是致病的根本原因，治疗当以健脾益肾为本。急性期多为湿热之邪或风寒湿邪乘虚外侵，日久化生湿热凝涩筋而致。治宜清热除湿，若湿热蕴久不去亦将加重病情，病变迭出。治宜健脾利湿、活血通络，方用四妙散合知柏四物汤。缓解期，久病耗气伤阴累及脾肾，治宜健脾益肾、补气养血，以参芪地黄汤加减，其中黄芪剂量宜大（45～60g），方可温分肉、达外邪，最好用生黄芪；山药、茯苓健脾化湿，助脾肾运化、气血有源；地黄、山茱萸、杜仲补益肝肾，使肝肾得强、筋骨得养，其中地黄既可滋阴清热又可制约辛燥，胡荫奇认为用于午后潮热、口中黏腻不爽者最为合拍；穿山龙、牛膝、僵蚕通脉络、止痹痛；若浮肿加猪苓、泽泻、大腹皮；低热加青蒿。

**医案举例：**赵某，女，61岁。

主诉四肢近端肌肉疼痛、下肢无力5年余，加重1个月。PMR病史5年余，曾用激素治疗，1个月前自行停药后症状加重。症见四肢近端肌肉疼痛、双膝关节肿痛，下肢无力伴浮肿。纳差、尿少、便干、日行1次，舌暗红、苔黄腻、脉弦滑。血沉（ESR）95mm/h，C反应蛋白（CRP）46.77mg/L。西医诊断：风湿性多肌痛。中医诊断：肌痹，湿热内蕴证。治宜清热利湿、健脾益肾，佐以通络止痛。处方：苍术、知母、萆薢、枳实、益母草、川芎、延胡索各15g，白术、黄柏、秦艽、僵蚕各12g，川牛膝、薏苡仁、当归、忍冬藤、穿山龙、玄参各30g，车前子、木瓜各10g，14剂，水煎服，每日1剂。

二诊：四肢近端肌肉疼痛较前改善，仍感下肢无力，周身肌肉发僵，下肢浮肿，纳眠可，二便调，舌暗红，苔黄少津，脉弦。ESR 86mm/h，CRP 43.69mg/L。前方加泽泻、大腹皮各12g，生黄芪45g，继服14剂，水煎服，每日1剂。

三诊：四肢近端肌肉疼痛明显改善，下肢乏力、浮肿缓解，午后潮热，口中黏腻不爽，纳眠可，小便调，大便稀，每日2～3行。舌暗红边有齿痕，苔黄腻，脉弦细。前方加党参15g，地黄30g，猪苓20g，黄芪增至60g，21剂，水煎服，每日1剂。

四诊：四肢近端肌肉疼痛、乏力不显，双下肢不肿，纳眠可，二便调。舌质淡暗边有齿痕，苔黄腻，脉弦。ESR40mm/h，CRP17.25mg/L。上方配制水丸，服用3个月。复诊：患者近2个月无肌肉疼痛、乏力症状，ESR20mm/h，CRP5.25mg/L。

## 二、朱跃兰经验

朱跃兰[41]认为本病的发生是在阳气不足的基础上，风寒湿邪侵袭机体，导致阳气流通、敷布失常，日久产生痰浊、瘀血。痰浊瘀血互结，进一步加重阳气不足，阻塞阳气运行，出现一系列变证、坏证。本病的治疗应首先准确辨识患者阳气不足的类型，即绝对不足或相对不足。在具体遣方用药中，多选用附子、桂枝等辛散温通之品，温阳气、通经络、调营卫、和气血。初次处方附子剂量一般为10~15g，后可根据患者服药后症状、体征及舌脉变化将剂量逐渐增为20~30g。当打开阳气通道，祛除风寒湿邪后，就应着手祛瘀化痰。祛瘀应注意区分气虚血瘀、气滞血瘀，气虚者多用红景天。对于气滞血瘀的患者，朱跃兰教授多根据瘀血程度及治疗反应，灵活选择活血、破血药。如气滞血瘀程度较轻，气滞明显者，多选用柴胡、枳实行气，川芎、当归活血；若瘀血较重，且已形成癥瘕积聚者，或活血药治疗效果不明显者，多选用三棱、莪术、乳香、没药等破血药物。朱跃兰教授认为，本病不少患者病情复杂，并发症多，常规治疗药物疗效不佳，此类患者病机虽也以痰瘀互结为关键，但痰浊危害性重于瘀血，且较瘀血更难祛除，单用常规化痰通络药物难以奏效。朱跃兰教授多选用穿山甲、蜂房、全蝎、蜈蚣等，其常言穿山甲走窜之性最佳。

**医案举例：**患者，女，56岁，2011年4月7日初诊。

患者半年前受凉后出现颈背及肩胛近端肌肉酸痛、僵硬，双膝关节肿痛，多次行相关检查，红细胞沉降率51mm/h，余均阴性，外院确诊为"风湿性多肌痛"，经相关治疗后症状稍有好转。现颈背及肩胛近端肌肉疼痛，夜间及凌晨明显，晨僵3小时，穿脱衣、梳头等一般活动受限，畏风寒，疼痛遇寒加重，保暖后缓解，每日夜间发热，体温38.5℃，口干，偏头痛，倦怠乏力，小便可，大便2~3次，质稀软，纳少眠差，舌黯淡，苔白微腻，脉弦滑。西医诊断：风湿性多肌痛。中医诊断：肌痹，证属阳气郁滞、寒湿瘀阻。治宜通阳散寒、祛湿化瘀、通络止痛。处方：附子15g（先煎），干姜10g，炙甘草6g，细辛3g，羌活10g，透骨草30g，红花10g，桃仁10g，桂枝10g，防风10g，当归10g，川芎15g，延胡索15g，炒白术15g，葛根15g，砂仁10g，共7剂，水煎服，每日1剂，同时配合中药熏蒸疗法隔日1次。

2011年4月14日二诊：患者自诉颈背及肩胛近端肌肉疼痛减轻，畏风寒缓解，汗出增多，间断入夜发热，体温37.5℃左右，仍感偏头痛，倦怠乏力。处方：桂枝10g，红景天10g，羌活10g，透骨草30g，三棱10g，莪术10g，防风10g，当归10g，川芎15g，延胡索15g，炒白术15g，杜仲30g，续断30g，穿山甲6g，蜂房6g，全蝎3g，蜈蚣3g，共14剂，水煎服，每日1剂，同时配合中药熏蒸疗法每两日1次。

# 第八节　中西医调护

由于本病病因不明，尚无预防的方法。在病情稳定缓解期间，需预防其复发。

## 一、护理

### （一）一般护理

动静皆宜，要注意四肢关节肌肉适度锻炼，避风寒、避疲劳，争取长时期缓解或治愈。患者出现寒战时，局部热敷，避免烫伤。高热时用物理降温冷敷、温水擦浴、乙醇溶液擦浴等。采用药物降温时，用药后半小时必须测体温。出汗较多应及时处理，防止虚脱。指导患者多饮水、多进食高热量、高蛋白的半流质或流质饮食，充分休息，及时更换衣被，使患者精神放松，得到充分恢复。

### （二）辨证施护

1. 情志护理　向患者讲述本病的发病规律、临床特点及防治知识，正确对待疾病，消除对疾病的恐惧和不必要的精神负担，减少紧张因素，使其保持精神舒畅，并在不断沟通中使病人增强对医护人员的信任感。

2. 起居护理　调节患者居处环境，使患者居处或病房通风、干燥、空气新鲜、衣被常晒太阳而保持干燥。根据季节、气候变化，适当保温，可减轻病症发作。

患者应注意预防各种感染。尤其是较重的急性感染和各种慢性感染不能及时控制，极易诱发病情的复发或加重，因此积极预防和控制各种感染对本病的治疗及预防复发显得格外重要，如：避免汗出当风、适时增减衣服、起居有时、适度锻炼增强体质等预防感冒发生。

3. 饮食调护　根据患者辨证分型的不同，指导患者饮食尤为重要。首先，增强免疫的药食不宜长期大量应用，如药食同源的人参、灵芝、黄芪、蜂王浆等；其次：热性、温性食物适用于阴寒内盛、阳气虚弱等病证，热证及阴虚有火者忌用或慎用，如羊肉、狗肉、葱姜蒜、花椒、桂圆、热带水果等；再次，寒性、凉性食物适用于里热证，阳虚及脾气虚弱者慎用，如苦瓜、莴笋、绿茶、柠檬、梨等。

4. 用药护理　能否正确的掌握给药途径和方法，将直接影响药效的发挥和治疗效果。其中包括：中药汤剂煎煮法、给药时间、给药方法、服药温度等。外用药膏或熏洗方法的注意事项等。对于老年人长期使用糖皮质激素应特别注意防止其毒副作用及并发症：高血压、高血脂、糖尿病、白内障、骨质疏松、骨折等。密切关注这些并发症的有无并积极治疗，甚为重要。

5. 自我保健指导　长期服用激素的病人，嘱其避免出入人多的公共场合，居室通风、保暖、多晒太阳；注意口腔卫生，保持皮肤清洁干净，女性患者注意外阴清洁，多饮水，防止泌尿系统感染；低盐饮食，多食含钙含钾丰富的食物，如牛奶、水果等，避免进食对胃肠黏膜有刺激的食物。

根据病变不同时期及阶段，采取辨证施护之方法，注意观察患处功能变化、症状改变，在功能锻炼过程中，应及时给予正确的指导，采用药物内外治疗及其他治疗方法时，也要密切注意观察患者的病情变化，及时给予处理。

## 二、调摄

因本病多因素体正虚复感外邪所致，中医病因病机多属肝郁气滞、疏泄失常，气机阻滞，运血无力，瘀血内停所致疼痛。加之本病为长期慢性疾病，且反复复发，增加了患者的心理负担，故心理治疗不容忽视。治疗应注意疏肝解郁、活血止痛，以解除胸中满闷，达到心理治疗目的。

1. 增强体质　《景岳全书·杂证谟》说："人之自生至老，凡先天之有不足者，但得后天培养之力，则补天之功，亦可居其强半。"故应积极参加体育锻炼，积极做各种力所能及的健身运动。

2. 适寒温　中医强调"春夏养阳，秋冬养阴"，《吕氏春秋》指出：天产生阴阳，寒热和暑热，干燥和潮湿，四季的交替，万物的变迁，没有不带来好处的，也没有一样不带来害处的。圣人能察觉阴阳变化的合适情况，辩明万物变化的好处以有利于生命，因此精神能够安然地存在于形体之内，并且寿命能够长久。避免涉水冒雨，防止感冒，保持居处环境及衣被干燥，在气候变迁之中，要注意调摄，即可防病，亦可防止疾病反复或加重病情。

3. 饮食调摄　饮食有节，饮食有洁，荤素搭配、寒热搭配、粗细搭配、谨和五味。饮食宜清淡易于消化。忌食生冷、肥甘厚味，防止脾胃运化失常而酿寒酿热及生湿化痰等，诱发或加重本病。

正确对待药补和食补，不可蛮补滥补。

4. 调情志　《素问·阴阳应象大论》所说："人有五脏化气，以生喜怒悲忧恐。"《素问·八正神明论》说："血气者，人之神。"《灵枢·平人绝谷》曰："血脉和利，精神乃居。"王冰说："气和则神安""喜怒之所生，皆生于气。"因此，怡情易性，保持情绪稳定，气血畅达，脏腑功能旺盛。保持良好的心理状态，正确对待病情，树立信心，积极治疗，做到有病早治、正规治疗、按疗程服药。

5. 运动锻炼　是防止肌肉萎缩和关节强直，保持和恢复关节功能的最基本、最积极、最有效的方法，也是其他任何治疗和康复方法无法代替的，患者在阴天、下雨、寒冷、潮湿时，关节肿胀和疼痛加重，应少外出活动；晴天宜多在户外晒太阳，并开窗通风，以通气祛湿，要多吃富含蛋白质和维生素 C 的食物。

# 第九节　预后转归

PMR 经过适当的治疗，病情可迅速控制、缓解或痊愈，亦可迁延不愈或反复发作；疾病后期也可出现肌肉废用性萎缩或肩囊挛缩等严重情况。PMR 如不发展为 GCA，预后较好。恰当的中西医结合治疗可以缩短病程。GCA 预后随受累血管不同而异。影响大血管者，有脑部症状者预后不良，失明者难以恢复。早期诊断与正确治疗者，病死率与正常人群相近。

# 第十节　诊治指南（方案或共识）

## 中华医学会风湿病学分会 2011 年"风湿性多肌痛和巨细胞动脉炎诊断和治疗指南"[8]

### （一）风湿性多肌痛

风湿性多肌痛（polymyalgia rheumatica，PMR）是以颈、肩胛带和骨盆带肌肉疼痛、晨僵伴有发热、红细胞沉降率（ESR）升高等全身反应的一种综合征。好发于 50 岁以上的老年人，50 岁以下发病少见，随年龄增长发病渐增多，女性较男性多 2~2.5 倍。国外报道 PMR 发病率为（20.4~53.7）/10 万，70 岁以上发病率高达 112.2/10 万，我国虽无流行病学调查资料，但临床并不少见。PMR 主要症状为四肢及躯干肌肉疼痛和僵硬，尤以肩胛带肌和骨盆带及颈肌疼痛和僵硬较重，可伴有全身反应如发热、贫血、ESR 明显增快等。PMR 病因不明，一般为良性过程，有家族聚集发病趋势。

1. 临床表现

（1）症状与体征：①一般症状为全身症状包括全身酸痛、不适、乏力、消瘦、失眠、发热，以低热为主，少数也可高热，可突然起病，亦可隐袭起病，历时数周或数月。②典型症状为颈肌、肩肌及髋部肌肉僵痛，严重者不能起床，上肢抬举受限，下肢不能抬举，不能下蹲，上下楼梯困难等，部分患者疼痛较剧以至不能翻身和深呼吸。肌痛多对称性分布，也可单侧或局限于某一肌群。但这些症状与多发性肌炎不同，活动困难并非真正肌肉无力，而是肌肉酸痛所致。

如长期得不到确诊治疗者，关节肌肉活动障碍，晚期可发展为肌肉萎缩。关节主动和被动运动困难。也可累及肢带肌肌腱附着部，有些也可出现腕及指间关节疼痛和水肿，甚至出现胸锁、肩、膝或髋关节的一过性滑膜炎。

（2）辅助检查：①可有轻至中度正细胞正色素性贫血。②ESR 显著增快（40mm/h，魏氏法）；C 反应蛋白（CRP）增高，且与病情活动性相平行。③肝酶可轻度升高，但反映横纹肌炎症的血清肌酶多在正常范围内。④血清白细胞介素（IL）-6 水平升高。⑤肌电图和肌活检无炎性肌病的依据。⑥抗核抗体和其他自身抗体及类风湿因子一般为阴性。⑦B 超、磁共振成像（MRI）检查可发现肩膝或髋关节滑膜炎，MRI 显示肩峰下，三角肌下滑膜炎是肩最常见的损伤。

2. 诊断要点　　PMR 主要依据临床经验排除性诊断，一般老年人有不明原因发热，ESR 和（或）CRP、血清 IL-6 升高和不能解释的中度贫血，伴有肩背四肢疼痛，活动障碍，在排除类风湿关节炎（RA）、肌炎、肿瘤、感染等其他疾病后要考虑 PMR 诊断。B 超和 MRI 检查有助于 PMR 诊断。

（1）诊断标准：满足以下 3 条标准可以作出诊断：①发病年龄≥50 岁；②两侧颈部、肩胛部或及骨盆部肌痛晨僵；③ESR≥40mm/h 或小剂量糖皮质激素有效。满足①和②，如 ESR 正常，则对小剂量糖皮质激素（泼尼松 10~15mg/d）治疗迅速反应可代替标准③。

（2）鉴别诊断：①巨细胞动脉炎（giantcellarleritis，GCA）：70% 的 GCA 合并 PMR，两者合并时鉴别较困难。在出现头痛、视觉异常、颞动脉怒张、搏动增强或减弱并伴有触痛、小剂量糖皮质激素治疗反应不佳等，均需进一步做颞动脉造影、超声、活检等。②RA：主要是与早期 RA 相鉴别，RA 以对称性小关节滑膜炎为主要表现，常有类风湿因子和抗环瓜氨酸多肽（CCP）抗体阳性。而 PMR 虽可有关节肿胀，但无持续性小关节滑膜炎，无关节破坏性病变和类风湿结节，抗体常阴性。③多发性肌炎：以进行性近端肌无力为主要表现，有肌萎缩、血清肌酶升高、肌电图异常、肌肉活检示淋巴细胞浸润，肌纤维萎缩，而 PMR 患者肌酶、肌电图和肌活检正常，肌痛较肌无力明显。④纤维肌痛综合征（fibromyalgia syndrome，FMS）：FMS 有固定对称的压痛点，如颈肌枕部附着点、斜方肌上缘中部、冈上肌起始部、肩胛肌上方近内侧缘、第 2 肋骨与软骨交界处外侧上缘、肱骨外上髁下 2cm 处、臀部外上象限臀肌皱褶处、大转子后 2cm 处、膝关节内侧鹅状滑囊区共 9 处 18 个压痛点。肌力和关节正常，有睡眠障碍、紧张性头痛、激惹性肠炎、激惹性膀胱炎，ESR 和 CRP 一般正常，对糖皮质激素治疗无效。⑤排除其他疾病：如感染、肿瘤、其他风湿性疾病。

3. 治疗方案及原则

（1）一般治疗：消除患者的顾虑至关重要，遵循医嘱，合理用药，防止病情复发；进行适当的锻炼，防止肌肉萎缩。

（2）药物治疗：①糖皮质激素：小剂量糖皮质激素治疗为首选用药，一般泼尼松 10~15mg/d 口服。1 周内症状迅速改善，CRP 可短期恢复正常，ESR 逐渐下降，2~4 周后泼尼松缓慢减量，每 2~3 周减 2.5mg，维持量 5~10mg/d，随着病情稳定时间的延长，部分患者的维持量可减为 3~5mg/d。对病情较重，发热、肌痛、活动明显受限者，可以随着症状好转，ESR 接近正常，然后逐渐减量维持，维持用药一般 1~2 年。减量过早、过快或停药过早，是导致病情复发的主要原因，多数患者在 2 年内可停用糖皮质激素，但国外报道 PMR 维持治疗的平均时间约为 3 年，少数患者需小量维持多年。但停药后仍需随访观察，一般 5 年不发可认为病情完全缓解。应该强调，对老年人长期使用糖皮质激素应特别注意其不良反应及并发症（如高血压、糖尿病、白内障、骨质疏松），应及时给予相应的治疗。②非甾体抗炎药：对初发或较轻病例可试用非甾体抗炎药，如双氯芬酸、美洛昔康、塞来昔布等。10%~20% 风湿性多肌痛患者单用非甾体抗炎药可以控制症状，但应注意预防非甾类抗炎药的并发症。③免疫抑制剂：对使用糖皮质激素有禁忌证，或效果不佳、或减量困难、或不良反应严重者，可联合使用免疫抑制剂甲氨蝶呤 7.5~15mg/w，或其他免疫抑制剂如硫唑嘌呤、来氟米特、环孢素 A、环磷酰胺等。PMR 如合并 GCA 时起始剂量糖皮质激素应较单纯 PMR 大，可以联合免疫抑制剂如环磷酰胺治疗等，病情缓解后逐渐减量。④其他：生物制剂治疗 PMR 还有待进一步临床研究。

PMR 经合理治疗病情可迅速缓解或痊愈；也可迁延不愈或反复发作；疾病后期可出现废用性

肌萎缩等严重情况。PMR 大多预后良好。

## （二）GCA

GCA 是一种原因不明，以侵犯大动脉为主并以血管内层弹性蛋白为中心的坏死性动脉炎，伴肉芽肿形成，有淋巴细胞、巨噬细胞、多核巨细胞浸润，一般无纤维素样坏死。由于内膜增生血管壁增厚、管腔变窄和阻塞，造成组织缺血。血管病变常呈节段性、多灶性或广泛性损害。血管炎主要累及主动脉弓起始部的动脉分支，亦可累及主动脉的远端动脉以及中小动脉。因典型患者呈颞部头痛，头皮及颞动脉触痛，间歇性下颌运动障碍。因而，GCA 又称为颞动脉炎（temporal arteritis, TA）；又因累及颅内动脉称为颅动脉炎（cranial arteritis）。GCA 在欧美国家 50 岁以上患者的发病率为 20/10 万，我国无流行病学资料，日本发病率为 1.47/10 万。40%~60%的 GCA 合并 PMR。

1. 临床表现 GCA 绝大多数发生于 50 岁以上，女性发病高于男性 2~3 倍，有显著的地域分布。

（1）全身症状：前驱症状包括乏力、纳差、体质量减轻及低热等。发热无一定规律，多数为中等度（38℃左右）发热，15%的患者也可高达 39~40℃。

（2）器官受累症状：依据受累血管部位及病程的长短不同而表现不一，病情轻重不同。

①头部：颞动脉、颅动脉受累而出现头部症状，以头痛最为常见，约半数患者为首发症状。头痛表现为新近发生的、偏侧或双侧或枕后部剧烈疼痛，呈刀割样或烧灼样或持续性胀痛，50%的患者有头皮触压痛或可触及的痛性结节，头皮结节如沿颞动脉走向分布，具有诊断价值。头痛可持续性也可间歇性发作。头痛剧烈程度与血管炎严重程度不一定一致。典型的颞动脉受累表现为动脉屈曲、怒张、搏动增强。也可因血管闭塞致搏动消失。

②眼部：常表现为黑蒙、视物不清、眼睑下垂、复视、部分失明或全盲等。可为一过性症状，也可为永久性。1/5 患者可以眼部受累和失明为首发症状，但一般出现在其他症状之后数周或数月。视觉障碍初始可为波动性，以后变为持续性，可呈单侧或双侧，一侧失明如未积极治疗，对侧可在 1~2 周内被累及，眼底检查：早期常为缺血性视神经炎、视乳头苍白、水肿；视网膜水肿，静脉曲张，可见棉絮样斑及小出血点；后期视神经萎缩。眼肌麻痹也较常见，眼睑下垂，上视困难，时轻时重，常与复视同时出现。有时可见到瞳孔不等大，或出现霍纳（Horner）征。眼肌麻痹可能由颅神经或眼肌病变引起，出现时轻时重的向上凝视困难。

③间歇性运动障碍：约 2/3 患者因面动脉炎，局部血供不良，引致下颌肌痉挛，出现间歇性咀嚼不适、咀嚼疼痛、咀嚼停顿和下颌偏斜等；有时因舌肌运动障碍出现吞咽困难、味觉迟钝、吐字不清等。间歇性运动障碍也可影响到四肢，出现间歇性跛行、上肢活动不良。

④神经系统表现：约 1/30 患者出现多种神经系统症状，如由于颈动脉或椎动脉病变而出现发作性脑缺血（TIA）、脑卒中、偏瘫或脑血栓等，是 GCA 主要死因之一。颅内或硬膜内动脉炎很少见。少数患者可发生由于神经血管病变引起的继发性神经病变如单神经炎，周围多神经炎，上、下肢末梢神经炎等。偶尔表现出运动失调、谵妄、听力丧失等。

⑤心血管系统表现：GCA 躯体大血管常受累，可累及锁骨下动脉、腋动脉、肱动脉、冠状动脉、胸主动脉、腹主动脉、股动脉等。因而，可导致锁骨下动脉等出现血管杂音、动脉搏动减弱或无脉症、假性动脉瘤等。可出现主动脉弓综合征，四肢跛行。GCA 患者胸主动脉瘤发生率高 17 倍，常发生在 GCA 的后期，胸部 X 线检查对筛查有帮助。冠状动脉病变可导致心肌梗死、心力衰竭、心肌炎和心包炎等。

⑥呼吸系统表现：GCA 较少累及呼吸系统，可表现为持续性干咳、咽痛、声嘶等。当呼吸系统表现为首发或突出时，会延误 GCA 诊断。

⑦其他：精神症状表现为抑郁或意识模糊。甲状腺及肝功能异常也有报道。对称性关节滑膜炎很少见，头皮坏死、舌溃疡、浆膜炎、发音困难、女性生殖道或乳房受累、抗利尿素分泌不当综合

征也偶可发生。

（3）实验室检查：实验室检查指标的异常是非特异性的，炎性指标如 ESR 和（或）CRP 的正常不能排除 GCA 的诊断。

①轻到中度正细胞正色素性贫血，有时贫血较重。白细胞计数增高或正常，血小板计数可增多。②活动期 ESR 增快和（或）CRP 增高，绝大多数 ESR 升高。③白蛋白减少，多克隆高球蛋白血症和 α2 球蛋白增高，约 1/3 的 GCA 碱性磷酸酶轻度升高。④肌酶、肌电图、肌肉活检正常。

（4）颞动脉活检：颞动脉活检是诊断 GCA 的金标准，特异性较高。选择有触痛或有结节的部位可提高检出率，在局部麻醉下切取长度为 1.5~3cm 的颞动脉，做连续病理切片。活检的阳性率仅在 40%~80%，阴性不能排除 GCA 诊断。

（5）影像学检查：为探查不同部位血管病变，可采用彩色多普勒超声、核素扫描、CT 血管成像或动脉造影等检查。超声和高分辨 MRI 是诊断 GCA 有用的非创伤检查，对大的血管检查较适合，可以显示颞动脉炎症变化如血管壁的水肿、血管阻塞。对小血管的显影动脉造影优于 MRI 和 B 超。

2. 诊断要点　对有原因不明的老年人发热和 ESR 明显增快的，尤其有头皮触痛、颞动脉触痛或搏动减弱的，应考虑本病。

（1）诊断标准：目前采用 1990 年 ACR 巨细胞动脉炎分类标准：①发病年龄≥50 岁。②新近出现的头痛。③颞动脉病变：颞动脉压痛或触痛、搏动减弱，除外颈动脉硬化所致。④ESR 增快：魏氏法测定 ESR≥50mm/h。⑤动脉活检异常：活检标本示血管炎，其特点为单核细胞为主的炎性浸润或肉芽肿性炎症，常有多核巨细胞。

符合上述 5 条标准中的至少 3 条可诊断为巨细胞动脉炎。此标准的诊断敏感性和特异性分别是 93.5% 和 91.2%。

（2）鉴别诊断：①PMR：GCA 早期可能出现 PMR 综合征表现，在此情况时，应特别注意寻找 GCA 血管炎的证据，以做出正确的鉴别诊断。②中枢神经孤立性血管炎：仅颅内动脉受影响。③大动脉炎：主要侵犯主动脉及其分支，发病年龄较轻。④韦格纳肉芽肿病：虽可侵犯颞动脉，但常累及呼吸系统和（或）肾脏，组织病理学改变及抗中性粒细胞胞质抗体阳性与 GCA 不同。⑤结节性多动脉炎：以中小血管为主的节段性坏死性炎症，部分病情严重的患者在血管炎局部可以触及结节，主要累及四肢、胃肠道、肝、肾等动脉和神经滋养血管，引起相应部位的缺血梗死及多发单神经炎。

（3）治疗方案及原则：糖皮质激素是治疗 GCA 的主要药物，联合免疫抑制剂（如环磷酰胺）治疗有利于尽快控制血管炎症，减少并发症。

①诱导治疗：首选泼尼松 40~60mg/d，顿服或分次口服。一般在 2~4 周内头痛等症状可见明显减轻。眼部病变反应较慢，可同时局部治疗。必要时可使用甲泼尼龙冲击治疗。免疫抑制剂一般首选环磷酰胺。根据病情可采用环磷酰胺 0.5~0.75g/m² 静脉滴注，3~4 周 1 次；或环磷酰胺 0.2g，静脉注射，隔日 1 次。疗程和剂量依据病情反应而定。甲氨蝶呤 7.5~25mg，每周 1 次，口服或深部肌肉注射或静脉用药。对糖皮质激素和免疫抑制剂无效的患者，英夫利昔单抗可能有一定的作用，疗效有待进一步研究证实。使用免疫抑制剂期间应注意定期查血常规、尿常规和肝功能、肾功能，避免不良反应。

②维持治疗：经上述治疗 2~4 周，病情得到基本控制，ESR 接近正常时，可考虑糖皮质激素减量，通常每 1~2 周减 5~10mg，至 20mg/d 改为每周减 10%，一般维持量为 5~10mg/d，大部分患者在 1~2 年内可停用糖皮质激素，少数患者需要小剂量糖皮质激素维持治疗几年。维持治疗用糖皮质激素或糖皮质激素加免疫抑制剂如环磷酰胺或甲氨蝶呤，环磷酰胺可 2~3 个月 1 次。

③辅助治疗：由于 GCA 患者会发生治疗相关的不良反应，如骨折、无菌性股骨头坏死、糖尿病、高血压、消化道出血、感染等，建议给予补钙和维生素 D，对骨密度减低时给予双膦酸盐治疗，小剂量阿司匹林和质子泵抑制剂可和糖皮质激素联合使用。

## 第十一节 中西医临床研究进展

### 一、临床辨治

#### （一）中医辨证分型

赵旭颖等[42]通过计算机检索中国知网、万方数据库，检索词为"风湿性多肌痛"和"中医"，排除重复文献病例文献，共纳入24篇文献，共669例患者。借助EXCE表及"中医传承辅助平台"对患者的性别、年龄、选取标准、证型、处方与中药组成进行分析。根据文献研究，共有寒湿痹阻、瘀血痹阻、脾肾阳虚、肝肾阴虚、气血不足、湿热内蕴6个中医证型。寒湿痹阻、瘀血痹阻两证型在风湿性多肌痛发病中最为常见，治疗当温阳散寒，活血通络。

国家名老中医胡荫奇教授[40]认为其基本病机为脾肾亏虚为本、湿热内蕴为标，并认为血瘀贯穿肌痹整个发病过程。治疗上活动期清热除湿，多选健脾化湿之剂以达培土固本之效，缓解期补益脾肾、益气养血，使生化有源、分肉得养，并将活血通络贯穿治疗始终，且选用活血养血之品通补并用、化瘀扶正。

朱跃兰教授[41]认为本病发生是在阳气不足的基础上，风寒湿邪侵袭机体，导致阳气流通、敷布失常，日久产生痰浊、瘀血。痰浊瘀血互结，进一步加重阳气不足，阻塞阳气运行，出现一系列临床表现。治疗上，朱跃兰教授强调温补、温通并用，温通重于温补，根据病情轻重程度及变化灵活使用活血、破血法，并善用虫药化痰通络，同时强调外治法在本病治疗中的协同作用。

#### （二）经典方剂联合西药

张凤等[43]为了探讨独活寄生汤联合强的松治疗PMR的疗效，选取2014年2月~2016年2月医院诊治的风湿性多肌痛患者80例为研究对象，根据随机数字表法分为观察组和对照组，各40例。对照组采用强的松治疗。观察组在对照组基础上应用独活寄生汤治疗，比较两组患者治疗效果，治疗前后PMR-AS及ESR水平的变化，治疗4周、8周及12周强的松用量及不良反应。结果：观察组临床缓解、显效例数多于对照组，有效及无效例数少于对照组，经秩和检验，两组疗效具有统计学差异。治疗后，两组PMR-AS及ESR均较治疗前显著降低。且组间比较，观察组治疗改善较对照组更显著。用药8周及12周，两组强的松用量均呈降低趋势，组间比较，观察组8周及12周强的松用量均显著低于对照组。观察组不良反应发生率为15.0%，显著低于对照组的35.0%。研究认为独活寄生汤联合强的松治疗风湿性多肌痛能够显著的提高疗效，降低强的松用药剂量，降低不良反应。

傅淑芳[44]观察桂枝白芍知母汤联合小剂量泼尼松治疗风湿性多肌痛的临床疗效。将风湿性多肌痛患者70例随机分为两组，治疗组35例，采用桂枝白芍知母汤联合小剂量泼尼松的方法治疗PMR，研究结果显示其总有效率为91.14%，明显优于对照组71.13%（$P<0.05$），研究显示采用中西医结合的方法治疗PMR可显著降低患者ESR、CPR及PMR-AS计分等检测指标。

傅华洲[45]本研究中药组（加味阳和汤加糖皮质激素）治疗风湿性多肌痛，与对照组（单用糖皮质激素）经过12周的治疗后，中药组的疗效优于对照组。对改善骨盆带肌疼痛、颈肌疼痛、晨僵、上肢升举度及总积分方面中药组比对照组存在明最优势。另外，两组治疗后8周、12周血沉的比较可以看出，中药组血沉下降速度快，幅度大，实验室指标改善明显，表明中药组的疗效优于对照组治疗。通过加味阳和汤配合糖皮质激素与单纯使用糖皮质激素治疗风湿性多肌痛进行疗程与疗效、糖皮质激素使用剂量、不良反应的比较分析，中药加味阳和汤可以减少激素剂量、提高疗效，有助于减少糖皮质激素不良反应。

张金晓[46]分析乌头汤联合强的松用于治疗风湿性多肌痛的临床效果。将300例风湿性多肌痛患者随机分成试验组和对照组各150例，对照组给予强的松片剂治疗，试验组采用中西医结合的方法，即在对照组的基础上联合中药乌头汤进行治疗。结果发现治疗后试验组总有效率为92.67%，高于对照组的65.33%，且试验组血沉和C反应蛋白恢复正常值的速率明显快于对照组。研究认为乌头汤联合强的松用于治疗风湿性多肌痛能有效缓解患者的临床症状，患者晨僵次数明显减少，疼痛症状明显减轻。

任宝娣等[47]采用逍遥散加减结合小剂量糖皮质激素治疗PMR。对照组采用泼尼松15mg/d早餐后顿服，2周后调整用量。而每7d根据患者临床进行减量2.5~5mg，并最终以2.5~5mg维持治疗，治疗周期为12周。治疗组在对照组治疗基础上加用中药逍遥散加减。治疗组总有效率明显高于对照组（$P<0.05$），且起效时间较对照组提前2周，2组治疗前后ESR、CRP、VASp均明显下降，且治疗组与对照组比较差异有统计学意义，说明合用中药的治疗组治疗起效快、效果显著。治疗2周时糖皮质激素开始减量，直至4周时2组减量差异无统计学意义，待至6周后糖皮质激素用量治疗组明显小于对照组，提示合用中药有利于糖皮质激素尽早减量，缩短其应用时限。治疗组不良反应明显低于对照组，考虑与逍遥散可疏肝解郁、养血安神、健脾除湿有关。研究认为逍遥散加减联合中药治疗PMR疗效显著，起效快，糖皮质激素用量少且减量早，不良反应少。

李征[48]将86例风湿性多肌痛患者随机分成研究组和对照组，每组43例。对照组给予泼尼松10~15mg/d口服，口服2~4周后逐渐减量，每2~3周减2~2.5mg。研究组在上述治疗基础上予八珍颗粒和身痛逐瘀汤口服。2组均以4周为1个疗程，持续治疗3个疗程。研究结果显示，治疗后研究组总有效率明显高于对照组；治疗后2组风湿性多肌痛活动性评分、ESR以及CRP水平均较治疗前明显降低，且研究组明显低于对照组；治疗2周后2组患者泼尼松用量比较差异无统计学意义，治疗4周后研究组泼尼松用量开始减少，但对照组数值较2周升高，但是差异无统计学意义；治疗后8，12周，研究组泼尼松用量明显少于对照组；2组治疗期间不良反应发生情况比较差异无统计学意义，且均未发生严重不良反应，无因药物不良反应而终止治疗者。研究认为联合中药治疗，患者对于糖皮质激素的敏感性提高，起效快，且可减少糖皮质激素用量，用药安全性高。

### （三）中成药联合西药

刘淑毓[49]将80例PMR患者参照随机数字表法分为对照组、研究组，各40例。对照组患者接受雷公藤治疗，研究组患者接受白芍总苷联合雷公藤治疗。治疗8周后，研究组治疗总有效率高于对照组。研究组ESR、PLT、IgG水平均低于对照组患者；Hb水平高于对照组；研究组患者的FIB、补体C3水平均低于对照组患者。研究认为白芍总苷联合雷公藤治疗有助于改善PMR患者病情。

叶静华等[50]将68例PMR病情活动患者随机分为泼尼松治疗组，昆仙胶囊+泼尼松治疗组以及甲氨蝶呤+泼尼松治疗组。结果显示昆仙胶囊+泼尼松治疗组以及MTX+泼尼松治疗组的PMR活动指数评分、ESR、CRP等指标及12周末激素剂量均显著低于泼尼松治疗组（$P<0.05$）。3组不良事件发生率差异无统计学意义。研究认为昆仙胶囊联合泼尼松对PMR病情活动患者的症状、体征及炎症指标的控制优于单用激素，可作为除MTX以外的控制PMR病情活动的免疫抑制剂。昆仙胶囊在改善患者肌痛、关节炎等症状方面与MTX取得了类似的疗效，并有助改善全身性炎症所导致的贫血、低蛋白血症，而不良反应无显著增加，同时有助患者治疗过程中的激素减量，降低治疗过程中的激素累积剂量，从而有效避免或减轻激素相关副作用。

### （四）中药提取物联合西药

傅红卫[51]等将风湿性多肌痛患者58例，随机分为2组，治疗组（复方丹参注射液组）29例，用复方丹参注射液和小剂量泼尼松治疗；对照组 29 例，小剂量泼尼松治疗，共治疗 10 周。观察 C 反应蛋白、疼痛视觉量表、医师评估视觉量表、晨僵、上肢失举度等指标，并根据检测指标结果进行活动性计分。其总有效率分别为治疗组 93.1%，对照组 65.52%。治疗组在风湿性多肌痛活动性评分与对照组有显著差异。说明复方丹参注射液有助于提高泼尼松治疗风湿性多肌痛的疗效。

### （五）外治法联合西药

朱跃兰[41]教授十分推崇中药熏蒸疗法在本病中的治疗作用，其认为风湿性多肌痛病位在筋肉，虽较骨骼表浅，但遍及全身且通过经络相连，经络气血运行不畅为基本病理改变。因病位不深，内服药物易达病位，但病变广泛，内服药物又难充分发挥作用，因而治疗周期较长。中药熏蒸疗法治疗范围可覆盖全身大部分肢体，中药蒸汽与病变部位充分接触，并可通过对温度的控制调节治疗力度，增强疗效。现代研究认为，中药熏蒸疗法可通过对皮肤的刺激，促进药物的吸收，从而起到扩张血管、促进血液及淋巴循环以及抗炎止痛的作用[52]。另一方面风湿性多肌痛患者病变部位多为身体背侧，如肩背、腰脊部肌肉疼痛，朱跃兰教授在患者接受中药熏蒸疗法时常常嘱患者背部靠近蒸气的熏发口，实现更直接、更精准的治疗。根据中医阴阳学说，背侧属阳，使用中药熏蒸法一方面驱邪气外出，另一方面可扶助阳气，阳气生发，增强人体抗病能力和修复能力。临床中部分患者因长期使用激素，出现皮肤色素沉着、粗糙等，导致皮肤对药物的吸收能力减弱，而朱教授在熏蒸法的中药选择中，常以虫类药物配合藤类药物、虫类药物为主，不仅减少了口服虫类药物的毒副作用，并且增强了药物的透皮性，促进药物的吸收，使药效直达病所。

王居易[53]教授认为首先要重视对风湿性多肌痛中医病因病机的分析，强调重视"内外因"，外因"风寒湿"，内因素体亏虚、情志不畅、饮食不节等。治疗上强调利用经络诊察，进行经络辨证，找出疾病影响之经络，重视症状与各条病变经络所出现异常的"对接"，选取太阴经以除湿，选取太阳经以散寒，选取厥阴经以祛风。在确定病变经络后，擅长利用经络特定穴，根据特定穴的穴性及穴意，进行穴位经典配伍，形成了颇具临床特色的手足同名经"对穴"配穴。同时重视内因对疾病的影响，重点关注厥阴郁热及少阳的枢机不利，清泻厥阴，和解少阳，从而解郁除烦，调神治本。通过对 3 条主要病变经络及特定穴的选择，体现了"泻中有调、调中有补、身心同顾、标本兼治"的治疗原则，为针灸治疗风湿性多肌痛提供了宝贵的临床诊疗思路。

温伟强[54]等将 90 例风湿性多肌痛患者随机分为治疗组、对照 1 组、对照 2 组，每组 30 例。治疗组采用子午流注加辨证取穴火针治疗，对照 1 组采用辨证取穴火针治疗，对照 2 组采用醋酸泼尼松治疗。3 组均以 4 周为 1 个疗程，治疗 2 个疗程。结果显示治疗组、对照 1 组、对照 2 组总有效率分别为 90.00%、76.67%、70.00%，治疗组优于对照 1 组、对照 2 组。治疗后，3 组 VAS 评分、晨僵时间、上肢失举度等较治疗前均有明显改善，ESR、CRP 明显下降，红外热成像及痛区与非痛区的温差变化治疗前后比较，差异有统计学意义；治疗组观察指标改善值与对照组比较，差异有统计学意义。红外热成像图数据与临床综合疗效具有显著相关性。不良反应发生率治疗组为 6.67%，对照 1 组为 3.33%，对照 2 组为 20.00%。研究认为子午流注合辨证取穴火针治疗风湿性多肌痛疗效显著，且不良反应较少。

## 二、方药用药规律

赵旭颖等[42]通过计算机检索中国知网、万方数据库，检索词为"风湿性多肌痛"和"中医"，排除重复文献病例文献，共纳入 24 篇文献，共 669 例患者。借助 EXCE 表及"中医传承辅助平台"对患者的性别、年龄、选取标准、证型、处方与中药组成进行分析。根据文献研究，统计中药方剂 28 个，共 97 味药物进行"频次统计"，可得到使用频次在排名前 7 味，即甘草、当归、羌活、防风、川芎、白芍、附子。应用关联规则挖掘方法，得到常用药对 11 个，包含中药 9 味；通过无监督的熵层次聚类算法，提取用于新方聚类的 3 味药的核心组合 19 个；核心组合进一步演化，形成治疗风湿性多肌痛的 3 个新方，3 首方剂侧重于实邪所致的关节、肌肉痹阻证。第 1、2 新组方中红花、防风、地龙三药相同，以祛风解表活血通络立法，第 1 组方中加用知母滋阴降火，适用于伴发热证的关节痹阻证。第 2 组方中加用独活祛风胜湿、散寒止痛，适用于伴发风寒湿之邪为病的痹阻之证。两方均体现了辨证过程中瘀血之邪参与了疾病的发病过程。3 组方以温阳散寒为主，适用于寒湿痹阻证型。2、3 组方符合寒湿痹阻、瘀血痹阻证型的治疗。

# 第十二节　展　望

PMR 和 GCA 均好发于老年人群，女性多发，二者均为慢性炎症，伴有血沉升高。有交叉症状，又有独立表现，特异性诊断指标的缺乏，尤其是作为 GCA 诊断的金标准颞动脉活检为有创检查，存在皮肤坏死和面神经、颞浅动脉损伤等并发症的潜在危险，不易被患者接受，因此不能作为一种常规检查手段在临床广泛应用，使得诊断极具挑战性，治疗存在滞后和不规范。近年来随着临床影像学检查及诊断水平的提高，GCA 在我国的检出率也有相应的提高，早期的诊断和治疗可减少严重视力障碍并发症的出现。虽然糖皮质激素的治疗对于 PMR 和 GCA 的疗效明显，然撤减激素过程中，病情反复较常见，且对老年人长期使用糖皮质激素应特别注意其不良反应及并发症（如高血压、糖尿病、白内障、骨质疏松），中医中药的应用在平稳撤减激素上发挥了积极的作用。PMR 和 GCA 的中医临床研究尤其大样本多中心研究较少，中医诊疗方案并未统一。今后应在学会的组织下，以中医病证结合为基础，总结名老中医的中医治疗经验和特色，通过专家广泛论证来形成从病因病机、诊断标准、到辨证论治等方面的病证结合诊疗指南，为临床医师提供诊疗方面的策略和建议。

（苏晓，陈薇薇）

# 参考文献

［1］朱盈姿，董凌莉．风湿性多肌痛诊疗进展［J］．内科急危重症杂志，2017，23（2）：154-159.

［2］Forestier, J. and Certonciny, A. Pseudo-polyarthrite rhizomélique［J］. Rev Rhum Mal Osteoartic, 1953, 20（12）：854-862.

［3］Salvarani C, Cantini F, Hunder G G. Polymyalgia rheumatica and giantcell arteritis［J］. Lancet, 2008, 372（9634）：234-245.

［4］Dejaco C, Duftner C, Buttgereit F, et al. The spectrum of giant cell arteritis and polymyalgia rheumatica: revisiting the concept of the disease［J］. Rheumatology（Oxford, England）, 2017, 56（4）：506-515.

［5］Raheel S, Shbeeb I, Crowson C S. Epidemiology of Polymyalgia Rheumatica 2000-2014 and Examination of Incidence and Survival Trends over 45 Years: A Population Based Study［J］. Arthritis care & research, 2017, 69（8）：1282-1285.

［6］罗薇，张文，曾小峰，等．风湿性多肌痛 86 例回顾性临床分析［J］．基础医学与临床，2010，30（2）：194-197.

［7］中华医学会风湿病学分会．巨细胞动脉炎诊治指南（草案）［J］．中华风湿病杂志，2004，8（9）：566-567.

［8］中华医学会风湿病学分会．风湿性多肌痛和巨细胞动脉炎诊断和治疗指南［J］．中华风湿病杂志，2011，15（5）：348-350.

［9］苏晓．风湿病中医临床诊疗丛书-风湿性多肌痛分册（第 1 版）［M］．北京：中国中医药出版社，2019：2.

［10］袁祥，厉小梅.巨细胞动脉炎发病机制研究进展［J］.中华风湿病杂志，2015，19（11）：775-777.

［11］Smith J H，Swanson J W. Giant cell arteries［J］. Headache，2014，54（8）：1273-1289.

［12］Samson M，Audia S，Martin L，et al. Pathogenesis of giant cell arteries：new insight into the implications of CD161⁺T cells［J］. Clin Exp Rheumatol，2013，31（1 Suppl 75）：S65-73.

［13］Cid MC. Pathogenesis of giant cell arteries［J］. Rheumatology（Oxford），2014，53（Suppl 2）：i1-i12.

［14］Knapa W M，Dewan M，Jeon M S，et a1. Trapping of misdirected dendritic cells in the granulonmtous lesions of giant cell arteritis［J］. Am J Patho，2002，161（5）：1815-1823.

［15］Dario Camellino1，Andrea Giusti1，Giuseppe Girasole1，et a1. Pathogenesis，Diagnosis and Management of Polymyalgia Rheumatica［J］. Drugs Aging，2019，36（11）：1015-1026.

［16］Samson M，Audia S，Fraszczak J，et al. Th1 and Th17 lymphocytes expressing CD161 are implicated in giant cell arteritis and polymyalgia rheumatica pathogenesis［J］. Arthritis Rheum. 2012，64（11）：3788-3798.

［17］Dejaco C，Duftner C，Klauser A，et al. Altered T-cell subtypes in spondyloarthritis，rheumatoid arthritis and polymyalgia rheumatica［J］. Rheumatol Int，2010，30（3）：297-303.

［18］Dejaco C，Duftner C，Al-Massad J，et al. NKG 2 D stimulated T-cell autoreactivity in giant cell arteritis and polymyalgia rheumatica［J］. Ann Rheum Dis，2013，72（11）：1852-1859.

［19］van der Geest K S M，Abdulahad W H，Chalan P，et al. Disturbed B cell homeostasis in newly diagnosed giant cell arteritis and polymyalgia rheumatica［J］. Arthritis Rheumatol，2014，66（7）：1927-1938.

［20］Buchbinder E I，Desai A. CTLA-4 and PD-1 pathways：similarities，diferences，and implications of their inhibition［J］. Am J Clin Oncol，2016，39（1）：98-106.

［21］Khoja L，Day D，Wei-Wu Chen T，et a1. Tumourand class-specifc patterns of immune-related adverse events of immune checkpoint inhibitors：a systematic review［J］. Ann Oncol，2017，28（10）：2377-2385.

［22］Kostine M，Rouxel L，Barnetche T，et al. Rheumatic disorders associated with immune checkpoint inhibitors in patients with cancer-clinical aspects and relationship with tumour response：a single-centre prospective cohort study［J］. Ann Rheum Dis，2018，77（3）：393-398.

［23］Goldstein B L，Gedmintas L，Todd DJ. Drug-associated polymyalgia rheumatica/giant cell arteritis occurring in two patients after treatment with ipilimumab，an antagonist of CTLA-4［J］. Arthritis Rheumatol. 2014，66（3）：768-769.

［24］Betrains A，Blockmans D E. Immune checkpoint inhibitor-associated polymyalgia rheumatica/giant cell arteritis occurring in a patient after treatment with nivolumab［J］. J Clin Rheumatol，2019.

［25］Robilliard B，Arnaud E，Gastaud L，et al. A case of pembrolizumab-induced autoimmune haemolytic anaemia with polymyalgia rheumatica［J］. Eur J Cancer，2018，11（103）：281-283.

［26］Ward F J，Dahal L N，Wijesekera SK，et al. The soluble isoform of CTLA-4 as a regulator of T-cell responses. Eur J Immunol，2013，43（5）：1274-1285.

［27］Saverino D，Simone R，Bagnasco M，et a1. The soluble CTLA-4 receptor and its role in autoimmune diseases：an update［J］. Autoimmun Highlights，2010，1（2）：73-81.

［28］Camellino D，Marchiano M，Pesce G，et al. THU0440 soluble CTLA-4 is elevated in patients with polymyalgia rheumatica and correlates with vascular infammation detected by PET/CT［J］. Ann Rheum Dis，2018，77（Suppl.）：A432.

［29］O'Shea J J，Holland S M，Staudt LM. JAKs and STATs in immunity，immunodeficiency，and cancer［J］. N Engl J Med，2013，368（2）：161-170.

［30］Watanabe R，Goronzy J J，Berry G，et a1. Giant cell arteritis：from pathogenesis to therapeutic management［J］. Curr Treat Options Rheumatol，2016，2（2）：126-137.

［31］Zhang H，Watanabe R，Berry G J，et al. Inhibition of JAK-STAT signaling suppresses pathogenic immune responses in medium and large vessel vasculitis［J］. Circulation，2018，137（18）：1934-1948.

［32］Alvarez-Rodríguez L，Lopez-Hoyos M，Mata C，et al. Circulating cytokines in active polymyalgia rheumatica［J］. Ann Rheum Dis，2010，69（1）：263-269.

［33］García-Martínez A，Hernández-Rodríguez J，Espígol-Frigolé G，et al. Clinical relevance of persistently elevated circulating cytokines（tumornecrosis factor α and interleukin-6）in the long-term followup of patients with giant cell arteritis［J］. Arthritis Care Res（Hoboken），2010，62（6）：835-841.

［34］Baker K F, Isaacs J D. Novel therapies for immune-mediated infammatory diseases: what can we learn from their use in rheumatoid arthritis, spondyloarthritis, systemic lupus erythematosus, psoriasis, Crohn's disease and ulcerative colitis? ［J］Ann Rheum Dis, 2018, 77 (2): 175-187.

［35］郭振英，徐俊珠，刘震杰．巨细胞动脉炎的发病机制［J］. 中华病理学杂志，2012，41（9）：641-643.

［36］赵华，姚长江．巨细胞动脉炎的临床表现、诊断及治疗进展［J］. 医学综述，2011，17（10）1508-1510.

［37］Dasgupta B, Cimmino M A, Kremers H M, et al. 2012 provisional classification criteria for polymyalgia rheumatica: a european league against rheumatism/American college of rheumatology collaborative initiative ［J］. Arthritis Rheum, 2012, 64 (4): 943-954.

［38］Dasgupta B, Borg F A, Hassan N, et al. BSR and BHPR guidelines for the management of giant cell arteritis ［J］. Rheumatology (Oxford), 2010, 49 (8): 1594-1597.

［39］吴潇，郑月宏．巨细胞动脉炎引起下肢间歇性跛行的诊疗进展［J］. 中华老年多器官疾病杂志，2018，17（8）：617-620.

［40］赵敏，杨元斐．胡荫奇治疗风湿性多肌痛经验［J］. 中国中医基础医学杂志，2017，23（11）：1642-1643.

［41］徐江喜，韦尼，常冰，等．朱跃兰教授治疗风湿性多肌痛经验［J］. 环球中医药，2019，12（1）：132-134.

［42］赵旭颖，黄育玲，罗斌．风湿性多肌痛证型用药规律分析［J］. 吉林中医药，2018，38（9）：1087-1090.

［43］张凤，陈亮．独活寄生汤联合强的松治疗风湿性多肌痛疗效观察［J］. 辽宁中医药大学学报，2018，20（1）：187-189.

［44］傅淑芳．桂枝芍药知母汤联合小剂量泼尼松治疗风湿性多肌痛临床观察［J］. 光明中医，2012，27（9）：1852-1854.

［45］傅华洲．加味阳和汤配合糖皮质激素治疗风湿性多肌痛临床观察［J］. 中国中西医结合杂志，2007，27（10）：894-897.

［46］张金晓．乌头汤联合强的松治疗风湿性多肌痛的临床疗效分析［J］. 临床医学，2015，35（10）：125-126.

［47］任宝娣，白琳．逍遥散加减治疗风湿性多肌痛临床疗效观察［J］. 山西医药杂志，2020，49（23）：3248-3250.

［48］李征．八珍颗粒联合身痛逐瘀汤治疗风湿性多肌痛临床研究［J］. 现代中西医结合杂志，2015，24（30）：3360-3362.

［49］刘淑毓．白芍总苷联合雷公藤对风湿性多肌痛患者血象、免疫球蛋白及血清FIB、补体C3水平的影响［J］. 中国实用医药，2020，15（23）：7-9.

［50］叶静华，蔡小燕，林小军，等．昆仙胶囊联合泼尼松片治疗风湿性多肌痛临床疗效［J］. 实用医学杂志，2020，36（15）：2138-2142.

［51］傅红卫，池黔，杨虎天，等．复方丹参注射液配合泼尼松治疗风湿性多肌痛29例［J］. 上海中医药杂志，2006，40（2）：15-16.

［52］孙哲．中医外治在常见风湿病治疗中的应用［J］. 中国继续教育，2016，20（8）：172-173.

［53］孙洁，李春颖，孟笑男，等．王居易教授经络诊察治疗风湿性多肌痛的临证经验［J］. 中国针灸，2019，39（4）：419-422.

［54］温伟强，解金枝，张洪玉，等．红外热成像对子午流注合辨证取穴火针治疗风湿性多肌痛疗效评价［J］. 风湿病与关节炎，2020，9（11）：19-23.

# 第二十章

# 大动脉炎

## 第一节　概　说

大动脉炎（Takayasu arteritis，TA）是一种慢性肉芽肿性全层动脉炎，累及主动脉及其一级分支，受累血管狭窄或闭塞，少数引起动脉扩张或动脉瘤，临床表现为全身症状及受累血管导致的局部组织、器官缺血症状，曾被称为"无脉症""高安病"。大动脉炎好发于小于 40 岁的女性患者[1]，以亚洲国家患病率较高，年发病率为 1/100 万~2/100 万[2]。根据本病的临床表现，属中医"脉痹""血痹""无脉症"等范畴。当动脉狭窄或闭塞，出现严重缺血时，又可见"眩晕""胸痹""中风""脱疽"等。如《素问·平人气象论》中说："脉涩为痹。"《素问·痹论》说："以夏遇此者为脉痹""痹……在于脉，则血凝不流。"《实用中医风湿病学》指出"脉痹为正气不足，六淫杂至，侵袭血脉，致血液凝涩，脉道闭阻而引起的以肢体疼痛、皮肤不仁、肤色变黯或苍白、脉搏微弱或无脉等为主要特征的一类病证"。

## 第二节　病因病理

### 一、病因与发病机制

#### （一）病因

该病病因尚不明确。可能与遗传因素[3]（HLA-B * 52·01 单倍体型）、感染（结核分枝杆菌[4]、疱疹病毒[5]等）和性激素有关。

#### （二）发病机制

TA 可能的发病机制为外来抗原通过大动脉的滋养血管进入动脉壁外膜或被修饰的血管壁自身抗原启动炎症反应和免疫应答，猜测主要通过以下 3 种途径：①抗原模拟正常细胞表达的热休克蛋白（HSP）-65，激活多种免疫细胞，释放大量穿孔素和细胞因子如 TNF-α 和 IL-6 等致炎性细胞因子；②抗原在树突状细胞的抗原呈递作用下，激活 CD4+T 细胞，释放 IFN-γ，进而吸引巨噬细胞到炎症部位，释放 TNF-α 和 IL-6 等；③在外来抗原的作用下，B 细胞和 T 细胞相互作用，导致 TNF-α 和 IL-6 等致炎性细胞因子的释放。TNF-α 可介导肉芽肿形成、吸引更多的炎症细胞参与炎症过程，IL-6 则可以激活 Th17 通路，促进内皮细胞表达黏附因子及 B 细胞向浆细胞分化。

目前亦有学者认为，血管周围脂肪组织（PVAT）与大动脉炎的发病相关，PVAT 功能紊乱后，定植血管外膜的免疫细胞激活，大量促炎因子参与放大局部炎症[6]。

### 二、病理

病理特点为累及全层肉芽肿性动脉炎。急性活动期，可见动脉内膜、中膜和外膜淋巴细胞、组织细胞及多核巨细胞浸润，周围胶原沉积，正常的疏松结缔组织和中膜弹性纤维层破坏，被致密纤维结构取代。至慢性期，随着病变进展，炎症部位可见较多的新生血管和淋巴细胞浸润，动脉全层纤维组织增生，伴疤痕组织形成，血管管腔狭窄、阻塞及动脉瘤的形成，有时可见血栓形成。

## 三、中医病因病机

本病病因在于先天禀赋不足或后天脏腑失调所致气血亏虚，卫外不固，复感风寒湿热之邪，客于经脉，瘀血、痰浊内生，致血道壅塞，脉络受阻，继而气血运行不畅，气滞血瘀，脉道闭阻，发为脉痹，日久更致气血阴阳亏虚，脉道不充，脏腑失于濡养。本病病位在脉，虚、邪、瘀为其病机关键，"血凝不通"贯穿本病的始终，日久可传心、损及脑肾，呈现出本虚标实，内外合邪之象。

1. 湿毒内侵，化热成毒　多由脏腑失调，内有蕴热，感受风寒湿邪，从阳化热，或感受湿热之邪，湿热蕴结经络，化生毒热，熏浊血脉，脉络瘀阻不通。症见口干不欲饮、身重烦躁，伴肌肉关节酸痛，发热、无脉、大便或干或溏，小便黄赤等。

2. 外感寒湿，寒凝血瘀　风寒湿等外邪侵袭，客于脉络，正不抗邪，寒湿盛于里，或湿盛于下，气血凝涩，脉管拘挛，经脉痹阻，或寒痰胶结流注关节，致经脉气血痹阻不通而发病。症见肢体发凉，四肢不温，屈伸不利，遇寒加重，肌肉关节冷痛，口不渴。

3. 气滞血瘀，内舍脏腑　肝郁气滞日久，或长期卧床，致气血停滞，病邪可由经络累及脏腑。内舍于心，心失所养，可发为胸痹心痛；内舍于肾，耗伐肾精，脑络失养；内舍于肝，肝失疏泄，气血逆乱，肝阳上亢，症见头目眩晕，头痛，视力障碍等；内舍于脾，脾失健运，痰浊内生，症见头晕头重，痰多气短，或肢体困重，酸胀麻木。胸背胀痛，四肢麻木，头痛目眩。

4. 脏腑失养，气血亏虚　先天禀赋不足或后天脏腑失调，可致脾肾虚弱，形体失充，气血生化不足，久则气血亏虚，气虚无以运血，血虚无以载气，气虚血瘀，痹阻血脉；或出血过多，气血两伤；或气血内耗，血脉不能温养肢体，经脉失于温煦，痹阻不通。症见面色少华，形寒肢冷，心悸气短，腰膝酸软，倦怠乏力，肢体麻木等。

## 第三节　临床表现

### 一、症状

#### （一）全身症状

本病以炎症表现为主，包括发热、乏力、盗汗、体重下降、厌食、关节肌肉酸痛，偶有口腔溃疡和结节红斑等症状。

#### （二）局部症状

根据受累血管不同表现为不同的症状。颈动脉受累表现为头晕、头痛、视物模糊、视力下降、颈痛等，甚至出现短暂性脑缺血和脑卒中；锁骨下动脉、下肢动脉受累表现为上肢或下肢的间歇性运动障碍；冠状动脉受累表现为心绞痛或心肌梗死；肾动脉受累表现为顽固的高血压，长期肾动脉狭窄最终导致肾功能衰竭。

## 二、体征

本病主要表现以缺血体征为主，根据不同血管受累表现为不同体征。颈动脉、锁骨下动脉、下肢动脉受累时，可出现脉搏减弱或消失（肱动脉、桡动脉、颈动脉、足背动脉）；单侧锁骨下动脉受累，可导致双臂血压不对称；受累动脉可闻及血管杂音。

## 三、临床分型

目前国际上广泛运用的是 1996 年 Numano 组制定的六型分类法：Ⅰ型：仅累及主动脉弓上分支；Ⅱa 型：累及升主动脉、主动脉弓及其分支；Ⅱb 型：累及升主动脉、主动脉弓及其分支和降主动脉；Ⅲ型：累及降主动脉、腹主动脉和（或）肾动脉；Ⅳ型：累及腹主动脉和（或）肾动脉；型：混合型：具有上述两型或以上病变。

## 四、实验室和辅助检查

### （一）实验室检查

目前尚无特异性标志物。主要以血沉和 C 反应蛋白作为疾病活动的评价指标，急性期或疾病活动期可出现血白细胞、血小板计数升高，贫血，淀粉样蛋白 A 和纤维蛋白原升高，白蛋白降低等非特异性改变。

### （二）影像学检查

血管造影是 TA 诊断的金标准，然而由于其属于有创性操作，且辐射剂量相对较大，对于管壁炎症评价不足，目前正逐渐被其他影像学检查所替代，目前常用的检查方法如下：

1. 计算机断层扫描血管造影（computed tomographic angiography，CTA） 对 TA 诊断有价值，可清晰显示动脉管腔狭窄、闭塞，部分病人出现血管扩张和动脉瘤形成，但对于管壁显示不清。

2. 磁共振血管成像（magnetic resonance angiography，MRA） 不仅能观察到动脉造影或 CTA 所见的动脉异常，还能看到管壁是否存在炎性水肿信号，可作为诊断及评估病情活动状态的工具；但对于发现较小分支病变的敏感性较差。

3. 正电子发射计算机断层/计算机断层扫描（positron emission tomography/computed tomography，PET/CT） 可在早期尚无管壁结构改变的患者中发现管壁的炎症，协助早期诊断，可用于判断疾病活动性和活动程度。

4. 彩色多普勒超声 可发现颈部、锁骨下、头臂干动脉、上下肢动脉、肾动脉等病变，出现血管壁三层结构界限不清、增厚、管腔狭窄，活动期患者可见到"通心粉"征。

# 第四节 诊断与鉴别诊断

## 一、诊断要点

出现发热及颈背部疼痛，多发于年轻女性，查体见一侧脉搏减弱、闻及动脉杂音等，须考虑本病，应进一步完善相关影像学检查，注意与感染、其余可累及大血管的血管炎等相鉴别。

## 二、诊断标准

1990 年美国风湿病学会（American College of Rheumatology，ACR）大动脉炎分类诊断标准最为广泛使用（表 20-1），2012 年 Chapel Hill 会议中的大动脉炎定义也常用于大动脉炎的临床诊断，2018 年 ACR 更新了大动脉炎的分类标准亦可参考。

表 20-1　1990 年 ACR 大动脉炎分类标准

| 条目 | 定义 |
| --- | --- |
| 发病年龄≤40 岁 | 出现症状或体征时年龄≤40 岁 |
| 肢体间歇性运动障碍 | 活动时一个或多个肢体尤其是上肢出现逐渐加重的乏力和肌肉不适 |
| 肱动脉搏动减弱 | 一侧或双侧肱动脉搏动减弱 |
| 血压差>10mmHg | 双侧上肢收缩压>10mmHg |
| 锁骨下动脉或主动脉杂音 | 一侧或双侧锁骨下动脉或腹主动脉闻及杂音 |
| 动脉造影异常 | 主动脉一级分支或上下肢近端的大动脉狭窄或闭塞，病变常为局灶或节段性，且不是由动脉硬化、纤维肌发育不良或类似原因引起 |

符合上述 6 项中的 3 项者可诊断本病。该分类标准临床操作简易、诊断效率高，敏感度 90.5%、特异度 97.8%。

## 三、鉴别诊断

### （一）先天性血管疾病

先天性主动脉缩窄、先天性纤维肌发育不良等先天性血管疾病与 TA 有较多类似之处，如起病年龄较小、伴有高血压等，但是 TA 多有血沉、C 反应蛋白升高等表现，可通过 MRA、PET/CT 发现血管壁炎症加以鉴别。

### （二）巨细胞动脉炎

TA 和 GCA 在受累血管上几乎一致，组织病理学无法区分两者，但起病年龄是重要的鉴别点，TA 发病年龄大多小于 45 岁。对于胸主动脉等大动脉受累者，TA 多表现为管壁增厚、管腔狭窄，而 GCA 表现为主动脉瘤。

### （三）IgG4 相关性疾病

IgG4 相关性疾病是多系统受累的疾病，当累及血管可表现为动脉瘤样改变及慢性主动脉周围炎。IgG4 相关性疾病多见于 50 岁以上男性，患者外周血可见 IgG4 水平升高，病理活检提示 IgG4 阳性的浆细胞浸润。

### （四）感染性血管炎

常见感染的病原体为猪霍乱沙门氏菌、结核杆菌、梅毒螺旋体、肺炎克雷伯菌、真菌等。患者均可表现为发热，血沉、C 反应蛋白升高，血清病原体抗体检查或血培养可有助于鉴别诊断，必要时可行高通量基因检测排除相关病原体感染。

### （五）结节性多动脉炎

两者均可表现为高血压、心肌缺血等症状。但结节性多动脉炎多见于男性，常累及肾动脉、肠系膜动脉、冠状动脉等，很少累及主动脉分支，病理活检为非肉芽坏死性血管炎。

# 第五节 治 疗

## 一、西医治疗

控制活动性病变、改善脏器缺血。TA 的治疗分为诱导缓解期和维持期两阶段。诱导缓解期主要以积极控制疾病活动，时间为 6 个月；维持期则是在较少药物的应用下，达到疾病稳定，改善脏器功能。治疗过程中需定期随访，活动期建议 1~3 个月，稳定期建议 3~6 个月。

### （一）糖皮质激素

是治疗 TA 的基础用药。泼尼松用量 0.8~1mg/（kg·d），分次口服，待病情控制后，逐渐减量至小剂量维持 5~10mg/d。

### （二）免疫抑制剂

免疫抑制剂联合糖皮质激素可增强疗效。甲氨蝶呤（MTX）或环磷酰胺（CTX）可能帮助减少糖皮质激素剂量，为 TA 诱导缓解期最常用的免疫抑制剂。硫唑嘌呤、吗替麦考酚酯、来氟米特等亦可联合激素应用以促进疾病缓解。

### （三）生物靶向药

对于难治性、复发性 TA 的诱导缓解治疗，肿瘤坏死因子（TNF）拮抗剂（英夫利昔单抗和依那西普）和白介素-6 拮抗剂（托珠单抗）可作为除免疫抑制剂外的二线治疗药物。

### （四）外科治疗

经药物治疗疗效欠佳的因血管狭窄造成的重要脏器缺血，严重影响病人生活及生命安全者，可以采取手术治疗。但应注意术前评估和手术时机，尽可能在 TA 静止期实施手术，TA 活动期患者如有条件应在使用免疫抑制剂 3 个月以上、疾病相对稳定后再考虑手术。

## 二、中医治疗

本病以热毒、瘀血、痰浊为标，脏腑阴阳气血不足为本，早期及急性活动期以邪实为主，治重清热解毒、利湿化痰、活血通脉法，可控制急性血管炎症，迅速缓解症状。慢性期以脾肾阳虚、肝肾阴虚、气血双亏为主，应以补为主，视其气血阴阳之亏虚，分别选用益气、养血、温阳、滋阴等法。活血化瘀法贯穿疾病始终，改善血运，有利于改善预后。

### （一）中医辨证论治

1. 湿热瘀阻证

证候：患侧疼痛明显，伴肌肉关节酸痛，发热、口干而不欲饮、烦躁，大便或干或溏，小便黄赤，舌红苔黄或薄黄，脉数或无脉。

治法：清利湿热，活血化瘀。

方药：当归拈痛汤（《医学启源》）合桃红四物汤（《医宗金鉴》）加减。

羌活、白术、防风、黄芩、知母、苦参、猪苓、泽泻、桃仁、红花、当归、川芎、赤芍、丹参、鸡血藤等。

加减：湿重于热者出现身体困重，关节肿胀，脘腹胀满，加薏苡仁、木瓜、厚朴、陈皮等；热重于湿者，加黄芩、苍术、萆薢；热毒盛出现口溃、结节性红斑者，加金银花、连翘、紫花地丁；湿热化火伤阴，出现潮热盗汗，五心烦热者，加青蒿、生地黄、麦冬、鳖甲、牡丹皮。

2. 寒湿痹阻证

证候：患侧猝然疼痛，肢体发凉，四肢不温，屈伸不利，遇寒加重，肌肉关节冷痛，口不渴，胃脘痞痛，患肢动脉减弱或无脉，舌质淡，舌苔白，脉沉细或细弱。多见于大动脉初期。

治法：益气温阳，散寒祛湿。

方药：当归四逆汤（《伤寒论》）加减。

当归、桂枝、芍药、细辛、炙甘草、麻黄、干姜、苍术、薏苡仁、茯苓、鸡血藤、川芎、生姜、大枣等。

加减：关节冷痛者，加红藤、羌活；胸痛，冷汗自出者，加附子、薤白、檀香；纳呆、腹中冷痛者，加厚朴、木香、草豆蔻；寒阻痰凝见麻木者，加半夏、肉桂、天南星。肢凉畏寒者，加制附子、鹿角霜。

3. 气滞血瘀证

证候：胸背胀痛，或如刺如绞，痛有定处，肢体麻木，头痛目眩，胸闷，善太息，或女子月经不调，经行腹痛而有血块，舌质黯，或瘀点瘀斑，苔薄白，脉弦或无脉。

治法：疏肝理气，活血化瘀。

方药：血府逐瘀汤（《医林改错》）加减。

当归、生地黄、川芎、赤芍、桃仁、红花、柴胡、枳壳、牛膝、鸡血藤、丹参、土鳖虫、水蛭、甘草等。

加减：气虚加黄芪，党参；胁下胀痛者，加柴胡、郁金；痛甚加乳香、没药、延胡索；头晕易怒加白菊花、草决明；经脉拘急加僵蚕、地龙；瘀血块多色黑者，加大黄。

4. 痰浊瘀阻

证候：胸闷如窒，面色黧黑，头晕头重，痰多气短，或肢体困重，酸胀麻木，屈伸不利，疼痛固定，肌肤色黯、肿胀或有瘀斑，舌质或黯或紫黯或有瘀斑，苔白厚腻，脉弦细而涩，或细涩如丝，或无脉。

治法：涤痰蠲痹，祛瘀化湿。

方药：双合汤（《杂病源流犀烛》）加减。

干姜、陈皮、白芥子、竹沥、桃仁、红花、川芎、当归、丹参、麝香、地龙、瓜蒌皮等。

加减：若痰瘀互结，痰浊偏盛者加半夏、胆南星等；瘀血疼痛较重者，加全蝎、穿山龙、土鳖虫等虫类药；眩晕者，加天麻、菊花、胆南星；痰瘀化热者加连翘、金银花、牡丹皮。

5. 气血亏虚证

证候：肢体发凉麻木，抬举无力，活动后加重，面色少华，神疲乏力，头晕心悸，健忘，短气自汗，食少便溏，舌质淡、苔薄白，脉沉弱或无脉。

治法：补气养血，活血通络。

方药：三痹汤（妇人大全良方）加减。

黄芪、党参、鸡血藤、熟地黄、当归、川芎、赤芍、丹参、牛膝、白术、茯苓、甘草等。

加减：气虚乏力甚者，可重用黄芪、人参；血虚甚者，加阿胶、紫河车粉等；心悸甚者，加人参、桂枝、附子；食少便溏者，加山药、煨木香、砂仁；形寒肢冷，腹中隐痛者，加制附片、桂枝、干姜。

6. 脾肾阳虚证

证候：形寒肢冷，得温则减，胸腹冷痛，喜温喜按，头晕气短耳鸣，面色无华，食少纳呆，腰膝酸软，下肢浮肿，小便不利或小便频数，大便溏薄或完谷不化，倦怠乏力，舌淡，舌体胖大齿痕，脉沉细或无脉。

治法：补肾健脾，温阳活血。

方药：肾气丸（《金匮要略》）合阳和汤（《外科证治全生集》）加减。

熟地黄、山茱萸、山药、黄芪、鸡血藤、党参、干姜、赤芍、怀牛膝、肉桂、白芥子、熟附子、麻黄、鹿角胶（烊化）、地龙、炙甘草等。

加减：阳虚肢冷甚者，加巴戟天，淫羊藿；胸腹冷痛者，加香附、吴茱萸等，便溏者，加肉豆蔻、补骨脂、山药、薏苡仁；阳虚水泛肢体浮肿者，加茯苓、泽泻、车前子。

7. 阴虚阳亢

证候：头晕目眩，头痛，耳鸣，视力障碍，腰膝酸软，心烦易怒，失眠多梦，下肢无力，发凉或间歇性跛行，大便干结，舌质红，脉沉细数或无脉。

治法：滋阴潜阳，活血通络。

方药：镇肝熄风汤（《医学衷中参西录》）加减。

怀牛膝、代赭石、玄参、生地黄、龟甲、白芍、生龙骨、生牡蛎、枸杞子、山茱萸、丹参、红花、鸡血藤等。

加减：若手足心热口干渴，舌红，脉细虚热证明显者，加牡丹皮、白薇、盐黄柏、女贞子以滋阴清热。眩晕，头痛明显者，加珍珠母、白蒺藜、钩藤以平肝潜阳；视力障碍加青葙子、密蒙花、草决明以清肝明目。

## （二）中成药

1. 西黄丸　每次 3g，2 次/日，口服。具有清热解毒，消肿散结之功。现代药理研究表明本制剂具有抗炎止痛，提高机体免疫力的作用。

2. 逍遥丸　每次 6~9g，1~2 次/日，口服。具有疏肝健脾之功，大量实验研究表明本制剂具有平滑肌收缩，血管扩张的功效。

3. 复方丹参滴丸　每次 10 粒，3 次/日，口服。具有活血化瘀，理气止痛之功。现代药理学证明具有改善血流变性，保护血管及心肌等功效。

4. 血府逐瘀口服液　每次 20mL，3 次/日，口服活血化瘀，行气止痛之功。现代研究表明可以本制剂具有改善血流流变性及血液黏度的作用。

5. 雷公藤多苷片　每次 10~20mg，3 次/日，口服。大量实验研究表明，本制剂具有抗炎、免疫抑制作用。同时本制剂有一定毒性，服药期间需定期复查血常规和肝功能。

6. 生脉饮　每次 10mL，3 次/日，口服。具有益气，养阴生津之功。现代药理学证明本制剂具有直接作用于血管外膜的成纤维细胞，改善凝血与纤溶系统的功能，适合气滞血瘀型患者。

7. 脉络宁颗粒　每次 10g，3 次/日，口服。具有清热养阴，活血祛瘀之功。

## （三）外治法

1. 外用熏洗法　脉络通洗剂：当归、川芎、丹参、红花、透骨草、虎杖等。每天 1 次，每次外洗 30~40 分钟，全方具有散寒通脉、活血止痛之功。外用药可以配合内服以温通经脉，促进肢体血液循环，缓解动脉血管的痉挛，改善组织缺血状况，消除肢体发凉怕冷、麻木、疼痛等临床症状。但是在大动脉炎的急性活动期应慎用。

2. 针灸

（1）针刺：上肢取曲池、内关、合谷、太渊、尺泽；下肢取足三里、三阴交、血海、阳陵泉、太溪。局部酸麻、痛甚者配合局部取穴；头痛、眩晕者加列缺、中渚；痰多者加内庭、丰隆；心气不足加心俞、神门；肾经不足加肾俞、太溪；肝胆失疏加外关、足临泣；气血不足加足三里、血海。得气后，强刺激，留针 30 分钟，每日或隔日 1 次，具有行气活血，化瘀通络的功效。

（2）耳穴：主穴为心、交感、肾、肾上腺、皮质下，配穴为脾及相应症状部位。每次 2~3 个穴，耳针刺，埋针或王不留行籽压穴，具有治疗风湿性疾病、无脉症等功效。

（3）穴位注射：取曲池、足三里。药用维生素 $B_1$ 100mg、维生素 $B_{12}$ 250μg，患肢穴位注射，每日 1 次，具有刺激穴位，营养神经等功效。

3. 功法　传统功法导引术对于脏腑功能的调理也有裨益，不少导引功法都有专注于心系的部分，如八段锦中的第五式，六字诀中的"呵字诀"等都值得患者习练。

# 第六节　中西医结合诊治策略与措施

## 一、病证结合，分期论治

大动脉炎在临床诊治过程中通常分为急性活动期和慢性期，其在临床表现、实验室检查和治疗原则上都有一定的差别，并且在病理上一般急性期主要表现为淋巴细胞、组织细胞及多核巨细胞等炎性细胞的浸润，而至慢性期则主要表现新生血管和动脉全层纤维组织增生，疤痕组织形成，血管管腔狭窄、阻塞。故在中医诊治过程中可以借鉴西医的分期，进行病证结合，分期论治。

急性活动期，患者多以发热、肌肉酸痛、结节红斑、口腔溃疡、胸背痛、颈痛等临床表现，可见舌红苔腻，故临床上各派医家[7-11]多从湿热互结、瘀毒为患为主证来论治。宋柯等[12]通过基础研究发现，应用清解活血汤治疗兔自身免疫性视网膜血管炎，可以明显减少视网膜血管区域炎性细胞的浸润。刘艳敏等[13]应用四妙通脉汤加减治疗免疫性血管炎临床观察发现，四妙通脉汤可以明显降低患者 CRP 等炎症指标及提高临床疗效。故疾病急性活动期，临床多以清热利湿，解毒化瘀法治疗，方多用四妙通脉汤、四妙勇安汤、普济消毒饮等加减[14]。

慢性期，患者多以病变血管狭窄或闭塞导致的缺血症状为主要表现，临床主要参考"脉痹"进行治疗，"脉痹"一疾首载于《黄帝内经》，《素问·痹论》云："痹在于脉则血凝而不流。"脉为血府，是气血通行之道路，就病因而言，脉痹有内因、外因之别，但就病机而言，却有统一性，即在多种原因的作用下致血脉瘀阻，脉道不通，导致"血凝而不流"，是脉痹发病的病机关键所在，此也与西医大动脉炎慢性期病理表现高度一致，故治疗多以活血化瘀为主。而且此时患者大多经过西药激素加免疫抑制剂诱导缓解治疗，多出现乏力、盗汗、疲劳、易外感等虚证表现，故临床除活血化瘀之外，可兼顾扶正（益气[15]、温阳[16]、养阴[17]）之法。

## 二、表型-证型结合，脏腑学说与形态生理学结合，分部位使用活血药物

大动脉炎根据 1977 年 Lupi-Herrera 提出的四型分类法，可分为：①头臂动脉型；②胸腹主动脉型；③广泛型；④肺动脉型。根据 1996 年 Numano 组提出六型分类法，可分为 Ⅰ 型：仅累及弓上分支；Ⅱa 型：累及升主动脉和（或）主动脉弓，弓上分支同时受累；Ⅱb 型：累及降主动脉，升主动脉，主动脉弓及分支可同时受累，但腹主动脉不受累；Ⅲ 型：同时累及降主动脉和（或）肾动脉，但升主动脉、主动脉弓及分支不累及；Ⅳ 型：仅累及腹主动脉和（或）肾动脉；Ⅴ 型：混合型，具有上述两型或以上病变。不同分型的大动脉炎患者会有不同的主要临床表现：如肾动脉受累

可见难治性高血压，长期可致肾功能衰竭；颈动脉狭窄可表现为头晕、黑蒙等症状；锁骨下动脉或下肢动脉狭窄表现为上肢或下肢跛行等[18、19]。在大动脉炎发病过程中，血瘀是病机关节，而王清任在《医林改错》中就把脏腑学说和形态生理等方面结合起来研究，提出"五逐瘀汤"来治疗各种瘀血病证，由此我们可以利用"五逐瘀汤"的辨证思想来治疗不同表型的大动脉炎，但不拘于原方（表20-2）。

表20-2　表型-证型对照表

| 表型 | 证型 | 方剂 |
|---|---|---|
| Ⅰ型、头臂动脉型 | 瘀阻头面证 | 通窍活血汤 |
| Ⅱ型、肺动脉型 | 胸中血瘀证 | 血府逐瘀汤 |
| Ⅲ型、胸腹主动脉型 | 瘀血阻滞膈下证 | 膈下逐瘀汤 |
| Ⅳ型、胸腹主动脉型 | 瘀血阻滞膈下证 | 膈下逐瘀汤 |

### 三、内治与外治，局部与整体；互为补充，有机结合

大动脉炎是一个异质性极强的疾病，临床表现多样，一般轻中度缺血症状的患者，经过激素和免疫抑制剂治疗后大多数患者可以达到病情缓解。但对于某些特殊情况，如严重缺血、中枢神经并发症如中风或动脉瘤夹层等，外科治疗仍是不可或稀缺的一种治疗手段。其他的大动脉炎介入性和外科性血管治疗遵循与无血管炎患者相同的原则，并且尽可能在大动脉炎静止期实施手术，术后长期规范的内科治疗同样是保证手术疗效的关键[20]。这是西医对于大动脉炎内外同治的理念，此理念与中医的理念是不谋而合的。在大动脉炎的中医治疗中，我们亦强调内服外治法的合用，内治法治疗原则在第1、2点中都以提及，对于外治法，我们认为对于大动脉炎发于皮肤的血管炎等局部表现，可以使用外敷中药来治疗，如张智勇等[21]采用四妙消斑汤配合金黄散治疗结节性红斑临床观察，总有效率达93.75%；外治法除了局部有效之外，亦可对患者整体产生免疫调节作用，如倪光夏等[22]研究发现针灸可以降低头臂动脉型大动脉炎患者异常增高的IgG、IgM、C3水平，调整细胞免疫CD3+、CD4+、CD8+T细胞紊乱状态，针灸治疗头臂动脉型大动脉炎可能与调节体液免疫及细胞免疫功能相关。

故无论是中医还是西医，均强调内治与外治法结合，局部与整体统一，优势互补的治疗理念，这种高度统一的治疗理念，也是中西医结合治疗大动脉炎的体现。

## 第七节　名医经验

### 一、阎小萍经验

阎小萍[23]认为大动脉炎主要分为以下四证：热毒内盛证，阳虚寒凝证，气血两虚证，气滞血瘀证。对于阳虚寒凝证患者注重温阳行气，补血活血，兼顾散寒祛湿，舒经通络，不忘补益肝肾，顾护脾胃。

**医案举例：** 患者女性，20岁。初诊日期2009年8月。

**现病史：** 2009年6月无明显诱因出现右侧颈部疼痛，于北京协和医院就诊，查颈部血管B超示：右颈总动脉内膜增厚，管腔狭窄，符合大动脉炎声像图表现。确诊为"大动脉炎"，给予甲泼尼龙片及环磷酰胺治疗，症状缓解。1个月后，出现左侧颈部疼痛，病情反复。刻下症：左侧颈部

疼痛，活动时加剧，时觉头晕，左臂冰凉，稍有畏寒，乏力，月经后错，舌淡红略暗、苔白，脉沉细弦滑、左侧较右侧明显减弱。中医诊断：脉痹，证属阳虚寒凝证。中医治则：扶正祛邪，活血通络。处方：当归四逆汤加减。当归15g，赤芍12g，桂枝10g，通草10g，连翘20g，白芍15g，知母15g，防风15g，羌活25g，葛根20g，伸筋草25g，紫花地丁25g，金银花20g，川芎6g，玄参15g，生地黄15g，桑枝20g，夏枯草10g。服用7天后，自觉左颈部疼痛好转，头晕不显。随证加减，继服4个月后，疼痛颈部疼痛消失，左臂回温，无明显畏寒、乏力，两脉略沉、无明显差异。门诊随访2年未复发。

## 二、翁维良经验

翁维良[24]认为本病的基本病机在于血脉瘀滞，治疗应以活血化瘀为主，同时注重温阳益气、调畅气机。临床上将本病分为活动期及迁延期。活动期多属热毒内结，瘀血阻络证；迁延期多见气血亏虚，瘀血阻络证及阳虚寒凝血瘀证。遣方用药同时，多配合藤药及风药，疗效显著。

**医案举例：**患者女性，51岁。初诊日期：2013年2月21日。

**主诉：**乏力44年余，间断心前区疼痛10余年。现病史：7岁时出现乏力，双手桡动脉处无脉搏，西医诊断为多发性大动脉炎，曾用激素等治疗。1995年发现双侧锁骨下动脉狭窄，降主动脉狭窄80%。2001年行降主动脉支架置入术。乏力时有发生，后逐渐出现胸痛，以心前区为重。2011年因胸痛行冠脉造影：左主干阻塞95%。行冠脉搭桥术。2012年4月冠脉CT：前降支狭窄50%。2012年5月于北京协和医院就诊，建议给予来氟米特30mg口服，1日1次。患者未坚持服药。刻下症：胸痛时作，以心前区为重，左肩部疼痛，左侧后背痛，易急躁，纳可，寐差，易醒，入睡困难，二便调。舌质红，苔薄黄，无脉。中医诊断：脉痹，证属气滞血瘀，郁热内结。中医治则：理气活血，清热解郁。处方：丹参15g，川芎12g，红花12g，穿山龙15g，郁金12g，川牛膝12g，地龙15g，路路通15g，络石藤15g，薏苡仁15g，北沙参12g，黄连10g，黄芩15g，菊花12g，五味子6g，炒酸枣仁15g，百合15g，延胡索15g。30剂，水煎服，日1剂。

**二诊（2013年3月21日）：**服上药后心绞痛发作程度及次数均减，劳累后夜间偶有心前区疼痛，活动后心悸，左肩部夜间疼痛，影响睡眠，畏寒，手足冷，急躁易怒，寐差，夜尿频，大便调，纳可，舌淡红，苔黄腻，无脉。处方：生黄芪15g，丹参15g，川芎12g，穿山龙15g，红花12g，郁金12g，络石藤15g，川牛膝15g，北沙参12g，苦参12g，黄连12g，黄芩12g，土茯苓15g，路路通15g，五味子10g，炒酸枣仁20g。30剂，水煎服，日1剂。

**三诊（2013年4月19日）：**心前区疼痛及左肩部疼痛均有减轻。易心烦生气。夜间睡眠5~6小时，较前睡眠时间及质量均有所改善。纳可，二便调。舌淡红，苔黄腻，双手脉搏可触及（弦细）。处方：丹参15g，川芎12g，穿山龙15g，红花12g，郁金12g，生黄芪15g，三棱10g，莪术10g，络石藤15g，北沙参12g，党参12g，延胡索12g，黄连10g，黄芩12g，五味子10g，柴胡10g。30剂，水煎服，日1剂。

**四诊（2013年5月23日）：**服药后精神好，活动量增加，体力增加，时有憋气，舌暗红，苔黄腻，脉弦。复查心电图提示：ST段改善。超声心动提示：左房增大，二尖瓣关闭不全，三尖瓣反流。处方：丹参15g，川芎12g，红花12g，赤芍10g，郁金12g，香附10g，柴胡10g，生黄芪12g，白芍10g，茯苓15g，佛手12g，法半夏12g，白术12g，黄芩12g。30剂，水煎服，日1剂。后患者每1~2个月复诊1次，坚持服用中药汤剂。

2014年12月27日再次复诊时，已2个月无心前区疼痛发作，活动后偶有胸闷心慌。复查颈部血管超声及冠脉CT，病变无进展。继续给予中药汤剂口服以益气养阴，理气活血，清热安神，一直至今坚持服用。

### 三、陈宝贵经验

陈宝贵[25]认为本病多属本虚标实，气血阴阳不足为本，痰瘀互结为标，又复感风、寒、湿、热等邪，治疗原则总体以益气养阴、散寒通络、消癥散结为主，急性活动期当以清热解毒、利湿通络为主。

**医案举例**：患者女性，24岁，初诊日期：2018年5月28日。

主诉：左侧肢体麻木3个月余。现病史：患者于3个月前因劳累感寒，突发左侧肢体无力，背痛明显，于当地医院诊断为"大动脉炎（头臂动脉型），脑动脉多发狭窄，急性脑梗死"，辅助检查：颈动脉超声检查示：无名动脉、双侧颈总动脉、锁骨下动脉大动脉炎性改变，双侧颈总动脉狭窄（右侧中段：90%～99%，左侧中段：50%～69%），右侧颈内动脉闭塞，双侧锁骨下动脉狭窄（右侧：50%～69%，左侧：70%～99%）；经颅多普勒（TCD）：右侧大脑中动脉急性闭塞，双侧颈动脉颅外段病变；双下肢深静脉、下肢动脉超声未见明显异常；腹主动脉、肠系膜上动脉、腹腔干超声未见明显异常。实验室检查：血沉60mm/h；C反应蛋白16.20mg/L。住院期间予糖皮质激素、免疫抑制剂、抗凝及抗血小板药物、治疗脑梗死药物等多项治疗，患者左侧肢体无力好转，病情稳定出院，但仍有肢体麻木、乏力等症状，遂来求治中医。刻下症：患者左侧肢体麻木，乏力，畏寒，左手水肿，嗜睡，自汗，手足心热，口干唇燥，大便干，月经血块多，舌暗红边齿痕，苔薄白，左上肢血压测不出，右上肢血压100/60mmHg（1mmHg≈0.133kPa，下同），双侧桡动脉搏动不对称，左手无脉，右脉沉细。中医诊断为血痹病，证属风寒客络，血脉痹阻，兼有郁热。中医治则：益气散寒，活血通络，兼清郁热。方药黄芪桂枝五物汤合补阳还五汤，随症加减。一诊处方：黄芪50g，薏苡仁50g，桂枝10g，赤芍15g，红花10g，益母草30g，水蛭10g，砂仁10g，生地黄15g，大黄10g，甘草10g。14剂，水煎服，每日1剂。后随症加减。首诊方中重用黄芪50g，甘温益气以活血，佐以桂枝10g，辛温散寒以通阳；赤芍、红花、益母草等活血化瘀，大剂量生薏苡仁有健脾除湿，清热解毒之效；水蛭活血通络；砂仁温运脾胃；生地黄滋阴生津；大黄泻热通便；甘草调和诸药。

二诊：患者症状变化不明显，乏力甚，加灵芝增强益气之力。

三诊：患者乏力稍减轻，但面目稍有浮肿，考虑外受风邪所致，加浮萍疏风利尿；舌尖红，苔薄黄，提示内有郁热，加蒲公英、银花以清热，注重寒热并调。

四诊：患者乏力、自汗及唇干减轻，但晨起牙龈肿痛，加黄连清郁热，枸杞子滋肾阴。

五诊：患者牙痛减轻，纳谷不馨加焦三仙，便溏则去大黄，舌尖红加牡丹皮、栀子清热凉血。

六诊：症减，察舌质暗红，加桃仁增强活血之力。

七诊：症减，左手脉搏可触及，效不更方，仍气血寒热并调。

八诊、九诊：晨起呕恶痰多，加姜半夏，浙贝母化痰降逆，察舌淡红，故去栀子。

十诊：呕恶症减，但劳累后时有乏力头痛，加川芎、降香活血理气止痛。

十一诊：患者肠鸣畏寒，加淫羊藿温肾祛寒。

十二诊：诸症减轻，诉左上肢血压可测出，颈动脉超声及TCD提示，各项检查结果好转，动脉狭窄、闭塞等均有改善，病变无进展，期间坚持中西医综合治疗，病情得到有效控制。

## 第八节 中西医调护

本病在临床表现多样，应根据患者病情变化具体情况，采取相应的调护措施。预防和治疗结核菌及链球菌感染，适当锻炼，起居有常，饮食有节，适当锻炼，提高自身免疫功能，保持心情舒畅。热毒证患者多喜凉恶热，故应告诫之不可过于贪凉，洗浴仍以温水为宜，以免寒凉之气从肌表内侵、加重病情。气血虚和脾肾虚者，患肢怕冷麻木，要注意保暖，用温水浸洗，不能过热，否则会加重患肢缺血。痰瘀凝滞及气滞血瘀的患者，要保持情绪稳定，切忌急躁生气，加强肢体锻炼。

# 第九节　预后转归

大动脉炎早期发生血管狭窄、闭塞，晚期出现纤维化、钙化等病变，可导致脑、心、肾等重要靶器官出现功能障碍，缺血性梗死，因而具有较高的致残致死风险。早期诊断及积极合理的中西医结合治疗对大动脉炎患者的预后至关重要，大多数患者经过及时正确的治疗，病情可得到控制，但如果治疗不及时，或病情反复，易导致并发症，包括脑出血、脑血栓、心力衰竭、肾功能衰竭、心肌梗死，主动脉瓣关闭不全、失明等。

# 第十节　诊治指南（方案或共识）

## 一、欧洲抗风湿病联盟发布的"2018 建议：EULAR 大血管炎管理建议（更新版）"节选[20]

表 20-3　EULAR 大血管炎管理建议

| | | LoE | SoR | FV（%） | LoA（0-10） |
|---|---|---|---|---|---|
| | **总体原则** | | | | |
| A | 患者应该得到最好的治疗，这种治疗必须基于患者和风湿病医生之间的共同决定，并考虑到疗效、安全性和费用。 | n. a. | n. a. | n. a. | 9.7±0.7 |
| B | 患者应接受疾病教育，主要的预警症状和治疗（包括治疗相关的并发症） | n. a. | n. a. | n. a. | 9.7±0.7 |
| C | 患者均需进行治疗相关的及心血管并发症的筛查，建议采取预防措施和生活方式建议，以降低心血管风险和治疗相关并发症 | n. a. | n. a. | n. a. | 9.8±0.7 |
| | **推荐建议** | | | | |
| 1 | 所有出现提示 GCA 症状和体征的患者都应紧急转诊到专家团队，进一步进行多学科的诊断与治疗 | 2b | C | 91 | 9.2±2.1 |
| 2 | 所有出现提示 TAK 症状和体征的患者都应转诊到专家团队，进一步进行多学科的诊断与治疗 | 5 | D | 100 | 9.6±0.9 |
| 3 | 对于疑似 LVV 患者，应通过影像学（颞动脉超声*或其他颅动脉 MRI§、主动脉/颅外动脉超声、CT、PET-CT 或 MRI#）或 TAB*的组织学检查证实 | *1b §2b #3 | *A §B #C | *100 §100 #100 | 9.5±0.9 9.3±1.2 9.6±0.8 |
| 4 | 对于活动性 GCA&或 TAK+患者，需要立即使用大剂量糖皮质激素来诱导缓解，糖皮质激素起始剂量为强的松 40~60mg/d（或相当剂量）。<br>一旦疾病得到控制，推荐糖皮质激素逐渐减量，在 2~3 个月逐渐减量至 15~20mg/d，一年后 GCA 糖皮质激素逐渐减量至 ≤5mg/d；一年后 TAK 糖皮质激素逐渐减量至 ≤10mg/d | &4 +5 5 | &C +D D | &100 +100 87 | 9.8±0.6 9.8±0.5 9.5±0.9 |

续表

| | | LoE | SoR | FV（%） | LoA（0-10） |
|---|---|---|---|---|---|
| 5 | 对于一些 GCA 患者，如难治性或复发患者，出现 GC 相关的不良反应或并发症，或在发生 GC 相关的不良反应或并发症危险增加的患者，需辅以托珠单抗 ** 治疗，甲氨蝶呤 §§ 可以作为另一个可以选择的药物 | ** 1b<br>§§ 1a- | ** A<br>§§ A | ** 100<br>§§ 100 | 9.4±0.8<br>9.4±0.8 |
| 6 | 对于所有 TAK# 患者，都应该使用 GC 联合非生物制剂病情改善药物。对于经传统 DMARD 治疗复发的或难治性患者，可以考虑妥珠单抗或 TNF 抑制剂# | 4 | C | 100 | 9.4±1.2 |
| 7 | 对于重症复发（出现缺血或进行性血管炎症状的症状和体征）患者，推荐重新使用 GC，或按照新发疾病来增加 GC 的剂量。## 对于轻度复发，推荐将 GC 剂量增加到至少前次有效的剂量。* 在出现反复复发的患者，应开始使用或调整其他辅助治疗 && | ## 2b<br>&& 1b | ## C<br>&& A | ## 95<br>&& 95 | 9.5±1.0<br>9.6±1.0 |
| 8 | 除非因其他原因（冠心病或脑血管疾病等），需要使用抗血小板或抗凝治疗外，在 LVV 治疗中不需要常规使用抗血小板或抗凝治疗。在一些特殊情况下，如血管性缺血并发症或心血管高危疾病，应该根据患者的个体情况来考虑 | 4 | C | 100 | 9.4±0.8 |
| 9 | 在 LVV 患者中，在患者的病情在稳定的缓解期，可以择期进行血管内介入治疗。但是对于出现动脉夹层或关键的血管缺血表现，则需要将患者紧急转诊给血管处置团队 | 4 | C | 95 | 9.8±0.5 |
| 10 | 推荐对 LVV 患者定期进行随访并对疾病的活动性进行监测，主要根据症状、临床发现和 ESR/CRP 水平进行判断 | 3b | C | 100 | 9.6±0.6 |

注：LoE 是针对每个建议的不同部分确定的（用不同的标记，如 * 或 §）。一致性水平是根据 0-10 的等级来计算的。DMARD：慢作用抗风湿药；FV：最终投票（同意建议的专家小组成员百分比）；LVV：大血管血管炎；LoA：一致性水平；LoE：证据水平；NA：不适用；SoR：推荐强度；TAB：颞动脉活检；TAK：大动脉炎；TNF：肿瘤坏死因子。

## 二、欧洲抗风湿病联盟 2018 年发布的"影像学在大血管炎临床实践中应用推荐意见"节选[26]

表 20-4 EULAR 关于影像学技术在大血管炎临床实践中应用的推荐

| 序号 | 项目 | LoE | LoA（$\bar{x}$±s） |
|---|---|---|---|
| 1 | 在具备专业和便捷影像设备的前提下，在疑诊巨细胞动脉炎的患者中推荐尽早进行检查以辅助临床诊断。不能因为影像学检查延误起始治疗 | 1 | 9.2±2.1 |
| 2 | 临床高度疑诊巨细胞动脉炎且影像检查异常的患者，无需再通过额外的检查（活检或其他影像学检查）确诊巨细胞动脉炎。临床判断可能性小且影像检查阴性者，巨细胞动脉炎的可能性不大。除此以外的情况时，有必要为明确诊断进行额外检查 | 2 | 9.4±1.0 |
| 3 | 在怀疑主要为颅内巨细胞动脉炎a 的患者中，推荐颞±腋动脉超声作为首选的影像学检查手段。不可压迫的"晕"征是最能提示巨细胞动脉炎的超声表现 | 1 | 9.7±0.6 |
| 4 | 如果没有超声设备或通过超声检查不能确定，可以选择高分辨 MRIb 探查颅内动脉c 血管壁的炎症 | 2 | 9.2±1.1 |
| 5 | 不推荐采用 CTb 和正电子发射断层成像b 评价颅内动脉的炎症 | 5 | 9.5±1.2 |

续表

| 序号 | 项目 | LoE | LoA（x̄±s） |
|---|---|---|---|
| 6 | 超声、正电子发射断层成像、MRI 和（或）CT 都可用于探查颅外动脉的血管壁炎症和（或）腔内病变以辅助大血管巨细胞动脉炎的诊断。超声对评价主动脉炎的价值有限 | 3（正电子发射断层成像或 CT）<br>5（MRI/超声） | 9.8+0.6 |
| 7 | 如果具备专业和便捷的影像设备，对疑诊大动脉炎的患者应首选 MRI 作为评价血管壁炎症和（或）腔内病变的影像学手段 | 3 | 9.1±1.4 |
| 8 | 正电子发射断层成像、CT 和（或）超声可作为疑诊大动脉炎患者的替代影像学检查手段。超声对评价胸主动脉的价值有限 | 3（正电子发射断层成像/CT）<br>3（正电子发射断层成像/超声） | 9.4±0.8 |
| 9 | 传统的血管造影已被上述影像学技术取代，不推荐用于巨细胞动脉炎或大动脉炎的诊断 | 5 | 9.8±0.6 |
| 10 | 可疑复发的巨细胞动脉炎或大动脉炎患者可以采用影像学检查确定或除外。影像学检查不常规推荐用于临床和血清学缓解的患者中 | 5 | 9.4±0.8 |
| 11 | 在巨细胞动脉炎或大动脉炎患者中，磁共振血管成像、CT 血管成像和（或）超声可用于血管结构损害的长期监测，特别是狭窄、阻塞、扩张和（或）动脉瘤的探查。筛查频率和检查方式应根据患者具体情况确定 | 5 | 9.3±1.2 |
| 12 | 影像学检查应由受过训练的专业人员使用恰当的设备、操作规程和设置完成。影像学检查结果的可靠性可通过专业培训提高 | 5 | 9.8±0.6 |

注：LoE：证据等级（1 级：证据来自横断面研究的系统综述，有一致的参照标准和盲法；2 级：个别有一致的参照标准和盲法的横断面研究；3 级：非连续性的研究或没有一致的参照标准的研究；4 级：病例对照研究或不具备独立参照标准；5 级：基于机制的推断）。LoA：一致性水平，以 x̄±s 表示。[a] 颅内 GCA 的症状包括头痛、视觉症状、下颌跛行、颞动脉肿胀和（或压痛）。[b]CT 或 MRI 也涵盖特定的血管成像技术如 CT 血管成像（CTA）和磁共振血管成像（MRA），PET 通常与 CT 或 CTA 联合。[c] 颅内动脉：单次 MRI 检查通常能观察到的颞动脉、枕和面动脑。

# 第十一节　中西医临床研究进展

## 一、临床辨治

### （一）中医辨证分型

王阳[27]通过中文文献检索建库至 2018 年 7 月 1 日的中国知网数据库、万方数据库、维普中文科技期刊数据库、中国生物医学文献数据库，外文文献检索 PubMed 和 Cochrane 图书馆的大动脉炎中医药治疗规律的文献，关于"大动脉炎""脉痹""无脉症""血痹"的文献共整理出 109 篇，涉及的主要证型有 13 个，其中虚证阳虚内寒证 14 个（2.54%），阴虚内热证最少，为 9 个（1.63%）；实证中最多为湿毒血瘀证，为 9 个（13.59%），其次为湿热郁阻证和气滞血瘀证，分别是 69 个（12.50%）和 63 个（11.41%）；虚实夹杂证以阳虚寒凝证最多，为 64 个（11.59%），气虚血瘀证次之，为 54 个（9.78%），阴虚痰阻证和阴虚阳亢证出现频数最小，分别为 14 个（2.54%）和 10 个（1.81%）。

陈宝贵[25]根据大动脉炎的病因病机，即病机多属本虚标实，气血阴阳不足为本，痰瘀互结为标，又复感风、寒、湿、热等邪，渐致脉络闭阻，气血不通，发而为病。以祛风散寒、益气通阳法治疗风寒客络证，方用黄芪桂枝五物汤加减；以益气活血、通经活络法治疗气虚血瘀证，方用补阳还五汤加减；以滋阴潜阳，平肝息风法治疗阴虚阳亢证，方用大定风珠合左归丸加减；以清热解毒、利湿通络治疗湿热毒盛证，方用五味消毒饮合四妙勇安汤加减。翁维良[24]认为活动期多见热毒内结，瘀血阻络证，治以清热解毒，凉血活血，以当归10~12g，川芎10~12g，赤芍10~12g，生地黄10~15g，牡丹皮10~12g，丹参15g，穿山龙15g为基础方随证加减；迁延期多为气血亏虚，气滞血瘀之证，治宜益气养血，化瘀复脉，用药常以黄芪12~20g，当归10~12g，川芎10~12g，太子参10~15g，五味子10g，赤芍10~12g，鸡血藤12~15g，葛根10~15g为主；疾病迁延日久，阴寒凝滞，损及脾肾之阳，治宜以温阳散寒，通瘀复脉为主，方用黄芪12~20g，党参10~15g，陈皮10~12g，法半夏9~12g，川牛膝10~12g，茯苓10~15g，当归10~12g，赤芍10~12g，猪苓10~12g为基础。崔公让[28]根据该病先天禀赋不足，后天失于濡养，感外邪而致脉道闭塞，血行不畅而致发病的病因病机，从"虚""瘀"论治，补气生血、活血化瘀为治疗总则，依据临床经验将大动脉炎分为脾肾阳虚证、气虚血瘀证两大证型，前者治以温肾健脾、通经活络，方予通脉活血汤加减，加细辛、制附片温阳之品；后者治以补气养血，活血化瘀，方予通脉活血汤加减，气虚偏重患者加黄芪、白术，血瘀偏重者加桃仁、水蛭。

### （二）经典方剂联合西药

高京宏等[29]使用环磷酰胺联合补阳还五汤（黄芪、当归尾、赤芍、地龙、川芎、桃仁、川红花、川牛膝、白芍、鸡血藤、丹参、鳖甲）治疗活动期多发性大动脉炎共88例，与单纯环磷酰胺组相比，联合补阳还五汤组的患者治疗总有效率有明显提高，治疗后ESR、CRP等指标水平显著降低，血管内皮生长因子（EGF）、内皮素-1（ET-1）等血管内皮损伤指标水平明显降低，联合补阳还五汤组中，显效（患者临床症状及体征基本消失）25例，有效（患者临床症状、体征有所改善和好转）16例，总有效率89.1%，而对照组总有效率71.4%。陈文阁等[15]随机将14例患者均分成治疗组（糖皮质激素+黄芪桂枝五物汤加减）和对照组（糖皮质激素），随访一年，治疗组疗效（85.7%）优于对照组（71.4%）。

### （三）自拟方联合西药

李振刚等[30]以扶正祛邪通脉法（生地黄30g，山茱萸15g，山药15g，茯苓12g，泽泻12g，牡丹皮15g，川芎15g，黄芪60g，当归15g，赤芍药15g，龟甲15g，毛冬青30g，白花蛇舌草30g。日1剂，水煎300mL，分早晚2次口服）联合西医常规治疗72例多发性大动脉炎的患者，并将治疗4周后的情况与治疗前对比，治疗后血管内膜变薄、残存管腔内径增大及狭窄率降低，ESR、CRP及FIB水平下降，头晕、视物模糊、上肢无力、颈部疼痛、发热及上肢血压减弱或消失较治疗前阳性率降低，并且通过扶正祛邪通脉法联合西医常规治疗后患者激素及免疫抑制剂不良反应较前下降。

李晓波等[31]将80例多发性大动脉炎患者随机均分为治疗组与对照组，每组均给予抗炎、抗凝、调节免疫等基础治疗，治疗组在此基础上加用自拟活血通脉饮（熟地黄25g，山茱萸15g，山药15g，枸杞子12g，茯苓10g，泽泻10g，牡丹皮10g，女贞子12g，白花蛇舌草30g，丹参30g，毛冬青30g）水煎服，每日1剂，分早晚2次服。2组治疗时间均为8周。观察2组治疗前后残存管腔内径、血管内膜厚度、狭窄率及血沉、C反应蛋白（CRP）水平变化情况，疗程结束后评估临床疗效。结果显示2组患者治疗后残存管腔内径、血管内膜厚度及狭窄率均较治疗前明显改善，血沉、CRP水平均明显降低，且治疗组各指标改善情况均明显优于对照组；治疗组临床愈显率为82.5%，对照组为50.0%，治疗组明显高于对照组。

### （四）中成药联合西药

陈文阁等[32]观察康脉软胶囊与脉络宁颗粒治疗多发性大动脉炎患者的疗效，结果发现康脉软胶囊组的总有效率为 83.3%，脉络宁颗粒的总有效率为 73.0%，二者对大动脉炎治疗均有疗效，且康脉软胶囊疗效优于脉络宁颗粒。

王东兴[33]将 32 例多发性大动脉炎患者，随机均分为治疗组、对照组两组。治疗组在一般治疗基础上同时加服脉管复康片：一日 3 次，每次 4 片，治疗疗程为期 1 个月。治疗前后进行治疗组及对照组的症状及实验室指标（ESR、CRP）的比较。通过体征评分和治疗情况进行观察和分析。结果提示：本实验所选取的多发性大动脉炎 32 例患者经过为期 1 个月的治疗后，对照组总有效率75%，治疗组总有效率 87.5%。在观察指标方面，脉管复康片对多发性大动脉炎患者的治疗显著。在症状及体征评分方面，多发性大动脉炎患者，经过脉管复康片治疗后，症状和体征总评分均下降明显，患者头晕、乏力、发热及颈部疼痛症状在治疗前与治疗后明显缓解，颈动脉杂音、搏动及桡动脉搏动体征试验组及对照组比较则无明显差异。

### （五）外治法联合西药

倪光夏等[34-35]对 31 例大动脉炎（头臂动脉型）患者采用人迎穴为主的针灸治疗（主穴取人迎；随症配穴：上肢无脉或脉弱加极泉、尺泽、太渊；头晕、头痛加风池；心悸、胸闷加心俞、肺俞、膈俞；视力减退加晴明、球后。人迎穴直刺进针 25～50mm，用雀啄法使触电样感觉沿肩、上臂放射至指端，然后施捻转补法 3 分钟；极泉、尺泽穴施提插泻法 1 分钟；太渊、心俞、肺俞、膈俞、风池施捻转补法 1 分钟。诸穴留针 20 分钟，并于太渊穴及背俞穴加灸，每日针灸 2 次，上午取肢体穴，下午取背俞穴及头部穴），观察其疗效以及治疗前后患者相关动脉彩色多普勒超声（CDFI）的变化情况。4 周后，总有效率达 90.3%（临床治愈：临床症状消失，动脉搏动有力，血压基本恢复正常。双侧肱动脉压基本相等），显效率（临床症状明显好转，可触及动脉搏动，血压较前明显恢复）51.6%，好转率 22.6%；同时研究数据显示：针灸可扩大病变血管内径；提高病变血管的血流量、血管弹性指数；改善血流异常速度、血流异常波峰形态。此外，针灸可降低大动脉炎（头臂动脉型）患者中异常升高的体液免疫相关指标 IgG、IgM、C3 水平，同时可调节细胞免疫紊乱状态，使增高组的 CD4+、CD8+T 细胞水平均降低，降低组的 CD3+、CD4+、CD8+T 细胞水平提高。

## 二、方药与药理

### （一）方药药理举例

1. 雷公藤相关单体　雷公藤具有祛风除湿、活血通络、消肿止痛、杀虫、消炎、解毒的功效。属祛风湿药下分类的祛风湿强筋骨药。雷公藤主要化学成分为：雷公藤甲素、雷公藤红素、雷公藤内酯醇等。研究表明雷公藤药理作用具有抗炎、调节免疫、抗肿瘤的作用。雷公藤相关制剂已成为治疗风湿免疫疾病的常用药物之一。

目前大动脉炎的发现机制通常认为：①与血管壁细胞热休克蛋白改变结合 MHCι 类分子大量释放穿孔素，导致细胞损伤分泌细胞因子，②抗原被树突状细胞识别并递呈 CD4+T 细胞，③抗原被 B细胞识别并递呈 CD4+T 细胞，三条途径均导致 CD4+T 细胞释放大量 TNF-α、IL-6、IFN-γ、IL12等炎性因子，TNF-α 又进一步上调黏附分子表达，及释放更多炎症因子，IL-6 激活 TH17 通路，促进黏附分子表达及加强了 B 细胞向浆细胞分化。Deng-hai Zhang 等[36]发现雷公藤红素可以抑制被激活的血管内皮黏附分子表达，降低 TNF-α 等炎症因子释放。Yong-hong Yan 等[37]发现雷公藤甲素可以通过诱导 CD11low 的树突状细胞分化来调节 CD4+T 细胞免疫，从而减低炎性因子 IL-12 等的释放。张霞等[38]在体外细胞实验中发现雷公藤内酯醇可抑制炎症细胞因子 IL-17、IFN-γ、TNF-α 的表达，并增加 IL-4、TGF-β 的表达水平，同时抑制 naïve T 细胞向致病性 Th1 和 Th17 细胞的分化。

另外，Song Chundong 等[39]研究发现雷公藤甲素亦可以通过诱导 HSP32 激活，抑制 JNK 的激活，抑制 ROS，改善细胞缺氧，提高血液灌注量，改善缺血。

2. 白藜芦醇 虎杖是富含白藜芦醇的中药，其性寒味苦，有利湿退黄、清热解毒、散瘀止痛、止咳化痰之功效。Shi Guoxun 等[40]研究发现白藜芦醇可通过抑制大动脉炎患者 TNF-α 释放来改善急性大动脉炎患者治疗效果及实验室指标。Huang Fu-Chen 等[41]研究提示，白藜芦醇可显著抑制 TNF-α 诱导的 HCAECs 中 ICAM-1、iNOS 和 IL-1βmRNA 表达，增强了自噬蛋白 LC3B 和 Atg16L1 的表达，证明白藜芦醇可通过自噬诱导对 HCAEC 具有抗炎作用，抑制大动脉炎症反应 Zhang Jie 等[42]的研究也发现白藜芦醇可增加 SOD 的活性从而减弱 ROS 的产生，导致 VNR 诱导的细胞凋亡的减少，表明白藜芦醇对血管内皮细胞保护作用。

3. 姜黄素 中药郁金、姜黄、莪术、石菖蒲等均含有较多的姜黄素。Shao 等[43]的研究发现姜黄素可通过抗 TNF 的特性，改善大动脉炎的疗效。陈光华等[44]的研究发现，姜黄素可抑制 IL-6、STAT3 和 p-STAT3 的蛋白水平表达，能显著降低 Th17 细胞的水平和转录因子 RORγt 的表达，而显著升高 Treg 细胞的水平和转录因子 FOXP3 的表达，从而调控 Th17/Treg 平衡。

## 第十二节 展 望

大动脉炎是一种主要累及主动脉及其分支的系统性大血管炎，多见于 40 岁以下的青年女性。虽然近年来对大动脉炎认识不断提高，但是目前对于该疾病仍然缺乏敏感性、特异性较高的生物标志物，使得大动脉炎的诊断及鉴别存在一定难度，期许今后会有新的研究来弥补。而且对于大动脉炎在中国、韩国等亚洲人群中，发病率明显较欧美人群多，故在该疾病的治疗中，更可以发挥中西医结合治疗的特色，在病证结合中，探索"病"的框架下的"证"的客观化及标准化，寻求各种证之间的客观指标的差异，同一种证之间客观指标的规律性。另外，外治法一直是中西医结合治疗大动脉炎的一大特色，多年前就有针灸治疗头臂动脉型大动脉炎等相关研究，今后如何将内服、外治更好的结合，通过多学科一体化治疗大动脉炎的研究，形成有效的中西医结合诊疗方案、专家共识或诊疗指南。

（曲环汝，朱竹著）

## 参 考 文 献

[1] Fries J F, Hunder G G, Bloch D A, et al. The American College of Rheumatology 1990 criteria for the classification of vasculitis. Summary [J]. Arthritis Rheum, 1990 (33): 1135-1136.

[2] Koide K. Takayasu arteritis in Japan [J]. Heart Vessels Suppl, 1992 (7): 48-54.

[3] Terao C, Revisited HLA and non-HLA genetics of Takayasu arteritis--where are we [J]. J Hum Genet, 2016 (61): 27-32.

[4] Pedreira ALS, Santiago MB, Association between Takayasu arteritis and latent or active Mycobacterium tuberculosis infection: a systematic review [J]. Clin Rheumatol, 2020 (39): 1019-1026.

[5] Dal Canto A J, Swanson P E, O'Guin A K et al. IFN-gamma action in the media of the great elastic arteries, a novel immunoprivileged site [J]. J Clin Invest, 2001 (107): R15-22.

[6] 俞文溯，姜林娣. 血管周围脂肪组织参与大动脉炎发病机制探讨 [J]. 中华风湿病学杂志, 2020, 24 (10): 686-689.

[7] 郑伟娟，熊佳，朱培成，等. 国医大师禤国维应用四妙勇安汤治疗皮肤血管炎经验 [J]. 中华中医药杂志, 2019, 34 (8): 3512-3514.

[8] 张洁. 张志真学术思想与临床经验总结及清化凉血方治疗白塞病湿热毒结证的临床研究 [D]. 北京: 北京中医药大学, 2017.

[9] 王鑫, 唐今扬, 周彩云, 等. 房定亚专病专方治疗免疫相关皮肤血管炎临证经验 [J]. 上海中医药杂志, 2015, 49 (5): 18-21.

[10] 朱景琳, 奚九一, 曹烨民. 奚九一辨治变应性皮肤血管炎经验 [J]. 上海中医药杂志, 2010, 44 (12): 9-10.

[11] 杨仓良, 杨佳睿, 杨涛硕, 等. 从毒论治血管炎 [J]. 风湿病与关节炎, 2021, 10 (1): 51-53.

[12] 宋柯, 张津京, 李庆生, 等. 清解活血汤对兔自身免疫性视网膜血管炎病理学变化的影响 [J]. 中国中医眼科杂志, 2012, 22 (6): 401-404.

[13] 刘艳敏, 李泽光. 四妙通脉汤加减治疗免疫性血管炎临床观察 [J]. 亚太传统医药, 2017, 13 (5): 145-147.

[14] 章新根, 蔡海英. 多发性大动脉炎中医治疗方剂用药规律挖掘分析及临床应用举隅 [J]. 中国中药杂志, 2016, 41 (9): 1754-1758.

[15] 陈文阁, 刘欢. 黄芪桂枝五物汤加减治疗多发性大动脉炎临床观察14例 [A]. 中华中医药学会. 中华中医药学会周围血管病分会第六届学术大会论文集 (补充版) [C]. 中华中医药学会: 中华中医药学会, 2014: 4.

[16] 马振, 黄晓莉, 赵琨, 等. 温阳通脉汤治疗多发性大动脉炎30例 [J]. 陕西中医, 2013, 34 (2): 162-163.

[17] 缪华. 大生脉汤治疗大动脉炎20例临床观察 [J]. 浙江中医杂志, 2016, 51 (5): 318.

[18] 范安豫阳, 潘丽丽. 大动脉炎重要血管受累的研究进展 [J]. 中国医药, 2020, 15 (8): 1315-1319.

[19] 陈哲. 多发性大动脉炎的临床和发病机制研究 [D]. 北京: 北京协和医学院, 2017.

[20] Hellmich B, Agueda A, Monti S, et al. 2018 Update of the EULAR recommendations for the management of large vessel vasculitis [J]. Ann Rheum Dis, 2020, 79 (1): 19-30.

[21] 张智勇, 刘娟云, 许瑞. 四妙消斑汤配合金黄散治疗结节性红斑临床观察 [J]. 实用中医药杂志, 2018, 34 (9): 1047-1048.

[22] 倪光夏, 石学敏, 韩景献, 等. 针灸对头臂动脉型大动脉炎患者免疫功能的影响 [J]. 针刺研究, 2018, 43 (12): 777-780.

[23] 陈鹏凯. 阎小萍教授诊治大动脉炎经验 [A]. 中国中西医结合学会风湿病专业委员会. 全国第十一届中西医结合风湿病学术会议论文汇编 [C]. 中国中西医结合学会风湿病专业委员会: 中国中西医结合学会, 2013: 3.

[24] 刘燊仡. 翁维良治疗多发性大动脉炎经验 [J]. 中华中医药杂志, 2015, 30 (12): 4359-4361.

[25] 张露丹, 张美英, 陈宝贵. 陈宝贵教授治疗大动脉炎经验采撷 [J]. 天津中医药, 2020, 37 (7): 762-765.

[26] Dejaco C, Ramiro S, Duftner C, et al. EULAR recommendations for the use of imaging in large vessel vasculitis in clinical practice [J]. Ann Rheum Dis, 2018, 77: 636-643.

[27] 王阳. 大动脉炎累及冠状动脉疾病临床回顾性研究及温阳通脉法的干预作用 [D]. 沈阳: 辽宁中医药大学, 2019.

[28] 崔炎, 刘宝辉, 孙莎莎. 崔公让对多发性大动脉炎的治疗经验 [J]. 辽宁中医杂志, 2012, 39 (4): 628-629.

[29] 高京宏, 张彦彦. 补阳还五汤治疗活动期多发性大动脉炎的临床疗效及对血管内皮功能的改善作用 [J]. 中国生化药物杂志, 2017, 37 (4): 158-160.

[30] 李振刚, 魏英杰, 李晓波, 等. 扶正祛邪通脉法联合西医常规治疗多发性大动脉炎72例临床观察 [J]. 河北中医, 2016, 38 (8): 1179-1183.

[31] 李晓波, 郝占峰, 雷小明. 补益肝肾活血通脉法对多发性大动脉炎动脉管腔的影响 [J]. 现代中西医结合杂志, 2018, 27 (13): 1412-1414.

[32] 陈文阁, 赵旭阳, 崔健昆. 康脉软胶囊治疗多发性大动脉炎疗效观察 [J]. 中医药学报, 2016, 44 (4): 112-114.

[33] 王东兴. 脉管复康片治疗多发性大动脉炎的临床疗效观察 [D]. 哈尔滨: 黑龙江中医药大学, 2017.

[34] 倪光夏, 韩景献, 高其芳, 等. 针灸治疗大动脉炎 (头臂动脉型) 的临床研究 [A]. 2011 中国针灸学会

年会论文集（摘要）［C］. 北京，2011：8.

［35］倪光夏，石学敏，韩景献，等. 针灸对头臂动脉型大动脉炎患者免疫功能的影响［J］. 针刺研究，2018，43（12）：777-780.

［36］Zhang Deng-hai, Marconi Anthony, Xu Li-min, et al. Tripterine inhibits the expression of adhesion molecules in activated endothelial cells［J］. J Leukoc Biol, 2006, 80, 9（1）：309-319.

［37］Yan Yong-hong, Shang Pei-zhong, Lu Qing-jun, et al. Triptolide regulates T cell-mediated immunity via induction of CD11c（low）dendritic cell differentiation［J］. Food Chem Toxicol, 2012（50）：2560-2564.

［38］张霞，胡晓娟，陈鸣，等. 雷公藤内酯醇对自身反应性 T 细胞的作用机制研究［J］. 现代免疫学，2011，31（3）：213-218.

［39］Song Chundong, Wang Youping, Cui Lin, et al. Triptolide attenuates lipopolysaccharide-induced inflammatory responses in human endothelial cells: involvement of NF-κB pathway［J］. BMC Complement Altern Med, 2019, 9（1）：198.

［40］Shi Guoxun, Hua Minhui, Xu Qiangwei, et al. Resveratrol improves treatment outcome and laboratory parameters in patients with Takayasu arteritis: A randomized double-blind and placebo-controlled trial［J］. Immunobiology, 2017（222）：164-168.

［41］Huang Fu-Chen, Kuo Ho-Chang, Huang Ying-Hsien, et al. Anti-inflammatory effect of resveratrol in human coronary arterial endothelial cells via induction of autophagy: implication for the treatment of Kawasaki disease［J］. BMC Pharmacol Toxicol, 2017, 18（1）：3.

［42］Zhang Jie, Tong Nannan, Chen Youran, et al. Resveratrol protects against vinorelbine-induced vascular endothelial cell injury［J］. Toxicol Mech Methods, 2013, 23（9）：665-671.

［43］Shao Nan, Jia Huixin, Li Yiwen, et al. Curcumin improves treatment outcome of Takayasu arteritis patients by reducing TNF-α: a randomized placebo-controlled double-blind clinical trial［J］. Immunol Res, 2017, 65（4）：969-974.

［44］陈光华，陈教华，张磊昌. 姜黄素通过 IL-6/STAT3 信号通路调控 Th17/Treg 平衡治疗溃疡性结肠炎［J］. 中国病理生理杂志，2019，35（11）：2092-2097, 2102.

# 第二十一章

# 结节性多动脉炎

## 第一节 概　说

结节性多动脉炎（polyarteritis nodosa，PAN）是一种累及中、小动脉全层的坏死性血管炎，主要侵犯中小肌性动脉，损害呈节段性分布，易发生于动脉分叉处，向远端扩散，有的病变向血管周围浸润，浅表动脉可沿血管行经分布而扣及结节。PAN 在美国的发病率为 1.8/10 万，我国尚无详细权威数据。PAN 可归属于罕见病范畴，本病可发生于任何年龄段，但常以 40~60 岁多见，男女比例为（2~4）：1[1]。PAN 在中医学中属于"脉痹""瘀证""湿毒流注"等范畴。《彤园医书·外科病证》指出"湿毒流注"乃"由暴风疾雨、寒暑湿火侵袭腠理而肌肉为病"。《外科大成·分治部上》则认为由"风湿外侵"导致。《外科心法·流注》言："寒搏腠理，荣气不行，郁而为肿也。"认为是感受寒邪，外感之邪搏于腠理，闭郁而为痈肿。正如《素问·生气通天论》云："营气不从，逆于肉理，乃生痈肿。"

## 第二节 病因病理

### 一、病因与发病机制

#### （一）病因

PAN 的病因尚不十分清楚，与多种因素有关。

1. 药物　1942 年，Rich 报道了磺胺类药物引起 PAN 的病例。此后，药物诱发本病的问题引起人们的广泛关注。现已肯定了某些药物是该病发病的原发病因，如安非他命、青霉素、血清均可诱发本病，肿瘤抗体亦能诱发免疫复合物导致血管炎。

2. 感染　细菌和病毒感染也是 PAN 的重要发病原因，在血管壁可查见乙肝病毒表面抗原，且其所引起的血管炎几乎都是经典的 PAN。其他，如人类免疫缺陷病毒、巨细胞病毒、细小病毒、丙型肝炎病毒均可导致血管炎病变[2]。

#### （二）发病机制

PAN 的血管损伤机制目前不十分清楚，部分与乙肝病毒感染相关。乙肝病毒抗原诱导的免疫复合物能激活补体，诱导和活化中性粒细胞，引起局部的血管炎症损伤。

1. 细胞因子　PAN 患者外周血清中 IFN-γ、TNF-α、IL-2、IL-8、IL-1β 等的水平均明显升高，它们能诱导黏附分子的表达，从而使中性粒细胞易与血管内皮细胞接触，以及诱导血管内皮细胞的损伤。另外，PAN 患者血清中常可检测到抗血管内皮细胞抗体。抗内皮细胞抗体可直接作用于血管内皮细胞表面，通过抗体依赖的细胞毒作用介导血管内皮的损伤[3]。

2. T 细胞介导的免疫机制　免疫组化研究发现，PAN 患者炎症部位有大量的巨噬细胞和 T 淋巴细胞浸润，这些 T 细胞表达大量的淋巴细胞活化标记，如 IL-2、HLA-DR 抗原等，提示 T 细胞介导的免疫机制在 PAN 的发病过程中起一定作用[4]。

## 二、病理

PAN 有两个重要的病理特点，以血管中层病变最明显，个体血管病变呈多样化，好发于动脉分支处，并向远端扩散；急性坏死性病损和增生修复性改变常共存，多形核白细胞渗出到血管壁各层和血管周围区域，组织水肿。病变向外膜和内膜蔓延而致管壁全层坏死，其后有单核细胞及淋巴细胞渗出；亚急性和慢性过程为血管内膜增生，血管壁退行性改变伴纤维蛋白渗出和纤维素样坏死，管腔内血栓形成，重者可使血管腔闭塞，所以有人称本病为"万花筒病"。病理演变过程可见：初期血管内膜下水肿，纤维素渗出，内壁细胞脱落，相继中层可有纤维素样坏死，肌纤维肿胀、变性、坏死。全层可有嗜中性粒细胞、单核细胞、淋巴细胞及嗜酸性粒细胞浸润，引起内弹力层断裂，可有小动脉瘤形成。由于内膜增厚，血栓形成，管腔狭窄，致供血的组织缺血，随着炎症逐渐吸收，纤维组织增生，血管壁增厚甚至闭塞，炎症逐渐消退，肌层及内弹力层断裂部由纤维结缔组织替代，形成机化。以上各种病理变化在同一患者常同时存在。

## 三、中医病因病机

究其病机，实为机体禀性不耐，腠理不密，风湿入络，阻于经脉，郁久化火蕴热，血分外泛肌肤，内侵脏腑而发病。风、寒、湿邪侵入血脉，营卫滞涩，脉道瘀阻，故见结节、肌肉疼痛、皮肤麻木、肤色变暗或苍白、脉搏微弱或无脉；肝肾阴虚无以养筋充骨，加之虚火乘于经脉，故见红肿疼痛；肝木不荣，肝火偏亢，故有头痛、眩晕等症；心阳不足，脉络失温，血行瘀阻，而见心悸、胸痛等症。本病多因脾肾两虚，复感外邪，湿热淫经，络脉受损，瘀血凝阻，甚或尿血、便血。本病病机是本虚标实，脾肾气阴不足，外邪乘虚而入，湿热瘀毒，侵袭经脉，深入脏腑而发病。此外，肝肾亏虚，气阴不足，易致外邪入侵，痹阻经脉，气血运行不畅，致气滞血凝，阻于体表经络则见皮肤结节、网状青斑，肢体疼痛，影响脏腑则见各脏腑病变；邪阻于内，郁久化热，外蕴肌肤经络，故见发热，皮肤红肿疼痛。寒凝湿热瘀血为该病的病理因素，血凝不畅、脉络闭阻为本病的基本病机。

1. 营卫不和　邪之所凑，其气必虚。风寒外感，卫强营弱，腠理不固，卫气外泄，营阴不得内守，肺胃失和而出现发热恶风、汗出、头痛、肢体肌肉疼痛等症状。

2. 毒热阻络　湿热淫经，络脉受损，热毒化火内郁，火毒内阻，血行不畅，瘀滞筋脉而出现发热、腹痛、关节酸痛、患处络脉红热灼痛或有条索状物。毒热为阳邪，阳络伤则血上溢，阴络伤则血下溢，故可出现咯血或二便出血等出血诸症。

3. 肝肾阴虚　肝肾不足，筋脉失养，肝阳偏亢，导致阴虚于下，阳亢于上，出现头痛、眩晕、腰痛、形体消瘦、咽干、耳鸣等症状。

4. 脾肾不足　疾病日久，耗气伤阴，以致肾阳亏虚无以温濡脾阳，或脾阳久虚无以煦养肾阳，终见脾肾阳气俱损；或寒邪偏甚，或阳气不足，失于温煦，可使寒凝气滞，血脉瘀阻，出现神疲乏力、体重减轻、少气懒言、食少便溏、腰膝酸软、眩晕耳鸣、皮损暗红、关节疼痛或睾丸肿痛等症状。

5. 肝风内动　肝阳偏亢，风阳上扰或邪热久羁，热伤阴血，虚风内动，血不养筋而出现心悸、发热、神昏谵语甚或惊厥、肢体麻木，甚则半身不遂、头痛眩晕，双下肢或四肢见多形性结节。

总之，本病病机是本虚标实，脾肾气阴不足，外邪乘虚而入，风寒湿热毒侵袭经脉，深入脏腑，痹阻血脉发病。病位在血脉，病变可波及全身，以四肢血脉受损为多见，尤以下肢者最为常见。血脉痹阻较甚或脉痹日久，其病变可累及肌肤乃至脏腑。

# 第三节　临床表现

## 一、症状与体征

PAN可以累及全身各主要器官的血管，如肾、骨骼、肌肉、神经系统、胃肠道、皮肤、心、生殖系统等，引起受累血管供血的组织继发性缺血，因此其临床表现呈多样性。但值得注意的是，PAN较少累及肺和脾的血管。典型病例在几周至几月内隐匿起病，也可急性起病或急性发作。可仅出现局部轻微症状，也可广泛多脏器同时或先后受累，严重者可迅速发展，甚至死亡。

1. 全身表现　多有不规则发热、头痛、乏力、周身不适、多汗、体重减轻、肌肉疼痛、肢端疼痛、腹痛、关节痛等。发热可呈持续性或间歇性，体温可达39℃以上，也可表现为低热。

2. 皮肤表现

（1）各种皮肤损害：约1/3的PAN患者出现皮肤损害。常表现为痛性红斑性皮下结节及可触及性紫癜，沿血管分布，大小为数毫米至数厘米。也可表现为网状青斑、皮肤溃疡、远端指（趾）缺血性发绀或坏死等。常见的受累部位包括手指、踝部及胫前。

（2）皮肤型PAN：也称局限型PAN，指的是小部分具有PAN皮肤累及的临床表现和组织病理特点，但无系统性受累的患者，约见于10%的PAN患者。常常下肢出现丘疹样瘀点（血管性紫癜）、网状青斑、疼痛性皮下结节。除下肢病变之外，病损还可出现于上肢、臀部、躯干部及头颈部。病损常间隔数日成批出现。如未予治疗，可持续数月，偶尔可持续至数年。皮肤型PAN可伴有肌肉疼痛、关节疼痛、周围神经病变，但较少累及内脏，预后较好。

3. 关节及肌肉表现　近半数患者出现肌痛或关节痛，常为早期表现，与骨骼肌动脉受累有关。肌痛以腓肠肌痛多见，部分患者可有肌肉触痛，少数患者出现间歇性跛行。关节痛多呈一过性，仅少数有明显的关节炎改变，其中以下肢多发、非对称性大关节炎较多见。

4. 肾表现　尸体解剖的资料显示，肾是PAN最常侵犯的脏器之一。临床肾损害可见于60%～80%的患者，以肾血管损害为主，通常表现为肾素依赖型恶性高血压，亦常导致轻至中度的肾功能不全。无肾小球肾炎，尿常规检查通常只显示蛋白尿或少量血尿，尿沉渣可完全正常。偶可因肾梗死或肾内动脉瘤自发破裂导致突发严重腰痛，此时可危及生命。

5. 心血管系统表现　心脏损害发生率36%～65%，是引起死亡的主要原因之一，其中尸检心肌梗死发生率为6%。冠状动脉炎可引起心肌缺血、心绞痛、心肌梗死、心律失常；乳头肌功能不全引起二尖瓣脱垂。另外，高血压也会加重心脏损害。充血性心力衰竭也是心脏受累的主要表现之一。心包炎约占4%，严重者可出现大量心包积液和心包压塞。

6. 消化系统表现　约50%的患者有不同部位和不同程度消化系统症状。发生较大的肠系膜动脉的急性损害可导致血管梗塞、肠梗阻、肠套叠、肠壁血肿，严重者致肠穿孔或全腹膜炎。发生在胆道、胰腺、肝脏等处血管的损害则出现相应器官的炎症和坏死，表现为腹部绞痛、恶心、呕吐、脂肪泻、肠道出血、腹膜炎、黄疸、肝酶增高及休克等。若大面积肝动脉栓塞，可引起肝衰竭而死亡。与乙型肝炎病毒感染相关的PAN往往更常出现严重高血压、肾功能损害、睾丸炎及附睾炎。PAN累及消化道时，常常提示病情危重，临床上难以确立诊断，误诊、漏诊率甚高。部分患者表现局部肠坏死、阑尾炎或胆囊炎，手术切除后可获暂时好转，但病变复发时预后甚差。腹痛患者在内镜检查时可能会发现缺血和溃疡部位，其后在这些部位可发生穿孔。

7. 神经系统表现　神经损害是由于缺血及最终引起的梗死所致。周围神经受累约占60%，表现为多发性单神经炎和（或）多神经炎、末梢神经炎。运动神经和感觉神经常常受累，多为非对称性。

四肢均可受累而以下肢更多见，常常累及坐骨神经及腓神经、胫神经分支，也可累及尺神经、桡神经和正中神经。可表现为突然发生的运动障碍，可同时伴有麻木、疼痛、感觉减退等。少数可出现对称的感觉神经病变，并可呈手套或袜套样分布。治疗后多神经炎可以逐渐恢复，感觉障碍的后遗症比运动障碍多见。中枢神经受累约占40%，临床表现取决于脑组织血管炎的部位和病变范围，可表现为弥散性或局限性单侧或多部位及脑干的功能紊乱，出现抽搐、意识障碍、脑血管意外等。

8. 眼部表现　见于10%~20%的PAN患者，可出现视网膜血管炎、视网膜动脉阻塞、虹膜炎、巩膜炎及视网膜脱离等各种眼部病变。一般诊断为PAN的患者应常规行眼科检查以早期发现眼部病变。

9. 其他表现　尸检亦常发现睾丸及附睾受累，表现为睾丸疼痛、触痛、肿胀，主要见于合并乙型肝炎病毒感染者。乙型肝炎病毒阴性者甚少出现睾丸及附睾炎。此外，一些患者因出现前列腺增生或前列腺炎的症状，通过前列腺组织的活检得以诊断本病。少数PAN患者还会出现胸膜炎、肺浸润性病变。

### 二、实验室和辅助检查

1. 实验室指标　本病无特异性实验室指标，部分PAN患者会出现轻度贫血、白细胞增多、嗜酸性粒细胞轻度增多、血小板增多、血沉及CRP水平升高。肾损害者常有显微镜血尿、蛋白尿和肾功能异常。部分PAN患者循环免疫复合物阳性、补体水平下降、血清白蛋白降低、冷球蛋白阳性。约1/3的PAN患者HBsAg阳性，可有肝功能异常。PAN通常无针对MPO的p-ANCA，其他的自身抗体检测在PAN也一般呈阴性结果，偶见ANA或类风湿因子低滴度阳性。

2. 影像学检查及其他器械检查　彩色多普勒检查可以发现中等血管受累，可显示受累血管的狭窄、闭塞或动脉瘤形成。选择性内脏血管造影对PAN的诊断帮助很大，可见到受累血管呈节段性狭窄、闭塞，动脉瘤和出血征象，但本项检查在肾功能严重受损时慎用。静脉肾盂造影可见肾梗死区有斑点状充盈不良影像，如有肾周出血，则显示为肾边界不清和不规则块状影、腰大肌轮廓不清、肾盏变形和输尿管移位等表现。另外，X线胸片、心电图、超声心动图及放射性核素扫描可以发现心受累的相应改变。腹部B超可以发现腹部器官的异常表现。内镜检查可以发现胃肠道缺血、溃疡甚至穿孔病变。肌电图、头颅CT及MRI等检查有助于发现神经及血管病变。

3. 病理活检　病理活检对PAN有重要的诊断意义。对中等大小肌性动脉进行活检是确定PAN诊断的最重要依据。PAN的病理学改变是中等大小动脉的坏死性血管炎，血管壁有纤维素样坏死和大量中性粒细胞浸润。因病变呈阶段性分布，故活检时多部位取材活检和连续切片十分重要。受累组织器官的活检包括：①有皮损者可行皮肤活检。取材应包括真皮层，不宜选用皮肤打孔活检方法。②神经和肌肉活检同时进行可以提高阳性检出率，即便是仅存在周围神经病变的临床和电生理表现的情况下也是如此。有学者推荐采用腓浅神经加腓骨短肌活检。③有睾丸肿痛的患者可行睾丸活检。④有肾受累表现者应行肾穿刺，虽然肾血管PAN检出率较低，但可除外肾小球肾炎，对诊断有重要意义。对未受累的组织盲目进行活检是无用的。另一方面，由于病变的局灶性，活检有时可能得不到阳性结果。在缺乏临床症状时，肌电图与神经传导测定可有助于选择肌肉或神经的活检取材部位。因腓肠肌活检有术后形成静脉血栓的危险，除非其是唯一出现症状的肌肉，否则不宜做该部位活检。

## 第四节　诊断与鉴别诊断

### 一、诊断要点

临床有不明原因发热、腹痛、肾衰竭或高血压时，或当疑似肾炎或心脏病患者伴有嗜酸性粒细胞增多或不能解释的症状和关节痛、肌肉压痛与肌无力、皮下结节、皮肤紫癜、腹部或四肢疼痛、或迅速发展的高血压时，应考虑 PAN 的可能性。全身性疾病伴原因不明的多发性单神经炎时亦应排除 PAN。因为 PAN 无特异性血清反应，所以只能根据典型的坏死性动脉炎的病理改变，或对中等血管做血管造影时显示的典型动脉瘤进行诊断。

## 二、诊断标准

目前均采用 1990 年美国风湿病学会（ACR）的分类标准作为诊断标准：

（1）体重下降≥4kg（无节食或其他原因所致）。

（2）网状青斑（四肢和躯干）。

（3）睾丸痛和（或）压痛（并非感染、外伤或其他原因引起）。

（4）肌痛、乏力或下肢压痛。

（5）多发性单神经炎或多神经炎。

（6）舒张压≥90mmHg。

（7）血尿素氮>40mg/dL 或肌酐>1.5mg/dL（非肾前因素）。

（8）血清 HBV 标记（HBs 抗原或抗体）：阳性。

（9）动脉造影见动脉瘤或血管闭塞（除外动脉硬化、纤维肌性发育不良或其他非炎症性病变）。

（10）中小动脉壁活检见中性粒细胞和单核细胞浸润。

上述 10 条中至少有 3 条阳性者可诊断为 PAN，其诊断的敏感性和特异性分别为 82.2% 和 86.6%。

## 三、鉴别诊断

### （一）显微镜下多血管炎（microscopic polyangiitis，MPA）

PAN 与 MPA 的鉴别要点详见表 21-1。

表 21-1　PAN 与 MPA 的鉴别要点

| 特征 | PAN | MPA |
|---|---|---|
| 累及血管类型 | 中等大小肌性动脉 | 主要为微小动脉、微小静脉、毛细血管。也可累及中等大小动脉 |
| 病理类型 | 坏死性炎症，混合炎症细胞浸润，极少有肉芽肿性改变 | 白细胞碎裂性血管炎，混合炎症细胞浸润，无肉芽肿性改变 |
| 肾累及 | 约 40%，通常表现为肾素依赖型恶性高血压 | 约 90%，多表现为快速进展性肾小球肾炎及肾性高血压 |
| 肺累及 | 无 | 肺浸润、肺泡出血、肺间质病变 |
| 眼耳鼻喉累及 | 少见 | 常见 |
| ANCA 相关性 | 罕见（<10%） | 60%~80%，p-ANCA 阳性 |
| 补体 | 降低 | 正常或升高 |
| 乙肝病毒相关性 | 有 | 无 |
| 血管造影 | 常有动脉瘤、血管狭窄 | 少有动脉瘤 |

### （二）肉芽肿性多血管炎

肉芽肿性多血管炎主要累及小血管，肉芽肿性病变为主，临床表现以呼吸道和肾损害为主。

### （三）变应性肉芽肿性血管炎

本病又称许尔-斯特劳斯综合征（Churg-Strauss syndrome，CSS）。CSS 的以下特点有助于其与 PAN 相鉴别：①常有肺血管累及；②累及血管广泛；③常有哮喘及呼吸道疾病史；④肾受累以坏死性肾小球肾炎为主；⑤血管内外有肉芽肿形成；⑥嗜酸性粒细胞浸润，外周血嗜酸性粒细胞增多；⑦ANCA 常阳性；⑧少见微血管瘤。

### （四）大动脉炎

大动脉炎与 PAN 均常引起肾血管性高血压，但血管造影显示大动脉炎主要累及主动脉及其分支，病理显示其为肉芽肿性病变，很少表现为多发性神经炎。

### （五）系统性红斑狼疮

有时狼疮性血管炎的表现酷似 PAN，但红斑狼疮有较特异性的血清学改变，诊断多不困难。

### （六）肿瘤

淋巴造血系统肿瘤可以有血管炎样表现，实体肿瘤也可以表现为血管炎样的副肿瘤综合征。以上肿瘤患者按照血管炎治疗无效，直至给予针对肿瘤的治疗后，多数患者的血管炎可得到控制。PAN 与肿瘤合并或疑似的情况并不多见，但误诊的后果严重，值得警惕。

### （七）血栓性浅静脉炎

PAN 是一种血管炎，其特征是坏死性炎症，累及皮肤肌肉动脉，而血栓性浅静脉炎是一种皮肤静脉的炎症性疾病。血管壁的组织病理学是区分两者的基本线索[5]。

# 第五节　治　疗

## 一、西医治疗

PAN 是一种累及中、小动脉全层的炎症和坏死性血管炎，随受累动脉的部位不同，临床表现多样，可仅局限于皮肤（皮肤型），也可波及多个器官或系统（系统型），以肾脏、心脏、神经及皮肤受累最为常见，有少部分患者可出现脑出血、蛛网膜下腔出血等[6]。

治疗 PAN 的常用药物主要包括肾上腺皮质激素（以下简称激素）、免疫抑制剂、非甾体抗炎药（NSAID）、免疫球蛋白及生物制剂等。以糖皮质激素为首选药物，有内脏损害者可合并使用免疫抑制剂，有重要脏器损伤者可考虑血浆置换。皮肤型结节性多动脉炎（CPAN）轻型患者仅需口服非甾体抗炎药并配合外用糖皮质激素，CPAN 并发周围神经炎，治疗包括糖皮质激素、非甾体类解热镇痛药等抗炎药，联合抗血小板和抗凝治疗，也可应用柳氮磺吡啶、氨苯砜以及静脉注射用人免疫球蛋白[7]。PAN 伴有神经系统表现的，治疗以激素和环磷酰胺（CTX）联合为主。PAN 心血管病变的药物治疗方面，除了治疗原发病外，可按照冠状动脉粥样硬化性心脏病的二级预防进行治疗。

### （一）糖皮质激素

激素是治疗本病的主要药物，大部分患者也需以激素作为首选治疗药物，及早应用可以改善预后。常用的激素类药物有泼尼松、泼尼松龙及甲泼尼龙等。前两者主要用于口服，而甲泼尼龙则主要用于静脉冲击治疗。至于选择泼尼松还是泼尼松龙，一般认为在肝功能异常的情况下，应首选泼尼松龙；而在肝功能正常时，选择泼尼松还是泼尼松龙则主要与医师的经验偏爱有关。

激素的起始剂量一般从大剂量［泼尼松 1mg/（kg·d）］开始，维持 4~8 周，病情稳定且没有继续出现病情活动后可逐渐减量，一般每周减 5mg，当减量至 30mg/d 时，应根据患者的个体差异及对病情活动性的判断，放慢激素撤减的速度。对于重症患者，可予甲泼尼龙 1g/d 静脉冲击治疗，连续使用 3 天，随后改为 1mg/（kg·d）的泼尼松维持治疗，多数患者可取得较好疗效[8]。在使用大剂量的甲泼尼龙（1g/d）进行静脉冲击治疗时，一定要事先排除感染，确定患者的异常精神状况，控制好患者的高血压，同时予以质子泵抑制剂以保护胃黏膜及活性维生素 D 钙剂预防股骨头无菌性坏死，更关键的是输液速度不能过快，输液时间要保证在 2 个小时以上，最好是在心电监护下进行输液，以早期发现高血压及心律失常等不良反应并做到及时处理[9]。

需要指出的是，在长期服用激素的过程中要密切注意患者有无激素引起的不良反应，如各种细菌或病毒感染（特别是结核感染）、高血压、消化性溃疡、骨质疏松、股骨头无菌性坏死、白内障、糖尿病、精神症状及生长发育停滞等。对患者在使用激素前存在慢性胃炎或消化性溃疡，在使用激素的时候一定要给予质子泵抑制剂以保护胃黏膜。在给予大剂量激素治疗的同时，最好给予活性维生素 D 及钙剂，以防止骨质疏松症及股骨头无菌性坏死的可能。对合并结核的患者，要积极予以异烟肼等联合抗结核治疗，并将激素的剂量尽可能减到最低。

### （二）免疫抑制剂

为了更好地尽快控制病情，并尽量减少激素的副作用，多数病例在使用激素治疗的同时还需联合使用其他药物，通常是免疫抑制剂类药物，如 CTX、硫唑嘌呤（AZA）、甲氨蝶呤（MTX）、环孢素（CsA）及吗替麦考酚酯（MMF）等，可以根据患者病情轻重及受累内脏的不同来选择，通常首选 CTX 与激素联合治疗。

CTX 是主要作用于 S 期的细胞周期特异性烷化剂，通过影响 DNA 合成发挥细胞毒作用，抑制 B 细胞增殖和抗体生成。CTX 的使用方法在过去有口服及静脉使用两种，但由于有临床试验表明静脉使用 CTX 冲击所引起的副作用要轻于口服 CTX，因此目前使用 CTX 时多首选静脉冲击的方法。经典的方法是美国国立卫生研究院（NIH）在 20 世纪 80 年代中期制定的，即每月静脉冲击 1 次 CTX，每次剂量为 $0.5~1.0g/m^2$，如此连续使用 6 个月；然后改为每 3 个月给予 1 次，至少使用 2 年[10]。过去认为 CTX 累积剂量不应超过 9~12g 或 150mg/kg 以上，但最近的研究表明，CTX 更大的累积剂量（高达 30g）不但可以使患者的远期疗效更为巩固，且安全性并未由此降低[11]。

CTX 的不良反应包括胃肠道反应、脱发、感染、骨髓抑制、肝损伤及性腺抑制等，还有报道称 CTX 会有远期致癌作用（主要是淋巴瘤等血液系统肿瘤），但这一点目前尚存在争议。出血性膀胱炎、膀胱纤维化和膀胱癌在长期口服 CTX 者中常见，而在间歇性静脉冲击治疗中则罕见。正是由于 CTX 有以上众多不良反应，所以在使用 CTX 时一定要非常小心，在使用前一定要排除严重感染及肝损伤等禁忌证。若在使用过程中发现严重不良反应，一定要及时处理并减少 CTX 的剂量甚至暂停使用。胃肠道反应通常可以使用甲氧氯普胺肌内注射来处理，严重者可予以昂丹司琼。值得提出的是，血常规中的白细胞计数对指导 CTX 的使用具有重要的意义。有研究表明[12]，CTX 冲击治疗对白细胞影响有一定规律，一次大剂量 CTX 冲击后的第 3 天左右，白细胞计数开始下降，7~14 天至低谷，之后白细胞计数逐渐上升，至 21 天左右恢复正常。因此，对于间隔期少于 3 周者，更应密切注意监测血象。每次大剂量 CTX 冲击治疗前必须先查血常规，应注意避免白细胞计数过低，一般要求白细胞计数不应小于 $3.0×10^9/L$，对过低者要及时使用升白细胞的药物。要注意的是，由于对 CTX 的敏感性及耐受性存在较大个体差异，所以在治疗时应根据患者的具体情况，灵活掌握好剂量、冲击间隔期和疗程，既要争取达到最大疗效，又要尽量避免出现严重不良反应。

在患者无法耐受 CTX 的不良反应时，如果患者经济条件许可，可以考虑使用 MMF 替换 CTX。

CTX 的其他替代药物还有 AZA、MTX 及 CsA 等。总的来说，AZA 的疗效不及 CTX，但副作用却相对较少。AZA 的使用剂量常为 2~4mg/（kg·d），与激素联合使用[13]。

### （三）其他药物

除了激素与免疫抑制剂，临床上常用于治疗 PAN 的药物还有抗疟疾药、NSAID 药物。虽然抗疟疾药用于治疗 PAN 的确切机制尚未完全阐明，但多项研究[14]已经表明其对皮肤病变、光过敏、关节炎及发热等有效，并有助于激素的减量。目前常用的抗疟疾药主要是羟氯喹。羟氯喹的耐受性较好，临床研究[15]表明 5~6mg/（kg·d）的剂量很少会引起眼底病变。羟氯喹其他的不良反应包括恶心、食欲不振、体重减轻、皮疹、头痛等，但多不严重。除此之外，羟氯喹还被证明有抗血小板及降低血脂功效，可用于防治血栓形成及血脂异常。NSAID 通过抑制环氧化酶的合成在体内可以起到抗炎、解热及镇痛的作用。

### （四）合并乙型肝炎病毒感染的 PAN

合并乙型肝炎病毒感染的 PAN 是一种特殊情况，由于激素可加速病毒的复制，免疫抑制剂可以抑制针对病毒的免疫反应，因此在这种情况下制订治疗方案时应全面权衡利弊。一般来说，这种情况下激素及免疫抑制剂应尽可能使用较小剂量，并同时使用恩替卡韦等抗病毒药物，必要时还可以使用静脉注射用人免疫球蛋白（IVIG），其他可以采用的治疗措施还有血浆置换和特异性免疫吸附疗法[16]。

### （五）血管扩张剂及抗凝剂

PAN 患者如出现血管闭塞性病变，加用阿司匹林 50~100mg；双嘧达莫 25~50mg，一日 3 次；或低分子肝素、丹参等。对高血压患者应积极控制血压。

### （六）免疫球蛋白和血浆置换

重症 PAN 患者可用大剂量免疫球蛋白冲击治疗，IVIG 的用法为 400mg/（kg·d），连用 3~5 天，然后酌情每月 1 次。由于 IVIG 价格昂贵，所以在治疗中多限于重症患者、常规激素联合免疫抑制剂无效者或合并有严重感染者。考虑到病程中常有血栓形成，还可给予阿司匹林、双嘧达莫等抗凝治疗。

血浆置换能于短期内清除血液中大量免疫复合物，对重症患者有一定疗效，需注意并发症如感染、凝血障碍和水及电解质紊乱。采用血浆置换或大剂量 IVIG，也应使用糖皮质激素和免疫抑制剂。

### （七）生物制剂

越来越多的个案报道显示，对于传统药物治疗效果欠佳者，可用联合生物制剂治疗。虽然 PAN 确切的发病机制仍不清楚，确切治疗靶点远未能明确。但有研究[17]已证实 PAN 患者外周血单核细胞中存在 TNF-α 基因和可溶性 TNF 受体过度表达，结合已报道个案显示 TNF-α 抑制剂适用于对类固醇和（或）经典免疫抑制剂无应答或有副作用的 PAN 患者，其中英夫利昔单抗、依那西普、阿达木单抗等存在较多临床资料。而 PAN 患者血清中升高的与疾病活动度相关的 IL-6 水平与临床资料提示，托珠单抗等 IL-6 抑制剂是对 TNF-α 抑制剂无应答患者的进一步选择。此外，利妥昔单抗、托法替布等生物制剂疗效亦有少量临床报道。

虽然在传统治疗基础上联合生物制剂可使病情得到快速且显著改善，部分患者甚至可完全缓解，但生物制剂所带来的副作用亦值得临床医师警惕。同时，目前关于生物制剂治疗 PAN 有关资料仍以个案报道为主，尚缺乏大样本双盲随机安慰剂对照的临床试验结果支持，仍不能替代激素和

CTX，作为治疗 PAN 的一线药物，确切疗效有待进一步的临床数据证实。

## 二、中医治疗

本病病情复杂，虚实、寒热交错，本病辨证重在分清虚、实、寒、热。实热毒盛阻络者，皮损颜色紫或鲜红，灼热疼痛兼有口干或口苦欲冷饮；虚寒者，皮损颜色与正常皮肤近似，无压痛，肢冷畏寒，偶伴低热，舌淡苔薄质胖。根据临床症状大致可归纳为营卫不和证、毒热阻络证、肝肾阴虚证、脾肾不足证和肝风内动证。

### （一）中医辨证论治

1. 营卫不和证

证候：发热，恶风，汗出，头痛，肢体肌肉疼痛，皮肤结节以下肢为甚，肤色红或黯紫。结块压痛明显，偶伴瘀斑或网状青斑，舌质淡，苔白，脉细或弱。

治法：调和营卫，祛邪消瘀。

方药：桂枝汤（《伤寒论》）合桃红四物汤（《医垒元戎》）加减。

桂枝、白芍、当归尾、桃仁、赤芍、苏木、青皮、制香附、威灵仙、牛膝、地龙、忍冬藤、夏枯草、甘草等。

加减：低热加地骨皮、青蒿；项部肌肉疼痛或僵硬加葛根；胃脘不适加佛手片、香橼皮；纳差加炒谷、麦芽；初起恶寒壮热，焮肿作痛者，可用槟苏散加减。

2. 毒热阻络证

证候：发热，腹痛，关节酸痛，患处络脉红热灼痛或有条索状物，或经脉循行排列多形结节，色鲜红或紫红，按之则痛，或肢端溃烂，身热口渴不欲饮，或咯血，或便血、尿血、小便黄赤，舌红，苔黄，脉滑数或弦数。

治法：清热解毒，活血化瘀。

方药：四妙勇安汤（《验方新编》）加味。

金银花、当归、甘草、玄参、茵陈、黄柏、赤芍、赤小豆、牛膝、苍术、忍冬藤、紫丹参、鸡血藤、地龙等。

加减：热盛者加羚羊角、蒲公英、紫花地丁；湿盛者宜加苍术、土茯苓、车前子；湿热胜者可合方四妙散；瘀滞明显者加丹参、水蛭；瘀象明显者可合方身痛逐瘀汤。

3. 肝肾阴虚证

本证临床较为少见，多由久病失调、房室不节、情志内伤等引起。

证候：肌肉麻木不仁，形体消瘦，咽干耳鸣，以下肢结节为多，或硬结状，红斑，常伴腰膝酸软，骨蒸潮热，失眠盗汗，日轻夜重，舌红少苔，脉细数。

治法：滋补肝肾，活血通络。

方药：大补阴丸（《丹溪心法》）合左归丸（《景岳全书》）加减。

黄柏、知母、赤芍、牡丹皮、熟地黄、龟甲、当归、牛膝、菟丝子、枸杞子、桑寄生、鸡血藤、甘草等。

加减：心烦热加栀子、酸枣仁；头晕目眩加黄精、女贞子、菊花。

4. 脾肾不足证

多由脾肾久病，耗气伤阳，以致肾阳虚衰不能温养脾阳，或脾阳久虚不能温养肾阳，终则脾肾阳气俱伤而成。

证候：神疲乏力，体重减轻，少气懒言，食少便清，腰膝酸软，眩晕耳鸣，沿下肢内侧脾经、肾经循行排列多形性结节，色接近正常皮肤或稍偏白，可自由推动，无压痛或少许压痛。舌质胖嫩或有齿痕，苔薄，脉沉细，尺部无力。

治法：健脾益肾，活血化瘀。

方药：归脾丸（《医学六要》）合右归丸（《景岳全书》）加减。

黄芪、怀山药、茯苓、山茱萸、熟地黄、赤芍、桂枝、牡丹皮、桃仁、红花、威灵仙等。

加减：关节疼痛加羌活、海桐皮、秦艽；纳差加炒谷、麦芽；便溏加白扁豆、白术、薏苡仁；结节破溃脓水淋漓，体倦食少，内热口干者，可合用补中益气汤加茯苓、酒炒白芍药；患处黑，肢体畏寒，食少寐差，属脾肾虚败，用八味地黄丸；若漫肿无头，平塌白陷，皮色不变，酸痛无热者可与阳和汤。

5. 肝风内动证

本证多见于本病的晚期或病情处于危笃阶段。

证候：心悸，发热，神昏谵语甚或惊厥，肢体麻木甚至半身不遂，头痛眩晕，双下肢或四肢见多形性结节，色黯紫，舌质红，苔少，脉细弱数甚或无脉。

治法：滋阴潜阳，息风开窍，活血通络。

方药：镇肝熄风汤（《医学衷中参西录》）加减。

生赭石、牛膝、生龙骨、生牡蛎、白芍、生麦芽、天冬、青蒿、钩藤、生地黄、石菖蒲、远志、三七末（冲服）等。

加减：发热者加羚羊角、水牛角、蒲公英、紫花地丁、金银花；病久体虚者加高丽参、太子参、黄芪、冬虫夏草（另炖）、怀山药；津亏口渴者加石斛、玉竹、知母；结节不散者加土贝母、地龙；溃疡日久不敛者加白薇、鹿角胶（烊化）、地骨皮；神志不清，神昏谵语者加安宫牛黄丸。

## （二）中成药

1. 雷公藤多苷片　每次10~20mg，3次/日，饭后服用。具有清热解毒、祛风除湿之功效。大量实验研究表明，雷公藤多苷片具有抗炎、免疫抑制作用。同时应注意其性腺抑制、骨髓抑制以及肝肾损伤等副作用。

2. 昆明山海棠片　每次0.54~0.9g，3次/日，口服。具有祛风除湿，舒筋活络，清热解毒之功。大量实验研究表明，昆明山海棠片具有免疫抑制、抗炎、抗生育、抗癌等药理作用。应注意胃肠道不适、肝、肾损害、心脏室性早搏、窦性心动过速、皮疹等副作用。

3. 昆仙胶囊　每次0.6g，3次/日，饭后服用。一般12周为一疗程。具有补肾通络，祛风除湿之功。大量实验研究表明，昆仙胶囊具有抗炎镇痛、免疫抑制作用。应注意胃部不适、肝功能轻度异常、女性月经紊乱、男子精子减少等副作用。

4. 痹祺胶囊　每次4粒，3次/日，口服。具有益气养血，祛风除湿，活血止痛之功。大量实验研究表明，痹祺胶囊具有抗炎、消肿、镇痛及改善动脉血流等作用。不良反应尚不明确。

5. 血塞通软胶囊　每次200mg，3次/日，口服。具有活血祛瘀，通脉活络之功。大量实验研究表明，血塞通软胶囊具有消炎镇痛、提高机体免疫力、抗纤维化等药理作用。不良反应尚不明确。

6. 丹参注射液　每次用10~20mL加入5%葡萄糖注射液500mL内，静脉滴注，1次/日；或一次2~4mL，肌内注射，1~2次/日。现代研究表明，丹参注射液具有抑制血小板黏附及聚集、改善微循环、改善血流变学等多种药理活性。其产生的急性毒性可能靶器官组织为肺脏。

7. 川芎注射液　每次用40~80mg加入5%葡萄糖注射液或氯化钠注射液250~500mL中，静脉点滴，一日1次，10日为1个疗程，一般使用1~2个疗程。现代研究表明，川芎注射液具有抗炎、抑制血管重塑、改善微循环、抗血栓及镇痛等多种药理活性。不良反应尚不明确。

### （三）外治法

1. **紫金锭** 主要组成：山慈菇、五倍子、于金子霜、红芽大戟、朱砂、雄黄、麝香等。以紫金锭数粒，研碎，食醋调为糊状，外涂患处，每日 3~5 次。具有解毒消肿之功。

2. **杖毒酒** 主要组成：蟾酥 9g，阿魏 12g，藤黄 15g，雄黄 13g，马陆 1g，花楸木 15g。加入 15% 乙醇溶液 30mL，浸泡 24 小时后略加温外涂结节处，具有温经通络止痛之功。

# 第六节　中西医结合诊治策略与措施

## 一、重视先兆症状，尽早诊断，及时干预

PAN 属风湿免疫病，临床少见，诊断较难，是最容易被漏诊误诊的血管炎，及时的药物干预，标准的治疗方案可使患者 5 年生存率显著提高，可达 80%，必须重视先兆症状及时干预。《素问·八正神明论》有谓："上工救其萌芽……下工救其已成。"也明确提出早期诊断与及时有效的治疗是至关重要的。PAN 临床表现差异较大，缺乏特异性的实验室检查，临床上患者若见不明原因发热、腹痛、肾功能衰竭或高血压时，或当疑似肾炎或心脏病患者伴有嗜酸性粒细胞增多或不能解释的症状和关节痛、肌肉压痛与肌无力、皮下结节、皮肤紫癜、腹部或四肢疼痛、或迅速发展的高血压时，应考虑 PAN 的可能性；全身性疾病伴原因不明的对称或不对称的累及主要神经干，如桡神经、腓神经、坐骨神经的周围神经炎（通常为多发性，即多发性单神经炎），亦应警惕 PAN。对此应积极对有症状的组织进行活检，根据典型的坏死性动脉炎的病理改变，或对中等血管做血管造影时显示的典型动脉瘤做出诊断。

## 二、重视活血通络法的应用

PAN 是一种以急性中小血管坏死性炎症为特征的全身性疾病，多表现为炎症引起中小血管狭窄、闭塞或动脉瘤形成，或表现为较大血管受累呈灶性、节段性分布、血管壁水肿等。因此，除了早期干预之外，临床上以糖皮质激素抗炎治疗为主。"脉痹""瓜藤缠"等中医病名，以及肌肉疼痛或有条索状物、或经脉循行排列多形结节等症状特点都反映了 PAN 血凝不畅、脉络闭阻的基本病机，因此，在中医治疗上，应以活血化瘀通络为基本治法，并结合病人的体质及致病因素等辨证论治。

## 三、分阶段选择中西医治疗方案

PAN 急性期的病理特点是血管中层病变最明显，急性期为多形核白细胞渗出到血管壁各层和血管周围区域，组织水肿，故急性期治疗以糖皮质激素联合免疫抑制剂为主。乙型肝炎病毒（HBV）复制相关者应减少糖皮质激素的使用量，检查肝炎五项等若见乙型肝炎病毒表面抗原（HBsAg）阳性，或伴 ANCA 阳性，则考虑为 HBV 感染所致，应强调干扰素 α-2b、拉米夫丁等抗病毒治疗并联合小剂量糖皮质激素，注意尽量不用 CTX，必要时可试用 MMF 治疗；在中医治疗上，急性期以营卫不合或毒热阻络为主要病机，故以祛邪通络、活血化瘀为基本治法。亚急性和慢性过程则表现为血管内膜增生，血管壁退行性改变伴纤维蛋白渗出和纤维素样坏死，多累及全身多个系统，在使用糖皮质激素基础上可酌情加用血管扩张剂、抗凝剂，如阿司匹林、双嘧达莫等药，重症者可使用免疫球蛋白和血浆置换等方法；中医辨证多有肝肾阴虚证、脾肾不足、肝风内动等证候，在辨证施治的过程中，应注意补益之法与活血化瘀的灵活运用。

## 四、结合受累系统实验室检查用药

PAN 可引起多个系统受累，其中以肾脏受累最为常见，心脏损害是引起死亡的主要原因之一，肺部受累少见，此外还可累及骨骼、肌肉、神经系统、胃肠道、皮肤、生殖等系统。肾脏损害以少尿、尿闭等为主要表现，西医可选用肾血管造影明确诊断后对因治疗；中医则根据"癃闭""少尿"等辨证施治。心脏损害一般无明显心绞痛症状和典型心电图表现，病理改变以充血性心力衰竭为主，建议结合 BNP、心梗三项、心脏超声等辅助检查明确病因积极治疗；中医则根据"心悸""胸痹"等辨证施治。神经系统多见周围神经或中枢神经受累，可通过神经系统查体、肌电图、颅脑核磁等明确诊断从而进行治疗；中医可参考"中风""痿病"等进行辨证。消化系统损害多见肠梗阻、肠套叠、肝损害等病变，可通过腹部超声、CT 等明确诊断；中医则根据"腹痛""胃痛"等辨证治疗。

## 五、防止疾病复发治疗方案

PAN 的治疗是一场"持久战"，在病愈后应积极调护，防止复发，主要包括四方面。首先，应在医生指导下按时服药治疗，以图缓治；其次，在生活调护方面应告知可能促使病发的因素，如男性激素、吸烟、寒冷潮湿环境等。应饮食、起居、房事有节，少吃或不吃辛辣黏腻食物；不抽烟、不饮酒或饮少量红酒，保持心情舒畅；避免患处碰撞、压伤，一旦发生外伤或足部霉菌感染应及时治疗；最后，应降低血液黏稠度，减少血栓形成，平时可多食黑木耳，并在医生指导下服用少量阿司匹林等。总之在病愈防复阶段应鼓励患者畅情志、避风寒、平膳食、戒烟酒，规范治疗，定期复诊，防止疾病复发。

## 六、增效减毒的策略

PAN 治疗以糖皮质激素为主，激素为纯阳之品，极易劫灼真阴，使机体呈现阴虚火旺状态，进而出现"壮火食气"导致气阴两虚，中医治疗则可合用犀角地黄汤、清营汤、四妙勇安汤等清热凉血解毒方药，既能配合激素治疗急性活动性血管炎，同时又对激素助阳化热伤阴的副作用也有一定程度的遏制；在疾病缓解期，应以中医治疗为主，规范停用西药，中医药治疗具有较大优势，一可积极配合西药撤减，二可减少西药长期应用的毒副作用，同时可以根据病人的体质进行调理，提高患者的生活质量。

# 第七节　名医经验

## 一、朱仁康经验

朱仁康[18]认为本病系气血瘀滞于经络脉道所致，瘀为有形之物，故出现大小不等的结节，气血瘀滞不通则痛，故出现疼痛症状。治疗以活血化瘀、通经活络为主。

**医案举例：**张某，女，38 岁，初诊日期：1974 年 7 月 17 日。

主诉：两大腿出现结节疼痛 1 年多。病史：1973 年 3 月下旬发现右大腿内侧疼痛，并出现玉米大小的结节，1 月后又增多 1 个。病理组织检查，诊断为：结节性动脉周围炎。曾口服强的松未见效果。半年后又出现四个触痛性结节且逐渐增多。结节疼痛呈阵发性，活动后即加重，甚至影响睡眠。于同年 11 月 30 日在新疆某医院治疗，当时检查两大腿内侧，均触及黄豆大的皮下结节多个。

心前区听到Ⅲ级收缩期吹风样杂音，血压148/108mmHg。胸透、心电图正常。再次活检，确诊为结节性动脉周围炎，住院3个月，口服强的松每日30mg及氯化奎宁等。检查：两大腿内侧可摸到散在黄豆大小皮下结节多个，压痛明显。脉弦细，舌苔薄布。中医诊断：瓜藤缠。证属营卫不和，气滞血瘀，瘀阻脉络，不通则痛。西医诊断：结节性动脉周围炎。治则：活血软坚。方药：当归尾9g，赤芍9g，昆布9g，海藻9g，山豆根9g，夏枯草15g，草河车9g，桃仁9g，红花9g，7剂。

二诊：两腿疼痛减轻，按之可摸到结节，行动不利。继以前方加理气药，香附9g，陈皮6g，继服6剂。

三诊仍诉疼痛，结节缩小如绿豆大。上方加地龙9g、牛膝9g，继服10剂。四诊：症状日见稳定，疼痛已轻，结节已不明显，继服前方10剂。五诊：近日又觉两腿内侧疼痛，走路欠利，结节不明显。仍以通络活血，软坚消肿。药用：当归9g，赤芍9g，地龙9g，桃仁9g，红花9g，昆布9g，海藻9g，香附9g，牛膝9g，夏枯草9g，蚤休9g，7剂。药后减轻，患者要求回新疆继续服上方。1975年5月1日：患者妹妹来京之便，称其姊回新疆后继服上方50余剂，腿肿已消，外观正常，触之仍存小结节未完全消退，但未见新的结节发生，遵照前方配成蜜丸，继续服用，以资巩固。1975年12月追踪回访：本人回信称去年在京治疗后，有较好效果，即于去年9月重返工作岗位，按服带回处方50余剂，后因结节已小，疼痛亦不甚而停服。今年入冬后左大腿稍感坠痛，劳累时为甚，原有小的结节尚存在，压痛不明显。

## 二、熊继柏经验

熊继柏[19]认为PAN属中医学"脉痹"范畴。脉痹为邪客血脉，气血痹阻不通所致。治疗以益气活血，通络止痛为主。

**医案举例：**何某，女，14岁，湖南祁阳人。初诊日期：2018年4月6日。

病人患PAN（皮肤型），西医予以激素治疗半年。诉四肢关节疼痛，伴下肢肿胀乏力，畏风，遇风冷加重。舌苔薄白，脉弦数。辨证：气虚血瘀兼湿热浸淫。治法：益气活血，清利湿热，通经活络。主方：补阳还五汤合宣痹汤。处方：黄芪30g，当归尾6g，赤芍10g，川芎6g，桃仁10g，红花6g，地龙10g，忍冬藤15g，汉防己6g，滑石15g（包），片姜黄15g，连翘15g，栀子炭10g，薏苡仁10g，赤小豆15g，秦艽10g，蚕沙15g，海桐皮10g。20剂，水煎服，分2次温服。

二诊：2018年4月22日。诉四肢疼痛减轻，但头痛，大便可。舌苔薄黄，脉弦滑数，舌偏紫。改拟宣痹汤合散偏汤加减。处方：柴胡10g，香附10g，川芎10g，白芷30g，法半夏10g，天麻15g，僵蚕30g，海桐皮10g，杏仁10g，汉防己6g，滑石15g（包），片姜黄15g，连翘10g，栀子10g，薏苡仁15g，赤小豆15g，秦艽10g，蚕沙10g，甘草6g。30剂。

三诊：2018年5月23日。诉鼻衄已止，四肢疼痛及头痛均减轻。舌紫，舌苔薄白，脉弦细。以初诊补阳还五汤合宣痹汤再进30剂。

四诊：2018年6月27日。诉四肢疼痛减轻，近日心烦急躁。舌紫，舌苔薄黄，脉弦细。仍以原方再进30剂，巩固疗效。

五诊：2018年8月1日。诉现服用激素由8粒减至4粒，四肢疼痛减轻。月经未行。舌边紫，舌苔薄黄，脉细。拟补阳还五汤合四妙散。处方：黄芪30g，归尾6g，赤芍10g，川芎6g，桃仁10g，红花6g，地龙10g，苍术6g，黄柏8g，川牛膝15g，秦艽10g，薏苡仁15g。30剂。

六诊：2018年10月12日。诉下肢遍发结节，色紫，并肿胀疼痛，鼻衄。现服用激素。舌苔薄黄，脉细。病情出现反复，改拟四妙散合活络效灵丹。处方：苍术5g，黄柏10g，川牛膝20g，薏苡仁15g，丹参10g，当归尾6g，煅乳香6g，煅没药6g，牡丹皮10g，栀子炭10g，白茅根15g，茯苓皮10g，赤小豆15g。30剂。

七诊：2018年11月16日。诉现激素用量减至2粒。一身肢节疼痛已止，下肢结节显减，但右下肢肿块质软不硬，有压痛。兼口中多痰涎。舌边紫，舌苔黄白滑，脉细。仍以四妙散、活络效灵丹合二陈汤，再进 30 剂。

八诊：2018 年 12 月 28 日。诉一身肢节疼痛已止，右小腿结节较前缩小。近日咳嗽，大便秘结。舌边紫，舌苔黄腻，脉弦滑。先拟贝夏止嗽散以化痰止嗽，后拟四妙散合活络效灵丹，以获全效。处方 1：浙贝母 30g，法半夏 10g，杏仁 10g，桔梗 10g，炙紫菀 10g，百部 10g，白前 10g，陈皮 10g，荆芥 10g，薄荷 10g，甘草 6g。7 剂，水煎服。处方 2：苍术 6g，黄柏 6g，川牛膝 15g，薏苡仁 15g，丹参 10g，当归尾 6g，煅乳香 6g，煅没药 6g，法半夏 10g，浙贝母 40g，三棱 8g，莪术 8g。30 剂，水煎服。

**按语：**PAN 属中医学"脉痹"范畴。《素问·痹论》云："痹……在于脉则血凝而不流。"《医宗金鉴·痹病总括》有述："脉痹，则脉中血不流行，而色变也。"脉痹为邪客血脉，气血痹阻不通所致。本案患者四肢关节疼痛，伴下肢肿胀乏力，畏风，遇感风冷则加重，苔薄白，脉弦数，系气虚血瘀兼湿热阻络。《医林改错·论小儿抽风不是风》云："元气既虚，必不能达于血管，血管无气，必停留而瘀。"故此用补阳还五汤益气活血通脉。《类证治裁·痹症论治》云："脉痹……风湿郁热，经隧为壅。"《温病条辨·湿温》又云："湿聚热蒸，蕴于经络，寒战热炽，骨骱烦疼……病名湿痹，宣痹汤主之。"故又合用宣痹汤清利湿热，以治痹痛。虽取效而未能收全功。患者诉四肢疼痛减轻，故守原方。后病情反复，六诊时患者下肢遍发结节，色紫，并肿胀疼痛，改拟四妙散合活络效灵丹清热利湿，活血化瘀，通络止痛，终获全效。

## 三、曹晓岚经验

曹晓岚[20] 认为根据临床表现，本病可归属于中医"脉痹"范畴。脉痹辨证分型主要为寒凝、血瘀、湿热三大类。

**医案举例：**男，60 岁，双下肢麻木、疼痛、活动不利 2 月余。

2018 年 1 月出现双足疼痛、麻木，伴间歇性跛行，左足下垂，于当地医院住院治疗，行颅脑 CT 检查提示右侧小脑出血，予改善脑代谢等治疗，复查血肿消失后出院。出院后，双下肢麻木、疼痛、活动不利呈进行性加重，且出现左手疼痛，左环指末端青斑，并坏死黑变。2018 年 2 月 12 日就诊于山东中医药大学附属医院周围血管科，四肢血管超声示双上肢动脉粥样硬化并斑块形成，左手掌深、浅弓闭塞，双下肢动脉粥样硬化并斑块形成，左小腿肌间静脉血栓形成，右下肢深、浅静脉通畅。肌电图示四肢多发周围神经损害，以左侧为重（感觉及运动纤维均损害，髓鞘及轴索均受累）。心电图示 ST-T 改变。24 小时动态血压示全天收缩压、舒张压负荷均增高，血压分布呈反构型。心脏超声示非梗阻性肥厚型心肌病，二尖瓣轻度关闭不全，三尖瓣轻度关闭不全，左室充盈异常。肿瘤系列、乙肝系列、血生化未见明显异常，ANA 谱、ANCA、抗心磷脂抗体均阴性。血常规：白细胞 $13.78\times10^9$/L，单核细胞绝对值 $1.6\times10^9$/L，中性粒细胞绝对值 $9.5\times10^9$/L，嗜酸性粒细胞绝对值 $0.89\times10^9$/L，红细胞 $3.94\times10^{12}$/L，血红蛋白 120g/L，血小板计数 $420\times10^9$/L，CRP80.4mg/L，ESR100mm/h。凝血系列：血浆 D-二聚体 1.98μg/mL，血浆纤维蛋白原测定 6.11g。尿常规：尿糖（+），潜血（+）。予前列地尔扩血管、胞磷胆碱钠营养神经等治疗，上述症状未见缓解。于 2 月 22 日行颅脑 MRI 示右侧半卵圆中心亚急性梗死，左侧基底节出血灶，左侧小脑、左侧丘脑陈旧出血灶，轻度脑萎缩、脑白质脱髓鞘改变。遂转入神经内科治疗。

症见：四肢麻木疼痛，以下肢为甚，双足底疼痛剧烈，伴蚁行感，双下肢活动不利，左足下垂。入院查体：血压 169/108mmHg，颅神经（-），左环指末端可见皮肤及皮下组织坏死变黑，左足第三趾远端可见大小约 0.8cm×0.8cm 的皮肤紫绀区，四肢末端皮色偏暗；左上肢肌力 4 级，左下肢近端肌力 4 级，远端肌力 0 级，左足下垂，伴远端浅感觉减退；右上肢肌力 5 级，右下肢肌力 4 级；肌张力增高；双侧肱二、三头肌反射（+++），双侧膝腱反射（+）、跟腱反射（+）；双侧 Babinski 征弱阳性，余病理反射阴性；共济运动未查。舌质红、舌苔黄腻、脉滑数。转科后行颅脑+颈部血管 CTA 检查，示左侧颈内动脉起始处钙化斑块并轻度狭窄，双侧锁骨下动脉起始处见混合或钙化斑块伴管腔局限性轻度狭窄，双侧颈内动脉海绵窦段多发钙化斑块伴管腔轻度狭窄。血管紧张素转换酶（ACE）增高。患者发病以来明显消瘦，2个月内体质量下降约4kg；既往高血压病史5年余，脑出血病史5年余，吸烟、饮酒史40年余。白细胞、ESR、CRP、血小板、血浆D-二聚体、血管紧张素原显著增高，血红蛋白降低；24小时动态血压示全天收缩压、舒张压负荷均增高，血压分布呈反构型；心电图呈广泛缺血改变；心脏超声示非梗阻性肥厚型心肌病，二尖瓣轻度关闭不全，三尖瓣轻度关闭不全，左室充盈异常；肌电图示多发性周围神经损伤；血管检查示多发性大动脉和小动脉狭窄、闭塞；颅脑MRI示多发性出血、梗死灶（均为新发）。综上所述，提示病变同时累及颅脑、周围神经、心脏、血管等多系统，且新发出血、梗死灶并存，结合实验室检查，符合PAN并多神经病变诊断。给予大剂量甲泼尼龙冲击治疗，联合应用环磷酰胺及普瑞巴林、度洛西丁等对症治疗。

治疗方案：甲泼尼龙500mg，静脉滴注，每日1次，冲击治疗，7天后改口服，逐渐减量至每日8mg维持治疗；环磷酰胺1g，静脉滴注，每月1次。中医辨病为脉痹，辨证为湿热证，以清热解毒、祛湿活血为治疗原则，方用四妙勇安汤合四妙散加减，处方：金银花30g，玄参30g，当归12g，生地黄30g，赤芍15g，苍术15g，黄柏15g，薏苡仁30g，五灵脂15g，蒲黄9g，醋延胡索30g，炙甘草6g。水煎400mL，每次200mL，每日2次。服上方7剂，患者双下肢疼痛较前减轻，仍有麻木，调整上方加鸡血藤30g，川芎15g，首乌藤30g，继服7剂。连续治疗18天，患者症状显著缓解，ESR、CRP、血小板、凝血系列恢复正常，病情好转出院，继续口服激素与中药治疗，长期疗效需随诊。

# 第八节　中西医调护

急性发作时，应卧床休息，抬高患肢，避免长时间站立或行走，避免强体力劳动。在饮食调摄方面，宜清淡饮食，慎用辛辣、油腻之品，蔬菜水果除韭菜、葱、姜等性热之品之外，一般均可食用。生活起居方面，应规律作息，防止感冒，保持皮肤清洁，避免皮肤感染。精神调理方面，做好人文关怀，消除患者的消极、悲观情绪。

# 第九节　预后转归

未经治疗的PAN预后极差，5年生存率13%，死亡原因多为心、肾或其他重要脏器的衰竭。胃肠道并发症是PAN最严重的临床表现之一，肠系膜动脉栓塞、梗死或动脉瘤破裂可致死。晚期多发性单神经炎/多发性神经炎可能导致严重致残。早期诊断及糖皮质激素和（或）CTX等免疫抑制药的应用、抗病毒治疗和血浆置换有效地改善了患者的预后，提高了生存率。

# 第十节　诊治指南（方案或共识）

## 中华医学会风湿病学分会2011年"结节性多动脉炎诊断和治疗指南"[1]

### （一）概述

PAN是一种以中小动脉的节段性炎症与坏死为特征的非肉芽肿性血管炎。主要侵犯中小肌性动脉，呈节段性分布，易发生于动脉分叉处，并向远端扩散。病因不明，可能与感染（病毒、细菌）、药物及注射血清等有一定关系，尤其是乙型肝炎病毒（HBV）感染，免疫病理机制在疾病中起重要作用。组织学改变以血管中层病变最明显，急性期为多形核白细胞渗出到血管壁各层和血管周围区域，组织水肿，病变向外膜和内膜蔓延而致管壁全层坏死，其后有单核细胞及淋巴细胞渗出。亚急性和慢性过程为血管内膜增生，血管壁退行性改变伴纤维蛋白渗出和纤维素样坏死，管腔内血栓形成，重者可使血管腔闭塞。该病在美国的发病率为 1.8/10 万人，我国尚无详细记载。男性发病为女性的 2.5~4.0 倍，年龄几乎均在 40 岁以上。起病可急骤或隐匿。

### （二）临床表现

1. **全身症状**　多有不规则发热、头痛、乏力、周身不适、多汗、体重减轻、肌肉疼痛、肢端疼痛、腹痛、关节痛等。

2. **系统症状**　可累及多个器官系统：肾脏、骨骼、肌肉、神经系统、胃肠道、皮肤、心脏、生殖系统等，肺部受累少见。

（1）肾脏：PAN 肾脏受累最多见。以肾脏血管损害为主，急性肾功能衰竭多为肾脏多发梗死的结果，可致肾性恶性高血压。疾病的急性阶段可有少尿和尿闭，也可于数月或数年后发生。如见肾小球肾炎应归属于显微镜下多血管炎（急性肾小球肾炎是微小血管炎的独特表现）。肾血管造影常显示多发性小动脉瘤及梗死，由于输尿管周围血管炎和继发性纤维化可出现单侧或双侧输尿管狭窄。

（2）骨骼、肌肉：约半数患者有关节痛，少数有明显的关节炎。约 1/3 患者骨骼肌血管受累而产生恒定的肌痛，以腓肠肌痛多见。

（3）神经系统：周围神经受累多见，约占 60%，表现为多发性单神经炎或（和）多神经炎、末梢神经炎。中枢神经受累约占 40%，临床表现取决于脑组织血管炎的部位和病变范围，可表现为弥散性或局限性单侧脑或多部位脑及脑干的功能紊乱，出现抽搐、意识障碍、脑血管意外等。

（4）消化系统：消化系统受累提示病情较重，见于约 50% 患者。由于血管炎发生的部位和严重程度不同而出现各种症状。若发生较大的肠系膜上动脉的急性损害可导致血管梗死、肠梗阻、肠套叠、肠壁血肿，严重者致肠穿孔或全腹膜炎；中、小动脉受累可出现胃肠道的炎症、溃疡、出血；发生在胆道、胰腺、肝脏损害则出现胆囊、胰腺、肝脏的炎症和坏死，表现为腹部绞痛、恶心、呕吐、脂肪泻、肠道出血、腹膜炎、休克。

（5）皮肤：有 20%~30% 的患者出现皮肤损害。病变发生于皮下组织中小肌性动脉，表现为痛性红斑性皮下结节，沿血管成群分布，大小为数毫米至数厘米。也可为网状青斑、紫癜、溃疡、远端指（趾）缺血性改变。如不伴有内脏动脉损害，称"皮肤型 PAN"，预后较佳。

（6）心脏：心脏损害发生率为 36%~65%，是引起死亡的主要原因之一，尸检心肌梗死的发生率 6%。一般无明显心绞痛症状和心电图典型表现。充血性心力衰竭也是心脏受累的主要表现。心包炎约占 4%，严重者可出现大量心包积液和心包填塞。

（7）生殖系统：睾丸和附睾受累发生率约 30%，卵巢也可受累，以疼痛为主要特征。

### （三）实验室检查及特殊检查

1. **实验室常规检查**　PAN 缺乏特异的实验室检查，部分检查对 PAN 的诊断具有提示意义。如 ESR 升高，常大于 60mm/h，CRP 水平升高，血清白蛋白水平下降，白细胞升高，正细胞正色素性贫血，部分患者血小板升高。肾脏损害时尿常规显示蛋白尿、血尿、管型尿，血肌酐可增高。

2. **免疫学检查**　7%~36% 的患者乙型肝炎病毒表面抗原（HBsAg）阳性。本病中约 20% 患者 ANCA 阳性，主要是核周型 ANCA 阳性。

3. **影像学检查**　怀疑 PAN 而临床查体缺乏足够证据时可行：①彩色多普勒超声：中等血管受累，可探及受累血管的狭窄、闭塞或动脉瘤形成，小血管受累者探查困难。②CT 和磁共振成像

（MRI）：较大血管受累者可查及血管呈灶性、节段性分布，受累血管壁水肿等。③静脉肾盂造影：可见肾梗死区有斑点状充盈不良影像。如有肾周出血，则显示肾脏边界不清和不规则块状影，腰大肌轮廓不清，肾盏变形和输尿管移位。④选择性内脏血管造影：可见到受累血管呈节段性狭窄、闭塞，动脉瘤和出血征象。动脉瘤最常见于肾、肝以及肠系膜动脉。该项检查在肾功能严重受损者慎用。

4. 病理检查　对于有症状的组织可先行组织活检。临床常进行活检的组织包括皮肤、腓肠神经、睾丸以及骨骼肌。组织学的发现为灶性的坏死性血管炎，血管壁通常伴有炎症细胞浸润。

## （四）诊断要点

1. 诊断标准　目前均采用 1990 年美国风湿病学会（ACR）的分类标准：①体质量下降≥4kg（无节食或其他原因所致）；②网状青斑（四肢和躯干）；③睾丸痛和（或）压痛（并非感染、外伤或其他原因引起）；④肌痛、乏力或下肢压痛；⑤多发性单神经炎或多神经炎；⑥舒张压≥90mmHg；⑦血尿素氮 > 400mg/L 或肌酐 > 15mg/L（非肾前因素）；⑧血清乙型肝炎病毒标记（HBsAg 或 HBsAb）阳性；⑨动脉造影见动脉瘤或血管闭塞（除外动脉硬化、纤维肌性发育不良或其他非炎症性病变）；⑩中小动脉壁活检见中性粒细胞和单核细胞浸润。

上述 10 条中至少有 3 条阳性者可诊断为 PAN。其诊断的敏感性和特异性分别为 82.2% 和 86.6%。

在有不明原因发热、腹痛、肾功能衰竭或高血压时，或当疑似肾炎或心脏病患者伴有嗜酸粒细胞增多或不能解释的症状和关节痛、肌肉压痛与肌无力、皮下结节、皮肤紫癜、腹部或四肢疼痛、或迅速发展的高血压时，应考虑 PAN 的可能性。全身性疾病伴原因不明的对称或不对称地累及主要神经干，如桡神经、腓神经、坐骨神经的周围神经炎（通常为多发性，即多发性单神经炎），亦应警惕 PAN。

因为 PAN 无特异性血清反应，所以只能根据典型的坏死性动脉炎的病理改变，或对中等血管作血管造影时显示的典型动脉瘤做出诊断。由于病变的局灶性，活检有时可能得不到阳性结果。在缺乏临床症状时，行肌肉盲检阳性率不足 50%，肌电图与神经传导测定可有助于选择肌肉或神经的活检取材部位。如其他部位不能提供诊断所需的标本，应提倡行睾丸活检（镜下损害以此处多见）。对有肾炎者行肾脏活检、对严重肝功能异常者行肝脏活检是可取的。当没有肯定的组织学证据时，选择性血管造影见到肾、肝和腹腔血管小动脉瘤形成对疾病有诊断价值。

2. 鉴别诊断　本病临床表现复杂，变化多样，需与各种感染性疾病，如感染性心内膜炎、原发性腹膜炎、胆囊炎、胰腺炎、内脏穿孔、消化性溃疡、出血、肾小球肾炎、冠心病、多发性神经炎、恶性肿瘤及结缔组织病继发的血管炎相鉴别。典型的 PAN 还应注意与显微镜下多血管炎、变应性肉芽肿性血管炎和冷球蛋白血症等相鉴别。

（1）显微镜下多血管炎：①以小血管（毛细血管、小静脉、小动脉）受累为主；②可出现急剧进行性肾炎和肺毛细血管炎、肺出血；③周围神经受累较少，占 10%~20%；④p-ANCA 阳性率较高，占 50%~80%；⑤与 HBV 感染无关；⑥治疗后复发率较高；⑦血管造影无异常，依靠病理诊断。

（2）变应性肉芽肿性血管炎（Churg-Strauss syndrome）：①病变可累及小、中口径的肌性动脉，也可累及小动脉、小静脉；②肺血管受累多见；③血管内和血管外有肉芽肿形成；④外周血嗜酸性粒细胞增多，病变组织嗜酸性粒细胞浸润；⑤既往有支气管哮喘和（或）慢性呼吸道疾病的病史；⑥如有肾受累则以坏死性肾小球肾炎为特征；⑦2/3 患者 ANCA 阳性。

## （五）治疗

应根据病情决定治疗方案。目前治疗该病的主要用药是糖皮质激素联合免疫抑制剂。

1. 糖皮质激素　是治疗本病的首选药物。一般口服泼尼松 1mg/(kg·d)，3~4 周后逐渐减量至原始剂量的半量（减量方法依患者病情而异，可每 10~15 天减总量的 5%~10%，伴随剂量递减，减量速度越加缓慢，至每日或隔日口服 5~10mg 时，长期维持一段时间（一般不短于 1 年）。病情严重如肾损害较重者，可用甲泼松龙 1.0g/d 静脉滴注 3~5 天，以后用泼尼松口服，服用糖皮质激素期间要注意不良反应。

2. 免疫抑制剂　通常首选 CTX 与糖皮质激素联合治疗。CTX 剂量为 2~3mg/(kg·d) 口服，也可用隔日 200mg 静脉滴注或按 0.5~1.0g/m² 体表面积静脉冲击治疗，每 3~4 周 1 次，连用 6~8 个月，根据病情，以后每 2~3 个月 1 次至病情稳定 1~2 年后停药。用药期间注意药物不良反应，定期检查血、尿常规和肝、肾功能。也可应用 AZA、MTX、苯丁酸氮芥、CsA、MMF、来氟米特等。注意药物的不良反应。

3. HBV 感染患者用药　与 HBV 复制相关患者，可以应用小剂量糖皮质激素。尽量不用 CTX，必要时可试用 MMF，每日 1.5g 分 2 次口服。应强调加用抗病毒药物，如干扰素 α-2b、拉米夫丁等。

4. 血管扩张剂、抗凝剂　如出现血管闭塞性病变，加用阿司匹林 50~100mg/d；双嘧达莫（潘生丁）25~50mg，每日 3 次；低分子肝素、丹参等。对高血压患者应积极控制血压。

5. 免疫球蛋白和血浆置换　重症 PAN 患者可用大剂量免疫球蛋白冲击治疗，常用 200~400mg/(kg·d) 静脉注射，连续 3~5d。必要时每 3~4 周重复治疗 1 次。血浆置换能于短期内清除血液中大量免疫复合物，对重症患者有一定疗效，需注意并发症如感染、凝血障碍和水及电解质紊乱。采用血浆置换或静脉注射大剂量免疫球蛋白，也应使用糖皮质激素和免疫抑制剂。

6. 生物制剂　近来已经有多个关于 TNF 拮抗剂治疗 PAN 的个案报道，但目前仍不能替代激素和 CTX，作为治疗 PAN 的一线药物。生物制剂在 PAN 中的应用仍有待进一步研究。

### （六）预后

未经治疗的 PAN 的预后极差，5 年生存率仅有 13%。常见死亡原因包括心、肾或其他重要器官的衰竭、胃肠道并发症或动脉瘤破裂等。自从应用激素和 CTX 治疗 PAN 后，患者的 5 年生存率显著提高，可达 80%。治疗中可发生潜在致命的机会性感染，应予注意。年龄>50 岁患者预后差。

# 第十一节　中西医临床研究进展

## 一、临床辨治

### （一）中医辨证分型

PAN 病症繁杂，病例较少，应用中医中药系统全面治疗研究本病的临床报道十分罕见，难以总结其辨证论治的规律，现将部分医家经验总结汇总如下。

韩志河总结的辨证分型如下：①风毒阻脉型：症见发热多汗，肌肉关节疼痛，肢体沿动脉出现风团结节，热痛沿血管游走，时起时消，容易复发。舌质红，苔黄，脉浮数。患者多外感风热邪毒，热迫津液，故发热多汗；风毒阻滞经脉，气血不行，故肌肉关节疼痛；风行善变，故肢体风团结节，时起时消，热痛游走，容易复发。舌质红，苔黄，脉浮数为风热之象。治以祛风解毒，方选仙方活命饮加减。②毒热内蕴型：症见身热烦躁，便秘尿赤，沿肢体脉络走向出现红色结节，灼热疼痛，质硬触痛明显。舌质红绛，苔黄燥，脉沉数。感受热邪，日久不散而成火毒，毒热内蕴，则身热烦躁，便秘尿赤；毒热结聚，经络阻隔，瘀血内结，故肢体脉络有红色硬结节，灼热疼痛，舌质红绛，苔黄燥，脉沉数为毒热炽盛之象。治以清热解毒，方选银花解毒汤加减。③气滞血瘀型：症见情志不舒，两胁胀痛，时轻时重，沿脉络走向出现紫癜样结节，烦躁腹胀，饮食减少。舌质紫暗有瘀斑、瘀点，苔白，脉沉涩或沉弦。患者多情志不畅，肝气不舒，气机郁滞，故烦躁腹胀，两胁胀痛，时轻时重；气滞血瘀，脉络痹阻，故沿脉络有紫癜样结节；肝失疏泄、脾胃失健，故纳呆少食。舌质紫暗有瘀斑、瘀点，脉沉涩为血瘀之象；苔白，脉沉弦为肝郁气滞之证。治以理气活血，方选血府逐瘀汤加减。④湿热内蕴型：症见肢体浮肿，按之凹陷，腹胀时泻，大便不爽，四肢沉重，沿脉络走向出现水泡样红色结节，触痛。舌质胖，苔黄腻，脉滑数。患者多外感湿邪，郁久化热，湿热内蕴，故腹胀时泻，大便不爽，四肢沉重；湿邪外泛肌肤，故肢体浮肿，按之凹陷；湿热阻滞经络，湿瘀互结，故沿脉络起水泡样红色痛性结节。舌质胖，苔黄腻，脉滑数为湿热内盛之象。治以清热利湿，方选三妙丸加减。

## 二、方药与药理

### （一）方药用药规律

因发病较少、诊断困难等因素，国内研究 PAN 学者较少，现有相关文献以个案报道为主。①梁贻俊等认为该病为"脉痹"，热毒瘀血痹阻心脉血络所致"心痹""脉痹"之证，以"活血通脉、清热解毒"为法，方以血府逐瘀汤加减为主治疗。②梁月俭等中西医结合治疗 3 例本病，认为该病为"脉痹"范畴，证见热毒阻络型，中药投以"清热凉血解毒、活血通络"之剂，方以四妙勇安汤加味。③徐文科等认为该病为"瘀证"范畴，中医证属气虚血瘀，邪热阻络，拟"益气活血，清热通络"之法，方用佛手三妙汤加减。④高瑞珍等认为病变属于中医"血瘀"证病理基础，在西医治疗基础上加入丹参注射液可起到镇痛作用，并控制激素减量时反跳现象。⑤高朋利等认为所遇病案应归属"痹症"范畴，证见湿热阻滞，肝阳上亢。故治以"清热祛湿、平肝潜阳"，予三妙散合天麻钩藤饮加减。⑥孙树枝认为本病属于"经筋病"范畴，在西医基础治疗上配合川芎嗪穴位注射取得良好效果。⑦董振华等认为该病辨证属"臁疮"范畴，证见湿热瘀毒、气阴两虚。治以"清热解毒、祛湿活血"为主，用四妙勇安汤加味。⑧王占坤等所遇患者以手部坏疽为首发，病属脱疽（气虚寒凝血瘀证），以"益气活血，通经散寒"，方用黄芪桂枝五物汤合当归四逆汤加减。⑨张秀峰等中西医结合治疗 4 例 PAN，西医治疗以支持疗法为主，中医治疗以"补肾益气、拔毒解毒通络"为主。⑩王钢等认为本病辨证属湿热毒蕴。治以"活血化瘀，祛热除湿"，以四物汤为基础自拟处方。

综上所述可见，各医家对本病归属中医范畴尚未统一，但在治则治法方面较统一，主要以活血通络、清热解毒为主，兼以对症治疗。

### （二）方药药理举例

*四妙勇安汤*　四妙勇安汤具有清热解毒，活血止痛的功效，临床常用于治疗血栓闭塞性脉管炎、动脉硬化闭塞症、糖尿病并发症、结节性红斑等外周血管性疾病。

研究表明，四妙勇安汤对动脉粥样硬化炎性反应（AS）、Ⅱ型胶原诱导性关节炎（CIA）、急性痛风性关节炎（AGA）、血栓闭塞性脉管炎（TAO）等炎症疾病发挥出良好的治疗效果，可以从多靶点、多途径消除或减轻炎性反应，抑制炎症因子浸润血管的发生。宋珂等[21]利用四妙勇安汤对 AS 模型小鼠进行早期干预，结果表明，该方可以通过控制炎性因子的表达，如 IL-6 和单核细胞趋化蛋白 1（MCP-1），进而抑制 AS 的炎症反应；于红红等[22]指出本方含药血清对下游 TNF-α 及 IL-6 等炎症因子有明显的抑制作用；同时本方可通过抑制巨噬细胞分泌的 ICAM-1 和 MMP-9 的表达，继而发挥抗炎作用[23]，以及通过降低主动脉的 TNF-α 和 IL-10 水平的表达[24]。宋哲等[25]应用 AGA 大鼠模型对四妙勇安汤治疗作用进行深入研究，结果表明，四妙勇安汤对大鼠 AGA 起到显著治疗效果的作用机制可能与抑制移动抑制因子（MIF）、IL-1β 以及 TNF-α 等的表达有关。

现代研究已证实血管性疾病发生的病理基础多是由于血管内皮损伤及功能的缺失而导致的。张军平等[26]研究表明本方能够通过抑制 IL-8、TNF-α 及 MCP-1 的分泌，从而起到抑制血管内皮细胞异常增殖、保护血管内皮细胞的作用。李娜等[27]建立内皮细胞缺氧模型，依靠检测细胞活性，细胞周期与凋亡，以及内皮细胞分泌血管紧张素转换酶（ACE）、内皮素（ET）和内皮型一氧化氮合酶（eNOS）含量，证明了四妙勇安汤提取物具有明显的保护氧化损伤内皮细胞的作用。李光辉等[28]研究发现本方及其单体可能通过抑制 NF-κB p65mRNA 的表达来下调血管内皮细胞 P-selectin 的表达，进而发挥预防 AS 的作用。

## 第十二节 展　望

PAN 是一种进行性伴系统或内脏损伤的严重疾病，少数病例可自然缓解，但通常呈间歇性、进行性加重。PAN 作为一种罕见病，现有资料仍相对匮乏，对其病因和发病机制的认识仍有待提高，因此给治疗带来一定的困难，但随着临床医师对本病认识的不断加深，在早期诊断、积极治疗的基础上可以保证较好的预后。针对该病目前尚无明确的治疗药物与方案，在临床实践中，中医学表现出一定的优势。目前资料显示，中医学者从血瘀、热毒等方面进行病因病机分析，根据整体观念与辨证论治思想，运用不同的方药治疗该疾病取得了较好的疗效。虽然中医药在治疗本病上有独特的优势，但整体诊疗水平亦有待提高；不同医家对该疾病的认识不同，临床辨证分型和治疗差异较大，难以形成统一的标准，推广困难。病情严重程度因人而异，受目前诊断及治疗手段所限，本病预后也存在一定的差异，因此必须重视早诊断、早治疗。作为罕见病，受发病人数、诊断方法、诊疗经验所限，难以开展临床试验。目前中药、针灸等方法治疗该病，方法便利、疗效尚可，较易被患者接受。但对本病缺少相应基础实验，仍未找到对本病有确切药理作用、针对性较好的复方或单药及其提取物；中西医结合治疗方案也是见仁见智，有待开展进一步地深入研究。

（曹炜）

## 参考文献

［1］中华医学会风湿病学分会. 结节性多动脉炎诊断和治疗指南［J］. 中华风湿病学杂志，2011，15（3）：192-193.

［2］Teng Gim Gee，Chatham W Winn，Vasculitis related to viral and other microbial agents［J］. Best Pract Res Clin Rheumatol，2015，29：226-43.

［3］Virgilio A D，Greco A，Magliulo G，et al. Polyarteritis nodosa：A contemporary overview［J］. Autoimmun Rev，2016，15（6）：564-570.

［4］Guillevin L. Polyarteritis nodosa and microscopic polyangiitis［M］. In：Ball GV，Bridges SL（eds）. Vasculitis. New York：Oxford University Press，2002：300-320.

［5］Hutachuda P，Hanamornroongruang S，Pattanaprichakul P，et al. Interobserver reliability of histopathological features for distinguishing between cutaneous polyarteritis nodosa and superficial thrombophlebitis［J］. Histopathology，2018，73（3）：407-416.

［6］陈灏珠. 实用内科学［M］. 12 版. 北京：人民卫生出版社，2005：2575-2576.

［7］顾越英，叶霜. 结节性多动脉炎的诊断和治疗进展［J］. 临床内科杂志，2002，19（3）：171-174.

［8］Sergent J S. Polyarteritis and related disorders［M］. In：Ruddy S，Harris ED，Sledge CB（eds）. Kelley's textbook of rheumatology. 8th ed. London：W. B. Saunders Company，2008：1185-1188.

［9］Stone J H，Calabrese L H，Hoffman GS，et al. Vasculitis：A Collection of pearls and myths［J］. Rheumatic Diseases Clinics of North America, 2001, 27 (4): 677-728.

[10] Griffin J W. Vasculitic neuropathies [J]. Rheumatic Diseases Clinics of North America, 2001, 27 (4): 751-760.

[11] Guillevin L, Pagnoux C, Seror R, et al. The Five-Factor Score revisited: assessment of prognoses of systemic necrotizing vasculitides based on the French Vasculitis Study Group (FVSG) cohort [J]. Medicine (Baltimore), 2011, 90 (1): 19-27.

[12] Garcia Porrúa, González-Gay. Bacterial infection presenting as cutaneous vasculitis in adults [J]. Clin Exp Rheumatol, 1999, 17 (4): 471-473.

[13] Kariv R, Sidi Y, Gur H. Systemic vasculitis presenting as a tumorlike lesion: four case reports and an analysis of 79 reported cases [J]. Medicine, 2000, 79 (6): 349-359.

[14] Mirouse A, Cacoub P, Desbois A C, et al. Investigational drugs in systemic vasculitis. Expert Opin Investig Drugs. 2017, 26 (9): 1049-1061.

[15] Ribi C, Cohen P, Pagnoux C, et al. Treatment of polyarteritis nodosa and microscopic polyangiitis withoul poor-prognosis factors: A prospective randomized study of one hundred twenty-four patients [J]. Arthritis Rheum, 2010, 62 (4): 1186-1197.

[16] Pagnoux C, Seror R, Henegar C, et al. Clinical features and outcomes in 348 patients with polyarteritis nodosa: a systematic retrospective study of patients diagnosed between 1963 and 2005 and entered into the French Vasculitis Study Group Database [J]. Arthritis Rheum, 2010, 62 (2): 616-626.

[17] Conticini E, Sota J, Falsetti P, et al. Biologic drugs in the treatment of polyarteritis nodosa and deficit of adenosine deaminase 2: A narrative review [J]. Autoimmunity Reviews, 2021: 102784.

[18] 中国中医科学院广安门医院. 朱仁康临床经验集皮肤外科 [M]. 北京: 人民卫生出版社, 2005: 189-191.

[19] 蔡莹. 国医大师熊继柏诊治疑难病验案撷萃 [J]. 湖南中医药大学学报, 2019, 39 (11): 1306-1309.

[20] 韩姿辰, 艾邸, 刘金粉, 等. 中西医结合治疗结节性多动脉炎并多神经病变个案报道 [J]. 山东中医杂志, 2019, 38 (6): 582-585.

[21] 宋珂, 侯彦宏, 苏都娜, 等. 四妙勇安汤对 ApoE$^{-/-}$ 动脉粥样硬化小鼠 IL-6 和 MCP-1 的影响 [J]. 中国现代中药, 2019, 21 (4): 441-447.

[22] 于红红, 吴玛莉, 张智伟, 等. 四妙勇安汤含药血清对巨噬细胞 TLR4/MyD88 信号通路及其下游炎症因子的影响 [J]. 免疫学杂志, 2016, 32 (6): 519-522.

[23] 聂波, 徐颖, 徐冰, 等. 四妙勇安汤提取物对脂多糖诱导的巨噬细胞表达 ICAM-1 和 MMP-9 的影响 [J]. 辽宁中医杂志, 2013, 40 (7): 1479-1481.

[24] Zhu H B, Zhang G, Hao J J. Effect of Simiao Yongan Decoction on T Helper Cell Associated Cytokines in rats with Atherosclerosis [J]. Herald of Medicine, 2013, 32 (7): 848-850.

[25] 宋哲, 路占忠, 李振彬. 四妙勇安方水提物对大鼠急性痛风性关节炎的治疗作用及其对外周血 IL-1β、TNF-α 和 MIF 水平的影响 [J]. 解放军医药杂志, 2016, 28 (5): 20-23.

[26] 张军平, 袁卓, 李明, 等. 四妙勇安汤稳定动脉粥样硬化斑块拮抗炎症反应的分子生物学机制研究 [J]. 天津中医药, 2009, 26 (5): 366.

[27] 李娜, 曲晓波, 叶豆丹, 等. 四妙勇安汤对 $H_2O_2$ 致内皮细胞 ECV304 损伤的保护作用 [J]. 中国老年学杂志, 2014, 34 (19): 5510-5511.

[28] 李光辉, 张军平, 丁义, 等. 四妙勇安汤抑制血管内皮细胞 P-选择素、NF-κB 表达的实验研究 [J]. 中华中医药学刊, 2017, 35 (8): 2058-2060.

# 第二十二章
# ANCA相关性血管炎

## 第一节 概 说

抗中性粒细胞胞浆抗体（antineutrophil cytoplasmic antibody，ANCA）相关性血管炎（ANCA associated vasculitis，AAV）是一种可造成全身多系统损害的疾病，主要包括肉芽肿性多血管炎（granulomatosis with polyangiitis，GPA，既往称为韦格纳肉芽肿病 wegener granulomatosis，WG）、显微镜下多血管炎（microscopic polyangiitis，MPA）和嗜酸性肉芽肿性多血管炎（eosinophilic granulomatosis with polyangiitis，EGPA，亦称 Churg-Strauss syndrome，CSS）[1-4]。AAV 年发病率为 2/100 万~12/100 万，可发生于各年龄段，以老年男性多见。欧洲人群中以 GPA 多见，而在亚洲人群中则以 MPA 为主[2]。AAV 在临床上常见有肺和肾脏的受累，病理变化主要是小血管（包括微小静脉、毛细血管和小动脉）的坏死性血管炎，血清学检查 ANCA 常阳性[3]。本病属于中医学"血痹""温病"等范畴。AAV 肾损伤可按中医学"关格""虚劳"等进行辨治。如《诸病源候论》中说："血痹者，由体虚邪入于阴经故也。血为阴，邪入于血而痹，故为血痹也。"有关 AAV 的病因和发病机制至今尚未完全清楚，但近年来相关的研究已取得了较大的进展。

## 第二节 病因病理

### 一、病因与发病机制

#### （一）病因

诱发或引起 AAV 的因素较为复杂，主要与感染、遗传和一些环境因素有关。

1. 感染　AAV 患者的临床表现常常包括呼吸道受累，其中 GPA 患者常伴有鼻炎或鼻窦炎，在病灶部位多能分离出金黄色葡萄球菌等病原菌。此外，几乎所有的 ANCA 靶抗原都有杀菌的能力，人们推测感染因素参与了 AAV 的发生。金黄色葡萄球菌在 AAV 的发病过程中可能通过分子模拟机制、超抗原机制以及形成免疫复合物等机制激活免疫系统[5]。

2. 遗传因素　AAV 的发病部分与 MHC 及非 MHC 基因有关[6]。如 GPA 患者基因 HLA-DR1、DR2、DR4、DR8、DR9、DQw1、DQw7 表达的频率明显增加，而 HLA-DR3、DR6、DR13 及 DRB113 表达频率减少。中性粒细胞表面存在 Fcγ 受体（包括 FcγRI、FcγRⅡ和 FcγRⅢ3 种亚型），FcγRⅡa、FcγRⅢa 和 FcγRⅢb 存在编码基因的多态性。AAV 患者 FcγRⅡa-R131、FcγRⅢa-F158 和 FcγRⅢb-NA1 的等位基因的频率明显升高。Fcγ 受体的基因多态性可通过影响 Fcγ 受体与 IgG 的亲和力及免疫复合物的清除能力，从而影响 AAV 的发病。

3. 环境因素　与 AAV 发病可能有关的环境因素包括含硅物质、化学溶剂和金属物质等。AAV 患者接触含硅物质的概率较高，是狼疮性肾炎及其他肾脏疾病患者的 4.4 倍。含硅物质可能通过刺激淋巴细胞、单核细胞和巨噬细胞，使它们释放多种致炎因子，或通过诱发单核细胞、巨噬细胞和中性粒细胞的凋亡，使 ANCA 相关抗原释放，引起血管炎症反应[7,8]。

## （二）发病机制

AAV 发病机制复杂，至今尚未明确。研究发现基因、表观遗传和环境因素均可影响 AAV 的发病。ANCA、致炎因子、中性粒细胞、内皮细胞及其他免疫细胞相互作用形成一个关系紧密而复杂的网络，补体旁路途径的异常激活与 AAV 的发生发展密切相关。基因沉默有关的表观遗传修饰作用在编码 ANCA 自身抗原的基因中受到干扰，从而间接导致丝氨酸蛋白酶 3（PR3）和髓过氧化物酶（MPO）在 AAV 患者中不适当表达。被 ANCA 激活的中性粒细胞，可在其细胞膜的表面表达 MPO 或 PR3 抗原，进而诱导由丝氨酸蛋白酶、MPO 和染色质组成的细胞外诱捕网能够黏附并破坏内皮细胞，在炎症反应的局部产生 ANCA。ANCA 激活的中性粒细胞不仅能够释放活性氧自由基和裂解酶直接导致血管内皮细胞的损伤，而且产生血清补体 B 因子，导致补体系统的激活[1]。

1. ANCA 的作用　　ANCA 是 AAV 特征性的血清学标记之一，ANCA 的主要靶抗原为 PR3 和 MPO[9]。其中抗 PR3 可作为 GPA 的一个敏感的标记物，而抗 MPO 则为 MPA、CSS 的标记物。ANCA 可以使经 TNF-α 或 IL-1 处理的中性粒细胞出现脱颗粒反应，产生氧自由基、细胞因子和释放蛋白酶，导致内皮细胞损伤，从而引起血管炎症反应。这一作用是通过 FcγRⅡa 信号转导系统介导的，ANCA 的 Fa、Fb2 区与 PR3、MPO 等结合，而 Fc 区与中性粒细胞表面 FcγRⅡa 区衔接，从而发生一系列效应，导致血管的损伤。ANCA 也可作用于内皮细胞，PR3 可在内皮细胞中表达，并转移到细胞膜，从而与 ANCA 结合，导致内皮损伤。血管内皮细胞不仅是 AAV 的受损靶细胞，同时也是病理损害积极的参与者。PR3 刺激的内皮细胞能合成并释放 IL-8，招募炎性细胞在病变部位聚集。同时，也可增加内皮细胞表面黏附分子 VCAM-1 的表达，促进中性粒细胞与内皮细胞的黏附。内皮细胞可借助其表面的蛋白 C 受体与中性粒细胞上的 PR3 的结合而促进这两种细胞的黏附。此外，ANCA 可促进黏附分子的表达，抗 PR3 抗体可诱导内皮细胞 ICAM-1 和 VCAM-1 的表达，并可刺激中性粒细胞表面 CD11b/CD18 的表达上调，促进中性粒细胞与内皮细胞的黏附。

2. 抗内皮细胞抗体的作用　　抗内皮细胞抗体（anti-endothelial cell antibodies，AECA）是一组针对与内皮细胞相关抗原的自身抗体的总称[10]。GPA 中 AECA 的阳性率为 55%~80%，其滴度与疾病的活动性呈正相关，是 GPA 复发的独立预测因子。AECA 可诱发血管炎的发生，表现为肺、肾的小动脉和静脉周围的淋巴样细胞浸润。AECA 可通过 NF-κB 途径诱导内皮细胞的活化。上调内皮细胞表达黏附分子，以及 IL-1β、IL-6、IL-8 和单核细胞趋化蛋白-1（monocyte chemotactic protein 1，MCP-1）的表达和分泌。AECA 通过补体依赖的细胞毒作用和抗体依赖细胞介导的细胞毒性作用与活化的内皮细胞相互作用，损伤靶细胞。

3. 免疫复合物的作用　　免疫复合物在血管壁的异常沉积，在大部分血管炎的发病机制中起重要作用。在结节性多动脉炎（PAN）、变应性皮肤血管炎、过敏性紫癜和混合性冷球蛋白血症中，病变血管壁可检测到免疫复合物的存在[11,12]。然而，在多数 AAV 中，尤其在 GPA 及 MPA 中，尚未发现循环免疫复合物水平的升高，以及补体和免疫球蛋白在血管组织中的沉积。免疫复合物参与了 AAV 的发病，可能在 AAV 的病理损害中发挥着重要的作用。由于 ANCA 的刺激，浸润的中性粒细胞脱颗粒，释放多种蛋白酶，将血管壁中的免疫复合物清除，从而呈现寡免疫复合物性血管炎。

4. T 细胞的作用　　T 细胞在很多自身免疫性疾病中的作用已得到证实，而在 AAV 中的重要作用也正逐步被认识[13]。与其他的自身免疫性疾病相似，CD4 阳性细胞对特异性自身抗体的产生是必需的，而 CD8 阳性细胞则可对组织产生直接的损伤作用。在 AAV 中，T 细胞对 ANCA 的产生可能起着重要的辅助作用[14]。在 GPA 的肾、肺组织中，主要包含巨噬细胞、CD4 阳性细胞浸润、NK 细胞、CD8 阳性细胞以及表达 γ/δT 细胞受体的 T 细胞，血管损伤可能是由 T 细胞介导的。GPA 患者的病变组织中浸润的 Th 细胞主要为 Th1 细胞，而 MPA、EGPA 患者的外周 T 细胞主要以 Th2 细胞占优势，说明在 AAV 中，不同的疾病之间也存在免疫反应类型的差异。

5. 细胞因子的作用　多种细胞因子[15-18]参与了 AAV 的发病过程，其中由单核巨噬细胞产生的 IL-1 及 TNF-α 最为人们所关注。在 GPA 及 MPA 患者的肾脏组织中，IL-1 及 TNF-α 的表达水平升高，并随疾病的活动而变化。IL-1 和 TNF-α 可以激活中性粒细胞，使细胞内成分如 PR3 及 MPO 等抗原转移至细胞表面。由 T 细胞产生的 IL-2 及 IFN-γ，在 GPA 及 EGPA 患者的血清中亦明显升高，在 AAV 中存在 T 细胞依赖的免疫病理反应。IL-8 主要由单核巨噬细胞产生，ANCA 可促进 IL-8 的产生，趋化及活化中性粒细胞，引起血管炎性病变。

## 二、病理

AAV 多发生于中老年男性，临床表现为患者不规则发热、乏力、皮疹、关节痛、肌肉痛、体重下降。主要累及的靶器官包括肺、肾。累及肾时，肾脏是 AAV 最常见的受累部位，80%～90%的 MPA 有肾受累的临床表现，病理检查几乎 100% 累及肾，临床可有血尿、蛋白尿，其中 50% 患者表现为急进性肾炎[19,20]。肾脏典型的病理表现是肾小球毛细血管袢纤维素样坏死和（或）新月体形成，特点为肾小球病变轻重不等，一旦慢性病变，提示 AAV 肾损伤往往病情严重，预后较差。光镜下肾脏病理检查分型预后由好至坏依次：局灶型、新月体型、混合型、硬化型。分型中，局灶型的肾脏存活率最高，其中新月体型比混合型的肾脏存活率要差，硬化型患者诊断后年内的死亡风险很高。GPA、MPA 及 CSS 的临床表现及组织学表现不同，GPA 和 CSS 中可见到肉芽肿样炎症改变，而 MPA 中没有。此外，中性粒细胞在 GPA 炎症中多见，而在 CSS 中主要为嗜酸性粒细胞浸润，MPA 与 CSS 主要与 MPO 抗体有关，而 PR3 在 GPA 中特异性更高。总之，AAV 的病理生理过程复杂，体液免疫、细胞免疫均参与其中，起初的损害引起一系列的级联反应，最终导致淋巴细胞组织浸润，T 细胞驱动脱颗粒形成，造成远期损害。

## 三、中医病因病机

中医学认为其发病机制与"伏气温病"学说有关，当"外邪入侵，病发于里"与西医学认为与环境、感染、遗传、药物等因素有关。脾肾两虚，浊毒瘀血阻滞是 AAV 发生的关键所在，脾肾功能健旺则健康无病，而脾肾虚衰应运而生的是浊毒内生，可见 AAV 自始至终伴发浊毒证。

1. 热与血结　素体阳热偏盛之人，外感热邪入侵，热毒蕴于肌肤，灼伤津液，搏结气血，气血蕴热而凝滞。症见结节颜色鲜红、大小不等、分布疏散、压痛明显，兼见阳热里证，如咽痛、咽干、口渴、小便短少而黄、甚则鼻衄等症状。

2. 湿热阻络　久处湿地或素有痰湿之人，饮食不节，夹杂外感湿邪，湿热浸淫经脉，营卫运行受阻，郁遏生热，酿生湿热毒邪，湿热毒邪下注，导致下肢经脉瘀阻，气血不通，郁积肌肤。症见结节色红、高出皮面，红肿热痛，同时伴有苔腻、口苦、口渴不欲饮，大便黏腻不爽，小便黄等症状。

3. 寒湿凝滞　若素体阳虚，阴寒内生，复感湿邪，寒湿互结，阻滞气血运行，瘀滞血脉，瘀阻经络，也发生结节。症见结节色暗红或紫暗，消退缓慢或经久不消，遇寒加重，或伴四肢不温，关节冷痛，神疲倦怠等。

4. 气阴两虚　素体脾虚或久病不愈、失治误治，耗伤人体正气，病久出现气阴亏虚。症见皮损色泽暗淡、结节不痛，病情缠绵不愈，或伴肢冷，关节痛，或伴体倦懒动、心悸气短等症状。

# 第三节 临床表现

## 一、症状

临床表现为发热、乏力、皮疹、关节痛、肌肉痛、肢体麻木、无力及体重下降，少数患者可有不规则的发热，但也可无上述症状。

## 二、体征

皮肤损害可为多形性，有红斑、结节、紫癜、风团、血疱、丘疹、坏死及溃疡等。两膝下为最常见，以两小腿下部及足背部皮损最多。较多的皮损开始的特征为紫癜样斑丘疹，压之不褪色，可以触及。开始为皮下结节，如黄豆至蚕豆及小枣大小，淡红色有压痛。除皮肤表现明显，还带有肢体反应迟钝、食欲不振等，大部分患者病程中有精神萎靡的表现。

## 三、实验室和辅助检查

常规检查：急性期炎症的指标如 ESR、CRP 升高，部分患者有贫血、白细胞和血小板增多。累及肾脏时出现蛋白尿、镜下血尿和红细胞管型，血清肌酐和尿素氮水平升高。

1. 抗中性粒细胞胞质抗体　约 80% 的 MPA 患者 ANCA 阳性，ANCA 是 MPA 的重要诊断依据，也是监测病情活动和预测复发的重要血清学指标，其滴度通常与血管炎的活动度有关。其中约 60% 抗原是 MPO-ANCA（p-ANCA）阳性，肺受累者常有此抗体；另有约 40% 的患者为 PR3-ANCA（c-ANCA）阳性。约 40% 的患者可查到抗心磷脂抗体（ACL），少部分患者 ANA、类风湿因子（RF）阳性。

2. 影像学改变　胸部 X 线检查在早期可发现无特征性肺部浸润影或小泡状浸润影、双侧不规则的结节片状阴影，肺空洞少见，可见继发于肺泡毛细血管炎和肺出血的弥漫性肺实质浸润。中晚期可现肺间质纤维化。

3. 活组织检查病理　病变累及肾脏、皮肤、肺和胃肠道，病理特征为小血管的节段性纤维素样坏死，无坏死性肉芽肿性炎，在小动脉、微动脉、毛细血管和静脉壁上，有多核白细胞和单核细胞的浸润，可有血栓形成。在毛细血管后微静脉可见白细胞破碎性血管炎。肾脏病理特征为肾小球毛细血管丛节段性纤维素样坏死、血栓形成和新月体形成，坏死节段内和周围偶见大量嗜中性粒细胞浸润。免疫学检查无或仅有稀疏的免疫球蛋白沉积，极少有免疫复合物沉积。肺组织活检示肺毛细血管炎、纤维化，无或极少免疫复合物沉积。肌肉和腓肠神经活检可见小到中等动脉的坏死性血管炎。

# 第四节 诊断与鉴别诊断

## 一、诊断要点

ANCA 相关性血管炎累及全身多个系统，预后差，影响 AAV 患者生存率的因素复杂，年龄、肾功能水平、FFS 评分、BVAS 评分、低白蛋白血症、ANCA 的分型等均从各方面影响 AAV 患者的预后，而肾活检病理分型也可能与 AAV 患者的预后有关，肾活检中的组织病理学改变可能提示患者预后情况，是临床诊断及治疗选择参考的重要指标。

## 二、诊断标准

GPA（WG）的诊断标准采用 1990 年美国风湿病学会分类标准：①鼻或口腔炎症：痛或无痛性口腔溃疡、脓性或血性鼻腔分泌物；②胸部 X 线异常：胸片示结节、固定浸润灶或空洞；③尿沉渣异常：镜下血尿（红细胞>5/高倍视野）或出现红细胞管型；④病理性肉芽肿性炎性改变：动脉壁、动脉周围或血管（动脉或微动脉）外区域中性粒细胞浸润形成肉芽肿性炎性改变。有 2 项阳性即可诊断为 GPA，诊断的敏感性和特异性分别为 88.2% 和 92.0%。GPA 在临床上常被误诊，为了能早期诊断，对有以下情况者应反复进行活组织检查：不明原因的发热伴有呼吸道症状；慢性鼻炎及鼻旁窦炎，经检查有黏膜糜烂或肉芽组织增生；眼、口腔黏膜有溃疡、坏死或肉芽肿；肺内有可变性结节状阴影或空洞；皮肤有紫癜、结节、坏死和溃疡等。

MPA 诊断尚无统一标准，如出现系统性损害并有肺部受累、肾脏受累及出现可触及的紫癜应考虑 MPA 的诊断，尤其是 MPO-ANCA 阳性者。肾活检及皮肤或其他内脏活检有利于 MPA 的诊断。部分患者需除外感染性心内膜炎。确定诊断之前，需与结节性多动脉炎（PAN）和 GPA 相鉴别。以下情况有助于 MPA 的诊断：①中老年，以男性多见；②具有上述起病的前驱症状；③肾脏损害表现：蛋白尿、血尿或急进性肾功能不全等；④伴有肺部或肺肾综合征的临床表现；⑤伴有胃肠道、心脏、眼、耳、关节等全身各器官受累表现；⑥ANCA 阳性；⑦肾、肺活检有助于诊断。

EGPA（CSS）的诊断标准采用 1990 年美国风湿病学会诊断标准：①支气管哮喘；②血嗜酸粒细胞>10%；③单发或多发性单神经病变，或多神经病变；④一过性或游走性肺浸润；⑤鼻旁窦病变；⑥活检证实有嗜酸粒细胞浸润和肉芽肿性血管炎。凡具备 4 条或 4 条以上可诊断。

## 三、鉴别诊断

### （一）结节性多动脉炎

本病主要累及中型和小型动脉，无毛细血管、小静脉及微动脉，是一种坏死性血管炎，极少有肉芽肿。肾损害为肾血管炎、肾梗死和微动脉瘤，无急进性肾炎，无肺出血。周围神经疾患多见（50%~80%），20%~30%有皮肤损害，表现为痛性红斑性皮下结节，沿动脉成群出现。ANCA 较少阳性（<20%），血管造影见微血管瘤、血管狭窄，中小动脉壁活检有炎症细胞浸润。

### （二）狼疮肾炎

具有典型系统性红斑狼疮表现，加上蛋白尿即可诊断，肾活检见各种免疫复合物大量沉着，可与 MPA 鉴别。

### （三）肺出血-肾炎综合征

肺出血-肾炎综合征是以肺出血和急进性肾小球肾炎为特征的综合征，抗肾小球基底膜抗体阳性，由此引起的弥漫性肺泡出血及肾小球肾炎综合征，以发热、咳嗽、咯血及肾炎为突出表现，但一般无其他血管炎征象。本病多缺乏上呼吸道病变，肾病理可见基底膜有免疫复合物沉积。

### （四）复发性多软骨炎

复发性多软骨炎（relapsing polychondritis，RP）是一种软骨组织复发性退化性炎症。目前，RP

病因尚不清楚，人们认为其与自身免疫反应有密切关系。RP 是以软骨受累为主要表现，临床表现也可有鼻塌陷、听力障碍、气管狭窄，但该病一般均有耳郭受累，而无鼻窦受累，实验室检查 ANCA 阴性，活动期抗 II 型胶原抗体阳性。发病初期为急性炎症表现，经数周至数月好转，以后转为慢性反复发作，长达数年。晚期起支撑作用的软骨组织遭破坏，患者表现为松软耳、鞍鼻以及嗅觉、视觉、听觉和前庭功能障碍。

# 第五节　治　疗

## 一、西医治疗

治疗可分为 3 期，即诱导缓解、维持缓解以及控制复发。目前的治疗策略旨在诱导缓解并使用毒性较小的药物来维持缓解。为维持 AAV 患者的缓解，推荐使用小剂量糖皮质激素联合免疫抑制剂（如硫唑嘌呤、甲氨蝶呤、吗替麦考酚酯等）或利妥昔单抗。对于难治性 AAV 患者的诱导缓解治疗，推荐将环磷酰胺换成利妥昔单抗，或者将利妥昔单抗换成环磷酰胺。目前激素联合环磷酰胺已成为治疗 AAV 肾损伤的首选治疗方案，可提高生存率，改善预后。糖皮质激素加环磷酰胺联合治疗 GPA 有显著疗效，特别是肾脏受累以及具有严重呼吸系统受累的患者，应作为首选治疗方案。

### （一）糖皮质激素

活动期用泼尼松 1.0~1.5mg/（kg·d）。用 4~6 周病情缓解后逐渐减量并以小剂量维持。严重病例如中枢神经系统血管炎、呼吸道病变伴低氧血症如肺泡出血、进行性肾功能衰竭等，可采用甲泼尼龙冲击疗法。

### （二）免疫抑制剂

环磷酰胺、硫唑嘌呤、甲氨蝶呤、环孢素 A、霉酚酸酯等，根据病情选用。

### （三）生物制剂

利妥昔单抗、TNF-α 受体阻滞剂等，主要应用于难治性患者或经常规治疗多次复发患者，部分患者取得较好疗效。

### （四）其他治疗

丙种球蛋白、血浆置换、透析和肾移植（终末期肾功能衰竭者）、外科治疗（声门下狭窄、支气管狭窄者等）。

## 二、中医治疗

中医治疗原则：发作期以祛邪为主，结合病邪的性质分别采用清热解毒、清热祛湿、温阳除湿等治法；缓解期扶正祛邪兼顾，以益气养阴、活血通络为主。虚证以气虚最多见，其次为阴虚证，脏腑辨证以脾肾两虚较多，其次为脾肺气虚证，且最常见的证型组合为气阴两虚证；标实证中以血瘀证最多，其次为水湿证、湿热证、痰热证等，常见虚实夹杂。

## 中医辨证论治

1. 热与血结证

证候：身热，神志如狂，时清时乱，口干而漱水不欲咽，舌色绛紫而暗或有瘀斑。舌质红绛，少苔或无苔，脉沉实或涩。

治法：凉血解毒，活血化瘀。

方药：犀角地黄汤（《外台秘要》）加减。

水牛角（先煎）、生地黄、赤芍、牡丹皮、连翘、生大黄（后下）、桃仁、红花、枳实。

加减：伴关节疼痛者，病在上肢加桑枝、秦艽、羌活、威灵仙等；病在下肢加黄柏、独活、川牛膝、木瓜等；伴关节肌肉酸胀重着者，加土茯苓、萆薢、苍术、薏苡仁等；伴高热、关节红肿热痛明显者，加石膏、知母、忍冬藤等。

2. 湿热阻络证

证候：发病快，可有外感前驱症状，随即分批出现双小腿伸侧鲜红色结节，红肿热痛，同时可伴有发热、口苦黏腻、渴不欲饮，大便黏滞不爽，小便黄。舌质红，苔黄腻，脉滑数。

治法：清热利湿，解毒通络。

方药：四妙丸（《成方便读》）加减。

黄柏、苍术、牛膝、薏苡仁、土茯苓、白芍、泽泻、生地黄、金银花、丹参、白花蛇舌草、甘草等。

加减：伴有便秘者，加用大黄、厚朴、枳实；伴有小便黄赤者，加用车前草、通草、泽泻等；红斑灼热疼痛明显者，加用半枝莲、重楼、白花蛇舌草等；舌苔黄厚腻，湿热较重，加滑石、蚕沙，加强清热利湿、导热下行之功；疼痛明显，可加延胡索、威灵仙以通络止痛。威灵仙辛散善走，性温通利，祛风湿、通经络，延胡索擅长利气，气行则血行，活血止痛。

3. 寒湿凝滞证

证候：素体阳虚，患病后双侧小腿结节表面色暗红或紫暗，消退缓慢或经久不消，反复发作，遇寒或劳累后加重，或伴四肢不温，关节冷痛，神疲倦怠，纳差。舌淡白，苔滑，脉沉细或细弱。

治法：温经散寒，化湿通络。

方药：阳和汤（《外科证治全生集》）合五苓散（《伤寒论》）加减。

熟地黄、鹿角霜、肉桂、炮姜、白芥子、麻黄、附片、猪苓、茯苓、泽泻、白术、鸡血藤、地龙、牛膝、甘草等。

4. 气阴亏虚证

证候：皮损色泽暗淡、结节不痛，病情缠绵不愈，或伴肢冷，关节隐隐作痛，或伴体倦乏力、少气懒言等症状。舌淡，苔薄白，脉沉细或弱。

治法：益气养阴，活血化瘀。

方药：生脉散（《医学启源》）合桃红四物汤（《医垒元戎》）加减。

党参、麦冬、五味子、桃仁、红花、川芎、当归、熟地黄、赤芍、威灵仙等。

5. 气阴亏虚证

证候：皮损色泽暗淡、结节不痛，病情缠绵不愈，或伴肢冷，关节隐隐作痛，或伴体倦息动、心悸气短等症状，或伴踝部水肿。舌淡，苔薄白，脉沉细或弱。

治法：益气养阴，活血通络。

方药：生脉散（《医学启源》）合桃红饮（《类证治裁》）加减。

党参、麦冬、五味子、桃仁、红花、川芎、当归、威灵仙等。

此外，中医药治疗小血管炎肾损害还处在探索阶段，应根据"急则治其标，缓则治其本"的原则，在急性期应对症治疗，如出现咯血或其他出血时，应先以止血为主；神明被扰时，应开窍醒神。在疾病活动期，清热解毒、凉血化瘀应是治疗的基本原则，以图缓解临床症状，减轻全身性的炎症反应，预防多系统脏器功能不全的出现。在疾病缓解期，应该重在益气养阴，减少复发，对于肾损害的患者，以保护肾脏功能为先，在终末期肾病阶段应该按照"虚劳"等辨证治疗。

## 第六节　中西医结合诊治策略与措施

目前，AAV 发病机制尚未完全清楚，而中西医结合治疗的方法已在临床取得一定的疗效，临床上中西医结合治疗彰显优势，通过对患者进行辨证论治，因人制宜，设计个体化治疗方案，对缓解患者的临床表现、改善预后、减少免疫抑制剂的毒副作用具有较好的效果，而把握 AAV 的中医病因病机是治疗的关键。

### 一、针对西医病因结合证候治疗

AAV 临床首先应寻找疾病发生的原因，根据临床表现、实验室和辅助检查明确病因。出现尿素氮、肌酐升高，红细胞计数及血红蛋白升高，尿蛋白升高明显的，应考虑慢性肾衰竭，给予保肾、维持体内酸碱代谢平衡等对症治疗。患者周身乏力以双下肢为著，倦怠懒言，食少纳呆，腹胀，反酸，偶咳嗽，痰少色白、黏稠难咯，小便泡沫多，便质稀，双下肢轻度水肿，舌淡苔白腻，脉沉细者，应考虑病位在肾，且与肺、脾病变密切相关。中医诊断为血痹（脾肾两虚兼浊毒内蕴证），治以补脾益肾，通腑泄浊，需要兼顾标本，以补肾健脾、利湿化浊为治疗大法。西医治疗给予泼尼松片 60mg/d 口服联合环磷酰胺 0.2g 隔日静脉滴注免疫抑制治疗。中药治疗过程中泼尼松片应规律减量，每月可联合环磷酰胺静脉滴注治疗。

### 二、重视清热利湿、活血解毒、通络止痛法的应用

中医学认为 AAV 属于"温病"范畴，发病机制似"伏气温病"，多因先天禀赋不足或年老体衰，感受外邪，脏腑功能失调，热毒之邪损伤血脉，热瘀互结而发病。乃湿、热、瘀、毒等致病因素的综合作用，分型多为热毒证、湿热证、血瘀湿阻证，所以在中医治疗上，应以清热利湿、活血解毒、通络止痛为基本治法。治疗湿热瘀毒证，西医一般给予激素和免疫抑制剂，当症状基本缓解，可逐步减少激素用量并停用免疫抑制剂，也可小剂量激素口服维持治疗，治疗过程中要辨证与辨病相结合、病期与治则相结合，以提高临床疗效。

### 三、分阶段选择中西医治疗方案

病因不明的 AAV 临床应当谨慎诊断鉴别。GPA 早期诊断至关重要。针对 AAV 诱导缓解期、维持缓解期和控制复发 3 个阶段采用不同的治疗模式。诱导缓解期，指南推荐激素联合环磷酰胺或利妥昔单抗作为一线治疗用药（1A 级推荐）；若存在快速进展的肾功能衰竭 SCr>5mg/dL 的患者（1B 级推荐），或重症弥漫性肺泡出血的患者推荐血浆置换（3C 级推荐）。维持缓解期，指南建议小剂量激素联合下列药物之一：硫唑嘌呤、利妥昔单抗、甲氨蝶呤或吗替麦考酚酯（均为 A 级推荐），来氟米特作为不能耐受以上四个药物的二线治疗药物；关于复发性血管炎的治疗药物选择，目前尚缺乏循证医学的证据。在疾病缓解期，炎症指标趋于正常，处于低疾病活动或临床缓解阶段，应尽快撤减西药，尤其是糖皮质激素，应以中医治疗为主，避免长期应用糖皮质激素和免疫抑制剂所带来的诸多副作用。对于难治性病例，可应用小剂量激素或免疫抑制剂维持治疗，但应尽可能减停。

临床治疗效果不佳的患者，应进一步查找 AAV 的病因，并用中医证候评分判断病情活动。《临证指南医案》有言"初病湿热在经，久则瘀热入络"，湿热交蒸，脉络受损，动血伤阴，破血妄行，临床易出现咯血、尿血、便血等多脏器出血证。故湿热内蕴型患者损害常较为严重，多见于疾病的极期；而气阴两虚型患者损害较为轻浅，常见于起病之初或久病经过治疗的缓解恢复期。

## 四、结合现代药理应用方药

中医辨证可考虑结合现代药理处方用药。急性发病期，常表现为指趾坏疽，静息痛明显，趾根部糜烂、红肿伴臭秽气味，舌苔黄腻较重，体内湿热、热郁成毒、毒瘀经络等，应予四妙勇安汤加减，方中当归、川芎、赤芍、地龙、蜈蚣等活血化瘀、通络止痛，金银花、玄参、姜黄清热解毒，羌活、牛膝、地骨皮清热利湿、导热下行，王不留行活血消痈，使湿热从下焦而出，陈皮清热燥湿，桂枝温通经络。全方共奏活血通络、解毒利湿之功。若疼痛减轻，糜烂好转，臭味变淡，舌苔仍厚腻且黄，湿热较重，加苍术、黄柏，加强清热利湿、导热下行之功；若症状明显缓解，加延胡索、威灵仙以通络止痛；若症状基本缓解，加白花蛇舌草清热解毒、消痈散结。这些方药大多具有抗血管炎、抗变态反应和免疫调节等作用。在疾病缓解期，肾、肺、脾三脏功能正常则气机相宜、阴阳调和，反之则气机不畅、水液阻滞、阴阳不济，临床多表现为周身乏力、双下肢明显，倦怠懒言，食少纳呆，在治疗上需要兼顾标本，以补肾健脾、利湿化浊为治疗大法。可用党参、黄芪、山药、茯苓、半夏、土茯苓等补脾益肾，主治脾肾不足证，这些方药大多具有增强免疫力，调节消化系统功能等作用，改善 AAV。

## 五、久病当以缓攻，不致重损

本病的临床疗效并不尽如人意，高复发率仍是困扰临床医生的难题，故中医药的协同治疗越来越显现出优势。该病的病位在小血管，相当于中医学"络脉"之血络，清代名医叶天士认为络病"初为气结在经，久则血伤入络"；治疗上应把握好"通"与"补"的辨证关系。一方面，治络之法，当从实论治，以通为补；又因为"久病入络"所致诸病多具有胶着痼结之特点，遵循"久病当以缓攻，不致重损"的原则，补应通补，攻应缓攻，通补活络，协调阴阳。另一方面，由于血管闭塞是血管炎的突出表现，故活血化瘀应贯穿治疗的始终，此法更是治疗血管炎肾损害的关键。中医辨证治疗，在疾病活动期，当以清热解毒、凉血化瘀为主，以缓解临床症状，减轻全身炎症反应，防治多系统损害；在疾病缓解期则以益气养血和血为主，重在固护正气，减少病情复发。血管炎肾损害的中医辨证分型治疗尚未有指南或专家共识，也无大样本的临床研究，但中医药对提高系统性血管炎肾损害疗效具有广阔的临床应用和研究前景，值得进一步研究。

## 六、ANCA 的免疫学机制与中医整体观念

ANCA 的发病机制较为复杂，涉及 ANCA 与促炎因子、内皮细胞和其他免疫效应细胞的相互作用等，各种 ANCA 相关自身免疫性疾病均有不同程度的血管炎性损伤。中医正确的辨证用药需要考虑整体观念、辨其证型、顾其病位与免疫系统的调控贯穿人体各类免疫性疾病的治疗始末。ANCA 与免疫细胞间的相互作用和中医药辨证论治不同自身免疫性疾病的临床分型与各类 ANCA 靶抗原成分之间的关系已成为国内外学者研究的热点。从临床角度来看，中医药治疗此类疾病，通过对患者辨证论治，把握中医病因病机，对不同的自身免疫性疾病在病证的某一阶段进行异病同治的方法来进行辨证施治。由于其方法多样，因人而异，注重个体化治疗，为此不良反应相对于单纯西药治疗要少。总体而言，中医药临床治疗自身免疫性疾病时，虽然起效较慢，疗效不如西药强，但联合西药治疗时，不仅不良反应小，而且提高疗效，对于稳定病情，减轻不良反应具有良好的效果。

# 第七节　名医经验

## 一、李平经验

李平教授[21]认为本病应当分为急性期与缓解期分而论治。急性期主要由于肺、脾、肾三脏受损，在病程的演变中又可变生水湿、湿浊、浊毒等病理产物，病情进展十分迅速，多较严重，特别是在肾脏病变的活动期，肾主水液，分清别浊的功能减退，秽浊溺污不得外泄，蓄积于内，酿为"浊毒"，终致阴阳错乱，险象环生。而缓解期的主要病机为本虚标实，本虚中以气虚与阴虚最为多见，标实证中以血瘀及湿热最为多见。

**医案举例：**李某，男，58岁。初诊日期2019年9月10日。

**主诉：**发现血肌酐升高伴双下肢水肿5天。遂由门诊收入顺义中医院肾病科病房。患者否认既往高血压病、糖尿病和冠心病史。入院后完善相关检查：生化：Alb 29.9/L，CRE 176μmol/L，TC 5.72mmol/L，$K^+$ 4.4mmol/L；尿常规：PRO（++），BLD（+++）；c-ANCA（-），p-ANCA（++），抗MPO抗体IgG（+++），抗PR3抗体IgG（-），抗GBM抗体IgG（-）；血常规：WBC $6.73×10^9$/L，Hb 54g/L，PLT $553×10^9$/L，EO% 8.0%。入院后诊为ANCA相关性小血管炎。给予甲泼尼龙40mg静脉点滴，一日一次，环磷酰胺0.6g静脉点滴，并予静脉输注悬浮红细胞2U纠正贫血。经治疗患者血红蛋白逐渐上升至70g/L，血肌酐降至154μmol/L。患者病情转为稳定，并出现口干、乏力、腰酸、大便干、泡沫尿等症状。脉象：沉滑。舌象：舌红，苔薄白，舌下瘀。西医诊断：ANCA相关性小血管炎。中医辨证：气阴两虚，瘀阻脉络。治法：益气养阴，活血通络。方药：党参15g，生黄芪45g，熟地黄25g，山药25g，炒白术20g，山茱萸15g，川芎12g，阿胶30g（烊化），茯苓30g，赤芍15g，白芍15g，柴胡24g，牛膝25g，当归10g，黄芩9g，炙甘草10g。

于2019年10月15日至肾病门诊复诊。患者病情稳定，口干、乏力等症状缓解，舌淡红，苔薄白，脉沉细。结合舌脉，患者仍有阴虚表现。故前方加女贞子10g，旱莲草10g，养阴补肾。复查血常规：WBC $5.62×10^9$/L，Hb 102g/L，PLT $302×10^9$/L，EO% 2.0%；生化：Alb 32.1g/L，CRE 112μmol/L，TC 5.62mmol/L，$K^+$ 4.1mmol/L。患者首诊诸症全消，且贫血已纠正，肾功能改善，病情向好。

## 二、李国勤经验

李国勤教授[22]认为本病归属于中医学"血痹"范畴，病位属血络，其中以肺络为首发，日久可迁延于脾肾两脏之络，气血不足是发病之根本，主要以肺肾两虚为主，感受外邪是发病诱因，病理产物可见痰、湿、瘀血。其中急性期的治则以祛除外邪、化痰祛湿、祛瘀通络为主，缓解期则补肺益肾以治其本。临床上的辨证分型并非均有明显的分阶段特点，此外还需注意并发感染时暂不予激素减量，并暂停补益类药物的使用，加大祛邪之力，但因疾病日久，肺肾虚耗，故治疗上亦应散收兼备。

**医案举例：**患者，男，56岁，主因"反复咳痰带血10天，加重7天"于2008年4月1日于中国中医科学院广安门医院住院治疗。

**入院症见：**发热畏寒，体温38℃，咳鲜红色痰液，每日约90mL，气短喘憋，乏力，伴全身多关节窜痛，咽痛，胃胀，眠差，二便调。查体：贫血貌，右眼球结膜轻度充血，双下肢散在出血点，咽红，扁桃体Ⅱ度肿大，口腔内颊黏膜、上腭、舌体可见多处溃疡，双肺呼吸音低，右下肺可闻及少量细湿啰音。HR 96 次/分，心律齐。舌胖大，边有齿痕，苔黄腻，脉滑数。既往曾于北京协和医院确诊为"肉芽肿性多血管炎"。入院查胸部 CT：两肺多发病变，考虑弥漫性血管炎并肺内出血可能，左下肺结节影，合并肺间质病变，双侧胸腔积液。血常规：WBC 8.34×10⁹/L，RBC 3.02×10¹²/L，HGB 84g/L，HCT 26.7%，NEUT% 75.8%，CRP 132.87mg/L。抗中性粒细胞抗体谱：IIF-ANCA（+），C 型 1∶320；PR3-ANCA>200RU/mL，ESR 100mm/h；尿常规：镜下红细胞150/μL，RBC 5~8/HP，尿蛋白 25mg/dL。西医诊断：肉芽肿性多血管（ANCA 相关性小血管炎）。治疗予甲泼尼龙琥珀酸钠粉针，分别以每天 320mg、160mg、160mg 静脉滴注进行冲击治疗 3 天，予注射用环磷酰胺 0.8g 静脉滴注 1 次。中医诊断：血痹。证型：气血两虚，热入血分。治法：益气补血，凉血止血。方药：生黄芪 15g，当归 15g，黄连 6g，玄参 15g，牡丹皮 12g，生地黄 15g，淡竹叶 8g，栀子 15g，小蓟 15g，白茅根 15g，藕节 15g，茵陈 12g，水牛角粉（冲服）3g，青蒿 20g，三七粉（冲服）3g，生甘草 8g。3 剂，水煎服，一日一剂。出院后予醋酸泼尼松片 20mg，2 次/日口服，注射用环磷酰胺 0.4g 静脉滴注 1 次。

2008 年 12 月 5 日门诊复诊：病情平稳，精神可，体力增强，大便稀溏，2~3 次/日。舌质淡，边有齿痕，脉象濡滑。24 小时尿蛋白定量未见异常。IIF-ANCA：C 型 1∶10；PR3-ANCA 47RU/mL。经治疗患者咳嗽咯血、气短喘憋、乏力、全身多关节窜痛、咽痛、胃胀等症状全部消失，临床治愈。

### 三、黄文政经验

黄文政教授[23]认为本病之病位在血络，脾肾亏虚、浊毒瘀血内蕴为基本病机，瘀血、浊毒、湿浊为其病理因素，故常选用四妙勇安汤合当归芍药散以活血化瘀、清热解毒、健脾益肾。即使在疾病初期以实邪为主阶段，也切忌用药过猛，伤及正气，即谓"缓攻"；而在疾病后期以正虚为主的阶段，亦不能一味滋补，避免邪实滞留，当辅以通络，即谓"通补"，强调补应通补，攻应缓攻，通补活络的治疗原则。由于本病的病位在血络，无论急性期还是慢性期均与"瘀血"密切相关，需重视瘀血在发病中的重要地位，根据患者具体病情选用不同类型的活血化瘀药。同时，在出现肾功能损伤的急性加重期，应将中医治疗与西医诱导治疗相结合，符合中医学"急则治标"的治疗理念。

**医案举例**：患者，女，58 岁，2014 年 8 月 12 日因泡沫尿及血肌酐升高入天津中医药大学第一附属医院肾病科住院治疗。

诉 3 个月前因患黄水疮而尿中出现大量泡沫及血肌酐升高。查尿常规示：尿蛋白（+++），尿隐血（+++），24 小时尿蛋白定量 4.39g/24h。p-ANCA 阳性，MPO 阳性，生化示：肌酐399.80μmol/L。入院症见：神清，精神可，面色欠润，全身乏力，畏寒明显，声音嘶哑，腰部胀痛不适，下肢偶发抽搐，四肢末端散在瘀斑瘀点，纳食尚可，偶有食后腹胀，夜寐安，大便日 1 行，尿中大量泡沫，舌暗淡有瘀斑，苔黄腻，脉弦。西医诊断：ANCA 相关性血管炎伴肾损伤。中医诊断：尿浊病，证属浊毒瘀血内蕴、脾肾亏虚。治以健脾益肾、清热利湿、化瘀解毒，方拟四妙勇安汤合当归芍药散加减。药物：生黄芪 30g，赤芍 15g，川芎 15g，当归 15g，炒白术 15g，泽泻 15g，茯苓 15g，玄参 15g，金银花 30g，甘草 15g。3 剂，水煎服，日 1 剂。

2014 年 8 月 23 日三诊：服药后诸症皆缓，皮肤瘀斑消散，尿中泡沫较前减少，无其他不适，舌体淡胖、散在瘀斑，苔薄白，脉弦。继守原方，加石菖蒲 10g。7 剂，水煎服，日 1 剂。患者出院前复查尿常规示：尿蛋白（++）、尿隐血（+），24 小时尿蛋白定量 2.1g/24 小时，生化示：肌酐330.50μmol/L，白蛋白 27.7g/L。临床诸症均有缓解。

## 第八节 中西医调护

在预防调摄方面，首先应注意防范风寒潮湿，"虚邪贼风，避之有时"是预防之良策。此外，还要注意规律作息，保持积极乐观的情绪，对AAV的康复有着积极作用。坚持锻炼可以提高御邪能力，使全身气血和畅，利于疾病恢复。最后，早发现、早诊断、早治疗是降低AAV死亡率和致残率的关键，切勿讳疾忌医[24]。在饮食调养方面，可在膳食中酌情加入葱、姜等辛温发散之品，以利于肺气宣发；或加入薏苡仁、山药等健脾利湿之品，以顾护脾胃，调养后天之本。由于AAV患者肺肾功能较差，处于慢性消耗过程，故不宜大量进食生冷酸辣香燥的食物，在烹饪方面，不宜选取炸、烤、煎等烹饪方式，以免破坏食物营养成分且不利于消化吸收。在起居护理方面，应保持室内空气通风，床铺干燥整洁，多数AAV患者会出现发热，平时应监测体温，尤其傍晚，如有异常及时就医。在功能锻炼方面，急性发作期的AAV患者常伴有关节疼痛，应避免肢体活动锻炼，应以卧床休息为主；缓解期患者应从较小运动量的肢体关节锻炼开始，循序渐进，逐步增加，以不产生疲劳感为度[1]。适度的功能锻炼有利于增强患者体质，降低疾病复发率。在情志调护方面，医者应指导和帮助患者正确认识疾病，减轻心理负担，给予患者战胜疾病的信心和康复的希望，积极乐观的情绪有利于疾病恢复。

## 第九节 预后转归

未经治疗的AAV患者病死率极高，1年和2年病死率分别达80%和90%，激素和环磷酰胺等免疫抑制剂的联合使用及血浆置换技术，极大地提高了患者的生存率，患有AAV的绝大多数患者可被成功治疗，但由于部分患者病情严重或治疗耐药，有时仍有致命的风险，尤其是因为肺泡出血等严重的并发症[25]。通常有两类重要转归：第一，确诊后6个月内死亡率显著增加（大约10%），其中绝大多数是由于治疗所致的感染，而不是AAV本身引起的感染。第二，长期死亡风险轻度增加，这是由多因素导致的，包括高龄、感染、恶性肿瘤和心血管疾病等因素。AAV的死亡率已经大大降低，但由于诸如肾功能不全、呼吸困难、听力丧失等永久性损伤和治疗ANCA相关血管炎产生的副作用后果，如糖尿病、高血压、骨质疏松、恶性肿瘤等，其致残率仍居高不下。基于近年来队列研究和系统性血管炎临床试验中的患者随访发现，GPA的复发率高达60%，而MPA约为30%。大多数研究显示，持续存在c-ANCA/PR3和滴度升高与疾病复发风险增加有关[26]。

除上述AAV的共同特点外，3种不同的AAV还具有各自不同的一些特点：

1. GPA 早期病变有时只局限于上呼吸道某一部位，因此常易误诊。在3种ANCA相关血管炎中GPA出现上呼吸道和肺部受累最常见。70%以上的患者以上呼吸道受累为首发症状，表现为鼻咽部溃疡，甚至出现鼻咽部骨与软骨破坏引起鼻中隔或软腭穿孔。气管受累常导致气管狭窄。呼吸道受累症状见于70%~80%的患者，可出现不同程度的咳嗽、咳痰、咯血、胸痛和呼吸困难，约34%的患者出现迁移性或多发性肺病变，X线检查可见中下肺野结节和浸润、空洞，亦可伴有胸腔积液。70%~80%的患者在病程中出现不同程度的肾脏病变，重者可出现进行性肾脏病变导致的肾衰竭。早期诊断和治疗已使本病的预后有了明显改善，80%的患者存活时间已超过5年。但未经合理治疗的患者死亡率仍很高。

2. MPA 肾脏是MPA最常受累的脏器。约78%的患者有不同程度的肾脏受累。常表现为镜下血尿和红细胞管型尿、蛋白尿等。若未及时治疗病情可急剧恶化，出现肾功能衰竭。57.6%的患者有神经系统受累，最常累及外周神经系统，表现为多发性单神经炎与周围神经炎，中枢神经系统受累相对较少。约50%的患者有肺部受累，患者出现咳嗽、咳痰及咯血，肺部影像学检查常表现为浸润、结节等，上呼吸道受累较少。大部分患者为p-ANCA阳性及MPO-ANCA阳性，少部分为c-ANCA阳性。

3. EGPA 既往称为变应性肉芽肿性血管炎、Churg-Strauss综合征，在3种AAV中，EGPA引起神经系统病变的比例最高。可表现为外周神经系统病变和中枢神经系统受累，以外周神经系统病变最为常见；肺部受累仅次于神经系统病变，影像学表现为肺组织浸润影，多伴有咳嗽、咳痰；此外，腹部器官缺血或梗死可引起腹痛、腹泻和腹部包块；肾损害通常较轻微。冠状动脉受累虽较为罕见，却占死亡原因的50%以上。实验室检查的突出表现是外周血嗜酸性粒细胞增多，部分患者血清IgE升高，EGPA患者多为p-ANCA阳性。经治疗后EGPA预后明显改善，5年生存率从25%上升至50%以上。哮喘发作频繁或全身血管炎进展迅速的患者预后欠佳。

# 第十节 诊治指南（方案或共识）

## 一、中华医学会风湿病学分会2011年"韦格纳肉芽肿病诊断和治疗指南"[27]

1. 概述 韦格纳肉芽肿病（Wegener's granulomatosis，WG）是一种坏死性肉芽肿性血管炎，目前病因不明。病变累及小动脉、静脉及毛细血管，偶尔累及大动脉，其病理以血管壁的炎症为特征，主要侵犯上、下呼吸道和肾脏，通常从鼻黏膜和肺组织的局灶性肉芽肿性炎症开始，逐渐进展为血管的弥漫性坏死性肉芽肿性炎症。临床常表现为鼻和鼻旁窦炎、肺病变和进行性肾功能衰竭。还可累及关节、眼、耳、皮肤，亦可侵及心脏、神经系统等。无肾脏受累者被称为局限性WG。该病男性略多于女性，发病年龄在5~91岁，40~50岁是本病的高发年龄。国外资料显示该病发病率3~6/10万，我国发病情况尚无统计资料。

2. 临床表现 WG临床表现多样，可累及多系统。典型的WG有三联征：上呼吸道、肺和肾病变。

（1）一般症状：可以起病缓慢，也可表现为快速进展性发病。病初症状包括发热、疲劳抑郁、纳差、体质量下降、关节痛、盗汗、尿色改变和虚弱，其中发热最常见。

（2）上呼吸道症状：大部分患者以上呼吸道病变为首发症状。通常表现是持续性流涕，而且不断加重。流涕可来源于鼻窦的分泌，并导致上呼吸道的阻塞和疼痛。伴有鼻黏膜溃疡和结痂，鼻出血，涎液中带血丝。鼻窦炎可以较轻，严重者鼻中隔穿孔，鼻骨破坏，出现鞍鼻。咽鼓管的阻塞能引发中耳炎，导致听力丧失，而后者常是患者的第一主诉。部分患者可因声门下狭窄出现声音嘶哑及呼吸喘鸣。

（3）下呼吸道症状：肺部受累是WG基本特征之一，约50%的患者在起病时即有肺部表现，80%以上的患者将在整个病程中出现肺部病变。胸闷、气短、咳嗽、咯血以及胸膜炎是最常见的症状。大量肺泡性出血较少见，但一旦出现，则可发生呼吸困难和呼吸衰竭。有约1/3的患者肺部影像学检查有肺内阴影，缺乏临床症状。查体可有叩浊、呼吸音减低以及湿啰音等体征。因为支气管内膜受累以及瘢痕形成，55%以上的患者在肺功能检测时可出现阻塞性通气功能障碍，另有30%~40%的患者可出现限制性通气功能障碍以及弥散功能障碍。

（4）肾脏损害：大部分病例有肾脏病变，出现蛋白尿，红、白细胞及管型尿，严重者伴有高血压和肾病综合征，最终可导致肾功能衰竭，是WG的重要死因之一。无肾脏受累者称为局限型WG，应警惕部分患者在起病时无肾脏病变，但随病情进展可逐渐发展至肾小球肾炎。

（5）眼受累：眼受累的最高比例可至50%以上，其中约15%的患者为首发症状。WG可累及眼的任何结构，表现为眼球突出、视神经及眼肌损伤、结膜炎、角膜溃疡、表层巩膜炎、虹膜炎、视网膜血管炎、视力障碍等。

（6）皮肤黏膜：多数患者有皮肤黏膜损伤，表现为下肢可触及的紫癜、多形红斑、斑疹、瘀点（斑）、丘疹、皮下结节、坏死性溃疡形成以及浅表皮肤糜烂等。其中皮肤紫癜最为常见。

（7）神经系统：很少有WG患者以神经系统病变为首发症状，但仍有约1/3的患者在病程中出现神经系统病变。外周神经病变最常见，多发性单神经炎是主要的病变类型，临床表现为对称性的末梢神经病变。肌电图以及神经传导检查有助于外周神经病变的诊断。

（8）关节病变：关节病变在WG中较为常见，约30%的患者发病时有关节病变，全部病程中可有约70%的患者关节受累。多数表现为关节疼痛以及肌痛，1/3的患者可出现对称性、非对称性以及游走性关节炎（可为单关节、寡关节或多关节的肿胀和疼痛）。

（9）其他：WG也可累及心脏而出现心包炎、心肌炎。胃肠道受累时可出现腹痛、腹泻及出血；尸检时可发现脾脏受损（包括坏死、血管炎以及肉芽肿形成）。泌尿生殖系统（不包括肾脏），如膀胱炎、睾丸炎、附睾炎等受累较少见。

3. 诊断要点　WG早期诊断至关重要。无症状患者可通过血清学检查ANCA以及鼻窦和肺脏的CT扫描辅助诊断。上呼吸道、支气管内膜及肾脏活检是诊断的重要依据，病理显示肺小血管壁有中性粒细胞及单个核细胞浸润，可见巨细胞、多形核巨细胞肉芽肿，可破坏肺组织，形成空洞。肾病理为局灶性、节段性、新月体性坏死性肾小球肾炎，免疫荧光检测无或很少免疫球蛋白及补体沉积。当诊断困难时，有必要进行胸腔镜或开胸活检以提供诊断的病理依据。目前WG的诊断标准采用1990年美国风湿病学会（ACR）分类标准（略，详见前文）。符合2条或2条以上时可诊断为WG，诊断的敏感性和特异性分别为88.2%和92.0%。

WG在临床上常被误诊，为了能早期诊断，对有以下情况者应反复进行活组织检查：不明原因的发热伴有中吸道症状；慢性鼻炎及鼻旁窦炎，经检查有黏膜糜烂或肉芽组织增生；眼、口腔黏膜有溃疡、坏死或肉芽肿；肺内有可变性结节状阴影或空洞；皮肤有紫癜、结节、坏死和溃疡等。

4. 鉴别诊断　WG主要与以下几种疾病鉴别。

（1）显微镜下多血管炎：是一种主要累及小血管的系统性坏死性血管炎，可侵犯肾脏、皮肤和肺等脏器的小动脉、微动脉、毛细血管和小静脉。常表现为坏死性肾小球肾炎和肺毛细血管炎。累及肾脏时出现蛋白尿、镜下血尿和红细胞管型。ANCA阳性是MPA的重要诊断依据，60%~80%为MPO-ANCA阳性，荧光检测法示p-ANCA阳性，胸部X线检查在早期可发现无特征性肺部浸润影或小泡状浸润影，中晚期可出现肺间质纤维化。

（2）变应性肉芽肿性血管炎：有重度哮喘；肺和肺外脏器有中小动脉、静脉炎及坏死性肉芽肿；周围血嗜酸性粒细胞增高。WG与CSS均可累及上呼吸道，但前者常有上呼吸道溃疡，胸部X线片示肺内有破坏性病变如结节、空洞形成，而在CSS则不多见。WG病灶中很少有嗜酸性粒细胞浸润，周围血嗜酸性粒细胞增高不明显，也无哮喘发作。

（3）淋巴瘤样肉芽肿病：是多形细胞浸润性血管炎和血管中心性坏死性肉芽肿病，浸润细胞为小淋巴细胞、浆细胞、组织细胞及非典型淋巴细胞，病变主要累及肺、皮肤、神经系统及肾间质，但不侵犯上呼吸道。

（4）肺出血-肾炎综合征：是以肺出血和急进性肾小球肾炎为特征的综合征，抗肾小球基底膜抗体阳性，由此引起的弥漫性肺泡出血及肾小球肾炎综合征，以发热、咳嗽、咯血及肾炎为突出表现，但一般无其他血管炎征象。本病多缺乏上呼吸道病变，肾病理可见基底膜有免疫复合物沉积。

（5）复发性多软骨炎：是以软骨受累为主要表现，临床表现也可有鼻塌陷、听力障碍、气管狭窄，但该病一般均有耳郭受累，而无鼻窦受累，实验室检查ANCA阴性，活动期抗Ⅱ型胶原抗体阳性。

5. 治疗方案及原则 治疗可分为3期，即诱导缓解、维持缓解以及控制复发。循证医学显示糖皮质激素加环磷酰胺联合治疗有显著疗效，特别是肾脏受累以及具有严重呼吸系统疾病的患者，应作为首选治疗方案。

（1）糖皮质激素：活动期用泼尼松 1.0~1.5mg/（kg·d）。用4~6周病情缓解后逐渐减量并以小剂量维持。对严重病例如中枢神经系统血管炎、呼吸道病变伴低氧血症如肺泡出血、进行性肾功能衰竭，可采用冲击疗法：甲泼尼龙 1.0g/d，连用3天，第4天改口服泼尼松 1.0~1.5mg/（kg·d），然后根据病情逐渐减量。

（2）免疫抑制剂

①环磷酰胺：应根据病情选择不同的方法。通常给予口服环磷酰胺 1~3mg/（kg·d），也可用环磷酰胺 200mg，隔日1次。对病情平稳的患者用 1mg/（kg·d）维持。对严重病例给予环磷酰胺按 0.5~1.0g/m² 体表面积静脉冲击治疗，每3~4周1次，同时还可给予每天口服环磷酰胺 100mg。环磷酰胺是治疗本病的基本药物，可使用1年或数年，撤药后患者能长期缓解。用药期间注意观察不良反应，如骨髓抑制、继发感染等。循证医学显示，环磷酰胺能显著地改善GPA患者的生存期，但不能完全控制肾脏等器官损害的进展。

②硫唑嘌呤：为嘌呤类似药，有时可替代环磷酰胺。一般用量为 2~2.5mg/（kg·d），总量不超过 200mg/d。但需根据病情及个体差异而定，用药期间应监测不良反应。如环磷酰胺不能控制病情，可合并使用硫唑嘌呤或改用硫唑嘌呤。

③甲氨蝶呤：甲氨蝶呤一般用量为 10~25mg，每周1次，口服、肌内注射或静脉注射疗效相同，如环磷酰胺不能控制可合并使用。

④环孢素A：作用机制为抑制白细胞介素 IL-2 合成，抑制T细胞的激活。优点为无骨髓抑制作用。但免疫抑制作用也较弱。常用剂量为 3~5mg/（kg·d）。

⑤吗替麦考酚酯：初始用量 1.5g/d，分3次口服，维持3个月，维持剂量 1.0g/d，分2~3次口服，维持6~9个月。

⑥丙种球蛋白（IVIG）：静脉用 IVIG 与补体和细胞因子网络相互作用，提供抗独特型抗体作用于T、B细胞。大剂量丙种球蛋白还具有广谱抗病毒、细菌及中和循环性抗体的作用。一般与激素及其他免疫抑制剂合用，剂量为 300~400mg/（kg·d），连用5~7天。

（3）其他治疗

①复方新诺明片：对于病变局限于上呼吸道以及已用泼尼松和环磷酰胺控制病情者，可选用复方新诺明片（每日2~6片）进行抗感染治疗，认为有良好疗效，能预防复发，延长生存时间。在使用免疫抑制剂和激素治疗时，应注意预防卡氏肺囊虫感染所致的肺炎，约6%的GPA患者在免疫抑制剂治疗的过程出现卡氏肺囊虫肺炎，并可成为GPA的死亡原因。

②生物制剂：利妥昔单抗是一种能特异性降低B细胞数量的单克隆抗体，在多个临床试验及病例报道中显示能够诱导复发和难治性GPA的缓解或部分缓解，利妥昔单抗成为潜在的治疗ANCA相关性血管炎的药物之一。也有 TNF-α 受体阻滞剂治疗GPA有效的报道。针对 TNF-α、CD20 等的单克隆抗体主要应用于难治性患者或经常规治疗多次复发患者，部分患者取得较好疗效，但最终疗效还需要更多的临床资料证实。

③血浆置换：对活动期或危重病例，血浆置换治疗可作为临时性治疗，但仍需与激素及其他免疫抑制剂合用。

④透析：急性期患者如出现肾功能衰竭则需要透析，55%~90%的患者能恢复足够的肾功能。

⑤外科治疗：对于声门下狭窄、支气管狭窄等患者可以考虑外科治疗。

6. 预后 未经治疗的GPA病死率可高达90%以上，经激素和免疫抑制剂治疗后，GPA的预后明显改善。未经治疗的 GPA 平均生存期是 5 个月，82% 的患者 1 年内死亡，90% 以上的患者 2 年内死亡。近年来，通过早期诊断和及时治疗，预后明显改善。大部分患者通过用药，尤其是糖皮质激素加环磷酰胺联合治疗和严密的随诊，能诱导和维持长期的缓解。影响预后的主要因素是高龄、难以控制的感染和不可逆的肾脏损害。

## 二、中华医学会风湿病学分会 2011 年"显微镜下多血管炎诊断及治疗指南"[28]

1. 概述　显微镜下多血管炎（microscopic polyangiitis，MPA）是一种主要累及小血管的系统性坏死性血管炎，可侵犯肾脏、皮肤和肺等脏器的小动脉、微动脉、毛细血管和微小静脉。常表现为坏死性肾小球肾炎和肺毛细血管炎。因其主要累及包括静脉在内的小血管，故现多称为 MPA。1990年的美国风湿病学会（ACR）血管炎的分类标准并未将 MPA 单独列出，因此既往 MPA 大多归属于结节性多动脉炎，极少数归属于韦格纳肉芽肿病（WG）。目前认为 MPA 为一独立的系统性坏死性血管炎，很少或无免疫复合物沉积，常见坏死性肾小球肾炎以及肺的毛细血管炎。1993 年 Chapel Hill 会议将 MPA 定义为一种主要累及小血管（如毛细血管、微小静脉或微小动脉）无免疫复合物沉积的坏死性血管炎。PAN 和 MPA 的区别在于，前者缺乏小血管的血管炎，包括微小动脉、毛细血管和微小静脉。本病男性多见，男女比约 2 : 1，多在 50~60 岁发病，国外发病率为（1~3）/10万，我国的发病率尚不清楚。

2. 临床表现　任何年龄均可患病，但以 40~50 岁最常见，发病率为（1~3）/10 万，男性发病率略高于女性，男 : 女为（1~1.8）: 1，发病急缓不一。MPA 可呈急性起病，表现为快速进展性肾小球肾炎和肺出血，有些也可非常隐匿起病数年，以间断紫癜、轻度肾脏损害、间歇性咯血等为表现。典型病例多具有皮肤、肺、肾的临床表现。

（1）全身症状：可有发热、乏力、厌食、关节痛和体重减轻。

（2）皮肤表现：可出现各种皮疹，以紫癜及可触及的充血性斑丘疹多见。还可有网状青斑、皮肤溃疡、皮肤坏死、坏疽以及肢端缺血、坏死性结节、荨麻疹，血管炎相关的荨麻疹常持续 24 小时以上。

（3）肾脏损害：是本病最常见的临床表现，多数患者出现蛋白尿、血尿、各种管型、水肿和肾性高血压等，部分患者出现肾功能不全，可进行性恶化致肾功能衰竭。但是极少数患者可无肾脏病变。

（4）肺部损害：有一半的患者有肺部损害，发生肺泡壁毛细血管炎，12%~29% 的患者有弥漫性肺泡出血。查体可见呼吸窘迫，肺部可闻及啰音。由于弥漫性的肺间质改变和炎症细胞的肺部浸润，约 1/3 的患者可出现咳嗽、咯血、贫血，大量的肺出血导致呼吸困难，甚至死亡。部分患者可在弥漫性肺泡出血的基础上，出现肺间质纤维化。

（5）神经系统：部分患者有神经系统损害的症状，出现多发性单神经炎或多神经病，还可有中枢神经系统受累，常表现为癫痫发作。

（6）消化系统：消化道也可被累及，表现为消化道出血、胰腺炎以及由肠道缺血引起的腹痛，严重者可出现穿孔等，这是由于胃肠道的小血管炎和血栓形成造成缺血所致。

（7）心血管系统：部分患者还有胸痛和心力衰竭症状，临床可见高血压、心肌梗死以及心包炎。

（8）其他：部分患者也有耳鼻喉的表现，如鼻窦炎，此时较易与 WG 相混淆。少数患者还可有关节炎、关节痛和睾丸炎所致的睾丸痛。眼部症状包括眼部红肿和疼痛以及视力下降，眼科检查表现为视网膜出血、巩膜炎以及色素膜炎。

3. 实验室检查

（1）常规检查：反映急性期炎症的指标如 ESR、CRP 升高，部分患者有贫血、白细胞和血小板增多。累及肾脏时出现蛋白尿、镜下血尿和红细胞管型，血清肌酐和尿素氮水平升高。

（2）ANCA：约80%的MPA患者ANCA阳性，是MPA的重要诊断依据，也是监测病情活动和预测复发的重要血清学指标，其滴度通常与血管炎的活动度有关。

（3）影像学改变：胸部X线检查在早期可发现无特征性肺部浸润影或小泡状浸润影，双侧不规则的结节片状阴影，肺空洞少见，可见继发于肺泡毛细血管炎和肺出血的弥漫性肺实质浸润影，中晚期可出现肺间质纤维化。

（4）活组织检查病理：病变累及肾脏、皮肤、肺和胃肠道，病理特征为小血管的节段性纤维素样坏死，无坏死性肉芽肿性炎，在小动脉、微动脉、毛细血管和静脉壁上，有多核白细胞和单核细胞的浸润，可有血栓形成。在毛细血管后微静脉可见白细胞破碎性血管炎。肾脏病理特征为肾小球毛细血管丛节段性纤维素样坏死、血栓形成和新月体形成，坏死节段内和周围偶见大量嗜中性粒细胞浸润。免疫学检查无或仅有稀疏的免疫球蛋白沉积，极少有免疫复合物沉积，这具有重要的诊断意义。肺组织活检示肺毛细血管炎、纤维化，无或极少免疫复合物沉积。肌肉和腓肠神经活检可见小到中等动脉的坏死性血管炎。

4. 诊断　本病诊断尚无统一标准，如出现系统性损害并有肺部受累、肾脏受累及出现可触及的紫癜应考虑MPA的诊断，尤其是还有MPO-ANCA阳性者。肾活检及皮肤或其他内脏活检有利于MPA的诊断。部分患者需除外感染性心内膜炎。确定诊断之前，需与PAN和WG相鉴别。以下情况有助于MPA的诊断：①中老年，以男性多见；②具有上述起病的前驱症状；③肾脏损害表现：蛋白尿、血尿或（及）急进性肾功能不全等；④伴有肺部或肺肾综合征的临床表现；⑤伴有胃肠道、心脏、眼、耳、关节等全身各器官受累表现；⑥ANCA阳性；⑦肾、肺活检有助于诊断。

5. 鉴别诊断

（1）PAN：本病主要累及中型和（或）小型动脉，无毛细血管、小静脉及微动脉累及，是一种坏死性血管炎，极少有肉芽肿；肾损害为肾血管炎、肾梗死和微动脉瘤，无急进性肾炎，无肺出血。周围神经疾患多见（50%~80%），20%~30%有皮肤损害，表现为痛性红斑性皮下结节，沿动脉成群出现。ANCA较少阳性（<20%），血管造影见微血管瘤、血管狭窄，中小动脉壁活检有炎症细胞浸润。

（2）变应性肉芽肿性血管炎（Churg-Strass syndrome）：本病是累及小、中型血管的系统性血管炎，有血管外肉芽肿形成及高嗜酸细胞血症，患者常表现为变应性鼻炎、鼻息肉及哮喘，可侵犯肺及肾脏，出现相应症状，可有ANCA阳性，但以p-ANCA阳性为多。

（3）WG：本病为坏死性肉芽肿性血管炎，病变累及小动脉、静脉及毛细血管，偶可累及大动脉，临床表现为上、下呼吸道的坏死性肉芽肿、全身坏死性血管炎和肾小球肾炎，严重者发生肺出血-肾炎综合征，c-ANCA阳性（活动期阳性率达88%~96%）。

（4）肺出血-肾炎综合征：以肺出血和急进性肾炎为特征，抗肾小球基底膜抗体阳性，肾病理可见基底膜有明显免疫复合物沉积。

（5）狼疮肾炎：具有典型系统性红斑狼疮表现，加上蛋白尿即可诊断，肾活检见大量各种免疫复合物沉着，可与MPA鉴别。

6. 治疗方案及原则　治疗可分3个阶段：诱导期、维持缓解期和治疗复发。

（1）诱导期和维持缓解期的治疗

①糖皮质激素：泼尼松（龙）1mg/（kg·d），晨顿服或分次服用，一般服用4~8周后减量，等病情缓解后以维持量治疗，维持量有个体差异。建议以小剂量泼尼松（龙）（10~20mg/d）维持2年或更长。对于重症患者和肾功能进行性恶化的患者，可采用甲泼尼龙冲击治疗，每次0.5~1.0g静脉滴注，每日或隔日1次，3次为1个疗程，1周后视病情需要可重复。激素治疗期间注意防治不良反应。不宜单用泼尼松治疗，因单用泼尼松治疗此病缓解率下降，复发率升高。

②环磷酰胺：可采用口服，剂量一般 2~3mg/（kg·d），持续 12 周。亦可采用环磷酰胺静脉冲击疗法，剂量 0.5~1g/m² 体表面积，每月 1 次，连续 6 个月。严重者用药间隔可缩短为 2~3 周，以后每 3 个月 1 次，至病情稳定 1~2 年（或更长时间）可停药观察。口服不良反应高于冲击治疗。用药期间需监测血常规和肝功能、肾功能。

③硫唑嘌呤：由于环磷酰胺长期使用不良反应多，诱导治疗一旦达到缓解（通常 4~6 个月后）也可以改用硫唑嘌呤。1~2mg/（kg·d）口服，维持至少 1 年。应注意不良反应。

④吗替麦考酚酯：1.0~1.5g/d，用于维持缓解期和治疗复发的 MPA，有一定疗效，但资料较少，且停药可能引起复发。

⑤甲氨蝶呤：有报告甲氨蝶呤 5~25mg，每周 1 次，口服或静脉注射治疗有效，应注意不良反应。

⑥丙种球蛋白：采用大剂量静脉 IVIG 0.4mg/（kg·d），3~5 日为 1 个疗程，部分患者有效。在合并感染、体弱、病重等原因导致无法使用糖皮质激素和细胞毒性药物时可单用或合用。

⑦血浆置换：对于就诊时即已需透析的患者可能有益。由于目前资料尚不充分，应用血浆置换主要根据临床经验，需要谨慎权衡血浆置换可能带来的风险（如深静脉置管并发症、感染等）与其潜在获益之间利弊。当同时出现抗肾小球基底膜抗体、存在严重肺泡出血者或病程急性期存在严重肾脏病变时可考虑血浆置换。

⑧生物制剂：针对 TNF-α、CD20 等的单克隆抗体，主要应用于难治性患者或经常规治疗多次复发患者。部分患者取得较好疗效，但最终疗效还需要更多的临床资料证实。

（2）暴发性 MPA 治疗：此时可出现肺-肾功能衰竭，常有肺泡大量出血和肾功能急骤恶化，可予以甲泼尼龙和环磷酰胺联合冲击治疗，以及支持对症治疗的同时采用血浆置换疗法。每次置换血浆 2~4L，1 次/日，连续数日后依情况改为隔日或数日 1 次。该疗法对部分患者有效，不良反应有出血、感染等。血浆置换对肌酐、尿素氮等小分子毒素清除效果差，如患者血肌酐明显升高宜联合血液透析治疗。

（3）透析和肾移植：少数进入终末期肾功能衰竭者，需要依赖维持性透析或进行肾移植，肾移植后仍有很少数患者会复发，复发后仍可用糖皮质激素和免疫抑制剂治疗。

（4）其他：对有肾损害的患者应严格将血压控制在正常范围内，推荐使用血管紧张素转换酶抑制剂或血管紧张素 Ⅱ 受体拮抗剂。

7. 预后　经治疗 90% 的 MPA 患者能得到改善，75% 的患者能完全缓解。约 30% 的患者在 1~2 年后复发。本病治疗后的 2 年、5 年生存率大约分别为 75%、74%。与 PAN 相似，本病的主要死亡原因是不能控制的病情活动、肾功能衰竭和继发感染以及肺脏受累。疾病过程中应密切监测 ESR 水平，MPA 中 ANCA 的滴度与病情活动相关性较差。

### 三、2016 年 EULAR/ERA-EDTA 建议：ANCA 相关性血管炎的管理[4]

声明 1：AAV 患者的治疗应在风湿病专家的密切协助或直接在风湿病中心进行。（证据等级：3；推荐级别：C）

声明 2：活组织检查阳性强烈支持血管炎诊断，对于新发和怀疑复发的血管炎患者推荐活检，以进一步评估病情。（证据等级：3；推荐级别：C）

声明 3：对于新发的危及器官和生命的 AAV 患者诱导缓解，推荐使用糖皮质激素联合环磷酰胺或者利妥昔单抗。（证据等级 GPA/MPA 为 1，EGPA 为 3；推荐级别 GPA/MPA 为 A，EGPA 为 C）

声明 4：对于无器官累及的 AAV 患者诱导缓解，推荐使用糖皮质激素联合甲氨蝶呤或者吗替麦考酚酯。（证据等级：1B；推荐级别：MTX 为 B，MMF 为 C）

声明 5：对于危及器官和生命的 AAV 复发患者，推荐与治疗新发疾病一样，使用糖皮质激素联合环磷酰胺或者利妥昔单抗。（证据等级：GPA/MPA 为 1，EGPA 和 CTX 为 3，EGPA 和 RTX 为 4；

推荐级别：GPA/MPA 为 A，EGPA 和 CTX 为 C，EGPA 和 RTX 为 C）

声明 6：对于新发和复发的 AAV 患者，一旦出现快速进展性肾小球肾炎，血肌酐水平 ≥500mmol/L（5.7mg/dL）时可考虑使用血浆置换。（证据等级：1B；推荐级别：B）。AAV 患者表现为严重弥漫肺泡出血可考虑血浆置换。（证据等级：3；推荐级别：C）。

声明 7：为维持 AAV 患者的缓解，推荐使用小剂量糖皮质激素联合硫唑嘌呤或利妥昔单抗，或甲氨蝶呤或吗替麦考酚酯。（证据等级：GPA/MPA 为 1B，EGPA 和 AZA 为 3；推荐级别：GPA/MPA 为 A，EGPA 和 AZA 为 C）

声明 8：推荐在诱导 AAV 患者缓解后进行至少 24 个月的维持治疗。（证据等级：4；推荐级别：D）

声明 9：对于难治性 AAV 患者的诱导缓解治疗，推荐将环磷酰胺换成利妥昔单抗，或者将利妥昔单抗换成环磷酰胺，这些患者应该在有经验的风湿病中心密切指导下或者直接转诊到这些中心治疗，以便进一步评估病情和有可能参加临床试验。（证据等级：3；推荐级别：C）

声明 10：推荐进行结构性的临床评估而不是单纯检查 ANCA，从而为改变 AAV 患者治疗提供依据。（证据等级：4；推荐级别：D）

声明 11：曾经接受环磷酰胺治疗的患者出现持续不能解释的血尿时，推荐进一步检查。（证据等级：2B；推荐级别：C）

声明 12：利妥昔单抗治疗后会出现低免疫球蛋白血症，推荐在每次使用利妥昔单抗治疗前以及反复出现感染的患者检测血清免疫球蛋白水平。（证据等级：3；推荐级别：C）

声明 13：推荐对 AAV 患者定期评估心血管风险。（证据等级：2B；推荐级别：B）

声明 14：推荐向 AAV 患者清晰地解释疾病的特征，治疗的选择，治疗的副作用，短期和长期预后。（证据等级：3；推荐级别：C）

声明 15：推荐在诱导治疗 AAV 患者缓解后，应评价合并症累及的范围和持续影响，从而建议患者进行必要的治疗或改善这些病情。（证据等级：4；推荐级别：D）

### 四、中国免疫学会临床免疫学分会 2019 年"抗中性粒细胞胞浆抗体检测方法在诊断肉芽肿性多血管炎和显微镜下多血管炎中应用的专家共识"[29]

建议 1：ANCA 是一组以中性粒细胞和单核细胞胞浆成分为靶抗原的抗体的总称。目前临床与血管炎相关的 ANCA 特异性靶抗原检测主要是 PR3-ANCA 和 MPO-ANCA，非血管炎相关的 ANCA 靶抗原包括多种，以非 PR3、非 MPO 为主。LOE=4 级，LOA=（9.38±0.94）分。

建议 2：有以下临床表现的患者建议进行 ANCA 检查：有系统特征的皮肤型血管炎；长期鼻窦炎或耳炎；声门下气管狭窄；眶后肿块；巩膜炎、视网膜血管炎、非肉芽肿性葡萄膜炎、视神经炎等；上呼吸道慢性破坏性疾病；多个肺结节；肺出血，特别是肺-肾综合征；肾小球肾炎，特别是快速进展的肾小球肾炎；多发性单神经炎或其他周围神经病变；但检测 ANCA 的情况并不仅限于这些症状。LOE=4 级，LOA=（9.15±1.09）分。

建议 3：结合建议 2。MPO-ANCA、PR3-ANCA 检测结果阳性，有助于诊断 AAV，但不能仅凭此结果进行确诊，需结合临床与相关实验室检查结果综合判断。LOE=2 级，LOA=（9.52±1.08）分。

建议 4：诊断时应详细询问患者的用药史（如肼苯哒嗪、可卡因、米诺环素、丙硫氧嘧啶等）和既往史（如感染、肿瘤、炎性肠病等）。LOE=3 级，LOA=（9.35±0.89）分。

建议 5：ANCA 水平可能对临床判断病情有一定程度的帮助。尽管有证据显示血清中 ANCA 滴度升高可提示病情活动度以及复发率高，但仍需寻找确切证据证明血清中 ANCA 的滴度是否可用于判断病情和预后；目前尚不能单独依据 ANCA 是否阳性及滴度作为治疗的依据。LOE=2 级，LOA=（8.90±0.93）分。

建议 6：目前我国可采用的方法包括 ELISA、CLIA 和多重微珠流式免疫荧光发光法等抗原特异性免疫学方法。其定量检测 MPO-ANCA、PR3-ANCA 可作为针对高度怀疑 GPA 和 MPA 的 ANCA 筛查方法。LOE=1 级，LOA=（8.98±1.35）分。

建议 7：如 MPO-ANCA、PR3-ANCA 检测结果均为阴性或弱阳性，但临床仍高度怀疑小血管炎，应使用其他免疫学方法和（或）IIF 再次检测，或者推荐到水平更高的实验室进行检测，并积极进行病理诊断，加强随访。LOE=1 级，LOA=（9.00±1.15）分。

建议 8：MPO-ANCA 和 PR3-ANCA 筛查检测结果阴性，如确实能除外其他因素（如铜蓝蛋白等）导致的检测结果假阴性，则诊断 AAV 的可能性较低，但不能完全排除 AAV 的诊断。LOE=2 级，LOA=（9.54±1.34）分。

## 五、中国风湿免疫科相关专家小组 2018 年"嗜酸性肉芽肿性多血管炎诊治规范多学科专家共识"[30]

EGPA 是一种可累及全身多个系统的、少见的自身免疫性疾病，主要表现为外周血及组织中嗜酸粒细胞增多、浸润及中小血管的坏死性肉芽肿性炎症，属于 ANCA 相关性系统性血管炎。文献报道，近 50% 的患者 ANCA 检测阳性。1951 年由 Churg 和 Strauss 发现并报道，曾称为 CSS 或 AGA。2012 年 Chapel Hill 会议根据其临床及实验室检查特点将其更名为 EGPA。国外报道的总患病率为（10.7~13.0）/100 万，年发病率为（0.5~6.8）/100 万。支气管哮喘人群中 EGPA 的发病率为（0~67）/100 万，年发病率则高达 64.4/100 万，远高于总人群中 EGPA 的发病率。我国尚缺乏流行病学资料。

EGPA 发病高峰年龄为 30~40 岁，男女均可发病，病因不明。与其他血管炎不同，EGPA 最早易累及呼吸道和肺脏，绝大多数患者首发症状为喘息样发作和鼻-鼻窦炎症状，因此首诊于呼吸内科，且常误诊为难治性支气管哮喘（简称哮喘）。随着病情的进展，全身多系统均可受累并造成不可逆的器官损害。大部分 EGPA 患者在出现多器官损害后才得以确诊，给治疗带来困难，并影响预后。提高对 EGPA 的认识，特别是如何在难治性哮喘人群中早期发现 EGPA 患者，是 EGPA 早期诊断、规范治疗、提高疗效、降低疾病致残率和病死率的关键。

EGPA 可累及多系统或器官，由于我国缺乏 EGPA 大样本的临床数据和资料，不同学科对该病的描述与诊治存在差异。为进一步提高我国各学科对该病的系统认识及临床诊疗水平，由广州呼吸健康研究院钟南山院士、陈荣昌院长及中山大学附属第三医院风湿科古洁若教授牵头，广泛征求国内外多学科专家的意见，同时参考国内外近年来 EGPA 的研究成果与诊治经验，制定了我国首个 EGPA 诊治规范多学科专家共识。

1. EGPA 的临床表现　EGPA 可累及鼻窦、肺、皮肤、神经系统、心脏、胃肠道、肾脏等多个脏器，其中绝大多数患者存在哮喘和（或）变应性鼻炎。目前认为，EGPA 的发病机制为 ANCA 介导的血管壁损伤和嗜酸粒细胞浸润。ANCA 介导的 EGPA 以肾脏受累为主，还可出现紫癜、肺泡出血、鼻窦炎等，周围神经病变的发生率较高；而嗜酸粒细胞浸润介导的 EGPA 以肺部受累为主，心脏受累（如心包炎和心肌病）、胸腔积液和发热的发生率更高。EGPA 自然病程可分为前驱期、组织嗜酸粒细胞浸润期和血管炎期，但不是所有 EPGA 患者均会经历 3 个分期，且分期没有明显的界限。可同时出现喘息、嗜酸粒细胞浸润和血管炎的表现。

EGPA 前驱期除出现一般症状如发热、全身不适外，常出现多种呼吸道疾病症状，96%~100% 的患者可出现喘息、咳嗽、呼吸困难等。与单纯哮喘难以鉴别。大部分患者有多组鼻窦受累，少部分患者可累及眼眶，极少数患者可出现鼻腔或鼻窦肉芽肿、出血及鼻腔结痂等肉芽肿性血管炎改变，还可出现分泌性中耳炎及神经性耳聋等。组织嗜酸粒细胞浸润期常表现为外周血嗜酸粒细胞增多及器官浸润（包括肺、心肌、胃肠道等），60%~70% 的患者出现肺部受累。组织嗜酸粒细胞浸润期可持续数月或数年，有些患者亦可出现在血管炎期。血管炎期常表现为严重的喘息、呼吸困难及系统性（坏死性）血管炎引起的一系列继发性改变，如发热、咯血、皮肤损害、心功能不全、肾功能不全及神经系统损伤等。

（1）呼吸系统受累：大部分 EGPA 患者以喘息发病，95% 以上的患者有喘息、咳嗽等病史，75% 的患者出现变应性鼻炎，是 EGPA 的典型初始症状，患者也可出现反复发作的鼻炎或鼻息肉。肺部游走性或一过性浸润影是 EGPA 的特征性影像学表现之一，该特征被列为 1990 年美国风湿病学会对于该疾病的分类标准之一。胸部高分辨率 CT 对 EGPA 肺实质病变的显示更为敏感，约 86% 的活动期 EGPA 可出现肺部磨玻璃影，25% 可发现肺外周小结节影。另外，有 66% 的患者表现为气道壁增厚和支气管扩张。肺部浸润并非 EGPA 的特异性表现，需除外其他嗜酸粒细胞性肺疾病。肺活检发现肺组织以及肺、支气管小血管内外和（或）血管壁嗜酸粒细胞浸润，可高度提示 EGPA 的诊断。

（2）心脏受累：心脏受累严重者预后差，是 EGPA 的主要死亡原因（约占 50%）。27%~47% 的 EGPA 患者可出现心脏受累并出现相应的临床表现，可出现心肌、心内膜、心包和冠状动脉受累，表现为扩张性心肌病、嗜酸粒细胞性心内膜炎、嗜酸粒细胞性心肌炎、冠状动脉血管炎、心脏瓣膜病、充血性心力衰竭、心包炎及心包积液等。

（3）胃肠道受累：发生率为 37%~62%，可出现腹痛、腹泻、消化道出血甚至肠道穿孔等胃肠道症状。活检可发现胃肠壁嗜酸粒细胞浸润。少部分可见肉芽肿形成或结节性肿块，导致肠梗阻。若病变侵犯浆膜，可导致腹膜炎、腹水。此外，胃肠道血管炎可引起胃肠道缺血性改变。

（4）神经系统受累：见于约 70% 的患者，可有多发性单神经炎或感觉运动混合性外周神经病变。典型的多发性单神经炎表现为垂腕或足下垂，可经神经传导检查或神经活检确诊。25% 的患者有中枢神经系统受累，表现为脑部弥漫性病变及脑血管事件。尽管中枢神经系统受累少见，但仍为本病的主要死亡原因之一。任何合并神经系统症状的哮喘患者均需除外 EGPA。

（5）肾脏受累：EGPA 肾脏受累较 MPA 或 GPA 少见。尽管发生肾血管炎者较少，且严重程度较低，但可迅速从单纯尿检异常发展为急性进展性肾小球肾炎。有些患者确诊时即出现慢性肾功能衰竭，其中寡免疫复合物局灶性、节段性、坏死性伴或不伴新月体形成的肾小球肾炎是最具特征性的表现。偶见嗜酸粒细胞明显浸润的肾小管间质性肾炎，部分患者出现系膜增生性肾小球肾炎或局灶性、节段性肾小球硬化。

（6）皮肤受累：70% 的患者可出现皮肤受累，是血管炎期的主要表现之一，常表现为分布在四肢和头皮的紫癜、结节及丘疹等。多发的斑丘疹、多形性红斑、网状青斑、水疱、无菌性脓疱、瘀点、瘀斑和荨麻疹等均可在疾病的不同阶段出现，丘疹和结节状病变可能会发生坏死或破溃。

2. 病史与辅助检查

（1）病史及体检：仔细询问病史并进行体检，及早发现 EGPA 可疑病例。需要认真询问多器官受累的表现，同时需特别注意，长期口服糖皮质激素可能掩盖多器官受累的表现。

（2）外周血和呼吸道嗜酸粒细胞：外周血嗜酸粒细胞增多是 EGPA 的特征之一，但其血嗜酸粒细胞的绝对值低于特发性嗜酸粒细胞增多综合征（idiopathic hypereosinopllilic syndrome，IHES）可出现于病程的任何阶段。外周血嗜酸粒细胞的比例常高于 10%，是 EGPA 诊断依据之一。长期口服激素（包括含有激素的中药复方）可影响外周血嗜酸粒细胞的实际水平。仔细询问病史，尤其是了解发病时或治疗前的血嗜酸粒细胞比例，有助于早期发现 EGPA。EGPA 喘息症状出现时常伴有外周血嗜酸粒细胞比例增高。此外，诱导痰或支气管肺泡灌洗液（BALF）中嗜酸粒细胞明显增高也是重要特征之一，EGPA 患者 BALF 中嗜酸粒细胞的比例可高达 25% 以上。

（3）ANCA 检测必须同时采用间接免疫荧光法（IIF）和酶联免疫吸附测定法（ELISA）两种方

法。IIF 法中，若中性粒细胞胞质的免疫荧光检测为阳性，称为 c-ANCA；若中性粒细胞的细胞核周围免疫荧光检测为阳性，称为 p-ANCA。用 ELISA 法测定时，c-ANCA 阳性者丝氨酸蛋白酶-3（proteinase-3，PR3）抗体阳性，即 PR3-ANCA 阳性；p-ANCA 阳性者，MPO 抗体阳性，即 MPO-ANCA 阳性。38%~50% 的 EGPA 患者 p-ANCA 阳性，其中 p-ANCA 阳性的患者中 92%~100% 为 MPO-ANCA 阳性，约 9% 的 EGPA 患者为 c-ANCA 阳性，但 ANCA 阴性时不能排除 EGPA 的可能性。ANCA 阳性患者出现发热及肾脏受累的发生率高，胸部影像学出现较多的肺部蜂窝影样改变，而 ANCA 阴性患者的通气功能明显下降。

（4）血清免疫球蛋白测定：EGPA 血管炎期血清 IgE 和 IgG 水平升高，为 EGPA 的特征之一，但需与其他 IgE 和 IgG 水平升高的疾病相鉴别，如变应性支气管肺曲霉病（allergic bronchopulmonary aspergillosis，ABPA）、恶性肿瘤及其他结缔组织病等。血 IgE 和 IgG 水平与 EGPA 病情相关，血管炎反复发作时，血 IgE 和 IgG 可持续升高，EGPA 病情缓解时下降。此外，EGPA 前驱期变应原特异性 IgE（specific IgE，sIgE）可以增高。

（5）其他血液学指标：ESR 和 C 反应蛋白可呈中度升高，与疾病活动性相关。补体、γ-球蛋白及 α-球蛋白均可升高，类风湿因子滴度阳性。多数 EGPA 患者可出现轻至中度贫血。部分患者血癌胚抗原（carcinoembryonic antigen，CEA）轻度升高。

（6）尿常规检查：可见血尿和（或）轻度蛋白尿，可伴尿白细胞增多或多种细胞管型。

（7）影像学检查：鼻窦 CT 检查可发现鼻窦炎的表现。肺部影像学表现为多变的游走性病变，激素治疗后短时间内变化明显。常见的影像学异常包括广泛的支气管壁增厚、斑片状磨玻璃影和肺纹理增粗，还可出现多发小叶中心结节、树芽征、小结节、空气潴留、支气管痰栓、肺气肿、实变灶、支气管扩张、肺小血管纹理增粗、肺不张、肺间质性改变、纵隔淋巴结肿大、胸腔积液及胸膜增厚等，这些肺部影像学表现是 EGPA 与难治性哮喘鉴别的重要依据之一。此外，影像学检查也是发现多器官受累的重要手段，应采用超声与核磁共振成像（MRI）对心脏、肾脏、肝脏和血管系统等进行全面检查。

（8）组织病理学检查：病理学检查对 EGPA 的诊断非常有帮助。EGPA 病变可以累及肺脏、心脏、肾、皮肤、胃肠道、淋巴结、胰腺及脾脏等，典型的表现为肉芽肿和坏死性病变，坏死灶内可见嗜酸粒细胞、嗜酸性坏死碎片或夏科-雷登结晶，周围有类上皮细胞和多核巨细胞形成的肉芽肿。病变早期没有出现血管炎时，可仅见组织内嗜酸粒细胞浸润。血管炎期，可见小至中等大小的血管壁纤维素性坏死、嗜酸粒细胞和淋巴细胞浸润。嗜酸粒细胞主要分布在血管壁内层，可同时表现为坏死及肉芽肿形成。这种损伤进展缓慢，直到血管壁纤维化及管腔闭塞。病变后期，病理表现为小血管栓塞、血管壁弹力纤维破坏，嗜酸粒细胞浸润不明显。肺部受累的 EGPA，经支气管镜肺活检（TBLB）病理发现典型坏死性肉芽肿性病变的阳性率不高，电视胸腔镜手术肺活检的临床价值高于 TBLB，但由于是有创性检查，应慎重。

（9）肺功能检查：主要包括肺通气功能、肺弥散功能、支气管激发试验及支气管舒张试验等，推荐作为常规检测项目。无条件行支气管激发试验的医院可动态监测肺功能的变化或呼气峰流速（peak expiratory flow，PEF）的变异率。EGPA 患者的肺功能变化可与哮喘类似，存在可逆的气流受限和气道高反应性，但气道高反应性检查阴性时不能排除 EGPA 的可能。EGPA 出现肺部浸润时，常伴有肺弥散功能下降。肺功能检查是指导治疗和评估疗效的重要参考指标之一。

（10）其他辅助检测：①超声心动图：可协助判断心脏受累情况；②呼出气一氧化氮（fractional exhaled nitric oxide，FeNO）检测：增高（>50ppb）提示激素治疗反应好，可协助评估上、下气道炎症治疗前后的变化；③胃肠镜检查：有消化道症状及高度疑诊 EGPA 累及消化道的患者适用。

3. 诊断与鉴别诊断

（1）诊断及病情评估

1）EGPA的诊断　目前EGPA的诊断标准主要参考1990年美国风湿病学会提出的分类标准：①哮喘；②外周血嗜酸性粒细胞增多>10%；③单发或多发性神经病变；④游走性或一过性肺浸润；⑤鼻窦病变；⑥血管外嗜酸性粒细胞浸润。凡具备上述4条或4条以上者可诊断。应注意与PAN、白细胞破碎性血管炎、GPA、慢性嗜酸性粒细胞性肺炎等鉴别。本共识特别提出，该标准中的第1条"哮喘"的真正含义是指哮喘样表现，包括喘息、咳嗽、胸闷及呼吸困难等。EGPA一旦确诊，需详细评估呼吸系统、肾、心脏、胃肠道和（或）外周神经等多器官受累情况。

EGPA可分为局限型和全身型两种。满足1990年美国风湿病学会制定的6条标准中的至少4条，且仅有肺部和呼吸系统受累（包括耳鼻喉）的EGPA患者，称为局限型EGPA。若满足1990年美国风湿病学会制定6条标准中的至少4条，有至少2个及以上脏器受累者，则为全身型EGPA。局限型EGPA可以转化为全身型EGPA。

2）预后不良的相关因素：EGPA治疗应根据是否存在影响预后的因素而决定。目前评估预后的标准主要参考2011年修订的5因子评分评价体系，该体系是1996年法国血管炎研究组织在5因子评分的基础上修订的：①胃肠道受累；②心脏受累；③肾功能不全（血肌酐>150μmol/L）；④年龄>65岁；⑤缺乏耳鼻喉部位受累的证据。每项计1分，总分5分。分数越高，预后越差。

（2）鉴别诊断

1）喘息样发作性疾病　①哮喘：EGPA可以先有哮喘病史。两者鉴别的要点为哮喘极少出现累及其他器官的表现，外周血嗜酸粒细胞比例一般为轻度增高或正常，肺弥散功能多正常，无游走性肺部炎性浸润等胸部X线表现，ANCA阴性，活检多以支气管黏膜及黏膜下嗜酸粒细胞浸润为主，偶见肺组织少量嗜酸粒细胞浸润，无血管嗜酸粒细胞浸润的特征表现。②ABPA：参照变应性支气管肺曲霉病诊治专家共识（2017年）及肺真菌病诊断和治疗专家共识进行鉴别诊断。鉴别要点：ABPA不累及肺外器官（不包括上呼吸道），胸部CT常见中心性支气管扩张，烟曲霉特异性IgE水平增高、烟曲霉皮试速发反应阳性及血清烟曲霉抗原沉淀抗体阳性等可与EGPA鉴别。

2）嗜酸粒细胞增多相关性疾病　嗜酸粒细胞增高患者应与嗜酸粒细胞增多相关性疾病进行鉴别，包括遗传性（家族性）高嗜酸粒细胞增多症、继发性（反应性）高嗜酸粒细胞增多症、原发性（克隆性）高嗜酸粒细胞增多症和特发性高嗜酸粒细胞增多症等，建议参照嗜酸粒细胞增多症诊断与治疗中国专家共识（2017年版）中的相应诊断标准进行鉴别诊断。

3）其他血管炎　①肉芽肿性多血管炎：既往称为韦格纳肉芽肿，是一种坏死性肉芽肿性血管炎，病变累及全身小动脉、静脉及毛细血管，上下呼吸道及肾脏最易受累。该病无喘息样症状，外周血嗜酸粒细胞增高不明显，主要是c-ANCA和（或）抗PR3-ANCA阳性，X线胸片特征性表现包括结节、空洞，且表现为多形、多变，活检组织病理可见少量嗜酸粒细胞。②显微镜下多血管炎：主要累及小血管的系统性坏死性血管炎，可侵犯肾脏、皮肤和肺等脏器的小动脉，微动脉，毛细血管和小静脉。常表现为坏死性肾小球肾炎和肺毛细血管炎。无明显喘息症状，外周血嗜酸粒细胞无明显增高，p-ANCA和（或）抗MPO-ANCA阳性，且阳性率高于EGPA。活检组织病理无嗜酸粒细胞浸润和肉芽肿病变。③结节性多动脉炎：是一种累及中、小动脉的坏死性血管炎，多以皮疹和周围神经系统损害为主，几乎不累及肺部，无哮喘的典型临床表现。肾脏受累以肾脏动脉受损为主，肾小球几乎不受累，因此临床无肾小球肾炎的表现。外周血嗜酸粒细胞比例增高不明显，ANCA阴性，病理活检以非肉芽肿性血管炎表现为主。

4. 治疗　EGPA的治疗取决于疾病的严重程度、受累的器官、病情是否活动等因素。参照全球最新的EGPA诊治专家共识2015年版中的22条推荐标准，活动期全身型EGPA定义为新出现或复发或恶化的EGPA［不包括哮喘和（或）耳鼻咽喉部表现］，需要添加或增加激素用量和（或）添加或更换其他免疫抑制剂。参照我国支气管哮喘防治指南2016年版，活动期局限型EGPA的定义为喘息、咳嗽、胸闷等症状加重，并伴有呼气峰流速下降和（或）外周血嗜酸粒细胞升高。

EGPA患者的预后与最初治疗方案相关。制定治疗方案前要先进行5因子评分以评估是否存在预后不良的因素。5因子评分：0分：EGPA患者可使用激素控制症状；≥1分：建议激素和免疫抑制剂联合治疗。总体治疗方案分为诱导缓解和维持治疗2个阶段。缓解的定义为临床表现［除外哮喘和（或）耳鼻喉部表现］消失。诱导缓解治疗方案主要包括激素和（或）免疫抑制剂（如环磷酰胺），诱导缓解治疗的疗程目前尚无定论；病情达到缓解后，维持治疗推荐使用硫唑嘌呤或甲氨蝶呤，维持治疗疗程尚无定论，2015年全球EGPA诊治专家共识推荐的治疗时间为疾病达到缓解后至少24个月。

（1）激素治疗：是治疗EGPA的基础药物，有危及生命的脏器受累时建议采用甲泼尼龙冲击疗法至最小有效剂量，若有可能，直至停用。

（2）激素联合分免疫抑制剂治疗：对危及生命和（或）5因子评分≥1分或有严重器官受累的患者［如严重心脏、胃肠道、中枢神经系统、严重外周神经病变，严重眼部病变、肺泡出血和（或）肾小球肾炎等］应采用激素联合免疫抑制剂（如环磷酰胺）进行诱导缓解治疗。需要注意的是，严重肺泡出血、眼部病变、暴发性的多发性单神经炎等可危及生命和（或）导致严重功能障碍，尽管这些表现未被列入5因子评分评价体系，但仍建议联合免疫抑制剂（如环磷酰胺）治疗。环磷酰胺连续口服 $2mg/(kg \cdot d)$ 或静脉冲击治疗可能同样有效。静脉冲击的建议疗法为前3次每2周给药1次，每次 $15mg/kg$ 或 $0.6g/m^2$，最大剂量为 $1.2g/$次；以后每3周冲击1次，每次 $15mg/kg$ 或 $0.7g/m^2$，共3~6次。使用时要注意根据肾功能调节环磷酰胺的剂量，观察其不良反应（如对卵巢功能的抑制、粒细胞减少等）。

在诱导缓解治疗后建议给予维持治疗（推荐使用硫唑嘌呤或甲氨蝶呤），以避免复发并减少激素用量。硫唑嘌呤的建议剂量为每日 $2mg/kg$，甲氨蝶呤的剂量建议为每周 $10~20mg$，同时补充 $10~30mg$ 叶酸。维持治疗的疗程尚无定论，根据2015年全球EGPA诊治专家共识的推荐，至少应为24个月。

对于无危及生命和（或）严重器官受累表现者可单用激素治疗，若患者不能在3~4个月内将激素减至 $<7.5mg/d$ 时，可考虑添加免疫抑制剂；对于复发的EGPA患者也要考虑添加免疫抑制剂。

（3）靶向治疗药物：美泊利单抗（Mepolizumab）是IL-5受体拮抗剂，可在有效降低外周血嗜酸粒细胞的同时显著降低激素治疗剂量。利妥昔单抗（Rituximab）是CD 20单克隆抗体，对ANCA阳性、有肾脏受累或难治性病例可考虑使用。奥马珠单抗（Omalizumab）是重组人源化抗IgE单克隆抗体，可与血清中的游离IgE特异性结合，剂量依赖性降低游离IgE水平，减少EGPA患者喘息和（或）鼻窦相关症状，减少激素的剂量。靶向治疗药物对于EGPA的疗效目前仅有小样本的临床研究数据支持。

（4）其他及吸入性药物治疗：EGPA具有和哮喘相似的呼吸道表现和病理生理学特点，需要同时给予局部治疗。通常按照重症哮喘的治疗方案（GINA4~5级的治疗）；推荐使用高剂量吸入激素和支气管舒张剂（$\beta_2$-受体激动剂）的复方制剂，如布地奈德/福莫特罗、倍氯米松/福莫特罗、氟替卡松/沙美特罗等，大部分患者需要持续吸入治疗。对于有哮喘表现的患者还可考虑联合白三烯受体拮抗剂（如孟鲁司特钠等）、茶碱缓释制剂、抗胆碱能药物（如噻托溴铵等）治疗，有助于缓解喘息症状，改善肺通气功能。文献报道，白三烯受体拮抗剂的使用与EGPA发病相关，但因研究缺乏严谨的设计，暂不作为限制EGPA患者使用白三烯受体拮抗剂的理论依据。

（5）其他治疗：①血浆置换：血浆置换治疗EGPA的疗效存在争议，但对ANCA阳性的急性进展性肾小球肾炎或肺-肾综合征的患者建议使用。②静脉注射免疫球蛋白：可作为激素和（或）其他免疫抑制剂疗效不佳且对其他治疗无效的EGPA患者或孕妇的二线治疗；有学者指出，大剂量免疫球蛋白（$2g/kg$）治疗2~5日，每3~4周重复使用，具有一定疗效；在药物引起的低丙种球蛋白血症合并严重和（或）反复感染的情况下，可考虑使用免疫球蛋白替代治疗。③α-干扰素：部分患者可作为二线或三线治疗药物，具体用法：重组人干扰素 α-2b，每周 900 万单位。④鼓励患者接种灭活疫苗和流感、肺炎球菌疫苗；应用免疫抑制剂和（或）泼尼松≥20mg/d 的患者禁忌接种灭活疫苗。⑤周围神经受累或运动功能障碍的患者应常规接受物理治疗。

5. 预后　EGPA 的预后取决于是否得到早期诊断和及时治疗。早诊断、早治疗可改善预后，提高患者的生存质量。应用激素或必要时联用免疫抑制剂，可明显改善 EGPA 患者的预后。EGPA 的 5 年生存率为 68%~100%，10 年生存率约为 79.4%。EGPA 首位死亡原因是心力衰竭或心肌梗死，其次是肾功能衰竭和中枢神经系统病变。哮喘频繁发作及全身血管炎进展迅速者预后不佳。年龄>65 岁是高病死率的因素之一，心肌受累可能降低生存率。p-ANCA 阳性及周围神经病变可能是疾病复发的危险因素。

EGPA 虽然是一种临床少见病，但属于系统性疾病，危害严重。目前，国内外对该病的认识不足，如发病机制、病理改变、基因组学、疾病表型的特点及环境影响等。本共识提出了客观存在的局限型 EGPA，大多数局限型 EGPA 常在呼吸专科门诊就诊，常误诊为难治性嗜酸粒细胞性哮喘。

EGPA 最早易累及呼吸道和肺脏，但目前尚缺乏敏感性和特异性较高的早期诊断标志物以早期发现 EGPA。肺部相关的临床指标也并未纳入其评估预后的 5 因子评分系统，因此，未来需要进一步制定由呼吸科等多学科参与的诊治规范并探讨其发病机制。

展望未来，我们任重道远。只有收集更多的病例，深入研究，才能发现 EGPA 疾病的本质，为将来的有效防治及专家共识的修订提供理论依据。

## 六、2017 年 EULAR/ACR ANCA 相关性血管炎分类标准（草案）

1. 2017 年 EULAR/ACR 肉芽肿性多血管炎（granulomatosis with polyangiitis，GPA）分类标准

（1）临床标准：①鼻腔血性分泌物、溃疡、鼻痂或鼻窦-鼻腔充血/不通畅、鼻中隔缺陷或穿孔（3 分）；②软骨受累（2 分）；③传导性或感音神经性听力下降或丧失（1 分）。

（2）实验室检查：①c-ANCA 或 PR3-ANCA 抗体阳性（5 分）；②胸部影像检查提示结节、包块或空洞形成（2 分）；③病理见肉芽肿性炎性病变（2 分）；④局灶性或弥漫性鼻和鼻旁窦炎及影像上乳突炎（2 分）；⑤极少或没有免疫复合物沉积的肾小球肾炎（1 分）；⑥p-ANCA 或 MPO-ANCA 抗体阳性（-1 分）；⑦嗜酸细胞计数≥$1\times10^9$/L（-4 分）。

以上 10 项评分总和≥5 分的患者可以分类诊断为 GPA。

2. 2017 年 EULAR/ACR 显微镜下多血管炎（Microscopic polyangiitis，MPA）分类标准

（1）临床标准：鼻腔血性分泌物、溃疡、鼻痂或鼻窦-鼻腔充血/不通畅、鼻中隔缺陷或穿孔（-3 分）。

（2）实验室检查：①p-ANCA 或 MPO-ANCA 抗体阳性（6 分）；②胸部影像检查提示肺纤维化或肺间质性病变（5 分）；③极少或没有免疫复合物沉积的肾小球肾炎（1 分）；④c-ANCA 或 PR3-ANCA 抗体阳性炎（-1 分）；⑤嗜酸细胞计数≥$1\times10^9$/L（-4 分）。

以上 6 项评分总和≥5 分的患者可以分类诊断为 MPA。

3. 2017 年 EULAR/ACR 嗜酸性肉芽肿性多血管炎（eosinophilic granulomatosis with polyangiitis，EGPA）分类标准

（1）临床标准：①阻塞性气道疾病（3 分）；②鼻息肉（3 分）；③多发性单神经炎或运动神经病（1 分）。

（2）实验室检查：①嗜酸细胞计数≥$1\times10^9$/L（5 分）；②血管外嗜酸性细胞浸润或骨髓内嗜酸细胞升高（2 分）；③镜下血尿（-1 分）；④c-ANCA 或 PR3-ANCA 抗体阳性（-3 分）。

以上 7 项评分总和≥6 分的患者可以分类诊断为 EGPA。

### 七、国外风湿免疫科相关专家小组2020年"荷兰关于ANCA相关血管炎的诊断和治疗的共识声明"[31]

声明1：推荐使用高质量的抗原特异性免疫检测进行ANCA检测。

先前的共识声明建议，阳性ANCA试验（一般通过抗原特异性免疫荧光进行）应在第二次独立试验中得到证实。这项建议的执行传统上由当地做法自行决定，目前尚不清楚是否应按顺序或同时进行确认测试和报告。最近，临床免疫学家在新研究的基础上发表了一份共识声明，建议采用高质量的抗原特异性免疫分析方法作为第一次测试，并通过第二次高质量的免疫分析（最好是第二次抗原特异性免疫分析测试或以中性粒细胞为底物的免疫荧光测试）进行确认，广泛审查了执行这一诊断战略的后果，一致认为应使用高质量的抗原特异性免疫测定试验代替免疫荧光来评估临床怀疑AAV的患者。这主要是由于抗原特异性免疫检测比以中性粒细胞为底物的免疫荧光试验具有更好的敏感性和特异性。

声明2：血管炎的组织病理学证据是非常可取的，但缺乏它不应妨碍充分治疗的开始。

当已经有强烈的临床怀疑AAV，且伴有肾功能不全、血尿、蛋白尿，ANCA检测呈阳性时，是否进行肾脏活检，一直以来仍存在争议。研究表明，在这种情况下，肾活检证实ANCA相关肾小球肾炎病变的可能性可能远高于90%。最近的一项研究总结了GPA患者非肾活检的组织病理学检查结果，只有39%的组织检显示典型的血管炎，而55%的活检显示非特异性病变。因此，在这种情况下没有特定的组织病理学病变，需要认真重新考虑AAV的临床诊断。

声明3和4：疾病严重程度和疾病状态均支持治疗决策的制定。

指南使用不同的术语来定义需要强化免疫抑制治疗的AAV的疾病严重程度。由EUVAS组（欧洲血管炎研究组）和WGET研究组（韦格纳肉芽肿病爱坦那西普试验研究组）制定的疾病阶段的定义经常被用于在临床试验和指南中对AAV进行分类。EUVAS定义了四个不同的疾病阶段：局部性、早期系统性、广泛性和重度AAV。局部AAV的特征为耳鼻喉（ENT）和肺伴轻度肾损伤（血清肌酐<120μmol/L）。在其他非上呼吸道器官参与的情况下，它被称为早期全身性疾病。一般形式被定义为耳鼻喉科和肺部外器官中的器官威胁疾病，血清肌酐为<500μmol/L。当血清肌酐水平为>500μmol/L时，它被称为严重疾病。WGET区分了局部性AAV和重度AAV。局部性AAV被定义为鼻窦、皮肤、关节和轻度肾脏表现。威胁生命器官的表现，如快速进展性肾小球肾炎、肺出血和血管炎的神经病变，被定义为重度AAV。根据这些疾病阶段，建议采用不同的治疗方案（更严重的阶段需要更密集的免疫抑制药物）。

声明5：环磷酰胺和（或）利妥昔单抗对新诊断的患者普遍有效。

一些指南建议糖皮质激素与环磷酰胺（CYC）或利妥昔单抗联合使用，作为治疗广泛性和重度AAV的缓解诱导治疗。口服CYC在1960年作为治疗AAV被引入，并显著改变了病程。不幸的是，CYC治疗伴随着严重的副作用和（长期）与其终身、累积剂量相关的毒性。同时，静脉注射CYC的副作用较少。值得注意的是，几项研究表明，复发的风险与在诱导治疗阶段收到的累积CYC剂量呈反相关。2010年，RAVE研究将利妥昔单抗（RTX）与口服CYC进行了比较，证明RTX在新诊断的AAV患者获得缓解方面不低于CYC；值得注意的是，在复发的AAV患者中，RTX优于CYC。

声明6：对危及生命的AAV患者应进行血浆置换治疗。

除了免疫抑制剂，EULAR建议和BSR/BHPR指南建议在血清肌酐水平>500μmol/L和（或）肺出血的患者中加入血浆置换（PLEX）治疗。在EULAR/ERA-EDTA大会上提出的PEXIVAS研究的初步数据表明，与常规免疫抑制治疗相比，额外的PLEX没有有利的长期结果，但这些结果在本清单时没有公布。在本试验的结果公布和（或）证实之前，我们建议在危及生命的疾病患者中进行PLEX。

如果患者患有快速进展性肾小球肾炎和（或）肺泡出血，则在增加 PLEX 治疗方面取得了共识。

声明 7：硫唑嘌呤是最首选的维持治疗剂。

在基于 RTX 的缓解诱导治疗后，医生可以考虑不进行维持治疗的治疗（即将强的松龙降至 0mg/d）。当缓解诱导治疗后达到缓解时，需要维持治疗以防止复发。先前的研究表明，30%~50% 的患者在减少或停止治疗后复发。在过去十年中，进行了开创性的临床试验，研究维持治疗药物和持续时间，CYCAZAREM 研究了与延长 CYC 治疗相比缓解后 AZA 替代 CYC 的维持治疗。两组之间的复发率没有差异，结论：AZA 是一种安全的替代维持治疗。此后，与 MTX、MMF、LEF、Beli-mumab 或抗 TNF 类药物相比，AZA 被认为是维持临床缓解的最有效的治疗方法。最近，MAINRITSAN 的研究证明了 RTX 维持治疗比 AZA 优越，在这种情况下，每 6 个月固定一次再治疗，或根据 CD19 细胞定制一次 RTX 输液，而 ANCA 水平对维持临床缓解具有相似的疗效。然而，这些数据在调查进行时并没有公开获得。

声明 8：维持治疗的持续时间应基于未来复发的危险因素。

对于维持治疗的最佳持续时间，目前还没有明确的共识。2017 年，EUVAS 工作组分析了 38 名新诊断的 AAV 患者的 AZA 维持时间是否会影响到 5 年时的复发率。有趣的是，停止 AZA 维持≤12 个月会显著复发，而这种现象在 AZA 维护患者 18 个月或更久时消失。指南还建议在诊断后的 18~24 个月内继续进行维持治疗，荷兰的一项研究表明，对 AAV 患者延长维持治疗（4 年对 1 年）没有额外的价值，但不幸的是，由于患者招募缓慢，该研究提前停止。最近，一项大型随机对照试验（仍进行中）表明，当使用低剂量糖皮质激素和 AZA 维持 4 年时，复发风险显著降低。

声明 9：对于耳鼻喉受累的 AAV 患者，应确定金黄色葡萄球菌的鼻携带情况。先前的研究表明，耳鼻喉受累的 AAV 患者慢性携带鼻金黄色葡萄球菌（≥75% 的培养物呈阳性）与较高的复发率有关，连续两年用三甲氧苄啶/磺胺甲噁唑 960mg 每天两次治疗可以降低复发率。在 AAV 指南中，没有对于测试金黄色葡萄球菌鼻携带的声明或建议，但只有针对这种情况的治疗建议。虽然在一般人群中，大约 1/3 人有间歇性携带，1/3 人有慢性携带金黄色葡萄球菌，但 60%~70% 的 GPA 患者是金黄色葡萄球菌的携带者。

声明 10：所有接受诱导缓解治疗的 AAV 患者都应预防肺囊虫肺炎（PCP）。

声明 11：PCP 的适应证是在免疫抑制逐渐减弱到安全的低剂量之前。

患有自身免疫性疾病并接受免疫抑制治疗的患者患 PCP 的风险会增加。无论是否与其他细胞毒性药物结合，有研究显示了糖皮质激素在 PCP 发展中的重要作用。目前建议 PCP 预防的患者使用糖皮质激素≥20mg/d，特别建议在存在额外 T 细胞缺陷或使用细胞毒性药物如 CYC 的情况。

声明 12：抗氧化剂 Mesna 不应用于所有接受环磷酰胺治疗的患者。

高剂量静脉注射 CYC（>3 个月）或长期口服 CYC 与出血性膀胱炎和膀胱癌相关。Mesna（2-巯基乙烷磺酸盐）能够灭活丙烯醛并防止这些副作用。这些结果是基于与风湿病患者相比，在接受更高剂量 CYC 的癌症患者中 CYC 的使用而得出的。

# 第十一节　中西医临床研究进展

## 一、临床辨治

### （一）中医辨证分型

李平教授认为本病应当分为急性期及缓解期分型论治。急性期病位责之于肺、脾、肾三脏，在病变过程中又可化生水湿、湿浊、浊毒等病理产物，且病情进展迅速，证候多较危重，特别是在肾脏病变的活动期，秽浊溺污蓄积体内，酿为"浊毒"，终致险象环生。而缓解期的主要病机为本虚标实，本虚主要以气虚及阴虚为主，标实证中以血瘀及湿热最常见。李平教授治疗本病急性期以清热解毒、活血化瘀为基本治则，常用犀角地黄汤合五味消毒饮加减（水牛角、生地黄、丹皮、蒲公英、野菊花、紫花地丁、白芍、赤芍、生甘草等）治疗。缓解期则以益气养阴、活血通络为主，常用参芪地黄汤合鸡血藤、穿山龙等治疗（太子参、黄芪、山茱萸、地黄、泽兰、山药、牡丹皮、茯苓、鬼箭羽、鸡血藤、穿山龙、三棱、莪术、生甘草）。

李国勤教授认为本病归属于中医学"血痹"范畴，多以肺络为首发，日久则迁延于脾肾两脏，气血不足是发病之根本，主要以肺肾两虚为主，感受外邪是发病诱因。李国勤教授指出，患者自激素治疗后，其病机发展过程大致可分为：阴虚内热—气阴两虚—阴阳两虚的渐变过程，病位多在肺肾，缓解期则补肺益肾以治其本。治疗以祛除外邪、化痰祛湿、祛瘀通络为主。实火者治以羚羊角粉、石膏、牡丹皮、黄芩炭、栀子、水牛角粉等以清热泻火。虚火者治以青蒿、地骨皮、玄参、知母、生地黄等以滋阴降火；另配以藕节炭、地榆炭、大蓟、小蓟、白茅根等以凉血止血；白及、仙鹤草、煅龙骨、煅牡蛎以收敛止血；三七粉、花蕊石以化瘀止血。兼有气血虚者，加用黄芪、当归、白术、西洋参、大枣、阿胶、山药、山茱萸等以补气生血。

黄文政教授认为本病以脾肾亏虚、浊毒瘀血内蕴为基本病机，瘀血、浊毒、湿浊为其病理因素，故常选取四妙勇安汤合当归芍药散以活血化瘀、清热解毒、健脾益肾。

## （二）经典方剂联合西药

刘嘉琪等[32]运用小陷胸汤合参苓白术散（清半夏9g，黄连9g，瓜蒌9g，浙贝母12g，芦根12g，鱼腥草18g，蜜桑白皮12g，太子参15g，茯苓15g，炒白术15g，炒神曲12g，炒麦芽18g，醋鸡内金9g，山药18g，炒白扁豆18g，炙甘草6g）联合西药（予注射用甲泼尼龙40mg，加甲泼尼龙片8mg抗炎治疗，并联合免疫抑制剂环磷酰胺0.4g静脉滴注）治疗痰热互结型肉芽肿性多血管炎1例。

王雷永等[33]应用四妙勇安汤加味治疗湿热瘀毒证肉芽肿性多血管炎患者1例，主要症状为间断发热，左手第2~4指、左足第1~4趾及右足第1~2趾末梢溃疡坏疽，右足第3~4趾呈暗紫色，左足趾根部糜烂、红肿伴臭秽气味，静息痛明显，纳差、眠差，二便无异常。舌淡黯，苔根部黄厚腻、前部裂纹，脉沉细。处方：金银花30g，玄参20g，当归15g，生甘草10g，地龙20g，桂枝10g，蜈蚣6g，羌活15g，姜黄10g，川牛膝15g，川芎15g，赤芍20g，土茯苓30g，地骨皮15g，王不留行10g，陈皮10g。联合西药初次予地塞米松10mg静脉注射，后改为5mg静脉注射，一日一次（持续3日），后改口服醋酸泼尼松45mg，一日一次，及环孢素A150mg/次，一日两次；4个月后停用环孢素A，此后小剂量激素口服维持治疗，未再发热，指趾坏疽恢复。

杨娜等[34]运用实脾饮合真武汤加减（人参15g，黄芪30g，茯苓20g，炒白术15g，炙甘草10g，赤芍15g，黑附片30g，泽泻15g，怀牛膝15g，熟地黄15g，川芎12g，蝉蜕12g，僵蚕12g，干姜6g，神曲10g）联合西药（激素冲击治疗3天后，改泼尼松口服，40mg/d，综合评估患者病情后予以环磷酰胺400mg静脉滴注，1次/2周）治疗脾肾阳虚型ANCA相关性血管炎1例。

路亚娥等[35]运用二陈平胃散（半夏10g，陈皮10g，茯苓10g，厚朴10g，砂仁10g，山药10g，党参10g，白术10g，紫菀10g，款冬花10g，炙甘草6g）联合西药（甲泼尼龙+环磷酰胺冲击治疗；给予泮托拉唑保护胃黏膜、前列地尔扩张血管、还原性谷胱甘肽保肝降酶治疗；莫西沙星注射液应用1周停用）治疗湿阻肺证ANCA相关性血管炎1例。此外，路亚娥等还运用半夏白术天麻汤合桃红四物汤（半夏10g，白术10g，天麻10g，陈皮10g，茯苓10g，菖蒲10g，白蔻仁10g，当归10g，川芎10g，牛膝10g，熟地黄10g，红花10g）联合西药［甲泼尼龙40mg静脉滴注连用3天+环磷酰胺治疗（间断应用），后改用口服甲泼尼龙片32mg，每天1次，渐减量应用；同时给予还原性谷胱甘肽保肝降酶，泮托拉唑保护胃黏膜等治疗，口服钙尔奇D以补充钙质，预防骨质疏松〕治疗痰瘀互阻型ANCA相关性血管炎1例。

## 二、方药与药理

1. **犀角地黄汤**　犀角地黄汤具有清热解毒、凉血散瘀之效，现代常用于针对以血络瘀滞病机引起的多种疾病，是ANCA相关性血管炎治疗中的常用经典方剂。现代研究证实犀角地黄汤具有解热、抗炎、抗血栓形成的作用[36]。动物实验显示犀角地黄汤能使因耳静脉注射五联疫苗2mL/kg造成发热的家兔模型的体温明显下降，作用与阿司匹林（0.2mg/kg）相似，可持续6小时以上。此外，犀角地黄汤有明显的抑制炎症作用[37]，细胞黏附分子的表达对于抑制机体炎症、血栓形成、肿瘤转移等起到一定的作用，犀角地黄汤具有明显降低血瘀证动物细胞黏附分子的作用。相关动物实验采取肾上腺素及低温处理复制"血瘀证"大鼠模型，运用免疫组织化学和RT-PCR方法观察犀角地黄汤不同剂量对血瘀证动物模型血管内皮细胞几种黏附分子表达的影响，结果显示模型组ICAM-1、VCAM-1、PECAM-1、iNOS的表达明显高于对照组犀角地黄汤，而且随着药物剂量的减少各分子表达递增呈量效关系。表明犀角地黄汤能降低血瘀证大鼠血管内皮细胞黏附分子高表达并具有一定的量效关系。

2. **当归芍药散**　当归芍药散具有健脾利湿、养血调肝的功效，临床常用于治疗免疫、内分泌、消化系统等疾病，也是常用于治疗ANCA相关性血管炎的经典方剂之一。药理研究显示，它具有抗炎、抗氧化、改善血流动力学等作用[38]。当归芍药散能降低炎性反应细胞聚集、降低血清IL-6和MCP-1的浓度、使得小鼠肝脏NF-κB mRNA水平降低。该方通过减少促炎因子的表达，阻断炎性反应通路，抑制炎性反应。氧化应激涉及血管性疾病发生、发展的多种病理生理过程，有关研究表明，当归芍药散能很好地改善实验动物血液中超氧化物歧化酶（SOD）和丙二醛（MDA）的含量，表明该方能明显增强机体清除氧自由基能力，提升机体抗氧化能力，保护血管内皮，从而防止动脉硬化的发生[39]。此外，有关当归芍药散改善血流动力学作用的研究发现，当归芍药散还可通过降低血液黏度、改善血管活性等途径以改善血流动力学，进一步阐明了临床上应用当归芍药散治疗血管性疾病的合理性。

3. **生地黄**　生地黄具有清热凉血、养阴生津等功效。研究表明其在免疫性血管性疾病方面具有独特的疗效，是治疗ANCA相关性血管炎的常用中药之一。生地黄的主要化学成分为环烯醚萜类、紫罗兰酮类和苯乙醇类化合物，此外还包括三萜类、黄酮类、木脂素类、酚酸类等其他类化合物。环烯醚萜类成分是地黄中数量最多、含量最大的一类化合物[40]。生地黄的药理作用在既往的研究中已有大量文献记载，生地黄对人体血液系统、心脑血管系统、中枢神经系统和免疫系统有显著作用，此外还有促进造血、止血、抗衰老、抗肿瘤、抑菌、调节血糖和血脂和抗胃溃疡及保护胃黏膜等作用。研究表明，地黄多糖可通过升高气血两虚模型小鼠的血清中粒细胞-巨噬细胞集落刺激因子水平来维持造血前体细胞和成熟血细胞的增殖与分化，从而促进骨髓造血机能；给予贫血大鼠地黄提取物后，相对模型组，给药组大鼠红细胞数和血红蛋白显著升高、血浆促红细胞生成素（erythropoietin，EPO）水平提高、脑中EPO及其受体水平显著上调，证实了地黄可作用于大鼠骨髓造血系统，促进造血，改善贫血；地黄还具有凉血止血作用[41]，据报道生地黄能够减轻血热出血大鼠舌、肺、胃部出血损伤的相关症状，改善异常的血液流变学、凝血系统指标，显示其具有凉血止血功效。

4. **牡丹皮**　牡丹皮具有清热凉血、活血化瘀的功效，是治疗ANCA相关性血管炎的常用中药之一。牡丹皮的主要成分有丹皮酚、丹皮酚苷、牡丹酚原苷、牡丹酚新苷、芍药苷、氧化芍药苷、苯甲酰芍药苷、苯甲酰氧化芍药苷等。研究表明，丹皮酚具有镇痛、抗菌、消炎的功效，在有关实验中，丹皮酚可有效抑制枯草芽孢菌、大肠杆菌及黄色八叠球菌等病菌的增殖，具有明显的抗菌作用[42]。此外，丹皮酚可以有效增强过氧化物酶以及超氧化物歧化酶的活性，且丹皮酚对内皮细胞有一定的保护作用，可以有效治疗血管性疾病。另外，在既往的实验中发现，丹皮酚可以降低鹌鹑血清中的脂质含量，促进血液循环，使主动脉中的斑块厚度大大降低，可有效改善动脉硬化；丹皮酚可加快大鼠肠黏膜上微毛细血管里的血流速度，改善局部血液微循环[43]。另外，其对血小板的黏附与聚集有很好的抑制作用，可改善血液的黏稠度，促进红细胞的变形，显著改善机体微循环状态。

# 第十二节　展　望

ANCA 相关性血管炎是一种多器官系统受累的中小血管炎，以鼻窦、肺和肾受累最为常见。近30 年以来，在 ANCA 相关性血管炎研究领域的重大进展虽然已经显著降低了 ANCA 相关性血管炎的死亡率，但由于疾病慢性复发性的临床特点，长期西药维持治疗的不良反应以及患者积蓄累积的器官损伤都是当前临床的难题。中西医结合治疗的方法，已在临床取得一定的疗效，中医药治疗此类疾病，是通过把握中医病因病机，以整体观念和辨证论治的方法，对不同类型的 ANCA 相关性血管炎进行个体化的辨证治疗。总体而言，中医药临床治疗自身免疫性疾病时，虽然短期疗效不如西药明显，但联合西药治疗时，不仅不良反应减小，而且提高疗效，对于稳定病情，缓解疾病不良反应具有较大的优势。此外，对 ANCA 相关性血管炎的发病机制的不断阐明、临床可操作性较强的疾病活动性标志物的发现以及减少毒性的靶向药物的研发都将使得 ANCA 相关性血管炎患者的预后不断改善。因此，探究 ANCA 相关性血管炎的发病机制以及不同 ANCA 相关性血管炎的中医分型，都应当是 ANCA 相关性血管炎研究的重点，尤其需要大量样本、随机对照、前瞻性的研究。相信随着对 ANCA 相关性血管炎的研究深入，可为中西医结合治疗该类疾病提供更好的理论支持与更为明确的诊断与治疗依据。

（李兆福，赵婷）

## 参 考 文 献

［1］刘维 . 中医风湿病学临床研究 ［M］. 北京：人民卫生出版社，2019：374-380.

［2］Moiseev S, Tervaert J, Arimura Y, et al. 2020 international consensus on ANCA testing beyond systemic vasculitis ［J］. Autoimmunity Reviews, 2020, 19 (9)：102618.

［3］Souza A, Calich A L, Mariz H, et al. Recommendations of the Brazilian Society of Rheumatology for the induction therapy of ANCA-associated vasculitis ［J］. Revista Brasileira De Reumatologia, 2017：S2255502117300433.

［4］Yates M, Watts R, Bajema I, et al. EULAR/ERA - EDTA recommendations for the management of ANCA - associated vasculitis ［J］. Annals of the rheumatic diseases, 2016, 75 (9)：1583-1594.

［5］邓岱，伦立德 . 感染因素与抗中性粒细胞胞质抗体相关性小血管炎发病机制的研究进展 ［J］. 中华临床医师杂志，2013，7 (14)：6572-6574.

［6］赵雯，代华平，王辰 . ANCA 相关性血管炎遗传学研究进展 ［J］. 国际呼吸杂志，2014，34 (16)：1266-1269.

［7］蒋麒俊，蔡枫 . ANCA 相关免疫疾病发病机制及中医药治疗研究进展 ［J］. 检验医学与临床，2016，13 (8)：1129-1132.

［8］阿勇，刘立军，次仁白，等 . 西藏地区 ANCA 相关性小血管炎的临床特点分析 ［J］. 中华肾脏病杂志，2018，34 (7)：550-552.

［9］Lionakoi S, Blyth E R, Hogan S L, et al. Classification of ANCA vasculitides：The role of anti-neutrophil cytoplasmic autoantibody specificity for MPO or PR3 in disease recognition and prognosis ［J］. Arthritis Rheum, 2012, 64 (10)：

3452-3462.

[10] 李建宏.抗内皮细胞抗体与狼疮肾炎的病理表达和预后相关性研究 [J].中国高等医学教育,2021,9 (2):133,135.

[11] 陈丽植,蒋小云.儿童抗中性粒细胞胞质抗体相关性血管炎的诊治进展 [J].中华实用儿科临床杂志,2020,35 (17):1313-1319.

[12] 林梦婕,白培进,陈仕智,等.老年抗中性粒细胞胞质抗体相关性血管炎合并肾脏免疫复合物沉积的临床与病理特点分析 [J].中国全科医学,2020,23 (23):2908-2912.

[13] 丁小娟,倪瑞钟,王玎,等.抗中性粒细胞细胞质抗体相关性血管炎患者血清IgG4表达水平及临床意义 [J].现代医药卫生,2021,37 (6):906-909.

[14] 刘春丽,商玮,蔡辉.调节性T细胞参与ANCA相关血管炎的发病机制 [J].中国免疫学杂志,2019,35 (16):2047-2050.

[15] 张竞文,肖燕,蓝卫东,等.血清IgG、IgG4水平对ANCA相关性血管炎的诊断分析 [J].临床医学工程,2020,27 (8):1045-1046.

[16] Paul A, Lyons PhD, Tim F, et al. Genetically Distinct Subsets within ANCA-Associated Vasculitis [J]. New England Journal of Medicine, 2012, 367 (3): 214-223.

[17] Jennette J C, Falk R J, Hu P, et al. Pathogenesis of Antineutrophil Cytoplasmic Autoantibody-Associated Small-Vessel Vasculitis [J]. Annual Review of Pathology, 2013, 8 (1): 139-160.

[18] Garner S, Khalidi N. Updates in the treatment of Granulomatosis with Polyangiitis and Microscopic Polyangiitis [J]. La Presse Médicale, 2020, 49 (3): 104038.

[19] Guillevin L, Pagnoux C, Karras A, et al. CRituximab versus azathioprine for maintenance in ANCA-associated vasculitis. [J]. N Engl J Med, 2014, 42 (19): 1771-1780.

[20] Eosinophilic granulomatosis with polyangiitis (Churg-Strauss) (EGPA) Consensus Task Force recommendations for evaluation and management [J]. European Journal of Internal Medicine, 2015, 26 (7): 545-553.

[21] 申正日,刘鹏,李平.李平教授辨治ANCA相关性小血管炎经验 [J].中国中西医结合肾病杂志,2020,21 (8):662-665.

[22] 刘雪,李国勤.李国勤治疗肉芽肿性多血管炎经验 [J].北京中医药,2020,39 (9):957-959.

[23] 徐瑶琪,赵菁莉.黄文政治疗ANCA相关性小血管炎伴肾损伤验案 [J].山东中医杂志,2016,35 (6):567-568.

[24] 吴启富,范永升,叶志中.风湿病中西医结合诊疗指南 [M].北京:人民卫生出版社.2019:90-99.

[25] 葛均波,徐永健,王辰.内科学 [M].北京:人民卫生出版社.2019:840-842.

[26] 盖瑞·C·菲尔斯坦.凯利风湿病学 [M].2版.北京:北京大学医学出版社.2020:1689-1707.

[27] 中华中医药学会风湿病分会.韦格纳肉芽肿病诊断和治疗指南 [J].中华风湿病学杂志,2011,15 (3):194-196.

[28] 中华中医药学会风湿病分会.显微镜下多血管炎诊断及治疗指南 [J].中华风湿病学杂志,2011,15 (4):259-261.

[29] 中国免疫学会临床免疫学分会.抗中性粒细胞胞浆抗体检测方法在诊断肉芽肿性多血管炎和显微镜下多血管炎中应用的专家共识 [J].中华医学杂志,2019,99 (38):2971-2975.

[30] 张清玲.嗜酸性肉芽肿性多血管炎诊治规范多学科专家共识 [J].中华结核和呼吸杂志,2018,41 (7):514-521.

[31] Dirikgil E, Tas S W, Rutgers A, et al. A Dutch consensus statement on the diagnosis and treatment of ANCA-associated vasculitis [J]. The Netherlands Journal of Medicine, 2020, 78 (2): 71-82.

[32] 刘嘉琪,仲梅,陈宪海.中西医结合治疗肉芽肿性多血管炎1例 [J].四川中医,2019,37 (7):71-75.

[33] 王雷永,梁琳,李晓庆,等.中西医结合治疗抗中性粒细胞胞浆抗体相关性血管炎1例 [J].北京中医药,2020,39 (7):767-768.

[34] 杨娜,罗娟娟,田青兵,等.中西医结合治疗ANCA相关性血管炎肾损害验案举隅 [J].中国民族民间医药,2020,29 (11):84-85.

［35］路亚娥，吕予，熊鹏，等．中西医结合治疗 ANCA 相关性小血管炎 2 则［J］．湖南中医杂志，2015，31（5）：96-98.

［36］张保国，程铁峰，刘庆芳．犀角地黄汤药效研究及临床新用［J］．中成药，2009，31（12）：1919-1921.

［37］欧海亚，吕东勇，吴树铎，等．基于网络药理学探讨犀角地黄汤作用机制［J］．中药新药与临床药理，2018，29（3）：372-380.

［38］汪磊，庞科，王文杰，等．近 5 年当归芍药散药理研究进展［J］．亚太传统医药，2016，12（20）：33-35.

［39］李严．当归芍药散的组方和药理药效研究［J］．中西医结合心血管病电子杂志，2016，4（10）：118-119.

［40］陈金鹏，张克霞，刘毅，等．地黄化学成分和药理作用的研究进展［J］．中草药，2021，52（6）：1772-1784.

［41］黄桢，朱俏峭，戚进，等．地黄的化学成分研究［J］．海峡药学，2016，28（7）：34-36.

［42］伍淳操，郭小红，刘霞，等．近 5 年牡丹皮现代药学作用研究进展［J］．中国新药杂志，2020，29（3）：281-284.

［43］蒋丽丽，张彦龙，王春杰，等．牡丹皮中有效成分丹皮酚的药理活性研究进展［J］．现代诊断与治疗，2016，27（22）：4223-4224.

# 第二十三章

# 过敏性紫癜

## 第一节 概 说

过敏性紫癜（henoch-Schonlein purpura，HSP），亦称免疫球蛋白 A（immunoglobulin A，IgA）血管炎，是由 IgA 沉积于血管壁引起的血管炎。该疾病主要累及细小血管和毛细血管，特征为非血小板减少的皮肤可触性紫癜，关节肿胀疼痛，腹胀、腹痛，血尿、蛋白尿[1]。本病好发于 4~7 岁的学龄前儿童，秋冬季相对高发，男性多于女性，年发病率为（3~26）/10 万[2-3]。成人发病率低于儿童，为（0.1~18）/10 万[3-4]。本病归属于中医学"血证""紫癜风""肌衄""葡萄疫"等范畴。如《证治准绳·疡医》中说："夫紫癜风者，由皮肤生紫点，搔之皮起，而不痒痛者是也。此皆风湿邪气客于腠理，与气血相搏，致营卫否涩，风冷在于肌肉之间，故令色紫也。"对于治疗，《外科正宗》记载："初起宜服羚羊散清热凉血，久则胃脾汤滋益其内，又有牙根腐烂者人中白散。"

## 第二节 病因病理

### 一、病因与发病机制

#### （一）病因

病因比较复杂，与诸多因素有关。

1. 感染因素

（1）细菌 ①链球菌：引起 HSP 的病因以 A 组溶血性链球菌（GABS）所致的上呼吸道感染最常见，且其在紫癜性肾炎（HSPN）的发病中也起一定作用。从 20 世纪 90 年代起即有大量文献对链球菌和 HSP 的相关性进行了报道。对 HSP 患者行皮肤活检，免疫组织化学和电镜检出 IgA 连接区有链球菌 M 蛋白（M4、M22 和 M60）沉积；在 HSPN 患儿肾组织中检出链球菌及补体沉积，表明链球菌感染可能在 HSP 和 HSPN 的发病中起一定作用，其中链球菌 M 蛋白和补体片段（如 $C_{5a}$）的激活可能参与 HSP 的发病。②幽门螺杆菌（Hp）：Hp 感染可能是 HSP，尤其是 HSP 腹型患儿发病的重要因素。研究发现 Hp 感染与腹型 HSP 有显著相关性，同时报道 HSP 患儿胃肠黏膜活组织检查中检出 Hp，且阳性比例明显增高。并发现根治 Hp 有利于 HSP 的康复，尤其是 HSP 腹型患者。③其他细菌：与 HSP 有关的还有金黄色葡萄球菌、结核分枝杆菌和肺炎球菌等。HSP 患儿咽拭子培养时发现腹型 HSP 患儿金黄色葡萄球菌感染率为 28.13%，明显高于其他类型及健康者。

（2）病毒 ①柯萨奇病毒：在 HSP 患者血清循环免疫复合物中检测到柯萨奇病毒特异性 IgM，且抗体滴度较健康对照组显著增高。②EB 病毒：是一种常见的 HSP 感染病原体，文献报道可达统计例数的 41.79%。③微小病毒 B19：Cioc 等首次报道微小病毒 B19 与 HSP 相关，来自天津市儿童医院的大样本 HSP 报道证实了微小病毒 BI9 与儿童 HSP 发病相关。另外麻疹、风疹、水痘、流行性腮腺炎、肝炎病毒等也可诱导 HSP 的发生。

（3）其他　某些寄生虫（如阿米巴原虫和蛔虫）的代谢产物或幼虫死亡后释放的异体蛋白过敏，以及其他病原体包括肺炎支原体感染等均与 HSP 发病有一定相关性。

2. 食物及药物因素　多种食物，如乳类、蛋类、鱼、虾、蟹及蛤等可能诱发本病。花粉、粉尘、寒冷刺激等因素也可能导致 HSP 皮疹反复，但缺乏循证医学证据。有报道 HSP 患儿食物不耐受率高达 92.5%[5]，其中鸡蛋的阳性率最高，其次为西红柿、牛奶和鳕鱼等。某些药物如磺胺类、苯巴比妥、三磷酸腺苷辅酶 A 等均有导致 HSP 的报道。

3. 遗传因素　HSP 具有一定的家族聚集倾向，常见家族中同时发病，同胞中可同时或先后发病，提示遗传因素在该病的发病过程中起一定作用。不同种族人群的发病率不同，白种人的发病率明显高于黑种人。近年来有关遗传学研究涉及的基因主要有 HLA[6]，可能与 DRB * 01、DRB1 * 11、DRB1 * 14 及 HLA-B35 等型别相关；另外家族性地中海基因、血管紧张素转换酶基因（ACE 基因）、甘露糖结合凝集素基因、血管内皮生长因子基因、PAX2 基因等均可能与 HSP 的发病相关。南京军区南京总医院（现东部战区总医院）对血管紧张素原（ACT）基因多态性与 HSP 和 HSPN 之间的相关性进行的研究显示，ACT M235T 基因型与中国儿童 HSP、HSPN 之间有关。深圳市儿童医院对甘露糖结合凝集素基因（MBL）与中国 HSP 患儿的相关性进行的研究显示，MBL 第 54 号密码子基因多态性可能是 HSP 的易感基因。此外，黏附分子 P-选择素表达增强及基因启动子 2123 多态性亦可能与 HSP 发病相关，但该基因和基因频率与 HSP 是否合并肾脏损害无关。

4. 疫苗接种　某些疫苗接种，如流感疫苗、乙肝疫苗、狂犬疫苗、流脑疫苗接种可能诱发 HSPN。天津对 575 例 HSP 发病诱因进行了分析，发现 7 例（1.22%）为疫苗接种后诱发 HSP，包括了狂犬疫苗、流脑疫苗各 2 例，乙肝疫苗、白喉疫苗、流感疫苗各 1 例。卡介苗接种后亦有引起 HSP 及 HSPN 的报道。

## （二）发病机制

目前 HSP 的发病机制尚不清楚。主要与体液免疫异常有关。此外，细胞免疫、大量炎性因子及凝血系统异常等可能共同参与 HSP 的发病。

1. 体液免疫　HSP 患儿体液免疫功能紊乱，B 淋巴细胞多克隆活化，患儿血清 IgA 水平增高，以 IgA 及 IgA 免疫复合物沉积于小血管，造成皮肤等血管内皮损伤。欧洲抗风湿病联盟会议已将活检示皮肤或肾小球基底膜上 IgA 类免疫复合物沉积作为 HSP 的主要诊断标准之一，可见 IgA 在 HSP 发病中的重要地位。HSP 患儿血清 IgA1 水平明显升高，IgA1 沉积于小血管壁及由此引起的炎症反应和组织损伤在 HSP 发病过程中起重要作用。IgA1 氧连接枢纽区的糖基化异常及 IgA1 分子清除障碍是导致 IgA1 免疫复合物沉积的主要原因。在 HSP 患儿血清中发现循环的 IgA 型抗中性粒细胞胞质抗体，以及 IgA 型类风湿因子表达增多，证实 IgA 免疫复合物在 HSP 发病中可能起关键作用。各种类型的 HSP 均有小分子的 IgA1 循环免疫复合物沉积，大分子的 IgA1-IgG 循环免疫复合物沉积于肾脏是引起 HSPN 的重要原因，而半乳糖缺乏的 IgA1 水平增高可能在导致 HSPN 发生及判断 HSPN 预后中起关键作用。

2. T 淋巴细胞异常　在 HSP 及 HSPN 发病中，Th1/Th2 细胞失衡，TH2 细胞过度活化已成为共识。而调节性 T 细胞的减少引起免疫抑制效应不足，很有可能是 HSP 急性期免疫失衡的重要原因。有研究显示 Th2 和 Th17 在 HSP 患者中显著高于健康对照组，Th17 细胞及 IL-17 参与机体炎症反应，表明 Th2 和 Th17 的异常活化与 HSP 的发生及发展相关。而 Th1 和 Treg 在 HSP 与健康对照组中无显著性差异。

3. 炎症介质

(1) 细胞因子：IL-6、IL-4、TNF-α 在 HSP 患儿血清中表达水平显著升高，可能是致 HSP 发病的重要原因。血清、尿液可溶性黏附分子-1（sICAM-1）和可溶性血管细胞黏附分子-1（sVCAM-1）在 HSP 急性期水平显著高于恢复期和健康对照，提示尿 sICAM-1 和 sVCAM-1 水平高低可能与 HSP 患儿肾脏病变程度有关。此外，作为前炎症因子家族中的一员，TNF 样凋亡弱化因子也被证实可能调控 NF-κB 活化，致皮肤微血管内皮损伤，导致 HSP 发病，同时 CCL5、CXCL16 及 CX3CL1 等可能诱导 HMEC-1 细胞炎症反应，参与 HSP 的发病。

(2) 一氧化氮（NO）：导致内皮细胞损伤的 NO 和对血管具有保护作用的硫化氢（$H_2S$）在相互调节中实现自稳态平衡。在 HSP 急性期时，NO 的升高程度明显高于 $H_2S$，二者调节失衡可能是导致 HSP 发生的原因之一。

NO 和内皮素-1（ET-1）水平在 HSP 急性期患儿血浆中异常升高，且在 HSPN 及高血压组中更显著，提示 NO 和 ET-1 可能与 HSP，尤其是 HSPN 的发病相关，NO、ET-1 的水平可作为临床判定 HSP 病情及预后的重要指标。

(3) 补体：早期发现 HSP 患者肾毛细血管壁、系膜区有补体 C5、C6、C7、C8、C9 沉积。而近期则显示 C9 与 HSP 有关。在 HSP 患儿治疗前研究发现 C9 明显增高，检测免疫球蛋白及 C9 对 HSP 的诊断、鉴别诊断、病情监测、预后判断等有一定的指导意义。

(4) 其他因素：肾小球及间质区 A 平滑肌肌动蛋白表达增高可能与 HSP 及 HSPN 的发病及预后不良相关。此外，血栓素 B2 与前列环素之间平衡失调，导致血小板聚集，凝血因子合成异常增加激活内源性凝血系统，均参与了 HSP 小血管炎的发生。

## 二、病理

HSP 表现为单器官性血管炎，如单一的皮肤型 IgA 血管炎、胃肠型 IgA 血管炎、HSPN 等，随着病情发展可进展为全身性 IgA 血管炎。IgA 血管炎的典型组织学表现为白细胞破裂性血管炎改变，直接免疫荧光检查可见皮损及其周围皮肤真皮层的细小血管和毛细血管管壁中有 IgA、C3 以及纤维素沉积。IgA 肾病组织病理学检查示 IgA 免疫复合物沉积于肾小球系膜区[1]。

## 三、中医病因病机

先天不足、外感六淫、饮食不节、瘀血阻滞均可引起血液不循经脉运行，逸于脉外，导致紫癜发生，如《诸病源候论》中说："斑毒之病，是热气入胃，而胃主肌肉，其热夹毒，蕴积于胃，毒气蒸发于肌肉，壮如蚊蚤所啮，齿斑起，周匝遍体。"《外科正宗》中说："葡萄疫，其多生于小儿，感受四时不正之气，郁于皮肤不散，结成大小青紫斑点，色若葡萄，发在遍体头面，乃为脏腑。邪毒传胃，牙根出血，久则虚人。"

1. 先天不足　由于禀赋不足，脾胃素亏，气虚失摄，血不归经或阴虚火旺，热伤血脉均可致血溢肌肤而发病。

2. 外感六淫　外感风热燥邪，热迫营血，伤及血络，血溢脉外，发为紫斑。湿热之邪侵及肠络，可治便血，湿热下注，侵及下焦，络脉受损，导致尿血。

3. 饮食不节　嗜食肥甘厚味或辛辣之品，以致湿热蕴积，损伤脾胃之气，脾虚失摄，血不循经，溢于脉外发为本病。

4. 瘀血阻滞　多为邪热炽盛，煎熬津液，使血液黏滞或病久不愈，离经之血瘀阻于内，导致瘀血滞留，血行障碍，血不归经，使出血加重或反而出血不止。

# 第三节 临床表现

## 一、症状

50%~90%儿童患者和30%~50%的成人患者在发病前1~3周有上呼吸道感染史，起病多急骤，以皮肤紫癜为首发症状。也可伴不规则发热、乏力、食欲减退。若紫癜早期缺如往往会给诊断带来一定困难。

1. 皮肤症状 皮疹是本病的主要表现。以四肢远端、臀部多见，皮疹重的也可波及面部及躯干。特征性皮疹为大小不等、高出皮肤、压之不褪色的红色斑丘疹，皮损部位还可形成出血性血疱，甚至坏死，出现溃疡。皮疹可融合成片，一般1~2周内消退，多不留痕迹。皮疹可反复出现，迁延数周、数月，甚至1年以上。大约1/3的患者在随访期复发最多可达10余次。部分患者还可伴有手臂、足背、眼周、前额、头皮及会阴部神经血管性水肿、疼痛。

2. 消化道症状 儿童较常见，大多数的患儿可在病程中出现，约50%的成人会出现消化道症状。消化道症状多在皮疹出现后1周内发生。表现为腹部弥漫性疼痛，餐后加剧，有压痛，一般无肌紧张及反跳痛。可伴有呕吐，部分患者可出现血便、呕血，肠黏膜水肿，还可引起机械性肠梗阻。如果腹痛在皮肤症状前出现易误诊为外科急腹症，甚至误行手术治疗。肠套叠、肠穿孔及坏死性小肠炎是较严重的并发症，儿童多见，需外科手术治疗。

3. 肾脏表现 30%~50%的患者出现肾脏损害。可为肉眼血尿或显微镜下血尿及蛋白尿或管型尿。1/3的患者有高血压，需要做肾活检。肾脏症状可发生于HSP病程的任何时期，但多数于紫癜后2~4周出现，也可出现于皮疹消退后数月或疾病静止期。但有10%的患者紫癜可在肾脏症状出现数周或数月后才出现。故开始易误诊为原发性IgA肾病。肾脏受累程度轻重不等，肾病综合征的发病率为8%~32%，重者可出现肾衰竭。部分患者的血尿、蛋白尿可持续很久。

4. 关节症状 大多数患者仅有少数关节疼痛或关节炎。踝关节为最常受累的部位。其他如膝关节、腕关节、肘关节及手指关节也可受累。表现为关节及关节周围软组织肿胀、疼痛，可伴活动受限。关节病变多在数日内消失而不留关节畸形。

5. 其他症状 少数患者可出现中枢神经系统症状，表现头痛、抽搐和偏瘫。部分患者出现情绪低落、行为异常。严重可出现昏迷、蛛网膜下腔出血、脑部血肿、视神经炎及吉兰-巴雷综合征。还可出现肌肉内、结膜下及肺出血，也可引起腮腺炎、心肌炎及睾丸炎。

## 二、体征

皮肤紫癜是最常见的症状（3/4以上患者的首发症状），多为对称分布于重力或压力依赖区的紫癜（瘀点、瘀斑），成人及青少年多发生于下肢，也可泛发于全身，严重者可出现水疱、糜烂、溃疡，幼儿常见臀部受累，因其他原因不能行走的患者则常见于面部、躯干和上肢。

## 三、实验室和辅助检查

血小板计数正常或升高。白细胞总数正常或增高，部分患者可高达$20\times10^9$/L以上。伴核左移。血沉可增快，CRP增高，部分患者出现免疫功能紊乱。有消化道症状患者大便潜血可呈阳性。腹部B超可见肠壁水肿，胃镜下肠黏膜上可见瘀点、瘀斑及肠黏膜水肿、糜烂。肾脏受累的可出现血尿、蛋白尿，严重者可出现低蛋白血症。约半数患者脑电图异常，表现为突发的慢波或尖波。

# 第四节　诊断与鉴别诊断

## 一、诊断要点

好发于儿童的臀部或四肢伸侧的皮疹，逐渐扩散至躯干及面部，一般在数周内消退，可遗留色素沉着。病理表现为白细胞破碎性血管炎，结合以上特点可做出诊断。需进一步详细检查以确定本病是否继发于其他系统性疾病。

## 二、诊断标准

2012 年，中华医学会儿科分会免疫学组制定儿童 HSP 循证诊治相关建议[7]，即可触性皮疹加以下任何一条：①弥漫性腹痛；②任何部位活检示 IgA 沉积；③关节炎/关节痛；④肾脏受损表现（血尿和或蛋白尿）。

## 三、鉴别诊断

### （一）原发性免疫性血小板减少症

HSP 的皮疹应与原发性免疫性血小板减少症的皮疹相鉴别。前者皮疹高于皮肤表面，呈对称分布，辅助检查结果提示血小板和凝血功能正常。后者皮疹不隆起于皮肤表面，分布不规则，多为散在针尖大小的出血点，辅助检查结果提示血小板计数减少，出血时间延长。

### （二）风湿性关节炎

HSP 的关节症状应与风湿性关节炎的关节症状相鉴别。前者多发生在儿童中，以单个关节为主，并伴有明显的紫癜皮疹。后者可发生于任何年龄段，女性多于男性，关节症状主要表现为急性游走性、不对称性关节炎呈明显的红、肿、热及触痛，一般无皮肤紫癜的表现。

### （三）急腹症

HSP 腹痛应与急腹症腹痛相鉴别。前者腹痛虽然剧烈，但位置不固定，压痛轻，无肌紧张和反跳痛。后者除腹痛外，通常伴有肌紧张和反跳痛，但没有皮肤紫癜和关节的症状。

### （四）感染性疾病

HSP 皮疹应与败血症、脑膜炎双球菌感染等感染性疾病的皮疹相鉴别。前者为紫红色丘疹，中心部位没有坏死，血细菌培养结果多为阴性；后者多见于金黄色葡萄球菌、大肠杆菌等细菌感染，起病急，全身中毒症状重，表现为发热、畏寒、寒战、乏力，皮疹以瘀点为主，中心可见坏死，辅助检查结果提示白细胞明显增高，皮疹处可检查出细菌，血和骨髓细菌培养为阳性。

# 第五节 治 疗

## 一、西医治疗

HSP 西医治疗主要以去除病因、抗过敏、激素、免疫抑制剂等药物治疗为主，以缓解临床症状为主，并不能延缓 HSP 病程，更不能预防肾损害的发生。急性期卧床休息，积极寻找和去除致病因素，补充维生素，注意保持水电解质平衡。如有感染，予有效抗生素或抗病毒药物。有荨麻疹或血管神经性水肿时，应用抗组胺药物和钙剂。腹痛时予解痉剂，消化道出血时应禁食，必要时输血。

### （一）糖皮质激素

单独皮肤或关节病变时，无激素使用指征。当患者出现严重消化道病变、特别是出血时；或严重紫癜性肾炎，表现为肾病综合征时；或表现为急进性肾炎时，可使用激素口服，静脉滴注或冲击治疗。激素对缓解关节和胃肠道症状有着肯定疗效，激素可有效缓解患儿急性期腹痛、关节痛，但却不能预防肾脏损害的发生，亦不能影响预后。临床上常用泼尼松每日 1~2mg/kg，分次口服，或用地塞米松、甲基泼尼松龙每日 5~10mg/kg 静脉滴注，症状缓解后即可停用，急进性肾炎时用甲泼尼松龙冲击治疗，每次 10~30mg/kg（总量<1g），每日或隔日 1 次，3 次为 1 个疗程，继之改为泼尼松口服，并逐渐减量。虽然肾上腺皮质激素可抑制抗原-抗体反应，改善毛细血管通透性，减轻血管炎和组织水肿，对改善 HSP 的皮疹、关节及胃肠道症状有肯定的疗效，但使用激素不能控制皮肤紫癜的再发，对肾脏并发症的发生并无预防及治疗作用。

### （二）免疫抑制剂

免疫抑制剂能选择性抑制辅助性 T 细胞及细胞毒性 T 细胞的功能，多用于重症紫癜性肾炎激素治疗效果不佳时，目前常用的有环磷酰胺、硫唑嘌呤、环孢素 A、吗替麦考酚酯等。免疫抑制剂主要作用于细胞周期的有丝分裂期，抑制免疫活性细胞的分化增殖，从而影响效应细胞，它通过改变 DNA 的合成，干扰细胞增殖而发挥作用。

环磷酰胺：可减少 B 淋巴细胞产生抗体、抑制 T 淋巴细胞介导的非特异性免疫，不良反应主要有胃肠道反应、骨髓移植、性腺抑制、出血性膀胱炎、肝损伤、脱发、诱发恶性肿瘤等，尤其是性腺抑制，与环磷酰胺的总量和疗程有关。对于激素联合使用环磷酰胺治疗紫癜性肾炎，证实有效。

吗替麦考酚酯（MMF）：HSPN 是最常见的继发性肾小球疾病，临床多应用糖皮质激素和（或）细胞毒类药物如环磷酰胺治疗，但长期应用此类药物易产生诸多不良反应，尤其是环磷酰胺长期应用会带来性腺毒性；另外，部分重症 HSPN 患者应用肾上腺皮质激素治疗仍难以奏效。MMF 具有较独特的免疫抑制效应，可抑制免疫及其介导的炎性反应。有研究表明 MMF 能减轻系膜细胞增殖性病变和细胞外基质成分，从而改善病变肾组织形态学异常。

但也有学者提出环磷酰胺、硫唑嘌呤、环孢素 A、MMF 等免疫抑制剂及血浆置换用于 HSP 肾病治疗的远期疗效都没有肯定的评估。

### （三）抗凝治疗

1. 阻止血小板聚集和血栓形成的药物治疗　HSP 多伴有高凝血状态，故可采用阻止血小板聚集和血栓形成的药物治疗，临床常用阿司匹林和双嘧达莫（潘生丁）。阿司匹林推荐剂量为每日 3~5mg/kg，或每日 25~50mg，每天 1 次服用。阿司匹林具有抗血小板黏附和聚集的作用，防止血栓的形成，降低血液黏滞度，同时它通过抑制 $TXA_2$ 的形成，抑制 $TXA_2$ 所导致的血管痉挛，从而改善组织器官缺血缺氧，修复坏死组织，使疾病得到控制和康复。双嘧达莫为磷酸二酯酶抑制剂，能使 AMP 升高、ADP 下降、抑制 PLT 聚集及释放，大剂量可使 GMP 通透性下降，使尿蛋白下降，改善肾功能。推荐剂量为每日 3~5mg/kg，分次服用。

2. 肝素　每次 0.5~1mg/kg，首日 3 次，次日 2 次，以后每日 1 次，持续 7 天。由于本病存在高凝状态，近年有使用小剂量肝素预防紫癜肾炎的报道。肝素钠 120~150U/(kg·d) 加入 10% 葡萄糖液中静脉滴注，每天 1 次，连续 5 天；或皮下注射肝素钙 10U/kg，连续 7 天。

3. 尿激酶　每日 1000~3000U/kg 静脉滴注。

4. 其他　钙通道拮抗剂如硝苯吡啶每日 0.5~1.0mg/kg，分次服用，非甾体抗炎药如消炎痛每日 2~3mg/kg，分次服用，均有利于血管炎的恢复。

### （四）丙种球蛋白

对于危重患者，如消化道出血，腹痛剧烈，肾脏受累严重者，可使用大剂量丙种球蛋白 400mg/(kg·d)，使用 3~5 天，可有效缓解症状。丙种球蛋白的应用可缩短便血和皮疹消退时间。其机制可能在于：①清除潜在感染，消除过敏原；②人血丙种球蛋白中 IgG 亚类组成接近正常人生理状态，可使患者血清 IgG 及各亚型恢复正常；③改变抗原与抗体的比例，使免疫复合物变小，被机体清除而不易沉积，从而减轻Ⅲ型变态反应造成的损伤，改善症状；④降低 IgE 水平，从而减轻Ⅰ型变态反应所致的毛细血管损伤；⑤反馈性抑制抗体产生，调节免疫功能，减轻免疫紊乱。

### （五）血液净化技术的应用

血液净化是指利用一定的仪器和设备，将患者血液引出体外，经过一定程序清除体内某些代谢废物或有毒物质，再将血液引回体内的过程。包括血液透析、血液滤过、血液灌流、腹膜透析、血浆置换疗法等。近年来血液净化技术已用于治疗重症 HSP，尤其是多次复发且药物治疗效果欠佳的 HSP 及重症 HSPN 患者，采取血液灌流或血浆置换治疗已取得明显疗效。

1. 血浆置换（PE）　PE 属于血液净化技术的一部分，是通过血浆分离器将全血分离成血浆和细胞成分，将血浆中的致病成分选择性分离后弃去，然后将血浆的其他成分及所补充的平衡液或清蛋白回输体内，从而达到清除某些疾病的相关致病因子的目的。通过血浆置换清除的致病因子包括自身免疫学疾病的抗体（IgG、IgM 等）、沉积于组织的免疫复合物、异型抗原和异常增多的低密度脂蛋白等（PE 还能有效降低机体的炎性反应因子，从而缓解这些因子对组织的损伤）。由于血浆置换能直接和快速地清除一些直接导致疾病的致病因子，具有通过口服和静脉注射的免疫抑制剂所不能达到的优势，故目前广泛地应用于免疫性和代谢性疾病的治疗。临床和实验均证实，血浆置换可清除免疫复合物和细胞因子、补体等促炎介质。

PE 主要用于 HSP 伴有严重并发症的和急进性肾炎型紫癜性肾炎（肾脏病理多为新月体肾炎）的治疗，但目前尚缺乏大样本随机对照研究来证实其确切临床疗效。尚不能作为 HSP 和 HSPN 的一线治疗方案。

血浆置换是治疗重症 HSP 伴严重的胃肠道出血的有效方法，对急进性 HSPN 是有益的治疗手段。

2. 血液灌流（HP）　HP 是借助体外循环，将血液引入装有固态吸附剂的吸附罐内，通过吸附剂的物理作用，清除某些内源性或外源性毒物，达到血液净化的目的。

3. 血液透析（HD）　HD 是利用半透膜原理，通过渗透、扩散与超滤作用，清除体内代谢产物及毒性物质，达到净化血液并纠正水电解质及酸碱平衡的目的。

## 二、中医治疗

本病的治疗不外祛邪和消斑两方面，可标本同治，症因兼顾。早期当以祛邪为主，迁延期则当顾护气阴为本，消除紫癜为标。实证以清热凉血为主，随证配用祛风通络、缓急和中；虚证以滋阴降火、益气摄血为主。紫癜为离经之血，皆属瘀血，故活血化瘀贯穿始终。

### （一）中医辨证论治

**1. 风热伤络证**

证候：紫癜以下肢和臀部为多，可伴荨麻疹，也可见于上肢，对称分布，颜色较鲜红，大小形态不一，可融合成片，或有痒感；并可见关节肿痛、腹痛、便血、尿血等症，前驱症状多为发热、微恶风寒、咳嗽、咽红、鼻衄、全身不适、食欲不振等；舌质红，苔薄黄，脉浮数。

治法：祛风清热，凉血安络。

方药：银翘散（《温病条辨》）加减。

金银花、连翘、牛蒡子、薄荷、荆芥、紫草、茜草、生地黄、牡丹皮等。

加减：若皮肤瘙痒者，加白鲜皮、牛蒡子、地肤子、浮萍、蝉蜕；咳嗽者，加桑叶、菊花、前胡；便血者，加苦参、槐花炭；腹痛者，加木香、赤芍；尿血者，加藕节炭、白茅根、大蓟、小蓟、旱莲草；关节肿痛者，加秦艽、防己、怀牛膝。

**2. 血热妄行证**

证候：起病急，皮肤瘀斑密集，甚则融合成片，色鲜红或紫红；可伴发热面赤、口干、渴喜冷饮、心烦失眠、衄血、便血或大便干结、小便黄赤；舌质红，苔黄略干，脉数有力。

治法：清热解毒，凉血化斑。

方药：犀角地黄汤（《外台秘要》）加味。

水牛角、生地黄、牡丹皮、赤芍等。

加减：若皮肤紫斑多者，加丹参、荆芥、忍冬藤；便血者，加生地榆、血余炭、槐花炭；腹痛者，加木香、白芍；尿血者，加大蓟、小蓟、白茅根、旱莲草；关节肿痛者，加忍冬藤、海风藤、怀牛膝；便秘者，加生大黄（后下）；目赤者，加青黛、菊花。

**3. 湿热痹阻证**

证候：皮肤紫斑色黯，或起疱，多见于关节周围，伴有关节肿痛灼热，尤以膝、踝关节多见，四肢沉重，肢体活动受限；可伴有腹痛、纳呆、渴不欲饮、大便不调、便血、尿血；舌质红，苔黄腻，脉滑数或弦数。

治法：清热利湿，化瘀通络。

方药：四妙丸（《成方便读》）加味。

黄柏、苍术、牛膝、薏苡仁、生白术、木瓜、紫草、桑枝、独活等。

加减：若关节肿痛、活动受限者，加赤芍、鸡血藤、忍冬藤、海风藤、牛膝；泄泻者，加葛根、黄连、马鞭草；尿血者，加小蓟、石韦、白茅根；腹痛较甚者，可配用芍药甘草汤缓急止痛。

**4. 阴虚火旺证**

证候：起病缓，病程长，皮肤紫癜时发时止，瘀斑色暗红；可伴低热盗汗、手足心热、心烦不宁、口燥咽干、头晕耳鸣、尿血；舌红少津，脉细数。

治法：滋阴清热，凉血化瘀。

方药：大补阴丸（《丹溪心法》）加减。

熟地黄、龟甲、黄柏、知母、牡丹皮、牛膝、蜂蜜等。

加减：若腰膝酸软甚者，加山茱萸、枸杞子、女贞子；尿血色红者，可另吞服琥珀粉、三七粉；低热者，加银柴胡、地骨皮以清虚热；盗汗者，加煅牡蛎、煅龙骨、五味子以敛汗止汗。

5. 气不摄血证

证候：病程较长，紫癜反复发作，隐约散在，色淡，形体消瘦，面色不华，体倦乏力，心悸，食少纳呆，便溏；舌淡，苔薄白，脉细弱或沉弱。

治法：健脾益气，和营摄血。

方药：归脾汤（《正体类要》）加减。

党参、黄芪、白术、当归、龙眼肉、茯神、酸枣仁、远志等。

加减：若腹痛便血者，加乌梅、白芍、防风炭、生地榆；出血不止者，加鸡血藤、血余炭、阿胶；兼有风邪表证者，可酌加荆芥、防风、牛蒡子等疏风解表之品，但用量不宜大，以防化燥伤阴。

## （二）中成药

1. 雷公藤多苷片　1~1.5mg/（kg·d），2~3 次/日。适用于 HSP 反复不愈及各型紫癜性肾炎。单纯皮肤紫癜疗程 2~3 个月，紫癜性肾炎疗程 3~6 个月。

2. 归脾丸　水蜜丸每次 6g，大蜜丸每次 1 丸，3 次/日。用于气不摄血证。

3. 荷叶丸　7 岁以上儿童每次 4.5g，2~3 次/日，空腹温开水送服。适用于血热妄行证。

4. 肾炎康复片　每次 5 片，3 次/日。适用于气阴两虚证。

## （三）中药注射剂

1. 清开灵注射液　0.5mL/（kg·d），加入 5% 葡萄糖注射液 250mL 中静脉点滴，1 次/日，疗程 4 周。用于血热妄行证。

2. 复方丹参注射液　0.5mL/（kg·d），加入 5% 葡萄糖注射液 100~250mL 中静脉点滴，1 次/日，疗程 4 周。用于血热妄行证。

## （四）外治法

1. 熏洗疗法　熏洗疗法是指利用药物煎汤的热蒸汽熏蒸患处，并用温热药液淋洗局部的一种外部治疗法。

2. 熏蒸疗法　熏蒸疗法是指利用药物加水煮沸后所产生的药蒸汽熏蒸患处以治疗疾病的方法，根据熏蒸部位的不同可分为全身熏蒸法和局部熏蒸法。

3. 灌肠疗法　灌肠疗法是指以药液或掺入散剂灌肠，以起到泻毒、化瘀、理气等作用的疗法。《伤寒论》中有蜜煎导法直肠给药治疗便秘的记载。灌肠疗法作用的部位主要是大肠，西医学认为，大肠肠壁是一种半透膜，具有选择性吸收与排泄的功能，吸收能力较强；此外，药物在直肠内吸收可以避免肝脏的首过效应，直接进入大循环，减少了胃肠消化液对药物的破坏和在肝脏的代谢，药物的生物利用度大大提高。

# 第六节　中西医结合诊治策略与措施

## 一、根据病情选择中西医治疗方案

在治疗过程中，可根据疾病的进展过程，选择中西医治疗方案。对于病程短、病情轻的患者，可给予纯中药治疗，当疾病逐渐深入、加重，可在中药的基础上加用激素、免疫抑制剂等治疗，起到缓解病情、缩短病程、改善预后等作用。如对于 HSPN 的治疗，当出现孤立性血尿或病理 I 级时可给予清热活血中药治疗即可，必要时可联合双嘧达莫；出现血尿和蛋白尿或病理 II a ~ III a 级时，在中药治疗基础上可联合雷公藤多苷片治疗；若大量蛋白尿达到肾病综合征型或病理 III b ~ IV 级时，在中药+雷公藤多苷片的基础上可联合泼尼松、环磷酰胺冲击治疗；若病情表现为急进性肾炎型或病理 IV ~ V 级时，需采用甲基强的松龙冲击+环磷酰胺+肝素+双嘧达莫四联疗法，必要时透析或血浆置换，此时联用中药，可起到增效减毒、改善预后的功效[8]。

## 二、根据中医辨证选择治疗方案

HSP 的中医辨证主要包括：①风热伤络证：患者发热、咳嗽、皮疹瘙痒、咽痛、舌质红、苔薄黄、脉浮数；②阴虚火旺证：患者低热、咽干、盗汗、舌燥、舌红、少苔、脉细数；③血热妄行证：患者高热、面红、口干、喜冷饮、皮疹、舌质红、苔黄厚、脉数有力；④气不摄血证：素体虚弱、神疲乏力、面色少华、皮疹、舌质淡、脉细弱。根据不同的中医辨证，可相应给予疏风清热、滋阴降火、凉血止血、益气固脱等不同中药治疗，同时联合基础西药治疗，以获疗效[9]。

## 三、结合西医分型确定治疗策略

HSP 可分为皮肤型、关节型、腹型、肾型，中医以辨证论治为理念，结合西医分型，可涉及中医学"发斑""痹病""腹痛""水肿""尿血"等诊断范畴，可在西医治疗用药基础上，根据不同类型配合不同中药治疗。如皮肤型紫癜可应用犀角地黄汤、消斑青黛饮等，关节型紫癜可给予四妙散、当归四逆汤等，腹型可给予归脾丸、桂枝茯苓丸等加减，肾型可给予知柏地黄汤加减，如血尿可加仙鹤草、茜草等。

## 四、从药理作用角度联合使用中西药制剂

近年来，活血化瘀中药在 HSP 及 HSPN 的治疗中的作用被广泛研究，其中 1 种中药联合 2 种西药较多，尤以活血化瘀类中药联合抗炎药和糖皮质激素最为常见。许多研究都表明，中医药治疗该病存在一定优势，中西医结合疗法治疗该病疗效稳定，西医以抗炎、抗感染、对症治疗为主，而中成药的使用则以清热解毒、活血化瘀类药物为主，充分体现了以往医家及各类治疗指南、文献中贯彻的凉血、祛瘀的原则。使用主要药物如丹参注射液、丹红注射液、穿心莲内酯、黄葵胶囊、雷公藤多苷，而少数反复发作实证转为虚证的病例则使用补虚类药物，如健脾肾类的中药[10]。现代药理学研究表明，活血化瘀中药能影响凝血过程，还具有一定抗炎和调节免疫的作用，如三七中含有的活性成分能通过促进组胺释放使血管收缩，从而改善内皮功能，舒张血管平滑肌，起到抑制血小板聚集和抗血栓形成的作用，同时三七所含三七总皂苷可减轻器官炎症损伤，保护胃肠黏膜，改善微循环，减少尿蛋白从而降低器官功能损伤的风险，达到多途径、多靶点的调节[11]。

## 五、中医外治联合西药治疗的应用

对于皮肤型、关节型等 HSP，在应用西药治疗的同时，可配合中药熏洗、耳穴贴压等中医外治疗法，中药熏洗能使药物通过蒸汽的升腾特性快速渗透皮肤，改善血管微循环，同时药液直接作用于局部皮疹、关节疼痛处，发挥治疗作用；耳穴疗法是用特制工具刺激耳穴以防治疾病的一类方法，目前已经被广泛应用于临床各个领域，十二正经中六条阳经均经过耳周，六条阴经则通过经别与阳经相合，间接与耳部联系，耳穴压豆能通过刺激相关脏腑的耳穴，增强了经络的传导功能，调和气血，疏通经络，从而达到治疗 HSP 的目的[12,13]。此外，中药贴敷、针灸等也能不同程度上改善 HSP 导致的皮疹、关节痛、腹痛等症状。

## 六、重视慢病管理、优质护理在 HSP 治疗中的作用

HSP 多发于儿童，本病复发率高，治疗难度大，治疗周期长，在药物干预之外，恰当、有效的中西医结合慢病管理及护理干预措施对病情转归及患者的生活质量都具有十分重要的意义。包括环境优质护理、管理如保持室内空气清新、恒温恒湿、空气消毒等；心理优质护理，对患者躁动不安、焦虑等负面心理及时进行疏导；饮食优质护理、管理，如嘱患者禁食辛辣的食物，不喝冰冷的饮料以免损伤脾胃阳气，患者可多食用维生素及纤维含量丰富的食物，禁食过敏食物等。对于 HSPN 患者，还需对其摄入的蛋白质的量进行严格控制，同时注意补充钙、铁、镁等微量元素；用药优质护理、管理，对应用糖皮质激素、免疫抑制剂等患者，监测其用药期间出现的不良反应等，及时告知医师调整方案；此外还可组建患者群，定期开展心理咨询及科普宣讲等活动，提醒患者及时复诊，教授患者八段锦等中医养生、锻炼方法，以增强体质，并告知相关注意事项等[14]。

# 第七节　名医经验

## 一、赵炳南经验

赵炳南[15]认为，本病属于中医学"葡萄疫""血风疮"等范畴。多因血热壅盛，迫血妄行，血不循经，溢于脉络，凝滞成斑，复感风邪，则发病骤然，发无定处；尚有因脾胃虚寒，中气不足，气虚不摄，脾不统血，血不归经，外溢而致紫癜；此外，血热壅盛，灼伤阴血，日久及肾，肾阴不足，亦可发为本病。赵老认为该病临床辨证分为血热夹风、血滞夹风及血虚脾弱三种证型，治疗上在祛风消斑的基础上加凉血活血、化瘀生新、养血健脾、益气化瘀之法。拟经验方凉血五根汤：白茅根 20g，天花粉 30g，板蓝根 15g，茜草根 15g，紫草根 10g，钻地风 7g，地骨皮 15g，牡丹皮 20g，苏木 10g，木瓜 10g。加减：伴关节疼痛加桑寄生 10~30g，丝瓜络 10g，以祛风除湿、通络止痛；腹痛、呕吐加木香、乳香（去油）各 10g，以理气止呕、行气止痛；便血加地榆炭 5~10g，以凉血止血；尿血加三七 3~5g（另煎），以活血止血；蛋白尿加茯苓 10~20g，白术 7~15g，以健脾除湿。

**医案举例**：患者，男，12 岁，1971 年 7 月 23 日初诊。

患者于 1 个月前突然发现双下肢有大小不等的密集紫红点，不痛不痒，按之不褪色，未引起注意，以后逐渐增多。曾到某医院就诊，诊断为 HSP，食欲尚可，二便正常，自觉口渴。查双下肢伸侧面皮肤散在针尖到榆钱大的紫红色斑疹，压之不褪色，皮疹稍高出皮肤，表面光滑，未见苔藓样变。苔黄白，舌尖红，脉沉细数。实验室检查：血小板 $178×10^9$/L。西医诊断：HSP。中医辨证：血热烁灼脉络，迫血妄行。治以清热凉血活血、解毒消斑，兼以养阴。方以凉血五根汤加减：白茅根 30g，天花粉 15g，板蓝根 9g，茜草根 9g，紫草根 6g，生地黄 15g，玄参 9g，石斛 15g，槐花 15g，牡丹皮 9g，地榆 6g。每日 1 剂，水煎服。

1971 年 8 月 3 日二诊：服原方 4 剂后，紫斑全部消退，遗有色素沉着斑。继服原方，1 周内未见新的出血点。

1971 年 8 月 14 日三诊：为巩固疗效，继服 2 周养阴清肺丸、加味逍遥丸以养阴和血，防止复发。

## 二、周仲瑛经验

周仲瑛[16]教授以《素问·至真要大论》中的"病机十九条"为立论依据，结合温病学说"卫气营血"和"三焦辨证"理论，提出 HSP 的病因病机均为感受外邪，邪实正虚，引动风热，并与

瘀热、湿热交争，多因复合相搏为患，瘀热贯穿疾病始终。辨证论治以祛风化湿、凉血化瘀为大法，气血同调。

**医案举例：**李某，女，31 岁，2012 年 12 月 26 日初诊。

双下肢紫癜反复发作 2 个月余，西药激素治疗仍无好转，紫癜密布如粟粒状，色暗红，经常咽痛咳嗽，面色潮红，烦躁不安，口干渴，汗多乏力，易饥善食，大便干结，尿黄混浊，舌红苔黄根腻，脉细数。尿常规：蛋白（＋＋），红细胞 269/μL，诊断为 HSPN。病机为风热外侵，湿热瘀毒内蕴，肺肾阴伤。治法以滋肾养肺清利、祛风凉血化瘀并施。处方：生地黄 15g，玄参 10g，女贞子 15g，墨旱莲 10g，苦参 10g，六月雪 30g，蜀羊泉 15g，鹿衔草 15g，荔枝草 15g，虎杖 10g，牡丹皮 10g，紫草 10g，凌霄花 10g，茜草 10g，大蓟 10g，小蓟 10g，白茅根 15g，生甘草 6g。14 剂，每日 1 剂，水煎服，日服 2 次。

二诊（2013 年 1 月 9 日）皮肤紫癜大部分消退，面红烦躁消失，口干减轻，大便干结好转，化验尿常规：蛋白（＋），红细胞 237/μL。继守原方加减，原方去虎杖，加石韦 10g，肿节风 15g，继服 21 剂，激素停用。

三诊（2013 年 1 月 30 日）皮肤紫癜完全消退，二便调，化验尿常规：蛋白阴性，红细胞 13/μL。原方继进 21 剂。其后仍守原方服药治疗 3 个月余，病情稳定无反复。


# 第八节　中西医调护

急性发作期应卧床休息，避免过劳。在饮食调摄方面，食用清淡性凉利湿之物，慎用辛辣、油腻之品。谷类大多甘平或偏凉，一般均可食用，蔬菜水果亦可食用，其中马齿苋、芹菜、鲜藕等尤长于清热解毒凉血。热重伤津者，宜选用西瓜、梨、丝瓜、冬瓜、番茄等，或生食或挤汁，或煮汤代茶饮。在生活起居方面，患者应该避免潮湿，预防感冒。在精神调护方面，本病易反复发作，要帮助患者减轻精神负担，保持乐观的情绪。另外，应适当进行体育锻炼，增强体质，提高机体免疫力。


# 第九节　预后转归

HSP 为自限性疾病，多数在 8 周内痊愈，但是一年内复发率为 30%～40%，近期预后与消化道症状有关，远期预后与肾炎有关。恰当的中西医结合治疗可以缩短病程。


# 第十节　中西医临床研究进展

## 一、临床辨治

### （一）中医辨证分型

王明乐[17]分析不同年龄、季节、肾外症状、病程及诱因情况下各证型分布情况。结果 100 例患儿中风热伤络型 17 例占 17%，血热妄行型 49 例占 49%，脾胃湿热型 8 例占 8%，阴虚火旺型 10 例占 10%，气不摄血型 16 例占 16%。表明儿童 HSP 常见证型为血热妄行证，其中医证型分布与发病年龄、季节、病程有一定关系。

王宁丽[18]根据 HSP 的主要病机为热、瘀、虚，提出治疗以清热凉血、活血消瘀、养阴宁络、健脾补虚为治则，清热止血为第一要法，活血消瘀以防复发，养阴宁络以防血复动，健脾益气摄血以善后收功，且活血消瘀贯穿整个治疗过程。辨证治疗过程中，治血四法的运用时机尤为重要。发病初期首先要辨明虚实，初期以邪实为主，根据血分热毒迫血妄行外溢的病因病机，总的治则是清热解毒、凉血止血、化瘀消斑，使热清血宁，瘀血得化，血行常道，则病得愈；病程日久多虚证或虚实夹杂，治宜益气健脾摄血、滋阴降火。

雍彦礼[19]认为在 HSP 的辨证分型论治过程中，实证多为风盛血热和湿热蕴结型，多为新病，且出血多可导致不同程度的瘀血内阻，此时应高度注重疏风、凉血、清热、解毒、活血、化湿等多法并用。风盛血热型，方药用犀角地黄汤合消风散加减，方中水牛角、防风、生地黄、荆芥、赤芍、蝉蜕、牡丹皮、茜草、紫草以达到解毒凉血、疏风清热的作用。犀角地黄汤具有"清热不伤阴、止血不留瘀"的特点，消风散具有疏风养血、清热除湿的功效。湿热蕴结型，方药用加味四妙散加减，方中苍术、薏苡仁、川牛膝、黄柏、茜草根、紫草、仙鹤草以达到清化湿热、宁血化斑的作用。虚证多为疾病日久，邪实正虚所致，临床可分为阴虚火旺与气虚失摄两型，分别治以滋阴降火、补气摄血之法。阴虚火旺型，方药用知柏地黄汤加减，方中生地黄、牡丹皮、茯苓、泽泻、知母、黄柏、茜草根、猪苓、白花蛇舌草、紫草、丹参、赤芍以起到滋阴降火、凉血祛瘀的作用。气虚不摄型，方药用归脾汤加减。方中黄芪、太子参、白术、当归、甘草、茯苓、紫草以达到健脾益气、固本摄血的作用。另外，在治疗过程中，根据病情可加入紫草、丹参、赤芍等具有活血化瘀的药物。由于本病病情较复杂，常有虚实夹杂的复杂表现，故根据临床实际，区别不同情况，并依据热、毒、虚、湿、瘀轻重不同进行分别治之，其中疏风清热、解毒凉血、滋阴降火、补气摄血、清热化湿、活血化瘀等治法已经成为目前较公认的有效治疗方法。

于霖[20]认为由于患者病期和症状不同，中医的病证不同，经过多年临床实践总结了八法一要药治疗 HSP。八法：透营转气法主要用于患病初期，皮疹淡红，数量不多，舌红，苔薄白，脉细数。治法采用透营转气兼以化斑。代表方剂为清营汤、银翘散。清热泻火止血法多用于 HSP 急性进展期，此期患者皮疹颜色鲜红，数量多密集，并伴有发热等其他伴随症状，舌质红，苔薄黄，脉数，病机主要为血分热盛，灼伤血络，血热妄行，灼伤血络，代表方剂为清瘟败毒饮、白虎汤。凉血散血法多用于 HSP 慢性迁延反复发作，皮疹多为暗红，另有部分初起皮疹和消退皮疹。舌质红，脉细数。此阶段 HSP 病机为热入营血至精血耗伤，瘀热互结，脉络阻滞，血不归经，迫血妄行，治以凉血散血之法，代表方剂为犀角地黄汤、凉血五根汤、十灰散。健脾统血法适用于慢性反复发作，病程日久，皮疹色淡紫。HSP 脏腑辨证病位在脾，脾为气血生化之源，有统血之功。如脾气健运，统血有力必然可阻止病情的进一步加重及加速病患的恢复。并且有许多患者脾气素虚，或有思虑饮食伤脾，或秉性不耐，劳倦伤气均可导致脾气虚不统血。故健脾益气之法尤为重要，临证时注意患者有无腹胀便溏、纳呆、面色萎黄、精神萎靡、肢倦无力、气短、自汗心悸、头昏目眩、舌淡苔少、脉虚细等，进行辨证加减。采用健脾益气、摄血止血之法，方用四君子汤、归脾汤。利尿渗湿祛邪法适用于 HSP 各个病期，本病多为六淫外邪，祛邪之法有开鬼门，洁净府，通调水道。开鬼门为汗法，HSP 以血分证为主，汗法会加重津液耗损，洁净府为泻法，此病脏腑辨证病位在脾，泻法必然会损伤脾阳，故利尿通调水道更为合理。如患者湿邪较重，脚踝肿胀，纳呆腹胀，舌质红，苔黄腻，脉濡数，重用利尿渗湿，方用五苓散、车前子茯苓汤。活血祛瘀止痛法主要针对腹型紫癜，临床中 HSP 病例有许多就诊时无胃肠道症状，但回顾性研究显示：56%的患者胃肠有不同程度受侵。故在诊治 HSP 时应密切观察胃肠道症状。HSP 腹型病机主要为热毒郁阻胃肠，出现气血壅滞，可见腹痛、便血、舌暗、脉弦。采用活血祛瘀止痛法，代表方剂为失笑散、芍药甘草汤。祛风胜湿消肿法主要用于关节型 HSP，回顾性研究显示：关节表现约占 66%，临床多见侵犯下肢关节，表现为关节肿胀疼痛、行走困难。病机主要为风湿之邪闭阻经络，采用祛风胜湿、止痛消肿之法，代表方剂选用羌活胜湿汤治疗。一要药即炭类药的应用，炭能止血法，中医学认为，血见黑则止。此法代表方剂为十灰散，并且其他治法中的清热泻火凉血药也可以改为炭药，炒炭存性，既起到炭药的作用，也起到原药的作用，同时清热泻火凉血药均为寒凉之药，容易损伤脾阳，可削弱统血作用，炒炭后即可去其寒凉之性。

### （二）经典方剂联合西药

关艳楠[21]观察犀角地黄汤（牡丹皮 9g，水牛角 30g，赤芍 12g，生地黄 24g）辅助西医（卧床休息、寻找和去除病因、抗过敏、抗感染、免疫抑制剂以及抗凝剂等，对于关节型、腹型与肾型患儿适当应用糖皮质激素治疗）治疗 140 例儿童 HSP 血热妄行证，分析临床疗效以及对免疫功能的影响。观察组临床有效率（85.71%）明显高于对照组（70.00%），犀角地黄汤辅助西医治疗 HSP 血热妄行证患儿能够有效改善临床症状，降低血清 TNF-α、TGF-β1 水平，调节体液免疫与细胞免疫，整体疗效确切，药物副作用少，具有临床推广应用价值。

### （三）自拟方联合西药

任彦林[22]用青紫合剂（青黛、紫草、白芷、丹参、寒水石等）联合常规西医（用免动物蛋白饮食，避免剧烈活动，避开过敏原；给予维生素 C、抗组胺药物，并根据病原学给予抗感染治疗；腹型紫癜患儿给予胃肠减压、补液，可酌情加用肾上腺皮质激素治疗）治疗 HSP，选取 140 例患者，治疗后，治疗组的总有效率（88.57%）；各项临床症状消失时间均显著短于对照组；血沉及细胞免疫改善情况明显优于对照组；两组患者的白细胞计数、血小板计数、D-二聚体及 CRP 水平较治疗前均显著降低，且治疗组治疗后上述四项指标较对照组治疗后下降得更为显著。

### （四）中成药联合西药

王士杰[23]进行了黄芪颗粒联合氢化可的松琥珀酸钠治疗 HSP 临床疗效与安全性探究，研究纳入 97 例 HSP 患者，对照组患者（48 例）予氢化可的松琥珀酸钠治疗，观察组患者（49 例）予黄芪颗粒联合氢化可的松琥珀酸钠治疗，结果观察组患者治疗总有效率（91.84%）高于对照组（75.00%），$P<0.05$；观察组患者皮肤紫癜、关节症状、胃肠道症状及肾损伤症状缓解时间、住院时间均短于对照组，$P<0.01$；观察组患者治疗后 CRP、TNF-α、IL-6、IL-8 水平、胱抑素 C、IgA 及 IgM 水平等指标均优于对照组；观察组 6 个月复发率 4 例（8.16%），低于对照组 11 例（22.92%），$P<0.05$。结论提示黄芪颗粒联合氢化可的松琥珀酸钠治疗 HSP 临床疗效佳，患者症状改善，恢复快，且患者血清炎症因子水平降低，不良反应率低，复发率低，安全性高，值得应用。

### （五）中药提取物联合西药

郑敏[24]选择患者 58 例，随机分为两组。2 组均给予西医常规治疗，即给糖皮质激素、抗组胺药、10%葡萄糖酸钙针剂、维生素 C、抗血小板聚集药及止血药，有感染者加用抗生素。治疗组：在常规治疗基础上应用清开灵注射液+丹参注射液，结果治疗组总有效率为 87.10%。对照组总有效率为 74.07%。结果显示清开灵结合丹参注射液治疗 HSP 疗效好、治愈率高，能缩短病程，减少复发，较单纯西药治疗更具有优势。

### （六）外治法联合西药

朱浩宇、张博[25,26]等研究发现加用中药熏洗的治疗组临床疗效、皮肤紫癜消退时间、关节疼痛缓解、复发次数等均优于对照组。

崔庆科观察中医外治法治疗小儿 HSP 的研究进展，选用丹参、川芎、红花、赤芍、紫草、茜草等活血化瘀中药对观察组进行熏蒸，研究结果发现观察组的治疗效果显著优于对照组，活血化瘀中药熏蒸能显著改善 HSP 患儿的临床症状，且无不良作用[27]。

刘芳兵[28]采用由白鲜皮、白茅根、地肤子、紫草、赤芍、牡丹皮以 1∶1∶1∶2∶2∶2 的比例制成的紫癜散对 HSP 患儿进行足浴，配合常规疗法和中医循证护理，临床总有效率上达 94.29%，提高了临床疗效和患儿生活质量。

此外，中药熏洗疗法还可以联合耳穴贴压、艾灸等中医外治法。姚翠婵等将 147 例 HSP 患者随机分为 2 组，在西医常规治疗基础上，治疗组给予耳穴贴压配合中药外洗治疗，2 周后测定疗效，治疗组总有效率为 98.7%[29]。

灌肠疗法治疗 HSP。朱浩宇[30]等运用由仙鹤草 10g，荷叶 10g，地榆炭 10g，白芍 10g，延胡索 10g，甘草 3g 组方制成的仙元方凝胶剂灌肠治疗小儿腹型 HSP，对照组给予注射用甲泼尼龙琥珀酸钠静脉滴注，研究发现治疗组和对照组疗效相当，而治疗组血常规中白细胞数量、大便潜血改善程度明显优于对照组，仙元方凝胶剂灌肠治疗腹型 HSP 能明显改善患儿的消化道症状和实验室指标，且未发现不良反应。

其他外治法治疗 HSP，如中药热罨包、中药溻渍、中药敷脐疗法、穴位埋植药线、艾灸疗法等中医外治法，但目前研究已经较少。例如雷亚星等[31]回顾性分析 144 例 HSP 患儿中药热罨包治疗的临床疗效，发现中药热罨包及激素在轻中度腹痛紫癜患儿治疗中均有良好疗效，而对于重度腹痛，激素的治疗效果明显好于中药热罨包，认为热罨包与激素联用治疗重度腹痛可以减少激素的用量。

祁佩云[32]为了观察中药溻渍治疗 HSP（皮肤型）近期和远期的临床疗效，将 40 例 HSP 皮肤型患者随机均分为治疗组和对照组，对照组采用常规治疗，治疗组加用中药溻渍，发现近期观察治疗组有效率明显优于对照组，远期观察治疗组复发率明显少于对照组，认为中药溻渍配合西医常规治疗可提高总有效率及减少复发率，有良好的应用前景。

韩俊莉等[33]运用中药敷脐疗法辅助治疗 HSP 腹型腹痛患者，发现加用中药贴敷疗法可以显著缓解腹痛，腹腔淋巴结增大例数明显减少、D-二聚体下降明显、腹腔积液明显减少，能明显减轻 HSP 患者腹痛症状及实验室结果。

郑丽丽等[34]在 HSP 患儿双侧足三里穴进行穴位埋植药线，发现采用穴位埋植药线治疗组患儿整体疗效、皮肤紫癜、消化道症状、关节症状等改善情况明显优于对照组。杨洪娟等采用艾灸联合脱敏消斑汤治疗 HSP 性肾炎脾肾两虚证，艾灸取脾俞、肾俞、足三里、阴陵泉、太溪、三阴交等穴位，对照组则采用刺络疗法，发现艾灸疗法联合脱敏消斑汤不仅可减轻患者中医症状积分、减少 24 小时尿蛋白定量和尿沉渣红细胞计数、改善患者的肾功能，而且临床治愈和控制复发效果均明显优于刺络疗法。

## 二、方药与药理

### （一）方药用药规律

盖叔武[35]对治疗 HSP 涉及经典方剂的情况进行了统计，其中共有方剂频数为 71，经典方剂的频数为 52，证型基本可归为血热妄行、风热伤络、湿热内蕴、脾肾两虚、气阴两虚、肝肾阴虚、脾虚不摄、血热夹瘀、湿瘀互结、瘀血内阻、卫外不固。其中，证型频次最高的是血热妄行。使用频次最高的方剂分别是银翘散、犀角地黄汤、三仁汤、参芪地黄汤、真武汤、知柏地黄汤、桃红四物汤、归脾汤、玉屏风散、补阳还五汤。血热妄行证中使用频次较高的药物依次为生地黄、丹皮、水牛角、赤芍、白茅根、小蓟、连翘、玄参、车前子、地榆、蝉蜕、蒲公英等。这些药物主要以归肝、心、肺、肾经为主。药物的效用大致是以清热药、止血药为主，辅以利水渗湿药、解表药。风热伤络证中使用频次较高的药物依次为金银花、连翘、丹皮、白茅根、蝉蜕、防风、荆芥、甘草、赤芍、小蓟、生地黄、紫草、牛蒡子、竹叶、桔梗、黄芩、薄荷、当归、柴胡、茜草等。这些药物主要以归肝、肺、心、胃经为主，药物的功效主要是以清热药、解表药为主，佐以止血药、补虚药及化痰止咳平喘药。湿热内蕴证中使用频次较高的药物依次为黄柏、薏苡仁、赤芍、苍术、牛膝、白蔻仁、茯苓、半夏、当归等。药物的归经主要以归脾、肝、胃经为主。主要是以清热药、利水渗湿药及化湿药为主，佐以活血化瘀药、化痰止咳平喘药及补虚药。脾肾两虚证中使用频次较高的药物依次为茯苓、白术、生黄芪、山药、杜仲、当归、制附子、山茱萸、牛膝、丹皮、泽泻、生地黄、熟地黄、甘草、菟丝子、益母草等。药物的归经主要以归肾、脾、肝、心经为主。以补虚药为主，佐以利水渗湿药、清热药、活血化瘀药、温里药及收涩药。气阴两虚证中使用频次较高的药物依次为生黄芪、茯苓、丹皮、生地黄、山茱萸、山药、泽泻、太子参、党参、丹参、旱莲草、赤芍、女贞子、甘草等。药物的归经主要以归肝、肾、脾、肺经为主，主要是以补虚药、清热药为主，佐以利水渗湿药、收涩药及活血化瘀药。肝肾阴虚证中使用频次较高的药物依次为生地黄、丹皮、山茱萸、旱莲草、知母、黄柏、女贞子、茯苓、山药、丹参、泽泻、龟甲、熟地黄等。药物的归经主要以归肾、肝、心经为主。主要是以补虚药、清热药为主，佐以利水渗湿药、收涩药及止血药。脾虚不摄证中使用频次较高的药物依次为生黄芪、当归、白术、茯苓、远志、炙甘草、党参、酸枣仁等。药物的归经主要以归脾、心、肺经为主。主要是以补虚药为主，佐以安神药及利水渗湿药。血热夹瘀证中使用频次较高的药物依次为丹皮、水牛角、生地黄、赤芍、白茅根、小蓟、紫草、蒲公英、丹参、蝉蜕、连翘等。药物的归经主要以归肝、心、肺经为主。主要是以清热药为主，佐以止血药、活血化瘀药及解表药。湿瘀互结证中使用频次较高的药物依次为红花、川芎、白蔻仁、杏仁、薏苡仁、茯苓、陈皮、法半夏、滑石、赤芍、小蓟、通草等。药物的归经主要以归肺、脾、胃、肝经为主。主要是以利水渗湿药、活血化瘀药为主，佐以化湿药、清热药、止血药、理气药及化痰止咳平喘药。瘀血内阻证中使用频次较高的药物依次为赤芍、茜草、川芎、桃仁、当归、丹参、生黄芪等。药物的归经主要以归肝、心经为主。主要是以活血化瘀药为主，佐以补虚药、清热药及止血药。卫外不固证中使用频次较高的药物为生黄芪、白术、防风等。药物的归经主要以归脾经为主。主要是以补虚药及解表药为主。

## （二）方药药理举例

1. 犀角地黄汤　犀角地黄汤，首载于《备急千金要方》，言："犀角地黄汤治伤寒及温病应发汗而不汗之内蓄血者，及鼻衄、吐血不尽，内余瘀血，面黄，大便黑，消瘀血方：犀角一两，生地黄八两，芍药三两，牡丹皮二两。右四味，㕮咀，以水九升，煮取三升，分三服。喜忘如狂者，加大黄二两，黄芩三两。其人脉大来迟，腹不满自言满者，为无热，但依方，不须加也。"当热毒炽盛于血分，迫血妄行，血不循经，血溢脉外，可见衄血、尿血等；或热毒耗伤血中津液，血变黏稠，运行受阻，成瘀见紫斑色深而舌绛，治疗以清热解毒，凉血散瘀为主。本方治疗时多谨守原方生地黄、丹皮、水牛角、赤芍四味以清热解毒、凉血散瘀，并常加用玄参助原方清热凉血功效，佐用白茅根、小蓟、地榆凉血止血，连翘、蝉蜕、蒲公英清热解毒，车前子利尿通淋使热上下分消而去。遣方用药紧扣热毒血瘀的病机。现代研究表明[36]，水牛角可明显缩短凝血时间和降低毛细血管脆性，同时具有解毒、抗感染、止痛等作用，对血管具有双向良性调节作用，临床应用可有效改善毛细血管的脆性和通透性，抑制炎症，减少渗出；生地黄提取物具有抗凝和缓解出血的作用，并有皮质激素样作用；牡丹皮、赤芍均具有改善 HSP 患者高凝状态，且能改善毛细血管通透性，改善微循环、抗炎、解热镇痛等，对血流动力具有良性调节作用。另有研究证实[37]：水牛角中所含的肽类和胍基衍生物、蛋白质及各类氨基酸等，具有镇惊止痛、改善血管壁功能、兴奋激素分泌系统及抗感染等作用；地黄、赤芍、牡丹皮具有降低Ⅳ型变态反应和较明确的类激素样作用，可调动机体免疫功能、改善微循环保护基底膜阴电荷，以抑制抗原抗体反应减轻炎症渗出等来缓解病情，起到对 HSP 的治疗作用。

2. 银翘散 银翘散，《温病条辨》上焦篇第四条 "太阴风温、温热、温疫、冬温……但热不恶寒而渴者，辛凉平剂银翘散主之"。上焦篇第十六条 "太阴温病，不可发汗，发汗而汗不出者，必发斑疹，汗出过多者，必神昏谵语。发斑者，化斑汤主之；发疹者，银翘散去豆豉，加细生地、丹皮、大青叶，倍元参主之"。第三十八条 "太阴伏暑，舌白口渴，无汗者，银翘散去牛蒡、元参加杏仁、滑石主之"；第四十条 "太阴伏暑，舌白口渴，有汗，或大汗不止者，银翘散去牛蒡、元参、芥穗，加杏仁、石膏、黄芩主之"。温病治疗善用上中下三焦及卫气营血的辨证体系，银翘散原方本着 "治上焦如羽" 的中医理论，主要针对病位在上焦和卫分，风热肺卫症状突出，里热证相对较轻的临床病症特点，故有 "辛凉平剂" 之名。温病大家吴又可论及 "温疫" 时强调："客邪贵乎早逐，乘人气血未乱、肌肉未消、津液未耗、患者不至危殆、投剂不至掣肘，以早拔去病根为要。" 临床常选用本方去淡豆豉，酌情加用赤芍、丹皮、小蓟、生地黄、紫草等药物，辛凉透表，疏散风邪，清热凉血和络。银翘散具有解热、抗菌、抗病毒、抗过敏、镇痛、增强免疫力等作用。

3. 赤芍 赤芍具有清热凉血、散瘀止痛的功效。赤芍含有丰富的苷类化合物，主要含有芍药苷、羟基芍药苷、苯甲酰芍药苷、苯甲酰羟基芍药苷、羟基苯甲酰芍药苷、芍药新苷、芍药内酯苷等共同称之为赤芍总苷，此外还含有没食子酸、棕榈酸、鞣质等。已经证实赤芍总苷可通过抗血小板集聚、延长血栓形成时间、降低血液黏稠度、增强红细胞变形能力等多靶点干预达到抗栓抗凝和改善血液流变学的药理作用。进一步研究发现赤芍总苷抗血栓的机制可能与其能够降低血黏度，延长大鼠凝血酶原时间、部分凝血活酶时间以及降低血纤维蛋白原浓度有着密切的关系。通过对大鼠的凝血因子进行检测，赤芍总苷能够显著降低外源性凝血因子 II、V 及内源性凝血因子 IX 的活性，能够显著升高大鼠 AT-III 活性，进一步揭示了赤芍总苷的抗凝机制。而对赤芍与川芎的有效成分进行配对实验，发现川芎和赤芍的有效组分 1:1 和 1:2 配对时，赤芍总苷的抗栓效果更佳，同时也为中药配伍的协同作用提供了实验依据。研究发现赤芍的有效成分具有抗内毒素作用，这可能是其发挥 "清热凉血" 功效的物质基础。通过对脓毒症模型小鼠的实验发现不同浓度的赤芍总苷可以不同程度的抑制炎性细胞产生 TNF-$\alpha$ 和 IL-6 的水平。而 TNF-$\alpha$ 和 IL-6 是参与炎症反应的主要炎症因子，具有促炎、活化免疫细胞的多种生物作用。

# 第十一节 展 望

HSP 是一种反复发作、病因复杂的血管炎性疾病。随着现代科学的进步和技术的日新月异，西医学对其病因和发病机制的认识不断提高，但是到目前为止，仍尚未明确，因此给病因学治疗带来了一定的难度。中医学从风热、湿热、气不摄血等方面进行病因病机分析，根据整体观念与辨证论治，运用不同的方药治疗该病，取得了较为满意的疗效。虽然中医中药在治疗该病上有其独有的长处，但亦存在一定缺陷：不同的医家对疾病病因病机的理解不同，临床辨证分型和治疗较为繁杂，目前并未形成统一的标准，推广起来有一定困难；各个临床实验所纳入的病例数量较少，需要大型的前瞻性的临床研究来验证方药的有效性，才能更有力地得到广泛认可；中成药制剂治疗该病，使用方法较为便利，较易于被患者所接受，但对于患者的病情变化，不能及时调整治疗，也会影响治疗效果；方药的现代药理研究虽有一定程度的发展，但仍未找到对 HSP 有确切药理作用、针对性较好的复方或单药及其提取物；中西医结合治疗方案疗效较好，但需要多中心、大样本的临床对照研究来对其进行验证。

（张俊莉，任宝娣）

# 参考文献

［1］Jennette J C, Falk R J, Bacon P A, et al. 2012 revised international Chapel Hill Consensus Conference Nomenclature of Vasculitides ［J］. Arthritis Rheum, 2013, 65 (1): 1-11.

［2］Jelusi M, Kosti L, Frkovi M, et al. Vasculitides in childhood: A retrospective study in a period from 2002 to 2012 at the department of paediatrics, university hospital centre zagreb ［J］. Reumatizam, 2015, 62 (2): 6-10.

［3］Batu ED, Sar A, Erden A, et al. Comparing immunoglobulin A vasculitis (Henoch-Schönlein purpura) in children and adults: A single-centre study from Turkey ［J］. Scand J rheumatol, 2018, 47 (6): 481-486.

［4］Yong A M, Lee S X, Tay Y K. The profile of adult onset Henoch-Schonlein purpura in an Asian population ［J］. Int J Dermatol, 2015, 54 (11): 1236-1241.

［5］张建江, 史佩佩, 张利果, 等. 食物不耐受与儿童过敏性紫癜的相关性 ［J］. 中华肾脏病杂志, 2011, 27 (5): 337-340.

［6］任少敏, 杨光路, 仝林虎, 等. 蒙汉族儿童过敏性紫癜临床特点与 HLA-DRB1 基因关联性对比分析 ［J］. 中华风湿病学杂志, 2003, 7 (8): 469-473.

［7］中华医学会儿科学分会免疫学组,《中华儿科杂志》编辑委员会. 儿童过敏性紫癜循证诊治建议 ［J］. 中华儿科杂志, 2013, 51 (7): 502-507.

［8］中华医学会儿科学分会肾脏病学组. 小儿肾小球疾病的临床分类、诊断及治疗 ［J］. 中华儿科杂志, 2001, 39 (12): 746-749.

［9］王士杰, 胡方起, 和平, 等. 黄芪颗粒联合氢化可的松琥珀酸钠治疗过敏性紫癜临床疗效与安全性探究 ［J/OL］. 中华中医药学刊: 1-12 ［2021-06-19］ http://kns.cnki.net/kcms/detail/21.1546.R.20201202.1821.046.html.

［10］燕丽, 王连心, 谢雁鸣, 等. 真实世界中 19 家综合性医院 2110 例过敏性紫癜患者的临床实效研究 ［J］. 中国中药杂志, 2014, 39 (18): 3541-3545.

［11］王靖. 活血化瘀方治疗小儿过敏性紫癜肾炎的疗效观察 ［J］. 中国中西医结合急救杂志, 2018, 25 (1): 49-52.

［12］李艳. 中药熏洗联合西药治疗儿童皮肤型过敏性紫癜的临床观察 ［J］. 中国民间疗法, 2020, 28 (16): 80-82.

［13］王妍炜, 林志红, 张蕾, 等. 中药熏蒸和耳穴压豆联合常规方案治疗小儿过敏性紫癜的临床观察 ［J］. 中国中西医结合杂志, 2017, 37 (10): 1264-1266.

［14］杨景玲. 优质护理干预在小儿紫癜性肾炎护理中的应用体会 ［J］. 中国医药指南, 2021, 19 (1): 187-188.

［15］刘志勇, 王莒生, 张广中. 赵炳南治疗过敏性紫癜经验 ［J］. 中国中医药信息杂志, 2012, 19 (3): 87-88.

［16］陈令媛, 雷森皓, 陈健一. 国医大师周仲瑛论治过敏性紫癜经验. 光明中医, 2018, 33 (9): 1247-1248.

［17］王明乐. 儿童过敏性紫癜发病特点及中医证型分布 ［J］. 中医杂志, 2014, 55 (10): 865-867.

［18］王宁丽. 基于《血证论》治血四法探讨过敏性紫癜的中医证治 ［J］. 河南中医, 2021, 41 (2): 181-184.

［19］雍彦礼. 中医辨证分型治疗过敏性紫癜 120 例临床疗效观察 ［J］. 时珍国医国药, 2014, 25 (12): 2971-2972.

［20］于霖. 过敏性紫癜中医辨证及临床应用举隅 ［J］. 中医论坛, 2020, 19 (3): 281-282.

［21］关艳楠. 犀角地黄汤治疗儿童过敏性紫癜血热妄行证临床疗效及对免疫功能的影响 ［J］. 辽宁中医药大学学报, 2021, 23 (5): 96-99.

［22］任彦林, 鱼天英, 王赖儿. 青紫合剂联合常规西医治疗过敏性紫癜的疗效分析 ［J/OL］. 中国现代医学杂志: 1-9 ［2021-06-19］ http://kns.cnki.net/kcms/detail/43.1225.r.20190809.1213.004.html.

［23］王士杰, 胡方起, 和平, 等. 黄芪颗粒联合氢化可的松琥珀酸钠治疗过敏性紫癜临床疗效与安全性探究 ［J/OL］. 中华中医药学刊: 1-12 ［2021-06-19］ http://kns.cnki.net/kcms/detail/21.1546.R.20201202.1821.046.html.

［24］郑敏. 清开灵结合丹参注射液治疗过敏性紫癜疗效观察 ［J］. 中国误诊学杂志, 2007, 7 (11): 2486.

［25］朱浩宇．中药熏洗方治疗儿童过敏性紫癜临床疗效观察［J］．中国中西医结合儿科学，2018，10（3）：203-206.

［26］张博．中药熏洗联合中药辨证治疗过敏性紫癜100例［J］．中医研究，2018，31（7）：25-27.

［27］崔庆科．中医外治法治疗小儿过敏性紫癜的研究进展［J］．中国中医急症，2020，29（4）：746-749.

［28］刘芳兵．中医循证护理联合紫癜散足浴对过敏性紫癜患儿预后的影响［J］．光明中医，2018，33（16）：2450-2452.

［29］姚翠婵．耳穴贴压配合中药外洗治疗过敏性紫癜疗效观察［J］．上海针灸杂志，2017，36（12）：1452-1454.

［30］朱浩宇．仙元方凝胶剂灌肠治疗小儿腹型过敏性紫癜60例临床观察［J］．中华中医药杂志，2016，31（2）：734-736.

［31］雷亚星．中药热罨包和激素治疗小儿过敏性紫癜腹痛144例疗效分析［J］．时珍国医国药，2015，26（3）：657-658.

［32］祁佩云．中药溻渍疗法治疗过敏性紫癜（皮肤型）近期和远期疗效观察及护理［J］．光明中医，2015，31（5）：981-982.

［33］韩俊莉．中药敷脐疗法治疗儿童腹型过敏性紫癜的疗效观察［J］．光明中医，2017，32（7）：1021-1023.

［34］郑丽丽．穴位埋植药线治疗过敏性紫癜效果观察［J］．中医临床研究，2014，6（16）：24-26.

［35］盖叔武．过敏性紫癜性肾炎中医证型、方药的文献研究及中西医结合治疗效果评价［D］．湖北：湖北中医药大学，2017.

［36］刘睿，段金廒，吴皓，等．水牛角中水溶性物质化学组成分析与鉴定［J］．药学学报，2015，7（5）：594-598.

［37］孙凤，金丹，邹鹏，等．凉血止血法治疗儿童血热风盛型紫癜风83例临床疗效分析［J］．时珍国医国药，2016，27（11）：2681-2683.

# 第二十四章

# 皮肤血管炎

## 第一节　概　说

皮肤血管炎（cutaneous vasculitis，CV）是一种以明显皮肤损害（如紫癜、荨麻疹、皮下结节等）为主要临床表现的常见血管炎。患者血清中可发现循环免疫复合物，血管受损部位有免疫球蛋白和补体的沉积，炎性细胞以中性粒细胞为主，细胞崩解后核破碎形成核尘为本病的特征性表现。本病发病率每年（15.4~29.7）/100万[1]。皮肤血管炎常见类型有变应性皮肤血管炎、过敏性紫癜、结节性红斑等，本章主要介绍变应性皮肤血管炎。变应性皮肤血管炎（allergic cutaneous vasculitis，ACV）是一种主要累及真皮浅层毛细血管和微血管的坏死性血管炎，其病理特征为白细胞核破碎性血管炎，因此又称为皮肤白细胞碎裂性血管炎。临床表现为下肢紫癜、红斑、结节、水疱、风团、斑丘疹等多形性皮损，还可伴有不规则发热、乏力、肌痛、关节痛及内脏损害等。本病以成年人多发，平均发病年龄约47.3岁，女性略多于男性[2]。本病属中医学"瘀血流注""葡萄疫""梅核火丹"等范畴。如《医宗金鉴·外科心法要诀》曰："湿毒流注腿胫生……由暴风疾雨，寒湿暑火，侵袭腠理，而肌肉为病也。"《外科证治全书》记载热毒流注"生两腿胫，流行不定，或发一二处，色赤肿痛溃脓，乃湿热下注"。《外科正宗》云"病由邪热入营，肌肉、腠理之分受其燔灼而外发于皮肤，斑色青紫如葡萄，故名"。

## 第二节　病因病理

### 一、病因与发病机制

#### （一）病因

目前认为本病是多种因素导致的Ⅲ型变态反应，是由免疫复合物沉积于小血管壁、激活补体而引起的血管损伤，多种因素可引起本病。

1. 与感染相关　包括链球菌、葡萄球菌、麻风杆菌、结核杆菌等细菌感染；乙肝病毒、EB病毒、HIV病毒等病毒感染；念珠菌等真菌感染引起。

2. 与药物相关　包括胰岛素、阿司匹林、磺胺类药物、青霉素、保泰松等。

3. 与异种蛋白或化学制剂相关　如马血清、杀虫药等。

4. 与某些系统性疾病有关　如系统性红斑狼疮、干燥综合征、类风湿关节炎、白塞病、高丙球蛋白血症、冷球蛋白血症、溃疡性结肠炎等。

5. 与恶性肿瘤有关　如霍奇金病、多发性骨髓瘤、淋巴瘤、白血病的病程中的某个阶段可发生变应性皮肤血管炎。

## （二）发病机制

目前认为免疫复合物介导机制在多种类型的系统性血管炎尤其是小血管受累的发病中起关键作用[3]。

1. Arthus 反应　Arthus 反应是指将马血清注入兔体内后发生的反应，是免疫复合物介导疾病的基础[4]。在 Arthus 反应中，形成的免疫复合物启动补体激活过程和炎症细胞的趋化，随后在炎症部位形成血栓和出血性梗死，为了中和外源性抗原，网状内皮系统不断产生由抗原和抗体结合形成的免疫复合物。在某些情况下，免疫复合物未被清除而沉积在关节、血管和其他组织中，引发炎症反应而致病。免疫复合物沉积在血管壁中则引起血管炎。

2. 免疫原性　抗原与抗体的比例决定免疫复合物的溶解度。当抗原和抗体的比例几乎相同时可形成大的免疫复合物，易被网状内皮系统识别和清除。当抗体过多时，则形成较小的免疫复合物，滞留在血清中，不能激发组织免疫反应。当抗原量过多时，免疫复合物从血清中析出、沉积在局部血管床内，免疫复合物沉积于组织后诱发一系列级联病理过程如补体锚定、中性粒细胞趋化、局部炎症反应、溶酶体释放、氧自由基产生和组织损伤等。

## 二、病理

本病主要病理表现为白细胞破碎性血管炎。在血管壁及其周围可见大量中性粒细胞浸润，核尘及红细胞外渗等，陈旧性皮损浸润细胞以淋巴细胞为主；真皮乳头层和网状层毛细血管及小血管内皮细胞肿胀、管腔狭窄、管壁有纤维蛋白样变性或坏死；病变早期表皮正常，如发生小血管阻塞，则表皮可出现缺血性坏死[5]。

## 三、中医病因病机

中医学认为本病是由于风湿热邪侵入络脉，营血循环受阻，瘀血凝聚肌肤而成。病因不外乎内外二因。内因与正气不足、卫气营血失调，嗜食肥甘厚味、辛辣之品，嗜酒等有关；外因为表虚之人，腠理空疏，风湿热邪侵入络脉，与体内湿热之邪相搏，蕴蒸肌肤，阻滞经络，影响营血运行，瘀血凝聚肌肤而发病[6-7]。

1. 外感湿热，阻络肌表　外感湿热之邪或过食肥甘厚味、辛辣之品，湿热内生，脾胃运化失调，湿热下注，阻塞气血运行，凝滞于肌肤则生丘疹、风团、紫癜、结节等。

2. 热毒内聚，湿热凝滞　外感风湿热邪，日久热毒内聚，湿热凝滞，外阻肌表脉络，内阻脏腑经脉。

3. 气虚血瘀，脉络受阻　风湿热邪侵入机体，日久耗伤正气，气虚则血瘀，肌表脉络受阻。

4. 阳气虚弱，寒凝经脉　久病耗损阳气，阳虚气弱，肺卫不固，寒湿之邪内侵，或素体脾虚，嗜食寒凉，寒从中生，则寒湿凝聚为痰，阻碍气血运行。

# 第三节　临床表现

## 一、症状

本病常起病急骤，主要表现为双下肢、臀部、甚至全身多处的皮肤损害，呈对称性分布，可伴有发热、乏力、头痛及关节疼痛等全身症状。初发皮损常为紫癜及出血性斑丘疹，鲜红色至紫红色，压之不褪色，局部可有瘙痒、疼痛或灼烧感等，随着病情发展，可出现风团、红斑、紫癜、水疱、结节、坏死及溃疡等，其中以结节、坏死、紫癜和溃疡最为典型。皮疹消退后有色素沉着或萎缩性瘢痕。部分病变可累及黏膜而发生鼻衄、便血，累及内脏（如肾、胃肠、神经系统等）而出现皮肤-系统性血管炎，常提示病情较重。本病好发于青壮年，病程一般为 2~4 周，有自愈性，但易反复发作，病程迁延数月至数年。

## 二、体征

皮疹初期呈紫斑或扁平红疹，后发展为突出皮表的可触性紫癜，压之不褪色。皮疹大小以针尖至蚕豆不等，较大皮疹可伴有疼痛，持续 1~4 周可自行消退，可残留色素瘢痕。约 30% 的患者可表现为表皮坏死、溃疡等严重的皮肤病变[2]。

## 三、实验室和辅助检查

本病可见嗜酸性粒细胞、血沉（ESR）增高，血小板（PLT）减少，贫血，补体降低，高球蛋白血症，类风湿因子阳性等，少数患者可见 p-ANCA 阳性[6]。

# 第四节　诊断与鉴别诊断

## 一、诊断要点

好发于青壮年，女性稍多于男性，皮疹发作无规律，于下肢、臀部及背部等处常见，但面部和前胸少见，持续 1~4 周消退，可残留色素沉着。常伴有发热、乏力、关节疼痛等全身症状。皮肤病理以真皮乳头水肿，管壁及周围组织有中性粒细胞及少量嗜酸性粒细胞浸润，核尘及红细胞外渗，部分管壁可见闭塞、坏死等为特征性表现[2]。

## 二、诊断标准

诊断主要根据 1990 年美国风湿病学会制定的变应性皮肤血管炎分类标准：①发病年龄>16 岁；②发病前有可疑药物服用史；③皮肤有可触及的紫癜；④一处或多处出现大小不等、扁平、高出皮面的皮疹；⑤皮肤病理可见小静脉及小动脉内外有中性粒细胞浸润。符合以上 3 项或 3 项以上者可诊断为变应性皮肤血管炎。诊断敏感性为 71%，特异性为 83%[8]。

表 24-1　1990 年美国风湿病学会变应性皮肤血管炎分类标准

| 条件 | 注释 |
| --- | --- |
| 发病年龄>16 岁 | 16 岁后出现症状 |
| 病前有服用药物史 | 发病前服药可能是疾病的促发因素 |
| 可触及紫癜 | 紫癜性皮疹略高于皮面，加压按之不褪色，与血小板减少无关 |
| 斑丘疹 | 一处或多处皮肤有大小不等、扁平、高于皮面的皮疹 |
| 小动脉和小静脉的活检 | 在血管周围或血管外有粒细胞浸润 |

### 三、鉴别诊断

#### （一）结节性红斑

结节性红斑表现为对称性、疼痛性结节，好发于小腿胫前，有压痛，无破溃及坏死，病理表现为结核性肉芽肿或结节、血管炎等。

#### （二）过敏性紫癜

过敏性紫癜好发于男性儿童及青年，表现为皮肤黏膜出现瘀点及瘀斑，以下肢伸侧及臀部多见，对称分布，重者可累及上肢和躯干。还可伴有发热、乏力、关节疼痛、胃肠道症状及肾脏病变等。

#### （三）Sweet 综合征

本病好发于中年以上女性，以发热、皮肤疼痛性结节、中性粒细胞增高为特征。皮损常见于面部及前臂远端伸侧面，呈红紫色斑块或结节，边缘隆起，乳头状假水疱。辅助检查以中性粒细胞增高为特征。

# 第五节　治　疗

## 一、西医治疗

以避免接触过敏原，加强支持治疗为主要原则。对伴有脏器损害者，可酌情给予糖皮质激素及免疫抑制剂治疗。急性期应卧床休息，抬高患肢，多饮水，适当补充维生素 C，积极寻找过敏原。

#### （一）糖皮质激素

对有脏器损害表现或坏死性损害者有一定疗效，对皮损严重者能较好控制病情，迅速减轻皮损发展，推荐泼尼松 $1~2mg/(kg \cdot d)$（初始剂量），可根据病情变化调整用量。病情稳定后可减至最小剂量维持 3~4 个月。

#### （二）免疫抑制剂

激素疗效不佳时，可使用如环磷酰胺、硫唑嘌呤等免疫抑制剂。

#### （三）抗生素

有明确感染者，可使用抗生素，如红霉素、氯霉素、氨苄西林等。

#### （四）外用药物

皮肤病变处可外用药物，如雷弗奴尔糊膏、炉甘石洗剂、3%硼酸溶液、莫匹罗星软膏、聚维酮碘液等。

## 二、中医治疗

中医治疗原则以活血祛瘀、化湿通络为基本治法。急性期治以清热凉血、祛风清热、解毒散结；缓解期治以活血化瘀、软坚散结；稳定期治以益气散结、活血化瘀[9]。

## （一）中医辨证论治

1. 湿热阻络，血热瘀结

证候：发病急骤，双下肢、臀部等处可见风团、血疱、斑丘疹、溃疡等，皮疹鲜红，触之灼痛，伴发热、乏力，关节疼痛等，舌质红，苔黄腻，脉滑数。

治法：清热利湿，活血通络。

方药：四妙丸（《成方便读》）合四妙勇安汤（《验方新编》）加减。

苍术、黄柏、土茯苓、薏苡仁、金银花、玄参、当归、牛膝、川芎、红花、甘草等。

加减：热盛者加牡丹皮、紫草、水牛角、生地黄、赤芍等。

2. 气虚血瘀，痰湿凝阻

证候：皮疹反复发作，伴色素沉着、萎缩性瘢痕，或溃疡经久不愈，伴气短、乏力、劳倦、头晕、纳差等，舌质淡白或有瘀斑，脉细涩无力。

治法：益气活血，托毒祛湿。

方药：补阳还五汤（《医林改错》）合四妙勇安汤（《验方新编》）加减。

黄芪、当归、桃仁、红花、川芎、金银花、玄参、牛膝、鸡血藤、土茯苓、法半夏、甘草等。

加减：痰湿者，加薏苡仁、橘红等；气虚者加党参、白术、扁豆等。

3. 阳虚寒凝，瘀湿阻络

证候：发病日久，皮疹灰暗，结节日久难消，脓液稀薄，腐肉不去，新肉不生，畏寒肢冷，腰膝酸软，面色苍白，舌淡胖，苔白滑，脉沉细。

治法：温阳散寒，利湿化瘀。

方药：阳和汤（《外科证治全生集》）加减。

熟地黄、白芥子、肉桂、黄芪、当归、川芎、牛膝、仙茅、淫羊藿、法半夏、制附子、甘草等。

加减：寒甚者，加吴茱萸、干姜等；瘀甚者加丹参、桃仁、川芎等。

下肢肿胀者可加薏苡仁、泽泻、泽兰等；关节疼痛者加海风藤、秦艽等；结节难退加川贝母、夏枯草；溃疡痛甚者加乳香、没药。

## （二）中成药

1. 雷公藤多苷片　每次 10~20mg，3 次/日，饭后服用。具有祛风解毒、除湿消肿、舒筋通络功效。研究证实，雷公藤多苷片治疗血管炎主要机制为阻断炎症反应关键位点，抑制 T 淋巴细胞亚群异常分化，诱导淋巴细胞凋亡。临床应用应注意其消化系统毒性、生殖系统毒性及肝毒性等副作用[10]。

2. 凉血解毒胶囊　每次 4 粒（2g），3 次/日，4 周为一疗程。具有清热凉血、解毒散瘀作用。经现代药理学分析表明有确切的抗过敏及抗炎作用，同时具有镇痛、抗菌活性以及改善微循环及毛细管通透性的作用。治疗过程中未发现明显不良反应[11]。

3. 裸花紫珠片　每次 2 片（1g），3 次/日。具有消炎、解毒、收敛、止血功效。研究表明，裸花紫珠药理活性主要有止血、抗炎、抑菌、细胞毒活性和增强免疫等，具有促进上皮生长，加快创面愈合，减少瘢痕形成的作用，可与抗生素同用，发挥药物协同作用，提高疗效[12]。

## （三）外治法

1. 金黄膏　局部外用，适量涂抹患处。具有清热解毒、散结消肿、止痛的作用。

2. 三黄洗剂　大黄 15g，黄柏 15g，黄芩 15g，苦参 15g，共研细末，取 10~15g 加入 100mL 蒸馏水，配合医用石炭酸1mL，摇匀，适量外用，涂抹患处，每日多次。具有清热燥湿、收涩止痒的功效。

3. 生肌玉红膏　白芷15g，甘草36g，当归60g，血竭12g，轻粉12g，白占（蜂蜡）60g，紫草6g，麻油500g。适量外用，具有活血祛腐、解毒生肌之功效[13]。

4. 紫色消肿膏　适量外敷患处，具有活血化瘀、软坚消肿、止痛之功效。

# 第六节　中西医结合诊治策略与措施

## 一、针对西医病因与中医辨病治疗方案

西医认为变应性皮肤血管炎的病因与细菌、病毒、真菌感染，部分药物、化学制品，异性蛋白等变态反应及某些系统性疾病相关。实验室检查可见嗜酸性粒细胞、血沉（ESR）增高，治疗以避免接触过敏原，对症治疗为主要。有明确感染者，常使用抗生素治疗。对伴有脏器损害者，糖皮质激素及免疫抑制剂有一定疗效。中医学认为本病以"湿、热、毒、瘀"为主要病因。中药雷公藤是治疗自身免疫疾病最常用的药物，临床研究证实其对皮肤血管炎亦疗效显著。雷公藤具有清热解毒、活血化瘀、消炎消肿、杀虫等功效。现代药理研究证实，雷公藤有抗炎、免疫调节、抗排斥等作用，通过调节异常的免疫细胞和免疫因子，清除沉积的免疫复合物而抑制变态反应的作用。研究发现，变应性皮肤血管炎患者存在高凝状态，血管内皮细胞受损，血小板黏附率显著增高。临床研究表明，活血化瘀中药如丹参、红花、桃仁等在治疗变应性血管炎中应用频率较高，具有清热凉血、益气养血、活血化瘀功效的中成药三色片（雷公藤、丹参、黄芪组成）在治疗本病中疗效显著[14]。

## 二、中西医分期治疗方案

西医治疗本病急性期，常采取卧床休息，抬高患肢，适当补充维生素C，给予糖皮质激素、免疫抑制剂等。随着病情缓解，上述药物可逐渐减量。中医学根据疾病的发生发展过程，分为急性期、缓解期和恢复期，急性期属"邪实热盛"，治以祛风清热、解毒散结，选用清热解毒凉血中药；缓解期为"邪退留瘀"，治以活血化瘀、软坚散结为主，选用补气活血托毒的中药；恢复期以"虚、瘀"为主，治以活血化瘀、益气散结，选择益气养血活血的中药。

## 三、中西医外治法的应用

本病常起病急骤，表现为全身多处的皮肤损害，初发皮损常为紫癜及出血性斑丘疹，随着病情发展，可出现风团、红斑、水疱、结节、坏死及溃疡等，局部可有瘙痒、疼痛或灼烧感等。皮疹消退后有色素沉着或萎缩性瘢痕。西医常用的外用药有雷弗奴尔糊膏、炉甘石洗剂、3%硼酸溶液、莫匹罗星软膏、聚维酮碘液等。而中药外治法种类多样，如熏洗、箍围、热烘、浸渍等，可根据不同情况进行选择。如对结节性皮损可用云南白药与0.5%甲硝唑液调敷，或用新癀片与米醋调涂，或紫色消肿膏（紫草、升麻、贯众、紫荆皮、白芷、红花、儿茶等），或黑布药膏（五倍子、蜈蚣、蜂蜜、陈醋）敷患处[15]。针对皮肤红斑、风团、丘疹等，三黄洗剂（黄芩、黄柏、大黄）效佳；有溃疡者可选用生肌玉红膏或生肌白玉膏；皮肤肿痛有感染者，以将军散（玄明粉、大黄）外服；皮肤瘙痒可选用地榆油等[16]。

#### 四、中西医治疗预防病情复发

中西医结合治疗，各自发挥特有优势，共同治疗疾病，疗效往往优于单纯西医或中医治疗。针对本病，若病情严重，出现感染、发热、疼痛及重要脏器损害情况下，以西药抗生素、激素、免疫抑制剂等治疗为主，及时控制住病情，此时中医治疗为辅。当病情稳定时，中医辨证论治可发挥其优势，虽然中医辨证治疗起效时间不如西医治疗组迅速，但中医辨证治疗的复发率及不良反应明显低于西医治疗。另外，可根据患者体质强弱、病机虚实、邪气类型及疾病阶段等，选择相应的药物随证加减，并根据患者阴阳气血情况，补偏救弊，调节饮食，避风寒风热等，预防本病复发[17]。

#### 五、重视活血化瘀法的应用

西医学认为本病是因免疫复合物沉积于血管壁所致，并与补体系统、纤维蛋白溶解系统、血小板的凝聚等密切相关，属血管本身的病变[18-19]。本病归属于中医学"瘀血流注""梅核丹"等范畴，中医学认为本病病机在于风湿热邪侵入络脉，与体内湿热之邪相搏，蕴蒸肌肤，阻滞经络，影响营血运行，瘀血凝聚肌肤而发病，因此活血化瘀的治疗贯穿于治疗始终。研究发现，变应性皮肤血管炎不论中医辨证、辨病论治，还是分期、分型治疗，各方中均加有活血化瘀、益气活血等中药。中药制剂丹参注射液也是治疗本病的常用药。因此，在变应性皮肤血管炎的治疗中，应重视活血祛瘀。

#### 六、中西医结合治疗增效减毒

西医治疗本病推荐使用糖皮质激素及免疫抑制剂等药物，且需要长期使用，疗效有限，且副作用大，不少患者难以坚持服药，影响疾病的治疗。中医药在治疗本病不仅有丰富的经验效方，还研制出许多外用、内服的中成药制剂，经现代药理研究和临床试验证实，具有疗效显著，不良反应小，复发率低等优势，受到医生和患者的认可。研究证实，中西医结合治疗的疗效要显著高于单纯中药或西药治疗，当使用西药出现不良反应时，加用中药可一定程度解除毒副反应，且中药的使用有助于西药的减量和停药，防止西药撤药后的病情复发[20]。

## 第七节　名医经验

#### 一、禤国维经验

禤国维[21]认为本病致病关键在于湿、热、瘀、毒，因湿邪蕴结肌肤，郁而化热，热盛肉腐，气血凝滞，血络损伤所致；强调瘀血阻络，血络损伤是本病发生的根本原因，治疗重视活血、化瘀、通络。四妙勇安汤是清热解毒，活血养血，通络止痛的良方，对于热毒内盛、气血凝滞、阴血亏损者常用此方加减治疗有独特疗效；拟经验方：金银花10g，玄参10g，牡丹皮10g，防风10g，紫苏叶10g，甘草5g，徐长卿5g，鸡血藤10g，白芍5g，赤芍5g，白鲜皮10g，生地黄10g。对于素体虚弱、表虚不固者，加用黄芪、白术、蝉蜕、防风、紫苏叶等；瘀血阻络者，常加用丹参、牡丹皮、赤芍、毛冬青等；偏寒者，加莪术、鸡血藤、三七、红花等；对于久病入络，瘀阻甚者，善用全虫、乌梢蛇、地龙等虫类药；湿热甚者，加黄柏、苍术、萆薢、泽泻等以清热燥湿。亦可根据临床症状进行加减，咽干、咽痛者加牛蒡子、桔梗；关节痛者加徐长卿、怀牛膝；多汗、盗汗者加太子参、五味子等。

**医案举例：**李某，女，27岁。初诊日期2017年4月12日。

主诉：双足背部丘疹、溃疡1年余。症见：双足背部散在紫红色丘疹、溃疡、小水疱，伴瘙痒、疼痛，纳寐可，二便调。舌质淡暗，苔白微腻，脉弦细。西医诊断：变应性血管炎；中医诊断：瘀血流注；辨证：湿热下注证。治法清热解毒，祛风活血，滋阴祛湿。方用四妙勇安汤加减：金银花20g，玄参15g，当归10g，甘草10g，鸡血藤15g，薄盖灵芝15g，北沙参20g，白芍15g，盐牛膝15g，地龙10g，茯苓20g，薏苡仁20g，徐长卿20g，防风15g，地肤子15g。14剂，每日1剂，水煎分服。同时给予口服益脉康片，2片/次，每日3次；依巴斯汀片10mg/次，1次/日。外用院内制剂金粟兰搽剂、消炎止痒霜。

2017年4月26日复诊，病情好转，疼痛减轻，纳寐可，小便调，大便稍干，舌脉同前。前方鸡血藤改为虎杖15g，以活血解毒通便。

2017年5月10日三诊，双足背原溃疡处已结痂，无明显疼痛，续服前方，加紫珠草15g以凉血解毒，辅以裸花紫珠片2片/次，3次/日，以解毒、消炎、止血。后原方续服，随症加减，巩固疗效。

## 二、边天羽经验

边天羽[22-23]认为血瘀是本病主要机理，但产生瘀血的原因则可有表里寒热虚实阴阳之分，尤其寒热是辨证的关键。边老根据多年临床经验，将变应性皮肤血管炎分为毒热血瘀型和气血两虚型。毒热血瘀型，可见双下肢急性红斑、紫癜、结节、溃疡；自觉灼热，疼痛，口渴，伴发热，关节痛；舌质红，苔黄，脉弦或滑数。气血两虚型，症见斑丘疹或慢性溃疡，肉芽不新鲜，皮色正常或暗红；口不渴，伴有全身无力，手足发凉；舌质淡，苔薄白，脉沉细无力。本病的紫斑、溃疡等的发生与血瘀有密切关系。本病早期、进行期多为实证、热证，慢性溃疡时，可为虚证。所以早期多为毒热血瘀型，临床表现为进行性紫红斑发生，舌质红，苔黄，脉弦滑，多为热毒炽盛、血热妄行、瘀阻营血所致，治疗采用清热解毒、凉血活血化瘀等治法。根据病情酌情采用犀角地黄汤、消毒饮、三黄汤、桃红四物汤等方剂，常用方剂为加减四妙勇安汤，其中生地黄、玄参有凉血清热止血之功；银花、连翘有清热解毒的作用；当归、鸡血藤有活血散瘀、通经活络功效。方中重用甘草15g，加强培本补脾作用。若热重可加用水牛角粉1g冲服、白茅根、丹皮、紫草等；毒热重可加用黄芩、黄柏、黄连、蒲公英、紫花地丁、野菊花等；血瘀重可加用赤芍、桃仁、红花、乳香、没药、皂角刺、虎杖等；正气虚可加用黄芪、桂枝等。慢性溃疡提示气血两虚，肉芽不新鲜，生长缓慢，宜用十全大补汤或八珍汤治疗。若有腰酸痛、四肢厥冷等阳虚症状，宜用阳和汤或十全大补汤加肉桂、附子等。

**医案举例：**王某，女，45岁。主诉：右下肢足踝前肿胀斑块伴疼痛4月余。

病史：4个月前无明显诱因右下肢足踝前出现肿胀疼痛，疼痛严重时，影响行走。未予治疗，现症状加重，为进一步明确诊断及治疗，遂来就诊。现症见：右下肢足踝前有5cm×4cm大小肿胀斑块，皮色暗红，边界不清，按之无硬结，疼痛明显，伴有低热怕冷，全身乏力，心慌气短，下肢沉重，月经不调，血色淡而量少，纳差，二便可，舌淡而少苔，脉滑而少力。西医诊断：变应性皮肤血管炎。中医诊断：瘀血流注。证型：气血两虚证。治法：益气补血、健脾燥湿、通经活络。边老予以十全大补汤加减：黄芪15g，桂枝10g，当归10g，生地黄15g，红花10g，鸡血藤15g，半夏10g，陈皮10g，茯苓10g，苍术10g，升麻3g，炙甘草6g，加生姜3片，大枣5枚。上方每日1剂，3剂后即感疼痛减轻，共服15剂中药而愈，半年后随访未复发。

## 三、奚九一经验

奚九一[24]认为本病病机是阳虚为本，络毒为标；治宜标本兼顾，整体与局部结合，以扶助脾肾阳气为主,同时清解络热邪毒。本病可分为急性期与缓解期。急性期多因患者素体阳虚,致寒痰凝结,日久郁而化热,传入络脉而成络毒;临床表现为皮肤红斑、丘疹、结节,灼热明显。治疗宜扶阳祛邪,扶阳用麻黄附子细辛汤合四逆汤,祛邪以白英、白花蛇舌草、蛇莓、半枝莲、忍冬藤等。缓解期主要表现为皮肤红肿渐退,脓少结痂;治疗宜益气健脾扶正为主,兼以祛邪,常以祛邪诸药加用附子、干姜、黄芪、党参、白术等。在分期辨治的同时,重视随证加减变化。阳虚寒凝,症见肢冷、神疲乏力、舌淡、苔薄、脉细者,治宜温经散寒化痰,方用阳和汤加减;兼有气血亏虚,症见面色少华、爪甲色淡、肢冷痛者,治宜温经养血通脉,方用当归四逆汤加减。局部辨证为热毒,症见皮肤红斑皮疹、溃脓质稠、条索红肿者,常用清热解毒之白鹤方(白英、白花蛇舌草、仙鹤草等);同时结合外治,予云南白药与0.5%甲硝唑液调敷,或用新癀片与米醋调涂。局部作痒者,可酌用荆芥、防风、蝉蜕以祛风止痒。局部灼热者,可加用生地黄、地榆、石膏、知母、牡丹皮、水牛角片以清热凉血;有分泌物渗出者,选用茵陈、山栀、苦参、黄柏、苍术;肉芽色淡者,可选用黄芪、党参以补脾益气;若合并系统性血管炎,伴有关节痛者,可加徐长卿、金雀根、忍冬藤清热通络;伴有发热者,可加柴胡、黄芩、青蒿以清热。

**医案举例**:汪某,女,50岁。初诊日期:2007年9月28日。

主诉:全身皮肤散见红斑、皮疹两年。病史:两年前开始患者全身皮肤散见红斑、皮疹,局部反复溃疡伴渗出,后遗皮肤多发白斑;现症见:胸背部、两乳房下缘多发红斑、结节、丘疹,部分溃破作痛,有脓汁少许,质稀薄,每次发作5~7天结痂;下半身皮肤时发青斑或苍点;畏寒,口渴喜温饮;舌淡、苔薄白腻,脉细数。西医诊断:变应性皮肤血管炎。中医辨证:痰热瘀结生风;治法:扶阳养血祛风。处方:淡附片15g(先煎),炙麻黄10g,细辛6g,干姜6g,炙甘草10g,鹿角片15g,熟地黄30g,大枣7枚,阿胶9g,白芥子10g。每日1剂,水煎,早晚分服。

2007年10月19日二诊:红斑减退,创面均已愈合;舌淡、苔白腻厚,脉细数,前方附子量增至20g。

2007年11月16日三诊:胸背结节已消失,附子改为6g。患者以前方加减巩固治疗2个月,疾病无复发。

# 第八节　中西医调护

急性发作期应注意卧床休息,防止久立、久行、久坐,抬高患肢以减轻局部水肿。积极寻找病因,避免接触可疑致敏原,积极控制感染病灶。在饮食调摄方面,饮食宜清淡,补充富含维生素E和维生素C的食物,改善血管功能。研究表明,鱼、虾、蟹等荤腥之物中含有的组织胺可使毛细血管壁通透性增加,腺体分泌亢进以及嗜酸性粒细胞增高等,食用后皮肤可出现红斑、丘疹、水疱等皮损表现[25];过食葱蒜、酒类等辛辣刺激之物,易致脾胃受损、湿热内生,且辛辣之物发散力强,过多食用,容易耗气,导致机体免疫力降低[26]。应当避免进食以上食物。可适当多吃新鲜水果蔬菜,水果可选择猕猴桃、柚子、火龙果等;蔬菜宜选择南瓜、芹菜、菠菜、苦瓜等。在生活起居方面,定期开窗通风,更换衣被,保持室内清洁整齐,生活规律,避免熬夜,适当体育锻炼,培养兴趣爱好,聆听舒缓、旋律优美的轻音乐,放松身心[27]。在精神调护方面,采用解释、鼓励、安慰等方法,帮助患者解除对疾病的恐惧和忧虑,调动患者主观能动性,增强机体抗病痛能力,消除顾虑,保持乐观向上的积极心态[28]。

# 第九节　预后转归

本病具有自愈倾向,病程一般2~4周,但可反复发作。一般未累及内脏者预后良好,累及内脏者预后较差。中西医结合内外综合治疗，可以促进药物相互协同作用，有效减轻和改善症状，疗效显著，安全性高，停药后复发率低[29-30]。

# 第十节　中西医临床研究进展

## 一、临床辨治

### （一）中医辨证分型

陈柏楠[31]认为本病病机以本虚标实为主，血瘀贯穿始终。在临证中总结出本病发展分为三个阶段，即急性期、迁延期、稳定期。在治疗过程中应分期辨证论治。急性期多因患者先天禀赋不足，或后天饮食失节，内生湿热，外感邪毒，侵袭肌肤经脉，蕴结腠理，或客于脉络，致脉络瘀阻，血瘀于内。治疗当以祛邪攻毒为主，辅以活血化瘀，旨在减轻血管及周围组织的炎症反应，抑制病情发展。治疗以清热解毒、活血利湿为原则，常用蒲公英、板蓝根、玄参、忍冬藤、连翘等清热毒，以白鲜皮、萆薢、泽兰等利湿毒，辅以玄参、丹皮、赤芍等凉血活血。若急性期失治误治，则邪毒入里化热，瘀热互结，此时患者邪毒未退，邪正交争，正气受损，虚实夹杂，疾病处于迁延期。治疗以解毒活血、祛瘀通络为原则。在应用清热解毒、凉血活血药物的基础上，重用当归、丝瓜络、鸡血藤、川牛膝等加强活血通络之效，促进炎症消退以稳定病情，改善组织瘀血状态及机体免疫功能。经过前期治疗，患者病情缓解，处于缓解期，此期患者大部分邪毒虽得以祛除，症状缓解，但仍有余毒未清，转为伏邪留滞体内，逾时而发，可再次为患，且患者大多素体亏虚，或久病伤正，抑或前期大量应用清热解毒药耗伤正气。若此时贸然停药，病情多会在短时间内复发。故临证治疗以解毒散结、活血扶正为原则，仍以解毒活血为主，少佐扶正之品，可在前方基础上，加黄芪、生地黄等药物扶正祛邪，以辅助正气除邪务尽，增强机体免疫力；对瘀结重者加夏枯草、皂角刺、连翘等活血散结，以改善血液循环，促进组织修复，消除后遗症状，预防病情复发。

蔡炳勤[32]根据本病的发病特点，病证结合，分期治疗，疗效显著。急性期：为疾病早期或复发活动期，此期多为虚实夹杂之证，气血不调，邪毒内侵，湿热下注；治疗应标本兼顾，内外并治，内调气血，外清湿热，自拟"五草汤"（茜草、紫草、仙鹤草、豨莶草、旱莲草）加减，认为五草搭配具有凉血解毒祛湿、化瘀止血之功，凉血而不滞血，又能补肾健脾养阴，可有效调整机体免疫系统功能。慢性缓解期：本期病变活动消失，病情好转或转为慢性；皮肤体表病损，病程迁延，日久耗伤正气，表虚不固；治宜补虚固表，佐以清热利湿，予玉屏风散合"五草汤"加减，益气固表，巩固疗效，预防复发；阳虚者合黄芪桂枝五物汤加减以益气温阳；下肢肿胀者加牛膝、泽泻、泽兰等以利水消肿；热入营血加牡丹皮、水牛角清营凉血；阴虚者加知母、麦冬、玄参、生地黄等清热滋阴；湿盛加苍术、车前子、土茯苓、黄柏等以利湿；治疗出血性疾病加止血药，如尿血加藕节、蒲黄、小蓟，便血者加槐花炭、荆芥炭、地榆炭；治疗肠腑疾病，常合枳术丸健脾导滞；反复腹泻患者常有气虚、中气下陷之证，常合升陷汤。

张池金[33]认为本病多为风热、热毒或血热为患，热灼血络，营阴受灼，气血不畅，脉络瘀滞而致病。辨证分型分为风热夹湿型和血热夹瘀型两型。治疗以清热疏风、化湿通络、清热凉血、活血化瘀。风热夹湿型治疗常用四妙勇安汤加减，选用玄参、银花、当归、赤芍、连翘、野菊花、泽泻、白鲜皮、僵蚕、黄芩、鬼箭羽、虎杖、萆薢、甘草等以疏风清热、化湿通络、泄热消瘀、搜风祛湿。血热夹瘀型治疗常用四妙勇安汤和活血化瘀药，常用玄参、黄柏、银花、当归、地骨皮、炒槐花、川牛膝、虎杖、鸡血藤、丹皮、丹参、生地黄、生薏苡仁、益母草、鬼箭羽等以清热凉血、解毒、补血活血、滋阴、化瘀。

## （二）经典方剂联合西药

赵晓刚[34]治疗变应性血管炎，中医辨证分为气滞血瘀型、湿热下注型和热毒阻络型，气滞血瘀型以血府逐瘀汤加减，湿热下注型以龙胆泻肝汤加减，热毒阻络型以四妙勇安汤加味。同时予西药维生素 C、维生素 E 常规量口服，血管扩张药芦丁 20mg 口服，3 次/日，消炎痛 50mg 口服，3 次/日，丹参注射液静脉滴注，1 次/日，14 日为 1 个疗程。治疗变应性皮肤血管炎 46 例，好转 20 例，治愈 24 例，总有效率达 97%。

## （三）自拟方联合西药

1. 自拟方联合抗生素　葛正义等[35]将皮肤血管炎分为血瘀组和气滞血瘀组，血瘀组予桃仁、红花、赤芍、川芎、生地黄、当归、水牛角等口服，气滞血瘀组予桃仁、红花、当归、赤芍、川芎、生地黄、枳壳、柴胡、牛膝、丹参、甘草口服；两组均予青霉素 G 静脉滴注，成人 320 万 U（15 岁以下儿童减为 240 万 U）2 次/日；青霉素皮试阳性而改用林可霉素，成人 1.8g（15 岁以下儿童减为 1.2g），1 次/日静脉滴注。共治疗皮肤血管炎 68 例，痊愈 43 例，显效 10 例，有效 11 例，总有效率 94.12%。

2. 自拟方联合丹参注射液　张玉怀[36]运用自拟方：当归 15g，赤芍、桃仁各 12g，生地黄 15g，红花、川芎各 9g，丹参 18g，王不留行 9g，川牛膝 12g，苍术 9g，黄柏 12g，薏苡仁 15g，苦参 20g，发热者加荆芥、黄芩各 9g；咽喉肿痛者加山豆根、射干各 9g；关节疼痛者加独活 12g；结节不红而硬者去生地黄加三棱、莪术各 9g；全身疲乏困倦明显者加黄芪 18g，党参 15g。均加用复方丹参注射液 16mL 加入 5% 葡萄糖注射液 250mL 中静脉滴注，1 次/日，10 日为 1 疗程。治疗皮肤血管炎 32 例，总有效率 87.5%。

3. 自拟方联合其他西药　孟庆金等[37]在皮肤血管炎早期运用清热活血中药（当归、川芎、黄柏、金银花、连翘、赤芍、牛膝、生地黄、白花蛇舌草），后期用温阳活血中药（附子、三棱、莪术、黄柏、当归、连翘、丹参、生黄芪、桂枝、牛膝），配合口服 10% 碘化钾溶液，治疗皮肤血管炎 11 例，治愈 9 例，显效 2 例，较单纯中药组及单纯碘化钾组疗效均佳。认为中药与碘化钾同用，对皮肤血管炎有较好的疗效。孙凤琴等[38]在中医辨证基础上加清开灵注射液治疗皮肤血管炎，疗效明显优于单纯中药汤剂。朱丽丽[39]将变应性皮肤血管炎分为急性期和缓解期，急性期予清热燥湿、解毒凉血、活血通络中药方：生地黄 20g，金银花 10g，连翘 10g，苍术 15g，黄柏 9g，生薏苡仁 20g，天花粉 15g，白茅根 15g，当归 10g，牡丹皮 10g，赤芍 15g，丹参 15g，紫草 15g，牛膝 10g，生甘草 6g；热盛者加水牛角、生地黄；下肢肿胀者加车前子、泽泻、土茯苓；关节肿痛加络石藤、秦艽、徐长卿。缓解期予益气活血、化瘀散结方药：生黄芪 20g，茯苓 15g，炒白术 15g，连翘 10g，玄参 10g，当归 10g，川芎 10g，丹参 15g，赤芍、白芍各 15g，鸡血藤 15g，地龙 10g，皂角刺 10g，牛膝 10g，生甘草 6g。同时所有患者均口服复方芦丁，每次 2 片，3 次/日；双嘧达莫片，每次 50mg，3 次/日；咪唑斯汀缓释片，每次 10mg，1 次/日。局部治疗：局部有较大水疱、血疱者，抽出内容物；溃疡面湿敷乳酸依沙吖啶溶液，并外用夫西地酸乳膏，2 次/日。治疗变应性血管炎患者 32 例，治疗 1 周时有效率为 68.75%，治疗 2 周后有效率达 81.25%，治疗 4 周后有效率为 96.88%。

# 二、方药与药理

## （一）方药用药规律

本病中医病因病机多为气滞血瘀，瘀阻脉道，血流不通而渗于脉外，瘀久新血不生，肌肤经脉失于濡养，则肌肤晦暗瘀斑；或湿热下注，热毒阻络，火热灼伤脉络而迫血妄行，导致发斑，热入血分，瘀血阻络，化腐成脓，则发为痈肿疮疡。治疗以活血化瘀，清热解毒为原则。查阅文献发现，临床常用方剂有血府逐瘀汤、四妙勇安汤、茵陈蒿汤、犀角地黄汤、当归饮子、麻黄连翘赤小豆汤、龙胆泻肝汤、阳和汤等。

瘀血是中医学多种疾病的病因及病理产物，而炎症反应是西医学多系统疾病重要因素，两者之间在病理、病机及治疗方面存在密切的关系[40]。研究表明，血瘀与炎症具有密切相关性，主要集中在血瘀证与炎症、血流动力学、微循环、血小板功能、凝血与抗凝血、纤溶与抗纤溶等方面，结合现代药理的研究显示，造成瘀血的病理因素主要集中在体外生物性因素和理化因素所致的病理状态，体内脏器衰竭引起炎症因子的瀑布性级联反应，体外因素所致的炎症因子与体内脏器炎症因子的相互促进这三个方面[41]。血瘀的现代病理研究表明，各种致病因子造成全身或局部组织器官缺血、缺氧、血瘀、血液循环障碍以及血液流变性和黏滞性异常等一系列的病理变化[42]，炎症反应在血瘀证的发生发展中发挥了重要作用。瘀血还与血管内皮细胞的损伤、血栓形成、微循环障碍、炎症病理过程、免疫功能障碍、结缔组织代谢异常等病理变化过程有关[43]。近年来研究表明，变应性皮肤血管炎患者存在高凝状态，因血管内皮细胞受损，进而血小板黏附率显著增高，促进血栓形成，这可能是出现溃疡等皮损的重要原因，故抗凝、抗血栓形成及改善微循环是重要的治疗内容。研究发现，治疗变应性皮肤血管炎最常用的中药有雷公藤、丹参、红花、桃仁等，临床可随症加减。

## （二）方药药理举例

**1. 四妙勇安汤** 四妙勇安汤最早见于汉代《华佗神医秘传》，后由鲍相璈将其收录于《验方新编·卷二》中并命名。由金银花、玄参、当归和甘草组成，具有清热解毒、活血止痛之功效。现代药理研究表明，四妙勇安汤具有抗炎、保护血管内皮、调节血管新生、抗凝、抑制血栓形成、改善血液流变学、抗氧化应激等作用。对多种炎症疾病具有良好治疗效果，能从多靶点、多途径消除或减轻炎性反应，抑制炎症因子浸润血管[44]。其抗炎机制可能与调节 SOCS1 和 SOCS3 的表达有关，通过抑制巨噬细胞分泌的细胞间黏附分子 1（ICAM-1）和 MMP-9 的表达发挥抗炎作用[45-46]。现代研究证实，血管性疾病发生的病理基础多与血管内皮损伤及功能的缺失有关，研究表明，本方能够通过抑制白介素 8（IL-8）、TNF-α 及 MCP-1 的分泌，起抑制血管内皮细胞异常增殖、保护血管内皮细胞的作用，其中四妙勇安汤醇提物具有明显的保护氧化损伤内皮细胞的作用[47-48]。研究表明，蛋白质凝血酶原（F2）等在血栓斑块的形成过程中发挥出重要的作用，四妙勇安汤能通过控制这些蛋白质的生成，增加血液凝固的时间，降低血浆黏度，产生抑制血栓形成的效果[49]。

**2. 茵陈蒿汤** 茵陈蒿汤出自《伤寒论》，具有清热、利湿、退黄之功效。黄新灵等[50]通过观察茵陈蒿汤加减治疗湿热阻络型变应性皮肤血管炎溃疡的临床疗效发现，在基础治疗的同时联合应用茵陈蒿汤加减治疗湿热阻络型变应性皮肤血管炎溃疡，具有较好的临床疗效和安全性，可明显减轻患者的疼痛症状，促进创面愈合。方中重用茵陈为君药，苦泄下降，能清热利湿。栀子清热降火，并通利三焦，助茵陈引湿热从小便而去；生地黄清热凉血、养阴生津，以防津液耗伤太过；生石膏清热降温，并有生津止渴之功效，与上两味共为臣药。垂盆草清热利湿、解毒消肿，豨莶草祛风除湿、通经活络，可佐助君药、臣药利湿通络止痛；牡丹皮、赤芍清热凉血散瘀，可进一步加强全方清热活血止痛的效果，以上四味为佐药。甘草为使药，调和药性，兼以益气和中。全方共奏清热利湿、解毒通络之效，针对湿热阻络型变应性皮肤血管炎所致的皮肤溃疡、疼痛等症状具有明显的疗效。

**3. 犀角地黄汤** 犀角地黄汤出自孙思邈的《备急千金要方》，由犀角、生地黄、芍药、牡丹皮组成，是清热凉血散瘀的经典方剂。方中犀角为君药，清心肝、解热毒，寒而不遏，直入血分而凉血。目前临床上犀角多用水牛角代替。生地黄为臣，具有清热凉血、养阴生津之功，既复已失之阴血，又可助水牛角解血分之热；白芍养血敛阴，助生地黄凉血和营泄热；牡丹皮清热凉血、活血散瘀，可收化斑之效，与白芍共为佐使。四药合用，共成清热解毒、凉血散瘀之剂。现代药效学研究证实，犀角地黄汤有不同程度抑制炎症[51]和改善热毒血瘀证血液流变性的作用[52]。研究表明，生地黄具有皮质激素样作用，可促进血液凝固，缩短出血时间。牡丹皮、芍药均具有改善微循环、解热、抗炎等作用[51]。

4. 当归饮子　当归饮子出自《证治准绳》，由当归、白芍、生地黄、川芎、何首乌、黄芪、荆芥、防风、刺蒺藜、甘草组成。为调养气血、祛风润燥之剂，主治血虚有热、风邪外袭所致之皮肤疮疥、风癣、湿毒瘙痒等，尤适宜于血虚风燥者。免疫相关皮肤血管炎中与"风毒"关系密切者主要包括药物过敏反应或致敏原有关的皮肤病变，如药疹、风疹、荨麻疹等。中医病机多为营血不足，风毒外袭。其中"风毒"之邪致病，较普通风邪致病来势更急，常全身发病，起皮疹或风团肿块，瘙痒明显，症状较重。当归饮子主以养血祛风，即"治风先治血，血行风自灭"。现代研究证实，白三烯B4（LTB4）是目前已知对白细胞趋化作用最强的一种炎症介质，在炎症、免疫系统和变态反应中发挥着重要的作用[53]。当归饮子对皮肤血管炎的作用主要与炎症介质白三烯B4明显抑制有关[54]。

5. 麻黄连翘赤小豆汤　麻黄连翘赤小豆汤出自《伤寒论》，为表里双解剂，由麻黄、连翘、杏仁、赤小豆、大枣、桑白皮、生姜、甘草组成。根据中医学理论，肺主气，主宣发，外合皮毛。说明皮肤与肺的关系密切。皮肤血管炎皮肤损害的中医病机为湿热毒邪蕴郁于内，外阻经络肌肤。其中"湿毒"之邪致病，缠绵难愈，病情反复，且易复发。湿毒浸淫化热，耗伤气血，外发肌肤，湿毒蕴阻肌肤，气血运行受阻，可见发病迅速，皮损焮红作痒，滋水浸淫或起水疱，小便黄赤，舌质红苔黄腻，脉滑数[55]。现代药理研究表明，麻黄连翘赤小豆汤中多味单味中药具有抗变态反应的作用，麻黄的水提物和醇提物有抑制与I型超敏反应有关的嗜碱性粒细胞和肥大细胞释放组胺等化学介质的作用[56]。甘草具有糖皮质激素样作用，有抗过敏效应[57]。

6. 雷公藤　雷公藤具有清热解毒、活血化瘀、消炎消肿、杀虫等功效。现代药理研究证实，雷公藤含有100多种活性单体，有抗炎、免疫调节、抗排斥、抗病毒、抗肿瘤、神经保护等多靶点作用，可治疗40余种皮肤疾病，有"中草药激素"之称。其调节异常的免疫细胞和免疫因子，清除沉积的免疫复合物，从而抑制变态反应的作用尤佳[14]。其对体液免疫和细胞免疫均有明显的抑制作用，此药抗炎作用甚佳，对炎症早期的毛细血管通透性增加、渗出及水肿和炎症增殖期的肉芽肿组织增生皆有抑制作用[58]。雷公藤提取物可影响免疫细胞的增殖、分化和成熟，对多种前炎症细胞因子、趋化因子、黏附分子、血管内皮生长因子、COX-2、MMP、核转录因子-κB（NF-κB）均有调节作用，从而发挥抗炎的作用和免疫调节的功能[59]。研究还发现，雷公藤不仅是一种免疫抑制剂，还具有双向免疫调节作用，小剂量能增加自然杀伤细胞的细胞毒活性，纠正T细胞亚群分布上的紊乱，调节免疫反应[60]。雷公藤有显著的抗凝作用，通过解除血液的聚集性，降低血液黏滞性，还有改善纤溶障碍、增强微循环、明显抗炎作用[61]。从而使微循环的"血瘀"现象得以改善。其具体机制是通过对炎症递质、炎症细胞因子、炎症趋化因子的产生及Th17细胞等的抑制作用而实现[62]。

7. 丹参　丹参具有活血祛瘀、通经止痛、清心除烦、凉血消痈之功效。研究表明其可有效改善微循环、降低血液黏稠度、改善红细胞变形性、增强红细胞膜的机械强度、降低血浆纤维蛋白原、抑制血小板聚集和防止血小板活化、阻止血栓形成、扩微血管[63-64]。丹参提取物制剂复方丹参注射液、丹参川芎嗪注射液等，在治疗各种皮肤血管炎中疗效显著。其富含丹参素、盐酸川芎嗪、2-4-二羟基苯甲酸等多种有效成分，具有抗炎、抗过敏、调节组织修复与再生等多种药理活性，能降低血液黏度、加快红细胞流速、改善外周循环。丹参素可以调节血液流动，提高血红蛋白负电荷，防止血小板凝聚，改善线粒体氧化磷酸化功能障碍，稳定线粒体膜电位从而保护线粒体，调节神经元的能量代谢抑制其凋亡，通过激活细胞内抗氧化系统的防御反应，清除异常增多的活性氧成分，进而提高受损细胞的SOD、GSH活性，减少LDH的释放[65-66]。皮肤血管炎可归属于中医学"络病"

范畴[67]，认为与卫气营血运行及输布失常，络脉瘀滞，闭阻不通有关，后期常有血栓形成的风险，致表皮溃疡产生，丹参川芎嗪注射液具有抗凝、抑制血栓形成，提高纤溶酶活性，改善血液流动情况和微循环作用正是活血行血作用的体现[68]。

8. 红花　红花具有活血化瘀、散瘀止痛的功效。主要含黄酮类、生物碱类、聚炔类等多种化学成分，红花黄色素为主要活性成分[69]。现代药理研究表明，红花具有抗凝、抗血栓，改善心肌缺血，扩张冠状动脉，抗氧化，抗炎，抗肿瘤等作用[70]。研究证实[71]，红花的活血祛瘀功效与血小板激活因子相关，能延长血浆凝血酶原时间、活化部分凝血活酶时间，血浆纤溶酶原激活后活性显著提高，达到局部血栓溶解的效果。研究表明，红花黄色素可显著延长血浆凝血酶原时间、凝血酶时间和活化部分凝血活酶时间，显著降低血浆纤维蛋白原含量，抑制血小板聚集，改善血液流变学指标[72]。另外，红花黄色素能抑制炎症反应中 NO、PGE2 和 IL-1 的产生，抑制 iNOS、环氧合酶-2（COX-2）蛋白表达水平，具有免疫调节活性[73]。

9. 桃仁　桃仁具有活血祛瘀、润肠通便、止咳平喘的功效。桃仁中主要含有黄酮及其苷类、甾体和萜类、酚酸类、类胡萝卜素类、赤霉素类和糖类等多种成分[74]；研究发现，桃仁可显著延长凝血时间，抑制血块收缩。其中甘油三油酸酯是发挥抗凝作用的有效成分[75]。桃仁水提物在抗凝血、抗血栓形成过程中有重要作用。桃仁石油醚部位提取物以及从该部位分离纯化所得的棕榈酸和油酸可以显著延长凝血酶时间；桃仁乙醇提取物具有抑制血小板聚集作用[76]。桃仁具有改善不同血瘀证体征，降低血管内皮细胞损伤的作用：对于寒凝血瘀证，桃仁可能通过减少核因子-κB（NF-κB）总蛋白降解并促进其核移位，发挥转录因子功能，从而改变循环障碍状态；对于瘀热互结证，桃仁可促进核因子-κB mRNA 转录和核因子-κB 总蛋白增加，阻止其移入核内而发挥效应[77]。

# 第十一节　展　望

变应性皮肤血管炎是一种常见的周围血管炎性疾病，常起病急骤，主要表现为全身多处皮肤损害，还可伴有多系统损害。因本病病情轻重不一，病因病机复杂，治疗不彻底，易反复发作等问题，给临床治疗带来一定困难。中医学认为"湿、热、瘀、毒"为本病主因，外感湿热之邪蕴于肌肤，郁而化热，气血凝滞，日久血络损伤，湿热瘀毒互相交结而致病。中医学运用分期论治、辨证论治、辨病论治等方法，灵活运用经典方剂，中药临证加减，有较好的疗效，且复发率低。虽然中医对本病的病因病机尚有较为统一的认识，但辨证分型尚无统一标准，对方药的选择上各有不同，缺乏规范的中医治疗体系及评价标准。另外，对中药的现代药理研究及作用机制的认识不够深入，影响中医药的推广与应用。未来应加强多方面探讨经验效方的作用机制，大力推动中医药在变应性皮肤血管炎中的应用，并发挥其独特的治疗优势。经过多年临床实践，不少中成药制剂显现出良好疗效，且使用方便，副作用小，得到医生和患者的认可。但内服与外用的中成药制剂种类繁多，缺乏规范统一的应用标准，多数医家凭借临床经验进行使用，影响了中成药的疗效及推广。中医药治疗还具有减少激素及免疫抑制剂等西药不良反应的作用，有助于西药的减停，预防疾病复发。但中西医结合治疗有待更深入系统的研究，如形成规范统一的治疗标准，对本病的治疗意义重大。

（照日格图，王璞玉）

# 参考文献

［1］廖文俊，李承新，王雷．皮肤血管炎的组织病理学诊断［J］．临床皮肤科杂志，2012，41（8）：510-512.
［2］蒋明，张奉春．风湿病诊断与诊断评析［M］．上海：上海科学技术出版社，2004：303-304.

［3］Gary S, Firestein, Ralph C. Budd, et al. O'Dell 凯利风湿病学 ［M］. 北京：北京大学医学出版社，2015：1615-1616.

［4］Arthus M M. Injections répétées de sérum de cheval chez le lapin. C. R. Soc. Biol, 1903（55）：817-820.

［5］蒋明，DAVID YU，林孝义，等. 中华风湿病学 ［M］. 北京：华夏出版社，2004：1205-1206.

［6］刘巧. 中西医结合皮肤病治疗学 ［M］. 北京：人民军医出版社，2014：288-289.

［7］王见宾，黄静，张毅. 变应性皮肤血管炎中医证治探讨 ［J］. 中国中医急症，2004（6）：375.

［8］From Calabrese L H, Michel B A, Bloch D A, et al. American College of Rheumatology 1990 criteria for the classification of hypersensitivity vasculitis ［J］. Arthritis Rheum, 2014, 33（8）：1108-1113.

［9］周蕾，许志会，张青天，等. 张建强教授治疗皮肤变应性血管炎经验 ［J］. 光明中医，2018，33（4）：476.

［10］秦万章. 雷公藤研究 ［M］. 北京：科学出版社，2019：485-486.

［11］陈知行，梁秀科，王丽. 凉血解毒胶囊治疗变应性皮肤血管炎研究 ［J］. 中国民族民间医药，2010，19（11）：20.

［12］李锋，李文双，黄云丽. 裸花紫珠片在皮肤科中应用研究进展 ［J］. 皮肤病与性病，2016，38（1）：26-30.

［13］姚昶，孙海舰，姚涌晖，等. 生肌玉红明胶海绵促进机械性创面肉芽生长的实验研究 ［J］. 医学研究杂志，2009，38（5）：62-65，139.

［14］吴怡峰，秦万章. 秦万章教授35年来用雷公藤治疗皮肤血管炎的经验和体会 ［J］. 中国中西医结合皮肤性病学杂志，2017，16（5）：464.

［15］曲巍，刘楠，邱里，等. IgA肾病合并白细胞碎裂性血管炎1例临床分析 ［J］. 中华实用诊断与治疗杂志，2015，29（11）：1107.

［16］曹柏龙，苗桂珍，朱学敏，等. 运用孙光荣教授"三联药对"组方思想治疗变应性血管炎初探 ［J］. 中国中医药现代远程教育，2012，10（23）：8.

［17］于健宁，于程远. 血管炎的中医研究进展 ［J］. 山东中医杂志，2002（6）：377-379.

［18］Chen K R, Carlson J A. Clinical approach to cutaneous vasculitis ［J］. Am J Clin Dermatol, 2008：9：71-92.

［19］Carlson J A. The histological assessment of cutaneous vasculitis ［J］. Histopathology, 2010（56）：3-23.

［20］王承德，沈丕安，胡阴奇. 实用中医风湿病学 ［M］. 北京：人民卫生出版社，2009：277-278.

［21］郑伟娟，熊佳，朱培成，等. 国医大师禤国维应用四妙勇安汤治疗皮肤血管炎经验 ［J］. 中华中医药杂志，2019，34（8）：3512-3514.

［22］李娟娟，王红梅，林鹏，等. 边天羽治疗变应性皮肤血管炎的临床经验 ［J］. 内蒙古中医药，2019，38（5）：63-64.

［23］卢桂玲. 当代中医皮肤科临床家丛书·边天羽 ［M］. 北京：中国医药科技出版社，2014：164-167.

［24］朱景琳，奚九一，曹烨民. 奚九一辨治变应性皮肤血管炎经验 ［J］. 上海中医药杂志，2010，44（12）：9-10.

［25］徐嫣然，薛莎. 中医饮食养生 ［J］. 中医药临床杂志，2017，29（11）：1823-1826.

［26］李曰庆，何清湖. 中医外科学 ［M］. 北京：中国中医药出版社，2012：326.

［27］张晶晶，高美中，郭丽英，等. 变应性皮肤血管炎患者护理体会 ［J］. 实用皮肤病学杂志，2017，10（4）：240-241.

［28］王聪敏，李海涛，周双琳. 中西医结合治疗老年带状疱疹患者的临床研究及护理 ［J］. 实用皮肤病学杂志，2015，8（4）：297-299.

［29］刘源，陆原，杨玉峰，等. 变应性皮肤血管炎中医辨证治疗临床研究 ［J］. 中国中西医结合皮肤性病学杂志，2011，10（1）：16-19.

［30］林红江. 变应性血管炎的中西医结合治疗分析 ［J］. 中国当代医药，2012，19（11）：94-97.

［31］刘天娇，王雁南，张陆，等. 陈柏楠教授治疗变应性皮肤血管炎经验 ［J］. 亚太传统医药，2020，16（12）：104-106.

［32］王建春，林鸿国，白爽，等. 蔡炳勤教授分期辨治变应性血管炎经验 ［J］. 新中医，2011，43（12）：159-160.

［33］于晓智，张池金．张池金治疗变应性皮肤血管炎经验［J］．四川中医，2012，30（1）：1-2.

［34］赵晓刚，张春，姜长玲，等．中西医结合治疗变应性血管炎46例临床观察［J］．中医药信息，1998，（5）：42.

［35］葛正义，周东来．中西医结合治疗三种皮肤血管炎疗效观察［J］．浙江中西医结合杂志，2000，10（2）：97-98.

［36］张玉怀．桃红四物汤合四妙散治疗皮肤变应性结节性血管炎32例［J］．河北中医，1999（5）：282-283.

［37］孟庆金，李振才．中西医结合治疗结节性皮肤血管炎50例临床观察［J］．黑龙江医药学，2003，26（2）：87.

［38］孙凤琴，瞿幸，李映林，等．中医辨证加清开灵注射液治疗皮肤病血热证637例［J］．北京中医药大学学报，2002（1）：77-78.

［39］朱丽丽，郭海，孙卫国，等．中西医结合治疗变应性皮肤血管炎临床研究［J］．河南中医，2014，34（10）：1961-1963.

［40］杨凯麟，曾柳庭，葛安琪，等．基于网络药理学探讨桃仁-红花药对活血化瘀的分子机制［J］．世界科学技术-中医药现代化，2018，20（12）：2208-2216.

［41］陈可冀．实用血瘀证学［M］．北京：人民卫生出版社，2013.

［42］马晓娟，殷惠军，陈可冀．血瘀证与炎症相关性的研究进展［J］．中国中西医结合杂志，2007，27（7）：669-672.

［43］刘军莲，宋剑南．中医血瘀证本质研究概况［J］．辽宁中医杂志，2006，33（9）：1091-1093.

［44］薛俊茹，何录文，孙晖，等．四妙勇安汤药理作用及作用机制研究进展［J］．中医药信息，2020，37（5）：113-118.

［45］朱宏斌，郝建军，朱旭．四妙勇安汤对动脉粥样硬化大鼠SOCS1和SOCS3的影响［J］．中国医院药学杂志，2013，33（14）：1122-1125.

［46］聂波，徐颖，徐冰，等．四妙勇安汤提取物对脂多糖诱导的巨噬细胞表达ICAM-1和MMP-9的影响［J］．辽宁中医杂志，2013，40（7）：1479-1481.

［47］张军平，袁卓，李明，等．四妙勇安汤稳定动脉粥样硬化斑块拮抗炎症反应的分子生物学机制研究［J］．天津中医药，2009，26（5）：366.

［48］李娜，曲晓波，叶豆丹，等．四妙勇安汤对H2O2致内皮细胞ECV304损伤的保护作用［J］．中国老年学杂志，2014，34（19）：5510-5511.

［49］刘惠．基于系统药理学的甘草作用机制和新药发现研究［D］．咸阳：西北农林科技大学，2013：3-10.

［50］黄新灵，陈丽，邹梅林，等．茵陈蒿汤加减治疗湿热阻络型变应性皮肤血管炎溃疡的临床观察［J］．上海中医药大学学报，2019，33（4）：43-47.

［51］张云璧，瞿幸，任映，等．犀角（水牛角）地黄汤对急性皮炎及变态反应性皮炎动物模型作用的实验研究［J］．中国实验方剂学杂志，2008，14（3）：61.

［52］关现军．加味犀角地黄汤作用机理探讨［J］．西南民族学院学报：自然科学版，1999，25（3）：292.

［53］韩春光，刘永学．白三烯B4受体析亚型BLT2的研究进展［J］．生理科学进展，2005，36（3）：262-264.

［54］肖红丽，眭道顺，朱其杰，等．当归饮子治疗慢性荨麻疹的疗效及对患者血清白三烯B4的抑制作用研究［J］．辽宁中医杂志，2008，35（4）：545-546.

［55］王鑫，唐今扬，周彩云，等．房定亚专病专方治疗免疫相关皮肤血管炎临证经验［J］．上海中医药杂志，2015，49（5）：18-21.

［56］骆和生，罗鼎辉．免疫中药学：中药免疫药理与临床［M］．北京：北京医科大学、中国协和医科大学联合出版社，1994：369-371.

［57］李德华，李德宇，李永光．甘草化学成分与药理作用研究进展［J］．中医药信息，1995（5）：31-35.

［58］邵康蔚，杨进修，阮希元，等．雷公藤治疗皮肤血管炎性疾病113例［J］．福建中医药，1987，18（4）：17-18.

［59］沈逸，何东仪．雷公藤免疫调节机制的研究进展［J］．上海中医药杂志，2012，46（5）：97-101.

［60］张金梅．雷公藤几种疗效的临床分析［J］．内蒙古中医药，2012，31（14）：34，101.

［61］刘佩岩，刘春光，陈宝鑫．雷公藤化学成分及药理作用研究进展［J］．北方药学，2013（1）：46.

［62］Chu K, Zheng H, Li H, et al. Shuang teng bi tong tincture treatment of collagen-induced arthritis via downregulation of the expression of IL-6, IL-8, TNF-α and NF-κB ［J］. Exp Ther Med, 2013, 5 (2): 423.

［63］王新荣, 赵苏. 丹参酮ⅡA磺酸钠对肺心病患者血流变及血脂的影响［J］. 中国生化药物杂志, 2011, 32 (3): 237.

［64］欧希, 刘吉奎, 熊沛, 等. 丹参注射液对肝硬化脾亢脾切除术血液流变性的影响［J］. 实用医学杂志, 2011, 27 (18): 3416.

［65］李清. 复方丹参注射液治疗各种皮肤血管炎性疾病的临床观察［J］. 临床医药实践, 2011, 20 (8): 631.

［66］严钢莉, 李朝武, 聂海岭, 等. 丹参川芎嗪注射液对Aβ损伤的PC12细胞保护作用及机制研究［J］. 卒中与神经疾病, 2016, 23 (1): 15-19.

［67］吴以岭. 络病学［M］. 北京: 中国中医药出版社, 2005: 49-54.

［68］徐菁, 陈乐, 孙丹, 等. 丹参川芎嗪注射液治疗皮肤病研究进展［J］. 陕西中医药大学学报, 2019, 42 (2): 133-136.

［69］陈梦, 赵丕文, 孙艳玲, 等. 红花及其主要成分的药理作用研究进展［J］. 环球中医药, 2012, 5 (7): 556-560.

［70］YAO D, WANG Z, MIAO L, et al. Effects of extracts and isolated compounds from safflower on some index of promoting blood circulation and regulating menstruation ［J］. J Ethnopharmacol, 2016, 191: 264-272.

［71］叶斌, 李文娟, 郑岚, 等. 红花黄色素对脑梗死血流变和血流动力学的影响［J］. 中华全科医学, 2012, 10 (2): 219.

［72］赵金明, 秦文艳, 齐越, 等. 红花黄色素抗凝血作用及对血小板聚集影响的研究［J］. 实验动物科学, 2009, 26 (6): 30-32.

［73］ANDO I, TSUKUMO Y, WAKABAYASHI T, et al. Safflower polysaccharides activate the transcription factor NF-κB via toll-like receptor 4 and induce cytokine production by macrophages ［J］. Int Immunopharmacol, 2002, 2 (8): 1155-1162.

［74］杨丽, 陈建强. 中药桃仁的研究综述［J］. 中国药物经济学, 2020, 15 (05): 118-121.

［75］颜永刚, 雷国莲, 刘静, 等. 中药桃仁的研究概况［J］. 时珍国医国药, 2011, 22 (9): 2262.

［76］Yang N Y, Liu L, Tao W W, et al. Antithrombotic lipids from Semen Persicae ［J］. Nat Prod Res, 2011, 25 (17): 1650-1656.

［77］以敏, 徐君毅, 邓家刚, 等. 桃仁提取物对寒热不同血瘀证大鼠内皮细胞的损伤及NF-κB表达的影响［J］. 广西中医药, 2017, 40 (2): 65-69.

# 第二十五章

# 结节性红斑

## 第一节　概　说

　　结节性红斑（erythema nodosum）是多种原因引起的发生于皮下脂肪的非特异性炎症性疾病，是由于真皮脉管和脂膜炎症所引起的结节性皮肤病，表现为红色、暗红色疼痛性皮下结节，好发于小腿伸侧，少数发生于大腿及上肢[1-4]。年发病率为 1/10 万~5/10 万[2]。结节性红斑是常见病，多见于中青年女性。好发于春秋季节。本病属于中医学"瓜藤缠""湿毒流注""梅核火丹""室火丹"等范畴[3]。如《医宗金鉴·外科心法要诀》中说："此证生于腿胫，流行不定，或发一二处，疮顶形似牛眼，根脚漫肿……若绕胫而发，即名瓜藤缠，结核数枚，日久肿痛。"《疡医大全·湿毒流注门主论》载"王肯堂曰：湿毒流注生足胫之间，生疮状如牛眼，或紫或黑，脓水淋漓，止处即溃烂，久而不敛，乃暴风疾雨，寒湿暑气侵入腠理而成"。

## 第二节　病因病理

### 一、病因与发病机制

#### （一）病因

　　病因尚不十分清楚，与多种因素有关。

　　1. 与感染密切相关　主要是溶血性链球菌、结核杆菌、沙门氏菌属，少见的如布鲁氏杆菌病、系统性曲霉感染、弓形体病、梅毒、麻风、阿米巴病、乙型肝炎、传染性单核细胞增多症、巨细胞病毒及真菌、支原体等，还有人类免疫缺陷病毒感染合并结节性红斑的报道[5-7]。部分伴有上呼吸道感染的结节性红斑患者无 ASO 升高，有可能是病毒感染所致。

　　2. 与系统性炎性疾病相关　如白塞病、炎症性肠病、类风湿关节炎、结节病、结缔组织病等系统性炎性疾病常伴发结节性红斑[8]。儿童结节性红斑可伴发于系统性疾病或恶性疾病包括幼年特发性关节炎、白塞病、结节性发热性非化脓性脂膜炎、克罗恩病、X 连锁无丙种球蛋白血症、皮下脂膜炎样 T 细胞淋巴瘤等。儿童结节性红斑多是系统性疾病表现之一，这与成人以结核杆菌、链球菌等感染为主明显不同。

　　3. 与恶性肿瘤相关　结节性红斑可能是某些恶性肿瘤在皮肤上的表现。最常见的是淋巴瘤和白血病，少见的有肠道、胰腺肿瘤，结节性红斑提示疾病的发展。有霍奇金病史患者出现结节性红斑皮损很有可能是疾病复发。Sullivan[9]等报道 1 例急性粒细胞白血病合并结节性红斑的病例。

　　4. 与某些药物有关　有 3%~10%结节性红斑与口服溴化物、碘化物、避孕药、磺胺类、青霉素抗生素有关[10]。

　　5. 与内分泌有关　有 4%~6%的孕妇有结节性红斑的皮损，这可能与雌性激素和孕激素分泌较多有关[10]。口服含雌孕激素的避孕药也可以导致结节性红斑皮损。

6. 不明原因　30%～50%的结节性红斑找不到发病原因，称为特发性结节性红斑。

### （二）发病机制

发病机制尚不确切。一般大多数认为结节性红斑的发生可能是机体对某些微生物抗原的一种迟发型过敏反应，也可能是一种免疫复合物疾病，而β溶血性链球菌与结核杆菌是诱发本病的最常见的抗原[1]。

1. 免疫复合物介导　目前大多数观点认为机体感染病原菌（结核、链球菌、麻风、病毒）后或者在原发病的活动期，可溶性致病菌抗原与致敏淋巴细胞相互作用，刺激机体产生特异性抗体、形成免疫复合物，该复合物随血流沉淀在皮下脂肪小叶间隔血管壁上，激活补体系统，产生局部炎症，从而病理上呈现典型间隔性脂膜炎的表现，一般没有血管炎，但白塞病、结节性红斑和麻风结节性红斑有血管炎表现。

2. 细胞介导的迟发型变态反应　有一些结节性红斑未发现免疫复合物沉积，很可能是抗原介导的迟发型变态反应，干扰素-1（IFN-1）和肿瘤坏死因子（TNF）是涉及巨噬细胞活化的重要因子，可增强其杀菌活性进而控制感染。在结节性红斑患者外周血单核细胞和活检组织中均检测到IL-2和IFN-γ基因表达的增加，提示结节性红斑患者中存在着极化的Th1细胞反应，该反应有利于细菌的清除。其次，结节性红斑患者外周血T淋巴细胞亚群CD3+、CD4+百分率较对照组明显下降，同样提示着存在细胞免疫功能紊乱[11]。临床观察到部分结节性红斑病例会出现PPD试验弱至中等阳性，但未找到结核菌感染的确凿证据，这一事实也同样说明本病的确存在细胞免疫机制紊乱。

3. 低分子炎症介质参与结节性红斑的发生　细胞因子与炎症介质之间的协调作用在诱导特异性体液及细胞免疫方面起较大作用。研究发现细胞黏附因子（ICAM-1）在白塞病患者结节性红斑的皮损中表达明显。它是淋巴细胞功能相关抗原的配体，促进中性粒细胞与内皮的黏附。研究发现[12]，IgE和MAO（单胺氧化酶）可能参与了结节性红斑的发病过程，推测当致敏原（如细菌、真菌等）刺激时，郎格汉斯细胞递呈启动免疫级联反应，联接IgE抗体、5-羟色胺（5-HT）与5-HT抗体相结合，在MAO参与下分解5-HT或和激活特异性T细胞，造成皮肤炎症出现结节性红斑。

4. T细胞亚群的失衡　结节性红斑患者皮损处存在T细胞亚群的失衡，考虑CD4+T细胞介导的细胞免疫在结节性红斑的发病中具有重要作用[13]。进一步研究提示[14]，结节性红斑患者皮损处HLA-DR分子存在高表达，可能与结节性红斑患者免疫功能紊乱导致免疫应答过度、造成机体自身组织的损伤有关，考虑HLA-DR分子介导的细胞免疫在结节性红斑的发病机制中发挥着重要的作用。

## 二、病理

原发性结节性红斑的主要病理改变发生于皮下脂肪层和皮下脂肪小叶间。在早期急性炎症反应阶段，主要为中性粒细胞浸润，伴有少量淋巴细胞、嗜酸粒细胞和少量红细胞外渗。随着病情发展，中性粒细胞很快消失，而代之以淋巴细胞、浆细胞和组织细胞浸润。在脂肪小叶间隔中，可出现巨细胞并伴有明显的纤维蛋白渗出。血管壁增厚，内皮细胞增生和管腔闭塞，无脓肿及干酪样坏死，表皮一般正常。

## 三、中医病因病机

初期外感风湿热毒，或饮食不节，嗜食肥甘厚味、辛辣之品，损伤脾胃，导致脾胃运化失常，湿浊内生，郁久化热，湿热下注，蕴蒸于经脉，久酿成毒，脉络瘀阻，气血不通，郁积肌肤而发病；继而痰湿与瘀血胶着，疾病缠绵不愈，进入慢性期；若素体虚弱，阳气不足，寒自内生，复受寒湿浸淫，寒湿互结，并与血相搏，瘀滞血脉，阻隔经络，也发生结节。本病久治不愈、失治误治，致使邪正胶着，病久耗伤人体正气，出现气阴亏虚之表现。湿热毒邪、寒湿和瘀血为该病的病理因素，气滞血瘀、经络阻滞为本病的基本病机。

1. 外感风热，肌表蕴毒　素体蕴湿之人，外感风热，风湿热毒蕴于肌肤，阻滞气机，搏结气血，气血蕴热而凝滞。症见结节颜色鲜红、大小不等、分布疏散，压痛明显，兼见风热表证，如咽痛、发热、头痛、困倦、关节肌肉酸痛等症状。

2. 湿热下注，郁积肌肤　素有痰湿之人，饮食不节，嗜食肥甘厚味、辛辣之品，损伤脾胃，脾胃运化失常，酿生湿热毒邪，湿热毒邪下注，导致下肢经脉瘀阻，气血不通，郁积肌肤。症见结节色红、高出皮面，红肿热痛，同时伴有口干、口渴，大便干结或便秘，小便黄等症状。

3. 寒湿凝滞，瘀阻经脉　若素体虚弱，阳气不足，寒自内生，复受寒湿浸淫，寒湿互结，并与血相搏，瘀滞血脉，阻隔经络，也发生结节。症见结节暗红或紫暗，消退缓慢或经久不消，遇寒加重，或伴四肢不温，关节冷痛，神疲倦怠等。

4. 痰瘀痹阻，邪正胶着　疾病日久，痰瘀痹阻，邪正胶着，进入慢性期。症见结节色黯红或黯黑，压痛不明显，周围皮肤色黯，皮温低等症状。

5. 久病伤正，气阴亏虚　素体脾虚或本病久治不愈、失治误治，耗伤人体正气，病久出现气阴亏虚。症见皮损色泽暗淡、结节不痛，病情缠绵不愈，或伴肢冷、关节痛，或伴体倦怠动、心悸气短等症状。

# 第三节　临床表现

## 一、症状

多数患者发病前有前驱症状，如有发热，多为低热，有时也表现为中高热，肌痛，关节酸痛，头痛，乏力，全身不适等。数天后双胫前发生对称型疼痛性结节，表面皮肤逐渐发生红色隆起，直径约 1cm 大小，有压痛，结节可逐渐增多至每侧数个至 10 余个不等，少数可发生于大腿及上臂。皮损一般数周可自行消退，不破溃、不化脓，可有暂时性色素沉着，但不遗留萎缩性瘢痕。部分患者结节持久不退，炎症及疼痛较轻，持续 1~2 年亦不破溃，称为慢性结节性红斑或迁延性结节性红斑。

## 二、体征

初起在小腿伸侧可见散在大小不等结节性红斑，略高出皮面，轻微灼热感，压痛明显；数日后为暗红色、乌青色结节，压痛不明显；数周后颜色变淡并逐渐消退，可见暂时性皮肤色素沉着。

## 三、实验室和辅助检查

白细胞计数，C 反应蛋白（CRP），血沉（ESR）、咽拭子细菌培养、血抗链球菌溶血素"O"（ASO），类风湿因子（RF），肝肾功能、电解质、EB 病毒 DNA、人巨细胞病毒抗体和乙型肝炎病毒表面抗原和丙型肝炎病毒抗体。当怀疑系统性红斑狼疮等免疫疾病时应查抗核抗体谱、补体、抗心磷脂酶抗体谱等。当怀疑结核感染时，应做 PPD 试验、完善胸片、胸部 CT、痰找抗酸杆菌、痰培养或支气管肺泡灌洗液结核菌聚合酶链反应（PCR）等。应用结核感染 T 细胞斑点试验（T-

SPOT）可以对潜伏型结核感染具有较高检出率，而不像 PPD 实验易受卡介苗和受试者免疫状态影响。

# 第四节　诊断与鉴别诊断

## 一、诊断要点

好发于中青年女性小腿伸侧的疼痛性皮下结节，愈后不留萎缩和瘢痕，病理主要表现为间隔性脂膜炎，结合以上特点可做出诊断。需进一步详细检查以确定本病是否继发于其他系统性疾病。

## 二、诊断标准

诊断主要根据[1-4]：①皮损常突然发生，基本皮损表现为下肢胫前花生米至樱桃大小的、高出皮面的疼痛性结节，红色有压痛，不破溃；②发病前常有感染史或服药史（磺胺类、避孕药、溴、碘剂等）及发热、咽痛、全身不适和关节疼痛等前驱症状；③具有特征性的组织病理学表现。

## 三、鉴别诊断

### （一）硬红斑

硬红斑主要发生于小腿屈侧，结节数量较少，色暗红，质地较硬，疼痛不明显，但可破溃形成难以愈合的溃疡，病程较长。组织病理学表现为结核结节或结核性肉芽肿，并有明显血管炎改变。

### （二）结节性脂膜炎

结节性脂膜炎好发于青壮年女性，以反复发作与成批出现的皮下结节为特征，结节有疼痛感和显著触痛，消退后局部皮肤出现程度不等的凹陷和色素沉着。当病变侵犯内脏脂肪组织，视受累部位不同而出现不同症状，内脏受累广泛者可出现多脏器功能衰竭大出血或并发感染。

### （三）结节性多动脉炎

结节性多动脉炎常见的皮肤损害亦是皮下结节，其中心可坏死形成溃疡，但结节沿动脉走向分布，内脏损害以肾脏与心脏最多见，外周神经受累十分常见。核周型抗中性粒细胞胞浆抗体与乙肝表面抗原阳性具有诊断价值，病理证实有中小动脉坏死性血管炎，动脉壁有粒细胞与单核细胞浸润。

# 第五节　治　疗

## 一、西医治疗

尽可能查找病因，对常见的诱因如上呼吸道感染、结核等进行对因治疗；由于溴剂、碘剂、口服避孕药等药物诱发的应首先停用相关药物；由于结缔组织病或肿瘤诱发的应治疗原发病。急性发作时适当休息，避免长久站立行走。

## （一）非甾体抗炎药

疼痛者可服用非甾体抗炎药，能较快缓解结节疼痛、发热等症状。如布洛芬、双氯芬酸、洛索洛芬、美洛昔康、尼美舒利、塞来昔布等，均对控制本病症状有效。

## （二）抗生素

对急性咽炎及有明显发热症状、白细胞计数及中性粒细胞比例增高的患者应给予青霉素类、头孢菌素、大环内酯或喹诺酮治疗。

## （三）改善病情的抗风湿药

可选用秋水仙碱、羟氯喹、沙利度胺等药物。

## （四）抗结核药物

对 PPD 试验阳性或 T-SPOT 阳性的结节性红斑患者，应进一步检查以明确是否存在结核感染。如果存在结核病灶，则进行正规的抗结核治疗；PPD 试验强阳性或 T-SPOT 强阳性，临床又高度疑似结核的患者，虽经各项检查均未找到结核病灶，可应用异烟肼、链霉素、乙胺丁醇和利福平等药物诊断性抗结核治疗，尤其在结核病流行区。

## （五）糖皮质激素

结节多、红肿明显、疼痛较重，炎症较重者，可加用糖皮质激素。应用得宝松局部注射或予以中小剂量的糖皮质激素口服，如强的松 20～30mg/d，症状缓解后逐渐减量至停药。

# 二、中医治疗

中医治疗原则发作期以祛邪为主，采用清热凉血、解毒散结为基本治法，结合病邪的性质分别采用清热祛风、清热祛湿、散寒除湿、活血祛瘀等治法；缓解期扶正祛邪兼顾，以益气养阴、活血通络为主。

## （一）中医辨证论治

1. 外感风热证

证候：发病较快，双小腿伸侧结节，大小、数目不等，表面颜色鲜红、分布疏散，触之灼热，压痛明显，伴有发热、咽痛、头痛、困倦、关节肌肉酸痛等，舌质红，苔薄黄，脉浮数或浮滑。

治法：清热祛风，活血解毒。

方药：银翘散（《温病条辨》）合四妙勇安汤（《验方新编》）加减。

连翘、金银花、桔梗、薄荷、淡竹叶、生甘草、荆芥、淡豆豉、牛蒡子、芦根、玄参、当归、丹参等。

加减：伴关节疼痛者，病在上肢加桑枝、秦艽、羌活、威灵仙等，病在下肢加黄柏、独活、川牛膝、木瓜等；伴关节肌肉酸胀重着者，加土茯苓、萆薢、苍术、薏苡仁等；伴高热、关节红肿热痛明显者，加石膏、知母、忍冬藤等。

2. 湿热蕴毒证

证候：发病快，可有外感前驱症状，随即分批出现双小腿伸侧鲜红色结节，红肿热痛，同时可伴有发热、口干、口渴，大便干结或便秘，小便黄，舌质红，苔黄腻，脉滑数。

治法：清热祛湿，凉血解毒。

方药：四妙丸（《成方便读》）、赤小豆当归散（《金匮要略》）合犀角地黄汤（《外台秘要》）加减。

黄柏、苍术、薏苡仁、川牛膝、赤小豆、当归、水牛角（先煎）、生地黄、丹皮、赤芍、积雪草、土茯苓、滑石、生甘草等。

加减：伴有便秘者，加用大黄、厚朴、枳实；伴有小便黄赤者，加用车前草、通草、泽泻等；红斑灼热疼痛明显者，加用半枝莲、重楼、白花蛇舌草等。

3. 寒湿凝滞证

证候：素体虚弱，患病后双小腿结节表面色暗红或紫暗，消退缓慢或经久不消，反复发作，遇寒或劳累后加重，或伴四肢不温，关节冷痛，神疲倦怠，纳差，舌淡红，苔薄白，脉沉细或细弱。

治法：散寒祛湿，化瘀通经。

方药：当归四逆汤（《伤寒论》）加减。

当归、桂枝、芍药、细辛、通草、甘草、大枣、木瓜、泽兰、王不留行、青皮等。

加减：气血明显，表现为乏力、纳差，加用黄芪、党参等；血虚明显，表现为头晕、眼睑及指甲苍白，加用熟地黄、川芎等；阳虚明显，表现为四肢怕冷、关节疼痛，加用炮附子、威灵仙、豨莶草等；下肢肿者，加用泽兰、泽泻、车前子等。

4. 瘀血痹阻证

证候：病情反复，缠绵不愈，结节色黯红或黯黑，硬结节不易消退，疼痛隐隐，周围皮肤色黯，舌淡红，舌下络脉有瘀点，脉沉或涩。

治法：活血祛瘀，软坚散结。

方药：桃红四物汤（《医宗金鉴》）加减。

桃仁、红花、生地黄、赤芍、当归、川芎、鸡血藤、白僵蚕、地龙等。

加减：若结节痛甚，加延胡索、川楝子等；结节融合成大片斑块、色暗紫、质地坚实、久治不化者，加软坚散结之品，如山慈菇、三棱、莪术、贝母等，或加用虫药搜风通络开痹，如炮山甲、全蝎、僵蚕、土鳖虫、水蛭等；若病久体虚乏力者，加黄芪、党参、炒白术、炙甘草等。

5. 气阴亏虚证

证候：皮损色泽暗淡、结节不痛，病情缠绵不愈，或伴肢冷、关节隐隐作痛，或伴体倦怠动、心悸气短等症状，或伴足踝部水肿，舌淡，苔薄白，脉沉细或弱。

治法：益气养阴，活血通络。

方药：生脉散（《医学启源》）合桃红饮（《类证治裁》）加减。

党参、麦冬、五味子、桃仁、红花、川芎、当归尾、威灵仙等。

加减：伴乏力、纳差、便溏，加黄芪、茯苓、炒白术、炙甘草、大枣等；伴有心悸、气短，加炙甘草、桂枝、生地黄、丹参等；足踝浮肿、久而不消者，重用黄芪、防己、苍术、泽泻等利水消肿之品。

## （二）中成药

1. 雷公藤多苷片　每次 10~20mg，3 次/日，饭后服用。具有清热解毒、祛风除湿之功效。大量实验研究表明，雷公藤多苷片具有抗炎、免疫抑制作用。同时应注意其性腺抑制、骨髓抑制以及肝损伤等副作用。

2. 正清风痛宁　每次 1~4 片，一日 3~12 片，饭前服或遵医嘱。具有祛风除湿、活血通络、消肿止痛之功效。大量实验研究表明，正清风痛宁具有抗急慢性炎症、免疫抑制、镇痛、改善微循环等药理作用。应注意药物过敏、白细胞减少、胃肠道不适等副作用，并注意观察血糖和胆固醇。

3. 四妙丸　每次 6g，2 次/日，口服。具有清热利湿之功效。现代药理研究表明，四妙丸配方颗粒能够缓解胶原诱导关节炎大鼠的关节炎症状，抑制关节滑膜增生和降低血清炎性因子水平。

4. 豨桐丸　一次 10 丸，3 次／日，口服。具有清热祛湿、散风止痛之功效。现代药理研究表明，豨桐丸具有抑制炎症介质的作用。

5. 当归拈痛丸　一次 9g，2 次／日，口服。具有清热利湿、祛风止痛之功效。现代药理研究表明，当归拈痛丸具有抗炎消肿的作用，有助于结节性红斑肿痛的缓解。

6. 小金丹或小金胶囊　每次 5 粒，2 次／日，口服。具有活血通络散结的功效。有助于结节的消散。现代药理研究表明，小金胶囊具有调节内分泌、改善微循环的作用，可以控制结节的生长，并逐渐使其软化、减小和消失。

### （三）外治法

1. 如意金黄散　外用，涂搽患处，适量。具有清热解毒、消肿止痛的作用。
2. 青鹏软膏　外用，涂搽患处，适量。具有清热消肿、行气活血的功效。
3. 熏洗方　威灵仙 30g，苦参 30g，生地榆 60g，红藤 60g，煎药汁湿敷外洗，2 次／日。具有解毒散结、活血通络之功效。

# 第六节　中西医结合诊治策略与措施

## 一、针对西医病因结合证候治疗

结节性红斑临床首先应寻找疾病发生的原因，根据临床表现、实验室和辅助检查明确病因。发病前有发热、咽痛、全身不适和关节疼痛等前驱症状，检查血白细胞及中性粒细胞升高，血沉、CRP 等炎症指标升高，ASO 升高明显，应考虑溶血性链球菌感染，予以相应抗生素抗感染治疗；中医病因为风热毒邪，治疗应首先祛除外邪。有低热、盗汗、咳嗽，PPD 试验强阳性或 T-SPOT 阳性，胸片或肺部 CT 提示有结核病灶或虽无结核病灶但是临床高度怀疑结核感染，当予以抗结核治疗或诊断性抗痨治疗；中医病因为"痨虫"，可根据痨病辨证施治。溴剂、碘剂、口服避孕药等药物引起的必须首先停用所有可疑的药物；中医病因为药毒，亦当首先停药，再结合患者的临床表现辨证施治。若是由于结缔组织病或肿瘤所致的结节性红斑，应以治疗原发病为主。针对由于感染引起的结节性红斑，炎症指标高，病情较重的患者，在有效抗感染的前提下，可同时应用糖皮质激素或免疫抑制剂治疗。

## 二、重视清热解毒散结法的应用

结节性红斑是各种原因导致的变态反应性血管炎性疾病，急性期的病理特点是血管炎，因此，除了针对病因治疗外，可根据临床实际情况适当应用糖皮质激素、沙利度胺或秋水仙碱抗炎治疗。"瓜藤缠""湿毒流注""梅核火丹"等中医病名以及急性活动期红色斑丘疹、疼痛性结节等红肿热痛证候特点都反映了结节性红斑的火热、湿毒、痰瘀等基本病机，所以在中医治疗上，应以清热解毒、化痰散结、祛湿通络为基本治法。而到了慢性炎症期，红肿热痛的血管炎特点逐渐消退，应尽快减停激素，顽固性病例可继续使用羟氯喹或沙利度胺等免疫调节治疗，并根据临床结节暗黑、皮肤色素沉着等"瘀血"的证候特点，临床治疗应以活血祛瘀为主，并结合患者的体质辨证论治。

### 三、分阶段选择中西医治疗方案

病因不明的结节性红斑，临床应当谨慎诊断为原发性结节性红斑。针对原发性结节性红斑急性期炎症指标高，血管炎活动性较高的病例，临床应以糖皮质激素、免疫抑制剂、抗组胺药物等西医治疗为主，中医治疗为辅。在疾病缓解期，炎症指标趋于正常，处于低疾病活动或临床缓解阶段，应尽快撤减西药，尤其是糖皮质激素，应以中医治疗为主，避免长期应用糖皮质激素和免疫抑制剂所带来的诸多副作用。对于难治性病例，可应用小剂量激素或免疫抑制剂维持治疗，但应尽可能减停。临床治疗效果不佳的患者，应进一步查找结节性红斑的病因，尤其应进一步排除结核和肿瘤的可能。

### 四、结合现代药理应用方药

中医辨证可考虑结合现代药理处方用药。急性发病期，常表现为发热、鲜红色斑丘疹和痛性结节等，中医辨证为热毒炽盛，应使用清热解毒、凉血消斑的方药如犀角地黄汤、清营汤、四妙勇安汤、五味消毒饮以及黄芩、土茯苓、凌霄花、郁金、半枝莲、白花蛇舌草、重楼等，这些方药大多具有抗血管炎、抗变态反应和免疫调节等作用；在疾病缓解期，临床多表现为皮肤陈旧性结节及色素沉着，中医辨证为痰瘀痹阻，治疗以化痰散结、活血祛瘀为主，常应用僵蚕、白附子、全蝎、丹参、鸡血藤、地龙、土鳖虫、积雪草等具有消除结节、抗血管增殖作用的中药为主。结节性红斑也常伴有关节痛、灼热感，其发生机理与关节滑膜变态反应及血管炎有关，中医辨证为风湿热痹，常应用祛风湿清热的鬼箭羽、忍冬藤、威灵仙、豨莶草、萆薢、土茯苓、徐长卿、独活、川牛膝等中药治疗，这些中药大多具有抗变态反应、抗炎镇痛的作用。

### 五、结合实验室检查应用方药

血白细胞及中性粒细胞升高，血沉、CRP 等炎症指标升高，ASO 升高明显，考虑溶血性链球菌感染，临床又见发热、咽痛、痛性结节性红斑等，除了应用青霉素类或头孢菌素类抗生素抗感染治疗外，中医治疗可考虑应用金银花、野菊花、蒲公英、紫花地丁、忍冬藤、丹皮、赤芍等清热解毒，通络止痛；若只是单纯 ASO 升高，血常规、CRP 未见异常，临床未见咽喉不适、无发热，结节性红斑呈现暗红色，无明显疼痛，考虑疾病慢性炎症期，中医治疗以化瘀散结为主，清热解毒为辅，可以应用桃红四物汤加金银花、忍冬藤等活血祛瘀，清热散结。若 PPD 试验或 T-SPOT 阳性，临床又无结核病的证据，可暂时不用抗痨治疗，在辨证论治的基础上应用黄芩、百部、穿破石等药物清热润肺、活血通经。现代药理研究显示黄芩化学成分黄酮类（黄芩苷）具有抗炎、抗病原微生物（抗内毒素）、解热、保肝利胆、镇静，尤其是黄芩苷、黄芩素及黄酮类化合物具有抗免疫反应作用；百部煎剂及对叶百部酒精浸液对多种致病细菌和人型结核杆菌等都有不同程度的抑菌作用；柘木根（穿破石别名）乙醇提取物有较好的抗结核菌作用。

### 六、增效减毒的策略

在疾病活动期应用激素阶段，激素虽具有抗炎作用，但同时纯阳之激素容易助阳化热伤阴，出现烦躁易怒、面色潮红、心悸、舌红脉数等证候，应用犀角地黄汤、清营汤、四妙勇安汤等清热凉血解毒方药，既能配合激素治疗急性活动性血管炎，同时对激素助阳化热伤阴的副作用也有一定程度的遏制；在疾病缓解期，应用中医治疗后，可以快速地减停西药，避免了副作用的持续存在，同时可以根据患者的体质进行调理，提高患者的生活质量；针对由于感染诱发的结节性红斑，抗感染的西药尤其是抗结核药物有胃肠道反应、肝肾功能损伤、骨髓抑制等副作用，中医药可以根据临床表现辨证施治，避免或减少西药带来的副作用。

# 第七节　名医经验

## 一、赵炳南经验

赵炳南[15]认为本病多因湿热下注，凝滞血脉，气血运行不畅，经络阻滞而致，则以清热除湿、活血破瘀、软坚散结为主，拟经验方：鬼箭羽 15~30g，丹参 15~30g，丹皮 9~15g，三棱 9~15g，莪术 9~15g，木瓜 12~18g，防己 9~15g，厚朴 6~12g，伸筋草 15~30g，红花 6~12g，鸡血藤 15~30g，热盛加紫草、茜草、金银藤，结节坚硬加夏枯草、土贝母，热盛伤阴加玄参、生地黄、白芍。

**医案举例：** 韩某，女，24 岁。初诊日期 1971 年 8 月 8 日。

主诉：两侧小腿反复起红疙瘩，疼痛 4 年余。病史：4 年余前患者两侧小腿散在出现暗红色的小疙瘩，初起时疼痛明显，活动后疼痛加剧，影响活动，有时有传电样麻酥感，在某医院检查诊为"结节性红斑"。吃过 300 多剂中药，用过"组织浆""葡萄糖酸钙"及多种抗生素，还曾使用"强的松""雷米封"等，肿块结节均未消，有时症状稍减轻但硬结未曾消失过，每于疲倦后肿硬结节加重，遂来我院门诊。检查：双侧下肢轻度浮肿，散在数十个大小不等的硬结，大的如花生米，颜色鲜红，高出表面，有明显触痛，玻璃片压诊颜色不变。脉象：弦细滑。舌象：苔薄白。西医诊断：结节性红斑。中医辨证：湿热内蕴，气血凝滞，经络阻隔。治法：通经活络，清热除湿。方药：紫丹参 15g，粉丹皮 9g，苏木 9g，鬼箭羽 15g，木瓜 9g，草红花 9g，三棱 12g，防己 12g，莪术 12g，厚朴 9g，伸筋草 30g。外用紫色消肿膏，敷药后用绷带扎紧。

1971 年 8 月 25 日复诊，服上方 7 剂后，双小腿肿胀减轻，结节较前稍显软化，压痛减轻。继续服用上方，外用药同前。至 9 月 28 日前方连服 20 剂后，双小腿大部分结节已消退，个别未退者已软化，肿胀已消失。法仍同前，内服大黄䗪虫丸、内消连翘丸、八珍丸，外治法同前。

1971 年 11 月 20 日复诊，丸药又连续服用 1 月余以后，双小腿结节完全消失，其他症状也消失，临床治愈。

## 二、朱良春经验

朱良春[16]认为本病为风寒湿热毒邪入侵，与体内湿热之邪相搏，营卫气血运行失常，经络痹阻，瘀热互结，蕴蒸于肌肤而成；又可因禀赋不足，或饮食不节，嗜食肥甘厚味、辛辣、醇酒之品，蕴湿化燥生热，热结成毒，壅滞于经络，营卫气血运行不畅，日久毒热蕴蒸于肌肤所致。朱老认为"百病多由痰作祟"，常选用白芥子、炙僵蚕以化痰软坚，在化痰的同时要加强活血化瘀，认为"治痰要治血，血活则痰化"，故活血化瘀通络法应贯穿于治疗的始终，常加用大队活血药：穿山龙、赤芍、桃仁、红花、水蛭等。若热重者可加用水牛角、生地黄。但先生告诫，切不可过用苦寒凉药，以免抑遏阳气，结节难消。必要时可少佐桂枝，意在通阳走表，化气散结。

**医案举例：** 王某，女，45 岁。初诊日期 2009 年 6 月 29 日。

主诉：双下肢结节红斑 2 年余。病史：2 年余前无明显诱因下出现双下肢痛性结节、红斑，曾在上海仁济医院查 ANA、抗 ds-DNA、ENA、ANCA 均为阴性，尿常规阴性，ESR 16mm/h。诊断"结节性红斑"，予强的松 10mg，1 次/日口服，羟氯喹 0.1g，2 次/日，口服，潘生丁 25mg，3 次/日，口服。现已停服 2 月余。来诊见结节红斑散在，触痛，呈对称性，按之坚硬，时轻时重，口腔溃疡，舌苔薄，脉细弦。拟从营热络瘀治之。处方：穿山龙 50g，赤白芍各 15g，蜂房 10g，僵蚕 12g，炒白芥子 12g，桃仁 10g，红花 10g，决明子 15g，水蛭 10g，女贞子 20g，豨莶草 30g，甘草 6g。服用 14 剂。

2009 年 7 月 13 日二诊：药后红斑渐消，结节触之疼痛，腰痛，口疮，苔薄，脉细弦。仍从营热络瘀调治。处方：上方加制南星 30g，土鳖虫 10g，木蝴蝶 10g，服用 14 剂。

2009 年 7 月 27 日三诊：结节红斑逐渐消退，触之有痛感，口疮时瘥时发，腰痛已平，舌苔薄，脉细弦。处方：上方去白芥子、水蛭，加人中黄 10g，服用 14 剂。

2009 年 8 月 24 日四诊：结节性红斑经治基本渐愈，唯口疮此起彼伏，缠绵未瘥，口干，下肢怕冷，舌苔薄，质红，脉细弦。前法治之。处方：生地黄 20g，川石斛 15g，人中黄 10g，木蝴蝶 8g，决明子 15g，赤芍 15g，白芍 15g，鹿衔草 20g，川续断 12g，甘草 6g，服用 6 剂后。结节红斑及口疮均愈。

# 第八节　中西医调护

急性发作期应卧床休息，抬高患肢以减轻水肿，局部冷湿敷。在饮食调摄方面，食用清淡性凉利湿之物，慎食辛辣、油腻之品。谷类大多甘平或偏凉，一般均可食用，其中，薏苡仁清热利湿，绿豆、赤小豆清热解毒，煮粥或煮汤饮用均可。蔬菜水果一般均可食用，其中马齿苋、芹菜、鲜藕等尤长于清热解毒凉血。热重伤津者，宜选用西瓜、梨、丝瓜、冬瓜、番茄等，或生食或挤汁，或煮汤代茶饮。在生活起居方面，患者应该避免潮湿，预防感冒。在精神调护方面，本病易反复发作，要帮助患者减轻精神负担，保持乐观的情绪。另外，应进行适当体育锻炼，增强体质，提高机体免疫力。

# 第九节　预后转归

通常预后良好，皮损多在 3~6 周自行缓解，慢性结节性红斑病期较长，平均病期为 4 个多月，皮损最终消退不留瘢痕。恰当的中西医结合治疗可以缩短病程。

# 第十节　中西医临床研究进展

## 一、临床辨治

### （一）中医辨证分型

杨文超[17]通过中国学术期刊网络出版总库，利用关键词"结节性红斑""瓜藤缠"进行检索，对 1958~2011 年近 53 年间发表的论文进行扩展检索，除去两者重复文章，共检索到论文 2347 篇。文献中统计出关于结节性红斑辨证分型的频数为 146，分型涉及湿热下注型较多，占 28.77%，其次为血瘀阻络型，占 15.74%，其后依次为寒凝血瘀型（10.27%）、气血两虚型（7.53%）、风热夹瘀型（7.53%）以及痰湿阻络型（9.59%）。

范永升[18-19]根据本病病机关键，即湿、热、毒、瘀相互胶结，痹阻经络，伤及血分而发病。对本病急性期的治疗确立了清热解毒、凉血化瘀、利湿通络为治疗大法。临床常用当归赤小豆散合犀角地黄汤加减（当归、赤小豆、积雪草、牛膝、重楼、青蒿、赤芍、丹皮、升麻、生地黄等）治疗。刘维[20]根据本病急性发作期治疗应以祛邪为主，治以清热凉血、利湿解毒、通络止痛，同时不忘扶正，兼顾补益气血，以促使毒邪外达；慢性期以正气不足、阴血亏虚为病机关键，治疗应以益气养阴、调补气血为主，同时不忘祛邪，以防邪气稽留，正气愈伤。临床善用仙方活命饮合四妙散化裁，拟定本病基本方（金银花、当归、赤芍、牡丹皮、川芎、陈皮、防风、白芷、浙贝母、天花粉、白花蛇舌草、苍术、黄柏、牛膝、薏苡仁），加减治疗。苏励[21]认为急性期治标为主，标本兼顾，治疗重在清热解毒、活血通络、化痰散结，同时不忘求本，兼顾益气养阴；缓解期以治本为主，不忘治标，在健脾益肾、益气养阴的同时，不忘清热解毒，化痰散结。急性期基本方：黄芪、生地黄、玄参、天冬、麦冬、夏枯草各15g，薏苡仁、白花蛇舌草、土茯苓、莪术各30g，白术、丹皮、皂角刺、浙贝母各12g；缓解期基本方：黄芪、薏苡仁、女贞子、旱莲草、莪术各30g，白术、茯苓、丹皮、皂角刺、浙贝母各12g，生地黄、玄参、天冬、麦冬、枸杞子、白花蛇舌草、夏枯草各15g，后期出现肾阳亏虚，加用巴戟天、仙茅、淫羊藿各15g，或酌予肉桂、附子等温补肾阳。

### （二）经典方剂联合西药

陈文阁[22]等运用桃红四物汤加减（局部灼热者加栀子、黄芩；下肢肿甚者，加茵陈蒿、防己，酸重明显者加川牛膝、木瓜，痛甚者加延胡索）及静脉用活血药物联合西药（急性发作期抗生素配合糖皮质激素）治疗湿热瘀阻型结节性红斑30例，其中治愈20例，好转10例，总有效率100%，差异显著。王朋军[23]等通过随机分组的方法，应用草薢渗湿汤合桃红四物汤治疗湿热血瘀证结节性红斑患者25例，主要症状为皮下红斑，结节，红肿疼痛，伴发热，咽痛，口苦口干，关节疼痛，大便干结，小便黄，舌红苔黄腻，脉弦数。药物组成：草薢15g，薏苡仁30g，黄柏10g，茯苓10g，丹皮10g，泽泻10g，滑石15g，通草6g，车前草30g，白术10g，桃仁10g，红花6g，生地黄15g，当归10g，赤芍10g，川芎6g。4周为1疗程。与口服吲哚美辛的对照组比较，在减轻疼痛以及皮疹的消退等方面都有明显疗效，且无明显不良反应。

### （三）自拟方联合西药

1. 自拟方联合抗组胺药或非甾体抗炎药　刘雪山[24]等采用自拟凉血解毒汤（生地黄、玄参、丹皮、地榆、当归、土茯苓、黄柏、苦参、金银花、赤芍、丹参、川牛膝等）联合西药吲哚美辛肠溶片，同时给予抗组胺药物（病情严重者给予皮质类固醇激素口服）治疗血热毒盛型结节性红斑34例，总有效率达94.1%，显著优于单纯西药治疗组，同时观察对比两组治疗前后血液流变学指标（全血比黏度、血浆比黏度、红细胞压积、纤维蛋白原），治疗组均显著优于对照组。杨文超[25]等采用自拟清热活血汤（金银花、赤芍、生地黄、连翘、黄柏、红花、牛膝、当归、炒白术、蒲公英、紫草、桃仁、甘草）联合吲哚美辛口服治疗急性单纯性结节性红斑30例，其中痊愈25例，显效2例，好转1例，无效1例，总有效率93.33%，疗效显著优于对照组。刘麟[26]等采用自拟消结止痒方（全蝎、蒺藜、皂角刺、荆芥、防风、苦参、白鲜皮、当归、赤芍、白芍、红花、泽泻、夏枯草、穿山甲、羌活、黄芩、连翘）联合5%葡萄糖复方甘草酸苷注射液40mL、葡萄糖酸钙注射液15mL+维生素C注射液2.0g+5%葡萄糖注射液250mL静脉滴注、丹参注射液30mL+5%葡萄糖注射液250mL静脉滴注、转移因子胶囊口服治疗女性结节性红斑80例，其中痊愈31例（38.75%），显效20例（25.00%），总有效率为77.50%。

2. 自拟方联合抗生素或非甾体抗炎药　姜福娜[27]等运用清解湿热、活血化瘀的中药（金银花、牛蒡子、玄参、丹参、苏木、紫草、牡丹皮、刺蒺藜、当归、生甘草等）内服、外敷联合西药（青霉素V钾片、双氯芬酸钠缓释片）治疗结节性红斑38例，总有效率达97.37%，差异显著，且治疗组治疗后炎症性指标（ESR、CRP、ASO）下降水平显著低于对照组。陈萍[28]采用清热凉血、活血化瘀为主的中药（牛膝、当归、赤芍、丹参、金银花、鸡血藤、黄芪、生地黄、连翘、蒲公英、甘草等）联合青霉素肌注抗感染治疗结节性红斑38例，总有效率达97.37%，显著高于西医对照组。

吴昌枝[29]等运用自拟山大颜合方（山大颜、滑石、黄连、土茯苓、川牛膝、薏苡仁、赤芍、黄柏、制半夏、陈皮、炙甘草等）联合洛索洛芬钠分散片（合并感染者配合抗生素治疗1周）治疗结节性红斑30例，其中临床痊愈16例，显效10例，有效3例，无效1例，总有效率为96.7%，显著优于对照组。王会英[30]以清热凉血、活血化瘀为法（赤芍、当归、川芎、红花、桃仁、丹参、党参、甘草）联合西药（吲哚美辛肠溶片）治疗结节性红斑46例，总有效率达95.92%，差异显著，且治疗组治疗后血清丙种球蛋白及血沉水平均显著低于对照组。

3. 自拟方联合激素或抗生素　韩秀琴[31]采用自拟化瘀散结汤加减（紫草、茜草、板蓝根、忍冬藤、白花蛇舌草、防己、黄柏、夏枯草、赤芍、丹参等）联合西药常规治疗（急性发作期口服泼尼松片；伴明显感染者，针对病因使用抗生素；持续使用维生素C片及复方甘草酸苷片）治疗结节性红斑50例，其中治愈31例，好转19例，总有效率100%，观察半年，复发率29.03%，较对照组有显著差异。

4. 自拟方联合抗结核药　王莉杰[32]等运用自拟祛瘀化斑汤（柴胡、黄芩、葛根、生地黄、水牛角、白茅根、浮萍、蝉蜕、薏苡仁、木香、郁金、香附、桃仁、甘草等）并佐以抗结核（异烟肼片）治疗结节性红斑68例，其中治愈60例，好转7例，无效1例，总有效率98.5%。

### （四）中成药联合西药

李民[33]等采用大黄䗪虫丸联合西药吲哚美辛及维生素E治疗急性单纯型结节型红斑，观察了治疗前后的皮下结节数、疼痛分级以及伴随全身症状，与对照组比较，前者有效率和痊愈率分别为96.67%和76.67%，均显著优于对照组。杨敏芳[34]采用独一味片联合吲哚美辛治疗结节性红斑36例，总有效率高达94.4%，显著高于单纯吲哚美辛治疗组的75.0%。程锋刚采用猫爪草胶囊联合抗痨治疗方案2HRE/4HR治疗结核性结节性红斑30例，发现治疗组皮疹消退周期缩短，差异显著。

### （五）中药提取物联合西药

霍晶[35]等分别观察了两组结节性红斑患者，其中治疗组予以中药提取物丹参酮胶囊、美能片联合西药西替利嗪片、吲哚美辛片，对照组予以西药西替利嗪片、吲哚美辛片以及头孢氨苄胶囊（过敏者，选用克拉霉素胶囊），治疗组治愈率达到77.14%，总有效率为91.43%，复发率低至11.11%，优于对照组且差异显著。

### （六）外治法联合西药

杨瑾[36]等运用自拟活血消瘀散（穿山甲、血竭、金银花、赤芍、当归、红藤、败酱草、制大黄、没药、乳香、水蛭、丹皮等）外敷联合西药吲哚美辛片、抗组胺药（皮损广泛，疼痛明显者给予外用皮质类固醇激素软膏，有感染时给予适量的抗生素）治疗结节性红斑64例，其中临床治愈48例，有效10例，无效6例，总有效率91%，显著优于对照组。黄秀萍[37]等采用罗浮山百草油外用（罗勒、肿节风、三七、救必应、麻黄、铁包金、一朵云、重楼、五月艾）联合醋酸泼尼松、复方甘草酸苷静脉滴注治疗结节性红斑40例，其中治愈10例，显效18例，好转10例，无效2例，总有效率95.00%，治愈患者中复发率为10%，均显著优于对照组。吴爱萍[38]等采用青鹏软膏外用联合基础用药（复方芦丁片、羟苯磺酸钙颗粒）治疗结节性红斑20例，其中治愈8例，治愈率为40%，显著优于对照组。

## 二、方药与药理

### （一）方药用药规律

杨文超[17]对治疗涉及经典方剂的情况进行了统计，其中共有方剂频数为174，经典方剂的频数为74，活血化瘀类方剂应用较多，其中以桃红四物汤的频数最高，其次为补阳还五汤、通络活血汤以及活络效灵丹，再次为清热剂、利湿剂、补益剂、温里剂等。清热剂中，四妙勇安汤中的频数最高，其次为仙方活命饮、龙胆泻肝汤、清瘟败毒饮、犀角地黄汤；利湿剂中萆薢渗湿饮、四妙散的频数最高，其次为实脾饮、苓桂术甘汤、四妙丸；补益剂中八珍汤、四君子汤的频数最高，其次为参苓白术散、四物汤、一贯煎；温里剂中黄芪桂枝五物汤频数最高，其次为阳和汤。临床治疗结节性红斑最常用药物为清热药和活血药，清热药总频数为665，占25.35%，其药物按频次依次为黄柏、生地黄、金银花、连翘、忍冬藤、玄参、蒲公英、夏枯草等；其次为活血化瘀类药物，总频数为639，占24.46%，其药物按频次依次为赤芍、牛膝、当归、红花、桃仁、丹参、鸡血藤、川芎等。随后依次为补气药（7.85%）、祛湿药（7.02%）、利湿药（6.44%）、补血药（5.87%）、散寒药（4.46%）、散结药（3.66%）、化湿药（1.87%）、疏肝药（1.72%）、散热药（0.92%）、补阴药（0.53%）等。中药制剂作为中医现代化的产物，它们之中很多也作为结节性红斑的治疗药物。其中雷公藤制剂（雷公藤多苷片、昆明山海棠、火把花根等）为代表。此类药物在治疗本病中疗效显著，选取临床设计方案较好的文献4篇，共208例患者，治愈116例，显效43例，有效17例，无效7例，治愈率达55.8%，总有效率高达96.6%。

### （二）方药药理举例

1. 桃红四物汤　桃红四物汤具有养血活血、祛瘀生新之效，现代常用于针对血瘀病机引起的多种疾病，是结节性红斑治疗中的最常用经典方剂。现代研究证实桃红四物汤具有抗血栓形成、抗炎、抗氧化的作用。动物实验显示[39]，桃红四物汤能显著延长大鼠体内血栓形成时间及凝血时间，能显著降低血瘀大鼠的全血比黏度、血浆比黏度及血清比黏度。进一步研究证实[40]，桃红四物汤的抗血栓作用的重要环节为抑制血小板活化，其机制可能与降低VWF含量，阻断VWF的桥梁作用，抑制$TXA_2$生成，调节$TXA_2$-$PGI_2$平衡同时降低GMP-140含量，抑制血小板释放的负反馈作用有关。针对当归的有效成分阿魏酸，其具有对抗$TXA_2$的生物活性作用，增加$PGI_2$活性，而阿魏酸钠亦能选择性抑制$TXA_2$合成酶活性，减少$TXA_2$生成，使$PGI_2$/$TXA_2$比值升高，从而抑制血小板集聚[41]。局灶炎性细胞浸润，炎性因子的高水平表达是结节性红斑的主要病理机制。通过实验研究发现[42]，桃红四物汤可以降低血瘀证模型大鼠血清中明显升高的炎症细胞因子含量，且可在正常范围内下调血清IL-8水平，还可以通过调节炎症细胞因子的水平，减轻炎症程度、抗凝、止痛。血管内皮的氧化损伤可能是结节性红斑发病过程中持续存在的病理变化。桃红四物汤对损伤血淤证的模型大鼠血浆中TXB2、6-keto-PGF1α均具有调节作用[43]。在对桃红四物汤的有效活性成分的研究中研究人员发现[44-47]，桃红四物汤的多种有效成分，如川芎嗪、阿魏酸、红花黄色素A等均能够减少人大动脉内皮细胞（human aortic endothelial cell，HAEC）受到的氧化应激损伤，从而保护血管内皮细胞，改善炎症损伤。

2. 四妙勇安汤　四妙勇安汤具有清热解毒、活血止痛的功效，临床常用于治疗血栓闭塞性脉管炎、动脉硬化闭塞症、糖尿病并发症等外周血管性疾病，也是结节性红斑的常用经典方剂之一。药理研究显示，它具有抑制动脉粥样硬化斑块形成、抗炎、抗氧化应激、抑制血栓形成、改善血液流变学等作用。实验研究结果表明[48]，四妙勇安汤活性部位可显著抑制ApoE基因敲除小鼠（ApoE-/-）主动脉动脉粥样硬化斑块的形成，此外具有较好的调节脂质作用。研究显示[49]，四妙勇安汤能降低血栓闭塞性脉管炎大鼠血浆中白细胞介素6（IL-6）、肿瘤坏死因子α（TNF-α）、C反应蛋白（CRP）、血栓素$B_2$（$TXB_2$）含量，增加一氧化氮（NO）、6-酮-前列腺素$F_{1\alpha}$（6-K-$PGF_{1\alpha}$）含有量，其作用机制可能是抑制炎症介质的浸润，并与维持血浆中前列环素$I_2$（$PGI_2$）、血栓素$A_2$（$TXA_2$）平衡功能相关。氧化应激直接或间接参与了血管性疾病发生、发展多种病理生理过程。研究表明[50]，四妙勇安汤能降低动脉粥样硬化模型大鼠血清黄嘌呤氧化酶（XOD）水平，提高谷胱甘肽过氧化物酶（GSH）、一氧化氮合酶（NOS）、总抗氧化能力（T-AOC）、超氧化物歧化酶（SOD）水平，以提升机体抗氧化能力，保护血管内皮，从而防止动脉粥样硬化的发生。血管内皮损伤及功能缺失是血管性疾病的病理基础。体外实验表明[51]，四妙勇安汤50%醇提物对过氧化氢损伤的人脐静脉内皮细胞 ECV304 具有保护作用，其作用机制与加快细胞周期进程、降低细胞凋亡率、降低血管紧张素转换酶（ACE）和内皮素（ET）含有量、增加内皮型一氧化氮合酶（eNOS）活性有关。此外，对四妙勇安汤抗凝、抗血栓作用进行研究发现[52]，其灌胃给药后可显著延长小鼠尾出血时间和毛细血管凝血时间，明显抑制大鼠血栓形成；体外给药还可延长血浆复钙时间和血浆凝血酶原时间。同时，该方还能显著降低血栓闭塞性脉管炎模型大鼠全血黏度（高、中、低切）及血沉值，改善血液流变学，进一步证实临床上应用四妙勇安汤治疗血管性疾病的合理性[53]。

3. 黄柏　黄柏具有清热燥湿、泻火解毒、除骨蒸、退虚热等功效。研究表明其在免疫系统疾病方面具有独特的疗效，是结节性红斑的常用药物之一。黄柏的主要化学成分为黄酮类和生物碱类，其中生物碱是黄柏的主要有效成分，且含量最高，生物碱类含有小檗碱、药根碱、木兰花碱、黄柏碱、掌叶防己碱及内酯、甾醇、黏液质等。黄柏的药理作用研究中已有大量文献记载，其具有抗菌、抑制细胞免疫反应的作用。研究发现[54]，黄柏水煎液对小鼠迟发型超敏反应（DTH）具有显著的抑制作用，并且呈现一定的量效关系。其作用机制可能是通过抑制 IFN-γ、IL-1、IL-2、TNF-β 等细胞因子的产生和分泌，从而抑制免疫反应，减轻炎症损伤。在针对小鼠模型的抗氧化实验中[55]，黄柏生品水提物和醇提物均具有清除超氧因子自由基和羟自由基的作用，并且水提物清除能力显著大于醇提物；而在抑制脂质过氧化物生成方面，水提物作用弱于醇提物，这表明黄柏具有抗氧化的作用。黄柏具有广谱的抗菌作用[56-59]，对革兰氏阳性菌如金黄色葡萄球菌、表皮葡萄球菌、肺炎链球菌和枯草芽孢杆菌，革兰氏阴性菌如大肠杆菌、绿脓杆菌均具有抑制作用，且研究表明黄柏对金黄色葡萄球菌的抑制作用比表皮葡萄球菌的抑制作用更好。

4. 赤芍　赤芍具有清热凉血、散瘀止痛的功效，是结节性红斑治疗中常用的药物之一。赤芍含有丰富的苷类化合物，主要含有芍药苷、羟基芍药苷、苯甲酰芍药苷、苯甲酰羟基芍药苷、羟基苯甲酰芍药苷、芍药新苷、芍药内酯苷等共同称之为赤芍总苷，此外还含有没食子酸、棕榈酸、鞣质等。已经证实[60]，赤芍总苷可通过抗血小板集聚、延长血栓形成时间、降低血液黏稠度、增强红细胞变形能力等多靶点干预达到抗栓抗凝和改善血液流变学的药理作用。进一步研究发现赤芍总苷抗血栓的机制可能与其能够降低血黏度，延长大鼠凝血酶原时间、部分凝血活酶时间以及降低血纤维蛋白原浓度有着密切的关系。通过对大鼠的凝血因子进行检测[61]，赤芍总苷能够显著降低外源性凝血因子Ⅱ、Ⅴ及内源性凝血因子Ⅸ的活性，能够显著升高大鼠 AT-Ⅲ活性，进一步揭示了赤芍总苷的抗凝机制。而对赤芍与川芎的有效成分进行配对实验[62]，发现川芎和赤芍的有效组分 1∶1 和 1∶2 配对时，赤芍总苷的抗栓效果更佳，同时也为中药配伍的协同作用提供了实验依据。研究发现[63]，赤芍的有效成分具有抗内毒素作用，这可能是其发挥"清热凉血"功效的物质基础。通过对脓毒症模型小鼠的实验发现不同浓度的赤芍总苷可以不同程度的抑制炎性细胞产生 TNF-α 和 IL-6 的水平。而 TNF-α 和 IL-6 是参与炎症反应的主要炎症因子，具有促炎、活化免疫细胞的多种生物作用。

# 第十一节　展　望

结节性红斑是一种反复发作、病因复杂的炎症性皮肤病。虽然随着现代科学的进步和技术的日新月异，西医学对其病因和发病机制的认识不断提高，但是到目前为止，仍尚未完全明确，因此给病因学治疗带来了一定的难度。中医学从风热、湿毒、瘀痰等方面进行病因病机分析，根据整体观念与辨证论治，运用不同的方药治疗该病，取得了较好的疗效。虽然中医中药在治疗该病上面有其独有的长处，但亦存在一定缺陷：不同的医家对疾病病因病机的理解不同，临床辨证分型和治疗较为繁杂，目前并未形成统一的标准，推广起来有一定困难；各个临床实验所纳入的病例数量较少，需要大型的前瞻性的临床研究来验证方药的有效性，才能更有力地得到广泛认可；中成药制剂治疗该病，使用方法较为便利，较易于被患者所接受，但对于患者的病情变化，不能及时调整治疗，会影响治疗效果；方药的现代药理研究虽有一定程度的发展，但仍未找到对结节性红斑有确切药理作用、针对性较好的复方或单药及其提取物；中西医结合治疗方案也是见仁见智，同样需要多中心、大样本的临床对照研究来验证其疗效。

（王新昌，李正富）

# 参 考 文 献

[1] 吴东海，王国春．临床风湿病学［M］．北京：人民卫生出版社．2008：583-586.

[2] 赵辨．中国临床皮肤病学［M］．南京：江苏科学技术出版社，2010：1140-1141.

[3] 王承德，胡荫奇，沈丕安．实用中医风湿病学［M］．2版．北京：人民卫生出版社，2009：613-618.

[4] 张学军．皮肤性病学［M］．8版．北京：人民卫生出版社，2013：170.

[5] 张琛，高炳爱，陈玉欣，等．结节性红斑的病因及发病机制［J］．中国麻风皮肤病杂志，2015，31（7）：408-410.

[6] Tanveer A, Majeed I, Naeem M, et al. Brueella melitensis presenting as erythema nodosum like lesions［J］. J Coll Physicians Surg Pak, 2009, 19（12）：794-795.

[7] Braun Falco, MRing J. Nodular erythema as early sign of systemic aspergillosis［J］. J Eur Acad Dermatolo Venereol, 2006, 20（5）：610-612.

[8] Schwartz R A, Nervi S J. Erythema Nodosum：A sign of systemic disease［J］. American Family Physician, 2007, 75（5）：695-700.

[9] Sullivan R, Clowers Webb H, Davis M D. Erythema nodosum：a presenting sign of acute myelogenous leukemia［J］. Cutis, 2005, 76（2）：114-116.

[10] Kralj D, Cerove M, Anic B. Etiology of erythema nodosum in rheumatology outpatient clinic［J］. Lijec Vjesn, 2011, 133（11-12）：370-376.

[11] 张春梅，李保强，于立勤，等．流式细胞仪检测结节性红斑结节性血管炎患者T细胞亚群．中国皮肤性病学杂志［J］，2004，18（6）：349-353.

[12] 黄建国，龚启英，黄朝顿，等．结节性红斑患者血清总IgE和MAO测定［J］．中国麻风皮肤病杂志，2014，30（3）：151-153.

[13] 陈丽莉，韩晨珠，王艳心，等．结节性红斑患者皮损处CD4、CD8表达的变化及意义［J］．承德医学院学报，2018，35（2），93-96.

[14] 韩晨珠，陈丽莉，杜镇，等．结节性红斑患者皮损处HLA-DR分子的表达及意义［J］．广东医学，2016，37（9）：1353-1355.

[15] 北京中医医院．赵炳南临床经验集［M］．北京：人民卫生出版社，1974：174-179.

[16] 李靖．朱良春医案研读［J］．中国实验方剂学杂志，2011，17（3）：238-239.

[17] 杨文超．结节性红斑证治规律的现代中医文献研究［D］．济南：山东中医药大学硕士论文．2012.

[18] 罗勇．范永升教授治疗结节性红斑经验［J］．光明中医，2010，25（3）：370-371.

[19] 李夏玉．范永升教授辨治皮肤病的验案举隅［J］．中华中医药杂志，2011，26（5）：922-924.

[20] 吴晶金．刘维治疗结节性红斑经验介绍［J］．中国中医药信息杂志，2013，20（5）：85-86.

[21] 徐翔峰，曲环汝，覃光辉．苏励教授辨治结节性红斑的经验介绍［J］．新中医，2011，43（2）：160-161.

[22] 陈文阁，王茜．桃红四物汤加减治疗结节性红斑60例临床观察［J］．中医药学报，2013，41（4）：106.

[23] 王朋军，运国靖．萆薢渗湿汤合桃红四物汤治疗湿热血瘀证结节性红斑25例［J］．中国中医药现代远程教育，2014，12（23）：44-45.

[24] 刘雪山, 杨国利. 凉血解毒汤配合消炎痛治疗结节性红斑34例 [J]. 陕西中医, 2011, 32 (1): 42-43.

[25] 杨文超, 栾淑丽. 自拟清热活血汤治疗急性单纯性结节性红斑的疗效观察 [J]. 临床医药文献电子杂志, 2017, 4 (9): 1733-1736.

[26] 刘麟, 张晓荣. 中西药结合治疗女性结节性红斑的疗效观察 [J]. 临床合理用药杂志, 2012, 5 (22): 12-13.

[27] 姜福娜, 于文广. 中药内服、外敷联合青霉素V钾片和双氯芬酸钠缓释片治疗结节性红斑38例临床观察 [J]. 风湿病与关节炎, 2019, 8 (1): 32-35+49.

[28] 陈萍. 中西医结合治疗结节性红斑38例 [J]. 中国中医药现代远程教育, 2014, 12 (7): 61.

[29] 吴昌枝, 孙晟君, 蒋金萍, 等. 山大颜合方辨治结节性红斑30例疗效观察 [J]. 新中医, 2014, 46 (11): 182-183.

[30] 王会英. 中西医结合治疗结节性红斑疗效观察及对血清丙种球蛋白和血沉的影响 [J]. 四川中医, 2015, 33 (8): 72-74.

[31] 韩秀琴. 化瘀散结汤治疗结节性红斑50例的疗效观察 [J]. 中国实用医药, 2012, 7 (22): 184-185.

[32] 王莉杰, 崔炎, 张榜, 等. 祛瘀化斑汤治疗结节性红斑68例 [J]. 中国中医药现代远程教育, 2015, 13 (7): 28-30.

[33] 李民, 宋勋, 高云路, 等. 大黄䗪虫丸联合消炎痛治疗急性单纯型结节性红斑疗效观察 [J]. 中国中西医结合皮肤性病学杂志, 2010, 9 (2): 106-107.

[34] 杨敏芳. 独一味片联合消炎痛治疗结节性红斑疗效观察 [J]. 实用中医药杂志, 2014, 30 (3): 207-208.

[35] 霍晶, 王欣. 丹参酮胶囊联合美能片治疗结节性红斑的疗效观察 [J]. 中国麻风皮肤病杂志, 2012, 28 (4): 295-296.

[36] 杨瑾, 夏进娥. 自拟活血消瘀散治疗结节性红斑64例临床观察 [J]. 山西医药杂志 (下半月刊), 2012, 41 (11): 1186-1187.

[37] 黄秀萍, 李芳谷, 劳富周. 罗浮山百草油治疗结节性红斑的效果观察 [J]. 中国医学创新, 2017, 14 (3): 79-81.

[38] 吴爱萍, 边芳. 青鹏软膏外用治疗结节性红斑的疗效观察 [J]. 甘肃医药, 2015, 34 (8): 607-608.

[39] 韩岚, 许钒, 章小兵, 等. 桃红四物汤活血化瘀作用的实验研究 [J]. 安徽中医学院学报, 2007, 26 (1): 36-38.

[40] 韩岚, 彭代银, 许钒, 等. 桃红四物汤抗血小板活化作用及机制研究 [J]. 中国中药杂志, 2010, 35 (19): 2609-2612.

[41] Hou, Y Z, Yang J, Zhao, G R, et al. Ferulic acid inhibits vascular smooth muscle cell proliferation induced by angiotensin II [J]. Eur J Pharmacol, 2004, 499: 85-90.

[42] 蓝肇熙, 李红果, 张进陶, 等. 桃红四物汤对大鼠损伤血淤证的影响 [J]. 华西药学杂志, 2008, 23 (3): 286-287.

[43] 蓝肇熙, 王万智, 马忆南, 等. 桃红四物汤对大鼠损伤血淤证中TXB2、6-keto-PGF1α的影响 [J]. 华西药学杂志, 2008, 23 (6): 687-688.

[44] Kang Y, Hu M, Zhu Y, et al. Antioxidative effect of the herbal remedy Qin Huo Yi Hao and its active component tetramethylpyrazine on high glucose-treatde endothelial cells [J]. Life Sci, 2009, 84 (13-14): 428-436.

[45] Ji D B, Zhang L Y, Li C L, et al. Effect of hydroxysafflor yellow A on human umbilical vein endothelial cells under hypoxia [J]. Vascul Pharmacol, 2009, 50 (3-4): 137-145.

[46] Ma Z C, Hong Q, Wang Y G, et al. Ferulic acid protects human umbilical vein endothelial cells from radiation induced oxidative stress by phosphatidylinositol 3-kinase and extracellular signal-regulated kinase pathways [J]. Biol Pharm Bull, 2010, 33 (1): 29-34.

[47] Li W M, Liu H T, Li X Y, et al. The Effect of tetramethylpyrazine on hydrogen peroxide-induced oxidative damage in human umbilical vein endothelial cells [J]. Basic Clin Pharmacol & Toxi, 2009, 106 (1): 45-52.

[48] 徐冰, 聂波, 徐颖, 等. 基于ApoE-/-小鼠动脉粥样硬化模型的四妙勇安汤活性部位配伍规律研究 [J]. 辽宁中医杂志, 2013, 40 (6): 1250-1252.

[49] 李娜, 曲晓波, 蔺爽, 等. 四妙勇安汤对大鼠血栓闭塞性脉管炎的抗炎作用及其机制 [J]. 吉林大学学报

（医学版），2013，39（2）：264-267.

［50］朱宏斌，郝建军，张耕，等.四妙勇安汤对动脉粥样硬化大鼠氧化损伤的保护作用［J］.中日友好医院学报，2013，27（3）：168-171.

［51］李娜，曲晓波，叶豆丹，等.四妙勇安汤对 H2O2 致内皮细胞 ECV304 损伤的保护作用［J］.中国老年学杂志，2014，34（19）：5510-5511.

［52］陈真，蒋建勤，于忠晓.四妙勇安提取物对血液凝固和血栓形成的影响［J］.中国药科大学学报，1999，30（6）：43-45.

［53］李娜，曲晓波，蔺爽，等.四妙勇安汤对血栓闭塞性脉管炎大鼠的保护作用［J］.中国实验方剂学杂志，2013，19（8）：225-227.

［54］宋智琦，林熙然.中药黄柏、茯苓及栀子抗迟发型超敏反应作用的实验研究［J］.中国皮肤性病学杂志，1997，11（3）：143-144.

［55］孔令东，杨澄，仇熙，等.黄柏炮制品清除氧自由基和抗脂质过氧化作用［J］.中国中药杂志，2001，26（4）：245-248.

［56］田健，晁青.黄柏等几种中草药对葡萄球菌的体外抗菌作用［J］.中国现代药物应用，2008，15（15）：21-23.

［57］李仲兴，王秀华，赵建宏，等.用新方法进行黄柏对 224 株葡萄球菌的体外抗菌活性研究［J］.中医药信息，2000，105）：33-35.

［58］梁莹.黄柏抑菌效果的实验研究［J］.现代医药卫生，2005，21（20）：2746-2747.

［59］张莉.白头翁、黄柏及其复方提取物对小鼠腹泻的防治作用及安全性［D］.杭州：浙江大学，2010.

［60］王琳琳，丁安伟.赤芍总苷对大鼠血瘀证模型的影响［J］.南京中医药大学学报，2011，27（6）：552-554.

［61］伍章保，王汀，刘青云，等.赤芍总苷抗凝血作用机制研究［J］.安徽中医学院学报，2007，26（3）：39-42.

［62］刘剑刚，徐凤芹，史大卓，等.川芎赤芍提取物不同配比的活血化瘀作用研究［J］.中药新药与临床药理，2005，16（5）：315-317.

［63］雷玲，胡竟一，余悦，等.赤芍的抗内毒素作用研究［J］.中药药理与临床，2006，22（6）：32-34.

# 第二十六章
# 结节性脂膜炎

## 第一节 概 说

结节性脂膜炎（nodular panniculitis）是一种原发于脂肪小叶的非化脓性炎症。于 1882 年由 Pfeifer 首次报道，继而由 Weber 描述了本病具有复发性和非化脓性的特征，1928 年 Christia 又强调了它的发热性，此后被称为特发性小叶性脂膜炎或复发性发热性非化脓性脂膜炎，即韦伯病（Weber-Christian disease）。本病为罕见病，尚没有完整的流行病学资料。该病好发于女性，约占 75%，任何年龄均可发病，但以 30~50 岁最为多见，发病率无种族差异[1]。本病属于中医学"瓜藤缠""痰核""痰痹""瘰病"等范畴[2]。如《医宗金鉴·外科心法要诀》中说："此证生于腿胫，流行不定，或发一二处，疮顶形似牛眼，根脚漫肿……若绕胫而发，即名瓜藤缠，结核数枚，日久肿痛。"《慎斋遗书》记载："痰核，即瘰病也，少阳经郁火所结。"清代《医碥》云："外感之寒湿能痹，岂内生寒湿独不痹乎，寒能滞气涩血，湿能停痰聚液，观之瘀血痰饮之为痹，而初无外感者可见矣。"

## 第二节 病因病理

### 一、病因与发病机制

结节性脂膜炎的病因尚不明，可能与下列因素有关：

1. **免疫反应异常** 异常的免疫反应可由多种抗原的刺激所引起，如细胞感染、食物和药物等。已有报告有的病例于发病前有反复发作的扁桃腺炎，亦有报告本病发生于空回肠分流术后，其盲曲内有细菌大量增殖。此外，卤素化合物如碘、溴等药物、磺胺、奎宁和锑剂等均可能诱发本病。

2. **脂肪代谢障碍** 本病与脂肪代谢过程中某些酶的异常有关。例如血清脂酶有轻度增加或在皮损中可测出具活性的胰酶和脂酶。有研究发现本病有 α-1 抗胰蛋白酶缺乏。虽然这种抗胰蛋白酶的缺乏并能直接引起脂膜炎，但可能导致免疫学和炎症反应发生调节障碍。

3. **其他** 有病例发病前存在细菌感染，如反复发作的扁桃体炎、风湿热、结核性感染、空回肠吻合术后盲肠内细菌感染等。其机制可能与感染后变态反应有关。

### 二、病理

结节性脂膜炎的病理以脂肪细胞的坏死和变性为特征。早期为脂肪细胞变性、坏死和炎症细胞浸润，伴有不同程度的血管炎症改变，继之出现以吞噬脂肪颗粒为特点的脂质肉芽肿反应，可有泡沫细胞、噬脂性巨细胞，成纤维细胞和血管增生等，最后皮下脂肪萎缩纤维化和钙盐沉着。病理变化可分 3 期：第一期为急性炎症期，此期较短，有脂肪细胞变性伴嗜中性粒细胞、淋巴细胞和组织细胞浸润，嗜中性粒细胞可以很多但不形成脓肿。第二期为巨噬细胞期，除少数淋巴细胞和浆细胞外，不少组织细胞吞噬了溶解的脂肪滴而成为泡沫细胞和噬脂性巨细胞，此时嗜中性粒细胞减少以至消失。第三期为纤维化期，泡沫细胞减少，除淋巴细胞和一些浆细胞外，成纤维细胞增生，最后大量胶原纤维增殖而纤维化。

### 三、中医病因病机

本病初期外感风湿热毒，或饮食不节，嗜食肥甘厚味、辛辣之品，损伤脾胃，导致脾胃运化失常，湿浊内生，郁久化热，湿热下注，蕴结于肌肤、经脉，久病入络，脉络瘀阻，气血不通，郁积肌肤而发病；继而痰湿与瘀血互患，疾病缠绵不愈，进入慢性期；若素体虚弱，阳气不足，寒自内生，复受寒湿浸淫，寒湿互结，并与血相搏，瘀滞血脉，阻隔经络，也发生结节。本病久治不愈、失治误治，致使邪正胶着，病久耗伤人体正气，出现气阴亏虚之表现。湿热毒邪、寒湿和瘀血为该病的病理因素，气滞血瘀、经络阻滞为本病的基本病机。

1. **外感风热，毒热蕴结** 素体湿热或痰湿之人，易外招风热之邪，内外相引，热盛成毒，煎灼津液炼津为痰浊，痰湿热毒互为相搏，蕴结肌表，形成皮下结节，触之灼热等。

2. **湿热蕴结，郁结肌表** 素有痰湿之人，因饮食寒凉或肥甘厚味，损伤脾胃，滋生痰湿或湿热，加之外感湿浊，湿性趋于下，且湿盛则成痰，而聚痰湿而成结节。

3. **寒湿凝滞，瘀阻肌肤** 若素体虚弱，阳气不足，寒自内生，复受寒湿浸淫，寒湿互结，并与血相搏，瘀滞血脉，阻隔经络，也发生结节。症见结节暗红或紫暗，消退缓慢或经久不消，遇寒加重，或伴四肢不温，关节冷痛，神疲倦怠等。

4. **痰瘀交阻，蕴结肌肤** 疾病日久，痰瘀痹阻，邪正胶着，进入慢性期。症见结节色黯红或黯黑，压痛不明显，周围皮肤色黯，皮温低等症状。

5. **气血不足，瘀阻经脉** 不能运血或血虚不能灌注周身，因虚成结，但凡因热、因寒、因湿、因虚均显现有形之物阻滞经络，行气运血不畅而成瘀，这就是所谓见聚集凝结者必用活血通经之法的原因。

## 第三节　临床表现

### 一、症状

本病临床上呈急性或亚急性过程，以反复全身不适、关节痛、发热、皮下结节为特征。不同患者其病程有很大差异，主要取决于受累器官的情况。根据受累部位可分为皮肤型和系统型。

1. **皮肤型** 病变只侵犯皮下脂肪组织而不累及内脏，临床上以皮下结节为特征。皮下结节大小不等，直径一般为1~4cm，亦可大到10cm以上，在几周到几个月的时间内成群出现，呈对称分布，好发于大腿与小腿，亦可累及上臂，偶见于躯干和面部。皮肤表面呈暗红色，伴有水肿，亦可呈正常皮肤色，皮下结节略高出皮面，质地较坚实，可有自发痛或触痛。结节位于皮下深部时有轻度移动，位置较浅时与皮肤粘连，活动性小，结节反复发作，间歇期长短不一。结节消退后局部皮肤出现程度不等的凹陷和色素沉着。

2. **系统型** 除具有上述皮肤型表现外，还有内脏受累，内脏损害可与皮肤损害同时出现，也可出现在皮肤损害后，少数病例广泛内脏受损先于皮肤损害，各种脏器均可受累，包括肝、小肠、肠系膜、大网膜、腹膜后脂肪组织、骨髓、肺胸膜、心肌、心包、脾、肾和肾上腺等。系统型的发热一般较为特殊，常与皮疹出现相平行，多为弛张热，皮疹出现后热度逐渐上升，可高达40℃，持续1~2周后逐渐下降。消化系统受累较为常见，出现肝损害时可表现为右季肋部疼痛、肝肿大、脂肪肝、黄疸与肝功能异常；侵犯肠系膜、大网膜、膜后脂肪组织，可出现腹痛、腹胀、腹部包块、肠梗阻与消化道出血等；骨髓受累，可出现全血细胞减少；呼吸系统受累，可出现胸膜炎、胸腔积液、肺门阴影和肺内一过性肿块；累及肾脏可出现一过性肾功能不全；累及中枢神经系统可导致精神异常或神志障碍。本型预后差，内脏广泛受累者可死于多脏器功能衰竭，上消化道等部位的大出血或感染。

## 二、体征

受累的皮肤反复发生红斑，时有压痛，并有水肿性皮下结节，损害呈多发性、对称性、成群分布，最常受累的部位是双下肢，常伴全身不适、发热与关节疼痛。亦可出现恶心、呕吐、腹痛、体重下降、肝脾肿大及其他内脏损害。

## 三、实验室和辅助检查

本病多为非特异改变。可出现血沉（ESR）、C反应蛋白（CRP）显著升高，常规检查可出现白细胞总数轻度增高，中性粒细胞核左移，后期因骨髓受累可有贫血、白细胞与血小板减少。如肝、肾受累可出现肝、肾功能异常，可见血尿和蛋白尿。有的患者可有免疫学异常如免疫球蛋白增高、补体降低和淋巴细胞转化率下降。

皮肤结节活检的组织病理学改变是诊断的主要依据，可分为三期。急性炎症期：在小叶内脂肪组织变性坏死，有中性粒细胞、淋巴细胞和组织细胞浸润，部分伴有血管炎改变。吞噬期：在变性坏死的脂肪组织中有大量巨噬细胞浸润，吞噬变性的脂肪细胞，形成具有特征性的泡沫细胞。纤维化期：泡沫细胞大量减少或消失，被成纤维细胞取代，炎症反应消失、纤维组织形成。

# 第四节　诊断与鉴别诊断

## 一、诊断要点

本病好发于青壮年女性。以反复发作与成批出现的皮下结节为特征，结节有疼痛感和显著触痛，消退后局部皮肤出现程度不等的凹陷和色素沉着；常伴发热、关节痛与肌痛等全身症状；当病变侵犯内脏脂肪组织，视受累部位不同而出现不同症状。内脏受累广泛者，可出现多脏器功能衰竭、大出血或并发感染。

## 二、诊断标准

本病尚无统一的诊断标准或分类标准。

临床主要根据：①特征性皮下结节：成批反复发生的皮下结节；②结节有疼痛感和显著触痛，大多数发作时伴发热；③具有典型特征的组织病理学检查。

## 三、鉴别诊断

### （一）结节性红斑

节性红斑亦可发生对称性分布的皮下结节，但结节多局限于小腿伸侧，不破溃，3~4周后自行消退，愈后无萎缩性瘢痕。全身症状轻微，无内脏损害。继发于其他系统性疾病（如白塞病等）者，则伴有相关疾病的症状。病理表现为间隔性脂膜炎伴有血管炎。

### （二）硬红斑

硬红斑主要发生在小腿屈侧中下部，疼痛较轻，但可破溃形成难以愈合的溃疡。组织病理学表现为结核结节或结核性肉芽肿，并有明显血管炎改变。

### （三）组织细胞吞噬性脂膜炎

组织细胞吞噬性脂膜炎亦可出现皮下结节、反复发热、肝肾功能损害、全血细胞减少及出血倾向等，但一般病情危重，进行性加剧，最终死于出血。组织病理学变化可出现吞噬各种血细胞及其碎片的所谓"豆袋状"组织细胞，可与本病鉴别。

### （四）结节性多动脉炎

结节性多动脉炎常见的皮肤损害亦是皮下结节，其中心可坏死形成溃疡，但结节沿动脉走向分布，内脏损害以肾脏与心脏最多见，外周神经受累十分常见。核周型抗中性粒细胞胞浆抗体（P-ANCA）与乙肝表面抗原阳性具有诊断价值，病理证实有中小动脉坏死性血管炎，动脉壁有粒细胞与单核细胞浸润。

### （五）皮下脂膜样 T 细胞淋巴瘤

皮下脂膜样 T 细胞淋巴瘤表现为高热、肝脾肿大、全血细胞减少及出血倾向，与系统型结节性脂膜炎极其相似。但脂肪组织中有肿瘤细胞浸润，均为中小多形 T 细胞，核型呈折叠、脑回状或高度扭曲等畸形，具有重要诊断价值，常有反应性吞噬性组织细胞出现。免疫组化 CD45RO 和 CD4 阳性，而 CD20 阴性。

### （六）皮下脂质肉芽肿病

皮下脂质肉芽肿病皮肤损害为结节或斑块，结节直径通常为 0.5~3cm，大者可达 10~15cm，质较硬，表面皮肤呈淡红色或正常肤色，轻压痛，分布于面部、躯干和四肢，以大腿内侧常见，可持续 0.5~1 年后逐渐消退，且不留萎缩和凹陷。无发热等全身症状。早期的病理改变为脂肪小叶的急性炎症，有脂肪细胞变性坏死，中性粒细胞、组织细胞和淋巴细胞浸润，晚期发生纤维化，组织内出现大小不一的囊腔。本病好发于儿童，结节散在分布，消退后无萎缩和凹陷，无全身症状，有自愈倾向。

### （七）类固醇激素后脂膜炎

风湿热、肾炎或白血病的儿童短期内大量应用糖皮质激素，在糖皮质激素减量或停用后的 1~13 天内出现皮下结节，直径 0.5~4cm 不等，表面皮肤正常或充血，好发于因应用糖皮质激素而引起的皮下脂肪积聚最多部位，如颊部、下颌、上臂和臀部等处，数周或数月后可自行消退。多数病例无全身症状。如激素加量或停用后再度应用也可促使结节消退。组织病理可见病变在脂肪小叶，有泡沫细胞、组织细胞和异物巨细胞浸润及变性的脂肪细胞出现，该细胞可见针形裂隙。

本病无特殊治疗，皮损可自行消退而无瘢痕。

### （八）冷性脂膜炎

本病是一种由寒冷直接损伤脂肪组织引起的一种物理性脂膜炎，表现为皮下结节性损害，多发生于婴幼儿，成人则多见于冻疮患者或紧身衣裤所致的血循环不良者。本病好发于冬季，受冷数小时或 3 天后于暴露部位如面部和四肢等处出现皮下结节，直径 2~3cm，也可增大或融合成斑块，质硬、有触痛、呈紫绀色，可逐渐自行消退而不留痕迹。主要病理变化为急性脂肪坏死。

# 第五节　治　疗

## 一、西医治疗

在急性炎症期或有高热者应尽快控制病情为原则，可根据病情加用糖皮质激素，通常有明显疗效。对系统型患者，特别是重症病例，以控制病情进展，防止系统损害进一步加重为原则，可同时联合应用免疫抑制剂，并根据内脏受累情况进行相应的处理，同时加强支持疗法。

### （一）非甾体抗炎药

疼痛者可服用非甾体抗炎药，能较快缓解结节疼痛、发热等症状。如布洛芬、双氯芬酸、洛索洛芬、美洛昔康、尼美舒利、塞来昔布等，均对控制本病症状有效。

### （二）糖皮质激素

在病情急性加重时可选用。糖皮质激素（如泼尼松），常用剂量为每天 40~60mg，可一次或分次服用，当症状缓解后 2 周逐渐减量（可参考系统性红斑狼疮用药）。

### （三）免疫抑制剂

较常用的有硫唑嘌呤、羟氯喹或氯喹、沙利度胺、环磷酰胺、环孢素与霉酚酸酯等。①硫唑嘌呤：常用剂量为每天 50~100mg，可 1 次或分 2 次服用。为防止骨髓抑制，开始以 1mg/（kg·d）连用 6~8 周后加量，最大剂量不得超过 2.5mg/（kg·d）。如与血管紧张素转化酶抑制剂合用可引起严重白细胞减少症。对肝、肾与血液学均有一定毒性，故应定期查血常规和肝肾功能。妊娠期不宜服用。②氯喹或羟氯喹：氯喹常用剂量为 0.25g/d；羟氯喹为 200mg，1~2 次/日，起效后改为每天 100~200mg 长期维持治疗。长期服用要警惕视网膜病变与视野改变，要每半年做一次眼科检查。③环磷酰胺：常用剂量为每天 2.5~3mg/（kg·d），每日一次或分次口服；重症者可每次 500~1000mg/m² 体表面积，每 2~4 周静脉滴注一次。严重骨髓抑制者或孕妇禁用。使用期间要定期查血常规和肝肾功能并注意预防出血性膀胱炎等不良反应。④环孢素：常用剂量为 2.5~4mg/（kg·d），分 2~3 次服用。难以控制的高血压禁用，孕妇慎用。⑤沙利度胺（thalidomide，反应停）：常用剂量为每天 100~300mg，晚上或餐后至少 1 小时服用，如体重少于 50kg，要从小剂量开始。由于有致胎儿畸形作用，孕妇禁用。

### （四）其他治疗

有报道，应用英夫利昔单抗（200mg/次，静脉滴注）治疗有效，首次应用后分别在第 2 周、6 周、14 周、22 周、30 周给药，共 6 次。另外，有人建议可静脉滴注饱和碘化钾溶液，每天 3 次，每次 5 滴，逐日加量，每次加 1 滴，直至每天 3 次，每次 30 滴。透明质酸酶，每次 1500IU，配合青霉素与链霉素肌注，每 3 天 1 次。

## 二、中医治疗

中医治疗原则发作期以祛邪为主，采用清热解毒、活血散结为基本治法，结合病邪的性质分别采用清热解毒、祛风除湿、化痰散结、活血祛瘀等治法；病情危重期，根据累及脏腑进行辨证治疗，以清热解毒、凉血化瘀为主；缓解期扶正祛邪兼顾，以益气养阴、活血通络为主。

### （一）中医辨证论治

1. 热毒蕴结证

证候：壮热、乏力、关节肌肉疼痛，骤起皮下结节，或躯干，或四肢，结节皮色鲜红、灼热拒按，久则结节枯萎、塌陷，但易反复发作，舌质红、苔黄，脉象濡数。

治法：清热解毒。

方药：加减清毒散（《外科真诠》）。

金银花、蒲公英、玄参、丹皮、连翘、赤芍、炮山甲、桃仁、红花。

加减：高热不退者，加板蓝根、生石膏、水牛角粉(冲服)；关节肌肉疼痛者，加川牛膝、片姜黄；结节变软化者，加薏苡仁、土茯苓、川贝母；当热毒减退，可酌减清热解毒药的用量。

2. 风热痰凝证

证候：皮下结节此起彼伏，游走不定。结节表面皮色红润，久则枯萎消散，局部皮肤塌陷，既不液化也不破溃。或低热，或关节疼痛，或下肢浮肿，舌尖红、苔薄黄，脉细数。

治法：疏风清热，化痰散结。

方药：普济消毒饮（《东垣试效方》）加减。

金银花、连翘、玄参、板蓝根、升麻、僵蚕、黄芩、夏枯草、浙贝母、炮山甲。

加减：关节肌肉疼痛者，加羌活、川芎；下肢浮肿者，加茯苓、泽泻。

3. 寒湿阻络证

证候：形体虚弱，常于寒冷季节出现面部及臀股部散在皮肤结节或紫暗瘀斑，如梅核，拒按，皮色青紫，久则化液或破溃不敛，舌质淡、苔白，脉紧。

治法：益气温阳，活血软坚。

方药：阳和汤（《外科证治全生集》）加减。

黄芪、熟地黄、桂枝、白芥子、姜炭、当归、丹参、鸡血藤、炮山甲、鹿角胶、甘草。

加减：皮下结节液化或破溃者，去丹参、炮山甲，加土茯苓、浙贝母，同时清理伤口，使脂液排净，外用生肌散。

4. 脾虚湿热证

证候：结节鲜红漫肿，疼痛拒按，数日后软化，有波动感，结节可吸收遗留凹陷萎缩，或破溃溢出脂液，常伴发热、腹痛，舌质红，脉滑数。

治法：清热解毒，健脾除湿。

方药：除湿解毒汤（《赵炳南临床经验集》）加减。

金银花、连翘、紫花地丁、大黄、薏苡仁、土茯苓、栀子、丹皮、木通、滑石、浙贝母、甘草。

加减：热盛者，去木通、滑石，加黄柏、苦参；结节液化，巨大多发者，可去栀子、丹皮，加猪苓、泽泻。

### （二）中成药

1. 雷公藤多苷片　每次 10~20mg，3 次/日，饭后服用。具有清热解毒、祛风除湿之功效。大量实验研究表明，雷公藤多苷片具有抗炎、免疫抑制作用。同时应注意其性腺抑制、骨髓抑制以及肝损伤等副作用。

2. 正清风痛宁　每次 2~3 片，2~3 次/日，饭前服或遵医嘱。具有祛风除湿、活血通络、消肿止痛之功效。大量实验研究表明，正清风痛宁具有抗急慢性炎症、免疫抑制、镇痛、改善微循环等药理作用。应注意药物过敏、白细胞减少、胃肠道不适等副作用，并注意观察血糖和胆固醇。

3. 四妙丸　每次 6g，2 次/日，口服。具有清热利湿之功效。现代药理研究表明，四妙丸配方颗粒能够缓解胶原诱导关节炎大鼠的关节炎症状，抑制关节滑膜增生和降低血清炎性因子水平。

4. 白芍总苷胶囊　一次 0.6~0.9g，2~3 次/日，口服。具有滋阴清热、凉血化瘀之功效。现代药理研究表明，白芍总苷具有抑制炎症介质及调节免疫的作用。

5. 小金丹或小金胶囊　每次 5 粒，2 次/日，口服。具有活血通络散结的功效。有助于结节的消散。现代药理研究表明，小金胶囊具有调节内分泌、改善微循环的作用，可以控制结节的生长，并逐渐使其软化、减小和消失。

### （三）外治法

1. 如意金黄散　外用，涂搽患处，适量。具有清热解毒、消肿止痛的作用。
2. 青鹏软膏　外用，涂搽患处，适量。具有清热消肿、行气活血的功效。
3. 熏洗方　威灵仙 30g，苦参 30g，生地榆 60g，红藤 60g，煎药汁湿敷外洗，2 次/日。具有解毒散结、活血通络之功效。

# 第六节　中西医结合诊治策略与措施

## 一、根据西医病因病理，加强针对治疗

结节性脂膜炎的病理变化分三个期，在急性发炎期，尽管病期很短，如果掌握得当，及时清热利湿，不让继续传变。到巨噬细胞期，肿块结于皮下，但质地不太硬，就运用化痰之品，海藻、昆布、牡蛎等药有效。到成纤维细胞期，皮下肿块较硬，周围血象淋巴细胞很高时，除化痰软坚外，还须佐以活血化瘀之品，如穿山甲、红花等，收效较快。总的来说，应掌握各个病期有所侧重，不能盲从。其次，该病是变态反应性疾病，必须抑制抗体的产生，所以用强的松对本病有缓解作用。对于已经结于皮下，纤维组织增生的肿块来说，则用中药化痰软坚，活血祛瘀。此外，本病要与结节性红斑及硬红斑相区别，结节性红斑好发在两小腿伸侧，结节突出皮面，局部发红，压痛明显，病理改变为非特异性炎症。中医学认为属于湿热蕴结，气滞血瘀，搏结于下肢而成。治疗以清热利湿，活血化瘀为法。硬红斑是红斑发于小腿屈侧，全身症状不明显，病理改变为结核样变，中医学认为是气血凝滞皮下而成，此宜从活血化瘀着手。

## 二、重视清热解毒散结法的应用

结节性脂膜炎是一种原因不明的免疫性疾病。本病属于中医学"瓜藤缠""痰核""痰痹""瘰疬"等范畴，皮肤型病变只侵犯皮下脂肪组织而不累及内脏，临床上以皮下结节为特征。皮肤表面呈暗红色，伴有水肿，亦可呈正常皮肤色，皮下结节略高出皮面，质地较坚实，可有自发痛或触痛，西医治疗可根据临床实际情况适当应用糖皮质激素、沙利度胺等，中医治疗应重视清热解毒、化痰散结。系统型患者除具有上述皮肤型表现外，还有内脏受累，内脏损害可与皮肤损害同时出现，也可出现在皮肤损害后，少数病例广泛内脏受损先于皮肤损害，各种脏器均可受累，常与皮疹出现相平行，并伴有发热、部分患者有高热，皮疹出现后热度逐渐上升，可以规范应用糖皮质激素、免疫抑制剂，如果伴有感染征象，可以根据病原学加用抗生素，中医治疗需重视清热解毒药的应用，结合患者的体质及脏腑受累情况进行辨证论治。

## 三、根据疾病分期，选择治疗方案

结节性脂膜炎的治疗应根据疾病的分期进行针对性用药，以提高疗效。在争性期常有血沉、C

反应蛋白等炎性指标升高，部分患者有发热，临床应以糖皮质激素、非甾体抗炎药以及免疫抑制剂等西医治疗为主，有报道应用生物靶向药有效，如病情控制不理想，可以考虑选用生物靶向药，在排除感染、结核等因素情况下，选用肿瘤坏死因子受体拮抗剂或 JAK 抑制剂如托法替布等，中医药治疗以清热解毒、活血散结为主。若累及多器官损害，病情严重者，可以应用糖皮质激素、免疫球蛋白冲击治疗，配合免疫抑制剂，中医应根据临床症状、受累器官情况及个体差异特点进行辨证论治。缓解期病情稳定，炎症指标趋于正常，应尽快减少激素用量，维持小剂量免疫抑制剂，以中药益气养阴、扶正固本为主，防止病情复发。

### 四、结合现代药理学研究，选用中药

结节性脂膜炎为免疫性炎症性疾病，临床治疗中在辨证治疗时可考虑结合现代药理学研究结果处方用药。急性发病期，常表现为发热、疼痛、结节多发、皮温升高等，中医辨证为热毒蕴结，应使用清热解毒、活血软坚散结方药，如五味消毒饮、犀角地黄汤、清营汤、四妙勇安汤、大小活络丸等，常用药如山银花、黄芩、赤芍、土茯苓、肿节风、浙贝母、半枝莲、三七、土鳖虫、重楼、僵蚕、白附子等具有抗炎、抗凝和免疫调节等作用。此外，根据现代药理学研究结果，雷公藤、青风藤、白芍、浙贝母等具有较好的抗炎和抗免疫作用，在中医辨证治疗中可以根据患者病情特点辨病选药，能够提高疗效。随着病情进展，结节塌陷萎缩、结节破溃，脂液流出，表现为气血不足或气阴亏虚，需根据现代药理研究选用具有提高免疫作用的方药，运用六味地黄丸、补中益气丸、归脾丸等，以及黄芪、生地黄、女贞子、当归、白术、苍术、鸡血藤、太子参、西洋参等增强免疫的药物，提高患者抵抗力。如伴有关节痛、肿胀、活动不利等滑膜炎症反应，根据中医辨证为风湿热痹，常应用祛风湿清热的鬼箭羽、忍冬藤、威灵仙、豨莶草、萆薢、土茯苓、徐长卿、独活、川牛膝等中药治疗，这些中药大多具有抗变态反应、抗炎镇痛的作用。

### 五、减毒增效，发挥中医药优势

结节性脂膜炎在疾病活动期病情较重，常常需要应用糖皮质激素治疗，激素虽具有抗炎作用，但同时纯阳之激素容易助阳化热伤阴，出现烦躁易怒、面色潮红、心悸，舌红脉数等证候，可以选用犀角地黄汤、清营汤、四妙勇安汤等清热凉血解毒方药，既能配合激素抗炎治疗，同时对激素助阳化热伤阴的副作用也有一定程度的遏制；对加用免疫抑制剂如环磷酰胺、沙利度胺等治疗的患者，因大多数免疫抑制剂具有肝肾毒性、骨髓抑制等副作用，可以辨证选用益气养血、疏肝理气、健脾化湿之品，以调气血、益肝肾、助脾胃，在疾病缓解期，应用中医治疗后，可以尽快地减少甚至减停西药，避免副作用的持续存在，同时可以根据患者的体质进行调理，提高患者的生活质量。

# 第七节  名医经验

### 一、张鸣鹤经验

张鸣鹤[3]认为本病的发病机制为痰核流注，蕴于血络肌肤，导致血瘀湿困。治疗上宜健脾化湿、祛痰逐瘀，血热有瘀者宜清热凉血、软坚活血。同时结合患者体质、病程发展阶段等随证加减，方能取得疗效。

**医案举例：** 患者，女，17 岁。初诊日期：2016 年 1 月 26 日。

因确诊右上臂脂膜炎 2 月余就诊。病史：患者 2 个月前无明显诱因出现右上臂皮下硬结，疼痛，推之可移动，曾于外院经皮肤活检后诊断为脂膜炎，服用尼美舒利，外用青鹏软膏，效果不明

显。症见：右上臂一处皮下结节，疼痛，约 12cm×6cm，触之游走，无红肿。纳眠可，二便调，舌红有齿痕，苔薄白，脉细缓滑。西医诊断：结节性脂膜炎。中医辨证：痰湿凝聚证。治法：健脾化痰，破血软坚。处方：白术 20g，黄柏 12g，龙胆草 12g，天竺黄 10g，胆南星 6g，猪苓 20g，泽泻 20g，莪术 15g，水蛭 6g，红花 10g，茯苓 20g，白芥子 12g。24 剂，水煎服，每日 1 剂，早、晚餐后 1 小时温服，连服 6 天，停 1 天。

二诊，患者右上臂皮下肿块明显消减，稍有疼痛，颜面散发斑点状红斑，纳眠可，二便调，苔白，脉沉缓。处方：白术 20g，黄柏 12g，龙胆草 12g，天竺黄 10g，胆南星 6g，莪术 15g，山慈菇 10g，红花 10g，半枝莲 20g，连翘 20g，土茯苓 20g，白芥子 12g，24 剂。

三诊，患者颜面雀斑、皮下结节已消退，无新起结节，偶有右臂痛。纳眠可，二便调，苔黄腻，脉沉缓。上方去半枝莲、连翘，加桃仁 10g，漏芦 12g，24 剂。患者 24 剂尽服后，右上臂皮下结节完全消退，随访至 2 年未有新起。

## 二、冯兴华经验

冯兴华[4]认为本病以反复发热、皮下结节、关节肿痛为特征，舌淡红苔黄厚，脉滑数。少阳为气机升降出入之枢纽，湿温之邪侵犯人体，卫气出与外邪相争则热，气入邪进则寒，遂发为往来寒热；湿温下注，气血凝滞，湿温与局部气血相互搏结，则发为结节；湿温之邪结于关节，则发为关节肿痛；发热日久耗伤阴液，既有湿温留恋，又兼阴虚发热，故缠绵难愈。

**医案举例**：患者，男，13 岁，2015 年 7 月 27 日初诊。

患者 2015 年 3 月 20 日无明显诱因出现发热，最高体温 39.9℃，伴畏寒、寒战、发热，同时左下肢外侧出现皮肤结节，膝、踝关节肿胀、游走性疼痛。于当地医院就诊，查血常规：WBC 8.93×10⁹/L，CRP 15.21mg/L，ESR 55mm/h，ASO、RF、ANA 抗体谱均阴性。2015 年 4 月 9 日就诊于北京市某医院，先后予抗感染治疗、口服清解合剂、双氯芬酸钠肠溶片、布洛芬混悬液，发热及关节症状缓解。出院后皮肤活检病理提示：小叶性脂膜炎，非特异性脂膜炎。出院 1 周后症状反复，于当地服中药治疗后好转。2015 年 7 月 20 日起再度发热至 39℃ 以上，持续发热，间断服用布洛芬控制体温。就诊时体温 39℃，行走时关节略有疼痛，以双膝关节为主，右上肢内侧及左下肢外侧有皮肤结节，纳眠可，大便稀，日行 2~3 次，小便黄，舌淡红苔黄厚，脉沉细。2015 年 7 月 25 日查血常规未见明显异常，CRP 14.7mg/L。西医诊断：结节性脂膜炎；中医辨证为湿温入少阳，予小柴胡汤、三仁汤、秦艽鳖甲汤加减，以和解少阳、清热除湿为法。方药组成：柴胡 15g，黄芩 10g，半夏 9g，青蒿 30g，秦艽 15g，地骨皮 10g，白薇 10g，厚朴 10g，生薏苡仁 30g，白蔻仁 10g，竹叶 10g，通草 10g，砂仁 6g，蒲公英 15g，连翘 10g，金银花 15g。7 剂，水煎服。

2015 年 8 月 3 日二诊：患者体温下降至 38℃ 左右，恶寒减轻，皮下结节消失，腰痛，大便稀。舌质略暗、苔黄厚，脉滑数。考虑患者湿温仍重，调整方药，前方青蒿加至 45g（后下），秦艽加至 25g，另加藿香 12g，山药 30g，生甘草 10g，以健脾除湿。

2015 年 8 月 17 日三诊：患者体温正常，皮下结节未复发，无明显自觉症状，关节怕风，大便日行 3~4 次。舌淡红、苔黄稍厚，脉沉细。考虑患者湿温仍重，基本守上方，又因大便次数多，调整为青蒿 30g，秦艽 15g，去竹叶、连翘，加炒白术 10g，继服。

2015 年 10 月 16 日四诊：患者 8 月 17 日吃火锅后发热 38℃，低热 10 天，后体温持续正常，偶有下午低热，最高 37.8℃，皮肤时有红疹，咽部不适。舌淡红苔黄，脉沉细。考虑湿温缠绵，患者症状仍有反复，嘱患者继续服药，不适随诊。

2015 年 11 月 25 日电话随访：患者体温正常，无关节痛，无皮下结节，病情稳定。

## 第八节 中西医调护

皮肤型患者，症状一般较轻，仅有发热和皮肤损害，患者双上肢、胸腹部可触及皮下结节，双下肢皮下脂肪几乎消失，缺乏脂肪组织保护。因此，要注意保暖，避免寒冷，用温水洗脸、洗脚。预防骨隆突处压疮的发生，保持床单平整清洁，骨隆突处以软垫垫起。并保持皮肤清洁，以温和、刺激性小的肥皂清洁皮肤，涂抹润肤露，防止皮肤干燥。系统型患者应根据病变发生时累及部位不同，科学、合理、谨慎调护。当病变累及肺部时，注意观察呼吸变化，备好氧气和吸引器等；如累及肾脏，则应准确记录 24 小时出入量，防止水电解质紊乱和酸碱平衡失调；如累及血液，则应密切观察全身有无瘀斑，若考虑有弥散性血管内凝血（DIC）可能，及时抽血查凝血酶原时间、3P 试验、血常规等。在饮食调摄方面，食用清淡性凉利湿之物，慎食辛辣、油腻之品。谷类大多甘平或偏凉，一般均可食用，其中，薏苡仁清热利湿，绿豆、赤小豆清热解毒，煮粥或煮汤饮用均可。蔬菜水果一般均可食用，其中马齿苋、芹菜、鲜藕等尤长于清热解毒凉血。热重伤津者，宜选用西瓜、梨、丝瓜、冬瓜、番茄等，或生食或挤汁，或煮汤代茶饮。在生活起居方面，患者应该避免潮湿，预防感冒。在精神调护方面，本病易反复发作，要帮助患者减轻精神负担，保持乐观的情绪。另外，应进行适当体育锻炼，增强体质，提高机体免疫力。

## 第九节 预后转归

本病预后个体差异较大，只有皮肤表现者，常多年缓解与恶化交替出现。有内脏器官累及者，预后差，病死率高。合理正确应用中西医结合治疗可以缩短病程，改善患者预后。

## 第十节 中西医临床研究进展

### 一、临床辨治

#### （一）中医辨证分型

陈燕[5]认为本病的治疗应以疾病主要矛盾为主，活血散结为辅，辨清虚实寒热，结合临床综合分析进行辨证施治。其病机主要为内有蕴热，外招风热之邪，内外相引，热盛成毒，煎灼津液炼津为痰浊，痰湿热毒相搏成结，并将本病分为：气血不足、寒热结表证，方用启表汤，药物组成：麻黄、羌活、荆芥、银花、连翘、牛蒡子、浙贝母、陈皮、僵蚕、川芎、郁金、天花粉、竹叶、生甘草。风热袭表证，方用银翘清解汤，药物组成：银花、连翘、荆芥、牛蒡子、栀子、牡丹皮、丹参、僵蚕、蝉蜕、浙贝母、竹叶、射干、天花粉、甘草。虚热毒结证，方用养阴解毒汤，药物组成：生地黄、麦冬、苏木、丹参、地骨皮、女贞子、墨旱莲、银花、莲子心、络石藤、生牡蛎。寒湿阻滞证：方用阳和汤加减，药物组成：生麻黄、桂枝、炮姜炭、茯苓、白芥子、当归、川芎、苏木、丹参、威灵仙、青风藤、独活、鹿角霜、生牡蛎。痰湿凝聚证：方用化坚二陈汤加减，药物组成：陈皮、清半夏、白芥子、茯苓、薏苡仁、川芎、丹参、桃仁、浙贝母、海藻、昆布、海蛤壳、苍术、香附、青风藤、生姜。痰热裹结证：方用小陷胸汤合黛蛤散加减，药物组成：全瓜蒌、半夏、黄连、青黛、海蛤、浙贝母、陈皮、枳实、天花粉、丹参、川芎、赤芍、苏木、郁金、地龙。气虚瘀结证：方用补阳还五汤加减，药物组成：黄芪、当归、赤芍、川芎、丹参、红花、桃仁、地龙、生牡蛎、土贝母、陈皮、枳壳。阳虚寒凝证：阳和汤加减，药物组成：熟地黄、白芥子、桂枝、炮姜、当归、川芎、丹参、枸杞子、山萸肉、山药、巴戟天、制附子、鹿角胶、生牡蛎、土贝母。高歌等[6]认为本病属中医学湿热痹证，初发时病势急，湿热重，常为热中夹湿，湿热交织，故多有关节肿胀及疼痛，治疗宜清热利湿、活血通络。急性期治疗宜清热利湿、活血通络，药物组成：金银花30g，连翘15g，白鲜皮15g，焦栀子15g，牡丹皮15g，生地黄15g，防己10g，赤芍15g，牛膝15g，皂刺10g，地龙10g，大黄15g，生甘草10g。若热重伤阴，加麦冬、石斛、生白芍、玄参；若出现失眠少寐者加黄连须、阿胶；口干思饮者加天花粉、沙参；若热重伤气、偏肺气虚者加生石膏、麦冬、五味子；偏脾气虚者可去防己、生地黄、焦栀子，加茯苓、党参。若热入血分出现血虚证时，治宜补血益气兼祛湿热，前方去焦栀子、防己、赤芍、牛膝，加当归、黄芪、白芍。若关节肿痛，且呈刺痛，结节红斑紫暗，舌质隐青，脉涩而有力，宜活血通络、除湿热，前方酌加桃仁、红花、香附、青皮；红斑结节难消者可酌加穿山甲、夏枯草、山慈菇。缓解期治疗宜清热燥湿、活血通络，药物组成：黄柏15g，苍术15g，白鲜皮15g，防己15g，皂刺10g，秦艽15g，香附15g，连翘15g，赤芍15g，茯苓25g，地龙10g，牛膝15g，甘草10g。若湿阻于上焦出现头胀、胸闷、纳差酌加白蔻仁、藿香；若湿阻于中焦出现身重、腹胀、恶心者，加半夏、陈皮、厚朴；若湿阻于下焦出现便溏、溲黄、关节肿胀加通草、泽泻。

## （二）经典方剂联合西药

田明涛等[7]运用甘露消毒丹加减，处方：藿香10g，白豆蔻10g，石菖蒲10g，栀子10g，木通10g，甘草10g，茵陈10g，滑石10g，黄芩15g，连翘10g，川贝母15g。发生于下肢、臀部加川牛膝15g；湿重者加厚朴10g，薏苡仁10g；热重者加生石膏15g，知母15g，每日一剂口服，配合西药强的松40~80mg，隔日上午顿服，待发热消退，结节缩小，未再出现新的结节后，将隔日强的松减量，每5天减少前次量40%，最后减至每日5mg，待症状消失后5天停用，治疗取得良好疗效。张耀煌[8]运用四妙勇安汤加味，处方：玄参15g，当归尾6g，丹参12g，银花15g，甘草6g，土茯苓15g，龟甲15g，西洋参10g，麦冬15g，五味子3g，水煎服。强的松10mg，1次/日。二诊热稍退，渴稍减，余症如前，再如上给药5天，三诊时体温37.5℃，渴饮减少，乏力、汗多、关节疼痛的症状亦有好转，舌、脉如前，继予方5天，四诊诸症好转，舌淡红、脉细数，皮肤色素沉着斑转淡，1个月后复查病情稳定，随访1年未复发。韩淑花等[9]运用四妙勇安汤加减，处方：金银花30g，当归30g，玄参30g，生甘草10g，牡丹皮10g，赤芍15g，蛇蜕6g，山慈菇10g，生地黄15g，芒硝3g，白花蛇舌草20g，夏枯草10g，21剂，水煎，饭后分2次温服。西药应用硫酸羟氯喹2片，1次/日；白芍总苷2粒，2次/日，以及依巴斯汀，1片/晚，取得良好疗效。

## （三）自拟方联合西药

黄诗通等[10]运用清热燥湿活血汤，药物组成：金银花15g，连翘12g，苍术10g，黄柏15g，白花蛇舌草25g，大青叶12g，丹参15g，虎杖12g，生地黄12g，玄参12g，当归10g，赤芍12g，白鲜皮12g，生甘草10g，加减：发热恶寒，加柴胡、牛蒡子、黄芩、生石膏、知母；恶心呕吐，加陈皮、清半夏、黄连；结节红肿明显，加丹皮、紫草、白茅根、白头翁、夏枯草、三棱、莪术、海藻、僵蚕；流液、瘙痒者，加苦参、土茯苓、秦艽、薏苡仁、蛇床子、地肤子；疼痛甚，加乳香、没药、川牛膝、三七（冲）；肝脾大、肝功异常，加板蓝根、栀子、大黄、鳖甲、青黛、五味子。对急性发作期、全身症状较著者，配合西药，控制病情发展。如用5%葡萄糖盐水250mL、地塞米松10mg，静滴，1次/日，10天后停药，改强的松30mg，分3次口服，病情稳定后递减量，一般3周停服；也可口服磷酸氯喹0.2g，2次/日，缓解后停药；或短期应用免疫抑制剂如环磷酰胺等。

②合并溃疡感染者，应用抗生素或磺胺药、维生素 C、复方氨基酸等综合治疗。姜颖娟等[11]自拟方：生石膏、板蓝根和玄参各 30g，连翘 15g，知母、大青叶、银花、竹叶、杏仁、柴胡、防风和甘草各 10g，麻黄 5g，口服中药（配方颗粒，早晚 2 次温水冲服，1 剂/日）。西药口服洛索洛芬钠（乐松）60mg，3 次/日，局部氦氖激光照射，2 次/日；体温逐渐恢复正常，结节皮温降低，皮肤红肿减轻，舌暗红，苔薄白，脉细滑。调整口服中药处方：玄参、鱼腥草、地丁、红藤、败酱草、白花蛇舌草、土茯苓、生地黄和银花藤各 30g，知母、当归、川牛膝、黄柏、生白术、赤芍和生黄芪各 10g。1 周后部分结节变软，范围缩小，此后对症调整用药，2 周后皮温逐渐恢复正常，左侧大腿内侧结节逐渐消退。出院后嘱患者肌内注射卡介菌多糖核酸注射液（斯奇康）0.7mg，隔日 1 次，随访 1 年，未见复发。张惠贞[12]运用活血化瘀法治疗，药物组成：当归 15g，川芎 9g，丹皮 12g，赤芍 12g，桃仁 9g，红花 10g，延胡索 10g，刘寄奴 12g，穿山甲 9g，皂刺 6g，鸡血藤 15g，生甘草 6g。气虚者加党参 12g，黄芪 20g；气滞者加香附 12g，或木香 6g；发热者易鸡血藤为忍冬藤 20g；血脂高者加山楂 20g，鸡内金 12g，中药每日 1 剂，1 个月为 1 个疗程。同时加服西药藻酸双酯钠片，每次 100mg，维生素 E 胶丸，每次 100mg，治疗取得较好疗效。

### （四）中成药联合西药

牛明珍[13]运用丹红注射液 20mL 加入 5% 葡萄糖 250mL 稀释后缓慢静脉滴注，1 次/日，治疗 10 日；配合卡介菌多糖核酸注射液肌内注射，隔日 1 次，共 18 次。治疗 16 例患者，14 例痊愈，2 例结节消退，但分别在治疗结束后半年及 8 个月复发，总有效率 100%。

## 二、方药与药理

1. **温胆汤** 温胆汤具有理气化痰、清胆和胃之效，现代常用于针对痰湿阻滞引起的多种疾病，是结节性脂膜炎常用经典方剂。代药理研究显示温胆汤具有降脂、抗炎、降糖等作用，这些药理作用同中医学描述的清热、燥湿、化痰功用相一致。温胆汤对动脉粥样硬化模型小鼠血脂水平、斑块面积、斑块内蛋白聚糖含量、主动脉蛋白表达水平均有改善，并能有效下调蛋白聚糖总含量，上调蛋白聚糖在斑块中的含量比，对动脉粥样硬化斑块减小和斑块稳定均具有较好作用[14]。研究发现发现，温胆汤能够降低 TLR2、4、9 的表达，并抑细胞因子 IL-2、INF-γ 的分泌[15]。通过对代谢综合征大鼠主动脉核转录因子及肿瘤坏死因子的实验研究发现，温胆汤能够有效降低模型大鼠血清 TNF-α 的分泌，改善主动脉 NF-κB 的表达，其机制可能与核转录因子分子通路有关[16]。

2. **四妙勇安汤** 四妙勇安汤具有清热解毒、活血止痛的功效，临床常用于治疗血栓闭塞性脉管炎、动脉硬化闭塞症、糖尿病并发症等外周血管性疾病，也是结节性红斑的常用经典方剂之一。药理研究显示，它具有抑制动脉粥样硬化斑块形成、抗炎、抗氧化应激、抑制血栓形成、改善血液流变学等作用。实验研究结果表明[17]，四妙勇安汤活性部位可显著抑制 ApoE$^{-/-}$ 小鼠主动脉动脉粥样硬化斑块的形成，此外具有较好的调节脂质作用。研究显示[18]，四妙勇安汤能降低血栓闭塞性脉管炎大鼠血浆中白细胞介素 6（IL-6）、肿瘤坏死因子 α（TNF-α）、C 反应蛋白（CRP）、血栓素 B$_2$（TXB$_2$）含量，增加一氧化氮（NO）、6-酮-前列腺素 F$_{1α}$（6-K-PGF$_{1α}$）含有量，其作用机制可能是抑制炎症介质的浸润，并与维持血浆中前列环素 I$_2$（PGI$_2$）、血栓素 A$_2$（TXA$_2$）平衡功能相关。氧化应激直接或间接参与了血管性疾病发生、发展多种病理生理过程。研究表明[19]，四妙勇安汤能降低动脉粥样硬化模型大鼠血清黄嘌呤氧化酶（XOD）水平，提高谷胱甘肽过氧化物酶（GSH）、一氧化氮合酶（NOS）、总抗氧化能力（T-AOC）、超氧化物歧化酶（SOD）水平，以提升机体抗氧化能力，保护血管内皮，从而防止动脉粥样硬化的发生。血管内皮损伤及功能缺失是血管性疾病的病理基础。体外实验表明[20]，四妙勇安汤 50% 醇提物对过氧化氢损伤的人脐静脉内皮细胞 ECV304 具有保护作用，其作用机制与加快细胞周期进程、降低细胞凋亡率、降低血管紧张素转换酶（ACE）和内皮素（ET）含有量、增加内皮型一氧化氮合酶（eNOS）活性有关。此外，对四妙勇安汤抗凝、抗血栓作用进行研究发现[21]，其灌胃给药后可显著延长小鼠尾出血时间和毛细血管凝血时间，明显抑制大鼠血栓形成；体外给药还可延长血浆复钙时间和血浆凝血酶原时间。同时，该方还能显著降低血栓闭塞性脉管炎模型大鼠全血黏度（高、中、低切）及血沉值，改善血液流变学，进一步证实临床上应用四妙勇安汤治疗血管性疾病的合理性[22]。

3. 四妙散　四妙散具有清热燥湿、凉血解毒之功效。研究表明其在免疫系统疾病方面具有独特的疗效，是治疗结节性脂膜炎的常用药物之一。四妙散能够有效减轻膝关节患者滑膜炎症，缓解关节疼痛、肿胀等症状，促进膝关节活动功能恢复，并能抑制关节液中促炎因子和神经肽类物质表达，提高了临床治疗效果[23]。苏建光[24]通过创建兔膝关节创伤性滑膜炎动物模型，应用中药四妙散对其白细胞介素1β（IL-1β）和肿瘤坏死因子α（TNF-α）进行干预，并观察组织形态学改变，结果显示四妙散对治疗兔创伤性滑膜炎有较好的作用，并能够有效抑制 IL-1β 和 TNF-α 的表达水平，从而发挥对创伤性滑膜炎的治疗作用。

4. 雷公藤　雷公藤性味辛寒，归肝、肾经，具有清热解毒、活血化瘀、通络止痛、杀虫止痒等功效。无论从临床疗效还是现代药理研究均已证实该药物具有较强的抗炎活性。其主要活性成分为二萜、三萜、倍半萜生物碱类化合物，如雷公藤甲素、雷公藤红素、雷公藤内酯酮、雷公藤内酯醇、去甲泽拉木醛等。近些年大量实验研究雷公藤的抗炎机制，研究较多的是甲素和红素。雷公藤及其有效成分可能通过多种信号转导途径，调控免疫细胞的功能和细胞因子、炎性介质或黏附分子的表达，在多种组织细胞、动物模型中发挥抗炎作用。目前研究较多的信号转导机制是 NF-γB 通路，雷公藤通过多种上游信号抑制 NF-γB 活性，从而抑制炎症反应[25]。雷公藤多苷具有较强的抗炎、抗肿瘤及免疫调节等作用，临床上主要应用于肾病综合征、IgA 肾病、过敏性紫癜肾炎、糖尿病肾病、狼疮性肾炎、强直性脊柱炎、Graves 眼病、类风湿关节炎、特发性血小板减少性紫癜、重症肌无力、干燥综合征等肾脏疾病及自身免疫性疾病的治疗，也用于治疗皮肤病及肿瘤等，取得了良好的效果。雷公藤多苷与甲氨蝶呤联用治疗 RA 效果显著，有研究表明，雷公藤多苷片联合甲氨蝶呤治疗 RA，可有效抑制 RF 及外周血清 IL-6、IL-1、TNF-α 水平表达，减轻炎性反应，有效改善 RA 患者临床症状，减轻患者疼痛，降低不良反应发生[26-27]，在 RA 活动期患者中使用雷公藤多苷联合甲氨蝶呤效果显著，可能和降低血清 CD62p、CD41 的表达相关[28]。

5. 三七　三七具有化瘀止血、活血止痛的功效，是结节性脂膜炎的常用药之一。三七的有效成分为三七皂苷、三七素、三七氨酸、黄酮类、挥发油以及氨基酸等，具有活血化瘀、止血、抗血栓、消肿止痛、抗炎保肝、抗心绞痛、抗肿瘤等多种功效[29]，目前已经广泛应用于心脑血管系统、血液系统、神经系统以及免疫系统等临床治疗。三七总皂苷可以抑制角叉菜胶、巴豆油等多种致炎剂产生的炎症，对摘除肾上腺鼠也有一定的抗炎作用[30]。三七总皂苷（PNS）对急性炎症引起的毛细血管通透性升高、炎症渗出和组织水肿等炎症均有抑制作用。所以三七具有一定的抗炎作用可能与三七总皂苷升高 Neu 内 cAMP 从而抑制氧自由基生成，减轻脂质过氧化损伤有关[31]。三七对热刺激和化学性引起的额疼痛有较好的治疗效果，并且三七是一种阿片肽样受体激动剂，并不具有成瘾的副作用[32-33]。三七具有较好的增强免疫力以及抗炎作用。动物实验研究发现，三七皂苷可诱导小鼠脾淋巴细胞的体外增殖，并激活淋巴细胞因子的释放，调节机体免疫[34]。同时三七还具有较好的抗炎症作用，可对抗组织胺、缓激肽及 5-羟色胺等造成的炎症物质释放。总之，三七对血液系统、心脑血管系统、中枢神经系统以及免疫系统等的药理作用明显，具有止血补血、活血化瘀、抗心律失常、抗心肌缺血、保护脑组织、镇静镇痛、提高记忆力、增强抵抗力以及抗炎等多种作用，临床治疗和预防疾病的效果显著，可能对结节性脂膜炎的治疗有一定的应用前景。

# 第十一节　展　望

　　结节性脂膜炎是一种发病机制尚不明确的非化脓性炎症性疾病，由于其临床表现及实验室检查缺乏特异性，因此容易造成临床误诊。随着对结节性脂膜炎的深入研究，近年在病理学上取得了一定进展，原发性脂膜炎在病理组织学上可分为间隔性、小叶性、混合性及脂膜炎伴血管炎等类型，并且将脂膜炎病理进展过程分为三期：第一期为急性炎症期（脂肪细胞变性、坏死和炎性细胞浸润）；第二期为吞噬期（组织细胞吞噬大量脂质形成泡沫细胞和巨细胞，小血管和成纤维细胞增生，形成脂质肉芽肿）；第三期为纤维化期（脂肪组织萎缩、纤维化和钙盐沉着）[35]。脂膜炎病理分期对早期诊断有重要价值。与结节性脂膜炎临床表现相似的疾病很多，应根据临床表现及病理特点进行鉴别诊断。伴随病理学研究进展，特别是病理分期的出现，在原发性结节性脂膜炎到达第三期时，可能纤维蛋白溶解药有一定疗效。研究发现在原发性脂膜炎致病过程中，常伴随着多种免疫活性细胞的活化及细胞因子、炎症介质如肿瘤坏死因子（TNF-α）、白细胞介素6、8、12（IL-6，8，12）、血管内皮生长因子（vEGF）等多种因子的共同参与[36-37]，沙利度胺作为一种免疫调节剂和抗血管生成药，对于风湿性疾病的治疗有着较为乐观的前景，包括结节性脂膜炎[38]。中医学认为本病属于"瓜藤缠""痰核""痰痹""瘰疬"等范畴。湿热毒邪、寒湿和瘀血为该病的病理因素，气滞血瘀、经络阻滞为本病的基本病机。该病久治不愈、失治误治，致使邪正胶着，病久耗伤人体正气，后期容易出现气阴亏虚的临床表现。对于结节性脂膜炎的中医治疗，相关研究文献比较有限，主要以辨证论治为主，个案报道较多，大样本的临床研究及中医药治疗的相关实验研究均未见报道。由于本病发病率较低，需要多学科、多中心合作，扩大样本量进行临床验证研究。此外，相关中医药制剂的研究文献也未见报道，需要进一步筛选临床有效的中药进行研究，提高临床有效性及安全性评价。中西医结合是一个比较好的选择，但需要进一步提高针对性研究以进行验证。总之，随着对结节性脂膜炎的深入了解，有关结节性脂膜炎的诊断及治疗终将迎来一片崭新的天地。

（马武开，曾苹）

## 参考文献

　　[1] 中华医学会风湿病学分会. 结节性脂膜炎诊治指南（草案）[J]. 中华风湿病学杂志, 2004, 8（4）: 253-355.

　　[2] 吴启富, 范永升, 叶志中. 风湿病中西医结合诊治指南 [M]. 北京: 人民卫生出版社, 2019: 136-142.

　　[3] 李艳, 付新利. 张鸣鹤教授治疗结节性脂膜炎验案2则 [J]. 风湿病与关节炎, 2017, 6（1）: 44-45.

　　[4] 杨丽娟, 孙仲伟, 陈仲汉, 等. 冯兴华治疗结节性脂膜炎发热验案1则. [J] 北京中医药, 2016, 35（11）: 1085-1086.

　　[5] 陈燕. 浅论结节性脂膜炎中医辨证施治 [J]. 中医临床研究, 2015, 7（12）: 111-113.

　　[6] 高歌, 刘继文, 王立群, 等. 清热祛湿活血法治疗结节性脂膜炎39例 [J]. 中国中西医结合杂志, 1999, 19（1）: 50-51.

　　[7] 田明涛, 张吉玲, 张义娟. 中西医结合治疗复发性发热性结节性非化脓性脂膜炎9例 [J]. 中国中西医结合杂志, 2000, 20（8）: 633.

　　[8] 张耀煌. 四妙勇安汤加味治疗结节性脂膜炎发热2例 [J]. 实用中医药杂志, 1995, （3）: 37-38.

　　[9] 韩淑花, 杜丽妍, 周彩云. 中西医结合治疗小叶性脂膜炎1例 [J]. 世界中西医结合杂志, 2017, 12（9）:

1314-1316.

[10] 黄诗通，黄东明. 中西医结合治疗结节性脂膜炎 25 例 [J]. 山东中医杂志，1997，16 (12)：557-558.

[11] 姜颖娟，杨碧莲，孙占学. 中西医结合治疗结节性发热性非化脓性脂膜炎 1 例 [J]. 中国皮肤性病学杂志，2014，28 (4)：1298.

[12] 张惠贞. 活血化瘀为主辨证治疗复发性结节性非化脓性脂膜炎 4 例 [J]. 中国中西医结合杂志，1996，16 (1)：54.

[13] 牛明珍. 丹红注射液联合卡介菌多糖核酸治疗结节性脂膜炎 [J]. 甘肃中医学院学报，2009，26 (2)：31-32.

[14] 燕珊，陈群，王剑，等. 黄连温胆汤对 ApoE 基因敲除小鼠动脉粥样硬化的影响 [J]. 上海中医药大学学报，2014，28 (5)：61-65.

[15] 贲莹，张凤华，贺明. 加味温胆汤对实验性自身免疫性脑脊髓炎大鼠病程及其血清细胞因子的影响 [J]. 河北中医药学报，2011，26 (3)：7-8.

[16] 刘莉，邓晓威，金娟. 黄连温胆汤对代谢综合征大鼠核转录因子及肿瘤坏死因子的影响 [J]. 中医药信息，212，29 (4)：67-70.

[17] 徐冰，聂波，徐颖，等. 基于 ApoE$^{-/-}$ 小鼠动脉粥样硬化模型的四妙勇安汤活性部位配伍规律研究 [J]. 辽宁中医杂志，2013，40 (06)：1250-1252.

[18] 李娜，曲晓波，蔺爽，等. 四妙勇安汤对大鼠血栓闭塞性脉管炎的抗炎作用及其机制 [J]. 吉林大学学报 (医学版)，2013，39 (02)：264-267.

[19] 朱宏斌，郝建军，张耕，等. 四妙勇安汤对动脉粥样硬化大鼠氧化损伤的保护作用 [J]. 中日友好医院学报，2013，27 (03)：168-171.

[20] 李娜，曲晓波，叶豆丹，等. 四妙勇安汤对 H2O2 致内皮细胞 ECV304 损伤的保护作用 [J]. 中国老年学杂志，2014，34 (19)：5510-5511.

[21] 陈真，蒋建勤，于忠晓. 四妙勇安提取物对血液凝固和血栓形成的影响 [J]. 中国药科大学学报，1999，30 (06)：43-45.

[22] 李娜，曲晓波，蔺爽，等. 四妙勇安汤对血栓闭塞性脉管炎大鼠的保护作用 [J]. 中国实验方剂学杂志，2013，19 (08)：225-227.

[23] 胡华，李连泰，刘艳伟，等. 四妙散加味对膝关节滑膜炎湿热阻络证患者关节液炎性因子和神经肽物质的影响 [J]. 中国实验方剂学杂志，2020，26 (6)：97-102.

[24] 苏建光. 四妙散干预兔膝关节创伤性滑膜炎 IL-1β 和 TNF-α 的水平的实验研究 [D]. 郑州：河南中医学院，2012.

[25] 张秀梅，赵文平，刘星芳，等. 脊髓 HMGB1/NF-κB 参与雷公藤红素对慢性炎症痛大鼠的镇痛作用 [J]. 中国疼痛医学杂志，2018，24 (12)：891-896.

[26] 龙洁，王涛，曲晨，等. 雷公藤多苷片联合甲氨蝶呤治疗类风湿性关节炎的效果 [J]. 中国医药导报，2019，16 (7)：71-75.

[27] 张卫华，王东梅，王婷婷，等. 雷公藤多苷联合甲氨蝶呤治疗类风湿关节炎的效果分析 [J]. 临床医学，2019，39 (6)：92-93.

[28] 陈曾凤，兰培敏，陈汉玉，等. 雷公藤多苷联合甲氨蝶呤治疗类风湿关节炎活动期患者的疗效及对血清 CD62p、CD41 的影响 [J]. 现代生物医学进展，2018，18 (20)：3909-3912，3921.

[29] 居乃香，孙静平. 三七药理作用的研究进展 [J]. 北方药学，2014，11 (11)：90-91.

[30] 杨志刚，陈阿琴，俞颂东，等. 三七皂苷药理作用研究进展 [J]. 中国兽药杂志，2005，39 (1)：33-37.

[31] 钟晓凤. 三七的药理作用及其临床应用研究 [J]. 中国临床研究，2015，7 (6)：116-117.

[32] 刘刚，刘育辰，鲍建才，等. 三七药理作用的研究进展 [J]. 人参研究，2005，(3)：12-15.

[33] 郭元日. 三七有效成分的药理学研究进展 [J]. 中国药业，2012，21 (4)：86-87.

[34] 国晶晶，李来来，朱会超，等. 三七主要成分及其免疫调节作用的研究进展 [J]. 天津中医药大学学报，2014，33 (2)：119-124.

［35］刘元军.脂膜炎的临床研究进展［J］.西南军医，2012，14（1）：111-113.

［36］Barthl H R，Charrier u，Kramer M，et al.Successful treatment of idio-pathic febrile panniculitis（Weber-Christjan djsease）with thalido-mide in a patient having failed multiple other medical therapies［J］.Clin RheuTIlatol，2002，8（5）：1256-1259.

［37］Eravelly J，Waters M F.Thalidomide in weber-Christian disease［J］.Lancet，1977，1（8005）：251-251.

［38］周润华，朱芳晓，王晓桃，等.沙利度胺治疗特发性结节性脂膜炎 2 例并文献复习［J］.临床荟萃，2008，23（15）：1129-1130.

# 第二十七章

# 复发性多软骨炎

## 第一节 概 说

复发性多软骨炎（relapsing polychondritis，RP）是一种罕见的、病程较长的、有潜在生命危险的全身性自身免疫性结缔组织病，其特征是软骨结构和富含蛋白多糖的器官反复炎症，主要累及外耳、鼻、喉、气管、支气管和肋骨的软骨，有时可破坏其结构[1-3]。此外，炎症过程也可能损害心脏、大血管（尤其是主动脉）、眼睛、内耳、皮肤、关节、肾脏和其他器官[4,5]。复发性多软骨炎的发病率和患病率尚不清楚，有研究报道其好发于白种人，发病率为（3.5~4.5）/100 万[6]，各个年龄段均可发病，发病高峰年龄在 40~50 岁[7,8]。通常认为该病无性别差异，但有文献发现女性稍占优势[9]。本病在中医学中无相似的病名记载，有人认为以耳部症状为主要临床表现者可归属于"断耳疮"范畴，又因其表现为局部皮肤的红肿疼痛，似属中医学"丹毒"，如其累及软骨，宜归属于"骨痹"。如《诸病源候论·卷三十五》曰："断耳疮，生于耳边，久不瘥，耳乃取断……此亦疮是风湿搏于血气所生，以其断耳，因以为名也。"

## 第二节 病因病理

### 一、病因与发病机制

#### （一）病因

复发性多软骨炎的病因尚不明确，可能与遗传易感性、触发因素和自身免疫性因素有关。

1. 遗传易感性　遗传研究已确定复发性多软骨炎和人类白细胞抗原（HLA）-DR4 之间存在关联。一项国外试验研究了复发性多软骨炎患者中 HLA-DR4 的表达频率，发现患病组中 HLA-DR4 的发生率高达 56%，健康对照组中仅为 26%。同样，在 HLA-DR6 阳性与复发性多软骨炎的发病也有联系，但这一结果的意义尚不清楚[10]。

2. 触发因素　触发因素可能是传染源、化学物质、有毒物质暴露或直接伤害。有文献报道耳郭创伤后[11]和静脉内注射可能对软骨有直接毒性作用的不确定物质[12]均可导致复发性多软骨炎发生，其机制可能与创伤触发自身免疫紊乱相关。Canas 等[13]在复发性多软骨炎患者中进行了一项研究，结果显示：既往有软骨创伤的患者比没有软骨创伤的患者更易发生自身免疫功能紊乱而导致疾病发生，可能机制包括隐源性抗原释放、病原体结构识别以及创伤产生的代谢变化[14]。

3. 自身免疫性因素　复发性多软骨炎软骨结构的损伤主要与富含蛋白多糖的组织发生体液免疫有关。使用间接免疫荧光法，在该病患者中发现了针对 II 型、IX 型和 XI 型胶原的循环抗体和组织抗体[15,16]。进一步研究表明，复发性多软骨炎患者尤其是处于活动期的患者，血清中软骨特异性蛋白 matrilin-1 的水平明显升高[17,18]。但是，抗 II 型胶原蛋白抗体和 matrilin-1 都不具备疾病诊断的敏感性和特异性。

除了在疾病发病机理中起作用的抗体和体液免疫之外，细胞免疫还可以维持软骨炎症[19]。研究表明，在复发性多软骨炎病例中，T细胞活化可使辅助性T细胞1（Th1）产生肿瘤坏死因子-α、干扰素-γ、白细胞介素-8和巨噬细胞炎性蛋白-1等细胞因子；可以假设，在易感宿主中，自体抗体产生后引起的软骨受损会导致细胞因子释放和局部炎症[20,21]。

### （二）发病机制

复发性多软骨炎的确切发病机理尚未明确。软骨结构损伤主要与免疫机制紊乱产生针对蛋白多糖（软骨主要成分）的相关抗体及软骨炎症有关[22]。

1. 免疫机制　复发性多软骨炎是一种复杂的自身免疫性疾病，体液免疫和细胞免疫均参与疾病发生。软骨蛋白多糖、胶原及弹性硬蛋白均表达多种抗原的决定簇，软骨细胞也具有组织相容性及组织特性表面抗原，但在正常情况下其周围有基质保护而免于自身抗体和免疫细胞的攻击，当其完整性受到创伤或细胞介导的免疫紊乱而引发炎症。软骨蛋白多糖抗原广泛分布于巩膜、葡萄膜、气管、视神经及神经束膜、内皮细胞、主动脉血管中层的结缔组织、心瓣膜、心肌肌纤维膜、气管黏膜下基膜、关节滑膜、肾小球及肾小管基膜，这些组织均具有Ⅱ型软骨胶原的透明胶原抗原致关节炎的特性。Ⅱ型胶原蛋白（CⅡ）占软骨总胶原蛋白含量的95%，可能代表自身免疫的主要靶标；在复发性多软骨炎患者中已检测到针对Ⅱ型、Ⅸ型和ⅩⅠ型胶原的自身抗体，并且血清滴度与疾病严重程度呈正相关，这表明软骨特异性自身免疫可能在复发性多软骨炎的发病机理中发挥关键作用[23,24]。其他已知的靶标自身抗原是matrilin-1和软骨寡聚基质蛋白（COMP），Matrilin-1是细胞间基质的一种蛋白质，在气管、鼻、耳和肋软骨中高表达，而在正常的成人关节软骨中含量不高；COMP主要在软骨、韧带和肌腱的细胞外基质中发现。在一例复发性多软骨炎病例报告中，Saxne和Heinegard发现两种软骨基质蛋白的血清水平成反比：在急性期matrilin-1水平升高，这可能反映了软骨结构破坏增加；COMP血清水平与疾病活动度呈负相关，急性期减少，临床缓解过程逐渐增加，这表明COMP血清水平升高可能反映了组织恢复和软骨从头合成[25]。

2. 软骨炎症　受累软骨的组织病理学检查显示，软骨炎症部位浸润各种比例的T淋巴细胞（主要是CD4$^+$T细胞）、巨噬细胞、浆细胞和免疫沉积物，早期仅局限于软骨膜，后来扩散到软骨[26,27]。CD4$^+$T细胞活化可分泌细胞因子（例如白介素-8、巨噬细胞炎性蛋白-1β和单核细胞趋化蛋白-1）从而导致单核细胞和巨噬细胞的募集，巨噬细胞释放蛋白水解酶、金属蛋白酶（MMP-3）、组织蛋白酶L和K，MMP-3会破坏蛋白多糖、各种类型的胶原蛋白（Ⅳ、Ⅴ、Ⅶ、Ⅸ和变性的Ⅰ型）、层黏连蛋白、纤连蛋白、弹性蛋白等[28,29]，从而导致软骨破坏。

## 二、病理

超微结构研究发现病变部位的软骨细胞含有大量的溶酶体、脂质和糖原，这些细胞及相邻的胶原和弹力纤维常被破坏而被微小颗粒和大小不等、形态各异、密度不同的小泡所取代。复发性多软骨炎早期病变特点为病变软骨炎性浸润，主要以淋巴细胞、单核细胞、巨噬细胞及浆细胞为主，兼有不同程度多形核白细胞，软骨基质嗜碱性染色呈灶性或弥漫性减少，提示软骨基质中蛋白多糖缺失，而中性黏多糖含量正常[30,31]。

耳郭软骨活检显示，早期表现为单核细胞和多形核白细胞浸润以及蛋白多糖减少，后期则软骨变性、坏死、溶解及纤维化。

复发性多软骨炎常累及主动脉，组织学检查显示主动脉壁内膜可有微脓肿形成，伴有淋巴细胞和浆细胞广泛浸润，随着疾病发展内膜可发生透明性纤维化、管腔钙化甚至管腔闭塞；主动脉中层有斑片样纤维素性坏死，伴炎性细胞浸润，胶原减少，弹性纤维破碎和丧失；若炎症和透明性纤维化波及外膜，可表现为"星形状"结构[32,33]。

气道软骨病变常为局限性，可表现为轻度炎症，也可破坏吸收被增生的结节性肉芽肿组织取代导致气道狭窄，也可有片状管腔增宽。

关节主要是慢性滑膜炎改变。

眼睛的病理改变显示巩膜基质嗜碱性染色消失，弹性组织断裂和减少。有散在的肥大细胞、浆细胞和淋巴细胞围绕浅层巩膜血管。角膜周边基质水肿、坏死及炎性细胞浸润。虹膜也有淋巴细胞、浆细胞及肉芽组织的浸润。

肾脏受累时，病理改变主要是肾小球损害，有不同程度的硬化、系膜增生及新月体形成。

### 三、中医病因病机

本病病因复杂，一般多认为本病的病性属于本虚标实，标实为主，以热毒、瘀阻、痰湿为标，气血虚弱、肝肾阴虚为本。病机主要是外感热毒，或素体痰湿壅盛，痰湿内蕴日久则成腐，加之外感风热疫毒之邪，内外相搏，郁闭气血，化腐生热生火，火热久而化为"热毒"。本病病位在软骨，亦可累及全身，与耳、鼻、眼等清窍密切相关，甚可累及肺、肾、心、皮肤黏膜、肌肉关节。热毒蕴结体内，沿经络循行，上窜至诸窍，弥漫三焦及全身，肝胆经络循行于耳、双目，痰湿瘀热互结，则发为耳郭红肿热痛，双目发红发痒等症状；肺经循行经过咽喉部，若热毒之邪郁闭于肺，肺失宣肃，则出现声音嘶哑、呼吸困难等症状；胃经起于鼻，若热毒沿胃经上炎至鼻，则出现鼻堵、鞍鼻等症状；若热毒客于肌肤关节，则出现关节红肿热痛等症状。

1. 热毒内侵，损伤脉络　正气虚弱，卫外不固，感受风热疫毒之邪，内外相搏，郁闭气血，化腐生热生火，火热久而化为"热毒"，热毒蕴结体内，沿经络循行，上窜至诸窍，损伤脉络，故局部发红、灼热、疼痛等。

2. 寒湿凝滞，瘀阻经络　外感寒湿侵袭入内，或病久伤阳，脾肾阳虚，寒湿内生，内外合邪，凝滞血脉，瘀阻经络，留于耳鼻诸窍、关节，则见耳郭皮温不热、肿胀疼痛，或弥漫性紫红色斑块，或耳郭增厚变硬。寒邪犯肺，痰湿壅滞，则见咳嗽咳痰，或咳痰不利。

3. 脾胃虚弱，痰湿内生　患者平素嗜食肥甘厚味，脾胃虚弱，运化无力，气血乏源，痰湿内生，加之风邪外犯，夹痰湿上窜于清窍，痰湿凝滞而为肿。

4. 肝胆湿热，蕴蒸诸窍　湿蕴日久化生湿热；抑或外湿内浸，湿郁化热，湿热互结侵犯肝胆，使得肝胆失于疏泄条达，循经上行，蕴蒸耳目，则发为耳郭红肿热痛，双目发红发痒等症状。

5. 久病入络，气血亏虚　初病在经，久病入络，荣卫之行涩，气血两伤；或外感火热邪毒久恋不去，耗伤气血；气虚则少气懒言、乏力、发热，血虚则出现听力减退、心悸气短、头晕目眩、肢体麻木或局部溃烂久不愈合等症状。

6. 肝肾亏虚，清窍失养　痹久伤阴，导致肝肾阴虚，精血不足，眼睛、耳鼻、咽喉等清窍失于濡养，而致听力减退，视力障碍，关节疼痛，肢体麻木。

## 第三节　临床表现

### 一、症状

复发性多软骨炎可隐匿起病，也可急性发病或病情突然加重。软骨炎和多关节炎是该病最常见的临床表现，疾病初期多表现为急性炎症，常伴随发热、乏力、局部疼痛、盗汗和食欲不振等。随着病程发展，可累及不同的器官和组织[34,35]。

## （一）耳软骨炎

单发或双侧耳郭软骨炎是复发性多软骨炎最常见的临床表现，90%的患者可见不同程度的耳郭受累。疾病初期，可见红色或紫红色的斑和水肿，仅限于耳郭软骨部分，通常不累及缺乏软骨的耳垂（彩图26）。急性炎症往往在几天或几周内自行消退，可间断复发，随着病程进展，软骨基质受到严重破坏并被纤维结缔组织代替，耳郭逐渐失去其正常形态，出现结节、疣状、松软或变硬甚至钙化。少数病人可出现"菜花耳"的典型体征。在某些情况下，可能会导致耳蜗或前庭受累，出现进行性感觉神经性听力减退或眩晕。

## （二）鼻软骨炎

发生率为24%，急性期可出现鼻软骨红肿、压痛，伴有鼻塞或鼻溢液，反复发作可引起鼻中隔软骨永久性破坏，塌陷畸形，形成"鞍鼻"（彩图26）。

## （三）眼部病变

眼部受累可见于50%~60%的患者，可表现为巩膜炎或结膜炎，巩膜炎是最常见的眼部表现，虹膜炎、视网膜病变、前葡萄膜炎、视神经炎、眼眶炎症、干燥性角结膜炎、周围性角膜炎、视网膜血管炎或视网膜血管阻塞等眼部病变较少见。有时，眼睛是疾病发生的最初部位，并且由眼部炎症倾向于发展为多系统炎症，因此眼部病变被视为病情严重程度的标志。

## （四）关节病变

关节病变是该病第二常见症状，发生率为50%~85%，但只有33%的患者是最初发病。关节受累主要表现为急性间歇性不对称关节炎或寡关节炎，通常累及掌指关节、近端指间关节、膝关节，也可见于踝关节、腕关节、跖趾关节和肘关节，其特点常为不对称性、非侵蚀性、非变形性的病变。

## （五）呼吸系统病变

约50%患者累及喉、气管及支气管软骨，初期症状包括干咳、声音嘶哑、失音、失语、喘息、窒息或颈前疼痛。当喉部受累引起喉软骨炎时，最初可表现为甲状腺上方疼痛、发声困难或失音，持续的喉部炎症可能导致不可逆的喉管狭窄并伴有呼吸困难，这可能需要紧急气管切开术。随着气管、支气管受累，可引起管壁纤维化或软骨结构破坏，导致管腔狭窄、塌陷，常并发严重呼吸道感染，是死亡的重要原因。

## （六）心血管病变

心血管受累是该病常见第二大死亡原因，发生率为30%，主要出现在男性患者中，临床中可表现为瓣膜性心脏病、主动脉瘤、主动脉夹层、心肌炎、心包炎、房室传导阻滞和全身性血管炎。

## （七）皮肤损害

发生在17%~37%的患者中，皮损无特征性且形态多样，表现为皮肤溃疡、结节性红斑、紫癜、脂膜炎和网状青斑等。此外也可发生指（趾）甲生长迟缓、脱发及脂膜炎，口腔及生殖器黏膜溃疡。

## （八）肾脏病变

约22%患者发展为某种类型的肾脏病变，可伴有镜下血尿、蛋白尿或管型尿，严重者可出现肾功能不全等。肾脏活检可能表现为肾小球膜扩张、IgA 肾病、肾小管间质性肾炎、节段性坏死性新月形肾小球肾炎和膜性肾病。肾脏受累与预后不良有关，其 10 年生存率为 10%。

### （九）血液系统损伤

该病患者常累及血液系统，据报道 50% 患者可发生贫血、血小板减少。活动期患者多有轻度正细胞正色素性贫血、白细胞增高；有的患者脾脏肿大，还可并发骨髓增生异常综合征（MDS），表现为难治性贫血，红细胞、粒细胞、巨核细胞系统增生异常。少数患者会发生溶血性贫血，可有黄疸、网织红细胞增加等表现。

### （十）神经系统病变

发生率大约为 3%，最易累及第 V 和 Ⅶ 颅神经，症状通常与中枢神经系统或周围神经系统的血管炎有关，临床表现包括头痛、脑膜炎、脑梗死、偏瘫、共济失调、癫痫发作、精神错乱和痴呆等。

### （十一）其他

据报道，大约 30% 的复发性多软骨炎患者可合并其他自身免疫性疾病，如强直性脊柱炎、类风湿关节炎、系统性红斑狼疮、系统性硬化症、皮肌炎和血管炎等。也有证据支持该病与恶性肿瘤有关，特别是与骨髓增生异常综合征（MDS）、实体瘤（膀胱、乳腺、肺、结肠、胰腺等）或其他血液系统恶性肿瘤（淋巴瘤）等相关。

## 二、体征

复发性多软骨炎症状复杂，病变主要发生在骨及类似软骨组织，可影响眼、耳、鼻、喉，其后累及多种器官和组织，全身情况复杂，表现各异，常见的典型体征有"菜花耳""鞍鼻"。

## 三、实验室和辅助检查

血常规：通常会见到轻中度正细胞正色素性贫血、白细胞升高及血小板增多，少数患者会出现嗜酸性粒细胞升高。

尿常规：少数患者有蛋白尿、血尿或管型尿。

血清学检查：ESR 和 CRP 通常均升高，偶尔可有类风湿因子、抗核抗体、抗中性粒细胞抗体（ANCA）阳性，但补体水平正常。抗软骨细胞抗体阳性及抗 Ⅱ 型胶原抗体阳性有助于疾病诊断。

影像学检查：X 线有助于发现耳郭、鼻部、气管内和关节软骨的钙化。CT 与 MRI 可用于评估上、下呼吸道病变。纤维支气管镜检查可直接发现气管、支气管普遍狭窄，软骨环消失，黏膜增厚、充血水肿及坏死。

病理学检查：病变软骨炎性浸润，主要以淋巴细胞、单核细胞、巨噬细胞及浆细胞为主，兼有不同程度多形核白细胞，软骨基质嗜碱性染色呈灶性或弥漫性减少。

# 第四节　诊断与鉴别诊断

## 一、诊断要点

典型的临床特征可以确诊，对于不典型病例，对耳、鼻或呼吸道受累软骨进行活检可确诊。

## 二、诊断标准

表 27-1　诊断标准

| 作者及年份 | 诊断标准 |
|---|---|
| McAdam 等（1976 年） | 满足以下 3 条或 3 条以上标准者可以诊断，并由活检组织病理学证实可以确诊；如临床表现明显，并非每例患者均需作软骨活检而可以临床诊断。<br>①双耳软骨炎；<br>②非侵蚀性多关节炎；<br>③鼻软骨炎；<br>④眼炎，包括结膜炎、角膜炎、巩膜炎、浅层巩膜炎及葡萄膜炎等；<br>⑤喉和（或）气管软骨炎；<br>⑥耳蜗和（或）前庭受损，表现为听力丧失、耳鸣和眩晕 |
| Damiani 等（1979 年） | 符合以下一项即可确诊：<br>符合 3 条或 3 条以上 McAdam 标准，不必组织学证据；<br>符合至少 1 条 McAdam 标准，并有组织学证据；<br>符合至少 2 条 McAdam 标准，并对肾上腺皮质激素或氨苯砜治疗有效 |
| Michet 等（1986 年） | 符合以下一项即可确诊：<br>双耳软骨、鼻软骨、喉气管 3 个部位至少 2 处出现炎症；<br>双耳软骨、鼻软骨、喉气管 3 个部位至少 1 处出现炎症，并有眼炎、听力障碍、前庭功能不全或血清阴性的多关节炎 4 项中的 2 项 |

## 三、鉴别诊断

### （一）耳郭病变及外耳炎

耳软骨炎容易被误诊为感染性软骨膜炎，但感染性软骨膜炎可累及耳垂。蜂窝织炎、麻风病、局部外伤、冻疮、痛风等引起的外耳形状与耳软骨炎易于混淆。另外还需与感染性外耳炎相鉴别。

### （二）引起鞍鼻畸形的疾病

应与韦格纳肉芽肿、直接创伤、先天性梅毒和鼻中隔穿孔引起的鞍鼻相鉴别。

### （三）眼炎

应注意与韦格纳肉芽肿、结节性多动脉炎、Cogan 综合征、白塞病、原发性或继发性干燥综合征、血清阴性脊柱关节病等累及眼的全身性疾病相鉴别。根据这些疾病的全身表现和实验室检查不难与之区别。

### （四）气管疾病

下呼吸道病变易于与哮喘、慢性支气管炎混淆，可根据病史及肺功能相鉴别；气道狭窄可见于淀粉样变性、结节病、韦格纳肉芽肿、结节病、地方性鼻硬结病等，一般上述疾病经组织活检可明确诊断。

### （五）主动脉炎和主动脉病变

应与梅毒、马凡综合征、Ehlers-Danlos 综合征、特发性纵隔囊肿坏死、血清阴性脊柱关节病并发的主动脉病变相鉴别。

## （六）肋软骨炎

需与良性胸廓综合征，如特发性、外伤性肋软骨炎、剑突软骨综合征、肋胸软骨炎、剑突软骨综合征等鉴别，上述这些疾病均无系统性临床表现，可与本病鉴别。

# 第五节　治　疗

## 一、西医治疗

由于复发性多软骨炎病因不明、发病罕见、临床表现的异质性和不可预测的复发性，迄今为止，尚无有效的治疗指南以及未能进行临床试验来证明治疗的有效性和安全性。因此，当前使用的不同治疗策略均基于经验性治疗，应根据疾病的活动性及严重性及时调整，但糖皮质激素仍是该病最基本的治疗。

### （一）非甾体抗炎药

非甾体抗炎药主要用于症状轻微者，用于控制鼻、外耳或关节的疼痛和炎症，常用药物有布洛芬、双氯芬酸、美洛昔康、吲哚美辛、塞来昔布等。

### （二）糖皮质激素

糖皮质激素为本病最基本治疗，初始剂量为 $0.5 \sim 1.0 mg/(kg \cdot d)$ ，可有效抑制疾病活动，减少复发的频率及严重程度；一旦疾病得到控制，激素逐渐减量，减至 $10 \sim 15 mg/d$ 长期维持。如发生气道受累、新近出现的感觉神经性听力减退或系统性血管炎，可予以甲泼尼龙 $[1.0 mg/(kg \cdot d)]$ 冲击治疗，连用 3 天。

### （三）免疫抑制剂

联合免疫抑制剂的指征：严重的呼吸道或血管病变以及控制病情和激素减量。甲氨蝶呤 $0.3 mg/(kg \cdot d)$ 通常有效，也可选用环磷酰胺、硫唑嘌呤、环孢素 A 及霉酚酸酯等药物。

### （四）氨苯砜

在一些患者中，氨苯砜 $50 \sim 100 mg/d$ 可有效控制软骨炎症及关节症状，但其不良反应较多，应从小剂量开始，以后逐渐加量。

### （五）生物制剂

生物制剂主要用于传统治疗效果不佳的难治性复发性多软骨炎，在个案报道中，应用利妥昔单抗、托珠单抗、阿巴西普（CTLA4-Ig）及 IL-1 拮抗剂均有个案有效的报道，但因病例数太少无法评估其有效性。

### （六）对症治疗

针对眼部症状，局部用泼尼松眼膏或用氢化可的松滴眼液；针对气管软骨塌陷引起重度呼吸困难，应行气管切开术；对于多处或较广泛的气管/支气管狭窄，可在纤支镜或 X 线引导下放置金属支架；对于严重影响心脏瓣膜病变的患者，可行瓣膜修补术或瓣膜成形术。

## 二、中医治疗

中医治疗原则发作期以祛邪为主，采用清热解毒、化痰散结为基本治法，结合病邪的性质分别采用清热祛湿、活血祛瘀、消肿止痛等治法；缓解期扶正祛邪兼顾，以滋补肝肾、益气养血为主，时刻顾护脾胃。

### （一）中医辨证论治

**1. 热毒炽盛证**

证候：初期多见发热，耳郭、鼻梁红肿、灼热、疼痛，痛不可触，局部色鲜红；或咽喉肿痛、暗哑；或目赤；或见关节红肿、疼痛，烦渴引饮，便秘溲黄，舌质红绛，苔黄，脉滑数或弦数。

治法：清热解毒，活血止痛。

方药：四妙勇安汤（《验方新编》）合仙方活命饮（《校注妇人良方》）或五味消毒饮（《医宗金鉴》）加减。

金银花、连翘、玄参、当归、赤芍、丹皮、忍冬藤、乳香、没药、甘草等。

加减：热盛加蒲公英、紫花地丁、栀子等；瘀滞明显加桃仁、红花、丹参、川芎等；咽喉疼痛加牛蒡子、马勃、射干等；目赤加菊花、夏枯草、石决明等；便秘加大黄、芒硝等；痛甚者加延胡索等。

**2. 湿热蕴结证**

证候：耳郭、鼻梁红肿、疼痛，或局部有结节，甚者溃烂渗出，或目赤，或皮肤结节红斑，关节疼痛、厌食油腻、口干口苦、口渴不欲饮，小便黄赤，或有低热，舌苔黄腻，脉濡数或滑数。

治法：清热利湿，疏肝利胆。

方药：四妙散（《圣济总录》）加减。

苍术、黄柏、牛膝、薏苡仁、决明子、菊花、柴胡等。

加减：热甚加栀子、连翘、金银花等；湿盛加陈皮、苍术、秦皮等；痛甚加郁金、延胡索等；如出现红斑结节加生地黄、牡丹皮、夏枯草、赤芍等；胃脘满胀者加半夏、厚朴、竹茹等。

**3. 痰瘀阻络证**

证候：耳郭、鼻梁红肿，色黯，疼痛，有结节或瘀斑，关节疼痛，屈伸不利，一般昼轻夜重，或胸闷，咳嗽咳痰，或肌肤甲错，或吞咽不利，或心悸怔忡，或目赤，舌黯苔腻，脉沉或沉滑。

治法：健脾祛痰，活血通络。

方药：导痰汤（《济生方》）合桃红四物汤（《医宗金鉴》）加减。

制半夏、陈皮、茯苓、枳实、白术、鸡血藤、穿山甲、皂角刺、当归、红花、桃仁、桂枝、莪术、甘草等。

加减：痰浊盛加白芥子、僵蚕、紫苏子、莱菔子等；气虚者加黄芪、党参等；瘀血者加川芎、地龙、土鳖虫等；心悸怔忡加薤白、瓜蒌、茯苓等；关节痛甚加独活、羌活、穿山龙、徐长卿等；胸闷咳嗽者加浙贝母、紫菀、款冬花、紫苏梗等。

**4. 寒湿瘀滞证**

证候：耳郭肿胀疼痛，耳软骨局限性或弥漫性紫红色斑块，或鼻梁肿痛，或耳郭增厚、硬化结节，或皮肤色素沉着，或结节性红斑，或皮下结节，或紫癜，或网状青斑，或关节肿痛，受凉加重，困痛如针刺，或咳嗽咳痰，痰多黏稠色白，或咳痰不利，口淡不渴，手足不温，畏寒怕冷，舌质暗淡瘀紫，苔白腻，脉沉涩。

治法：温经散寒，活血化瘀。

方药：当归四逆散（《伤寒论》）合失笑散（《太平惠民和剂局方》）或平胃散（《简要济众方》）加减。

当归、桂枝、白芍、细辛、通草、延胡索、五灵脂、蒲黄、苍术、厚朴、陈皮等。

加减：外寒较重者，加麻黄、桂枝等；痰湿较重者，加苍术、白术、茯苓等；寒痰较重者，加细辛、五味子、干姜等；瘀血较重者，加桃仁、丹参、五灵脂等。

5. 气血两虚证

证候：耳郭、鼻梁萎缩、变形，或局部溃烂久不愈合，或局部皮肤干燥、脱屑，听力减退，视物模糊，四肢酸楚疼痛，倦怠无力，畏寒肢冷，心悸气短，头晕目眩，咳嗽无力，舌质淡苔白，脉微细或沉。

治法：益气养血，荣筋通络。

方药：八珍汤（《瑞竹经验方》）加减。

生黄芪、炒白术、茯苓、当归、赤芍、白芍、熟地黄、川芎、鹿角胶、西洋参等。

加减：形寒肢冷加淡附片、细辛、制川乌等；关节疼痛加地龙、青风藤、徐长卿等。

6. 肝肾阴虚证

证候：耳郭、鼻梁萎缩、变形，眩晕耳鸣，口干目涩，声音嘶哑，视物模糊，听力减退，腰膝酸软，五心烦热，失眠盗汗，咳嗽少痰，肢体麻木，筋脉拘急，舌红少苔或无苔，脉沉弦或细数。

治法：滋补肝肾，养阴生津。

方药：杞菊地黄丸（《麻疹全书》）或一贯煎（《续名医类案》）加减。

枸杞子、菊花、生地黄、南沙参、麦冬、旱莲草、女贞子、牡丹皮、山药、土茯苓、甘草等。

加减：虚火内盛加知母、黄柏、鳖甲等；眼干、视物模糊者加决明子、石斛、茺蔚子等；失眠不安者加酸枣仁、夜交藤、茯神等。

## （二）中成药

1. 雷公藤多苷片　每次 10~20mg，3 次/日，或遵医嘱，饭后服用。具有清热解毒、祛风除湿之功效。大量实验研究表明，雷公藤多苷片具有抗炎、免疫抑制作用[36]。同时应注意其性腺抑制、骨髓抑制以及肝损伤等副作用。

2. 四妙丸　每次 6g，2 次/日，或遵医嘱，口服。具有清热利湿之功效。现代药理研究表明，四妙丸配方颗粒能够缓解胶原诱导关节炎大鼠的关节炎症状，抑制关节滑膜增生和降低血清炎性因子水平[37]。

3. 风湿安冲剂　每次 6g，2 次/日，或遵医嘱，冲服。具有清热利湿、通络止痛之功效。现代研究表明风湿安冲剂能抑制体液免疫反应，调节细胞免疫功能，起到保护关节、滑膜免受损害的作用，从而维持滑膜关节组织的正常结构和功能[38]。

4. 湿热痹颗粒　每次 5g，2 次/日，或遵医嘱，冲服，妊娠妇女忌用。具有祛风除湿、清热消肿、通络定痛之功效。实验研究表明湿热痹颗粒具有很好的镇痛作用，可抑制急慢性炎症[39]。

## （三）外治法

1. 如意金黄散　外用，涂搽患处，适量。具有清热解毒、消肿止痛的作用。
2. 中草药外敷　鲜大蓟、小蓟适量，杵烂外用，水调外敷，每日 1 次。

# 第六节　中西医结合诊治策略与措施

## 一、病因不明确，多手段、多方法监测确诊

复发性多软骨炎目前病因不明，应根据临床症状与体征、实验室检查、病理学表现以及其他辅助手段以明确诊断。该病前驱症状可表现为贫血、体重减轻，急性期可伴有发热，以中低热为主，也可表现为全身肌肉酸痛、乏力、食欲欠佳等。软骨炎，顾名思义，病变部位多见于耳鼻的弹性软骨、四肢关节部位的透明软骨以及气管、支气管软骨等部位，也可见于眼、血管、肾等富含蛋白多糖的组织。检查血沉、C反应蛋白及白细胞增高提示该疾病可能处于活动期，复发性多软骨炎无特异性自身抗体，临床可监测抗核抗体（ANA）、抗软骨抗体等判断复发性多软骨炎病情的严重程度。影像学检查或气管镜见气道狭窄、气管壁增厚、气管管腔变形等表现时，应高度考虑本病；取病变部位软骨行病理活检为诊断复发性多软骨炎的关键。临床应综合以上方法明确诊断，尽早制定治疗方案以改善预后[40]。

## 二、明确诊断是先导，辨证施治是关键

针对复发性多软骨炎急性期重症患者，出现多器官、多系统损害尤其是病变累及呼吸道时，临床应以糖皮质激素、免疫抑制剂、生物制剂、介入、手术等西医治疗为主，中医治疗为辅。急性发病期，常表现为发热，耳郭、鼻梁红肿、灼热、疼痛，痛不可触，局部色鲜红，或局部有结节等，中医辨证为热毒炽盛、湿热蕴结、痰瘀阻络，应使用清热解毒、利湿、化痰散结的方药如五味消毒饮、四妙勇安汤、四妙散、导痰汤以及雷公藤、金银花等，这些方药大多具有抗炎和免疫调节等作用。在疾病缓解期，炎症指标趋于正常，处于低疾病活动或临床缓解阶段，应尽快撤减西药，尤其是糖皮质激素，应以中医治疗为主，避免长期应用糖皮质激素和免疫抑制剂所带来的毒副作用。缓解期主要为耳郭、鼻梁萎缩、变形，或局部溃烂久不愈合，中医辨证为气血两虚、肝肾阴虚，应使用益气养血、滋补肝肾的方药如八珍汤、杞菊地黄丸等。

## 三、重视清热解毒、化痰散结法的应用

西医学的研究认为本病属于自身免疫异常，故本病存在的局部的红肿热痛、炎症细胞的聚集、免疫复合物的沉积均属于中医学之"热毒"。患者素体肥胖或喜食肥甘，多生痰湿，痰湿内蕴日久则成腐，加之外感风热疫毒之邪，内外相搏，郁闭气血，化腐生热生火，火热久而化为"热毒"。热毒蕴结体内，沿经络循行，上窜至诸窍，弥漫三焦及全身，肝胆经络循行于耳、双目，痰湿瘀热互结，则发为耳郭红肿热痛、双目发红发痒等症状；肺经循行经过咽部、气管等，若热毒之邪郁闭于肺，阻塞气血，则出现声音嘶哑、呼吸困难等症状；胃经起于鼻，若热毒沿胃经上炎至鼻，则出现鼻堵、鞍鼻等症状；若热毒客于肌肤关节则出现关节红肿热痛等关节炎的症状。故病机根本上属于"热毒""痰湿"，治疗应注重清热解毒、化痰散结。

## 四、中西合璧，减毒增效

在疾病活动期应用激素阶段，针对应用激素后出现水钠潴留、血液黏稠等不良反应，可用活血利水的中药，如茯苓、泽兰、泽泻、益母草、桃仁等；若表现有向心性肥胖、满月脸、痤疮、多毛等，属中医的水亏火旺、湿浊内停，用滋阴清热、化湿利尿法治疗，可选用地麦四苓散等；若引起

无菌性股骨头坏死，应在停减激素的基础上加用补肾活血法治疗；同时纯阳之激素容易助阳化热伤阴，出现烦躁易怒、不寐、面色潮红、心悸、舌红脉数等证候，应用犀角地黄汤、清营汤、四妙勇安汤等清热凉血解毒方药。在疾病缓解期，应用中医治疗后，可以快速减停西药，减少或避免胃肠道反应或骨髓抑制，在遣方用药时应时刻顾护脾胃，同时可以根据患者的体质进行调理，提高患者的生活质量。

# 第七节　名医经验

## 一、施杞经验

施杞[41]教授认为本病属中医学"痹证"范畴，病性为本虚标实，其本虚为气虚、肾虚，而标实则以痰、瘀为主，治疗遵循"气血并调，肝脾肾同治，攻补兼施，标本兼治"的中医理念，以益气健脾祛痰、补血活血通络、补肾平肝利水为治则，拟经验方以补中益气汤合杞菊地黄丸加减为基本方进行调治；疾病活动期火热炽盛，去生姜、山茱萸等温热、滋肾药，加虎杖根、半枝莲、炙土鳖虫、白花蛇舌草、鸡血藤、黄芩等药物以通络活血、清热解毒；关节肿胀痰湿重者，易陈皮为半夏、苍术；痰瘀实邪已去，症状缓解期予十全大补汤加味益气健脾、活血补肾、疏经通络以扶正兼祛邪；正气恢复耐攻伐者加防己黄芪汤及利水渗湿、破血逐瘀药物以攻补兼施，进一步祛除痰瘀；病情稳定期，痰瘀水湿已除，加虎杖根、蜈蚣、天麻及防风以活血平肝通络、祛邪固表，预防病情复发。

**医案举例**：林某，女，67岁。初诊日期：2006年9月21日。

病史：患者于2004年鼻骨骨折后高热，经抗生素治疗无效，1年内渐出现双眼及双耳红肿、耳郭变软、双耳听力明显减退，经醋酸泼尼松（最大用量达50mg/d）治疗数月后症状缓解，激素减至30mg/d时症状加重，并出现四肢关节肿胀疼痛，后增量至50mg/d，并以该剂量维持治疗9个月后四肢关节症状缓解，但出现满月脸、水牛背等激素不良反应，转而求治于施杞教授。刻下症见：神疲乏力，步履拘紧、不稳，头晕目糊，腰背酸楚，四肢关节疼痛，大便干结；舌紫暗、苔薄，脉细滑。查体：鞍状鼻，耳郭软，满月脸，水牛背；肘关节、膝关节肿胀，两侧腰肌、肘关节、膝关节压痛（+）。实验室检查：ESR 50mm/h，CRP 13.0mg/L，尿蛋白（+）。西医诊断：复发性多软骨炎；中医诊断：痹证。中医辨证：气阴两虚证。治法：健脾益气补血，滋肾平肝。处方：炙黄芪15g，党参12g，苍术9g，白术9g，全当归9g，赤芍12g，白芍12g，茯苓15g，茯神15g，北柴胡9g，炒黄芩9g，姜半夏9g，生地黄9g，熟地黄9g，山茱萸9g，怀山药18g，牡丹皮12g，泽泻12g，杭菊花12g，枸杞子12g，制香附12g，炙甘草6g，木通12g。每日1剂，水煎，早晚分服。

2006年10月19日二诊：肢节肿痛已缓，便溏；舌紫、苔薄，脉细滑。复查ESR 67mm/h，CRP 13.9mg/L，虽症状较前好转，但炎症指标仍未得到控制，上方去熟地黄、山茱萸、杭菊花，加虎杖根12g，露蜂房9g，半枝莲18g，炙土鳖虫9g，白花蛇舌草18g，鸡血藤12g。

2006年11月16日三诊：症状续减，二便调；舌紫，苔薄腻，脉弦滑。复查ESR 42mm/h，CRP 5mg/L，治法仍为益气健脾、活血补肾，佐以疏经通络，处方：将二诊基础上炙黄芪换为生黄芪15g，加桂枝9g，熟附片9g，天南星15g，淫羊藿12g，知母9g，鸡内金9g；减黄芩、柴胡、姜半夏、茯神、泽泻、山药、枸杞子、制香附、木通。

2006年12月14日四诊：腰背酸楚，四肢关节疼痛，胃纳、二便均可；舌紫，苔薄，脉细滑。复查ESR较三诊时下降，治宜补气血、益肾利水。处方：生黄芪15g，苍术12g，白术12g，汉防己15g，青风藤15g，全当归9g，赤芍药12g，白芍药12g，莪术12g，地骨皮12g，鸡血藤12g，豨莶草12g，生地黄9g，熟地黄9g，山茱萸12g，泽泻12g，茯苓15g，川牛膝12g，熟附片6g，桂枝

6g，露蜂房 12g，生薏苡仁 15g，熟薏苡仁 15g，炙甘草 6g，天南星 15g。

2007 年 1 月 11 日五诊：腰背及四肢关节疼痛肿胀已明显好转；泼尼松用量已由 50mg/d 减为 12.5mg/d。复查 ESR 17mm/h，再以扶正祛邪、活血通络之法，将四诊方去汉防己、泽泻、山茱萸，加炒防风 15g，虎杖根 15g，蜈蚣 3 条，天麻 12g。续服 45 剂，患者症状明显减轻。此后，曾因外感咳嗽入院治疗，经整体调治 8 周后，咳嗽症状消失而出院。随访至今，患者以泼尼松 7.5mg/d 口服维持治疗，一般情况良好。

### 二、王付经验

王付[42]教授认为本病病机是寒湿瘀滞、气血不通，治疗当温阳散寒通脉、益气养血、活血化瘀，予平胃散合当归四逆汤、失笑散治之；以平胃散温阳散寒、醒脾燥湿，以当归四逆汤温经通脉、益气养血，失笑散活血化瘀止痛，另加生地黄以防温热药伤阴。三方合用，标本兼治，祛邪亦不伤正。

**医案举例：**孙某，男，48 岁。

既往有复发性耳软骨炎病史 6 年，曾多次服用中西药均未能达到预期治疗目的。近因耳郭肿胀疼痛加重前来诊治，刻下症见：耳郭软骨弥漫性紫暗红色斑块，疼痛如针刺，耳郭增厚粗糙，冬天加重，夏天略有缓解，口淡不渴，舌质暗淡瘀紫，苔白腻，脉沉略涩。西医诊断：复发性多软骨炎；中医诊断：痹证。中医辨证：寒湿瘀毒证。治法：活血化瘀、散寒燥湿。选方当归四逆汤合平胃散、失笑散，方药：苍术 12g，厚朴 10g，陈皮 6g，当归 10g，白芍 10g，桂枝 10g，细辛 10g，通草 6g，大枣 25 枚，五灵脂 12g，蒲黄 12g，生地黄 15g，炙甘草 6g。共 6 剂，水煎服，每日 1 剂，每日 3 服。

二诊：疼痛略有减轻，前方续服 6 剂。

三诊、四诊将原方续服 12 剂后疼痛逐渐减轻至消失。

五诊：耳郭粗糙好转，以原方再服 6 剂。

六诊：耳郭色泽基本接近正常，以前方 30 余剂续服。之后，为了巩固疗效，以前方变汤剂为散剂，每次 6g，每日 3 服，治疗 2 个月。随访 1 年，一切正常。

## 第八节 中西医调护

急性发作期患者病症较多，应积极对症治疗，多卧床休息，避免劳累。宜给予清淡易消化饮食，加强蛋白质以及钙、磷摄入，忌食肥甘厚腻、辛辣刺激之品，蔬菜水果一般均可食用。生活起居方面，患者应避风寒潮湿之地，保暖通风，预防呼吸道感染；保持充足睡眠，可采取睡前泡足或饮热牛奶等方法助眠，忌食浓茶、咖啡等。精神方面，本病可呈慢性化，反复发病，要帮助患者舒畅情志，切勿焦躁。缓解期应适当体育锻炼，增强体质，提高机体免疫力。

## 第九节 预后转归

复发性多软骨炎原因不明，病程长短个体差异性较大，数周至数年不等。一项研究估测，该病 5 年存活率为 74%，10 年存活率为 55%[31]。患者通常死于喉和气管软骨塌陷所致的窒息，或心血管病变（大动脉瘤、心脏瓣膜病变）导致的循环系统功能不全；合并血管炎或年轻患者出现鞍鼻畸形，均提示预后不良，为提高存活率，改善预后，应早诊断、早治疗，积极防治并发症。

# 第十节　诊治指南（方案或共识）

## 中华医学会风湿病学分会 2011 年"复发性多软骨炎诊断和治疗指南"[43]

1. 概述　复发性多软骨（relapsing polychondritis，RP）是一种软骨组织复发性退化性炎症，表现为耳、鼻、喉、气管、眼、关节、心脏瓣膜等器官及血管等结缔组织受累。RP 的病因目前尚不清楚，实验证据提示和自身免疫反应有密切关系。软骨基质受外伤、炎症等因素的影响暴露出抗原性，导致机体对软骨局部或有共同基质成分的组织如葡萄膜、玻璃体、心瓣膜、气管黏膜下基底膜、关节滑膜和肾小球及肾小管基底膜等组织的免疫反应。RP 发病无性别倾向，多发于 30~60 岁。发病初期为急性炎症表现，经数周至数月好转，以后为慢性反复发作，长达数年。晚期起支撑作用的软骨组织遭破坏，患者表现为松软耳、鞍鼻以及嗅觉、视觉、听觉和前庭功能障碍。

2. 临床表现　RP 可隐匿起病，也可急性发病或病情突然加重。活动期可有发热、局部疼痛、疲乏无力、体重减轻和食欲不振等。其常见临床表现如下：

（1）耳软骨炎：耳郭软骨炎是最常见的临床表现。病变多局限于耳郭软骨部分，包括耳轮、耳屏，有时可侵犯外耳道，常对称性受累，但耳垂不受累。初期仅表现为耳郭红、肿、热、痛、有红斑结节，常在 5~10 天内自行消退，可反复发作，久之耳郭塌陷畸形，局部色素沉着。耳郭软骨炎可导致耳松软、变形、弹力减弱，出现结节、外耳道萎缩。外耳道狭窄、中耳炎症、咽鼓管阻塞可致传导性耳聋。后期可累及内耳，表现为听觉或前庭功能损伤。病变累及迷路可导致旋转性头晕、眼球震颤、共济失调、恶心及呕吐等。

（2）鼻软骨炎：约 3/4 的患者有鼻软骨炎。在急性期表现为局部红肿、压痛，常突然发病，颇似蜂窝组织炎，数天后可缓解。反复发作可引起鼻软骨局限性塌陷，发展为鞍鼻畸形。患者常有鼻塞、流涕、鼻出血、鼻黏膜糜烂及鼻硬结等。

（3）眼部病变：眼部受累可单侧或者双侧。最常见的临床表现是突眼、巩膜外层炎、角膜炎或葡萄膜炎。巩膜炎反复发作可导致角膜外周变薄，甚至造成眼球穿孔。此外还可有球结膜水肿、结膜炎、角膜结膜炎、眼干燥、白内障、虹膜睫状体炎、眼外直肌麻痹等表现。视网膜病变如视网膜微小动脉瘤、出血和渗出、静脉闭塞、动脉栓塞也常有发生。视网膜血管炎或视神经炎可导致失明。随着病情的反复发作，患者常可同时患有数种眼疾。

（4）关节病变：RP 的关节损害特点是外周关节非侵蚀性、非畸形性多关节炎。大小关节均可受累，呈非对称性分布，多为间歇性发作，慢性持续性者较少。肋软骨和胸锁关节以及骶髂关节也可受累。此外尚可发生短暂的腱鞘炎、肌腱炎，表现为疼痛和触痛，甚至红肿。重者关节有渗出，关节液多为非炎症性的。当 RP 合并类风湿关节炎时，则可出现对称性、侵蚀性畸形性关节炎。

（5）呼吸系统病变：约半数患者累及喉、气管及支气管软骨。表现为声音嘶哑，刺激性咳嗽，呼吸困难和吸气性喘鸣。喉和气管炎症早期可有甲状软骨、环状软骨及气管软骨压痛。喉和会厌软骨炎症可导致上呼吸道塌陷，造成窒息，需急诊行气管切开术。在疾病的晚期支气管也可发生类似病变，炎症、水肿及瘢痕形成可导致严重的局灶性或弥漫性的气道狭窄、气管切开术不能有效地纠正呼吸困难。由于呼吸道分泌物不能咯出，继发肺部感染，可导致患者死亡。

（6）心血管病变：约 30% 的患者可累及心血管系统，表现为心肌炎、心内膜炎或心脏传导阻滞，主动脉瓣关闭不全，大、中、小血管炎。主动脉瓣关闭不全是常见而严重的心血管并发症，通常是由于主动脉炎症和主动脉瓣环和主动脉进行性扩张所致，而非主动脉瓣膜病变。在主动脉瓣听诊区可闻及程度不同的舒张期杂音。其他的表现包括升主动脉和降主动脉动脉瘤，大血管动脉瘤破裂可引起猝死。此外，还可出现因血管炎而导致的血栓形成，可累及降主动脉及腹主动脉锁骨下动脉、脑内动脉、肝动脉、肠系膜动脉及周围动脉。RP 伴发结节性多动脉炎、韦格纳肉芽肿病及大动脉炎等病例均有报道。

（7）血液系统受累：RP 患者常累及血液系统。据报道半数患者发生贫血、血小板减少。活动期的患者多有轻度正细胞正色素性贫血，白细胞增高。有的患者脾脏肿大，还可并发骨髓异常增生综合征（MDS），表现为难治性贫血，红细胞、粒细胞、巨核细胞系统增生异常。少数发生溶血性贫血，可有黄疸、网织红细胞增加等表现。

（8）皮肤病变：RP 皮损无特异性，受累率约 25%。皮损的形态是多样的，可表现为结节性红斑、紫癜、网状青斑、结节、皮肤角化、溢脓、色素沉着等。活检常呈白细胞破碎性血管炎的组织学改变。此外也可发生指（趾）甲生长迟缓、脱发及脂膜炎，口腔及生殖器黏膜溃疡。有些病例和白塞病重叠存在。

（9）神经系统病变：少数患者可有中枢神经系统受损和周围神经受损的症状，如头痛，展神经、面神经麻痹，癫痫，器质性脑病和痴呆，也可发生多发性单神经炎。

（10）肾脏病变：肾脏受累的表现有显微镜下血尿、蛋白尿或管型尿，反复发作可导致严重肾炎和肾功能不全。肾动脉受累可发生高血压。肾脏活检有肾小球性肾炎的组织学证据。尿常规检测异常和 RP 肾脏损害有关，还应考虑到 RP 合并系统性血管炎引起的肾脏受累。

3. 实验室检查

（1）血常规及红细胞沉降率（ESR）：急性活动期大多数患者有轻度正细胞正色素性贫血及白细胞中度增高，ESR 增速。

（2）尿常规：少数患者有蛋白尿、血尿或管型尿。有时可出现类似肾盂肾炎的改变。急性活动期尿中酸性黏多糖排泄增加，对诊断有参考价值。

（3）血清学检查：20%～25% 的患者免疫荧光抗核抗体阳性及类风湿因子阳性。少数患者梅毒血清学反应假阳性或狼疮细胞阳性。总补体、C3、C4 多正常，偶有升高。IgA、IgG 在急性期可暂时性增高。间接荧光免疫法显示抗软骨细胞抗体阳性及抗 Ⅱ 型胶原抗体阳性对 RP 的诊断可能有帮助。

（4）肾功能和脑脊液检查：肾功能异常及脑脊液细胞增多提示相关的血管炎。

（5）X 线检查：常有耳软骨钙化，喉断层摄影可见有气管狭窄。胸部 X 线显示有肺不张、肺炎、程度不等的纤维化。气管支气管体层摄影可见气管、支气管普遍性狭窄。X 线检查可见心脏扩大，并以左心扩大为主。有时也能显示主动脉弓进行性扩大，升主动脉和降主动脉、鼻、气管和喉有钙化。关节 X 线检查示关节旁的骨密度降低，可有关节腔狭窄，但无侵蚀性破坏。少数患者有脊柱后凸，腰椎和椎间盘有侵蚀及融合，骶髂关节狭窄及侵蚀，必要时行 CT 扫描检查。

（6）纤维支气管镜检查及肺功能测定：纤维支气管镜检查可发现气管、支气管普遍狭窄，软骨环消失，黏膜增厚、充血水肿及坏死，内有肉芽肿样改变或黏膜苍白萎缩。由于气道狭窄或塌陷等改变肺功能测定显示阻塞性通气障碍。

4. 诊断要点　根据典型的临床表现和实验室检查在考虑到 RP 的可能时，可按 1975 年 McAdam 的诊断标准：①双耳软骨炎；②非侵蚀性多关节炎；③鼻软骨炎；④眼炎，包括结膜炎、角膜炎、巩膜炎、浅层巩膜炎及葡萄膜炎等；⑤喉和（或）气管软骨炎；⑥耳蜗和（或）前庭受损，表现为听力丧失、耳鸣和眩晕。具有上述标准 3 条或 3 条以上者可以确诊，并由活检组织病理学证实可以确诊；如临床表现明显，并非每例患者均需作软骨活检而可以临床诊断。

当病变广泛累及耳、鼻、喉、气管软骨时，应与许多临床表现相类似的其他疾病相鉴别。

（1）耳郭病变及外耳炎：应与局部外伤、冻疮、丹毒、慢性感染、系统性红斑狼疮、痛风、霉菌性疾病、梅毒、麻风病鉴别。系统性血管炎或其他结缔组织病也可引起耳软骨炎，但其双侧耳软骨炎者不多见。

（2）鼻软骨炎：需要与韦格纳肉芽肿病、淋巴样肉芽肿、致死性中线肉芽肿、先天性梅毒、麻风、淋巴瘤、结核等引起的肉芽肿以及癌肿和淋巴肉瘤相鉴别。反复多次活检、病原菌的培养及血清学检查可有助鉴别。

（3）眼炎：应注意与韦格纳肉芽肿病、结节性多动脉炎、Cogan 综合征、白塞病、原发性或继发性干燥综合征、血清阴性脊柱关节病等累及眼的全身性疾病相鉴别。根据这些疾病的全身表现和实验室检查特征不难与之区别。

（4）气管、支气管狭窄变形：应与感染性疾病、结节病、非感染性肉芽肿病、肿瘤、慢性阻塞性肺疾病、淀粉样变性等疾病鉴别，一般上述疾病经活组织检查可明确诊断。RP 患者有耳、鼻等软骨病变，可资与之鉴别。

（5）主动脉炎和主动脉病的病变：应与梅毒、马凡综合征、Ehlers-Danlos 综合征、特发性纵隔囊肿坏死、血清阴性脊柱关节病并发的主动脉病变相鉴别。

（6）肋软骨炎病变：须与良性胸廓综合征鉴别，包括特发性、外伤性肋软骨炎、Tietze 综合征、肋胸软骨炎、剑突软骨综合征等，上述这些疾病均无系统性临床表现，可资与 RP 鉴别。

5. 治疗方案及原则

（1）一般治疗：急性发作期应卧床休息，视病情给予流质或半流质饮食，以免引起会厌和喉部疼痛。注意保持呼吸道通畅，预防窒息。烦躁不安者可适当用镇静剂。让患者保持充足的睡眠。

（2）药物治疗

①非甾体抗炎药：可用吲哚美辛 25mg/d 或双氯芬酸钠 75～150mg/d，或选用其他非甾体抗炎药。

②糖皮质激素：糖皮质激素可抑制病变的急性发作，减少复发的频率及严重程度，用于较重的患者，开始剂量为：泼尼松 30～60mg/d，分次或晨起一次口服。重度急性发作的病例如喉、气管及支气管、眼、内耳受累时，泼尼松的剂量可酌情增加，甚至行甲泼尼龙冲击治疗。临床症状好转后，泼尼松可逐渐减量。剂量在 15mg/d 以下时可维持 1～2 年。

③免疫抑制剂：环磷酰胺 400mg 静脉注射每周 1 次，或 200mg 静脉注射每周 2 次。要根据患者的耐受程度调节剂量，病情稳定后减量。甲氨蝶呤 10～30mg 每周 1 次口服或静脉注射。也可选用硫唑嘌呤等免疫抑制剂口服。近年有用来氟米特治疗本病者，但病例尚少。在使用免疫抑制剂时，应定期查血、尿常规，肝、肾功能以防止不良反应发生。

④氨苯砜：氨苯砜在人体内可抑制补体的激活和淋巴细胞转化，也能抑制溶菌酶参与的软骨退行性变。氨苯砜平均剂量为 75mg/d，剂量范围 25～200mg/d，开始从小剂量试用，以后逐渐加量，其疗效尚未得到肯定。因有蓄积作用，服药 6 天需停药 1 天，持续约 6 个月。氨苯砜主要不良反应为恶心、嗜睡、溶血性贫血、药物性肝炎及白细胞下降等。

⑤生物制剂：抗 CD4 单克隆抗体是最早用于治疗 RP 的生物制剂，后来相继用肿瘤坏死因子拮抗剂英夫利西和依那西普治疗严重病例获成功。近来有报道经用上述 2 种肿瘤坏死因子拮抗剂无效者改用阿那白滞素可以有效控制患者病情。已报道生物制剂疗效肯定，但病例数尚少，有待进一步临床观察验证。

（3）对症治疗：眼部症状可局部用泼尼松眼膏，或用氢化可的松滴眼液点眼。注意预防继发感染。当出现继发性白内障或青光眼时，可给予针对性治疗。对气管软骨塌陷引起重度呼吸困难的患者，应立即行气管切开术，必要时用人工呼吸机辅助通气，以取得进一步药物治疗的机会。已有报道对于软骨炎所致的局限性气管狭窄可行外科手术切除。应积极预防和治疗肺部炎症，一旦发生肺部感染，应使用有效的抗生素。RP 患者因心瓣膜病变引起难治性心功能不全时，应使用强心剂和减轻心脏负荷的药物。若有条件可行瓣膜修补术或瓣膜成形术，以及主动脉瘤切除术。

6. 预后　一般预后良好，重症患者常死于喉和气管软骨支持结构塌陷所致的窒息，或心血管病变（大动脉瘤、心脏瓣膜病变）导致的循环系统功能不全。为降低病死率，改善预后，应早期诊断和及时治疗。

# 第十一节　中西医临床研究进展

## 一、临床辨治

### （一）中医辨证分型

查阅近十年文献发现，该病罕见，中西医结合诊治多为个案报道，大多医家根据病变累及部位，辨别寒热虚实，经验性选方用药进行治疗。对于该病完整的中医辨证分型见于王承德教授主编的《实用中医风湿病学》。房定亚[44]结合现代医学研究认为"热毒伤络"是本病的病机关键，确立了清热解毒的治疗大法，临床常用四妙勇安汤合四神煎加减（金银花、生黄芪、石斛、当归、川牛膝、黄芩、胆南星等）治疗，其组方精炼，顾及多面，标本兼治。施杞认为本病属于中医学"痹证"范畴，病性为本虚标实，其本虚为气虚、肾虚，而标实则以痰、瘀为主，故治疗以益气化瘀、补肾祛痰为原则。周彩云[45]认为本病病性属本虚标实，以热毒、瘀阻、痰湿为标，气血虚弱、肝肾阴虚为本；急性期治标为主，重在清热解毒、活血通络、化痰散结，同时不忘求本，兼顾益气养阴；缓解期以治本为主，益气养血、滋补肝肾的同时，不忘清热解毒，化痰散结。

### （二）经典方剂联合西药

周彩云等[45]选用五味消毒饮联合免疫抑制剂、糖皮质激素治疗 1 例，临床效果显著。女性患者，53 岁，"复发性多软骨炎"诊断明确，既往间断服用醋酸泼尼松片、雷公藤多苷片进行治疗，疗效欠佳。此次就诊主因双侧耳郭肿胀疼痛，伴右侧耳轮及耳舟局部色素沉着，双下肢凹陷性水肿，方选五味消毒饮加减联合雷公藤多苷片（20mg，3 次/日）、醋酸泼尼松片（10mg，1 次/日），服用 1 周后自觉肿痛减轻；二诊、三诊时，予五味消毒饮加减，西药方案同前，经治疗患者双侧耳郭肿痛明显缓解；之后半年内门诊随诊，上述症状未再发作，病情稳定，遂予中药原方加减，并将醋酸泼尼松减量为 5mg 与 2.5mg 隔日交替口服，雷公藤多苷片原量续服，定期随诊，病情稳定。金昕等[46]采用导痰汤加减联合西药治疗本病 1 例，疗效显著。女性患者，42 岁，既往因间断胸痛、咳嗽、咳痰，憋气 1 年余，予抗感染效果欠佳；支气管镜下示：气管黏膜粗糙，各支气管黏膜肿胀，管腔狭窄；病理活检示：左上支气管黏膜慢性炎症细胞浸润；遂诊断为复发性多软骨炎。现症见：咳嗽咳痰，痰白难咳，胸闷气短，倦怠乏力，四肢重着，予强的松、环磷酰胺冲击治疗，联合导痰汤加减治疗 2 周后，病情好转出院。曹济航[47]中西医联合治疗本病 1 例，男性患者，62 岁，主因左耳郭反复疼痛肿胀，发热，伴腰骶部疼痛就诊，辨证属热毒壅滞，治则宜清热解毒、祛风胜湿，运用七星钩汤（麻黄、金银花、蒲公英、紫花地丁、半枝莲、干地龙、蝉蜕、牡丹皮、赤芍、碧玉散）联合地塞米松磷酸钠注射液（5~10mg，静脉注射）、罗红霉素（0.25g，口服，一日两次）治疗，45 天后病情基本控制，好转出院，随后定期随访，预后尚可。

### （三）自拟方联合西药

胡陕等[48]采用自拟方联合糖皮质激素治疗本病 1 例。女性患者，34 岁，刻下症见：左耳郭红肿、疼痛，皮肤紫黑至耳甲腔，并见紫血疱，破溃后有淡黄色黏稠液体渗出。舌苔黄腻，脉细弦。辨证属湿热蕴结、血脉瘀热，治以清热凉血活血，自拟方具体如下：生地黄 10g，赤芍 10g，牡丹皮 10g，玄参 10g，当归 10g，川芎 10g，丹参 10g，桃仁 10g，红花 10g，六一散 15g（包煎），同时联合强的松 60mg，晨 8 时顿服。服药 10 天后左耳郭红肿明显减轻，皮肤由紫黑转红，渗出消失。服药半月后耳郭皮肤恢复正常，脱痂，无萎缩。出院转门诊巩固治疗，强的松按常规递减撤除，中药治以益气活血，药用黄芪 30g，赤芍 10g，川芎 10g，当归 10g，丹参 10g，桃仁 10g，红花 10g，干地龙 10g，六一散 15g（包煎），焦山楂 15g。每日 1 剂，水煎服，连用 20 剂后，后期连续随访 5 年病未发作。

### （四）中药提取物联合西药

李兆基等[49]运用雷公藤多苷片联合西药治疗本病 3 例，患者均为女性，病变部位为双侧耳郭、双侧杓状软骨、鼻中隔、眼，并见头面、耳后、小腿结节性红斑，ESR 及血清 IgM 均升高，急性期给予雷公藤多苷片 60~90mg/d、醋酸泼尼松片 30~60mg/d；症状明显缓解后口服药逐步减量，雷公藤多苷片 30~60mg/d，醋酸泼尼松片 10~20mg/d，维持用药 4 个月，并随访 22 个月，病变部位均无红肿痛，1 例遗有左耳郭轻度畸形，1 例遗有轻度鞍状鼻。

## 二、方药与药理

### （一）方药用药规律

本病罕见，其用药规律无系统综述，现将个案报道中的方药用药规律做一分析总结。本病急性发作期应以治标为主，重在清热解毒、活血通络、化痰散结，选方以五味消毒饮、龙胆泻肝汤、仙方活命饮、四妙勇安汤、四妙散等使用频繁。其中以金银花、连翘、菊花、栀子、玄参、当归、赤芍、牡丹皮、桃仁、红花、半夏、泽泻等使用频率较高。缓解期以益气养血、滋补肝肾为主，八珍汤、四君子汤、补中益气汤、杞菊地黄丸使用频率较高，用药则多以黄芪、白术、白芍、麦冬、枸杞子、生地黄、熟地黄、当归等补益药为主。

### （二）方药药理举例

1. 四妙勇安汤　四妙勇安汤最早见于华佗《神医秘传》，由清代鲍相璈将其收载于《验方新编·卷二》中。本方由金银花、玄参、当归、甘草四味药组成，具有清热解毒、滋阴养血、活血化瘀之功效。目前研究显示[50]，四种药均有不同程度的抗炎和抗氧化的作用，能够有效抑制炎症反应和预防血管性疾病的作用。吕延伟等[51]报道金银花和当归配伍使用，能降低股动脉肿瘤大鼠血清中的炎症介质 CRP 和 TNF-α 的含量，减轻动脉壁炎性细胞浸润程度。李伟东等[52]报道四妙勇安汤能显著降低二甲苯所致小鼠耳郭肿胀程度及醋酸所致小鼠腹腔毛细血管通透性，说明该方对炎症早期有明显的抑制作用。本方还能降低大鼠炎症渗出物中前列腺素 $E_2$ 的含量，有效地抑制 IL-8、TNF-α、MCP-1 等炎性因子的分泌。张军平等[53]报道四妙勇安汤具有抗脂质过氧化作用，并能抑制 LDL 过氧化，防止氧化应激引起机体损伤。

2. 五味消毒饮　由金银花、野菊花、蒲公英、紫花地丁、紫背天葵组成，具有清热解毒、消散疔疮等功效，临床广泛用于五官、内科、外科、妇科等疾患。王志龙等[54]研究发现五味消毒饮能直接上调机体免疫功能，同时可通过动态调整肠道菌群平衡而间接增强机体免疫功能，达到调整阴阳、扶正祛邪的目的。药理研究[55]表明五味消毒饮有效成分有如机酸类、黄酮类、绿原酸等及浸出液均具有抑制炎症、调节免疫的作用。

3. 金银花　金银花味甘，性寒，具有清热解毒、疏散风热之功效。金银花的有机成分包含有机酸类、黄酮类、环烯醚萜苷类、三萜皂苷类、挥发油类等[56]。现代研究表明，金银花具有较强的抗炎抑菌作用，其机制可能与抑制炎症介质的产生有关。实验研究发现[57]，金银花提取液灌胃处理可使二甲苯所致耳郭肿胀小鼠血清中的 TNF-α 和 IL-6 含量下降。另金银花可通过下调 TLR4/NF-κB 通路活性，减少 TNF-α、IL-6、IL-10 等炎性因子的表达；也可作用于 T 细胞、自然杀伤细胞来上调免疫因子 IFN-γ 的表达；降低 MCP-1 含量，减少炎性损伤、巨噬细胞的产生来协同发挥抗炎作用[58]。此外，金银花能显著抑制脂多糖（lipopolysaccharide，LPS）刺激的 NO 和前列腺素 E2（prostaglandin E2，PGE2）的产生以抑制炎症发生[59]。在体外抑菌活性实验中，金银花水煎液对金黄色葡萄球菌、枯草芽孢杆菌、大肠埃希菌、白色念珠菌、黑曲霉等均表现出一定的抑制作用。

4. 雷公藤 雷公藤作为传统中药，其功效为祛风除湿、通络止痛，药理研究表明雷公藤的主要有效成分为生物碱类、萜类以及糖类等，具有抗炎、镇痛、调节免疫功能、保护关节软骨、抑制血管翳生成等作用[60]。雷公藤有效成分可通过调节炎症因子以及炎症递质的水平发挥抗炎作用，如 IL-1、IL-6、IL-8、MMP、NO 等[61]；也可通过抑制 NF-κB 通路的激活，直接抑制 COX-2 和前列腺素的表达以达到抗炎效果[62]。雷公藤有效成分的免疫抑制作用主要与调节 T 细胞和树突状细胞活性以及调节补体系统有关，研究发现雷公藤甲素主要是抑制 CD4$^+$T 细胞，调节 CD8$^+$T 细胞功能而发挥调节免疫作用[63]。

# 第十二节 展 望

复发性多软骨炎是一种罕见的病因不明的自身免疫性疾病。近年来，随着现代医学和科技的发展，对其病因及发病机制有了更进一步的认识，但到目前为止，仍需进一步探索，因此对疾病病因学治疗带来了一定的难度。其临床表现复杂且累及多个系统，因此在临床上极容易误诊，应多手段、多方法监测确诊。中医学对于此病的记载更是少之又少，在系统的文献检索过程中，最近十年并没有发现关于本病新的病因病机、辨证分型及治疗类的资料。因此在今后对该病中医辨证论治中，应该运用中医基础理论的系统观逐渐完善对本病的认识并形成完整和规范的辨证体系。深入探索中医药治疗复发性多软骨炎的潜在靶点及机制，以期将中医的机体反应观与西医病原致病观相结合。目前，中医对于此病的治疗仅限于个案报道，运用不同的方药治疗该病，取得了一定的疗效，但病情疾病活动评价标准仍未能统一，不同患病个体对于疾病的临床表现各异。因此，仍然需要多中心、大样本的临床研究来验证方药的有效性，才能得到更广泛认可。

（王钢，李平顺）

# 参 考 文 献

［1］施桂英，栗占国，唐福林. 凯利风湿病学［M］. 8 版. 北京：北京大学医学出版社，2011.

［2］李雁，王玫. 西医内科学［M］. 北京：中国医药科技出版社，2012.

［3］Mathian A，Miyara M，Cohen-Aubart F，et al. Relapsing polychondritis：A 2016 update on clinical features，diagnostic tools，treatment and biological drug use［J］. Best Pract Res Clin Rheumatol，2016，30（2）：316-333.

［4］Maciạżek-Chyra B，Szmyrka M，Skoczyńska M，et al. Relapsing polychondritis-analysis of symptoms and criteria［J］. Reumatologia，2019，57（1）：8-18.

［5］Emmungil H，Aydın SZ. Relapsing polychondritis［J］. Eur J Rheumatol，2015，2（4）：155-159.

［6］Mathew S D，Battafarano D F，Morris MJ. Relapsing polychondritis in the Department of Defense population and review of the literature [J]. Semin Arthritis Rheum, 2012, 42 (1): 70-83.

[7] Horváth A, Páll N, Molnár K, et al. A nationwide study of the epidemiology of relapsing polychondritis [J]. Clin Epidemiol, 2016, 8: 211-230.

[8] Haslag-Minoff J, Regunath H. Relapsing Polychondritis [J]. N Engl J Med, 2018, 378 (18): 1715.

[9] Trentham D E, Le C H. Relapsing polychondritis [J]. Ann Intern Med, 1998, 129 (2): 114-22.

[10] Zeuner M, Straub R H, Rauh G, et al. Relapsing polychondritis: clinical and immunogenetic analysis of 62 patients [J]. J Rheumatol, 1997, 24 (1): 96-101.

[11] Alissa H, Kadanoff R, Adams E. Does mechanical insult to cartilage trigger relapsing polychondritis? [J]. Scand J Rheumatol, 2001, 30 (5): 311.

[12] Berger R. Polychondritis resulting from intravenous substance abuse [J]. Am J Med, 1988, 85 (3): 415-417.

[13] Cañas C A, Gómez A R, Echeverri A F, et al. Patients with relapsing polychondritis and previous cartilage trauma present more autoimmunity phenomena [J]. Rheumatol Int, 2012, 32 (2): 541-543.

[14] Cañas C A, Bonilla Abadía F. Local cartilage trauma as a pathogenic factor in autoimmunity (one hypothesis based on patients with relapsing polychondritis triggered by cartilage trauma) [J]. Autoimmune Dis, 2012, 2012: 453698.

[15] Yang C L, Brinckmann J, Rui H F, et al. Autoantibodies to cartilage collagens in relapsing polychondritis [J]. Arch Dermatol Res, 1993, 285: 245-249.

[16] Iroux L, Paquin F, Guerard-Desjardins M J, et al. Relapsing polychondritis: an autoimmune disease [J]. Semin Arthritis Rheum, 1983, 13: 182-187.

[17] Hansson A S, Holmdahl R. Cartilage-specific autoimmunity in animal models and clinical aspects in patients-focus on relapsing polychondritis [J]. Arthritis Res, 2002, 4 (5): 296-301.

[18] Saxne T, Heinegard D. Serum concentrations of two cartilage matrix proteins reflecting different aspects of cartilage turnover in relapsing polychondritis [J]. Arthritis Rheum, 1995, 38: 294-296.

[19] Buckner J H, Van Landeghen M, Kwok W W, et al. Identification of type II collagen peptide 261-273-specific T cell clones in a patient with relapsing polychondritis [J]. Arthritis Rheum, 2002, 46: 238-244.

[20] Longo L, Greco A, Rea A, et al. Relapsing polychondritis: A clinical update [J]. Autoimmun Rev, 2016, 15 (6): 539-543.

[21] Arnaud L, Mathian A, Haroche J, et al. Pathogenesis of relapsing polychondritis: a 2013 update [J]. Autoimmun Rev, 2014, 13 (2): 90-95.

[22] Zampeli E, Moutsopoulos H M. Relapsing polychondritis: a diagnosis not to be missed [J]. Rheumatology (Oxford), 2018, 57 (10): 1768.

[23] Yang C L, Brinckmann J, Rui H F, et al. Autoantibodies to cartilage collagens in relapsing polychondritis [J]. Arch Dermatol Res, 1993, 285 (5): 245-249.

[24] Sharma A, Gnanapandithan K, Sharma K, et al. Relapsing polychondritis: a review [J]. Clin Rheumatol, 2013, 32 (11): 1575-1583.

[25] Saxne T, Heinegard D. Serum concentrations of two cartilage matrix proteins reflecting different aspects of cartilage turnover in relapsing polychondritis [J]. Arthritis Rheum, 1995, 38 (2): 294-6.

[26] Vitale A, Sota J, Rigante D, et al. Relapsing Polychondritis: an Update on Pathogenesis, Clinical Features, Diagnostic Tools, and Therapeutic Perspectives [J]. Curr Rheumatol Rep, 2016, 18 (1): 3.

[27] Rednic S, Damian L, Talarico R, et al. Relapsing polychondritis: state of the art on clinical practice guidelines [J]. RMD Open, 2018, 4 (Suppl 1): e000788.

[28] Ouchi N, Uzuki M, Kamataki A, et al. Cartilage destruction is partly induced by the internal proteolytic enzymes and apoptotic phenomenon of chondrocytes in relapsing polychondritis [J]. J Rheumatol, 2011, 38: 730-737.

[29] Arnaud L, Mathian A, Haroche J, et al. Pathogenesis of relapsing polychondritis: A 2013 update [J]. Autoimmun Rev, 2014, 13: 90-95.

[30] 吴东海, 王国春. 临床风湿病学 [M]. 北京: 人民卫生出版社, 2008.

[31] 田新平, 曾小峰. 哈里森风湿病学 [M]. 北京: 科学出版社, 2018.

[32] Bukiri H, Ruhoy S M, Buckner J H. Sudden Cardiac Death due to Coronary Artery Vasculitis in a Patient with Re-

lapsing Polychondritis [J]. Case Rep Rheumatol, 2020, 2020: 5620471.

［33］Selim A G, Fulford L G, Mohiaddin R H, et al. Active aortitis in relapsing polychondritis [J]. J Clin Pathol, 2001, 54 (11): 890-892.

［34］Borgia F, Giuffrida R, Guarneri F, et al. Relapsing Polychondritis: An Updated Review [J]. Biomedicines, 2018, 6 (3): 84.

［35］Longo L, Greco A, Rea A, et al. Relapsing polychondritis: A clinical update [J]. Autoimmun Rev, 2016, 15 (6): 539-543.

［36］丁丽萍, 时永强. 甲氨蝶呤加用雷公藤多苷片治疗类风湿性关节炎的临床效果观察 [J]. 医药前沿, 2018, 8 (16): 147.

［37］白忠旭, 刘玉强, 才谦, 等. 四妙丸用生苍术与用麸炒苍术的药效学比较研究 [J]. 中草药, 2013, 44 (18): 2577-2580.

［38］王永萍, 李扬林, 蔡小青, 等. 风湿安冲剂的抗氧化作用对类风湿性关节炎影响的实验研究 [J]. 药物分析杂志, 2010, 30 (1): 149-151.

［39］辛增辉, 季春, 肖丹, 等. 湿热痹颗粒镇痛抗炎作用的实验研究 [J]. 中药新药与临床药理, 2009, 20 (2): 123-126.

［40］栗占国, 曾小峰. 风湿免疫学高级教程 [M]. 北京: 人民军医出版社, 2014.

［41］程少丹, 叶秀兰, 施杞. 施杞辨治复发性多软骨炎验案 1 则 [J]. 上海中医药杂志, 2012, 46 (9): 36-37.

［42］王付. 经方合方辨治疑难杂症 [M]. 郑州: 河南科学技术出版社, 2014.

［43］中华医学会风湿病学分会. 复发性多软骨炎诊断和治疗指南 [J]. 中华风湿病学杂志, 2011, 15 (7): 481-483.

［44］房定亚, 张颖, 杨怡坤, 等. 房定亚风湿病专方专药要略 [M]. 北京: 北京科学技术出版社, 2016.

［45］李亚慧, 周彩云. 清热解毒法治疗复发性多软骨炎 1 例 [J]. 环球中医药, 2017, 10 (7): 791-792.

［46］金昕, 汲泓. 导痰汤联合西药治疗复发性多软骨炎 1 例报告 [J]. 实用中医内科杂志, 2014, 28 (5): 126-127.

［47］曹济航. 耳廓复发性多软骨炎的中西医结合治疗 [J]. 中国中西医结合耳鼻咽喉科杂志, 2002, 10 (1): 31-32.

［48］胡陟, 曹济航. 中西医结合治疗耳廓复发性多软骨炎验案举隅 [J]. 南京中医药大学学报, 2006, 22 (2): 120-121.

［49］李兆基, 张速勤, 马超武, 等. 雷公藤及类固醇治疗复发性多软骨炎 [J]. 解放军医学杂志, 2002, 27 (8): 726-727.

［50］薛俊茹, 何录文, 孙晖, 等. 四妙勇安汤药理作用及作用机制研究进展 [J]. 中医药信息, 2020, 37 (5): 113-118.

［51］吕延伟, 袁明殿, 郑巧楠, 等. 金银花当归配伍对实验性腹主动脉瘤大鼠血清中炎症介质的影响及其意义 [J]. 实用中医内科杂志, 2008, 22 (11): 3-4.

［52］李伟东, 石磊, 刘陶世, 等. 四妙勇安汤及不同提取部位对小鼠急性炎症的影响 [J]. 南京中医药大学学报, 2004, 20 (5): 305-306

［53］朱亚萍, 张军平. 从四妙勇安汤的临床应用及实验研究谈滋阴解毒法在心系疾病中的应用 [J]. 时珍国医国药, 2009, 20 (4): 78.

［54］王志龙. 五味消毒饮对小鼠免疫功能的影响 [J]. 牡丹江医学院学报, 2010, 31 (3): 57-59.

［55］杨宏静. 五味消毒饮抗感染作用的研究 [D]. 长沙: 湖南中医药大学, 2011.

［56］吴娇, 王聪, 于海川. 金银花中的化学成分及其药理作用研究进展 [J]. 中国实验方剂学杂志, 2019, 25 (4): 225-234.

［57］冯秀丽, 许庆华, 赵晓云, 等. 金银花及其复方的体外抑菌活性与体内抗炎作用 [J]. 沈阳药科大学学报, 2013, 30 (1): 35-39+62.

［58］李晨, 吕婧, 杨龙飞, 等. 基于 UPLC-Q-Exactive-Orbitrap-MS 整合网络药理学探讨金银花抗 RSV 肺炎的作用机制 [J]. 中国医院药学杂志, 2021, 41 (8): 769-776.

［59］张家燕.中药金银花的药用成分及药理作用分析［J］.中国医药指南，2019，17（17）：177-178.

［60］胡德俊，彭泽燕，何东初.雷公藤的药理作用研究进展［J］.医药导报，2018，37（5）：586-592.

［61］崔进，陈晓，苏佳灿.雷公藤甲素药理作用研究新进展［J］.中国中药杂志，2017，42（14）：2655-2658.

［62］Geng Y，Fang M，Wang J，et al. Triptolide down-regulates COX-2 expression and PGE2 release by suppressing the activity of NF-kappaB and MAP kinases in lipopolysaccharide-treated PC12 cells［J］. Phytother Res，2012，26（3）：337.

［63］李春杏，李太生，朱珠，等.雷公藤抗炎免疫调节活性单体的研究进展［J］.中国中药杂志，2014，39（21）：4159-4164.

# 第二十八章

# 骨质疏松症

## 第一节 概　说

骨质疏松症（osteoporosis，OP）是一种以骨量下降，骨微结构损坏，导致骨骼脆性增加，易发生骨折为特征的全身性骨病[1]。与年龄、性别、种族等因素密切相关，绝经后妇女多发。骨质疏松症分为原发性和继发性两大类，原发性骨质疏松症（primary-osteoporosis，POP）包括绝经后骨质疏松症、老年骨质疏松症和特发性骨质疏松症[1]。绝经后骨质疏松症一般发生在女性绝经后 5~10年内；老年骨质疏松症指 70 岁以后发生的骨质疏松；特发性骨质疏松症主要发生在青少年，病因尚未明[2]。继发性骨质疏松症常见于男性和绝经前女性，通常是由于某些疾病、药物或其他原因引起的骨量减少，易发生脆性骨折[3]。

据调查显示，我国拥有 60 岁以上人口 1.4 亿，而 50 岁以上女性人群骨质疏松症发病率为20.7%，男性为 14.4%，并呈逐年上升趋势。POP 导致的骨折也是老年人致残、致死的主要原因之一。因此，POP 的预防及治疗已成为当今人类重要的公共健康问题[4]。

中医古代文献中并无关于骨质疏松症明确记载。根据其临床表现，属于"骨痹""骨痿""骨缩病""骨极""骨枯"等范畴[5,6]。如《素问·痿论》记载："肾气热，则腰脊不举，骨枯而髓减，发为骨痿。"《素问·四时刺逆从论》云："太阳有余，病骨痹身重。"《素问·长刺节论》曰："病在骨，骨重不可举，骨髓酸痛，寒气至，名曰骨痹。"《灵枢·寒热病》云："骨痹，举节不用而痛，汗注烦心。"《景岳全书·痿证》云："肾者，水脏也，今水不胜火，则骨枯而髓虚，故足不任身，发为骨痿。"其中以骨痿的解释与骨质疏松症的特征更为贴切。本病基本病机是本虚，证属本虚标实，以肝、脾、肾三脏虚弱，尤以肾虚为本，寒湿、血瘀为标。各种原因引起的肾虚均会导致肾精不足，骨髓无以化生，骨骼无以充养，致使骨骼脆弱无力，从而发为本病[7]。

## 第二节 病因病理

### 一、病因与发病机制

#### （一）病因

骨质疏松症是由多因素综合作用所导致的[8]，主要受内分泌系统、疾病因素、药物因素的影响，同时与个人体质、生活习惯及心理因素等共同影响[9]。

1. 与内分泌相关

（1）绝经后女性雌激素减少，成骨细胞数量减少，不仅会导致骨钙素分泌下降，维生素 D 合成减少，而且会降低骨保护素分泌，使破骨细胞前体分化受影响[10]，导致骨形成与骨吸收失衡，进而继发骨质疏松症。

（2）雄激素缺乏，可抑制成骨细胞增殖分化，增强破骨细胞活性，故老年男性相对于青壮年男性发生骨质疏松症的概率更高。

（3）甲状旁腺激素增加，引起机体钙磷水平代谢紊乱，导致破骨细胞活性增高。

（4）机体钙调节失调，骨形成与骨吸收失衡，骨吸收增强促进骨质流失。

（5）性腺功能减退，性腺类固醇合成功能降低，雌激素分泌紊乱，其发病机制同雌激素减少症。

（6）糖尿病可影响成骨细胞活性和功能，继发尿钙升高、脂质代谢障碍，刺激甲状旁腺激素分泌增加，激活破骨细胞，骨基质数量减少。

2. 与疾病因素相关　炎症疾病，如类风湿关节炎，可能通过白介素、肿瘤坏死因子、C反应蛋白等影响骨转换率；系统性硬化症的常见并发症；甲状腺功能减退将造成骨密度降低；肥大细胞增生症，增加破骨细胞活性[3,11,12]。

3. 与药物因素相关　糖皮质激素类药物，可降低骨矿物质密度且增强骨代谢率。甲状腺激素类药物，通过调节炎性因子，促进破骨细胞分化成熟。另外，肝素类的抗凝药物长期使用，也可能增加骨质疏松症的风险。

4. 与遗传因素相关　研究表明，峰值骨量也就是成人体内钙含量最大值，主要受遗传控制[13]。

5. 与营养状况相关　营养不足会导致骨钙、维生素D、降钙素、胶原代谢因子合成障碍，造成骨生成不良。

6. 与心理压力相关　情绪紧张引起肾上腺素、肾上腺皮质醇分泌增加，影响夜间生长激素分泌与新骨形成[14]。

7. 与体质量、体质量指数相关　脂肪可预防女性绝经后雌激素较少引起的骨质疏松症；较重的体质量可缓冲跌打损伤，低体质量将增加骨密度减少、骨折的风险。

8. 与年龄因素相关　高龄是发生原发性骨质疏松症的高危因素。年龄每增加10岁，原发性骨质疏松症发生率增加，中老年女性50岁以后骨密度逐年减少。

9. 与运动因素相关　运动可改变骨内应力，促进骨形成与重建。

10. 与生活习惯相关　吸烟、酗酒、大量饮用咖啡和碳酸型饮料、过多摄入维生素A、缺乏运动会导致骨量减少，出现钙的负平衡。

11. 混合条件致病　激素与体质共同作用，激素分泌紊乱、胃肠吸收功能减弱、营养不足都会导致激素对机体的刺激作用减弱，骨形成减少，骨吸收增加[15]。

## （二）发病机制

骨质疏松症及其骨折的发生是遗传因素和非遗传因素交互作用的结果（图28-1）。遗传因素主要影响骨骼大小、骨量、结构、微结构和内部特性。峰值骨量的60%～80%由遗传因素决定，多种基因的遗传变异被证实与骨量调节相关。非遗传因素主要包括环境因素、生活方式、疾病、药物、跌倒相关因素等。骨质疏松症是由多种基因-环境因素等微小作用积累的共同结果[16]。

1. 细胞水平　骨细胞、成骨细胞（osteoblast，OB）和破骨细胞（osteoclast，OC）的凋亡与OP有密切关系。雌激素下降导致骨细胞凋亡，促进OP发生。OB的凋亡可能与Fas/Fas-L系统有关，TNF-α和IL-1促进OB的凋亡，OB的异常凋亡可能是骨质疏松症的发病机制之一。IL-1和M-CSF通过抑制破骨细胞Caspases激活NF-κB促进破骨细胞增殖，导致骨吸收形成负平衡状态和OP的发生[17]。

2. 信号通路水平

（1）OPG/RANK/RANKL通路：骨保护素/核因子-κB受体活化因子/核因子-κB受体活化因子配体信号通路（图28-2），是调节骨重建过程中破骨细胞功能的重要通路[18]。OC是造血干细胞多核细胞在RANKL的介导下形成的。OB由间充质细胞分化而成。RANK来自TNF受体超家族的Ⅰ型

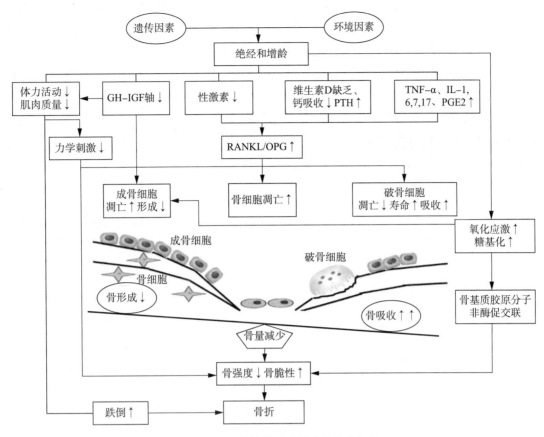

图 28-1　原发性骨质疏松症的发病机制

糖蛋白，表达于 OC 表面，介导 OC 的发育和成熟。OPG 是 OC 分化和活化的有效抑制剂，通过螯合 RANKL 阻断其与 RANK 的结合，抑制 OC 的形成[19]。间充质细胞产生的 M-CSF 是 OC 祖细胞增殖和分化的绝对要求，在 M-CSF 存在下，RANKL 诱导脾细胞和单核细胞形成 OC。肿瘤坏死因子受体相关因子（TNF receptor associated factor，TRAFs）是诱导 OC 分化的关键，TRAFs 与 RANK 胞内区结合激活该通路。RANK 与 OB 表面 RANKL 的结合是 OPG/RANK/RANKL 信号通路的第一步，在 TRAF6 的作用下启动下游信号通路。RANKL 与受体 RANK 结合诱导 TRAF 的激活和累积，TRAFs 与 RANK 的胞质结构域结合，激活下游 NF-κB、MAPK、PI3K/Akt、CN/NFAT 通路，引起一系列的细胞生物学效应。

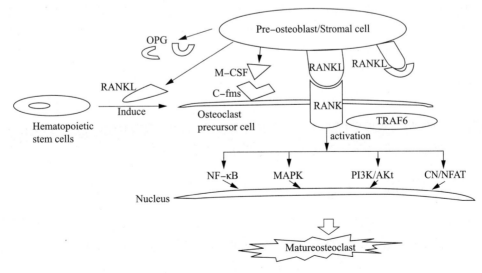

图 28-2　OPG/RANK/RANKL 信号通路

（2）Wnt/β-catenin 通路：Wnt/β-catenin 通路（图 28-3）在骨重建、细胞的生长、发育、凋亡等方面发挥着重要作用。抑制剂 SOST（硬化蛋白）、Krm（跨膜蛋白）、Dickkopfs 与 Wnt 竞争性结合由 OC 分泌的 LRP5/6。OB 表达的 WIF（Wnt 抑制因子）、sFRP（分泌型卷曲相关蛋白）与 Wnt 结合，阻断 Wnt、LRP5/6 和 Frizzled 复合物的形成[20]。Wnt 是该信号通路的关键启动因子。缺乏 Wnt 时，β-catenin 在 AXIN（支架蛋白）、APC（肠腺瘤息肉蛋白）、CK、GSK（糖原合酶激酶）复合物的作用下被磷酸化，最后被 β-TRCP（泛素蛋白酶体）降解[21,22]。当 Wnt 存在时，LRP5/6、Wnt 和 Frizzled 形成的复合物将 GSK 从磷酸化 β-catenin 转移至 LRP5/6，有助 β-catenin 的稳定性。β-catenin 进入胞核后，与 TCF/LEF 相互作用促进靶基因表达，刺激 OB 形成。绑定在 β-catenin C 端的核内蛋白 Chibby 通过抑制 β-catenin 和 TCF/LEF 相互作用，拮抗 Wnt/β-catenin 通路。

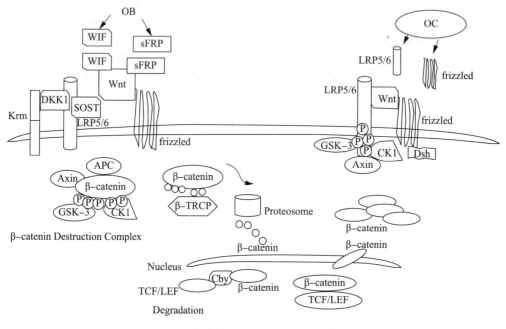

**图 28-3　Wnt/β-catenin 信号通路**

3. **基因多态性**　目前已发现并报道了大量与发生 OP 危险的相关候选基因。维生素 D 受体基因（VDR）位于 12q13-14，有 FokI、BsmI 等酶切位点多态性，研究发现 FokI 多态性与 BMD 降低相关[23]，被认为是调控骨量的候选基因之一。雌激素受体（ER）主要有 ERα 和 ERβ 亚型，仅与腰椎 BMD 相关[24]。Ⅰ型胶原（COL1）是骨基质的重要构成成分，G-T 突变导致胶原合成受阻，影响 BMD 合成引起 OP[25]。降钙素受体（CTR）位于人类 7 号染色体，基因多态性位于核苷酸序列 1377bp，该位点上 C-T 突变是影响 CTR 与配体结合及其信号通路的主要原因。但大多数候选基因仍还处在筛选确认阶段，研究结果也不完全一致。

## 二、病理

在骨质疏松症发病的病理变化过程中，主要与骨小梁的超微结构退化、损伤密切相关，骨小梁变细变薄，脆性增加，骨强度下降最终导致骨质疏松症的发生[26-27]。

## 三、中医病因病机

骨质疏松症是以先天禀赋不足、后天摄养失调为内因，外邪侵袭等为诱因，导致脏腑阴阳气血失调、经络运行痹阻、骨枯髓减、骨失滋养的全身慢性退行性疾病。本病为内伤虚劳性疾病，以肾精亏虚、骨枯髓减为本，以瘀血痹阻、骨络失荣为标。发病涉及先天禀赋不足与后天外感内伤诸因；病性包括阴阳偏盛偏衰、气血经络不荣不通、寒热虚实标本夹杂；病位局部在骨及筋肉；病势基于体质"从化"、疾病治疗和预防养护而变化，终致骨量减少，逐渐骨质疏松，甚或发生骨折、致残致死[1,28]。

1. 肾精亏虚　肾精亏虚是本病发生的根本病机。肾为先天之本，肾主藏精、主骨、生髓，肾、骨、髓三者生理密切相关，病机相互影响。肾中精气内寓元阴元阳，偏于阳虚则虚寒；偏于阴虚则虚热。绝经后妇女和老年人"天癸"竭绝，加之各种致病因素，肾精逐渐亏虚，或阴损及阳，或阳损及阴，骨髓化源不足，骨络失于滋荣，骨枯而髓减，以致骨量减少，骨质疏松，甚至骨折。

2. 肝血不足　肝主疏泄而藏血，以血为体，以气为用，体阴而用阳。肾藏精、主骨；肝藏血、主筋，筋骨相连，精血相生，肝肾同源。绝经后妇女多有情志不遂，肝气郁结，疏泄功能失常；老年人阴血既亏，可致肝血不足，阴阳失调；以致筋骨失于营养，骨络不荣。且妇女一生经、孕、产、乳，数伤于血，肾精与肝血，荣则俱荣，衰则同衰，若天癸渐少，卵巢早衰，或性腺功能减退，无以生精养骨，导致本病。

3. 脾胃虚弱　脾为后天之本，主运化，主四肢肌肉。脾胃健运，则肌肉丰满壮实，骨骼强壮有力。绝经后妇女以及老年人，脾胃功能减退；或因摄生不当，伤及脾胃，以致运化功能失常，水谷精微不足，无以充养先天之精，精气亏虚，则筋骨肌肉失养，可致肌少筋痿骨弱。

4. 血瘀气滞　气为血帅，血为气母，气行则血行，血瘀则气滞。气血与筋骨密切相关。气血运行正常，气血调和，则筋强骨健。骨质疏松，易发骨折，气血运行痹阻，血瘀气滞，骨络失养；"瘀血不去，则新血不生"，骨髓失养，导致骨枯而髓减，易发本病。

# 第三节　临床表现

## 一、西医

OP 早期常无明显自觉症状，随着骨量丢失、骨微结构破坏进展，患者可有疼痛、脊柱变形和身高短缩等临床症状。多数患者可无临床症状，仅在行骨密度检查或发生骨折后才被诊断为 OP。

1. 疼痛　OP 患者可在翻身、坐起及行走后出现腰背部或周身酸痛，夜间或负荷增加时疼痛加重，甚至伴有肌肉痉挛、活动受限。

2. 脊柱变形　严重 OP 患者因胸、腰椎椎体压缩性骨折导致胸廓畸形、腹部受压，从而影响心肺及腹部脏器功能。

3. OP 性骨折　OP 患者日常活动中受到轻微外伤而发生的骨折称为 OP 性骨折，属于脆性骨折。骨折常见部位为胸椎、腰椎、髋部、桡骨、尺骨远端和肱骨近端。发生 OP 性骨折后，再发骨折的风险明显增加。

4. 心理症状　主要包括恐惧、焦虑、抑郁、自信心丧失等。老年患者常因自主生活能力下降，以及骨折后缺少与外界接触和交流而产生心理负担。

5. 肌少症　表现为全身肌量减少和（或）肌强度下降或肌肉生理功能减退，肌少症可使 OP 的风险明显增加，容易引起跌倒及骨折，同时 OP 又使得肌少症患病率增加。

## 二、中医

参考《骨质疏松症中西医结合诊疗指南》分型，中医常将 OP 分为肾阳虚、脾肾阳虚、肝肾阴虚和血瘀气滞四型（表28-1）。

表 28-1　骨质疏松症中医分型及主、次症

| 分型 | 主症 | 次症 |
|---|---|---|
| 肾阳虚型 | 腰背冷痛，酸软乏力 | 畏寒喜暖，遇冷加重，小便频多，舌淡苔白，脉沉细或沉弦 |
| 脾肾阳虚型 | 腰膝冷痛，食少便溏 | 畏寒喜暖，腹胀，面色萎黄，舌淡胖苔白滑，脉沉迟无力 |
| 肝肾阴虚型 | 腰膝酸痛，手足心热 | 两目干涩，眩晕耳鸣，潮热盗汗，失眠多梦，舌红少苔，脉沉细数 |
| 血瘀气滞型 | 骨节刺痛，痛有定处 | 痛处拒按，多有外伤或久病史，舌质紫黯，有瘀点或瘀斑，脉涩或弦 |

## 三、实验室和辅助检查

1. X 线　最常用的检查方法。骨质疏松症在 X 线平片上可以表现为骨小梁稀少，骨密度降低，但这些影像表现受主观因素影响大，对早期的骨丢失不敏感。若 X 线平片提示骨丢失，需进一步行骨密度测量检查。骨质疏松性骨折，尤其是椎体骨折的诊断，X 线平片是首选方法，可以显示椎体变形和骨折情况。需要注意，因为骨质疏松性骨折可以是轻微骨折、机能不全性骨折等 X 线平片不易显示的类型，建议采用 X 线平片结合 CT 和（或）MRI，避免漏诊误诊。

2. CT　CT 也是诊断骨质疏松症常用的影像学检查方法。CT 图像为断面解剖，避免了 X 线平片的组织重叠投影问题，还可以进行多平面重组（multiplanar reconstruction，MPR），显示细微骨折更敏感。同时，CT 检查在鉴别骨质疏松症与骨肿瘤等其他骨病变方面很有帮助。

3. MRI　MRI 无辐射，组织对比度高，可较 X 线平片和 CT 更灵敏地显示骨髓早期改变，并可用于显示骨髓水肿，在显示细微骨折、新鲜骨折以及与骨肿瘤和感染的鉴别方面有独特优势。由于普通 MRI 的信号没有标准化，故测量信号强度本身没有意义。MRI 的脂肪抑制序列可以精准测量骨髓的脂肪含量，可以用于骨质疏松症评价和研究，目前还不能用于骨质疏松症的诊断。对于无法接受 MRI 检查者，全身骨显像可用于区分是否为新鲜骨折。

4. 骨密度　指单位体积（体积密度）或单位面积（面积密度）所含骨量。骨密度测量方法较多，不同方法在 OP 的诊断、疗效监测及骨折危险评估中的作用各异。目前临床和科研常用的骨密度测量方法有双能 X 线（DXA）、定量计算机断层照相术（QCT）和外周骨 QCT（pQCT）等。

（1）DXA：其主要测量部位是中轴骨，包括腰椎和股骨近端，如腰椎和股骨近端测量受限，可选择非优势侧桡骨远端 1/3（33%）。DXA 检查采用 T 值进行诊断，其测量的 T 值是将受试者骨密度值与正常参考人群的平均峰值骨密度和标准差比较。WHO 发布的 OP 诊断标准：绝经后女性和 50 岁以上男性使用 DXA 测量结果，参照同性别、同种族健康成人峰值骨量减少 2.5 标准差（-2.5SD）及以上（表 28-2）。

表 28-2　WHO 骨质疏松症骨密度标准差诊断法

| 分级 | 诊断法 |
|---|---|
| 正常 | ≥-1.0SD |
| 骨量减少 | -1.0~-2.5SD |
| 骨质疏松 | ≤-2.5SD |
| 严重骨质疏松 | ≤-2.5SD 并发生一处或多处骨折 |

（2）QCT：QCT 是利用临床 CT 扫描的数据，结合 QCT 的质量控制和分析系统测量骨密度的方法。由于不同 CT 机型扫描获得的骨组织的 CT 值差异较大，所以 CT 值不能直接用于骨密度测量。QCT 可以测量多个部位的骨密度，目前应用较多的是脊柱和髋部。对于椎体，QCT 测量的是椎体中央松质骨的体积骨密度，单位 $mg/cm^3$，其测量结果不受脊柱退变、侧弯和体重等因素的影响。而对于髋部，QCT 采用的是类似 DXA 的测量技术（CTXA hip），其测量的面积骨密度与 DXA 测量的

骨密度相当。QCT如果单独使用，其辐射剂量高于DXA，所以在临床使用中，QCT测量应尽量与临床CT扫描同步进行，而且推荐使用低剂量技术。

（3）pQCT：是一种专门用于四肢（桡骨或胫骨远端）的QCT骨密度测量方法，只能做前臂和小腿的骨密度测量，其优点是辐射剂量比常规CT小。

5. 骨转换标志物（BTM）　是骨组织分解与合成代谢的产物，其水平变化代表全身骨骼代谢的动态状况。BTM有助于鉴别原发性和继发性OP、判断骨转换类型、预测骨丢失速率、评估骨折风险、了解病情进展、选择干预措施、监测药物疗效及依从性等。

# 第四节　诊断与鉴别诊断

## 一、诊断要点

本病多见于60岁以上绝经后女性和老年男性人群，由于雄激素水平的影响，老年男性的骨质疏松程度较女性轻，60岁以上女性发病率：男性发病率≈2∶1。临床上主要表现为腰背、四肢疼痛，脊柱畸形，甚至骨折。病理特征是：骨矿含量下降，骨微细结构破坏，表现为骨小梁变细，骨小梁数量减少，骨小梁间隙增宽。中国老年骨质疏松诊疗指南（2018）推荐双能X线吸收检测法（dual energy X-ray absorptio-metry，DXA）测定的骨密度作为诊断骨质疏松症的"金标准"[29]。骨质疏松症的诊断基于全面的病史采集、体格检查、骨密度测定、影像学检查及必要的生化测定。临床上诊断原发性骨质疏松症应包括两方面：确定是否为骨质疏松症和排除继发性骨质疏松症。

## 二、诊断标准

### （一）骨密度测量的临床指征[29]

骨密度测量的临床指征见表28-3。

表28-3　骨密度测量的临床指征

| 1. 女性65岁以上和男性70岁以上者，无其他骨质疏松危险因素者； |
| --- |
| 2. 女性65岁以下和男性70岁以下，有一个或多个骨质疏松危险因素者； |
| 3. 有脆性骨折史或（和）脆性骨折家族史的成年人； |
| 4. 各种原因引起的性激素水平低下的成年人； |
| 5. X线影像已有骨质疏松改变者； |
| 6. 接受骨质疏松治疗、进行疗效监测者； |
| 7. 患有影响骨代谢疾病或使用影响骨代谢药物史者； |
| 8. IOF骨质疏松症一分钟测试题回答结果阳性者； |
| 9. OSTA结果≤-1者 |

IOF：国际骨质疏松基金会；OSTA：亚洲人骨质疏松自我筛查工具

符合上述任何1条，建议进行骨密度测定

### （二）诊断依据

骨质疏松症的诊断主要基于DXA骨密度测量结果和/或脆性骨折。

1. 基于骨密度测定的诊断　DXA测量的骨密度是目前通用的骨质疏松症诊断指标。对于绝经后女性、50岁及以上男性，建议参照WHO推荐的诊断标准，基于DXA测量结果（表28-4）：骨密度值低于同性别、同种族健康成人的骨峰值1个标准差及以内属正常；降低1~2.5个标准差为骨量低下（或低骨量）；降低等于和超过2.5个标准差为骨质疏松；骨密度降低程度符合骨质疏松症诊断标准，同时伴有一处或多处脆性骨折为严重骨质疏松。骨密度通常用T-值（T-Scone）表示，T-值=（实测值-同种族同性别正常青年人峰值骨密度）/同种族同性别正常青年人峰值骨密度的标准差。基于DXA测量的中轴骨（腰椎1~4、股骨颈或全髋）骨密度或桡骨远端1/3骨密度对骨质疏松症的诊断标准是T-值≤-2.5。

表28-4　基于DXA骨密度T值骨质疏松症诊断标准

| 分类 | T-值 |
| --- | --- |
| 正常 | T-值≥-1.0 |
| 低骨量 | -2.5<T-值<-1.0 |
| 骨质疏松 | T-值≤-2.5 |
| 严重骨质疏松 | T-值≤-2.5+脆性骨折 |

对于儿童、绝经前女性和50岁以下男性，其骨密度水平的判断建议用同种族的Z值表示，Z-值=（骨密度测定值-同种族同性别同龄人骨密度均值）/同种族同性别同龄人骨密度标准差。将Z值≤-2.0视为"低于同年龄段预期范围"或低骨量。

2. 基于脆性骨折的诊断　脆性骨折是指受到轻微创伤或日常活动中即发生的骨折。如髋部或椎体发生脆性骨折，不依赖于骨密度测定，临床上即可诊断骨质疏松症。而在肱骨近端、骨盆或前臂远端发生的脆性骨折，即使骨密度测定显示低骨量（-2.5<T-值<-1.0），也可诊断骨质疏松症。骨质疏松症的诊断标准见表28-5。

表28-5　骨质疏松症诊断标准

| 骨质疏松症的诊断标准（符合以下三条中之一者） |
| --- |
| ①髋部或椎体的脆性骨折； |
| ②DXA测量的中轴骨骨密度或桡骨远端1/3骨密度的T-值≤-2.5； |
| ③骨密度测量符合低骨量（-2.5<T-值<-1.0）+肱骨近端、骨盆或前臂远端脆性骨折； |

DXA：双能X线吸收检测法

## 三、鉴别诊断

### （一）西医鉴别诊断

1. 骨软化症　临床上患者常有胃肠吸收不良、脂肪痢、胃大部切除病史或肾病，早期骨骼X线常不易和骨质疏松症区别。但如出现假骨折线（Looser带）或骨骼变形，则多属骨软化症。①维生素D缺乏所致骨软化症则常有血钙、血磷低下，血碱性磷酸酶增高，尿钙、磷减少；②肾性骨病变多见于肾小管病变，如同时有肾小球病变时，血磷可正常或偏高。由于血钙过低、血磷过高，患者均有继发性甲状旁腺功能亢进症。

2. 骨髓瘤　骨骼疼痛常发生在腰骶部、胸廓和肢体；X线早期呈骨质疏松，后期可出现溶骨性破坏，受累的骨骼呈圆形穿凿样缺损。典型患者的骨骼X线表现常有边缘清晰的脱钙，须和骨质疏松区别。患者血碱性磷酸酶均正常，血钙、血磷变化不定，但常有血浆球蛋白（免疫球蛋白M）增高及尿中出现本周蛋白。如骨髓浆细胞异常增高，大于20%，则有重要的诊断价值。

3. 甲状旁腺功能亢进　大多为甲状旁腺瘤引起，骨骼疼痛为局限性或全身性，压痛逐渐加重；

甲状旁腺激素（PTH）增高、高钙血症，彩超、MRI显示增大的甲状旁腺可进一步帮助诊断。

4. 转移癌性骨病变　临床上约1/3患者无原发肿瘤病变；以脊柱疼痛为首发表现，常引起马尾神经压迫类似腰椎间盘突出症；原发性癌症表现，血及尿钙常增高，伴尿路结石；出现贫血、消瘦、低热、乏力等恶病质表现；X线所见骨质有破坏性改变。放射性核素骨扫描诊断价值大。

5. 遗传性成骨不全症　可能由于成骨细胞产生的骨基质较少，导致临床表现类似骨质疏松症。血及尿中钙、磷及碱性磷酸酶均正常，患者常伴其他先天性缺陷，如耳聋等。

6. 胃肠道疾病　骨骼的很多营养物质需要胃肠吸收获得，因此胃肠道疾病易引起骨质疏松症，如吸收不良等。

7. 血液系统疾病　血液系统恶性肿瘤疾病可有骨质破坏、骨骼疼痛，易误诊为原发性骨质疏松症。

### （二）中医鉴别诊断

1. 骨痹　以肢体关节沉重、屈伸不利、剧烈疼痛、甚至发生肢体拘挛屈曲，或强直畸形为主要表现的病证。其发病原因多与风、寒、湿、热之邪有关，故病情呈反复性，病程有黏滞性、渐进性等特点[31]。

2. 肾痹　肾痹是以腰背强直弯曲、不能屈伸、行动困难而言，多由骨痹日久发展而成。

3. 肌痿　以肢体筋脉弛缓，软弱无力、不能随意运动，或伴有肌肉萎缩的一种病证。临床以下肢痿弱较为常见[31]。

# 第五节　治　疗

## 一、基础干预

### （一）调整生活方式

1. 均衡营养　建议摄入富含钙、低盐和适量蛋白质的均衡膳食，推荐每日蛋白质摄入量0.8~1.0g/kg体质量，并每天摄入牛奶300mL或相当量的奶制品[32]。戒烟、限酒、避免过量饮用咖啡、避免过量饮用碳酸饮料及避免或少用影响骨代谢的药物。

2. 充足日晒　每周2次日晒15~30分钟，以促进体内维生素D合成。注意避免强烈阳光照射灼伤皮肤的同时，尽量不涂抹防晒霜，以免影响日照效果。

3. 规律运动　运动不仅可以增加患者肌肉力量和耐力，改善姿势平衡和协调性，使步行能力提高，跌倒与骨折风险降低。运动还可改善骨密度、维持骨结构。运动形式包括有氧运动、渐进抗阻训练、冲击性运动、负重运动及以太极、五禽戏、八段锦等为代表的民族传统健身运动，这些运动单独或联合能显著提高参与者骨密度，有效预防OP。开始新的运动训练前应咨询临床医生，进行相关评估，遵循个体化、循序渐进、长期坚持的原则选择适合的运动方式。

### （二）作业疗法

指导患者日常生活采用正确的姿势，提高活动安全性。可分散患者注意力，减少对疼痛的关注，缓解焦虑、抑郁等负面情绪。

### （三）康复疗法

行动不便者可选用拐杖、助行架等辅助器具，以提高行动能力，减少跌倒发生。此外，可行将适当的环境改造如将楼梯改为坡道，浴室增加扶手等，以增加安全性。OP 性骨折患者可佩戴矫形器，以缓解疼痛，矫正姿势，预防再次骨折等。

### （四）骨健康基本补充剂

1. 钙剂　充足的钙摄入对获得理想骨峰值、减缓骨丢失、改善骨矿化和维护骨骼健康有益。2013 版中国居民膳食营养素参考摄入量建议，成人每日钙推荐摄入量为 800mg（元素钙），50 岁及以上人群每日钙推荐摄入量为 1000~1200mg。尽可能通过饮食摄入充足的钙，饮食中钙摄入不足时，可给予钙剂补充。营养调查显示我国居民每日膳食约摄入元素钙 400mg，故尚需补充元素钙 500~600mg/d。钙剂选择需考虑其钙元素含量、安全性和有效性。碳酸钙含钙量高，吸收率高，易溶于胃酸，常见不良反应为上腹不适和便秘等。枸橼酸钙含钙量较低，但水溶性较好，胃肠道不良反应小，且枸橼酸有可能减少肾结石的发生，适用于胃酸缺乏和有肾结石风险的患者。高钙血症和高钙尿症时应避免使用钙剂。补充钙剂需适量，超大剂量补充钙剂可能增加肾结石和心血管疾病的风险。在骨质疏松症的防治中，钙剂应与其他药物联合使用，目前尚无充分证据表明单纯补钙可以替代其他抗骨质疏松药物治疗。

2. 维生素 D　充足的维生素 D 可增加肠钙吸收、促进骨骼矿化、保持肌力、改善平衡能力和降低跌倒风险。维生素 D 不足可导致继发性甲状旁腺功能亢进，增加骨吸收，从而引起或加重骨质疏松症。同时补充钙剂和维生素 D 可降低骨质疏松性骨折风险。维生素 D 不足还会影响其他抗骨质疏松药物的疗效。在我国维生素 D 不足状况普遍存在 7 个省份的调查报告显示：55 岁以上女性血清 25OHD 平均浓度为 18μg/L，61.0%绝经后女性存在维生素 D 缺乏。2013 版中国居民膳食营养素参考摄入量建议，成人推荐维生素 D 摄入量为 400IU（10μg）/d；65 岁及以上老年人因缺乏日照以及摄入和吸收障碍常有维生素 D 缺乏，推荐摄入量为 600IU（15μg）/d；可耐受最高摄入量为 2000IU（50μg）/d；维生素 D 用于骨质疏松症防治时，剂量可为 800~1200IU/d。对于日光暴露不足和老年人等维生素 D 缺乏的高危人群，建议酌情检测血清 25OHD 水平，以了解患者维生素 D 的营养状态，指导维生素 D 的补充。有研究建议老年人血清 25OHD 水平应达到或高于 75nmol/L（30μg/L），以降低跌倒和骨折风险。临床应用维生素 D 制剂时应注意个体差异和安全性，定期监测血钙和尿钙浓度。不推荐使用活性维生素 D 纠正维生素 D 缺乏，不建议 1 年单次较大剂量普通维生素 D 的补充。

## 二、西医治疗

对于原发性骨质疏松症，有椎体或髋部骨折史、BMD 测量持续处于骨质疏松水平、BMD T 值-1.0~-2.5 和 10 年内有发生骨质疏松性骨折风险的人群都应接收个体化的抗骨质疏松药物的治疗[8]。

对于明确病因所引起的骨质疏松症，尽可能查找病因，对因治疗，如药物性因素：糖皮质激素性骨质疏松症，正在使用糖皮质激素的患者，应规律性小剂量短疗程应用，若需要长期应用糖皮质激素治疗的患者，应评估 10 年内骨质疏松性骨折的风险，对评估为高骨折风险的患者无论骨密度高低都应接受抗骨质疏松治疗。

### （一）双膦酸盐类

双膦酸盐为焦膦酸盐的稳定类似物，能够特异性结合到骨重建活跃的骨表面，抑制破骨细胞功能，从而减少骨吸收。目前用于防治 OP 的双膦酸盐主要包括阿仑膦酸钠、唑来膦酸、利塞膦酸钠、伊班膦酸钠、依替膦酸二钠和氯膦酸二钠等。由于这些双膦酸盐抑制骨吸收的效力差别很大，因此临床上使用剂量及用法也有所差异。研究表明双膦酸类药物可有效降低 OP 性骨折的风险[33]，提高骨密度[34]。心血管和胃肠道安全性高[35]，多个国外指南将其列为防治 OP 一线药物。长时间使用双膦酸盐类药物会增加非典型性股骨骨折风险[36]，故不建议长期使用；口服双膦酸盐 5 年或静脉唑来膦酸钠用药 3 年后，要重新评估病情。

### （二）降钙素类

降钙素是一种钙调节激素，能抑制破骨细胞的生物活性、减少破骨细胞数量，减少骨量丢失并增加骨量。降钙素类药物的另一突出特点是能明显缓解骨痛，对骨质疏松症及其骨折引起的骨痛有效。目前应用于临床的降钙素类制剂有两种：鳗鱼降钙素类似物和鲑降钙素。

降钙素总体安全性良好，少数患者使用后出现面部潮红、恶心等不良反应，偶有过敏现象。有研究发现，长期使用（6 个月或更长时间）鲑降钙素口服或鼻喷剂型与恶性肿瘤风险轻微增加相关，但无法肯定该药物与恶性肿瘤之间的确切关系；鉴于鼻喷剂型鲑降钙素具有潜在增加肿瘤风险的可能，鲑降钙素连续使用时间一般不超过 3 个月[37]。

### （三）绝经激素治疗

绝经激素治疗（MHT）类药物能抑制骨转换，减少骨丢失。临床研究已证明 MHT 包括雌激素补充疗法（ET）和雌、孕激素补充疗法（EPT），能减少骨丢失，降低骨质疏松性椎体、非椎体及髋部骨折的风险，是防治绝经后骨质疏松症的有效措施。建议激素补充治疗遵循以下原则：①明确治疗的利与弊；②绝经早期开始用（<60 岁或绝经 10 年之内），收益更大，风险更小；③应用最低有效剂量；④治疗方案个体化；⑤局部问题局部治疗；⑥坚持定期随访和安全性监测（尤其是乳腺和子宫）；⑦是否继续用药，应根据每位妇女的特点，每年进行利弊评估。

### （四）选择性雌激素受体调节剂类

选择性雌激素受体调节剂类制剂雷洛昔芬在骨骼与雌激素受体结合发挥类雌激素的作用，抑制骨吸收，增加骨密度，降低椎体骨折发生的风险。有静脉栓塞病史及有血栓倾向者，如长期卧床和久坐者禁用；不适用于男性骨质疏松症。

### （五）甲状旁腺素类似物

甲状旁腺素类似物（PTHa）是当前促骨形成的代表性药物，国内已上市的特立帕肽是重组人甲状旁腺素氨基端 1-34 活性片段（rhPTH1-34）。间断使用小剂量 PTHa 能刺激成骨细胞活性，促进骨形成，增加骨密度，改善骨质量，降低椎体和非椎体骨折的发生风险。针对 PTHa 改善绝经后 OP 骨密度及降低骨折发生率的有效性方面的系统评价显示其优于阿仑膦酸钠[38]。

临床常见的不良反应为恶心、肢体疼痛、头痛和眩晕。特立帕肽治疗时间不宜超过 24 个月，停药后应序贯使用抗骨吸收药物治疗，以维持或增加骨密度，持续降低骨折风险。

### （六）锶盐

雷奈酸锶是合成锶盐，研究证实雷奈酸锶可同时作用于成骨细胞和破骨细胞，具有抑制骨吸收和促进骨形成的双重作用，可降低椎体和非椎体骨折的发生风险。

雷奈酸锶药物总体安全性良好。常见的不良反应包括恶心、腹泻、头痛、皮炎和湿疹，一般在治疗初始时发生，程度较轻，多为暂时性，可耐受。罕见的不良反应为药物疹伴嗜酸性粒细胞增多和系统症状。具有高静脉血栓风险的患者，包括既往有静脉血栓病史的患者，以及有药物过敏史者，应慎用雷奈酸锶。存在某些心脏或循环系统问题，例如卒中和心脏病发作史的患者不得使用本药物。

### （七）活性维生素 D 及其类似物

包括 1α 羟维生素 D3（α-骨化醇）和 1, 25 双羟维生素 D3（骨化三醇）两种，国外上市的尚有艾迪骨化醇。活性维生素 D 及其类似物更适用于老年人、肾功能减退以及 1α 羟化酶缺乏或减少的患者，具有提高骨密度，减少跌倒，降低骨折风险的作用。

### （八）维生素 K 类（四烯甲萘醌）

四烯甲萘醌是维生素 K2 的一种同型物，是 γ-羧化酶的辅酶，在 γ-羧基谷氨酸的形成过程中起着重要作用。γ-羧基谷氨酸是骨钙素发挥正常生理功能所必需的，具有提高骨量的作用。

### （九）RANKL 抑制剂

迪诺塞麦是一种核因子 kappa-B 受体活化因子配体（RANKL）抑制剂，为特异性 RANKL 的完全人源化单克隆抗体，能够抑制 RANKL 与其受体 RANK 的结合，减少破骨细胞形成、功能和存活，从而降低骨吸收、增加骨量、改善皮质骨或松质骨的强度。已被美国 FDA 批准治疗有较高骨折风险的绝经后骨质疏松症。

地舒单抗是目前唯一上市的 RANKL 抑制剂，于 2010 年首次在欧盟上市被批准用于治疗骨折高风险的绝经后女性和男性骨质疏松症，于 2020 年 6 月在我国获批上市。地舒单抗是一种全人源单克隆抗体（IgG2 类），以高特异性和高亲和力与核因子-κB 受体活化因子配体［receptor activator of nuclear factor-κB（NF-κB）ligand，RANKL］结合，阻止 RANKL 与其受体核因子-κB 受体活化因子（receptor activator of nuclear factor-κB，RANK）结合，从而抑制破骨细胞形成和活化。在绝经后妇女中，本品可显著降低椎体、非椎体和髋部骨折的风险[39]。具体用法为 60mg，皮下注射，每半年一次，同时需警惕低钙血症发生等副作用。

## 三、中医治疗

应首先明确疾病原因，辨明脏腑归属。病久不愈多为虚证，以肝、脾、肾为主；本病亦有实证，以血瘀、气滞为主。

中医以补益肝肾、健脾益气、健骨强筋、活血通络等为治疗原则[40]。

### （一）中医辨证论治

1. 肾阳虚证

证候：腰背冷痛，酸软乏力，驼背弯腰，活动受限，畏寒喜暖，遇冷加重，尤以下肢为甚，小便频数，舌淡苔白，脉沉细或沉弦等。

治法：补肾壮阳，强筋健骨。

方药：右归丸（《景岳全书》）加减。

熟地黄、附子、肉桂、山药、山茱萸、菟丝子、鹿角胶、枸杞子、当归、杜仲等。

加减：虚寒症状明显者，可酌加仙茅、淫羊藿、肉苁蓉、骨碎补等以温阳散寒；若兼有风寒湿痹者，可加独活、羌活、威灵仙、秦艽、桂枝、防风等。

2. 肝肾阴虚证

证候：腰膝酸痛，手足心热，下肢抽筋，驼背弯腰，两目干涩，形体消瘦，眩晕耳鸣，潮热盗汗，失眠多梦，舌红少苔，脉沉细数等。

治法：滋补肝肾，填精壮骨。

方药：六味地黄汤（《小儿药证直诀》）加减。

熟地黄、山萸肉、山药、牡丹皮、泽泻、茯苓等。

加减：阴虚火旺症状明显者，可酌加知母、黄柏；酸痛明显者，可酌加桑寄生、牛膝等。

3. 脾肾阳虚证

证候：腰膝冷痛，食少便溏，腰膝酸软，双膝行走无力，弯腰驼背，畏寒喜暖，腹胀，面色白，舌淡胖，苔白滑，脉沉迟无力等。

治法：补益脾肾，强筋壮骨。

方药：补中益气汤（《脾胃论》）合金匮肾气丸（《金匮要略》）加减。

黄芪、白术、炙甘草、陈皮、升麻、柴胡、人参、当归、地黄、山药、山茱萸、泽泻、茯苓、牡丹皮、桂枝、附子、牛膝、车前子等。

4. 血瘀气滞证

证候：骨节刺痛，痛有定处，痛处拒按，筋肉挛缩，多有骨折史，舌质紫暗，有瘀点或瘀斑，脉涩或弦等。

治法：理气活血，化瘀止痛。

方药：身痛逐瘀汤（《医林改错》）[41]加减。

秦艽、川芎、桃仁、红花、甘草、羌活、没药、当归、香附、牛膝、地龙等。

加减：以上肢为主者，加桑枝、姜黄；下肢为甚者，加独活、汉防己、鸡血藤以通络止痛。

## （二）中成药

1. 右归丸　每次 10g，3 次/日，口服。具有温补肾阳、填精益髓之功效。现代药理研究表明，右归丸主要靶向 9 种细胞组成发挥作用，其靶点涉及包括与骨质疏松症直接相关的骨重建、骨化、骨骼发育、破骨细胞分化调控、成骨细胞分化调控、骨矿化调节等多个生物过程，以达到抗骨质疏松作用[42]。

2. 六味地黄丸　每次 6g，2 次/日，口服。具有滋阴补肾之功效。研究表明，六味地黄丸可提高骨密度，改善临床症状[43]。

3. 仙灵骨葆胶囊　每次 1.5g，2 次/日，口服。具有滋补肝肾、接骨续筋、强身健骨的功效。大量实验表明，仙灵骨葆胶囊能有效改善患者的骨转换及骨代谢状态，增加骨的密度，减小骨量的丢失，从而有效治疗骨质疏松症[29]。

4. 金天格胶囊　每次 1.2g，3 次/日，口服。具有补益肝肾、强筋壮骨之功效。大量研究表明，金天格胶囊可以缓解腰背疼痛、腰膝酸软、下肢痿弱、步履艰难等症状，并能显著增加骨密度，改善生活质量，无明显不良反应[44]。

5. 金匮肾气丸　每次 4~5g，2 次/日，口服。具有温补肾阳之功效。现代药理学研究表明，金匮肾气丸能显著提高绝经后骨质疏松股骨骨密度和血清雌激素水平，明显促进成骨细胞增殖分化[46]。

6. 强骨胶囊　每次 0.25g，3 次/日，口服。具有补肾、壮骨、强筋、止痛之功效。研究表明，强骨胶囊不仅可以抑制破骨细胞活性，还可以显著促进成骨细胞活性，增加成骨，同时能提高患者的骨密度。

7. 骨疏康胶囊（颗粒）　胶囊：每次 4 粒，2 次/日，口服。颗粒：每次 10g，2 次/日，口服。具有补肾益气、活血壮骨之功效。研究表明，骨疏康胶囊可显著降低患者体内的骨代谢水平，重新调整骨形成和骨吸收间的平衡，减少骨质丢失[45]。

8. 青娥丸　每次 1 丸，2 次/日，口服。具有补肾活血祛瘀之功效。大量研究表明，青娥丸可通过抑制破骨细胞活性进而抑制骨吸收，尚未影响骨形成[46,47]。

## （三）外治法

1. 针灸　针刺选穴以足三里、肾俞、脾俞、关元、太溪、三阴交、大椎、太白为主，配以痛处所属经脉络穴，配合针刺补泻手法，达到补肾、健脾和活血目的，可减少骨质流失，缓解患者疼痛，针刺可每日 1 次，每次留针 20 分钟，1 个疗程 10 日[48]。

灸法采用补肾填精、温阳壮骨、疏通经络等中药，通过直接灸、隔药灸等方法，借助热力刺激大椎、大杼、肝俞、中脘、膻中、足三里、脾俞、肾俞、命门、神阙、关元等穴位，起到调节机体脏腑功能之功效，灸法可每日 1 组穴，每穴灸 5 壮，1 个疗程 15 天。研究表明，针灸可增加骨密度、血清钙、雌二醇水平和降低血清碱性磷酸酶水平[49,50]。

2. 中药熏蒸　中药熏蒸将药力与热力结合，可透皮触骨，直达病灶，起化瘀活血、疏通腠理、调气活血、通络镇痛的功效，所用药物多以活血化瘀、散寒止痛和祛风除湿通络药为主。研究表明，熏蒸温度可影响 OP 的临床疗效，可根据不同中医证型选择合适的熏蒸温度。有皮肤条件不良或过敏、心脑血管疾病等情况者应谨慎使用[51-53]。

3. 中药贴敷　外用中药制剂贴敷于局部或穴位处，具有补肾健脾、疏通经络、调和气血之功效[54]，在不断地刺激中缓解 OP 引发的疼痛和痉挛，提高骨密度，改善人体平衡功能[55,56]。而穴位选择、贴敷药物和选穴时辰等均可能影响临床疗效，但有待进一步研究。中药贴敷治疗时应注意皮肤过敏等不良反应的发生。

4. 其他疗法　如微波、超短波、理疗、穴位埋线治疗等等，可以根据实际情况酌情选择配合使用。

# 第六节　中西医结合诊治策略与措施

## 一、中西医结合综合干预治疗可增效

中西药联合运用对骨质疏松症进行干预，有利于发挥各自优势，可以首先使用西药将患者的症状控制好，再通过辨证论治给予中药，增加疗效；如肾阳虚型予右归丸加减，脾肾阳虚型予补中益气汤合金匮肾气丸加减，肝肾阴虚型予六味地黄汤加减，血瘀气滞型予身痛逐瘀汤加减。研究表明，中西药联用治疗原发性骨质疏松症相较于单纯西药治疗，提高了有效率，改善了患者生活质量、骨密度、骨钙素、血钙、VAS 评分、证候积分等指标[57]。

## 二、审证求因探讨中西医结合诊疗方法

1. 肾虚影响钙、磷代谢为主要病因　《黄帝内经》中提到"肾藏精，主骨，生髓""肾者主蛰，封藏之本，精之处也，其华在发，其充在骨"。《医精经义》曰："……肾主藏精，而精生髓，髓则生骨……髓，由肾所生，精足则髓足，髓含在骨内，髓足继而骨强……"中医学认为肾为先天之本，主藏精，精生髓，髓藏于骨中，滋养骨骼，故骨为肾所主。肾所藏之精是其主骨功能的重要物质基础，在骨代谢过程中扮演着重要角色，骨的生长发育、强盛衰弱与肾精充足与否关系密切，肾精充足则骨髓生化有源，骨骼得以滋养而强劲有力；肾精亏虚则骨髓生化无源，骨骼失养而痿弱无力，最终导致髓空骨软的骨质疏松症。现代医学研究以证实，肾虚证者确见骨密度明显低下，肾虚可影响钙、磷代谢，进而使骨密度下降，发生骨质疏松症[27]。有研究表明，肾虚可以通过多个途径影响骨代谢。一方面，肾虚可引起内分泌功能紊乱，下丘脑—垂体—靶腺轴（性腺、甲状腺、肾上腺）功能紊乱，免疫力下降，参与骨代谢的局部调节因子功能紊乱；另一方面，肾虚造成体内的微量元素发生变化，血清锌含量降低，从而影响人体生长发育，进而影响骨骼和全身组织的结构和功能。此外，肾虚对骨质疏松症相关基因的表达、调控也有着不良的影响。这些都证明了肾对骨的主导作用，故称肾虚为主。

2. 肝虚乃引起继发性骨质疏松症关键因素　骨质疏松症与肝生理病理变化关系的论述最早见于《素问·上古天真论》"七八肝气衰，筋不能动……精少，肾脏衰，形体皆极……令五脏皆衰，筋骨

懈堕……"。这说明早在先秦时期，先辈已经认识到肝与骨的生长发育有密切关系。张介宾在《景岳全书·非风》一书中也提到"……筋有缓急之病，骨有痿弱之病，总由精血败伤而然……"。中医学理论认为，肝藏血，主筋，主疏泄，司运动。若肝气充足，筋则有力；肝气衰弱，血不养筋，则动作迟缓不灵活，易于疲劳，不能久立。肝与骨质疏松症的关系还体现在肝肾的关系上，肝、肾经脉相连，五行相生，肝为肾之子，肾为肝之母，中医有"肝肾同源""乙癸同源""精血同源"之说。肝主藏血，肾主藏精，"肝肾同源"，血的生化，有赖于肾中精气的气化；肾中精气的充盛，亦有赖于血液的滋养。若肾中精气充足则血液得以滋养，如肾精亏损，可致肝血不足，反之，肝血不足，亦能引起肾精亏损，肝血不足，筋失所养，肢体屈伸不利，肾精亏虚，髓枯筋燥，痿废不起，而发为骨痿，即骨质疏松症。由于年老体衰，且妇女一生经、孕、产、乳，数伤于血，若肝藏血功能减退，可形成肝贮存血量不足，而致肝血虚，机体各部分得不到足够的血液营养，气血虚衰同样推动老年性骨质疏松症的演变。现代医学研究[58]证实，慢性肝脏疾病引起的继发性骨质疏松症致病介体包括遗传因素、胰岛素样生长因子-1以及各种细胞因子，并且肝脏疾病中降低维生素 D和使用糖皮质激素将恶化骨骼健康。所以，肝虚在骨质疏松症的发病过程中亦起到了关键的作用。

3. 脾虚是诱发骨质疏松症发生的重要病因　《内经》中有多篇阐述了脾与骨质疏松症形成的密切联系，如《素问·痿论》曰："脾主身之肌肉，脾健则四肢强劲……脾主腐熟水谷，运化精微，上输于肺，下归于肾。"《素问·太阴阳明论》记载："脾病而四肢不用何也……今脾病不能为胃行其津液，四肢不得禀水谷气……筋骨肌肉，皆无气以生，故不用焉……"中医学认为脾为"后天之本"，主运化，主肌肉四肢，乃气血生化之源。李东垣进一步认识到脾虚及肾，进而诱发骨质疏松症，其在《脾胃论·脾胃胜衰论》提到"……脾病则下流乘肾，土克水，则骨乏无力，足为骨蚀……"。也就是说，骨与脾、肾二脏关系密切，肾所藏之精包括先天之精和后天之精，肾为"先天之本"，脾为"后天之本"，先天之精有赖后天水谷精微的不断充养以滋养骨骼。若脾虚不健，运化水谷失司，枢机不利，则气血生化乏源，血不足以化精，精亏不能灌溉，血虚不能营养，气虚不能充达，无以生髓养骨，致精亏髓空、骨髓失养；另外，脾合肌肉、主四肢，脾虚化源不足，导致肌肉瘦弱，四肢痿废不用，最终导致骨质疏松症。西医学[59]认为中医学中的"脾"除了包括消化系统功能，还与物质代谢系统、免疫系统、神经调节系统、机体循环系统等密切相关，可直接或间接地影响骨钙、镁、磷、蛋白、微量元素锌及氟等骨矿物质的吸收，进而诱发绝经妇女骨质疏松症的发生。故而一般将脾虚作为骨质疏松症的重要病因。

4. 血瘀为骨代谢异常促进因素　中医学认为血瘀乃骨质疏松症发病的促进因素。《灵枢·本脏》说"经脉功能……经脉者，所以行气血而营阴阳，濡筋骨，利关节……"，可见骨骼也必须依靠经脉中之气血营养，若气血瘀滞，脉络瘀阻，可致筋骨关节失养而出现疼痛、痿废。明代龚廷贤于《寿世保元·戊集五卷》中所述："痿者，手足不能举动是也，又名软风……此症属血虚。血虚属阴虚，阴虚能生热，热则筋弛……"也就是说，血瘀可致血行不畅，而血虚及血瘀均可诱发骨质疏松症。清代王清任认为血瘀亦是骨质疏松症的加重因素，他在《医林改错》一书中谈到"……元气既虚，必不能达于血管，血管无气，必停留而瘀……"。气血是人体一切组织器官生理活动的物质基础，瘀血蓄于体内，壅遏气机，损伤正气，影响脏腑的气化功能，而致脏器愈衰、瘀血聚积的恶性循环，同时妨碍血液中的钙及营养物质正常通过哈佛氏系统进入骨骼，营养骨骼筋肉，影响骨组织间营养物质的代谢吸收，亦可引起或加重肾虚，而致骨骼失养、脆性增加，最终导致骨质疏松症的发生[60]。现代研究[61]表明微血管改变是瘀血证的病理基础，瘀血是引起骨质疏松性骨痛的重要机制之一，可能与其引起供血不足、微循环障碍，不能正常营养骨组织及神经，而致成骨减少、骨量降低、纤微骨折增加、骨小梁超微结构改变以及骨内压增高等有关。亦有研究证实，血瘀与骨代谢关系密切，是骨质疏松症发病的重要病理基础，血瘀可引起骨代谢异常，骨转换和骨量丢失加快，进而发生骨质疏松症。

### 三、肠道菌群理论可以指导中西医结合诊治

大量实验表明，骨质疏松症患者与健康人的粪便样本中肠道菌群种类及数量相比具有显著差异，在骨质疏松症患者中的酸杆菌门、芽单胞菌门、厌氧绳菌科、优杆菌等肠道菌群所占比例明显高于健康人[62]。人体中的肠道菌群在新生儿、婴幼儿、儿童、青年、中年、老年等不同年龄段的分布不同，当处于绝经后阶段，女性肠道菌群的构成会发生改变，从而对机体骨量的流失产生影响，促进破骨细胞生成因子是机体肠道菌群介导绝经后骨质疏松症骨吸收的关键因素[63]。说明肠道菌群与骨质疏松症的发生发展有着密切的联系[64]。

在骨质疏松症的临床治疗中，具有补肝肾、强筋骨作用的淫羊藿经常会被应用。有研究报道人肠道细菌对淫羊藿苷的生物转化，发现链球菌属、肠球菌属、布劳特氏菌属与淫羊藿在体内的代谢有关，这可能是淫羊藿通过发挥调节上述菌属而实现防治骨质疏松症作用的靶点之一。此外，对于肠道菌群调控骨质疏松症的研究可能是未来粪便类藏药复方制剂（如十味黑冰片散、十味鹭粪散）的临床疗效评价及作用机制探究的新思路。

### 四、结合现代药理研究选择药物

1. 巴戟天　①对成骨细胞的影响：巴戟天提取物能促进成骨细胞的增殖。②对破骨细胞的影响：巴戟天可有效抑制骨质疏松大鼠破骨细胞 CA II、RANK mRNA 基因表达，降低大鼠骨吸收，抑制骨质疏松。③对成骨-破骨细胞共育体系的影响：巴戟天能够以 OPG 和 RANKL 作为靶点之一，调控基因表达，发挥防治骨质疏松的作用。

2. 肉苁蓉　中药肉苁蓉具有双向调节骨形成和骨吸收的作用，改善血清碱性磷酸酶、钙、磷代谢，提高骨密度，能够有效抗骨质疏松。

3. 淫羊藿　淫羊藿是常用的补肾阳、强筋健骨类中药，淫羊藿苷是其主要药效成分，属于黄酮醇苷类化合物，具有广泛的生物活性作用。研究[65,66]表明，淫羊藿苷可有效预防骨质疏松症。淫羊藿苷可通过调节多种信号通路促进骨髓间充质干细胞、成骨细胞、脂肪干细胞、软骨细胞等多种细胞成骨化或抑制软骨细胞凋亡，并且抑制细胞成脂分化或血管生成，从而达到提高骨密度、改善骨量、促进骨结合的目的。

4. 龟甲　龟甲具有滋阴潜阳、益肾强骨之功效，可促进骨髓间充质干细胞向成骨细胞方向分化，对骨质疏松症有较好的治疗效果。此外，龟甲中主要含有氨基酸、脂肪酸等成分，研究表明，中老年人中，血清缬氨酸、亮氨酸、异亮氨酸和色氨酸浓度与髋部骨密度有关，血清总同型半胱氨酸浓度与骨密度相关；脂肪酸与成骨细胞有相关。

5. 杜仲　杜仲有效成分可以通过调节雌激素水平、骨代谢相关细胞因子及护骨素的表达对成骨细胞、破骨细胞、骨髓间充质干细胞增殖分化等综合作用，有效防治骨质疏松症。

### 五、平调阴阳理论可指导糖皮质激素性骨质疏松症的诊治

依据糖皮质激素（GC）在体内的生理病理作用和动态变化，中医学认为糖皮质激素造成的机体阴阳失衡是糖皮质激素性骨质疏松症（GIOP）发病的根本原因；病变关键在肾，肾阴阳失衡是病机发展转化的核心，表现为"肾阴虚-肾阳虚-肾阴阳两虚"的演变规律。故糖皮质激素性骨质疏松症治疗首先当以平调肾之阴阳为核心，以复肾藏精生髓主骨之功，可药用鹿角胶、熟地黄、淫羊藿等补益肾之精气血阴阳；同时依据糖皮质激素在体内的作用阶段和当下病机变化特点，具体应用填精益髓、健脾益气、活血化瘀、清热祛湿等治法，虚则补之，实则泻之，补虚祛邪以平调一身之阴阳，常药用杜仲、黄芪、三七、陈皮、茯苓等。GIOP 临床常虚多实少、虚重实轻，用药需仔细斟酌，谨防伤正，以平为期。针对 GC 在疾病治疗过程中的动态变化过程，中医学辨证论治更能

把握症候和病机的联系，并随病机变化随时调整治法方药，体现平调阴阳是一个动态平衡的过程[67]。基于平调阴阳理论防治 GIOP 的主要过程如图 28-4 所示。

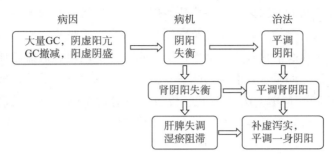

图 28-4 基于平调阴阳理论防治 GIOP 图

## 六、中西医结合治疗可以减毒增效

骨质疏松症的治疗是一个缓慢的过程，西医治疗 OP 普遍选用补钙、双膦酸盐、激素替代疗法、非甾体抗炎药等，这些药物对胃肠道、肝肾等均有一定的不良反应，如腹痛、恶心等，长时间的服药增加了家庭经济负担，使患者依从性下降。而中医在治疗慢性疾病中，因其疗效显著、毒副作用小、适合较长时间使用，而独具优势，起到重要的作用[68]。中西医结合可减小西药使用量，并起到增效减毒的作用。

## 七、联合传统针法体现诊治特色

针法选穴以补肾健脾和疼痛部位的阿是穴最为常见，常用的穴位包括肾俞、命门、脾俞、足三里、三阴交、关元、悬钟、太溪、腰阳关和阳陵泉等。采用常规治疗联合腹针、埋线疗法、电针等可改善骨质疏松症患者的疼痛与生活质量、改善骨密度。

## 八、骨质疏松症患者的慢病管理策略

骨质疏松症按照疾病发展状态，可以分为三种状态：骨量减少、骨质疏松症、严重骨质疏松症（骨质疏松症伴随一处或多处脆性骨折），有多状态、多阶段进程的特点，其影响因素随着时间和疾病状态的改变而改变[69]，因此骨质疏松症患者需开启慢病管理之路。

处于骨质疏松症状态下的患者，基于基础抗骨质疏松西药治疗控制症状及各项相关指标维持稳定并相对好转的情况下，应根据证候辨证论治处方用药。

严重骨质疏松症患者，即骨质疏松症伴随一处或多处脆性骨折。在骨折急性期，筋骨脉络损伤而导致血离经脉，瘀积难散，气滞血瘀，继而郁则化热，热损脾胃，必要时手术治疗，联合中药治以活血化瘀、通腑排便。延至后期，骨痂多已生长，多又见腰膝酸软，四肢乏力，活动后局部微痛，因此应采取滋补肝肾，强壮筋骨的治则。在中医汤药施治的基础上，特别是中后期还施以具有中医特色的康复措施，以发挥促进局部血液循环，利于血肿的吸收和椎体的代谢，改善血供和微循环，阻止肌肉萎缩，减轻局部水肿和软组织纤维化、粘连等作用，最终促进椎体间骨折愈合。

## 九、骨质疏松症前期（低骨量阶段）的"治未病"策略

低骨量人群要早期干预，中华医学会建议已有骨量减少（$-2.5<$T 值$<-1$）并伴有骨质疏松症危险因素者进行骨质疏松症药物早期干预。中医学认为，骨质疏松症前期身体功能的改变，与脾肾先后天之间有密切关系，应注意补益脾肾。辨证使用补肾方剂可促进成骨细胞的增殖分化，现代药理研究表明：补肾中药具有类性激素样作用，能调节机体内环境微量元素的平衡，促进骨生成，抑

制骨吸收，降低骨转换率，提高骨质量，在防治 OP 中具有整体调治、疗效好、无不良反应的特点；脾胃功能衰惫，健运失司，枢机滞寒，化源不振，则无以养骨荣髓。骨骼失养，发为骨枯髓减进而成为骨痿。中医学的脾胃功能与西医学的消化功能接近，不少研究发现表明，脾虚证患者有不同程度的蛋白质、脂类、碳水化合物、微量元素及维生素等营养物质吸收障碍，从西医学角度看，中医学理论体系的脾气虚证是涉及消化吸收、营养物质代谢、能量代谢、血液循环、免疫及神经内分泌等多系统功能失调的病证。如果患者消化功能不良，其对维生素 $D_3$、钙等所需品不能充分吸收。应用健脾方药可以促进 1,25-$(OH)_2D_3$ 的生成，促进肠道对钙、磷等微量元素、氨基酸及蛋白质等营养物质的吸收。因此，脾肾的功能是否正常对骨质疏松症的发生有着重要的影响。

# 第七节　名医经验

## 一、路志正经验

**医案举例：**[70]：高某，女，24 岁，黑龙江省鸡西市职工，1983 年 7 月 7 日初诊。

据述四年前出现腰痛，两腿乏力，恶寒喜暖，天阴加重。先后经数家医院检查，均按风湿治疗乏效，日渐加重，疼痛延及两髋骨、坐骨、肋骨脊柱和胸胁，尤以两足痿软无力，以致不能站立和行走。于 1983 年 4 月来北京，在某医院经过系统检查，确诊为"特发性骨质疏松症"给予钙剂、维生素 D、氯化钠和激素等治疗 3 个月，症状未见改善，经人介绍，遂来我院，延余诊之。

望其面色晦暗，萎黄无华，精神不振；问之则全身脊柱及双髋部疼痛明显，胸胁疼痛固定不移，腰膝酸痛，肌软无力，转侧不利，双腿抬举、下蹲困难，屈伸艰难，行走不便，纳谷欠馨，月经后期，色淡量少；闻其声语清亮，呼吸尚匀；切其脉沉弦而细尺弱。乃素体禀赋薄弱，先天不足，后天失养所致。当以补益脾肾，少佐疏利关节为治。药以桑寄生 15g，补骨脂 9g、黑料豆 15g、狗脊 10g、炒白术 10g、怀山药 15g，菟丝子、熟地黄炭各 10g，怀牛膝 12g、炙蜂房 6g，水煎服。患者因来京日久，愿回家服药调治。进药 20 剂后来信，言纳谷渐馨，脊背、胸胁、腰膝疼痛减轻，两足屈伸、起蹲见利，可以站立，要求变方。既见效机，无须更张，嘱原方续进。继进 20 剂，则胸胁、腰背等处疼痛大减，能扶杖行走，饮食倍增，体质日健，精神见振。又进 20 剂，能自由行走，唯腰腿有轻微疼痛，遂来京复查。

1983 年 12 月 14 日复诊，据述共服药 60 剂，已能站立和行走，胃纳正常，二便调，月经按期而至，唯腰腿部仍有轻微疼痛，白带多，无味，面色晦滞，口唇红而干燥，舌质红尖有瘀点，苔白腻微黄，脉来弦滑。再以滋补脾肾，佐以和肝止带。药以炒芥穗 6g，柴胡 9g，炒苍术 12g，黄柏 9g，木瓜 10g，桑寄生 15g，熟地黄 12g，山药 15g，沙苑子 9g，鹿角霜 9g（先煎），泽泻 9g，生牡蛎 15g（先煎），嘱服 5~10 剂，至白带正常，再服该方 1~2 个月，可在当地化验检查，以资对照，有问题再来诊或来信联系。

1984 年 2 月 15 日，患者来信诉已恢复健康，在当地医院检查，各项结果均已正常，已上班工作。

**按：**路老认为治疗本症，重点还应从脾肾着手[71]。脾为后天之本，有运化水谷和输布精微之能，为气血生化之源，气机升降之枢纽[72]。在人体生命活动过程中，先天之精气须赖后天之精气不断补充，才能生生不息；后天之气亦靠先天之气才得化而无穷。只有先后天合德，才能精血旺盛，五脏六腑、四肢百骸得其滋养，而健壮退龄。若后天失调，先天无所禀，同样可以导致骨痿。

## 二、岳美中经验

**医案举例**[73]：杨某，女，55 岁，北京市延庆县农民。1973 年 11 月 17 日初诊。

自 1971 年以来，每于饭后腹痛，过去以"胃下垂"治疗，效果不佳，延及 1972 年，因腹痛加重，伴恶心呕吐，住某县医院诊为"结核性腹膜炎，肠粘连"。在住院期间出现头晕及四肢水肿，经用抗结核药物治疗 2 个月有余，病情好转出院。腹痛、恶心呕吐减轻，但仍有水肿，又断续服用利尿药八九个月，水肿消退。直至目前，每遇到吃凉饭不适时仍有腹痛、肠鸣、大便稀薄。一般情况下二便尚调，睡眠尚可，纳少。1972 年 11 月，因感冒发热全身疼痛，经用青霉素、链霉素后热退，但仍全身疼痛，两胁腰部、两肩关节周围、两臂部及大腿痛重，活动时尤甚，走路需扶拐，畏寒，天气变化时疼痛加重。至 1973 年 10 月始，疼痛逐渐加重，活动困难，曾服大活络丹 40 丸及其他止痛药物，效果均不显，故来院治疗。既往无其他病史，患者自幼生长于农村，未去过外地。查体：强迫体位，变换体位时困难，身体消瘦，营养欠佳，两侧第 11、12 肋骨压痛明显。舌苔薄，脉细。余无阳性体征。化验检查肝功正常，血磷 162mg/L（正常 300～500mg/L），血钙 800mg/L（正常 900～1100mg/L），碱性磷酸酶 35.5U（正常 5～12U），尿酸 120mg/L（正常 200～400mg/L），尿钙 51～70mg/24h（正常 200～300mg/24h），血沉 18mm/h。血常规：血红蛋白 120g/L，红细胞 $4.6 \times 10^{12}$/L，白细胞 $9 \times 10^9$/L，中性粒细胞 0.72。心电图大致正常。诊断：骨质疏松症。药物治疗：住院期间，补充钙剂、维生素 D，先后给予补气养血、舒筋活络、活血化瘀等方剂。

二诊：12 月 18 日。经用药治疗，上述症状无明显改善。诉全身活动则痛，两胁痛甚，腰及两腿痛，尿黄，大便少，纳差。查舌苔薄白，脉象细弦。处方：独活 6g，细辛 3g，熟地黄 30g，山茱萸 12g，菟丝子 12g，川断 6g，杜仲 12g，川牛膝 12g，补骨脂 9g，鹿角霜 9g，胡桃仁 2 枚（咀服）。功效：助阳、补肾、温经。主治：骨质疏松症。用法：水煎服，日 1 剂，分 2 次服。7 剂。

三诊：12 月 25 日。患者自 12 月 20 日开始感到身上轻快，疼痛减轻，两胁及两腿疼痛均较前减轻，效不更方，停用西药。至 12 月 27 日，上肢活动较前灵活，自己能穿衣、梳头，腰已不痛。第 11、12 肋骨压痛明显减轻，下肢每于初下地走路时疼痛，活动后即减轻，已 2 天不服止痛片，嘱出院后将原方再服一段时间，以巩固疗效。

**按**：本例患者素有胃下垂、腹痛肠鸣、大便稀薄等症，本为虚寒之体，初冬感寒发热，应视为少阴表证，而以麻黄附子甘草汤发汗，因失治而内传，在经为少阴，在脏为肾，肾之合为骨，全身凡肩、臂、腰、腿无处不痛，系内传之邪，从肾之合而为病。大活络丹系祛皮脉筋肉间寒邪之方，故无效验。根据肾骨相生关系，取助阳补肾专方青娥丸加菟丝子、熟地黄、山茱萸兼补肾阴，以增其生骨之能力；更加鹿角霜与骨同类相求以助之；再加独活、细辛以温经，川断、牛膝以止痛。虽乃标本兼顾，而主旨在于滋填。肾阳日壮，肾精日充，骨自坚强，其痛自止，此时西药钙剂等有助于骨质再生，与中药殊途同归，终使病症向愈。因出院时未做 X 线拍片以观察骨质变化，故尚不能据此分析中西医结合医治骨质疏松症的疗效，但对骨痹治疗，则可肯定补肾温经为其大法。

### 三、陈湘君经验

陈湘君[74]教授认为，肾虚是骨质疏松症的根本病机，骨的功能是否正常与肾的精气盛衰密切相关，且随着年龄增长、病情使然或药物攻伐，肾精亏虚，髓亏骨失所养，而发生骨质疏松症。陈教授根据多年的临床经验，对原发性骨质疏松症治疗上以扶正为主，主要以健脾补肾为主要治则；继发性骨质疏松症往往以补益肝肾兼养阴活血通络为主要治则，并根据原发病辅以疏肝、清热、解毒等为治。对骨痹患者，陈教授强调补肾精，调气血，故以补肾健脾为本，常用药对有淫羊藿加巴戟天、黄芪加白术、赤芍加白芍、旱莲草加女贞子等，临证之时灵活加减应用，可得到甚佳的效果。常用药物中淫羊藿加巴戟天为一药对，因淫羊藿性味甘辛，入肝肾经，可补肾阳、壮筋骨、祛风除湿，尤擅补命门之火，但性偏燥；巴戟天性温不燥，补而不滞，还有益肾填精作用，故两药同用，可补肾阳、益肾精、壮筋骨，久用亦无碍胃湿滞之嫌。赤芍加白芍同用，白芍养血柔肝、缓急止痛并可敛阴收汗，赤芍擅长活血祛瘀、凉血消肿兼清肝泻火，两药同用既可养血又可活血，并可凉血养阴，对于应用激素后出现肝肾阴虚，虚火化毒夹瘀的患者尤为适用。旱莲草加女贞子，两药均归肝肾经可滋补肝肾，旱莲草可养阴血，善敛固肾精，并凉血止血；而女贞子为清补之品、药力平和，可平补肾气，两药同用可清补肾之精血，养阴潜阳，久用无虑。黄芪与白术同用，两者均可以健脾补气，是陈教授常用的药对，黄芪益卫固表，并长于补气升阳，白术长于健脾除湿，两药同用补而不滞，可作为扶正基础方，与补肾药物同用，可通过补后天之本以续养肾中精气。

# 第八节　中西医调护

## 一、调摄

### （一）运动

骨质疏松症诱发多在髋部、腰椎及股骨颈部位，所进行的运动项目应考虑这些部位特点。有氧运动（如跑步）、抗阻运动（如力量训练或高强度练习等）、振动运动、水上运动（如游泳、水中健身等）、平衡和本体感受练习（如太极拳、舞蹈、蹦床等）对不同年龄骨质疏松症患者有积极影响[75]。

### （二）饮食

建议骨质疏松症患者及高风险人群遵循以下膳食原则[76]：①膳食多样化：平均每天摄入 12 种以上食物，每周 25 种以上；②保证谷薯类摄入：每天谷薯类食物 250～400g；③保证蛋白质摄入：每天优先选择鱼和禽类，经常吃豆制品，适量吃坚果；④足量饮水成年人每天 7～8 杯（1500～1700mL），提倡饮用白开水和淡茶水；⑤清淡饮食：少吃高盐和油炸食品；⑥控制添加糖的摄入量：每天摄入不超过 50g，宜控制在 25g 以下。

### （三）心理干预

老年患者长期处于抑郁状态容易造成机体内环境紊乱，作用于相关的细胞因子和信号通路后影响骨代谢，加剧骨量流失[77]。故需对老年骨质疏松症患者进行心理干预及情绪疏导，减少抑郁状态的发生，促进其生理功能康复，提高其生活质量。

## 二、护理

### （一）一般护理

即常规护理，包括密切观察患者出现骨痛、容易骨折和睡眠不佳的情况，适当应用药物缓解症状[78]。

### （二）辨证施护

1. 肾阳虚　以补肾壮阳为主要原则。外治方面可采用热敏灸，于命门、腰阳关、关元、肾俞、足三里穴区探寻热敏腧穴行热敏灸治疗[79]，起到温肾助阳的功效；饮食应以温性食物为主，要缓补，还应配合补气食物以护脾胃，如姜、栗子、核桃、韭菜、牛肉、羊肉等[80]；注意季节转换、气候变化，可遵循"春夏养阳"的养生原则，在春夏季节多户外活动，借自然界的阳气培补自身之阳，适当洗桑拿、泡温泉等[80]。

2. 脾肾阳虚　以补益脾肾为主要原则。外治方面可采用艾灸，艾灸施于皮肤，通过腧穴直达病所，可调节脏腑气血，起到补肾健脾、养骨增髓、消瘀散结、止痛和改善骨代谢，防治骨质疏松症的作用[81]；因脾主肌肉四肢，故健脾最好的途径之一就是运动，可选择较为柔和的八段锦和太极拳，以期益气血，壮筋骨[82]；在日常生活中，患者也可选择中药药膳，在饮食中加入强筋骨、益肾精的淫羊藿、杜仲、骨碎补、木瓜等，平时可多食粳米、山药、黄豆等健脾益肾、补气养血之品[83]。

3. 肝肾阴虚　以滋补肝肾为主要原则。外治方面可采用耳穴贴敷，耳与肾关系密切，耳穴按压具有补肾填精、疏通经络、生髓壮骨的作用[81]；饮食调配可用陈巨鹏[82]等自拟疏肝解郁健肾茶泡饮，用合欢花、玫瑰花、白菊花等芳香甘平、疏肝解郁、配伍枸杞子性味甘平，滋补肝肾之阴；生活习惯方面应早卧晚起，去寒就温，确保关节、骨骼等免受寒邪侵袭[83]。

4. 血瘀气滞　以理气活血为原则。外治方面可采用中药熏蒸，赤木洗剂局部熏洗，可起到活血化瘀、舒筋止痛通络的作用[81]；寒邪易袭人体，留滞肌腠骨骼，导致气血瘀阻，寒主收引，血管收缩，不通则痛，故常需保暖，营卫相合，气血通畅，通则不痛。合理戒烟、限酒，控制咖啡、浓茶及碳酸饮料的摄入，平衡饮食可控制骨量丢失[84]。

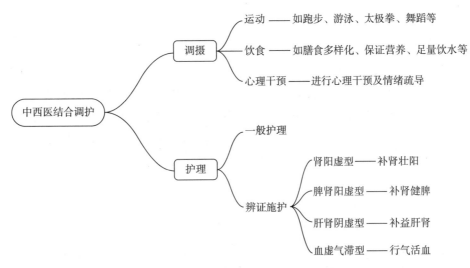

图 28-5　中西医结合调护图

# 第九节　预后转归

骨质疏松症本身不致命，其严重后果是骨折，轻度或中度的骨质疏松症，不发生椎体压缩性骨折或其他部位的骨折，一般预后良好；一旦发生骨质疏松性骨折，生活质量下降，出现各种合并症，甚至长期卧床不起，可致残或致死，预后不良[85]。中西医结合的康复治疗通过多种治疗方法，优势互补，在一定程度上缩短治疗周期，疗效肯定，不易反复，值得临床推广应用[86]。

# 第十节　诊治指南

## 一、西医诊治指南和共识

中华医学会骨质疏松和骨矿盐疾病分会发布的《原发性骨质疏松症诊疗指南》（2017）[16]、《老年骨质疏松症诊疗指南》（2018）[29]、国际骨质疏松基金会（IOF）骨质疏松症风险一分钟测试题[87]。（内容详见前文西医诊疗部分）。

## 二、中西医结合诊治方案或共识

中国老年学和老年医学学会骨质疏松分会中医药专家委员会发布的《中医药防治原发性骨质疏松症专家共识》（2020）[1]、中西医诊治指南和共识依照中国中西医结合学会骨伤科专业委员会发布的《骨质疏松症中西医结合诊疗指南》[88]（2019）（内容详见前文中医辨证论治部分）。

# 第十一节　中西医临床研究进展

## 一、临床辨治

### （一）中医辨证分型

金镇雄[89]通过对217例骨质疏松症患者进行关联分析，统计发现肝肾阴虚者，占29.95%，脾肾阳虚型，占27.65%；气滞血瘀者，占17.97%。其中女性骨量减少患者与肝肾阴虚、脾肾阳虚证型关联性强，而男性与气滞血瘀证型关联性中等。并且通过近五年来中医体质类型与骨质疏松症相关性研究的发现，气虚型、阳虚型、阴虚型以及血瘀型体质是骨质疏松症患者的主要体质类型，这也与辨证分型相一致[90]。肝肾阴虚、脾肾阳虚的中老年人群更易出现骨质疏松症，女子以肝为先天，男子以肾为先天，临床诊治中应重视肝脾肾、气血等病理变化与体质、性别、年龄等因素间的相关性。

李希文[91]等基于名中医刘军、陈海云经验将其分为气虚血瘀证、气滞血瘀证、积瘀化热证、气血两虚证、肝肾阴虚证五型；肝肾阳虚证、肾阳虚衰证。邓琳雯[92]等研究中，将骨质疏松症分为以下几种证型：①肾虚证：临床症状表现以腰膝酸痛或酸软为主，伴有耳鸣或耳聋、齿摇或发脱、尿后失禁或余沥。②肝虚证：临床表现为头晕目眩、肢体麻木、视力衰退、双目干涩。③脾虚证：满足以下3种及以上表现：面色萎黄、食欲不振、食后腹胀、肢体倦怠、大便溏泄。④心虚证：符合以下2种及以上表现（第一种为必备）：胸闷、心慌、心悸、脉细弱。

### （二）经典方剂联合西药

李杰[93]等运用右归丸加减［药物组成：肉桂10g，制附子10g（先煎），杜仲20g，鹿角胶20g，黄芪20g，鸡血藤10g，山药20g，熟地黄10g，当归10g，菟丝子20g，枸杞20g，山茱萸15g，桃仁5g，红花3g，乳香5g，没药5g］联合服用维$D_2$磷葡钙片，鲑降钙素针50U皮下注射治疗脾肾阳虚型骨质疏松症患者，发现骨吸收指标明显下降，骨形成指标降低，骨密度较治疗前增高，具有显著的抗骨质疏松作用。方鹏飞[94]等通过比较右归丸联合降钙素治疗骨质疏松性椎体骨折前后骨密度及骨转换指标的变化情况，观察其对老年胸腰椎骨折骨量减少及骨质疏松、改善其骨代谢的临床疗效。得出结论：右归丸能够降低骨转换率、提高骨量，可有效用于老年骨质疏松性骨折。陈伟珑[95]等探讨补肾活血汤配合钙尔奇治疗绝经后原发性骨质疏松症的临床疗效，发现补肾活血汤配合钙尔奇治疗绝经后原发性骨质疏松症可改善骨密度，有效缓解临床症状。

### （三）自拟方联合西药

谭东[96]等自拟壮骨饮联合钙剂治疗132例骨质疏松症患者并探究其对骨密度、骨代谢生化指标的影响，结果发现试验组能有效缓解临床症状，其起效机制主要在于能提高骨质疏松症患者的骨密度，促进骨形成，抗骨质疏松作用突出。黄琳玲[97]等通过探讨自拟益肾健脾化瘀方治疗绝经后脾肾阳虚型骨质疏松症的临床疗效，结果发现自拟益肾健脾化瘀方剂联合碳酸钙 D₃ 片治疗效果更佳，同时可改善患者骨代谢和骨密度，其作用机制可能与提高雌激素和 IGF-1 水平有关。尹东武[98]等研究结果显示在口服钙剂和维生素 D 基础上配合自拟补肾活血方，可更有效地改善老年性 OP 患者的腰背痛和骨关节痛，提高腰椎及股骨颈 BMD 含量，其中 L2~L4 的 BMD 含量升高尤为明显。

### （四）中成药联合西药

尚结[99]等通过对中国期刊全文数据库（CNKI）、中国生物医学文献数据库（CBM）、中文科技期刊全文数据库（VIP）、万方数据、Cochrane Library、Medline、EMbase 等数据库进行检索，将补肾类中成药联合西药常规治疗骨质疏松症研究进行 meta 分析，结果显示补肾类中成药联合西医治疗老年性骨质疏疗效更佳。韩崇涛[100]等通过随机对照实验观察仙灵骨葆胶囊联合钙尔奇 D 和阿仑膦酸钠片治疗老年骨质疏松症的疗效，发现治疗组患者血钙、血磷水平与碱性磷酸酶水平明显优于对照组患者。刘宝玉[101]等对 67 例患者用仙灵骨葆胶囊治疗 6 个月后患者的临床症状显著改善，疼痛明显缓解，骨密度显著增加，患者预后良好。

### （五）中药提取物联合西药

朱贵忱[102]等将 80 例老年骨质疏松症患者随机分为对照组和治疗组，每组 40 例，发现淫羊藿治疗组总有效率达到 92.5%，显著高于对照组的 62.5%，腰背痛缓解时间显著短于对照组，骨密度值显著高于对照组。龙华[103]将 50 例肾阳虚型骨质疏松症患者随机分两组，治疗组 30 例，给予单味巴戟天煎液口服，对照组 20 例给予口服阿仑膦酸钠片。发现治疗组骨密度值、血清雌二醇和血清碱性磷酸酶水平明显优于对照组。

### （六）外治法联合西药

裴继燕[104]等分别观察了两组原发性骨质疏松症患者，其中对照组采用阿仑膦酸钠及碳酸钙治疗，治疗组在上述西药的基础上结合针灸治疗，结果显示治疗组总有效率明显优于对照组。彭农建[105]等将 70 例骨质疏松症患者随机分为 2 组，其中对照组采用碳酸钙 D3 及阿仑膦酸钠治疗，治疗组在对照组治疗基础上配合穴位埋线治疗，结果表明总有效率治疗组为 82.9%，对照组为 57.2%，两组对比差异显著。

## 二、方药与药理

### （一）方药用药规律

唐中尧[106]等对治疗涉及中药的情况进行了统计，涉及中药 125 味。其中 125 味中药中出现频率≥25% 的有 13 味，13 味中药涉及的药性包括温、平、寒，涉及的药味包括甘、苦、咸、辛、酸、涩、淡，脏腑归经主要归肾、肝、脾、肺、心经。按照出现频次排序由高至低依次为熟地黄、淫羊藿、杜仲、鹿茸、黄芪、牛膝、骨碎补、补骨脂、山萸肉、山药、茯苓、丹参、白术等。药物主要功效包括补肾（1546 次）、补脾（649 次）、补肝（589 次）、补气（444 次）及活血化瘀（338 次）等。中成药作为中医现代化的产物，它们之中很多也作为骨质疏松症的治疗药物。国家批准的防治骨质疏松症的中成药有骨疏康胶囊、仙灵骨葆胶囊、骨松宝胶囊和密骨胶囊等。

### （二）方药药理举例

1. 青娥丸　　"青娥丸"为补肾壮骨名方，最早收录于《太平惠民和剂局方》，由杜仲、补骨脂、核桃仁、大蒜等组成，具有补肾、强筋、健骨之功效。药理学研究显示青娥丸主要是通过促进骨钙吸收，调节钙、磷平衡，抑制破骨细胞活动，使骨代谢稳定，调节雌激素代谢而防治骨质疏松症。

2. 骨碎补　骨碎补，始载于唐《本草拾遗》。其性温，味苦，归肝、肾经。有补肾强骨、续伤止痛之功，临床常用于治疗肾虚腰痛、跌仆闪挫、筋骨折伤等。骨碎补及其有效成分从细胞水平、动物实验及临床中对于骨质疏松症的治疗已得到了证实及认同[107]。目前研究发现骨碎补通过 OPG/RANKL/RANK 通路、CTSK 通路等信号通路调节骨吸收和通过 Wnt/β-catenin 通路和 BMP 通路等通路调节骨形成来抗骨质疏松[108]。

3. 淫羊藿　淫羊藿首见于《神农本草经》，其性温，味辛、甘，归肝、肾经。主要功效为益肾壮阳、强筋健骨。主治阳痿不举、筋骨痉挛疼痛，腰膝酸软等。文献证实[109-111]淫羊藿有效成分淫羊藿苷能促进 BMSCs 及人类骨样细胞（MG-63）的成骨分化，促进成骨细胞分化，促进骨组织分泌 I 型胶原蛋白、提高 LAP 活性，从而加速骨钙、磷沉积等抗骨质疏松。

# 第十二节　展　望

骨质疏松症是一种骨脆性增加，易于并发骨折为特征的全身代谢性骨病。对骨质疏松症范畴的认识，不仅限于绝经期后妇女和老年人群，药物使用、慢性非传染性疾病、代谢性疾病相关的继发性骨质疏松症患者已经成为骨质疏松症发病率和死亡率增加的重要人群。骨质疏松症的发生机制也从性激素减少的认识扩展到对骨细胞生物学调控、分子信号通路多种综合因素和遗传因素影响的认识。因此，骨质疏松症的治疗也从经典的抗骨质疏松药物发展到新靶点药物疗法、细胞疗法、靶向基因疗法和多靶点疗法等[112]。

普遍认为，治疗骨质疏松症的重点应放在中老年人或绝经后妇女身上，应从导致骨质疏松症多个因素着手，预防和治疗相结合，全方位、多角度、长时间地综合性防治骨质疏松症。早期诊断是预防和治疗骨质疏松症的关键。骨密度测量目前仍然是诊断骨质疏松症较好的方法，也是骨折风险的预测指标。所以，骨质疏松症的预防还有赖于骨密度测量技术的进一步发展，研制出准确率高、无伤害、适合不同部位、经济实惠和易于普及的骨密度测量仪器，这将对骨质疏松症的防治工作做出重大贡献。

中医注重整体观念，治疗骨质疏松症从治本着手，如肝肾亏虚者补肝肾，气血亏虚者补气血等，又重视骨质疏松症所产生的标，如疼痛、腰膝酸软、筋骨拘挛等。标本同治，通过对机体全身性的调节作用，达到纠正机体激素失衡和负钙平衡作用的功效。中医药治疗骨质疏松症仍存在着一些问题：各医家对骨质疏松症均有自己的论述，尚无一致的观点，缺乏统一的病因病机认识及辨证分型，不利于中药统一用药治疗，难以推动中药的广泛使用；对单味中药的研究以动物实验居多，缺乏大样本的临床研究；复方制剂中药成分复杂，难以确定其中的有效成分。

虽然有相关研究[113-116]表明中西医结合治疗骨质疏松症，可以发挥中西医各自的优势，弥补单纯西医或单纯中医治疗的不足，但是这些临床研究多为小范围、小样本试验，并且中医药方剂用药繁杂、缺少统一性，所以骨质疏松症的中西医结合治疗还需要我们进一步去探索。此外，中西医结合治疗骨质疏松症，既要考虑中药、西药的有机联合应用的问题，也要考虑不同中医治则有机配合、辨证施治的问题，只有这样，才能实现高水平的中西医结合。我们推崇中西医结合治疗骨质疏松症，更需要加强基础理论、实验研究与临床探索三者的结合，还需要多中心、大样本的循证医学研究，让中医药治疗骨质疏松症被世界更多的人所接受。

（吴宽裕，吴方真）

# 参考文献

［1］葛继荣，郑洪新，万小明，等.中医药防治原发性骨质疏松症专家共识（2020）［J］.中国骨质疏松杂志，2020，12（1）：1006-7108.

［2］刘静，祝墡珠.原发性骨质疏松症基层诊疗指南（实践版·2019）［J］.中华全科医师杂志，2020，19（4）：04.

［3］雷嫚嫚，李卓，郭蔚莹.继发性骨质疏松发病机制［J］.中国骨质疏松杂志，2018，24（11）：1514-1520.

［4］张云飞，安军伟，龚幼波，等.原发性骨质疏松症的中医药防治研究进展［J］.中国骨质疏松杂志，2019，25（4）：554-558.

［5］梁伟乔，钟诚，李宇明.骨质疏松症的中医病因病机认识与治疗进展［J］.中国骨质疏松杂志，2020，26（1）：135-139.

［6］许荣权，苏再发.骨质疏松症中医疗法的研究概况［J］.中国医药导刊，2020，22（11）：772-775.

［7］朱莎莎.骨质疏松症的中医诊疗进展［J］.实用中西医结合临床，2016，16（4）：89-91.

［8］李章青，向楠，周广文，等.骨质疏松症的西医研究进展［J］.湖北民族大学学报（医学版），2020，37（1）：79-81.

［9］赵晖，苗明三.基于中西医临床病症特点的骨质疏松症动物模型分析［J］.中华中医药杂志，2020，35（3）：1332-1336.

［10］陈梦阳，谢菊英.骨质疏松症发病机制的研究进展［J］.湘南学院学报（医学版），2018，20（1）：63-66.

［11］魏晓伟，张晓梅.孟德尔随机化分析在骨质疏松症病因学研究中的应用［J］.中国骨质疏松杂志，2020，26（6）：928-931.

［12］刘威，王海荣，李雪.骨钙素与风湿免疫疾病的关系研究进展［J］.医学综述，2020，26（20）：4022-4026.

［13］殷玉莲，陈红风.骨质疏松症中西医发病机制与治疗研究进展［J］.辽宁中医药大学学报，2017，19（10）：89-93.

［14］杨芳芳，马慧萍，蒽慧荣，等.骨质疏松症的病因病机研究概况［J］.医学综述，2017，23（18）：3599-3603.

［15］颜春鲁，王琳，安方玉，等.地黄饮子水煎剂对去势骨质疏松大鼠生物力学及OPG/RANKL/RANK含量的影响.中华中医药杂志，2018，33（10）：4642-4645.

［16］夏维波，章振林，林华，等.原发性骨质疏松症诊疗指南（2017）［J］.中国骨质疏松杂志，2019，25（3）：281-309.

［17］罗丽梅，李杰，杨帆，等.骨质疏松发病机制及治疗药物研究进展［J］.中国骨质疏松杂志，2020，26（04）：610-614，624.

［18］李子怡，李玉坤.OPG/RANK/RANKL信号通路在骨质疏松症中的研究进展和应用［J］.中华老年骨科与康复电子杂志，2017，3（2）：124-128.

［19］Park J H，Lee N K，Lee S Y. Current understanding of RANK signaling in osteoclast differentiation and maturation［J］. Mol Cells，2017，40（10）：706-713.

［20］Gay A，Towler D A. Wnt signaling in cardiovascular disease：opportunities and challenges［J］. Curr Opin Lipidol，2017，28（5）：387-396.

［21］Jiang Y，Miao J，Wang D，et al. MAP30 promotes apoptosis of U251 and U87 cells by suppressing the LGR5 and Wnt／β-catenin signaling pathway，and enhancing Smac expression［J］. Oncol Lett，2018，15（4）：5833-5840.

［22］Partl J Z，Karin V，Skrtic A，et al. Negative regulators of Wnt signaling pathway SFRP1 and SFRP3 expression in preterm and term pathologic placentas［J］. J Matern Fetal Neonatal Med，2018，31（22）：2971-2979.

［23］Supriya M，Chandra S R，Prabhakar Petal. Vitamin D receptor（VDR）gene polymorphism and vascular dementia due to cerebral small vessel disease in an Asian Indian cohort［J］. J Neurolog Sci，2018，1（1）：15-18.

［24］张奎，刘洋，马煜，等.骨质疏松性骨折与相关基因多态性研究进展［J］.中国骨质疏松杂志，2017，23

(7)：974-980.

[25] 徐克，樊金婷，周晓辉．原发性骨质疏松相关基因研究进展 [J]．临床医药文献电子杂志，2018，5 (74)：203-204.

[26] 葛均波．内科学 [M]．9 版．北京：人民卫生出版社，2018：787.

[27] Ensrud K E, Crandall C J. Osteoporosis [J]. Ann Intern Med, 2017, 167：ITC17-ITC32.

[28] 邓昶，周明旺，付志斌，等．骨质疏松症的中医病因病机及其治疗进展 [J]．中国骨质疏松杂志，2017，23 (8)：1105-1111.

[29] 马远征，王以朋，刘强，等．中国老年骨质疏松诊疗指南（2018）[J]．中国老年学杂志，2019，39 (11)：2557-2575.

[30] 刘维．中医风湿病学临床研究 [M]．北京：人民卫生出版社．2019：275-277.

[31] 张伯礼．中医内科学 [M]．北京：中国中医药出版社．2017：363-386.

[32] 中国营养学会．中国居民膳食指南（2016）[M]．北京：人民卫生出版社，2016.

[33] Byun J H, Jang S, Lee S, et al. The efficacy of bisphosphonates for prevention of osteoporotic fracture：an update meta-analysis [J]. J Bone Metab, 2017, 24 (1)：37-49.

[34] Loures M, Zerbini C, Danowski J S, et al. Guidelines of the Brazilian Society of Rheumatology for the diagnosis and treatment of osteoporosis in men [J]. Rev Bras Reumatol Engl Ed, 2017, 57 Suppl 2：497-514.

[35] Aljohani S, Fliefel R, Ihbe J, et al. What is the effect of anti-resorptive drugs (ARDs) on the development of medication-related osteonecrosis of the jaw (MRONJ) in osteoporosis patients：a systematic review [J]. J Craniomaxillofac Surg, 2017, 45 (9)：1493-1502.

[36] Albert S G, Reddy S. Clinical evaluation of cost efficacy of drugs for treatment of osteoporosis：a meta-analysis [J]. Endocr Pract, 2017, 23 (7)：841-856.

[37] Forciea M A, McLean R M, Qaseem A. Treatment of low bone density or osteoporosis to prevent fractures in men and women [J]. Ann Intern Med, 2017, 167 (12)：904.

[38] Wang Y K, Qin S Q, Ma T, et al. Effects of teriparatide versus alendronate for treatment of postmenopausal osteoporosis：a meta-analysis of randomized controlled trials [J]. Medicine (Baltimore), 2017, 96 (21)：e6970.

[39] 夏维波．地舒单抗在骨质疏松症临床合理用药的中国专家建议 [J]．中华骨质疏松和骨矿盐疾病杂志，2020，13 (6)：499-508.

[40] 韩向莉，娄志杰，邵岩．骨质疏松症中医病名病机、临床实验及内外辨证治疗研究近况 [J]．医学理论与实践，2017，30 (13)：1905-1907.

[41] 韩鹏勃，于继岗．加味身痛逐瘀汤对骨质疏松性疼痛患者的干预效应研究 [J]．辽宁中医杂志，2019，46 (12)：2571-2573.

[42] 李敏，史晓林，许超，等．右归丸抗骨质疏松症的中药化合物及靶点网络药理学作用机制 [J]．中国骨伤，2020，33 (10)：933-937.

[43] 吴瑞锋，马胜利，于乐．六味地黄丸对肾阴虚型骨质疏松老年患者骨钙素及骨密度的影响 [J]．世界中医药，2016，11 (10)：2043-2046.

[44] 俞桂松，曾森炎，董玉鹏，等．应用金天格胶囊治疗骨质疏松症的 Meta 分析 [J]．中国骨质疏松杂志，2020，26 (1)：44-49.

[45] 陈勇．骨疏康胶囊治疗绝经后骨质疏松性转子间骨折的临床效果分析 [J]．中国骨质疏松杂志，2019，25 (11)：1571-1575.

[46] 王欣燕，刘建红，黄显元．青娥丸对绝经后骨质疏松症患者骨密度、骨代谢指标和骨硬化蛋白的影响 [J]．中国骨质疏松杂志，2020，26 (3)：412-415.

[47] 陈帆，魏戌，崔鑫，等．青娥丸治疗绝经后骨质疏松症的系统评价及 Meta 分析 [J]．中国骨质疏松杂志，2021，27 (2)：179-189.

[48] 李建国，谢兴文，李宁，等．中医非药物治疗原发性骨质疏松症的临床研究概况 [J]．中国骨质疏松杂志，2018，24 (9)：1250-1254.

[49] Yan D D, Wang J, Hou X H, et al. Association of serum uric acid levels with osteoporosis and bone turnover markers in a Chinese population [J]. Acta Pharmacol Sin, 2018, 39 (4)：626-632.

［50］Pan H，Jin R，Li M，et al. The effectiveness of acupuncture for osteoporosis：a systematic review and meta-analysis［J］. Am J Chin Med，2018，46（3）：489-513.

［51］Xu F，Huang M，Jin Y，et al. Moxibustion treatment for primary osteoporosis：a systematic review of randomized controlled trials［J］. PLoS One，2017，12（6）：e0178688.

［52］郑扬康，刘海全，侯蕾，等. 原发性骨质疏松疼痛症的中医药治疗新进展［J］. 中国骨质疏松杂志，2018，24（8）：1080-1087.

［53］席世珍，李海婷，邢林波. 中药熏蒸对不同证型骨质疏松所致下腰痛护理研究［J］. 中医药临床杂志，2016，28（4）：565-567.

［54］周春敏，徐芳芳，闫汉语，等. 基于现代文献穴位贴敷治疗所用中药性、味、归经的规律分析［J］. 黑龙江医学，2020，44（1）：141-144.

［55］胡阳，金宇. 老年性骨质疏松症患者施用子午流注纳支法穴位敷贴的疗效分析［J］. 中国骨质疏松杂志，2017，23（6）：768-771，777.

［56］马俊义，施振宇，史晓林. 穴位贴敷疗法对绝经后骨质疏松患者血清OPG、RANKL和髋部骨密度的影响［J］. 中国骨质疏松杂志，2017，23（7）：921-925.

［57］田雨，李喜香，王宝才，等. 中西药联用治疗原发性骨质疏松症疗效和安全性的Meta分析［J］. 世界中西医结合杂志，2020，15（10）：1790-1796.

［58］Liu T，Song M，Gong Y L，et al. Correlation between liver disease and osteoporosis［J］. Chin J Osteoporos，2016，22（9）：1211-1215.

［59］Sun C T，Yang D X. Advances on Exercise Therapy Preventing Primary Osteoporosis［J］. Chinese Archives of Traditional Chinese Medicine，2016，34（9）：2249-2252.

［60］Sun N，Deng Y Y，Sun X，et al. Effect of the nourishing kidney and promoting blood circulation compound on VEGF expression in rat osteoporosis model［J］. Chin J Osteoporos，2016，22（9）：1096-1100.

［61］Wang Z，Zhang X G，Song M，et al. Research progress on the relationship between OPG/RANK/RANKL system and primary osteoporosis and on the regulation effect of invigorating kidney and promoting blood circulation［J］. Chin J Osteoporos，2016，22（12）：1601-1605.

［62］王飙，赵和平，高文杰，等. 骨质疏松症患者肠道菌群多样性分析［J］. 中国骨质疏松杂志，2018，24（1）：98-101.

［63］贾小玥，郑黎薇，袁泉. 肠道菌群：绝经后骨质疏松防治新靶点［J］. 中国骨质疏松杂志，2017，23（3）：392-401.

［64］赵进东，余婵娟，陆瑞敏，等. 肠道菌群与骨质疏松症中西医研究进展［J］. 中国骨质疏松杂志，2018，24（12）：1676-1680.

［65］钟秀霞，罗美兰. 淫羊藿苷诱导骨膜细胞增殖构建组织工程骨修复骨缺损［J］. 中国组织工程研究，2018，22（10）：1477-1482.

［66］丁超，杨洪彬，杜虹韦，等. 不同浓度淫羊藿浸泡种植体对骨结合影响的实验研究［J］. 口腔颌面外科杂志，2017，27（2）：111-115.

［67］张惜燕，邢玉瑞，胡勇. 基于平调阴阳理论防治糖皮质激素性骨质疏松症［J］. 中国骨质疏松杂志，2020，26（12）：1864-1867.

［68］张志宏，邢娜，彭东辉，等. 中药抗骨质疏松作用及机制的研究进展［J］. 中国药房，2021，32（03）：374-379.

［69］蔡耀婷，方荣华. 骨质疏松症患者医院-社区-家庭一体化管理路径探究及对基层医疗的启示［J］. 中国全科医学，2021（15）：1938-1942.

［70］路志正，等. 路志正医林集腋［M］. 北京：人民卫生出版社，2019：43-44.

［71］张宁，侯小双，王若冰，等. 国医大师路志正学术思想在治疗风湿痹病中的应用研究［J］. 河北中医药学报，2020，35（2）：1-4.

［72］李福海. 路志正调理脾胃思想临床运用［A］. 中国中医药信息研究会中医药人才分会、中国医药新闻信息学会中医药临床分会、全国卫生产业企业管理协会治未病分会、中关村炎黄中医药科技创新联盟. 全国名老中医药专家经方临证学验传承研修班、全国名老中医药专家脾胃病临证学验传承研修班、全国名老中医药专家温病临证学

验传承研修班、京津冀豫国医名师专病专科薪火传承工程启动仪式论文选集 [C]. 中国中医药信息研究会中医药人才分会、中国医药新闻信息学会中医药临床分会、全国卫生产业企业管理协会治未病分会、中关村炎黄中医药科技创新联盟：中国中医药研究促进会，2018：14.

[73] 王承德. 风湿病中医临床诊疗丛书骨质疏松 [M]. 北京：中国中医药出版社，2019：233-240.

[74] 龙医传薪——龙华医院陈湘君名中医工作室 [J]. 上海中医药杂志，2017，51 (12)：2.

[75] 徐超. 运动锻炼对骨质疏松的预防作用 [J]. 中国老年学杂志，2018，38 (24)：6139-6141.

[76] 中华营养学会骨营养与代谢分会，中华医学会骨质疏松和骨矿盐疾病分会. 原发性骨质疏松症患者的营养和运动管理专家共识 [J]. 中华骨质疏松和骨矿盐疾病杂志，2020，13 (5)：396-410.

[77] 王凯，宋敏，宋志靖，等. 抑郁症与老年性骨质疏松之间的相关性 [J]. 中国骨质疏松杂志，2020，26 (5)：751-754，776.

[78] 黎雯，闵春华. 中医护理在老年原发性骨质疏松症患者中的应用效果 [J]. 光明中医，2020，35 (11)，1749-1751.

[79] 谢秀俊，姜伟强，陈日新，等. 热敏灸联合西药治疗肾阳虚型骨质疏松症腰背痛：随机对照研究 [J]. 中国针灸，2021，41 (2)：145-148.

[80] 李晓文，韩双双，罗仁，等. 阳虚体质影响因素的研究进展 [J]. 中国中医基础医学杂志，2020，26 (10)：1574-1577.

[81] 张秀丽，隋显玉，聂伟志. 骨质疏松性 Colles 骨折的中医护理 [J]. 中医正骨，2018，30 (4)：76-77，80.

[82] 陈巨鹏，严晓莺，黄国淳，等. 从燮理肝脾肾治疗绝经后骨质疏松症探讨 [J]. 陕西中医，2020，41 (11)：1635-1638.

[83] 李伟杰，梁润英. 中医"治未病"思想与骨质疏松症防治探讨 [J]. 中医学报，2019，34 (12)：2516-2520.

[84] 姚志城，彭力平. 彭力平辨治骨痿经验 [J]. 湖南中医杂志，2020，36 (12)：21-23.

[85] 路志正，焦树德. 实用中医风湿病学 [M]. 2 版. 北京：人民卫生出版社，1996.

[86] 姚娜，张瑾，王龙，等. 骨质疏松症的中西医结合康复治疗研究进展 [J]. 中国临床新医学，2020，13 (7)：657-661.

[87] International Osteoporosis Foundation. IOF One-minute osteoporosis risk test [EB/OL]. [2017-08-25].

[88] 中国中西医结合学会骨伤科专业委员会. 骨质疏松症中西医结合诊疗指南 [J]. 中华医学杂志，2019，99 (45)：3524-3533.

[89] 金镇雄，舒冰，王乾，等. 中医辨证分型治疗骨质疏松性骨折的研究进展 [J]. 中国骨质疏松杂志，2020，26 (12)：1843-1846.

[90] 白璧辉，谢兴文，李鼎鹏，等. 近五年来中医体质类型与骨质疏松症相关性研究的现状 [J]. 中国骨质疏松杂志，2018.24 (9)：1229-1235.

[91] 李希文，潘建科，刘军，等. 基于名中医刘军、陈海云经验对老年髋部骨折术后中医证候分型的浅析 [J]. 中医药导报，2017，23 (10)：8-10.

[92] 邓琳雯，母苓，刘艺.130 例绝经后骨质疏松症中医证型分布规律 [J]. 成都中医药大学学报，2016，39 (2)：76-78.

[93] 李杰，古剑珂，曾志威. 右归丸加减在老年人骨质疏松症中的作用及对患者骨密度的影响 [J]. 江西医药，2020，55 (8)：1075-1077.

[94] 方鹏飞，温剑涛，张德宏. 右归丸联用降钙素对骨质疏松性骨折骨密度和骨转换指标影响的研究 [J]. 内蒙古中医药，2018，37 (7)：50-52.

[95] 陈伟珑，叶美华，陈永和，等. 补肾活血汤配合钙尔奇治疗绝经后原发性骨质疏松效果观察 [J]. 内蒙古中医药，2020，39 (5)：42-43.

[96] 谭东，蒋成，刘海波，等. 自拟壮骨饮联合钙剂治疗骨质疏松症的临床疗效及机制探讨 [J]. 世界中医药，2018，13 (10)：2437-2440.

[97] 黄琳玲，吴娟，邓颖辉. 自拟益肾健脾化瘀方治疗绝经后脾肾阳虚型骨质疏松症的临床研究 [J]. 南京中医药大学学报，2017，33 (5)：497-500.

［98］尹东武，冯文顺，李朝军，等．自拟补肾活血方配合口服钙剂与维生素D治疗老年性骨质疏松症临床研究［J］．国际中医中药杂志，2016，38（3）：220-223.

［99］尚洁，谢雁鸣，廖星，等．补肾类中成药治疗老年性骨质疏松症的随机对照试验系统评价［J］．中医杂志，2017，58（10）：845-849，872.

［100］韩崇涛．仙灵骨葆胶囊联合钙尔奇D和阿仑膦酸钠片治疗老年骨质疏松症的疗效比较研究［J］．中国中医药现代远程教育，2016，14（13）：92-93.

［101］刘宝玉，白蓉．仙灵骨葆胶囊对中老年骨质疏松患者的临床研究［J］．陕西中医，2016，37（10）：1364-1365.

［102］朱贵忱，刘明雨，才智，等．淫羊藿联合钙尔奇D治疗老年骨质疏松症临床观察［J］．河北医药，2014，36（2）：183-184.

［103］龙华，叶文明，麦卫．巴戟天治疗骨质疏松症的临床研究［J］．中国医药科学.2013，3（14）：80-81.

［104］袁继燕，张焕军，陈剑明，等．针刺联合阿仑膦酸钠治疗原发性骨质疏松症的疗效观察［J］．现代实用医学，2018，30（12）：1625-1626.

［105］彭农建，钟鹏程，赵新红．穴位埋线治疗原发性骨质疏松症35例疗效观察［J］．湖南中医杂志，2017，33（10）：101-102.

［106］唐中尧，李华，徐祖健．中药治疗骨质疏松症的用药规律研究［J］．中医正骨，2019，31（1）：20-22+25.

［107］匡立华，贾庆运，谭国庆，等．骨碎补防治骨质疏松症的研究进展［J］．中国骨质疏松杂志，2015，21（8）：1000-1004.

［108］招文华，沈耿杨，任辉，等．骨碎补活性单体成分调控骨质疏松症相关信号通路的研究进展［J］．中国骨质疏松杂志，2017，23（1）：122-140.

［109］刘广飞，程才，王璐，等．淫羊藿苷治疗骨质疏松的研究进展［J］．现代生物医学进展，2015，15（20）：5185-5188.

［110］张黎声，韩小晶，罗志荣，等．淫羊藿苷对大鼠骨髓间充质干细胞迁移作用的影响［J］．中国中医药信息杂志，2017，24（2）：44-47.

［111］鲍远，黄俊明，靖兴志，等．淫羊藿苷促进骨髓间充质干细胞成骨分化［J］．中国组织工程研究，2016，20（24）：3502-3506.

［112］崔燎．骨质疏松症的药物防治：难点与展望［J］．广东医科大学学报，2020，38（2）：127-133.

［113］薛金，薛丽莉，陈慧瑶．中西医结合治疗绝经后妇女骨质疏松症临床疗效及安全性观察［J］．中国医学创新，2018，15（14）：11-15.

［114］张昌攀，陈凯，陈海鹏．中西医药物治疗原发性骨质疏松症研究进展［J］．中医药临床杂志，2018，30（1）：171-175.

［115］袁园，夏蓉，杨丽萍．中西医结合治疗老年性骨质疏松症临床研究［J］．河南中医，2017，37（9）：1626-1628.

［116］李延红，龚福太，石耀武，等．原发性骨质疏松症中西医结合治疗现状及研究进展［J］．中国骨质疏松杂志，2017，23（5）：690-694.

# 第二十九章

# 股骨头缺血性坏死

## 第一节  概  说

股骨头缺血性坏死（avascular necrosis of femoral head，ANFH），也称为股骨头无菌性坏死或股骨头坏死，是因股骨头静脉血流瘀滞、动脉血供受损或中断，使骨细胞及骨髓成分部分死亡，引起骨组织坏死和修复，共同导致股骨头结构改变，引起髋关节疼痛及功能障碍的疾病[1,2]。股骨头坏死可分为创伤性和非创伤性两大类，国内一项流行病学研究表明非创伤性股骨头坏死在我国的发病率为 0.725%，15 岁以上的患者估计达 812 万例，男性发病率（1.02%）明显高于女性（0.51%）[3]。本病属中医"骨痹""髀痹""骨萎""骨蚀"等范畴[4,5]。如《素问·长刺节论》曰："病在骨，骨重不可举，骨髓酸痛，寒气至，名曰骨痹。"《针灸甲乙经》载："髀痹引膝股外廉痛，不仁，筋急。"《儒门事亲》："妇人腰胯疼痛，两脚麻木，恶寒喜暖。"

## 第二节  病因病理

### 一、病因与发病机制

#### （一）病因

创伤性股骨头坏死的主要致病因素包括股骨头颈骨折、髋臼骨折、髋关节脱位、髋部严重扭伤或挫伤（无骨折，有关节内血肿），而非创伤性股骨头坏死的病因涉及以下多个方面。

1. 药物因素  糖皮质激素的应用是股骨头坏死最常见的原因[5]，大多数患者是在接受全身性激素治疗和（或）每日高剂量治疗之后出现继发性股骨头坏死，特别是激素应用前已经患有结缔组织疾病、高脂血症和股骨头创伤史的患者。

2. 生活习惯与环境因素  吸烟者发生股骨头骨坏死的相对风险比非吸烟者高出 3 倍以上，同时酒精的摄入量与股骨头坏死的风险呈正相关[6]。研究表明超重、肥胖和高脂血症都与股骨头坏死风险增高相关[2]。减压病相关性骨坏死是由于长期处于高压环境导致的骨坏死，其在潜水员中的发病率为 4.2%，而在压缩空气下工作的工人中为 17%[7]。

3. 疾病因素  血液系统疾病与骨坏死具有较高的相关性，镰状红细胞性贫血患者骨坏死的远期发病率较高，96% 的患者至少一个髋关节受累[8]。众多自身免疫性疾病如抗磷脂综合征、炎症性肠病、系统性血管炎、系统性红斑狼疮等与股骨头坏死之间都有相关报道[9]。

#### （二）发病机制

股骨头是骨坏死中最常见的部位，这与其特殊的解剖结构相关。股骨头和股骨颈大部分区域的血液由旋股内侧动脉提供，同时旋股内侧动脉闭孔动脉的分支韧带动脉向股骨头骨骺提供 80%的血液，它是股骨头近中央端的唯一供血动脉，这些重要血管的损伤可能导致股骨头前上部的骨坏死。在创伤性股骨头坏死中，往往是机械性损伤导致血供中断，而对于非创伤性股骨头坏死，许多因素共同发挥作用，局部骨稳态破坏可能是重要因素。这解释了皮质类固醇对股骨头的高度危险性。

1. 机械物理因素　股骨头供血动脉为终末动脉，外伤导致的动脉系统损伤恢复困难，股骨颈骨折、圆韧带撕脱性骨折、髋关节脱位、髋臼骨折、髋关节挫伤、髋关节扭伤等皆能引起继发性股骨头坏死。减压病相关性骨坏死的直观解释是压力相关的血管内气泡形成导致的动脉血流阻滞，同时涉及血小板、红细胞聚集等复杂机制。

2. 微循环障碍　高脂血症患者增高的游离脂肪酸和酒精性骨坏死患者增高的前列腺素浓度，均可导致血管炎症和高凝状态。一项研究表明 82% 的骨坏死患者至少有 1 种促凝分子水平异常，47% 患者有 2 种异常，而正常群体中只有 30% 和 2.5%[10]。骨间静脉瘀滞影响骨间微循环，亦可导致股骨头血流动力学或结构改变，相应血流减少导致骨坏死。如 Legg-Calve-Perthes 病表现为儿童特发性股骨头缺血性坏死，研究发现这类患者的动脉血流正常，但静脉回流明显中断[11]。大剂量激素不仅导致血液呈高凝状态，还会破坏股骨头局部血管的内皮细胞，从而加重微循环障碍[12]。

3. 骨稳态破坏　骨沉积和骨吸收之间正常稳态的破坏会导致骨骼疾病。研究表明股骨头坏死患者股骨粗隆和髂嵴区域成骨细胞的增殖速率明显低于髋关节炎患者[13]。众多免疫相关的信号分子和细胞因子如 NF-κB、RANKL、IL-1、维生素 D、Bcl-6 等会影响成骨细胞和破骨细胞之间的平衡，而类固醇通过改变这些因子，导致成骨-破骨失衡，从而破坏骨稳态。

4. 遗传因素　研究发现特发性、类固醇及酒精导致的股骨头坏死患者一氧化氮合酶基因的纯合子 4a 等位基因频率都明显高于对照组，会导致内皮一氧化氮合酶合成减少[14]。而一氧化氮涉及骨坏死发生的三个重要靶点：骨骼、血管、血栓，间接说明一氧化氮的保护作用。

## 二、病理

病理形态学上分为血运变化早期、中期及晚期。血运变化早期（静脉瘀滞期）：血液供应受阻，出现部分细胞坏死迹象，骨小梁的骨陷窝多于 50% 且累及邻近骨小梁，骨髓部分坏死；受骨坏死致病因素刺激，骨髓干细胞逐渐分化为肥大脂肪细胞；小静脉出现血栓，静脉扩张、静脉窦充血、间质水肿，因血液回流不畅而造成骨内静脉瘀滞和高压。血运变化中期（动脉缺血期）：静脉血栓状况进一步加剧，出现动静脉血管的受压狭窄或动脉血栓等，导致动脉系统供血不足，进而进入动脉缺血状态；此期表现出软骨下骨骨折，坏死区域扩大，局部呈囊性变，部分股骨头区域出现塌陷，坏死骨组织进入主要修复期，可见新生血管及新生纤维组织长入坏死区，形成肉芽组织。血运变化晚期（动脉闭塞期）：动脉血管内皮增生增厚，动脉管径变小，甚至动脉结构缺失进一步加大，完全进入动脉闭塞；股骨头塌陷的范围和程度加大，表现为髋关节骨关节炎。

## 三、中医病因病机

肾为先天之本，主骨生髓，因先天禀赋不足，或后天失养，慢性劳损，久病及肾，肾虚而骨失所养；或外伤损伤脉络，脉络受损，瘀血内阻，阻滞关节；或风寒湿邪，乘虚侵犯，痹阻关节，凝结气血，筋骨失养。本病禀赋不足为内因，风寒湿邪、劳损外伤为外因。病性为本虚标实，本虚为气血阴阳之虚，标实为气滞、血瘀、痰浊。辨证分型依照中华中医药学会发布的《股骨头坏死中医辨证标准（2019 年版）》[15] 分为以下 4 型。

## （一）气滞血瘀

久病情志不调，气机郁滞，血行不畅；或劳逸失度，伤及筋骨；或跌仆闪挫，血溢脉外，离经之血化瘀阻于脉络；或疾病日久，痰瘀痹阻，气血运行不畅，不能周荣，筋骨失养。

## （二）痰瘀互结

长期药物应用不当，药毒损伤肝脾肾，脾失健运、肝肾不足，痰湿蕴结、筋骨失荣而致骨枯髓空；过量饮酒导致脾虚运化水液不利，体内津液积滞，凝聚而成痰湿，痰湿影响气血运行而成瘀，瘀血阻滞气机会进一步影响痰湿的消散，导致痰瘀互结；痰湿易于下行，凝聚于髋部，痰瘀互结，相互胶着，阻遏气血运行，使病情缠绵难愈。

## （三）经脉痹阻

风寒湿热之邪在人体卫气虚弱时侵袭机体，留于关节，导致经脉气血闭阻不通，痹阻于骨，或痰瘀入络，痹阻关节肌肉筋络，导致气血闭阻不通，筋脉关节失于濡养产生本病。

## （四）肝肾亏虚

先天肾精不足，或病久迁延不愈，累及肝肾，或过度使用温燥中药耗伤阴血，或短期以大量外源性糖皮质激素冲击，火盛伤阴，或肾虚不能主骨生髓，肝血亏虚不能濡养筋骨所致。

# 第三节　临床表现

## 一、症状

早期临床表现正常或偶有间歇性跛行，随着病情进展，出现休息后开始活动时髋关节僵硬，髋部、臀部或腹股沟区的疼痛，疼痛可呈持续性或间歇性，伴有放射疼痛、钝痛、胀痛或麻木，体力活动、负重、外展或伸直髋关节时疼痛加重。病程中后期髋关节活动严重受限甚至僵直，可出现持续性跛行。

## 二、体征

髋关节深压痛，髋关节前方及大粗隆与坐骨结节之间、内收肌压痛。早期仅有局部压痛，"4"字试验及 Thomas 征阳性。晚期髋关节各方向活动均受限，可出现腰椎侧倾、髋关节脱位。

## 三、实验室和辅助检查

X 线片和电子计算机断层扫描（CT）是较常见的检查。磁共振成像（MRI）可早期发现骨坏死灶，能在 X 线片和 CT 发现异常前做出诊断，是诊断塌陷前骨坏死最敏感和特异性的方法。放射性核素检查作用较强，常可提前 3~6 个月诊断股骨头坏死，准确率较高，并可发现 MRI 所不及的多灶性改变，但没有 MRI 敏感性和特异性强。数字减影血管造影可以显示股骨头的血管供应，但不建议在诊断时常规应用。若常规诊断不能明确，必要时可进行骨组织活检。

# 第四节　诊断与鉴别诊断

## 一、诊断要点

有外伤史、服用激素史、风湿病史、饮酒及减压活动史等。有髋部疼痛、活动受限、跛行，腹股沟中点压痛，Thomas 征、"4"字试验阳性，患肢可有缩短、肌肉萎缩，甚至半脱位。X 线片或其他辅助检查提示股骨头坏死。对高度怀疑股骨头坏死而 X 线无坏死改变的，应行 CT 或 MRI 等检查。

## 二、诊断标准

参照中国医师协会骨科医师分会发布的《中国成人股骨头坏死临床诊疗指南（2020）》[1]。

### （一）临床特点

多以髋部、臀部或腹股沟区的疼痛为主，偶尔伴有膝关节疼痛，髋关节内旋活动受限。常有髋部外伤史、皮质类固醇类药物应用史、酗酒史及潜水员等职业史。

### （二）辅助检查

1. MRI 影像　　MRI 检查对股骨头坏死具有较高的敏感性，表现为 T1WI 局限性软骨下线样低信号或 T2WI "双线征"。

2. X 线影像　　正位和蛙式位是诊断股骨头坏死的 X 线基本体位，通常表现为硬化、囊变及"新月征"等。

3. CT 扫描征象　　通常出现骨硬化带包绕坏死骨、修复骨，或表现为软骨下骨断裂。

4. 放射性核素检查　　股骨头急性期骨扫描（$^{99}$Tcm-MDP、$^{99}$Tcm-DPD 等）可见冷区，坏死修复期表现为热区中有冷区，即"面包圈样"改变。

## 三、鉴别诊断

对具有与股骨头坏死类似的临床症状、X 线或 MRI 影像学表现的患者，应注意与以下疾病鉴别。

### （一）中、晚期髋关节骨关节炎

当关节间隙变窄并出现软骨下囊性变时与股骨头坏死不易鉴别，但股骨头坏死的 CT 表现为硬化并有囊性变，MRI 改变以低信号为主，可据此鉴别。

### （二）髋臼发育不良继发骨关节炎

X 线表现为股骨头包裹不全，关节间隙变窄、消失，骨硬化及囊变，髋臼对应区出现类似改变，容易鉴别。

### （三）强直性脊柱炎累及髋关节

本病常见于青少年男性，多为双侧骶髂关节受累，血清检测 HLA-B27 阳性，X 线表现为股骨头保持圆形而关节间隙变窄、消失甚至融合，容易鉴别。部分患者长期应用皮质类固醇类药物可并发股骨头坏死，股骨头可出现塌陷但往往不严重。

## （四）暂时性骨质疏松症（transient osteoporosis）

中青年发病，属暂时性疼痛性骨髓水肿（transient bone marrow edema syndrome）。X线片表现为股骨头、颈甚至转子部骨量减少；MRI表现为T1WI均匀低信号、T2WI高信号，范围可至股骨颈及转子部，无带状低信号；病灶可在3~12个月内消散。

## （五）股骨头内软骨母细胞瘤

MRI表现为T2WI片状高信号，CT扫描呈不规则的溶骨破坏。

## （六）软骨下不全骨折

本病多见于60岁以上患者，无明显外伤史，表现为突然发作的髋部疼痛，不能行走，关节活动受限。X线片示股骨头外上部稍变扁；MRI表现为T1WI及T2WI软骨下低信号线及周围骨髓水肿，T2抑脂像出现片状高信号。

## （七）色素沉着绒毛结节性滑膜炎

本病多发于膝关节，髋关节受累少见。累及髋关节者以青少年发病、髋部轻中度疼痛伴跛行、早中期关节活动轻度受限为特征。CT及X线片表现为股骨头、颈或髋臼皮质骨侵蚀，关节间隙轻中度变窄；MRI表现为广泛滑膜肥厚，低或中度信号均匀分布。

## （八）滑膜疝

本病滑膜组织增生侵入股骨颈皮质的良性病变，通常无临床症状。MRI表现为股骨颈上部皮质T1WI低信号、T2WI高信号的小圆形病灶。

## （九）骨梗死

本病为发生在干骺端或长骨骨干的骨坏死，不同时期MRI影像表现不同。①急性期：病变中心T1WI呈与正常骨髓等信号或略高信号，T2WI呈高信号，边缘呈长T1、长T2信号。②亚急性期：病变中心T1WI呈与正常骨髓等信号或略低信号，T2WI呈与正常骨髓等信号或略高信号，边缘呈长T1、长T2信号。③慢性期：T1WI和T2WI均呈低信号。

## （十）髋关节撞击综合征

股骨髋臼撞击症分为夹钳型（pincer型）、凸轮型（cam型）及混合型。蛙式位或髋关节侧位X线检查可见股骨头颈部有明显骨赘形成，α角增大。MRI检查T1WI股骨头颈部呈片状低信号，T2WI股骨头大片状骨髓水肿信号，股骨头、颈交界处充盈缺损，α角增大超过55°。CT检查可见股骨头颈部明显增生，斜矢状位片α角增大，股骨头无明显囊性改变，无骨破坏。三维CT重建往往更能清楚地显示股骨头颈部的解剖异常或骨赘增生。

## 四、分期与分型

### （一）分期

建议使用最新发布的2019年国际骨循环研究协会（Association Research Circulation Osseous，ARCO）分期系统（表29-1）。

表 29-1　股骨头坏死 ARCO 分期（2019）版

| 分期 | 影像所见 | 正位影像表现 | 分期表现 |
|---|---|---|---|
| 1 | X 线片正常，MRI 有异常 | | MRI 上可见坏死区域周围低信号带病变，骨扫描可见一冷区，X 线片无异常改变 |
| 2 | X 线片、MRI 均有异常 | | X 线片或 CT 可见骨硬化、局部骨质疏松或囊性变，但无证据显示软骨下骨折、坏死部分骨折或股骨头关节面变平 |
| 3A（早期） | X 线片或 CT 显示软骨下骨折 | | X 线片或 CT 可见软骨下骨折、坏死部分骨折和（或）股骨头关节面变平，股骨头塌陷≤2mm |
| 3B（晚期） | | | X 线片或 CT 可见软骨下骨折、坏死部分骨折和（或）股骨头关节面变平，股骨头塌陷>2mm |
| 4 | X 线片显示骨关节炎 | | X 线片可见髋关节骨关节炎伴关节间隙狭窄，髋臼改变及破坏 |

## （二）分型

选用 MRI 冠状面 T1WI 或 CT 扫描冠状面重建图像，选择正中层面，确定坏死部位。依圆韧带前缘及后缘划线将此平面分成三柱：内侧柱，占 30%；中央柱，占 40%；外侧柱，占 30%。

依坏死灶占据三柱情况进行分型：M 型，坏死灶占据内侧柱；C 型，坏死灶占据中央柱、内侧柱；L 型，坏死灶占据全部三柱。依坏死灶占据外侧柱状态，外侧型又分为三种亚型：L1 型，坏死灶占据部分外侧柱，尚有部分外侧柱存留；L2 型，坏死灶占据全部外侧柱，部分占据中央柱，内侧柱未受累；L3 型，坏死灶占据整个股骨头（图 29-1）。

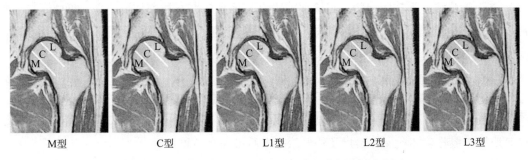

图 29-1　股骨头坏死中国分型（中日友好医院分型）

# 第五节　治　疗

## 一、西医治疗

### （一）非手术治疗

1. 保护性负重　避免撞击性和对抗性运动。使用双拐减少股骨头承重可有效减轻疼痛，延缓股骨头塌陷时间，但不主张使用轮椅。

2. 药物治疗　可以选用抗凝、增加纤溶、扩张血管与降脂药物联合应用；也可联合应用抑制破坏骨和增加成骨的药物。药物治疗可单独应用，也可配合保髋手术应用。

3. 物理治疗　体外冲击波、电磁场、高压氧等。

4. 制动与牵引　对大范围坏死（面积>30%）患者，塌陷早期可使用制动与牵引；对坏死面积<30%者，不需要牵引治疗。牵引方法：以皮套牵引，保持患肢外展30°，每次1~2小时，每日1~2次。

5. 康复锻炼　功能锻炼应以主动活动为主，被动活动为辅，由小到大，由少到多，逐渐增加；并根据股骨头坏死的分期和分型、治疗方式、髋关节功能评分及步态分析结果选择适宜的锻炼方法。

（1）平卧分腿法：平卧位，双下肢伸直位紧贴床面，脚尖向上，中立位向外侧展开30°再内收至中立位，动作反复，每日200次，分3~4次完成。应用于股骨头坏死各期及术后的康复治疗始终。

（2）坐位踢腿法：坐位稍前屈，双膝关节与肩同宽或稍外展，用力将患肢小腿向前上方踢起，直至膝关节完全伸直并停留5秒，可逐渐增加负重踢腿训练，每日200次，分3~4次完成。应用于股骨头坏死各期及术后康复治疗始终。

（3）卧位抬腿法：平仰卧，抬高患肢，屈髋屈膝90°，再放平患肢，动作反复。每日200次，分3~4次完成。应用于股骨头坏死保守治疗及外科治疗术后半负重及全负重期。

（4）坐位分合法：坐于椅上，双手扶膝，双脚与肩等宽，双腿同时充分外展、内收。每日300次，3~4次完成。应用于股骨头坏死保守治疗及外科治疗术后可部分负重期。

（5）立位抬腿法：手扶固定物，身体保持竖直，抬高患肢，屈髋屈膝90°，使身体与大腿成直角，再放下患肢，动作反复。每日300次，3~4次完成。应用于股骨头坏死保守治疗及外科治疗术后可部分负重期。

（6）扶物下蹲法：手扶固定物，身体直立，双脚与肩等宽，下蹲后再起立，动作反复。每日300次，3~4次完成。应用于股骨头坏死保守治疗及外科治疗术后可完全负重期。

（7）内旋外展法：手扶固定物，双腿分别做充分的内旋、外展、划圈动作。每日300次，3~4次完成。应用于股骨头坏死保守治疗及外科治疗术后可完全负重期。

（8）扶拐步行训练或骑自行车锻炼：应用于股骨头坏死保守治疗及外科治疗术后半负重或完全负重期。

非手术疗法可能持续时间较长，应定期复查X线等检查。

### （二）手术治疗

股骨头坏死进展较快，非手术治疗效果不佳，多数患者需要接受手术治疗。手术方式包括保留患者自身股骨头为主的修复重建术和人工髋关节置换术两大类。

1. 髓芯减压术　DSA、MRI 提示血运呈早期静脉瘀滞表现（ARCO 分期 1 期~2 期），可选择髓芯减压术。该术式开展时间长，疗效肯定。主要分为细针多孔钻孔减压术和粗通道髓芯减压术，区别在于减压通道的直径。细针钻孔减压术的孔道直径为 3mm、3.5mm 或 4mm，粗通道髓芯减压术为 6mm 以上。目前髓芯减压联合干细胞移植（或浓集自体骨髓单个核细胞移植）在国内医疗机构的临床应用效果较好，因此在获得国家资质的前提下可以使用。

2. 不带血运骨移植术　应用较多的术式有经股骨转子减压植骨术、经股骨头颈灯泡状减压植骨术等。植骨方法包括压紧植骨、支撑植骨等，植骨材料包括自体皮质骨和松质骨、异体骨、骨替代材料。

3. 截骨术　目的是将坏死区移出股骨头负重区。截骨术包括内翻或外翻截骨、经股骨转子旋转截骨以及经外科脱位入路股骨颈基底部旋转截骨等。以正常骨为负重，截骨后对股骨头血供不干扰，且不影响后期关节置换为原则选择术式。

4. 带血运自体骨移植术　DSA、MRI 提示血运表现为动脉缺血（ARCO 2B 期~3B 期）选择该方法，自体骨移植分为髋周骨瓣移植及腓骨移植。髋周带血管蒂骨瓣移植包括：①带旋股外侧血管升支髂骨（膜）瓣转移术；②旋股外侧血管升支臀中肌支大转子骨瓣转移术；③带旋股外侧血管横支的大转子骨瓣转移术；④带旋髂深血管蒂的髂骨（膜）瓣转移术；⑤股方肌蒂骨柱移植术；⑥对整个股骨头甚至部分股骨颈受到累及者采用的横支大转子骨瓣联合升支髂骨（膜）瓣再造股骨头（颈）；⑦髋关节后方入路旋股内侧血管深支大转子骨瓣、臀上血管深上支髂骨瓣等。髋周带血管蒂骨瓣手术创伤小、疗效确切、手术方法容易掌握，推荐使用。吻合血管腓骨移植的手术效果目前也较为肯定，推荐使用。

5. 人工关节置换术　股骨头塌陷较重，为晚期动脉闭塞表现（ARCO 3C 期、4 期）、出现关节功能严重丧失或中度以上疼痛，应选择人工关节置换术。一般认为，非骨水泥型或混合型假体的中长期疗效优于骨水泥型假体。股骨头坏死的人工关节置换术要特别注意以下四方面的问题：①患者长期应用皮质类固醇类药物或有其他基础病须持续治疗，使感染的风险升高。②长期不负重、骨质疏松等原因导致髋臼及股骨骨折风险增大。③既往保留股骨头手术会给关节置换造成技术困难。④激素性、酒精性股骨头坏死不仅仅是股骨头的病变，其周围及全身骨质均已受损，因此关节置换术的远期疗效可能不及应用于骨关节炎或创伤性股骨头坏死的关节置换术。

## 二、中医治疗

以中医整体观为指导，遵循"动静结合、筋骨并重、内外兼治、医患合作"的基本原则，强调早期诊断、病证结合、早期规范治疗，力求达到髋关节局部及整体稳定。

### （一）中医辨证论治

1. 气滞血瘀证

证候：下肢胀痛或刺痛肿胀，或有皮肤瘀斑，痛处固定不移，日轻夜重，或有跛行及髋部活动受限。易怒，症状随情绪波动而变化，舌质暗，苔白或黄，脉沉涩。

治法：活血行气，祛瘀止痛。

方药：桃红四物汤（《医宗金鉴》）加减。

桃仁、红花、熟地黄、当归、川芎、白芍、牛膝、丹参等。

加减：两胁痛者，加柴胡、郁金、香附、枳壳等；关节疼痛较重者，加三棱、莪术、血竭等；肌肤麻木不仁者，加豨莶草、海桐皮等。

2. 痰瘀互结证

证候：髋部刺痛，疼痛多部位固定，或刺痛，或持续性阵痛，且疼痛较顽固，或肢体麻木、痿废，胸闷多痰，舌紫暗或有斑点，苔腻，脉弦涩。

治法：化痰行瘀，蠲痹通络。

方药：双合汤（《杂病源流犀烛》）加减。

桃仁、红花、当归、川芎、白芍、茯苓、半夏、陈皮、白芥子、竹沥等。

加减：大便不爽者，加熟大黄；心烦易怒较甚者，加柴胡、龙胆草等；疼痛较甚者，加地龙、蜈蚣等。

3. 经脉痹阻证

证候：髋痛至膝，动则痛甚，关节屈伸不利，倦怠肢乏，周身酸楚，舌暗或紫，脉涩而无力。

治法：活血祛瘀，通络止痛。

方药：活络效灵丹（《医学衷中参西录》）加减。

当归、丹参、乳香、没药、牛膝、威灵仙、杜仲、骨碎补等。

加减：疼痛较甚者，加羌活、独活、秦艽等；恶寒较甚者，加附子、桂枝、细辛等。

4. 肝肾亏虚证

证候：髋部疼痛，活动后加重，休息后减轻，可伴肌肉萎缩，腰膝酸软，肢节屈伸不利，或麻木不仁，畏寒喜温，心悸气短，舌淡苔白，脉细弱。

治法：益肝肾，补气血，宣痹止痛。

方药：独活寄生汤（《备急千金要方》）加减。

独活、桑寄生、杜仲、牛膝、细辛、秦艽、茯苓、肉桂心、防风、川芎、人参、甘草、当归、芍药、干地黄等。

加减：短气乏力者，加黄芪、枸杞等；面色、唇甲发白者，加鸡血藤、阿胶等；盗汗自汗较重者，加五味子、浮小麦等。

## （二）中成药

1. 云南白药胶囊　口服，每次2粒，每日3次。本品具有化瘀活血止痛、解毒消肿的功效。现代药理研究发现，云南白药胶囊具有抗炎、抑制静脉血栓形成、促进血管内皮生长因子表达和促进伤口愈合的作用。

2. 七厘胶囊　口服，每次3粒，每日3次。本品具有化瘀消肿、止痛止血的功效。现代药理研究发现七厘胶囊有良好的抗炎、抗氧化和止痛的作用，同时应注意肝损伤等副作用。

3. 骨复生胶囊　口服，每次4粒，每日3次。本品具有补益肝肾、活血化瘀的功效，可明显改善患者全血黏度。

4. 六味地黄丸　口服，每次6粒，每日2次。本品具有补益肝肾、强筋健骨的功效。六味地黄丸可以拮抗激素对OPG和OPGL蛋白表达的影响，促进成骨细胞增殖，降低并抑制破骨细胞的活性，有效改善骨代谢，改善骨骼生物力学状态，保护骨组织。

## （三）外治法

1. 双柏散　外用，涂擦患处，均匀平铺，厚度约5mm，每天2次，每次1小时。本品具有清热解毒、消肿止痛的作用。

2. 壮骨通瘀膏　外用。本品具有活血行气、化瘀止痛、舒经活络、温经散寒的作用。

3. 活血化瘀散　外用。本品具有活血止痛、通经活络、攻毒消肿的作用。

4. 骨病活血膏　外用，用适量药物在患处进行24小时敷贴，每3天更换一次。本品具有活血化瘀、祛风除湿、通络止痛的作用。

5. 痛消贴  外用，敷于患处，1~2天换一次药。本品具有温经散寒、消肿止痛的作用。

## 三、治疗方案的选择与疗效评价

### （一）治疗方案的选择

股骨头坏死治疗方案的选择应根据 MRI、股骨头血运变化、骨坏死分期分型、坏死体积、关节功能及患者年龄、职业及对保存关节治疗的依从性等因素综合考虑（图29-2）。

1. ARCO 0 期  宜行双侧 MRI 检查，建议每 3~6 个月随访一次，并采用抗凝联合扩张血管药物或者中药辨证分型治疗。

2. ARCO 1 期、2 期  对有症状或坏死面积 15%~30% 者，应积极行下肢牵引及药物等非手术治疗；ARCO 2 期根据血运表现情况可行保留关节的手术治疗，非手术治疗应作为辅助治疗。

3. ARCO 3 期  3A 期采用带血运自体骨移植术（可联合支撑材料）；ARCO 3B 期除了选择采用带血运骨移植术外，部分年轻、坏死塌陷面积小于 2/3 的患者可以考虑截骨或人工关节置换术。

4. ARCO 4 期  出现严重的髋关节功能丧失或疼痛，应选择人工关节置换术。

5. 年龄因素  是治疗方案选择的关键因素。青壮年应选择既能保留股骨头又不会对将来的人工关节置换术造成不利影响的方案；中年患者应尽最大努力采用保留股骨头的手术，若一旦选择人工关节置换术，需要充分考虑二次翻修的可能；老年患者视日常活动状况、髋部骨质情况、寿命长短的预期等因素而定，多建议行全髋关节置换术。

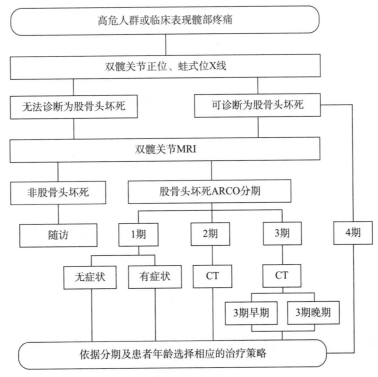

**图 29-2  成人股骨头坏死临床诊断流程图**

### （二）疗效评价

分为临床评价和影像学评价两部分。临床评价采用髋关节功能评分，如保髋评分（Reconstruction Hip Scores，RHS）、Harris 评分、西安大略和麦克马斯特大学（The Western Ontario and McMaster Universities，WOMAC）骨关节炎指数、中华医学会骨科学分会百分法、股骨头坏死中医疗效评价标准（2019 年版）[16]。根据相同分期、相似坏死面积、相同治疗方法分类进行评价，同时建议行步态分析。

影像学评价采用 X 线片，用同心圆模板观察股骨头外形、关节间隙及髋臼变化。股骨头坏死中国分期 Ⅱ 期以内的病变评估应有 MRI。对带血运骨移植患者应行 DSA 检查，用来评价血运恢复情况。建立患者病历档案，评价不同病因、坏死时期、年龄、治疗方法的疗效，有助于规范股骨头坏死的治疗。

# 第六节　中西医结合诊治策略与措施

## 一、针对分期和分型中西并举、整体治疗

结合中医四诊信息、股骨头缺血性坏死现代医学分期进行相关分析，以制定合理的治疗方案。本病分为早、中、晚三期，辨证可分气滞血瘀、经脉痹阻、痰瘀互结、肝肾亏虚四型[1]。忌酒、避寒湿、免负重，成为预后的关键。根据辨证分型，结合分期采取相应的处理：早期，中药内服、外敷，定点药物渗透疗法；中期，配合微创手术治疗；晚期，股骨头塌陷、症状严重者行人工关节置换术。

随着检查手段日臻完善，早期股骨头缺血性坏死的确诊率大大提高，非手术治疗将在早期股骨头缺血性坏死治疗中占更大比重。中医学多以保守治疗为主，其保守治疗方案在早中期有明显优势，可通过内服外用等多种方法延缓甚至逆转本病的进展。各医家对本病证型分析虽略有不同，但大抵均从气血、痰湿、脏腑等角度来辨证，遵循"气血为纲，脏腑调摄，筋骨并重，动静结合"的整体观念，兼以"中西并举，整体治疗"。

## 二、根据"瘀证"的现代医学内涵制定治疗策略

纵观众医家对股骨头缺血性坏死的认识，气滞血瘀、筋脉阻滞最为关键，故活血化瘀应作为该病的基础治法。早期，从"郁"论治，使用理气、活血开郁治法；中期，从"瘀"论治，以活血化瘀通络为主；晚期，从"凝"论治，运用补气、行气和破瘀的方法。不管哪一阶段，活血化瘀均为根本治则，兼以"理气""和血"和"补气"[17]。

中医理论认为股骨头缺血性坏死发病与肝、脾、肾三脏有关，并指出"坏死"即由气滞血瘀所致。血循受阻即是"瘀"，坏死骨局部的出血、瘀血、缺血以及血栓等病理改变均为"瘀"。这与西医学所认为的血循障碍正好一致。西医学使用抗凝、降脂及改善微循环的早期治疗策略正好与中医观念极为吻合。活血化瘀类中药的药性多辛苦而温，其性善走散通利，既能行血又可活血。现代药理研究证实，本类药可以改善血流动力学、血液流变学和微循环指标，还可以降低血脂，提高血清钙的含量，并有保护骨细胞、成骨细胞的作用，能够有效地减轻坏死骨的缺血状态，延缓疾病发展。

## 三、结合病因的辨证治疗

目前对股骨头缺血性坏死的发病机制处于探讨阶段，早期股骨头缺血性坏死尚无一种非手术方法能完全治愈，各种治疗方法都存在各自的优点与缺点，且部分治疗方法的疗效互相冲突。阻止股骨头塌陷是治疗过程中重要的节点，对于早期股骨头未塌陷者，采用非手术治疗大多可以缓解疼痛，改善功能，延缓病程；一旦出现股骨头的塌陷，非手术治疗效果较差，需要进行各种手术

治疗。

　　根据股骨头缺血性坏死的发病机制，早期包括气滞血瘀（多因创伤所致）和痰瘀阻络（多因激素和饮酒所致）两型；中期为经脉痹阻（早期失治误治，气血痰瘀向外延伸，瘀阻于诸条经脉）；晚期为肝肾亏虚（患病日久，肝肾亏虚，气血不足，肌肉萎缩，骨质破坏）。结合病因的辨证论治能够准确地把握临床分型，提高治疗效应[18]。

### 四、结合影像学的辨证分型及疗效评价

　　股骨头坏死辨证分型方法较多，中医辨证论治属于宏观的疾病认识，这种认识与个人对疾病的认知和临床的经验有一定关系，如果在宏观辨证的基础上，结合现代影像技术，对股骨头坏死进行局部辨证、微观辨证，这将对髋部病变部位及受累组织的指向性更加明确[19]。微观辨证运用现代理化手段与影像学检查，准确、完整、精细地阐明股骨头坏死证的分期分型，将中医的研究从定性转向定量，进一步加强对中医整体观的认识，这也是提高现代中医临床治疗靶向性和精准性的必然要求。

# 第七节　名医经验

## 一、郭会卿经验

　　郭会卿[20]认为本病早期当从湿热论治，中期当从痰瘀论治，后期当从肝肾亏虚论治，主要责之于肝、脾、肾三脏。湿热痹阻证以邪实为主；痰瘀阻络证以正邪相交，痰瘀为主；肝肾亏虚证以本虚为主。本病的病位在股骨头，湿热、痰瘀、肝肾亏虚三者是重要致病因素，常常相生相成。五脏失调是本病的内因，尤其是脾胃的运化失调与本病联系密切，主要表现在水液运化失调与脾胃作为后天之本的功能失调上；另外，筋骨的强健有赖于气血的充足，而气血的生化与脾胃密切相关。因此，治疗时在补肝肾、强筋骨之中稍加茯苓、白术、党参等补气健脾之类，既有脾肾同治之用，也能促进药物的吸收，使得治疗效果事半功倍。

　　对于湿热痹阻证，治宜清利湿热、通络止痛。方用滑膜炎合剂，药物组成：麸炒苍术20g，黄柏12g，川牛膝15g，薏苡仁50g，麸炒薏苡仁50g，泽泻15g，萆薢15g，土茯苓30g，车前子30g（包煎），泽兰15g，陈皮6g，白术20g，木瓜15g，茯苓15g，猪苓15g，忍冬藤30g，防己12g，姜半夏10g，制南星10g，炒僵蚕15g，白芥子10g，甘草6g。此方由《丹溪心法》中的四妙丸化裁而来，为治疗下焦湿热要方。方中苍术燥湿健脾；黄柏清热燥湿；川牛膝逐瘀通经，通利关节，引热下行；薏苡仁祛湿热，利筋络；薏苡仁、泽泻、萆薢、土茯苓、车前子、泽兰等清泻下焦之湿热；又以陈皮、茯苓、白术、木瓜等健脾除湿；薏苡仁与麸炒薏苡仁共用，既能达利水化浊之效，又能获健脾养胃之功，标本同治；湿热郁久生痰，再加制南星、姜半夏、白芥子等辛温化痰之品，既能化湿祛痰，又能佐制全方寒凉之性；甘草缓急止痛，调和诸药。

　　如若辨证为痰瘀阻络证，治宜活血除痹、祛痰化瘀。方用骨坏死合剂，药物组成：当归15g，丹参30g，乳香6g，没药6g，香附15g，川芎15g，延胡索30g，鸡血藤30g，川牛膝10g，黄芪30g，薏苡仁40g，石菖蒲10g，熟地黄20g，狗脊15g，淫羊藿15g，山药20g，制何首乌15g，桑寄生30g，杜仲20g，甘草5g。本方以张锡纯之活络效灵丹为基础加减。当归、丹参、乳香、没药合用，活血舒筋，瘀血去而新血生，气血通而痹自除，故治瘀血痹阻之证；香附、川芎、延胡索佐以行气活血止痹痛；又以痹证在下，故以鸡血藤、川牛膝等引药下行；黄芪与当归配伍能补气生血行血；薏苡仁与石菖蒲则能祛湿化痰；以熟地黄、狗脊、淫羊藿、制何首乌、杜仲、桑寄生、山药等补肝

肾强筋骨，系由肾主骨，肝主筋，本病病位在骨，一则骨病常从肝肾治，一则防治久病肝肾亏虚；甘草调和诸药。临床中，本证的血瘀症状表现突出，故本方应用大量的活血行气化瘀药物，稍加祛湿化痰药兼以祛痰。若为瘀血久痹，还可加用地龙、全蝎、水蛭、土鳖虫、穿山甲等虫类药，破血通经，化瘀除痹，使得全方效力更强。若痰湿重者可适度减量活血化瘀，加二陈汤、姜半夏、制南星、白芥子、炒僵蚕等健脾化痰祛湿之品。

久病患者辨证多为肝肾亏虚证，治宜补肾强骨、柔肝舒筋。方用独活寄生合剂，药物组成：独活 30g、桑寄生 18g、秦艽 15g、细辛 3g、防风 6g、徐长卿 15g、熟地黄 15g、怀牛膝 15g、杜仲 15g、狗脊 15g、党参 12g、茯苓 12g、白术 10g、麸炒白术 20g、威灵仙 15g、川芎 6g、当归 12g、穿山龙 50g、延胡索 30g、桂枝 6g、赤芍 10g、甘草 3g。本方源于《备急千金要方》，以独活寄生汤为基础方加减。方中独活、桑寄生、秦艽、防风、徐长卿、细辛等祛风湿、止痹痛；桑寄生、熟地黄、怀牛膝、杜仲、狗脊补肝肾，强筋骨；兼以党参、茯苓、白术、威灵仙健脾益气，脾肾同治，使气血化生有源；当归、川芎、延胡索、赤芍化瘀生血，活血止痛；桂枝、桑寄生、穿山龙等藤类药疗四肢百节之痹痛；甘草既能调和诸药，与赤芍相伍也能补气祛瘀。本方药性平和，寒热之性不甚明显，所以可根据肝肾阴阳亏虚偏倚，在本方基础上适度加减补益肾阴、肾阳的药物。肾阳虚者，可加附子、淫羊藿、巴戟天、鹿茸等益肾补阳药物；肾阴虚者，可加生地黄、赤芍、泽泻、地骨皮等清热滋阴药物。

**医案举例**：患者，男，36 岁，2017 年 9 月 11 日初诊。

患者以右髋部疼痛半年，加重半个月为主诉。患者既往有酗酒史，无外伤史、服用激素史。刻下髋部疼痛，活动受限，劳累后更甚。纳眠可，二便调。舌质红，苔黄腻，脉滑。查体：右侧腹股沟处压痛明显，双下肢等长，右髋关节局部肤色正常，局部肤温稍高；右髋关节 "4" 字试验（+），右下肢轴向叩击痛（+）。MRI 示：①右髋关节积液；②右股骨头负重区骨髓轻度水肿。

西医诊断：右股骨头坏死（ARCO 分期 2 期）。

中医诊断：骨痹（湿热痹阻证）。

治法：清利湿热，通络止痛。

处方：滑膜炎合剂加当归 15g、香附 15g、川芎 15g、延胡索 20g。疼痛较甚时给予依托考昔片口服，并嘱患者戒酒，避免患肢负重。

随后 3 个月，患者规律复诊，随着湿热证好转，渐减清利湿热类药物用量，如黄柏、薏苡仁、泽泻、车前子、泽兰等；同时增加健脾益气类药物用量，如增加茯苓、白术用量，增添党参、焦三仙、连翘、砂仁、山药等药物。2018 年 2 月 7 日来诊，患者右髋部疼痛不甚，但自觉劳累后右下肢困重，舌质暗，苔白。辨为痰瘀阻络证，给予骨坏死合剂加茯苓 15g、白术 20g、砂仁 12g、党参 12g。之后 6 个月，患者亦坚持规律复诊，四诊合参后均给予骨坏死合剂加减，增加茯苓、麸炒白术、党参、焦三仙等益气健脾；在治疗后期，适度加量补肝肾药物以强筋骨、壮腰膝。2018 年 8 月 16 日来诊，患者诉右髋部感觉无明显异常，活动无明显受限，MRI 示右侧股骨头未见明显异常改变。

**按语**：患者初诊时疼痛明显，是为湿热之余，气血瘀滞所致，故给予滑膜炎合剂加当归、香附、川芎、延胡索等行气活血止痹痛。郭会卿教授素来重视养护脾胃，故多运用茯苓、白术、党参、焦三仙等药物贯穿治疗始终。

## 二、张晓峰经验

张晓峰[21]认为，对于股骨头坏死的病因，无论是"内结之血"形成的瘀滞还是"污秽之血"形成的痰浊，"瘀"都是其发病的基础，活血化瘀法应是股骨头坏死的基本治法，且应贯穿治疗的全过程。根据股骨头坏死"痹""痿""蚀"的病理变化过程，可分早、中、晚 3 期，早期治当活血化瘀、祛痰通络，中期治当活血化瘀、壮骨强筋，晚期治当活血化瘀、补益肝肾。对于股骨头坏死的保头治疗，他认为股骨头坏死的病理进程为"缺血→坏死→修复→塌陷→骨关节炎"，其中，股骨头是否塌陷是股骨头坏死"保头"治疗的关键节点。股骨头塌陷前是"保头"治疗的最佳时机，股骨头塌陷后的稳定状态是股骨头坏死"保头"治疗的重要条件。在临床中，应充分结合"整体辨证"和"微观辨证"，综合使用内服药物及冲击波疗法、磁疗、针灸、针刀、按摩及局部应用药物等局部治疗方法治疗股骨头坏死。张晓峰对运用中药注射剂进行局部经皮髋关节腔治疗股骨头坏死较为推崇[22]。

此外，张晓峰认为，合理的功能锻炼对股骨头坏死"保头"治疗意义重大，应早期纳入治疗方案中，从而达到"保形态"与"保功能"的目的。股骨头坏死患者是部分负重还是完全不负重，取决于坏死区所处的位置。股骨头前半球是髋关节主要负重区，也是易塌陷的部位，此部位发生坏死的患者，应慎重考虑负重问题。对于疼痛较重的患者，在进行其他治疗的同时，加强肌肉的等张与等长锻炼，可避免因疼痛和功能受限造成的患髋周围肌肉废用性萎缩。疼痛症状缓解时，对髋关节功能受限情况进行评估，明确功能受限的责任肌肉，可指导患者在不负重情况下进行相关肌肉的主被动功能锻炼。

**医案举例：**患者，男，43岁。

患者因长期应用糖皮质激素出现左髋疼痛、活动受限，并逐渐加重。查体：左腹股沟压痛，左髋关节外展、外旋、屈曲活动受限，"4"字试验阳性，舌红少苔。CT检查示左侧股骨头坏死。

西医诊断：左侧激素性股骨头坏死，ARCO分期2期。

中医诊断：骨蚀，肾虚血瘀证。

治疗过程：三七活骨丸（黑龙江中医药大学附属第二医院院内制剂，批准文号：黑药制字Z20160031。药物组成：桃仁、丹参、香附、白芍、川芎、骨碎补等）口服，每次6g，2次/日。针刺阿是穴、足三里、环跳、三阴交、阳陵泉，平补平泻行针后连接电针仪，调至疏密波，电流输出以患者耐受为宜，每次留针30分钟，每日1次。通络骨质宁膏（批准文号：国药准字Z20025964）外敷患髋部，每日1次。加中药熏蒸（药物组成：红花15g、川芎15g、伸筋草15g、透骨草15g、秦艽15g、防己15g、醋乳香15g、醋没药15g、制川乌15g、海桐皮15g、艾叶15g等），每次20分钟，每日1次。并指导患者不负重做扇贝运动、卧姿直腿侧平举、盘腿压及卧位弓箭步锻炼。治疗30天后，患者左髋部疼痛减轻、活动受限改善，停止电针、通络骨质宁膏外敷和中药熏蒸治疗，继续三七活骨丸口服和不负重功能锻炼。治疗9个月后，CT检查示股骨头囊变区周缘硬化带增厚、密度改善。治疗20个月后，患者疼痛消失，髋关节活动受限不明显，X线片示股骨头形态稳定、囊变区密度改善，结束治疗。治疗结束后2年，髋关节疼痛完全消失，活动自如，CT检查示囊变区密度增高、基本消失。

## 三、刘又文经验

刘又文[23]认为该病辨证应分为以血瘀痰阻的实证和肝肾亏虚的虚证两种。血瘀痰阻证治则以活为要，治以活血化瘀、健脾化痰，方选桃红四物汤加三棱、莪术、茜草、党参、白术、制南星、木瓜、茵陈、续断、骨碎补等；肝肾亏虚证治则以补为主，治以补益肝肾，壮骨通络，方选股骨头坏死愈胶囊，该药为河南省洛阳正骨医院（河南省骨科医院）的内部制剂，由杜仲、续断、补骨脂、黄芪、当归、丹参、鸡血藤、土鳖虫、玄参、连翘、水蛭、乳香、没药、血竭、茯苓、桂枝组成。除内服药物外，刘又文也注重使用外治法改善病变局部血运，提倡使用局部熏洗疗法（将伸筋草、透骨草、木瓜、鸡血藤、威灵仙、乳香、没药、红花、艾叶等药物，经过煎煮后以药温60℃、时长30分钟对患侧先熏后洗）及选择具有刺激血管生长因子数量和促进血管再生体外冲击波进行治疗。

**医案举例:** 王某,女,45 岁,2019 年 2 月 15 日初诊。

**主诉:** 不明原因左髋疼痛,伴轻度活动受限 1 月余。疼痛多于劳累后加重休息后减轻,未行正规治疗。患者平素失眠健忘,腰膝酸软,耳鸣,二便正常。舌红少苔,脉细数。查体示左腹股沟压痛,"4"字试验阳性,旋转、屈曲活动受限。检查 MRI 示左股骨头坏死(为 ARCO1 期)伴骨髓水肿,冠状层面最大部位坏死灶位于内侧柱。刘又文教授根据临床症状并结合影像学资料,确立西医诊断为左股骨头坏死,中医诊断为髋痹病,辨证属肝肾亏虚证。因症状及影像学表现较轻,故行保守治疗。予以股骨头坏死愈胶囊 5 粒/次,3 次/日,结合中药熏洗 1 次/日,冲击波治疗 1 次/2 日,共 10 次。同时嘱患者拄双拐避免负重,并指导该患者每日在床上进行屈髋屈膝旋髋的功能锻炼,20 天后患者疼痛基本消失,髋关节功能有所改善。出院后继续服用股骨头坏死愈胶囊 1 月余,保持双拐少量行走及床上功能锻炼,后续随访诉疼痛完全消失,髋关节活动自如。

**按语:** 中年女性,初感疼痛便前来诊,股骨头坏死范围较小,就诊及时,患者肝肾亏虚,无以充养骨髓故而出现股骨头坏死。刘又文教授治病求本,以补益肝肾、壮骨通络之法予以股骨头坏死愈胶囊,补肾为主,活血通络为辅,外治与功能锻炼并行综合治疗,使气血得通,疾病康复。《素问·至真大要论》曰:"疏其血气,令其调达,而致和平",此之谓也。

## 第八节　中西医调护

患者自觉彻底戒烟,绝对禁酒,避免使用激素类药物。患者应坚持不负重下的功能锻炼,上楼梯时健肢先行,下楼梯时,患肢先行。无论是股骨头坏死早期、中期还是晚期的患者,在整个治疗和康复的过程中都应该使用拐杖,拄拐可减轻髋关节负重,以免造成股骨头的塌陷或加重损坏。

在饮食调摄方面,宜选用清淡、易消化,具有行气活血和补肾功能的饮食,例如:白萝卜、柑橘、山楂、桃仁、韭菜、黑豆、牛肉、羊肉、山茱萸、黑芝麻、木耳、山药、香菇等。忌食油炸食品、甜食、冷饮之品[24]。

患者因病程长、康复治疗时间长、经济负担重,因此需要帮助患者增加战胜疾病的信心,消除心理负担和恐惧感,保持乐观的情绪。

功能锻炼应按照循序渐进的原则,避免过度和不适当的髋关节活动。活动量由小到大,范围逐渐加大,时间由短到长,以患者不感到疲劳,患处不感疼痛为宜。

## 第九节　预后转归

目前对股骨头缺血性坏死尚缺乏可靠有效的治疗方案。本病的病理过程一经启动,仅靠外因很难阻断,恢复期较漫长,一般为 3~5 年。其恢复的程度与诊断及治疗的早晚、坏死灶的大小、坏死的程度及治疗是否恰当有关。股骨头缺血性坏死的病理改变开始于骨质的缺血,引起骨组织的各种细胞迅速坏死、固缩、溶解;肾上腺糖皮质激素引起的股骨头缺血性坏死,还可见到骨髓内脂肪组织增多,脂肪细胞增大。随后,引起周围正常骨组织的反应性改变,表现为毛细血管、成纤维细胞和巨噬细胞组成的肉芽肿组织向坏死骨区长入,取代坏死骨,使坏死骨吸收。在血液循环得到恢复和坏死骨吸收的同时,有新生骨沉积,开始了再生、修复和重建过程,最后新骨形成,骨小梁结构和骨外形逐步恢复,当骨密度均匀一致并普遍出现正常骨小梁时,即为本病愈合的主要标志。与此同时,滑膜细胞增生,形成血管翳样结构,将关节软骨表面吸收,造成关节软骨的破坏。上述骨质的坏死、再生、修复现象,常由于某种原因而重复出现,最后多形成不可恢复的退行性骨关节病。

# 第十节 诊治指南（方案或共识）

## 一、西医诊治指南和共识

西医诊治指南和共识依照中国医师协会骨科医师分会骨循环与骨坏死专业委员会发布的《中国成人股骨头坏死临床诊疗指南（2020）》[1]（内容详见前文西医诊疗部分）。

## 二、中西医结合诊治方案或共识

中西医诊治指南和共识依照中华中医药学会发布的《股骨头坏死中医辨证标准（2019 年版）》[15]（内容详见前文中医辨证论治部分）。

# 第十一节 中西医临床研究进展

## 一、临床辨治

### （一）中医辨证分型

徐祖健[25]结合历代医家的看法，认为肝肾亏虚，气血不足导致筋骨失养或痰湿凝结阻滞气血，不通则痛，慢性劳损致气机阻滞发为本病。主要病机为气滞血瘀、肝肾亏虚、痰湿阻络。以肝肾亏虚为本，痰湿阻络为标，属本虚标实证。辨证分为早、中、晚三期，气滞血瘀、痰湿阻络、经脉痹阻、肝肾亏虚四型。早期以血瘀、痰湿为基本病机，病情较轻，晚期耗损肾阴，骨虚塌陷，病情较重，出现跛行，功能障碍，患者疼痛持续加重。主张整体用药与局部用药相结合，活血祛瘀、健脾祛湿同施，补肾、养血补肝同补，均具有一定程度的改善血脂、血黏度及凝血功能的作用。

曹贻训[26]认为本病基本病机多为内虚、瘀血、邪毒等多种致病因素相互交结，共同发为本病。在临床上将股骨头坏死分为早、中、晚三期，早期为气滞血瘀或痰闭经络，中期为肝肾不足、经络闭阻，晚期为肝肾亏虚、气血虚弱。扶正祛邪是指导本病治疗的基本原则，主张"补肝肾、强筋骨、养气血"以固本，"活血化瘀、通络止痛"以改善患者临床症状，以祛邪扶正、标本兼治。一方面要气血旺盛，强壮筋骨，使骨髓得充，筋骨得养，防止股骨头负重区进一步塌陷、畸形；另一方面，活血化瘀、通络止痛，使气血运行通畅，筋骨得以濡养，"荣则不痛，通则不痛"使患者疼痛减轻，症状缓解。临床方用骨蚀汤加减，组成为：当归 15g，熟地黄 15g，丹参 15g，川芎 9g，鸡血藤 15g，川牛膝 9g，穿山龙 15g，狗脊 15g，淫羊藿 20g，杜仲 12g，骨碎补 15g，白芥子 6g，地龙 9g，全蝎 6g，巴戟天 15g，炒白芍 15g，延胡索 9g，生黄芪 20g，炒白术 15g，茯苓 15g，党参 15g，葛根 15g，桂枝 9g，鹿角胶 5g（烊化），炙甘草 6g。

刘德玉[27]从中医"肾主骨生髓"，"瘀血不去，新血不生"的理论，四诊合参，首辨标本，提出本病病机以肝肾亏虚为本、血瘀痰阻为标。根据本病病因病机及多年临床经验，结合患者病史、临床表现，刘氏将本病分为气滞血瘀型、肝肾亏虚型、痰瘀蕴结型三种基本证型，病位在肝、肾、脾三脏。他认为本病发病过程中气滞血瘀贯穿本病病程始终，余多为兼证。治疗以补肾活血中药为主，治以益肾填精、强筋健骨、祛瘀通络、活血通脉。气滞血瘀型治宜补肾强骨、活血化瘀、行气止痛，药用：黄芪 40g，三七 12g，土鳖虫 15g，丹参 20g，鹿角胶 12g（烊化），当归 12g，川芎

12g，延胡索 15g，牛膝 12g，川牛膝 15g，鸡血藤 15g，甘草 10g。肝肾亏虚型治宜补益肝肾、强筋壮骨、行气活血，药用：黄芪 40g，当归 15g，附子 15g（先煎），鹿角胶 15g（烊化），巴戟天 12g，肉苁蓉 12g，桂枝 12g，骨碎补 12g，牛膝 12g，川牛膝 15g，土鳖虫 15g，青风藤 12g，海风藤 12g，甘草 10g。痰瘀蕴结型治宜补肾强骨、祛痰化湿、活血化瘀，药用：黄芪 40g，茯苓 12g，当归 15g，川牛膝 15g，淫羊藿 12g，炒山药 12g，白豆蔻 12g（后下），浮小麦 12g，陈皮 12g，甘草 10g。

## （二）经典方剂联合西药

陈星等[28]运用肾痹汤联合玻璃酸钠治疗酒精性股骨头坏死 28 例，与单用玻璃酸钠的对照组相比，治疗组优良率（92.86%）＞对照组优良率（71.43%），差异有统计学意义（$P<0.05$），且治疗组的生活能力、关节活动度、行走距离、疼痛得分均高于对照组。同时观察治疗组红细胞压积、全血黏度高切、血浆黏度、全血黏度低切均低于对照组。另外，治疗组 TG、TC、LDL-C 低于对照组，而 HDL-C 高于对照组。这表明肾痹汤联合玻璃酸钠可改善酒精性股骨头坏死患者血液流变学和血脂水平。肾痹汤处方：淫羊藿 30g，鸡血藤、黄芪、桑枝、白芍、威灵仙各 20g，当归、桑寄生各 12g，木瓜、杜仲、丹参、熟地黄、怀牛膝各 15g，秦艽 10g，甘草 8g。每日 1 剂，加水 500mL，煎煮 30 分钟，得滤汁 150mL，分早、中、晚 3 次服用，治疗 5 周。

魏伟等[29]运用活血益肾汤联合阿仑膦酸钠治疗酒精性股骨头坏死 41 例，与单用阿仑膦酸钠治疗的对照组相比，治疗组优良率（92.68%）＞对照组（73.17%），差异具有统计学意义（$P<0.05$），这说明活血益肾汤联合西药可提高疗效。治疗组治疗后疼痛、行走距离、关节活动度和生活能力评分高于对照组，说明活血益肾汤联合西药可改善髋关节功能。活血益肾汤处方：川芎 15g，当归 20g，骨碎补 20g，续断 20g，独活 20g，杜仲 15g，茯苓 15g，延胡索 15g，白术 15g，甘草 6g，取诸药水煎，取 300mL，每次服用 150mL，分早晚两次服用。

曾宪峰等[30]运用补肾活血汤联合西医治疗早中期非创伤性股骨头缺血性坏死（肾虚血瘀）20 例，与单用西医治疗的对照组相比，治疗组总有效率（89.74%）＞对照组（71.79%），差异具有统计学意义（$P<0.05$），且治疗组 Harris 评分、SF36 评分、症状积分改善情况优于对照组。这说明补肾活血汤联合西医治疗早中期非创伤性股骨头缺血性坏死（肾虚血瘀），疗效满意，无严重不良反应。补肾活血汤处方：川断、补碎骨、血竭、木瓜、熟地黄、山茱萸、肉苁蓉、没药、枸杞各 12g，杜仲、当归、菟丝子、鸡血藤各 15g，香附、白芥子、半夏、三七、红花各 10g，怀牛膝、独活各 8g，蜈蚣 2 条。水煎 400mL，每日 1 剂，早晚温服。

娄云龙等[31]在内固定治疗的基础上，运用富血小板血浆联合右归饮加减治疗骨质疏松并发股骨颈骨折 50 例，与单用富血小板血浆的对照组相比，富血小板血浆联合右归饮加减治疗能有效改善患者股骨颈骨折愈合率，减少股骨头坏死的发生。右归饮方药组成：熟地黄 20g，川芎 10g，当归 12g，淫羊藿 10g，肉桂 3g，山药 10g，杜仲 12g，制附子 12g，山茱萸 10g，鹿角胶 15g（烊化）。水煎至 200mL，分 2 次早晚温服，服用 3 个月。

## （三）自拟方联合西药

李富强等[32]用自拟活血通络方联合髓芯减压术和西医常规疗法（如控制患者体重，避免负重，选择抗凝药物、扩血管药物及降脂药物进行治疗）干预骨头缺血性坏死（ANFH）45 例。与单用西医治疗的对照组相比，治疗组治疗效果、髋关节恢复效果较优（$P<0.05$），且血液流变学指标及骨代谢指标改善效果更明显（$P<0.01$）。这说明自拟活血通络方治疗股骨头坏死效果较好，更利于改善患者血液流变学和骨代谢相关指标，而且安全性好。自拟活血通络方处方如下：骨碎补、当归、淫羊藿、川椒各 15g；柴胡、赤芍、鸡血藤、伸筋草、威灵仙各 10g；牛膝、红花各 6g；桃仁、川芎各 9g；三七粉 4g（冲服）。随症加减：肾阳虚加附子 15g；肾阴虚加知母 15g。水煎服，200 毫升/次，每日 2 次，分早、晚温服，连续服用 3 个月。

慕春黎等[33]用自拟健脾活骨汤联合西医常规疗法（包括使用皮牵引，不负重的功能锻炼，口服含钙制剂等）治疗早期非创伤性股骨头缺血性坏死 46 例，连续治疗 6 个月后，与单用西医常规疗法治疗的对照组相比，治疗组有效率（80.0%，28/35）＞对照组有效率（30.3%，10/33），差异有统计学意义（$\chi^2 = 14.526$，$P < 0.001$）；且 Harris 评分升高（$P < 0.05$）高于对照组（t = 7.483，$P < 0.001$）。上述结果提示，健脾活骨汤可缓解早期非创伤性股骨头缺血性坏死患者髋关节疼痛、改善髋关节功能，与西医常规疗法联用具有协同增效作用。自拟健脾活骨汤处方如下：杜仲 20g，补骨脂 20g，丹参 20g，熟地黄 20g，核桃仁 15g，茯苓 15g，白术 10g，当归 10g，法半夏 10g，赤芍 10g，桂枝 10g，川芎 10g，甘草 5g。

詹新宇等[34]用自拟补骨方联合阿仑膦酸钠治疗股骨头坏死 41 例，持续观察 6 个月，治疗组的 VAS 评分、Harris 各项评分、SF-36 各项评分（情感职能除外）均显著优于单用阿仑膦酸钠治疗的对照组组（$P < 0.05$）；治疗组患者塌陷的发生率要低于对照组，但是两组间并无显著差异（$P > 0.05$）。该结果显示自拟补骨方可能具有改善非创伤性股骨头坏死患者疼痛、症状与功能的作用，但是并不能显著延缓或阻止非创伤性股骨头坏死的发展。自拟补骨方主要组成：血竭、地龙、川芎、党参、桑寄生、骨碎补、怀牛膝、红花、续断、乳香、没药、甘草等。该方剂用水煎服，每日 2 剂，饭后半小时服用，1 个月复查一次。

### （四）中成药联合西药

朱嘉敏等[35]采用丁锷经验方骨蚀宁胶囊联用唑来膦酸配合骨化三醇和钙片的疗法治疗早中期股骨头坏死 32 例，治疗 1 年后，治疗组的临床疗效、Harris 各项评分（除畸形外）均明显优于单用西药的对照组（$P < 0.05$），说明骨蚀宁胶囊联合唑来膦酸注射液治疗能明显改善股骨头坏死患者 Harris 评分和疼痛，延缓股骨头塌陷的发生。骨蚀宁胶囊组成：地龙、玄参、当归、水蛭、姜黄各 30g，土鳖虫 25g，穿山甲、川芎、蜈蚣、全蝎各 20g，肉桂 10g，冰片 6g。

黄东良等[36]采用骨苓通痹丸（国药准字 Z10950092）联合双氯芬酸钠肠溶片（国药准字 H21021842）治疗激素性股骨头坏死 42 例，治疗 3 个月后，与单用双氯芬酸钠肠溶片的对照组相比，治疗组总有效率（92.86%，39/42）大于对照组（70.73%，29/41），$P < 0.05$，提示骨苓通痹丸与双氯芬酸钠肠溶片联合疗效良好；治疗组 VAS 评分低于对照组，而 Harris 评分高于对照组（t = 9.040、7.018，$P < 0.05$），提示骨苓通痹丸与双氯芬酸钠肠溶片联合可缓解疼痛及改善髋关节功能；治疗组治疗后血清骨钙素水平（OST）高于对照组，而 I 型胶原 C 端肽（CTX）和 I 型前胶原氨基端前肽（PINP）水平低于对照组，提示骨苓通痹丸与双氯芬酸钠肠溶片联合治疗可改善患者骨代谢。骨苓通痹丸组成主要包括独活、红花、桂枝、防己、白芷、五加皮、当归、防风、骨碎补、制草乌、千年健、桃仁、海风藤、赤芍、续断、威灵仙、桑寄生等。

候凯等[37]使用茸脂生骨胶囊联合阿法骨化醇治疗早期股骨头缺血性坏死 63 例，以仙灵骨葆胶囊治疗为对照。治疗至第 3、6 个月时，治疗组髋关节静息疼痛 VAS 评分均低于对照（$P < 0.05$）；治疗至第 2、3、6 个月时，治疗组髋关节活动疼痛 VAS 评分均低于对照组（$P < 0.05$）；治疗 1、2、3 个月时，治疗组髋关节 Harris 评分均高于对照组（$P < 0.05$）；治疗组第 1、2 疗程结束时的坏死修复率高于对照组（$P < 0.05$）。以上结果说明茸脂生骨胶囊与阿法骨化醇联合应用治疗早期股骨头缺血性坏死，可有效缓解患者疼痛、改善髋关节功能。茸脂生骨胶囊是由鹿茸、补骨脂、骨碎补、菟丝子、续断、杜仲、三七、自然铜、血竭、木瓜、当归、熟地黄、川芎、炒白芍、桃仁、牡丹皮、黄柏、西洋参、黄芪、桂枝等药物组成。

### （五）外治法联合西药

张彦龙[38]采用疏经通络汤熏洗联合常规西药治疗股骨头坏死 23 例，治疗 1 个月后，与单用常规西药治疗的对照组相比，治疗组有效率（95.7%）显著高于对照组（73.9%），差异具有统计学意义（$P<0.05$）；与治疗前比较，两组 Harris 评分均显著提高（$P<0.05$）；治疗组治疗后 Harris 评分显著高于对照组治疗后（$P<0.05$）；治疗组 X 线评分显著优于对照组（$P<0.05$）。以上结果说明，疏经通络汤熏洗治疗股骨头坏死，标本兼治，疗效显著，能够显著改善和恢复患者股骨头功能。

李慧芬[39]等采用西乐葆配合耳穴贴压治疗 Ⅱ 期股骨头坏死 30 例，连续干预 1 周后，与单用西乐葆的对照组相比，治疗组患者 VAS 评分改善明显优于对照组，提示使用耳穴贴压疗法有缓解局部疼痛症状的作用；两组比较，Harris 评分组内前后比较有统计学意义，提示患者经治疗后髋部症状改善，但治疗后组间比较髋关节功能无明显统计学差异，提示研究阶段耳穴贴压对于改善髋部功能无明显作用，这与股骨头坏死的长期病程有关，而且研究观察时间短、样本量相对较小，需要更长时间的临床观察研究。耳穴贴压选穴为神门、心、皮质下、髋 4 个穴位，神门穴具有镇痛止痛、安神止痉的作用；皮质下具有调节大脑抑制和兴奋、益气活血、开窍醒脑作用；心穴具有宁心安神等功能；另外再选取疼痛相对应的穴位"髋"，作用于主症部位。每日定时按压 4 次，每个穴位按压 4 秒，每次每个穴位刺激 10 次，以按压部位出现痛、发热反应为度。

## 二、方药与药理

### （一）方药用药规律

贾改改等[40]提取治疗股骨头坏死的方剂计 89 首，所涉及的辨证分型归纳如下：气滞血瘀型共 23 条处方，常用药物组合为红花、桃仁、牛膝、当归和川芎；肝肾不足型共 23 条处方，常用药物组合熟地黄、当归、甘草、川芎、茯苓和白术；肾虚血瘀型共 18 条处方，常用药物组合为牛膝、骨碎补、当归和丹参；痰瘀阻滞型共 16 条处方，常用药物组合为牛膝、骨碎补、熟地黄、甘草、茯苓、半夏、乳香、全蝎、红花、桃仁和当归；脾肾不足型共 9 条处方，常用药物组合为丹参、牛膝、茯苓和甘草。

洪坤豪等[41]收集了股骨头坏死相关的 161 个中药处方并进行分析。结果显示，从用药频次分析，股骨头坏死常用的药物以活血化瘀药（牛膝、骨碎补、川芎、三七、红花）、补血药（当归、丹参、熟地黄、白芍）、补气药（黄芪、甘草、党参、茯苓）、补阳药（续断、熟地黄、淫羊藿、补骨脂）等为主，治法主要是补益肝肾、活血化瘀；161 首方剂涉及的 170 种药物中，频次前 3 位的依次是当归、牛膝、黄芪，其常用的药物组合有牛膝、当归，川芎、当归，黄芪、当归，骨碎补、当归，牛膝、黄芪等；常用的药对有山药、五味子，山茱萸、地龙，山药、泽泻，独活、茯苓等；常用的药物核心组合主要有木香、三棱、急性子，白芍、当归、巴戟天，熟地黄、山药、枸杞，全蝎、菟丝子、黑木耳等。

### （二）方药药理举例

1. 桃红四物汤　桃红四物汤由桃仁、红花、熟地黄、川芎、白芍、当归组成，具有活血化瘀、消肿止痛及补血和血之效。现代药理研究证实，活血化瘀药能改善血液流变学特性，改善血瘀患者血液的浓、黏、凝、聚的状态[42]；实验研究[43]发现桃红四物汤中、高浓度治疗组的血清胆固醇、甘油三酯水平明显降低，差异均有显著意义（$P<0.01$）；历佳等[44]运用桃红四物汤治疗心血瘀阻型的冠心病患者，桃红四物汤中各药物组分不仅可抑制血小板的聚集，还可以扩张冠状动脉，增加血液流量，降低血脂，阻断动脉粥样硬化的进程。桃红四物汤还具有抗炎作用、抗氧化损伤作用：动物试验[45]发现桃红四物汤可以抑制缺血后血小板中胶原蛋白刺激而导致的血小板聚集；还有较强的神经保护作用，同时抑制炎症反应的发生。刘立等[46]采用对过氧化氢（$H_2O_2$）体外抗氧化实验对桃红四物汤抗氧化损伤进行研究，发现桃红四物汤可通过清除活性氧，产生维护内皮作用，对 $H_2O_2$ 诱发的内皮细胞损害，显现出明显的效果（$P<0.05$）；另外，桃红四物汤具有抗休克、提高

免疫力、神经保护作用，能明显提升缺血组织超氧化物歧化酶（SOD）的活性，同时也降低丙二醛（MDA）的含量，使心肌细胞坏死明显减少，从而避免引起缺血性休克[47]。桃红四物汤[48]能够减少 α-syn 聚集体的形成，下调 Bax/bcl-2 比值，降低 Caspase-3 和 Cyt-C 的表达，增加纹状体中存活的 DA 能神经元的数量，并抑制鱼藤酮致帕金森病模型小鼠的神经损伤。实验发现[49]阿魏酸、苦杏仁苷、芍药苷等成分与桃红四物汤发挥着相似的功效，表明桃红四物汤可以阻止神经元的损失、调整脑内神经递质水平、促进大脑血液循环，从而起到保护神经系统的作用。

2. 补肾活血汤　补肾活血汤由川断、血竭、熟地黄、肉苁蓉、枸杞、当归、鸡血藤、白芥子、三七、怀牛膝、蜈蚣、骨碎补、木瓜、山茱萸、没药、杜仲、菟丝子、香附、半夏、红花、独活组成。股骨头坏死的发病与正气不足、气虚血亏密切相关，因此在治疗的时候，考虑补肾活血为宜。现代药理学研究认为：三七等可以改善机体的造血功能，促进微循环恢复，而当归等可以降低血液黏度，改善血运功能状况[50]。动物实验表明[51]，补肾活血汤干预股骨头坏死大鼠后，大鼠股骨头组织 Wnt10b、β-catenin 蛋白表达上调，而 Wnt10b 的表达强弱可直接调控 Wnt/β-catenin 信号通路对骨髓间充质干细胞活性的能力，从而维持成人骨骼中成骨祖细胞的数量，刺激成骨细胞矿化活性增强。这说明，补肾活血汤对股骨头坏死大鼠股骨头有保护效应，其作用机制与调控 Wnt/β-catenin 信号通路有关。夏天卫等[52]运用网络药理学的方法，探究补肾活血汤治疗股骨头坏死的作用机制发现，补肾活血汤治疗股骨头坏死的有效成分可能是槲皮素、木犀草素、β-谷甾醇，而药理研究表明，槲皮素具有抗炎、抗氧化、调节免疫作用，可有效减少免疫细胞炎症因子的分泌；木犀草素是具有抗炎和调节免疫作用的黄酮类化合物，并具有不良反应少、多效调节的特点；β-谷甾醇具有抗氧化、抗炎、降低胆固醇等功效；另外，补肾活血汤治疗股骨头坏死的作用靶点可能是 NCOA2、PPARG、ESR1，且补肾活血汤复方可能作用于多条通路而对股骨头坏死治疗有效。

3. 当归补血汤　当归补血汤由当归、黄芪两味药组成，主治血虚发热证，也广泛应用于各类疾病气虚、血虚或气血两虚证的治疗。现代研究表明，当归补血汤具有促进骨髓造血、保护肾脏组织、促进内皮细胞增殖及迁移、促进血管新生、改善微循环等作用[53]。动物实验表明[54]，当归补血汤含药血清能够促进骨髓有核细胞 DNA 的增殖，促进骨髓红系、粒系造血祖细胞的增殖与分化，从而达到补气生血的作用。王秀萍等[55]证实当归补血汤可抑制肾脏炎症反应，减轻肾脏损伤，有效减少糖尿病肾病（DN）大鼠肾脏 NF-κB、MCP-1 的表达及活性。秦臻等[56]研究发现当归补血汤通过上调 Bcl-2 的表达可以促进循环内皮祖细胞的功能，可促进人循环内皮祖细胞的增殖、迁移及成小管功能。

# 第十二节　展　望

股骨头缺血性坏死的机制尚未完全明确，目前对其治疗方案存在一定争议，西医药物治疗从改善微循环、降脂、抗血栓和抗骨代谢等着手，尽管起一定治疗作用，但临床效果并不理想，长期使用这些药物还往往会引起一系列副作用。股骨头缺血性坏死晚期一般考虑外科手术，但手术费用较高、风险大、并发症多，而且部分患者须接受多次手术治疗，给患者带来了极大的经济负担及痛苦。中医药治疗本病的药物和方法具有鲜明特点，临床中应结合现代医学对股骨头缺血性坏死生理病理及其分型分期的认识，从而全面总结该病发病特点，抓住中医治疗本病时机，运用中药对早中期股骨头缺血性坏死的治疗具有良好效果，能够有效减缓股骨头缺血性坏死的发展，有时甚至可以逆转本病的发病进程，手术治疗结合中医治疗，能够明显提高患者疗效。同时，我们还需要不断地探索中医药辨证论治的科学内涵，并通过不断实践，使中医药在治疗股骨头缺血性坏死病的作用和理论方面更加完善，争取未来建立一个更加权威、规范的诊疗系统，构建一套符合中西医特点的疗效评价体系，这也是今后重点研究的方向和目标。

（涂胜豪、陈哲）

# 参 考 文 献

[1] 中国医师协会骨科医师分会骨循环与骨坏死专业委员会，中华医学会骨科分会骨显微修复学组，国际骨循环学会中国区. 中国成人股骨头坏死临床诊疗指南（2020）[J]. 中华骨科杂志，2020，40（20）：1365-1376.

[2] Zhao D W, Yu M, Hu K, et al. Prevalence of Nontraumatic Osteonecrosis of the Femoral Head and its Associated Risk Factors in the Chinese Population：Results from a Nationally Representative Survey [J]. Chinese medical journal，2015，128（21）：2843-2850.

[3] 王承德，胡荫奇，沈丕安. 实用中医风湿病学 [M]. 2版. 北京：人民卫生出版社，2009.

[4] 李满意，娄玉钤. 髋痹的源流及相关历史文献复习 [J]. 风湿病与关节炎，2016，5（10）：55-60.

[5] Powell C, Chang C, Naguwa S M, et al. Steroid induced osteonecrosis：An analysis of steroid dosing risk [J]. Autoimmunity reviews，2010，9（11）：721-743.

[6] Takahashi S, Fukushima W, Kubo T, et al. Pronounced risk of nontraumatic osteonecrosis of the femoral head among cigarette smokers who have never used oral corticosteroids：a multicenter case-control study in Japan [J]. Journal of orthopaedic science：official journal of the Japanese Orthopaedic Association，2012（17）：730-736.

[7] Davidson J K. Dysbaric disorders：aseptic bone necrosis in tunnel workers and divers [J]. Bailliere's clinical rheumatology，1989，3（1）：1-23.

[8] Mukisi-Mukaza M, Gomez-Brouchet A, Donkerwolcke M, et al. Histopathology of aseptic necrosis of the femoral head in sickle cell disease [J]. International orthopaedics，2011，35（8）：1145-1150.

[9] Abu-Shakra M, Buskila D, Shoenfeld Y. Osteonecrosis in patients with SLE [J]. Clinical reviews in allergy & immunology 2003，25（1）：13-24.

[10] Jones L C, Mont M A, Le T B, et al. Procoagulants and osteonecrosis [J]. The Journal of rheumatology，2003，30（4）：783-791.

[11] Heikkinen E S, Puranen J, Suramo I. The effect of intertrochanteric osteotomy on the venous drainage of the femoral neck in Perthes' disease [J]. Acta orthopaedica Scandinavica，1976，1（47）：89-95.

[12] Kerachian M A, Séguin C, Harvey E J. Glucocorticoids in osteonecrosis of the femoral head：a new understanding of the mechanisms of action [J]. The Journal of steroid biochemistry and molecular biology，2009，114（3-5）：121-128.

[13] Gangji V, Hauzeur J P, Schoutens A, et al. Abnormalities in the replicative capacity of osteoblastic cells in the proximal femur of patients with osteonecrosis of the femoral head [J]. Journal of rheumatology，2003，30（2）：348-351.

[14] Koo K H, Lee J S, Lee Y J, et al. Endothelial nitric oxide synthase gene polymorphisms in patients with nontraumatic femoral head osteonecrosis [J]. Journal of orthopaedic research：official publication of the Orthopaedic Research Society，2010，24（8）：1722-1728.

[15] 陈卫衡，何伟，童培建，等. 股骨头坏死中医辨证标准（2019年版）[J]. 中医正骨，2019，31（6）：1-2.

[16] 陈卫衡，何伟，赵德伟，等. 股骨头坏死中医疗效评价标准（2019年版）[J]. 中医正骨，2019，31（6）：3-6.

[17] 曹玉净，李扬. 从"骨淤血证"论股骨头坏死 [J]. 光明中医，2019，34（1）：1-3.

[18] 牟虹霖. 基于数据挖掘中医药治疗早中期股骨头坏死的现代文献用药规律分析 [D]. 沈阳：辽宁中医药大学，2020.

[19] 闫宇龙，侯德才，邓小磊，等. 中医药治疗股骨头缺血性坏死的研究进展 [J]. 海南医学院学报，2019，25（22）：1756-1760.

[20] 王树伟，胡盼盼，郭会卿. 郭会卿教授治疗股骨头坏死经验 [J]. 风湿病与关节炎，2020，9（4）：41-44.

[21] 徐西林，吕航，包瑞，等. 张晓峰教授的股骨头坏死"保头"治疗经验 [J]. 中医正骨，2020，32（10）：60-63.

[22] 徐西林，张晓峰，李小冬，等. 张晓峰教授运用中药股骨头灌注疗法治疗股骨头坏死的经验探讨 [J]. 中医药学报，2020，48（7）：40-43.

［23］吕婧，史建云，贾宇东，等.刘又文教授治疗非创伤性股骨头坏死经验撷英［J］.中国民族民间医药，2020，29（8）：69-71.

［24］王云华，李艳，李娜.中西医结合护理在股骨头坏死功能恢复中的应用［J］.当代护士（下旬刊），2014（10）：97-98.

［25］郝琦，刘华辉，刘金龙，等.徐组健教授探讨经典医集辩证治疗股骨头缺血坏死［J］.临床医药文献电子杂志，2019，6（12）：79.

［26］马陈，徐展望，谭国庆，等.曹贻训治疗股骨头坏死经验［J］.山东中医杂志，2021，40（2）：182-185.

［27］陈瑞，康武林，董博，等.刘德玉论治股骨头坏死经验浅谈［J］.中国中医骨伤科杂志，2020，28（11）：72-73，76.

［28］陈星，丁永利，赵明明.肾痹汤联合玻璃酸钠治疗酒精性股骨头坏死临床研究［J］.新中医，2021，53（5）：102-105.

［29］魏伟，沈计荣，姚晨，等.活血益肾汤联合西药治疗酒精性股骨头坏死疗效及对血脂和血液流变学影响［J］.中华中医药学刊，2019，37（5）：1271-1274.

［30］曾宪峰，王进东，梁鼎天，等.补肾活血汤联合西医治疗早中期非创伤性股骨头缺血坏死（肾虚血瘀）随机平行对照研究［J］.实用中医内科杂志，2019，33（5）：38-41.

［31］娄云龙，罗建民，赵立来.右归饮联合富血小板血浆对骨质疏松并发股骨颈骨折患者骨折愈合及股骨头坏死的影响［J］.现代实用医学，2016，28（7）：902-903.

［32］李富强，李国辉，张建平.自拟活血通络方对股骨头缺血性坏死患者血液流变学及骨代谢标志物的影响［J］.微循环学杂志，2020，30（3）：25-29+32.

［33］慕春黎，慕晓毅，王朋.自拟健脾活骨汤结合西医常规疗法治疗早期非创伤性股骨头缺血性坏死临床研究［J］.国际中医中药杂志，2020（4）：334-338.

［34］詹新宇.自拟补骨方联合阿仑磷酸钠治疗非创伤性股骨头坏死临床疗效观察［J］.中医药临床杂志，2019，31（8）：1568-1571.

［35］朱嘉敏，江树连，周正新，等.骨蚀宁胶囊联合唑来膦酸治疗早中期股骨头坏死的临床疗效观察［J］.安徽中医药大学学报，2021，40（1）：14-17.

［36］黄东良，周翔.骨苓通痹丸联合双氯芬酸钠肠溶片治疗激素性股骨头坏死临床研究［J］.浙江中西医结合杂志，2020，30（1）：45-47.

［37］侯凯，李军，张钦.茸脂生骨胶囊联合阿法骨化醇治疗早期股骨头缺血性坏死的临床效果［J］.临床医学研究与实践，2019，4（16）：131-133.

［38］张彦龙.疏经通络汤熏洗治疗股骨头坏死23例［J］.河南中医，2015，35（6）：1319-1320.

［39］李慧芬，张焕堂，许益家，等.耳穴贴压对股骨头坏死疼痛影响的临床疗效观察［J］.中医临床研究，2016，8（3）：121-122.

［40］贾改改，李晓明，郭东辉，等.采用中医传承辅助系统研究股骨头坏死的中医辨证分型的组方规律［J］.中华灾害救援医学，2020，8（10）：559-563.

［41］洪坤豪，马振尉，刘军，等.基于数据挖掘的股骨头坏死用药规律研究［J］.世界中西医结合杂志，2015，10（8）：1042-1044，1047.

［42］王佐梅，肖洪彬，李雪莹，等.桃红四物汤的药理作用研究进展［J］.现代中医药，2021，41（2）：22-28.

［43］李润生，李大勇，陈文娜，等.桃红四物汤调节血管内皮细胞功能及治疗动脉硬化闭塞症的实验研究［J］.中国中西医结合杂志，2014，34（2）：191-196.

［44］历佳.桃红四物汤治疗心血瘀阻型稳定型冠心病的疗效分析［J］.中国医药指南，2020，18（7）：185-186.

［45］Wu C J，Chen J T，Yen T L，et al. Neuroprotection by the Traditional Chinese Medicine，Tao-Hong-Si-Wu-Tang，against Middle Cerebral Artery Occlusion-Induced Cerebral Ischemia in Rats［J］. Evidence-based Complementary and Alternative Medicine，2011，2011（4）：803015.

［46］刘立，段金廒，唐于平，等.桃红四物汤抗氧化效应物质基础研究［J］.中国中药杂志，2011，36（12）：1591-1595.

［47］张国民，朱伟，刘慧萍，等．桃红四物汤抗急性心肌缺血的实验研究［J］．中医药学刊，2003（9）：1425-1451.

［48］蓝肇熙，李红果，张进陶，等．桃红四物汤对大鼠损伤血淤证的影响［J］．华西药学杂志，2008（3）：286-287.

［49］李双双，郭春燕．桃红四物汤化学成分及药理作用研究进展［J］．神经药理学报，2016，6（4）：42-49.

［50］朱耀，孙绍裘，李益亮，等．桃红四物汤对大鼠创伤性股骨头缺血坏死模型外周血中 EPCs 表达影响［J］．湖南中医药大学学报，2017，37（1）：22-25.

［51］施乐，张超，季文辉，等．补肾活血汤治疗股骨头坏死的作用机制研究［J］．世界中医药，2020，15（16）：2377-2380.

［52］夏天卫，周国威，刘金柱，等．基于网络药理学探究补肾活血汤治疗股骨头坏死的作用机制［J］．山东中医杂志，2021，40（1）：25-31.

［53］吴曦．当归补血汤对早期股骨头坏死大鼠股骨头微结构、OPG/RANKL/RANK、VEGF164/VEGFR2 影响的实验研究［D］．武汉：湖北中医药大学，2018.

［54］黄丽萍，陈耀辉，吴素芬，等．当归补血汤含药血清对血虚小鼠骨髓造血功能的影响［J］．中药药理与临床，2014，30（2）：18-20.

［55］王秀萍，任小旦，张莹雯．当归补血汤对糖尿病大鼠肾组织 NF-$\kappa$B、MCP-1 表达的影响［J］．天津中医药大学学报，2016，35（3）：167-172.

［56］秦臻，黄水清，韦正新．当归补血汤对循环内皮祖细胞功能及 Bcl-2 表达的影响［J］．北京中医药大学学报，2014，37（6）：382-386.

# 第三十章
## 结节病

## 第一节　概　说

　　结节病（sarcoidosis）是一种原因不明的以非干酪性坏死肉芽肿为病理特征的系统性疾病。常侵犯肺和胸内淋巴结，临床上 90% 以上有肺的改变，其次可累及皮肤、眼、周围淋巴结等，肝、脾、肾、骨髓、胰腺、心脏等几乎全身每个器官均可受累。结节病在全世界，不同性别、年龄、人种的群体中均有发病，多见于 40 岁以下的成年人，20~29 岁为高发年龄段，其次为 50 岁以上的妇女，女性发病率较高[1]。不同地区、种族的发病率亦不同，如瑞典、丹麦、美国黑人发病率最高，年发病率可达 50/10 万[2]，好发于冬末春初。目前中医文献中无该病的专用病名，亦没有关于"结节病"的记载，从中医观点而言，历代虽无"结节病"之病名，但以往根据临床表现多以痰核、咳嗽、肺胀、肺痿等病症进行论治[3]。

## 第二节　病因病理

### 一、病因与发病机制

#### （一）病因

　　目前病因尚不十分清楚，可能与环境、遗传、免疫等因素有关。

　　1. 与感染相关　结节病发病具有时空聚集和职业聚集等特征，这提示结节病发生可能与微生物感染有关。目前研究较多且与结节病相关性较大的微生物有分枝杆菌、丙酸杆菌、伯氏疏螺旋体、立克次体、衣原体、病毒等[1]。

　　（1）分枝杆菌：大多数分枝杆菌病与结节病的临床表现及病理组织学特征相似，故有关分枝杆菌尤其是结核杆菌与结节病关系的研究很多，如 Grosser M 等[4]发现结核分枝杆菌 DNA 的检出与否对结节病的临床过程有影响，从而推测结节病可能与结核菌有关；Fite E 等[5]发现，与正常对照组相比，结节病活检组织中结核菌的 DNA 检出率明显增高；Popper 等用定量 PCR 法分别在欧洲、日本结节病患者的病理组织中检测到结核分枝杆菌 DNA。另外，研究者采用的方法及研究的标本、数目不同，所得出的结论也各不相同。有许多研究结果显示二者之间关系并不大，Milman N 等[6]曾将结节病患者的淋巴结组织进行了 12 个月的长期培养，无一例能培养出分枝杆菌，并对其支气管冲洗液进行常规培养、PCR 检测、直接镜检，结果均为阴性。因此，分枝杆菌是否是结节病的病因，至今仍处于研究中，有待进一步寻找敏感性和特异性高的实验方法，以证实结节病病变中是否存在结核菌或其他分枝杆菌。

　　（2）痤疮丙酸杆菌：自从 1978 年 Homma 等人从结节病患者病理组织中分离出痤疮丙酸杆菌后，此菌便作为结节病的可能病因而被提出，不少学者致力于相关研究。Ihsige I 等[7]采用 PCR 法检测痤疮丙酸杆菌 DNA，结果结节病病例组阳性率为 80%，对照组仅为 20%。Ichiyasu 等报道，痤疮丙酸杆菌能诱使兔和啮齿类动物高表达单核细胞趋化因子（MCP-1），而 MCP-1 是肉芽肿形成的主要细胞因子。故认为痤疮丙酸杆菌可能参与结节病肉芽肿的形成。虽然，痤疮丙酸杆菌与结节病有较密切的关系，但因其亦常见于健康人的皮肤、肠道、淋巴结及肺组织中，故与分枝杆菌一样，尚不能明确其是否为结节病的病因。

（3）伯氏疏螺旋体：Jacob F[8] 于 1989 年首次提出结节病可能与伯氏疏螺旋体感染有关。曾有学者发现结节病患者血清中伯氏疏螺旋体抗体高于正常人，但 Lian W 等[9] 对结节病患者的多种标本（包括血清、BALF、病理组织等）进行了该病原体 DNA 检测，阳性率极低或为阴性。而且伯氏疏螺旋体抗体阳性亦可出现于其他病原体感染及其他自身免疫性疾病等，故抗体阳性可能为机体产生非特异性反应或交叉反应的结果，目前尚无依据说明该病原是结节病的病因。

（4）肺炎衣原体：有研究表明[10]，结节病患者血清衣原体抗体阳性率较高，怀疑衣原体可能与结节病有关。但 Mills GD 等[11] 用 PCR 法检测了结节病患者病理组织中的衣原体 DNA，结果均为阴性。由于感染衣原体的患者较多，导致血清衣原体抗体阳性率较高，因缺乏有效的病例对照研究，且对衣原体 DNA 检测的阳性率不高，目前无法确立衣原体与结节病的相关性。

（5）立克次体：曾有学者在一位瑞典结节病患者尸体中发现了立克次体，故有人推测立克次体可能与结节病有关，但目前没有更多的证据支持[12]。

（6）病毒：可能与结节病有关的病毒包括 EB 病毒及人类疱疹病毒。近年来研究较多的主要为后者。曾有学者[13] 在结节病患者 BALF 中检测到 HHV-6DNA，但 HHV-6DNA 亦能在健康人中检测到，且近年来的多项研究皆表明 HHV-SDNA 在结节病患者中检测阳性率极低或阴性[14]，故目前尚无充分证据证实病毒与结节病的相关性。

2. 与遗传相关　结节病发病具有种族及家族聚集性特征，疾病的临床表现及严重程度存在种族差异，提示结节病有一定的遗传倾向[12]。人类白细胞抗原与结节病的易感性有一定关系，但研究的结果差异比较大。

许多研究表明结节病可能是一种多基因性遗传病。近年研究较多的是人类白细胞抗原、T 细胞受体、免疫球蛋白、血管紧张素转换酶及一些细胞因子，如肿瘤坏死因子、白介素、CC 趋化因子受体等[12]。

（1）HLA 基因　HLA：基因复合体位于人第 6 号染色体短臂 6p21.31，目前公认其等位基因多态性与结节病有关。最早发现 HLA-Ⅰ类分子与结节病有关，其中 HLA-B7、B8 与结节病的关系最为密切，HLA-B7 和 HLA-B8 各自单独表达增加时，仅提示结节病易感性增加，而当 HLA-A03*、B07*、DRB1*15 组合表达频率增加时，常提示结节病呈慢性过程[15]。近年的研究较多着眼于 HLA-Ⅱ类分子与结节病的关系。我国结节病患者 HLA-DR5 基因频率增加，HLA-DR7 基因频率减少。HLA 与临床表现和病程也有一定关系。HLA-B8 与结节病的急性炎症反应有关（如多关节痛、发热和结节红斑），提示良好预后，而 HLA-B13 与慢性、进展性病程相关。在日本患者中，与结节病关系最为密切的是 HLA-DRB1、DRB3、DQ 等位基因，IdalI F 等[16] 研究发现 HLA-DRB1*0301 阳性者疾病预后较好；在德国人中，HLA-DRS 表达频率高者，结节病常呈慢性过程，HLA-DR3 表达频率高者常呈急性病程[17]；在斯堪的纳维亚人中，HLA-DR17（3），HLA-DQB1*0201/0202 等位基因表达增加与结节病的易感性成正相关。

（2）血管紧张素转换酶基因（ACE）：ACE 基因位于人 17q23 染色体上，根据等位基因的不同可分为 DD、ID、II 三种[12]，对国内结节病患者的研究发现，DD 型较对照组增多，ID 型频率减少，II 型无差别。DD 型与高水平的血清 ACE（sACE）相关，而 ID 型与低水平的 sACE 相关。研究发现，在芬兰人中，ACE-DD 基因表达频率高者提示疾病预后较差；而在斯堪的纳维亚人中 ACE 基因多态性与结节病预后无关；在美国黑人中 ACE-DD 基因表达频率增加与结节病易感性成正相关；日本结节病患者中咳嗽及气道高反应等表现常与 ACE-II 基因有关。Alia P 等[18] 对 17 例结节病患者的研究发现，ACE-ID 与结节病的易患性关系不大，但可提示该病的活动性，故对于 ACE 基因多态性的研究将有助于结节病的诊治。

（3）其他候选基因：主要有以下几种。

①TCR 基因，斯堪的纳维亚结节病患者中，已发现具有 AVZ3STCR 的特异性 T 细胞能引起急性结节病，故 TCR 基因多态性与结节病的关系正被日渐重视[19]。

②Ig 基因，免疫球蛋白的重链和轻链由 Gm 和 κm 基因编码。在意大利结节病患者中，Gm3 ± 235* 基因似乎具有保护性作用，多见于 Ⅰ 期结节病，而不常见于 Ⅱ 期、Ⅲ 期结节病[20]。

③其他基因，如肿瘤坏死因子-α-307 等位基因启动子与结节病的关系。TNF-α-307 等位基因表达增加时，表现为症状轻微的结节病。白介素（IL）-1α*137、F13A*188 两个等位基因表达频率均增加时，患结节病的危险系数是常人的 6 倍，如伴有家族史，则为常人的 15 倍。趋化因子受体 CCRZ-641 等位基因表达增加，则有保护作用，而 CCR5₃32 等位基因表达增加则与发病呈正相关[21]。

由此可见，遗传因素在结节病的发生、临床表现及预后中均起一定作用，但目前所知候选基因还很少，对于候选基因在结节病中的作用还未完全明确，尚须进一步探究。

3. 与免疫相关　关于结节病肉芽肿的形成，目前较为一致地认为，它是机体对病变部位持续存在的抗原所发生的迟发型变态反应。这一免疫反应包括三个过程：①免疫活性细胞在病变部位的聚集；②抗原呈递细胞呈递抗原激活 T 细胞；③细胞因子的释放并发生一系列炎性反应[12]。研究表明，IL-1 及 IL-2 在肉芽肿形成早期起重要作用；IL-16 能促使淋巴细胞由外周向病变部位聚集；IL-8 在进展性结节病病灶中浓度增高，可能与疾病进展相关[12]。在炎性反应早期，病变局部有 CD4+T 细胞及单核巨噬细胞聚集，并在局部有 IFN-γ、IL-2 等细胞因子分泌增加，属 Th1 型免疫反应。当病变部位 Th2 型 T 细胞增加预示了疾病进展或发生了纤维化，故 Th1 与 Th2 的比率变化与肉芽肿的形成及进展密切相关[22]。

4. 与环境和职业有关　结节病的发病倾向于冬末春初，且与一定的职业和生活环境密切相关。研究发现，96 个被确诊为结节病的患者中，有 40% 与结节病患者有密切接触史，而正常对照组仅为 1%~2%。这提示结节病可能由于传染所致，也可能与结节病患者暴露于同一环境或职业因素有关。

### （二）发病机制

在该病的发生机制中，宿主的免疫应答起着核心作用，以播散的非干酪性坏死的上皮细胞肉芽肿为特征，肺部炎症细胞主要由激活的 CD4+T 细胞构成。它的细胞因子聚集其他细胞形成肉芽肿，肺泡 T 细胞优先表达特异的抗原受体，针对特异性刺激，如微生物或自身抗原，从而发生应答。肉芽肿压迫组织且通过细胞因子激发全身症状，包括造成组织损伤的炎性细胞因子和引起纤维化的生长因子，从而介导疾病。

1. 抗原识别及处理　结节病形成的第一步，是抗原接触、处理和呈递。结节病的抗原是什么，目前尚不清楚。目前认为，当结节病抗原进入体内（最可能的途径是呼吸道）后，抗原呈递细胞（APC，如肺泡巨噬细胞和肺内树突状细胞）首先吞噬抗原，通过消化处理，再将抗原处理过的抗原片段（一般为含 8~24 个氨基酸短肽）通过 HLA-Ⅱ 类分子，呈递并激活 T 辅助细胞[23]。

2. 炎症反应　APC 和致敏、活化的 T 淋巴细胞可以通过自分泌和旁分泌途径释放大量的细胞因子、化学趋化因子和黏附分子等，如 IL-1、IL-2、γ-干扰素（IFN-γ）、淋巴细胞功能相关抗原-1（LFA-1）、细胞间黏附分子-1（ICAM-1）、巨噬细胞移动抑制因子（migration inhibition factor，MIF）、TNF-α、IL-6、巨噬细胞炎症蛋白-1（MIF-1）、单核细胞趋化蛋白-1（MCP-1）、和调节激活正常 T 细胞表达和分泌趋化细胞因子（RANTES）等，上述因子进一步激活和趋化淋巴细胞与和单核巨噬细胞，并趋化其向肺内炎症部位聚集并激活，从而形成一个复杂的炎症反应网络，共同发挥作用[23]。

3. 肉芽肿形成机制　持续性的抗原存在，导致 APC 和活化的辅助性 T 细胞持续性产生各种炎性介质，使得淋巴细胞和单核细胞不断募集到病变部位，由单核细胞分化成的巨噬细胞、上皮样细胞和多核巨细胞等炎症细胞在细胞间黏附分子（如 LFA-1 和 ICAM）等因素的作用下逐步形成肉芽肿[24]。

## 二、病理

结节病肉芽肿的病理有以下特点：典型的病变分为中心区和周边区两部分，中心区为一种散在的、紧密的、非干酪样坏死性上皮细胞肉芽肿。上皮细胞肉芽肿由高度分化的单核吞噬细胞（上皮样细胞）和淋巴细胞所组成。周边区由圈状的疏松排列的淋巴细胞、单核细胞和成纤维细胞组成[23]。

## 三、中医病因病机

用中医的理论分析结节病的发生、发展与演变过程，我们认为与气郁、痰凝、血瘀密切相关。

结节病发病与气郁关系密切。情绪郁结，使气血运行不畅，脏腑功能失常，发为结节病，正如元代王安道在《医经溯洄集·五郁论》所记载："凡病之起也，多由乎郁，郁者，滞而不通之意。"由此可见，因"气"失常化导致机体脏腑功能失常，必然影响气血的正常运行，气行则血行，气滞则血滞。

结节病发病与痰凝理论关系密切。津液代谢失常，造成水湿停聚，为痰为饮，变生多种疾病，脾肾脏腑功能失常，久之发为结节病，故有"怪病多痰"之说。

结节病发病与瘀血理论关系密切。气血冲和，万病不生。气郁在机体，气结则血行不畅，久之形成瘀血。

因此，立足气、痰、瘀三因素之病因病机分析，是论治结节病的基本指导思想。

# 第三节　临床表现

## 一、症状

结节病轻者可无临床症状，重者可致器官功能衰竭，目前结节病无症状患者比例尚不明确。在将胸部 X 线作为常规检查的国家，20%~30%的无症状患者存在肺部受累。咳嗽和呼吸困难是最常见的呼吸系统症状，皮肤及眼部症状也是结节病常见主诉，结节病皮损常无特异性，其他非特异性症状包括乏力、发热、夜间盗汗和消瘦，其中，乏力可能为患者最常见的症状。在美国，结节病患者各器官受累的发生率受年龄、种族及性别影响，如美国黑种人常有眼部症状；眼部病变患者中，40 岁以下年龄段女性常见，而 40 岁以上年龄段则男性多见。

### （一）肺

90%以上的结节病患者有肺部受累。1961 年 Scadding 提出胸片评分标准仍为评估肺部受累的首选方法，结节病 I 期仅有肺门淋巴结肿大，常有右侧气管旁淋巴结肿大；II 期表现为肺门淋巴结肿大伴肺浸润；III 期仅见肺部浸润；IV 期为纤维化。结节病肺部浸润以上叶为主，以上叶受累为主的非感染性疾病较少，除结节病外，还有过敏性肺炎、硅肺病、朗格汉斯细胞组织细胞增多症；感染性疾病中，肺结核、肺孢子菌肺炎亦常以上叶病变为主。

近半数结节病患者有阻塞性通气功能障碍，表现为第一秒用力呼气量占用力肺活量百分率下降。咳嗽症状常见，大多是由气道不同程度阻塞引起。结节病导致大气道狭窄引起的气道阻塞，进展为纤维化。

据报道至少 5% 结节病患者有肺动脉高压，为直接肺血管受累或肺纤维化间接导致。等待肺移植的终末期肺纤维化结节病患者中，70% 有肺动脉高压，这一比例明显高于其他纤维性肺疾病患者。在进展缓慢但有症状的患者中，超过 50% 患者存在肺动脉高压。

## （二）皮肤

超过 1/3 结节病患者有皮肤受累，典型的皮肤损害包括结节红斑、斑丘疹、色素沉着或脱失、瘢痕形成和皮下结节等。冻疮样狼疮是分布于鼻梁、眼部以下、面颊等部位的特异性皮损。

结节红斑是可伴随肺门淋巴结肿大及眼葡萄膜炎出现的一过性皮疹，女性和某些人群如白种人及波多黎各人中更常见。结节病皮肤损害的其他表现尤其是冻疮样狼疮，美国黑种人较白种人常见。

结节病斑丘疹样病变是最常见的一种皮肤慢性表现。因斑丘疹常发展缓慢且无痛感，故常常被患者及医生忽视。初期常为质硬的紫色丘疹，随后融合，并扩散至大面积皮肤，经治疗斑丘疹颜色及硬度会减退。这些病变由非干酪性肉芽肿引起。

## （三）眼

结节病患者眼部受累比例与种族相关，在日本，超过 70% 结节病患者有眼部病变，而美国只有 30% 的患者有眼部受累，非洲裔美国人较白种人常见。眼部受累中前葡萄膜炎最常见，但超过 1/4 患者也存在球后炎症，如视网膜炎及睫状体扁平部炎。患者常有畏光、视物模糊、流泪等症状，但部分无症状患者也有活跃的炎症反应。早期有眼部受累的无症状结节病患者最终可能失明。

## （四）肝

采用活检病理，可见超过半数结节病患者有肝脏受累，但仅有 20%~30% 患者肝功能异常。结节病最常出现的肝功能异常为碱性磷酸酶升高。此外，也可出现转氨酶升高，胆红素升高提示肝脏受损严重。仅有 5% 结节病患者因肝脏受累症状较重而需要治疗，其症状可由肝大引起，但肝内广泛胆汁淤积所致的门脉高压更为常见，可继发腹腔积液、食管静脉曲张等。

## （五）骨髓和脾

许多结节病患者会出现一种或多种骨髓受累表现。血液系统受累最常见的表现是淋巴细胞减少，这与淋巴细胞聚集至炎症部位有关，20% 患者有贫血，而白细胞减少少见。1/3 患者骨髓检查可见肉芽肿病变。虽然仅有 5%~10% 患者有脾大，但 60% 患者脾活检可发现肉芽肿，高达 20% 患者会出现胸腔外淋巴结肿大。

## （六）钙代谢

10% 结节病患者有高血钙和（或）高尿钙，美国白人比非洲裔美国人常见，男性比女性更常见。钙代谢异常的发生机制是由于肉芽肿本身过多产生 1,25-二羟维生素 D，而 1,25-二羟维生素 D 可使肠道吸收钙增加，导致高钙血症及甲状旁腺素分泌受抑制，饮食中的外源性维生素 D 摄入增加及阳光照射会加重高血钙。

## （七）肾

不足 5% 结节病患者有直接肾脏受累，受累肾脏肉芽肿可导致肾炎。但高钙血症仍是引起结病肾损害的首要原因，1%~2%结节病患者出现急性肾衰竭由高钙血症导致。

## （八）神经系统

据报道5%~10%结节病患者有神经系统受累，且各种族人群中发生率相当，中枢神经系统及周围神经系统任何部位均可受累。中枢神经系统受累以某些部位常见，主要有脑神经病变、基底部脑膜炎、脊髓病变及与尿崩症相关的下丘脑前部病变，还可出现癫痫及认知功能障碍。视神经炎是结节病患者脑神经受累的另一表现，更多呈慢性经过，且须长期接受全身性治疗，它常与前后葡萄膜炎的发生相关。

## （九）心脏

心脏受累的表现与种族有关。日本结节病患者1/4以上有心脏受累，而欧美结节病患者仅有5%出现心脏受累，但在美国白人及非洲裔美国人之间这一比例差别并不显著。心脏受累常表现为因心肌肉芽肿浸润，导致充血性心力衰竭或心律失常。心肌广泛肉芽肿浸润可导致严重心功能不全，左室射血分数降至10%以下，系统治疗后射血分数可改善。心律失常也可发生于弥漫性心肌浸润或心肌不均一受累，房室结受累时可发生传导阻滞。

## （十）肌肉骨骼系统

影像学检查或活检可发现大约10%结节病患者有骨骼及肌肉的直接肉芽肿性病变。但是，有更高比例的结节病患者主诉为肌肉痛和关节痛，这与其他炎症性疾病如单核细胞增多症等感染患者主诉类似。很多结节病患者表现为乏力明显，最近研究表明结节病患者乏力与外周神经纤维病变有关。

## （十一）其他器官

结节病可累及全身任何器官，但乳房、睾丸、卵巢及胃极少受累。

## （十二）并发症

结节病多为自限性、非致命性疾病，但也可威胁器官功能，并发症包括失明、截瘫及肾衰竭等。结节病专病门诊患者中大约有5%的患者死亡，常见死因与肺部、心脏、神经系统及肝脏受累相关。呼吸衰竭患者右心房压力升高是预后不良的因素。

## 二、体征

约1/4的病例有眼或皮肤病变，眼病有虹膜睫状体炎、急性葡萄膜炎、角膜-结膜炎、白内障、青光眼等。皮损最常见者为结节性红斑（约占皮损1/3），常见于面部、颈部、肩部或四肢，也有冻疮样狼疮、斑疹、丘疹等。另外，可出现腮腺肿大，肝、脾肿大，面神经麻痹，浅表淋巴结肿大。结节病心肌炎可出现心律失常、传导阻滞、心室瘤。亦可有多发性关节炎表现，指骨囊性改变，见于5%~10%的病例。过去认为出现胸腔积液者少于1%，但近来的统计有积液者可达10%，多见于多脏器受侵的慢性病例，同时可有少量叶间积液。

## 三、实验室和辅助检查

胸部影像学检查中，胸部X线是评估结节病患者肺部受累最常用的检查手段。根据胸片可将肺部表现分为四期，Ⅰ期及Ⅱ期常有肺门及气管旁淋巴结肿大。另外，CT越来越多地用于评估肺间质病变，但淋巴结肿大及结节病浸润并非是结节病的特异性表现，直径约2cm大小的淋巴结肿大也可见于特发性肺纤维化等多种炎症性肺部疾病，但当肿大淋巴结短径>2cm时，对结节病诊断提示意义大于其他肺间质病。

对胸部及其他部位肉芽肿性疾病的检查，PET已取代[67]Ga（镓）肺扫描，两项检查均可用于确定活检部位。心脏PET检查在心脏结节病评估中也有重要作用，高代谢活性提示结节病肉芽肿性病变，而并非转移瘤。

MRI对肺外结节病诊断也很有意义，钆增强核磁可显示脑部、心脏和骨骼等部位炎性病变，MRI亦可显示无症状病变。与PET一样，MRI检查中结节病的表现与恶性肿瘤和感染相似，故可能有必要对某些患者进行活检，以明确放射性检查异常的原因。

血清中ACE水平有助于结节病诊断，但该项检查的敏感性及特异性均较低，60%急性病程患者和仅有20%慢性病程患者血清ACE升高。尽管糖尿病等多种疾病亦可导致ACE轻度升高，但仅少数情况下ACE会高于正常上限50%，如结节病、麻风病、Gaucher病、甲状腺功能亢进症，以及播散性感染性肉芽肿，如粟粒性肺结核。由于ACE水平多通过生物法测定，使用ACE抑制剂（如赖诺普利）时会使ACE水平明显降低。

基因测定方面，金属蛋白酶MMP2、MMP7、MMP9及MMP抑制剂TIMP2的水平在结节病患者中显著升高[12]。C反应蛋白（CRP）、血沉（ESR）方面，约1/3的结节病患者可出现轻度贫血及全血细胞减少，ESR多加快，CRP在少数病例可增高。血清淀粉样蛋白（SAA）测定，其表达显著高于非结节病者；免疫组化染色显示SAA在结节病患者肺组织中的沉积显著增加[13]。结节病的结核菌素试验通常为阴性或弱阳性。结核菌素试验在西方国家被用以鉴别结节病和结核。在我国结核病为常见病，将此项结果用于结节病诊断时需要慎重。

# 第四节 诊断与鉴别诊断

## 一、诊断要点

诊断结节病有赖于临床表现和病理活检。由于结节病病因尚不明确，其尚不能100%确诊。然而，结合病史、查体、实验室检查及病理活检等仍可做出合理诊断。

患者在两种情况下须疑诊结节病。第一，肺部或肺外器官病理活检提示非干酪性肉芽肿。若患者临床表现符合结节病且未发现其他可引起肉芽肿的病因，那么该患者可能患结节病。第二，出现某些提示结节病的症状或体征，如无症状患者有双侧淋巴结肿大或符合结节病特征的眼葡萄膜炎或皮疹时，应对患者启动相应的诊断流程。有皮肤损害应进行皮肤活检，有肝脏、肺外淋巴结或肌肉受累时也应进行相应的病理活检，但某些器官活检难度大（如脑部或脊髓病变），有些部位（如心内膜活检）的阳性率较低。因结节病肺部受累概率高，故可通过较易取活检的支气管镜检查进行活检以明确诊断，包括经支气管肺活检、支气管活检及经支气管淋巴结针吸活检等，超声内镜引导下经支气管针吸活检（EBUS）有助于诊断纵隔淋巴结肿大（影像学Ⅰ期或Ⅱ期肺病），而经支气管肺活检对于仅有肺实质病变（Ⅲ期）患者的诊断率更高。上述检查方法相互补充，可联合应用。

若活检提示肉芽肿，则必须除外感染、恶性肿瘤等其他疾病，支气管肺泡灌洗液应送检真菌及结核分枝杆菌培养。从病理学角度看，取得的组织越多则越有利于结节病诊断。针吸活检适用于确诊经典结节病的患者，但对于与淋巴瘤或真菌感染患者鉴别诊断效果欠佳，因为淋巴瘤边缘也常呈肉芽肿性病变，针吸活检取得的少量肉芽肿性病变难以明确诊断。相较而言，纵隔镜检查能取得更多标本，因此可明确是否存在淋巴瘤。另外，若患者有肺外病变（如眼部受累）则更加支持结节病诊断。

病理学检查阴性的患者，若其他检查阳性则可增加结节病诊断的可能性。如血清 ACE 水平升高，虽然其他肉芽肿性疾病也会出现 ACE 升高，但其升高可基本除外恶性肿瘤性疾病；PET 检查发现多器官受累也支持结节病诊断；肺泡灌洗液中淋巴细胞比例升高也提示结节病，在比例升高的淋巴细胞中 CD4$^+$/CD8$^+$T 细胞比值>3.5，则高度支持结节病诊断，但其敏感性较淋巴细胞计数升高差。另外，须注意除外其他导致肺泡灌洗液中淋巴细胞升高的疾病。

在阳性证据基础上，结合其他与结节病相关但非特异的临床特征可提高结节病诊断的可能性。这些临床表现包括眼葡萄膜炎、肾结石、高钙血症、面神经麻痹及结节红斑，疑似结节病患者有其中一项或多项表现，则有助于诊断。

Kviem-Siltzbach 皮肤试验是结节病的特异性确诊试验，是指用确诊结节病患者脾活检组织对疑诊患者进行皮内注射，4~6 周后取注射部位皮肤活检，若出现非干酪性肉芽肿，则高度提示结节病诊断。但由于目前尚无标准 Kviem-Siltzbach 试剂，一些自制试剂特异性较低，故该方法逐渐被淘汰，现很少应用于临床。

结节病难以确诊，随着时间进展，出现某些新症状可能会推翻结节病诊断，而新出现的器官受累又可能支持诊断结节病。

## 二、诊断标准

我国于 1989 年对结节病的临床诊断做出以下规定。

（1）诊断结节病应注意除外结核病或合并结核病，也应排除淋巴系统肿瘤或其他肉芽肿性疾病。

（2）X 线胸片示双侧肺门及纵隔对称性淋巴结肿大，伴或不伴肺内网状、片状阴影。

（3）组织活检证实或符合结节病。

（4）Kveim 试验阳性反应。

（5）血清血管紧张素转换酶（ACE）活性升高。

（6）5U 旧结核菌素皮肤试验为阴性或弱阳性反应。

（7）高血钙、尿钙症，碱性磷酸酶升高，血浆免疫球蛋白升高，有条件的单位可作$^{67}$Ga 放射性核素注射后 γ 摄像。

第（2）（3）（4）条为主要依据，第（1）（5）（6）条为主要参考指标。

## 三、鉴别诊断

### （一）肺门淋巴结结核

本病好发于儿童和少年，它和结核原发病灶、淋巴管炎合称为原发综合征。肺门淋巴结结核是由结核杆菌感染引起的一种病变，这种病变恶化的表现就是结核具有活动性。对于该病的治疗以使用抗结核药物抗感染治疗为主，结核菌素皮肤试验有助于鉴别。

### （二）淋巴瘤

淋巴瘤是起源于淋巴造血系统的恶性肿瘤，主要表现为无痛性淋巴结肿大、肝脾肿大，全身各组织器官均可受累，伴发热、盗汗、消瘦、瘙痒等全身症状，结合活组织检查、纵隔镜检查及下肢淋巴管造影等检查可鉴别。

### （三）其他肉芽肿病

如外源性过敏性肺泡炎、铍病、硅肺病，以及感染性、化学性因素所致的肉芽肿，应与结节病相鉴别，结合临床资料及有关检查综合分析判断。

# 第五节 治 疗

## 一、西医治疗

结节病治疗需结合患者的临床症状、器官受累情况（如眼、心脏及神经系统）及是否进展为致命性疾病等情况而确定。若肝功能或胸片异常的有症状患者难以从治疗中获益，则需对这些患者的病情及症状进行严密监测。总结结节病的治疗措施，大致分为针对急性和慢性病程的治疗。

对于急性病程患者，无症状或症状轻微者往往不需要治疗；仅有单一器官受累的患者，首选局部治疗；多器官受累或病变范围广而不适用局部治疗时，应选择全身性治疗。糖皮质激素仍为该病治疗的首选，但是否长期使用激素治疗或加用其他药物而有助于激素减量，应视患者的耐受性、疗程及激素剂量而定。

绝大部分结节病患者治疗本身会带来许多不良反应，因此在结节病开始治疗前首先要考虑能否先观察而不予治疗，尤其是对Ⅰ期结节病患者。一般认为，在出现以下情况时可考虑给予治疗，并首选口服肾上腺皮质激素。这些指征包括：严重的眼、神经或心脏结节病，恶性高钙血症，有症状的Ⅱ期结节病，进展的Ⅱ期结节病（表现为进行性肺功能下降），以及Ⅲ期结节病[7]。治疗的目的在于控制结节病活动，保护重要脏器功能。

### （一）肾上腺皮质激素

神经系统结节病患者需要大剂量糖皮质激素，而皮肤受累患者所需激素剂量低。有些观点认为，大剂量激素对心脏受累结节病患者有益，但有一项研究发现，初始泼尼松计量>40mg/d 时因其毒副作用而临床预后较差。泼尼松的用法宜在最初 3 个月用中高剂量（30~40mg/d），以后逐渐减量，7.5~10mg/d 维持 9 个月，总疗程 1.5 年。

### （二）非肾上腺皮质激素

免疫抑制剂可选甲氨蝶呤、来氟米特、硫唑嘌呤、环磷酰胺，其次可考虑应用羟氯喹、环孢素及雷公藤多苷片。

结节病全身性治疗常使用免疫抑制剂，包括细胞毒性药物及生物制剂。大多数患者使用糖皮质激素作为初始全身性治疗，但由于长期使用激素带来的副作用，须加用激素逐减剂。抗疟药（如羟氯喹）对皮肤病变治疗效果好于肺部病变，米诺环素对皮肤结节病亦有效。细胞毒性药物（包括甲氨蝶呤、硫唑嘌呤、来氟米特、吗替麦考酚酯和环磷酰胺等）常用于有肺部或肺外器官病变的患者。甲氨蝶呤是目前研究最为广泛的细胞毒性药物，无论患者有何种临床表现，对大约 2/3 结节病患者均有效。在一项甲氨蝶呤与硫唑嘌呤的回顾性对比研究中，两种药物疗效相当，但甲氨蝶呤副作用较轻。细胞因子调节剂如沙利度胺、己酮可可碱也已用于小部分病例。

近年，在应用抗肿瘤坏死因子（TNF）生物制剂治疗结节病方面进行了广泛研究，依那西普和英夫利西单抗的前瞻性随机试验已经完成。依那西普作为激素逐减剂的作用有限，而英夫利西单抗可显著改善预先使用糖皮质激素及细胞毒性药物而慢性肺部受累患者的肺功能。但与依那西普相比，英夫利西单抗致结核病活动的风险较高，主要是由于这两种药物的作用机制不同，依那西普为肿瘤坏死因子受体拮抗剂，而英夫利西是针对肿瘤坏死因子的单克隆抗体。与依那西普不同，英夫利西单抗可结合于某些释放肿瘤坏死因子的细胞表面，从而引起细胞溶解。阿达木单抗是一种人源性抗肿瘤坏死因子单克隆抗体，高剂量可用于治疗结节病和克罗恩病。新型治疗结节病药物仍在不断发展，已证实肿瘤坏死因子是一个重要的治疗靶点，尤其是慢性患者。然而这些药物并非万能，因为非结节病患者使用抗肿瘤坏死因子药物治疗后可出现结节病样改变。

因结节病患者激素疗程较长，建议对于无高血钙和无高尿钙的患者治疗期间给予预防性补钙治疗以避免出现骨质疏松的并发症。当今中国仍有较高的结核发病率，而部分结节病患者可能并发活动性结核，因此在诊治结节病的过程中须注意排除合并肺结核的情况，建议对于 PPD 试验阳性、糖尿病、既往有结核病史的患者给予预防性抗结核治疗，治疗期间必须密切观察药物的不良反应并及时处理[25]。

## 二、中医治疗

结节病临床表现复杂多样，当前治疗上也没有统一的治疗方案和疗效评估办法，从中医角度而言，历代虽无"结节病"之病名，但以往临床多以"痰核""咳嗽""肺胀""肺痿"等证候进行论治。根据结节病的病理特点及临床表现，多认为以"积聚"论之。所谓"积"，乃指有形之物，固定不变，属于血分；所谓"聚"，乃指无形之物，聚散无常，发有休止，属于气分。由此可以设想，其"积"在肺，则为"肺积"；其积在"心"，则为"心积"；其"积"在肝，则为"肝积"；其"积"在脾，则为"脾积"；其"积"在"肾"，则为"肾积"，余则类推可也。病"积"为重，病"聚"为轻，故结节病初期无明显临床症状时，可归于"聚"，病变进展而至后期者，症状显著而多样，应归于"积"。结节病患者病情多能自然缓解，部分患者病情久而难愈，甚至恶化。这种演变过程，完全符合"聚"和"积"的概念。

### （一）中医辨证论治

**1. 湿困气滞证**

证候：胸脘痞闷，胁肋胀痛，困倦喜卧，精神抑郁，太息食少，大便溏薄，下肢可见轻度水肿。舌胖，舌边有齿痕，苔白或白腻，脉沉细或细而弦。

治法：利湿化痰，行气散结。

方药：五苓散（《伤寒论》）加枳实、香附、浙贝母、僵蚕。

**2. 痰凝气滞证**

证候：胸胁胀满而痛，郁闷烦躁，太息频作，或咽部梅核气，或颈部瘿瘤、癥块，困倦乏力，嗜卧少寐，妇女可见乳房胀痛、月经不调，甚则经闭。舌边红，苔白腻或黄腻，脉弦滑。

治法：燥湿化痰，行气疏肝。

方药：二陈汤（《太平惠民和剂局方》）加三棱、莪术、浙贝母、瓜蒌、丹参、厚朴。

**3. 痰瘀互结证**

证候：胸闷胁痛，痛处不移，咳痰不爽，质稠量少而黏，烦躁不安，惊悸不寐，妇女月经量少、色暗、多夹有瘀块，可见面色晦滞。舌质暗或有紫斑，脉沉涩或弦滑。

治法：活血祛瘀，化痰散结。

方药：二陈汤（《太平惠民和剂局方》）合血府逐瘀汤（《医林改错》）加浙贝母、僵蚕、瓜蒌。

### （二）中成药

雷公藤多苷片　每次 10~20mg，每日 3 次，饭后服用。本品具有清热解毒、祛风除湿之功效。大量实验研究表明，雷公藤多苷片具有抗炎、免疫抑制作用，同时应注意其性腺抑制、骨髓抑制以及肝损伤等副作用。

### （三）其他治法

1. 针灸 取肺俞、大椎、合谷、三阴交、足三里、内关，留针 15 分钟，隔日 1 次，脾虚加胃俞、脾俞；阴阳两虚者加血海、命门。

2. 推拿 采用脊背提拿法、摩按季肋下法、点按侧胸肤法。脾阳虚者加肌肤摩法、按揉胃俞法、点按足三里法；肾阳虚者加点按命门；阴阳两虚者加按揉大椎，点按血海、命门及足三里。

# 第六节 中西医结合诊治策略与措施

## 一、在西医诊断基础上辨证论治

结节病由于特异性症状并不明显，且发病隐匿性高，临床诊断结节病时有赖于临床表现和病理活检。但考虑病理活检患者接受程度差，而且 Kviem-Siltzbach 皮肤试验实施难度，可在申请病理活检前进行疾病评估，例如无症状患者有双侧淋巴结肿大或符合结节病特征的眼葡萄膜炎或皮疹、血清 ACE 水平升高、X 线胸片示双侧肺门及纵隔对称性淋巴结肿大伴或不伴肺内网状片状阴影、PET 检查发现多器官受累等情况出现时，建议进行活检以明确诊断。从中医病因病机来看，疾病初期应与外感风湿热毒密切相关，而其演变过程又与气郁、痰凝、血瘀有着不可分割的联系，故治疗上应以行气活血、开郁、化痰散结为主。若考虑由于结缔组织病或肿瘤所致，应以治疗原发病为主。若出现与肝胆阻塞相似的肝功能异常，或肝损伤，肝内广泛胆汁淤积所致的门脉高压，应积极予以对症治疗（可适当服用丹参，从而抑制平滑肌肌动蛋白的表达，并通过调节细胞内 $Ca^{2+}$ 浓度，通过降低门静脉阻力而降低门静脉压力）；若出现高血钙和（或）高尿钙，可适当予金钱草、车前子、石韦、滑石、冬葵子等预防高钙血症，进一步预防结节病肾损害形成；若出现神经系统受累导致的视神经炎，可考虑硫唑嘌呤、环孢素 A、环磷酰胺、甲氨蝶呤、吗替麦考酚酯、利妥昔单抗等与口服糖皮质激素叠加使用，醒脑静注射液静滴或球后注射配以脉络宁注射液以保护视功能；若出现心脏受累，考虑使用皮质类固醇治疗。

## 二、注意隔绝疾病诱因

尽管已有很多研究，结节病病因仍不明确，目前最有可能的病因为某种感染性或非感染性环境因素，触发基因易感性的个体发生炎症反应。隔绝易感因素尤为重要，如感染性因素方面，有研究表明结节病患者淋巴结中痤疮丙酸杆菌检出率明显高于对照组，另外一些研究中发现某些结节病患者的肉芽肿组织中存在一种分枝杆菌蛋白。暴露于某些物质或感染已成为患病的重点，接触杀虫剂和真菌也增加了患病风险，所以要杜绝与这些物质接触显得十分重要。另外，一些学者认为结节病的发病并非单一因素，而是宿主对多种因素反应的结果。有研究证实，环境暴露造成的影响与结节病遗传标记有关。所以，要注意勿与结节病患者密切接触，避免与结节病患者同时暴露在同一环境中。《素问·刺法论》云："正气存内，邪不可干。"《素问·评热病论》记载："邪之所凑，其气必虚。"结节病作为虚实夹杂、本虚标实的疾病，除自身免疫出现问题外，外邪侵犯也是不可或缺的因素，如能有效地进行"未病先防"，避免外界刺激，可很大程度上减少本病的发生。

## 三、根据分期给予不同的中西医治疗方案

结节病治疗措施分为急性和慢性病程治疗。对于急性病程患者多器官受累者，给予糖皮质激素进行全身性治疗，6 个月内逐渐减量至 10mg 以下，继续激素治疗。6 个月不能减至 10mg 以下或激

素副作用明显时，使用甲氨蝶呤、羟氯喹、硫唑嘌呤、雷公藤多苷片等。仅有一个器官受累时，如眼球前部、局部皮肤受累或咳嗽时，先试用局部治疗，如果效果不理想则改用全身性治疗。对于治疗慢性病程结节病的患者时，如对激素产生耐受则减量至<10mg/d继续维持治疗，效果不理想则再选择其他药物。慢性病程中对激素不耐受的患者可选择其他药物，如甲氨蝶呤、羟氯喹、硫唑嘌呤、雷公藤多苷片、来氟米特、吗替麦考酚酯、米诺环素。对于激素无效者，试用其他药物如果有效，则激素逐渐减停；如果无效，应联合英夫利西昔单抗、环磷酰胺、沙利度胺。

对于最常见的肺结节：Ⅰ期肺结节病与疾病稳定情况下的无症状Ⅱ或Ⅲ期肺结节病，建议以中医治疗为主，西医治疗为辅。在Ⅰ期，疾病处于初始阶段，肺结节初期以邪实为主，表现为痰瘀互结，阻于脉络，此时可用辛开之方药，如桂枝、麻黄、连翘、桑白皮、杏仁、防风、细辛等，以期贯达内外，行气以通络，兼以调节肺的宣发肃降功能，使肺之脉络的气血津液流行通畅。气机得以升降有序，营卫之气得以调和，肺之脉络松弛而扩张，使脉道扩张。肺结节病进展到Ⅱ期或Ⅲ期时，邪气渐盛，痰瘀之邪互相胶着，加之肺气本虚，气机失调，易致气郁、气滞，气血痰瘀日久而成痼疾，直至进展为积聚。治疗当以活血化痰散结，宣畅气机，如柴胡、香附、木香、桔梗、枳壳、檀香、降香、青皮、陈皮等理气以调畅气机；茯苓、车前子、葶苈子、白芥子、半夏、石菖蒲、萆薢等化湿祛痰散结；郁金、姜黄、川芎、三七、鸡血藤、牛膝、当归、穿山龙、水蛭、地龙、全蝎等行气活血以通利血脉。有症状且病情变化迅速的Ⅱ期或Ⅲ期肺结节病，应考虑按照上述结节病的急性病程治疗。

### 四、考虑复发可给予预防措施

结节病死亡率和各器官功能衰竭比例较低，但治疗反应差的进展期患者预后不良，其纤维化常不可逆。据报道，过去20年内美国和英国结节病死亡率增加。结节病常见器官受累风险肺发生率为95%，随访期发生率为94%；皮肤发生率为24%，随访期发生率为43%；眼发生率为12%，随访期发生率为29%；胸外淋巴结发生率为15%，随访期发生率为16%；神经系统发生率为5%，随访期发生率为16%；肝发生率为12%，随访期发生率为14%；脾发生率7%，随访期发生率8%；心脏发生率为2%，随访期发生率为3%。结节病患者受累随时间发展更为明显，很多患者病情在2~5年内缓解，这类患者病程多呈急性经过，具有自限性，但另一类患者在发病初2~5年内未缓解，这类慢性患者就诊之初即有危险因素，如胸片通常可见纤维化，或者有冻疮样狼疮、骨囊性变、心脏及神经受累，故这类结节病患者应积极治疗危险因素，从而减缓疾病加重程度及预防复发。

随访期间肺功能的检查有助于了解结节病患者肺受损的进展情况。研究发现，肺结节病患者的肺功能表现为限制性通气功能障碍并伴有弥散功能下降和小气道功能受限，DLCO%的各期之间、DLCO/VA的Ⅱ期和Ⅲ期存在显著差异[26]。通常情况下动脉血气分析正常，在运动后血氧会下降，反映弥散功能障碍；在疾病晚期，会出现低氧血症、高二氧化碳血症等异常改变；胸部结节病患者5年随访期后FVC%和DLcoSB%显著下降，心肺锻炼测试（CPET）的测量指标（最大运动时峰值摄氧量、最大呼吸频率、呼吸储备、PA-aCO$_2$）可作为预测肺功能减退的有效指标[27]。结节病是一种慢性疾病，健康相关生活质量可反映症状和预后，一项前瞻性、横断面研究显示，6分钟步行试验后氧饱和度和Borg评分是预测结节病患者生活质量的最佳指标[28]。

## 第七节　名医经验

### 一、路志正经验

路志正[29]认为，肺失清肃，痰浊内生，气滞痰浊互结成核，是导致肺门淋巴结肿大之主要病理基础。人体气机不利，故谨守"肺失肃降，痰浊凝滞"这一病机，治咳不用宣散，化痰远离峻攻，始终以润肺化痰、软坚散结处方遣药。常用沙参、川贝母、枇杷叶、玉蝴蝶、百部养阴润肺；紫菀、杏仁、薏苡仁、半夏、苏子化痰止咳，和胃降逆；海蛤粉、皂角子软坚散结，活血消肿。肺与大肠相表里，肺之气阴不足，必致大肠燥结，今以杏仁下气润燥，皂角子祛痰通便，腑气通则肺气愤郁自平。

**医案举例：**马某，女，58岁。1995年11月1日初诊。

主诉：咳嗽、咳痰半年。病史：患者半年前因感寒而出现咳嗽、咳痰，曾以"支气管炎"服用多种抗生素，效不显，遂于1995年9月28日在某院检查，X线胸片示双肺纹理稍重，双肺门影增大；断层及胸部CT示双侧肺门淋巴结明显肿大，纵隔内淋巴结可疑肿大；血清血管紧张素转化酶（SACE）53.49U（正常值为3.3±10.2U），诊为肺结节病，以激素治疗。因惧怕激素之副作用，而来我院求诊。症见：咳嗽阵作，咯咳痰量少，质黏色白，咳出不易；时有发热，体温波动在36.8~37.6℃；胸痛自汗，夜寐欠安，大便秘结，小便自调；舌质暗滞，苔薄黄，脉沉弦小滑。既往有高脂血症、冠心病病史，查血胆固醇7.0mmol/L，甘油三酯4.7mmol/L；心电图示$V_4$~$V_6$导联ST-T改变。

处方：南沙参15g，川贝母10g，枇杷叶22g，玉蝴蝶9g，百部12g，紫菀10g，杏仁、薏苡仁各10g，清半夏10g，炒苏子10g，海蛤粉15g（包煎），炙酥皂角子6g（包煎）。7剂，水煎服，每日1剂。

11月8日复诊：咳嗽减轻，咯咳痰极少，咽干口渴已去，发热亦退，大便通畅，舌质暗滞，苔薄黄略腻，脉弦滑，守法继进，前方去辛温之半夏、紫菀，加入黄芩10g、僵蚕6g以增强清热软坚之功；大便既畅，遂改炙酥皂角子为皂角刺9g以加强活血散结消瘀之力。进药28剂后，患者咳嗽已止，但觉背部作痛，活动后气短乏力，舌质嫩红，苔薄白，脉弦细。邪气渐退，正虚始露，遂在原方基础上，去皂角刺，加入太子参、麦冬、五味子以益气养阴。其后以此方为基础加减进退，润肺化痰选用百部、枇杷叶、旋覆花、川贝母、十大功劳叶、海蛤粉，软坚散结选用生牡蛎、昆布、夏枯草；清热解毒选用鱼腥草、苦参、金钱草。其间曾因天热不便煎药而改服散剂，散剂处方：西洋参9g，冬虫夏草15g，五味子6g，麦冬12g，百部15g，白及12g，黄柏10g，甘松10g，共研细末，每次服3g，每日2次。前后调治1年余，患者诸症悉平，于1997年5月20日复查：SACE 42.78U；胸片示：心肺隔未见异常，与前片比较，双肺门圆形阴影已消失；血胆固醇5.4mmol/L，甘油三酯1.62mmol/L；心电图$V_4$~$V_6$导联ST-T改变较前好转。

## 二、朱良春经验

朱良春[30]认为，本病应属于中医学"痰注""痰核"之范畴。朱老根据《丹溪心法》中"百病中，多有兼痰者，世所不知。凡人身中有结核，不痛不红，不作脓者，皆痰注也"的论述，结合本病临床表现，认为本病虽有夹瘀或气阴两亏之兼证，但其共同点都有"痰"证，而见周身皮下结节数十枚，乃至百余枚，故此与临床所见符合。又因百病多由痰作祟，患者皮下坚核，推之可移，按之质硬，皮色不变，又无疼痛，故可确诊为"痰注"或"痰核"，而以化痰软坚为主。在使用药物方面，除选用海藻、昆布、夏枯草、生牡蛎取其消核软坚之功外，临床屡用白芥子、生半夏、紫背天葵、炙僵蚕而获效。白芥子、生半夏祛有形之痰核效果最佳。前人《本草正》曾曰："白芥子……消痰癖疟痞，除胀满极速。因其味厚气轻，故开导虽速，而不甚耗气，既能除胁肋皮膜之痰，则他近处者不言可知。"半夏长于燥湿化痰，降逆散结，其生者，用治痰核，其效甚著。《药性论》谓其"消痰涎""能除瘿瘤"。《主治秘要》亦赞其"消肿散结"之功。半夏配合白芥子擅治痰核，朱老临床用量最大曾达18g，未见任何毒性反应，常加生姜3片以解其毒。僵蚕善于化痰散结，《本草纲目》谓其"散风痰结核"。紫背天葵系毛茛科植物天葵的全草，块根名"天葵子"，种子名"千年耗子屎种子",与紫背天葵草（为菊科植物紫背千里光的全草，有祛瘀、活血、调经作用）是两种药，不能混同。紫背天葵功能消肿、解毒、利水，对瘰疬结核有显著疗效。生姜、大枣以调和诸药，缓和某些药物的毒性。

**医案举例：** 余某，女，46岁，市公安局干部。1973年2月5日就诊。

患者因工作繁忙，自觉疲惫乏力，体重下降，时有低热盗汗，胸痛干咳，周身淋巴结肿大，且出现皮下结节达70多枚，边缘清楚，并无触痛。结核菌素试验阴性，血沉25mm/h，胸部X线检查提示两侧肺门淋巴结肿大，诊断为"结节病"。苔薄腻，脉细滑。此乃痰核之证，治宜化痰消核，兼益气阴。

处方：太子参、川百合、功劳叶各12g，葎草20g，生半夏（先煎）、炒白芥子各10g，生牡蛎（先煎）20g，紫背天葵12g，炙僵蚕10g，甘草5g。10剂，水煎服，每日1剂。

2月15日二诊：痰核绝大部分已消弭于无形，仅余数枚尚可触及，唯气阴两虚，尚未悉复，舌脉如前。前法既效，率由旧章。上方加制黄精15g，20剂，水煎服，每日1剂。1980年6月9日随访，自1973年至今无任何不适，仅在劳累后尚可扪及结节数枚，因此未再服药。

## 三、张贻芳经验

张贻芳[31]认为，肺内结节病以及合并的甲状腺结节、乳腺增生、颈部淋巴结肿大等病症，病机总不离气郁气滞，痰阻血瘀，治法多宜益气养阴，清肺通络。历代医家多用方药如橘皮丸、杏仁丸、五味子汤、泻白散、生脉散、人参平肺散等。肺结节病应属气虚痰热阻络之肺痹，以清热化痰、散结通络收效。

**医案举例：** 安某，女，60岁。2012年5月24日初诊。

主诉：咳嗽胸闷2年。现病史：患者于2010年1月因不明原因出现咳嗽，咳少量白痰，胸闷，咽部不适，右胁痛。曾在本院服用理气养阴化痰中药，治疗半年，效果不显，每因情志不畅则加重。查体：形体略胖，面色稍暗，一般情况可，咽部充血，双颈部可扪及肿大淋巴结如黄豆大数个。舌暗红，苔薄白，脉弦小滑。辅助检查（2012年2月27日）CT示：右肺下叶斜裂胸膜下结节，大小均为0.5cm。

中医诊断：肺痹，属气虚痰热阻络。

西医诊断：肺结节病。

治法：清热化痰，散结通络。

方药：柴芍生脉饮合百合知母汤加减。赤芍12g，柴胡12g，麦冬12g，五味子12g，百合12g，知母12g，沙参12g，虎杖12g，蛤壳20g，紫菀12g，百部12g，黄芩12g，海浮石20g，王不留行20g。14剂，水煎服，每日1剂。中成药：小金丸，3支/次，每日3次，口服。

2012年6月12日二诊：咳嗽减轻，咳痰明显减少，胸部憋闷感，气短；舌质微暗红，苔薄白，脉弦细。方予柴芍生脉饮合瓜蒌薤白半夏汤加减。柴胡12g，赤芍12g，沙参12g，麦冬12g，五味子12g，瓜蒌15g，薤白12g，法半夏9g，百合15g，虎杖12g，蛤壳20g，海浮石20g，王不留行12g，陈皮12g，生薏苡仁15g，桃仁12g。14剂，水煎服，每日1剂。中成药小金丸继服。

2013年1月22日三诊：二诊后病情逐渐好转，后遂将6月12日方间断服用半年，咳嗽咳痰明显减轻，咽部异物感消失，胸闷感消失；舌暗红，苔薄白，脉小滑。续予柴芍生脉饮加减。赤芍12g，沙参12g，麦冬12g，五味子12g，蛤壳20g，海浮石20g，王不留行12g，当归12g，丹参12g，桃仁10g，栀子12g，柴胡12g。28剂，水煎服，每日1剂。中成药小金丸继服。

2013年3月5日四诊：上方一直服用，咳嗽基本消失，近日偶感风热，咳痰似有增多，色白或黄，咽干，胸闷太息；舌暗红，苔薄白，脉细滑。上方加浙贝母12g，桃仁10g，板蓝根12g。28剂，水煎服，每日1剂。

2013 年 5 月 21 日五诊：病情明显好转，无咳嗽，无咳痰，胸闷太息大减；舌暗红，苔薄白，脉细滑。予柴芍百合知母汤加减。柴胡 12g，赤芍 12g，百合 15g，知母 12g，蛤壳 20g，海浮石 20g，当归 12g，王不留行 12g，丹参 12g，浙贝母 12g，牡丹皮 12g，桃仁 10g，菊花 10g，栀子 10g。14 剂，水煎服，每日 1 剂。

## 四、李国勤经验

李国勤[32]认为，本病关键的病理环节为"痰""瘀"的形成，痰瘀既可作为病理产物，又可作为病因，阻于肺络、肺管之中，导致肺中气血不能交接。临证之时又当辨别痰、瘀孰轻孰重。痰湿较重者，加强理气化痰之药，如白芥子、法半夏、紫菀、百部、陈皮等；瘀血为重者，加强活血化瘀之力，如川芎、红景天、益母草、三棱、莪术等。另外，对于病久入络难化之结节，李教授非常重视虫类药的运用，临证常加全蝎、蜈蚣、僵蚕、穿山甲粉等，以破血通络。故李教授认为，该病属本虚标实之证，本虚为肺肾气阴两虚，标实为痰瘀凝结阻于肺络，病机总以痰瘀坚结为关键，且以标实为主。因此，临证之时，当以"消"法为先，运用具有软坚散结、活血化瘀、理气消痰作用的中药，使痰瘀所化之结节随气而散，随血而消。兼顾体质，以补为辅。

**医案举例**：患者，女，63 岁，主因"间断咳嗽、胸闷、气短，伴关节肿痛、皮肤结节半年余"于 2012 年 11 月 19 日初诊。

患者于 2012 年 4 月无明显诱因出现间断咳嗽，略咳少量白痰，未予诊治。6 月初右肘部位出现蚕豆大小皮肤结节，伴压痛，可移动，于北京某三甲医院行活检示异物肉芽肿。7 月由于咳嗽加重伴有胸闷、气短就诊于当地市级医院，考虑"支气管炎"，给予抗生素抗感染治疗，自觉症状略缓解。7 月中旬右膝及左踝红肿热痛，左右小腿远端外侧、右足内侧出现约 1cm×1cm 大小皮肤结节，伴有触痛，不能移动，未予处理而自行消退。8 月中旬，因右踝肿痛就诊于当地医院，考虑"结节性红斑"，予碘化钾等药物口服治疗后消退。9 月初于北京两家三甲医院查免疫全项均为阴性。9 月 13 日胸部增强 CT 示：右肺中叶斑片及条索影，双肺门、纵隔多发淋巴结肿大，肝门、胃小弯多发小结节。右下肢结节皮肤活检示结节性红斑。10 月 17 日在北京某三甲医院住院治疗，10 月 19 日胸部 CT 示：双肺多发小结节，双肺门、纵隔多发淋巴结肿大。10 月 19 日肺功能检查示：$FEV_1$ 123.7%，$FEV_1/FVC$ 76.27%。10 月 24 日支气管镜黏膜活检：可见上皮样肉芽肿及多核巨细胞，未见明确干酪样坏死，考虑结核或结节病。免疫全项均为阴性。并取皮肤病理（右肘、右下肢）于另一三甲医院会诊提示：真皮内肉芽肿，诊断为"结节病"。建议口服激素治疗，患者因畏于激素的副作用而拒绝。就诊时症见：胸闷，气短，咳嗽，有痰，胃纳尚可，二便正常；舌红，苔薄黄，脉弦细。

西医诊断：结节病。

中医诊断：咳嗽。辨证：痰瘀阻肺，气阴两虚。

治法：软坚化痰，理气活血，滋阴补气。

处方：紫背天葵 15g，炙白芥子 10g，川芎 15g，瓜蒌 15g，珍珠母 30g（先煎），郁金 12g，海藻 15g，陈皮 15g，法半夏 12g，生黄芪 15g，生甘草 15g，蜈蚣 3 条，浙贝母 15g，夏枯草 15g，麦冬 15g。7 剂，水煎服，每日 1 剂。

2012 年 12 月 24 日二诊：仍有胸憋、咳嗽，咳痰明显减少，舌质淡红，脉细。处方：紫背天葵 15g，炙白芥子 10g，夏枯草 15g，浙贝母 15g，川芎 15g，苏梗 15g，生黄芪 30g，白芍 25g，蜈蚣 3 条，玄参 15g，生甘草 20g，红景天 20g，泽兰 20g，炒枣仁 20g。14 剂，水煎服，每日 1 剂。

2013 年 1 月 14 日三诊：咽痛，偶有胸闷、气短，无明显咳嗽，晨起咳少量白色黏痰，周身乏力；舌质淡红，脉弦细。处方：紫背天葵 15g，炙白芥子 10g，夏枯草 15g，浙贝母 15g，杏仁 15g，苏梗 15g，厚朴 15g，陈皮 15g，法半夏 15g，柴胡 12g，郁金 12g，生甘草 20g，防风 8g，玄参 15g，红景天 30g，生黄芪 15g。14 剂，水煎服，每日 1 剂。

2013 年 3 月 11 日四诊：偶有咳嗽，晨起咳白色黏痰，二便正常；舌质淡红，脉细。处方：防风 8g，生黄芪 30g，金银花 18g，炒白术 12g，浙贝母 15g，生甘草 20g，黄芩 12g，郁金 12g，厚朴 15g，紫背天葵 15g，全蝎 4g，红景天 30g，穿山甲粉 3g，泽兰 20g，柴胡 10g，连翘 10g。14 剂，水煎服，每日 1 剂。

2013 年 4 月 8 日五诊：病情平稳，活动后伴胸闷、气短，无咳嗽，晨起咳少量白色黏痰，二便正常；舌质淡红，脉弦细。处方：前方去防风、连翘，加浙贝母 15g，瓜蒌 15g。14 剂，水煎服，每日 1 剂，巩固疗效。

# 第八节　中西医调护

首先应避免与有害因素接触，戒烟，并避免吸入二手烟、油烟、污染的空气等，从而进一步降低微生物感染的可能性。饮食上要进行合理的膳食搭配，建议食用清淡且容易消化的食物，严格控制辛辣刺激性食物的摄入，比如葱、姜、蒜、花椒以及辣椒，注意维生素和膳食纤维的补充，如豆制品、全谷物、坚果、蔬菜和水果等。在日常生活中要注意调节好自己的情绪，尽量让自己保持轻松、愉悦的心情，患者平时要注意少生气，避免过大的情绪波动，尽量保持情绪稳定。考虑本病易于复发，患者易产生抑郁、悲观等不良情绪，而不良情绪又会加大疾病再发的可能性，保持良好乐观的情绪才更有利于身体的康复。适当的运动锻炼，增强机体抗病能力，注意不要过度劳累，尽量保持规律的作息习惯，以平衡机体内分泌，进而可以有效控制结节病。如果出现痰多清稀、气短喘息等肺部症状时，可食用温性的食物，如瘦肉、奶制品、蛋羹等以补益肺气。

# 第九节　预后转归

本病预后大多良好，结节病的预后与胸部 X 线片的分期有一定关系。Ⅰ 期结节病 60%~80% 可缓解，Ⅱ 期结节病 50%~60% 可缓解，Ⅲ 或 Ⅳ 期结节病只有不到 30% 可缓解。有 Lofgren 综合征的预后最佳，自愈率超过 80%。尽管结节病的总体预后良好，大约 50% 的患者可留下轻度的永久性器官功能损害。提示预后不良的因素有黑人、40 岁以后发病、症状持续超过 6 个月、缺乏结节红斑、超过 3 个器官受累，以及 Ⅲ 期结节病。即使对皮质激素治疗有反应，也有不少在停止治疗后会复发，长期的仔细随访是必须的。在一组大系列的观察中，皮质激素治疗后缓解的患者有 74% 复发，50% 发生在停止治疗后 2~6 个月，而自行缓解患者的复发率只有 8%。结节病的病死率为 1%~4%，肺、心脏和中枢神经系统受累是主要致死原因。

# 第十节　诊治指南（方案或共识）

## 2019 年"中国肺结节病诊断和治疗专家共识"（节选）

2019 年中华医学会呼吸病学分会间质性肺疾病学组和中国医师协会呼吸医师分会间质性肺疾病工作委员会联合发布了《中国肺结节病诊断和治疗专家共识》[33]。其中包含 6 条专家意见：

**专家推荐意见**

1. 对于初诊的、疑似的结节病患者，是否需要详细询问环境暴露史（居住、职业环境及其他经常光顾的环境)?

环境中的粉尘（铝、锆等无机粉尘，松花粉、黏土等有机粉尘）可能与结节病的发病有关；且有文献发现，消防员、曾在美国航空母舰上的服役人员都是结节病的易患人群。还有散在的家族性结节病的病例报道。专家组成员一致认为需要详细询问初诊的、疑似的结节病患者环境暴露史（居住及职业环境、其他经常光顾的环境）、职业以及家族史。

推荐意见：对于初诊的、疑似的结节病患者，推荐详细询问患者的环境暴露史（居住及职业环境、其他经常光顾的环境），以除外潜在的致病的相关环境因素。

2. 对于初诊的、疑似的结节病患者，是否可以通过检测血清血管紧张素转化酶（serumangiotensinconvertingenzyme，sACE）水平来鉴别结节病和其他肉芽肿性疾病？

结节病性肉芽肿病灶内上皮样细胞可释放血管紧张素转化酶（ACE），故而sACE水平在一定程度上可以反映体内的肉芽肿负荷，sACE对于诊断结节病的特异度达90%、阳性预测值也可达90%，但敏感度为57%、阴性预测值为60%；认为可能与ACE编码基因的多态性有一定关系。鉴于sACE并非筛查结节病的敏感性指标，且sACE升高也可见于结核感染、真菌感染、甲亢等疾病，故而认为sACE水平仅可以作为诊断结节病的辅助指标。

推荐意见：对于初诊的、疑似的结节病患者，不推荐sACE作为结节病的诊断和鉴别诊断指标，但可作为结节病活动性的判断指标。

3. 对于初诊的、疑似的结节病患者，是否应安排胸部CT来进一步评价病情？

鉴于90%以上的结节病患者都有肺、胸内淋巴结受累，绝大部分伴有纵隔和（或）肺门淋巴结肿大，少部分患者还伴有胸腔积液、心包积液等多浆膜腔积液，罕见有肺动脉内径增宽等肺高压的表现，但胸片对于这些病灶评估价值很有限，建议对于初诊的、疑似的结节病患者常规安排胸部CT。若无禁忌，建议对初诊的、疑似的结节病患者安排胸部增强+HRCT，以详细评价呼吸系统受累情况。对于有生育要求的年轻患者，必要时可以采用低剂量胸部CT进行肺结节病的初筛。

推荐意见：对于初诊的、疑似的结节病患者，推荐常规安排胸部CT来评价病情。

4. 对于初诊的、疑似的结节病患者，是否需要常规进行支气管镜检查？支气管镜以及相关的镜下操作，对于肺结节病的诊断价值很大（表30-1），除非患者有明确的皮疹、皮下结节等皮肤病变和（或）浅表淋巴结肿大等浅表部位的病灶可供活检，否则建议疑似的结节病患者常规安排支气管镜检查，并根据各个医疗单位的具体情况，尽量开展可能的相关镜下操作，包括：（1）BALF的细胞学分析、T细胞亚群检测；（2）EBB；（3）TBLB；（4）TBNA。

推荐意见：对于初诊的、疑似的结节病患者，若无操作禁忌，推荐常规安排支气管镜以及BALF、EBB、TBLB、TBNA等相关检查。

5. Löfgren's综合征患者，是否必须处方系统性激素治疗？

Löfgren's综合是结节病的特殊类型，是由瑞典科学家Medicine Sven Löfgren于1946年首次报道的，这类结节病患者急性起病，若表现典型，并不需要病理活检就能确诊：（1）典型的临床表现：结节红斑，和（或）踝关节炎或关节周围炎症，常常伴有发热；（2）X线胸片：双侧肺门对称性肿大，可伴有肺部结节影。这类患者（1）常有肺外受累：浅表淋巴结肿大、葡萄膜炎、腮腺炎、中枢性面瘫等，（2）50%左右有血清ACE升高，常常有高钙血症；（3）常常有HLA-DRB1＊03阳性。治疗上：大部分不需要系统性激素的治疗，以对症支持治疗为主：（1）结节红斑：非甾体类消炎药（NSAID）、秋水仙碱、碘化钾、羟氯喹；（2）关节炎：NSAID、秋水仙碱、口服低-中剂量的激素。Löfgren's综合征的预后与HLA表型很相关，故而建议根据HLA表型制定Löfgren's综合征的随诊方案：对于HLA-DRB1＊03阳性的患者，在症状缓解后不需要长期随诊；对于HLA-DRB1＊03阴性的患者，则建议至少随诊2年。对于未查HLA表型的患者，则建议至少随访到患者无临床表现、双肺门淋巴结肿大消失。

推荐意见：对于Löfgren's综合征患者，根据临床症状以及严重程度，决定是否予以激素治疗。

6. 对于结节病患者，如何制定合理的随访方案？

对于接受系统性激素和（或）免疫抑制剂治疗的结节病患者，在开始治疗后的 4~6 周随访 1 次，之后可以每 3~6 个月随访 1 次。这类结节病患者的复发多发生在停药后 3~6 个月内，罕见超过 3 年的。专家组推荐经治疗好转后的结节病患者，建议可每 6 个月随访 1 次，若 3 年后仍无复发，之后可以延长随访间隔。对于Ⅳ期结节病患者，以及有心脏、中枢神经系统等重要肺外组织/脏器受累的严重结节病患者，建议长期门诊随访。

推荐意见：对于经系统性激素和（或）免疫抑制剂治疗好转的结节病患者，在治疗好转后建议每 3~6 个月随访 1 次；停药后可每 6 个月随访 1 次，直至停药满 3 年。对于Ⅳ期结节病，以及有心脏、中枢神经系统等重要肺外组织/脏器受累的严重结节病患者，建议长期门诊随访。

表 30-1　支气管镜下操作项目对于诊断结节病的价值

| 支气管镜下操作项目 | 诊断阳性率 | 典型表现 | 说明 |
|---|---|---|---|
| BALF 分析 | 中度 | CD4+为主的淋巴细胞为主型 BALF | 创伤性小；CD4+T 细胞/CD8+T 细胞＞3.5 有助于结节病的诊断；不能检测 BALF 中是否存在上皮样肉芽肿细胞；在活动性结节病患者中诊断价值更高 |
| TBNA | 高度（阳性率接近 100%） | 在淋巴细胞浸润为主的炎症背景下，见结节病性肉芽肿 | EBUS-TBNA 可提高活检阳性率；快速现场评估（rapidon-siteassessment，ROSE）技术能减少 TBNA 的活检数目，以及提高阳性率；免疫组化等辅助技术的使用也有助于提高 TBNA 阳性率 |
| EBB | 低-中度（阳性率约 20%） | 结节病性肉芽肿 | 建议多取几块活检，以提高阳性率；建议常规对疑诊结节病者在支气管镜检查中，取支气管黏膜活检，无论支气管黏膜镜下表现是否有异常 |
| TBLB | 高度（阳性率高达 80%） | 在淋巴细胞浸润为主的炎症背景下，见结节病性肉芽肿 | 建议多取几块活检，以提高阳性率 |

# 第十一节　中西医临床研究进展

## 一、临床辨治

### （一）中医辨证分型

王会仍[3]主张从"积聚"论治结节病，辨证多为气虚血瘀，以益气活血法进行治疗，常以补肺汤为基本方进行化裁。药物选用太子参、黄芪、甘草、桑白皮、红景天、百合、怀山药、五味子、熟地黄、绞股蓝、桔梗、化橘红、白术、姜半夏、茯苓、金荞麦、三叶青、虎杖等益气健脾、补肺消滞。晚期患者表现为正虚邪盛、痰瘀互结，则以参蛤散为主，选用生晒参、黄芪、蛤蚧、甘草、桔梗、杏仁、浙贝母、炙紫苏子、当归、百合、金蝉花、穿山龙、红景天、三叶青、虎杖、皂角刺等药，重在益气活血、化痰散结。

### （二）经典方剂联合西药

袁铭[34]应用苇茎汤合血府逐瘀汤（药物组成：芦根 30g，猫爪草 30g，冬瓜子 30g，山慈菇 30g，薏苡仁 18g，红花 10g，桃仁 10g，柴胡 10g，生地黄 10g，枳实 10g，赤芍 10g，当归 10g，川芎 10g，莪术 10g，桔梗 10g，三棱 10g，甘草 6g）联合甲强龙（初始用药剂量 48mg/d，逐渐减量，8 周后停用；第 5 周开始，同时为患者吸入布地奈德，用药剂量 1.6mg/d，18 个月后中止治疗）治疗 54 例慢性肺炎性结节病，总有效率为 96.30%，高于对照组的 74.07%。

### （三）中成药联合西药

喻剑翔[35]临床观察治疗肺结节患者 80 例，对照组口服泼尼松片（10 毫克/次，每日 2 次），患者症状减轻后可减量至 5 毫克/次；同时口服己酮可可碱缓释片，治疗组在对照组基础上给予内消瘰疬丸口服 8 丸/次，每日 3 次，两组各症状改善时间对比发现，观察组的各症状改善时间均比对照组短，差异有统计学意义；不良反应方面，用药 1 个月期间，观察组发生呕吐 1 例，消化不良 1 例，腹泻 1 例，不良反应发生率为 7.32%（3/41）；对照组发生恶心 1 例，腹泻 1 例，不良反应发生率为 5.13%（2/39），差异无统计学意义。

天津中医药大学附属医院皮肤科[36]使用中药冲剂四妙勇安冲剂、加减胃苓冲剂和中成药雷公藤多苷 20mg，每日 3 次，白芍总苷 0.6g，每日 2 次，口服，外用多磺酸黏多糖乳膏，维生素 E 乳膏治疗结节病，验之有效，可供参考。

### （四）中药提取物联合西药

徐斌等[37]应用复方甘草酸苷片、曲尼司特、胸腺肽治疗皮肤结节病 7 例（其中伴肺部病变者 5 例，予口服甲泼尼龙片 20~32mg/d，2~3 个月后根据病情好转情况每 4 周将日用量减少 8mg，减量至 16mg/d 后，缓慢减量维持 1 年以上），4 例皮损部分好转。

## 二、方药与药理

### （一）方药用药规律

刘城鑫等[38]对治疗肺结节病的验方进行统计分析，最终共纳入 25 篇文献的 64 首验方，涉及 166 味中药材。其中，药物频次≥11 次的中药材依次为贝母、甘草、黄芪、夏枯草、牡蛎、当归、半夏、川芎、白芥子等，药物模式多以益气化痰、散结豁痰、补气活血、行气软坚为主要配伍，如"甘草、贝母""黄芪、贝母""黄芪、甘草"等；挖掘出药物内在核心组合 10 个，如紫背天葵-红景天-柴胡、鹿角-威灵仙-水牛角等；得新方 5 首，分别为紫背天葵-红景天-柴胡-谷芽、鹿角-威灵仙-水牛角-滑石、当归-川芎-桑白皮-白芥子-夏枯草-灵芝、白花蛇舌草-桃仁-瓜蒌-牛膝-土鳖虫-桂枝、牛膝-土鳖虫-麻黄-郁金-姜黄-天竺黄。

### （二）方药药理举例

1. 小柴胡汤 小柴胡汤具有和解少阳、和胃降逆、扶正祛邪的作用，被誉为"少阳机枢之剂、和解表里之总方"。现代药理学研究发现，其具有抗炎、抗癌、改善动脉硬化等作用，临床广泛用于免疫系统、内分泌系统、消化系统、中枢神经系统及其他系统疾病的治疗。动物实验表明[39]，环磷酰胺能降低小鼠血清 IL-2、IL-6 及 TNF-α 的水平，小柴胡汤能够拮抗环磷酰胺的免疫抑制作用，升高免疫抑制小鼠的 IL-2、IL-6 及 TNF-α 的水平，在一定程度上能够调节机体的免疫功能。研究人员在以 CVBB 感染 BALB/c 小鼠建立病毒性心肌炎模型的试验中，发现小柴胡汤治疗后对

IL-2、TNF-α 的产生有明显的调节作用，通过特异性免疫和 IL-2、TNF-α 等细胞因子的作用，有效地清除病毒，促进病毒性心肌炎的恢复，提示小柴胡汤具有调节免疫应答功能。另外，小柴胡汤具有降低 LPS 诱导发热大鼠模型的体温与降低血清中的 IL-1β、IL-6、TNF-α 含量的功效。通过小柴胡汤对 C6 胶质瘤大鼠模型抑瘤及免疫功能的影响[40]，发现小柴胡汤各剂量组均有抑瘤作用，而且能通过促进机体 TNF-α、IL-2、IL-6 蛋白的释放进而增强机体的免疫功能。

2. 血府逐瘀汤　血府逐瘀汤具有活血化瘀、行气止痛之功，为清代王清任独创的方剂。现代药理研究发现，其具有改善血液凝固性和血液流变性、改善微循环、增强机体免疫功能、保护心肌细胞、双向调节血管、增加毛细血管开放数量等多种药理作用。在免疫方面，临床研究证实[41]，血府逐瘀汤能通过抑制机体 TNF-α 而抑制炎性介质的释放，避免了激活炎症连锁反应，维持了细胞因子网络平衡失调，从而提高细胞免疫功能。并可能作用于自由基代谢过程的不同环节[42]，或阻断自由基生成，或抑制其链式反应等，从而发挥其抗氧化效应。由于炎症细胞聚集和巨噬细胞的激活、花生四烯酸的代谢等都与氧自由基代谢密切相关，因此，血府逐瘀汤可通过提高肺组织抗氧化能力，进而阻止肺纤维化的进一步发展。动物实验表明，根据机体当时的免疫功能状态，血府逐瘀汤对机体特异性细胞免疫应答具有针对性、选择性、剂量依赖性为特点的双向性调节作用[43]。

3. 贝母　土贝母，性味苦，微寒，归肺、脾经，具有清热解毒、消肿散结之功效，其化学成分有较强的抗肿瘤、免疫抑制等作用，土贝母中含量较大的成分为土贝母皂苷 A，研究发现[44]土贝母皂苷 A 体外半数溶血值较人参、三七作用强，口服可使免疫器官重量显著减轻，腹腔注射使脾中空斑形成细胞（FBC）数显著增高；口服使血清 C3 含量显著升高（$P < 0.01$），能抑制小鼠胸腺和 EAE 大鼠的 DTH 反应。它与某些免疫抑制剂一样，使血清补体增高，有利于致病性免疫复合物的清除。土贝母皂苷甲和土贝母皂苷乙对大鼠实验性变态反应性脊髓炎、特异性超敏反应有抑制作用。无论腹腔给药，还是口服给药，其对小鼠血清溶血素生成、IgG 含量及总补体活性均无明显影响。

4. 黄芪　黄芪，性味甘、微温，有补中益气、止汗、利水消肿、除毒生肌的作用。黄芪的免疫作用与和黄芪多糖类、黄芪皂苷类等物质的存在息息相关。研究表明[45]黄芪能促进细胞吞噬功能和增加溶酶体水解酶含量，并增强处理和传递抗原的能力，抑制巨噬细胞产生 IL-1 和 TNF-α。其主要成分黄芪总苷能明显抑制中性粒细胞的增生和降低 IL-1 和一氧化氮（NO）的水平，减轻 NO 引起的软骨细胞凋亡。研究表明[46]，在细胞免疫层面，黄芪注射液不仅可以提高其 Th1 细胞因子的作用，同时还有降低 Th2 细胞因子的作用，其机理可能与黄芪能促进淋巴细胞中 IL-2mRNA 的表达，降低抑制性 T 细胞（suppressor T lymphocyte，Ts）对淋巴细胞 IL-2mRNA 的抑制，并对 γ-干扰素（IFN-γ）有较明确的诱生有关。而在体液免疫方面，在对小鼠抵抗单核细胞增生李斯特菌能力的研究中，用黄芪多糖注射后的小鼠产生的血清 IgG 滴度明显高于生理盐水对照组。低浓度的黄芪能诱生 IL-2 水平，但高浓度黄芪却能抑制 IL-2 诱生，证实黄芪具有免疫调节的双相性。

5. 夏枯草　夏枯草，味苦、辛，性寒，归肝、胆经，可清肝散火、明目、散结消肿。夏枯草中主要含有萜类、酚酸类、黄酮类、甾醇类、香豆素类、有机酸类、挥发油类及糖类等成分，具有降压、降糖、抗菌消炎、免疫抑制、清除自由基及抗氧化、抗肿瘤、抑制病毒生长等多种药理作用。药理研究显示[47]，在免疫调节方面，夏枯草对免疫系统具有免疫增强和免疫抑制两方面的双向调节作用。夏枯草主要通过 NF-κB 信号通路调节免疫：肿瘤坏死因子（TNF）作用于肿瘤坏死因子受体（TNFR），引起 NIK、IKK、IKB 等一系列因子释放，激活 NF-κB 信号通路，产生炎症；夏枯草也可抑制 NF-κB 信号通路，从而抑制炎症发生，并启动免疫调节。进一步研究发现[48]，夏枯草乙醇提取物能够显著抑制免疫小鼠体内由伴刀豆球蛋白 A（Con A）、脂多糖（LPS）和卵清蛋白（OVA）介导的脾细胞扩散，以及显著降低免疫小鼠的 IgG、IgG1、IgG2b 总水平。这说明夏枯草乙醇提取物能够抑制小鼠的细胞免疫和体液免疫应答。

# 第十二节 展 望

结节病是一种多器官引起免疫性肉芽肿的多系统性疾病，由于病因不明，症状与体征缺乏特异性，且累及部位多，易与其他病种混淆，故在初期极易出现误诊，从而影响其后续治疗，特异性诊断手段的缺乏更是加大了诊断难度。临床上，现代医学主要的治疗药物仍然是糖皮质激素，对大部分患者有效。但激素使用尚无统一标准，其治疗时机、疗程及疗效的评估等均存在争议，而且仍有一些患者对糖皮质激素不敏感或者副作用太明显，需要开发其他更为有效而副作用更少的新药用于结节病的治疗。中医学从气郁、痰凝、血瘀等方面进行辨证论治，发挥独有的"治未病"优势，针对其早期症状取得了良好的效果，但关于本病的病名、病机、证候分类、治法治则等方面还未形成统一标准，而且临床上关于结节病的大样本临床观察较少，缺乏统一的前瞻性临床分析，需要更多临床数据研究来提供更强的说服力；中成药与中药提取物方面治疗结节病相关报道较少，经典方剂仍需要大量临床观察确定其是否具有普遍性的疗效；现代医学临床方面缺乏针对本病的特异性药物，故仍需要加强本病研究的针对性。

（王成武）

# 参 考 文 献

［1］Hunninghake G W，Costabel U，Ando M，et al. ATS/ERS/WASOG statement on sarcoidosis. American Thoracic Society/European Respiratory Society/World Association of Sarcoidosis and other Granulomatous Disorders ［J］. Sarcoidosis Vasc Diffuse Lung Dis，1999，16（2）：149-173.

［2］James DG. Epidemiology of sarcoidosis ［J］. Sarcoidosis，1992，9（2）：79-87.

［3］徐俪颖，蔡宛如，王会仍. 王会仍从积聚论治结节病 ［J］. 中华中医药杂志，2015，30（11）：3973-3975.

［4］Grosser M，Luther T，Fuessel M，et al. Clinical course of sarcoidosis in dependence on HLA-DRB1 allele frequencies，inflammatory markers，and the presence of M. tuberculosis DNA fragments ［J］. Sarcoidosis Vasc Diffuse Lung Dis，2005，22（1）：66-74.

［5］Fité E，Fernández-Figueras M T，Prats R，et al. High prevalence of Mycobacterium tuberculosis DNA in biopsies from sarcoidosis patients from Catalonia，Spain ［J］. Respiration，2006，73（1）：20-26.

［6］Milman N，Lisby G，Friis S，et al. Prolonged culture for mycobacteria in mediastinal lymph nodes from patients with pulmonary sarcoidosis. A negative study ［J］. Sarcoidosis Vasc Diffuse Lung Dis，2004，21（1）：25-28.

［7］Ishige I，Usui Y，Takemura T，et al. Quantitative PCR of mycobacterial and propionibacterial DNA in lymph nodes of Japanese patients with sarcoidosis ［J］. Lancet，1999，354（9173）：120-123.

［8］Jacob F. Could Borrelia burgdorferi be a causal agent of sarcoidosis ［J］. Med Hypotheses，1989，30（4）：241-243.

［9］Lian W，Luo W. Borrelia burgdorferi DNA in biological samples from patients with sarcoidosis using the polymerase chain reaction technique ［J］. Chin Med Sci J，1995，10（2）：93-95.

［10］Puolakkainen M，Campbell L A，Kuo C C，et al. Serological response to Chlamydia pneumoniae in patients with sarcoidosis ［J］. J Infect，1996，33（3）：199-205.

［11］Mills G D，Allen R K，Timms P. Chlamydia pneumoniae DNA is not detectable within sarcoidosis tissue ［J］. Pathology，1998，30（3）：295-298.

［12］赵兰，李惠萍. 结节病病因及发病机制研究现状 ［J］. 国际呼吸杂志，2006，26（7）：525-528，531.

［13］Nagate A，Ohyashiki J H，Kasuga I，et al. Detection and quantification of human herpesvirus 6 genomes using bronchoalveolar lavage fluid in immunocompromised patients with interstitial pneumonia ［J］. Int J Mol Med，2001，8（4）：

379-383.

[14] Knoell K A, Hendrix J D Jr, Stoler M H, et al. Absence of human herpesvirus 8 in sarcoidosis and crohn disease granulomas [J]. Arch Dermatol, 2005, 141 (7): 909-910.

[15] Grunewald J, Eklund A, Olerup O. Human leukocyte antigen class I alleles and the disease course in sarcoidosis patients [J]. Am J Respir Crit Care Med, 2004, 169 (6): 696-702.

[16] Idali F, Wikén M, Wahlström J, et al. Reduced Th1 response in the lungs of HLA-DRB1 * 0301 patients with pulmonary sarcoidosis [J]. Eur Respir J, 2006, 27 (3): 451-459.

[17] Swider C, Schnittger L, Bogunia-Kubik K, et al. TNF-alpha and HLA-DR genotyping as potential prognostic markers in pulmonary sarcoidosis [J]. Eur Cytokine Netw, 1999, 10 (2): 143-146.

[18] Alía P, Mañá J, Capdevila O, et al. Association between ACE gene I/D polymorphism and clinical presentation and prognosis of sarcoidosis [J]. Scand J Clin Lab Invest, 2005, 65 (8): 691-697.

[19] Grunewald J, Wahlström J, Berlin M, et al. Lung restricted T cell receptor AV2S3+ CD4+ T cell expansions in sarcoidosis patients with a shared HLA-DRbeta chain conformation [J]. Thorax, 2002, 57 (4): 348-352.

[20] Martinetti M, Dugoujon JM, Tinelli C, et al. HLA-Gm/kappam interaction in sarcoidosis. Suggestions for a complex genetic structure [J]. Eur Respir J, 2000, 16 (1): 74-80.

[21] Akahoshi M, Ishihara M, Remus N, et al. Association between IFNA genotype and the risk of sarcoidosis [J]. Hum Genet, 2004, 114 (5): 503-509.

[22] Agostini C, Adami F, Semenzato G. New pathogenetic insights into the sarcoid granuloma [J]. Curr Opin Rheumatol, 2000, 12 (1): 71-76.

[23] 徐作军. 结节病 [J]. 实用诊断与治疗杂志, 2006, 20 (3): 161-164.

[24] 徐作军. 结节病免疫病理学研究进展 [J]. 国外医学呼吸系统分册, 1994, 14 (1): 3-7.

[25] 张海琴, 程齐俭, 万欢英. 结节病的诊治进展 [J]. 临床肺科杂志, 2015, 20 (4): 732-734.

[26] 解艳丽, 解卫平, 颜萍, 等. 肺结节病患者不同时期肺功能变化研究 [J]. 临床肺科杂志, 2011, 16 (5): 686-687.

[27] Tzouvelekis A, Ntolios P, Karameris A, et al. Expression of hypoxia-inducible factor (HIF) -1a-vascular endothelial growth factor (VEGF) -inhibitory growth factor (ING) -4- axis in sarcoidosis patients [J]. BMC Res Notes, 2012 (5): 654

[28] Brownell I, Ramírez-Valle F, Sanchez M, et al. Evidence for mycobacteria in sarcoidosis [J]. Am J Respir Cell Mol Biol, 2011, 45 (5): 899-905.

[29] 刘宗莲, 高荣林. 路志正医案2则 [J]. 中医杂志, 1999, 40 (7): 402-403.

[30] 蒋熙, 朱琬华. 朱良春疑难病证治验 [J]. 中医杂志, 1990, 31 (9): 20-22.

[31] 张始芳, 赵兰才. 张贻芳医案集 [M] 北京: 华夏出版社, 2017.

[32] 佀庆帅, 李国勤, 国钰妍, 等. 消法和补法在结节病中的运用 [J]. 中华中医药杂志, 2014, 29 (10): 3128-3130.

[33] 中华医学会呼吸病学分会间质性肺疾病学组, 中国医师协会呼吸医师分会间质性肺疾病工作委员会. 中国肺结节病诊断和治疗专家共识 [J]. 中华结核和呼吸杂志, 2019, 42 (9): 685-693.

[34] 袁铭. 应用苇茎汤合血府逐瘀汤治疗慢性肺炎性结节效果观察 [J]. 中国实用医药, 2019, 14 (23): 120-122.

[35] 喻剑翔. 内消瘰疬丸联合己酮可可碱治疗肺结节病的疗效观察 [J]. 基层医学论坛, 2020, 24 (25): 3663-3664.

[36] 薛梅, 陈宏. 皮下结节病1例: 第十一次全国中西医结合变态反应学术会议、宁夏中西医结合学会变态反应分会成立大会、中西医结合诊疗变态反应性疾病提高班资料汇编 [C]. 中国中西医结合学会变态反应专委会: 中国中西医结合学会, 2019.

[37] 徐斌, 康定华, 张汝芝. 皮肤结节病16例临床分析 [J]. 中国麻风皮肤病杂志, 2013, 29 (12): 763-765.

[38] 刘城鑫, 洪海都, 吴鹏, 等. 基于中医传承辅助平台的肺结节病方药规律分析 [J]. 中国药房, 2020, 31 (8): 975-979.

[39] 王军, 苏海涛, 孙丽梅, 等. 小柴胡汤对免疫抑制小鼠细胞因子影响的研究 [J]. 中华中医药学刊, 2013, 31 (10): 2242-2245.

[40] 于慧玲, 麻春杰, 盖聪. 小柴胡汤对 C6 胶质瘤大鼠模型抑瘤及免疫功能的影响 [J]. 中国老年学杂志, 2014, 34 (12): 3375-3377.

[41] 洪阳春. 血府逐瘀汤对气血两伤型肺挫伤的临床研究 [D]. 广州: 广州中医药大学, 2007.

[42] 黄霞, 刘惠霞, 孙为. 不同治则对肺间质纤维化大鼠氧自由基损伤的干预作用 [J]. 中国实验方剂学杂志, 2010, 16 (6): 188-191.

[43] 许宏霞, 张鹏宇, 李建志, 等. 血府逐瘀汤对小鼠 T 细胞亚群和 IL-2 水平的影响 [J]. 中国中医药科技, 1999, 6 (5): 292.

[44] 胥戈. 土贝母化学成分及药理研究概况 [J]. 时珍国药研究, 1992, 3 (4): 183-184.

[45] 唐冕, 许晓芬. 药用黄芪皂苷类化学成分及药理作用研究进展 [J]. 中医药导报, 2018, 24 (20): 117-122.

[46] 魏强华, 聂紫雯. 黄芪的免疫调节机制及在自身免疫病中的应用进展: 全国第七届中西医结合风湿病学术会议论文汇编 [C]. 中国中西医结合学会风湿病专业委员会: 中国中西医结合学会, 2008.

[47] 姚洋, 李定祥, 张杰. 夏枯草药理作用与临床应用研究进展 [J]. 中国中医药现代远程教育, 2018, 16 (5): 157-160.

[48] Sun H X, Qin F, Pan Y J. In vitro and in vivo immunosuppressive activity of Spica Prunellae ethanol extract on the immune responses in mice [J]. J Ethnopharmacol, 2005, 101 (1-3): 31-36.

# 第三十一章

# 自身免疫性肝炎

## 第一节 概 说

自身免疫性肝炎（autoimmune hepatitis，AIH）是以血清转氨酶升高、高丙种球蛋白血症、自身抗体阳性和界面性肝炎为主要特征的慢性进展的自身免疫性肝病[1]，临床表现可为乏力、黄疸、皮肤瘙痒、肝区疼痛、肝脾肿大等，严重者可出现急性肝衰竭。本病多发于中青年女性，男女比例约为1：4，全球的年发病率约为1.37/10万[2]，亚太地区的发病率为0.6/10万~2.0/10万[3]，国内发病率呈递增趋势。

本病属于中医学"肝病"范畴，可参照"肝痹""胁痛""黄疸""肝着""积聚"等疾病论治[4]。如《素问·五脏生成》载："青脉之至也，长而左右弹，有积气在心下支胠，名曰肝痹。"《杂病广要·身体类》言："由恶血停留于肝，居于胁下，以致胁肋痛，按之则痛益甚。"《医学心悟·伤寒兼证》："瘀血发黄，亦湿热所致，瘀血与积热熏蒸，故见黄色也"。

## 第二节 病因病理

### 一、病因与发病机制

#### （一）病因

目前 AIH 病因不明，主要与遗传易感性、病毒感染、药物、免疫接种等因素有关。

1. 遗传 通过对双胞胎、家族研究和基于人群大数据研究的观察，发现 AIH 表现出一定的家族聚集性。AIH 的遗传关联主要涉及编码人类白细胞抗原（human leukocyte antigen，HLA）分子等位基因座。

2. 感染 肝炎病毒、单纯疱疹病毒、水痘-疱疹病毒、巨细胞病毒、EB 病毒和麻疹病毒已被证实与 AIH 有关[5]。如流行病学调查发现，丙型肝炎病毒（hepatitis C virus，HCV）感染与Ⅱ型 AIH 的发病有关[6]。

3. 药物 酚丁、甲基多巴、双氯芬酸钠、呋喃妥因及米诺环素等产生的药物诱导性肝损害可能诱发 AIH[7]。干扰素治疗可诱发 AIH。

4. 其他 疫苗接种，如甲型肝炎、乙型肝炎疫苗接种，化学毒物的暴露以及肝移植可能诱发本病。AIH 可在肝移植后复发或新发，1 年后发病率为 8%~12%，5 年后发病率升至 36%~68%[8]。

#### （二）发病机制

AIH 发病机制尚未明确，目前认为是感染、药物等外源性触发因素在遗传易患性基础上引起机体免疫耐受机制破坏，发生免疫调节异常，产生针对肝的自身抗原的免疫反应。

1. **遗传易感性**　目前认为，不同人种中存在 AIH 的易感等位基因。如在北美白种人人群中，Ⅰ型 AIH 的主要易感等位基因为 HLA-DRB1＊0301 和 HLA-DRB3＊0401，通过编码 HLA-DRβ 分子的抗原结合槽的关键氨基酸片段，进一步改变抗原复合物的构象，促进免疫细胞的激活，从而参与 AIH 的发病过程。

2. **自身抗原启动免疫反应**　启动 AIH 的自身抗原是去唾液酸糖蛋白受体（ASGPR）和细胞色素单氧化酶（P450 2D6），两者都表达在肝细胞膜。ASGPR 分布在肝小叶门静脉周围，可破坏免疫耐受性，引起自身免疫，造成肝细胞损伤，是引起肝组织损伤的重要机制。P4502D6 的自身表位可被Ⅱ型 AIH 中常见的抗肝肾微粒体Ⅰ型抗体（LKM-1）识别，启动自身免疫反应，参与介导肝细胞损伤机制。

3. **免疫活性细胞识别能力突变**　免疫活性细胞识别能力突变促使自身反应性 T 细胞活化，被认为是自身免疫发生和持久存在的中心环节。当具有遗传易感性的 HLA 基因在感染、药物等因素的影响下与具有触发作用的肝细胞膜抗原接触时，触发自身反应性 T 细胞针对肝细胞膜抗原发生自身免疫反应。被激活的 CD4＋辅助性 T 细胞通过与 T-B 淋巴细胞膜的直接接触及释放细胞因子，辅助 B 细胞产生针对肝细胞膜抗原的自身抗体，启动自身免疫反应过程。细胞因子同时还能活化和增强 CD8＋细胞毒 T 细胞的细胞毒效应使肝细胞遭到破坏。此外，细胞因子可加强和延续自身免疫应答引起肝细胞进行性坏死和纤维化。AIH 病人多数表现为抑制性 T 细胞功能缺陷，可能是导致 B 细胞功能失调产生自身抗体的原因之一，具体机制尚未明确。

## 二、病理

AIH 特征性组织病理学特征表现为界面性肝炎伴淋巴-浆细胞浸润、"玫瑰花环"样结构及穿入现象[9]。未经治疗的 AIH 门管区及其周围出现淋巴-浆细胞浸润，炎症细胞逐渐向小叶内延伸，导致相邻肝细胞受攻击后出现水肿、变性、坏死、脱落，再生的肝细胞呈假腺样排列。同时，界面炎附近可见 CD8＋T 淋巴细胞进入肝细胞后在其周围形成空晕样结构（或称鸟眼状结构）。

## 三、中医病因病机

本病病因复杂，多认为属先天禀赋不足，或劳欲内伤，致脾胃虚弱，再合后天调摄不当或长期情志抑郁，饮食不节，复感湿热邪气，致肝气郁结，疏泄失常。疏泄不利，湿热内壅，日久肝肾受损，精血暗耗；或气郁日久，肝络失养，气滞血瘀，瘀血内停；或病久不愈，毒邪损伤阳气，阳气温煦不利，水液运化失调。本病病性属本虚标实，气血失调、肝络郁滞是基本病机。其病理往往虚实夹杂，实者以湿热、瘀血、气滞最常见；虚者为气阴不足，阴精亏耗。病变的关键脏腑在肝，所涉及的脏腑主要包括肝、脾、肾。

### （一）劳欲体虚，禀赋不足

正气不足（免疫功能失调）是发病的内因。由于先天禀弱，或情志内伤、调摄失当、饮食不节、劳欲过度，致人体正气亏虚，脏腑功能薄弱，为外邪乘虚而入，客邪留滞而终致气滞湿蕴血瘀后发病提供了内在基础。

### （二）外感湿热，肝失疏泄

湿热之邪外袭，熏蒸肝胆，郁结少阳，常致枢机不利。肝失疏泄，气机郁滞，湿热不得泄越，终致病发。

### （三）肝失条达，肝气乘脾

平素抑郁忧思，肝气郁结，肝失条达，气机不利，横逆克犯脾胃，或由饮食不节，损伤脾胃，脾胃虚弱，土虚木乘。其病情较轻，症状或不明显。

### （四）气机阻滞，湿瘀互结

肝气不舒，气滞日久，肝络失养，血行不畅，而成瘀血，瘀血内停，阻于胁肋而发病。外感湿热入里，或脾虚湿盛，郁而化热，内结瘀血，发为本病。

### （五）邪郁化热，灼阴伤精

本已外感湿热，易耗伤阴液，同时肝郁日久，气机不畅，或又兼夹瘀血，邪郁化热，常耗损肝阴。或因湿热、瘀血未得祛除，毒邪留于体内，亦可消耗精血，发为本病。

### （六）阳气内耗，脾肾受损

素体阳气虚弱，或久病不愈，湿热、瘀血等毒邪损伤阳气，致脾肾阳气不足，温煦不利，水液不得运化，又助湿蕴瘀结，病情渐笃。

## 第三节　临床表现

### 一、症状

AIH 的临床表现多种多样，患者大多隐匿起病，临床症状不典型，可见乏力、嗜睡、恶心、食欲不振、上腹部不适、关节痛、皮疹以及全身不适等症状。少数患者可见发热。10%～20%患者无明显症状。大约 25%患者呈急性发作，严重者可进展至急性肝衰竭。部分患者间歇性发作或病情波动，临床症状可自行缓解，但之后又会复发，治疗不及时可发展为肝纤维化。

此外，AIH 常合并其他自身免疫病，如桥本甲状腺炎、炎症性肠病、类风湿关节炎、系统性红斑狼疮、干燥综合征等。

### 二、体征

大部分患者临床体征不典型，体格检查可发现肝脏肿大、脾脏肿大、蜘蛛痣、黄疸、腹水、周围性水肿等体征。部分患者无明显临床体征。

### 三、实验室和辅助检查

血常规、生化、C 反应蛋白、血沉、免疫球蛋白、补体、抗核抗体谱、肝炎病毒标志物、HLA-DR3、HLA-DR4、自免肝抗体谱有助于诊断，肝组织学检查有助于明确诊断及肝病分级、分期，建议所有拟诊 AIH 的患者尽可能行肝组织学检查。

## 第四节　诊断与鉴别诊断

### 一、诊断要点

AIH 的诊断须符合其肝组织学特征，并满足血清转氨酶升高，血清 IgG 升高和（或）一种或多种自身抗体阳性，同时排除遗传性、病毒性、胆汁淤积性、代谢性以及药源性肝损害等其他可能引起慢性肝炎的病因。

## 二、诊断标准

根据《2019 年美国肝病学会（AASLD）实践指引和指南[10]：成人和儿童自身免疫性肝炎的诊断与治疗》整理诊断标准如下。

AIH 的诊断需要符合本病特点的肝组织学检查结果支持，并符合以下特征。①血清转氨酶水平升高。②血清 IgG 水平升高和（或）一种或多种自身抗体阳性。③排除其他可导致慢性肝炎的病因：病毒性、遗传性、代谢性、胆汁淤积性，以及药物可能诱发类似 AIH 的疾病。

## 三、鉴别诊断

### （一）原发性胆汁性肝硬化（PBC）

血清生化最常见 ALP、GGT 明显升高；AST、ALT 可轻至中度升高或正常，一般为正常上限的 2~4 倍。血清免疫学示免疫球蛋白升高，且以 IgM 为主；AMA 阳性最具诊断价值，尤其是 AMA-M2 亚型最具特异性。PBC 的基本病理改变表现为肝内 100μm 以下的小胆管的非化脓性破坏性炎症，导致小胆管进行性减少，继而发生肝内胆汁淤积、肝纤维化，最终可进展至肝硬化。

### （二）原发性硬化性胆管炎（PSC）

血清生化示 ALP 异常，伴胆道造影示肝内外胆管多灶性狭窄，累及肝外、肝内胆管或二者均受累。肝组织学典型病理表现为胆管周围纤维组织增生，呈同心圆性、洋葱皮样纤维化，但相对少见。

### （三）药物性肝损伤

具有明确的用药史，停药后病情好转；可见胆汁淤积表现和（或）血清转氨酶升高；肝组织学表现包括汇管区嗜酸粒细胞和中性粒细胞浸润、肝细胞胆汁淤积、肝细胞大泡脂肪变性，其肝纤维化程度一般较轻（低于 S2）。

### （四）HCV 感染

血清免疫学可见 IgG 轻度升高，抗 LKM-1 阳性或 ANA 低滴度阳性；HCV RNA 和抗 HCV 抗体阳性；肝组织学表现包括肝细胞脂肪变性、肉芽肿形成以及淋巴滤泡形成。

# 第五节　治　疗

## 一、西医治疗

AIH 的治疗目标是获得血清学和组织学的完全缓解，以避免肝脏疾病的进一步进展，延长患者的生存期和提高患者的生存质量。所有活动性 AIH 患者都应及时治疗，争取达到稳定缓解。对于所有 AIH 患者都应密切随访。

### （一）糖皮质激素

糖皮质激素是诱导缓解的首选药物，可根据患者具体情况选用泼尼松、泼尼松龙、甲基泼尼松。

## （二）硫唑嘌呤

硫唑嘌呤是 AIH 的一线治疗药物，推荐和糖皮质激素联合使用。

## （三）其他免疫抑制剂

可根据情况选用吗替麦考酚酯（MMF）、他克莫司、环孢素 A、6-巯基嘌呤、甲氨蝶呤、抗肿瘤坏死因子 α 等。

## （四）肝移植术

AIH 患者如出现终末期肝病或急性肝功能衰竭等情况需考虑进行肝移植术。需注意 AIH 患者肝移植术后的复发，因此 AIH 患者在肝移植术后的免疫抑制方案应兼顾抗排异反应和防止 AIH 复发。

# 二、中医治疗

中医治疗原则为急性期以祛邪为主，清利湿热为基本治法，佐以活血祛瘀、疏肝理气、健脾利湿等治法；缓解期以扶正为主，采用益气养阴、养血调肝基本治法。

## （一）中医辨证论治

1. 肝胆湿热证

证候：身目发黄，皮肤瘙痒，口干口苦，胸闷纳呆，疲乏无力，恶心厌油腻，小便短赤，大便干燥。舌质红，苔黄腻，脉弦滑数。

治法：清利湿热，利胆退黄。

方药：茵陈蒿汤（《伤寒论》）合龙胆泻肝汤（《医方集解》）加减。

加减：关节肿胀疼痛者，加延胡索、青风藤、络石藤、木瓜；口干口苦较甚者，加生地黄、白芍，去木通、车前子。

2. 肝郁脾虚证

证候：胁肋胀痛，走窜不定，胸闷喜太息，性情急躁或抑郁，大便时干时溏，月经不调，或见胃脘痞闷，症状可因情志波动而增减。舌质淡，苔薄白或白腻，脉弦滑或弦细。

治法：疏肝解郁，健脾益气。

方药：逍遥散（《太平惠民和剂局方》）合柴胡疏肝散（《医学统旨》）加减。

加减：小便不利色黄者，加用车前子、泽泻、木通；伴有胁肋刺痛者，加用川芎、丹参、延胡索。

3. 瘀血痹阻证

证候：面色晦暗，肝区刺痛，胸闷太息，性急易怒，或见颈胸部或手背蜘蛛痣、肝掌，肝脾肿大，口干不欲饮水，失眠多梦，妇女闭经。舌质红绛或有瘀斑、瘀点，少苔，脉弦细数或细涩。

治法：活血化瘀，软坚消癥。

方药：血府逐瘀汤（《医林改错》）合三甲汤（《瘟疫论》）加减。

加减：乏力者加生黄芪、女贞子；面色无华，心悸者加丹参、重用当归；伴有腹壁青筋、红丝缕缕者，选配鬼箭羽、北刘寄奴、苏木；肝区疼痛较重，可加蒲黄、五灵脂。

4. 肝肾阴虚证

证候：胁肋隐痛，低热不退，口干咽燥，腰膝酸软，两眼干涩，视物模糊，头晕目眩，耳鸣健忘，五心烦热，失眠多梦，舌红苔少，脉细数。

治法：滋补肝肾，养阴清热。

方药：一贯煎（《续名医类案》）或滋水清肝饮（《医宗己任编》）加减。

加减：入睡困难者加酸枣仁、首乌藤；盗汗明显者加用秦艽、地骨皮；目暗不明、眼干涩较重者选配桑椹、枸杞子；伴有唇睑爪色淡、头晕眼花者，选配当归、阿胶。

5. 脾肾阳虚证

证候：畏寒肢冷，身目萎黄，神疲乏力，纳差食少，腰腹或小腹冷痛，面浮肢肿，甚者出现腹水，小便不利或清长，大便稀溏，或五更泄泻。舌淡胖大或齿痕，苔白或白腻，脉沉细或弱。

治法：温补脾肾，利水消肿。

方药：茵陈术附汤（《医学心悟》）合金匮肾气丸（《金匮要略》）加减。

加减：乏力加黄芪、女贞子；水肿甚者加猪苓、桂枝；腰酸腰痛者加独活、续断、桑寄生。

## （二）中成药

1. 加味逍遥丸 本品具有疏肝清热、解郁和营之功效。主治肝脾血虚，内有郁热，日晡潮热、自汗盗汗、腹胁作痛、头昏目暗、怔忡不宁、面红口干等症。适用于肝郁脾虚证的患者。每次 6g，每日 2 次。现代药理学表明，加味逍遥散具有抗病毒、抗炎、调节免疫、减少免疫复合物的作用。

2. 柴胡舒肝丸 本品具有疏肝理气、消胀止痛的功效。主治肝气不舒，胸胁痞闷、食滞不消、呕吐酸水等症。适用于肝郁脾虚证的患者。每次 1 丸，每日 2 次。实验研究表明，柴胡舒肝丸具有镇痛、抗炎、护肝、利胆的作用，本药能减轻肝细胞坏死，增加胆汁排出量，改善肝脏血液循环。

3. 茵栀黄颗粒 本品具有清热解毒、利湿退黄的功效。主治口干口苦、胸闷纳呆、疲乏无力、恶心厌油腻等症。适用肝胆湿热证的患者。每次 6g，每日 3 次。现代药理研究表明，茵栀黄颗粒具有退黄疸和降低谷丙转氨酶的作用，可抑制急性肝损伤，降低胆红素的升高。应用时应注意消化道反应，如胃痛、腹泻等副作用。

4. 瘀血痹胶囊 本品具有活血化瘀、通络止痛的功效。主治面色晦暗、肝区刺痛、痛处拒按、固定不移等症。适用于瘀血痹阻证的患者。每次 6 粒，每日 3 次。现代药理学研究表明瘀血痹颗粒具有镇痛、抑菌、扩张血管改善微循环的作用。

5. 归脾丸 本品具有益气补血、健脾养心的功效。主治心悸怔忡、失眠健忘、面色萎黄、头昏头晕、肢倦乏力、食欲不振等症。适用于 AIH 伴有血虚证的患者。每次 1 丸，每日 3 次，现代药理学研究表明归脾丸有调节中枢神经功能、增强免疫功能及适应性、增加造血功能的作用。

# 第六节 中西医结合诊治策略与措施

## 一、分期选择中西医治疗方案

根据 AIH 疾病活动程度选择治疗方案，对于中度以上疾病活动（血清转氨酶水平>3ULN、IgG>1.5ULN）、急性（ALT 和/或 AST>10ULN）甚至重症（伴出凝血异常：国际标准化比率 INR>1.5），或肝组织学提示急性或重症 AIH（桥接性坏死、多小叶坏死或塌陷性坏死、中央静脉周围炎等）的 AIH 患者，须及时启动激素联合免疫抑制治疗，同时加予中医辨证论治，迅速诱导疾病缓解。

对于轻微疾病活动（血清氨基转移酶水平<3ULN、IgG<1.5ULN），或显示轻度界面性肝炎的患者可考虑以中医治疗为主的治疗方案，酌加免疫抑制治疗，并密切随访观察。

对于缓解期（血清转氨酶和 IgG 水平复常）的患者无须免疫抑制治疗，可单用中医药改善临床症状体征，防止疾病复发，提高远期获益，并长期密切随访（如每隔 3~6 个月随访 1 次）。

## 二、重视疏肝健脾、清利湿热、活血祛瘀的基本原则

研究发现 AIH 患者的证型以为湿热内蕴、瘀血阻络、肝郁脾虚三证较为多见，在中医治疗上应当重视清利湿热、活血祛瘀、疏肝健脾的基本治法。本病病位在肝，肝主疏泄，喜条达而恶抑郁，而肝郁又易乘脾，故疏肝健脾为治疗 AIH 的首要法则，可选用柴胡、香附、白芍、炒白术、茯苓等疏肝健脾的中药；本病常见湿热为患，湿热相合，如油入面，缠绵难愈，所以清热利湿法应是治疗 AIH 的重要治法，可选用茵陈、虎杖、大黄、栀子、滑石、薏苡仁等清热利湿的中药；本病病程较长，气郁日久，肝络失养，瘀血阻滞肝络，与热、毒、湿胶结，血行则热、毒、湿胶结之势可缓，故活血化瘀之法应贯穿治疗始终，可选用丹参、川芎、三棱、莪术、土鳖虫等活血祛瘀中药。

## 三、结合现代药理选用特色中药

中医在辨证论治的基础上治疗 AIH 时，可考虑结合现代药理选择特色中药。如现代药理学研究发现土茯苓、五味子、赤芍能促进肝脏的解毒过程，具有保肝、降肝酶的作用，以阻止肝细胞损伤，激活合成代谢过程，从而促进受损的肝细胞再生，保护肝脏免受毒害。在肝酶升高时，可基于辨证论治的原则，联合应用土茯苓、五味子等具有保肝、降肝酶作用的中药。

AIH 的发病机制是免疫调节失常，治疗时可酌加具有抗变态反应和免疫调节作用的中药，如僵蚕、蝉蜕、地肤子、姜黄、秦艽、雷公藤、苍耳草、郁金等。

## 四、中西协同积极治疗原发病

AIH 可继发于多种因素，如风湿类疾病、感染、药物等因素。如伴有关节疼痛、出现皮损、肌痛、肌无力、低热、光过敏，则考虑与其他风湿免疫病相关，应完善抗体谱、淋巴细胞亚群等检查，明确其他风湿病诊断，并积极治疗原发病；中医病机属本虚标实，应根据辨证选用方药联合激素、免疫抑制剂。如患者发热、白细胞不高或降低、淋巴细胞增加，则考虑与病毒感染相关；中医辨证为毒邪外侵，选用清热解毒方药联合抗病毒药物协同治疗。

# 第七节　名医经验

## 一、周仲瑛经验

周仲瑛[11]认为本病的主要临床症状类似乙肝，兼具自身免疫性疾病表现，故本病的基本治疗思路与一般肝炎相一致。周老[12]认为湿热瘀毒互结贯穿疾病的始终，以清热化湿、凉血解毒为治疗大法，提出"祛邪重于扶正，清热重于祛湿，凉血重于治气，调养重于温补，治肝重于治脾"五原则。

**医案举例**：某女，43 岁。初诊日期：2011 年 3 月 30 日。

主诉：发作性高热伴皮肤黄染 1 年余。病史：2009 年年底患者突发高热、身目黄染，检查肝功能明显异常，经住院确诊为 AIH，予强的松治疗，病情缓解后停药，后病情多次反复，因虑及激素副作用而寻求中医诊治。近查肝功能：ALT193U/L，AST147U/L，TB33.9μmol/L，DB4.9μmol/L，IB29μmol/L，A44.3g/L，G32.6g/L，A/G=1.36。自觉心下痞硬不舒，食纳尚好，尿黄，大便正常，舌苔黄薄腻，舌质暗红，脉细。证属肝胆湿热瘀郁。治以疏肝利胆，清化湿热。

处方：醋柴胡9g，茵陈10g，熟大黄6g，黑山栀10g，黄柏10g，炒苍术10g，厚朴5g，炒黄芩10g，鸡骨草20g，地肤子15g，广郁金10g，赤芍12g，垂盆草50g，苦参9g，生甘草5g。14 剂，每

日1剂，水煎服。

2011年4月14日二诊：药服2周后，复查肝功能正常，心下痞硬消失，食纳知味，疲劳，舌苔黄薄腻，舌质红，脉细。以初诊方加僵蚕10g、蝉蜕5g、片姜黄10g，去广郁金。28剂，每日1剂，水煎服。

2011年5月11日三诊：复查肝功能正常，大便日行1~2次，质稀如糊，已停用强的松20天，满月脸减轻，舌苔淡黄薄腻，脉细。守方去熟大黄、黑山栀、广郁金，加炙僵蚕10g、蝉蜕5g、片姜黄10g、焦山楂10g、神曲10g、煨葛根15g。42剂，每日1剂，水煎服。之后一直以上方服用，病情一直稳定，半年后逐渐改为1剂药服2天、3天，2012年5月8日复查肝功能仍完全正常。

## 二、金实经验

金实[13]认为本病属郁怒伐肝、饮食不节等导致阴阳气血亏损、正气虚弱，机体免疫失调，湿热、疫毒侵入人体而发病。久病则湿毒留扰，正虚邪恋，湿、热、郁、虚成瘀、成痰，终成本虚标实、虚实夹杂之证，肝络郁滞是枢机关键。金老立"流气和络"为治疗大法，旨在流畅气机，和畅肝络，分立疏、清、化、补为具体治法。

**医案举例**[14]：童某，男，60岁。初诊日期：2006年12月4日。

主诉：肝功能异常30余年。病史：患者肝功能异常30余年，经上海华山医院诊断为AIH。2006年11月28日检查：ANA1：100，AMA正常，抗SSA（+），抗SSB（+），ALT130U/L，AST77U/L，TG2.3mmol/L，GGT43U/L，A/G=1.31。刻下：疲乏无力，易感冒，时有头晕，口干眼干，手足心热，纳食一般，大便不畅，夜寐差，舌淡有紫气，苔腻微黄，脉细弦。

中医辨证属湿热阻滞、肝络失和。

治拟清热化湿，流气活络。

处方：炒柴胡6g，黄芩15g，枳壳10g，姜黄10g，丹参10g，栀子10g，垂盆草40g，鸡骨草20g，佛手片10g，茵陈20g，泽泻25g，夏枯草15g，炒白术10g，甘草5g。每日1剂，水煎分2次服。

2007年2月15日二诊：患者仍觉口干，乏力已有明显改善，手足心热渐退，纳食尚可，大便日行1次，质软，夜寐好转，舌质淡有紫气，苔黄腻，脉细弦。肝功能已恢复正常。治疗仍宗原法。

2007年5月10日三诊：患者服药后口干、眼干、腿酸乏力等症已明显好转，有泪液少许，纳食可，二便调，夜寐安和，舌质淡、稍有紫气，苔薄黄微腻，脉细弦。原方去佛手片，加南北沙参、青风藤、麦冬。

此后在本方基础上加减出入，治疗两年半，患者疲乏无力、口干、眼干等症状已基本消失，肝功正常。

## 第八节　中西医调护

急性期需注意卧床休息，适当限制体力活动，减少体力消耗。平素规律饮食与作息，忌烟酒，多食用富含维生素的食物，忌食生冷不洁、辛辣油腻之物。注重调护正气，适当锻炼，增强体质，调畅情志。

## 第九节　预后转归

本病为慢性进展性疾病，目前可控制但不能治愈，早期诊治可改善预后。AIH患者在获得缓解后一般预后较好，生存期接近正常人群。如不经治疗，10年生存率在25%左右[4]。初次发病年龄小、病情活动度高、诊断时已有肝硬化、治疗效果不佳及治疗后复发的患者预后较差[15]。

# 第十节 诊治指南（方案或共识）

目前各学会发布的 AIH 最新指南和共识包括：《2019 年美国肝病学会（AASLD）实践指引和指南：成人和儿童自身免疫性肝炎的诊断与治疗》；中华医学会肝病学分会、中华医学会消化病学分会和中华医学会感染病学分会共同制定的《自身免疫性肝炎诊断和治疗共识（2015）》。结合以上指南、共识及最新研究进展和专家推荐意见，总结内容如下。

（1）所有急性或慢性肝病患者，都应考虑存在 AIH 的可能。

（2）当患者有胆汁淤积的表现时，应进行 PBC 和 PSC 的诊断学检查。

（3）血清 IgG 或 γ-球蛋白水平正常并不能排除 AIH 诊断。一旦开始治疗后，大部分患者 IgG 水平可下降。

（4）患者常合并其他自身免疫性疾病。

（5）在评估肝纤维化方面，传统血清学指标不适用于 AIH 患者，在有效治疗 6 个月后，可应用瞬时弹性成像评估进展期纤维化或肝硬化程度。

（6）一般选择泼尼松（龙）和硫唑嘌呤联合治疗方案。在开始硫唑嘌呤治疗之前，建议进行硫唑嘌呤基因筛查。

（7）急性重症 AIH 患者在糖皮质激素治疗 1~2 周内实验室检查无改善或临床症状恶化者，应进行肝移植评估。而 AIH 相关急性肝衰竭患者应直接进行肝移植评估。

（8）有血清学 HBV 感染证据的患者，经大剂量糖皮质激素或其他免疫调节剂（特别是 B 淋巴细胞剔除剂）治疗后，有中度 HBV 再激活的风险，应考虑采用预防性抗病毒治疗。

（9）接受充分免疫抑制剂治疗但在停药后复发的患者，或在给予充足剂量的治疗维持期复发的患者，都建议终生接受免疫抑制治疗。

（10）少数患者可以停药并实现 AIH 长期缓解，血清转氨酶和 IgG 水平持续正常 2 年以上者可考虑停药。

（11）慢病管理：急性活动期患者启动治疗后，2 周应复查一次实验室检查；缓解期患者应 3 个月复查一次实验室检查；合并肝硬化患者应每 6 个月进行 1 次肝脏超声检查和血清甲胎蛋白水平测定；患者在结束治疗后 12 个月应行密切监测，之后每年进行 1 次实验室检查；建议在 AIH 的整个治疗过程中监测抑郁症的表现和生活质量的变化。

（12）建议有生育意向的患者在受孕前 1 年内达到 AIH 缓解。整个妊娠期间应继用糖皮质激素和（或）硫唑嘌呤的维持剂量；妊娠期间应禁用 MMF；妊娠期或计划在次年怀孕的肝硬化女性患者应在妊娠前或中期通过内镜筛查静脉曲张，有静脉曲张者予行套扎治疗；应在产后 6 个月内密切观测病情，以尽早发现疾病复发。

（13）建议 AIH 患者接种 HAV 和 HBV 疫苗，应在免疫抑制治疗启动前接种。

（14）对于所有具有骨质疏松危险因素的 AIH 成年患者，均需及时发现和预防骨质疏松症。

# 第十一节 中西医临床研究进展

## 一、临床辨治

### （一）中医辨证分型

池晓玲[16]通过检索当代中西医结合或中医诊治 AIH 的医案，对治疗所涉及的中医证型、证候要素进行统计分析，共纳入 80 则医案，涉及中医证型 13 个，出现频次前 3 位的证型分别为瘀血阻络、湿热内蕴、肝郁脾虚；涉及中医病性证素 3 种，出现频次前 3 位的证素分别为血瘀、湿、热。周桂琴[17]通过收集 247 例 AIH 患者体质信息，发现 AIH 的中医体质分布比例为：阴虚质（25.1%）、气郁质（21.1%）、气虚质（15.0%）、平和质（13.0%）、湿热质（10.5%）、痰湿质（8.1%）、血瘀质（3.2%）、阳虚质（3.2%）、特禀质（0.8%）。

贾建伟[18]认为 AIH 的病机为肝气郁滞，郁久化热化火伤阴，或饮食不节制，暴饮暴食，饮食停滞，睡眠不足，积热化火，阴虚火旺，或肝病日久亦导致肝血不足，进而出现因虚致瘀，瘀血阻络，提出了燮理阴阳、滋水制阳的治疗大法。临床常用滋水清肝饮加减。

范永升[19]认为本病多因肝经湿热瘀毒所致，其基本病机为肝气郁结，气滞血瘀；脾胃失调，湿热内壅；热毒伤阴，肝肾阴亏。病位在肝胆脾胃，治法重在疏利肝经湿热，活血祛瘀解毒。临床上常选用柴胡、炒枳壳、炒黄芩、焦栀子、蒲公英、重楼、土茯苓、丹参、牡丹皮、茵陈、大黄、茯苓、薏苡仁、生地黄、枸杞子、麦冬、炒白芍、当归等药，善重用赤芍、虎杖、白芍、炒枳壳、淮小麦。

### （二）经典方联合西药

唐文哲等[20]将 82 例 AIH 患者随机分组，对照组予口服熊去氧胆酸胶囊，治疗组在此基础上联合黄芪建中汤加减治疗。治疗 2 个月后，治疗组显效 24 例，有效 15 例，总有效率达 95.12%，显著高于对照组（73.17%），两组患者肝功能（血清 ALT、AST、DB 及 TB）、肝纤维化（血清 HA、LN、PC-Ⅲ及Ⅳ-C）及免疫学（IgG、IgM）等指标水平均较治疗前降低，且治疗组各类指标降低程度较对照组更为明显。

### （三）自拟方联合西药

1. 自拟方联合肝细胞保护剂　邵凤珍[21]等运用滋肾柔肝活血中药（生地、山药、山茱萸、白芍、茯苓、女贞子、牡丹皮、柴胡、茜草、豨莶草、鸡血藤、全蝎，兼湿热加半枝莲、草河车，兼脾虚加山药、党参、白术，兼瘀血加赤芍、鸡血藤，兼脾肾阳虚加淫羊藿、巴戟天）为主联合胸腺肽及 α 甘草酸二铵治疗 AIH 患者 40 例，显效 20 例，有效 18 例，无效 2 例，总有效率 95%，肝功能指标明显改善。

郑明武[22]等采用随机分组方法，运用自拟方药（白芍 10g，茯苓 10g，白术 10g，当归 10g，山药 15g，五味子 10g，甘草 6g，黄芩 10g，柴胡 10g，金钱草 30g，茵陈 30g，陈皮 10g，丹参 10g，赤芍 10g，枳实 10g，香附 10g，败酱 30g，泽泻 15g，川楝子 10g，郁金 10g）联合熊去氧胆酸胶囊、甘草酸二铵胶囊治疗 AIH 患者 30 例，显效 21 例，有效 6 例，无效 3 例，总有效率 90%，与纯西药（熊去氧胆酸胶囊、甘草酸二铵胶囊）对照组比较，疗效显著优于对照组（73.3%），肝功能指标、IgG 改善亦明显优于对照组。

2. 自拟方联合激素、免疫抑制剂　冯晓霞等[23]运用自拟补益方（党参 9g，黄芪 9g，白术 9g，枸杞子 9g，当归 9g，茯苓 9g，陈皮 6g，丹参 9g，麦冬 9g，甘草 6g）联合泼尼松、硫唑嘌呤治疗 AIH 患者 28 例，对照组给予泼尼松联合硫唑嘌呤免疫治疗。治疗 12 周后，治疗组患者外周血中 CD4+PD-1+、CD4+PD-L1+T 细胞的荧光强度均显著低于对照组，ALT、GGT、PC-Ⅲ、C-Ⅳ、IFN-γ、IL-17 的含量均显著低于对照组，IL-4、IL-10 的含量显著高于对照组。

张红星等[24]将 60 例 AIH 患者随机分为对照组和治疗组，两组均予西医常规治疗（强的松片、硫唑嘌呤片），治疗组加用自拟滋补肝肾方（生地 15g，山药 15g，山茱萸 15g，炒白芍 15g，当归 15g，女贞子 15g，墨旱莲 15g，牡丹皮 10g，丹参 15g，茵陈 30g，垂盆草 15g，甘草 6g）治疗。治疗 3 个月后，结果显示治疗组显效 10 人，有效 18 人，无效 2 人，总有效率 93.33%，显著高于对照组，肝生化指标改善均明显优于对照组。

## （四）中成药联合西药

蔡熙等[25]采用茵栀黄注射液联合西药泼尼松片及硫唑嘌呤片治疗自身免疫性肝炎 37 例，治疗组总有效率为 89.19%，显著优于对照组（单用西药组）的 64.86%。黄晶晶[26]等将 40 例 AIH 患者随机分为两组，两组患者均接受口服泼尼松治疗和常规的护肝等对症支持治疗，治疗组在此基础上加用柔肝化纤颗粒治疗 12 周，两组肝功能、肝纤维化、凝血功能等指标均有下降或改善，除 GGT 外，治疗组均优于对照组。

## （五）针灸联合西药

程健君等[27]发现针灸能够双向调节机体免疫功能，治疗变态反应性疾病，发挥抗感染、抗炎、抗肿瘤等作用。张安平[28]采用五输穴、背俞穴针刺联合保肝利胆治疗 AIH，患者肝功能逐渐趋于正常。对于针灸联合西药治疗 AIH 的具体效果，目前尚缺乏大样本临床研究作为证据支持。

# 二、方药与药理

## （一）方药用药规律

黎胜等[16]通过检索当代中西医结合或中医诊治 AIH 的医案，对治疗所涉及的中医证型、证候要素及中药方剂情况进行统计分析，探讨了 AIH 的方药用药规律。结果显示如下。共涉及 28 种方剂，总频次 99，按照方剂出现频次由高到低排序，排名前 5 位分别是茵陈蒿汤 22（22.22%）、柴胡疏肝散 7（7.08%）、小柴胡汤 5（5.05%）、逍遥散 5（5.05%）、一贯煎 5（5.05%），随后（频次≥2）的方剂依次为桃红四物汤、茵陈五苓散、三物黄芩汤、二至丸、秦艽鳖甲散、柴芍六君子汤、金匮肾气丸、茵陈术附汤。共涉及 169 种中药，总频次 1174，最常用药物为补虚药、清热药、利水渗湿药和活血化瘀药。补虚药使用频次 257（21.87%），依次为甘草、白术、白芍、当归、黄芪；清热药使用频次 190（16.17%），依次为赤芍、黄芩、牡丹皮；利水渗湿药使用频次 163（13.87%），依次为茵陈、茯苓；活血化瘀类药使用频次 121（10.30%），依次为丹参、桃仁。本研究发现，治疗不伴黄疸的 AIH 以疏肝健脾、益气活血为主，常用柴胡、白芍、白术、甘草、茯苓、当归、黄芪；伴有黄疸的 AIH 以清热利湿、活血化瘀为主，常用茵陈、赤芍、黄芩、大黄。

## （二）方药药理举例

1. 茵陈蒿汤　茵陈蒿汤具有清热、利湿、退黄的功效，现代常用于治疗肝胆湿热引起的多种疾病，是 AIH 治疗中的重要方剂。现代研究表明茵陈蒿汤具有抗炎、抗氧化、抑制肝星状细胞活化、抗凋亡等药理作用。动物实验显示[29]，茵陈蒿汤能抑制肝组织 Kupffer 细胞（KC）活化标记物 CD68、CD163、F4/80mRNA 表达，抑制小鼠血清 TNF-α 浓度和肝组织 TNF-α mRNA 表达，减轻肝脏炎症细胞浸润，缓解急性肝损伤。进一步研究证实[30]，茵陈蒿汤能降低丙二醛（MDA）、肝游离脂肪酸（FFA）浓度，上调谷胱甘肽过氧化物酶（GSH-Px）浓度，清除体内自由基，发挥抗氧化的保肝作用。茵陈蒿汤通过抑制 TGF-β1/Smad 通路和 PERK 通路，抑制 KC 的活化，从而抑制肝星状细胞（HSC）活化，抑制肝纤维化[31]。另有研究表明[32]，茵陈蒿汤能显著改善肝功能，抗肝纤维化，其作用机制与抑制 CD68、CD14、Ⅰ 型胶原 α2、Mmp12、Mmp2、Mmp23 等基因表达，抑制 KCs 的经典激活途径有关。Cai Fei-Fei 等[33]通过网络药理学鉴定了茵陈蒿汤抗肝纤维化的 45 种活性成分和 296 个潜在靶点，结合转录组学结果和体内/体外实验验证发现，茵陈蒿汤可能通过调控凋亡相关的 TNF、PI3K-Akt 和 MAPK 信号通路的靶点，促进 HSCs 凋亡而抑制 HPCs 凋亡，进而改善肝纤维化。

2. 丹参 丹参具有活血祛瘀、通经止痛、清心除烦、凉血消痈等功效，是 AIH 治疗中常用的中药。丹参多糖是丹参中的重要有效成分之一，具有抗炎、抗氧化、免疫调节等作用，能有效缓解免疫因素所介导的肝损伤。动物实验发现[34]，丹参多糖能有效调控免疫性肝损伤模型小鼠肝脏中的 TLR4/MyD88 信号通路，通过抑制关键因子的表达，下调肝脏内过激的炎症反应、过氧化反应、凋亡反应，从而缓解小鼠免疫性肝损伤，起到护肝保肝的作用。韩超[35]亦通过实验证实，丹参多糖缓解免疫性肝损伤的机制为通过对 NF-κB 通路和 MAPK 通路的调控而抑制炎症因子聚集，减轻炎症细胞对肝细胞的浸润，减轻蛋白水解酶对肝组织的损伤程度进而起到保肝作用。

丹参的另一主要活性成分丹参多酚酸盐，也具有较好的抗炎、抗氧化、抗血小板聚集、保肝作用，能显著缓解刀豆蛋白 A 诱导的免疫性肝损伤。研究发现[36]，不同浓度的丹参多酚酸盐能不同程度地抑制 IL-6、TNF-α 的释放，显著降低血清 AST、ALT 水平，降低肝匀浆丙二醛含量，升高超氧化物歧化酶活性，从而减轻肝损伤，改善肝纤维化。

3. 黄芪 黄芪具有补气升阳、固表止汗、利水消肿、生津养血、行滞通痹、托毒排脓、敛疮生肌等功效，亦是 AIH 治疗中常用的中药。现代研究表明[37]，黄芪的主要活性成分黄芪多糖（APS）能够抗炎、抗病毒、保护肝脏、抗肝纤维化、双向调节免疫。李天一等[38]通过动物实验证实 APS 抗免疫性肝损伤的作用机制可能与其降低血清转氨酶、保护肝细胞、抑制细胞因子（TNF-α、OPN）释放等有关，为临床治疗 AIH 提供理论依据。另有研究显示[39,40]，不同浓度的 APS 能不同程度地降低 IL-6、TNF-α 水平，通过下调 NF-κB 信号通路抑制炎症反应，起到保肝作用。

# 第十二节 展　望

随着现代科学技术的发展与进步，对 AIH 病因和发病机制的认识不断提高，但是到目前为止，仍尚未完全明确，因此给针对病因学的治疗带来了一定的难度。中医学从湿热、瘀血、肝郁等方面进行病因病机分析，根据整体观念与辨证论治，运用不同的方药治疗该病，取得了较好的疗效。中医药在治疗该病方面，尤其是轻微炎症活动期及缓解期，有一定优势，但亦存在一些不足：不同的医家对疾病病因病机的理解不同，临床辨证分型和治疗尚未形成统一的标准；目前对于中医药治疗 AIH 的作用机制研究仍不足，须深入开展中医药对于 AIH 作用机制的研究；缺少大样本的临床研究为方药的疗效提供支撑；中成药制剂治疗该病，使用方法较为便利，较易于被患者所接受，但对于患者的病情变化，不能及时处理与治疗，可能会影响治疗效果；尚缺少成熟的中西医结合治疗方案，需要多中心、大样本的临床对照研究来验证疗效。

（陶庆文，王建明）

# 参 考 文 献

［1］王绮夏，马雄. 自身免疫性肝炎的研究现状与展望［J］. 临床肝胆病杂志，2020，36（4）：721-723.

［2］Lv TT，Li M，Zeng N，et al. Systematic review and meta-analysis on the incidence and prevalence of autoimmune hepatitis in Asian，European，and American population［J］. J Gastroenterol Hepatol，2019，34（10）：1676-1684.

［3］Wang QX，Yan L，Ma X. Autoimmune Hepatitis in the Asia-Pacific Area［J］. Journal of Clinical & Translational Hepatology，2018，6（1）：48-56.

［4］刘维. 中医风湿病学临床研究［M］. 北京：人民卫生出版社，2019.

［5］Christen U，Hintermann E. Pathogen infection as a possible cause for autoimmune hepatitis［J］. Int Rev Immunol，2014，33（4）：296-313.

［6］Ferri S，Muratori L，Quarneti C，et al. Clinical features and effect of antiviral therapy on anti-liver/kidney micro-somal antibody type 1 positive chronic hepatitis C ［J］. J Hepatol，2009，50（6）：1093 - 1101.

［7］Bjornsson E，Talwalkar J，Treeprasertsuk S，et al. Drug-induced autoimmune hepatitis：clinical characteristics and prognosis ［J］. Hepatology，2010，51（6）：2040-2048.

［8］Kerkar Nanda，Yanni George.'De novo' and 'recurrent' autoimmune hepatitis after liver transplantation：A comprehensive review ［J］. J Autoimmun，2016，66（6）：17-24.

［9］苗琪，陈晓宇. 自身免疫性肝炎的肝组织病理学诊断 ［J］. 临床肝胆病杂志，2020，36（4）：728-730.

［10］Mack CL，Adams D，Assis DN，et al.，Diagnosis and Management of Autoimmune Hepatitis in Adults and Children：2019 Practice Guidance and Guidelines From the American Association for the Study of Liver Diseases ［J］. Hepatology，2020，72（2）：671-722.

［11］陈四清. 周仲瑛教授清热化湿治疗免疫性肝炎 ［J］. 实用中医内科杂志，2013，27（1）：16-18.

［12］周仲瑛. 化肝解毒法（汤）治疗乙型肝炎表面抗原阳性病例的初步观察 ［J］. 南京中医药大学学报，1982（1）：23-26.

［13］刘喜德，金实. 金实教授流气和络法治疗自身免疫性肝炎经验撷要 ［J］. 中国中医药信息杂志，2000，7（9）：72-73.

［14］钱程亮，金实. 金实诊治自身免疫性肝炎的经验 ［J］. 江苏中医药，2010（4）：25-25.

［15］中华医学会肝病学分会，中华医学会消化病学分会，中华医学会感染病学分会，等. 自身免疫性肝炎诊断和治疗共识（2015）［J］. 临床肝胆病杂志，2016，32（1）：9-22.

［16］黎胜，施梅姐，萧焕明，等. 自身免疫性肝炎中医医案诊治规律数据挖掘 ［J］. 中医杂志，2017，58（14）：1237-1240.

［17］钟启华，王融冰，李斌，等. 247例自身免疫性肝炎患者中医体质分布及衍变规律分析研究 ［J］. 北京中医药，2019，38（6）：536-540.

［18］王静，贾建伟，袁晨翼. 贾建伟教授运用燮理阴阳法治疗自身免疫性肝炎经验 ［J］. 中西医结合肝病杂志，2020，30（5）：460-462.

［19］叶春华，黄静，范永升. 范永升教授诊治自身免疫性肝炎心得 ［J］. 中华中医药杂志，2013，28（6）：1749-1751.

［20］唐文哲，林芳荣，王忠玲. 黄芪建中汤加减联合熊去氧胆酸治疗自身免疫性肝炎临床疗效及对肝纤维化的影响 ［J］. 中国煤炭工业医学杂志，2019，22（2）：187-190.

［21］邵凤珍，张俊富，崔丽安，等. 滋肾柔肝活血法联合免疫调节剂治疗自身免疫性肝炎临床疗效评价 ［J］. 中西医结合肝病杂志，2005，15（4）：202-203.

［22］郑明武，邹鲁，陈玉如，等. 中药联合甘利欣、优思弗治疗自身免疫性肝炎的效果观察 ［J］. 中国中医药科技，2018，25（5）：763-765.

［23］冯晓霞，梁海林，聂苑霞. 补益方联合免疫治疗对自身免疫性肝炎患者外周血T细胞中PD-1/PD-L1表达量的影响 ［J］. 海南医学院学报，2017，23（14）：1900-1902.

［24］张红星，刘旭东. 中西医结合治疗自身免疫性肝炎30例观察 ［J］. 实用中医药杂志，2016，32（6）：555-556.

［25］蔡熙，翁宏华，缪利娅. 茵栀黄注射液对自身免疫性肝炎患者临床疗效和肝纤维指标的影响 ［J］. 世界华人消化杂志，2017，25（8）：726-731.

［26］黄晶晶，黄鸿娜，潘哲，等. 柔肝化纤颗粒治疗自身免疫性肝炎临床观察 ［J］. 新中医，2014，46（3）：68-70.

［27］程健君，蔡念光，翟登高. 针灸对免疫细胞及免疫分子的调节作用 ［J］. 江苏中医药，2007，39（11）：87-89.

［28］张安平. 五腧穴联合背俞穴治疗自身免疫性肝炎 ［J］. 世界最新医学信息文摘，2017，17（96）：129.

［29］胡旭东，叶（目亭）杰，王晓玲，等. 茵陈蒿汤通过抑制Kupffer细胞活化对刀豆蛋白A诱导小鼠急性肝炎的防治作用 ［J］. 时珍国医国药，2014，25（6）：1340-1343.

［30］Zhang HY，Wang XN，Hu P et al. Serum Metabolomic Characterization of Liver Fibrosis in Rats and Anti-Fibrotic Effects of Yin-Chen-Hao-Tang ［J］. Molecules，2016，21（1）：E126.

［31］李木松，张贵贤，魏媛媛，等．茵陈蒿汤对酒精性肝纤维化的增殖及凋亡的调节机制研究［J］．四川中医，2020，38（2）：52-54．

［32］曹红燕，边艳琴，武超，等．基于方证相关探讨茵陈蒿汤调控库普弗细胞功能及 MAPK 通路抗肝纤维化的作用机制［J］．世界中医药，2015，10（2）：162-168+173．

［33］Cai FF，Bian YQ，Wu R，et al. Yinchenhao decoction suppresses rat liver fibrosis involved in an apoptosis regulation mechanism based on network pharmacology and transcriptomic analysis［J］. Biomed Pharmacother，2019，114：108863．

［34］王霄．丹参多糖对免疫性肝损伤小鼠肝脏 TLR4/MyD88 信号通路和凋亡因子的影响［D］．保定：河北农业大学，2019．

［35］韩超．丹参多糖对小鼠免疫性肝损伤的炎症调节机制研究［D］．保定：河北农业大学，2018．

［36］谢军，韩造木，尹琬凌．丹参多酚酸盐对刀豆蛋白 A 诱导小鼠免疫性肝损伤的保护作用［J］．中药材，2017，40（11）：2686-2688．

［37］张晨，黄进，詹菲，等．黄芪多糖对四氯化碳诱导的大鼠肝纤维化的保护作用［J］．世界中医药，2015，10（6）：887-890．

［38］李天一，汪丽佩，吴国琳．黄芪多糖对免疫性肝损伤小鼠免疫调节的影响［J］．中国中医急症，2014，23（1）：25-27．

［39］王忠利，王洪新．黄芪多糖对免疫性肝损伤大鼠的保护作用研究［J］．中药药理与临床，2013（2）：77-80．

［40］钟振东，苏娟，何永亮．黄芪多糖治疗免疫性肝损伤作用机理研究［J］．时珍国医国药，2013，24（5）：1155-1156．

# 第三十二章
# 原发性胆汁性肝硬化（又名原发性胆汁性胆管炎）

## 第一节 概 说

原发性胆汁性肝硬化（primary biliary cirrhosis，PBC）是一种慢性肝内胆汁淤积性疾病，属于自身免疫性肝病范畴。本病常表现为乏力、皮肤瘙痒、黄疸等，是由于肝内小叶间胆管非化脓性肉芽肿炎症导致小胆管破坏减少、胆汁淤积，最终出现肝纤维化、肝硬化甚至肝功能衰竭。随着治疗的进步，如今大部分患者有正常的预期寿命，仅少数患者会发展成肝硬化，因此，近年被更名为原发性胆汁性胆管炎（primary biliary cholangitis，PBC）[1,2]。PBC 较为罕见，报道的患病率为 19/100 万~402/100 万[3]。本病多见于女性，大多数患者诊断时的年龄介于 30~65 岁，通常在 40 多岁或 50 多岁[4]。本病属中医"黄疸""胁痛""鼓胀""积聚"等范畴。如《圣济总录·黄疸门》说："大率多因酒食过度，水谷相并，积于脾胃，复为风湿相搏，热气郁蒸，所以发为黄疸。"《素问·缪刺论》说："邪客于足少阳之络，令人胁痛不得息。"《灵枢·水胀》载："鼓胀何如？岐伯曰：腹胀，身皆大，大与肤胀等也，色苍黄，腹筋起，此其候也。"

## 第二节 病因病理

### 一、病因与发病机制

#### （一）病因

病因尚不完全知晓，与遗传易感性、感染、化学物质暴露等因素有关。

1. **遗传易感性** 全基因组关联研究（genome-wide association study，GWAS）已证实本病病因与遗传易感性有关[5]；部分 PBC 患者与单倍型组织相容性白细胞抗原（histocompatibility leukocyte antigen，HLA）-DR8[6]及 HLA-DPB1[7]基因之间存在弱相关性；PBC 患者的免疫调节可能存在遗传性异常，针对小胆管的炎症攻击一旦启动可能就无法抑制[8]；PBC 与 CTLA4 的基因变异有关[9]；PBC 与 HLA-Ⅱ类分子、IL12A 及 IL12RB2 基因位点的遗传变异显著相关[10]。

2. **感染** 基于分子模拟学说，目前多种感染因素产生的免疫应答抗原与内源性蛋白相似，从而导致本病的发生。目前怀疑的感染因素包括逆转录病毒[11]、痤疮丙酸杆菌[12]、大肠埃希菌[13]、食芳烃新鞘氨醇菌[14]、乳杆菌[15]等。虽然目前普遍认为感染可引发 PBC 患者的自身免疫，但是证据都只间接显示两者的相关性，并未得到明确的证据。

3. **化学物质暴露** 有些化合物可以诱发产生对人肝内胆管的特异性抗体，如卤代烃[16]、溴己酸酯类[17]、化妆品成分 2-辛炔酸[18]。还有流行病学调查研究显示，居住在有毒废物站附近与 PBC 发病相关[19]。总之，以上研究结果提示，化学物质暴露与 PBC 发病有关。

## （二）发病机制

发病机制尚不完全清楚，可能在环境触发下有遗传易感性的个体中引发适应性和固有免疫应答，导致肝汇管区炎症和胆管上皮损伤。

1. 自身抗体　抗线粒体抗体（antimitochondrial antibody，AMA）是本病的自身抗体，阳性率为95%，特异性98%。AMA 有 M1～M9 共 9 个亚型，其中抗 M2 抗体是临床诊断最常用的特异性抗体，该抗体主要识别线粒体上的丙酮酸脱氢酶复合物 E2 亚单位（PDC-E2），通过胆管上皮细胞表面的多聚免疫球蛋白 A 受体特异性地进入胆管上皮细胞并与 PDC-E2 结合，造成胆管损伤[20]。

抗核抗体在本病中阳性率超过 30%，其中抗 gp210 抗体和抗 p62 抗体具有特异性。抗 gp210 抗体的靶抗原是核孔复合物中分子量为 210kD 的糖蛋白，它对 PBC 诊断的敏感性为 25% 左右，但特异性高达 99% 以上，与 PBC 的预后不良有关；抗 p62 抗体的靶抗原是核孔复合物中分子量为 62kD 的跨膜蛋白，诊断特异性在 97% 以上，敏感性为 10%～30%，与 PBC 发病有关。

2. 细胞免疫失衡　肝功能严重损伤的 PBC 患者代表 Th1 细胞活性的细胞因子 IL-2 和 TNF-α水平明显高于肝功能轻度损伤者，代表 Th2 细胞活性的细胞因子 IL-4 和 IL-10 在 PBC 治疗后明显高于治疗前，表明 Th1 和 Th2 类细胞所产生因子的变化对于 PBC 的胆管损伤的发病机制可能有关。

CD4+Treg 细胞能减轻机体的炎症反应和组织损伤，而受损 PBC 患者外周血 CD4+Treg 细胞比例下调[21]；胆管可见 Th17 细胞浸润，及 IL-6、IL-1 过度表达，PBC 患者血清 IL-17 与 GGT、ALP 浓度呈正相关，说明 Th17 细胞与 PBC 患者胆管损伤的严重程度及肝纤维化形成和发展具有一定的关系[22]。

3. 胆汁酸淤积　胆汁酸淤积造成 PBC 患者肝细胞的"泡沫样"变性，可使肝细胞上的 HLA-Ⅰ类抗原表达增加，从而使其成为活化 T 淋巴细胞的标靶[23]。

## 二、病理

PBC 的基本病理改变为肝内 <100μm 的小胆管的非化脓性破坏性炎症，导致小胆管进行性破坏、减少，进而发生肝内胆汁淤积、肝纤维化，最终可发展至肝硬化。

## 三、中医病因病机

初起或因外邪所伤、七情所伤，肝络失畅，肝气郁滞，久而成痰成瘀，或因禀赋不足、饮食劳倦，导致脾胃气虚，气虚血行不畅，以致瘀血滞留，着而不去，瘀血与痰湿互结，或因素体肝肾阴虚，阴虚则灼津耗液，酿痰成瘀；病程中期，邪气痹阻，郁而化热，或湿热内伤，遂成肝经湿热之证，肝胆疏泄不畅，夹气郁、血瘀，而成湿热瘀毒之证；病程后期，阻滞血络则成痞块，进而凝缩坚硬，推之不移，迁延不愈，毒邪日久耗伤人体气血，出现毒损肝络、肝络瘀阻的证候。总之，本病因素体禀赋不足，又外邪所伤、七情所伤、饮食失宜和劳逸失当等，导致气郁、湿阻、瘀滞，脾胃气虚和肝肾阴虚，晚期毒损肝络、肝络瘀阻。

### （一）先天禀赋不足

素体禀赋不足，脾气亏虚或肝肾阴虚，是本病发病的基础。本病具有遗传易感性和家族聚集性，均体现先天禀赋不足的特点。

### （二）感受六淫邪气或邪毒所伤

感受六淫邪气，尤以湿、热邪气为主，或外受邪毒直接伤及肝络，邪气碍脾、阻滞肝络，而成肝郁脾虚之证。症见乏力倦怠、食欲不振、消瘦、胸胁胀痛等。

## （三）饮食内伤，脾胃气虚

若饮食不节，形体劳倦，脾胃气虚，气血生化不足，津液不得上乘，肌肉失于濡养，脾失健运，内生湿邪，湿浊邪气浸淫皮肤。症见神疲乏力、少气懒言、食欲不振、形体消瘦、皮肤瘙痒、口干、眼干、鼻干等。

## （四）情志失调，肝失疏泄

情志失调，肝气郁滞，肝失疏泄，或素体肝肾不足，失于濡养，阴虚不能制阳，则阴虚阳亢，肝强而乘脾。症见胸胁疼痛、不思饮食、口干咽燥、双目干涩、皮肤干痒、倦怠乏力、盗汗、妇女月经量少、舌红、苔干燥或剥苔等。

## （五）病久入络，瘀血阻滞

罹病日久，正气耗损，肝脾肾亏虚，气郁、血瘀、湿热、痰浊交阻，肝络阻滞，成为积聚之证。症见肝区胀痛、嗳气腹胀、积聚日久、胁下逐渐形成肿块而质硬，兼见面色晦暗或黧黑、两胁刺痛、舌质紫暗等。

# 第三节　临床表现

## 一、症状

40%～80%患者可见乏力，可发生在病程任何阶段，还可表现为嗜睡、倦怠、正常工作能力丧失、社会活动兴趣缺乏和注意力不集中等，从而导致生活质量的降低；20%～70%患者可出现瘙痒，约75%的患者在诊断前即存在皮肤瘙痒，可表现为局部或全身瘙痒，通常于晚间卧床后较重，或因接触羊毛、其他纤维制品、热或怀孕而加重；疾病后期，可发生肝硬化和门静脉高压等一系列并发症。

本病还可出现胆汁淤积相关表现，常出现骨软化症、骨质疏松等代谢性骨病，胆酸分泌减少可导致脂溶性维生素缺乏表现，还可出现高脂血症，包括胆固醇和甘油三酯升高。

本病可合并多种自身免疫性疾病，其中以干燥综合征最常见。此外，还包括复发性无症状性尿路感染、自身免疫性甲状腺疾病、类风湿关节炎、自身免疫性血小板减少症、溶血性贫血和系统性硬化等。

## 二、体征

疾病早期可无明显体征，或仅表现肝区压痛，病程后期门静脉高压时可出现腹部移动性浊音、腹壁静脉曲张等表现。

## 三、实验室和辅助检查

### （一）血生化异常

ALP是本病最突出的生物化学异常，96%的患者可有ALP升高，通常较正常水平升高2～10倍，且可见于疾病的早期及无症状患者。血清GGT亦可升高，但易受酒精、药物及肥胖等因素的影响。ALT和AST通常为正常或轻至中度升高，一般不超过5倍正常值上限，如果患者的血清转氨酶水平明显升高，则须进一步检查以除外其他病因。

### （二）自身抗体

血清 AMA 是诊断的特异性指标，尤其是 AMA-M2 亚型的阳性率为 90%~95%。但 AMA 阳性也可见于其他疾病，如自身免疫性肝炎（AIH）患者或其他病因所致的急性肝功能衰竭（通常一过性阳性）。此外，AMA 阳性还可见于慢性丙型肝炎、系统性硬化病、特发性血小板减少性紫癜、肺结核、麻风病、淋巴瘤等疾病；对本病较特异的 ANA 包括抗 sp100、抗 gp210、抗 P62、抗板层素 B 受体，在 AMA 阴性的 PBC 患者中，约 85% 有一种或一种以上的 ANA 抗体阳性；还有报道抗 SOX13 抗体、抗 SUMO-1 抗体、抗 SUMO-2 抗体具有诊断价值。

### （三）免疫球蛋白 M

IgM 升高是 PBC 的实验室特征之一，可有 2~5 倍的升高，甚至更高。但是 IgM 升高亦可见于其他多种疾病，包括自身免疫性疾病、感染性疾病等，因此缺乏诊断特异性。

### （四）影像学检查

有胆汁淤积表现的患者须行腹部超声以除外胆道梗阻病变，可行磁共振胰胆管成像检查除外原发性硬化性胆管炎或者其他大胆管病变，瞬时弹性测定检查可用于评估 PBC 患者肝纤维化程度。

### （五）肝组织学检查

对于 PBC 有诊断意义，病理学改变分为 4 期，即胆管炎期、汇管区周围炎期、进行性纤维化期和肝硬化期。由于 PBC 组织学表现主要为胆管破坏，因此标本必须具有足够数量的汇管区组织。尽管 PBC 在组织学上明确分为 4 期，但在同一份活检标本上，可同时具有不同时期表现的典型特征[2,24]。

# 第四节　诊断与鉴别诊断

## 一、诊断要点

以中年女性为主，其主要临床表现为乏力、皮肤瘙痒、黄疸、骨质疏松和脂溶性维生素缺乏，可伴有多种自身免疫性疾病，但也有很多患者无明显临床症状。生物化学检查：ALP、GGT 明显升高最常见，ALT、AST 可轻度升高，通常为 2~4 倍正常上限（ULN）。免疫学检查：免疫球蛋白升高以 IgM 为主，AMA 阳性是最具诊断价值的实验室检查，其中以 AMA-M2 最具特异性。超声检查：对所有胆汁淤积患者均应进行肝胆系统的超声检查，超声提示胆管系统正常且 AMA 阳性的患者，可诊断 PBC。肝活组织病理学检查：AMA 阴性者，需进行肝活组织病理学检查才能确定诊断。

## 二、诊断标准

PBC 诊断基于 3 条标准：血清 AMA 阳性，血清胆汁淤积、酶升高超过 6 个月，以及肝脏组织病理提示或支持 PBC。一般符合 2 条标准则高度提示 PBC 诊断，符合 3 条标准则可确诊。诊断时需要排除其他肝病，如血清 AMA 阴性，须行胆管成像排除原发性硬化性胆管炎。如患者有难以解释的碱性磷酸酶升高（超声示胆管正常），需警惕 PBC，可进行 AMA 检查，如 AMA 阴性，应进行抗核抗体、SMA 和免疫球蛋白的测定，必要时肝活检组织学检查。AMA 阳性而碱性磷酸酶正常的患者，应随访并每年进行肝功能检查[24]。

## 三、鉴别诊断

### （一）自身免疫性肝炎（AIH）

本病以女性多见，出现乏力、黄疸表现，这与 PBC 相似。但 AIH 以血清 ALT 和 IgG 升高为主，Ⅰ型 AIH 自身抗体是 ANA 和（或）SMA，Ⅱ型 AIH 自身抗体是抗 LKM-1 和（或）抗 LC-1 抗体，Ⅲ型是抗 SLA/LP 抗体。组织病理学表现为界面性肝炎，或伴小叶性肝炎，或中央-汇管区桥接样坏死，这些均可供鉴别。

### （二）原发性硬化性胆管炎

本病可出现乏力、黄疸表现，可表现 ALP 升高，这与 PBC 相似，但本病以男性为主，且常伴有溃疡性结肠炎，经内镜逆行性胰胆管造影（ERCP）可以发现胆管狭窄表现，没有自身抗体，组织病理学表现为肝内外胆管慢性炎症、增生，可见洋葱皮状的胆管纤维化，这些特点可供鉴别。

### （三）淤胆型药物性肝病

本病可以出现血清 ALP 和 GGT 的升高，这与 PBC 表现相似。但本病因为药物所致，有明确的用药史，一般是急性起病，往往在服药 6 周之内出现，没有自身抗体，组织病理学表现为汇管区单个核细胞浸润，偶有嗜酸性粒细胞浸润、肉芽肿和脂肪变性表现，可供鉴别。

# 第五节　治　疗

## 一、西医治疗

所有肝功能异常的患者均应进行治疗。至今尚无应用免疫抑制剂治疗延长 PBC 患者寿命的报道，熊去氧胆酸（UDCA）可全面改善胆汁淤积的血清生化指标，延缓患者需要进行肝移植的时间，并有可能延长患者寿命。

### （一）基础治疗

熊去氧胆酸是目前唯一被国际指南均推荐用于治疗 PBC 的药物，其主要作用机制为促进胆汁分泌、抑制疏水性胆酸的细胞毒作用及其所诱导的细胞凋亡，因而保护胆管细胞和肝细胞。推荐剂量为 13~15mg/（kg·d），分次服用或 1 次顿服。如果同时应用消胆胺，二者应间隔 4 小时以上。研究表明小剂量 UDCA［≤10mg/（kg·d）］对 PBC 疗效较差，而大剂量 UDCA［≥20mg/（kg·d）］也并未显示出更好的疗效；UDCA 的不良反应较少，主要包括腹泻、胃肠道不适、皮疹和瘙痒加重等，皮肤瘙痒的加重通常是一过性的，而且发生率较低。虽然没有证据显示 UDCA 有致畸作用，但不推荐在妊娠前及妊娠早期使用[2]。

### （二）对 UDCA 生物化学应答欠佳的 PBC 的治疗

国际上有多种评价 UDCA 治疗后生物化学应答的标准，对 UDCA 生物化学应答欠佳的患者，目前尚无统一治疗方案，部分药物在临床研究中显示出一定疗效，可考虑用于这一类患者的治疗，但其长期疗效仍需进一步验证，主要包括：

1. 布地奈德　第二代皮质类固醇激素，对Ⅰ、Ⅱ期 PBC 患者，布地奈德 6~9mg/d 联合 UDCA 治疗，能够取得更好的疗效，但是对于经 UDCA 治疗稳定的患者不推荐联合使用布地奈德；此外，对于组织学Ⅳ期的患者不推荐使用布地奈德。

2. 贝特类药物　非诺贝特可用于生物化学应答欠佳的 PBC 患者，非诺贝特联合 UDCA 在改善 ALP、GGT、IgM 和甘油三酯等方面优于单用 UDCA，但是对病死率和皮肤瘙痒无明显改善。

3. 奥贝胆酸（OCA）　为法尼醇 X 受体激动剂，对于对 UDCA 应答欠佳的 PBC 患者，加用 OCA 治疗后 ALP、GGT、ALT 下降水平较加用安慰剂组有显著差异，但可能增加皮肤瘙痒、降低高密度脂蛋白等不良反应。

4. 其他免疫抑制剂　虽然目前有研究肾上腺皮质激素（泼尼松、泼尼松龙）、硫唑嘌呤、甲氨蝶呤、环孢素 A 等对 PBC 的作用，但是疗效并不确定。

### （三）肝移植

终末期 PBC 可进行肝移植，肝移植后部分 PBC 可能复发。

### （四）并发症的治疗

1. 皮肤瘙痒　UDCA 可能减轻瘙痒，另外可选用口服阴离子交换树脂考来烯胺散；此外，紫外线、光照和血浆置换疗法可能对 PBC 瘙痒症状有效。

2. 脂溶性维生素缺乏　出现骨质疏松应补充钙和维生素 D，严重者加用双膦酸盐治疗；继发维生素 K 缺乏所致的凝血病应每月皮下注射维生素 K 治疗。

## 二、中医治疗

中医治疗原则早期以疏肝健脾为主，病程日久，出现痰湿、湿热、瘀血、气滞等表现时，结合病邪性质分别采用化痰除湿、清热化湿、活血化瘀、疏肝理气等治法；疾病后期，脾胃气虚、肝肾阴虚，则以补益脾胃、滋补肝肾为主治疗。

### （一）中医辨证论治

1. 肝郁脾虚证

证候：肝区疼痛，乏力，皮肤瘙痒，纳差腹胀，大便溏薄，舌淡红，苔薄白，脉弦细或沉细。

治法：疏肝健脾，理气化湿。

方药：逍遥散（《太平惠民和剂局方》）加减。

柴胡、当归、白芍、茯苓、薄荷、煨姜、白术、大腹皮、白豆蔻、郁金、佛手等。

加减：伴乏力明显加黄芪、党参；伴口干、便干，若出现黄疸加虎杖、茵陈、大黄、黄芩等；以胸胁胀痛、胸闷善太息、烦躁易怒为主者加黄芩、金钱草、香附等。

2. 脾胃气虚证

证候：面白不华，神疲乏力，纳差腹胀，大便溏薄或腹泻，舌淡胖边有齿痕，舌苔白，脉沉细无力。

治法：健脾益气，除湿止泻。

方药：补中益气汤（《脾胃论》）或参苓白术散（《太平惠民和剂局方》）加减。

黄芪、白术、陈皮、升麻、柴胡、党参、茯苓、薏苡仁、山药、桔梗、防风等。

加减：伴有腹胀、饮食不化、苔白厚腻者加厚朴、佩兰、石菖蒲；伴乏力、胸闷、气短明显者加重党参、黄芪用量；纳差加焦三仙；失眠加首乌藤、柏子仁、酸枣仁等。

3. 湿热瘀阻证

证候：身目俱黄，色泽鲜明，小便黄赤，大便色浅，纳呆呕恶，厌食油腻，乏力，皮肤瘙痒或有灼热感，右胁刺痛，口咽干燥，舌苔厚腻微黄，脉濡数。

治法：清热除湿，活血祛瘀。

方药：甘露消毒丹（《医效秘传》）合血府逐瘀汤（《医林改错》）加减。

滑石、黄芩、茵陈、石菖蒲、川贝母、木通、桃仁、红花、当归、川芎、赤芍、牡丹皮、土鳖虫、水蛭等。

加减：皮肤瘙痒加苦参、白鲜皮、地肤子、白蒺藜等；口干舌燥、身热发黄加大黄、栀子、黄连等；面色黧黑、肌肤甲错加王不留行、泽兰等。

4. 肝肾阴虚证

证候：面色晦暗，乏力，腰酸膝软，口眼干燥，手足心热，尿黄量少，便秘，下肢水肿，肝脾大，舌质红，干燥无苔或剥苔，脉沉细。

治法：滋阴疏肝，益肾清肝。

方药：一贯煎（《续名医类案》）或滋水清肝饮（《医宗己任编》）加减。

北沙参、麦冬、当归、生地黄、枸杞子、川楝子、白芍、山茱萸、柴胡、栀子等。

加减：腰膝酸软加杜仲、续断、桑寄生；双眼干涩明显加菊花、枸杞子、密蒙花、青葙子；虚热多汗加牡丹皮、地骨皮等。

5. 痰瘀阻络证

证候：身目发黄，色不甚鲜明，口中黏腻，脘闷不饥，腹胀纳少，大便溏泄，肢体困重，倦怠嗜卧，胁下肿块胀痛或刺痛，痛处固定不移，女子行经腹痛，经水色暗有块，唇舌紫暗边有瘀斑，苔腻，脉沉细或细涩。

治法：化瘀祛痰。

方药：膈下逐瘀汤（《医林改错》）合导痰汤（《校注妇人良方》）加减。

赤芍、丹参、牡丹皮、桃仁、红花、当归、川芎、甘草、香附、橘红、白术、郁金、茵陈等。

加减：恶心呕吐者，加制半夏、生姜和胃降逆；频繁呃逆者，加旋覆花、代赭石降气化痰；倦怠嗜卧者，加党参、黄芪健脾益气；畏寒肢冷者，加附子、干姜温阳散寒；胁肋刺痛，加没药、茜草、郁金活血通经；面色暗黑，胁下肿块坚硬者，加鳖甲、生牡蛎软坚散结。

## （二）中成药

1. 雷公藤多苷片　每次10～20mg，每日3次，饭后服用。本品具有祛风解毒、除湿消肿、舒筋通络之功效，实验研究表明，雷公藤多苷片具有抗炎、免疫抑制作用。同时应注意其性腺抑制、骨髓抑制以及肝损伤等副作用。

2. 逍遥丸　每次6g，每日3次，饭前服或遵医嘱。本品具有疏肝解郁、健脾除湿之功效。大量实验研究表明，逍遥丸能调节中枢神经系统，保护肝脏，增加肠蠕动。

3. 大黄蜇虫丸　每次6g，每日3次，饭前服或遵医嘱。本品具有活血破瘀、通经消痞之功效。实验研究表明，大黄蜇虫丸能降低转氨酶和胆酶，缓解慢性肝损伤，活血破瘀、祛瘀生新，促进瘀血肿块的消散和吸收，改善微循环，抑制胆固醇、甘油三酯合成。

## （三）外治法

1. 外敷方　威灵仙30g，苦参30g，生地榆60g，大血藤60g。煎药汁湿敷于肝区，每日2次。本方具有解毒散结、活血通络之功效。

2. 止痒方　白鲜皮12g，石菖蒲12g，地肤子10g，苦参10g，白芍10g，牡丹皮15g。本方用于皮肤瘙痒部位，外用熏洗，每日 1 次。本方具有祛风凉血止痒之功效。

# 第六节　中西医结合诊治策略与措施

## 一、结合病因、发病机制辨病用药

原发性胆汁性肝硬化的现代医学认识是以遗传易感性为基础，加之感染或毒物所伤而发病，基本病理改变为肝内 $<100\mu m$ 的小胆管的非化脓性破坏性炎症，导致小胆管进行性减少，进而发生肝内胆汁淤积、肝纤维化，最终可发展至肝硬化。中医辨治本病首先要做到未病先防，对于有家族史，或者有遗传易感基因者，要注意"虚邪贼风，避之有时"，"避其毒气"，注意预防感染、避免有毒物质伤害，防止疾病发生；其次，若已发病，要辨别外邪的性质，或避免继续受邪，或及时祛邪外出，使病情尽快稳定而向愈；此外，西医的病理过程是肝胆炎症、胆汁排泄不畅、肝纤维化等，中医认为属于肝郁脾虚之表现，因此疏肝健脾是本病的基本治法，要贯穿于疾病治疗的始终。疏肝利胆就是要疏理气机，使胆汁正常排泄，恢复胆之"泻而不藏"的功能。现代医学也证实，茵陈具有利胆、保护肝功能、解热、抗炎、降脂、降压等作用[25]。健脾和胃就能缓解乏力、气短等表现，药理学研究显示，黄芪具有健脾益气的作用，能够对免疫性肝损伤小鼠的肝脏具有明显保护作用，并且黄芪单用能更明显地降低免疫性肝损伤模型小鼠血清 IL-6、IL-8 水平，从而发挥修复肝细胞的作用[26]。

## 二、重视清热药物的应用

原发性胆汁性肝硬化的发病机制是自身免疫反应导致肝汇管区炎症和胆管上皮损伤，基本都能见到抗 AMA 抗体和抗核抗体。因此，炎症始终是导致病情加重的关键因素，有效抑制或阻断炎症反应是改善本病预后的关键。这种炎症改变的中医病机是痰饮、湿浊淤积肝胆日久，酿成湿热，肝失疏泄，湿热之邪流窜、蕴集于周身，中医辨证当属肝胆湿热之证。临床表现为黄疸、口干苦、腹胀呕吐、皮肤瘙痒、发热等。中药需用清利肝胆湿热的药物，如茵陈、柴胡、栀子、黄连、苍术等。现代研究显示，清热药物具有普遍的抗炎作用，对 COX2 活性、iNOS 活性、IL-6、IFN-γ、TNF-α 炎症通路具有普遍的抑制作用[27]，在治疗 PBC 时要注意清热类药物的使用。

## 三、重视活血化瘀法的运用

PBC 可分别归属于"黄疸""胁痛""鼓胀"以及"皮肤瘙痒"等病证范畴。瘀血是导致此类疾病的共同病机，瘀血在本病发病中的作用得到很多医家共识，瘀血既是 PBC 肝病的病理产物，又是致病的重要因素[28]。本病发病之初以肝郁脾虚证为主，随着病程迁延日久，湿热之邪久居不去，损伤肝胆血络，肝失疏泄，气机疏泄不利，气不行则血滞，最终导致气滞血瘀的状态；或久病耗气，气虚血行不利，最终也导致血瘀，瘀血阻碍气机，虚瘀胶着，互为因果，因此患者又会出现肝掌、蜘蛛痣、肌肤甲错、肝脾肿大、面色黧黑（或暗黑）、皮肤瘙痒等瘀血表现。在治疗中，要用黄芪、生地黄、当归、赤芍、川芎、垂盆草等药物，或柴胡疏肝散、逍遥散、茵陈五苓散、鳖甲煎丸等加减使用，起到益气行瘀、利水行瘀、行气活血的作用。

## 四、分阶段选择中西医治疗方案

在 PBC 西医发展的不同阶段，中医辨证用药有所区别[29]。在疾病早期，即胆管炎、汇管区炎症期，此期多表现为皮肤瘙痒、疲乏、胁肋部隐痛或胀满，部分患者面色萎黄、善太息、脘腹痞闷、舌色淡、苔薄白、脉弦细，辨证以脾虚肝郁为主，此时以逍遥散加减治疗为宜。在疾病中期，即肝纤维化期、肝硬化代偿期，主要表现为肝区隐痛、乏力、脘腹痞闷、腹胀、口干渴、纳差、肝脾肿大、舌淡或微红、苔薄白腻、脉细弦，此时以阴虚、湿阻为主要病机特点，若湿热为主则以茵陈蒿汤或甘露消毒丹加减治疗，若以寒湿为主则以茵陈术附汤加减治疗，若以阴虚为主则以一贯煎或滋水清肝饮加减治疗。在疾病晚期，即肝硬化失代偿期，多见腹部胀大、皮色苍黄、静脉显露、乏力、手足不温，或伴有下肢水肿、肝脾肿大、纳差、食欲不振，或身目小便色黄、舌淡或淡红、苔薄白腻、脉细缓或沉细，此属脾虚水停证，以参苓白术散合猪苓汤加减，若主要表现为两目晦暗干涩无神、胁肋隐隐作痛、发堕齿槁、手足心热、口干欲饮、低热、小便黄且量少、大便干、下肢水肿、手足搐动、肝脾俱大、舌红、干燥无苔或剥苔、脉沉，此属阴虚瘀毒之证，则以滋水清肝饮合鳖甲煎丸加减治疗。

## 五、结合实验室检查应用方药

PBC 治疗需要结合理化检查结果用药[30]，若胆酶升高，胆汁淤积明显者，需要结合清热利胆、退黄保肝中药，如茵陈、金钱草、虎杖、郁金等；若超声表现肝纤维化者，加入具有抗肝纤维化作用的中药，如丹参、赤芍、威灵仙等，其中丹参能保护肝损伤，促进肝细胞再生，丹酚酸 B 盐可显著抑制肝纤维化大鼠肝组织 HIF-1 表达及其血管生成，赤芍治疗淤胆型肝炎有较好的疗效，威灵仙是祛风除湿药，药理实验研究证实其具有促进胆汁分泌，松弛总胆管末端括约肌的作用，能够起到利胆作用。

## 六、增效减毒的策略

当 PBC 合并有其他风湿免疫病时，病情更为复杂，使用中药可以达到增效减毒的效果。如PBC 合并干燥综合征伴有系统损害者，需要长期大量应用糖皮质激素治疗，但是会引起下丘脑-垂体-肾上腺轴（HPA 轴）功能紊乱，出现食欲亢进、心烦失眠、痤疮，甚至 Cushing 征象等，此时当以知柏地黄汤加味以滋阴降火；若出现骨质疏松，则当配伍骨碎补、补骨脂、续断、淫羊藿等补肾壮骨药物，预防骨质疏松的发生；若使用免疫抑制剂出现白细胞、红细胞减少等表现，需要加用益气健脾、生精益髓的药物，如生地黄、熟地黄、龟板、黄芪、当归、白芍等药物。

# 第七节　名医经验

## 一、董振华经验

董振华[30]认为 PBC 病位主要在肝、脾，累及于肾，病性属本虚标实，虚实兼见，但病机关键总以脾胃病变为中心，脾胃气虚贯穿疾病始终。在病机认识方面以脾胃病变为中心，辨证论治方面重视证候转化，需要辨证结合辨病，精于用药。

**医案举例：**患者女，65 岁。2006 年 11 月 8 日因"肝功能异常 4 年，乏力、腹胀 1 年余"就诊。

2002 年体检发现肝功能异常，多项病毒性肝炎指标均为阴性。近 1 年乏力、腹胀明显，本院化验肝功能 ALT72U/L，AST78U/L，GGT549U/L，ALP284U/L。抗核抗体（ANA）1∶160，抗线粒体抗体（AMA）（+）1∶640，抗线粒体抗体 M2 亚型（AMA-M2）>300U/mL。B 超：肝实质回声欠均；胆囊多发结石。诊断为 PBC。现乏力，头晕，口干思饮，腹胀，大便不成形，每日 2~3 次。

舌淡暗，胖大边有齿痕，苔白，脉沉细无力。

辨证为脾气不足，湿热不化。

治以健脾益气，化湿清热。

方用补中益气汤加减，具体药物：生黄芪 30g，威灵仙 20g，茵陈、赤芍各 15g，党参、白术、柴胡、当归、陈皮、石菖蒲、郁金各 10g，升麻、炙甘草各 6g。每日 1 剂，水煎服。再予熊去氧胆酸 250mg，每日 3 次。

服药 1 个月余，乏力头晕减轻，仍感口干、腹胀、大便不成形。复查 ALT41U/L，AST47U/L，GGT294U/L，ALP218U/L。守方加炒薏苡仁 30g，枳壳、苏梗、香附各 10g。再服 1 个月乏力明显改善，腹胀减轻，熊去氧胆酸减为 250mg，每日 2 次。以后基本以前方加减治疗，多次化验肝功能正常，病情稳定。

## 二、王灵台经验

王灵台[31]认为饮食不节、感染外邪是本病的主要外因，内生之邪源于脏腑功能紊乱，而情志因素与 PBC 的发病关系密切。二者最终致湿邪内聚、血瘀而滞、胆道不通，或湿邪郁久化热、湿热蕴结肝胆，胆液外溢则为黄疸，熏蒸皮肤则瘙痒难止，热灼津液则可见口干、目涩。最终，湿、热、瘀血之标邪互结于肝络，致本病持续存在，缠绵难愈。本病属于本虚标实之证。正虚为本病发生发展的根本内因，贯穿于发病始终，正虚主要体现为脾、肝、肾三脏虚损所致的功能失调。本病病程的发展是一个由虚致湿、由郁致瘀、由毒致损的逐步演变病理过程。治疗上本病应采用调三脏、清湿热、祛瘀黄的治疗大法。临证主张重辨证、参辨病，组方力求补而不壅、清而不伤、通而不峻。临证不畏补益之品的应用，酌加解毒清热之品以祛邪、调阴阳之本，喜用血肉有情之品、护脾为要。

**医案举例：** 顾某，女，62 岁。初诊日期：2005 年 4 月 14 日。

患者主诉乏力 2 年，身目黄染 3 个月。刻下：神疲乏力，腰膝酸软，视物模糊，口干，胃纳稍差；身黄目黄，双下肢不肿；大便色黄稍干、1~2 日 1 行，尿色黄、尿量正常；舌暗红质干、苔薄腻，脉细。3 月 22 日外院查肝功能：TB72μmol/L，DB144μmol/L，ALT62U/L，AST68U/L，GGT247U/L，ALP271U/L，GLB39g/L，ALB36g/L；抗线粒体抗体Ⅱ型（AMA-M2）阳性。B 超示：肝硬化，脾肿大。

西医诊断：原发性胆汁性肝硬化（胆管炎）。

中医诊断：黄疸，辨证属气阴两虚兼湿热犯肝。

治法：益气养阴，利湿退黄。

处方：黄芪 15g，白术 15g，北沙参 15g，石斛 30g，当归 15g，枸杞子 15g，白花蛇舌草 30g，蛇六谷 15g（先煎），茵陈 30g，郁金 12g，仙鹤草 30g，炙鳖甲 12g（先煎），生牡蛎 30g（先煎），炙鸡内金 9g。水煎，每日 1 剂，早晚分服。另嘱患者加服熊去氧胆酸胶囊，每次 250mg，每日 3 次。

4 月 28 日复诊：自诉药后乏力改善，口干减轻，仍身目黄染，大便稍干；舌暗红、苔薄腻，脉细。上方加制大黄 10g，虎杖 15g。

5 月 12 日三诊：诉药后乏力明显改善，身目黄染较前明显好转，口干稍作，然大便每日 2~3 次，质烂如泥。复查肝功能 TB32μmol/L，DB20μmol/L，ALT37U/L，AST42U/L，GGT202U/L，AKP226U/L，GLB39g/L，ALB40g/L。前方减白术，加土鳖虫 6g。

其后基本治法不变，加减服药 1 年余，患者临床症状消失，复查肝功能各项指标基本恢复正常。随访期间，以基础方加减治疗约 10 年，患者无明显不适。至 2015 年 6 月 10 日复查肝功能：TB23μmol/L，DB16μmol/L，ALT19U/L，AST22U/L，GGT72U/L，AKP60U/L，GLB33g/L，ALB39g/L；AMA-M2 弱阳性；B 超示肝内仅见光点增粗。

# 第八节　中西医调护

本病应以清淡饮食为主，宜食新鲜蔬菜、豆类、粗粮，忌食辛辣、油腻、甘甜之品，忌烟酒，避免剧烈体育运动及重体力劳动，同时还需加强心理护理教育，告知疾病目前的疗效及预后，减少患者的心理负担。

# 第九节　预后转归

使用 UDCA 治疗以来，PBC 预后已有明显改善。许多早期 PBC 患者可能有正常的期望寿命。关于采用 UDCA 治疗的患者的研究表明，初诊为轻度 PBC 且对 UDCA 治疗有生化应答的患者预后良好。本病预后不良危险因素包括：诊断时存在症状、碱性磷酸酶和胆红素水平升高、组织学分期为更晚期、存在 ANA、吸烟、有遗传多态性。

# 第十节　诊治指南（方案或共识）

目前各学会发布的 PBC 最新指南和共识包括：《2018 美国肝病学会：原发性胆汁性胆管炎实践指南》[32]；《2017 年欧洲肝病学会（EASL）临床实践指南：原发性胆汁性胆管炎的诊断和管理》[33]；中华医学会肝病学分会、中华医学会消化病学分会和中华医学会感染病学分会共同制定的《原发性胆汁性肝硬化（又名原发性胆汁性胆管炎）诊断和治疗共识（2015）》[34]。

## 一、2018 美国肝病学会"原发性胆汁性胆管炎实践指南"（节选）[32]

2018 年，美国肝病学会在 2009 年该学会发布的原发性胆汁性肝硬化指南的基础上，在病因、诊断、影像的作用、临床表现和治疗等方面进行更新，基于专家共识和已发表文献进行陈述、分析，发布了新的临床指南，主要包括 14 项推荐意见，具体如下。

1. 满足下列 3 条标准中 2 条即可诊断 PBC：①血清生化提示 ALP 升高；②AMA 阳性，或 AMA 阴性时其他 PBC 特异性自身抗体，如 sp100、gp210 阳性；③组织学证据提示非化脓性破坏性胆管炎和小叶间胆管损伤。

2. 如果满足其他标准，包括胆汁淤积性表现和 PBC 特异性自身抗体如 sp100 或 gp210 阳性，AMA 阴性 PBC 的诊断不需要进行肝活组织检查。

3. 当 ALT 活性超过 5×ULN 时，PBC 患者应考虑肝活组织检查以排除伴随的 AIH 或其他肝病。

4. 在疑似 PBC/AIH 重叠的情况下，治疗应针对主要的组织学损伤模式。

5. 对于肝酶异常的 PBC 患者，无论组织学阶段如何，均建议口服剂量为 13~15mg/（kg·d）的 UDCA。

6. 对于需要服用胆汁酸螯合剂的患者，应该在服用胆汁酸螯合剂前至少 1 小时或之后 4 小时服用 UDCA。

7. 应在开始治疗后 12 个月评估患者对 UDCA 的生化反应，以确定是否需要进行二线治疗。

8. 对 UDCA 应答不佳的患者应考虑联合 OCA 治疗，OCA 起始剂量为 5mg/d。

9. 贝特类药物可用于 PBC 患者对 UDCA 应答不佳者的替代治疗。

10. 失代偿性肝病患者（Child-Pugh-Turcotte B 或 C 级）不鼓励使用 OCA 和贝特类药物。

11. 对于有瘙痒症的 PBC 患者应使用阴离子交换树脂作为初始治疗。

12. 对离子交换树脂不耐受的患者可考虑使用以下药物：①利福平 150～300mg，每日 2 次；②口服阿片类拮抗剂如纳曲酮，50mg/d；③舍曲林 75～100mg/d。

13. 干眼症的处理可采用以下方法：①最初应该使用人工泪液；②毛果芸香碱或西维美林可用于对人工泪液疗效不好的患者；③环孢菌素或立他司特眼用乳剂可用于对其他药物疗效不佳的患者，推荐在眼科医生的监督下使用。

14. 下列治疗可用于口干症和吞咽困难：①可以尝试非处方唾液替代品；②使用唾液替代品但仍有症状的患者，可以使用毛果芸香碱或西维美林。

## 二、原发性胆汁性肝硬化（又名原发性胆汁性胆管炎）诊断和治疗共识（节选）[34]

2015 年，由中华医学会肝病学分会、消化病学分会和感染病学分会共同组织国内有关专家制订了《原发性胆汁性肝硬化（又名原发性胆汁性胆管炎）诊断和治疗共识（2015）》，该共识采用 GRADE 方法对推荐意见的证据质量和强度进行分级，证据等级分为高质量（A）、中等质量（B）、低质量（C）、极低质量（D），推荐强度分为强推荐（1 级）、弱推荐（2 级），主要包括 15 条推荐意见，具体如下。

1. 病因不明的 ALP 和（或）GGT 升高，建议常规检测 AMA 和（或）AMA-M2（A1）。

2. 对于 AMA 和（或）AMA-M2 阳性的患者，肝穿刺组织病理学检查并非诊断所必需。但是 AMA/AMA-M2 阴性患者，或者临床怀疑合并其他疾病如 AIH、非酒精性脂肪性肝炎，需行肝穿刺活组织病理学检查（C1）。

3. 符合下列三个标准中的两项即可诊断为 PBC（A1）：①反映胆汁淤积的生物化学指标如 ALP 升高；②血清 AMA 或 AMA-M2 阳性；③肝脏组织病理学符合 PBC。

4. 肝脏酶学正常的 AMA 阳性者应每年随访胆汁淤积的生物化学指标（C2）。

5. 有肝脏酶学异常的 PBC 患者，无论其组织学分期如何，均推荐长期口服 UDCA13～15mg/（kg·d）（A1）。

6. 建议对疾病早期患者（病理学分期为Ⅰ～Ⅱ期）使用巴黎Ⅱ标准评估生物化学应答：UDCA 治疗 1 年后，ALP 及 AST≤1.5×ULN，总胆红素正常。对中晚期患者（病理学分期为Ⅲ～Ⅳ期）使用巴黎Ⅰ标准评估生物化学应答：UDCA 治疗 1 年后，ALP≤3×ULN，AST≤2×ULN，胆红素≤1mg/dL（C1）。

7. 对 UDCA 应答不完全的患者尚无统一治疗方案，UDCA 联合布地奈德、贝特类药物、OCA 可能有效，但长期疗效仍需进一步研究（C2）。

8. UDCA 是否可用于 AMA 阳性但肝脏酶学指标正常的预防性治疗，尚无明确的证据；但如果组织学上有 PBC 证据，可开始 UDCA 治疗（C1）。

9. 对终末期 PBC 患者建议行肝移植，指征包括：难治性腹水、反复发作的自发性细菌性腹膜炎、反复发作的静脉曲张破裂出血、肝性脑病、肝细胞癌、顽固性皮肤瘙痒、血清总胆红素超过 103μmol/L（A1）。

10. 对存在皮肤瘙痒的 PBC 患者首选消胆胺，推荐剂量为 4～16g/d；由于本药影响其他药物（如 UDCA、地高辛、避孕药、甲状腺素）的吸收，故应与其他药物的服用时间需间隔 4 小时（B1）。

11. 对乏力的患者首先应除外其他导致乏力的因素，莫达非尼可以减轻 PBC 患者的乏力症状，推荐剂量为 100～200mg/d（C2）。

12. 合并干燥综合征的患者需注意改变生活习惯和环境。对于干眼症的患者可使用人工泪液和环孢霉素 A 眼膏。对于药物难治性病例，可行鼻泪管阻塞并联合应用人工泪液（C1）。

13. 建议补充钙及维生素 D 预防骨质疏松。成人每日元素钙摄入量 800mg；绝经后妇女和老年人每日元素钙摄入量为 1000mg。维生素 D 的成年人推荐剂量 200IU/d；老年人推荐剂量为 400～800IU/d（C1）。

14. 重叠综合征的诊断需满足两种疾病诊断标准中每种疾病至少两条。PBC 诊断标准如下：①ALP≥2×ULN 或 GGT≥5×ULN；②AMA 或 AMA-M2 阳性；③肝活组织检查显示汇管区胆管损伤。AIH 诊断标准如下：①ALT≥5×ULN；②IgG≥2×ULN 或 SMA 阳性；③肝活组织检查显示中度到重度淋巴细胞浆细胞界面炎（C2）。

15. 对于 PBC-AIH 重叠综合征尚无统一治疗方案，以 UDCA 为一线治疗，无应答者联合免疫抑制剂治疗（C2）。

# 第十一节　中西医临床研究进展

## 一、临床辨治

### （一）中医辨证分型

车念聪[35]认为慢性肝病病因病机与湿、热、毒、瘀、虚有关，常导致肝脾肾三脏受损及气血津液代谢失常。在治疗过程中当处理好肝体之本虚、血瘀、络阻，肝用之标实、气郁、痰湿。处方常用炙鳖甲、地黄滋补肾阴而达柔肝之目的，芍药、阿胶柔肝滋肾，肝肾同调，以滋肾水；用和肝血法，补肝血而不使其壅滞，故用丹参、三七等养血补血之药以充养肝体；常用半枝莲、半边莲、仙鹤草、白花蛇舌草解毒利湿；对伴有黄疸的患者，常用茵陈、金钱草利湿退黄，伴瘀热，常用赤芍、地黄等清热凉血化瘀之品，凉血养阴，以除邪热；疾病后期治疗中不可用大剂量破血活血药，用功具补血养血又可活血的调养之品，用药之法当祛瘀而不伤正，寓消于补，如当归、丹参、鸡血藤等以通肝络。

张宁[36]通过文献数据库检索，整理本病主要证型有：肝郁脾虚、肝肾阴虚、湿热瘀血、湿热蕴结、脾胃气虚和湿滞血瘀等 6 个证型。刘颖整理董振华教授辨证分型[30]，认为本病病因病机特点：以脾胃病变为中心，脾胃气虚贯穿疾病始终。辨证分型主证主要有：肝郁脾虚、脾胃气虚、气阴两虚、肝肾阴虚、湿热蕴结、瘀血阻络。常有湿热、血瘀等兼证。

常占杰[29]提出分三期四型辨治原发性胆汁性肝硬化。早期（胆管炎、汇管区炎症期）即血虚肝郁型。主要表现为皮肤瘙痒、疲乏、胁肋部隐痛或胀满，部分患者面色萎黄、善太息、脘腹痞闷、舌色淡、苔薄白、脉弦细，方用逍遥四物汤加减（黄芪、炒白术、炒白芍各 20g，当归、白鲜皮、炒麦芽各 15g，柴胡、茯苓、熟地黄、川芎各 12g，薄荷 8g，炙甘草 10g）。中期（肝纤维化期、肝硬化代偿期）即阴虚湿阻型。该期患者主要表现为肝区隐痛、乏力、脘腹痞闷、腹胀、口干渴、纳差、肝脾肿大、舌淡或微红、苔薄白腻、脉细弦，方用沙参麦冬汤合苍白二陈汤加减（炒薏苡仁 30g，沙参 20g，麦冬、党参、茯苓、枸杞子、山药各 15g，苍术、白术、法半夏各 10g）。晚期（肝硬化失代偿期）分为脾虚水停型、阴虚瘀毒型两种证型。脾虚水停型患者多见腹部胀大、皮色苍黄、静脉显露、乏力、手足不温，或伴有下肢水肿、肝脾肿大、纳差、食欲不振，或身目小便色黄、舌淡或淡红、苔白腻、脉细缓或沉细，方药用自拟健脾活血方加减（茯苓、炒白术各 50g，生薏苡仁 30g，桂枝 10g，川牛膝 20g，猪苓 25g，川芎 12g，当归、赤芍、泽兰各 15g，炙甘草 6g）。阴虚瘀毒型症见两目晦暗干涩无神、胁肋隐隐作痛、发堕齿槁、手足心热、口干欲饮、低热、小便黄且量少、大便干、下肢水肿、手足搐动、肝脾俱大、舌红、干燥无苔或剥苔、脉沉，可用滋水清肝饮合二甲散加减（山药、牡蛎各 30g，生地黄、牡丹皮、茯苓、山茱萸、当归各 15g，泽泻、柴胡各 10g，炒白芍、鳖甲各 20g）。

## （二）经典方剂联合西药

刘蒲芳[37]等进行 124 例随机对照试验，对照组给予熊去氧胆酸胶囊口服，每次 250mg，每天 2 次，持续治疗 3 个月。治疗组在对照组治疗基础上加用当归芍药汤治疗，基础方：赤芍 30g，丹参 20g，茵陈 15g，枸杞子 15g，当归 15g，广郁金 12g，茯苓 12g，白术 12g，地龙 10g，炙鳖甲 10g（先煎），大枣 5 枚。胁痛明显者可加延胡索 12g、川楝子 6g；皮肤瘙痒者可加凌霄花 12g、茜草 10g；便溏、乏力明显者可加升麻 10g、党参 15g。每天 1 剂，常规水煎取汁 400mL，分 2 次早晚温服，持续治疗 3 个月。结果显示，治疗后治疗组中医症状积分显著低于对照组，临床治疗总有效率显著高于对照组，ALP、ALT、GGT、TB 和 AST 水平均显著低于对照组，血清 CA-125、GP73、AFP-L3 水平均显著低于对照组。提示当归芍药汤联合熊去氧胆酸治疗原发性胆汁性肝硬化，能明显减小中医症状积分，提高临床治疗，总有效率可达 95.16%，而对照组为 80.65%。

## （三）自拟方联合西药

郑颖俊[38]等进行 60 例随机对照研究，对照组患者口服熊去氧胆酸胶囊 15~20mg/（kg·d）；治疗组患者在对照组基础上加服加味茵陈蒿汤，每日 1 剂，疗程均为 24 周。两组患者治疗后肝功能（GGT、ALP、ALT、AST、TB）均较治疗前明显下降（$P<0.05$），治疗组治疗后肝功能下降明显优于对照组（$P<0.05$ 或 $P<0.01$）；治疗后两组患者免疫指标 IgM、IgG、IgA 均较前有所下降，但差异无统计学意义（$P>0.05$）。魏春山[39]等将 66 例原发性胆汁性肝硬化患者随机分为治疗组与对照组，每组 33 例。对照组予复方甘草酸苷片、熊去氧胆酸胶囊等治疗，治疗组在此基础上同时加用优化通胆汤治疗，两组疗程均为 1 年。①两组治疗后组内及组间比较，皮肤瘙痒、乏力、黄疸、肝肿大、脾肿大等主要临床症状及体征的变化差异均有统计学意义，治疗组优于对照组（$P<0.05$）。②组内及组间比较 ALT、AST、GGT、ALP、TB、TBA 差异均有统计学意义（$P<0.05$）。③治疗前后组内比较，治疗组 IgG、IgA 差异有统计学意义（$P<0.05$），而对照组 IgM、IgG、IgA 差异无统计学意义（$P>0.05$）；组间治疗后比较，IgG、IgA 差异有统计学意义，治疗组优于对照组（$P<0.05$）。治疗前后组内比较，两组 AMA（总、M2、M4、M9）、ANA 阳性率的差异均无统计学意义（$P>0.05$）；组间治疗后比较，AMA（总、M2、M4、M9）、ANA 阳性率的差异均无统计学意义（$P>0.05$）。④治疗前后组内比较，两组肝脏硬度值差异均有统计学意义（$P<0.05$）；组间治疗后比较，肝脏硬度值差异有统计学意义，治疗组优于对照组（$P<0.05$）。结论：优化通胆汤联合熊去氧胆酸治疗原发性胆汁性肝硬化，可明显缓解患者的临床主症，改善肝功能及肝脏硬度，降低肝纤维化程度。

## （四）中成药联合西药

王暴魁[40]应用复方鳖甲软肝片联合丁二磺酸腺苷蛋氨酸肠溶片和熊去氧胆酸胶囊治疗 PBC 患者，取得了一些短期效果，有效改善了患者的肝功能指标，降低了血清 HA、LN、PC-Ⅲ和Ⅳ-C 水平，提高了患者生活质量。张金颖[41]等对比扶正化瘀胶囊联合熊去氧胆酸胶囊与单用熊去氧胆酸的疗效，二者联合应用治疗本病时，患者第 12、24 周中医临床症状、ALP、GGT、ALT、AST、TG、AMA-M2 均较对照组明显改善，差异均有统计学意义。

## （五）中药提取物联合西药

魏士长[42]等通过临床试验的 Meta 分析显示：异甘草酸镁联合熊去氧胆酸治疗 PBC 的有效性优

于单纯使用熊去氧胆酸治疗，尤其在降低 ALT、AST、ALP、TB 及 GGT 水平方面效果显著，可在临床推广应用。陈国凤[43]等将 110 例 PBC 患者分为熊去氧胆酸（UDCA）治疗组、UDCA 加泼尼松治疗组、UDCA 加复方茵陈注射液治疗组、UDCA 加思美泰治疗组、UDCA 加思美泰及中药联合治疗组，治疗前及治疗 2 周、4 周时测定血清总胆红素（TB）水平，UDCA 与思美泰、中药联合应用是治疗 PBC 的较好方法，副作用少，TB 下降快。

## 二、方药与药理

### （一）方药用药规律

李红玉[44]等通过文献整理研究，结果显示使用频率排在前 10 位的药物分别是茵陈 4.4%，茯苓 4.4%，白术 3.9%，赤芍 3.8%，甘草 3.8%，当归 3.7%，黄芪 3.4%，丹参 3.4%，柴胡 2.8%，郁金 2.5%。如果按归类则补虚药使用频率最高（27.3%），其次为活血化瘀药（17.0%）及利水渗湿（16.1%）。据此可以看出中医药针对本病的治疗主要是从补虚、活血、化瘀、利湿这几个方面着手。而补虚药中补气药所占比例最大，据此推测气虚是本病病机根本，湿毒、血瘀是本病的主要病理因素。

徐燕[45]基于数据挖掘方法和复杂网络技术，研究原发性胆汁性肝硬化的中医药治疗规律，结果显示 PBC 患者使用的中药可归属 18 种类别，以清热药、补虚药、解表药、化痰止咳平喘药、活血化瘀药、利水渗湿药为主。认为 PBC 的病机总不离"湿、热、瘀、虚"，其用药也十分契合病机，清热、活血、利湿、补虚主次有之。使用频次排名前十的中药：丹参、茵陈、甘草、茯苓、郁金、炒鸡内金、陈皮、泽泻、法半夏、生白术。功效以清热利湿退黄、行气活血补虚为主。

### （二）方药药理举例

1. 茵陈蒿汤 茵陈蒿汤药理研究发现[46]，其对多种类型肝损伤具有保护作用。茵陈蒿汤对多种湿热瘀阻型肝脏疾病表现出较好的疗效，不仅可作用于肝脏和血中的酶和蛋白，调节胆汁酸、胆红素、脂质和糖代谢；也可直接作用于肝脏 KC、HSC 以及肝细胞，抑制肝纤维化、炎症以及肝细胞凋亡；此外，还能通过调节肠道菌群，发挥肝脏保护作用。临床前药动学研究基本阐释了该方剂中代表性成分吸收、分布、代谢、排泄过程。$CCl_4$ 肝损模型和 ANIT 胆汁淤积模型下该方剂的药动学变化，提示应结合不同疾病状态设计合理的给药方案。可用于胆汁淤积、非酒精性脂肪肝、酒精性脂肪肝、肝纤维化、肝硬化的治疗，肝保护机制为调节胆红素胆汁酸代谢、降脂降糖、抗氧化、抑制肝星状细胞增殖和活化、抑制肝细胞凋亡、抗炎、调节肠道菌群等。

2. 逍遥散 综合现代药理研究[47]，逍遥散可以调节神经递质浓度、影响神经营养因子功能表达、调节下丘脑-垂体-肾上腺（HPA）轴功能失衡、改善肠道微生态与胃肠道功能、调控内源性代谢物水平、调节免疫炎症因子水平、改善突触结构及其可塑性等。在调节免疫炎症方面，逍遥散可以通过调节 CIS 抑郁模型大鼠杏仁核肿瘤坏死因子-α（TNF-α），血浆白细胞介素-13（IL-13）、IL-17 的含量发挥作用。杨靖等研究表明，逍遥散可以通过调节 CUMS 大鼠血清 IL-1β、TNF-α、干扰素-γ（IFN-γ）、IL-6 的含量发挥作用。陈建丽等研究表明逍遥散可通过降低 CUMS 模型大鼠盲肠炎症应答相关基因蛋白激活酶受体 2（Par2）、Par4 和 Toll 样受体 2（TIR2）RNA 表达而发挥作用。

# 第十二节　展　望

原发性胆汁性肝硬化是一种慢性肝内胆汁淤积性疾病，属于自身免疫性肝病范畴，随着熊去氧胆酸的发现，本病预后已经大大改善。虽然现代医学对其病因和发病机制的认识不断提高，但是到目前为止仍未完全明确，因此给针对病因学的治疗带来了一定的难度。中医认为本病病因乃素体禀赋不足，又被外邪所伤、七情所伤，或饮食失宜和劳逸失当等，导致脾胃气虚和肝肾阴虚，湿热、气郁和瘀血阻滞，晚期毒损肝络、肝络瘀阻。目前中西医结合治疗具有一定的优势，中医治疗可以结合西医病因、发病机制辨病用药，选用清热药物、活血化瘀药物能改善疾病预后，而且依据西医疾病各阶段选择中西医治疗方案、结合实验室检查应用方药以及增效减毒等方面，发挥中西医结合治疗的优势。当然也要看到，不同的医家对疾病病因病机的理解不同，临床辨证分型和治疗较为繁杂，目前并未形成统一的标准，推广起来有一定困难；目前 PBC 的病因和发病机制尚未完全阐明；我国仍缺乏 PBC 的系统流行病学资料；对熊去氧胆酸生物化学应答欠佳的患者预后较差，中医药治疗此类患者的疗效还缺少高级别的临床证据。

（陶庆文，徐愿）

## 参 考 文 献

［1］Kaplan M M. Primary biliary cirrhosis［J］. N Engl J Med, 1996, 335（21）: 1570-1580.

［2］中华医学会肝病学分会, 中华医学会消化病学分会, 中华医学会感染病学分会. 原发性胆汁性肝硬化（又名原发性胆汁性胆管炎）诊断和治疗共识（2015）［J］. 中华肝脏病杂志, 2016, 24（1）: 5-13.

［3］Sood S, Gow P J, Christie J M, et al. Epidemiology of primary biliary cirrhosis in Victoria, Australia: high prevalence in migrant populations［J］. Gastroenterology, 2004, 127（2）: 470-475.

［4］Lleo A, Battezzati P M, Selmi C, et al. Is autoimmunity a matter of sex?［J］. Autoimmun Rev, 2008, 7（8）: 626-630.

［5］Kar S P, Seldin M F, Chen W, et al. Pathway-based analysis of primary biliary cirrhosis genome-wide association studies［J］. Genes Immun, 2013, 14（3）: 179-186.

［6］Qin B, Wang J, Chen J, et al. Association of human leukocyte antigen class II with susceptibility to primary biliary cirrhosis: a systematic review and meta-analysis［J］. PLoS One, 2013, 8（11）: e79580.

［7］Underhill J A, Donaldson P T, Doherty D G, et al. HLA DPB polymorphism in primary sclerosing cholangitis and primary biliary cirrhosis［J］. Hepatology, 1995, 21（4）: 959-962.

［8］Mella J G, Roschmann E, Maier K P, et al. Association of primary biliary cirrhosis with the allele HLA-DPB1* 0301 in a German population［J］. Hepatology, 1995, 21（2）: 398-402.

［9］Juran B D, Atkinson E J, Schlicht E M, et al. Primary biliary cirrhosis is associated with a genetic variant in the 3' flanking region of the CTLA4 gene［J］. Gastroenterology, 2008, 135（4）: 1200-1206.

［10］Hirschfield G M, Liu X, Xu C, et al. Primary biliary cirrhosis associated with HLA, IL12A, and IL12RB2 variants［J］. N Engl J Med, 2009, 360（24）: 2544-2555.

［11］Selmi C, Ross S R, Ansari A A, et al. Lack of immunological or molecular evidence for a role of mouse mammary tumor retrovirus in primary biliary cirrhosis［J］. Gastroenterology, 2004, 127（2）: 493-501.

［12］Harada K, Tsuneyama K, Sudo Y, et al. Molecular identification of bacterial 16S ribosomal RNA gene in liver tissue of primary biliary cirrhosis: is Propionibacterium acnes involved in granuloma formation?［J］. Hepatology, 2001, 33（3）: 530-536.

［13］Ohno N, Ota Y, Hatakeyama S, et al. A patient with E. coli-induced pyelonephritis and sepsis who transiently exhibited symptoms associated with primary biliary cirrhosis［J］. Intern Med, 2003, 42（11）: 1144-1148.

［14］Selmi C, Balkwill D L, Invernizzi P, et al. Patients with primary biliary cirrhosis react against a ubiquitous xenobiotic-metabolizing bacterium［J］. Hepatology, 2003, 38（5）: 1250-1257.

［15］Bogdanos D, Pusl T, Rust C, et al. Primary biliary cirrhosis following Lactobacillus vaccination for recurrent vaginitis［J］. J Hepatol, 2008, 49（3）: 466-473.

［16］Bruggraber S F, Leung P S, Amano K, et al. Autoreactivity to lipoate and a conjugated form of lipoate in primary biliary cirrhosis ［J］. Gastroenterology, 2003, 125（6）：1705-1713.

［17］Leung P S, Quan C, Park O, et al. Immunization with a xenobiotic 6-bromohexanoate bovine serum albumin conjugate induces antimitochondrial antibodies ［J］. J Immunol, 2003, 170（10）：5326-5332.

［18］Leung P S, Park O, Tsuneyama K, et al. Induction of primary biliary cirrhosis in guinea pigs following chemical xenobiotic immunization ［J］. J Immunol, 2007, 179（4）：2651-2657.

［19］Ala A, Stanca C M, Bu-Ghanim M, et al. Increased prevalence of primary biliary cirrhosis near Superfund toxic waste sites ［J］. Hepatology, 2006, 43（3）：525-531.

［20］Shigematsu H, Shimoda S, Nakamura M, et al. Fine specificity of T cells reactive to human PDC-E2 163-176 peptide, the immunodominant autoantigen in primary biliary cirrhosis: implications for molecular mimicry and cross-recognition among mitochondrial autoantigens ［J］. Hepatology, 2000, 32（5）：901-909.

［21］Wang D, Zhang H, Liang J, et al. CD4$^+$CD25$^+$ but not CD4$^+$Foxp3$^+$ T cells as a regulatory subset in primary biliary cirrhosis ［J］. Cell Mol Immunol, 2010, 7（6）：485-490.

［22］李卓敏, 闫惠平. 原发性胆汁性肝硬化 T 细胞免疫研究进展 ［J］. 北京医学, 2013, 35（12）：1025-1028.

［23］Portmann B, Popper H, Neuberger J, et al. Sequential and diagnostic features in primary biliary cirrhosis based on serial histologic study in 209 patients ［J］. Gastroenterology, 1985, 88（6）：1777-1790.

［24］中华医学会风湿病学分会. 自身免疫性肝病诊断和治疗指南 ［J］. 中华风湿病学杂志, 2011, 15（8）：556-558.

［25］章林平, 孙倩, 王威, 等. 茵陈有效成分的药理作用及其临床应用的研究进展 ［J］. 抗感染药学, 2014, 11（1）：28-31.

［26］路景涛, 杨雁, 魏伟, 等. 黄芪多部位组合对化学性及免疫性肝损伤小鼠的保护作用 ［J］. 中国中医药信息杂志, 2008, 15（1）：32-34.

［27］Guan F, Lam W, Hu R, et al. Majority of Chinese Medicine Herb Category " Qing Re Yao" Have Multiple Mechanisms of Anti-inflammatory Activity ［J］. Sci Rep, 2018, 8（1）：7416.

［28］杜慧慧, 张玮. 张玮运用补虚化瘀法辨治原发性胆汁性肝硬化经验 ［J］. 上海中医药杂志, 2013, 47（9）：25-27.

［29］王宁, 李京涛, 刘永刚, 等. 常占杰教授三期四型辨治原发性胆汁性肝硬化的经验探析 ［J］. 中西医结合肝病杂志, 2020, 30（2）：152-154.

［30］刘颖, 董振华. 董振华教授治疗原发性胆汁性肝硬化的经验 ［J］. 中国临床医生杂志, 2015, 43（1）：85-86.

［31］范兴良, 祝峻峰, 王灵台. 王灵台论治原发性胆汁性肝硬化（胆管炎）经验 ［J］. 上海中医药杂志, 2016, 50（8）：1-4.

［32］Lindor K D, Bowlus C L, Boyer J, et al. Primary Biliary Cholangitis: 2018 Practice Guidance from the American Association for the Study of Liver Diseases ［J］. Hepatology, 2019, 69（1）：394-419.

［33］European Association for the Study of the Liver. EASL Clinical Practice Guidelines: The diagnosis and management of patients with primary biliary cholangitis ［J］. J Hepatol, 2017, 67（1）：145-172.

［34］陈成伟, 成军, 窦晓光, 等. 原发性胆汁性肝硬化（又名原发性胆汁性胆管炎）诊断和治疗共识（2015）［J］. 临床肝胆病杂志, 2015, 31（12）：1980-1988.

［35］刘晔, 车念聪, 田甜, 等. 原发性胆汁性肝硬化中医证治探讨 ［J］. 北京中医药, 2018, 37（11）：1082-1083.

［36］张宁, 宫嫚, 周双男, 等. 原发性胆汁性肝硬化中医证候分型文献分析 ［J］. 实用肝脏病杂志, 2013, 16（5）：445-447.

［37］刘蒲芳, 马砚博. 当归芍药汤联合熊去氧胆酸治疗原发性胆汁性肝硬化疗效及对血清 CA125、GP73、AFP-L3 水平的影响 ［J］. 现代中西医结合杂志, 2018, 27（24）：2666-2669.

［38］郑颖俊, 唐海鸿, 贺劲松, 等. 加味茵陈蒿汤联合熊去氧胆酸治疗原发性胆汁性肝硬化的临床研究 ［J］. 中西医结合肝病杂志, 2012, 22（2）：89-91.

［39］魏春山, 唐海鸿, 贺劲松, 等. 优化通胆汤联合熊去氧胆酸治疗原发性胆汁性肝硬化临床观察 ［J］. 上海

中医药杂志，2014，48（8）：37-39.

[40] 刘进国，王暴魁．复方鳖甲软肝片联合丁二磺酸腺苷蛋氨酸和熊去氧胆酸治疗 PBC 患者疗效及其对血清肝纤维化指标的影响 [J]．实用肝脏病杂志，2018，21（3）：340-343.

[41] 张金颖，张永萍，张玲．扶正化瘀胶囊联合熊去氧胆酸胶囊治疗原发性胆汁性肝硬化临床研究 [J]．中国肝脏病杂志（电子版），2014，000（1）：63-67.

[42] 王丹，杨桃，魏士长，等．基于循证药学评价异甘草酸镁联合熊去氧胆酸治疗原发性胆汁性肝硬化的临床疗效 [J]．中国医院用药评价与分析，2019，19（10）：1158-1161，1166.

[43] 陈国凤，成军，李莉，等．110 例原发性胆汁性肝硬化的治疗研究 [J]．中西医结合肝病杂志，2004，14（2）：70-73.

[44] 李红玉，薛博瑜．原发性胆汁性肝硬化中医证治用药规律的文献研究 [J]．中国实验方剂学杂志，2014，20（3）：209-213.

[45] 徐燕．基于数据挖掘和复杂网络对原发性胆汁性肝硬化中药用药规律的研究 [D]．武汉：湖北中医药大学，2018.

[46] 王晶，欧阳冰琛．茵陈蒿汤防治肝脏疾病的药理作用及药动学研究进展 [J]．药物评价研究，2021，44（3）：628-637.

[47] 吴丹，高耀，邢婕，等．逍遥散治疗肝郁脾虚型抑郁症的药理作用机制研究进展 [J]．中国实验方剂学杂志，2019，25（8）：187-193.

# 第三十三章
## 原发性硬化性胆管炎

## 第一节 概 说

原发性硬化性胆管炎（primary sclerosing cholangitis，PSC）是一种以特发性肝内外胆管炎症和纤维化导致多灶性胆管狭窄为特征、慢性胆汁淤积病变为主要临床表现的自身免疫性肝病。相当一部分 PSC 患者会伴发炎症性肠病（inflammatory bowel disease，IBD）。本病的患病率和发病率存在区域差异性，现有的流行资料主要来源于北美和欧洲等西方国家。研究显示[1]其发病率为（0.9~3）/10 万，患病率为（6~16.2）/10 万，北美和北欧国家发病率接近，亚洲和南欧国家报道的发病率及患病率相对偏低。PSC 是相对少见的疾病，但其发病率却有逐年增高趋势。本病可发病于任何年龄，发病年龄高峰约为 40 岁，且多数为男性患者，男女之比约为 2∶1。本病无明显好发季节。本病属中医"黄疸""胁痛""积聚""鼓胀""虚劳"等范畴。如《素问·平人气象论》载[2]："溺黄赤，安卧者，黄疸……目黄者曰黄疸。"《金匮要略·黄疸病脉证并治》篇指出："黄家所得，从湿得之。"

## 第二节 病因病理

### 一、病因与发病机制

#### （一）病因

病因尚不十分清楚，遗传、免疫、感染被认为是主要发病因素，此外还有胆汁酸代谢异常和缺血性损伤等因素[3]。

1. 遗传因素　PSC 一级亲属中本病的发病率增加 100 倍，提示遗传因素与 PSC 的发生密切相关。另外，PSC 与 IBD 在遗传易感基因位点上的重叠不仅提示 PSC 与 IBD 存在关联，而且提示两者的发生都与遗传相关。

2. 免疫因素　PSC 常同时合并 IBD 等其他自身免疫病，另外胆管周围 T 淋巴细胞浸润的现象也说明免疫因素介导的病理损伤是本病的重要发病机制。目前认为源于肠道的固有免疫和获得性免疫反应与 PSC 患者胆管进行性炎症密切相关。

3. 感染因素　PSC 与 IBD 共存的现象提示感染因素也是 PSC 的诱发因素，因为包括感染在内的环境因素也与 IBD 的发生密切相关。通过宏基因分析技术已经发现 PSC 患者肠道微生物的构成与其致病性相关。

4. 胆汁酸代谢异常　胆管上皮表面具有"雨伞"保护效应的碳酸氢盐层可通过 $Cl^-/HCO_3^-$ 交换机制抵御毒性胆汁酸对胆管上皮细胞的损伤，当参与 $Cl^-/HCO_3^-$ 交换的胆汁多糖蛋白体的功能受到在遗传、免疫、感染等多种因素影响时则可诱导 PSC 的形成。

5. **缺血性损伤**　PSC患者发生的进展性胆管周围纤维化可破坏肝内毛细血管网与胆管上皮间氧和营养物质的交换，进而导致缺血性损伤，加重PSC。

### （二）发病机制

本病发病机制尚不十分清楚。目前认为PSC是遗传易感者发生的一种免疫异常疾病，宿主及外界因素可能也参与疾病发生。

1. **免疫反应**　被肠道细菌抗原激活的淋巴细胞通过其表达的归巢受体α4β7与肠及肝组织异常表达且具有招募淋巴细胞作用的黏附因子CAM1及化学性趋化因子结合，然后经淋巴细胞归巢机制向肝内胆管周围迁移，激活T细胞介导的系列免疫反应。

2. **炎症反应**　肠腔细菌及其产生的毒素或代谢产物通过门脉进入肝脏，激活肝脏的Kupffer细胞，释放炎症因子进而诱导PSC。

## 二、病理

PSC患者肝活组织检查可表现为胆道系统的纤维化改变，累及整个肝内外胆道系统，少数仅累及肝外胆道系统，后期肝实质细胞可受损。组织学上肝内大胆管的改变与肝外胆管所见相似，胆管纤维化呈节段性分布，狭窄与扩张交替出现；肝内小胆管典型改变为胆管周围纤维组织增生，呈同心圆性洋葱皮样纤维化，但相对少见。在病理组织学上将PSC可分为4期。Ⅰ期：即门静脉期，炎症改变仅仅局限在肝门区，包括淋巴细胞浸润，有时为嗜中性粒细胞向胆管浸润，胆管上皮变性坏死等，可以有不同侧重的表现，还可以出现胆管上皮的血管化和胆管增生。Ⅱ期：即门静脉周围期，病变发展到肝门周围实质的炎症性改变，出现肝细胞坏死、胆管稀疏和门静脉周围纤维化。Ⅲ期：即纤维间隔形成期，纤维化及纤维间隔形成及（或）桥接状坏死，肝实质还表现为胆汁性或纤维化所致的碎屑样坏死，伴有铜沉积，胆管严重受损或消失。Ⅳ期：即肝硬化期，出现胆汁性肝硬化的所有表现[1]。

## 三、中医病因病机

本病因于湿热所伤或过食甘肥酒热，或素体胃热偏盛，则湿从热化，湿热交蒸，发为阳黄，其中又有热重于湿和湿重于热之分。如因寒湿伤人，或素体脾胃虚寒，或久病脾阳受伤，则湿从寒化，寒湿瘀滞，中阳不振，脾虚失运，胆液为湿邪所阻，表现为阴黄证。继而或由气滞，或由湿阻，导致瘀血产生，气血凝滞，壅塞不通，形成结块，病情加重。脾失健运，水毒内停，既可郁而化热，而致水热蕴结，亦可湿从寒化，出现水湿困脾。久病肝脾日虚，病延及肾，或致脾肾阳虚，或致肝肾阴虚，病情错综复杂，病势日益深重。病程中可发生种种病理改变，如阳黄误治失治，迁延日久，脾阳损伤，湿从寒化，则可转为阴黄。如阴黄复感外邪，湿郁化热，又可呈阳黄表现，病情较为复杂。晚期邪实正虚，腹水反复发生，病情不易稳定，预后较差[4]。病理因素为湿、热、瘀、毒、虚，基本病机为湿邪困遏，瘀血内结，水毒内停[5]。

1. **外感湿热，内蕴中焦**　外感湿热或暑湿之邪，由表入里，内蕴中焦，湿热郁蒸，不得泄越，而致发病。症见身目黄色鲜明，身热，口渴，心烦，纳差，恶心，脘胀胁痛，小便短赤，大便秘结等；或出现身目色黄而不鲜，身热不扬，食欲减退，胸脘痞满，恶心呕吐，头重身困，大便溏垢，小便短黄等。

2. **饮食不节，寒湿内生**　长期饥饱失常，或恣食生冷，致使脾阳受损，寒湿内生，困遏中焦，壅塞肝胆，胆液不循常道，外溢肌肤而致发病。症见身目俱黄，黄色晦暗，或如烟熏，脘腹痞胀，纳谷减少，大便不实，神疲畏寒，口淡不渴等。

3. **情志不遂，气滞血瘀**　肝为将军之官，主调畅气机。长期情志不遂，或暴怒伤肝，或抑郁忧思，皆可使肝失条达。肝气不舒，血行不畅，气滞血瘀，而致发病。症见胁肋胀痛，疼痛走窜不定，胸闷气短，食少嗳气等，或胁痛如刺，痛处不移，入夜痛甚，面色晦暗黧黑，胁肋下出现癥块等。

4. 酒食不节，水毒内停　嗜酒无度，或恣食肥甘厚味，导致脾运失健，水毒内停中焦。症见腹大胀满，绷急如鼓，皮色苍黄，脉络显露，或伴脘腹痞胀，精神困倦，怯寒懒动，小便少，大便溏；或伴烦热口苦，渴不欲饮，小便赤涩。

5. 久病伤正，正气亏虚　本病病程较长，久病必虚，或脾肾阳虚为主，或肝肾阴虚为主。症见腹大胀满，朝宽暮急，面色苍黄或㿠白，脘闷纳呆，神倦怯寒，肢冷浮肿，小便短少不利；或腹大胀满、青筋暴露，面色晦滞，口干而燥，心烦失眠，小便短少等。

# 第三节　临床表现

## 一、症状

本病起病隐匿，15%~55%的患者诊断时无症状，仅在体检时因发现碱性磷酸酶（ALP）升高而诊断，或因 IBD 进行肝功能筛查时诊断；出现慢性胆汁淤积者大多数已有胆道狭窄或肝硬化。患者出现症状时，最常见的可能为乏力，但无特异性，常会被忽略而影响早期诊断。其他可能出现的症状及体征包括皮肤瘙痒、黄疸和肝脾肿大等。黄疸呈波动性、反复发作，可伴有中低热或高热及寒战。突然发作的瘙痒可能提示胆道梗阻。患者还可伴有反复发作的右上腹痛，酷似胆石症和胆道感染。PSC 常见并发症包括门静脉高压、脂溶性维生素缺乏症、代谢性骨病等，还可伴有与免疫相关的疾病，如甲状腺炎、红斑狼疮、类风湿关节炎、腹膜后纤维化等。

## 二、体征

本病的体征除黄疸外，还可有肝大、脾大等。疾病进展时也可有门脉高压的表现，如胸腹壁皮下静脉显露或曲张，甚至在脐周静脉突起形成水母头，曲张静脉上可听到静脉杂音。

## 三、实验室和辅助检查

### （一）血清生物化学检查

PSC 的血清生物化学异常主要表现为胆汁淤积型改变，通常伴有 ALP、GGT 活性升高，但并无明确诊断标准的临界值。ALP 水平波动范围可以很广，部分 PSC 患者在病程中 ALP 可以维持在正常水平。血清转氨酶通常正常，某些患者也可升高 2~3 倍正常值上限。显著升高的转氨酶水平须考虑存在急性胆道梗阻或重叠有自身免疫性肝炎（AIH）可能。在病程初期胆红素和白蛋白常处于正常水平，随着病情进展上述指标可能出现异常，疾病晚期可出现低蛋白血症及凝血功能障碍。

### （二）免疫学检查

约有 30%的患者可出现高 γ-球蛋白血症，约 50%的患者可伴有免疫球蛋白 G（IgG）或免疫球蛋白 M（IgM）水平的轻至中度升高，但免疫球蛋白的异常与其治疗过程中的转归对预后的提示并无明确意义。值得注意的是患者血清 IgG4 的水平，PSC 患者可出现 IgG4 轻度升高，需与 IgG4 相关疾病包括 IgG4 相关硬化性胆管炎（immunoglobulin G4 related sclerosing cholangitis，IgG4-SC）相鉴别。约超过 50%的 PSC 患者血清中可检测出多种自身抗体，包括抗核抗体（ANA）、抗中性粒细胞胞浆抗体（pANCA）、抗平滑肌抗体（抗 SMA）、抗内皮细胞抗体、抗磷脂抗体等，其中 pANCA 分别在 33%~85%PSC 和 40%~87%UC 患者中阳性。但上述抗体一般为低滴度阳性，且对 PSC 均无诊断价值。原发性胆汁性肝硬化特异性的自身抗体抗线粒体抗体（AMA）在 PSC 中较为少见。PSC 特异性的自身抗体目前尚未发现。

### （三）影像学检查

1. 经内镜逆行性胰胆管造影（ERCP）　以往 ERCP 被认为是诊断 PSC 的金标准，尤其是对诊断肝外胆管及一级肝内胆管等大胆管型 PSC 意义较大。但 ERCP 为有创检查，有可能发生多种潜在的严重并发症如胰腺炎、细菌性胆管炎、穿孔、出血等。

2. 磁共振胰胆管造影（MRCP）　对于可疑 PSC 患者，过去 10 年中 MRCP 已逐渐取代了 ERCP 检查。MRCP 属于非侵入性检查，具有经济、无放射性、无创等优势。在具备先进技术且经验丰富的医疗中心，高质量的 MRCP 显示胆道系统梗阻的准确性与 ERCP 相当，目前已成为诊断 PSC 的首选影像学检查方法。MRCP 和 ERCP 对于诊断 PSC 以及判断是否存在肝内胆管狭窄上具有相似的诊断价值，但 ERCP 更有助于判断肝外胆管梗阻及严重程度。

3. 经腹超声检查　超声检查常作为肝胆道疾病首选方法。PSC 患者腹部超声检查可显示肝内散在片状强回声及胆总管管壁增厚、胆管局部不规则狭窄等变化，并可显示胆囊壁增厚程度、胆系胆汁淤积情况及肝内三级胆管的扩张情况等。超声作为广泛开展的临床检查可用于对 PSC 疾病的初始筛查。

### （四）病理学检查

PSC 的诊断主要依赖影像学，肝活组织检查对于诊断 PSC 是非必须的。PSC 患者肝活组织检查可表现为胆道系统的纤维化改变，累及整个肝内外胆道系统，肝内小胆管典型改变为胆管周围纤维组织增生，呈同心圆性洋葱皮样纤维化。肝活组织检查对于诊断胆道影像正常的小胆管型 PSC 是必需的。

# 第四节　诊断与鉴别诊断

## 一、诊断要点

PSC 临床症状表现多样，大多数患者最初并无任何症状，但随着疾病的发展，可出现腹部不适、疲劳、黄疸、皮肤瘙痒等症状，疾病晚期可发展为肝衰竭或者胆管癌等。临床上主要依据 ALP、GGT 等实验室检查以及胆道影像学如 ERCP、MRCP 等来进行诊断。另外须与继发性硬化性胆管炎鉴别，例如胆总管结石、胆道肿瘤、IgG4 相关的硬化性胆管炎等。

## 二、诊断标准

PSC 的诊断依赖于血清学检查 ALP、GGT 的异常升高，胆道影像学提示肝内外胆管多灶性狭窄，并且须要除外继发性病因确诊。

## 三、鉴别诊断

主要与继发性硬化性胆管炎鉴别。与 PSC 相比，继发性硬化性胆管炎通常有明确的病因。较常见的有 IgG4 相关性硬化性胆管炎、反复发作的化脓性胆管炎、AIDS-相关性胆管炎等。

## （一）IgG4 相关性硬化性胆管炎（IgG4-SC）

IgG4-SC 患者通常以梗阻性黄疸就诊，但其血清 IgG4 水平明显升高，IgG4-SC 的胆管造影表现包括有长而连续的胆管狭窄伴有狭窄前扩张，而 PSC 影像特点主要为多灶性肝内胆管受累并有短节段狭窄以及串珠样、修剪树样及憩室样。治疗上 IgG4-SC 对激素治疗较 PSC 敏感。

## （二）反复发作的化脓性胆管炎（RPC）

以进行性加重、反复发作性的胆管炎以及肝内色素结石形成为特征，患者通常出现 Charcot 三联征，即腹痛、发热和黄疸。发病病因不明，实验室检查可见全血白细胞增多和血清胆红素升高，病理以受累区域胆管的扩张、胆管呈环状或节段性狭窄为特点。

## （三）AIDS-相关性胆管炎

发生在 HIV 感染患者的继发性硬化性胆管炎，临床表现为右上腹部疼痛、碱性磷酸酶以及转氨酶升高。结合患者病史和影像学特点，十二指肠乳头狭窄和长的肝外胆管狭窄，可以与 PSC 鉴别。

其他继发性硬化性胆管炎的病因还包括有胆总管结石、胆道肿瘤性疾病如胆总管癌、干细胞癌侵及胆管、壶腹部癌等。另外，一些不典型的 PSC 还需要与 PBC、AIH、药物性肝损伤、慢性活动性肝炎、酒精性肝病等鉴别。

# 第五节　治　疗

## 一、西医治疗

目前治疗方法主要以药物治疗和内镜治疗为主。

### （一）药物

临床上中等剂量的熊去氧胆酸可改善 PSC 患者的血清指标、症状以及胆管影像表现。合并感染的患者可给予一定的抗生素抗感染。晚期 PSC 患者可能会发生脂肪泻、维生素吸收不良综合征以及骨质疏松，可适当补充维生素 D 等脂溶性维生素。

### （二）内镜

内镜治疗能有效改善伴有显性狭窄（胆总管狭窄<1.5mm，或左右肝管狭窄<1mm）PSC 患者的狭窄状态以及改善预后。如 ERCP 球囊扩张术或支架置入术可应用于肝外胆管及肝内大胆管的显性狭窄来改善皮肤瘙痒和胆管炎等并发症。

### （三）肝移植

PSC 有明确的肝移植指征，且研究发现接受了肝移植的 PSC 患者预后较好。目前统一认为，有肝硬化和（或）门静脉高压并伴有并发症，或英国终末期肝病模型评分>49 分或终末期肝病模型评分>15 分时，尽早考虑肝移植。

## 二、中医治疗

PSC 症状与"黄疸""胁痛""积聚""鼓胀""虚劳"类似，早期以清热利湿为主；中期则多虚实夹杂，治以扶正健脾、活血化瘀；晚期多虚证，以健脾益肾、活血利水为主。

### （一）中医辨证论治

1. 湿热蕴胆证

证候：身目发黄，头重身困，嗜睡乏力，不思饮食，胁肋胀痛，身痒，口干或苦，舌苔黄腻，脉弦滑。

治法：清热利湿，疏肝利胆。

方药：茵陈蒿汤（《伤寒论》）加减。

茵陈、栀子、大黄、郁金、白蔻仁、厚朴、丹参、苍术、金钱草等。

加减：恶心呕吐，加橘皮、竹茹止呕；热毒内盛，加黄连、龙胆草等。

2. 胆郁脾虚证

证候：身目发黄时间较长，右胁胀痛，食欲缺乏，肢体倦怠乏力，心悸气短，食少腹胀，瘙痒，舌淡红苔黄，脉弦。

治法：疏肝健脾，利胆化瘀。

方药：柴胡疏肝散（《医学统旨》）加减。

柴胡、枳壳、陈皮、芍药、川芎、香附、茵陈、桃仁、红花、川楝子、丹参、茯苓等。

加减：恶心、呕逆明显，加厚朴、竹茹和胃降逆；胁痛较甚，加郁金、延胡索理气止痛。

3. 脾肾阳虚证

证候：黄疸晦暗不泽，痞满食少，神疲畏寒，倦怠乏力，腹胀便溏，舌淡苔白，脉濡细或迟。

治法：健脾益肾，利胆化瘀。

方药：茵陈术附汤（《医学心悟》）加减。

茵陈、附子、干姜、白术、党参、丹参、当归、淫羊藿、鳖甲、肉桂、郁金、柴胡、三棱、莪术等。

加减：乏力明显，重用黄芪，并加党参增强补气作用；心悸不宁，脉细弱，加何首乌、酸枣仁补血养心。

### （二）中成药

1. 茵栀黄颗粒　一次 6g，一日 3 次。清热解毒，利湿退黄。本品有退黄疸和降低谷丙转氨酶的作用，用于湿热毒邪内蕴所致急性、慢性肝炎和重症肝炎。

2. 丹参片　一次 3 片，一日 3 次。本品有活血化瘀的功效。药理研究表明，丹参片有明显扩张胆管，促进肝内胆管细胞分泌胆汁的作用。

3. 鳖甲煎丸　一次 3g，一日 2～3 次。本品活血化瘀、软坚散结，用于胁下癥块。研究发现，鳖甲煎丸可使血清 ALT 活性显著降低，一定程度减轻肝细胞炎症，促进白蛋白合成。

# 第六节　中西医结合诊治策略与措施

## 一、结合病因病机确立治则

目前 PSC 的病因尚不清楚，主要发病因素认为是遗传、免疫、感染，此外还有胆汁酸代谢异常和缺血性损伤等因素。中医认为本病根本病机是"本虚标实""正虚夹瘀"，脾虚湿热蕴结中焦，久病而正虚、气虚。气滞血瘀于肝胆络脉，胆汁淤积，累及胆管则管壁增厚，管腔狭窄。由此可以确立中医"清热利湿、疏肝利胆、扶正化瘀"的治则。

## 二、结合现代药理选用中药治疗

中药治疗 PSC 主要有以下几方面作用：一是调节免疫功能；二是抗肝胆管损伤，保护肝胆细胞；三是促进胆汁代谢。活血化瘀类中药可以改善肝内微循环，促进胆汁代谢，扩张狭窄胆管管腔，提高细胞供氧状态，有利于 PSC 的恢复。

## 三、结合临床症状分期治疗

中医治疗 PSC 多分为早、中、晚三期，PSC 早期临床可出现"黄疸""胁痛"症状，疾病进展至中晚期可出现"积聚""鼓胀""虚劳"等表现。早期多为湿热蕴蒸，黄疸鲜亮，患者此时体质尚好，治以清热利湿、疏肝利胆；中期虚实夹杂，气滞积瘀，可出现乏力、右上腹隐痛，舌或有紫斑等瘀血表现，治以疏肝解郁、利胆化瘀；晚期久病耗气伤精，除瘀血表现外患者还有面色暗淡，倦怠乏力，腹胀便溏等脾肾阳虚症状，严重者肝脾肿大、肝硬化等，此时应治以扶正固本、健脾益肾兼利胆化瘀。

# 第七节　名医经验

## 一、王长洪经验

王长洪[6]认为 PSC 基本病机是"本虚标实""正虚挟瘀"，即脾虚湿热蕴结中焦，交蒸于肝胆，气滞血瘀于肝胆络脉，胆汁淤积，进而累及胆管，使管壁增厚，管腔狭窄。王长洪采用疏肝利胆、健脾化湿、活血化瘀法治疗早、中期硬化性胆管炎，善于重用黄芪、白芍、丹参、莪术等，取得较满意的疗效。

**医案举例：** 薛某，女，53 岁。

因主诉间断上腹部疼痛半年、身目黄染 1 个月入院。患者近半年上腹部疼痛，食欲缺乏，便溏，消瘦。1 个月前出现尿黄，皮肤黄染，查肝功能发现 ALP、GGT 等升高，ERCP 检查见左右肝管汇合处狭窄，肝内胆管轻度扩张，其内见不规则充盈缺损影，胆管内见黑色、黄绿色胆道内容物，质地中等，触之可变形，病理示胆汁性栓子及炎性肉芽组织。再次行 ERCP 术见肝内胆管不扩张，有树枝样改变，病理检查见胆管内容物显示为浓缩胆汁和脓性分泌物，见少许胆管黏膜，未见恶性肿瘤细胞，化验血沉升高，诊见皮肤巩膜黄染，舌质红，苔薄黄，脉弦。诊断为原发性硬化性胆管炎，中医辨证为肝郁脾虚，胆汁淤积。予泼尼松 30mg/d 口服，中药予疏肝健脾，利胆化瘀药物治疗。处方：酒大黄 10g，厚朴 10g，枳实 10g，金钱草 20g，茵陈 20g，栀子 10g，青皮 10g，木香 10g，莪术 10g，丹参 30g，赤芍 10g，甘草 10g，7 剂。

二诊至五诊：患者疼痛、身目黄染明显缓解，肝功能较前好转，原方加减继续治疗。六诊：患者精神状态尚可，身目黄染较前再减，无乏力，复查肝功能较前已明显好转，激素已停。

## 二、祝谌予经验

祝谌予[7]认为本病当从黄疸论治。本病阳黄多见，病因乃为湿热熏蒸肝胆日久，胆热液泄，溢于皮肤所致，治以小柴胡汤为主清泄少阳肝胆郁热，加茵陈、金钱草、海金沙、石菖蒲、郁金、秦芄、威灵仙利胆退黄，而威灵仙性味辛温走窜，通行十二经，药理证实其能利胆消炎止痛。

**医案举例**：郇某，女性，53 岁，工人。1994 年 10 月 21 日初诊。

主诉：巩膜、皮肤黄染 2 月。现病史：患者既往体健，今年 8 月初始低热，右上腹痛，并出现巩膜皮肤黄染，伴皮肤剧烈瘙痒，逐渐加深加重。8 月 20 日住某医院内科，经各项检查确诊为原发性硬化性胆管炎，给予口服强的松 40mg/d 治疗至今，因黄疸消退不明显前来求治。9 月 13 日 ERCP 示：胰胆管及胆总管均正常；肝内胆管很细，充盈困难；全部胆管系、索均较僵硬。实验室检查（10 月 6 日）示：ALT、AST、ALP、GGT、总胆红素、直接胆红素升高。刻下：皮肤及巩膜均深度黄染，色鲜明，皮肤瘙痒，精神不振，口干口苦，纳差，肝区不适，尿黄不畅，大便正常，低热，体温 37.3~37.4℃，舌质淡，苔白腻，脉细弦。

中医诊断为黄疸，辨证属肝胆湿热，气滞血瘀。

治以清利肝胆，活血退黄。

处方：小柴胡汤加味。柴胡 10g，黄芩 10g，党参 10g，半夏 10g，炙甘草 6g，茵陈 15g，金钱草 50g，海金沙 10g（包煎），石菖蒲 10g，郁金 10g，威灵仙 15g，石韦 15g，生姜 3 片，大枣 5 枚。每日 1 剂，水煎服。

11 月 4 日二诊：自诉服药 14 剂后皮肤黄染减轻，尿色变浅，大便变溏，仍低热 37.5℃，舌脉同前。易方用逍遥散加牡丹皮 10g，黄芩 10g，金钱草 50g，茵陈 15g，生薏苡仁 30g，秦芄 15g，地骨皮 15g，再服 14 剂。

11 月 18 日三诊：体温正常，黄疸消退明显，尿液变清。守 10 月 21 方去威灵仙、石韦，加车前子 10g（包煎）、桑寄生 20g、金毛狗脊 15g。以上方为主加减服药 40 余剂，1994 年 12 月 30 日复诊时黄疸完全消失，无自觉不适，强的松用量减至 25mg/d，复查肝功能明显好转。

### 三、朱培庭经验

朱培庭[8]认为本病的病理改变主要是胆管壁增厚，胆管腔狭窄，胆管分支减少，狭窄形成后，胆汁运行郁滞、瘀阻，表现为上腹或胁肋刺痛，痛有定处，脘腹胀闷。治当退黄利胆兼以化瘀，瘀去则肝气行，胆管通，胆汁得以正常运行。临床常用当归、红花、桃仁、延胡索等化瘀。朱培庭在辨证的基础上注重养阴、化瘀，可延缓病情进展、改善患者的临床症状。

**医案举例**：患者，男性，57 岁。初诊 2007 年 4 月 25 日。

主诉：间歇性皮肤、巩膜黄染伴尿黄两年。现病史：两年前开始，出现皮肤巩膜发黄，尿黄，伴皮肤瘙痒，无明显腹痛，无恶寒发热，时有乏力，纳差，大便尚调。外院以病毒性肝炎收治，血清学检查排除病毒性肝炎，予保肝、利胆、抗感染、中药等治疗后黄疸减轻。后反复发作，黄疸时轻时重，神疲乏力日甚，诊时身、目、尿黄，纳差，便溏，舌质淡红，舌体胖，边有齿痕，苔薄白，脉沉细。肝功能：ALT、AST、GGT、ALP、总胆红素、结合胆红素、总胆汁酸升高。乙肝两对半、丙肝抗体、甲肝抗体均为阴性，B 超报告胆囊壁稍毛糙，ERCP 发现胆总管内径 3~4mm，未见充盈缺损，肝内胆管稀少，呈枯枝样改变。诊断为原发性硬化性胆管炎。

中医诊断为黄疸，辨证属肝胆湿热，瘀热互结。

治则：清热利湿散结。

处方：茵陈蒿汤合桃红四物汤加减。茵陈 15g，生栀子 12g，生大黄 6g（后下），当归 9g，红花 3g，桃仁 9g，黄芩 12g，半夏 9g，丹参 12g，白芍 15g，白茅根 30g，绿萼梅 3g，枸杞子 12g。3 剂，水煎服，每日 1 剂。

调护：清淡流质饮食为主。

二诊：服上方后，体温渐平，身、目、尿黄稍减，大便通，舌脉如前。上方去生大黄、半夏，加麦冬 15g，石斛 12g。7 剂，水煎服，每日 1 剂。

三诊：体温平，口干口苦已除，精神好转，仍身、目、尿黄。复查肝功能多项指标改善。

# 第八节　中西医调护

## 一、饮食护理

在饮食调摄方面，由于肝脏已受不同程度的损伤，所以日常饮食需要特别注意。患者要减少碳水化合物的摄入以降低肝脏负担；已经发展到晚期肝硬化的患者，饮食要清淡、质软而富含营养。由于肝硬化患者各种病理变化会导致其容易并发上消化道出血，所以忌食不易消化及质硬的食物，如馅食、粗粮、鱼刺、骨头等等。另外，生冷、辛辣、黏滑等食物也都是禁忌。同时由于肝脏合成白蛋白的功能下降，所以要多摄入优质蛋白，像瘦肉、奶制品、蛋类等。另外，也要格外注意叮嘱其忌酒以减轻酒精对肝脏的损害。

## 二、生活起居

患者居住的房间要保持清洁，常常通风，保持空气的流通。在精神调护方面，要让患者对该病有正确的认识，减轻精神负担，保持乐观的情绪，从而积极地配合治疗[9]。

# 第九节　预后转归

在 PSC 缺少有效治疗措施的情况下，疾病从诊断发展至死亡或进行肝移植的中位时间为 12~18 年。有症状的 PSC 患者随访 6 年后合并肝衰竭、胆管癌等可高达 41%[10]。中西医结合治疗可以改善临床症状及肝功能指标，延缓疾病的进展。

# 第十节　诊治指南（方案或共识）

## 一、中华医学会肝病学分会、中华医学会消化病学分会、中华医学会感染病学分会发布的"原发性硬化性胆管炎诊断和治疗专家共识（2015）"（节选）

PSC 的鉴别诊断

推荐意见：（1）对于具有胆汁淤积生化学表现的患者，若胆道成像具备 PSC 典型表现，且除外其他原因所致者可诊断 PSC（A1）。（2）对于疑诊 PSC 患者，应进行胆道成像检查，且首选 MRCP（B1）。（3）肝活组织检查对于诊断胆道影像学检查无异常的小胆管型 PSC 患者是必需的（B1）。（4）对于诊断 PSC，肝活组织检查不是必须的，但可以评估疾病的活动度和分期，还可用于协助判断是否重叠其他疾病如 AIH 等（B2）。（5）对于疑似 PSC 患者应检测 AMA，以除外 PBC（B2）。（6）对于疑似 PSC 患者应至少检测 1 次血清 IgG4，以除外 IgG4-SC（B2）。

PSC 的治疗

推荐意见：（7）确诊 PSC 患者，可尝试使用熊去氧胆酸治疗（C2），但不建议给予大剂量 UDCA 治疗［超过 28mg/（kg·d）］（A1）。（8）对于主胆管显著狭窄、伴有明显胆汁淤积和（或）以胆管炎为主要症状的 PSC 患者，可 ERCP 球囊扩张治疗以缓解症状（C1）。（9）不建议明显胆管狭窄的 PSC 患者支架置入常规治疗，严重狭窄患者可采用短期支架（C2）。（10）PSC 患者胆管成像显示明显狭窄者，需行 ERCP 细胞学检查、活组织检查等以排除胆管癌（C1）。（11）PSC 患者行 ERCP 需预防性使用抗生素，以减少胆管炎发生几率（C2）。（12）条件允许的情况下，PSC 肝硬化失代偿期患者应优先行肝移植治疗以延长患者生存期（B1）。

PSC 的特殊情况

推荐意见：（13）对于确诊 PSC 的患者，建议行结肠镜检查并活组织检查评估结肠炎情况（B1）；伴发结肠炎者，建议每年复查一次结肠镜检查（B2），无结肠炎表现者每 3~5 年复查一次（C2）。（14）每 6 个月~1 年对 PSC 患者行影像学及 CA199 检查以筛查肝胆管恶性肿瘤（D2）。

## 二、2019 年英国胃肠病学会和英国原发性硬化性胆管炎协作组指南"原发性硬化性胆管炎的诊断和治疗"（节选）

1. 诊断

推荐意见 1：胆管疾病病因众多。对于具有胆汁淤积生化表现和典型胆管造影特征的患者，在除外其他继发性硬化性胆管炎的情况下，可以诊断为 PSC（推荐强度：强；证据质量：中等）。

推荐意见 2：建议 MRCP 作为疑似 PSC 的主要成像方式。ERCP 用于需要进行组织采集的胆管狭窄患者（如细胞学刷检）或拟行治疗干预的患者（推荐强度：强；证据质量：高）。

推荐意见 3：肝活组织检查用于诊断小胆管型 PSC，协助评估是否重叠其他疾病或诊断不明时（推荐强度：强；证据质量：中等）。

推荐意见 4：建议进行基于非侵入性评估的风险分层。临床评分是一个新兴的主题，但目前不推荐使用单一方法进行预后评估，鉴于 PSC 疾病进程的不可预测性以及并发症的严重性，建议患者接受终身随访（推荐强度：强；证据质量：非常低）。

2. 治疗

推荐意见 5：不建议 UDCA 作为初诊 PSC 的常规治疗药物（推荐强度：强；证据质量：良好）。对于接受 UDCA 治疗的患者，高剂量 UDCA 28~30mg·kg$^{-1}$·d$^{-1}$可能有害（推荐强度：弱；证据质量：低）。

推荐意见 6：不建议使用 UDCA 预防结直肠癌或胆管癌（CCA）（推荐强度：强；证据质量：高）。

推荐意见 7：不建议使用皮质类固醇和免疫抑制剂治疗经典 PSC（推荐强度：强；证据质量：高）。对于具有 AIH 或 IgG4-SC 特征的患者，可以考虑使用皮质类固醇（推荐强度：强；证据质量：中等）。

推荐意见 8：PSC 患者食管静脉曲张的内镜筛查应符合国际指南，应具有肝硬化和（或）门静脉高压的证据（推荐强度：强；证据质量：高）。

推荐意见 9：所有 PSC 患者建议行结肠镜检查和结肠活组织检查寻找结肠炎证据（推荐强度：强；证据质量：中等）。

推荐意见 10：对于疑似 PSC 拟行 ERCP 者，建议预防性使用抗生素治疗（推荐强度：强；证据质量：中等）。

推荐意见 11：对于有新发症状或症状发生改变，以及实验室检查异常的患者，建议行 MRCP、动态肝脏 MRI 和（或）造影 CT 等非侵入性检查（推荐强度：强；证据质量：中等）。

推荐意见 12：不建议 PSC 患者行 ERCP，除非多学科专家评估认为内镜干预是合理的（推荐强度：强；证据质量：中等）

推荐意见 13：对于应用 ERCP 治疗显性狭窄的患者，必须对可疑狭窄进行活组织检查（推荐强度：强；证据质量：高）。

推荐意见 14：对于应用 ERCP 治疗显性狭窄的患者，胆管扩张优于胆管支架置入（推荐强度：

强；证据质量：中等）。

推荐意见 15：患者监护应包含患者、初级保健和专科救治三者间的协作，并充分考虑患者的疾病风险、症状负担以及当地医疗资源的配置（推荐强度：弱；证据质量：低）。

推荐意见 16：所有有症状、病情进展或疾病复杂的患者应积极转诊，接受多学科专家评估。早期或病情稳定者可以接受普通医师管理（推荐强度：强；证据质量：低）。

推荐意见 17：符合入选标准的 PSC 患者可转诊至相关中心参加临床试验（推荐强度：弱；证据质量：低）。

推荐意见 18：PSC 是公认的肝移植指征，建议根据相关国际指南进行评估（推荐强度：强；证据质量：高）。

3. PSC 并发症的管理

推荐意见 19：建议对所有 PSC 患者开展骨质疏松风险评估。一旦发现骨质疏松，应参照相关国际指南进行治疗和随访（推荐强度：强；证据质量：中等）。

推荐意见 20：营养不良和脂溶性维生素缺乏在晚期 PSC 中相对常见，建议临床医生降低启动经验性替代治疗的阈值（推荐强度：弱；证据质量：中等）。

推荐意见 21：建议对疲劳患者积极寻找引起疲劳的其他原因，并给予相应治疗（推荐强度：强；证据质量：低）。

推荐意见 22：建议消胆胺（或类似物）作为瘙痒治疗的一线药物，利福平和纳曲酮作为二线治疗药物（推荐强度：弱；证据质量：低）。

推荐意见 23：CA19-9 升高可能支持疑似 CCA 的诊断，但准确性较低。不推荐将血清 CA19-9 作为 PSC CCA 的常规监测指标（推荐强度：弱；证据质量：中等）。

推荐意见 24：疑似 CCA 时，应积极开展多学科讨论（推荐强度：强；证据质量：中等）。

推荐意见 25：疑似 CCA 时，对比增强横断面成像仍然是诊断和分期的首选（推荐强度：强；证据质量：高）。确诊依赖于组织学，采用多学科讨论指导下的组织取样方法，包括 ERCP 引导下的胆道细胞刷检、免疫荧光原位杂交、胆管内活组织检查、胆管镜检查、内镜超声引导活组织检查和（或）经皮活组织检查等（推荐强度：强；证据质量：高）。

推荐意见 26：建议 PSC 患者每年行胆囊超声检查。如果发现息肉，应由专科医生指导治疗（推荐强度：弱；证据质量：低）。

推荐意见 27：建议合并 IBD 的 PSC 患者，每年进行结肠镜检查（建议强度：强；证据质量：高）。没有 IBD 合并者可以从每 5 年或更早出现新发症状的结肠镜检查中获益（推荐强度：弱；证据质量：非常低）。

推荐意见 28：存在肝硬化时，建议根据国际指南行 HCC 监测（推荐强度：弱；证据质量：低）。

推荐意见 29：肝硬化女性妊娠带来的孕产妇和胎儿并发症风险更高，建议此类患者进行孕前咨询并接受专家监测（推荐强度：强；证据质量：低）。

推荐意见 30：应鼓励 PSC 患者参加患者支持小组（推荐强度：强；证据质量：非常低）。

# 第十一节　中西医临床研究进展

## 一、临床辨治

### （一）中医辨证分型

通过中国学术期刊网络出版总库，利用关键词"原发性硬化性胆管炎、黄疸"进行检索，对

1958 年至 2021 年近 63 年间发表的论文进行扩展检索，除去两者重复文章，共检索到论文 17 篇。文献中统计出关于原发性硬化性胆管炎辨证分型的频数为 94，分型涉及重症型较多，占 56.38%，其次为轻症型，占 36.17%，再其次为湿热内蕴型，占 4.26%。

王长洪[6]采用疏肝利胆、健脾化湿、活血化瘀法治疗早、中期硬化性胆管炎，善于重用黄芪、白芍、丹参、莪术等，取得较满意的疗效。

祝谌予[7]认为本病当从黄疸论治。本病阳黄多见，病因乃为湿热熏蒸肝胆日久，胆热液泄，溢于皮肤所致，治以小柴胡汤为主清泄少阳肝胆郁热，加茵陈、金钱草、海金沙、石菖蒲、郁金、秦艽、威灵仙利胆退黄。高治军[12]采取强的松、熊去氧胆酸短期应用，以利胆退黄，配合中药以柴胡疏肝散为主组方治疗原发性硬化性胆管炎，药物为柴胡 15g，枳壳 10g，陈皮 10g，芍药 10g，川芎 10g，香附 10g，茵陈 20g，以大枣为引。40 例患者用西药 4 周，中药 1 个月为 1 疗程，可用 4~6 个疗程，总有效率达 90.3%。

### （二）经典方剂联合手术

张健[13]等运用柴胡疏肝散加减（病程早期患者在基本方中加车前子 10g、黄芩 20g、龙胆草 30g，同时茵陈加至 30g；中期患者在基本方加桃仁、红花、川楝子各 15g，丹参 30g；晚期患者在基本方中加鸡内金 10g，鳖甲 15g，枸杞、穿山甲各 20g，党参 30g）联合手术治疗原发性硬化性胆管炎患者 22 例，对照组采用激素联合手术治疗。观察组存活 20 例（90.91%），死亡 2 例（9%），对照组存活 13 例（64%），死亡 9 例（41%）。观察组患者的长期生存率明显高于对照组（P<0.05），病死率和癌变率均明显低于对照组（均 P<0.05）。

### （三）自拟方治疗

李有成[2]等将原发性硬化性胆管炎患者 48 例随机分为治疗组 25 例，口服自拟疏肝化瘀通络汤；对照组 23 例口服熊去氧胆酸及波尼松。其疏肝化瘀通络汤组成为当归 10g，白芍 20g，茵陈 10g（后下），虎杖 15g，金钱草 30g，片姜黄 10g，怀牛膝 10g，赤芍 30g，北刘寄奴 15g，柴胡 10g，赤丹参 10g，白蒺藜 10g，木香 10g。水煎取 250mL，每日 1 剂，早晚分服。治疗组治愈 19 例，好转 4 例，无效 2 例，总有效率 92.0%；对照组治愈 16 例，好转 3 例，无效 4 例，总有效率 82.6%。治疗组临床疗效明显优于对照组，2 组患者治疗前 ALP、CRP、GGT、TB 比较差异无统计学意义（P>0.05）。治疗后各指标组内比较差异有统计学意义（P<0.01）。

### （四）自拟方联合西药

周滔[14]等将 60 例原发性硬化性胆管炎患者随机分为中西医结合治疗组（简称治疗组）及西医治疗组（简称对照组）各 30 例，两组均采用强的松。治疗组在此基础上加用中药煎剂（由柴胡、茵陈、丹参、桃仁、红花、三棱、莪术、茯苓、猪苓、郁金、白术、田基黄、金钱草、陈皮、半夏、砂仁、薏苡仁组成），每日 1 剂，水煎服。治疗组总有效率显著高于对照组。

## 二、方药与药理

### （一）方药用药规律

原发性硬化性胆管炎比较少见，自 Delbet 于 1924 年首先提出后，1970 年以前，文献报道该病不到 100 例[15]。对治疗涉及的文献检索统计发现，到目前为止，应用中药治疗的 PSC 有 168 例，国外无中药治疗该病的报道。多数医家根据中医辨证将 PSC 进行早中晚分期治疗，早期多实证，以清热利湿，疏肝利胆为主，以茵陈蒿汤加减为主方；中期多虚实夹杂，以疏肝健脾、利胆化瘀为主，以柴胡疏肝散加减为主方；晚期多虚证，以健脾益肾、利胆化瘀为主，以茵陈术附汤加减为主方。临床上治疗 PSC 最常用的药物可以分为以下几类[16]：清热利湿（茵陈、金钱草、大血藤、龙胆草、牡丹皮、黄芩、芒硝等）；活血化瘀（赤芍、桃仁、红花、丹参、郁金、蒲黄、五灵脂、穿山甲、皂刺、三棱、莪术、大黄等）；理气开郁（柴胡、延胡索、木香、厚朴、枳实、莱菔子、青皮、杭白芍等）；健脾扶正（党参、白术、当归、枸杞子、沙参、麦冬、石斛、神曲、鸡内金等）。在治疗过程中，还应结合具体辨证灵活用药。用药频率最高的为茵陈。常用的中成药可归纳如下[5]：肝胆湿热证可予双虎清肝颗粒、茵栀黄颗粒、熊胆胶囊等；瘀热互结证可予丹参片；痰瘀阻络证可予鳖甲煎丸、大黄䗪虫丸；寒湿内停证可予附子理中丸、香砂理中丸、金匮肾气丸等；肝肾阴虚证可予知柏地黄丸；气阴两虚证可予贞芪扶正颗粒。

## （二）方药药理举例

1. 茵陈蒿汤　茵陈蒿汤首见于张仲景的《伤寒杂病论》，由茵陈、栀子、大黄组成，具有清热、利湿、退黄的功效，是中医临床治疗阳黄和谷疸的经典传统方剂[17]。对茵陈蒿汤防治肝脏疾病的药理作用及药动学研究进行的综述[18]，指出现代研究显示该方剂及活性成分具有调节胆红素代谢、胆汁酸代谢、降脂、降糖、抗氧化、抗炎、抑制肝星状细胞活化、抗凋亡、调节肠道菌群等药理作用。临床将其与西药联合治疗多种肝脏疾病，如黄疸、非酒精性脂肪性肝病（NAFLD）、肝硬化、药物或病毒性肝损伤。如实验研究[19]通过观察高中低剂量茵陈对新生高胆红素血症大鼠的治疗效应，用药 2 周后检测得血清及脑组织胆红素含量降低，脑神经元 Na-K-ATP 酶活性升高，血清神经元特异性烯醇化酶的活性、细胞凋亡率、凋亡基因 Caspase-3mRNA 的表达均明显降低，推测茵陈蒿汤通过此机制发挥对高胆红素血症的治疗。进一步的研究[20]用高通量分子对接的方法，通过网络分析认为，茵陈蒿汤可调控 P13K-Akt、Rap1 和 Ras 等 15 条信号通路，通过抑制肝星状细胞的激活和增值，减少胶原蛋白等细胞外基质成分的产生，同时拮抗氧化应激造成的肝损伤，减轻炎症反应等机制实现对肝细胞的保护作用。

2. 柴胡疏肝散　柴胡疏肝散是疏肝解郁之良方，原方出自《景岳全书》，本方用四逆散（柴胡、枳实、白芍、甘草）去枳实，加陈皮、枳壳、川芎、香附组成，具有疏肝行气，活血止痛之功效。在临床上辨证运用柴胡疏肝散对各种急、慢性肝炎的治疗均有良好的收效。药理研究表明[21]，柴胡能疏肝气、养肝阴，具有抗脂质过氧化作用，对保护肝细胞和恢复肝脏某些功能有一定的作用，白芍养肝柔肝，对自由基有清除作用。动物实验[22]用 CCl4 造成大鼠急性肝损伤模型，观察柴胡疏肝散对其治疗的作用，结果表明：该方能显著降低 CCl4 所致急性肝损伤大鼠血清中 ALT、AST 含量，升高模型大鼠血清中 SOD 的水平，并可显著降低大鼠血清及肝组织中 MDA 的含量，而升高 GSH 的水平。结果表明柴胡疏肝散对肝郁大鼠的肝损伤具有显著的防治作用，其机制可能与降低、抑制脂质过氧化反应以及抗自由基损伤有关。进一步研究显示[23]柴胡疏肝散具有保护鼠肝功能的作用，从组织学上具有减少试验大鼠肝纤维化形成的作用，病理 HE 染色，Masson 染色显示胶原含量较模型组明显降低，肝纤维化症状有所减轻，病理分级明显改善，与模型组比较差别显著。

3. 茵陈　茵陈苦、辛、微寒，归脾、胃、肝、胆经，具有清利湿热、利胆退黄之功效，主治黄疸尿少、湿温暑湿、湿疮瘙痒。研究显示，其具有显著的保肝利胆、抗炎、抗氧化、抗肿瘤、抑菌和抗病毒等作用。通过对茵陈的网络药理学分析发现[24]，槲皮素、β-谷甾醇、异鼠李素、芫花素等是茵陈治疗肝炎的关键成分，这些活性成分可通过 AKT1、IL6、VEGF-A 和 JUN 等靶蛋白介导乙型肝炎通路、丙型肝炎通路、肝癌通路、白细胞介素 17（IL-17）信号通路、肿瘤坏死因子（THF）信号通路、缺氧诱导因子 1（HIF-1）信号通路发挥抗肝炎作用。对茵陈的药理作用及临床应用进展进行的综述研究[25]指出茵陈的有效成分 6,7-二甲氧基香豆素，对羟基苯乙酮、绿原酸等具有促进胆汁排泄，减轻胆汁郁结的作用。增加胆汁中的胆酸和胆红素的排出量，茵陈中的色原酮是利胆的主要成分之一，能抑制 β-BD 的活性，使葡萄糖醛酸不被分解，从而加强肝脏的解毒作用。提高超氧化物歧化酶（SOD）的活性、消除过氧化脂质（LPO）、缓解肝损伤、减少炎症细胞浸润和成纤维细胞增生、降低血清中 ALT 和 AST。进一步的研究显示[26]茵陈可在不同程度上降低大鼠外周血中 CD4$^+$CD25$^+$Treg 细胞百分率含量，从而干预免疫抑制反应，达到改善大鼠机体炎症反应及免疫耐受的机制，提高急性肝衰竭大鼠成活率。

# 第十二节 展 望

原发性硬化性胆管炎是一种以特发性肝内外胆管炎症和纤维化导致多灶性胆管狭窄为特征、慢性胆汁淤积病变为主要临床表现的自身免疫性肝病。随着现代科学的进步和技术的日新月异，现代医学对其病因和发病机制的认识不断提高，但是到目前为止，仍尚未完全明确，因此给本病针对病因学的治疗带来了一定的难度。中医学从湿、热、瘀、毒、虚等方面进行病因病机分析，根据整体观念与辨证论治，运用不同的方药治疗该病，取得了较为满意的疗效。虽然中医中药在治疗该病方面有其独有的长处，但亦存在一定不足：不同的医家对疾病病因病机的理解不同，临床辨证分型和治疗较为繁杂，目前并未形成统一的标准，推广起来有一定困难；各个临床实验所纳入的病例数量较少，需要大型的前瞻性的临床研究来验证方药的有效性，才能更有力地得到广泛认可；中成药制剂治疗该病，使用方法较为便利，较易于被患者所接受，但对于患者的病情变化，不能及时调整治疗，也会影响治疗效果；方药的现代药理研究虽有一定程度的发展，但仍未找到对本病有确切药理作用、针对性较好的的复方或单药及其提取物；中西医结合治疗方案也是见仁见智，同样需要多中心、大样本的临床对照研究来验证其疗效。

（陶庆文，孔维萍）

## 参 考 文 献

[1] 中华医学会肝病学分会，中华医学会消化病学分会，中华医学会感染病学分会. 原发性硬化性胆管炎诊断和治疗专家共识（2015）[J]. 临床肝胆病杂志，2016，32（1）：23-31.

[2] 李有成，严文有，李鹏. 疏肝化瘀通络汤治疗原发性硬化性胆管炎48例疗效观察[J]. 西部中医药，2015，28（1）：66-68.

[3] 王辰，王建安. 内科学[M]. 3版. 北京：人民卫生出版社，2015.

[4] 薛博瑜，吴伟. 中医内科学[M]. 3版. 北京：人民卫生出版社，2016.

[5] 黄鹏，邱华，李家焕. 中医药治疗自身免疫性肝病研究进展[J]. 河南中医，2020，40（1）：134-139.

[6] 林一凡，高文艳，等. 国医名师王长洪临证医验[M]. 北京：人民军医出版社，2013.

[7] 祝谌予，董振华，等. 祝谌予临证验案精选[M]. 北京：学苑出版社，1996.

[8] 朱培庭. 胆病从肝论治朱培庭学术经验精髓[M]. 北京：科学出版社，2008.

[9] 汪乃一，卢秉久. 论自身免疫性肝病患者中医护理[J]. 辽宁中医药大学学报，2012，14（3）：196-197.

[10] 葛均波，徐永健，王辰. 内科学[M]. 9版. 北京：人民卫生出版社，2018.

[11] 王璐，韩英.《2019年英国胃肠病学会和英国原发性硬化性胆管炎协作组指南：原发性硬化性胆管炎的诊断和治疗》摘译[J]. 临床肝胆病杂志，2019，35（9）：1937-1941.

[12] 高治军. 中西医结合治疗原发性硬化性胆管炎临床体会[J]. 四川中医，2011，29（6）：54-55.

[13] 张健，李冰，李梵，等. 中西医结合治疗原发性硬化性胆管炎疗效观察[J]. 现代中西医结合杂志，2013，22（28）：3132-3133.

[14] 周滔，顾元龙，俞宪民，等. 中西医结合治疗原发性硬化性胆管炎的临床研究[A]. 中国中西医结合学会. 第二次世界中西医结合大会论文摘要集[C]. 中国中西医结合学会：中国中西医结合学会，2002：1.

［15］李启刚，王琪，罗志平．中药在原发性硬化性胆管炎治疗中的应用［J］．中华实用中西医杂志，2007，20（13）：1110．

［16］郑显理，石水生．以中药为主治疗原发性硬化性胆管炎初探［J］．中医杂志，1984（7）：31-32．

［17］李高辉，吕文良．简述茵陈蒿汤古今临床研究［J］．辽宁中医药大学学报，2020，22（7）：90-95．

［18］王晶，欧阳冰琛．茵陈蒿汤防治肝脏疾病的药理作用及药动学研究进展［J］．药物评价研究，2021，44（3）：628-637．

［19］张小路，杜梅红，张全，等．茵陈蒿汤对新生大鼠高胆红素血症的治疗作用及机制研究［J］．新中医，2017，49（7）：1-5．

［20］王韵．茵陈蒿汤网络药理学与药效物质基础研究［D］．上海：第二军医大学，2017．

［21］金海玲，张学武，赵红．珍珠梅提取物对四氯化碳所致大鼠急性肝损伤的保护作用［J］．世界华人消化杂志，2002，10（7）：783．

［22］陈梁，朱锦善，任建平．柴胡疏肝散对四氯化碳所致大鼠急性肝损伤的防治作用［J］．中西医结合肝病杂志，2004，14（1）：42-43．

［23］何树茂．柴胡疏肝散抗肝纤维化的作用机理研究［D］．广州：广州中医药大学，2011．

［24］刘畅，聂晶，彭艳群，等．于网络药理学的茵陈治疗肝炎的分子机制研究［J］．辽宁中医药大学学报，2021，23（5）：65-69．

［25］孟繁钦，吴宜艳，雷涛，等．茵陈的药理作用及临床应用进展［J］．牡丹江医学院学报，2009，30（1）：46-48．

［26］钟璐，张荣臻，毛德文，等．茵陈对急性肝衰竭大鼠 CD4$^+$CD25$^+$Treg 细胞表达的影响［J］．广西中医药大学学报，2018，21（2）：12-15．

## 第三十四章

# 纤维肌痛综合征

## 第一节　概　说

纤维肌痛综合征（fibromyalgia syndrome，FMS）是一种以广泛性肌肉骨骼疼痛为特点，伴有疲倦、睡眠障碍和认知功能障碍等症状的临床综合征。FMS若不合并其他器质性疾病者，称原发性纤维肌痛综合征（primary fibromyalgia syndrome，PFMS）；若继发于其他疾病而出现，如骨关节炎、精神疾病等，称继发性纤维肌痛综合征（secondary fibromyalgia syndrome，SFMS）。本病至今病因尚未明确，且缺乏特异性的临床检查，故误诊率高，有学者研究得出本病的误诊率高达86.15%，且女性被误诊率高于男性[1]。全球FMS的患病率约为2%，欧洲患病率约为2.6%[2]，香港人群发病率为0.82%，本病在中国大陆地区的流行病学研究尚属空白。研究发现，女性是主要的患病群体，其发病率明显高于男性，且发病率随年龄的增加而升高[3]。中医学中无"纤维肌痛综合征"的病名，本病属于为中医痹证范畴，有学者认为本病属于中医学"周痹"。《灵枢·周痹》曰："周痹者在于血脉之中，随脉以上，随脉以下，不能左右，各当其所……风寒湿气，客于外分肉之间……此内不在脏，而外未发于皮，独居分肉之间，真气不能周，故命曰周痹。"《医学入门·痹风》也提到"周身掣痛麻木者，谓之周痹，乃肝气不行也"。亦有学者认为本病当归属于"气痹"范畴。《中藏经·论气痹》曰："气痹者，愁忧思喜怒过多，则气结于上，久则不消则伤肺，肺伤则生气渐衰而邪气愈胜。留于上，则胸腹痹而不能食；注于下，则腰脚重而不能行；攻于左，则左不遂；冲于右，则右不仁；贯于舌，则不能言；遗于肠中，则不能溺。壅而不散则痛，流而不聚则麻。"首次论述了情志不舒，气机郁滞而致的痹病。现代医学认为躯体疼痛部位与中医"筋"的概念相符，故2018年《筋痹（纤维肌痛综合征）中医临床路径》及诊疗方案均认为本病隶属于"筋痹"。

## 第二节　病　因

### 一、病因与发病机制

#### （一）病因

本病病因尚不十分清楚，与以下多种因素有关。

1. 与精神因素相关　近年来，精神因素与FMS的关系成为学者们研究的重点。有学者指出，FMS疼痛和相关的功能障碍可能加剧抑郁和焦虑，继而加重FMS的主要症状，并间接降低与健康相关的生活质量[4]。以色列学者对206位FMS患者进行问卷研究，发现FMS症状与工作压力密切相关，并且与创伤后应激障碍（PTSD）相关的症状密切相关[5]。Garip Yeşim等对100例FMS患者分析，发现忧伤型人格占33%[6]。

2. 与遗传相关　有研究发现，FMS是多基因遗传病，发病具有家族聚集性。FMS患者一级亲属的患病率比普通人高 8 倍[7]。目前国内尚未开展 FMS 在遗传学的系统研究。

3. 与感染相关　感染等应激源也能使病情加剧或恶化，Salaffi 等将 965 名 FMS 患者分为患有或不患有新型冠状病毒感染的患者，从睡眠质量、疲劳/精力、疼痛、僵硬等四个方面得出感染新型冠状病毒感染的 FMS 患者症状更为严重[8]。

4. 其他　年龄、电磁辐射、饮食、肥胖等均与本病的发生有一定的联系。一项以色列研究发现，FMS 的患病率与年龄较大的年龄组相关，年龄越大，患病率越高[5]。埃及学者提出，纤维肌痛和电磁辐射暴露之间可能存在病理联系[9]。西班牙学者认为，饮食炎症指数与 FMS 患者的疼痛超敏反应有关[10]。Mork 等学者认为，肥胖是本病在女性人群中高发的独立危险因素[11]。

### （二）发病机制

本病的发病机制尚不明确。

1. 中枢神经系统　中枢神经系统敏感化被认为是本病的主要发病机制。一定程度的中枢敏感化可以保护受伤组织免受进一步的伤害，当下传途径出现异常时，则表现为异常性疼痛、痛觉过敏、痛觉阈值降低[12]。有研究发现，纤维肌痛综合征患者体内血清素的前导物质 5-羟色氨酸及其代谢产物 5-羟吲哚乙酸都显著降低[13]。这也与痛觉调控机制有关。纤维肌痛的生化和神经生物学因素包括神经递质、下丘脑-垂体-肾上腺轴（HPA 轴）、炎性细胞因子等[14]。有学者提出，FMS 可能涉及下丘脑的局部炎症[15]。另有研究发现，本病与间脑和边缘系统内功能连接的改变有关[16]。有学者认为，背根神经节（DRG）是潜在的纤维肌痛的主要疼痛来源，严重的纤维肌痛与特定的 DRG 离子通道基因型有关。DRG 可能是纤维肌痛神经中枢，其中不同的应激源可以转变为神经性疼痛[17]。

2. 细胞因子　近年来的研究发现，细胞因子与痛觉过敏密切相关，肿瘤坏死因子-$\alpha$（TNF-$\alpha$）、白细胞介素-1$\beta$（IL-1$\beta$）、IL-8 等过度表达可以诱导及加速致痛因子产生，这些细胞因子通过级联反应能产生强大的疼痛效应[18]。Nugraha B 研究发现，促炎性趋化因子/细胞因子的升高可能会对本病的症状产生负面影响[19]。

3. 基因　本病女性发病率高于男性，女性雌激素-$\alpha$（ESR1）基因变体（PvuⅡ/XbaⅠ）与 FMS 风险之间存在显著关联，XbaⅠ GA 基因型更常出现头痛，而 XbaⅠ AA 基因型与痛经相关[20]。本病与遗传相关，有学者研究发现，脑源性神经营养因子（BDNF）多态性（rs7124442 和 rs2049046）与 FMS 患者的体重指数和焦虑症状相关[21]。

## 二、中医病因病机

本病为本虚标实的病症，与情志失调、外感邪气、自身体质等因素相关。如《丹溪心法·六郁》云："气血冲和，万病不生，一有怫郁，诸病生焉。"《灵枢·百病始生》云："夫百病之始生也，皆生于风雨寒暑，清湿喜怒。"禀赋不足，气血亏虚，七情内伤，神气不定，脏腑失和，外邪侵袭，经脉痹阻，气血运行不畅，而发为痹病与郁病相兼之证。总之，情志失调是本病发生的内在因素；风寒湿热之邪为本病发生的外在诱发因素。

肝郁气滞，血行受阻，复感外邪，外侵肌肤，气血不荣，络脉失和是本病的基本病机。外感之邪与肝郁之气内外合邪，阻滞经络，留恋日久，耗气伤血，木郁土壅，脾失健运，肝肾同源，子病及母，渐致肾气虚衰，是本病的病机演进。正如《血证论》所说："肝属木，木气冲和条达，不致遏郁，则血脉得畅。"《医学入门》中言："痹者，气闭塞不通流也……周身掣痛麻木者，谓之周痹，乃肝气不行也。"本病初期病位在肌肤腠理，与肝、脾相关；后期损伤正气，以脾、肾受累为主。肝郁脾虚又为本病关键病机。

## （一）邪客筋脉

《类证治裁·痹证》："诸痹……良由营卫先虚，腠理不密，风寒湿乘虚内袭。"《素问·评热病论》曰："邪之所凑，其气必虚。"正气不足，卫气虚弱，外邪得以乘虚侵袭人体，客于筋肉之间，合而为痹；或正气不足，脏腑功能失调，气血津液运行不畅，痰饮、瘀血、水湿内生，深入关节筋肉之间而为痹。素体虚弱，气血不足，卫外不固，风寒湿三气杂至，侵犯肌肤，阻闭气血，脉络不通，发为本病。或素体阳盛，或素体阴血有热，或感受湿热之邪，或风寒湿痹日久不愈，郁而化热，而成湿热痹病。

## （二）肝气郁结

肝主疏泄，调畅气机。一方面是指肝对气机的较强作用，另一方面是推动气血津液运行的重要环节。《血证论》曰："肝属木，木气冲和条达，不致遏郁，则血脉通畅。"肝藏血，主筋脉，为罢极之本，气血运行不畅，阻滞经脉肌肉之间，不通则痛。《素问·五脏生成》言："人卧血归于肝，肝受血而能视，足受血而能步，掌受血而能握，指受血而能摄。"气血的运行不仅受其生成多少的影响，而且气机对其起到重要的调节作用。若肝气郁滞，疏泄不畅，则气血闭阻，不能濡养肌腠而作痛；肝失条达，则情志抑郁，焦虑难眠，精力易疲；肝气郁滞、木郁乘土或思虑伤脾均可致脾运失司，可见腹痛泄泻、泻后痛减等症。

## （三）阴血亏虚

本病多见于女性，"女子以血为本"，经、孕、胎、产皆可致营血亏虚、冲任督带气血不足。此外，大病久病之后，精血暗耗，外邪侵袭而发为本病。

# 第三节　临床表现

## 一、症状

### （一）特征性症状

全身广泛性疼痛和僵硬是纤维肌痛综合征患者具有的特征性症状。疼痛常初发于某一部位，特别是颈和肩，随后可累及全身多部位，以颈、腰、肩和骨盆等处多见，且常呈对称性，表现为钝痛及疼痛、僵直、软组织肿胀、肌痉挛或结节，其钝痛和疼痛呈现弥漫性、蔓延性或全身性，常伴有明显僵直，在关节、关节周围组织或软组织有肿胀。另外，几乎所有患者都具有的症状为广泛存在的压痛点，这些压痛点存在于肌腱、肌肉及其他组织中，往往呈对称性分布。

2016 年新修订的纤维肌痛诊断标准[22]中指出全身五个区域内至少有 4 个出现疼痛，其中颌、胸和腹部的疼痛不包括在全身疼痛的范围内；症状持续在相同水平 3 个月以上。五个区域分别为：左侧上肢（区域 1）左颌、左肩、左上臂、左下臂；右侧上肢（区域 2）右颌、右肩、右上臂、右下臂；左侧下肢（区域 3）左髋（臀部，转子）、左大腿、左小腿轴向区域；右侧下肢（区域 4）右髋（臀部，转子）、右大腿、右小腿轴向区域；（区域 5）颈部、上背部、下背部、胸部、腹部。

### （二）常见症状

常见症状包括乏力、睡眠障碍、不安腿、慢性下腰痛、肠易激综合征、情感障碍、颞颌关节疼痛、慢性紧张性疼痛、偏头痛和雷诺现象，有些患者还有口干和眼干等症状，少数患者可出现低热。此外，眩晕、对寒冷的耐受性差和对多种化学物质过敏也是常见症状。

### （三）其他症状

其他症状包括晨起疲乏、自觉软组织肿胀、焦虑、抑郁、感觉异常、月经不调等，可伴发虚弱、皮肤网状变色、颞下颌关节功能障碍、坐骨神经痛和狼疮等，常因环境变化及精神压力而加重，睡眠差、紧张、劳累等可加重疼痛和僵硬。

## 二、实验室和辅助检查

血常规、C反应蛋白（CRP）、红细胞沉降率（ESR）、肌酶谱、类风湿因子（RF）等检查均无明显异常。部分患者血清促肾上腺皮质激素、生长激素、类胰岛素样生长因子-1、促性腺激素释放激素、甲状腺素等异常，脑脊液中P物质浓度可升高，偶见血清抗核抗体阳性或补体C3水平降低。本病实验室检查无特异性阳性指标。

# 第四节　诊断与鉴别诊断

## 一、诊断标准

本病可参考1990年美国风湿病学会（ACR）纤维肌痛综合征的分类标准及2010年ACR纤维肌痛综合征诊断新标准进行诊断。对于不明原因出现的、难以解释的弥漫性骨骼、肌肉疼痛患者，伴躯体不适、睡眠障碍、晨僵、疲劳、抑郁、焦虑等，经体检或实验室检查无明确器质性疾病的客观证据时，须警惕本病的可能性。全身多处压痛点阳性是诊断必不可少的条件。应注意对9对特定部位压痛点的检查，必须检查有无其他伴随疾病，以鉴别原发性抑或继发性。

### （一）1990年美国风湿病学会纤维肌痛综合征的分类标准

1. 广泛性疼痛病史（至少3个月）　广泛性疼痛指左右侧躯体疼痛，腰部上下疼痛，且必须具备中轴骨骼（颈椎或前胸或胸椎或下背部）。

2. 手指以4kg力压以下18个点，其中有11个压痛点

枕骨：双侧枕骨下肌肉附着点处

下颈段：双侧第5~7颈椎横突间隙的前面

斜方肌：双侧斜方肌上缘中点

冈上肌：双侧冈上肌起始处

第2肋骨：双侧第2肋骨与软骨连接处上缘的外侧

肱骨外上髁：双侧肱骨外上髁外侧2cm

臀部：双侧臀外上象限臀肌前皱襞处

大转子：双侧大转子后方

膝关节：双侧近膝关节内侧脂肪垫处

符合上述2条，即可诊断为纤维肌痛综合征

### （二）2010年美国风湿病学会纤维肌痛综合征诊断新标准

满足以下3条可以符合纤维肌痛综合征诊断。

（1）弥漫疼痛指数（WPI）≥7 和症状严重（SS）积分≥5 分；或 WPI = 3 ~ 6 和 SS 积分≥9 分。

（2）症状持续相同水平在 3 个月以上。

（3）患者没有其他疾病导致的不可解释的疼痛。

附：

WPI：指患者前 1 周的疼痛情况，且为疼痛的区域，共 0 ~ 19 分

左右肩部区域；左右臀部区域；左右上臂；左右颌部；左右臀部；左右前臂；左右大腿；左右小腿；胸；颈；腹部。

SS 积分：

a. 疲劳；b. 醒来萎靡不振；c. 认知症状

上述 3 个症状在 1 周前的严重程度按以下积分：

0 = 无；1 = 轻微问题；2 = 中等问题；3 = 严重，弥漫，持续，影响生活

是否有总体躯体症状：

0 = 无；1 = 轻微症状；2 = 中等量症状；3 = 大量症状

SS 积分为上述 3 个症状的积分加躯体症状积分（总分 0 ~ 12 分）

### （三）2016 年修订版纤维肌痛诊断新标准

具体参见"第十节　诊治指南（方案或共识）"部分的相应内容。

## 二、病情评估

病情评估：一般都采用自我报告的经过核准的工具进行评估，最常用的是纤维肌痛影响问卷（FIQ）、疼痛视觉模拟评分法（VAS）、Beck 抑郁量表（BDI）、McCiII 痛问卷调查、汉密尔顿焦虑量表、汉密尔顿抑郁量表等，可以出现异常，有助于评价病情。

## 三、鉴别诊断

### （一）肌筋膜疼痛综合征

本病多见于男性，是因肌筋膜痛性激发点受刺激而引起的局限性肌肉疼痛。患者诉有单或多区域性疼痛，主诉为疼痛或肌筋膜触发点的牵涉痛及其预期分布区域的感觉异常；触诊受累肌肉呈绷紧带状或条索状感，沿绷紧带状区走行的某点呈剧烈点状压痛。

肌筋膜疼痛综合征的压痛点通常叫激发点，按压这一点，疼痛会放射到其他部位。虽然患者感到疼痛，但他们可能不知道激发点任何处。肌筋膜疼痛综合征通常只有一个或聚集在局部的几个激发点。激发点起源于肌肉，受累肌肉活动受限，被动牵拉或主动收缩肌肉均可引起疼痛。肌筋膜疼痛综合征没有广泛的疼痛、僵硬感或疲乏等症状，但是如果持续性的疼痛引起Ⅳ期睡眠障碍，肌筋膜疼痛综合征就可能演变为纤维肌痛综合征。肌筋膜疼痛综合征通常由外伤或过劳所致，一般预后较好。

### （二）慢性疲劳综合征

本病以反复发作或持续的疲劳为主要临床表现，因疲劳而严重影响身体和精神功能。常伴有上呼吸道感染症状：低热、咽痛、颈部或腋下淋巴结肿痛、肌无力、弥漫性疼痛。可出现情绪障碍和睡眠障碍。实验室检查常有抗 EB 病毒包膜抗原、抗体阳性。纤维肌痛综合征与慢性疲劳综合征有很多相似的症状，亦有人认为两者可能是同一种疾病的不同临床表现。

### （三）风湿性多肌痛

风湿性多肌痛是一组临床综合征，多为急性或亚急性起病，表现为颈、肩胛带及骨盆带肌疼痛和僵硬，呈对称性，可有轻压痛，多见于 50 岁以上的人群。急性期患者实验室检查可见 ESR 及 CRP 明显升高，为本病重要的诊断指标之一。

### （四）多发性肌炎

多发性肌炎（PM）是一种特发性炎症性肌病，伴有皮肤损害者称为皮肌炎。患者表现为肩胛带、骨盆带及颈肌等呈对称性疼痛和肌无力，受累肌肉逐渐出现肌萎缩。辅助检查：血清肌酶活性增高；典型异常的肌电图表现；肌肉活检异常。FMS 与 PM 的鉴别不难，FMS 并无肌无力、肌萎缩表现，需要时可做肌电图及血清肌酶检查。

### （五）精神性风湿症

精神性风湿症患者表现为情绪抑郁、焦虑、失眠，诉述弥漫性疼痛和关节肿胀，对疼痛带有感情色彩的描述，如撕裂样、刀割样、火烧样等，一旦见到医师会突然发作疼痛，并拒绝医师的检查。与 FMS 的不同之处在于：症状定位模糊，变化多端，缺乏解剖基础，检查时少有阳性体征，深入观察即能发现存在情感紊乱。

### （六）其他疾病

纤维肌痛综合征可继发于其他风湿性疾病和非风湿性疾病；炎症性、内分泌性或肿瘤性疾病亦可出现软组织疼痛症状，亦须鉴别。如类风湿关节炎、系统性红斑狼疮、甲状腺功能减退症等。通过详细询问病史、特征性体征和辅助检查可鉴别。

## 第五节　治　疗

### 一、西医治疗

本病的治疗至今尚无治疗方案能长期缓解其疼痛或其他症状。对患者的宣教极为重要，给予解释和安慰，告知本病非恶性或致命性疾病。目前仍以药物治疗为主，辅以非药物治疗。由于本病是多因素综合征，所以最佳的方法是针对不同个体采取药物和非药物联合的综合治疗，需要风湿科、神经科、心理科、康复理疗科等多学科的共同参与。

### （一）抗抑郁药

纤维肌痛综合征的治疗首选药物，可以明显缓解疼痛、改善睡眠、调整全身状态，但对压痛点的效果不明显。

1. 三环类抗抑郁药（TCAs）　阿米替林可明显缓解全身性疼痛，改善睡眠质量，但其抗胆碱能作用明显，并常伴有抗肾上腺素、抗组胺等其他不良反应。初始剂量为睡前 12.5mg，可逐步增加至 25mg。

2. 5-羟色胺再摄取抑制剂（SSRIs）

（1）氟西汀：可通过抑制神经突触细胞对神经递质血清素的再吸收，以增加细胞外可以和突触后受体结合的血清素水平。起始剂量 20mg，2 周后疗效不佳可增至 40mg，晨起顿服。常见不良反应：过敏、胃肠道功能紊乱、厌食、头晕、头痛、心跳加速、睡眠异常、疲乏、精神状态异常、性功能障碍、视觉异常、呼吸困难等。

（2）舍曲林：每日 50mg，晨起顿服。

（3）帕罗西汀：每日 20mg，晨起顿服。与三环类抗抑郁药联合治疗的效果优于任何一类药物单用。

3. 5-羟色胺和去甲肾上腺素再摄取抑制剂（SNRIs）

（1）度洛西汀：可明显改善疼痛、压痛、晨僵、疲劳，可提高生活质量，60~120mg/d，分 2 次口服，不良反应包括失眠、口干、便秘、性功能障碍、恶心及烦躁不安、心率增快、血脂升高等。

（2）米那普伦：25~100mg/d，分 2 次口服。

（3）文拉法辛：起始剂量为 37.5mg/d，分 3 次口服，可根据疗效情况增至 75mg/d。

4. 高选择性单胺氧化酶抑制剂（MAOIs）

吗氯贝胺：可缓解疼痛，调节情绪，300~450mg/d，分 2~3 次口服。不良反应少。本药禁止与三环类抗抑郁药（TCAs）、5-羟色胺再摄取抑制剂（SSRIs）、5-羟色胺和去甲肾上腺素再摄取抑制剂（SNRIs）以及哌替啶、可待因等联合使用。

### （二）第二代抗惊厥药

普瑞巴林：150mg/d，分 3 次口服，1 周内如无不良反应，可增至 450mg/d，可与 TCAs、SSRIs 或 SNRIs 等联合应用，不良反应包括头晕、嗜睡、体重增加、水肿等。

### （三）非麦角碱类

普拉克索：0.375mg/d，分 3 次口服，每 5~7 天增加 1 次剂量，若患者耐受，可增至每日 4.5mg。对部分患者疼痛、疲劳、躯体不适有一定缓解作用，对压痛点以及精神症状的改善也有一定作用。耐受性好，不良反应轻微。

### （四）肌松类药物

环苯扎林：治疗剂量为 10mg/d，睡前口服，或每次 10mg，每日 2~3 次。不良反应常见，如嗜睡、口干、头晕、心动过速、恶心、消化不良、乏力等。

### （五）镇痛药物

曲马多：非阿片类中枢性镇痛药，150~300mg/d，分 3 次口服，需注意药物耐受或依赖；阿片类药物可不同程度地缓解疼痛，可能对 FMS 有效，但因其明显的不良反应较多，不推荐使用。非甾体抗炎药常为辅助用药，可改善患者的疼痛症状。

### （六）镇静药

镇静催眠类药物有助于改善睡眠，但对疼痛缓解效果不明显。唑吡坦 10mg，睡前服；佐匹克隆 3.75~7.5mg，睡前服。

### （七）激素类药物

目前认为糖皮质激素对本病治疗无效，不推荐使用。

### （八）其他

托烷司琼：每日 5mg，可明显减轻疼痛，改善患者症状。

## 二、中医治疗

### （一）中医辨证论治

纤维肌痛综合征是因禀赋素虚，阴阳失调，气血不足，营卫不和，或肝气郁结，日久脾虚，以致风寒湿热之邪乘虚内侵，造成广泛性肌肉骨骼疼痛、僵硬为主要特征的疾病。疾病进程缓慢，初期病邪多留于肌表，阻于经络，气血运行不畅，不通则痛，故见全身多处肌肉触压痛、僵硬等症。肝肾亏虚，脾失健运，气血生化乏源，气血不足则营卫失调，腠理不固，卫外不密，里虚复感外邪，病程迁延难愈，日久则五脏气机紊乱，脏腑经络功能失调，因而证候错综复杂。

1. 寒湿痹阻证　本证为纤维肌痛综合征最常见的证候，因外感寒湿之邪，侵犯肌腠，阻闭气血，脉络不通而发病，故肌肉、骨骼尽痛。

证候：肌肉骨骼酸胀、疼痛，躯干僵硬，四肢痿弱无力，每遇寒则肢端发凉变色疼痛，舌质淡，苔白腻，或舌有齿痕，脉沉细或濡缓。

治法：散寒除湿，解肌通络。

方药：独活寄生汤（《备急千金要方》）加减。

独活、桑寄生、秦艽、川芎、当归、芍药、防风、细辛、干地黄、肉桂心、茯苓、杜仲、牛膝、党参、甘草。

加减：关节痛甚者，加威灵仙、青风藤；皮肤晦暗者，加丹参；舌苔厚腻，湿盛者，加薏苡仁、苍术；大便溏泄者，加莲子肉。

2. 湿热阻络证　本证多发于夏季，外湿侵袭，郁而化热所致。本方多用于纤维肌痛综合征初期，邪在浅表，应先治标，如经过阶段治疗，效验不佳者，不宜久服。

证候：肌肉骨骼疼痛，四肢沉重，抬举无力，身热不扬，汗出黏腻，食欲不振，胸脘痞闷，困倦思睡，舌质红，苔白腻或黄腻，脉濡数或滑数。

治法：清热除湿，解肌通络。

方药：当归拈痛汤（《医学启源》）加减。

当归、防风、猪苓、泽泻、黄芩、知母、羌活、茵陈、炙甘草、升麻、葛根、苍术、苦参、党参、白术。

加减：久痛大痛，加附子；腰痛者，加续断、桑寄生；口渴者，加天花粉、麦冬；失眠者，加五味子、首乌藤；疲劳乏力者，加黄芪；痰黏稠不易咯出者，加半夏、胆南星；舌体暗红者，加川芎、丹参。

3. 肝气郁结证　本证多因情志失调，忧思郁怒，使肝失条达，肝气郁结，气机不畅，血行受阻，脉络瘀滞而致周身疼痛而发病。

证候：肌肉骨骼疼痛，头痛，焦虑易怒，寐差多梦，疲乏无力，腹痛腹泻，舌质红，苔薄黄，脉弦细。

治法：疏肝解郁，理气止痛。

方药：逍遥散（《太平惠民和剂局方》）加减。

柴胡、当归、茯苓、白术、白芍、炙甘草。

加减：食滞腹胀者，加神曲、山楂；女子月事不行，或胸胁胀痛不移，加丹参、桃仁、红花；嗳气频频者，加旋覆花、代赭石。

4. 脾肾阳虚证　本证多见于疾病后期，复感于邪，内舍于脾，脾阳不振，脾气虚衰，累及肾，从而表现出脾肾阳虚证候。

证候：肌肉疼痛，松弛无力，四肢怠惰，手足不遂，或面色萎黄，或面色㿠白，身体消瘦，脘腹胀闷，毛发稀疏，畏寒肢冷，舌质淡，苔白，脉沉或弱。

治法：温补脾肾，益气养血通络。

方药：右归丸（《景岳全书》）加减。

熟地黄、山药、山茱萸、枸杞子、杜仲、菟丝子、鹿角胶、当归、制附子、肉桂。

加减：皮肤颜色暗滞，或舌暗有瘀斑者，加赤芍、丹参；纳差者，加山楂；关节痛甚者，加威灵仙、青风藤；腹胀甚者，加厚朴、木香。

5. 气血两虚证

证候：肌肉骨骼酸软、掣痛，皮色苍白无泽，肌肤干燥脱屑，面色萎黄，形体消瘦，自汗，四肢乏力，头昏，气短，舌质淡，苔薄白，脉沉细无力。

治法：益气养血，佐以通络。

方药：黄芪桂枝五物汤（《金匮要略》）加减。

黄芪、桂枝、芍药、生姜、大枣。

加减：肌肤麻木者，加丝瓜络；肌肉瘦削明显者，加山药；纳差者，加炒山楂、炒麦芽；头晕目眩者，加柴胡、升麻。

## （二）中成药

1. 逍遥丸　每次 6~9g，每日 2 次，口服。逍遥丸具有疏肝解郁、健脾和营的功效，为调和肝脾的代表方剂。研究表明，逍遥丸具有镇静、镇痛、抗惊厥、抗焦虑、抗慢性抑郁及抗应激作用。

2. 四妙丸　每次 6g，每日 2 次，口服。本品具有清热利湿之功效。现代药理研究表明，四妙丸配方颗粒能够缓解胶原诱导关节炎大鼠的关节炎症状，抑制关节滑膜增生和降低血清炎性因子水平。

3. 柴胡疏肝丸　每次 10g，每日 2 次，口服。具有疏肝解郁、行气止痛作用。研究表明，柴胡疏肝散能显著降低海马神经元凋亡和自噬蛋白表达，可通过抑制神经元凋亡和自噬，发挥抗抑郁症作用，减轻抑郁症大鼠的行为学改变。

4. 瘀血痹片　每次 2.5g，每日 2 次，口服。瘀血痹片具有通络止痛、活血化瘀作用，若药症相符，则临床效果良好。

5. 痹祺胶囊　每次 1.2g，每日 2~3 次，口服。痹祺胶囊具有免疫调节、改善微循环、通脉祛瘀止痛作用，联合其他药物治疗本病，临床疗效满意。

## 三、非药物治疗

非药物治疗包括瑜伽、太极拳、八段锦、心血管功能锻炼、增强肌肉力量、理疗、生物反馈治疗、行为治疗和压痛点局部注射。

# 第六节　中西医结合诊治策略与措施

## 一、加强纤维肌痛综合征诊断方法的认知

如何尽早、准确诊断纤维肌痛综合征疾病一直以来是临床医生所面临的难题。纤维肌痛综合征的诊断方法在过去近 20 年中被不断更新调整，但仍不能满足临床应用。1990 年诊断标准应用全身压痛点的检查方法，诊断方法流程复杂，"诊出率"低。2010 年 ACR 诊断分类标准强调医生对纤维

肌痛综合征临床症状的识别，简化诊断流程，2011 年以患者自评的方式作为 2010 年医生的评价标准的补充。2010/2011 版的联合应用相对于 1990 版提高了纤维肌痛综合征疾病"诊出率"。2016 年 ACR 更新的纤维肌痛综合征临床诊断分类标准，通过划分疼痛区域，减少"局部疼痛综合征"的误诊，强调对全身疼痛症状的评价。鉴于本病并非排除性疾病，有自身的临床特点，不明原因出现全身多部位慢性疼痛，伴躯体不适、疲劳、睡眠障碍、晨僵以及焦虑、抑郁等，经体检或实验室检查无明确器质性疾病的客观证据时，须高度警惕纤维肌痛综合征的可能，避免患者因疼痛辗转求医，无法明确诊断，进一步给身体和心理带来压力和负担，由此陷入恶性循环。

## 二、重视"从肝论治"

本病外在表现在关节、肌肉、筋腱，病机关键在于肝、脾、心等脏腑功能失调。肝痹和筋痹的临床症状往往共存，肝主疏泄，调畅气机，肝气不舒，气机郁滞，血行不畅，经络不能通利，则变生百症，导致众多非特异症状。肝血不足，筋失所养而致筋纵疲乏；肝气郁滞，不达四末而见畏寒肢冷；肝阴不足，肝阳上亢而致头痛；肝血不足，血不养心，心神不育或肝胆郁热，湿热扰心而致睡眠障碍；肝郁克脾而见胃肠道症状；由肝及肾，肝肾亏虚，髓窍失养可见认知功能障碍；肝在志为怒，喜条达恶抑郁，表现或情志抑郁、或心烦易怒、胸胁胀满等情绪症状。因此，重视"从肝论治"，才能治病求本。

## 三、身心同治

纤维肌痛的诱发和加重与环境因素、精神因素息息相关。研究表明，纤维肌痛与神经递质如 5-羟色胺和 P 物质的分泌异常有关，同时还受到环境的影响，是生物-心理-社会交互作用的结果。即在给予患者躯体药物治疗的同时，重视其精神心理的治疗。作为辅助的心理疗法，必须围绕改变或纠正慢性病患者的认知来进行治疗，进行心理疏导和各种行为干预；定期进行纤维肌痛健康教育讲座，传播健康知识，普及中医养生保健常识，把中医"治未病"思想以及"七情调摄养生法""食疗药膳养生法""传统运动疗法"贯穿到患者的日常生活中。纤维肌痛综合征兼具痹证和郁证的特点。另外，可以通过会谈、心理测试等方法让患者认识到自己认知方面的障碍和不足，并对患者的家人等进行教育和指导，从而营造一个较好的社会支持环境，这将大大有利于患者心理和身体症状的康复。

## 四、病情分级选择中西医治疗方案

鉴于纤维肌痛综合征没有特效治疗方法和药物，目前西医治疗以三环类抗抑郁药物以及 5-羟色胺再摄取抑制剂等为主，如阿米替林、氟西汀等，均具有一定的疗效。但仅用阿米替林患者的症状改善程度有限，多数患者的生活质量仍得不到明显提高。中医认为，本病多为肝失调养、筋脉痹阻，多采用疏肝解郁、行气活血、通络止痛的治疗方法。在临床中，采用中西医结合的综合治疗方法，可以发挥两者优势，以达取长补短增效减毒的目的，将取得更好的疗效。

纤维肌痛综合征病情较复杂，容易反复，常可因情绪等原因复发或加重，治疗棘手，疗效欠佳。单纯西药或中药治疗均有一定局限性或不足之处，近年来的临床研究表明，应用中西医结合治疗方案进行治疗，效果良好，能明显缓解病情，提高患者的生活质量。

①轻症患者：可选用中药、针灸、推拿、按摩等治疗，如选用柴胡疏肝丸或血府逐瘀胶囊等口服；亦可结合患者的具体辨证情况进行处方用药。

②重症患者：可选用阿米替林、氟西汀、度洛西汀、普瑞巴林、普拉克索等药物结合患者的具体辨证情况，选用不同的治疗方案和药物，必要时给予镇痛、镇静类药物。

③可根据患者的具体情况进行辨证论治，应用中药煎剂或中成药结合西药进行调理治疗，中成

药常用的有风湿骨痛胶囊、通络开痹片、湿热痹片和瘀血痹片。

④非药物疗法：八段锦。

本病除疼痛之外，还常伴有疲倦、焦虑、睡眠障碍等表现，不通则痛，痛而多致七情内伤，郁怒伤肝，忧思伤脾，脾气不运，不能转清，以养宗气，致肺气虚，乃伤肺；惊恐伤肾，肾水不济心火，而致心火过亢，心神失养，乃致伤心；疼痛日久，心力交瘁，纳差不寐，五脏衰微，积劳难复，终日疲乏，而八段锦具有中国传统气功调神、调息、调气的整体功效，其动作设计与五脏六腑相互对应，通过练习相应的导引动作可达到调节对应脏腑的生理功能，并且属于中小强度的有氧锻炼。从中医情志致病的观点看，忧伤肺，这些负性情绪将可能导致病情的加重。而在进行八段锦锻炼时，须要做到宁心安神、气纳丹田，使精神意念与呼吸锻炼协调配合，做到"意念""气机""形体"合一，即"神""气""形"三者合一，起到锻炼精神意志、调节情绪的作用。有研究[23]已经证实，八段锦功法可改善患者负性情绪，缓解焦虑患者的心理状态，提高其生活质量，从而有利于提高患者依从性，保证了患者的治疗效果。八段锦可以有效治疗纤维肌痛综合征，能够显著改善FMS患者的主要症状，包括疼痛、睡眠障碍、抑郁等，提高患者的生活质量，可以作为有效治疗本病的一种非药物疗法[24]。

# 第七节　名医经验

## 一、张凤山经验

张凤山[25]认为，本病属郁痹证，多因情志不遂，肝气郁结，气郁血瘀，痹阻经络而发病。临床上常以"通"字立法，治法以疏肝解郁、行气活血、通络定痛为主。方选越鞠汤合身痛逐瘀汤加减治疗，取得了良好疗效。

**医案举例**：刘某，女，43岁。2009年6月7日初诊。

主诉：周身疼痛，伴多梦易醒、心烦易怒7月余。多处求医，曾先后被诊断为"植物神经功能紊乱""风湿性关节炎""更年期综合征"等，经治疗不效而前来求治。查体：纤维肌痛特定压痛点压痛明显。实验室检查：血常规、尿常规、血沉、抗"O"、类风湿因子、抗环瓜氨酸肽抗体、抗核抗体谱、甲状腺功能五项、心肌酶谱等均无异常发现。舌红，有瘀斑，苔薄白，脉弦细。

中医诊断：郁痹，证属肝气郁结，气郁血瘀，痹阻经络。

西医诊断：纤维肌痛综合征。

治法：疏肝解郁，行气活血，通络定痛。

处方：越鞠汤合身痛逐瘀汤加减。制香附20g，木香15g，枳壳20g，栀子15g，川芎15g，桃仁15g，红花15g，秦艽15g，炒酸枣仁30g，首乌藤30g，合欢皮30g，白芍50g，地龙30g，炙甘草10g。10剂，水煎服，每日1剂。

二诊：诉身痛大减，心烦、易怒、多梦易醒等诸症减轻，效不更方，继服21剂。

三诊：诉周身疼痛症状消失，心烦、易怒及多梦易醒诸症亦明显好转，各压痛点压痛基本消除，再进7剂，以巩固疗效。3个月后随访未见复发。

## 二、周彩云经验

周彩云[26]认为，本病的主要病机为肝之阴血不足，脾胃亏虚为发病的重要因素。在中医五行理论指导下，总结出以滋水涵木、调补中土为主，佐金平木、潜阳归元为辅的治疗规律，自拟水木归元汤治疗本病,取得了良好疗效。基本方药物组成:熟地黄 15g,生地黄 15g,白芍 15g,当归 12g,百合 15g,陈皮 10g,青皮 10g,醋香附 8g,生白术 12g,党参 15g,砂仁(后下)8g,清半夏 8g,生龙骨 30g,炙甘草 8g。

**医案举例:**患者,女,52 岁。2018 年 3 月 7 日初诊。

患者 6 年前因工作压力大而出现周身肌肉疼痛,失眠,烦躁。就诊于北医三院,具体检查不详,诊断为"FMS",予普瑞巴林、草乌甲素及复方玄驹胶囊口服。症状缓解不明显,且逐渐出现周身肌肉疼痛加重,起床困难,遂就诊于协和医院,自诉查抗"O"升高,诊断为"FMS",仍予普瑞巴林口服治疗,症状无改善。刻下症见:周身肌肉疼痛,以四肢为著,晨僵半小时,无明显关节疼痛,烦躁,腰酸困,乏力,面色萎黄,间断头痛,紧张时明显,无恶心呕吐,口干,纳少,眠差,入睡困难,睡后易醒,小便调,大便干。舌燥,苔薄,脉弦细弱。

西医诊断:纤维肌痛综合征。

中医诊断:肌痹(气阴两虚证)。

处方:水木归元汤加减。熟地黄 15g,生地黄 15g,白芍 15g,当归 12g,百合 15g,陈皮 10g,青皮 10g,醋香附 8g,生白术 12g,党参 20g,砂仁 8g(后下),清半夏 8g,生龙骨 30g,炙甘草 8g。水煎服,每日 1 剂,早晚温服,连服 7 剂。

2018 年 3 月 10 日二诊:周身肌肉疼痛明显减轻,晨僵好转,情绪烦躁好转,腰酸困仍有,乏力减轻,头痛未发,口干仍有,纳可,睡眠质量好转,但入睡仍较慢,二便尚调。舌少津,苔薄腻,脉弦细。处方:上方加炒枣仁 30g,醋延胡索 15g,川续断 15g 增强安神止痛之功。继服 14 剂。

2018 年 3 月 24 日三诊:周身肌肉疼痛、晨僵已不明显,心情较佳,腰酸已不明显,乏力好转,头痛未发,口干好转,纳可,眠可,二便调。舌质润,苔薄白,脉缓。处方:守方继服 28 剂。

2018 年 4 月 21 日四诊:诸症好转,无明显不适,嘱其再服麦味地黄丸与人参归脾丸 1 月。3 个月后电话随访,患者未诉不适。

# 第八节 中西医调护

本病有病程长、易反复的特点,患者应正确认识本病,增强战胜疾病的信心,保持心情愉悦,合理作息,避免精神紧张及过度疲劳;加强营养,合理饮食;进行合适强度的体育锻炼,增强体质;预防感冒,避免虚邪贼风的侵袭。护理工作方面,应注意保持病室空气清新,温度、湿度适宜,创设有利于患者恢复的良好环境。要对患者进行健康教育,对患者说明坚持治疗的重要性,鼓励患者进行自我锻炼,经常进行肢体活动和肌肉按摩。疼痛严重者,可中药内服配合中药水煎外洗于患处,并配合针灸、拔罐、理疗等外治法。还可对患者进行认知行为治疗,通过改变患者的思维方式,消除不良认知,从而消除不良情绪和行为,减轻患者不适,常用的有埃利斯的合理情绪行为疗法[27]。对于存在睡眠障碍的患者,还应针对睡眠障碍进行护理工作,包括非药物护理和药物辅助睡眠。

# 第九节 预后转归

大多数患者的慢性疼痛和乏力会持续存在,但大多数仍然可以从事原工作和正常的日常生活。总的来说,FMS 患者的寿命与未患 FMS 者没有明显差异。

# 第十节　诊治指南（方案或共识）

## 一、2016 年修订版纤维肌痛诊断新标准

1990 年 ACR 以压痛点为依据，首次制定了纤维肌痛分类标准，该标准广泛用于临床研究，但并非严格的临床诊断标准，且未强调其他表现的诊断价值，临床医生普遍反应 18 个压痛点不容易记忆和操作。随着对纤维肌痛的了解加深，2010 年 ACR 更新诊断标准，提出弥漫性疼痛指数（WPI）、症状严重度评分（SSS），对疾病进行量化分级，强调非疼痛症状数量的重要性，使得该标准不再只适用于研究，更适用于临床，但该标准除外了风湿性疾病合并纤维肌痛的可能，也不能再区分原发和继发纤维肌痛。2011 年同一个工作小组进一步修订了该标准，将患者自述症状取代了医生的评估，减少了医生主观上对诊断的影响，并提出了纤维肌痛症状评分（WPI+SSS+纤维肌痛评分）。在此基础上，Wolf 等[22] 对 2010—2016 年间发表的研究报告进行了评估，提出了 2016 年修订版纤维肌痛诊断标准，见表 34-1。

**表 34-1　2016 年修订版纤维肌痛诊断标准**

| 当患者满足以下 4 条时，可诊断为纤维肌痛： |
| --- |
| ①弥漫性疼痛指数≥7 分且症状严重度评分≥5 分，或弥漫性疼痛指数 4~6 分且症状严重度评分≥9 分；<br>②全身性疼痛，定义为 5 个区域中至少 4 个区域有疼痛，颌、胸、腹痛不包括在其中；<br>③症状持续至少 3 个月，且疼痛程度基本相似；<br>④纤维肌痛的诊断与其他诊断无关，纤维肌痛的诊断不影响其他临床诊断。 |

说明：

（1）弥漫性疼痛指数：指过去 1 周内疼痛区域数量的评分。每个区域 1 分，总评分为 0~19 分。

| 左上肢（区域 1）<br>左颌<br>左肩<br>左上臂<br>左前臂 | 右上肢（区域 2）<br>右颌<br>右肩<br>右上臂<br>右前臂 | 中轴区（区域 5）<br>颈部<br>上背部<br>下背部<br>胸部<br>腹部 |
| --- | --- | --- |
| 左下肢（区域 3）<br>左髋<br>左大腿<br>左小腿 | 右下肢（区域 4）<br>右髋<br>右大腿<br>右小腿 | |

（2）症状严重度评分：以下 2 项相加的得分，总分为 0~12 分。

①疲劳；睡醒后萎靡不振；认知障碍。

根据过去 1 周时间内患者出现以上 3 个症状的严重度打分：0 = 无问题；1 = 轻微、间断出现；2 = 中等、经常存在；3 = 重度、持续、影响生活。

②过去 6 个月内患者发生以下症状的积分和：头痛（0~1）；下腹部疼痛或痉挛性疼痛（0~1）；抑郁（0~1）。

纤维肌痛评分（fibromyalgia severity scale）：为弥漫性疼痛指数与症状严重度评分之和。

## 二、2017 年 EULAR 修订的纤维肌痛治疗管理建议（节选）

EULAR 于 2007 年首次发布了纤维肌痛治疗管理推荐意见。其意见是基于 2005 年及以前的证据，由于当时临床研究数据的匮乏，在 9 项建议中，只有 3 项具有临床证据支持，大多数推荐意见

更多的属于"专家意见"。在之后的 10 年中，随着大量药物和非药物疗法的临床试验开展，已发表的系统评价评估了几乎所有普遍使用的治疗方法。因此，本着基于证据的宗旨，EULAR 于 2015 年通过对已发表系统评价的内容和质量进行了评估，制定了符合循证医学原则的药物、非药物方法等管理指南，是目前最新的纤维肌痛管理推荐指南[28]，为临床治疗纤维肌痛提供了可靠的依据，焦娟等[29]并对其进行解读。

## （一）药物治疗

新版管理推荐并没有对目前任何药物给出强推荐的建议，仅对 5 种药物进行了弱推荐，将 3 类药物定为弱反对，2 类药物定为强反对，并有 1 种药物被推荐仅用于研究。本次未检索到关于糖皮质激素、强阿片类、大麻酚类和抗精神病药物的系统评价，但是基于缺乏有效性依据和在个别试验中高风险的不良反应和成瘾性，此次推荐意见强烈反对将强阿片类和糖皮质激素应用于治疗纤维肌痛患者。

1. 弱推荐的药物

（1）阿米替林（amitriptyline），低剂量服用可以改善疼痛、睡眠质量，并在改善疲乏方面有轻度疗效。

（2）抗惊厥药普瑞巴林（pregabalin），具有改善疼痛的效果，并在改善疲乏、睡眠质量方面有轻微疗效，在改善躯体功能方面没有疗效。

（3）血清去甲肾上腺素再摄取抑制剂度洛西汀（duloxetine）和米那普伦（milnacipran），度洛西汀在减轻疼痛方面有效，并有轻度改善睡眠和改善躯体功能的疗效，但在改善疲乏方面无效；米那普伦可以减轻疼痛，并对疲乏、躯体功能有轻度疗效，对改善睡眠质量无效。

（4）曲马多（tramadol），弱阿片样药物，可以改善疼痛程度。

（5）环苯扎林（cyclobenzaprine），对疼痛的治疗无效，在治疗 12 周后有改善睡眠的轻微疗效。

2. 弱反对的药物

（1）单胺氧化酶抑制剂（monoamine oxidase inhibitors，MAOIs），在改善疼痛上有中等疗效，疲乏和睡眠改善无效，但有报道发生危及生命的相互作用。

（2）选择性血清素再摄取阻断剂（selective serotonin reuptake inhibitors，SSRI），对于疼痛、睡眠有中等程度的效果，但是对于疲乏无效。

（3）NSAIDs，并未显示出治疗作用。

3. 被强反对的药物

（1）生长激素（growthhormone），有缓解疼痛作用，在改善躯体功能方面没有见到满意疗效，而药物安全性方面仍需考虑（发生睡眠障碍、腕管综合征）。

（2）羟丁酸钠（sodium oxybate），对于疼痛程度、睡眠问题和疲乏症状仅有轻微疗效。

4. 仅用于研究的药物

（1）抗惊厥药加巴喷丁（gabapentin）由于样本量小等问题，被推荐仅用于研究。

## （二）非药物治疗

非药物治疗方面，考虑到锻炼在疼痛、体能和健康方面的效果以及其实用性、相对低花费、没有安全隐患方面的优势，该指南强烈推荐锻炼（exercise）作为治疗的首选，并对针灸（acupuncture）等 6 种非药物治疗进行了弱推荐，将 5 种非药物治疗定为弱反对，整脊疗法（chiropractic）、意象引导（guided imagery）和顺势疗法（homeotherapy）定为强反对。由于疗效证据不够充分，新版管理推荐未对电热和光疗、植物热疗法、音乐治疗，记日记或讲故事和静态磁疗法形成推荐意见。

1. 强推荐的非药物疗法

（1）锻炼为强推荐，包括有氧锻炼与力量训练，都可以改善疼痛和提高躯体功能。

2. 弱推荐的非药物疗法

（1）针灸，作为标准治疗的辅助治疗，可以使患者得到改善30%疼痛的受益，电针也可以改善疼痛和疲乏。

（2）认知行为治疗（cognitive behavioral therapy），在缓解疼痛和改善失能方面有疗效，并且效果持续较长时间。

（3）水疗法/温泉疗法（hydrotherapy/spa therapy），中位数为4小时的水疗（时间范围200~300分钟）有改善疼痛的作用，并且可以维持较长时间（中位数为14周），水疗法和温泉疗法具有相类似的效果。

（4）冥想运动（meditative movement），包括太极、瑜伽、气功和身体觉醒疗法，总治疗时间为12~24h，对睡眠和疲劳有改善，其中部分疗效可以长期维持。

（5）关注力/心身治疗（mindfulness/mind-body therapy），虽然所基于的临床研究结果受偏倚的影响较大，但仍显示关注力引导的减压疗法可以在治疗后立即改善疼痛症状。

（6）多元治疗（multicomponent therapy），在治疗后立即减轻疼痛和疲劳，但效果短暂。

3. 弱反对的非药物疗法

由于患者数量少、试验规模小、对照措施不当、试验质量低下，甚至研究结果并不一致、缺乏足够证据来评估疗效和安全性等原因，被弱反对的非药物疗法有生物反馈（biofeedback）、辣椒素（capsaicin）、催眠疗法（hypnotherapy）、按摩（massage）、S-腺甘基蛋氨酸（S-adenosyl methionine，SAMe）。而已有的系统评价或Meta分析没有观察到整脊疗法对缓解疼痛的效果，并鉴于整脊疗法的安全性，新版管理推荐给出了强反对的建议。其他补充及替代疗法，包括意象引导疗法和顺势疗法，由于试验都有严重的缺陷，也给出了强反对的建议。

表34-2　纤肌痛治疗管理推荐意见

| 建议 | 证据等级 | 分级 | 推荐强度 |
| --- | --- | --- | --- |
| 药物治疗 | | | |
| 阿米替林（小剂量） | Ⅰa | A | 弱 |
| 度洛西汀或米那普仑 | Ⅰa | A | 弱 |
| 曲马多 | Ⅰb | A | 弱 |
| 普瑞巴林 | Ⅰa | A | 弱 |
| 环苯扎林 | Ⅰa | A | 弱 |
| 非药物治疗 | | | |
| 有氧和力量性锻炼 | Ⅰa | A | 强 |
| 认知行为治疗 | Ⅰa | A | 弱 |
| 多元治疗 | Ⅰa | A | 弱 |
| 已确定的物理治疗：针灸或水疗 | Ⅰa | A | 弱 |
| 冥想运动治疗（气功、瑜伽、太极）和基于注意力的减压治疗 | Ⅰa | A | 弱 |

# 第十一节　中西医临床研究进展

## 一、临床辨治

### （一）中医辨证分型

张艳丽[30]根据30例纤维肌痛患者的舌脉症象，将该病分为以下四种证型。①肝郁气滞，脉络不和：处方为牡丹皮10g，栀子10g，炒白芍24g，当归20g，柴胡10g，香附10g，延胡索15g，茯苓10g，薄荷10g，甘草6g。②瘀血阻滞，脉络不通：处方为生地黄10g，桃仁10g，红花20g，赤芍10g，枳壳10g，当归10g，延胡索10g，牛膝10g，甘草6g。③气血两虚，经脉失养：处方为黄芪30g，当归10g，桂枝10g，赤芍10g，延胡索10g，甘草6g。④寒湿痹阻，经脉不利：处方为羌活10g，独活10g，桑寄生10g，杜仲10g，鸡血藤15g，秦艽10g，延胡索10g，当归10g，川芎10g，甘草6g。

### （二）名家辨治经验

徐长松[31]总结前人经验，结合自身临床经验，指出纤维肌痛综合征的发病关键在于少阳枢机不利，疏达少阳为基本治疗原则，多应用小柴胡汤、柴胡加龙骨牡蛎汤、柴胡桂枝汤、柴胡桂枝干姜汤等"柴胡剂"。姜泉教授[32]诊治该病，多从以下三个方面入手，FMS的核心症状是筋挛节痛，"筋痹不已，复感于邪，内舍于肝，而为肝痹"，故姜教授非常重视从肝论治；脾胃是后天之本，气血生化之源，气机升降的枢纽，人以胃气为本，在FMS治疗中，也非常重视调理脾胃；此外，根据"天人相应"理论，在治疗过程中尤其重视身心同治。郭会卿教授[33]认为，纤维肌痛综合征多与情志、气滞、血瘀相关，病机为肝郁脾虚。治疗上从肝、脾论治，以"通""荣"为法，治宜疏肝健脾、通络止痛。在临床上多选用自拟疏肝益脾合剂（茯苓15g，白术15g，延胡索30g，郁金10g，香附10g，木香10g，徐长卿15g，首乌藤30g，姜半夏9g，橘红10g，甘草6g，大枣5枚）治疗，临床疗效显著。

### （三）经典方剂联合西药

1. 经典方剂　杨克勤[34]将63例纤维肌痛综合征患者随机分为2组，治疗组给予温胆汤加减治疗，对照组给予普瑞巴林治疗，治疗结果表明：治疗组有效率86.67%，对照组有效率为60.00%，且治疗组治疗后痛点个数及疼痛程度的改善均显著优于对照组。

2. 经典方剂联合抗抑郁类药物　陈爱萍等[35]观察两组纤维肌痛综合征患者，观察组应用柴胡加龙骨牡蛎汤（柴胡10g，黄芩10g，法半夏10g，生龙骨30g，生牡蛎30g，桂枝10g，生黄芪15g，茯苓10g，酒大黄6g，大枣6g，生姜3g，下肢疼痛明显并怕凉者，加肉桂6g、细辛3g、怀牛膝15g；上肢疼痛者，加片姜黄15g、威灵仙10g；腰痛者，加川续断15g、桑寄生15g；心中烦急者，加栀子6g、豆豉6g；若血瘀严重者，加水蛭5g）联合度洛西汀治疗，对照组应用度洛西汀治疗，结果发现，观察组总有效率显著高于对照组（$P<0.05$），且观察组的VAS、WPI、HAMD、HAMA、PSQI及FSS评分均优于对照组。郝军等[36]将30例纤维肌痛综合征患者随机分为2组，对照组口服氟西汀胶囊及美洛昔康胶囊，治疗组则在对照组药物基础上服用刺五加合当归四逆汤加减。药物组成：刺五加、鸡血藤、合欢皮各20g，当归、白芍各15g，桂枝、川芎、通草各10g，细辛3g，甘草6g，大枣10枚。加减法：怕风或汗出多，加黄芪15g、防风12g、白术12g；肢体麻木，加穿山龙

20g；烦躁，加香附15g、北柴胡6g；心悸睡眠差，加酸枣仁20g、五味子5g；头晕乏力，加阿胶10g（烊）、党参片12g；阴虚内燥，加知母20g、麦冬15g；疼痛明显，加延胡索20g、海风藤20g。结果发现，治疗组总治疗率为90%，高于对照组的76.7%。方兴刚[37]观察两组纤维肌痛综合征患者，对照组仅予氟伏沙明治疗，联合组给予氟伏沙明联合柴胡桂枝汤治疗，联合组患者的总有效率明显高于对照组，联合组患者的VAS评分、HAMD评分、HAMA评分显著优于对照组。

3. 经典方剂联合非甾体抗炎药　初少光等[38]观察两组纤维肌痛综合征患者，治疗组应用丹栀逍遥散（牡丹皮15g，栀子15g，当归20g，白芍15g，柴胡15g，白术15g，茯苓15g，炙甘草10g）配合洛索洛芬钠治疗，对照组12例单独应用洛索洛芬钠治疗，结果，治疗组患者的总有效率为69.23%，显著高于对照组患者（41.67%）。

4. 经典方剂联合阿片类药物　张娟等[30]将20例纤维肌痛综合征患者随机分为2组，治疗组予丹栀逍遥散加减口服，对照组予盐酸曲马多缓释片及盐酸阿米替林口服。治疗组药物组成：牡丹皮15g，炒栀子15g，当归15g，炒白芍20g，柴胡10g，茯苓15g，炒白术15g，煨生姜15g，薄荷10g，炙甘草6g。肝火犯胃而见嘈杂吞酸、嗳气呕吐者，加黄连15g、吴茱萸15g；肝火上炎而见头痛目赤者，加菊花15g、钩藤15g（后下）；夜寐差者，加酸枣仁30g。治疗4周及随访4周后治疗组的中医证候积分及VAS评分均优于对照组。

### （四）自拟方联合西药

1. 自拟方联合抗抑郁类药物　杨克勤[39]观察两组纤维肌痛综合征患者，对照组予艾司西酞普兰治疗，在此基础上观察组加用解郁安神汤（柴胡6g，当归10g，白芍10g，酸枣仁10g，首乌藤15g，生龙齿30g，琥珀3g，炙甘草3g，茯苓10g，远志6g，石菖蒲6g）治疗，治疗后，观察组5-HT水平显著高于对照组（$P<0.05$），观察组SP水平及VAS、PSQI和HAMA评分显著低于对照组（$P<0.05$）。

2. 自拟方联合抗癫痫药物　陈琳等[40]观察两组纤维肌痛综合征患者，其中夏至到立秋节气者为研究组（口服温阳定痛蠲痹方，冬至到立春节气为对照组，对照组根据治疗方式再细分为对照1组（口服温阳定痛蠲痹方）和对照2组（口服普瑞巴林加度洛西汀）。温阳定痛蠲痹方组成：黄芪60g，制川乌9g（先煎2小时），桂枝9g，麻黄9g，当归9g，白芍9g，延胡索9g，白芥子9g，细辛3g，通草6g，炙甘草18g，大枣8枚，蜈蚣1条。治疗后，研究组VAS评分、症状与体征改善情况、总有效率均优于对照1组（$P<0.05$）和对照2组（$P<0.05$）。

### （五）外治法

1. 外治法联合中成药　岳延荣[41]将44例患者随机分为两组，治疗组采用五脏俞穴位埋线联合枝川液注射和走罐的方法；对照组采用枝川液注射联合走罐的方法。结果显示：治疗组愈显率为66.7%，显著高于对照组的愈显率（30.0%）。

刘娟云等[42]将86例纤维肌痛综合征患者随机分为治疗组和对照组，对照组口服盐酸阿米替林片，治疗组口服解郁安神颗粒联合中药拔罐疗法，治疗30天后，治疗组的WPI和SS评分均低于对照组。

余建峰等[43]将82例纤维肌痛综合征患者随机分为2组，治疗组给予针刺联合正清风痛宁片口服，并给予针刺取穴配合治疗，对照组予以阿米替林口服，治疗后，治疗组的VAS评分及HAMD评分均优于对照组。

2. 外治法联合中药　王凯等[44]选取35例纤维肌痛综合征患者，给予头针针刺配合逍遥散加减口服治疗。其药物组成：白芍20g，柴胡20g，当归15g，白术15g，茯苓12g，独活12g，羌活10g，薄荷12g，郁金12g，香附10g。阳虚者，加杜仲、肉桂；阴虚者，加麦冬、枸杞子；肝气郁滞较甚者，加木香；气血瘀滞者，加桃仁、红花。结果：临床治愈8例，显效11例，有效13例，无效3

例，总有效率为91.43%。治疗后，患者VAS评分显著低于治疗前（$P<0.05$）。

马淑惠等[45]对136例纤维肌痛综合征患者采用针刺配合纤维肌痛合剂加减。具体药物组成：柴胡6g，黄芩6g，当归10g，郁金6g，黄芪10g，桂枝6g，鸡血藤6g，络石藤6g，远志6g等。寒湿偏重者，加桑寄生6g、羌活6g、独活6g、威灵仙6g等；有化热征象者，加知母6g、赤芍6g、豨莶草6g、忍冬藤6g等。136例患者经过针刺及中药治疗，显效29例，占21.3%；有效66例，占48.5%；无效38例，占27.9%；加重3例，占2.2%；总有效率为69.9%。

程立等[46]将60例纤维肌痛综合征患者随机分为2组，对照组患者给予单纯口服药物治疗，观察组患者给予单纯口服药物和中药熏洗辅助治疗，观察组患者总有效率为96.7%，明显高于对照组的83.3%，且观察组患者的弥漫疼痛指数、症状严重程度评分均低于对照组。

柯家美等[47]分别观察两组纤维肌痛综合征患者，对照组给予中药（柴胡桂枝汤：柴胡12g，白芍10g，赤芍10g，黄芩10g，黄芪20g，党参10g，法半夏12g，桂枝10g，炙甘草6g，大枣5枚，生姜4片）内服治疗，观察组在对照组治疗基础上联合给予电针梅花针针治疗。治疗结果显示，观察组的压痛点数、VAS、FIQR、PSQI和HAMD评分均优于治疗组，治疗后观察组总有效率为90.0%（36/40），明显高于对照组的60.0%（24/40）（$P<0.05$）。

3. 外治法联合西药　张冰月等[48]将42例纤维肌痛综合征患者随机分为两组，观察组患者采用五禽戏锻炼合并口服西药（盐酸阿米替林片）共同干预治疗FMS，对照组患者采用单纯口服西药治疗FMS。结果显示：观察组患者的VAS评分、HAMD评分均优于治疗组。

吴笛等[49]将105例纤维肌痛综合征的患者随机分为穴位埋线组（A组）、西药组（B组）和穴位埋线加西药组（C组）3组，每组各35例，结果C组的SOD、MDA、压痛点数与VAS评分均优于A、B两组。

4. 外治法　杨晓明等[50]将40例纤维肌痛综合征患者根据随机数字表法分为治疗组20例和对照组20例，治疗组采用推拿结合内热针治疗，对照组采用口服阿米替林治疗，治疗4周后，治疗组的VAS评分及压痛点数量均优于对照组。

## 二、方药与药理

### （一）方药用药规律

王智航[51]对数据进行检索，将关于本病的497篇文献进行筛选，按照纳排标准共筛选出110篇文献，共涉及62首中医方剂，共使用189种药物。其中中药使用总频次1006次，使用频数超过20次的中药由高到低依次是白芍（59次）、柴胡（47次）、当归（45次）、川芎（31次）、茯苓（31次）、桂枝（26次）、甘草（24次）、香附（24次）、黄芪（24次）、白术（22次）、大枣（21次）、枳壳（21次）。使用频数超过10次的药物分类比例由高到低依次为补益药占35%，解表药占21%，行气药占12%，活血药占9%，安神药占8%，清热药占6%，利湿药占5%，祛风湿药占2%和化痰药占2%。所有文献的证型总和为236次，共有34种证型，证型的频数超过5次从高至低的排列依次为肝郁（18.22%）、血瘀（15.25%）、气滞（12.29%）、脾虚（9.32%）、脉络不通（8.05%）、气虚（5.08%）、血虚（4.66%）、阳虚（3.39%）、痰湿（3.39%）、寒凝（2.54%）、风湿痹阻（2.12%）。常见证型与用药关系：肝郁用白芍、柴胡、茯苓、白术、香附、川芎、酸枣仁、黄芪、枳壳、炙甘草；气滞用枳壳、桃仁、红花、郁金；血瘀用郁金、桃仁、红花。

### （二）方药药理举例

1. 独活寄生汤　独活寄生汤具有抗炎、镇痛的作用。王爱武[52]通过动物实验研究发现，独活寄生汤可明显抑制佐剂性关节炎大鼠原发性和继发性足跖肿胀，抑制毛细血管通透性增加，减轻小鼠耳郭肿胀度，减少小鼠扭体反应次数及福尔马林致痛试验的第二时相的疼痛强度，这说明独活寄生汤具有较好的镇痛、抗炎和抗佐剂性关节炎作用。

赵玉珍等[53]的研究结果显示，独活寄生汤对炎症早期引起的组织水肿和渗出具有明显抑制作用和显著镇痛作用，具有扩张血管、改善微循环的作用。朱自平[54]通过动物实验研究发现，独活寄生汤能明显增加毛细管管径，增加毛细血管开放数，延长肾上腺素引起血管收缩的潜伏期，对抗肾上腺素引起的毛细血管闭合。许青媛等[55]通过实验研究认为，独活寄生汤能显著增加麻醉猫、狗的脑血流量。也有研究发现[56]，独活寄生汤具有免疫调节作用。

2. 逍遥散　本病的部分病因与情志相关。病机为肝气郁结，气机不畅，治以疏肝解郁，调气和血，方选逍遥散加减。肝气畅达，气滞血瘀可解，周身疼痛等症状可缓解。中医讲的肝气郁结与西医学中的抑郁有相近之处，逍遥散作为疏肝解郁之名方，动物实验及临床研究证实其有良好的抗抑郁作用。逍遥散中含有多种抗抑郁黄酮类化合物，分别为柴胡中的异鼠李素、槲皮素、山柰酚；甘草中的甘草苷、异甘草苷、甘草素、异甘草素[57]。近年来研究表明，黄酮类化合物对中枢神经系统在多个方面具有显著性影响，例如有抗抑郁、抗焦虑、中枢抑制、神经保护等作用[58]。逍遥散也含有一些具有抗抑郁作用的萜类活性成分，如柴胡中的三萜类成分柴胡皂苷A、柴胡皂苷D；甘草中的三萜类成分甘草酸；白芍中的单萜类成分芍药苷、芍药内酯苷[57]。逍遥散中的苯丙素类成分也有抗抑郁作用，包括当归中的阿魏酸及生姜中的姜黄素[59]。逍遥散中的抗抑郁成分可能的作用机制为调节单胺类神经递质系统、调节神经内分泌系统、影响神经可塑性与神经营养、影响细胞分子机制、影响细胞因子水平、抗氧化应激等[60]。

3. 白芍　白芍含有芍药苷、牡丹酚、芍药花苷，亦含有苯甲酰芍药苷、芍药内酯苷、氧化芍药苷、芍药吉酮、苯甲酸、没食子鞣质等。此外，还含有挥发油、脂肪油、树脂、糖、淀粉等成分。基础研究显示，白芍总苷能促进巨噬细胞的吞噬功能[61]，抑制蛋清性急性炎症水肿，抑制棉球肉芽肿增生[62]，对中枢神经系统则有镇痛[63]、降温[64]、改善睡眠作用[65]。白芍总苷对副交感神经末梢乙酰胆碱的游离具有突触前抑制作用，因此也能达到解痉的治疗效果。对于血液系统，白芍提取物能减轻血小板血栓的湿重，抑制血栓形成[66]。

4. 当归　当归具有补血活血等作用，是治疗纤维肌痛综合征常用的药物之一。当归挥发油主要成分有亚丁基苯酞、邻梭基苯正戊酮及2,4-二氢酞酐。挥发油成分复杂，单是低沸点部分就有10多种，其中有多种烃类，含多量蔗糖（40%）、维生素$B_{12}$（0.25~40μg/100g）、维生素A类物质（以维生素A计，含率为0.0675%）。根的皂化部分中含棕榈酸、硬脂酸、肉豆蔻酸及不饱和油酸、亚油酸；不皂化成分中有谷甾醇。此外，还含有对-聚伞花素、蔗糖、维生素$B_{12}$、烟酸等。挥发油中还含有丁醇及乙酸。近年来又分离出藁本内酯、阿魏酸、丁二酸、尿嘧啶、腺嘌呤、多种氨基酸，以及多种微量金属元素，如钙、铜、锌、铁、钾等。在药理作用方面，当归的挥发油能对抗肾上腺素、脑垂体后叶素或组胺对机体的兴奋作用；能扩张血管和降压；内含的阿魏酸对血液系统能够降低血小板聚集、抗血栓、降血脂、抗氧化和抗自由基；当归水煎剂能降低血管的通透性，对于多种急慢性炎症都有很好的抗炎、抗损伤和镇痛作用；另外，研究也发现当归挥发油对延髓是先兴奋后抑制，对大脑有镇静作用；对于神经损伤也有促进功能恢复的作用[67]。

5. 桃仁　《神农本草经》中记载桃仁"主瘀血，血闭，癥瘕，邪气，杀小虫"。桃仁主要含有苦杏仁苷、24-亚甲基环木菠萝醇、柠檬甾二烯醇、3-O-阿魏酰奎宁酸、甘油三油酸酯等。还有2种蛋白质成分PR-A和PR-B，有较强的抗炎镇痛的药理活性。桃仁油富含不饱和脂肪酸，主要为油酸和亚油酸。在药理学方面，桃仁能祛瘀血，对血管壁有直接扩张作用，能抑制血液凝固和溶血，对微循环有一定的改善作用[68]。

# 第十二节 展 望

纤维肌痛综合征是一种以广泛性肌肉骨骼疼痛为特点，伴有疲倦、睡眠障碍和认知功能障碍等症状的临床综合征。现代医学对其病因和发病机制的认识不断深入，但是到目前为止，仍尚未完全明确，因此给针对病因学的治疗带来了一定的难度。中医药在从肝论治和身心同治等方面确有长处，但在病因病机及辨证施治方面百家争鸣，尚无统一的诊疗标准。未来纤维肌痛综合征疾病诊断方法可能将更加重视"临床症状"识别，逐步简化诊断过程。目前仍缺乏我国大陆纤维肌痛综合征疾病流行病学数据，需要通过分析我国的临床实践数据，提高医生对纤维肌痛综合征的诊疗水平，进一步改善我国纤维肌痛综合征患者的长期结局。

（刘英，王蕾）

# 参 考 文 献

［1］穆红璞.原发性纤维肌痛综合症临床误诊分析［J］.中国继续医学教育，2015，7（16）：76-77.

［2］Heidari F, Afshari M, Moosazadeh M. Prevalence of fibromyalgia in general population and patients, a systematic review and meta-analysis［J］. Rheumatol Int, 2017, 37（9）：1527-1539.

［3］Pednekar D D, Amin M R, Azgomi H F, et al. A System Theoretic Investigation of CortisolDysregulation in Fibromyalgia Patients with Chronic Fatigue［J］. Annu Int Conf IEEE Eng Med Biol Soc, 2019, 2019：6896-6901.

［4］Galvez-Sánchez C M, Montoro C I, Duschek S, et al. Depression and trait-anxiety mediate the influence of clinical pain on health-related quality of life in fibromyalgia［J］. J Affect Disord, 2020, 265：486-495.

［5］Barski L, Shafat T, Buskila Y, et al. High prevalence of fibromyalgia syndrome among Israeli nurses［J］. Clin Exp Rheumatol, 2020, 38 Suppl 123（1）：25-30.

［6］Garip Y, GÜler T, Bozkurt Tuncer Ö, et al. Type D Personality is Associated With Disease Severity and Poor Quality of Life in Turkish Patients With Fibromyalgia Syndrome: A Cross-Sectional Study［J］. Arch Rheumatol, 2019, 35（1）：13-19.

［7］Arnold L M, Hudson J I, Hess EV, et al. Family study of fibromyalgia［J］. Arthritis Rheum, 2004, 50（3）：944-952.

［8］Salaffi F, Giorgi V, Sirotti S, et al. The effect of novel coronavirus disease-2019（COVID-19）on fibromyalgia syndrome［J］. Clin Exp Rheumatol, 2020, Epub ahead of print.

［9］Aez A, Yem B, Te C, et al. Impact of electromagnetic field exposure on pain, severity, functional status and depression in patients with primary fibromyalgia syndrome［J］. The Egyptian Rheumatologist, 2020, prepublish.

［10］Correa-Rodríguez M, Casas-Barragán A, González-Jiménez E, et al. Dietary Inflammatory Index Scores Are Associated with Pressure Pain Hypersensitivity in Women with Fibromyalgia［J］. Pain Med, 2020, 21（3）：586-594.

［11］Mork P J, Vasseljen O, Nilsen T I. Association between physical exercise, body mass index, and risk of fibromyalgia: longitudinal data from the Norwegian Nord-Trøndelag Health Study［J］. Arthritis Care Res（Hoboken）, 2010, 62（5）：611-617.

［12］Lorenz J, Grasedyck K, Bromm B. Middle and long latency somatosensory evoked potentials after painful laser stimulation in patients with fibromyalgia syndrome［J］. Electroencephalogr Clin Neurophysiol, 1996, 100（2）：165-168.

［13］Russell I J, Vipraio G A, Acworth I. Abnormalities in the central nervous system（CNS）metabolism of tryptophan（TRY）to 3-hydroxykynurenine（OHKY）in fibromyalgia syndrome（FS）［J］. Arthritis & Rheumatology, 1993, 36（9）：S222.

［14］Singh L, Kaur A, Bhatti MS, et al. Possible Molecular Mediators Involved and Mechanistic Insight into Fibromyalgia and Associated Co-morbidities [J]. Neurochem Res, 2019, 44 (7): 1517-1532.

[15] Theoharides T C, Tsilioni I, Arbetman L, et al. Fibromyalgia syndrome in need of effective treatments [J]. J Pharmacol Exp Ther, 2015, 355 (2): 255-263.

[16] Kong J, Huang Y, Liu J, et al. Altered functional connectivity between hypothalamus and limbic system in fibromyalgia [J]. Mol Brain, 2021, 14 (1): 17.

[17] Martínez-Lavín M. Dorsal root ganglia: fibromyalgia pain factory? [J]. Clin Rheumatol, 2021, 40 (2): 783-787.

[18] 王开强. 慢性疼痛与细胞因子 [J]. 国外医学. 麻醉学与复苏分册, 2001, 22 (5): 313-315.

[19] Nugraha B, Korallus C, Kielstein H, et al. CD3$^+$CD56$^+$ natural killer T cells in fibromyalgia syndrome patients: association with the intensity of depression [J]. Clin Exp Rheumatol, 2013, 31 (6 Suppl 79): S9-15.

[20] Arslan H S, Nursal A F, Inanir A, et al. Influence of ESR1 Variants on Clinical Characteristics and Fibromyalgia Syndrome in Turkish Women [J]. Endocr Metab Immune Disord Drug Targets, 2020.

[21] Nugraha B, Anwar S L, Gutenbrunner C, et al. Polymorphisms of brain-derived neurotrophic factor genes are associated with anxiety and body mass index in fibromyalgia syndrome patients [J]. BMC Res Notes, 2020, 13 (1): 402.

[22] Wolfe F, Clauw D J, Fitzcharles MA, et al. 2016 Revisions to the 2010/2011 fibromyalgia diagnostic criteria [J]. Semin Arthritis Rheum, 2016, 46 (3): 319-329.

[23] 王瑾. 站式八段锦对中青年冠心病焦虑患者的影响研究 [J]. 现代医药卫生, 2019, 35 (17): 2687-2689.

[24] 赵亚云. 路氏八段锦治疗纤维肌痛综合征的临床研究 [D]. 北京: 北京中医药大学, 2016.

[25] 王晓东, 于慧敏. 张凤山教授治疗纤维肌痛综合征经验 [J]. 中医药信息, 2012, 29 (3): 51-53.

[26] 李诗雨, 王鑫, 周彩云. 周彩云治疗纤维肌痛综合征经验 [J]. 北京中医药, 2018, 37 (11): 1059-1061.

[27] 郭念锋. 心理咨询师 (二级) [M]. 北京: 民族出版社, 2005.

[28] Macfarlane G J, Kronisch C, Dean L E, et al. EULAR revised recommendations for the management of fibromyalgia [J]. Ann Rheum Dis, 2017, 76 (2): 318-328.

[29] 焦娟, 贾园, 吴庆军, 等. 解读2017年欧洲抗风湿病联盟纤维肌痛治疗管理建议 [J]. 中华风湿病学杂志, 2018, 22 (1): 67-70.

[30] 张娟, 王海东. 丹栀逍遥散加减治疗纤维肌痛综合征20例临床观察 [J]. 甘肃中医药大学学报, 2019, 36 (1): 43-47.

[31] 徐长松. 从疏达少阳治疗纤维肌痛综合征 [J]. 国医论坛, 2020, 35 (6): 60-61.

[32] 张柔曼, 姜泉. 姜泉治疗纤维肌痛综合征的经验 [J]. 中国中医骨伤科杂志, 2019, 27 (10): 83-84, 88.

[33] 胡盼盼, 孟得世, 陈良飞. 郭会卿教授治疗纤维肌痛综合征经验采撷 [J]. 风湿病与关节炎, 2019, 8 (6): 49-50, 55.

[34] 杨克勤. 温胆汤加减治疗原发性纤维肌痛综合征的临床探讨 [J]. 中外医疗, 2016, 35 (2): 178-180.

[35] 陈爱萍, 邵培培, 顾文, 等. 柴胡加龙骨牡蛎汤联合度洛西汀治疗纤维肌痛综合征60例疗效观察 [J]. 北京中医药, 2020, 39 (10): 1067-1070.

[36] 赫军, 李丽华, 赫辉. 刺五加合当归四逆汤辨治纤维肌痛综合征30例 [J]. 中国中医药科技, 2016, 23 (1): 116-117.

[37] 方兴刚, 汪嫚, 陈汉玉, 等. 氟伏沙明联合柴胡桂枝汤治疗纤维肌痛综合征的疗效及对情绪与疼痛程度的影响 [J]. 河北医药, 2019, 41 (16): 2511-2514.

[38] 初少光, 高旭东, 黄晓娟. 丹栀逍遥散联合洛索洛芬钠治疗纤维肌痛综合征的临床疗效观察 [J]. 航空航天医学杂志, 2020, 31 (5): 525-526.

[39] 杨克勤. 解郁安神汤治疗纤维肌痛综合征临床观察 [J]. 光明中医, 2020, 35 (20): 3200-3202.

[40] 陈琳, 马赛, 姚东文. 观察温阳定痛蠲痹方冬病夏治原发性纤维肌痛综合征的临床疗效 [J]. 按摩与康复医学, 2019, 10 (18): 22-24.

[41] 岳延荣. 五脏俞穴位埋线治疗纤维肌痛综合征临床观察 [J]. 光明中医, 2019, 34 (12): 1863-1865.

[42] 刘娟云, 崔建欣. 解郁安神颗粒联合药罐疗法治疗纤维肌痛综合征临床观察 [J]. 实用中医药杂志, 2017, 33 (2): 136-137.

[43] 余建峰，龙利，覃慧群，等．正清风痛宁联合针灸治疗纤维肌痛综合征的临床观察 [J]．湖北中医杂志，2016，38（6）：37-38．

[44] 王凯，张国永，白玉，等．头针配合逍遥散加减治疗纤维肌痛综合征疗效观察 [J]．风湿病与关节炎，2017，6（3）：39-40．

[45] 马淑惠，赵丽，蔡传运，等．针刺背俞穴为主针药结合治疗纤维肌痛综合征136例临床观察 [J]．现代中医临床，2018，25（2）：11-13．

[46] 程立，蒋雪峰，陆丽君．中药熏洗辅助治疗纤维肌痛综合征临床研究 [J]．亚太传统医药，2017，13（19）：133-134．

[47] 柯美家，李乾．电针梅花针联合中药治疗纤维肌痛综合征疗效观察 [J]．现代中西医结合杂志，2021，30（1）：70-73．

[48] 张冰月，夏晶，黄怡然，等．五禽戏干预纤维肌痛综合征的疗效分析 [J]．中国医药导刊，2019，21（4）：217-221．

[49] 吴笛，熊爱社，凌楠，等．穴位埋线对纤维肌痛综合征患者 SOD、MDA 的影响 [J]．中医药临床杂志，2016，28（7）：983-986．

[50] 杨晓明，刘长信．推拿结合内热针治疗纤维肌痛综合征临床观察 [J]．安徽中医药大学学报，2017，36（1）：39-42．

[51] 王智航．纤维肌痛综合征的中医证治规律研究 [D]．南京：南京中医药大学，2018．

[52] 王爱武，刘娅，雒琪，等．独活寄生汤抗炎、镇痛作用的药效学研究 [J]．中国实验方剂学杂志，2008，14（12）：61-64．

[53] 赵玉珍，傅正宗，卢春凤，等．复方独活寄生合剂抗炎、镇痛作用观察 [J]．黑龙江医药科学，2003，26（3）：3-4．

[54] 朱自平．独活寄生汤对微循环的影响 [J]．中成药，1991，13（3）：26．

[55] 许青媛，谢人明，任军鹏．独活寄生汤对麻醉动物脑循环的作用 [J]．陕西中医，1989，10（9）：425，411．

[56] 陈筑红，李悦，杨凡，等．独活寄生汤对激素性股骨头缺血坏死的治疗作用 [J]．现代中西医结合杂志，2006，15（11）：1493-1494．

[57] 陈建丽，田俊生，周玉枝，等．基于代谢网络调控的逍遥散抗抑郁作用机制研究进展 [J]．中草药，2014，45（14）：2100-2105．

[58] 龚金炎，吴晓琴，毛建卫，等．黄酮类化合物抗抑郁作用的研究进展 [J]．中草药，2011，42（1）：195-200．

[59] 张永平，于立坚，廖铭能，等．阿魏酸钠对慢性应激抑郁模型大鼠抗抑郁作用的实验研究 [J]．中华行为医学与脑科学杂志，2009，18（8）：685-688．

[60] 李肖，宫文霞，周玉枝，等．逍遥散中抗抑郁有效成分及其作用机制研究进展 [J]．中草药，2015，46（20）：3109-3116．

[61] 梁旻若，刘倩娴，辛达愉，等．白芍药的抗炎免疫药理作用研究 [J]．新中医，1989，21（3）：53-55．

[62] 梁君山，陈敏珠．白芍总甙对大鼠佐剂性关节及其免疫功能的影响 [J]．中国药理学与毒理学杂志，1990，4（4）：258-261．

[63] 王永祥，陈敏珠，徐叔云．白芍总甙的镇痛作用 [J]．中国药理学与毒理学杂志，1988，2（1）：6-10．

[64] 王永祥，徐叔云，陈鹏．白芍总甙降低小鼠和大鼠体温作用及其机理初步探讨 [J]．中国药理学通报，1988，4（3）：154-158．

[65] 张安平，陈敏珠，徐叔云．白芍总甙对大白鼠睡眠节律的影响 [J]．中国药理学通报，1993，9（6）：454-457．

[66] 龙子江，李中南，宿秀兰，等．白芍活血化淤作用的现代药理实验研究 [J]．安徽中医学院学报，1984，3（2）：42-44．

[67] 高学敏．中药学 [M]．北京：人民卫生出版社，2000．

[68] 张秋海，欧兴长．桃仁的研究进展 [J]．基层中药杂志，1993，7（3）：42-45．

# 第三十五章

# 雷诺综合征

## 第一节 概 述

雷诺综合征（Raynaud's syndrome）是一种发作性肢体末端缺血性综合征，又被称为雷诺病（Raynaud disease）或雷诺现象（Raynaud's phenomenon，RP）。其典型表现为受到寒冷或情绪变化等刺激时末梢动脉痉挛，肢端皮肤颜色出现由苍白变紫绀再转为潮红的间歇性变化（彩图28），并伴局部发冷、感觉异常、疼痛，严重者出现肢端溃烂等[1]。RP 根据病因可分为原发性雷诺现象（primary Raynaud's phenomenon，pRP）和继发性雷诺现象（secondary Raynaud's phenomenon，sRP）两大类。pRP 可能是由于功能性血管痉挛、生理性热调节反应或亚临床动脉粥样硬化等因素导致，通常为良性，预后较好；sRP 多继发于结缔组织病，其中以系统性硬化症、混合性结缔组织病及系统性红斑狼疮多见，可导致指端溃疡、不可逆性缺血、坏死，甚至继发感染，预后较差[2,3]。本病在普通人群中患病率约为5%[4]，好发于20~40岁女性[5]，呈家族聚集倾向，高冷地区及冬春季节多见。中医学没有"雷诺病"一词，但其临床表现，文献中有类似记载，张仲景《伤寒论·辨厥阴病脉证并治第十二》之"手足厥寒，脉细欲绝"与此相似，因此，诸多学者都将本病按其症状归入"四肢逆冷""血痹""脉痹""寒痹"等范畴。雷诺现象非常常见，它常常是结缔组织病的早期症状，特别是系统性硬化症。本章将重点介绍 RP。

## 第二节 病因病理

### 一、病因与发病机制

#### （一）病因

目前雷诺现象病因尚不完全明确，有研究认为可能与家族遗传、寒冷、振动、化学物质等因素密切相关。

1. 家族遗传 家族遗传因素在 pRP 发病中起着重要作用，约半数的 pRP 患者在一级亲属中有雷诺现象的家族史，尤其是女性和早发性雷诺现象患者[6]。有研究对荷兰的一个大家族调查发现，在 289 名家族成员中，发生雷诺现象的有 50 名成员，发病率占 17.3%。另有研究发现，在有雷诺现象的家族中，其发病率达 45.3%。这些研究均提示本病有一定的遗传倾向。

2. 寒冷 患者对寒冷刺激比较敏感，冷水试验可诱发本病，说明寒冷与本病的发生关系密切，且本病在寒冷地区发病率较高。寒冷刺激可导致潜在的慢性血管收缩，血管壁的张力超过血管内压力，即超过临床闭合压，从而导致本病症的出现。当暴露在低温环境时，有雷诺现象的患者患冻伤风险增加。同样，冻伤后，受累肢体仍可能对寒冷敏感，从而表现出雷诺现象[7,8]。发病早期，多于寒冷季节发作频繁；晚期，由于末梢动脉痉挛临界温度升高，在夏季阴雨天也会出现皮色改变。

目前仍缺乏有力证据证实此种表现是因内源性血管壁对寒冷出现的过度反应，还是交感神经过度兴奋的结果。早在 1929 年，有学者提出"血管起因学说"，认为指（趾）血管局部缺陷是末梢动脉的平滑肌对寒冷刺激产生敏感的原因之一，因为在全身保暖时，手指对寒冷仍然敏感，且交感神经节切除术效果不佳。但也有学者对上述学说持否定态度。虽然血管缺陷学说未能肯定，但患者对寒冷敏感是事实。

3. 振动　振动分为两种形式，分别为全身振动和局部振动。全身振动可能对脊椎造成损伤，局部振动传播到手和手臂可能对上肢造成伤害或出现雷诺现象。

研究显示，雷诺现象、指神经病变和腕管综合征与暴露于局部振动职业有明确联系。长期从事振动性机械的工人，如气锤操作工，雷诺现象发病率高达 50%。暴露通常发生在重型建筑和土木工程服务，主要与使用电动工具，如锤子、破碎机、抛光机、砂石机、钻头、割草机、工作台和链锯等有关，与这种接触有关的上肢损伤被称为"手臂振动综合征"。在该综合征中，神经感觉改变和血管痉挛疾病可共存或独立进展。停止暴露后，血管症状往往在不同时间有所改善。然而，晚期的指神经病变，通常可导致不可逆的损伤，如丧失手的功能[9]。

4. 化学物质　氯乙烯聚合的最终产物是聚氯乙烯（PVC），在塑料工业中应用广泛[10]。氯乙烯是一种挥发性物质，能被肺部迅速吸收，并被肝脏代谢。自 1979 年以来，氯乙烯一直被国际癌症研究机构（IARC）视为人类致癌物[11]。因此，"氯乙烯病"被用来描述由于职业原因接触这种物质而引起的肝病、神经病变、血小板减少、皮肤损伤和血管改变（雷诺现象）的疾病。

5. 性激素　由于此病女性占 70%～90%，症状在月经期加重，妊娠期减轻。有研究认为，雌激素作用于中枢及外周温度感受器，形成一个对温度变化特别敏感的系统，最终影响手指血流量而导致此病[12]。

6. 感染　有报道称，人细小病毒 B19 可引起孤立性雷诺现象，其机理可能是免疫介导的内皮损伤引起血小板激活，进而引起血管收缩[13]。

7. 神经因素　神经兴奋因素是雷诺现象的另一重要原因。有临床调查显示[14]，患者多为交感神经兴奋型，中枢神经多处于紊乱状态，患者中绝大多数易于激动。有研究显示，患者血管神经功能极不稳定是导致细小动脉容易痉挛的一个因素，病情严重时情绪波动、精神紧张就会发作，此即神经起因学说。有报道称，雷诺现象可能由于动静脉吻合支开放与颈神经根或末梢混合神经损害有关。

8. 其他　疲劳、吸烟、饮酒可能会加重 RP，但具体机制尚不明确。大规模流行病学的调查并未给出吸烟、饮酒等因素可直接导致 RP 的有力证据。

### （二）发病机制

RP 的发病机制非常复杂，目前尚不完全清楚。在 pRP 中，功能性血管痉挛被认为是潜在的发病机制，且遗传因素也可能在 pRP 中起着重要作用。sRP 发病机制通常是多因素的。目前，sRP 的发病机制被认为是"神经""血管""血流动力"因素之间的相互影响及共同作用导致的[15,16]。因此，充分了解 RP 的发病机制可为该病的治疗提供有力依据。

1. 自主神经功能紊乱　自主神经在维持血管张力中起重要作用[17]，自主神经功能紊乱被认为与微血管疾病关系密切。有研究报道[18]在排除其他影响心率因素前提下，对 RP 患者与健康人之间心率变异性进行比较，结果表明 RP 患者存在自主神经功能紊乱。应用交感神经阻滞剂可缓解症状，此研究进一步明确了自主神经与 RP 的相关性[19]。自主神经可能通过释放一系列介质来调节血管张力，包括血管舒张剂、降钙素基因相关肽（calcitonin gene related peptide，CGRP）、神经激肽 A、P 物质、血管活性肠肽（vasoactive intestinal peptide，VIP）和血管收缩剂（肾上腺素能激动剂、神经生长因子）。

2. 血管异常　内皮依赖性血管损伤在雷诺现象发病中有一定的作用。肢端小血管受到外界刺激时，血管舒张与收缩功能失衡，导致血管过度收缩，最终出现 RP。内皮细胞是连续被覆在全身血管内膜的一层细胞群，合成分泌多种血管活性物质，包括细胞因子、生长因子、血管舒张因子、血管收缩因子，以保证血管正常的收缩和舒张，起到维持血管张力作用。血管舒张因子有一氧化氮（NO）、前列腺素 $I_2$（$PGI_2$），血管收缩因子有内皮素-1（ET-1）、血栓素 $A_2$（TX-$A_2$）。内皮细胞受损，可导致分泌缩血管因子增多或扩血管因子减少，造成组织缺血、缺氧等。

3. 血流动力学改变　血流动力学的改变在 RP 发生发展过程中的作用被逐渐认可[17]。2005 年，有研究首次报道，RP 患者循环血中全血黏滞度和纤维蛋白原水平显著升高[20]。随后更多的研究发现，在 RP 患者循环血中红细胞聚合指数、血流切率、血浆黏度、同型半胱氨酸、纤维蛋白原溶解、血管性假血友病因子均较正常人升高，而红细胞可塑性则减低[21]。除此之外，血小板激活、氧化应激、白细胞过度激活也是 RP 发病的血流动力学因素[16]。

## 二、病理

病理改变与患病时间有关[22]：发病早期可因动脉痉挛造成远端组织暂时性缺血；后期则出现动脉内膜增厚，弹性纤维断裂以及管腔狭窄和血流量减少。如有继发血栓形成导致管腔闭塞时，可出现营养障碍性改变，导致指（趾）端溃疡，甚至坏死。

## 三、中医病因病机

引起本病发作主要有两种情况：寒冷刺激和情志变化，而内因则为本虚，过劳伤正、后天失养是导致本虚的原因之一，当然还应包括先天不足、素体阳虚和气血不足。具体归纳本症的病因病机如下。

### （一）素体阳虚

素体阳虚是本症发生的基本内因。阳虚生寒，寒主收引，收引则缩，即可引起脉络细急，出现肢端苍白、青紫、冷痛、麻木等症。阳化气，肾阳亏虚，气化功能减退，推动乏力，血流缓慢则易滞易瘀；脾阳不足，水湿不化，内生痰浊，又可导致脉络瘀阻，同时痰浊久蕴，入络着脉，还可形成脉络本身的"络息成积"。

### （二）气血不足

或先天禀赋不足、素体羸弱，或后天失养、耗气伤血，或年老之人脏腑功能衰惫，气血津液亏虚，气虚则推动乏力，血虚则脉道不充，极易导致血瘀气阻、脉络涩滞等改变。

### （三）寒邪客脉

寒邪外袭是雷诺综合征最主要的外因之一。外感寒邪，阻遏阳气，推动与温煦功能下降，加之寒邪客脉，脉络痉挛，则可导致血流缓慢，甚则凝涩不通、四末失养。在疾病发生过程中，寒邪又常非单独为患，寒邪外袭，或兼风挟湿，或化热蕴毒，风、湿、热、毒也是导致络脉病变的诱发因素。

### （四）情志过极

喜、怒、忧、思、悲、恐、惊谓之七情。七情过极，则会引起阴阳失调、气血不和，以致络脉郁滞和络脉细急。同时七情变化亦可影响人体气机运行，中医认为，百病生于气，怒则气上，喜则气缓，悲则气消，恐则气下，惊则气乱，思则气结。这些气机的变化，往往导致人体神经、内分泌功能的失调，从而影响血管的收缩与舒张以及血流状态，此即为"气络"病变亦可导致"脉络"病变，本质上就是气血二者之间的关系。

### （五）热毒滞络

寒凝血瘀，郁久化热成毒，热毒滞络是雷诺综合征后期出现肢端坏死或为痈疽的重要病因病机。

总之,"虚滞遇寒,脉络细急"是雷诺综合征的基本病因病机。"虚"均有阳虚,或兼气血不足;"滞"含气滞、血瘀和血流缓慢;"寒邪外袭"则为主要诱发因素;而"脉络细急"是本病发生的共性病理机制和发病环节。在整个疾病发展中涵盖了络病几乎所有的病机,包括络气郁滞、络气虚滞、络脉瘀阻、络脉细急、络脉瘀塞、络息成积、热毒滞络、络脉损伤等,这些发病机制相互影响,逐渐发展。

# 第三节　临床表现

## 一、症状

### (一)皮肤颜色改变

RP 最常累及双手[23,24],在寒冷刺激、情绪激动及精神紧张后手指皮肤颜色突然变为苍白,继而紫绀,再转为潮红,发作常从指尖开始,渐扩展至掌部,持续数分钟后,再变为正常颜色,此时患者有温热及胀感,局部加温、揉擦、挥动上肢等可使发作停止。发作间歇期,除手足有寒冷感外,无其他症状。病程一般进展缓慢,约半数患者发作频繁,每次持续可达数小时以上,常须将手足浸入温水中才能缓解。寒冷环境下发作及病变时间均可延长,而温热季节极少发作。

除了肢端皮肤变色,RP 患者可能会在舌头、耳垂、鼻尖和乳头等部位出现症状,且这些患者的偏头痛发生率往往很高。

### (二)指(趾)端感觉异常

患者在发病时手指伴有麻木、针刺、笨重及僵硬感。病久会出现感觉功能减退,恢复期间有数分钟的酸麻和灼热感,其典型特征为双侧、明显的对称性,发病皮色变化多按无名指—小指—中指—食指顺序发展,拇指因肌肉较多、血液供应比较丰富而很少受累,足趾发病较少,耳、唇和鼻尖皮肤发病者偶见。

### (三)神经兴奋症状

患者多有自主神经功能紊乱症状,如易兴奋、感情易激动、不安、多疑、郁闷、伤感、失眠多梦等。患者多属神经质类型,常有中枢神经失调现象。pRP 无其他全身症状,sRP 可同时伴有原发病的临床表现。

## 二、体征

### (一)冷水试验

将指(趾)浸于 4℃ 左右的冷水中 1 分钟,若出现典型的指趾端苍白—青紫—潮红—正常的颜色变化,则为冷水激发试验阳性,此试验诱发率在 75% 左右。

### (二)握拳试验

令患者两手握拳 1.5 分钟后,在弯曲状态下松开手指,如出现指趾端苍白—青紫—潮红—正常的颜色变化,则为阳性。

### 三、实验室和辅助检查

#### （一）实验室检查

1. 实验室常规检查　一般无特殊改变，可反映 sRP 受累器官的相关信息，如血清肌酐水平提示肾功能不全。

2. 实验室其他检查　包括抗核抗体免疫荧光（ANA）、抗双链 DNA 抗体、类风湿因子、抗环瓜氨酸肽抗体、抗 SSA 抗体、抗 SSB 抗体、抗 Sm 抗体、抗核糖核蛋白抗体、抗 Scl-70 抗体、抗着丝粒抗体、抗 PM-Scl 抗体、抗 RNA 聚合酶Ⅲ抗体，以及可能的肌炎抗体谱，以积极寻找 sRP 原发病。

#### （二）其他辅助检查

1. 光电容积描记法　用光电容积描记法测定指动脉压力，同指动脉造影一样精确。如指动脉压低于肱动脉压 5.33kPa（40mmHg），应考虑有动脉阻塞性病变。亦可作冷水试验后测定动脉压，压力降低>20%为阳性。

2. 指温与指动脉压关系测定　正常时，随着温度降低只有轻度指动脉压下降；痉挛型，当温度降到触发温度时，指动脉压突然下降；梗阻型，指动脉压也随温度下降而逐渐降低，但在常温时指动脉压仍明显低于正常值。

3. 手指温度恢复时间测定　患者坐在室温（24±2）℃的房间内 1 分钟，用热敏电阻探头测定手指温度后，将手浸入冰块和水的混合液中 20 秒，予以擦干，然后再每分钟测量手指温度 1 次，直至温度恢复到原来水平，95%的正常人手指温度恢复时间在 5 分钟内，而大多数雷诺综合征患者则超过 20 分钟。本试验对轻微的患者可有正常的恢复时间。本方法是用来估计手指血流情况的简易方法，也是估计治疗效果和确立诊断的客观依据。

4. 手指光电容积脉波描记　图形显示指动脉波幅低平，弹力波和重搏波不明显或消失，将双手浸入 30℃ 左右温水中，然后描记图形可恢复正常，这是指动脉痉挛的典型表现。如果指动脉已有狭窄或闭塞，低平或平直的波幅在加热后也不会有明显变化。

5. 动脉造影　上肢动脉造影可了解指动脉及其近端动脉的情况，有助于确诊，可见指动脉管腔细小、迂曲，晚期可见指动脉内膜不规则、狭窄或阻塞。

6. 甲皱微循环检查　冷刺激时，指端血管明显减少、消失或口径缩小，血流变慢、停滞，有助于区分是原发性还是继发性雷诺综合征。在间歇期与发作期的不同阶段，微循环变化有所不同，非发作期轻症患者可无异常。轻者有微血管袢迂曲扭转，异形管袢呈多形性改变，偶见轻微的颗粒伴血细胞聚集；重者毛细血管周围有散在红细胞渗出，偶见小出血点，管袢内血流缓慢淤滞，如为结缔组织病引起的雷诺现象，可见袢顶显著膨大或微血管口径极度扩张形成"巨型管袢"，管袢周围有成层排列的出血点。

## 第四节　诊断与鉴别诊断

### 一、诊断要点

RP 分为原发性和继发性，早期确诊和干预可以有效地减缓疾病进展从而取得更好的预后，但患者症状轻且无特异性，仅靠病史采集及体格检查很容易漏诊，根据 2017 欧洲血管医学学会提出，pRP 的诊断标准首先症状符合 RP 诊断，然后排除 sRP 病因和药物、神经系统疾病后，才能被诊断为 pRP。

但目前仍无明确的 sRP 诊断标准，患者符合 RP 诊断标准后，同时可能具有某些临床特征，有助于诊断为 sRP。

本病的疾病判断与评估如下。

①评估肢端缺血形成的疮面、是否存在硬化性疾病。

②推荐使用伤口、缺血和足部感染（wound, ischemia, and foot infection, WIFI）系统评分对肢端缺血进行评估以明确患肢缺血情况、疮面愈合可能性及截肢风险[25]。

③若缺血时肢端存在硬化，继续检查是否有手指肿胀或手部非凹陷性水肿、皮肤增厚或皮肤色素沉着过度、甲襞毛细血管袢扩张/扭转等表现，以排除系统性硬化症可能。

④若已满足 RP 诊断标准，同时上述体格检查未提示 sRP，通常将患者诊断为 pRP[26]。

## 二、诊断标准

### （一）原发性 RP 诊断标准

1. 满足 RP 诊断标准。
2. RP 发生的患指/趾近端无缺血性体征或症状，如溃疡、坏疽。
3. 甲襞毛细血管显微镜检查未见异常。
4. 血管疾病和自身免疫性疾病的实验室检查指标正常。
5. 无结缔组织病病史。
6. 排除职业及环境、药物、神经系统疾病的影响，如冻疮、使用顺铂、腕管综合征等情况。

### （二）继发性 RP 诊断标准

1. 发病较晚，40 岁及以上。
2. 具有某种诱因病史。
3. 患指/趾端溃疡形成。
4. 非对称性发作。
5. 伴有另外一种疾病的体征或症状。
6. 血液及自身免疫功能的检查结果异常，包括抗核抗体、类风湿因子等。
7. 甲襞毛细血管显微镜检查结果异常。

## 三、鉴别诊断

本病主要与紫绀、冻疮、网状青斑、冷球蛋白血症、手足发绀症和正常人暴露于冷空气中体表血管暂时痉挛症状等相鉴别。

### （一）原发性紫绀

本病常见于体重指数低的年轻女性，寒冷时出现无痛的上肢或四肢远端对称紫绀，有时可伴有因交感神经冲动导致的手掌或足底多汗症状。紫绀在冬季及寒战时加重，夏季减少，呈弥漫分布，无麻木感[27]。有学者认为，这种良性的情况也可能与 pRP 有关，脂肪的缺乏增强了手指血管对寒冷的正常收缩反应。

### （二）网状青斑

网状青斑可发生于任何年龄，以女性多见。发生部位多在足部、小腿和腹部，也可累及上肢、躯干、面部。皮肤呈持续网状或斑状紫红色花纹，寒冷或肢体下垂时青紫斑纹明显，温暖或抬高患肢后青紫斑纹减轻或消失。肢体动脉搏动良好。

## （三）冻疮

冻疮常发生在手足发绀症的患者身上，表现为四肢（如手指或趾垫、指甲皱褶、手足背小关节）皮肤颜色较深的丘疹。冻疮患者对寒冷敏感，初期手背皮肤红肿，既而出现紫红色界线性小肿块，疼痛，遇热后局部充血、灼痒，甚而出现水疱，形成溃疡，愈合缓慢，常遗留萎缩性瘢痕。发生在手指或趾垫上的冻疮易与 sRP 导致的永久性手指缺血区域相混淆。冻疮是一个自我限制的过程，通常在 1 到 3 周内就会消失[28]。

## （四）手足发绀症

此病多见于青春期女性，呈持续性手套和袜套区皮肤弥漫性紫色，无间歇性皮色变化。冬天重、夏季轻，下举重、上举轻。皮肤细嫩，皮温低，易患冻疮。一般到 25 岁左右能自然缓解，肢体动脉搏动良好。

## （五）冷球蛋白血症

本病是一种免疫复合物病。约 15% 的患者以雷诺现象为首发症状，主要表现有皮肤紫癜，下肢间歇发作的出血性皮损，消退后常留有色素沉着，严重者在外踝部形成溃疡，少数可有肢端坏疽，溃疡也见于鼻、口腔、喉、气管及耳。约 70% 患者有多关节痛，50% 患者有肾损害，其次为肝脾肿大、神经系统损害等。实验室检查可见冷球蛋白增高、补体 C3 降低、RF 阳性、丙球蛋白增高等。

## （六）红斑性肢痛症

红斑性肢痛症（erythromelalgia，EM）是一种原因不明的末梢血管舒缩功能障碍性疾病，表现为肢体远端（如手、足、足趾、足底）的毛细血管极度扩张，使局部皮温增高，造成皮肤红、肿、热、痛。以青壮年多见，是一种罕见病。本病间歇性发作，间歇期时无明显临床表现，不易确诊[29]。

## （七）发作性手部血肿

本病又称阿肯巴克综合征（Achenbach syndrome）及手指卒中出血（finger hematoma）。本病病因不清，可能是局部血管脆性增加，小静脉破裂出血所致。多见于中年妇女，手掌或手指掌面突然出现一处或多处局限性出血，可为自发性或有轻度外伤史，表现为手指突然剧烈疼痛，继之肿胀和局部色泽改变，经过数日逐渐变为橙色、棕色，最终皮损吸收自愈，有复发性，手部劳动者可伴持续性水肿[30]。

# 第五节　治　疗

## 一、西医治疗

目前无根治 RP 的治疗方法，治疗多以缓解症状为主，而继发性 RP 还应积极治疗原发病[31]。治疗方法包括一般治疗、药物治疗、手术治疗、其他治疗，以提高患者生存质量、减缓组织缺血性损伤的进展。对于 pRP 患者，一般治疗可有效降低疾病发生的频率和强度，预防患指/趾出现缺血性损伤，若一般治疗效果不佳，再采取药物、手术等治疗手段；对于 sRP，因其多伴有缺血导致的溃疡，故除治疗原发病之外，还应该积极采取其他治疗手段以缓解疾病发作频率、减轻缺血程度。

## （一）一般治疗

对 RP 患者的生活习惯应进行干预，从而避免患者接触 RP 诱发因素，包括保暖，避免情绪波动，戒烟，避免使用哌甲酯、右苯丙胺等药物[32]，重度 RP 患者应避免使用含有雌激素类药物等[33]。

## （二）药物治疗

RP 出现症状主要是受外界刺激后引起血管痉挛，因此给予扩张血管药物可缓解临床症状，给药后的效果主要从 RP 急性发作频率、严重程度是否出现降低来判断，使用该药一般从最低剂量开始，调整剂量时应检测患者的体循环血压。

1. 钙离子通道拮抗剂　硝苯地平 30~120mg 口服，每日 1 次；或氨氯地平 5~10mg 口服，每日 1 次；或非洛地平 2.5~20mg 口服，每日 1 次。

2. 血管紧张素 II 受体拮抗剂　若 RP 患者不能耐受 CCB 或使用 CCB 无效且存在可获益于血管紧张素受体拮抗剂的疾病（如高血压、心力衰竭或存在蛋白尿的慢性肾病等），则可使用血管紧张素 II 受体拮抗剂，如缬沙坦等[34]。

3. 5 型磷酸二酯酶抑制剂　目前暂无证据支持它们在原发性 RP 中的应用，但临床常用于治疗系统性硬化症相关的 RP。代表药物为西地那非，西地那非不仅可以减少雷诺现象的发作频率，而且还可以增加雷诺现象患者毛细血管的血流速度。西地那非 50mg，每日 2 次，部分患者服用后有头痛症状，可从 25mg 开始，耐受后加量。

4. 选择性 5-羟色胺再摄取抑制剂　研究表明[35]，选择性 5-羟色胺再摄取抑制剂可降低 RP 发作的频率和严重程度，如氟西汀等。氟西汀常见不良反应为口干、食欲减退、恶心、失眠、乏力，少数患者可出现焦虑、头痛；肝肾功能较差者需减量。

5. 前列腺素及其类似物　前列腺素及其类似物主要通过扩张血管、抑制血小板聚集、改善异常的血管反应性等作用来治疗肢端缺血、溃疡，包括前列地尔、伊洛前列素、伊前列醇等药物[36,37]，但严重心衰者禁用，有青光眼或眼压高者慎用。

6. 内皮素受体拮抗剂　内皮素受体包括内皮素受体 A 及内皮素受体 B。内皮素受体 A 表达于血管平滑肌细胞，有促进血管收缩细胞增殖的作用。内皮素受体 B 表达于内皮细胞，通过一氧化氮的扩血管作用而扩张血管。代表药物为波生坦，波生坦为非选择性内皮素受体拮抗剂，主要作用于内皮素受体 A 来抑制血管收缩。波生坦对 RP 的疗效虽有一定争议，但多项评估发现，波生坦治疗难治性 RP 时，与安慰剂组相比，波生坦组可不同程度地减少新发溃疡的发生率，但对改善指端疼痛、健康评估问卷残疾指数及已存在的指端溃疡疗效欠佳。波生坦的不良反应主要包括肝损伤及婴儿出生缺陷，故禁用于孕妇。

7. 外用硝酸盐类药物　对于单个或少量指/趾重度受累、须短期治疗者，外用硝酸盐类药物的收益优于广泛受累、须要长期治疗者[38]。硝酸甘油软膏局部应用，具有缓解血管痉挛和改善手指血液循环的作用，经临床使用能明显减少雷诺综合征发作次数，显著减轻麻木和疼痛症状，一般每日 4~6 次，外用。

## （三）替代疗法

A 型肉毒毒素　目前临床研究表明，A 型肉毒毒素治疗 RP 可明显减轻疼痛、麻木，改善局部血流，促进溃疡愈合，主要针对血管扩张剂治疗无效或不耐受的患者，但机制尚不明确[39]。一般治疗前需进行数字减影血管造影（DSA）或核磁共振血管造影（MRA）以排除血管闭塞性疾病。现临床研究对 A 型肉毒毒素的注射部位及剂量尚无统一标准。注射剂量一般为每只手 50~100U，每个注射点一般 10~20U。其禁忌包括过敏体质、对 A 型肉毒毒素过敏、妊娠、哺乳期、重症肌无力、注射部位感染等。

### （四）外科治疗

对于 RP 引起的严重指/趾端缺血、溃疡患者经内科治疗无效，应考虑使用外科方式，但外科治疗方式也只能改善症状而不能根治 RP。目前手术方式包括胸/腰交感神经切断术、交感神经阻滞术、星状神经节阻滞术、动脉外膜剥离术、脊髓刺激治疗、血运重建术等。

## 二、中医治疗

针对"脉络细急"这一雷诺氏综合征的共同病机，疏风通络、解痉缓急为其基本治则，而"虚滞遇寒"是其主要病因，因此，温阳益气、养血和营、疏肝理气、疏风散寒则为针对病因之治法。病久失治，后期可出现热毒滞络的症状，可用清热凉血、和营解毒、消痈散结之品[40]。

### （一）中医辨证论治

1. 气虚寒盛证

证候：气虚寒凝，四肢末端皮色苍白、发凉；气虚运血无力，气血运行不畅，肢端络脉阻滞，见肢端肌肤麻木、青紫；若气虚为主，瘀滞不甚，苍白时间长于青紫时间，可伴有肢端胀痛、气短懒言、神疲乏力等气虚之候。舌质淡，有齿痕，苔薄白，脉细弱无力。

治法：益气温经，散寒通脉。

方药：黄芪桂枝五物汤（《金匮要略》）加减。

炙黄芪、川桂枝、白芍、当归、鸡血藤、生姜、大枣、丹参、细辛。

加减：关节肿痛，加威灵仙、防己、桑枝；上肢疼痛，加片姜黄；下肢疼痛，加川牛膝。

2. 阳虚寒凝证

证候：阳虚则阴盛，阴寒之邪凝滞，肢端脉络闭阻，遇寒时肢端冰冷，苍白如蜡状，握摄无力，肿胀麻木，精神萎靡，面色不华，畏寒喜暖，脘腹胀满，舌体胖大，舌质淡，苔白，脉沉细。

治法：温补脾肾，散寒通脉。

方药：右归丸（《景岳全书》）加减。

熟地黄、山药、山茱萸、枸杞子、鹿角胶、菟丝子、杜仲、当归、肉桂、炙附子、白芥子、炮姜、细辛、甘草。

加减：肤色青紫者，加丹参、桃仁、红花等活血化瘀之品以通血脉；关节肿痛明显者，加防风、桑枝、虎杖、老鹳草、络石藤以除湿宣痹通络消肿；腹胀者，加木香、炒白术、枳实以温脾理气；阳气衰微，加人参以大补元气。

3. 气滞血瘀证

证候：心气急，肝气郁，致脉流不畅，血脉瘀滞，肢端脉络瘀血较甚，持续时间较长，出现肢端持续性青紫、发凉、胀痛、麻木，遇寒凉更甚。指/趾端肌肤可出现瘀点或见趺阳脉减弱甚至消失，伴胁肋胀痛，心烦易怒，情绪不稳或猜疑抑郁，舌紫暗或有瘀斑，脉沉迟或沉涩。

治法：养心疏肝，理气活血。

方药：养心汤（《仁斋直指方论》）合柴胡疏肝散（《医学统旨》）加减。

炙黄芪、茯苓、当归、川芎、半夏、柏子仁、炒酸枣仁、远志、五味子、人参、肉桂、柴胡、制香附、生白芍、枳壳、红花、桃仁、炙甘草。

加减：血瘀严重，长时间不缓解者，加北刘寄奴、水蛭、路路通、干姜等活血温通之剂；肢端肿胀疼痛者，加威灵仙、防己、老鹳草、木瓜，肉桂改用桂枝。

4. 阳气虚弱，血脉瘀阻证

证候：肢端皮肉干枯，皮肤干燥，肤质或萎缩或肥厚，指甲呈纵向弯曲、畸形，指垫消瘦，末节指骨脱钙，指端阴疽疡溃，延及指下，指甲和甲床分离，疼痛剧烈，甚则坏疽，舌暗紫而淡，边有瘀斑，脉沉涩。

治法：温阳益气，活血通络。

方药：止痛当归汤（《冯氏锦囊秘录》）合大黄䗪虫丸（《金匮要略》）加减。

人参、当归、生地黄、杭白芍、生黄芪、官桂、川芎、姜黄、红花、水蛭、土鳖虫、大黄、黄芩、炙甘草。

加减：疼痛剧烈，加乳香、没药、延胡索、鸡血藤；溃疡久不愈合者，可用化腐生肌之生肌玉红膏或用外敷活血祛瘀之品。

5. 瘀血蕴结，毒邪化热证

证候：热聚生毒，热腐肌肉，致指趾肿胀、疼痛、灼热；热盛肌腐则肢端发生溃疡，甚或发生局部坏疽，发红肿胀，皮肤破溃，夜间疼痛难忍，伴溲赤便结，舌红绛，苔黄腻，脉弦滑或弦细数。

治法：清热解毒，活血通络止痛。

方药：四妙勇安汤（《验方新编》）加减。

金银花、连翘、蒲公英、紫花地丁、玄参、当归、川芎、生甘草、生黄芪。

加减：疼痛剧烈，加乳香、没药、延胡索活血止痛；瘀血严重者，加桃仁、红花、水蛭、虻虫、大黄；气虚，加太子参、西洋参补气凉血。

## （二）中成药

1. 毛冬青片　每次5片，口服，每日3次。

2. 毛冬青注射液　每次2~4mL，肌内注射，每日2次。

3. 丹参片　每次5片，口服，每日3次。

4. 血塞通软胶囊　每次2粒，口服，每日3次。

5. 血塞通注射液　400mg加入5%葡萄糖注射液或生理盐水250mL中，静脉滴注，每日1次。

6. 丹参注射液　20~30mL加入5%葡萄糖注射液或生理盐水200~300mL中，静脉滴注，每日1次。

## （三）外治法

1. 局部溃疡坏死者　若用生肌玉红膏、紫草膏、如意金黄散等配合外用，则疗效更好。

2. 熏洗疗法　该法主要是借助水的温热及药物本身的功效，作用于指（趾）皮肤，对皮肤产生刺激和透入作用，改善血液循环、加速皮肤代谢、消除或减轻局部病灶。具体药物：花椒、艾叶、透骨草、寻骨风、红花等。将药物装入纱布袋内，放在搪瓷盆中加水烧开后，先熏洗，待水温降至50℃左右时，将病变手或足浸泡在药液中，至水温不热时结束。每日2次，每3~4天更换1次药袋，10天为1个疗程[41]。

## （四）针灸

1. 针灸疗法

（1）气虚寒盛：取大椎、曲池、内关、合谷、膻中、八邪、阳溪、后溪等穴位。

（2）阳虚寒凝：取大椎、至阳、肾俞、命门、脾俞等穴位。上肢可选曲池、合谷、阳池、腕骨、手三里等；下肢可选风市、阳陵泉、足三里、悬钟、太溪、三阴交、太冲、然骨等。

（3）气滞血瘀：取大椎、膈俞、血海、肾俞等穴位。上肢可选内关、阳溪、阳池、腕骨、太渊或用井穴；下肢可选足三里、阳陵泉、阴陵泉、悬钟、太溪、昆仑、足临泣、太冲等。

（4）阳气虚弱，血脉瘀阻：取大椎、膈俞、血海、膻中（灸）、足三里（灸）、气海（灸）等穴位。上肢可选曲池、手三里、外关、阳溪、阿是穴；下肢可选风市、阴市、阳陵泉、悬钟、太溪、申脉、太冲、足临泣、条口、丰隆、冲阳。

（5）瘀血蕴结，毒邪化热：取大椎、曲池、合谷、外关、八邪、足三里、三阴交、悬钟、冲阳、八风等穴位；或取大椎、至阳、命门、肾俞、膈俞、关元等穴位。

2. 药物穴位注射疗法

取穴：上肢取曲池、尺泽、外关、内关，下肢取足三里、三阴交、绝骨、血海。

药物：丹参注射液2mL。

治法：取患肢2个穴位，轮流注射，每日1次，30次为1个疗程。

# 第六节　中西医结合诊治策略与措施

近年来，随着中医对雷诺综合征的不断研究，较多学者认为中医治疗雷诺综合征可取得较好的治疗效果。

## 一、针对西医临床表现结合证候治疗

雷诺现象可能是由温度、气候或情绪状态的变化引起的一种短暂、肢端性的血管痉挛现象，表现为苍白-发绀-潮红-正常的周期性变化，常伴有发凉、麻木及刺痛感。

一般治疗：平日须重视宣教，指导患者改善生活方式，注重发病部位，避免情绪激动、吸烟饮酒。

药物治疗：可用硝苯地平联合维生素$B_6$、维生素$B_{12}$，使周围血管扩张、改善微循环并营养周围神经。目前硝苯地平也是雷诺综合征的一线用药。若患者为阳虚寒凝、脉络细急型，则须以温经散寒，解痉通络为主；若为血虚肝郁、脉络细急型，须以疏肝理气，养血合营，缓急通脉为主；若为脾虚痰凝、脉络细急型，须以健脾化湿，祛痰理气，缓急通脉为主；若为化热蕴毒、脉络损伤型，须清热养阴，解毒护脉，活血止痛。中西医结合方案治疗RP，安全可靠，临床效果显著。

## 二、重视继发性雷诺综合征

积极寻找原发病，若原发病为系统性红斑狼疮或系统性硬化症，可在雷诺综合征治疗基础上，予生物制剂或糖皮质激素联合羟氯喹、来氟米特、艾拉莫德等免疫抑制剂。雷诺症状较重的患者，除一般治疗外，可给予口服CCB、前列腺素类药物，如硝苯地平、前列地尔等，再辅以中医治疗，减低激素及免疫抑制剂带来的副作用。

## 三、难治性雷诺现象

难治性雷诺现象除一般治疗及原有药物基础上加用局部硝酸酯类药物。对于指端多发溃疡者，可给予波生坦，减少新发溃疡的发生率。同时注意监测患者血压，避免低血压的发生。若上述药物仍无效，可考虑手术切除交感神经。

## 第七节　名医经验

### 一、董振华经验

董振华教授[42]认为，治疗雷诺现象的关键在于辨证准确，加减得宜，临床每每重用黄芪、熟地黄、桂枝等益气养血、温通经络之品。活血化瘀法是董教授治疗风湿免疫病尤其是合并系统损害的常用治疗方法[43]，络脉瘀阻贯穿于雷诺现象之始终，无论何种疾病类型，均须加活血化瘀药物。由于本病可继发于结缔组织病，病程缠绵，治疗棘手，必须标本兼顾，坚持守法守方，方能取效。

**医案举例：**患者，女，23 岁。2012 年 12 月 18 日初诊。

主诉：双手遇冷变白、变紫 1 年余。患者 1 年前无诱因出现双手遇冷变白、变紫，伴乏力，无明显关节疼痛。当地医院就诊查 ANA、抗 SSA 抗体、抗核糖核蛋白抗体（抗 RNP 抗体）均阳性；类风湿因（RF）64IU/mL；免疫球蛋白 G（IgG）21.4g/L；红细胞沉降率（ESR）18mm/h。唇腺活检病理：灶性淋巴细胞浸润。给予口服泼尼松 20mg/d；甲氨蝶呤（MTX）每周 10mg；羟氯喹每次 0.2g，每日 2 次。于当地治疗半年，雷诺现象无改善，仍每日发作 2 或 3 次，情绪波动或遇冷易诱发，胸闷便溏，舌淡暗，脉沉细。

西医诊断：结缔组织病，干燥综合征，继发雷诺现象。

中医诊断：燥证，脉痹。中医辨证：肝郁气滞、络脉瘀阻。治以疏肝理气、化瘀通络。

方用血府逐瘀汤加桂枝 10g，细辛 3g，桑枝 30g，丹参 30g，炒白术 15g，穿山龙 30g。并嘱停用 MTX，泼尼松减为 10mg/d；羟氯喹减为每次 0.2g，每日 1 次。

服用 1 个月，雷诺现象发作次数明显减少，程度明显好转，大便成形。守方去桔梗、枳壳、红花，加北刘寄奴 10g、续断 15g、牡丹皮 10g，再服 2 个月。雷诺现象仅在紧张时偶有发生，遂停用泼尼松，以血府逐瘀汤去桔梗，加桂枝 10g、鸡血藤 30g、北刘寄奴 10g、牡丹皮 10g、续断 10g、香附 10g、石见穿 15g 治疗。再服 3 个月，雷诺现象基本得到控制，停用羟氯喹。随诊 1 年，病情稳定。

### 二、黄春林经验

黄春林[44]教授认为，本病病因为脾肾阳虚，外受寒邪侵袭而发。据本病症候特点，分为寒凝血脉、脾肾阳虚、血脉瘀阻、血瘀肉腐四个基本证型。黄教授在辨证用药的指导下选择具有扩张血管作用的中药，同时根据中医对本病的认识，选择以补益温通为主，兼以活血通脉为辅，疗效显著，副作用较少。其推荐适用的补益中药及方剂有：人参、党参、黄芪、白术、当归、何首乌、川杜仲、冬虫夏草；四君子汤、生脉散、补中益气汤、参附汤等。活血中药大多有不同程度的扩张血管、改善微循环功能，如乳香、没药、丹参、蒲黄、三棱、莪术、赤芍、红花、当归、川芎、水蛭等；部分祛痰药，如桔梗、前胡亦有扩张血管作用，其中桔梗为最明显，认为其有降低血管阻力、增加血流量的作用，强度与罂粟碱相似。对于情绪不稳，易于激动者，可在治疗中加入安神的中药，如合欢皮、珍珠层粉、益智仁、茯苓、石菖蒲、素馨花、白芍、柏子仁、酸枣仁、首乌藤等，能降低神经兴奋性。

**医案举例：**孙某，女性，48 岁。

1994 年 9 月起因全身骨关节痛，双上肢发冷，发紫 3 年就诊，诊断为雷诺现象，经西药治疗骨关节痛好转，但双上肢发冷、发紫无改善，面色苍黄，口淡，大便闭结不畅，小便清长，舌质淡，脉沉。1995 年 4 月就诊，黄教授辨证属肾阳虚血瘀，并用阳和汤合当归补血汤、四物汤化裁治疗。

处方：黄芪 30g，当归 15g，熟地黄 25g，鹿角霜 30g，肉桂（焗服）3g，白芥子 10g，丹参 18g，川芎 15g，白芍 15g，川红花 8g，炙麻黄 8g，甘草 8g。水煎服，每日 1 剂。

经两个月治疗，体质增强，大便通畅，骨关节疼痛消除，双上肢未再出现过发冷、发紫现象。服药期内无口干、口苦等不适及其他不良反应。连续服药至 1996 年 2 月 6 日，病情稳定，未再发作。

### 三、庞鹤经验

庞鹤教授[45]将该病辨证分为阳虚寒凝、脉络瘀阻、肝郁气滞三种证型，病性皆属虚实夹杂，但以实证为主。庞教授认为，"脉络痹阻不通"为本病发生发展的关键枢机，因此在上述辨证基础上，以活血通络为基本治法，对应治法方药如下：阳虚寒凝型治以温阳散寒、活血通络，方用阳和汤合黄芪桂枝五物汤、麻黄附子细辛汤加味；脉络瘀阻型治以活血通络、温阳通脉，予黄芪桂枝五物汤合血府逐瘀汤加味；肝郁气滞型治以疏肝理气、活血通络，予黄芪桂枝五物汤合逍遥散加味。在临床处方中庞教授亦常合用地龙、土鳖虫、水蛭等破血通络、祛瘀生新的虫类药。对指端溃疡坏死的雷诺综合征患者，在辨证用药基础上，加益气养血、温阳通脉药物，如黄芪、桂枝、当归、白芍、干姜等。运用以上方药口服治疗的同时，庞教授强调内外合治。对于无指端破溃的患者，常予红花、桃仁、鸡血藤、路路通等药物外用泡洗，活血通络。局部溃疡的患者，常中药外用促进创面愈合，如三七粉、血竭粉、松花粉等，用于治疗小面积、无坏死组织、无感染的创面，具有极好的收敛效果。

**医案举例：**杜某，女，67 岁。主因"双手遇冷疼痛 3 年，加重伴指端破溃 1 周"就诊。

患者 3 年前发现双手遇冷则苍白、疼痛，发作后可自行缓解，诊为雷诺综合征。1 周前右手在长时间接触冰块后出现手指紫暗、冷痛明显，次日中指指尖破溃不愈，自觉双手各指怕冷、肿胀，右手中指胀痛紫暗，各指关节活动自如，面色苍白，形寒肢冷。查体：双手皮肤颜色正常，皮温减低，右手中指远端色紫暗，指尖可见 1cm×0.8cm 凹陷，有黑色痂皮覆盖，无渗血渗液，触之无波动感，触痛明显，舌紫暗，苔薄白，脉沉细。

西医诊断：雷诺综合征。

中医诊断：脱疽，阳虚寒凝证。

治法：温阳散寒，活血通络。

方药：炙黄芪 40g，桂枝 6g，干姜 6g，白芍 30g，炙甘草 10g，炙麻黄 9g，制川乌 9g（先煎），细辛 3g，熟地黄 15g，肉桂 9g，当归 15g，赤芍 15g，川芎 12g，地龙 9g，土鳖虫 6g，水蛭 9g，葛根 15g，羌活 15g，炙乳香 6g，没药 6g。7 剂，免煎颗粒，每天 1 剂，早晚分服。

1 周后复诊，患者手指冷痛明显减轻，继续来诊，守上方随症加减。

2 个月后黑色痂皮自行翘起脱落，剩余创面约 0.3cm×0.2cm，基底色淡红，少量淡黄色渗液，无渗血、无脓性分泌物，手指色略暗，无明显恶寒怕冷症状，仍有肿胀、麻木感，舌紫，苔薄白腻，脉细滑。处方：生黄芪 30g，桂枝 12g，白芍 15g，赤芍 15g，大枣 15g，炙甘草 10g，细辛 5g，当归 15g，川芎 12g，三七 6g，地龙 9g，土鳖虫 6g，水蛭 9g，苍术 15g，生薏苡仁 15g，茯苓 15g，葛根 15g，羌活 15g。7 剂，免煎颗粒，每天 1 剂，早晚各服 1 次。

随症加减 1 个月后，患者手指创面痊愈，肤色无明显紫暗，偶有怕凉疼痛，肿胀感仅于晨起时出现。

## 第八节　中西医调护

雷诺现象发病比较突然，在观察过程中，应当密切关注患者指、趾、鼻、耳郭等皮肤的血液供应、感觉、温度等情况。寒冷刺激是雷诺现象的最主要发病因素，故在预防和护理中，当协助患者做好日常的保暖工作，并保证良好的精神状态，避免情绪过度紧张。在生活中选择温暖的环境工作，远离潮湿、冷热交替的环境[46]。避免受寒，穿多层衣服保暖是所有雷诺现象患者的第一线治疗，同时告诫患者避免吸烟，因为吸烟会促进血管的收缩[47]。如果一般治疗和生活方式措施无效，则需要药物治疗。在药物选择方面，也要积极遵医嘱，不可盲目。根据个人具体情况，选择合理的药物，远离有可能加重病情的其他药物[46]。

## 第九节　预后转归

原发性雷诺现象相对常见，通常没有严重的后遗症，而继发性雷诺现象常伴随血管、自身免疫及内分泌等方面的病因，可发展为坏疽，预后差，最常见于系统性硬化病、结缔组织病、系统性红斑狼疮等，且往往是潜在自身免疫性结缔组织疾病（如系统性硬化症）的早期表现[47]。

## 第十节　中西医临床研究进展

### 一、临床辨治

#### （一）中医辨证分型

唐祖宣[48]将该病分为阳虚瘀阻、气虚血瘀两种证型。阳虚瘀阻证属脾肾不足，寒凝络阻，治宜补益脾肾，温经通络。药用炮附片，生黄芪、党参、桂枝、水蛭、地龙、牛膝、细辛、肉桂、甘草、当归、白芍、炮姜等。气虚血瘀证属气虚血瘀，经脉阻滞，治宜养血益气，疏通血脉。药用生黄芪、桃仁、党参、牛膝、当归、白芍、甘草、桂枝、川芎、鸡血藤、丹参。

许文才[49]将该病分为脉络寒凝、气滞血瘀、脉络瘀热、气虚血瘀。脉络寒凝型首选方药为活血温经丸，组成为制川乌、制草乌、乌梢蛇、水蛭、壁虎、黑附子、肉桂等。气滞血瘀首选方药为活血化瘀丸，组成为制乳香、制没药、醋延胡索、穿山甲、土鳖虫、水蛭、丹参、赤芍等。脉络瘀热首选方药为解毒化瘀丸，组成为金银花、黄连、玄参、蜈蚣、水蛭、壁虎、地龙等。气虚血瘀首选方药为活血益气丸，组成为人参、黄芪、当归、党参、水蛭、土鳖虫、地龙等。

张月等[50]将本病分为5种证型：气虚寒盛型，方选黄芪桂枝五物汤加减；阳虚寒凝型，方选右归丸加减；气滞血瘀型，方选养心汤合柴胡疏肝散加减；阳虚血瘀型，方选止痛当归汤合大黄䗪虫丸加减；瘀毒化热型，方选四妙勇安汤加减。

高京宏等[51]将本病分为3种证型：寒凝脉络型，方用当归四逆汤加减；风寒湿痹型，风偏盛者选防风汤加减，寒偏盛者选当归四逆汤加减，湿偏盛者选蠲痹汤加减，瘀血重者选血府逐瘀汤加减，兼肝肾亏虚者选独活寄生汤加减；肝郁气滞型，方用四逆散合桃红四物汤加减。

#### （二）经典方剂联合西药

吕勃川等[52]应用前列地尔联合阳和汤加减治疗雷诺综合征。方法：将63例雷诺综合征患者随机分为治疗组32例，对照组31例；对照组采用前列地尔治疗，治疗组在对照组基础上应用阳和汤加减治疗。结果提示：前列地尔联合阳和汤加减可有效扩张血管，改善凝血功能，降低血液黏稠度，缓解症状与体征。

叶海东[53]应用当归四逆汤联合硝苯地平治疗雷诺综合征。方法：将78例患者随机分为2组，观察组40例以当归四逆汤联合硝苯地平口服；对照组38例仅予硝苯地平口服。当归四逆汤，每天1剂，水煎至150mL左右，分早晚2次服用。口服硝苯地平缓释片，每次10mg，每天2次。疗程均为4周。结果提示：观察组总有效率为95.0%，对照组为60.5%，2组比较差异有统计学意义（P<0.05）。证实当归四逆汤联合硝苯地平治疗本病有良好效果。

### （三）自拟方联合西药

邓媛等[54]采用自拟方（熟地黄25g，黄芪25g，鹿角胶25g，白芍15g，川芎15g，白芥子10g，生姜10g，大枣20g，甘草6g）联合硝苯地平片治疗雷诺综合征。67例雷诺综合征患者根据随机数字表法随机分为对照组32例和观察组35例。对照组采用西药治疗，观察组在对照组基础上结合中药汤剂治疗。观察组治疗后总有效率（94.29%）显著高于对照组（71.87%）；观察组治疗后临床症状缓解时间显著短于对照组；免疫球蛋白水平显著低于治疗组；握拳试验与冷水试验阳性率显著低于对照组；观察组治疗后血浆黏度、全血黏度、红细胞压积值均显著低于治疗前及对照组治疗后。两组患者在治疗过程中均未发生明显的不良反应。结论：雷诺综合征患者应用中西医结合治疗临床疗效显著，安全可靠，具有重要临床研究意义。

刘娟云等[55]运用温经通络汤（黄芪30g，党参15g，当归15g，川芎10g，桂枝6g，细辛6g，桃仁10g，红花10g，鸡血藤15g，地龙10g，炙甘草6g）配合烟酸片治疗雷诺综合征。将62例雷诺综合征患者随机分为治疗组、对照组各31例，治疗组采用西药烟酸片联合中药温经通络汤口服，对照组单纯口服烟酸片治疗，2个疗程（30日）后进行疗效比较。结果提示：治疗组与对照组总有效率分别为93.5%、71.0%，临床治愈率分别为74.2%、45.2%，均有显著性差异（P<0.05）。说明烟酸片配合温经通络汤治疗雷诺病疗效显著。

### （四）中成药联合西药

张海龙等[14]采用随机对照方法治疗雷诺综合征，对照组应用地巴唑20mg，硝苯地平10mg，每天3次口服，加生脉注射液40mg静脉滴注，每日1次；治疗组在对照组基础上，加用协定处方康脉组合（颗粒型冲剂）。加开水冲至600mL，早晚分两次温服。康脉组合基本方组成：蓬子菜、路路通、虎杖、茯苓、土茯苓、甘草。结果提示：中西医结合疗法对雷诺综合征有肯定的治疗作用，且优于对照组的疗效。

焦江等[56]采用随机分组法治疗雷诺综合征，将患者分为治疗组及对照组，治疗组应用尼群地平片10毫克/次、每日2次，潘生丁片25毫克/次、每日3次，另外加用复方夏天无片，2片/次、每日3次。对照组仅口服尼群地平片10毫克/次、每日2次，潘生丁片25毫克/次、每日3次。两组各治疗1个月。结果提示：复方夏天无片联合西药治疗雷诺现象，可起到活血通络、扩张血管、缓解血管平滑肌痉挛、增加流量、改善微循环的作用，其临床效果显著。

### （五）中药提取物联合西药

李恒周等[57]观察β-七叶皂苷钠对雷诺综合征患者一氧化氮（NO）、内皮素（EDN）的影响。β-七叶皂苷钠（sodium sescinate）是中药天师粟（awelsonic rehd）的皂苷钠盐提取物，可促进ACTH、可的松的释放。实验分为治疗组和观察治疗组，治疗组采用维生素$B_1$ 20mg，每日3次口服；氟桂利嗪10mg，每日1次口服，治疗5天。观察组在治疗组治疗的基础上加用β-七叶皂苷钠治疗15天。观察两组治疗前、后血浆EDN、NO的变化。结果显示：治疗后NO、EDN均有改善，且观察组明显优于治疗组。提示β-七叶皂苷钠能够显著升高雷诺综合征患者血浆NO水平，降低EDN水平，对雷诺综合征具有一定的治疗价值。

## （六）外治法联合西药

张春晖等[58]对中药内服外用治疗雷诺综合征进行了研究。采用随机分组法，将患者分为观察组与对照组，每组各 38 例。对照组应用硝苯地平片 10mg，每日 3 次口服；潘生丁片 25mg，每日 3 次口服治疗，15 天为 1 疗程。观察组在对照组药物治疗的基础上加用当归四逆汤加味内服（当归 15g，白芍 15g，鸡血藤 20g，桂枝 10g，川芎 10g，炙细辛 3g，制附子 9g，炙甘草 6g。加减：气虚者加黄芪 20g，白术 12g；血虚者加熟地 10g，何首乌 12g；阳虚形寒者加干姜 10g，补骨脂 15g；肝郁气滞者加柴胡 12g，枳壳 10g；瘀重痛甚加丹参 20g）配合温经散寒的中药（伸筋草 30g，透骨草 30g，乳香 15g，没药 15g，桑枝 15g，艾叶 15g，苏木 12g，麻黄 10g）外洗治疗，15 天为 1 个疗程。两组均治疗 2 个疗程。结果提示：观察组总有效率为 94.73%，对照组总有效率为 57.89%，中药内服外用配合西药治疗雷诺综合征有确切的疗效，显著优于单纯西药治疗。

## 二、方药与药理

### （一）方药用药规律

樊炜静等[59]探讨了中医治疗雷诺综合征的用方用药规律和特点。在治疗方剂选择方面，共 58 首，自拟方 27 首，成方 10 首，按频率分布依次为当归四逆汤、四妙勇安汤、黄芪桂枝五物汤、阳和汤、桃红四物汤、四逆散、柴胡疏肝散、补阳还五汤、血府逐瘀汤、逍遥散。作者对出现频率较高的经典方剂进行分析，所有方剂组方特点均为攻补兼施、扶正与祛邪兼顾，当归四逆汤作为治疗雷诺综合征现象最经典的方剂，其临床使用率高达 18.97%，当归四逆汤以散寒通脉立治，为桂枝汤去生姜加当归、细辛、通草而成，方中当归养血活血，桂枝、芍药调和营卫，细辛温经通末，通草通经通脉，更以大枣、甘草益中气、助营血。诸药配伍，温经散寒，养血通脉，针对阳虚、血虚、寒滞、湿痹，均有一定疗效。黄芪桂枝五物汤为温里剂，具有益气温经、和血通痹之功效，方中诸药均以温通补益为主，对雷诺综合征肢体麻木疼痛亦有奇效。在治疗药物选择方面，中药共 109 味，其中当归、桂枝、黄芪、甘草、白芍、细辛、大枣、川芎、红花、附子、丹参、干姜、肉桂、地龙、赤芍依次为使用频率最高的 15 味中药；补虚药、活血化瘀药、解表药、温里药为主要的用药类别；温性药为其主要药性，辛、甘、苦为主要药味；中药归经主要为肝、心、脾、肺、肾、胃。针对以虚证为主的病机，可选用补虚药，其中补气药可选用黄芪、白术、党参、甘草等，补阳药可选用鹿茸、补骨脂等，补血药可选用当归、熟地黄、白芍、阿胶等；针对以实证为主的病机，驱寒温里药可选用附子、肉桂、干姜等，活血药可选用乳香、没药、红花、桃仁、牛膝、鸡血藤等。用药的药性统计以温、寒、平三性为主，可见虽然补虚药、温里药用药较为频繁，但并不表示用药时一味任用温补，而是寒温并用，扶正药与祛邪药并举，以合雷诺综合征不同证型分布及虚实夹杂的基本病机；而用药归经以肝、心、脾为主，不管气虚还是气滞、血虚还是血瘀，同样可以印证气血在雷诺综合征辨证治疗中的重要地位。

### （二）方药药理举例

1. 当归四逆汤　当归四逆汤传统用于营血亏虚、寒邪凝敛、阻滞脉络、血行不畅、手足厥寒、四肢麻木、冷痛、脉微细或沉细而涩。现代药理学研究认为，当归四逆汤有抗凝及抗血栓、扩张末梢血管、镇痛、抗炎、解痉等作用，符合中医对本方"温经散寒、养血通脉"的认识，在临床上应用广泛，只要寒凝经脉引起的病变，无论男女老少，病变在脏、在腑，或在经脉之间，只要病机吻合，方药对证，均有一定的疗效[60]。当归、芍药、细辛能扩张冠状动脉，增加机体的耐缺氧能力。因此，当归四逆汤能增强心肌收缩功能、抑制血凝、改善循环、扩张外周血管、促进血栓溶解及降低血液黏滞度，这可能是本方"温经散寒"功效的药理基础之一。

黄芳等[61]通过实验研究发现小鼠口服当归四逆汤后，能显著延长凝血时间、凝血酶原时间、血浆复钙时间，表明该方具有抗凝作用；通过血小板聚集试验及血栓形成试验证明，当归四逆汤能抑制大鼠血小板聚集以及大鼠动-静脉旁路的血栓形成。高雪岩等[62]报道了当归四逆汤中甘草的主要化学成分甘草酸是植物性的凝血酶抑制剂，在体内具有抗凝血活性。游国雄等[63]证实家兔口服当归四逆汤后，两耳小血管扩张充血，且维持时间较长，表明该方的确能够扩张末梢血管，改善血液循环。阮叶萍等[64]通过对当归四逆汤镇痛作用的实验研究，发现当归四逆汤对热刺激、机械刺激、化学刺激所诱发的动物疼痛均有抑制作用，且呈现一定的时效-量效关系。另外发现，小鼠注射醋酸后，腹膜肌痉挛疼痛，当归四逆汤对小鼠醋酸致痛引起的扭体次数有降低作用，且高剂量组的扭体抑制率达到53%，表明当归四逆汤在镇痛的同时具有解痉作用。齐峰等[65]对当归四逆汤干预原发性痛经模型大鼠的影响进行研究，发现当归四逆汤对原发性痛经大鼠具有提高大鼠脾脏 NK 细胞活性、降低大鼠子宫内膜中使子宫张力增高的 $PGF_{2\alpha}$ 含量和增加使子宫松弛的 $PGE_2$ 含量的作用。

2. 阳和汤　阳和汤出自清代王洪绪所著《外科证治全生集》，由熟地黄、肉桂、鹿角胶、麻黄、白芥子、炮姜炭及生甘草等 7 味药组成，具有温阳补血、散寒通滞之功。现代药理研究已经证实，阳和汤能强心利尿、增加冠脉流量、扩张血管、抑制血小板聚集、增加白细胞，并有激素样作用，还可保肝、利胆、抑菌，抗甲状腺功能亢进及调节性腺功能[66]。阳和汤的药物组成中，熟地黄的化学成分主要有多糖、5-羟甲基糠醛、氨基酸等[67-68]。熟地黄水提液能增强学习记忆能力，具有抗焦虑、抗肿瘤及促进内皮细胞增殖作用；熟地黄醇提液有抗衰老作用，对红细胞新生有促进作用；多糖能增强机体造血功能，增强机体的免疫力，有抗氧化、抗突变、中枢抑制作用；5-羟甲基糠醛能增强红细胞的变形性。肉桂中主要含有挥发油、多糖类、多酚类、香豆素以及无机元素等化学成分[69]，具有抗胃溃疡、抗炎、抗氧化、抗肿瘤、预防糖尿病、镇静、解痉、解热、止咳祛痰、升高白细胞及壮阳作用，同时能杀菌、驱虫，起到消毒的作用。鹿角胶中含有多种微量元素、钙、动物蛋白、胶质、磷酸钙及少量雌酮、多糖、硫酸软骨素 A、胆碱样物质等，现代药理作用研究发现其可防治骨质疏松、改善性功能、抗衰老及保护胃黏膜[70]。麻黄中主要有效成分为各种生物碱和少量挥发油。通过药理学实验发现，麻黄碱能兴奋中枢神经系统，也能兴奋肾上腺能神经和直接兴奋心肌和血管平滑肌受体而呈现正性肌力、正性频率作用，并能使血管收缩、血压升高[71]；麻黄挥发油对实验性发热动物有解热效果，对流感病毒有明显的抑制作用。白芥子中含有白芥子苷及其衍生物、脂肪酸类、维生素、甾类、蛋白质及黏液质等，现代研究表明具有镇咳、祛痰、平喘、抗炎镇痛、抑制前列腺增生、抗肿瘤、辐射保护、抗雄激素及抑菌作用[72]。三萜皂苷和黄酮类是甘草的主要活性成分。此外，甘草还含有香豆素、脂肪酸、多糖、葡萄糖、蔗糖、淀粉、醇类化合物等多种其他成分。国内外大量研究表明，甘草存在抗炎、抗菌、抗病毒、抗氧化、保肝、抗癌、抗疟原虫、保护神经中枢系统、保护心脑血管系统、抗肾损伤、治疗呼吸系统疾病、调节内分泌、增强免疫功能等诸多活性[62]。现代研究发现，炮姜所含的挥发油主要成分为 6-姜酚、姜烯、水芹烯、莰烯、柠檬醛等多种萜类及苯基链烷基化合物[73-76]，其药理研究发现能显著缩短出血时间，对应激性及幽门结扎型胃溃疡、醋酸诱发的胃溃疡均有抑制作用[77]。

3. 丹参　丹参具有活血化瘀功效，是临床常用的一种中药。丹参的活性成分主要为丹参酮类和酚酸类化合物。丹参药理活性广泛，临床主要用于治疗心脑血管疾病[78]。现代药理研究发现，丹参还具有保护脏器、抗纤维化、抗菌抗炎、抗肿瘤及免疫调节等作用。血管内膜能维持血管的正常功能，病理状态时，血液中的炎性因子和自由基等因素造成血管内皮损伤，导致内皮功能障碍并促进血管疾病的发展。丹参素能减少脂多糖（LPS）诱导的血管内皮细胞中丙二醛的量，升高谷胱甘肽过氧化物酶和超氧化物歧化酶的活性，抑制 $H_2O_2$ 处理的人脐静脉内皮细胞中 CRL-1730 细胞株的凋亡，提高 NO 水平，抑制乳酸脱氢酶的释放，证明丹参素能降低自由基和炎症因子等对细胞的损伤，从而通过抗炎、抗氧化、抗凋亡等机制保护血管内皮细胞并维持细胞稳态[79]。丹参酮ⅡA 能阻断或抑制血管紧张素-2

对血管内皮细胞分泌的诱导型一氧化氮合酶及 NO 的负性表达，并能降低血管内皮细胞 $Ca^{2+}$ 含量，从而抑制血管内皮细胞损伤[80]。丹参提取物主要通过调节糖脂代谢、抗炎、改善局部微循环、降低血管内皮损伤及抗血小板聚集，从而改善动脉粥样硬化[81]。研究显示[82]，丹参素能显著减少凝血酶诱导的血小板聚集，其分子机制是通过抑制血小板蛋白质二硫键异构酶 ERp57 和整合素 αⅡbβ3 的相互作用，降低凝血因子 7 的活性，从而抑制血栓的形成。丹参酮ⅡA 通过激活 Nrf2/Nox4 信号通路，抑制 Nox4 蛋白表达，诱导 Ho-1、Nqo1 和 Nrf2 蛋白表达，有效缓解脂多糖引发的肺纤维化[83]。韩浩伦等[84]的实验研究发现，丹参具有抗炎作用，包括抑制炎症介质和改善炎症状态。丹参可以明显改善机体细胞因子放大反应和微炎症这两种状态，其是通过抑制细胞对 IL-1、IL-6 和 TNF-α 等炎症介质的释放环节使机体产生抗炎作用。此外，研究发现[85]，丹参多糖也具有显著的免疫调节活性，丹参多糖能显著增强小鼠巨噬细胞的吞噬功能，刺激淋巴细胞增殖，提高二硝基氟苯所致的小鼠胸腺指数，抑制血管通透性的增加及耳肿胀，下调细胞因子 IL-1β、人白细胞干扰素-α 及诱导型一氧化氮合酶 mRNA 的表达，说明丹参具有较强的免疫调节功能。此外，丹参还具有抗溃疡、抗艾滋病病毒、抗抑郁、降尿酸等作用。丹参素能快速清除溃疡部分坏死组织，增强细胞的再生能力，修复胃黏膜，降低胃部氢离子的逆扩散，具有加快溃疡愈合的效果[86]。

4. 川芎 川芎辛温香燥，走而不守，既能行散，上行可达颠顶，又入血分，下行可达血海。其活血祛瘀作用广泛，适宜瘀血阻滞的各种病症。祛风止痛，效用甚佳，可治头风头痛、风湿痹痛等症。现代药理研究表明，川芎具有镇痛、抗炎、抗氧化、抗肿瘤、抗凝血、抗抑郁、抗衰老、抗动脉粥样硬化、保护细胞、改善心功能等作用。川芎可以通过不同的信号通路发挥抗炎作用。马宁宁等[87]采用 UPLC-Q-TOF/MS 对川芎 8 组提取物的成分进行分析，以人支气管上皮细胞为研究对象，考察川芎不同提取物的抗炎作用。确定了 3 种具有抗炎药效的成分（洋川芎内酯 A、Z-藁本内酯和新蛇床内酯）。Z-藁本内酯可能通过环氧合酶-2（COX-2）、细胞外调节蛋白激酶 2（ERK2）、蛋白激酶 C（PKC）、Janus 激酶 1（JAK1）、JAK2、JAK3、核转录因子-κB（NF-κB）抑制蛋白激酶 β（IKKβ）和肿瘤坏死因子-α（TNF-α），阻碍炎症信号传递，影响下游蛋白的表达，发挥抗炎作用；洋川芎内酯 A 和新蛇床内酯可能通过 COX-2、ERK2、PKC、磷酸酰肌醇 3-激酶 α（PI3K-α）、PI3K-γ、JAK1、JAK2、JAK3、IKKβ 和 TNF-α 阻碍炎症信号传递，影响下游蛋白的表达，发挥抗炎作用。李喆等[88]利用体外培养缺氧人脐静脉内皮细胞（EAHY926 细胞），采用物理结合化学诱导缺氧建立模型，研究不同浓度川芎水提取物对 EAHY926 细胞的作用。结果川芎嗪水提取液高、中剂量组均能显著提高细胞活力，降低乳酸脱氢酶外漏量，增加 NO 含量，升高超氧化物歧化酶活性。可见川芎水提取物能显著拮抗缺氧对 EAHY926 的损伤，其机制可能是清除自由基，增加 NO 含量，减少缺氧损伤。华芳等[89]以延长活化部分凝血活酶时间（APTT）为指标，建立定量测定川芎抗凝血作用的方法，评价川芎及其中成药的质量，结果川芎总提取物具有显著的抗凝血活性，而且不同川芎样品的抗凝血活性不同。此外，川芎还具有抗衰老、脑保护、抗动脉粥样硬化等作用。川芎中的有效成分川芎嗪（TMP）可降低动脉粥样硬化（AS）小鼠血清 TG 水平及主动脉 CD31 表达，减小斑块面积，降低 VEGFR2 表达。可见 TMP 可能通过抑制 VEGFR2 而抑制斑块内血管新生，减小斑块面积，从而发挥抗 AS 的作用[90]。

# 第十一节 展 望

雷诺综合征是一种通常不为人知的临床综合征，表现由血管痉挛导致手指特有的颜色变化。雷诺综合征归属中医的痹症、脉痹、血痹、四肢厥冷、脱疽等范畴，但目前，辨证论治方面尚没有统一标准，并且不同阶段的辨证论治也差异很大。目前雷诺综合征发病机制方面尚不完全明确，导致治疗存在一定局限性。在临床研究中，须深入研究发病机理，制定本病的统一中医诊断标准、中医辨证分型标准及疗效判定标准等，科学制定中西医结合诊疗方案、共识，并加以推广应用。

（于慧敏，王俊婷）

## 参 考 文 献

[1] Herrick AL, Murray A. The role of capillaroscopy and thermography in the assessment and management of Raynaud's phenomenon [J]. Autoimmun Rev, 2018, 17 (5): 465-472.

[2] Pearson DR, Werth VP, Pappas-Taffer L. Systemic sclerosis: Current concepts of skin and systemic manifestations [J]. Clin Dermatol, 2018, 36 (4): 459-474.

[3] Wigley FM, Flavahan NA. Raynaud's Phenomenon [J]. N Engl J Med, 2016, 375 (6): 556-565.

[4] Garner R, Kumari R, Lanyon P, et al. Prevalence, risk factors and associations of primary Raynaud's phenomenon: systematic review and meta-analysis of observational studies [J]. BMJ Open, 2015, 5 (3): e006389.

[5] Kiyani A, Ursu S. Coexistent Primary Biliary Cholangitis with CREST Syndrome (Reynolds Syndrome) [J]. Am J Med, 2017, 130 (11): e501-e502.

[6] Maundrell A, Proudman SM. Epidemiology of Raynaud's Phenomenon [M]. Springer, 2015.

[7] Wigley FM, Herrick AL, Flavahan NA. Raynaud's Phenomenon: A Guide to Pathogenesis and Treatment [M]. Springer, 2015.

[8] Ministério da Saúde. Doenças relacionadas ao trabalho: manual de procedimentos para os serviço de saúde [M]. Brasília, 2001.

[9] Palmer KT, Bovenzi M. Rheumatic effects of vibration at work [J]. Best Pract Res Clin Rheumatol, 2015, 29 (3): 424-439

[10] World Health Organization (WHO). Vinyl chloride. Environmental health criteria 215 [M]. Geneva: World Health Organization, 1999.

[11] International Agency for Research on Cancer (IARC). Vinyl chloride, polyvinyl chloride and vinyl chloride-vinyl acetate copolymers [A]. IARC monographs on the evaluation of carcinogenic risk of chemicals to humans. Lyon: International Agency for Research on Cancer, 1979.

[12] Eid A H, Maiti K, Mitra S, et al. Estrogen increases smooth muscle expression of alpha2C-adrenoceptors and cold-induced constriction of cutaneous arteries [J]. Am J Physiol Heart Circ Physiol, 2007, 293 (3): H1955-1961.

[13] Harel L, Straussberg R, Rudich H, et al. Raynaud's phenomenon as a manifestation of parvovirus B19 infection: case reports and review of parvovirus B19 rheumatic and vasculitic syndromes [J]. Clin Infect Dis, 2000, 30 (3): 500-503.

[14] 张海龙. 中西医结合治疗雷诺氏病的临床观察 [D]. 黑龙江：黑龙江中医药大学，2010.

[15] Herrick AL. The pathogenesis, diagnosis and treatment of Raynaud phenomenon [J]. Nat Rev Rheumatol, 2012, 8 (8): 469-479.

[16] Prete M, Fatone MC, Favoino E, et al. Raynaud's phenomenon: from molecular pathogenesis to therapy [J]. Autoimmun Rev, 2014, 13 (6): 655-667.

[17] 贺娇娇，牛红青，李小峰，等. 雷诺现象发病机制的研究进展 [J]. 中华临床医师杂志（电子版），2016，10 (23): 3618-3621.

[18] Karabacak K, Celik M, Kaya E, et al. Autonomic imbalance assessed by time-domain heart rate variability indices in primary Raynaud's phenomenon [J]. Cardiovasc J Afr, 2015, 26 (6): 214-216.

[19] Wise R A, Wigley F M, White B, et al. Efficacy and tolerability of a selective alpha (2C) -adrenergic receptor blocker in recovery from cold-induced vasospasm in scleroderma patients: a single-center, double-blind, placebo-controlled, randomized crossover study [J]. Arthritis Rheum, 2004, 50 (12): 3994-4001.

[20] Ziegler S, Zöch C, Gschwandtner M, et al. Thermoregulation and rheological properties of blood in primary Raynaud's phenomenon and the vibration-induced white-finger syndrome [J]. Int Arch Occup Environ Health, 2005, 78

（3）：218-222.

[21] Vayá A, Alis R, Romagnoli M, et al. Hemorheological profile in primary and secondary Raynaud's phenomenon. Influence of microangiopathy [J]. Clin Hemorheol Microcirc, 2014, 56（3）：259-264.

[22] 许志会. 中西医结合优化方案治疗雷诺综合征的临床研究 [D]. 黑龙江：黑龙江中医药大学，2012.

[23] Wigley FM. Clinical practice. Raynaud's Phenomenon [J]. N Engl J Med, 2002, 347（13）：1001-1008.

[24] Poredos P, Poredos P. Raynaud's Syndrome：a neglected disease [J]. Int Angiol, 2016, 35（2）：117-121.

[25] Robinson W P, Loretz L, Hanesian C, et al. Society for Vascular Surgery Wound, Ischemia, foot Infection（WIfI）score correlates with the intensity of multimodal limb treatment and patient-centered outcomes in patients with threatened limbs managed in a limb preservation center [J]. J Vasc Surg, 2017, 66（2）：488-498.

[26] Belch J, Carlizza A, Carpentier PH, et al. ESVM guidelines-the diagnosis and management of Raynaud's phenomenon [J]. Vasa, 2017, 46（6）：413-423.

[27] Allegra C, Carlizza A, Pollari G, et al. Acrocyanosis：experimental findings [M]. Elsevier Science Publ, 1989.

[28] Prakash S, Weisman MH. Idiopathic chilblains [J]. Am J Med, 2009, 122（12）：1152-1155.

[29] Spittell J A, Jr. Vascular Syndromes related to environmental temperature [M]. Peripheral Vascular Diseases, 1980：585-605.

[30] Carpentier P H, Maricq H R, Biro C, et al. Paroxysmal finger haematoma-a benign acrosyndrome occurring in middle-aged women [J]. Vasa, 2016, 45（1）：57-62.

[31] 唐希文. 雷诺现象的中西医研究进展 [J]. 现代临床医学，2012，38（5）：323-325.

[32] Goldman W, Seltzer R, Reuman P. Association between treatment with central nervous system stimulants and Raynaud's syndrome in children：a retrospective case-control study of rheumatology patients [J]. Arthritis Rheum, 2008, 58（2）：563-566.

[33] Fraenkel L, Zhang Y, Chaisson CE, et al The association of estrogen replacement therapy and the Raynaud phenomenon in postmenopausal women [J]. Ann Intern Med, 1998, 129（3）：208-211.

[34] Dziadzio M, Denton CP, Smith R, et al. Losartan therapy for Raynaud's phenomenon and scleroderma：clinical and biochemical findings in a fifteen-week, randomized, parallel-group, controlled trial [J]. Arthritis Rheum, 1999, 42（12）：2646-2655.

[35] Coleiro B, Marshall SE, Denton CP, et al. Treatment of Raynaud's phenomenon with the selective serotonin reuptake inhibitor fluoxetine [J]. Rheumatology（Oxford）, 2001, 40（9）：1038-1043.

[36] Wigley FM, Wise RA, Seibold JR, et al. Intravenous iloprost infusion in patients with Raynaud phenomenon secondary to systemic sclerosis. A multicenter, placebo-controlled, double-blind study [J]. Ann Intern Med, 1994, 120（3）：199-206.

[37] Pope J, Fenlon D, Thompson A, et al. Iloprost and cisaprost for Raynaud's phenomenon in progressive systemic sclerosis [J]. Cochrane Database Syst Rev, 2000, 1998（2）：CD000953.

[38] Curtiss P, Schwager Z, Cobos G, et al. A systematic review and meta-analysis of the effects of topical nitrates in the treatment of primary and secondary Raynaud's phenomenon [J]. J Am Acad Dermatol, 2018, 78（6）：1110-1118.

[39] Bello RJ, Cooney CM, Melamed E, et al. The Therapeutic Efficacy of Botulinum Toxin in Treating Scleroderma-Associated Raynaud's Phenomenon：A Randomized, Double-Blind, Placebo-Controlled Clinical Trial [J]. Arthritis Rheumatol, 2017, 69（8）：1661-1669.

[40] 郭刚，朱秀慧. 运用中医络病理论探讨雷诺氏病的诊疗 [A]. 中华中医药学会风湿病分会. 中华中医药学会风湿病分会 2010 年学术会论文集 [C]. 中华中医药学会风湿病分会：中华中医药学会，2010：301-303.

[41] 王承德，沈丕安，胡荫奇. 实用中医风湿病学 [M]. 2 版. 北京：人民卫生出版社，2009：659.

[42] 王景，宣磊. 董振华治疗结缔组织病伴雷诺现象经验 [J]. 北京中医药，2017，36（10）：875-877.

[43] 董振华. 活血化瘀法在干燥综合征中的应用 [J]. 北京中医，2001，20（3）：9-11.

[44] 韩云，刘旭生. 名中医黄春林教授治疗雷诺氏病经验 [J]. 黑龙江中医药，2000，29（6）：2-3.

[45] 林晶，余威，张凡帆. 庞鹤治疗雷诺氏综合征经验 [J]. 湖南中医杂志，2020，36（10）：19-20.

[46] 张泰来. 分析雷诺综合征的预防及护理 [J]. 世界最新医学信息文摘（电子版），2019，19（25）：248-

248，250.

[47] Devgire V，Hughes M. Raynaud's phenomenon [J]. Br J Hosp Med (Lond)，2019，80 (11)：658-664.

[48] 刘韧，唐静雯，许开威. 唐祖宣主任中医师运用温阳法治疗雷诺病经验 [J]. 中医研究，2012，25 (2)：35-37

[49] 许文才. 雷诺综合征辨治体会 [J]. 中医药临床杂志，2011，23 (4)：341-343.

[50] 张月，施展，何庆勇，等. 雷诺病中医辨证论治五法 [J]. 中华中医药杂志，2010，25 (4)：537-539.

[51] 高京宏，高京荣. 雷诺氏病的病机与辨证治疗 [J]. 北京中医药大学学报 (中医临床版)，2008，15 (6)：38-40.

[52] 吕勃川，梁爽，张百亮，等. 前列地尔联合阳和汤加减治疗雷诺综合征 32 例 [J]. 中国中西医结合外科杂志，2016，22 (2)：161-163.

[53] 叶海东. 当归四逆汤联合硝苯地平治疗雷诺病临床观察 [J]. 新中医，2015，47 (1)：102-103.

[54] 邓媛，陈振云，刘祖秋. 中西医结合治疗雷诺综合征临床疗效观察及安全性评价 [J]. 中华中医药学刊，2015，33 (1)：254-256.

[55] 刘娟云，许瑞. 温经通络汤配合烟酸片治疗雷诺氏病随机对照临床研究 [J]. 实用中医内科杂志，2012，26 (18)：65-66.

[56] 焦江，居来提，王霞. 复方夏天无片联合西药治疗雷诺氏病的临床观察 [J]. 中成药，2012，34 (8)：1629-1630.

[57] 李恒周，刘丽敏，周玉文，等. β-七叶皂甙钠对雷诺氏病患者血浆一氧化氮、内皮素的影响 [J]. 中国药物经济学，2014，9 (1)：206-207.

[58] 张春晖，张维西，王成梁. 中药内服外用治疗雷诺氏病 38 例疗效观察 [J]. 辽宁中医杂志，2010，37 (9)：1707-1708.

[59] 樊炜静，付常庚，李鹏，等. 基于文献的雷诺病中医治疗方药的数据分析 [J]. 中国中医急症，2018，27 (11)：2055-2058.

[60] 郑华，苏志恒. 当归四逆汤的药理作用和临床应用研究进展 [J]. 中国民族民间医药，2016，25 (1)：40-41，43.

[61] 黄芳，黄罗生，成俊，等. 当归四逆汤活血化瘀作用的实验研究 [J]. 中国实验方剂学杂志，1999，5 (5)：33-35.

[62] 高雪岩，王文全，魏胜利，等. 甘草及其活性成分的药理活性研究进展 [J]. 中国中药杂志，2009，34 (21)：2695-2700.

[63] 游国雄，罗树明. 当归四逆汤防治偏头痛 52 例的疗效和机理探讨 [J]. 中华医学杂志，1981，61 (1)：57.

[64] 阮叶萍，金铭. 当归四逆汤镇痛作用实验研究 [J]. 浙江中医药大学学报，2012，36 (10)：1108-1111.

[65] 齐峰，赵舒，崔健美，等. 当归四逆汤对原发性痛经模型大鼠的影响 [J]. 江西中医药，2012，43 (7)：63-65.

[66] 陈志丹，王晶莹，蒋燕. 阳和汤临床应用研究进展 [J]. 现代中医药，2017，37 (1)：86-88.

[67] 任天池，耿俊英. 阳和汤 [J]. 家庭医药，2005 (5)：19.

[68] 朱妍，徐畅. 熟地黄活性成分药理作用研究进展 [J]. 亚太传统医药，2011，7 (11)：173-175.

[69] 李艳，苗明三. 肉桂的化学、药理及应用特点 [J]. 中医学报，2015，30 (9)：1335-1337.

[70] 李民，王春艳，李士栋，等. 鹿角胶的研究进展 [J]. 中国药物评价，2014，31 (5)：310-312.

[71] 严孜，侯永春. 浅析经方麻黄附子细辛汤运药之精妙 [J]. 江西中医学院学报，2011，23 (6)：21-22.

[72] 万军梅. 中药白芥子研究进展 [J]. 中国民族民间医药，2014，21 (11)：20-22.

[73] 卢传坚，欧明，王宁生. 姜的化学成分分析研究概述 [J]. 中药新药与临床药理，2003，14 (3)：215-217.

[74] 石宇华. 干姜质量标准及干姜、炮姜和姜炭的化学成分比较研究 [D]. 成都：成都中医药大学，2008.

[75] 陈盐生，林玉莲. 干姜与炮姜挥发油成分比较 [J]. 南京中医药大学学报，1999，15 (6)：378.

[76] 黄雪松，汪建民，王兆升. 干姜、姜皮、炮姜中辣味成分的 HPLC 测定 [J]. 中草药，1999，30 (6)：423-424.

［77］吴皓，叶定江，柏玉启，等．干姜、炮姜对大鼠实验性胃溃疡的影响［J］．中国中药杂志，1990，15（5）：22-24.

［78］赵全如，谢晓燕．丹参的化学成分及药理作用研究进展［J］．广东化工，2021，48（1）：57-59.

［79］王冰瑶，吴晓燕，樊官伟．丹参素保护心血管系统的药理作用机制研究进展［J］．中草药，2014，45（17）：2571-2575.

［80］刘士林．丹参酮保护心血管疾病的作用机制进展［J］．中国医药科学，2015，5（4）：32-34.

［81］王春玲，陈阿娣，秦阳，等．丹参提取物抗动脉粥样硬化作用及机制的研究进展［J］．实用心脑肺血管病杂志，2019，27（6）：8-10.

［82］李强，曹陈军，陈奕，等．对丹参素药理作用的研究进展［J］．当代医药论丛，2019，17（10）：16-18.

［83］李响，何巍，夏书月，等．丹参酮ⅡA激活Nrf2/Nox4通路减轻脂多糖诱导的小鼠肺炎和纤维化［J］．解剖科学进展，2020，26（1）：79-82.

［84］韩浩伦，吴玮．中药丹参抗炎作用研究进展［J］．总装备部医学学报，2010，12（2）：118-119.

［85］张湘东，许定舟，李金华，等．丹参多糖的免疫调节活性研究［J］．中药材，2012，35（6）：949-952.

［86］马莹慧，王艺璇，刘雪，等．丹参药理活性研究进展［J］．吉林医药学院学报，2019，40（6）：440-442.

［87］马宁宁，范姗姗，李欣，等．川芎的抗炎物质筛选及其作用机制分析［J］．中国实验方剂学杂志，2018，24（18）：140-146.

［88］李喆，刘娜，王雪，等．川芎水提取物与川芎嗪对氯化钴诱导的缺氧内皮细胞的作用比较［J］．河南中医，2017，37（3）：423-424.

［89］华芳，赵玉玲，李莞，等．川芎及其中成药抗凝血作用测定方法的研究［J］．中草药，2019，50（7）：1698-1702.

［90］袁蓉，陈敏，信琪琪，等．川芎嗪对动脉粥样硬化小鼠血管新生的影响［J］．中华中医药杂志，2019，34（5）：2250-2254.

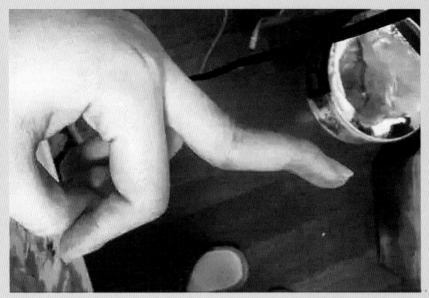

彩图 1　天鹅颈样

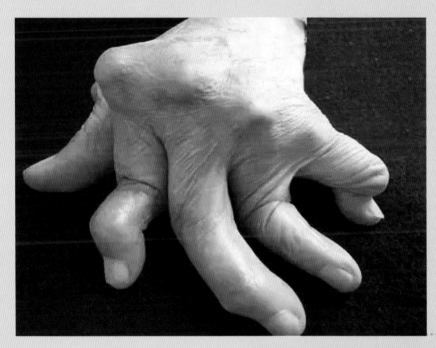

彩图 2　纽扣花

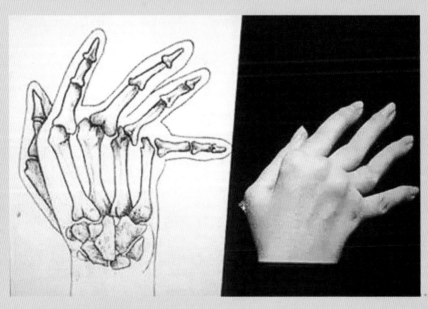

彩图 3　尺偏畸

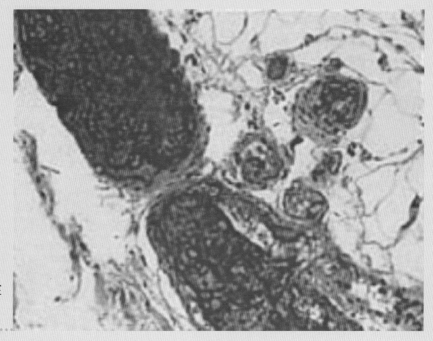

彩图 4　纤维素性血栓不同程度堵塞微血管

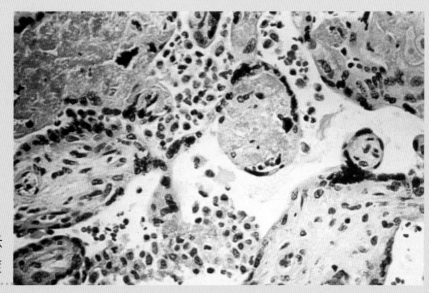

彩图 5　胎盘病理显示绒毛膜炎及绒毛间炎症

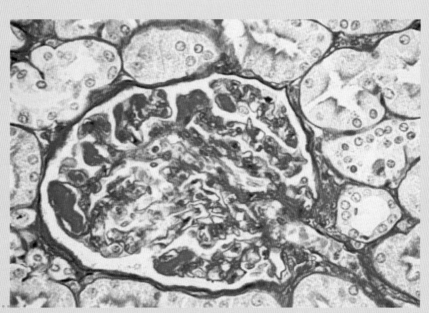

彩图 6　肾小球含有微血栓并且堵塞毛细血管，伴内皮细胞肿胀

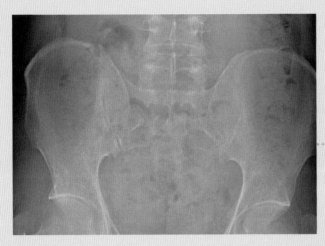

彩图 7　双侧骶髂关节 1 级改变

彩图 8　左侧骶髂关节 2 级改变

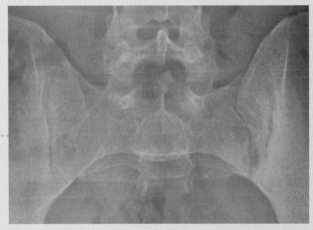

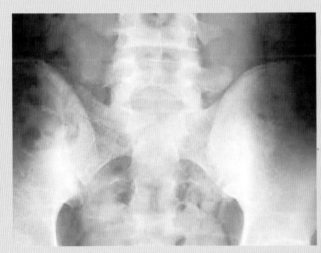

彩图 9　双侧骶髂关节 3 级改变

彩图 10　双侧骶髂关节 4 级改变

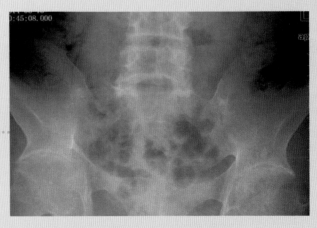

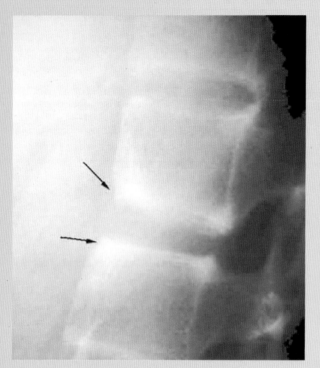

彩图 11　椎角亮角征

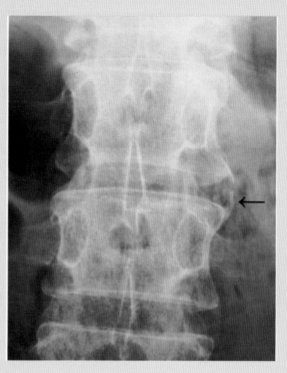

彩图 12　椎旁韧带骨赘

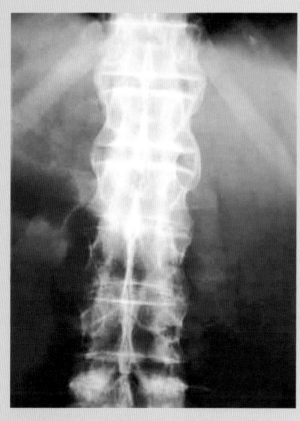

彩图 13　韧带骨化，棘突间的骨化

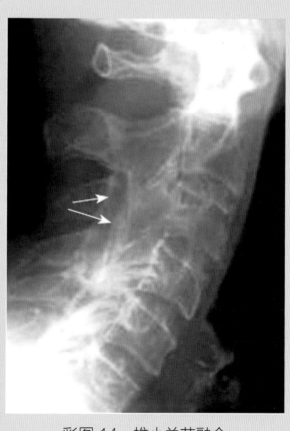

彩图 14　椎小关节融合

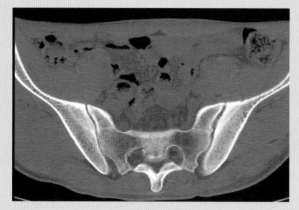

彩图 15 骶髂关节 1 级病变

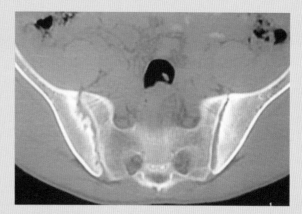

彩图 16 左侧骶髂关节 2 级病变

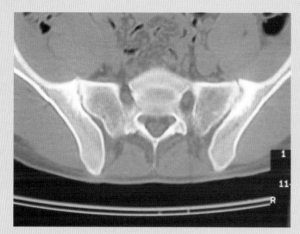

彩图 17 双侧骶髂关节 3 级病变

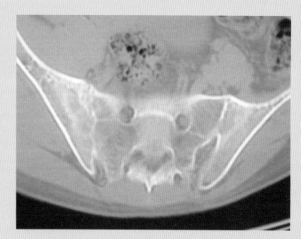

彩图 18 双侧骶髂关节 4 级病变

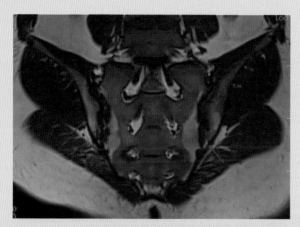

彩图 19 T1WI 像示：双侧骶髂关节
高信号脂肪浸润影

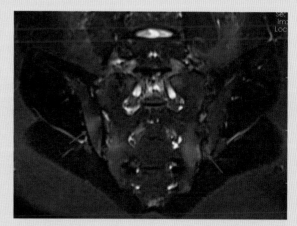

彩图 20 T2FS 像示：双侧骶髂关
节高信号骨髓水肿影

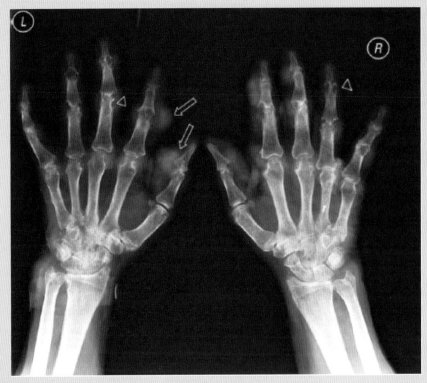

彩图 21    韧带骨化，棘突间的骨化

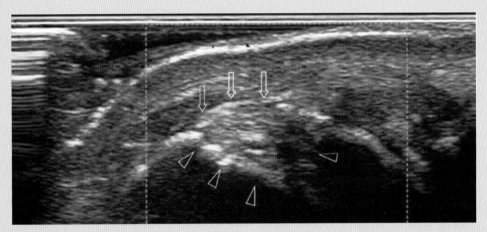

彩图 22    左足第 1 跖趾关节超声纵切面显示痛风石沉积物（指向箭头）和骨侵蚀（三角箭头）

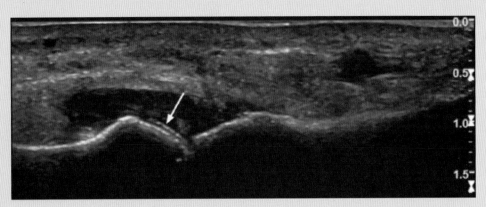

彩图 23    急性发作期痛风患者的第 1 跖趾关节超声显示双轨征（白色箭头），即与皮质下骨板平行的线样高回声

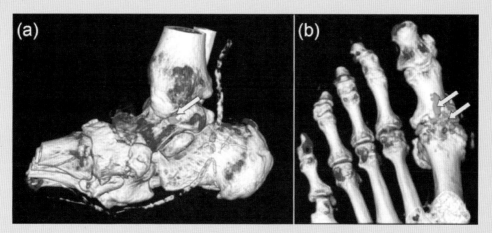

彩图 24　足踝双能 CT 显示绿色的尿酸盐结晶

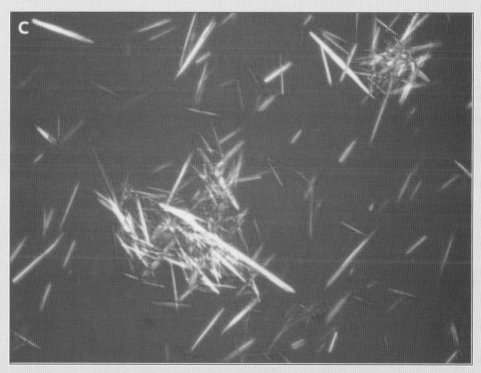

彩图 25　偏振光显微镜下显示负性双折光的针状或杆状尿酸盐结晶

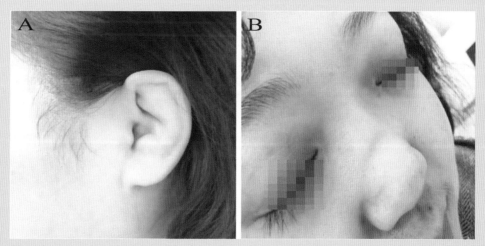

彩图 26　图 A: 耳郭发红、肿胀、压痛、变厚、畸形; 图 B: 鞍鼻。

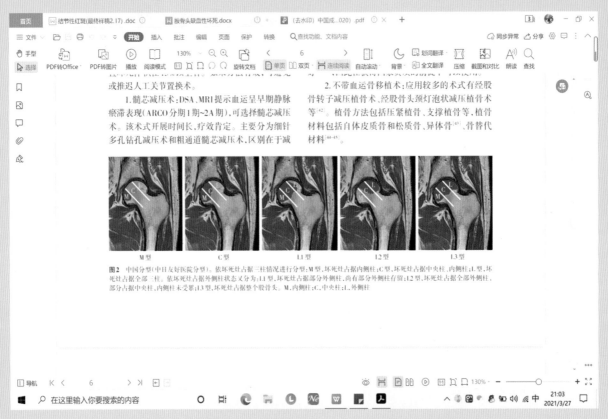

彩图 27　股骨头坏死中国分型（中日友好医院分型）

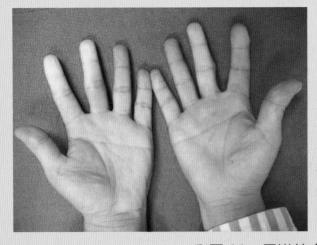
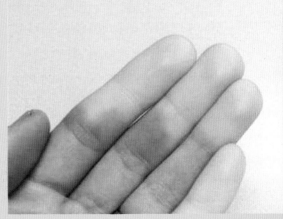

彩图 28　雷诺综合征的指端表现